中医经典词典

主　编　邢玉瑞

副主编　张喜德　孙理军　乔文彪

编　委（以姓氏笔画为序）

王小平　左　叶　田丙坤　吕金娥　李翠娟

何　伟　张景明　苗彦霞　闻永毅　鲁明源

主　审　张登本

人民卫生出版社

图书在版编目（CIP）数据

中医经典词典/邢玉瑞主编. —北京：人民卫生出版社，2016

ISBN 978-7-117-21090-4

Ⅰ.①中…　Ⅱ.①邢…　Ⅲ.①中国医药学－词典
Ⅳ.①R2-61

中国版本图书馆 CIP 数据核字(2016)第 032014 号

人卫社官网	**www.pmph.com**	**出版物查询，在线购书**
人卫医学网	**www.ipmph.com**	**医学考试辅导，医学数据库服务，医学教育资源，大众健康资讯**

中医经典词典

主　　编：邢玉瑞
出版发行：人民卫生出版社（中继线 010-59780011）
地　　址：北京市朝阳区潘家园南里 19 号
邮　　编：100021
E - mail：pmph @ pmph.com
购书热线：010-59787592　010-59787584　010-65264830
印　　刷：三河市宏达印刷有限公司
经　　销：新华书店
开　　本：787×1092　1/16　　**印张**：67
字　　数：1589 千字
版　　次：2016 年 4 月第 1 版　2016 年 4 月第 1 版第 1 次印刷
标准书号：ISBN 978-7-117-21090-4/R・21091
定　　价：165.00 元
打击盗版举报电话：010-59787491　E-mail：WQ @ pmph. com
（凡属印装质量问题请与本社市场营销中心联系退换）

前言

中医经典著作确立了中医理论与临床的基本范式，蕴含着中医学的基本思维方法，汇集着中医临床实践经验的结晶，规范着中医学术发展的方向，也是中医学术发展的源头活水。因此，当代中医学人提出“读经典，跟名师，做临床”是培养优秀中医临床人才的必由之路。但中医四大经典著作《黄帝内经》《难经》《神农本草经》《伤寒杂病论》（《伤寒论》《金匮要略》），距今已有两千年左右的历史，“其文简，其意博，其理奥，其趣深”（王冰《重广补注黄帝内经素问序》），加之文化环境、思维方式、语言文字等的历史变迁，造成“经文奥衍，研阅诚难，其于至道未明，而期冀夫通神运微，印大圣上智于千古之邈，断乎不能矣”（张介宾《类经·序》）。

我国著名小学家戴震在《古经解钩沈序》中说：“经之至者，道也。所以明道者，其词也。所以成词者，未能外小学文字者也。由文字以通乎语言，由语言以通乎古圣贤之心志，譬之适堂坛之必循其阶而不可以躐等。”又在《沈学子文集序》中曰：“凡学始乎离词，中乎辨言，终乎闻道。”前哲亦有“文以载道”和“名者实之宾”之说，足见语义研究对明道之重要。清代医家缪希雍《本草经疏·续序例上》也指出：“凡为医师，当先读书；凡欲读书，当先识字；字者文之始也，不识字义，宁解文理？文理不通，动成窒碍……太医者，读书穷理，本之身心，验之事物，战战兢兢，求中于道。造次之际，罔敢或肆者也。外此则俗工耳，不可以言医矣。”因此，有必要从语言文字上对中医经典著作进行系统、全面、深入的研究，并在充分汲取前人研究成果的基础上，编著《中医经典词典》，以促进中医学术发展，满足当代社会学习中医经典的需求。

《中医经典词典》编著具有如下特点：首先，将汉代及其以前的中医四大经典原文中的10248个字、词，结合历代研究成果，按辞书要求全部作出解释，此为国内外首次。其次，分词、通稿一人把关，同类字、词的释义由专人撰写，保障了词典编著的标准、格式的一致以及学术质量。第三，字、词释义，重视词义演变的内在逻辑，展现思想发展的脉络，如对于“神”字的释义，分别为天地万物的创造者、主宰者和原动力，人体生命的创造者、主宰者和原动力，事物运动变化的规律，人体的生命活动（包括生理功能与心理活动），人的意识、心理活动，人的精神、意识、思维活动，人体的正气，神灵，神奇、玄妙等，不仅揭示了神在中医四大经典中的含义，同时反映了人类对神认识的思想演变过程。第四，字、词释义有所创新。如大家熟知的《素问·生气通天论》“阳气者，若天与日”一句，其中的“与”字，国内研究《素问》的著作大多随文演义，作连词看待。考森立之《素问考注》曰：“与，犹有也，言天中有日也。天之空暗中有日，故诸星诸物得照明也，得生活温养也。”则释“与”为“有”，更符合文理与医理。再如，气作为中国古代哲学概念，释义为构成宇宙万物的实在本元，也是构成人类形体与化生精神的实在元素；作为人体生命之气，释义为构成人体、维持人体生命活动的物质、能量、信息的总称。如此解释，突破了以往将气视为一种物质的偏见。又如《素问·阴阳离合论》中三阴、三阳“关、阖、枢”以及《素问·皮部论》中“害蜚”、“枢持”、“关枢”、“枢儒”、“害肩”、“关蛰”的释义问题，我们根据中医经典以象思维为主要的思维方法，常借用日常生活的器物来比喻，门即是经典著作中常用的比喻器物，抓住门及其相关意象，进行了详细的考据与释义，在此不一一罗列。第五，汇集中医理论及临床认识成果。中医经典著作奠定了中医理论与临床知识体系的基础，作为中医学科的经典著作词典，重视中医理论及临床认识成果的系统展现，也是经典词典的重要任务之一。如对于人体生命之气的释义，在界定为构成人体、维持人体生命活动的物质、能量、信息的总称的基础上，系统梳理经典著作中人体生命之气的内涵与外延，进而划分为：①统指人体之气，与邪气相对而言，又称为正气；②元气；③阴阳之气；④五脏精气；⑤水谷精微；⑥营气；⑦卫气；⑧人体阳气；⑨经脉之气；⑩指手太阴肺脉之气；⑪指阴跻脉之气；⑫指气机。如此系统展示了经典著作中生命之气知识体系。又如桂枝汤的释义，在说明其组成、煎服法、功用的同时，系统整理经典著作中桂枝汤的主治病证，归纳为：①太阳中风证（风寒表虚证）；②太阳病发汗、攻下后，表证仍在者；③伤寒邪在太阳，外证未解者；④表里同病，表证为主者；⑤表里同病，里和表未解者；⑥营卫不和自汗证；⑦产后外感风寒；⑧妊娠恶阻轻证。并列举相应的病证原文为佐证，对桂枝汤在经典著作中的临床应用进行了系统的总结。第六，发现并订正《汉语大字典》《汉语大词典》存在的错误。《汉语大字典》《汉语大词典》作为权威工具书，自然也是编著《中医经典词典》的重要参考工具，而中医经典著作中的字、词也是两部工具书收录的重要对象。在《中医经典词典》编著过程中，我们发现《汉语大字典》与《汉语大词典》语证引用、释义等错误 20 余处。如“圊”字，《汉语大字典》释义为“清除（污秽）”，语证引用《医宗金鉴·辨厥阴病脉证并治全篇》：“下利脉数而渴者，令自愈，设不差，必圊脓血，以有热故也。”《汉语大词典》释义为“排除”，语证引用《伤寒论·辨厥阴病脉证并治全篇》：“下利脉数而渴者，令自愈；设不差，必圊脓血，以有热故也。”两部权威辞书的失误有三：一是释义欠妥。圊，当释义为排泄，必圊脓血，即必然下利脓血之义。二是引文错误。《汉语大词典》误将《金匮要略·呕吐哕下利病脉证治第十七》引作《伤寒论·辨厥阴病脉证并治全篇》，而《汉语大字典》的引文不是最早语证文献。三是两部辞书在篇名上均加一“全”字，不知何故。

《中医经典词典》历经 5 年多艰辛努力，终于要脱稿了，心中真是五味杂陈。记得 17 世纪欧洲语言学家斯卡利格曾说过：“十恶不赦的罪犯既不应处决，也不应判强制劳动，而应判去编辞典，因为这种工作包含了一切折磨和痛苦。”《中医经典词典》的完稿标志着所经受的折磨和痛苦的结束，心中自然会涌现出苦涩中的喜悦轻松。而我国出版界的前辈陈原先生曾说：“编词典的工作不是人干的，但它是圣人干的。”我等自非圣人，作为平庸之人编著《中医经典词典》，书稿面世前心中之忐忑不安也可想而知。5 年多来，干坐冷板凳，夜以继日，不知节假日为何物，很少去看望和陪伴父母，总想来日方长，词典完成后再作补偿，不幸今年春节母亲仙逝，亏欠之债再也难以偿还，谨以此书的出版作为对母亲的一种纪念。

本词典的编著得到了诸多同仁的关注与支持，我的家人及部门同事也给予了最大的理解与帮助，人民卫生出版社编辑亦给予了大力支持，承蒙上海中医药大学王庆其教授题写书名，在此一并表示衷心感谢。

邢玉瑞

乙未冬于古都咸阳

凡 例

一、《中医经典词典》收录《黄帝内经》(《素问》《灵枢经》，人民卫生出版社 1963 年排印本)、《难经》(凌耀星《难经校注》本)、《伤寒论》《金匮要略》(明·赵开美摹宋刻本)、《神农本草经》(尚志钧《神农本草经校注》本)原文中的字 2747、词 7501，共计条目 10248 个。《素问》遗篇“刺法论第七十二”、“本病论第七十三”，《金匮要略》“杂疗方第二十三”、“禽兽鱼虫禁忌并治第二十四”、“果实菜谷禁忌并治第二十五”未收入其中。

二、条目分字、词二级，包括单音词、复音词，以及少数短语、术语，如“阴平阳秘”、“惊者平之”等。

三、字、词一律使用简化字，但在单字后的方括号中注明相应的繁体字。保留所选版本经典著作所使用的古字、异体字、通假字。简化字兼及两个以上不同词义的繁体字时，用一、二、三……分行排列解释。如：

发 一、(fā 發) ……

二、(fà 髮) ……

四、注音用汉语拼音法，标注在单音词目后的圆括号内，仅限于经典所使用的读音。多音字按不同音义用一、二、三……分行排列注释，其下属的复合词，词头字读一音的不另加注，读二、三等音的，在该字右下方标注音序。

五、释义务求简明扼要，以切合经典具体语境的含义为准；一词多义者，用 1、2、3……分项说明；释义有分歧者，先列较为通行的说法，然后以“又”的形式罗列重要注家的不同见解，以供读者参考。

六、特殊释义的格式：通假字，某，通“某”；异体字、俗字，某，同“某”；古字，某，后作“某”；讹字，某，为“某”的讹字(属于推测者，前加“疑”字)。

七、中药释义分项：中药名。基原、性味归经、功效、主治、组方。方剂释义分项：方剂名。组成、煎服法、功用、主治。其中主治病证如所引原文叙述较完整，直接引用原文；否则，适当予以补充。《神农本草经》所见中药别名释义：中药名。为“某某”的别名。参见“某某”。

八、语证及书证：①每一个义项，均出 1～3 条经典著作语证，并注意同一义项下不同著作语证的选用。语证前以“素 X、灵 X”标明《素问》《灵枢经》篇序，以“难 X”标明《难经》所讨论问题之序，以“伤 X”标明《伤寒论》条文序号，以“金 X”标明《金匮要略》篇序，以“神 X”标明《神农本草经》卷序。②见词明义的常见义及古今义不出注家书证及训诂书证。③古今含义有别或为经典著作特用义，出注释训诂书证，包括经典著作本文训诂书证、注家书证，汉唐清儒文史训诂书证，三者必有其一。④同一语证中被释词出现两处以上，且语义不同者，该释义下的被释词加下划线予以标注。

九、词典正文排列：①字目以部首笔画排列；②注音排于字目之后；③单音词释义排列在字目下，复合词以字数多少为序排列在单音词释义下，字数相同者以第二字的笔画多少为序，依此类推；④义项排列以本义、引申义（包括语境义）、假借义、校勘义为序。

十、检索：词典前设《词目笔画索引》，后附《词目音序索引》。

十一、剂量单位：采用经典著作中的古代剂量单位。

目 录

三　画

七　画

九　画

十　画

十一画

十　二　画

十 三 画

十 四 画

十 五 画

十 六 画

十 七 画

十 八 画

十 九 画

二 十 画

二 十 一 画

二 十 二 画

二 十 三 画

二 十 四 画

二 十 八 画

附 录

一 画

一（yī）

1. 数词。①基数词。最小的正整数。常用以表示人或事、物的最少数量。素 18“人一呼脉一动，一吸脉一动，曰少气。”灵 45“夫九针者，始于一而终于九，然未得其要道也。”金 1“非为一病，百病皆然。”②序数词。第一。灵 1“九针之名，各不同形：一曰镵针，长一寸六分；二曰员针，长一寸六分。”素 25“一曰治神，二曰知养身，三曰知毒药为真。”③若干分中的一分或整数以外的零头。难 42“受谷九升三合八分合之一。”灵 14“上节长一寸四分分之一。”

2. 五行中水的生数。素 71“雨化五，寒化一，所谓正化日也。”高世栻：“一，水之生数也。”

3. 九宫数。九宫中的第一宫，配方位为北方。灵 77“冬至，一，叶蛰，北方……太一日游，以冬至之日，居叶蛰之宫，数所在，日从一处，至九日，复反于一，常如是无已。”素 70“邪伤肾也，埃昏骤雨则振拉摧拔，眚于一。”王冰：“一，北方也。”

4. 一倍。灵 9“人迎一盛，病在足少阳，一盛而躁，病在手少阳。”《灵枢经·禁服》：“人迎大一倍于寸口，病在足少阳，一倍而躁，在手少阳。”

5. 指九针中的第一针。灵 78“九针者，天地之大数也，始于一而终于九。故曰：一以法天，二以法地，三以法人，四以法时，五以法音，六以法律，七以法星，八以法风，九以法野……一者天也。”马莳：“其针之曰第一者，所以应天也。”

6. 某一个。灵 42“诸方者，众人之方也，非一人之所尽行也。”

7. 每个。灵 76“天周二十八宿，而一面七星，四七二十八星。”

8. 全；满。见“一身”。

9. 相同；一样。灵 35“一域之中，其气各异，愿闻其故。”灵 46“一时遇风，同时得病，其病各异，愿闻其故。”难 22“经言脉有是动，有所生病。一脉辄变为二病者，何也？”

10. 一体，统一体。灵 45“夫九针者，小之则无内，大之则无外……恍惚无穷，流溢无极，余知其合于天道人事四时之变也。然余愿杂之毫毛，浑束为一……非道，何可小大深浅，杂合而为一乎？”张介宾：“一者，欲得其要也……必知乎道，乃可合万变而为一矣。”

11. 专一。灵 9“深居静处，占神往来，闭户塞牖，魂魄不散，专意一神……必一其神，令志在针。”灵 47“心偏倾则操持不一。”

12. 齐等，协调一致。素 7“三阳在头，三阴在手，所谓一也。”杨上善：“阴阳上下动如引绳，故曰一也。”森立之：“一也者，人迎寸口无有差异而相同状。”素 20“九候之相应也，上下若一，不得相失。”王冰：“上下若一，言迟速大小等也。”素 54“近远如一者，深浅其候等也。”素 1“呼吸精气，独立守神，肌肉若一。”又，《新校正》：“按全元起注本云：‘身肌宗一。’《太素》

同，杨上善云：‘真人身之肌体，与太极同质，故云宗一。’”

13. 指全面衡量。灵 1“睹其色，察其目，知其散复，一其形，听其动静，知其邪正。”灵 3“一其形，听其动静者，言上工知相五色于目，有知调尺寸小大缓急滑涩，以言所病也。”灵 19“一其形，听其动静者，持气口人迎以视其脉，坚且盛且滑者，病日进，脉软者，病将下。”

14. 纯一不杂。灵 40“人之血气，苟能若一，则天下为一矣，恶有乱者乎?”张介宾:“人之血气若果如一，则天下皆同，当无杂乱矣。”

15. 混淆不分。灵 71“其脉……阴阳如一者，病难治。”杨上善:“阴阳之脉不可辨，故如一也。”又，马莳:“人迎气口若一，则脉为关格，病当难治。”

16. 总。灵 15“所谓交通者，并行一数也，故五十营备，得尽天地之寿矣。”张志聪:“故所谓交通者，谓皮肤经脉之宗气，外内交通，而并行一百刻之数也。”

17. 初；开始。素 49“三月一振荣华。”高世栻:“三月之时，振动发生，草木向荣而华秀，故三月一振荣华。”

18. 又，另。灵 28“补足太阳荣眉本，一曰眉上也。”难 8“此五藏六府之本，十二经脉之根，呼吸之门，三焦之原，一名守邪之神。”神 2“云母味甘，平……一名云珠，一名云华，一名云英，一名云液，一名云砂，一名磷石。”

19. 古代哲学概念。①指本源之气。素 70“气始而生化，气散而有形，气布而蕃育，气终而象变，其致一也。”张介宾:“此言万物之始终散布，本同一气，及其生化成熟，乃各有厚薄少多之异也。”②指阴阳或阴阳之理。素 6“阴阳者，数之可十，推之可百，数之可千，推之可万，万之大不可胜数，然其要一也。”王冰:“一，谓离合也。虽不可胜数，然其要妙，以离合推步，悉可知之。”张介宾:“谓阴阳之道，合之则一，散之则十百千万，亦无非阴阳之变化。故显微大小，象体无穷，无不有理存焉。然变化虽多，其要则一，一即理而已。”张志聪:“然其要道，归于一也。《易》曰：一阴一阳之谓道。”又，莫子晋曰:“天地定位，日月运行，寒暑往来，阴阳出入，总归于太极一气之所生。”③指天人相参、相通之理。素 17“补泻勿失，与天地如一，得一之情，以知死生。”杨上善:“于寸关尺三部之中，循十二经之脉，得其弦钩浮营四时之气而不失错，与天地气宜然为一，如此则能了知死生之期也。”④指神。灵 42“此乃所谓守一勿失，万物毕者也。”马莳:“守一者，合诸方而尽明之，各守其一而勿失也……然守一之理，帝能言之，而其要在于生神，妙哉神之为一也。”又，张介宾:“人得其一，则万变之道可毕矣。”素 13“治之极于一。帝曰：何谓一？岐伯曰：一者因得之。”张志聪:“一者，神也，得其神，则色脉精气皆得矣。”森立之:“治之极于一者，谓精神专一，能考究病情病机病证与治法，切当不忒也。”又，高世栻:“治之大要，研求其极，只有色脉一端，故治之极于一。”素 15“五色脉变，揆度奇恒，道在于一。神转不回，回则不转，乃失其机。”张介宾:“一者，下文所谓神而已矣。”

20. 指重要的诊治原则。①指标本逆从之道。素 74“夫标本之道，要而博，小而大，可以言一而知百病之害。”素 65“夫阴阳逆从标本之为道也，小而大，言一而知百病之害；少而多，浅而博，可以言一而知百也。”高世栻:“言一标本逆从，而知百病之害。”②指补泻治则。灵 35“凡此诸胀者，其道在一，明知逆顺，针数不失。”杨上善:“一者，唯知补泻也。补虚泻实得中，故不失也。”

21. 副词。①都，一概。素 49“三月一振荣华，万物一俯而不仰也。”②一旦。素

80“一上不下，寒厥到膝。”金 14“阴阳相得，其气乃行，大气一转，其气乃散。”

22. 连词。相当于“或”。《庄子·应帝王》:“一以己为马，一以己为牛。”成玄英疏:“或马或牛，随人呼召。”素 4“故善为脉者，谨察五藏六府，一逆一从。”

【一夫】 一人，一家。灵 79“请藏之金匮，命曰三实，然此一夫之论也。”

【一切】 全部，所有。金 5“温酒调服，禁一切鱼肉大蒜，常宜冷食。”

【一日】

1. 一昼夜；一天。灵 44“以一日分为四时，朝则为春，日中为夏，日入为秋，夜半为冬。”金 10“不差，明日更服，不可一日再服。”伤 25“若形似疟，一日再发者，汗出必解，宜桂枝二麻黄一汤。”

2. 一个白天。素 19“一日一夜五分之，此所以占死生之早暮也。”灵 76“是故一日一夜，水下百刻。”伤 12“若病重者，一日一夜服，周时观之。”

3. 谓时间短暂。灵 60“故两军相当，旗帜相望，白刃陈于中野者，此非一日之谋也。”

【一水】

1. 指独一的水脏，即肾。素 34“肝一阳也，心二阳也，肾孤藏也，一水不能胜二火。”张琦:“肝为相火，心为君火，肾孤脏也，犹言一水。”

2. 指目之精。素 81“夫一水不胜五火，故目眦盲。”张介宾:“一水，目之精也。”

【一月】 指一个月。金 3“或病二十日，或一月微见者，各随证治之。”金 22“带下经水不利，少腹满痛，经一月再见者，土瓜根散主之。”

【一方】

1. 一边。灵 47“髑骬直下不举者心端正，髑骬倚一方者心偏倾也。”

2. 一处。灵 9“补须一方实，深取之，稀按其痏，以极出其邪气。”

3. 指与时季相应的方位。灵 75“正气者，正风也，从一方来，非实风，又非虚风也。”张介宾:“从一方来，谓太一所居之方。”

【一心】 整个心思。难 77“见肝之病，不晓相传，但一心治肝，故曰治已病也。”

【一生】 一线生机。素 33“今见三死，不见一生，虽愈必死也。”

【一半】 二分之一。金 4“酒一斛五斗，浸灰，候酒尽一半。”

【一阳】

1. 指阳气初生，相对较弱。素 21“少阳藏何象？岐伯曰：象一阳也，一阳藏者，滑而不实也。”马莳:“其脏为阳之初生，故脉体滑而不实，象一阳之为初阳也。”素 34“肝一阳也，心二阳也，肾孤藏也。”高世栻:“肝为阴中之阳，故肝一阳也。”

2. 经脉名。①少阳。包括足少阳胆、手少阳三焦经。素 79“一阳者，少阳也。”王冰:“阳气未大，故曰少阳。”素 7“一阳发病，少气善咳善泄……一阴一阳结谓之喉痹。”张介宾:“一阳，少阳也，为胆与三焦二经。”素 21“少阳独至者，一阳之过也。”王冰:“一阳，少阳也。”②指足少阳胆经。素 79“三阳为经，二阳为维，一阳为游部。”林亿:“一阳，足少阳脉也。”③指手少阳三焦经。素 79“二阴一阳，病出于肾，阴气客游于心脘。”张介宾:“二阴肾也，一阳三焦也，肾与三焦合病。”又，吴崑:“二阴，少阴肾气也。一阳，少阳胆气也。”

3. 脉象名。①指足少阳胆经脉象。素 79“一阴一阳代绝，此阴气至心，上下无常，出入不知。”王冰:“一阳，少阳脉。”张介宾:“一阳，足少阳胆也。”②指微有力之脉象。素 7“鼓一阳曰钩，鼓一阴曰毛，鼓阳胜急曰弦，鼓阳至而绝曰石。”张介宾:“此举五脉之体，以微盛分阴阳……一阳一阴，言阴阳之微也。”马莳:“一阳者，微阳也。”③指一种属阳的脉象。难 4“所谓一阴一阳者，谓脉来沉而滑也。”李駉:“一阳者，是滑脉也。”④指太阳、少阳、阳明三脉协调一致。素 6“三经者，不得相失也，搏而勿浮，命曰一阳。”张介宾：“故但欲搏手有力，得其阳和之象，而勿至过浮，是为三阳合一之道，故命曰一阳。”

4. 指人体阳气。难 70“秋冬寒，必致一阳者，初内针，浅而浮之，至心肺之部，得气，推内之阴也。”虞庶：“经言秋冬养阴，言至阴用事，无阳气以养其阴，故取一阳之气以养于阴。”

5. 指针刺阳经一次。灵 9“刺热厥者，二阴一阳；刺寒厥者，二阳一阴……一阳者，一刺阳也。”

6. 为“二阴”之讹。素 21“一阳独啸，少阳厥也。”林亿：“详此上明三阳，此言三阴，今此再言少阳而不及少阴者，疑此一阳乃二阴之误也。又按全元起本，此为少阴厥，显知此即二阴也。”

【一阴】

1. 指阴气初生。素 49“阳者衰于五月，而一阴气上，与阳始争。”杨上善：“五月有一阴气在下始生，与阳交争。”

2. 经脉名。①厥阴。包括足厥阴肝、手厥阴心包经。素 7“二阳一阴发病，主惊骇背痛，善噫善欠。”杨上善：“一阴，厥阴也，手厥阴心包脉也，足厥阴肝脉也。”素 79“三阴为母，二阴为雌，一阴为独使。”②指足厥阴肝经。素 21“一阴至，厥阴之治也。”张介宾：“一阴者，足厥阴肝经也。”素 79“二阳一阴，阳明主病，不胜一阴，脉耎而动，九窍皆沉。三阳一阴，太阳脉胜，一阴不能止，内乱五藏，外为惊骇。”王冰：“一阴，厥阴肝木气也。”张介宾：“三阳一阴，膀胱与肝合病也。”

3. 脉象名。①指足厥阴肝与手厥阴心包经脉象。素 7“一阴俱搏，十日死。”森立之：“心主与肝二经之脉俱搏，故曰俱也。”素 79“一阴独至，经绝，气浮不鼓，钩而滑。”②指足厥阴肝经脉象。素 79“一阴一阳代绝，此阴气至心，上下无常，出入不知。”王冰：“一阴，厥阴脉。”张介宾：“一阴，足厥阴肝也。”③指微显无力之脉象。素 7“鼓一阳曰钩，鼓一阴曰毛，鼓阳胜急曰弦，鼓阳至而绝曰石。”张介宾：“此举五脉之体，以微盛分阴阳……一阳一阴，言阴阳之微也。”马莳：“一阴者，微阴也。”④指一种属阴的脉象。难 4“所谓一阴一阳者，谓脉来沉而滑也。”李駉：“一阴者，是沉脉也。”⑤指太阴、少阴、厥阴三脉协调一致。素 6“三经者，不得相失也，搏而勿沉，名曰一阴。”张介宾：“故但宜沉搏有神，各得其阴脉中和之体，是为三阴合一之道，故名曰一阴。”

4. 指人体阴气。难 70“春夏温，必致一阴者，初下针，沉之至肾肝之部，得气，引持之阳也。”虞庶：“经言春夏养阳，言取一阴之气以养于阳。”

5. 指针刺阴经一次。灵 9“刺热厥者，二阴一阳；刺寒厥者，二阳一阴。所谓二阴者，二刺阴也。”

【一纪】

1. 循行一周的时间。①四年为一纪。素 68“日行五周，天气复始于一刻，所谓一纪也。”王冰：“法以四年为一纪，循环不已。”②三十年为一纪。素 66“五六相合，而七百二十气为一纪，凡三十岁。”

2. 谓系统的理论。灵 73“余闻九针于夫子，众多矣不可胜数，余推而论之，以为一纪。”

【一步】 运气术语。以六十日八十七刻半为一步。素 68“君火之右，退行一步，相火治之。”王冰：“一步，凡六十日又八十七刻半。”

【一时】

1. 一个时辰。伤 12“温覆令一时许，遍身漐漐微似有汗者益佳。”

2. 指一昼夜。灵 60“如是者，不及一时而死矣。”马莳：“一时者，一周时也，乃一日之意。"

【一里】 一寸。灵 75"取天容者，无过一里。"杨上善："一里，一寸也。"

【一身】 指全身，周身。金 2"湿家之为病，一身尽疼，发热，身色如熏黄也。"金 14"风水恶风，一身悉肿，脉浮不渴……越婢汤主之。"伤 293"少阴病，八九日，一身手足尽热者，以热在膀胱，必便血也。"

【一言】 一句话。素 71"故知其要者，一言而终，不知其要，流散无穷。"灵 9"九针之玄，要在终始，故能知终始，一言而毕，不知终始，针道咸绝。"

【一炊】 指烧一顿饭的时间。金 10"如一炊顷，可饮粥二升，后更服。"

【一宫】 北方坎宫。九宫中的第一宫。素 71"灾一宫，雨化五，寒化一，所谓正化日也。"高世栻："一宫，北方坎宫，水位也。"

【一宿】 一夜。金 3"渍一宿，当白沫出，去其水。"伤 236"一宿腹减，黄从小便去也。"

【一阳藏】 指少阳脉象。素 21"一阳藏者，滑而不实也。"森立之："少阳为表里之中间，故其脉不浮不沉而滑也。伤寒少阳证是也。"

【一物瓜蒂汤】 方剂名。组成：瓜蒂二十个。煎服法：剉，以水一升，煮取五合，去滓，顿服。功用：宣散水湿，兼以清热。主治：伤暑夹湿证。金 2"太阳中暍，身热疼重，而脉微弱，此以夏月伤冷水，水行皮中所致也。一物瓜蒂汤主之。"

乙（yǐ）

天干的第二位。①与地支相配纪年，用于运气推演，表示金运之气，五行属性为金。素 66"乙庚之岁，金运统之。"素 71"乙亥、乙巳岁，上厥阴木，中少商金运。"②纪日。甲乙属木，逢乙之日木气偏旺。素 22"肝主春，足厥阴少阳主治，其日甲乙。"灵 41"乙主左手之太阳。"张介宾："手在腰之上，故属阳，而左右共十指，所以应十日。"难 24"唇反则肉先死。甲日笃，乙日死。"③与甲相配，五行属木，标记季节之春季与方位之东方。见"甲乙。"④与甲相配，五行属木，甲为阳木，乙为阴木。难 33"肝者，非为纯木也，乙角也，庚之柔。"滑寿："肝属甲乙木，应角音而重浊。析而言之，则甲为阳木，乙为阴木。"难 64"阴井乙木，阳井庚金……乙为木，故言阴井木也。"

【乙巳】 乙巳岁。甲子周期的第四十二位。乙巳之岁，金运不及为中运，厥阴风木司天，少阳相火在泉为岁气。素 71"乙亥、乙巳岁，上厥阴木，中少商金运，下少阳相火。"

【乙丑】 乙丑岁。甲子周期的第二位。乙丑之岁，金运不及为中运，太阴湿土司天，太阳寒水在泉为岁气。素 71"乙丑、乙未岁，上太阴土，中少商金运，下太阳水。"

【乙未】 乙未岁。甲子周期的第三十二位。乙未之岁，金运不及为中运，太阴湿土司天，太阳寒水在泉为岁气。素 71"乙丑、乙未岁，上太阴土，中少商金运，下太阳水。"

【乙卯】

1. 乙卯岁。甲子周期的第五十二位。乙卯之岁，金运不及为中运，阳明燥金司天，少阴君火在泉为岁气。素 71"乙卯岁……上阳明金，中少商金运，下少阴火。"

2. 乙卯日。灵 78"左胁应春分，其日乙卯。"

【乙亥】 乙亥岁。甲子周期的第十二位。乙亥之岁，金运不及为中运，厥阴风木司天，少阳相火在泉为岁气。素 71"乙亥、乙巳岁，上厥阴木，中少商金运，下少阳相火。"

【乙酉】 乙酉岁。甲子周期的第二十二位。乙酉之岁，金运不及为中运，阳明燥金司天，少阴君火在泉为岁气。素 71“乙酉……上阳明金，中少商金运，下少阴火。”

二画

二（èr）

1. 数词。①基数词。一加一的和。灵 4“故知一则为工，知二则为神，知三则神且明矣。”灵 15“二百七十息，气行十六丈二尺。”素 34“一水不能胜二火，故不能冻栗。”②序数词。第二。素 25“一曰治神，二曰知养身，三曰知毒药为真。”灵 1“九针之名，各不同形：一曰镵针，长一寸六分；二曰员针，长一寸六分。”

2. 五行中火的生数。素 71“燥化九，热化二，所谓正化日也。”高世栻：“二，火之生数也。”

3. 九宫数。九宫中的第二宫，配方位为西南方。灵 77“立秋，二，玄委，西南方。”

4. 二倍。灵 9“人迎二盛，病在足太阳，二盛而躁，病在手太阳。”《灵枢经·禁服》：“人迎二倍，病在足太阳，二倍而躁，病在手太阳。”

5. 指九针中的第二针。灵 78“九针者，天地之大数也，始于一而终于九。故曰：一以法天，二以法地，三以法人，四以法时，五以法音，六以法律，七以法星，八以法风，九以法野……二者地也。”马莳：“其针之曰第二者，所以应地也。”

【二七】

1. 二与七的乘积。灵 17“二七一丈四尺，二五一尺，合一丈五尺。”

2. 二乘七之数，指十四岁。素 1“二七而天癸至，任脉通，太冲脉盛。”

【二八】 二乘八之数，指十六岁。素 1“二八，肾气盛，天癸至，精气溢泻。”

【二三】 约数。或二或三。伤 23“发热恶寒，热多寒少，其人不呕，清便欲自可，一日二三度发。”伤 102“伤寒二三日，心中悸而烦者，小建中汤主之。”

【二五】 二与五的乘积。灵 17“督脉任脉各四尺五寸，二四八尺，二五一尺，合九尺。”

【二月】 指农历二月，地支配卯。灵 41“卯者二月，主左足之太阳。”素 16“正月、二月，天气始方，地气始发，人气在肝。”

【二火】

1. 运气术语。指少阴君火与少阳相火。素 68“君位臣则顺，臣位君则逆……所谓二火也。”素 71“水郁之发……其气二火前后。”马莳：“君火之后，相火之前，大约六十日之内，乃水郁之所发也。”

2. 指性质属阳的两个脏。①指心、肺二脏。素 76“夫二火不胜三水，是以脉乱而无常也。“王冰：“二火，谓二阳脏……二阳脏者，心肺也，以在膈上故。”又，吴崑：“二火，犹言二阳，谓胃也。”②指心、肝二脏。素 34“所以不能冻栗者，肝一阳也，心二阳也，肾孤藏也，一水不能胜二火，故不能冻栗。”

【二节】 指男子阴茎、睾丸。灵 71“辰有十二，人有足十指、茎、垂以应之，女子不足二节，以抱人形。”

【二四】 二与四的乘积。灵 17“督脉任脉各四尺五寸，二四八尺，二五一尺，合九尺。”

【二合】 指第二合，即足阳明与足太阴经别表里相合。灵 11“足厥阴之正，别跗上，上至毛际，合于少阳，与别俱行，此为二合也。”

【二阳】

1. 经脉名。①指阳明。包括手阳明大肠与足阳明胃经。素 7“二阳之病发心脾，有不得隐曲，女子不月……二阳结谓之消。”张介宾：“二阳，阳明也，为胃与大肠二经。”②指足阳明胃经。素 79“二阴二阳皆交至，病在肾，骂詈妄行，巅疾为狂。”王冰：“二阳为胃，土之腑也。”素 79“三阳为经，二阳为维，一阳为游部……所谓二阳者，阳明也。”林亿：“二阳，足阳明脉也。”③指太阳、阳明经。伤 48“二阳并病，太阳初得病时，发其汗，汗先出不彻，因转属阳明，续自微汗出，不恶寒。”

2. 脉象名。①指足阳明胃与手阳明大肠经之脉象。素 48“二阴急为痫厥，二阳急为惊。”吴崑：“二阳，手足阳明也，其脉来急为热盛，令人善惊。”②指两种属阳的脉象。难 4“一阴二阳者，谓脉来沉滑而长也。”李駉：“二阳者，脉滑而长也。”

3. 指阳气较旺。素 34“肝一阳也，心二阳也，肾孤藏也。”高世栻：“少阴合心火，心为阳中之阳，故心二阳也。”

4. 指针刺阳经两次。灵 9“刺热厥者，二阴一阳；刺寒厥者，二阳一阴。所谓二阴者，二刺阴也；一阳者，一刺阳也。”马莳：“刺寒厥者，补阳经二次，泻阴经一次。”

【二阴】

1. 经脉名。①指少阴。包括手少阴心、足少阴肾经。素 7“二阴一阳发病，善胀心满善气。”王冰：“二阴，谓少阴心肾之脉也。”素 79“三阴为母，二阴为雌，一阴为独使。”②指手少阴心经。素 79“二阴二阳，病在肺，少阴脉沉，胜肺伤脾，外伤四肢。”王冰：“二阴，谓手少阴心之脉也。”张介宾：“少阴为心火之脏，火邪则伤金，故病在肺。”③指足少阴肾经。素 79“二阴至肺，其气归膀胱，外连脾胃……二阴二阳皆交至，病在肾，骂詈妄行，巅疾为狂。”王冰：“二阴为肾，水之脏也。”

2. 脉象名。①指足少阴肾与手少阴心经之脉象。素 7“二阴俱搏，十三日夕时死。”张志聪：“二阴者，少阴也。俱搏者，心肾二部俱搏击应手也。”素 48“二阴急为痫厥，二阳急为惊。”吴崑：“二阴，手足少阴也，其脉来急为癫仆厥逆。”②指足少阴肾经脉象。素 21“二阴搏至，肾沉不浮也。”张介宾：“二阴，少阴肾经也。”素 79“二阴独至，期在盛水。”马莳：“若有肾脉来见，有阴而无阳，是二阴之脉独至也。”又，森立之：“全本作‘三阴’似是。盖三阴独至者，谓足太阴脾、少阴肾、厥阴肝三阴脉独至，阳脉不至者也。”③指两种属阴的脉象。难 4“一阳二阴者，谓脉来长而沉涩也。”李駉：“二阴者，脉沉涩也。”

3. 指针刺阴经两次。灵 9“刺热厥者，二阴一阳……所谓二阴者，二刺阴也。”

4. 指前阴与后阴二窍。素 70“其藏肾，肾其畏湿，其主二阴。”素 4“北方黑色，入通于肾，开窍于二阴。”马莳：“二阴者，前阴后阴也。”

【二间】 穴名。别名间谷。属手阳明大肠经，荥穴。位于食指桡侧，掌指关节前凹陷处，当赤白肉际，微握拳取穴。灵 2“大肠上合手阳明……溜于本节之前二间，为荥。”

【二皇】 指伏羲和神农。素 75“上通神农，著至教疑于二皇。”马莳：“二皇者，伏羲、神农也。”

【二之气】 运气术语。即六气分主一年的第二气，主气为少阴君火之气，主春分、清明、谷雨、立夏四个节气。素68“二之气，始于八十七刻六分，终于七十五刻。”素71“二之气，阳乃布，民乃舒，物乃生荣。”

【二十七气】 指十二经脉与十五络脉计二十七脉之气。灵1“经脉十二，络脉十五，凡二十七气，以上下，所出为井，所溜为荥，所注为腧，所行为经，所入为合，二十七气所行，皆在五腧也。”

【二十八会】 指手足十二经脉左右二十四脉，加阴跻、阳跻、督脉、任脉二十八脉相互交会贯通。灵60“经脉二十八会，尽有周纪。”马莳：“二十八会者，手足十二经，左右相同，共有二十四脉，加以两跻、督、任，共为二十八会也。”

【二十八脉】 指手足十二经脉左右二十四脉，加阴跻、阳跻、督脉、任脉，共计二十八条经脉。灵15“日行二十八宿，人经脉上下、左右、前后二十八脉。”

【二十八星】 即二十八宿。参见该条。灵76“天周二十八宿，而一面七星，四七二十八星。”

【二十八宿】 指我国古代天文学家把周天黄道（太阳和月亮所经天区）的恒星划分为二十八个星座。又称二十八星。东方七宿为角、亢、氐、房、心、尾、箕，北方七宿为斗、牛、女、虚、危、室、壁，西方七宿为奎、娄、胃、昴、毕、觜、参，南方七宿为井、鬼、柳、星、张、翼、轸。灵15“天周二十八宿，宿三十六分，人气行一周，千八分。日行二十八宿，人经脉上下、左右、前后二十八脉，周身十六丈二尺，以应二十八宿。”

【二十五人】 二十五种体质类型的人。灵64“愿闻二十五人之形……先立五形金木水火土，别其五色，异其五形之人，而二十五人具矣。”灵72“众人之属，不如五态之人者，故五五二十五人，而五态之人不与焉。”

【二十五阳】 五脏应五时，各有五种有胃气之脉，合为二十五阳。阳，指有胃气之脉。素7“脉有阴阳，知阳者知阴，知阴者知阳。凡阳有五，五五二十五阳……所谓阳者，胃脘之阳也。”高世栻：“肝脉应春，心脉应夏，脾脉应长夏，肺脉应秋，肾脉应冬。春时，而肝、心、脾、肺、肾之脉，皆有微弦之胃脉；夏时，皆有微钩之胃脉；长夏，皆有微缓之胃脉；秋时，皆有微毛之胃脉；冬时，皆有微石之胃脉，是五五二十五阳。”

【二十五变】

1. 指五脏分别有大小、高下、坚脆、端正、偏倾等五种变化，合为二十五变。灵47“五藏者，固有小大高下坚脆端正偏倾者……凡此二十五变者，人之所苦常病。”

2. 指二十五种体质类型的人。即二十五人。灵64“是故五形之人二十五变者，众之所以相欺者是也。”马莳：“此总结上文五行之人，有二十五等之异者。”

3. 五脏病按五行生克规律各有五种传变方式，合为二十五变。素19“故病有五，五五二十五变，及其传化。”张介宾：“脏惟五，而五脏之传，又能各兼五脏，则有二十五变。”

【二十五输】 同“二十五腧”。参见该条。灵44“人有五藏，五藏有五变，五变有五输，故五五二十五输，以应五时。”张志聪：“五变有五输者，一脏之中，有春刺荥、夏刺输、长夏刺经、秋刺合、冬刺井之五输，故五五有二十五输以应五时也。”

【二十五腧】 五脏各有井、荥、输、经、合五个腧穴，合为二十五腧。灵1“五藏五腧，五五二十五腧。”灵2“是谓五藏六府之腧，五五二十五腧，六六三十六腧也。”马莳：“夫五脏各有井荥输经合五穴，是谓五五二十五腧也。”

丁（dīng）

1. 十天干的第四位。①与地支相配纪

年，用于运气推演，表示木运之气，五行属性为木。素66“丁壬之岁，木运统之。”素71“丁卯……丁酉岁，上阳明金，中少角木运，下少阴火。”②纪日。丙丁属火，逢丁之日火气偏旺。素22“心主夏，手少阴太阳主治，其日丙丁。”灵41“丙主左手之阳明，丁主右手之阳明，此两火并合，故为阳明。”难24“手太阴气绝……丙日笃，丁日死。”③与丙相配，五行属火，标记季节之夏季。素42“以夏丙丁伤于风者为心风。”孙鼎宜:“按所云十干，皆统一时言，非仅谓值其日也。”又，张介宾:“夏与丙丁皆火也，故伤于心。”

2. 通“疔”。疔疮。素3“高梁之变，足生大丁”张介宾:“厚味太过，蓄为内热，其变多生大疔。”

【丁巳】 丁巳岁。甲子周期第五十四位。丁巳之岁，木运不及为中运，厥阴风木司天，少阳相火在泉为岁气。素71“丁巳岁……上厥阴木，中少角木运，下少阳相火。”

【丁丑】 丁丑岁。甲子周期第十四位。丁丑之岁，木运不及为中运，太阴湿土司天，太阳寒水在泉为岁气。素71“丁丑、丁未岁，上太阴土，中少角木运，下太阳水。”

【丁未】 丁未岁。甲子周期第四十四位。丁未之岁，木运不及为中运，太阴湿土司天，太阳寒水在泉为岁气。素71“丁丑、丁未岁，上太阴土，中少角木运，下太阳水。”

【丁卯】 丁卯岁。甲子周期第四位。丁卯之岁，木运不及为中运，阳明燥金司天，少阴君火在泉为岁气。素71“丁卯……上阳明金，中少角木运，下少阴火。”

【丁亥】 丁亥岁。甲子周期的第二十四位。丁亥之岁，木运不及为中运，厥阴风木司天，少阳相火在泉为岁气。素71“丁亥……上厥阴木，中少角木运，下少阳相火。”

【丁酉】 丁酉岁。甲子周期第三十四位。丁酉之岁，木运不及为中运，阳明燥金司天，少阴君火在泉为岁气。素71“丁酉岁，上阳明金，中少角木运，下少阴火。”

十（shí）

1. 数词。①基数词。九加一的和。素67“夫阴阳者，数之可十，推之可百。”灵15“二百七十息，气行十六丈二尺。”灵59“人年五十已上为老，二十已上为壮，十八已上为少。”②序数词。素31“十日太阴病衰，腹减如故。”灵7“十曰阴刺：阴刺者，左右率刺之，以治寒厥。”

2. 指十倍。神1“若毒药治病，先起如黍粟，病去即止，不去倍之，不去十之，取去为度。”

3. 十分，十成。素70“大毒治病，十去其六；常毒治病，十去其七；小毒治病，十去其八；无毒治病，十去其九。”

4. 表示完备。见“十全”。

5. 与八相对，喻盛。灵62“气之过于寸口也，上十焉息，下八焉伏?”张介宾：“十、八喻盛衰之形也。”又，《甲乙经》卷二“八”作“出”。

6. 为“七”之讹。参见“十月”。

【十日】 十天干所表示的日子。素9“天有十日，日六竟而周甲，甲六复而终岁。”王冰:“十日，谓甲乙丙丁戊己庚辛壬癸之日也。”灵41“手之十指，以应十日……甲主左手之少阳，己主右手之少阳。乙主左手之太阳，戊主右手之太阳。丙主左手之阳明，丁主右手之阳明。此两火并合，故为阳明。庚主右手之少阴，癸主左手之少阴。辛主右手之太阴，壬主左手之太阴。”

【十月】

1. 指农历十月，地支配亥。灵41“亥者十月，主左足之厥阴。”素16“九月十月，阴气始冰，地气始闭，人气在心。”

2. 指十个月。素19“真藏见，十月之

内死。”

3. 为“七月”之讹。素 49“少阴者肾也，十月万物阳气皆伤，故腰痛也。”《太素》卷八“十”作“七”。杨上善:“七月秋气始至，故曰少阴。”

【十全】 谓医术高明，十治十愈。素 76“别异比类，犹未能以十全，又安足以明之。”素 78“所以不十全者，精神不专，志意不理，外内相失，故时疑殆。”

【十变】 古医籍名。难 34“然，《十变》言，肝色青，其臭臊，其味酸，其声呼，其液泣。”难 63“《十变》言，五藏六府荥合，皆以井为始者，何也?”

【十脉】 指五脏所属的经脉，左右共计十脉。素 58“内解泻于中者十脉。”王冰:“五脏之脉，左右各五，故十脉也。”

【十度】 疑为“五度”之讹。即诊察人体脉、脏、肉、筋、穴位的方法。素 80“诊有十度，度人脉度、藏度、肉度、筋度、俞度。”马莳:“诊本五度，而此曰十度，盖脉、脏、肉、筋、俞，左右相同，则谓之十度亦可也。”又，王冰:“度各有其二，故二五为十度也。”

【十椎】 指第十胸椎棘突下的中枢穴。素 58“背与心相控而痛，所治天突与十椎及上纪。”张介宾:“十椎，督脉之中枢也。此穴诸书不载，惟去《气府论》督脉气所发条下，王氏注曰：中枢在第十椎节下间，与此相合，可无疑也。”

【十一月】 指农历十一月，地支配子。灵 41“子者十一月，主左足之太阴。”素 16“十一月、十二月，冰复，地气合，人气在肾。”素 49“太阴所谓病胀者，太阴子也，十一月万物气皆藏于中，故曰病胀。”

【十一焦】 为“十一椎”之讹。指第十一胸椎。灵 51“肝腧在九焦之间，脾腧在十一焦之间。”《甲乙经》卷三、《太素》卷十一“焦”作“椎”。张介宾:“焦，即椎之义，指脊骨之节间也。古谓之焦，亦谓之顀，后世作椎。”

【十一藏】 五脏六腑之通称。素 9“凡十一藏，取决于胆也。”

【十二水】 泛指多种水肿。《诸病源候论·水肿病》有风水、皮水、毛水、石水、疸水、水癥、水瘕、水蛊、水癖、水分、燥水、湿水等名称。神 4“大戟味苦，寒。主蛊毒，十二水，腹满急痛，积聚。”森立之:“十二水者，与十二痼疾、十二风痹……十二蛊毒之类同例，只是配当而已。”

【十二从】 指十二辰。素 7“人有四经，十二从……十二从应十二月。”王冰:“从，谓天气顺行十二辰之分，故应十二月。”吴崑:“十二从，十二支也。”

【十二分】 十二经脉之分部。素 10“人有大谷十二分，小溪三百五十四名。”王冰:“十二分，谓十二经脉之部分。”

【十二月】

1. 指农历十二月，地支配丑。灵 41“丑者十二月，主左足之少阴。”素 16“十一月、十二月，冰复，地气合，人气在肾。”

2. 指十二个月份。素 7“十二从应十二月，十二月应十二脉。”王冰:“十二月，谓春建寅卯辰，夏建巳午未，秋建申酉戌，冬建亥子丑之月也。”灵 34“经脉十二者，以应十二月，十二月者，分为四时。”

【十二节】

1. 人体肩、肘、腕、髋、膝、踝，两侧十二个关节。灵 71“岁有十二月，人有十二节。”素 3“天地之间，六合之内，其气九州九窍、五脏、十二节，皆通乎天气。”杨上善:“十二节者，谓人四肢各有三大节也。”

2. 十二节气。即立春、惊蛰、清明、立夏、芒种、小暑、立秋、白露、寒露、立冬、大雪、小寒。灵 11“六律建阴阳诸经，而合之十二月、十二辰、十二节、十二经水、十二时。”杨上善:“谓四时八节也，又十二月各有节也。”

3. 指十二种针刺方法。即偶刺、报刺、恢刺、齐刺、杨刺、直针刺、输刺、短刺、浮刺、阴刺、傍针刺、赞刺。灵 7“凡刺有十二节，以应十二经。”

【十二邪】 指欠、哕、唏、振寒、噫、嚏、亸、泣出、太息、涎下、耳鸣、啮舌等十二种病症。灵 28“凡此十二邪者，皆奇邪之走空窍者也。”

【十二辰】 自子至亥十二个时辰。灵 76“岁有十二月，日有十二辰，子午为经，卯酉为纬。”张介宾：“十二辰，即十二支也，在月为建，在日为时。”

【十二时】 指夜半、鸡鸣、平旦、日出、食时、隅中、日中、日昳、晡时、日入、黄昏、人定等划分昼夜的十二个时段。灵 11“六律建阴阳诸经，而合之十二月、十二辰、十二节、十二经水、十二时。”

【十二疟】 足太阳、足少阳、足阳明、足太阴、足少阴、足厥阴、肺、心、肝、脾、肾、胃疟之总称。素 36“十二疟者，其发各不同时。”张志聪：“十二疟，谓六经、五脏、胃疟也。”

【十二官】 指心、肝、脾、肺、肾、膻中、胆、胃、小肠、大肠、膀胱、三焦等十二个脏腑器官。素 8“凡此十二官者，不得相失也。”

【十二经】 即十二经脉。参见该条。素 16“愿闻十二经脉之终奈何……此十二经之所败也。”灵 7“凡刺有十二节，以应十二经。”灵 52“能别阴阳十二经者，知病之所生。”

【十二俞】

1. 指十二脏腑的背俞穴。素 10“人有大谷十二分，小溪三百五十四名，少十二俞，此皆卫气之所留止，邪气之所客也。”张介宾：“十二俞，谓十二藏之俞，如肺俞、心俞之类是也。”又，森立之：“盖云十二经、云十二关、云十二俞，其实皆一也。自其分小络谓之经，自其别通路谓之关，自其所注谓之俞。《灵枢·本输篇》论十二经脉之所灌注，可证十二经，又名十二输也。”《新校正》：“按别本及全元起本、《太素》‘俞’作‘关’。”杨上善：“手足十二大节，名十二关。”

2. 指十二经之气。素 48“脉之如悬雍，悬雍者浮揣切之益大，是十二俞之予不足也。”杨上善：“悬离脉见，即五脏六腑、十二经输气皆不足。”张介宾：“俞皆在背，为十二经脏气之所系。”

【十二脉】 即十二经脉的简称。素 7“十二从应十二月，十二月应十二脉。”王冰：“十二脉，谓手三阴三阳，足三阴三阳之脉也。”

【十二原】 指五脏和膏、肓的十二个原穴。灵 1“五藏有六府，六府有十二原，十二原出于四关……阳中之少阴，肺也，其原出于太渊，太渊二。阳中之太阳，心也，其原出于大陵，大陵二。阴中之少阳，肝也，其原出于太冲，太冲二。阴中之至阴，脾也，其原出于太白，太白二。阴中之太阴，肾也，其原出于太溪，太溪二。膏之原出于鸠尾，鸠尾一。肓之原出于脖胦，脖胦一。凡此十二原者，主治五藏六府之有疾者也。”

【十二禁】 针刺的十二种禁忌。灵 9“凡刺之禁：新内勿刺，新刺勿内；已醉勿刺，已刺勿醉；新怒勿刺，已刺勿怒；新劳勿刺，已刺勿劳；已饱勿刺，已刺勿饱；已饥勿刺，已刺勿饥；已渴勿刺，已刺勿渴；大惊大恐，必定其气，乃刺之；乘车来者，卧而休之，如食顷乃刺之；出行来者，坐而休之，如行十里顷乃刺之。凡此十二禁者，其脉乱气散，逆其营卫，经气不次。”

【十二藏】 同“十二官”。即五脏、六腑与心包络之总称。素 8“愿闻十二藏之相使，贵贱何如？”

【十五络】 十二经脉各有一支别络，加上任脉之别络、督脉之别络和脾之大络，共为十五络。灵 10“凡此十五络者，实则必见，虚则必下。”马莳：“夫以十二经而谓之十五络者，以督、任有二，脾有大包，故谓之十五也。”

【十六部】 指十二经脉及跻脉、督脉、任脉等十六条经脉。素 62“人有精气津液，四支九窍，五藏十六部，三百六十五节，乃生百病。”张志聪：“十六部者，十六部之经脉也，手足经脉十二、跃脉二、督脉一、任脉一，共十六部。”又，杨上善：“九窍五藏，以为十四，四支合手足，故有十六部。”又，高世栻：“形体之十六部，谓两肘、两臂、两腘、两股、身之前后左右，头之前后左右也。”

【十四焦】 为“十四椎”之讹。指第二腰椎。灵 51“脾腧在十一焦之间，肾腧在十四焦之间。”《甲乙经》卷三、《太素》卷十一“焦”作“椎”。张介宾：“焦，即椎之义，指脊骨之节间也。古谓之焦，亦谓之顀，后世作椎。”

【十四顀】 即十四椎。指第二腰椎。灵 11“足少阴之正，至腘中，别走太阳而合，上至肾，当十四顀，出属带脉。”《太素》卷九、《甲乙经》卷二“顀”均作“椎”。

【十枣汤】 方剂名。组成：芫花（熬）、甘遂、大戟各等分。煎服法：三味捣筛，以水一升半，先煮大枣肥者十枚，取八合，去滓，内药末，强人服一钱匕，羸人服半钱，温服之，平旦服。若下少，病不除者，明日更服，加半钱。得快下利后，糜粥自养。功用：攻逐水饮。主治：①悬饮重证。金 12“病悬饮者，十枣汤主之。”伤 152“其人漐漐汗出，发作有时，头痛，心下痞鞕满，引胁下痛，干呕短气，汗出不恶寒者，此表解里未和也，十枣汤主之。”②支饮重证。金 12“夫有支饮家，咳烦胸中痛者，不卒死，至一百日或一岁，宜十枣汤。”

【十二水肿】 同“十二水”。参见该条。神 4“海藻味苦，寒。主瘿瘤气，颈下核……下十二水肿。”

【十二经水】

1. 指清、渭、海、湖、汝、渑、淮、漯、江、河、济、漳十二条河流。灵 12“经脉十二者，外合于十二经水，而内属于五藏六府。夫十二经水者，其有大小、深浅、广狭、远近各不同。”灵 71“地有十二经水，人有十二经脉。”

2. 指十二经脉。灵 33“人亦有四海、十二经水。”

【十二经脉】

1. 即手足三阴三阳之脉，为经络系统的主体，故又称正经。包括手太阴肺经、手阳明大肠经、足阳明胃经、足太阴脾经、手少阴心经、手太阳小肠经、足太阳膀胱经、足少阴肾经、手厥阴心包经、手少阳三焦经、足少阳胆经、足厥阴肝经。灵 11“夫十二经脉者，人之所以生，病之所以成，人之所以治，病之所以起，学之所始，工之所止也。”灵 33“夫十二经脉者，内属于府藏，外络于肢节。”素 31“阳明者，十二经脉之长也。”

2. 指左右足三阴三阳经脉。灵 41“故足之十二经脉，以应十二月。”

【十二经络】 即十二经脉。灵 2“凡刺之道，必通十二经络之所终始。”

【十二络脉】 十二经脉的别络。素 58“传注十二络脉，非独十四络脉也。”马莳：“传注于手足十二经之络。”

【十四络脉】 指十二经的络脉与任脉、督脉络脉的合称。素 58“传注十二络脉，非独十四络脉也。”王冰：“十四络者，谓十二经络兼任脉、督脉之络也。脾之大络起自于脾，故不并言之也。”

【十二经之海】 指十二经脉气血汇聚之处。又称为“血海”。灵 33“冲脉者为十二经之海。”灵 62“冲脉者，十二经之海也。”

七（qī）

1. 数词。①基数词。六加一的和。灵 6

“复布为复巾，长六七尺，为六七巾。”素50“脾动则七十二日四季之月，病腹胀烦不嗜食。”素61“肾俞五十七穴，积阴之所聚也。”②序数词。第七。灵2“六次脉足太阳也，名曰天柱；七次脉颈中央之脉，督脉也，名曰风府。”灵78“七曰毫针，取法于毫毛，长一寸六分。”

2. 七分，七成。素70“大毒治病，十去其六；常毒治病，十去其七；小毒治病，十去其八；无毒治病，十去其九。”

3. 五行中火的成数。素4“南方赤色，入通于心……其数七，其臭焦。”王冰：“火生数二，成数七。”素71“燥化九，风化三，热化七。”

4. 九宫数。九宫中的第七宫，配方位为西方。素70“炎光赤烈，则冰雪霜雹，眚于七。”王冰：“七，西方也。”灵77“秋分，七，仓果，西方。”

5. 指九针中的第七针。灵78“九针者，天地之大数也，始于一而终于九。故曰：一以法天，二以法地，三以法人，四以法时，五以法音，六以法律，七以法星，八以法风，九以法野……七者星也。”马莳：“其针之曰第七者，所以应七星也。”

【七七】 七乘七之数，指四十九岁。素1“七七，任脉虚，太冲脉衰少，天癸竭，地道不通。”

【七八】 七乘八之数，指五十六岁。素1“七八，肝气衰，筋不能动，天癸竭，精少。”

【七月】

1. 指农历三月，地支配申。灵41“申者，七月之生阴也，主右足之少阴。”素16“七月、八月，阴气始杀，人气在肺。”

2. 指第七个月。金20“怀身七月，太阴当养不养，此心气实。”

【七节】

1. 指第一到第七个椎骨。灵14“故上七节至于膂骨九寸八分分之七。”

2. 指椎骨自下而上的第七节。素52“七节之傍，中有小心。”张介宾：“人之脊骨共二十一节，自上而下，当第十四节之间，自下而上是为第七节。”

【七传】 疑为“次传”之讹。指疾病按五行相克次序传变。难53“七传者，传其所胜也。”吕广：“七当为次字之误。此下有间字，即知上当为次。”

【七伤】 指食伤、忧伤、饮伤、房室伤、饥伤、劳伤、经络营卫气伤等七种损伤。金1“五劳、七伤、六极、妇人三十六病。”

【七宫】 西方兑宫。九宫中的第七宫。素71“灾七宫，湿化五，清化四。”高世栻：“七宫，西方兑宫，金位也。”

【七窍】 指眼、耳、鼻、口等七个孔窍。灵17“五藏常内阅于上七窍也……五藏不和则七窍不通。”

【七诊】 三部九候诊脉法中的七种有病脉象。即独小、独大、独疾、独迟、独热、独寒、独陷下。素20“七诊虽见，九候皆从者不死……若有七诊之病，其脉候亦败者死矣。”

【七疝】 指五脏疝及狐疝、㿉疝等七种疝病。素60“任脉为病，男子内结七疝，女子带下瘕聚。”马莳：“七疝，乃五脏疝及狐疝、㿉疝也……后世丹溪七疝：寒、水、筋、血、气、狐、㿉；《袖珍方》七疝：厥、癥、寒、气、盘、附、狼。似丹溪合于经旨，虽其名色各异，岂出《内经》之范围耶?”又，吴崑：“七疝，寒、水、筋、血、气、狐、㿗也。”

【七神】 指五脏分别主宰的神、魂、魄、意、智、精、志等七种心理活动。难34“五藏有七神，各何所藏耶? 然，藏者，人之神气所舍藏也。故肝藏魂，肺藏魄，心藏神，脾藏意与智，肾藏精与志也。”

【七损】 见“七损八益”。素5“能知七损八益，则二者可调，不知用此，则早衰之节也。”

【七情】 指药物配伍的七种作用。即单行、相须、相使、相畏、相恶、相杀、相反。神 1“有单行者，有相须者，有相使者，有相畏者，有相恶者，有相反者，有相杀者。凡此七情，合和当视之。”

【七椎】 指第七胸椎。素 32“七椎下间主肾热，荣在骶也。”马莳：“七椎下间名至阳。”

【七焦】 为“七椎”之讹。指第七胸椎。灵 51“膈腧在七焦之间，肝腧在九焦之间。”

【七曜】 指日月及木、火、土、金、水五星。素 66“九星悬朗，七曜周旋。”王冰：“七曜，谓日月五星。”素 67“天垂象，地成形，七曜纬虚，五行丽地。”

【七冲门】 指消化道的七个要冲部位。即飞门、户门、吸门、贲门、幽门、阑门、魄门。难 44“唇为飞门，齿为户门，会厌为吸门，胃为贲门，太仓下口为幽门，大肠小肠会为阑门，下极为魄门，故曰七冲门也。”

【七损八益】 指古代房中养生术中七种损伤精气和八种有益精气的方法。马王堆汉墓古医书《天下至道谈》：“八益：一曰治气，二曰致沫，三曰智（知）时，四曰畜气，五曰和沫，六曰窃气，七曰侍赢，八曰定倾。七损：一曰闭，二曰泄，三曰竭，四曰勿，五曰烦，六曰绝，七曰费。”素 5“能知七损八益，则二者可调，不知用此，则早衰之节也。”又，指自然界一年四时阴阳消长规律的科学内涵。“七”指西方仓果宫，兑卦位，时当秋分。“七损”正好表达此时阳气渐衰，阴气渐盛的规律。“八”指东北方的天留宫，艮卦位，时当立春。“八益”表达了此时阳气渐盛，阴气渐衰的规律。“七”、“八”是指不同时空区位的阴阳消长状态。

人（rén）

1. 能制造和使用工具进行劳动，并能用语言进行思维的高等动物。素 25“天覆地载，万物悉备，莫贵于人，人以天地之气生，四时之法成……夫人生于地，悬命于天，天地合气，命之曰人。”

2. 指特定的某种人或某个人。素 1“人年老而无子者，材力尽邪？将天数然也？”素 3“汗出偏沮，使人偏枯。”素 16“冬刺秋分，病不已，令人善渴。”

3. 别人；他人。素 22“肝病者……善恐如人将捕之。”素 39“善言人者，必有厌于己。”

4. 指病人。素 25“凡刺之真……可玩往来，乃施于人。”马莳：“当玩其针以施用，则病人之气往来于针下者何如，乃可以施针于人也。”

5. 众人；一般人。素 78“夫经脉十二，络脉三百六十五，此皆人之所明知。”灵 29“人之情，莫不恶死而乐生。”

6. 人的身体。素 10“人有大谷十二分，小溪三百五十四名。”素 4“夫言人之阴阳，则外为阳，内为阴。”马莳：“夫以人身之内外分阴阳，则在外为阳，在内为阴。”灵 4“邪之中人，或中于阴，或中于阳。”

7. 指三部九候诊法中的诊脉部位。上部人为耳前动脉，中部人为手少阴脉，下部人为足太阴脉。素 20“上部人，耳前之动脉……中部人，手少阴也……下部人，足太阴也。”王冰：上部人“在耳前陷者中，动应于手，手少阳脉气之所行也”；中部人“谓心脉也。在掌后锐骨之端，神门之分，动应于手也”；下部人“谓脾脉也。在鱼腹上趋筋间，直五里下，箕门之分……沉取乃得之，而动应于手也。”

8. 果核或果实的心子。伤 237“桃仁二十个，去皮、尖及两人者。”神 2“薏苡人，味甘，微寒。”

【人力】 人的力量。灵 12“此天之高，地之广也，非人力之所能度量而至也。”

【人中】

1. 人的上唇正中凹下的部分。即鼻唇沟。灵 10“肌肉软则舌痿人中满，人中满则唇反。”

2. 穴位名。又名水沟。属督脉，位于鼻柱下，人中沟的上 1/3 与中 1/3 交点处。灵 10“大肠手阳明之经……交人中，左之右，右之左，上挟鼻孔。”张介宾：“人中，即督脉之水沟穴。”

【人气】

1. 人体之气。素 16“正月二月，天气始方，地气始发，人气在肝……人气在肾。”灵 40“愿闻人气之清浊。岐伯曰：受谷者浊，受气者清。”张介宾：“人身之气有二：曰清气，曰浊气。浊气者谷气也，故曰受谷者浊；清气者，天气也，故曰受气者清。”

2. 指人体经脉之气。灵 15“天周二十八宿，宿三十六分，人气行一周，千八分，日行二十八宿。”马莳：“人之脉气，其昼夜一周，亦合此一千八分之数。”

3. 指人体阳气。素 3“阳气者，一日而主外，平旦人气生，日中而阳气隆，日西而阳气已虚，气门乃闭。”灵 41“正月、二月、三月，人气在左，无刺左足之阳。四月、五月、六月，人气在右，无刺右足之阳。”张志聪：“阳气以左而右，故正二三月人气在左，四五六月人气在右。”

4. 指人体阴气。灵 41“七月、八月、九月，人气在右，无刺右足之阴。十月、十一月、十二月，人气在左，无刺左足之阴。”张志聪：“阴气从右而左，故七八九月人气在右，十月十一月十二月人气在左。”

5. 指卫气。灵 76“是故日行一舍，人气行一周与十分身之八。”马莳：“人气者，卫气也，对天之日数而言，故谓卫气为人气。”

6. 指正气。灵 44“朝则人气始生，病气衰，故旦慧……夜半人气入藏，邪气独居于身，故甚也。”张志聪：“此论人之正气，合天地之阴阳五行，人气盛可以胜天之淫邪，得地之五行，可以起人之藏病，人与天地参合而互相资助者也……此邪正之气，交相胜负。”难 37“人气内温于藏府，外濡于腠理。”素 69“通于人气之变化者，人事也。”张介宾：“通于人气之变化者为人事，如表里血气，安危病治之类是也。”

【人心】 人们的意愿、感情等。灵 47“五藏皆端正者，和利得人心。”

【人民】 平民，普通群众。灵 29“百姓人民，皆欲顺其志也。”

【人形】

1. 人的形体。素 5“余闻上古圣人，论理人形，列别藏府，端络经脉，会通六合，各从其经。”素 22“合人形以法四时五行而治何如?”

2. 指胎儿。灵 71“女子不足二节，以抱人形。”张介宾：“抱者，怀胎之义，如西北称伏鸡为抱者是也。”

【人身】 人的身体。素 4“言人身之阴阳，则背为阳，腹为阴。”

【人迎】

1. 切诊部位之一。喉结旁两侧颈动脉搏动处。又称人迎脉。灵 21“颈侧之动脉人迎。人迎，足阳明也，在婴筋之前。”王冰：“人迎谓结喉两旁动脉应手者也。”

2. 经穴名。属足阳明胃经。位于颈部喉结旁开 1.5 寸，胸锁乳突肌前缘处。灵 59“积于上者，泻人迎天突喉中。”素 59“足阳明脉气所发者六十八穴……人迎各一。”张志聪：“人迎穴在结喉两旁一寸半，大动脉应手。”

【人尿】 中药名。又名溲、小便。为健康人之中间段尿，一般以 10 岁以下健康儿童小便为佳。故又名“童便”。咸，寒。入心、肺、膀胱、肾经。滋阴清热，配猪胆汁入白通汤性寒反佐，引阳入阴，又能补阴增液，治疗少阴病阴盛戴阳证。组方为白通加猪胆汤。伤 315“内胆汁、人尿，和令相得，分温再服。”

【人事】

1. 人情事理。包括患者的贫富贵贱、饮食起居、形志苦乐、体质寒温强弱以及所处的社会环境等。素 77“凡此五者，皆受术不通，人事不明也。”王冰：“言是五者，俱名受术之徒，未足以通悟精微之理，人间之事尚犹懵然也。”灵 38“圣人之为道者，上合于天，下合于地，中合于人事，必有明法。”灵 45“夫九针者……余知其合于天道人事四时之变也。”

2. 人际交往。素 75“肾且绝，惋惋日暮，从容不出，人事不殷。”高世栻：“从容不出，一切人事不殷。殷，犹勤也。盖形容神志迷蒙，懒于应酬。”

3. 指人体之气的变化状态。素 69“通于人气之变化者，人事也。”张志聪：“人居天地气交之中，随四时阴阳之变化者，人事也。”又，张介宾：“通于人气之变化者为人事，如表里血气，安危病治之类是也。”

【人定】 古代划分昼夜时段的名称。指夜深人静时，即亥时，约相当于现今的21—23时。素 65“十日不已，死。冬人定，夏晏食。”张介宾：“人定在亥。”王冰：“人定，谓申后二十五刻。”

【人参】 中药名。又名人衔、鬼盖。为五加科人参属植物人参的根。甘、微苦，微温。入肺、脾、心、肾经。大补元气，补脾肺气，安神益智，生津。主治气虚欲脱，劳伤虚损，倦怠，纳呆，大便滑泄，气短，自汗，久咳虚喘，消渴，失眠，惊悸，健忘，阳痿，尿频，崩漏等一切气虚津伤之证。组方有白虎加人参汤、桂枝加芍药生姜各一两人参三两新加汤、厚朴生姜半夏甘草人参汤、茯苓四逆汤、小柴胡汤、柴胡加芒硝汤、柴胡加龙骨牡蛎汤、柴胡桂枝汤、半夏泻心汤、生姜泻心汤、甘草泻心汤、旋覆代赭汤、桂枝人参汤、黄连汤、炙甘草汤、吴茱萸汤、附子汤、理中丸（人参汤）、乌梅丸、干姜黄芩黄连人参汤、四逆加人参汤、竹叶石膏汤、麦门冬汤、泽漆汤、侯氏黑散、大建中汤、鳖甲煎丸、薯蓣丸、木防己汤、木防己去石膏加茯苓芒硝汤、大半夏汤、橘皮竹茹汤、干姜人参半夏丸、竹叶汤、温经汤等。神 2“人参，味甘，微寒。主补五脏，安精神，定魂魄，止惊悸，除邪气，明目，开心益智。久服轻身，延年。一名人衔，一名鬼盖。”

【人衔】 中药名。人参的别名。参见“人参”。神 2“人参……一名人衔，一名鬼盖。”

【人情】 病人的情况。素 80“诊有大方……合之病能，逆从以得，复知病名，诊可十全，不失人情。”吴崑：“人情，病人之情。”

【人意】 人的思想。素 58“世言真数开人意，今余所访问者真数，发蒙解惑，未足以论也。”

【人参汤】 方剂名。即理中丸。组成、煎服法参见“理中丸”。功用：补中助阳，散寒降逆。主治：胸痹中阳不足证。临床见心中痞，胸满，胁下气逆上冲胸胃，四肢不温，倦怠少气，大便溏，舌质淡，脉弱而迟等。金 9“胸痹心中痞，留气结在胸，胸满，胁下逆抢心，枳实薤白桂枝汤主之；人参汤亦主之。”

入（rù）

1. 由外至内，进入。与“出”相对。灵 29“入国问俗，入家问讳，上堂问礼。”灵 48“黄帝乃与俱入斋室，割臂歃血。”素 11“水谷入口则胃实而肠虚。”

2. 没入，沉落。见“日入”。

3. 摄入；受纳。灵 56“故谷不入，半日则气衰。”素 9“脾胃大肠小肠三焦膀胱者……能化糟粕，转味而入出者也。”森立之：“各有入出之事者，胃自口受入而出送于小肠，小肠自胃受入而出送大肠，大肠自小肠受入而出送肛外也。膀胱受入于肠，而出送于尿穴也。三焦受入于肠，而出送于身体也。”灵 31“肠胃所入至所出，长六丈四寸四分。”杨上善：“咽之上口为所入，广肠之下以为所出。”

4. 吸入，吸气。金 7“风中于卫，呼气不入；热过于营，吸而不出。”

5. 侵入。素 35“腠理开则邪气入，邪气入则病作。”灵 4“故邪入于阴经，则其脏气实，邪气入而不能客，故还之于腑。”难 48“病之虚实者，出者为虚，入者为实。”叶霖：“入者为实，是五邪所中，由外而之内，所谓外感是也。”又，徐大椿：“入，谓邪气内结，如能食便闭、感受风寒之类，凡从外入者皆是。”

6. 入通，入养。素 23“酸入肝，辛入肺，苦入心，咸入肾，甘入脾。”吴崑：“五味所入，各以类从，《易》所谓同气相求也。”

7. 汇入。灵 1“所行为经，所入为合。”张介宾：“脉气至此，渐为收藏，而入合于内也。”杨上善：“以水出井，以至海为合，脉出指井，至此合于本脏之气，故名为合。”灵 4“膀胱合入于委中央，胆合入于阳陵泉。”

8. 牵扯，涉及。金 19“转筋入腹者，鸡屎白散主之。”魏荔彤：“转筋本在腨内，乃有上连少腹入腹中者。”伤 167“痛引少腹，入阴筋者，此名藏结。”

9. 下临。素 67“寒暑六入，故令虚而生化也。”王冰：“地体之中，凡有六入，受燥故干性生焉……受火故温性生焉，此天之六气。”

10. 指针刺。素 53“入实者，左手开针空也；入虚者，左手闭针空也。”难 80“所谓有见如入者，谓左手见气来至乃内针。”灵 7“齐刺者，直入一，傍入二，以治寒气小深者。”

11. 达到；领悟。灵 1“小针之要，易陈而难入。”灵 3“难入者，难著于人也。”张介宾：“难入者，精微难及也。”

12. 加入；放入。神 1“宜酒渍者，宜膏煎者……亦有不可入汤酒者。”灵 24“足如履冰，时如入汤中，股胫淫泺。”

13. 疑为衍字。素 37“大肠移热于胃，善食而瘦入，谓之食亦。”又，新校正：“按《甲乙经》‘入’作‘又’……读连下文。”

【入房】 指性交。灵 66“醉以入房，汗出当风伤脾；用力过度，若入房汗出浴，则伤肾。”

八（bā）

1. 数词。①基数词。七加一的和。素 1“丈夫八岁，肾气实，齿更发长。”灵 10“足阳明之别，名曰丰隆，去踝八寸。”灵 16“从足上至头，八尺，六八四丈八尺。”②序数词。第八。灵 1“九针之名，各不同形……八曰长针，长七寸。”素 31“八日阳明病衰，身热少愈。”素 54“七针益精，八针除风，九针通九窍。”

2. 八分，八成。素 70“大毒治病，十去其六；常毒治病，十去其七；小毒治病，十去其八；无毒治病，十去其九。”

3. 五行中木的成数。素 4“东方青色，入通于肝……其数八。”王冰：“木生数三，成数八。”素 71“火化二，风化八，所谓正化日也。”

4. 九宫数。九宫中的第八宫，配方位为东北方。灵 77“立春，八，天留，东北方。”

5. 指九针中的第八针。灵 78“九针者，天地之大数也，始于一而终于九。故曰：一以法天，二以法地，三以法人，四以法时，五以法音，六以法律，七以法星，八以法风，九以法野……八者风也。”马莳：“其针之曰第八者，所以应八风也。”

6. 与十相对，喻衰。灵 62“气之过于寸口也，上十焉息，下八焉伏？”张介宾：

“十、八喻盛衰之形也。”又，《甲乙经》卷二“十”作“出”。

【八八】 八乘八之数，指六十四岁。素1“八八，则齿发去。”

【八月】 指农历八月，地支配酉。灵41“酉者八月，主右足之太阴。”素16“七月、八月，阴气始杀，人气在肺。”

【八风】 八方之风。素4“天有八风，经有五风……八风发邪，以为经风，触五藏。”素26“八正者，所以候八风之虚邪以时至者也。”王冰：“八风者，东方婴儿风，南方大弱风，西方刚风，北方大刚风，东北方凶风，东南方弱风，西南方谋风，西北方折风也。”灵77“是故太一入徙立于中宫，乃朝八风，以占吉凶也。”

【八正】

1. 指春分、秋分、夏至、冬至、立春、立夏、立秋、立冬等八个节气。素26“八正者，所以候八风之虚邪以时至者也……八正之虚邪，而避之勿犯也。”王冰：“八正，谓八节之正气也。”灵73“用针之服，必有法则，上视天光，下司八正。”素77“知病本始，八正九候，诊必副矣。”

2. 指东、南、西、北及东南、东北、西南、西北等八个方位。灵78“凡此九者，善候八正所在之处。”张介宾：“八正，即八方王气之所在，太一之谓也，九宫定则八正之气可候矣。”灵79“愿闻岁之所以皆同病者，何因而然？少师曰：此八正之候也。”张介宾：“四正四隅，谓之八正，即八宫也。”

【八节】 指左右肩、肘、髋、膝等八个大关节。灵78“风者，人之股肱八节也。”马莳：“人之手足，各有股肱关节计八，故谓八节。”

【八动】 指立春、春分、立夏、夏至、立秋、秋分、立冬、冬至八个节气。素25“能存八动之变，五胜更立。”杨上善：“八动，八节之气也。”又，王冰：“八动，谓八节之风变动。”

【八达】 八方荒远之地。素1“游行天地之间，视听八达之外。”王冰：“唯然之音，虽远际八荒之外，近在眉睫之内，来于我者，吾必尽知之。”又，“达”，元刻本、道藏本作“远”。

【八会】 指脏、腑、气、血、筋、脉、骨、髓八者精气会聚的八个穴位。又称八会穴。难45“经言八会者，何也？然，府会大仓，藏会季胁，筋会阳陵泉，髓会绝骨，血会鬲俞，骨会大抒，脉会太渊，气会三焦。”

【八纪】 同“八动”。指立春、春分、立夏、夏至、立秋、秋分、立冬、冬至八个节气。素5“天有八纪，地有五里。”高世栻：“八纪，春夏秋冬，二分二至，八节之大纪也。”

【八极】 八方极远之地。素67“黄帝坐明堂，始正天纲，临观八极，考建五常。”素79“黄帝燕坐，临观八极，正八风之气。”张介宾：“八极，八方远际也。”

【八益】 见“七损八益”。素5“能知七损八益，则二者可调，不知用此，则早衰之节也。”

【八虚】 指五脏病邪容易停留的左右肘、腋、髀、腘等八个部位。灵71“肺心有邪，其气留于两肘；肝有邪，其气留于两腋；脾有邪，其气留于两髀；肾有邪，其气留于两腘。凡此八虚者，皆机关之室，真气之所过，血络之所游。”

【八溪】 指左右肘、腋、髋、腘等八大关节处。素10“此四肢八溪之朝夕也。”张介宾：“手有肘与腋，足有胯与腘也，此四支之关节，故称为溪。”又，马莳：“八溪者，手之肘与腕，足之膝与腕也，盖肉之小会为溪也。”

【八髎】 穴名。左右上髎、次髎、中髎、下髎的合称。位当骶骨上的四对骶后孔，左右共八穴，故名。素60“刺八髎与痛上，八髎在腰尻分间。”高世栻：“八髎，上髎、次髎、中髎、下髎，左右凡八髎也。”

【八正神明论】《素问》篇名。八正，即二分、二至、四立八个节气的正常气候。本篇指出针刺治疗，必须结合四时八正的气候变化，针刺补泻，必须掌握“方”、“圆”的关键，并强调了早期诊断及治疗的重要意义。因重点阐明四时八正之气，针法神明之用，故名篇。马莳：“内有八正虚邪之当避，针法神明之当知……故名篇。”

【八味肾气丸】 方剂名。又名“肾气丸”。见该条。金 6“虚劳腰痛，少腹拘急，小便不利者，八味肾气丸主之。”

九（jiǔ）

1. 数词。①基数词。八加一的和。素 20“天地之至数，始于一，终于九焉。”灵 14“两乳之间广九寸半。”难 42“膀胱重九两二铢，纵广九寸，盛溺九升九合。”②序数词。第九。素 31“九日少阳病衰，耳聋微闻。”灵 7“八曰巨刺……九曰焠刺。”灵 77“太一日游，以冬至之日，居叶蛰之宫，数所在，日从一处，至九日，复反于一。”

2. 九分，九成。素 70“大毒治病，十去其六；常毒治病，十去其七；小毒治病，十去其八；无毒治病，十去其九。”

3. 五行中金的成数。素 4“西方白色，入通于肺……其数九。”王冰：“金生数四，成数九。”素 70“其音商，其物外坚，其数九。”

4. 九宫数。九宫中的第九宫，配方位为南方。素 70“伏明之纪，是谓胜长……眚于九。”王冰：“九，南方也。”灵 77“夏至，九，上天，南方。”

5. 指九针。灵 27“九者，经巽之理，十二经脉阴阳之病也。”张介宾：“九者，针也。”

6. 指九针中的第九针。灵 78“九针者，天地之大数也，始于一而终于九。故曰：一以法天，二以法地，三以法人，四以法时，五以法音，六以法律，七以法星，八以法风，九以法野……九者野也。”马莳：“其针之曰第九者，所以应九野也。”

【九九】 九与九的乘积。古人以九九之数来概括天地运转及万物变化的多样性，同时又以九九之数来说明天地运化始而至终、终而复始的规律性。灵 78“九而九之，九九八十一，以起黄钟数焉。”张介宾：“自一至九，九九八十一而黄钟之数起焉，黄钟为万事之本，故针数亦应之而用变无穷也。”素 9“夫六六之节，九九制会者，所以正天之度，气之数也……天以六六为节，地以九九制会。”吴昆：“黄钟之数，起于秬黍，以九重之，而制律、制度、制量、制衡。”

【九气】 人体气在运动和量上的九种病理变化。素 39“怒则气上，喜则气缓，悲则气消，恐则气下，寒则气收，炅则气泄，惊则气乱，劳则气耗，思则气结，九气不同，何病之生？”

【九月】

1. 指农历九月，地支配戌。灵 41“戌者九月，主右足之厥阴。”素 16“九月、十月，阴气始冰，地气始闭，人气在心。”

2. 指第九个月。素 47“人有重身，九月而瘖，此为何也？”

【九节】

1. 指第九胸椎。灵 26“心痛，当九节刺之。”马莳：“其痛当背第九节以刺之，乃督脉经筋缩穴之处也。”

2. 即九个小段。难 42“喉咙重十二两，广二寸，长一尺二寸，九节。”

【九光】 五光十色，形容光芒色彩绚烂。神 3“铅丹味辛，微寒，主咳逆胃反，惊痫，癫疾，除热，下气。炼化还成九光，久服通神明。”

【九臼】 中药名。为“鬼臼”的别名。见该条。神 4“鬼臼味辛，温。主杀蛊毒，鬼疰精物…… 一名九臼。”

【九州】 中国古代划分的九个地理区

域。灵71“地有九州，人有九窍。”张介宾：“九州者，荆、梁、雍、豫、徐、扬、青、兖、冀也。”素3“天地之间，六合之内，其气九州九窍、五藏十二节，皆通乎天气。”又，俞樾：“九窍是衍文，九州即九窍。”

【九江】 地名。即今江西九江。神2“鲤鱼胆味苦，寒。主目热赤痛，青盲，明目……生九江池泽。”

【九针】

1. 九种针具。即镵针、员针、鍉针、锋针、铍针、员利针、毫针、长针、大针。灵1“九针之名，各不同形：一曰镵针，长一寸六分；二曰员针，长一寸六分；三曰鍉针，长三寸半；四曰锋针，长一寸六分；五曰铍针，长四寸，广二分半；六曰员利针，长一寸六分；七曰毫针，长三寸六分；八曰长针，长七寸；九曰大针，长四寸。”素54“虚实之要，九针最妙者，为其各有所宜也。”

2. 古医籍名。素27“余闻《九针》九篇，夫子乃因而九之，九九八十一篇。”杨上善：“八十一篇者，此经之类，所知之书篇数也。”灵48“细子得受业，通于《九针》六十篇，旦暮勤服之。”张介宾：“六十篇，古经数也，今失其传。”

【九变】 指九种不同针刺方法所对应的病变。灵7“凡刺有九，以应九变。一曰输刺：输刺者，刺诸经荥输藏腧也。二曰远道刺：远道刺者，病在上，取之下，刺府腧也。三曰经刺：经刺者，刺大经之结络经分也。四曰络刺：络刺者，刺小络之血脉也。五曰分刺：分刺者，刺分肉之间也。六曰大泻刺：大泻刺者，刺大脓以铍针也。七曰毛刺：毛刺者，刺浮痹皮肤也。八曰巨刺：巨刺者，左取右，右取左。九曰焠刺：焠刺者，刺燔针则取痹也。”

【九宜】 指九针所适应的病症。灵61“余闻刺有九宜。岐伯曰：明知九针之论，是谓九宜。”

【九星】 指天篷、天芮等九星。素66“九星悬朗，七曜周旋。”王冰：“九星谓天蓬、天芮、天冲、天辅、天禽、天心、天任、天柱、天英。”

【九宫】

1. 离、艮、兑、乾、坤、坎、震、巽八卦之宫，加上中央，合为九宫，用以表示四方四隅中央九个方位。见“九宫八风”

2. 指南方离宫。素71“灾九宫，燥化九，热化二，所谓正化日也。”高世栻：“九宫，南方离宫火位也。”

【九真】 地名。今越南顺华市以北处。神2“水苏味辛，微温。主下气，杀谷，除饮食，辟口臭，去毒，辟恶气……生九真池泽。”

【九候】

1. 诊脉方法之一。全身遍诊法，即把人体分为头部、上肢、下肢三部，每部各有上、中、下动脉，分别为天、地、人三候，三部共九候。参见“三部九候”。素20“九候之相应也，上下若一，不得相失。”素62“身形有痛，九候莫病，则缪刺之。”

2. 寸口诊脉法。将寸、关、尺三部各分为浮、中、沉，合为九候。难18“三部者，寸关尺也。九候者，浮中沉也。”

【九窍】 耳、目、口、鼻及前、后阴。素3“天地之间，六合之内，其气九州九窍、五藏十二节，皆通乎天气。”灵71“地有九州，人有九窍。”金1“四肢九窍，血脉相传，壅塞不通。”

【九野】

1. 九州的土地。素20“九分为九野，九野为九藏。”吴昆：“九野，九州之分野。”

2. 指九宫。灵78“愿闻身形应九野奈何？岐伯曰：请言身形之应九野也。”张介宾：“九野，即八卦九宫之位也。”

【九焦】 为“九椎”之讹。指第九胸椎。灵51“膈腧在七焦之间，肝腧在九焦之间。"《甲乙经》卷三、《太素》卷十一"焦"作"椎"。张介宾:"焦,即椎之义,指脊骨之节间也。古谓之焦,亦谓之顀,后世作椎。"

【九疑】 地名。今湖南省宁远县东南。神 4"鸢尾味苦,平。主蛊毒邪气,鬼疰诸毒……生九疑山谷。"

【九藏】 指肝、心、脾、肺、肾与胃、小肠、大肠、膀胱。素 9"故形藏四,神藏五,合为九藏以应之也。"张志聪:"形脏者,藏有形之物也;神脏者,藏五脏之神也。藏有形之物者,胃与大肠、小肠、膀胱也;藏五脏之神者,心藏神,肝藏魂,脾藏意,肺藏魄,肾藏志也。"又,王冰:"形藏四者,一头角,二耳目,三口齿,四胸中也。"

【九针论】《灵枢经》篇名。本篇主要讨论九针的起源、命名、形状及其适应证和禁忌等问题,附带说明了由于形志苦乐及疾病所在的不同,治法上也有针灸、熨引、砭刺、甘药、按摩、药酒之分,同时讨论了五脏气、六腑气、五味、五并、五恶、五液、五劳、五走、五裁、五发、五邪、五藏、五主等有关脏腑生理病理及治疗和十二经脉血气多少等问题。马莳:"篇内第一节,详论九针,故名篇。自天忌至末,皆用针者之当知,故并及之。"

【九宫八风】《灵枢经》篇名。本篇从人与自然密切相应的观念出发,根据天体的运行规律,提出了九宫图说,其方法是确立中央和四正、四隅九个方位,用以测定"四立"、"二分"、"二至"八个节气循序交换的日期,从而推知八方气候变化的正常或异常,及其对人体的不同影响,由于立九宫而后知八方之风,故篇名"九宫八风"。

【九针十二原】《灵枢经》篇名。本篇首先说明九针的不同形状和用途,以及有关针刺疾徐、迎随等补泻手法和作用,突出了针刺"气至有效"的观点。其次阐述了十二原穴的名称、位置及治疗作用。马莳:"内有九针之名,又有十二原穴,故名篇。"

儿(ér 兒)

小孩。见"婴儿"。

几(jǐ 幾)

多少。表示问数。难 57"泄凡有几,皆有名不?"伤 203"当问其小便日几行。"难 58"伤寒有几,其脉有变不?"

【几何】 若干,多少。表示疑问。灵 14"其骨节之大小长短各几何?"难 42"人肠胃长短,受水谷多少,各几何?"

几(jǐn)

见"几几"。

【几几】

1. 强直拘紧貌。伤 31"太阳病,项背强几几,无汗,恶风,葛根汤主之。"丹波元简:"盖形容其颈项强急之意。"王肯堂:"按《豳风·狼跋》云:赤舄几几。注云:几几,绚貌。绚,谓拘。着舄屦头为行戒,状如刀衣鼻,在屦头。言拘者,取自拘持,使低目不妄顾视。按此可以想见项背拘强之状,若作鸟羽释,则几当音殊,而于拘强之义反不切矣。"钱超尘:"几音紧,其意为拘强而不灵活。"金 2"太阳病,其证备,身体强,几几然,脉反沉迟,此为痉。"又,或读为"shū",《说文·几部》:"几,鸟之短羽飞几几也。象形。"

2. 为"沉沉"之讹。素 41"腰痛侠脊而痛至头几几然。"《太素》卷三十作"沉沉然"。《灵枢经·杂病》:"厥挟脊而痛者,至顶,头沉沉然。"

匕(bǐ)

古代量取药末的器具。①指方寸匕。参见该条。金 19"蜘蛛散方……取八分一匕,饮和服,日再服。"②指钱匕。参见该条。

了（一、liǎo）

1. 手弯曲。《说文通训定声·小部》："手之挛曰了。"引申为弯曲。见"了戾"。

2. 完毕，结束。见"了了 3"

3. 清楚，明白。同"瞭"。见"明了"。

（二、le）

助词。用在动词后，表示完成。金 5 "沐了，以方寸匕，已摩疾上，令药力行。"

【了了】

1. 清楚，明亮。伤 252 "伤寒六七日，目中不了了，睛不和，无表里证，大便难，身微热者，此为实也。"汪苓友："不了了者，病人之目视物不明也。"

2. 清爽，爽快。伤 10 "风家，表解而不了了者，十二日愈。"伤 203 "病已差，尚微烦不了了者，此必大便鞕故也。"

3. 完毕，了结。引申为痊愈。伤 396 "大病差后，喜唾，久不了了，胸上有寒，当以丸药温之。"伤 148 "设不了了者，得屎而解。"

【了戾】 萦回盘曲貌。金 22 "此名转胞不得溺也。以胞系了戾，故致此病。"尤怡："了戾与缭戾同，胞系了戾而不顺，则胞为之转。"

刀（dāo）

器具名。切、割、砍、削器具的总称。灵 22 "肠若将以刀切之，烦而不能食。"灵 46 "匠人磨斧斤，砺刀削，斵材木。"神 3 "桔梗味辛，微温。主胸胁痛如刀刺，腹满。"

【刀刃】 刀用来切削的一边。素 19 "真肝脉至，中外急，如循刀刃责责然。"

【刀环】 刀头上的环。伤 312 "右二味，内半夏著苦酒中，以鸡子壳置刀环中，安火上。"又，指古代钱币。其形如刀，柄端中空如环。

【刀斧】 刀和斧子。金 18 "若身有疮，被刀斧所伤，亡血故也。"

【刀剑】 刀和剑。古代兵器。灵 60 "其如刀剑之可以杀人，如饮酒使人醉也。"

力（lì）

1. 体力，力气。素 26 "身形若用力，汗出腠理开。"灵 33 "髓海有余，则轻劲多力。"神 2 "远志……耳目聪明，不忘，强志，倍力。"

2. 力量，能力。见"人力"。

3. 劳力。特指行房事。见"强力"。

4. 功效，效能。素 74 "气味有薄厚，性用有躁静，治保有多少，力化有浅深，此之谓也。"参见"药力"。

乃（nǎi 迺）

1. 在判断句中，相当于系词"是"。灵 42 "此乃所谓守一勿失，万物毕者也。"金 11 "脉来细而附骨者，乃积也。"

2. 副词。①于是；就。素 3 "起居如惊，神气乃浮。"素 26 "外虚内乱，淫邪乃起。"素 62 "血气不和，百病乃变化而生。"②始；才。素 19 "藏气者，不能自致于手太阴，必因于胃气，乃至于手太阴也。"素 74 "故治病者，必明六化分治，五味五色所生，五藏所宜，乃可以言盈虚病生之绪也。"伤 317 "病皆与方相应者，乃服之。"③却，反而。灵 30 "余闻人有精气津液血脉，余意以为一气耳，今乃辨为六名，余不知其所以然。"灵 60 "余以小针为细物也，夫子乃言上合之于天，下合之于地，中合之于人，余以为过针之意矣。"灵 75 "刺节言去爪，夫子乃言刺关节肢络，愿卒闻之。"④只，仅仅。素 62 "百病之生，皆有虚实，今夫子乃言有余之五，不足亦有五，何以生之乎？"

3. 连词。①表示承接。于是；然后。素 26 "以息方吸而内针，乃复候其方吸而转针，乃复候其方呼而徐引针。"素 65 "先泄而后生他病者治其本，必且调之，乃治其他病。”伤 372“下利腹胀满，身体疼痛者，先温其里，乃攻其表。”②相当于“而”。素 42“风者，百病之长也，至其变化乃为他病也，无常方。”灵 29“寒温中适，故气将持，乃不致邪僻也。”金 10“其脉数而紧乃弦，状如弓弦，按之不移。”

4. 助词。无义。素 71“阳复化，草乃长乃化乃成。”素 80“奇恒之事乃六十首。”

【乃东】 中药名。夏枯草的别名。见该条。神 4“夏枯草味苦，辛，寒……一名夕句，一名乃东。”

【乃后】 然后，而后。灵 38“圣人之为道者，上合于天，下合于地，中合于人事，必有明法，以起度数，法式检押，乃后可传焉。”灵 75“用针者，必先察其经络之实虚，切而循之，按而弹之，视其应动者，乃后取之而下之。”

又（yòu）

1. 副词。①表示动作的重复或继续。灵 75“取之于其天府、大杼三痏，又刺中膂以去其热。”素 36“不已刺郄中盛经出血，又刺项已下侠脊者必已。”难 64“《十变》又言，阴井木，阳井金。”②表示递进关系，相当于“而且”。灵 37“小其明堂，蕃蔽不见，又埤其墙，墙下无基。”金 14“食已汗出，又身常暮盗汗出者，此劳气也。”伤 353“大汗出，热不去，内拘急，四肢疼，又下利厥逆而恶寒者，四逆汤主之。”③表示几种情况或性质同时存在。灵 4“其气之津液皆上熏于面，而皮又厚，其肉坚。”素 13“忧患缘其内，苦形伤其外，又失四时之从，逆寒暑之宜。”难 33“其意乐火，又行阳道多。”④表示在某个范围之外有所补充。金 1“五藏病各有十八，合为九十病；人又有六微，微有十八病，合为一百八病。”伤 178“脉按之来缓，时一止复来者，名曰结。又脉来动而中止，更来小数，中有还者反动，名曰结，阴也。”⑤表示转折。伤 240“病人烦热，汗出则解，又如疟状，日晡所发热者，属阳明也。”伤 383“霍乱自吐下，又利止，复更发热也。”⑥用在否定句或反问句里，加强语气。灵 58“其毋所遇邪气，又毋怵惕之所志，卒然而病者，其故何也？”灵 75“不可近身，又不可近席。”素 76“犹未能以十全，又安足以明之？”

2. 通“有”。灵 64“其态又不合于众者五，余已知之矣。”素 74“差有数乎？岐伯曰：又凡三十度也。”

【又且】 而且。表示进一层意思的连词。素 16“令人不嗜食，又且少气。”

三画

三（sān）

1. 数词。①基数词。二加一的和。素 9“日行一度，月行十三度而有奇焉，故大小月三百六十五日而成岁。”素 18“人一呼脉三动，一吸脉三动而躁。”灵 32“小肠……长三丈二尺，受谷二斗四升，水六升三合合之大半。”②序数词。第三。素 31“伤寒一日，太阳受之……三日，少阳受之。”灵 75“固有五节：一曰振埃，二曰发蒙，三曰去爪，四曰彻衣，五曰解惑。”金 21“新产妇人有三病，一者病痉，二者病郁冒，三者大便难。”

2. 五行中木的生数。素 71“丁卯、丁酉岁……燥化九，风化三，热化七。”高世栻:“木运在中而不及，故风化三。三，木之生数也。”

3. 九宫数。九宫中的第三宫，配方位为东方。灵 77“春分，三，仓门，东方。”素 70“委和之纪……眚于三。”王冰:“火为木复，故其眚在东。三，东方也。”

4. 三倍。素 20“因而三之，三三者九，以应九野……三而三之，合则为九。”

5. 指阴、阳、中和三气。素 3“夫自古通天者，生之本，本于阴阳……其生五，其气三。”杨上善:“谓天地间九州等物，其生皆在阴阳及和三气。”又，沈祖绵:“天地人为三气也。《阴阳应象大论》:‘惟贤人上配天以养头，下象地以养足，中傍人事以养五脏。’旧注据三阴三阳释之，非是。”王冰:“三，谓天气、地气、运气也。”张介宾:“阴阳盛衰，太少有三，其气三也。”素 9“故其生五，其气三，三而成天，三而成地，三而成人。”

6. 指九针中的第三针。灵 78“九针者，天地之大数也，始于一而终于九。故曰：一以法天，二以法地，三以法人，四以法时，五以法音，六以法律，七以法星，八以法风，九以法野……三者人也。”马莳:“其针之曰第三者，所以应人也。”

【三七】 三乘七之数，指二十一岁。素 1“三七，肾气平均，故真牙生而长极。”

【三八】 三乘八之数，指二十四岁。素 1“三八，肾气平均，筋骨劲强，故真牙生而长极。”

【三水】 指脾、肝、肾三阴脏。素 76“夫二火不胜三水，是以脉乱而无常也。”王冰:“三水，谓三阴脏……三阴脏者，肝脾肾也，以在膈下故。”

【三毛】

1. 足大趾第一节背面皮肤上的毛。又称聚毛、丛毛。灵 2“肝出于大敦，大敦者，足大指之端及三毛之中也。”灵 10“胆足少阳之脉……还贯爪甲，出三毛。”杨上善:“一曰藂毛，在上节后毛中也。”

2. 谓心脏内腱索或瓣膜类组织。难 42“心重十二两，中有七孔三毛。”

【三气】

1. 运气术语。①指五运之太过、不及与平气。素 70“三气之纪，愿闻其候。”张志聪:“三气，谓平气之与太过、不及也。”②指六气的三之气，主小满至大暑之间的六十天零八十七刻半。素 74“初气终三气，天气主之，胜之常也。”

2. 指上、中、下三焦之气。难 66“三焦者，原气之别使也，主通行三气，经历于五藏六府。”张世贤:“三焦乃原气之别使，主通行于上中下三焦之气也。”

【三月】

1. 指农历三月，地支配辰。灵 41“辰者三月，主左足之阳明。”素 16“三月四月，天气正方，地气定发，人气在脾。”

2. 指三个月。金 20“妇人宿有癥病，经断未及三月，而得漏下不止。”

【三六】 三与六的乘积。灵 16“手之六阴，从手至胸中，三尺五寸，三六一丈八尺。”

【三虫】 小儿常见的三种肠寄生虫病，即长虫（蛔虫）、赤虫（姜片虫）、蛲虫。神 3“山茱萸味酸，平。主心下邪气，寒热。温中，逐寒湿痹，去三虫。”巢元方:“三虫者，长虫、赤虫、蛲虫也。”神 4“萹蓄味苦，平……杀三虫。”

【三合】

1. 指寒与卫气搏结，留滞于血脉、五脏、六腑导致胀病的三种情况。灵 35“合之于真，三合而得。”张介宾:“胀虽由于卫气，然有合于血脉之中者，在经络也；有合于脏者，在阴分也；有合于腑者，在阳分也。三合既明，得其真矣。”

2. 指值年大运、司天之气和年支的五行属性相同。又称太乙天符。素 66“应天为天符，承岁为岁直，三合为治。”张志聪：“三合者，谓司天之气、五运之气、主岁之气三者相合，又名太乙天符。”

3. 指第三合，即足阳明与足太阴经别表里相合。灵 11“足太阴之正，上至髀，合于阳明……此为三合也。”马莳：“此胃与脾之为第三合也。”

【三阳】

1. 经脉名。①指太阳、阳明、少阳经脉。素 6“是故三阳之离合也，太阳为开，阳明为阖，少阳为枢。”灵 76“在于三阳，必候其气在于阳而刺之。”伤 278“伤寒三日，三阳为尽，三阴当受邪，其人反能食而不呕，此为三阴不受邪也。”②指足太阳、阳明、少阳经。灵 1“胀取三阳，飧泄取三阴。”张介宾：“病胀者，当取足之三阳，即胃、胆、膀胱三经也。”③指太阳。包括足太阳膀胱及手太阳小肠经。素 7“三阳为病发寒热，下为痈肿。”王冰：“三阳，谓太阳小肠及膀胱之脉也。”素 79“三阳为父，二阳为卫，一阳为纪。”④指足太阳经脉。灵 21“皮寒热者，不可附席，毛发焦，鼻槁腊，不得汗，取三阳之络，以补手太阴。”马莳：“当取足太阳膀胱经之络穴飞扬以泻之，盖太阳为三阳也。”素 75“坐不得起，卧者便身全，三阳之病。”王冰：“足太阳脉，循脊下至腰，故坐不得起，卧便身全也。”素 79“三阳为经，二阳为维，一阳为游部。”张介宾：“经，大经也。周身之脉，惟足太阳为巨，通巅下背，独统阳分，故曰经。”

2. 脉象名。①指太阳、阳明、少阳经之脉象。素 80“三阳绝，三阴微，是为少气。”王冰：“三阳之脉悬绝，三阴之诊细微，是为少气之候也。”又，张介宾：“三阳隔绝，则阴亏于上；三阴微弱，则阳亏于下，阴阳不相生化，故少气不足以息。”②指足太阳膀胱与手太阳小肠经之脉象。素 48“三阳急为瘕，三阴急为疝。”张介宾：“三阳，手足太阳经也……凡脉急者，皆邪盛也。”杨上善：“三阳谓太阳，候得太阳脉急，为是阴胜多寒。”素 7“三阳俱搏且鼓，三日死。”张志聪：“三阳者，太阳也……手足太阳之脉俱搏击而且鼓动，阳极而绝无阴之和也。”③指三种属阳的脉象。难 4“一阴三阳者，谓脉来浮滑而长，时一沉也。”李駉：“三阳者，脉浮滑长也。”

3. 运气术语。①指少阳、阳明、太阳之气。从冬至日起，第一个甲子日为少阳气旺，第二个甲子日为阳明气旺，第三个甲子日为太阳气旺。难 7“冬至之后，得甲子少阳王，复得甲子阳明王，复得甲子太阳王……王各六十日，六六三百六十日，以成一岁。此三阳三阴之王时日大要也。”②指六气中寒、暑、燥三气的效应，即太阳、少阳、阳明。素 66“阴阳之气各有多少，故曰三阴三阳也……寒暑燥湿风火，天之阴阳也，三阴三阳上奉之。”王冰：“太阳为寒，少阳为暑，阳明为燥。”

4. 旺盛之阳。素 21“太阳藏何象？岐伯曰：象三阳而浮也。”张志聪：“三阳，阳盛之气也。言太阳之脏脉，象阳盛之气而浮也。”《素问·著至教论》：“三阳者，至阳也。”

5. 为“三阴”之讹。指太阴。素 79“三阳为表，二阴为里，一阴至绝作朔晦。”张介宾：“三阳，误也，当作‘三阴’。三阴，太阴也。太阴为诸阴之表，故曰三阴为表。”素 79“三阳独至，期在石水。”李中梓：“阳，当作‘阴’。阴病而当阴盛，则孤阴不生矣。”

【三阴】

1. 经脉名。①指太阴、厥阴、少阴经脉。素 6“是故三阴之离合也，太阴为开，厥阴为阖，少阴为枢。”灵 76“病在于三阴，必候其气在阴分而刺之。”伤 278“伤寒三日，三阳为尽，三阴当受邪，其人反能食而不呕，此为三阴不受邪也。”②指足太阴、少阴、厥阴经。灵 1“胀取三阳，飧泄取三阴。”张介宾：“飧泄者，当取足之三阴，即脾、肝、肾三经也。”③指太阴。包括足太阴脾及手太阴肺经。素 7“三阴结谓之水。”王冰：“三阴结，谓脾肺之脉俱寒结也。”素 79“三阴者，六经之所主也……三阴为母，二阴为雌，一阴为独使。”张介宾：“三阴，太阴也……三阴之脏，脾与肺也。肺主气，朝会百脉，脾属土，为万物之母，故三阴为六经之主。”④指足太阴经脉。素 21“太阴藏搏者，用心省真，五脉气少，胃气不平，三阴也。”王冰：“三阴，太阴脾之脉也。”

2. 脉象名。①指太阴、厥阴、少阴经之脉象。素 80“三阳绝，三阴微，是为少气。”王冰：“三阳之脉悬绝，三阴之诊细微，是为少气之候也。”②指足太阴脾与手太阴肺经之脉象。素 48“三阳急为瘕，三阴急为疝。”张介宾：“三阴，手足太阴经也……邪聚三阴为疝气，凡脉急者，皆邪盛也。”王冰：“太阴受寒，气聚为疝。”素 7“三阴俱搏，二十日夜半死。”③指三种属阴的脉象。难 4“一阳三阴者，谓脉来沉涩而短，时一浮也。”李驷：“三阴者，脉沉涩短也。”

3. 运气术语。①指太阴、少阴、厥阴之气。从冬至日起，第四个甲子日为太阴气旺，第五个甲子日为少阴气旺，第六个甲子日为厥阴气旺。难 7“冬至之后，得甲子少阳王……复得甲子太阴王，复得甲子少阴王，复得甲子厥阴王。王各六十日，六六三百六十日，以成一岁。此三阳三阴之王时日大要也。”②指六气中湿、火、风三气的效应，即太阴、厥阴、少阴。素 66“寒暑燥湿风火，天之阴阳也，三阴三阳上奉之。”王冰：“太阴为湿，厥阴为风，少阴为火。”

4. 犹“盛阴”。素 29“足太阴者，三阴也。”高世栻：“厥阴为一阴，少阴为二阴，太阴为三阴，故足太阴者，三阴也。”

【三坚】 中药名。为“蠡实”的别名。见“蠡实”。神 3“蠡实味甘，平。主皮肤寒热，胃中热气，风寒湿痹……一名剧草，一名三坚，一名豕首。”

【三里】

1. 穴名。属足阳明胃经，合穴。又名足三里。位于小腿前外侧外膝眼下三寸，胫骨前嵴外侧一横指处。灵 20“补三里以温胃中。”灵 33“胃者水谷之海，其输上在气街，下至三里。”素 54“所谓三里者，下膝三寸也。”

2. 指面之上、中、下三部。灵 54“三部三里起，骨高肉满，百岁乃得终。”马莳：“面之三里，即三部也。”

【三员】 三部分，三类。灵 66“气有定舍，因处为名，上下中外，分为三员。”张介宾：“三员，如下文虚邪之中人，病因表也；积聚之已成，病因内也；情欲之伤脏，病在阴也。即内外三部之谓。”又，马莳：“盖人身大体，自纵而言之，则以上中下为三部，自横而言之，则以在表、在里、半表半里为三部，故谓之上下中外之三员也。”

【三间】 穴名。属手阳明大肠经，输穴。位于食指桡侧，掌指关节后凹陷处赤白肉际。灵 2“大肠上合手阳明……注于本节之后三间，为腧。”

【三刺】 刺法名。①指针刺皮肤、肌肉、分肉三种深浅不同部位的针刺方法。灵 7“所谓三刺则谷气出者，先浅刺绝皮，以出阳邪；再刺则阴邪出者，少益深，绝皮致肌肉，未入分肉间也；已入分肉之间，则谷气出。”②齐刺的别名。参见“齐刺”。灵 7“齐刺者……或曰三刺。三刺者，治痹气小深者也。”

【三变】 刺法名。指刺营、刺卫、刺寒痹三种刺法。灵 6“余闻刺有三变，何谓三变？伯高答曰：有刺营者，有刺卫者，有刺寒痹之留经者。黄帝曰：刺三变者奈何？伯高答曰：刺营者出血，刺卫者出气，刺寒痹者内热。”张介宾：“三刺不同，故曰三变。”

【三实】

1. 指年、月、时之气俱盛。灵 79“得三实者，邪不能伤人也……愿闻三实。少师曰：逢年之盛，遇月之满，得时之和。”

2. 指脉、病、症的三类有余之象。难 48“人有三虚三实，何谓也？然，有脉之虚实，有病之虚实，有诊之虚实也。”

【三品】 药物按其性能作用所划分上、中、下三种类别。《神农本草经》认为没有毒性，可以多服久服不会损害人体的为上品；没有毒或毒性不大而可治病补虚的为中品；有毒或性较峻烈而不能长期服用，足以祛除寒热邪气，破积聚的为下品。素 74“三品何谓？岐伯曰：所以明善恶之殊贯也。”

【三脉】

1. 指手足三阳经腧穴。灵 1“取五脉者死，取三脉者恇。”张志聪：“三脉，三阳之脉。”

2. 指足阳明、厥阴、少阴三条经脉。灵 9“三脉动于足大指之间……其动也，阳明在上，厥阴在中，少阴在下。”

【三宫】 东方震宫。九宫中的第三宫。素 71“清化热化胜复同，所谓邪气化日也。灾三宫。”高世栻：“三宫，东方震宫，木位也。”

【三候】 指三部九候诊脉方法中天候、人候、地候的合称。素 20“部各有三候，三候者，有天有地有人也。”

【三部】

1. 指三部九候诊脉方法中的上、中、下三个部位，即头颈部、手腕部和足部。素 20“何谓三部？岐伯曰：有下部，有中部，有上部。”素 27“地以候地，天以候天，人以候人，调之中府，以定三部。”

2. 指寸、关、尺三部。金 17“下利，三部脉皆平，按之心下坚者，急下之，宜大承气汤。”难 18“三部者，寸关尺也。”

3. 指面之上、中、下三部。灵 54“三部三里起，骨高肉满，百岁乃得终。”马莳：“面之三里，即三部。”

4. 三种不同类别的邪气。灵 66“喜怒不节则伤藏，藏伤则病起于阴也；清湿袭虚，则病起于下；风雨袭虚，则病起于上，是谓三部。”

【三虚】

1. 指年、月、时之气俱虚。即岁气不足、月廓空及时令气候反常。灵 79“乘年之衰，逢月之空，失时之和，因为贼风所伤，是谓三虚。”

2. 指脉、病、症的三类不足之象。难 48“人有三虚三实，何谓也？然，有脉之虚实，有病之虚实，有诊之虚实也。”

【三常】 指贱贵、贫富、苦乐三种情况。素 77“诊有三常，必问贵贱，封君败伤，及欲侯王。”张介宾：“三常，即常贵贱，常贫富，常苦乐之义。”

【三椎】

1. 指第三胸椎。素 32“三椎下间主胸中热。”马莳：“三椎下间名身柱。”

2. 指脊椎三个椎体。素 32“项上三椎，陷者中也。”张介宾：“此取脊椎之大法也。项上三椎者，乃项骨三节，非脊椎也。三椎之下陷者中，方是第一节，穴名大椎，由此而下数之，则诸椎循次可得矣。”

【三焦】

1. 六腑之一。是脏腑外围最大的腑，又称孤腑，经脉为手少阳经，与手厥阴心包经为表里。有主持诸气，通调水道的功能。素 8“三焦者，决渎之官，水道出焉。”素 4“胆胃大肠小肠膀胱三焦六府皆为阳。”灵 2“三焦者，中渎之府也，水道出焉，属膀胱，是孤之府也。”难 66“三焦者，原气之别使也，主通行三气，经历于五藏六府。”

2. 指膻中穴。难45“骨会大抒，脉会太渊，气会三焦。”原文“三焦”下原有“外一筋直两乳内也”八字，《难经校注》认为是旁注误入正文。

3. 为“三椎”之讹。指第三胸椎。灵51“肺腧在三焦之间……皆挟背相去三寸所。”《甲乙经》卷三、《太素》卷十一“焦”作“椎”。张介宾：“焦，即椎之义，指脊骨之节间也。古谓之焦，亦谓之顀，后世作椎。”

【三廉】 中药名。为连翘的别名。见“连翘”。神4“连翘味苦，平。主寒热，鼠瘘，瘰疬，痈肿，恶疮……一名折根，一名轵，一名三廉。”

【三膲】 即三焦。灵10“心主手厥阴心包络之脉……下膈，历络三膲”

【三藏】 指脾、肝、肾膈下三脏。素76“若夫三藏土木水参居，此童子之所知，问之何也？”灵78“六府，膈下三藏应中州。”张介宾：“三脏，肝脾肾也。”

【三之气】 运气术语。即六气分主一年的第三气，主气为少阳相火之气，主小满、芒种、夏至、小暑四个节气。素68“三之气，始于七十六刻，终于六十二刻半。”素71“三之气，天政布，炎暑至，少阳临上，雨乃涯。”

【三阳经】 指足太阳经。素36“风疟，疟发则汗出恶风，刺三阳经背俞之血者。”王冰：“三阳，太阳也。”

【三阳脉】

1. 指手足太阳、阳明、少阳经脉。素1“六七，三阳脉衰于上，面皆焦，发始白。”高世栻：“三阳，太阳、阳明、少阳也。”

2. 指太阳气旺时的脉象。素79“所谓三阳者，太阳为经，三阳脉至手太阴，弦浮而不沉。”王冰：“太阳之脉，洪大以长，今弦浮不沉。”

【三结交】 穴名。关元穴的别称。为任脉、足阳明胃经、足太阴脾经三经交会穴。灵21“三结交者，阳明太阴也，脐下三寸关元也。”马莳：“盖本经为任脉，而足阳明胃、足太阴脾经之脉亦结于此，故谓之三结交也，即脐下三寸关元穴耳。”

【三焦胀】 病证名。以皮肤胀满为主症的疾病。灵35“三焦胀者，气满于皮肤中，轻轻然而不坚。”

【三焦咳】 病证名。脏腑久咳不愈，波及三焦，症见咳嗽、腹部胀满、不欲饮食等。素38“三焦咳状，咳而腹满，不欲食饮。”

【三焦病】 病证名。六腑病候之一，三焦通调水液功能失常所导致的病证。灵4“三焦病者，腹气满，小腹尤坚，不得小便，窘急，溢则水，留即为胀。”

【三十六输】 六腑经脉各有井、荥、输、原、经、合穴，共计三十六个腧穴，故名三十六输。灵44“原独不应五时，以经合之，以应其数，故六六三十六输。”

【三十六腧】 同“三十六输”。灵1“六府六腧，六六三十六腧。”马莳：“每腑有井荥腧原经合之腧，则六六三十六腧也。”

【三阳合病】 病证名。指太阳、阳明、少阳三经同时受邪而出现的证候。伤219“三阳合病，腹满，身重，难以转侧，口不仁，面垢，谵语，遗尿。”伤268“三阳合病，脉浮大，上关上，但欲眠睡，目合则汗。”

【三部九候】

1. 诊脉方法之一。全身遍诊法，即把人体分为头部、上肢、下肢三部，每部各有上、中、下动脉，分别为天、地、人三候，三部共九候。头部天（上），两额动脉（太阳），候头部病变；人（中），两侧耳前动脉（耳门），候耳目病变；地（下），两颊动脉（巨髎），候口齿病变。上肢：天（上），手太阴肺经动脉（寸口），候肺；人（中），手少阴心经动脉（神门），候心；地（下），手阳明大肠经动脉（合谷），候胸中。下肢：

天（上），足厥阴肝经动脉（五里、太冲），候肝；人（中），足太阴脾经动脉（箕门），候脾，候胃气配足阳明经动脉（冲阳）；地（下），足少阴肾经动脉（太溪），候肾。素20“何谓三部？岐伯曰：有下部，有中部，有上部，部各有三候，三候者，有天有地有人也，必指而导之，乃以为真。上部天，两额之动脉；上部地，两颊之动脉；上部人，耳前之动脉。中部天，手太阴也；中部地，手阳明也；中部人，手少阴也。下部天，足厥阴也；下部地，足少阴也；下部人，足太阴也。故下部之天以候肝，地以候肾，人以候脾胃之气。帝曰：中部之候奈何？岐伯曰：亦有天，亦有地，亦有人。天以候肺，地以候胸中之气，人以候心。帝曰：上部以何候之？岐伯曰：亦有天，亦有地，亦有人。天以候头角之气，地以候口齿之气，人以候耳目之气。”素26“知其所在者，知诊三部九候之病脉处而治之。”素27“审扪循三部九候之盛虚而调之。”

2. 诊脉方法之一。指寸口诊法，即将寸口脉分寸、关、尺三部，每部以指力的轻重分浮、中、沉三候。难18“脉有三部九候，各何所主之？然，三部者，寸关尺也。九候者，浮中沉也。”

【三部九候论】《素同》篇名。该篇主要论述三部九候的诊脉方法，并通过三部九候脉象的变化，以判断疾病变化和预决死生。马莳：“中有三部九候等法，故名篇。”

【三百六十五节】 犹言三百六十五穴，是人体经络气血转输会合之处。素9“计人亦有三百六十五节以为天地。”素62“五藏十六部，三百六十五节，乃生百病……夫十二经脉者，皆络三百六十五节，节有病必被经脉。”灵1“十二原者，五藏之所以禀三百六十五节气味也。”

【三百六十五穴】 全身经穴的约数。素58“凡三百六十五穴，针之所由行也……溪谷三百六十五穴会，亦应一岁。”

【三百六十五会】 即三百六十五穴。灵3“节之交三百六十五会者，络脉之渗灌诸节者也。”

【三百六十五脉】 即三百六十五穴之义。素58“亦三百六十五脉，并注于络，传注十二络脉。”张介宾：“三百六十五脉，即首节三百六十五穴会之义。”

【三百六十五络】 全身细小络脉的约数。灵4“十二经脉，三百六十五络，其血气皆上于面而走空窍。”

【三物小陷胸汤】 方剂名。疑为“三物白散”之讹。参见“白散”。伤141“寒实结胸，无热证者，与三物小陷胸汤，白散亦可服。”吴谦等：“无热证下，与三物小陷胸汤，当是‘三物白散’。‘小陷胸汤’四字，必是传写之误。桔梗、贝母、巴豆三物，其色皆白，有三物白散之义，温而能攻，与寒实之理相属。”

干（一、gān）

1. 冲犯，干扰。《说文·干部》：“干，犯也。”灵34“清浊相干，乱于胸中，是谓大悗。”素42“风气与太阳俱入，行诸脉俞，散于分肉之间，与卫气相干，其道不利，故使肌肉愤䐜而有疡。”素63“夫邪客大络者，左注右，右注左，上下左右与经相干。”

2. 疑为“入”之讹。灵52“其气内干五藏，而外络肢节。”《太素》卷十“干”作“入于”，《甲乙经》卷二“干”作“循于”。

（二、gān 乾）

1. 没有水分或水分很少。与“湿”相对。素31“故身热目疼而鼻干，不得卧也。”素44“脾气热，则胃干而渴。”灵23“热病七日八日，脉微小，病者溲血，口中干。”

2. 使干燥。灵6“出布绵絮，曝干之。”素67“燥以干之，暑以蒸之。”素75“九窍皆塞，阳气滂溢，干嗌喉塞。”

（三、gàn 幹）

躯体的主干。灵 10“骨为干，脉为营，筋为刚，肉为墙。”张介宾：“犹木之有干，土之有石，故能立其身。”

【干$_2$归】 中药名。为当归的别名。参见该条。神 4“当归味甘，温。主咳逆上气……一名干归。”

【干$_2$血】 陈久之瘀血。金 6“内有干血，肌肤甲错，两目黯黑。”金 21“此为腹中有干血着脐下，宜下瘀血汤主之。”

【干$_2$呕】 症状名。呕吐有声而无物，或仅呕吐出少量涎沫。伤 12“淅淅恶风，翕翕发热，鼻鸣干呕者，桂枝汤主之。”伤 324“若膈上有寒饮，干呕者，不可吐也，当温之，宜四逆汤。”吴谦：“今干呕者，有声无物之谓也。”金 17“干呕，吐涎沫，头痛者，茱萸汤主之。”

【干忤】 触犯。金 1“若人能养慎，不令邪风干忤经络。”

【干$_2$姜】 中药名。为姜科姜属植物姜的根茎的干燥品。辛，热。入脾、胃、心、肺经。温中散寒，回阳通脉，温肺化饮。主治脘腹冷痛，呕吐，泄泻，亡阳厥逆，寒湿痹痛，寒饮喘咳。组方有寒痹熨法、甘草干姜汤、小青龙汤、小青龙加石膏汤、理中丸、干姜附子汤、四逆汤、四逆加人参汤、茯苓四逆汤、通脉四逆汤、通脉四逆加猪胆汤、栀子干姜汤、柴胡桂枝干姜汤、半夏泻心汤、生姜泻心汤、甘草泻心汤、桂枝人参汤、黄连汤、桃花汤、白通汤、白通加猪胆汁汤、乌梅丸、麻黄升麻汤、干姜黄芩黄连人参汤、鳖甲煎丸、侯氏黑散、风引汤、薯蓣丸、厚朴麻黄汤、人参汤、乌头赤石脂丸、大建中汤、甘姜苓术汤、苓甘五味姜辛汤、桂苓五味甘草去桂加干姜细辛半夏汤、苓甘五味加姜辛半夏杏仁汤、苓甘五味加姜辛半杏大黄汤、柏叶汤、半夏干姜散、干姜人参半夏丸、王不留行散。神 3“干姜味辛，温。主胸满，咳逆上气，温中，止血，出汗。逐风湿痹，肠澼下痢。生者尤良。久服去臭气，通神明。”灵 6“用淳酒二十升，蜀椒一升，干姜一斤，桂心一斤，凡四种，皆㕮咀，渍酒中。”

【干$_2$漆】 中药名。为漆树科漆树属植物漆树的树脂经加工后的干燥品。辛，温，有小毒。入肝、脾经。破瘀，消积，杀虫。主治妇女瘀血经闭，癥瘕，虫积。组方有大黄䗪虫丸。神 2“干漆味辛，温。主绝伤，补中，续筋骨，填髓脑，安五脏，五缓六急，风寒湿痹。”

【干$_2$噫】 嗳气。伤 157“伤寒汗出解之后，胃中不和，心下痞鞕，干噫食臭。”方有执：“噫，饱食息气也。”

【干$_2$燥】 失去水分，或缺失水分。素 79“出入不知，喉咽干燥，病在土脾。”伤 83“咽喉干燥者，不可发汗。”金 12“腹满，口舌干燥，此肠间有水气，已椒苈黄丸主之。”

【干$_2$地黄】 中药名。又名地髓。为玄参科地黄属植物地黄的块根。甘、苦，微寒。入心、肝、肾经。清血热，益阴血，通血脉。主治温病发热，黄疸，血热所致的吐血、衄血、崩漏、尿血、便血，消渴，骨蒸劳热，经闭，产后腹痛，痹痿，跌打损伤。组方有肾气丸、薯蓣丸、大黄䗪虫丸、黄土汤、芎归胶艾汤。神 2“干地黄味甘，寒。主折跌绝筋，伤中。逐血痹，填骨髓，长肌肉。作汤除寒热，积聚，除痹，生者尤良。久服轻身不老。一名地髓。”

【干$_2$姜附子汤】 方剂名。组成：干姜一两，附子一枚（生用，去皮，切八片）。煎服法：以水三升，煮取一升，去滓，顿服。功用：急救回阳。主治：阳虚阴盛烦躁证。伤 61“下之后，复发汗，昼日烦躁不得眠，夜而安静，不呕，不渴，无表证，脉沉微，身无大热者，干姜附子汤主之。”

【干$_2$姜人参半夏丸】 方剂名。组成：

干姜、人参各一两，半夏二两。煎服法：上三味，末之，以生姜汁糊为丸如梧桐子大，饮服十丸，日三服。功用：温中补虚，降逆止呕。主治：妊娠胃虚饮逆呕吐重证。临床见呕吐不止，呕吐物多为清水涎沫，并伴有头晕，心悸，舌淡苔白滑，脉弦。金 20“妊娠呕吐不止，干姜人参半夏丸主之。”

【干$_2$姜黄芩黄连人参汤】 方剂名。组成：干姜、黄芩、黄连、人参各三两。煎服法：以水六升，煮取二升，去滓，分温再服。功用：苦寒泄降，辛温通阳。主治：寒热相格的吐利证。伤 359“伤寒本自寒下，医复吐下之，寒格更逆吐下，若食入口即吐，干姜黄芩黄连人参汤主之。”

于（yú 於）

1. 作，为。《经传释词》卷一：“于，犹为也。”素 33“谷生于精。”

2. 如，好像。《经传释词》卷一：“于，犹如也。”素 14“平治于权衡，去宛陈莝，微动四极。”素 19“气不往来，譬于堕溺，不可为期。”灵 75“内热相搏，热于怀炭，外畏绵帛近。”

3. 介词。①表示地点、时间，相当于“在”。素 10“血凝于肤者为痹，凝于脉者为泣，凝于足者为厥。”素 22“病在肝，愈于夏，夏不愈，甚于秋，秋不死，持于冬。”素 52“肝生于左，肺藏于右，心部于表，肾治于里。”②表示范围。素 15“五色脉变，揆度奇恒，道在于一。”灵 14“是故视其经脉之在于身也。”灵 52“能知六经标本者，可以无惑于天下。”③表示对象，相当于“给”、“与”。素 19“脾……传之于肾。”素 25“可玩往来，乃施于人。”素 54“愿闻其方，令可传于后世。”④表示趋向，相当于“向”。素 1“乃问于天师曰。”素 5“治病必求于本。”素 76“譬以鸿飞，亦冲于天。”⑤表示方式、对象，相当于“以”、“用”。素 39“余闻善言天者，必有验于人；善言古者，必有合于今。”灵 24“心痛不可刺者，中有盛聚，不可取于腧。”灵 53“坚肉薄皮者，不耐针石之痛，于火焫亦然。”⑥表示目的，相当于“为”、“为了”。灵 23“热病面青脑痛，手足躁，取之筋间，以第四针，于四逆。”马莳：“用第四针，名曰锋针者，以刺四肢之厥逆。”⑦表示被动，相当于“被”。素 3“冬伤于寒，春必温病。”素 29“伤于湿者，下先受之。”灵 4“身之中于风也，不必动脏。”⑧引进动作的对象，相当于“对”、“对于”。素 9“阴阳之化，其于万物，孰少孰多?”灵 46“凡此五者，各有所伤，况于人乎?”灵 78“一曰镵针者，取法于巾针……七曰毫针，取法于毫毛。”⑨引进动作趋向的对象，相当于“到”、“至”。素 10“故人卧血归于肝。”素 21“饮入于胃，游溢精气，上输于脾。”素 37“肺移寒于肾，为涌水。”⑩表示起始，相当于“自”、“从”。素 6“太阳根起于至阴，结于命门。”素 8“恍惚之数，生于毫氂；毫氂之数，起于度量。”素 19“五藏者皆禀气于胃，胃者五藏之本也。”⑪介绍动作产生的依据，相当于“根据”、“依据”。金 20“于法六十日当有此证。”⑫引出原因，相当于“在于”。素 3“夫自古通天者，生之本，本于阴阳……因于湿，首如裹。”素 25“夫人生于地，悬命于天，天地合气，命之曰人。”素 39“余知百病生于气也。”⑬引进比较的对象，相当于“比”。素 25“天覆地载，万物悉备，莫贵于人。”灵 10“盛者寸口大三倍于人迎，虚者则寸口反小于人迎也。”灵 60“夫大于针者，惟五兵者焉。”

4. 助词。表示语气。素 4“故藏于精者，春不病温。”素 11“此六者，地气之所生也，皆藏于阴而象于地。”

5. 衍文。素 34“肾者水也，而生于骨。”《太素》卷二十六、《甲乙经》卷十“生于”作“主”。

【于于】 自得貌。灵 72“太阳之人，居处于于，好言大事，无能而虚说。”张介宾:“于于，自足貌。”

工（gōng）

1. 工匠。见“工人”。

2. 医生。素 14“病为本，工为标，标本不得，邪气不服。”素 35“故工不能治其已发，为其气逆也。”灵 73“是故工之用针矣，知气之所在，而守其门户。”①指精于问诊。灵 4“问其病，知其处，命曰工。”②指精于望诊。灵 4“色脉形肉不得相失也，故知一则为工，知二则为神，知三则神且明矣。”③指医术高明的上工。灵 44“顺天之时，而病可与期。顺者为工，逆者为粗。”

3. 技巧。灵 35“三里而泻，近者一下，远者三下，无问虚实，工在疾泻。”

【工人】 有一定技艺的匠人。灵 38“工人不能置规而为圆，去矩而为方。”

【工巧神圣】 指诊法水平达到较高程度。具体言之，精于问诊谓之工，精于切诊谓之巧，精于望诊谓之神，精于闻诊谓之圣。素 74“犹拔刺雪污，工巧神圣，可得闻乎?”难 61“经言望而知之谓之神，闻而知之谓之圣，问而知之谓之工，切脉而知之谓之巧。”

土（tǔ）

1. 土壤；泥土。素 17“黄欲如罗裹雄黄，不欲如黄土。”素 48“脉至如颓土之状，按之不得。”素 69“风雨大至，土崩溃。”

2. 土地，大地。素 71“山泽焦枯，土凝霜卤。”

3. 五行之一。其性生化、承载、包藏。在方位为中央，季节为长夏，五气为湿，五色为黄，五味为甘，五音为宫，五脏为脾。素 22“五行者，金木水火土也。”素 4“中央黄色，入通于脾，开窍于口，藏精于脾，故病在舌本，其味甘，其类土。”素 19“脾脉者，土也，孤藏以灌四傍者也。”

4. 指脾。灵 23“索骨于肾，不得索之土。土者，脾也。”素 74“风气大来，木之胜也，土湿受邪，脾病生焉。”张介宾:“木气克土，故脾土受邪，脾病则并及于胃。”

5. 运气术语。五运之一，指土运。土运平气之年称为备化，不及之年称为卑监，太过之年称为敦阜。素 71“先立其年，以明其气，金木水火土运行之数。”素 67“土主甲己。”素 70“土曰备化……其不及奈何? ……土曰卑监……土曰敦阜。”

6. 运气术语。六气之一，指太阴湿土之气。素 66“木火土金水火，地之阴阳也，生长化收藏下应之。”王冰:“土，四气也。”素 71“上太阴土，中少宫土运，下太阳水。”

7. 运气术语。指土郁之气。素 71“水发而雹雪，土发而飘骤，木发而毁折，金发而清明，火发而曛昧。”马莳:“此言五郁之发，有多少微甚之异也。”

【土气】

1. 五行土之气。指脾土所应的长夏六月。素 9“脾胃大肠小肠三焦膀胱者，仓廪之本……此至阴之类，通于土气。”

2. 运气术语。六气之一，指太阴湿土之气。素 68“复行一部，土气治之……水位之下，土气承之。”王冰:“雨之分也，即秋分前六十日而有奇……四之气也，天度至此，云雨大行，湿蒸乃作。”

【土瓜】 中药名。王瓜的别名。参见“王瓜”。神 3“王瓜味苦，寒。主消渴，内痹，瘀血，月闭，寒热酸疼，益气，愈聋。一名土瓜”

【土地】 土壤。神 1“土地所出，真伪陈新，并各有法。”

【土运】 运气术语。五运之一，指土气的运行主事。逢甲逢己之年，中运为土运。

素 66“甲己之岁，土运主之。”

【土位】 运气术语。指太阴湿土之气所主时位。素 74“土位之主，其泻以苦，其补以甘。”王冰：“土之位，秋分前六十一日，四之气也。”

【土郁】

1. 土运之气被胜气所郁遏。素 71“土郁之发，岩谷震惊，雷殷气交，埃昏黄黑。”

2. 指土气郁遏而致的病证。见“土郁夺之”。

【土驹】 像小驹状的土块。素 70“洪水乃从，川流漫衍，田牧土驹。”王冰：“大水去已，石土危然，若群驹散牧于田野。”

【土瓜根】 中药名。为王瓜根之别名。为葫芦科栝楼属植物王瓜的根。苦，寒。入心、肺、膀胱经。清热利尿，散瘀止痛。主治热病烦渴，黄疸，热结便秘，小便不利，经闭，癥瘕，跌打损伤，痈肿疔毒。伤 233“若土瓜根及大猪胆汁，皆可为导。”

【土蜂子】 中药名。为土蜂科土蜂属动物赤纹土蜂和胡蜂科黄胡蜂属动物环黄胡蜂的未成熟幼虫。甘，凉，有毒。祛风止痉，解毒消肿。主治小儿惊风，风疹瘙痒，咽喉肿痛，痈肿，丹毒等。神 2“土蜂子，主痈肿。”

【土瓜根散】 方剂名。组成：土瓜根、芍药、桂枝、䗪虫各三两。煎服法：上四味，杵为散，酒服方寸匕，日三服。功用：活血通经。主治：瘀血内阻的经水不利。临床见经水不利，少腹满痛，兼见少腹按之有硬块，月经量少，色紫有块，舌紫黯，脉涩等。金 22“带下经水不利，少腹满痛，经一月再见者，土瓜根散主之。土瓜根散方，阴㿗肿亦主之。”

【土形之人】 人的五行分类之一。灵 64“土形之人，比于上宫，似于上古黄帝。其为人黄色，圆面，大头，美肩背，大腹，美股胫，小手足，多肉，上下相称，行安地，举足浮，安心，好利人，不喜权势，善附人也。能秋冬不能春夏，春夏感而病生。”

【土郁夺之】 治法之一。指脾胃湿邪郁阻的病证，用泻下等祛除邪气的方法治疗。素 71“土郁夺之。”王冰：“夺，谓下之令无拥碍也。”张介宾：“夺，直取之也。凡土郁之病，湿滞之属也……凡滞在上者夺其上，吐之可也；滞在中者夺其中，伐之可也；滞在下者夺其下，泻之可也。”

士（shì）

1. 男子的通称。灵 48“士之才力，或有厚薄。”灵 5“此皆布衣匹夫之士也。”灵 12“若夫八尺之士，皮肉在此，外可度量切循而得之。”

2. 对有学识或有技艺之人的美称。见“方士”。

3. 兵士。见“士卒”。

【士人】 男子。灵 65“士人有伤于阴，阴气绝而不起，阴不用，然其须不去。”

【士卒】 兵士。灵 60“士卒无白刃之难者，非一日之教也。”

才（cái）

1. 才能。灵 64“木形之人……小手足，好有才，劳心，少力，多忧劳于事。”

2. 副词。刚刚，方才。《说文・才部》：“才，草木之初也。”段玉裁注：“引申为凡始之称。”金 1“四肢才觉重滞，即导引、吐纳、针灸、膏摩，勿令九窍闭塞。”

【才力】 才能，能力。灵 48“士之才力，或有厚薄。”

下（xià）

1. 低处；底部。与“上”相对。素 24“令其一隅居上，齐脊大椎，两隅在下，当其下隅者，肺之俞也。”素 69“是以象之见也，高而远则小，下而近则大。”灵 45“夫九针者，小之则无内，大之则无外，深不可为下，高不可为盖，恍惚无穷，流溢无极。”

2. 指人体相对在下的部位。①泛指人体在下的部位。灵 9“病在上者，阳也；病在下者，阴也。”素 80“老从上，少从下，是以春夏归阳为生，归秋冬为死。”张介宾：“老人之气，先衰于下，故从上者为顺；少壮之气，先盛于下，故从下者为顺。”王冰：“老者谷衰，故从上为顺；少者欲甚，故从下为顺。”金 1“清邪居上，浊邪居下。”②指下眼胞。灵 22“上为外眦，下为内眦。”马莳：“眼之上泡属于外眦，眼之下泡属于内眦也。”又，张志聪：“太阳为目上纲，阳明为目下纲，太阳阳明之气，主于上下之目眦也。”③指鼻头，又称准头。为脾的候诊部位，位于肝的候诊部位下方。灵 49“下者，脾也。”张介宾：“年寿之下者，相家谓之准头，是为面王，亦曰明堂。”④指人中沟的下段。灵 49“男子色在于面王……其圜直为茎痛，高为本，下为首，狐疝㿗阴之属也。”李中梓：“在人中上半者曰高，为茎根痛，在人中下半者为茎头痛。”⑤指喉。素 19“其不及则令人喘，呼吸少气而咳，上气见血，下闻病音。”张介宾：“下闻病音，谓喘息则喉下有声也。”⑥指肠。素 5“清气在下，则生飧泄；浊气在上，则生䐜胀。”森立之：“若胃中不和，则精气不得达上焦，故下流肠间，而生飧泄食不和之证。”⑦指下焦。素 74“诸厥固泄，皆属于下。”王冰：“下，谓下焦肝肾气也。”伤 366“其面戴阳，下虚故也。”⑧指膈下。素 62“血并于上，气并于下，心烦惋善怒。血并于下，气并于上，乱而喜忘。”王冰：“上，谓膈上；下，谓膈下。”⑨指肾。难 14“至脉从下上……从下上者，皮聚而毛落者死。”丁锦：“至脉从下上……明至脉从肾阴虚竭而及于肺气尽。”⑩指下肢。灵 4“下不胜其上，其应善瘈矣。”马莳：“身为上，足为下，下体不胜其上，故足软无力，其应善瘈矣。”素 45“阳气衰于下，则为寒厥；阴气衰于下，则为热厥。”杨上善：“下，谓足也。”⑪指下窍肛门。见“下重”。⑫指大小便。素 11“凡治病必察其下，适其脉，观其志意，与其病也。”⑬指人体的六经。素 74“上淫于下，所胜平之。”张介宾：“上淫于下，谓天以六气而下病六经也。”⑭指经脉标本之本。灵 52“凡候此者，下虚则厥，下盛则热；上虚则眩，上盛则热痛。”杨上善：“此谓本标也，下则本也，上即标也。”⑮指巨虚下廉。灵 2“大肠属上，小肠属下。”黄载华：“小肠属巨虚下廉。”

3. 指人体深层部位。难 70“秋冬者，阳气在下，人气亦在下，故当深取之。”徐大椿：“下，谓筋骨之中。”

4. 指人体脉象在下或深在者。①泛指人体下部的脉象。素 17“上盛则气高，下盛则气胀”。森立之：“上盛者，谓气口人迎其脉盛大也；下盛者，谓趺阳大溪共盛大也。”②指人迎寸口合参诊法中的寸口脉。见“上下”。③指寸、关、尺三部脉中的尺部脉。难 18“脉有三部……为上下部。”滑寿：“盖三部者，以寸、关、尺分上、中、下也……为上下部者，肺居右寸，肾居左尺。”④指脉位深在。素 18“病肺脉来，不上不下，如循鸡羽，曰肺病。”难 15“冬脉石……脉来上大下兑，濡滑如雀之喙曰平。”金 11“肺死藏，浮之虚，按之弱如葱叶，下无根者，死。”

5. 地，大地。素 67“上者右行，下者左行……虽鬼臾区其上候而已，犹不能遍明。”王冰：“上，天也；下，地也。”张介宾：“上者右行，言天气右旋，自东而西以降于地。下者左行，言地气左转，自西而东以升于天……上候而已，天运之候也。”

6. 地表之下。灵 75“下有渐洳，上生苇蒲。”

7. 在一般标准或平均程度之下。灵 47“高耳者肾高，耳后陷者肾下……五藏皆高者，好高举措；五藏皆下者，好出人下。”

素79“子所言贵，最其下也。”

8. 臣下；百姓。素1“夫上古圣人之教下也，皆谓之虚邪贼风，避之有时。”素8“故主明则下安。”灵29“使百姓无病，上下和亲。”

9. 指生活在地球上的人类。素69“以道留久，逆守而小，是谓省下。”张介宾：“省下，谓察其分野君民之有德有过者也。”

10. 等级、质量低的。见“下材”、“下工”、“下品”。素74“主病之谓君，佐君之谓臣，应臣之谓使，非上下三品之谓也。”

11. 不足，不及。灵46“先立其年，以知其时，时高则起，时下则殆。”张介宾：“凡病遇生王，则时之高也，故可以起，起言愈也。如逢衰克，则时之下也，病当危殆矣。”

12. 时间、次序在后的。灵29“余愿闻而藏之，则而行之，上以治民，下以治身。”杨上善:“先人后已，大圣之情也。”素68“相火之下，水气承之。”金14“越婢加术汤主之。方见下。”

13. 谦卑。见“下齐”。

14. 从高处到低处。①下行，向下。素35“邪气客于风府，循膂而下。”灵10“其支者，循胸出胁，下腋三寸，上抵腋。”难18“火炎上行而不能下，故为上部。”②下降，降落。素2“云雾不精，则上应白露不下。”素5“地气上为云，天气下为雨。”灵28“阳者主上，阴者主下。”张介宾:“阳主升，阴主降。”灵15“漏水下百刻，以分昼夜。”③咽下，吞咽。灵4“膈咽不通，食饮不下，取之三里也。”灵19“饮食不下，膈塞不通，邪在胃脘。”伤150“水浆不下，其人心烦。”④陷下。素39“恐则气下，寒则气收。”灵10“凡此十五络者，实则必见，虚则必下，视之不见。”张介宾:“正气虚者，脉乃陷下而视之不见矣。”

15. 排泄，排出。灵18“人饮酒，酒亦入胃，谷未熟而小便独先下何也?”灵61“淫而夺形身热，色夭然白，及后下血衃。”伤106“太阳病不解，热结膀胱，其人如狂，血自下，下者愈。”

16. 泄泻。素71“热至则身热，吐下霍乱。”伤386“下多者，还用术。”伤390“吐已下断，汗出而厥，四肢拘急不解，脉微欲绝者，通脉四逆加猪胆汤主之。”

17. 指（月经）来潮。灵57“月事以时下，此其候也。”素1“任脉通，太冲脉盛，月事以时下，故有子。”金14“经水前断，后病水……去水，其经自下。”

18. 治法之一。指下法。伤394“脉沉实者，以下解之。”

19. 攻泻，即用泻下攻逐的药物以通利大便、消除积滞、荡涤实热、攻逐水饮等。素27“若先若后者，血气已尽，其病不可下。”素74“以苦下之，以酸补之……上之下之，摩之浴之。”伤240“脉实者，宜下之……下之与大承气汤。”神3“䗪虫味咸……破坚下血闭。”

20. 进入。素17“秋日下肤，蛰虫将去。”杨上善:“秋日阳气渐伏于肤内。”

21. 刺入；进（针）。素16“冬刺俞窍于分理，甚者直下，间者散下。”素27“推而按之，弹而怒之，抓而下之。”马莳:“谓以左手之爪甲掐其正穴，而右手方下针也。”灵27“其痛之移也，间不及下针，其慉痛之时，不及定治而痛已。”

22. 投入；置入其中。伤393“枳实栀子豉汤……煮取二升，下豉，更煮五六沸，去滓。”伤395“牡蛎泽泻散……右七味，异捣，下筛为散，更于臼中治之。”伤338“以苦酒渍乌梅一宿，去核，蒸之五斗米下，饭熟捣成泥。”

23. 服用。金6“肾气丸……酒下十五丸，加至二十五丸，日再服。”金12“青龙汤下已，多唾口燥。”

24. 撤去，从……上面取下。伤106“内芒硝，更上火，微沸下火。”

25. 退出，离开。灵 61“气之离藏也，卒然如弓弩之发，如水之下岸。”

26. 退去，去除。灵 19“持气口人迎以视其脉，坚且盛且滑者，病日进，脉软者，病将下。”张介宾:“下，退也。”灵 34“气在于肠胃者，取之足太阴、阳明；不下者，取之三里。”

27. 祛除。神 3“长石……去翳眇，下三虫，杀蛊毒。”灵 73“大热在上，推而下之，从下上者，引而去。”张介宾:“推而逐之，抑其高也。”杨上善:“视病热之上下，泻而去之。”

28. 用在名词后，表示一定的处所、范围等。灵 5“肝胀者，胁下满而痛引小腹。”灵 81“当其痈下，筋骨良肉皆无余，故命曰疽。”难 18“伏者，脉行筋下也。”

29. 量词。相当于动作的次数。灵 35“无问虚实，工在疾泻，近者一下，远者三下。”伤 338“乌梅丸……内臼中，与蜜杵二千下，丸如梧桐子大。”

30. 运气术语。①指在泉或在泉之气。素 67“何谓下……厥阴在上则少阳在下。”素 71“数之始，起于上而终于下。岁半之前，天气主之；岁半之后，地气主之。”素 74“北政之岁，三阴在下，则寸不应；三阴在上，则尺不应。”张介宾:“上下，即司天在泉也。”②指相火之气。素 67“以下临上，不当位也。”张介宾:“此指君相二火而言也。”马莳:“惟相火临于君火，为不当位故也。”又，指母子关系中的子气。王冰:“上临下为顺，下临上为逆，亦郁抑而病生，土临相火、君火之类也。”③指地之五运之气，与天之六气相对。见“上下”。

31. 为“上”之讹。灵 13“阴股引髀而痛，阴器纽痛，下引脐两胁痛，引膺中脊内痛。”《太素》卷十三“下”作“上”。

【下工】 医术不高明的医生。素 26“下工救其已成。”灵 4“上工十全九……下工十全六。”灵 5“故曰上工平气，中工乱脉，下工绝气危生。”

【下口】 通道的下部，即出口处。难 44“太仓下口为幽门。”

【下水】 利水，渗利水湿。神 3“秦艽……下水，利小便。”金 14“又与葶苈丸下水，当时如小差，食饮过度，肿复如前。”

【下毛】 阴毛。灵 64“血气盛则下毛美长至胸，血多气少则下毛美短至脐。”

【下气】

1. 指人体下部之气。①指肾之精气。素 45“下气上争不能复，精气溢下，邪气因从之而上也。”张介宾:“精虚于下，则取足于上，故下气上争也。”吴崑:“下气，身半以下之气也。”灵 28“下气不足，则乃为痿厥心悗。”灵 73“上气不足，推而扬之；下气不足，积而从之。”杨上善:“下气不足，谓肾间动气少者，可补气聚。”②指胃肠之气。灵 80“上气不足，下气有余，肠胃实而心肺虚，虚则营卫留于下，久之不以时上，故善忘也。”

2. 运气术语。指六气中在下的承制之气，如水是火的下气，金是木的下气。素 71“气有多少，发有微甚……甚者兼其下，征其下气而见可知也。”王冰:“六气之下，各有承气也，则如火位之下，水气承之……金位之下，火气承之。君位之下，阴精承之。各征其下，则象可见矣。”

3. 降气。素 46“夫生铁洛者，下气疾也。”金 7“止逆下气者，麦门冬汤主之。”神 2“石斛味甘，平。主伤中，除痹，下气。”

【下白】 病症名。大便下白沫。素 74“客胜则腰腹痛而反恶寒，甚则下白，溺白。”马莳:“大便下白而溺亦下白。”

【下加】

1. 运气术语。中运之气加临于在泉之气。在泉之气在下，故称“下加”。素 71“甲辰甲戌，太宫，下加太阴；壬寅壬申，太角，下加厥阴。”

2. 向下加临。灵 47“脾下则下加于大肠，下加于大肠则藏苦受邪。”

【下血】

1. 便血。素 48“沉为肠澼下血。”灵 23“呕，下血者死。”金 16“下血，先便后血，此远血也，黄土汤主之。”

2. 月经过多，崩漏。金 20“下血者，后断三月衃也。”

3. 胎漏。即先兆流产。金 20“有妊娠下血者。”

4. 恶露。金 20“妇人……有半产后因续下血都不绝者。”

【下齐】 谦卑周全貌。灵 72“太阴之人，贪而不仁，下齐湛湛，好内而恶出。”赵尔功:“下齐，谦下整齐也，足恭之态也。”

【下关】

1. 穴名。属足阳明胃经。位于面部，下颌骨髁状突前方，当颧弓与下颌切迹之间的凹陷处。素 58“下关二穴。”灵 2“刺下关者，欠不能呿。”

2. 指寸口脉关脉之下近尺脉部位。金 11“微下关，积在少腹。”

【下纪】 穴名。关元穴。素 58“下纪者，关元也。”

【下材】 才能低劣的人。灵 48“愿闻下材者，勿满而约之。”

【下极】

1. 两目间部位。为心在面部的望诊部位。灵 49“王宫在于下极……下极者，心也。”张介宾:“下极，两目之间。”

2. 大肠下端。难 44“大肠小肠会为阑门，下极为魄门。”熊宗立:“下极，肛门也。”

3. 指长强穴。难 28“督脉者，起于下极之俞，并于脊里。”徐大椿:“下极，即长强穴，属督脉，在脊骶骨端。”又，《难经集注》虞曰:“据其督脉流行，起自会阴穴，循脊中上行至大椎穴。”

【下利】

1. 病症名。泄泻和痢疾的统称。素 71“寒至则坚否腹满，痛急下利之病生矣。”伤 165“伤寒发热，汗出不解，心中痞鞕，呕吐而下利者，大柴胡汤主之。”金 17“下利，便脓血者，桃花汤主之。”

2. 指崩漏。金 22“妇人年五十所，病下利数十日不止，暮即发热，少腹里急，腹满，手掌烦热，唇口干燥，何也？师曰：此病属带下。”李彣:“所病下利，据本文带下观之，当是崩淋下血之证。”又，赵以德:“今年五十，经绝胞门闭塞，冲任脉不复输泄之时，所积瘀血，自胞门化为带下，无所从出，大便属阴，故就大便而下利矣。”

【下体】 植物根部。素 69“柔脆草木焦槁，下体再生，华实齐化。”

【下取】 治法名。指从下部施治，包括下病下取、上病下取等。素 70“上取下取，内取外取，以求其过。”王冰:“下取，谓以迅疾之药除下病。”又，高世栻:“司天在泉则有上下……取其有过者而补治之，故曰上取下取。”灵 59“积于腹中者，下取之。”

【下迫】 症状名。指泻下时有急迫难忍之感。素 74“诸呕吐酸，暴注下迫，皆属于热。”

【下泄】

1. 病症名。泄泻。素 45“少阴厥逆，虚满呕变，下泄清，治主病者。”

2. 从后阴或前阴排泄。灵 22“呕多沃沫，气下泄，不治。”马莳:“在上作呕……在下气泄，则上下交病，此不可治之证也。”金 22“胃气下泄，阴吹而正喧。”徐忠可:“下泄者，气从阴门而泄出，故曰阴吹。”

【下降】 降落。素 68“天气下降，气流于地。”

【下经】

1. 古医书名。已佚。素 34“《下经》曰胃不和则卧不安，此之谓也。”素 77“上经、下经，揆度阴阳，奇恒五中。”又，王冰:“下经者，言病之变化也。”

2. 指《神农本草经》的卷四。该卷记载下品药物125味。神1“破积聚愈疾者，本下经。”

【下药】 下品药物。神1“下药一百二十五种为佐使，主治病以应地。”

【下临】 运气术语。降临，指岁气所产生的气候，降临于地。素70“少阳司天，火气下临……阳明司天，燥气下临。”

【下品】 下品药物，又称“下药”。神4“神农本草经卷第四，下品。”

【下重】

1. 大便时腹痛窘迫，时时欲泻，肛门重坠，便出不爽。伤371“热利下重者，白头翁汤主之。”金11“小肠有寒者，其人下重便血。”

2. 身体下部沉重。素71“其变震惊飘骤，其病湿下重。”金11“心伤者，其人劳倦，即头面赤而下重。”

【下俞】 肢体下部腧穴。素21“宜治其下俞……治在下俞。”王冰:“下俞，足俞也。”

【下部】

1. 三部九候诊法中肢体下部的诊脉部位。素20“有下部，有中部，有上部……下部天，足厥阴也；下部地，足少阴也；下部人，足太阴也。”

2. 指外生殖器。金3“蚀于下部则咽干，苦参汤洗之。”

3. 指寸口诊脉中的尺部脉。难18“三部者，寸、关、尺也……下部法地，主齐以下至足之有疾也。”伤357“寸脉沉而迟，手足厥逆，下部脉不至。”

【下窍】 前阴尿道口与后阴肛门。素5“阴味出下窍，阳气出上窍。”灵78“腰尻下窍应冬至。”

【下陵】 穴名。即足三里。属足阳明胃经。位于小腿前外侧，犊鼻穴直下3寸，胫骨前嵴外侧一横指处。灵1“阴有阳疾者，取之下陵三里。”灵2“下陵，膝下三寸，胻骨外三里也，为合。”

【下陷】

1. 凹陷。灵2“入于曲泽，肘内廉下陷者之中也。”

2. 内陷。灵81“热气淳盛，下陷肌肤，筋髓枯，内连五藏。”

【下晡】 申时。素22“肝病者……下晡甚。”素65“冬鸡鸣，夏下晡。”王冰:“下晡，谓日下于晡时，申之后五刻也。”

【下脘】 胃腔下口幽门部位。灵19“邪在胃脘，在上脘则刺抑而下之，在下脘则散而去之。”素62“上焦不行，下脘不通。”杨上善:“下脘，胃下口也。”又，下脘不通，《新校正》云:“按《甲乙经》作下焦不通。”

【下清】 下肢清冷，或便泄清稀的病证。素71“其变肃杀雕零，其病下清。”张介宾:“二便清泄及下体清冷。”

【下厥】

1. 病机。下部之气上逆。素10“下厥上冒，过在足太阴阳明。”

2. 症状。下肢逆冷。金21“以血虚下厥，孤阳上出，故头汗出。”

【下焦】 指人体体腔从胃下口至二阴的部分。主要功能是分别清浊，渗注膀胱，排泄糟粕。灵18“下焦者，别回肠，注于膀胱而渗入焉。故水谷者，常并居于胃中，成糟粕而俱下于大肠，而成下焦，渗而俱下，济泌别汁，循下焦而渗入膀胱焉……下焦如渎。”

【下痢】 病名。痢疾。神1“夫大病之主，有中风，伤寒，寒热，温疟……肠澼，下痢。”神3“黄连味苦，寒。主……下痢。”

【下腧】 经气向下聚集处。灵2“三焦下腧，在于足大指之前。”杨上善:“三焦下行气聚之处，故曰下输也。”

【下廉】

1. 穴名。即下巨虚，又称巨虚下廉。

属足阳明胃经，位于小腿前外侧膝眼直下9寸。素54“下廉者，陷下者也。”王冰：“欲知下廉穴者，骱外两筋之间独陷下者则其处也。”素61“气街、三里、巨虚上、下廉，此八者，以泻胃中之热也。”

2. 下侧边缘。灵10“小肠手太阳之脉，起于小指之端……直上循臂骨下廉，出肘内侧两筋之间。”灵14“内辅下廉下至内踝长一尺三寸。”

【下管】 即下脘。参见该条。灵47“胃下者下管约不利。”灵68“虫寒则积聚守于下管，则肠胃充郭，卫气不营，邪气居之……积聚以留，留则痈成，痈成则下管约。”张介宾：“管，脘同。”

【下膈】

1. 病证名。与上膈相对，指因虫积所致进食后过一段时间食物吐出的病证。灵68“虫为下膈，下膈者，食晬时乃出。”

2. 向下穿过胸膈。灵10“下膈，历络三膲。”

【下白沫】 症状名。排出大便呈白色黏液状。素28“肠澼下白沫何如?”

【下利气】 症状名。泄泻时伴有矢气。金17“下利气者，当利其小便。”

【下脓血】 症状名。指下利赤白黏冻。素20“肠澼下脓血何如?”

【下竟下】 尺肤诊法术语。指尺肤部下端直达肘横纹处。素17“下竟下者，少腹腰股膝胫足中事也。”王冰：“下竟下，谓尽尺之脉动处也。”

【下焦胀】 病证名。水湿滞留于下焦而致胀满的病证。灵36“留于下焦，不得渗膀胱，则下焦胀。”

【下利清谷】 症状名。泻下清稀粪便夹有较多未消化的食物。伤225“脉浮而迟，表热里寒，下利清谷者，四逆汤主之。”伤370“下利清谷，里寒外热，汗出而厥者，通脉四逆汤主之。”

【下沃赤白】 症状名。指便下赤白黏冻。素74“少腹痛，下沃赤白。”张介宾：“下沃赤白者，热主血分则赤，气分则白。”

【下者举之】

1. 治法术语。指气陷或下脱的病证，用升举之法治疗。素74“治之奈何？高者抑之，下者举之，有余折之，不足补之。”

2. 运气术语。指气运不及时会有气升举以扶助调节。素69“夫五运之政，犹权衡也，高者抑之，下者举之，化者应之，变者复之。”

【下实上虚】 指肝胆之气虚于上而实于下的病机。素10“徇蒙招尤，目冥耳聋，下实上虚，过在足少阳、厥阴，甚则入肝。”张介宾：“其过在肝胆之气，实于下而虚于上也。”又，杨上善：“过者少阳脉虚，厥阴脉实也。”

【下虚上实】

1. 指肾之精气亏虚而九窍壅塞不利的病机。素5“年六十，阴痿，气大衰，九窍不利，下虚上实，涕泣俱出矣。”

2. 指少阴肾虚于下，而太阳膀胱盛实于上的病机。素10“是以头痛巅疾，下虚上实，过在足少阴、巨阳，甚则入肾。”杨上善：“少阴虚，太阳实，故为头痛巅疾也。”

3. 指阴夺于下，阳盛于上的病机。素49“所谓甚则狂颠疾者，阳尽在上，而阴气从下，下虚上实，故狂颠疾也。”

【下厥上竭】 指阳亡而厥从下起，血从上出而阴竭的病机。伤294“少阴病，但厥无汗，而强发之，必动其血，未知从何道出，或从口鼻，或从目出者，是名下厥上竭，为难治。”张志聪：“此生气厥于下，血出竭于上，是名下厥上竭。”

【下焦如渎】 指下焦泌别清浊，排泄糟粕，犹如沟渠排水一样。灵18“上焦如雾，中焦如沤，下焦如渎。”

【下痢脓血】 症状名。指痢下赤白黏冻。神2“蜜蜡味甘，微温。主下痢脓血。”

【下瘀血汤】 方剂名。组成：大黄二

两，桃仁二十枚，䗪虫二十枚（熬，去足）。煎服法：上三味，末之，炼蜜和为四丸，以酒一升，煎一丸，取八合，顿服之，新血下如豚肝。功用：破血逐瘀。主治：产后瘀血内结腹痛证。临床见少腹刺痛，固定不移，拒按，按之有硬块。金 21“此为腹中有干血着脐下，宜下瘀血汤主之；亦主经水不利。”

寸（cùn）

1. 长度单位。①十分为寸，十寸为尺。《说文·寸部》：“寸，十分也。”灵 31“胃……长二尺六寸，大一尺五寸，径五寸。”灵 32“广肠大八寸，径二寸寸之大半。”②同身寸。以患者本人肢体某些部位折作一定长度单位，以量取穴位。灵 14“横骨长六寸半……两乳之间广九寸半，两髀之间广六寸半。”

2. 指寸口。手腕桡动脉处。《说文·寸部》：“寸，十分也，人手却一寸动脉谓之寸口，从又一。”段玉裁：“距手十分动脉处谓之寸口，故字从又一，会意也。”素 21“权衡以平，气口成寸，以决死生。”灵 4“善调尺者，不待于寸。”张志聪：“故善调尺者，不待于寸口之脉。”

3. 指寸关尺三部的寸部。难 18“脉有三部九候……三部者，寸关尺也。”伤 244“太阳病，寸缓关浮尺弱。”素 74“南政之岁，三阴在天，则寸不应；三阴在泉，则尺不应。左右同。”张介宾：“南政之岁，反于北政，故在天主寸，在泉主尺也。”

【寸口】 诊脉部位。又名气口，脉口。即掌后桡骨动脉搏动处，属手太阴肺经。素 9“寸口一盛病在厥阴。”高世栻：“寸口，两手寸部之肺脉也。《经脉》论云：肺手太阴之脉，入寸口，盖寸口，谓之脉口，又谓之气口。”素 78“诊病不问其始……卒持寸口，何病能中？”难 1“寸口者，脉之大要会，手太阴之动脉也……五藏六府之所终始，故法取于寸口也。”灵 62“气之过于寸口也。”马莳“寸口者，即手太阴经之太渊穴，十二经脉必会于此，此脉之所以动而不休也。”

【寸内】 指关至鱼际的诊脉部位。难 2“从关至鱼际是寸内，阳之所治也……阳得寸内九分。”滑寿：“从关至鱼际是寸口，寸口之内，阳所治也。”

【寸脉】

1. 指寸口脉三部中的寸部。伤 128“按之痛，寸脉浮，关脉沉，名曰结胸也。”伤 363“下利，寸脉反浮数，尺中自涩者，必清脓血。”

2. 指寸口脉。素 28“经络皆实，是寸脉急而尺缓也。”王冰：“脉急，谓脉口也。”丹波元简：“王云脉急谓脉口也，而不解尺缓之义，诸家俱为尺中之脉，非也……此节以脉口诊经，以尺肤诊络，盖经为阴为里，乃脉道也，故以脉口诊之；络为阳为浮而浅，故以尺肤诊之。”

【寸口脉】

1. 诊脉部位。又称气口、脉口、寸口。分寸、关、尺三部。桡骨茎突处为关，关之前为寸，关之后为尺。素 18“寸口脉中手长者，曰足胫痛。”张志聪：“寸口脉中手长者，寸脉直下于尺中，此阳邪直行于下部，故主足胫痛也。”金 1“寸口脉动者，因其旺时而动，假令肝旺色青，四时各随其色。”金 14“寸口脉沉而迟，沉则为水，迟则为寒，寒水相搏。”

2. 指寸口脉三部中的寸部。金 9“寸口脉沉而迟，关上小紧数。”金 10“寸口脉浮而大，按之反涩，尺中亦微而涩，故知有宿食，大承气汤主之。”

丈（zhàng）

长度单位。十尺为一丈。灵 15“人经脉上下、左右、前后二十八脉，周身十六丈二尺。”灵 17“手之六阳，从手至头，长五尺，五六三丈。”灵 31“肠胃所入至所出，长六丈四寸四分。”

【丈夫】 男子的通称。素 1“丈夫八岁，肾气实，发长齿更。”灵 10“是动则病腰痛不可以俯仰，丈夫㿗疝，妇人少腹肿。”

大（一、dà）

1. 与“小”相对。在面积、体积、容量、数量、力量、强度、重要性等方面超过一般或超过所比对象。素 70“地之小大异也，小者小异，大者大异。”灵 10“盛者寸口大一倍于人迎，虚则寸口反小于人迎也。”灵 7“病小针大，气泻太甚，疾必为害。”灵 80“肠胃大则卫气留久。”

2. 在程度、规模、声势、时间等方面超过一般或超过所比对象。素 52“无刺大醉，令人气乱；无刺大怒，令人气逆；无刺大劳人，无刺新饱人，无刺大饥人。”灵 9“大惊大恐，必定其气，乃刺之。”灵 61“大夺血之后，是二夺也；大汗出之后，是三夺也；大泄之后，是四夺也。”

3. 大小的程度。灵 57“其始生也，大如鸡卵。”金 3“代赭石，如弹丸大一枚……鳖甲，手指大一片。”金 12“夫心下有留饮，其人背寒冷如掌大。”

4. 粗大。《庄子·山木》：“庄子衣大布而补之。”《释文》：“大布，粗布也。”灵 14“是故视其经脉之在于身也……其见明而大者，多血；细而沉者，多气也。”灵 29“广骸，大颈，张胸，五谷乃容。”

5. 指周长。灵 32“广肠大八寸。”灵 31“胃纡曲屈伸之，长二尺六寸，大一尺五寸，径五寸。”张介宾：“大言周围之数，径言直过之数，余准此。”

6. 扩大，增大。素 8“毫厘之数，起于度量，千之万之，可以益大，推之大之，其形乃治。”灵 78“故为之治针，必以大其头而锐其末。”灵 45“夫九针者，小之则无内，大之则无外。”

7. 肿大。灵 57“衃以留止，日以益大。”灵 75“血道不通，日大不休，俯仰不便。”

8. 指（知识、技艺）博大、精深。素 81“不在经者，欲闻其状。帝曰：大矣。”王冰：“人之所大要也。”张志聪：“此通天之道，故极赞其大焉。”

9. 指大的问题。灵 29“夫治民与自治，治彼与治此，治小与治大。”

10. 指邪盛有余。灵 75“大者必去……凡刺大邪，日以小，泄夺其有余。”

11. 指大脉。即脉来大而满指，波动幅度倍于平常。灵 4“大甚为喉吤，微大为心痹引背，善泪出……大者多气少血，小者血气皆少。”素 74“太阳之至大而长。”金 12“久咳数岁，其脉弱者可治，实大数者死。”

12. 指大便。见“小大”。

13. 指大方。①药量大的方剂。素 74“是故平气之道……远而奇偶，制大其服也，大则数少，小则数多，多则九之，少则二之。”张介宾：“远而奇偶，制大其服，大则数少而止于二，盖少则分两重，分两重则性力专而直达深远也。”②药味多的方剂。素 74“君一臣二，制之小也；君一臣三佐五，制之中也；君一臣三佐九，制之大也。”高世栻：“君一臣三佐九，制剂之大也。”

14. 指大针。灵 60“以小治小者其功小，以大治大者多害。”张志聪：“痈小而以小针治之者，其功小而易成；痈大而以大针治之者，多有逆死之害。”

15. 概略，大概。灵 40“气之大别，清者止注于肺，浊者下走于胃。”张介宾：“大别，言大概之分别也。”

16. 敬词。《说文通训定声》：“凡大人、大夫、大子、大王、大公，皆敬词。”素 9“大神灵问，请陈其方。”

17. 为“持”字之讹。灵 74“久大之而热者，亦寒热也。”《太素》卷十五、《脉经》卷四、《甲乙经》卷四“大”并作“持”。

（二、tài）

通“太”。见“大$_2$仓”、“大$_2$息”。

【大丁】 泛指疔疮。丁，通“疔”。素3“高梁之变，足生大丁。”张介宾：“厚味太过，蓄为内热，其变多生大疔。”

【大人】

1. 地位尊贵的人。灵5“夫王公大人，血食之君，身体柔脆。”灵6“刺布衣者，以火焠之；刺大人者，以药熨之。”

2. 成年人。金5“治大人风引，少小惊痫瘈疭。”神2“龙齿，主小儿、大人惊痫，癫疾。”

【大小】

1. 大与小；大或小。素74“治有缓急，方有大小。”灵6“气有盛衰，骨有大小，肉有坚脆。”灵7“九针之宜，各有所为，长短大小，各有所施也。”

2. 大小的程度。灵48“两者相应，俱往俱来，若引绳大小齐等。”

3. 偏指粗大或细小。素48“胫有大小，髀骱大跛易偏枯。”张介宾：“足胫或肿或消，是谓大小。”难14“不大不小，虽困可治，其有大小者，为难治。”

4. 指大小便。素80“视其大小，合之病能。”吴昆：“大小，二便也。”又，高世栻：“视其脉之大小，而合之病能。”

5. 指时间的长与短。素6“大小月三百六十日成一岁。”

【大水】

1. 指洪水，水灾。灵43“阴气盛则梦涉大水而恐惧。”

2. 指水湿邪气。神3“蠡鱼……主湿痹，面目浮肿，下大水。”神4“瓜蒂……主大水，身面四肢浮肿。”

【大气】

1. 自然界的气体。古人认为大气为阴阳所化，为生命造化的必要环境。素67“地为人之下，太虚之中者也……大气举之也。”王冰：“大气，谓造化之气，任持太虚者也。”

2. 经脉之气。灵78“故为之治针……以取大气之不能过于关节者也。”素27“推阖其门，令神气存，大气留止，故名曰补。”王冰：“大气，谓大经之气流行营卫者。”

3. 宗气。即胸中之气。素58“肉分之间，溪谷之会，以行营卫，以会大气。”张志聪：“大气，宗气也。”灵75“阳气大逆，上满于胸中，愤䐜肩息，大气逆上，喘喝坐伏。”金14“阴阳相得，其气乃行，大气一转，其气乃散。”

4. 亢盛的邪气。素27“候呼引针，呼尽乃去，大气皆出，故命曰泻。”王冰：“大气，谓大邪之气，错乱阴阳者也。”素31“十二日厥阴病衰……大气皆去，病日已矣。”灵49“大气入于藏府者，不病而卒死矣。”张介宾：“大气，大邪之气也。”

5. 指水湿邪气。灵78“九曰大针……主取大气不出关节者也。”《灵枢经·九针十二原》：“大针者，尖如梃，其锋微员，以泻机关之水也。”《灵枢经·官针》：“病水肿不能通关节者，取以大针。”

【大化】 谓气化。素71“天地大化运行之节，临御之纪。”

【大分】 较大肌肉会合处。素55“刺大分、小分，多发针而深之。”高世栻：“大分，肉之大会。”

【大$_2$仓】 穴名，又称太仓，即中脘穴。难45“府会大仓，藏会季胁。”《难经本义》“大”作“太”。吕广等：“腑会太仓者，胃也。其穴者，中脘是也。”

【大风】

1. 强风。素69“岁水不及……复则大风暴发，草偃木零。”素71“木郁之发……大风乃至，屋发折木。”

2. 强盛的风邪。素3“虽有大风苛毒，弗之能害。”素60“大风颈项痛，刺风府……大风汗出。”张志聪：“此言风邪入于经也。当治其风府也，夫风伤卫，卫气一日一夜大会于风府，是以大风之邪，随卫气而直入风府者，致使其头项痛也。”

3. 病名。即疠风，又称癞风、大麻风。临床见骨节沉重，肢体麻木，皮肤疡溃，眉须脱落等。素 55“病大风，骨节重，须眉堕，名曰大风。”高世栻：“大风，疠风也。风邪客于脉而不去，皮肤疡溃，名曰疠风。”

4. 指中风偏枯诸病。灵 75“大风在身，血脉偏虚。”杨上善：“大风，谓是痱风等病也。”金 5“侯氏黑散，治大风四肢烦重，心中恶寒不足者。”

【大方】 大法，基本法则。素 80“是以诊有大方，坐起有常。”张介宾：“大方者，医家之大法也。”

【大火】

1. 炎烈之火。灵 43“阳气盛则梦大火而燔焫。”

2. 炎热的气候。素 70“坚成之纪……大火流，炎烁且至，蔓将槁。”素 71“凡此太阴司天之政……二之气，大火正。”张介宾：“客主之气，皆少阴君火用事，故大火气正。”

【大节】 大关节。灵 10“诸络脉皆不能经大节之间。”灵 78“淫邪流溢于身，如风水之状，而溜不能过于机关大节者也。”张介宾：“大节，大关节也。”

【大札】 中药名。茺蔚子的别名。见“茺蔚子”。神 2“茺蔚子……一名益母，一名益明，一名大札。”

【大包】 穴名。属足太阴脾经，为脾之大络。位于侧胸部腋中线上，当第六肋间隙处。灵 10“脾之大络，名曰大包，出渊腋下三寸，布胸胁。”张志聪：“大包乃脾经之穴名，在足少阳胆经渊液之下三寸。”

【大主】 君主。言心为五脏六腑之主宰，如同一国之君主。灵 71“心者，五藏六府之大主也。”

【大半】 过半。灵 31“广肠……径二寸寸之大半。”灵 32“肠胃之长，凡五丈八尺四寸，受水谷九斗二升一合合之大半。”

【大圣】 道全德备、智能超绝的人。素 69“所谓精光之论，大圣之业，宣明大道，通于无穷。”

【大邪】

1. 指邪气亢盛的病证。灵 75“凡刺大邪，日以小，泄夺其有余，乃益虚。”张介宾：“大邪，实邪也。邪气盛大，难以顿除，日促小之，自可渐去。”

2. 指风邪。因风性善行数变，为百病之长，故称。金 1“大邪中表，小邪中里。”山田业广：“风性散漫而广，故谓之大邪，但大而散则入浅，所以中表。”又，吴谦等：“六淫天邪，故名大邪；六淫伤外，故曰中表也。”

【大肉】 人体臂、腿、臀部等较肥厚的肌肉。素 19“大骨枯槁，大肉陷下。”张志聪：“大肉，即两臂两腿之肉。”灵 6“形充而大肉䐃坚而有分者肉坚。”张介宾：“大肉，臀肉也。”

【大羽】 五音中羽音的一种，指大羽之人，为人的五行分类中水形之人中的一种。灵 65“上羽与大羽同……足少阴，藏肾，色黑，味咸，时冬。”

【大约】 大法，原则。灵 55“刺之大约者，必明知病之可刺，与其未可刺，与其已不可刺也。”杨上善：“约，法也。”灵 75“此刺之大约，针之极也。”

【大纪】 纲纪，法则。素 74“天地之大纪，人神之通应也。”

【大麦】 中药名。禾本科大麦属植物大麦的颖果。甘，凉。入脾、胃经。补养脾胃，益气生津。常用于治疗脾胃虚弱之证，或辅助药物治疗，以保养脾胃之气。金 15“以大麦粥汁和服方寸匕，日三服。”金 20“白术散方……已后渴者，大麦粥服之。”

【大抒】 穴名。同“大杼”。难 45“血会鬲俞，骨会大抒。”《难经本义》、《黄帝八十一难经纂图句解》“抒”并作“杼”。

【大豆】

1. 植物大豆的种子。素 32“刺手太阴阳明，出血如大豆，立已。”又，此“大豆”疑为“豆大”之误倒。杨上善:“出血如豆，言其少也。”

2. 指黑大豆。与五行相配的五谷之一，在五脏应肾，为肾之谷。灵 65“上羽与大羽同，谷大豆……藏肾，色黑，味咸，时冬。”素 22“大豆、豕肉、栗、藿皆咸。”

【大吴】 地名。在江苏南部。神 2“兰草……一名水香。生大吴池泽。”陶弘景：“大吴应是吴国太伯所居，故呼大吴。”

【大针】 针具名。九针之一。形如毫针而粗，长 4 寸，针体呈圆柱状，尖微圆，用以治疗水肿等病症。灵 1“九曰大针，长四寸……大针者，尖如梃，其锋微员，以泻机关之水也。”灵 7“病水肿不能通关节者，取以大针。”灵 78“九曰大针，取法于锋针，其锋微员，长四寸，主取大气不出关节者也。”

【大体】 大要；纲领。素 22“故治所以异而病皆愈者，得病之情，知治之大体也。”素 74“治诸胜复，寒者热之，热者寒之……此治之大体也。”

【大谷】 指经脉交会处。素 10“人有大谷十二分，小溪三百五十四名。”王冰：“大经所会，谓之大谷也。十二分者，谓十二经脉之部分。”杨上善:“小曰溪，大曰谷，溪谷皆流水处也。故十二经脉名为大谷，三百六十五络名曰小溪。”又，张介宾:“大谷者，言关节之最大者也，节之大者无如四肢，在手者肩肘腕，在足者髁膝腕，四肢各有三节，是为十二分。分，处也。”

【大肠】

1. 六腑之一。①位于腹腔，属下焦，上接阑门，与小肠相通，下连肛门，包括结肠与直肠。难 42“大肠重二斤十二两，长二丈一尺，广四寸，径一寸寸之少半，当齐右回十六曲，盛谷一斗，水七升半。”难 44“大肠小肠会为阑门，下极为魄门。”②接纳小肠下注的消化物，吸收剩余的水分和养料，使之形成粪便，传送至肛门排出体外。故称之为“传道之官”、“传道之腑”。素 8“大肠者，传道之官，变化出焉。”灵 18“故水谷者，常并居于胃中，成糟粕，而俱下于大肠。”难 35“大肠者，传写行道之府也。”灵 2“大肠者，传道之府。”灵 2“大肠、小肠，皆属于胃，是足阳明也。”③在脏合肺，皮为其外应。灵 47“肺合大肠，大肠者，皮其应……皮厚者大肠厚，皮薄者大肠薄，皮缓腹里大者大肠大而长，皮急者大肠急而短。”难 35“大肠者，肺之府。”④经脉为手阳明，与手太阴肺经互为表里。灵 10“大肠手阳明之脉……下入缺盆络肺，下膈属大肠。”

2. 指手阳明大肠经。灵 4“大肠合入于巨虚上廉。”张介宾:“大肠，手阳明也。本经之合在曲池，其下腧则合于足阳明之巨虚上廉。”难 66“大肠之原出于合谷。”

3. 指手阳明大肠经经气。灵 2“大肠上合手阳明，出于商阳。”张介宾:“此大肠经之所出为井也。”

4. 大肠在面部的望诊部位，即两颧下的面颊部位。灵 49“中央者，大肠也。挟大肠者，肾也。”张介宾:“中央者，面之中央，谓迎香之外，颧骨之下，大肠之应也。”

5. 指肠管粗大。灵 72“少阴之人，多阴少阳，小胃而大肠，六府不调。”张介宾：“小肠大则传送速而气不蓄，阳气既少，而又不蓄，则多阳少阴矣。”

【大角】 五音中木音的一种，指大角之人，为人的五行分类中木形之人中的一种。灵 65“上角与大角同，谷麻，畜犬，果李，足厥阴，藏肝，色青，味酸，时春。”马莳：“上角太角者，木音之人也，故五谷五畜五果之内，其麻、犬、李皆属木，宜木音之人，用此以调之也。”

【大迎】 穴名。属足阳明胃经，位于面

部，下颌角前方咬肌附着部前缘。灵 21“臂阳明有入頄遍齿者，名曰大迎，下齿龋取之。”素 59“大迎之骨空各一。”王冰：“大迎，穴名也。在曲颔前同身寸之一寸三分，骨陷者中动脉，足阳明脉气所发。”

【大忌】 重要的禁忌。自七岁后，每过九年，都为重要的年忌。灵 64“凡年忌，下上之人，大忌常加七岁、十六岁、二十五岁、三十四岁、四十三岁、五十二岁、六十一岁，皆人之大忌，不可不自安也。”

【大杼】 穴名。又名“胸中大腧”。属足太阳膀胱经。位于背部，第一胸椎棘突下旁开 1.5 寸处。灵 33“冲脉者……其输上在于大杼。”素 61“大杼、膺俞、缺盆、背俞，此八者，以泻胸中之热也。”王冰：“大杼，在项第一椎下两旁相去各同身寸之一寸半陷者中。”

【大事】 犹大话。灵 72“太阳之人，居处于于，好言大事，无能而虚说。”张介宾：“喜夸张而无实济也。”赵庭霞：“好言大事，无能而虚说，大言不惭，无必为之志也。”

【大枣】 中药名。又名红枣。为鼠李科植物枣的果实。甘，温。入脾、胃经。补中益气，养血安神。主治脾胃虚弱，食少便溏，倦怠乏力；气血不足，心悸怔忡，妇人脏躁等。并能缓和峻烈药物的毒性，减少副作用。组方有桂枝汤、桂枝加葛根汤、桂枝加厚朴杏子汤、桂枝加附子汤、桂枝去芍药汤、桂枝去芍药加附子汤、桂枝麻黄各半汤、桂枝二麻黄一汤、桂枝二越婢一汤、桂枝去桂加茯苓白术汤、葛根汤、葛根加半夏汤、大青龙汤、桂枝加芍药生姜各一两人参三两新加汤、茯苓桂枝甘草大枣汤、小柴胡汤、小建中汤、大柴胡汤、柴胡加芒硝汤、柴胡加龙骨牡蛎汤、桂枝去芍药加蜀漆牡蛎龙骨救逆汤、桂枝加桂汤、柴胡桂枝汤、半夏泻心汤、生姜泻心汤、甘草泻心汤、十枣汤、旋覆代赭汤、黄芩汤、黄芩加半夏生姜汤、黄连汤、桂枝附子汤、去桂加白术汤、炙甘草汤、吴茱萸汤、麻黄连轺赤小豆汤、桂枝加芍药汤、桂枝加大黄汤、当归四逆汤、当归四逆加吴茱萸生姜汤、栝蒌桂枝汤、防己黄芪汤、白术附子汤、黄芪桂枝五物汤、桂枝加龙骨牡蛎汤、薯蓣丸、射干麻黄汤、麦门冬汤、葶苈大枣泻肺汤、越婢加半夏汤、茯苓桂枝甘草大枣汤、厚朴七物汤、附子粳米汤、越婢汤、桂枝加黄芪汤、桂枝去芍药加麻辛附子汤、黄芩加半夏生姜汤、文蛤汤、橘皮竹茹汤、排脓汤、竹叶汤、甘麦大枣汤等。神 2“大枣，味甘，平。主心腹邪气，安中养脾，助十二经，平胃气，通九窍。补少气、少津，身中不足，大惊，四肢重。和百药。久服轻身，长年。”

【大明】 日。素 71“火郁之发，太虚肿翳，大明不彰。”王冰：“大明，日也。”又，张志聪：“大明，日月之光明也。”

【大法】 重要的法则。素 17“此六者，持脉之大法。”金 11“诸积大法：脉来细而附骨者，乃积也。”

【大经】

1. 较大的经脉。素 44“大经空虚，发为肌痹，传为脉痿。”王冰：“大经，谓大经脉也。”

2. 经脉。素 27“诛罚无过，命曰大惑，反乱大经。”森立之：“大经者，即经脉也。”灵 66“在络之时，痛于肌肉，其痛之时息，大经乃代。”桂山：“按大经即经脉，盖对络而谓之大经。”素 39“络血之中，血泣不得注于大经。”

【大毒】 指作用峻猛、副作用较大的药物。素 70“大毒治病，十去其六。”

【大要】

1. 要旨，要领。素 19“吾得脉之大要。”杨上善：“弦钩浮营等脉大过不及之理，名曰脉之大要。”

2. 古医籍名。素 74“故《大要》曰：谨守病机，各司其属。”素 70“故《大要》

曰：无代化，无违时，必养必和，待其来复，此之谓也。”王冰：“大要，上古经法也。”张介宾：“大要，上古书名。”

【大指】

1. 拇指。素 63“后刺手大指内侧。”灵 2“合谷，在大指歧骨之间，为原。”灵 71“手太阴之脉，出于大指之端。”

2. 足大趾。灵 10“肝足厥阴之脉，起于大指丛毛之际。”灵 23“气满胸中喘息，取足太阴大指之端。”

3. 为“太阳”之讹。灵 2“三焦下腧，在于足大指之前，少阳之后。”《太素》卷十一、《甲乙》卷三“大指”并作“太阳”。周学海：“考《邪气脏腑病形》篇曰：三焦病者，候在足太阳之外大络，在太阳少阳之间，取委阳。于大指何涉，应作太阳。”

【大骨】

1. 指颧骨、股骨、椎骨等较大的骨骼。素 19“大骨枯槁，大肉陷下。”吴谦等：“大骨，颧骨、股腰之大骨也。”张志聪：“大骨，两臂两腿之骨。”

2. 腰间脊骨。指代肾。素 3“味过于咸，大骨气劳。”森立之：“大骨，即高骨，谓腰髁骨也，即为肾之部位。云‘大骨气劳’者，肾气劳惫之谓也。大骨气犹云肾气。”

3. 指局部骨骼隆起处。灵 2“京骨，足外侧大骨之下（指第五跖骨粗隆处）……天井，在肘外大骨之上陷者中也（尺骨鹰嘴处）……小海，在肘内大骨之外（肱骨内上髁处）。”

4. 骨骼粗大。灵 53“胃厚色黑，大骨及肥者，皆胜毒。”张介宾：“胃厚者脏坚，色黑者表固，骨大者体强，肉肥者血盛，故能胜峻毒之物。”

【大适】 中药名。葶苈子的别名。见“葶苈”。神 4“葶苈……通利水道。一名大室，一名大适。”

【大便】

1. 从肛门排出的饮食糟粕，即粪便。灵 74“婴儿病……大便赤瓣飧泄。”伤 203“胃中干燥，故令大便鞕。”金 15“病随大小便去，小便正黄，大便正黑，是候也。”

2. 排大便。素 36“肾疟者……大便难。”灵 26“心痛，腹胀啬啬然，大便不利，取足太阴。”伤 138“太阳病，重发汗而复下之，不大便五六日。”

【大钟】 穴名。属足少阴肾经，足少阴之络穴。位于内踝后下方，当跟腱内侧缘与跟骨的交角处。灵 10“足少阴之别，名曰大钟、当踝后绕跟，别走太阳。”马莳：“此言肾经之络穴也。大钟穴当内踝后绕跟处，别走足太阳膀胱经，以肾与膀胱为表里也。”

【大室】 中药名。葶苈子的别名。参见“葶苈”。神 4“葶苈……通利水道。一名大室，一名大适。”

【大宫】 五音中宫音的一种，指大宫之人，为人的五行分类中土形之人中的一种。灵 65“上宫与大宫同，谷稷，畜牛，果枣。足太阴，藏脾，色黄，味甘，时季夏。”马莳：“上宫太宫者，土音之人也，故五谷五畜五果之内，其稷、牛、枣皆属土，宜土音之人，因此以调之也。”

【大神】 岐伯对黄帝的称赞之词。素 6“悉哉问也，天至广不可度，地至大不可量，大神灵问，请陈其方。”孙鼎宜：“大神，赞帝之称。”又，王冰：“大神灵问，赞圣深明，举大说凡。”森立之：“大神灵问，犹云神灵大问。”

【大络】

1. 较大的络脉。又称“别络”。素 63“今邪客于皮毛，入舍于孙络……不得入于经，流溢于大络，而生奇病也。”林亿：“按全元起云：大络，十五络也。”张介宾：“大络者，十二经支别之络也。”吴崑：“大络者，十二经支注之大络，《难经》所谓络脉十五是也。”灵 10“六经络手阳明少阳之大络，起于五指间，上合肘中。”灵 62“夫四末阴阳之会者，此气之大络也。”

2. 指经脉。灵 60“胃之所出气血者，经隧也。经隧者，五藏六府之大络也。”马莳：“是经隧者，诚五脏六腑之大脉络耳。”灵 62“冲脉者，十二经之海也，与少阴之大络，起于肾下……循胫骨内廉，并少阴之经，下入内踝之后，入足下。”

【大盐】 中药名。又名胡盐。产于山西解池。性寒，无毒。涌吐，主治肠胃结热。神 4“大盐，令人吐。”李时珍：“《本经》大盐，即今解池颗盐也……主治肠胃结热喘逆，胸中病，令人吐。”

【大都】 穴名。属足太阴脾经，荥穴。位于足大趾内侧缘，第一跖趾关节前下方的凹陷处。灵 2“大都，本节之后，下陷者之中也，为荥。”

【大热】

1. 酷热的气候。素 44“有所远行劳倦，逢大热而渴，渴则阳气内伐。”素 74“少阳之复，大热将至。”王冰：“火气专暴，枯燥草木，燔焰自生。”

2. 热邪之甚者。伤 110“凡熨其背而大汗出，大热入胃，胃中水竭，躁烦。”灵 73“大热在上，推而下之，从下上者，引而去之。”灵 81“大热不止，热胜则肉腐，肉腐则为脓。”

3. 躯体高热。素 28“掖痈大热，刺足少阳五。”灵 75“大热遍身，狂而妄见、妄闻、妄言，视足阳明及大络取之。”神 3“葛根，味甘，平。主消渴，身大热。”

4. 指药性之热甚者。神 4“礜石，味辛，大热。”

【大$_2$息】 即太息。①指深长的呼吸。素 32“肺热病者……热争则喘咳，痛走胸膺背，不得大息。”高世栻：“肺主膺胸，其俞在背，故痛走胸膺背，既喘既咳，则不得太息。”②深深地叹息，是以呼气为主的深呼吸。素 36“足太阴之疟，令人不乐，好大息。”

【大脓】 痈疡之多脓者。灵 7“病深针浅，病气不泻，支为大脓……病为大脓者，取以铍针。”

【大痈】 面大而较浅的肿疡。灵 4“肾脉……涩甚为大痈。”灵 68“邪气益衰，大痈乃溃。”灵 81“发于膝，名曰疵痈，其状大痈，色不变，寒热。”

【大凉】 指气温介于寒与凉之间，为秋季阳明燥金主时的气候变化。素 74“阳明之盛，清发于中……大凉肃杀。”素 71“金郁之发，天洁地明……大凉乃举。”王冰：“大凉，次寒也。”

【大海】 广阔的海洋。水谷聚会于胃生成六气，为六气的大源，故称水谷与胃为大海。灵 30“六气者，各有部主……然五谷与胃为大海也。”马莳：“但此六气，成于五谷精微之气，而胃则纳五谷而成之，故胃又为六气之大海耳。”张志聪：“五谷与胃为大海，津液血气乃胃海之所生也。”

【大悗】 指营卫运行失序，清浊相干所导致的以胸中烦闷为特征的病症。灵 34“清气在阴，浊气在阳，营气顺脉，卫气逆行，清浊相干，乱于胸中，是谓大悗。”马莳：“乃清浊相干，乱在胸中，是之谓大闷也。”

【大陵】 穴名。属手厥阴心包经，输、原穴。位于掌后腕横纹上，当掌长肌腱与桡侧腕屈肌腱之间凹陷处。灵 1“阳中之太阳，心也，其原出于大陵。”张介宾：“大陵，手厥阴心主腧穴也，在掌后骨下两筋间。”灵 2“大陵，掌后两骨之间方下者也，为腧。”

【大黄】 中药名。为蓼科植物掌叶大黄、唐古特大黄或药用大黄的根茎及根。苦，寒。入胃、大肠、肝、脾经。泻热毒，荡积滞，清湿热，行瘀血。主治实积便秘，热结胸痞；湿热泻痢，黄疸，淋病，小便不利；火热目赤、咽喉肿痛，口舌生疮，胃热呕吐；吐血，衄血，便血，尿血；血瘀经闭，产后瘀滞腹痛，癥瘕积聚，跌打损伤；热毒痈疡，丹毒，烫伤等。组方有小承气汤、厚朴三物汤、大承气汤、调胃承气汤、桃核承气汤、抵当汤、抵当丸、大陷胸汤、大陷胸丸、大柴胡汤、柴胡加龙骨牡蛎汤、大黄黄连泻心汤、附子泻心汤、茵陈蒿汤、麻子仁丸、桂枝加大黄汤、鳖甲煎丸、风引汤、大黄䗪虫丸、厚朴七物汤、大黄附子汤、厚朴大黄汤、已椒苈黄丸、苓甘五味加姜辛半杏大黄汤、栀子大黄汤、大黄硝石汤、泻心汤、大黄甘草汤、大黄牡丹汤、下瘀血汤、大黄甘遂汤等。神 4“大黄味苦，寒。主下瘀血，血闭，寒热，破癥瘕、积聚、留饮、宿食。荡涤肠胃，推陈致新。通利水谷，调中化食，安和五脏。”

【大晨】 天大亮时。素 65“肾病……三日不已，死，冬大晨，夏晏晡。”王冰：“大晨，谓寅后九刻大明之时也。”张介宾：“大晨，辰刻也。”

【大略】 大概，大要。《孟子·滕文公上》：“此其大略也。”赵岐注：“略，要也。”神 1“此大略宗兆，其间变动枝叶，各宜依端绪以取之。”

【大偻】 症状名。又名背偻，俗称“驼背”。指曲背俯身的征象。素 3“开阖不得，寒气从之，乃生大偻。”森立之：“大偻者，全体之筋脉紧急之所为。《脉要精微论》所云‘偻附’是也。”

【大戟】 中药名。又名邛钜。为大戟科大戟属植物大戟的根。苦、辛，寒，有毒。入肺、脾、肾经。泻水逐饮，消肿散结。主治水肿，胸腹积水，痰饮积聚，二便不利，痈肿，瘰疬。组方为十枣汤。神 4“大戟味苦，寒。主蛊毒，十二水，腹满急痛，积聚，中风，皮肤疼痛，吐逆。一名邛钜。”

【大椎】 穴名。属督脉。手、足三阳、督脉之会。位于背部第 7 颈椎棘突与第 1 胸椎棘突之间。素 60“灸寒热之法，先灸项大椎，以年为壮数。”素 59“大椎以下至尻尾及傍十五穴。”王冰：“大椎在第一椎上陷者中，三阳督脉之会。”

【大惑】 大的错误。素 27“诛罚无过，命曰大惑，反乱大经，真不可复。”

【大厥】 病名。为气血同时上逆所致的昏厥重症。素 62“血之与气并走于上，则为大厥，厥则暴死，气复反则生，不反则死。”森立之：“大厥即尸厥。”

【大暑】 酷烈的暑热之气。素 35“夏伤于大暑，其汗大出……因遇大暑，脑髓烁，肌肉消。”素 70“少阴司天，热气下临……大暑流行。”王冰：“子午之岁候也，热司天气。”高世栻：“大暑流行，热气盛也。”灵 47“虽犯风雨卒寒大暑，犹有弗能害也。”

【大筋】 较粗大的肌腱或韧带。素 3“湿热不攘，大筋緛短，小筋弛长。”素 59“项中大筋两傍各一。”灵 2“阴谷，辅骨之后，大筋之下，小筋之上也。”

【大就】 中药名。为黄环的别名。见“黄环”。神 4“黄环……一名凌泉，一名大就。”

【大敦】 穴名。属足厥阴肝经，井穴。位于足大趾外侧，趾甲角旁 0.1 寸处。灵 2“肝出于大敦，大敦者，足大指之端及三毛之中也，为井木。”素 6“厥阴根起于大敦。”王冰：“大敦，穴名，在足大指之端三毛之中也。”

【大道】 至理，真理。素 8“大圣之业，而宣明大道。”素 69“所谓精光之论，大圣之业，宣明大道，通于无穷。”灵 49“万举万当，能别左右，是谓大道。”

【大温】 指气温介于热与温之间。素 71“火郁之发……刻终大温，汗濡玄府。”王冰：“大温，次热也。”

【大寒】

1. 酷烈的寒冷气候。金 1“以得甲子，而天大寒不解，此为至而不去也。”素 70“岁气早至，乃生大寒。”素 71“阴气暴举，大寒乃至，川泽严凝。”

2. 指酷烈的寒邪。灵 62“今有其卒然遇邪气，及逢大寒，手足懈惰。”素 71“其变冰雪霜雹，其病大寒留于溪谷。”灵 73“大寒在外，留而补之，入于中者，从合泻之。”

3. 指严重怕冷的症状。伤 11“身大寒，反不欲近衣者，寒在皮肤，热在骨髓也。”

【大蒜】 即蒜。多年生宿根草本植物。蒜头、蒜苗、蒜苔均可作蔬菜。金 5“温酒调服，禁一切鱼肉、大蒜。”

【大禁】 最禁忌、最避讳之事。此指严禁针刺的部位及时间。灵 78“六府膈下三藏应中州，其大禁，大禁太一所在之日及诸戊己。”素 58“大禁二十五，在天府下五寸。”高世栻：“大禁二十五，乃五脏之井荥输经合，五五二十五俞之禁也。”张介宾：“大禁者，禁刺之穴，谓手阳明五里也。”

【大暄】 大热，炎热。素 71“少阴所至为大暄。”张志聪：“大暄，火之甚。”又，王冰：“大暄，君火也。”

【大腹】

1. 脐上胃脘以下的腹部。素 22“肾病者……虚则胸中痛，大腹、小腹痛。”

2. 腹部肿胀膨大。素 61“故水病下为胕肿大腹，上为喘呼。”森立之：“胕肿大腹者，《本草经》所云‘大腹水肿’也……大腹，谓少腹水气及鼓胀之类也。”灵 10“是主血所生病者……大腹水肿。”难 17“病若大腹而泄者，脉当微细而涩。”

3. 腹部肥大。灵 64“土形之人……圆面，大头，美肩背，大腹。”马莳：“腹大者，土之体阔大也。”

【大痹】 严重的痹病。素 64“冬刺络脉，内气外泄，留为大痹。”灵 24“大痹为恶。”张介宾：“痹之甚者，谓之大痹。”又，张志聪：“大痹者，脏气虚而邪痹于五脏也。”

【大数】

1. 一般规律。灵 56“天地之精气，其大数常出三入一。”灵 78“九针者，天地之大数也，始于一而终于九。”

2. 常数，定数。灵 12“其藏之坚脆，府之大小，谷之多少，脉之长短，血之清浊，气之多少……皆有大数。”张志聪：“大数者，即《本藏》篇之五藏坚脆，《肠胃》篇腑之大小，《绝谷》篇谷之多少，《脉度》篇脉之长短……《九针》篇之多血少气，多气少血，皆有数推之。”

3. 治疗大法。灵 48“通其营输，乃可传于大数。大数曰：盛则徒泻之，虚则徒补之。”张介宾：“大数，大法也。”

【大聚】 较严重的积聚病。灵 46“人之善病肠中积聚者……脾胃之间，寒温不次，邪气稍至，稸积留止，大聚乃起。”

【大瘕】 病名。即大瘕泄。参见“大瘕泄”。素 32“颊下逆颧为大瘕。”张志聪：“颊下为颐，如颊下之色，上逆于颧，是肾热乘肝，当为大瘕泄。”又，森立之：“大瘕者，谓瘕积之大者也。《阳明篇》所云‘欲作固瘕’之类是也。”

【大蕺】 中药名。菥蓂子的别名。见“菥蓂子”。神 2“菥蓂子……一名大蕺，一名马辛。”

【大徵】 五音中徵音的一种，指大徵之人，为人的五行分类中火形之人中的一种。灵 65“大徵与少徵，调左手太阳上。”张志聪：“前篇云：质徵之人，比于左手太阳，太阳之上肌肌然，是太徵之人，当调手太阳上矣。”

【大藏】 五脏。素 55“治寒热深专者，刺大藏。”王冰：“寒热病气深专攻中者，当刺五脏以拒之。”又，杨上善：“大藏，肺脏也。肺脏之形，大于四脏，故曰大藏。”

【大颧】 两侧颧面部。灵 23“汗不出，大颧发赤，哕者死。”张志聪：“大颧赤者，满颧面皆赤，此五藏之热甚也。”张介宾：“大颧发赤，谓之戴阳，面戴阳者，阴不足也。”

【大小月】 大月与小月。旧历大月三十日，小月二十九日。素 6“大小月三百六十日成一岁，人亦应之。”

【大小便】 即大便与小便。素 55“病在少腹，腹痛不得大小便，病名曰疝。”灵 25“大小便不利，治其标；大小便利，治其本。”金 15“病随大小便去，小便正黄，大便正黑，是候也。”

【大刚风】 八风之一。指从北方所来之风。灵 77“风从北方来，名曰大刚风，其伤人也，内舍于肾，外在于骨与肩背之膂筋，其气主为寒也。”张介宾:“北方，坎水宫也。气寒则风烈，故曰大刚风。”

【大肠气】 大肠之精气。素 48“脉至如丸滑不直手……是大肠气予不足也。”马莳:“今大肠精气不足，传道失职，脉如丸滑。”

【大肠胀】 证候名。脏腑胀证之一。临床见肠鸣腹痛，复感寒邪则飧泄不化等症。灵 35“大肠胀者，肠鸣而痛濯濯，冬日重感于寒，则飧泄不化。”

【大肠泄】 病证名。因大肠虚寒所导致的腹泻。难 57“大肠泄者，食已窘迫，大便色白，肠鸣切痛。”黄竹斋:“大肠泄者，大肠虚而受邪，食讫即欲利，窘迫不可止也……肠鸣切痛，虚寒相搏也，所谓洞泄也。”

【大肠咳】 证候名。脏腑咳证之一。因肺咳日久不愈，传入大肠所致，临床以咳嗽伴有大便失禁为主症。素 38“肺咳不已则大肠受之，大肠咳状，咳而遗失。”张志聪:“大肠者肺之腑，为传道之官，是以上逆则咳，下逆则遗失，失当作矢。”

【大肠病】 即大肠的病症。灵 4“大肠病者，肠中切痛，而鸣濯濯，冬日重感于寒即泄，当脐而痛，不能久立，与胃同候，取巨虚上廉。”张志聪:“大肠者，传道之官，故病则肠中切痛而鸣濯濯，阳明秉清金之气，故冬日重感于寒即泻，当脐而痛，大肠主津液，津液者，淖泽注于骨，故病而不能久立也。”

【大奇论】《素问》篇名。大，扩充。奇，即《素问·奇病论》篇。本篇论述了疝、瘕、偏枯、暴厥等病的脉象与病证，分析了其病理和预后，又对各种死脉作了说明，扩大和充实了《奇病论》篇的内容。吴崑:“前有《奇病论》，此言《大奇论》者，扩而大之也。”高世栻:“奇病而推广之，故曰大奇。”

【大泻刺】 刺法名。九刺之一。指用铍针切开排脓的方法。灵 7“六曰大泻刺，大泻刺者，刺大脓以铍针也。”马莳:“此言刺法有九者……六曰大泻刺，用第五铍针以刺大脓也。”

【大便难】 病症名。即便秘。指大便秘结，排便困难。素 36“肾疟者，令人洒洒然，腰脊痛宛转，大便难。”素 41“大便难，刺足少阴。”伤 220“发潮热，手足漐漐汗出，大便难而谵语者，下之则愈，宜大承气汤。”

【大弱风】 八风之一。指从南方所来之风。灵 77“风从南方来，名曰大弱风，其伤人也，内舍于心，外在于脉，气主热。”张介宾:“凡热盛之方，风至必微，故曰大弱风。”

【大惑论】《灵枢经》篇名。惑，头目昏眩，烦闷迷乱。本篇论述眼之结构、功能及其与脏腑精气关系，阐明了惑疾的成因以及善忘、善饥、不得卧、闭目、多卧、少瞑、卒然多卧等精神迷惑之类的病症，故名。

【大瘕泄】 病名。即痢疾。难 57“大瘕泄者，里急后重，数至圊而不能便，茎中痛。”叶霖:“此即古之滞下，今名痢疾者也。”

【大风疴毒】 指致病作用剧烈的病邪。素 3“清静则肉腠闭拒，虽有大风疴毒，弗之能害。”

【大风癞疾】 病名。又称“大风恶疾”，简称“大风”。即麻风。神 3“黄耆，味甘，微温。主痈疽，久败疮，排脓，止痛，大风癞疾，五痔，鼠瘘。”

【大乌头煎】 方剂名。组成：乌头大者五枚，熬，去皮，不㕮咀。煎服法：以水三升，煮取一升，去滓，内蜜二升，煎令水气尽，取二升，强人服七合，弱人服五合。不差，明日更服，不可一日再服。功用：温阳破结，散寒止痛。主治：寒疝。金 10“寒疝绕脐痛，若发则白汗出，手足厥冷，其脉沉紧者，大乌头煎主之。”

【大半夏汤】 方剂名。组成：半夏二升（洗完用），人参三两，白蜜一升。煎服法：以水一斗二升，和蜜扬之二百四十遍，煮取二升半，温服一升，余分再服。功用：和胃降逆，补虚润燥。主治：虚寒胃反证。临床以朝食暮吐，暮食朝吐，宿食不化为主症。金 17“胃反呕吐者，大半夏汤主之。”

【大羽之人】 古代体质类型之一。羽为五音之一，与五行中水相应，用以代表阴阳二十五人中水形之人。水形之人分为上羽、大羽、少羽、众羽、桎羽五个类型，大羽之人为其中之一，以快意自得为特点。灵 64“大羽之人，比于右足太阳，太阳之上颊颊然。”张介宾：“以水形而应于右之上者，是为大羽之人……颊颊，得色貌。”

【大豆黄卷】

1. 中药名。为豆科大豆属植物大豆的黑色种子发芽后晒干而成。甘、平。入脾、胃、肺经。清热解表，除湿利气。主治湿温初起，暑湿发热，食滞脘痞，湿痹，筋挛，骨节烦疼，水肿胀满，小便不利。神 3“大豆黄卷，味甘，平。主湿痹，筋挛膝痛。”

2. 指大豆。灵 56“肾病者，宜食大豆黄卷、猪肉、栗、藿。”《甲乙经》卷六无“黄卷”二字。又，张介宾：“大豆黄卷，大豆芽也。”

【大角之人】 古代体质类型之一。角为五音之一，与五行中木相应，用以代表阴阳二十五人中木形之人。木形之人分为上角、大角、左角、钛角、判角五个类型，大角之人为其中之一，以性格偏于柔顺为特点。灵 64“大角之人，比于左足少阳，少阳之上遗遗然。”张介宾：“禀五形之偏者各四，曰左之上下，右之上下。而此言木形之左上者，是谓大角之人也。其形之见于外者，属于左足少阳之经，如下文所谓足少阳之上，气血盛则通髯美长，以及气血多少等辨，正合此大角之人也。遗遗，柔退貌。”

【大青龙汤】 方剂名。组成：麻黄六两（去节），桂枝二两（去皮），甘草二两（炙），杏仁四十枚（去皮尖），生姜三两（切），大枣十枚（擘），石膏如鸡子大（碎）。煎服法：以水九升，先煮麻黄，减二升，去上沫，内诸药，煮取三升，去滓。温服一升。取微似汗。汗出多者，温粉粉之。一服汗者，停后服。若复服，汗多亡阳，遂虚，恶风，烦躁，不得眠也。功用：发汗解表，清热除烦。主治：①风寒表实，兼有里热。伤 38“太阳中风，脉浮紧，发热，恶寒，身疼痛，不汗出而烦躁者，大青龙汤主之。”伤 39“伤寒脉浮缓，身不疼，但重，乍有轻时，无少阴证者，大青龙汤发之。”②溢饮，表现为四肢头面肿，无汗烦躁，肢体疼痛者。金 12“病溢饮者，当发其汗，大青龙汤主之。”

【大建中汤】 方剂名。组成：蜀椒二合（去汗），干姜四两，人参二两。煎服法：以水四升，煮取三升，去滓，内胶饴一升，微火煎取一升半，分温再服；如一炊顷，可饮粥二升，后更服，当一日食糜，温覆之。功用：温中散寒，补虚止痛。主治：脾胃虚寒的腹满痛。金 10“心胸中大寒痛，呕不能饮食，腹中寒，上冲皮起，出见有头足，上下痛而不可触近，大建中汤主之。”

【大承气汤】 方剂名。组成：大黄四两（酒洗），厚朴半斤（炙，去皮），枳实五枚

三画

（炙），芒硝三合。煎服法：以水一斗，先煮二物，取五升，去滓，内大黄，更煮取二升，去滓，内芒硝，更上微火一两沸，分温再服，得下余勿服。功用：通腑泻热，破结除满，急下存阴。主治：①阳明腑实证。伤208“阳明病，脉迟，虽汗出不恶寒者，其身必重，短气，腹满而喘，有潮热者，此外欲解，可攻里也。手足濈然汗出者，此大便已鞕也，大承气汤主之。”伤209“阳明病，潮热，大便微鞕者，可与大承气汤，不鞕者不可与之。”伤212“伤寒，若吐、若下后，不解，不大便五六日，上至十余日，日晡所发潮热，不恶寒，独语如见鬼状。若剧者，发则不识人，循衣摸床，惕而不安，微喘直视，脉弦者生，涩者死。微者，但发热谵语者，大承气汤主之。若一服利，则止后服。”伤215“阳明病，谵语，有潮热，反不能食者，胃中必有燥屎五六枚也……宜大承气汤下之。”伤220“二阳并病，太阳证罢，但发潮热，手足漐漐汗出，大便难而谵语者，下之则愈，宜大承气汤。”伤242“病人小便不利，大便乍难乍易，时有微热，喘冒不能卧者，有燥屎也，宜大承气汤。”伤252“伤寒六七日，目中不了了，睛不和，无表里证，大便难，身微热者，此为实也，急下之，宜大承气汤。”②阳明少阳合病，兼有宿食者。伤256“阳明少阳合病，必下利……脉滑而数者，有宿食也。当下之，宜大承气汤。”③少阴病燥实伤津，真阴将竭证。伤320“少阴病，得之二三日，口燥咽干者，急下之，宜大承气汤。”伤322“少阴病，六七日，腹胀，不大便者，急下之，宜大承气汤。”④少阴病热结旁流证。伤321“少阴病，自利清水，色纯青，心下必痛，口干燥者，可下之，宜大承气汤。”⑤阳明痉证。金2“痉为病，胸满口噤，卧不着席，脚挛急，必龂齿，可与大承气汤。”⑥腹满积胀俱实证。金10“腹满不减，减不足言，当须下之，宜大承气汤。”⑦宿食积滞证。金10“寸口脉浮而大，按之反涩，尺中亦微而涩，故知有宿食，大承气汤主之。脉数而滑者，实也，此有宿食，下之愈，宜大承气汤。下利不饮食者，有宿食也，当下之，宜大承气汤。”⑧实积下利证。金17“下利，三部脉皆平，按之心下坚者，急下之，宜大承气汤。下利，脉迟而滑者，实也，利未欲止，急下之，宜大承气汤。下利，脉反滑者，当有所去，下乃愈，宜大承气汤。”⑨产后胃实大便难。金21“病解能食，七八日更发热者，此为胃实，大承气汤主之。”⑩产后腹痛实热瘀结证。金21“产后七八日，无太阳证，少腹坚痛，此恶露不尽。不大便，烦躁发热，切脉微实，再倍发热，日晡时烦躁者，不食，食则谵语，至夜即愈，宜大承气汤主之。”

【大指次指】 食指。素59“肘以下至手大指次指本各六俞。”灵10“大肠手阳明之脉，起于大指次指之端。”马莳：“大指次指者，手大指之次指，即第二指，名食指也。”

【大骨之会】 肩贞穴。素28“刺手太阴肺经络者，大骨之会各三。”王冰：“大骨会，肩也，谓肩贞穴。”

【大宫之人】 古代体质类型之一。宫为五音之一，与五行中土相应，用以代表阴阳二十五人中土形之人。土形之人又分为上宫、大宫、加宫、少宫、左宫五个类型，大宫之人为其中之一，以性格偏于和顺为特点。灵64“大宫之人，比于左足阳明，阳明之上婉婉然。”张介宾：“以宫形而应于左之上，是谓大宫之人，而属于左足阳明之上也。婉婉，委顺貌。”张志聪：“婉婉，和顺之态，土之德也。”

【大柴胡汤】 方剂名。组成：柴胡半斤，黄芩三两，芍药三两，半夏半升（洗），生姜五两（切），枳实四枚（炙），大枣十二枚（擘），大黄二两。煎服法：以水一斗二升，煮取六升，去滓，再煎，温服一升，日三服。功用：和解攻里。主治：少阳邪热未解兼阳明里实证。伤 103“太阳病，过经十余日，反二三下之，后四五日，柴胡证仍在者，先与小柴胡。呕不止，心下急，郁郁微烦者，为未解也，与大柴胡汤下之则愈。”伤 136“伤寒十余日，热结在里，复往来寒热者，与大柴胡汤。”伤 165“伤寒发热，汗出不解，心中痞鞕，呕吐而下利者，大柴胡汤主之。”金 10“按之心下满痛者，此为实也，当下之，宜大柴胡汤。”

【大陷胸丸】 方剂名。组成：大黄半斤，葶苈子半升（熬），芒硝半升，杏仁半升（去皮尖，熬黑）。煎服法：捣筛二味，内杏仁、芒硝，合研如脂，和散，取如弹丸一枚，别捣甘遂末一钱匕，白蜜二合，水二升，煮取一升，温顿服之，一宿乃下，如不下，更服，取下为效。禁如药法。功用：泻热逐水，峻药缓攻。主治：水热结胸的轻证。伤 131“结胸者，项亦强，如柔痉状，下之则和，宜大陷胸丸。”

【大陷胸汤】 方剂名。组成：大黄六两（去皮），芒硝一升，甘遂一钱匕。煎服法：以水六升，先煮大黄取二升，去滓，内芒硝，煮一两沸，内甘遂末，温服一升，得快利，止后服。功用：峻攻水饮，泻热破结。主治：水热互结的结胸证。伤 134“头痛，发热，微盗汗出，而反恶寒者，表未解也。医反下之，动数变迟，膈内拒痛，胃中空虚。客气动膈，短气躁烦，心中懊憹，阳气内陷，心下因鞕，则为结胸，大陷胸汤主之。”伤 135“伤寒六七日，结胸热实，脉沉而紧，心下痛，按之石鞕者，大陷胸汤主之。”伤 137“太阳病，重发汗而复下之，不大便五六日，舌上燥而渴，日晡所小有潮热，从心下至少腹鞕满而痛不可近者，大陷胸汤主之。”伤 149“若心下满而鞕痛者，此为结胸也，大陷胸汤主之。”

【大黄蜂子】 中药名。为大黄蜂未成熟的幼虫。解毒消肿。主治胸腹胀痛，干呕。神 2“大黄蜂子，主心腹胀满痛，轻身，益气。”

【大黄甘草汤】 方剂名。组成：大黄四两，甘草一两。煎服法：以水三升，煮取一升，分温再服。功用：通腑泻热。主治：胃肠实热呕吐。金 17“食已即吐者，大黄甘草汤主之。”

【大黄甘遂汤】 方剂名。组成：大黄四两，甘遂二两，阿胶二两。煎服法：以水三升，煮取一升，顿服之，其血当下。功用：化瘀逐水。主治：妇人产后，血室水血互结证。金 22“妇人少腹满如敦状，小便微难而不渴，生后者，此为水与血俱结在血室也，大黄甘遂汤主之。”

【大黄牡丹汤】 方剂名。组成：大黄四两，牡丹一两，桃仁五十个，瓜子半升，芒硝三合。煎服法：以水六升，煮取一升，去滓，内芒硝，再煎沸，顿服之，有脓当下；如无脓，当下血。功用：泻热逐瘀，散结消肿。主治：肠痈脓未成者。金 18“肠痈者，少腹肿痞，按之即痛如淋，小便自调，时时发热，自汗出，复恶寒。其脉迟紧者，脓未成，可下之，当有血。脉洪数者，脓已成，不可下也。大黄牡丹汤主之。”

【大黄附子汤】 方剂名。组成：大黄三两，附子三枚（炮），细辛二两。煎服法：以水五升，煮取二升，分温三服；若强人煮取二升半，分温三服，服后如人行四五里，进一服。功用：温里散寒，通便止痛。主治：寒积里实腹满证。金 10“胁下偏痛，发热，其脉紧弦，此寒也，以温药下之，宜大黄附子汤。”

【大黄硝石汤】 方剂名。组成：大黄、黄柏、硝石各四两，栀子十五枚。煎服法：以水六升，煮取二升，去滓，内硝，更煮取一升，顿服。功用：清热通便，除湿退黄。主治：黄疸病热盛里实证。临床见黄疸，腹满，疼痛拒按，大便秘结，小便不利而赤，自汗出，脉滑数有力。金 15“黄疸腹满，小便不利而赤，自汗出，此为表和里实，当下之，宜大黄硝石汤。”

【大黄䗪虫丸】 方剂名。组成：大黄十分（蒸），黄芩二两，甘草三两，桃仁一升，杏仁一升，芍药四两，干地黄十两，干漆一两，虻虫一升，水蛭百枚，蛴螬一升，䗪虫半升。煎服法：上十二味，末之，炼蜜和丸小豆大，酒饮服五丸，日三服。功用：活血化瘀，补虚缓中。主治：虚劳干血证。金 6“五劳虚极羸瘦，腹满不能饮食，食伤、忧伤、饮伤、房室伤、饥伤、劳伤、经络营卫气伤，内有干血，肌肤甲错，两目黯黑。缓中补虚，大黄䗪虫丸主之。”

【大黄黄连泻心汤】 方剂名。组成：大黄二两，黄连一两。煎服法：以麻沸汤二升渍之，须臾，绞去滓，分温再服。功用：泻热消痞。主治：邪热壅滞的痞证。伤 154“心下痞，按之濡，其脉关上浮者，大黄黄连泻心汤主之。”

兀（wù）

耸立貌。见“兀兀”。

【兀兀】 独立不动貌。灵 64“左宫之人，比于右足阳明，阳明之下兀兀然。”张介宾：“兀兀，独立不动貌。”

与（一、yǔ 與）

1. 随着。素 31“暑当与汗皆出，勿止。”素 42“风气与阳明入胃，循脉而上至目内眦。”灵 72“与时变化，尊则谦谦，谭而不治。”

2. 计算，推测。灵 9“关格者，与之短期。”张介宾：“阴阳不交，故曰关格，可与言死期也。”

3. 交往。灵 72“无为欣欣，婉然从物，或与不争。”

4. 用。伤 15“太阳病，下之后，其气上冲者，可与桂枝汤。”伤 98“本渴饮水而呕者，柴胡汤不中与也，食谷者哕。”伤 398“以病新差，人强与谷。”

5. 给予。素 38“五藏各以其时受病，非其时各传以与之。”灵 38“其为人也，贪于取与。”《甲乙经》卷五“与”作“予”。伤 29“若厥愈足温者，更作芍药甘草汤与之，其脚即伸。”

6. 犹有。《史记·越世家》：“吴有越，腹心之疾。齐与吴，疥癣也。”素 3“阳气者，若天与日。”森立之：“与，犹有也，言天中有日也。天之空暗中有日，故诸星诸物得照明也，得生活温养也。”

7. 介词。①表示被动，相当于“被”。灵 71“持针之道……左手执骨，右手循之，无与肉果。”②表示与动作行为有关的对象，相当于“跟”、“同”。灵 79“人与天地相参也，与日月相应也。”灵 75“真气者，所受于天，与谷气并而充身也。”灵 57“寒气客于肠外，与卫气相搏。”③表示对待、比较，相当于“于”、“在”。灵 1“方刺之时，必在悬阳，及与两卫。”素 53“谷入少而气多者，邪在胃及与肺也。”

8. 连词。表示并列关系，相当于“和”、“同”。灵 1“言实与虚，若有若无，察后与先，若存若亡。”灵 28“夫治民与自治，治彼与治此，治小与治大，治国与治家，未有逆而能治之也。”素 18“欲知寸口太过与不及。”

9. 用同“举”。凡。素 55“与刺之要，发针而浅出血。”

10. 为“似”之讹。相似。灵 79“夫风之与疟也，相与同类。”《素问·疟论》、《太素》卷二十五、《甲乙经》卷七“与”并作“似”。

11. 为“于”之讹。到。灵 18“人受气于谷，谷入于胃，以传与肺。”《甲乙经》卷一“与”作“于”。素 16“故春刺散俞，及与分理，血出而止。”森立之：“‘及与’不成语，诸家不疑何也。盖与、于古音通用。”

（二、yù）

1. 在其中。灵 64“故五五二十五人之政，而阴阳之人不与焉。”

2. 干预，治疗。素 56“故皮者有分部，不与而生大病也。”杨上善：“在浅不疗，遂生大病。与，疗也。”又，张介宾：“若不预为之治，则邪将日深而变生大病也。与，预同。”《甲乙经》卷二“与”作“预”。

3. 通“预”。预先。见“与期”。

（三、yú）

同“欤”。语气词。①用于句尾表疑问。灵 8“天之罪与？人之过乎？”②用在句中表停顿。素 62“燔针劫刺其下及与急者。”

【与$_2$期】 预先期待。灵 44“顺天之时，而病可与期。”灵 76“谨候其时，病可与期。”

万（wàn 萬）

1. 数词。千的十倍。素 6“阴阳者，数之可十，推之可百，数之可千，推之可万，万之大不可胜数，然其要一也。”灵 15“气行十周于身，下水二十刻，日行五宿二十分，一万三千五百息。”

2. 极言其多。素 8“毫厘之数，起于度量，千之万之，可以益大。”灵 71“其汤方以流水千里以外者八升，扬之万遍，取其清五升煮之。”灵 73“审于本末，察其寒热，得邪所在，万刺不殆。”

【万世】 很多时代。形容时代久远。素 80“诊道乃具，万世不殆。”

【万民】 广大民众。灵 1“余子万民，养百姓，而收其租税。”灵 79“其以昼至者，万民懈惰而皆中于虚风，故万民多病。”素 74“明知胜复，为万民式，天之道毕矣。”

【万岁】 中药名。卷柏的别称。见该条。神 2“卷柏味辛，温……一名万岁。”

【万全】 万无一失；绝对安全。素 14“中古之世，道德稍衰，邪气时至，服之万全。”素 74“谨道如法，万举万全，气血正平，长有天命。”灵 35“气下乃止，不下复始，可以万全，乌有殆者乎？”

【万物】

1. 统指宇宙间的一切事物。素 2“夫四时阴阳者，万物之根本也。”素 25“天覆地载，万物悉备，莫贵于人。”伤 184“阳明居中，主土也，万物所归，无所复传。”

2. 指植物。素 2“春三月，此谓发陈，天地俱生，万物以荣。”

上（shàng）

1. 位置在高处。与“下”相对。素 24“令其一隅居上，齐脊大椎，两隅在下，当其下隅者，肺之俞也。”灵 38“圣人之为道者，上合于天，下合于地，中合于人事。”灵 3“邪气在上者，言邪气之中人也高，故邪气在上也。”

2. 指人体相对在上的部位。灵 9“病在上者，阳也；病在下者，阴也。”灵 43“上盛则梦飞，下盛则梦堕。”难 35“经言心荣肺卫，通行阳气，故居在上。”金 1“清邪居上，浊邪居下。”①指头面部。素 1“六七，三阳脉衰于上，面皆焦，发始白。”素 74“饮发于中，胕肿于上。”王冰：“上，谓首面也。”素 3“阳气者，大怒则形气绝，而血菀于上，使人薄厥。”又，王冰：“上谓心胸也。”②指上眼胞。灵 22“上为外眦，下为内眦。”马莳：“眼之上泡属于外眦，眼之下泡属于内眦也。”又，张志聪：“太阳为目上纲，阳明为目下纲，太阳阳明之气，主于上下之目眦也。”③指颈项部。素 49“所谓强上引背者，阳气大上而争，故强上也。”王冰：“强上，谓颈项噤（痉）强也。”素 33“使人强上冥视，唾出若涕。”于鬯：“上疑工字之误，工盖项字之借。强工者，强项也。”④指上焦。素 74“诸痿喘呕，皆属于上。”王冰：“上，谓上焦，心肺气也。”素 62“血之与气并走于上，则为大厥。”杨上善：“大经血气皆实，走膈以上，以下无气，故手足逆冷，卒暴死也。”⑤指肺。素 29“入六府则身热不时卧，上为喘呼。”难14“损脉从上下也……从上下者，骨痿不能起于床者死。”丁锦：“损脉从上下，明……损脉从肺气虚寒而及于肾阳竭也。”⑥指胃。素5“清气在下，则生飧泄；浊气在上，则生䐜胀。”又，吴崑：“浊气在上，则浊邪实于膻中，膻中不能化气，是为䐜胀。”⑦指上部经脉。灵3“针陷脉则邪气出者，取之上。”灵9“必切而验之，踈取之上，气和乃止。”张志聪：“踈当作躁，谓一盛而躁，二盛而躁，当取手之阴阳也。”⑧指经脉标本之标。灵52“凡候此者，下虚则厥，下盛则热；上虚则眩，上盛则热痛。”杨上善：“此谓本标也，下则本也，上即标也。”⑨指巨虚上廉。灵2“大肠属上，小肠属下。”黄载华：“是以大肠受胃腑之经气，而属于巨虚上廉。”

3. 指人体浅表部位。难70“春夏者……人气亦在上，故当浅取之。”徐大椿：“上，谓皮肉之上；下，谓筋骨之中。”

4. 指人体脉象在上或浮浅者。①泛指人体上部的脉象。素17“上盛则气高，下盛则气胀。”森立之：“上盛者，谓气口人迎其脉盛大也。下盛者，谓趺阳大溪共盛大也。”②指人迎寸口合参诊法中的人迎脉。见“上下”。③指寸、关、尺三部脉中的寸部脉。难18“脉有三部……为上下部。”滑寿：“盖三部者，以寸、关、尺分上、中、下也……为上下部者，肺居右寸，肾居左尺。”④指脉位浅表。难15“冬脉石……脉来上大下兑，濡滑如雀之喙曰平。”素18“病肺脉来，不上不下，如循鸡羽，曰肺病。”

5. 指天；天体。素67“上者右行，下者左行……虽鬼臾区其上候而已，犹不能遍明。”王冰：“上，天也。下，地也。”张介宾：“上者右行，言天气右旋，自东而西以降于地。下者左行，言地气左转，自西而东以升于天……上候而已，天运之候也。”素4“东方青色……其应四时，上为岁星。”素69“岁火太过，炎暑流行，肺金受邪……上应荧惑星。”

6. 君主；社会高层。见“上下4”。

7. 时间或次序在前。素75“上通神农，著至教疑于二皇。”灵29“余愿闻而藏之，则而行之，上以治民，下以治身。”杨上善：“先人后已，大圣之情也。”金6“于小建中汤内加黄芪一两半，余依上法。”

8. 等级高或品质良好的。素62“病不知所痛，两跻为上”杨上善：“上者，胜也。”又见“上品”。

9. 指上工。即医术上等的医生。灵1“粗守形，上守神。”灵3“上守神者，守人之血气有余不足，可补泻也。”灵11“夫十二经脉者……粗之所易，上之所难也。”《太素》卷九“上”作“工”。张介宾：“第粗工忽之，谓其寻常易知耳；上工难之，谓其应变无穷也。”

10. 用在名词后。①表示在物体的表面。难18“浮者，脉在肉上行也。”金5“以方寸匕，已摩疾上，令药力行。”灵49“阙上者，咽喉也。”②表示在物体的上方。灵2“太冲，行间上二寸陷者之中也。”灵75“下有渐洳，上生苇蒲。”③表示一定的处所或范围。素42“诊在鼻上，其色黄。”金2“以丹田有热，胸上有寒。”灵60“入门而刺之者，死于堂上。”素41“会阴之脉令人腰痛，痛上漯漯然汗出。”④表示一定的时间范围。伤9“太阳病欲解时，从巳至未上。”

11. 在……之上。灵2“复留，上内踝二寸，动而不休，为经。”素28“上踝五寸刺三针。”素74“少阳之复，大热将至……上为口糜，呕逆，血溢血泄。”

12. 重，与“轻”相对。伤212“不大便五六日，上至十余日。”

13. 登，登上。灵10“甚则欲上高而歌，弃衣而走。”素30“踰垣上屋，所上之处，皆非其素所能也。”灵80“余尝上于清泠之台。”

14. 上升；上行。素 5“地气上为云，天气下为雨。”金 19“此为脏寒，蛔上入膈，故烦。”难 28“任脉者……循腹里，上关元，至喉咽。”

15. 向上。素 5“厥气上行，满脉去形。”金 8“奔豚病，从少腹起，上冲咽喉。”灵 10“大肠手阳明之脉……上出于柱骨之会上。”

16. 使上行。素 74“上之下之，摩之浴之。”张介宾：“上之，吐之也。”

17. 添；加。伤 312“鸡子一枚，去黄，内上苦酒，着鸡子壳中。”

18. 施用。金 2“去渣，内芒硝，更上微火，一二沸。”伤 101“小建中汤……内饴，更上微火消解。”

19. 到达。伤 268“三阳合病，脉浮大，上关上。”难 3“遂上鱼为溢，为外关内格。”

20. 盛，旺。素 17“是故冬至四十五日，阳气微上，阴气微下。”杨上善：“冬至以后，阳气渐长，故曰微上；阴气渐降，故曰微下。”

21. 指外泄。素 16“冬刺夏分，病不愈，气上，发为诸痹。”森立之：“盖冬宜养阴，而今刺络亡阴血，故内气外泄，失营卫之和，所以为诸麻痹之证也。”

22. 运气术语。①指司天或司天之气。素 66“子午之岁，上见少阴……巳亥之岁，上见厥阴。”张介宾：“上者言司天，如子午之岁上见少阴司天是也。”素 68“土运之岁，上见太阴。”素 71“岁宜以辛调上，以咸调下……数之始，起于上而终于下，岁半之前，天气主之，岁半之后，地气主之。”张介宾：“司天在前，在泉在后，司天主上，在泉主下，故起于上而终于下。”②指君火之气。灵 67“以下临上，不当位也。”张介宾：“此指君相二火而言也。”马莳：“惟相火临于君火，为不当位故也。”又，指母子关系中的母气。王冰：“上临下为顺，下临上为逆，亦郁抑而病生，土临相火、君火之类也。”③指天之六气，与五运之气相对。见“上下”。

23. 为“去”之讹。距离。灵 10“手太阳之别，名曰支正，上腕五寸。”《太素》卷九“上”作“去”。

24. 为“气”之讹。素 28“脉气上虚尺虚，是谓重虚。”《新校正》：“按《甲乙经》作‘脉虚气虚尺虚，是谓重虚’……王注言尺寸脉俱虚，则不兼气虚也。详前‘热病气热脉满’为重实，此‘脉虚气虚尺虚’为重虚，是脉与气俱实为重实，俱虚为重虚，不但尺寸俱虚为重虚也。”又，森立之：“脉气上虚者，脉谓寸口，气谓言语呼吸之气，言脉气俱在上部而虚。尺虚者，尺肤寒涩，其证行步恇然，乃为下部之虚也。”

【上工】 医术高超的医生。素 26“上工救其萌牙，必先三部九候之气尽调不败而救之。”难 13“上工者十全九，中工者十全八，下工者十全六。”

【上下】

1. 高处和低处；上面和下面。素 5“天地者，万物之上下也。”素 40“病有少腹盛，上下左右皆有根，此为何病？”灵 33“膻中者为气之海，其输上在于柱骨之上下。”

2. 指人体的上部与下部。素 29“故上下至头足，不得主时也。”素 80“度事上下，脉事因格。”吴崑：“言揆度病情之高下，而脉事因之穷至其理也。”灵 4“邪之中人，或中于阴，或中于阳，上下左右，无有恒常。”灵 59“肉人者，上下容大。”①指手之经脉和足之经脉。素 16“秋刺皮肤，循理，上下同法，神变而止。”王冰：“上谓手脉，下谓足脉。”素 56“阳明之阳，名曰害蜚，上下同法。”张志聪：“上下同法，谓手足二经，皆同此法。”素 75“夫三阳天为业，上下无常，合而病至，偏害阴阳。”马莳："上下，手足也。"又，森立之："上下无常者，言病或发于上部，或发于下部，无常也。"②指人体上部之气和下部之气。素3"故病久则传化，上下不并，良医弗为。"张介宾："及至上下不并，则阴阳相离，水火不相济矣。"③指心与肾。素16"少阴终者，面黑齿长而垢，腹胀闭，上下不通而终矣。"吴昆："既胀且闭，则上不得食，下不得便，上下不通，心肾隔绝而绝矣。"④指肺与脾。素16"太阴终者……则上下不通，不通则面黑皮毛焦而终矣。"吴昆："肺气在上而不降，脾气在下而不升，上下不相交通。"⑤指三部九候诊脉中的上、中、下三部九候之脉象。素20"九候之相应也，上下若一，不得相失。"姚止庵："上下若一，言迟速大小等也。"⑥指人迎脉与寸口脉。灵9"所谓平人者……脉口人迎应四时也，上下相应而俱往来也。"灵62"故阴阳上下，其动也若一。"杨上善："上谓人迎，下谓寸口。"⑦指上窍与下窍。素28"隔塞闭绝，上下不通，则暴忧之病也。"森立之："上下不通者，亦详谓闭塞之义也。言上绝通咽喉之气，下绝通二便之气也。"⑧指胸和腹。灵59"其气积于胸中者，上取之；积于腹中者，下取之；上下皆满者，旁取之。"⑨指病变周围。金10"心胸中大寒痛……上冲皮起，出见有头足，上下痛而不可触近。"⑩指全身上下。灵64"土形之人……上下相称。"素61"上下溢于皮肤，故为胕肿。胕肿者，聚水而生病也。"

3. 指天地。素68"上下之位，气交之中，人之居也。"张介宾："上者谓天，天气下降；下者谓地，地气上升。一升一降，则气交于中也，而人居之。"

4. 指地位的高低。犹言君臣、尊卑、长幼、老少。《书·周官》："和上下。"孔传："和上下尊卑等列。"素66"使百姓昭著，上下和亲。"素80"诊必上下，度民君卿。"张介宾："贵贱尊卑，劳逸有异，膏粱藜藿，气质不同，故当度民君卿，分别上下以为诊。"又，张琦："上下，谓人迎趺阳也，必兼取之，以知病能。"

5. 犹言品质的优劣。素74"主病之谓君，佐君之谓臣，应臣之谓使，非上下三品之谓也。"

6. 犹言胜负。素35"阴阳上下交争，虚实更作，阴阳相移也。"

7. 指升降出入。灵69"喉咙者，气之所以上下者也。"灵1"经脉十二，络脉十五，凡二十七气，以上下，所出为井。"《甲乙经》卷三"以上下"作"上下行"。灵32"平人……故气得上下，五脏安定。"

8. 指浮沉，变动。素17"四变之动，脉与之上下。"马莳："上下者，浮沉也。"灵66"其著孙络之脉而成积者，其积往来上下。"

9. 指上下运行，运动。素34"络脉不得随经上下，故留经而不行。"素43"荣者，水谷之精气也……乃能入于脉也，故循脉上下，贯五藏，络六府也。"灵36"中热则胃中消谷，消谷则虫上下作。"

10. 运气术语。①指在上的六气与在下的五运。素66"上下相召奈何……寒暑燥湿风火，天之阴阳也，三阴三阳上奉之；木火土金水，地之阴阳也，生长化收藏下应之……动静相召，上下相临。"②指司天之气与在泉之气。素67"所谓上下者，岁上下见阴阳之所在也……上下相遘，寒暑相临。"张志聪："此言司天在泉之上下也。"素68"上下有位，左右有纪。"吴昆："上下，司天在泉二气也。"素70"补上下者从之，治上下者逆之。"王冰："上，谓司天。下，谓在泉也。"③指天气与地气。素68"位有终始，气有初中，上下不同，求之亦异也。"王冰："故气之初，天用事；气之中，地主之。地主则气流于地，天用则气腾于天。"

【上口】 通道的上部，即入口处。难31"上焦者，在心下，下膈，在胃上口……

下焦者，在齐下，当膀胱上口。”

【上天】 九宫之一。天宫的别称，位当正南方，主夏至、小暑、大暑三个节气 46 天。灵 77“夏至，九，上天，南方。”张介宾：“天宫，离宫也。主夏至、小暑、大暑三节，共四十六日。”

【上气】

1. 指人体上部之气。灵 28“故上气不足，脑为之不满，耳为之苦鸣，头为之苦倾，目为之眩。”灵 73“上气不足，推而扬之。”杨上善：“上气不足，谓膻中气少，可推补令盛。”

2. 病症名。指气逆壅上的气喘。素 62“气有余则喘咳上气。”灵 47“肺高则上气肩息咳。”金 7“上气，喘而躁者，属肺胀，欲作风水，发汗则愈……咳而上气，喉中水鸡声，射干麻黄汤主之。”王肯堂：“上气者，盖气上而不下，升而不降，痞满膈中，气道奔迫，喘息有音者是也。”

【上升】 升腾，向上。素 68“地气上升，气腾于天。”

【上古】 远古时代。素 1“余闻上古之人……夫上古圣人之教下也，皆谓之虚邪贼风，避之有时。”

【上节】 指第 1～7 胸椎的每一节。灵 14“膂骨以下至尾骶二十一节长三尺，上节长一寸四分分之一，奇分在下。”马莳：“上节每节长一寸四分一厘。”

【上关】 穴名。别名客主人。属足少阳胆经。位于面部，颧弓上缘，距耳郭前缘约 1 寸处。素 58“上关二穴。”灵 2“刺上关者，呿不能欠。”马莳：“上关，即客主人穴，系足少阳胆经。”

【上羽】

1. 五音中羽音的一种，指上羽之人，为人的五行分类中水形之人中的一种。灵 64“水形之人，比于上羽，似于黑帝。”灵 65“上羽与大羽同，谷大豆，畜彘，果栗，足少阴，藏肾，色黑，味咸，时冬。”

2. 运气术语。指太阳寒水司天。素 70“赫曦之纪……上羽与正徵同。”高世栻：“戊辰、戊戌岁，太阳寒水司天，谓之上羽。”

【上纪】 穴名。即中脘穴。为胃的募穴，属任脉。位于上脘下 1 寸处。素 58“所治天突与十椎及上纪。上纪者，胃脘也。”王冰：“谓中脘也。中脘者，胃募也，在脘下同身寸之一寸。”

【上谷】 古地名。今河北省怀来县南。神 3“吴茱萸……生上谷川谷。”

【上角】

1. 五音中木音的一种，指上角之人，为人的五行分类中木形之人中的一种。灵 65“大宫与上角同。”灵 64“木形之人，比于上角，似于苍帝，其为人，苍色，小头，长面，大肩，背直，身小，手足好，有才，劳心，少力，多忧，劳于事。”

2. 运气术语。指厥阴风木司天。素 70“卑监之纪……上角与正角同。”张志聪：“谓己巳、己亥二岁，上临厥阴风木司天，故曰上角。”

【上取】 治法名。指从上部施治，包括上病上取、下病上取等。素 70“上取下取，内取外取，以求其过。”又，高世栻：“司天在泉则有上下……取其有过者而补治之，故曰上取下取。”灵 59“其气积于胸中者，上取之。”马莳：“凡卫气之积于胸中，当取之于上。”

【上齿】 口腔上部的牙齿。灵 21“足太阳有入頄遍齿者，名曰角孙，上齿龋取之。”

【上经】

1. 古医籍名，已佚。素 46“《上经》者，言气之通天也。”素 69“《上经》曰：夫道者，上知天文，下知地理，中知人事。”

2. 指《神农本草经》上卷。神 1“上药一百二十种，为君……不老，延年者，本上经。”森立之：“此书三品各一经，为上经、中经、下经，即卷上、中卷、下卷也。”

【上药】 指药物上、中、下三品分类中的上品药物，没有毒性，可以多服久服，不会伤害人体正气。神 1“上药一百二十种，为君。”

【上临】 运气术语。指运与司天之气同化。上临于下为临。素 71“戊子、戊午，太徵上临少阴；戊寅、戊申，太徵上临少阳。”

【上冒】 症状名。头目昏蒙。素 10“腹满䐜胀，支鬲胠胁，下厥上冒，过在足太阴阳明。”森立之：“所云上冒者，胃气闭塞而气道不通，故上焦昏冒如以物冒覆之状，与人每饱食则郁冒欲睡之理同。”

【上品】 药物上、中、下三品分类中的上等药物。又称“上药”。神 1“卷第二，上品。”

【上帝】 往古的帝王。素 9“此上帝所秘，先师传之也。”王冰：“上帝，谓上古帝君也。”素 13“色脉者，上帝之所贵，先师之所传也。”

【上洛】 古地名。今陕西商县地区。神 2“菖蒲……生上洛池泽。”

【上宫】

1. 五音中土音的一种，指上宫之人，为人的五行分类中土形之人中的一种。灵 64“土形之人，比于上宫，似于上古黄帝，其为人，黄色，圆面，大头，美肩背，大腹，美股胫，小手足，多肉，上下相称，行安地，举足浮，安心，好利人，不喜权势，善附人也。”灵 65“上宫与大宫同。”

2. 运气术语。指太阴湿土司天。素 70“卑监之纪……上宫与正宫同。”张志聪：“上宫与正宫同者，乃己丑、己未二岁，上临太阴湿土司天，故曰上宫。”

【上郡】 古地名。郡治肤施县，在今陕西榆林。神 3“淫羊藿……生上郡阳山山谷。”

【上党】 古地名。今山西省晋东南长治、晋城地区高山环抱的高地。神 2“胡麻……生上党山谷。”

【上部】

1. 指咽喉部。金 3“蚀于上部则声喝(一作嗄)，甘草泻心汤主之。”

2. 三部九候诊法中头面的诊脉部位。素 20“有下部，有中部，有上部……上部天，两额之动脉。上部地，两颊之动脉。上部人，耳前之动脉。”

3. 寸口诊脉中的寸部脉。难 18“三部者，寸、关、尺也；九候者，浮、中、沉也。上部法天。”

【上窍】 指耳、目、口、鼻。素 5“故清阳出上窍，浊阴出下窍……阴味出下窍，阳气出上窍。”王冰：“上窍，谓耳目鼻口。”

【上脘】 指胃脘的上部。灵 19“邪在胃脘，在上脘，则刺抑而下之。”金 10“宿食在上脘，当吐之，宜瓜蒂散。”

【上商】

1. 五音中商音的一种，指上商之人，为人的五行分类中金形之人中的一种。灵 64“金形之人，比于上商，似白帝，其为人，方面，白色，小头，小肩背，小腹，小手足，如骨发踵外，骨轻，身清廉，急心静悍，善为吏。”灵 65“上商与右商同。”

2. 运气术语。指阳明燥金司天。素 70“委和之纪……上商与正商同。”高世栻：“金气司天，谓之上商。”

【上堂】 入堂，登堂。灵 29“入国问俗，入家问讳，上堂问礼。”

【上焦】 指胸膈以上部位，心、肺、心包居其中，有布散津液气血于全身的作用。灵 30“上焦开发，宣五谷味，熏肤，充身，泽毛，若雾露之溉，是谓气。”灵 18“上焦如雾。”

【上虞】 古地名。今浙江省东北部曹娥江的中下游地区。神 2“杜仲……生上虞山谷。”

【上廉】

1. 指上侧边缘。灵 10“循指上廉，出合谷两骨之间。”灵 14“横骨上廉以下至内辅之上廉长一尺八寸。”

2. 穴名。为“巨虚上廉”的简称，指上巨虚穴。灵 2“复下上廉三寸为巨虚下廉也。”

【上管】 指胃上脘贲门部。灵 47“胃结者，上管约不利也。”倪洙龙：“胃有上脘、中脘、下脘，故胃下则下脘约不利，结则上脘约不利也。”

【上膈】

1.《灵枢经》篇名。本篇主要论述膈食症中属于下脘虫积成痈的病因、症状和治疗。因其文从“气为上膈”开始论述，故篇名为“上膈”。

2. 病名。因气机郁结所致，症见食入即吐的病症。灵 68“气为上膈者，食饮入而还出。”

【上徵】

1. 五音中徵音的一种，指上徵之人，为人的五行分类中火形之人中的一种。灵 64“火形之人，比于上徵，似于赤帝，其为人赤色，广朋，锐面小头，好肩背髀腹，小手足，行安地，疾心，行摇，肩背肉满，有气，轻财，少信，多虑，见事明，好颜，急心。”灵 65“上徵与右徵同。”

2. 运气术语。指少阴君火、少阳相火司天。素 70“上徵而收气后也……上徵与正商同。”高世栻：“木运太过，木生其火，又值火气司天，谓之上徵。”

【上膲】 即上焦。灵 80“邪气留于上膲，上膲闭而不通。”

【上下经】 古医籍名。素 79“却念《上下经》，阴阳、从容。”张介宾：“《上下经》，古经也。”森立之：“《上经》言天之阴阳，《下经》言人之从容。”

【上下篇】 古医籍名。指古《脉经》的上篇、下篇。已亡。素 76“臣请诵《脉经·上下篇》甚众多矣……吾问子窈冥，子言上下篇以对，何也?”

【上关上】 指寸口脉关脉的上部。金 11“关上，积在脐旁；上关上，积在心下。”朱峻明：“关部主中焦，而关有三候，关中主积在脐旁……关上积在心下，如胃寒脘痛之类是也。”

【上附上】 尺肤诊法术语。指前臂内侧远端的 1/3 部位。素 17“上附上，右外以候肺，内以候胸中；左外以候心，内以候胸中。”

【上竟上】 尺肤诊法术语。指前臂内侧远端上 1/3 的尽头，即鱼际部。素 17“上竟上者，胸喉中事也。”

【上焦如雾】 指上焦宣发中焦上输的水谷精气，充养人体，如雾露一样均匀地敷布于全身。灵 18“余闻上焦如雾，中焦如沤，下焦如渎。”

【上古天真论】《素问》篇名。本篇深受道家思想的影响，强调人要享其天年，就必须保持如婴儿那样自然纯真、质朴无邪的天性，并效法自然阴阳变化，顺应生长发育的自然规律，以达到外与自然和谐，内在精神存守，如此则可长生久视。其中还较为具体地讨论了人体生长壮老已的过程及其规律，认为起主导作用的是肾气的盛衰，相关论述为中医生殖、衰老学说奠定了理论基础。《淮南子·原道训》：“所谓天者，纯粹朴素，质直皓白，未始有与杂糅者也。”《庄子·渔父》：“真者，所以受于天也，自然不可易也。故圣人法天贵真，不拘于俗。”又，丹波元简：“志云：上古，谓所生之来。天真，天乙所生之真元也。简按《易·系辞》：上古穴居而野处。又上古结绳而治。《老子》云：其中有精，其精甚真。《庄子·渔父篇》：真者，精诚之至也。《荀子》：真积力久。黄庭经曰：积精累气以为真。”

小（xiǎo）

1. 与“大”相对。在面积、体积、容量、数量、力量、强度、重要性等方面不及一般或不及所比对象。素 70“地之小大异也，小者小异，大者大异。”灵 10“盛者寸口大一倍于人迎，虚则寸口反小于人迎也。”灵 14“故骨围大则太过，小则不及。”

2. 在程度、规模、声势、时间等方面不及一般或不及所比对象。素 13“所以小病必甚，大病必死。”素 36“身体小痛，刺至阴。”素 71“其化上苦小温，中苦和。”

3. 大小的程度。灵 70“审按其道以予之，徐往徐来以去之，其小如麦者，一刺知。”

4. 细小致密。与“粗”相对。灵 47“赤色小理者心小，粗理者心大。”张志聪：“小理者，肌肉之纹理细密。”

5. 使……小。灵 75“凡刺大邪，日以小，泄夺其有余，乃益虚。”马莳：“凡刺邪之大者，日渐使之小焉可也。”灵 78“微大其末，反小其身。”

6. 缩小；小于。素 27“其至寸口中手也，时大时小，大则邪至，小则平。”素 69“小常之一，其化减；小常之二，是谓临视，省下之过与其德也。”

7. 年幼。灵 59“十八已上为少，六岁已上为小。”

8. 指小的问题。灵 29“夫治民与自治，治彼与治此，治小与治大。”

9. 指邪微正虚。灵 75“小者益阳……凡刺小邪，日以大，补其不足乃无害。”

10. 指小脉。脉细如线，但应指分明。素 20“察九候独小者病。”张志聪：“大小者，脉之体象也。”灵 4“大者多气少血，小者血气皆少。”灵 49“病之在藏，沉而大者，易已，小为逆。”

11. 指小便。见“小大”。

12. 指小方。①药量小的方剂。素 74“是故平气之道，近而奇偶，制小其服也……小则数多，多则九之。”张介宾：“故近而奇偶，制小其服，小则数多，而尽于九。盖数多则分两轻，分两轻则性力薄而仅及于近处也。”②药味少的方剂。素 74“君一臣二，制之小也；君一臣二佐五，制之中也；君一臣三佐九，制之大也。”高世栻：“制方之道，君一臣二，无庸佐使，制剂之小也。”

13. 指小针。灵 60“以小治小者其功小，以大治大者多害。”张志聪：“痈小而以小针治之者，其功小而易成。”

14. 自谦之词。称自己或与己有关的人或事物。见“小子”。

15. 副词。稍微，略微。灵 49“病小愈而卒死者，何以知之？……病虽小愈，必卒死。”伤 137“舌上燥而渴，日晡所小有潮热。”伤 303“内胶烊尽，小冷，内鸡子黄。”伤 387“宜桂枝汤小和之。”

16. 通“少”。灵 59“病间者浅之，甚者深之，间者小之，甚者众之，随变而调气，故曰上工。”《甲乙经》卷六“小”作“少”。马莳：“病间者则浅刺之而针少，病甚者则深刺之而针多，随其变化而调之，是之谓上工也。”灵 26“喜怒而不欲食，言益小，刺足太阴；怒而多言，刺足少阳。”《太素》卷三十、《甲乙经》卷九“小”作“少”。灵 3“往者为逆者，言气之虚而小，小者逆也。”

【小儿】 小孩子，儿童。神 2“龙齿，主小儿、大人惊痫，癫疾。”神 3“蚱蝉……主小儿惊痫，夜啼，癫病，寒热。”

【小大】

1. 小与大。素 70“地之小大异也，小者小异，大者大异。”灵 31“肠胃之小大长短，受谷之多少奈何？”灵 45“非道，何可小大深浅，杂合而为一乎？”

2. 大小的程度。素 74“论言人迎与寸口相应，若引绳小大齐等。”灵 46“何以候骨之小大。”灵 49“脉之浮沉及人迎与寸口气小大等者，病难已。”

3. 指小便与大便。素 65“小大不利治其标，小大利治其本。”高世栻：“以中满则小大二便不利，故治其后病之标。”

【小小】 最小，很小。灵 72“少阳之人，諟谛好自贵，有小小官，则高自宜。”

【小子】 自称谦词。灵 49“雷公问于黄帝曰：五色独决于明堂乎？小子未知其所谓也。”张介宾：“诸臣之中，惟雷公独少，故自称小子。”

【小分】 指肌肉较小的会合处。素 55“刺大分、小分，多发针而深之。”高世栻：“小分，肉之小会。”

【小心】 指心包络。素 52“鬲肓之上，中有父母，七节之旁，中有小心。”马莳：“心在五椎之下……然心之下有心包络，其形有黄脂裹心者，属手厥阴经，自五椎之下而推之，则包络当垂至第七节而止，故曰七节之旁，中有小心。盖心为君主，为大心，而包络为臣，为小心也。”又，杨上善：“脊有三七二十一节，肾在下七之傍，肾神曰志。五脏之灵，皆名为神，神之所以任物，得名为心，故志心者，肾之神也。”

【小节】 小关节。灵 71“地有小山，人有小节。”

【小虫】 小的寄生虫。神 2“天名精……止血，利小便，除小虫。”神 4“牛扁……杀牛虱小虫，又治牛病。”

【小邪】

1. 指邪微正虚的病证。灵 75“凡刺小邪，日以大，补其不足乃无害。”张介宾：“小邪，虚邪也。虚邪补之，则正气日大，而邪自退也。”

2. 指寒邪。金 1“大邪中表，小邪中里。”山田业广：“寒性收敛而隘，故谓之小邪，但小而隘则直入，所以中里也。”又，吴谦等：“七情人邪，故名小邪；七情伤内，故曰中里也。”

【小麦】 中药名。为禾本科小麦属植物小麦的种子。甘，凉。入心、脾、肾经。养心，除热，止渴，敛汗。主治脏躁，烦热，消渴，泄痢等。组方有厚朴麻黄汤、甘麦大枣汤。金 20“若呕，以醋浆水服之；复不解者，小麦汁服之。”

【小豆】

1. 赤小豆。五谷之一，味酸，五行属木。素 22“心色赤，宜食酸，小豆、犬肉、李、韭皆酸。”素 36“先视身之赤如小豆者尽取之。”

2. 泛指颗粒较小的豆。金 6“大黄䗪虫丸方……炼蜜和丸小豆大，酒饮服五丸。”素 40“丸以雀卵，大如小豆，以五丸为后饭。”

【小针】

1. 针具的统称。灵 1“小针之要，易陈而难入。”马莳：“小针者，即上节微针也。”涩江抽斋：“本篇小针、微针，俱统言九针。”灵 60“余以小针为细物也。”

2. 指形体短小的针具。灵 24“肠中有虫瘕及蛟蛕，皆不可取以小针……以大针刺之。”

【小肠】

1. 六腑之一。素 4“胆、胃、大肠、小肠、膀胱、三焦六府皆为阳。”①位于腹腔，属下焦，上接幽门，与胃相通，下连大肠，包括十二指肠、回肠、空肠。灵 31“小肠后附脊，左环回周迭积，其注于回肠者，外附于脐上，回运环十六曲，大二寸半，径八分分之少半，长三丈二尺。”难 42“小肠重二斤十四两，长三丈二尺，广二寸半，径八分分之少半，左回叠积十六曲，盛谷二斗四升，水六升三合合之太半。”难 35“大肠、小肠，传阴气而下，故居在下。”②承接胃腐熟的饮食，主化物而泌别清浊。故称之为“受盛之官”、“受盛之腑”。素 8“小肠者，受盛之官，化物出焉。”灵 2“小肠者，受盛之府。”③在脏合心，脉为其外应。灵 47“心合小肠，小肠者，脉其应。”④经脉为手太阳，与手少阴心经互为表里。灵 10“小肠手太阳之脉……入缺盆络心，循咽下膈，抵胃属小肠。”

2. 指手太阳小肠经。灵 4“小肠合入于巨虚下廉。”张介宾:“小肠，手太阳也。本经之合在小海，其下腧则合于足阳明之巨虚下廉。”

3. 小肠在面部的望诊部位，即鼻准上方两侧，两颧以内的部位。灵 49“面王以上者，小肠也。”张介宾:“面王者，鼻准也……面王之上，两颧之内，小肠之应也。”

【小辛】 中药名。细辛的别名。见“细辛”。神 2“细辛……久服明目，利九窍，轻身，长年。一名小辛。”

【小指】

1. 手小指。灵 10“小肠手太阳之脉，起于小指之端。”灵 2“少泽，小指之端也，为井金。”灵 13“手少阴之筋，起于小指之内侧，结于锐骨。”

2. 足小趾。素 59“委中以下至足小指傍各六俞。”灵 10“膀胱足太阳之脉……至小指外侧。”灵 13“足少阴之筋，起于小指之下。”

【小草】 中药名。为远志科远志属植物远志的全草。祛痰，安神，消痈。主治咳嗽痰多，虚烦，惊恐，梦遗失精，胸痹心痛，痈肿疮疡。神 2“远志……叶，名小草，一名棘菀，一名葽绕，一名细草。”

【小品】 方书名。即《小品方》。见《隋书·经籍志》，12 卷，东晋陈延之约撰于公元 4 世纪初。本书早佚，其佚文散见于《外台秘要》《医心方》等书中。金 6“桂枝加龙骨牡蛎汤方，《小品》云：虚弱浮热汗出者，除桂，加白薇、附子各三分，故曰二加龙骨汤。”

【小便】

1. 尿液。灵 74“安卧，小便黄赤，脉小而涩者，不嗜食。”金 3“口苦，小便赤，诸药不能治。”金 13“淋之为病，小便如粟状，小腹弦急，痛引脐中。”

2. 排尿。灵 19“小腹痛肿，不得小便，邪在三焦约，取之太阳大络。”马莳:“小腹痛而腹肿，难以小便，其邪在于三焦，而三焦有邪约之也。”金 2“小便已，洒洒然毛耸，手足逆冷。”伤 126“伤寒有热，少腹满，应小便不利，今反利者，为有血也，当下之。”

【小差】 谓疾病稍有好转。差，通“瘥”。金 14“又与葶苈丸下水，当时如小差，食饮过度，肿复如前。”伤 231“刺之小差，外不解，病过十日，脉续浮者，与小柴胡汤。”

【小络】 较小的络脉。又称“孙络”。素 39“绌急则外引小络，故卒然而痛……小络急引故痛。”素 62“神有余，则泻其小络之血。”王冰:“小络，孙络也。《针经》曰：‘经脉为里，支而横者为络，络之别者为孙络。’”灵 7“络刺者，刺小络之血脉也。”

【小海】 穴名。属手太阳小肠经，合穴。位于尺骨鹰嘴与肱骨内上髁之间凹陷中。灵 2“手太阳小肠者……入于小海，小海，在肘内大骨之外，去端半寸陷者中也，伸臂而得之，为合，手太阳经也。”

【小筋】 较小的肌腱或韧带。素 3“因于湿，首如裹，湿热不攘，大筋緛短，小筋弛长。”灵 2“阴谷，辅骨之后，大筋之下，小筋之上也，按之应手。”灵 71“心主之脉……入于小筋之下，留两骨之会。”

【小腹】

1. 下腹的中部。素 10“黑脉之至也，上坚而大，有积气在小腹与阴，名曰肾痹。”灵 4“膀胱病者，小腹偏肿而痛。”金 13“淋之为病，小便如粟状，小腹弦急，痛引脐中。”

2. 指腹部平束而不隆起。灵 64“金形之人……小头，小肩背，小腹，小手足。”

【小痹】 指邪在孙络，随脉往来的一种痹病。素 58“其小痹淫溢，循脉往来，微针所及，与法相同。”张志聪:“小痹者，谓邪始入于皮肤，未伤筋骨。脉，谓孙络脉也。”张介宾：“邪在孙络，邪未深也，是谓小痹。”

【小溪】 小的络脉交会处，也是穴位所在部位。素 10“人有大谷十二分，小溪三百五十四名，少十二俞。”王冰：“小络所会，谓之小溪也。”又，张介宾：“小溪者，言通身骨节之交也。《小针解》曰：‘节之交三百六十五会者，络脉之渗灌诸节者也。’”

【小针解】《灵枢经》篇名。本篇主要是对首篇《九针十二原》中关于运用小针的内容，简要地加以解释并作了进一步的补充说明，故名《小针解》。马莳：“此篇解首篇之义，故名之曰小针解。”

【小肠气】 小肠的精气。素 48“脉至如华者，令人善恐，不欲坐卧，行立常听，是小肠气予不足也。”

【小肠胀】 证候名。脏腑胀证之一。临床见少腹作胀，引起腰痛等症。灵 35“小肠胀者，少腹䐜胀，引腰而痛。”

【小肠泄】 病证名。因邪客小肠所导致的下痢。难 57“小肠泄者，溲而便脓血，少腹痛。”黄竹斋：“小肠泄者，邪客小肠而泄也。小肠主泌别清浊，为心之腑，故其证溲而便脓血，少腹痛……所谓赤白痢也。”

【小肠咳】 证候名。脏腑咳证之一。因心咳日久不愈，传入小肠所致，临床以咳嗽伴有矢气为主症。素 38“心咳不已，则小肠受之，小肠咳状，咳而失气，气与咳俱失。”张介宾：“小肠之下则大肠也，大肠之气，由于小肠之化，故小肠受邪而咳，则下奔失气也。”

【小肠病】 即小肠的病症。灵 4“小肠病者，小腹痛，腰脊控睾而痛，时窘之后，当耳前热，若寒甚，若独肩上热甚，及手小指次指之间热，若脉陷者，此其候也，手太阳病也，取之巨虚下廉。”

【小荆实】 中药名。为牡荆子的别名。又名牡荆实、荆条果、黄荆子。为马鞭草科牡荆属植物牡荆的果实。苦、辛，温。入肺、大肠经。化湿祛痰，止咳平喘，理气止痛。主治咳嗽气喘，胃痛，泄泻，痢疾，疝气痛，脚气肿胀，白带，白浊。神 2“蔓荆实……久服轻身，耐老。小荆实亦等。”

【小结胸】 病名。因痰热互结心下，临床以心下硬满、按之则痛为特点。治以清热涤痰开结，方用小陷胸汤。伤 138“小结胸病，正在心下，按之则痛，脉浮滑者，小陷胸汤主之。”

【小柴胡】 即小柴胡汤。见“小柴胡汤”。伤 103“太阳病，过经十余日，反二三下之，后四五日，柴胡证仍在者，先与小柴胡。”

【小半夏汤】 方剂名。组成：半夏一升，生姜半斤。煎服法：以水七升，煮取一升半，分温再服。功用：温胃止呕，散饮降逆。主治：①饮邪停胃的呕吐证。临床以恶心呕吐，唾多清水，饮食不下，口不渴，苔白滑，脉弦滑为特点。金 12“呕家本渴，渴者为欲解，今反不渴，心下有支饮故也，小半夏汤主之。”金 17“诸呕吐，谷不得下者，小半夏汤主之。”②黄疸误治，胃气上逆之哕逆。金 15“黄疸病，小便色不变，欲自利，腹满而喘，不可除热，热除必哕。哕者，小半夏汤主之。”

【小青龙汤】 方剂名。组成：麻黄（去节）、芍药、细辛、干姜、甘草（炙）、桂枝（去皮）各三两，五味子半升，半夏（洗）半升。煎服法：以水一斗，先煮麻黄，减二升，去上沫，内诸药，煮取三升，去滓，温服一升。若渴，去半夏，加栝楼根三两。若微利，去麻黄，加荛花，如一鸡子，熬令赤色。若噎者，去麻黄，加附子（炮）一枚。若小便不利，少腹满者，去麻黄，加茯苓四两。若喘，去麻黄，加杏仁（去皮尖）半升。且荛花不治利，麻黄主喘，今此语反之，疑非仲景意。功用：解表散寒，温肺化饮。主治：①太阳表实，寒饮犯肺证。伤 40“伤寒表不解，心下有水气，干呕，发热而咳，或渴，或利，或噎，或小便不利，少腹满，或喘者，小青龙汤主之。”伤41“伤寒，心下有水气，咳而微喘，发热不渴……小青龙汤主之。”②溢饮，外寒内饮证。临床见身体疼重，无汗，恶寒发热，咳嗽，喘满痰多稀白，脉多弦紧。金12“病溢饮者，当发其汗，大青龙汤主之，小青龙汤亦主之。”③支饮兼外寒证。金12“咳逆倚息不得卧，小青龙汤主之。”④上焦寒饮吐涎沫证。金22“妇人吐涎沫，医反下之，心下即痞，当先治其吐涎沫，小青龙汤主之。”

【小建中汤】 方剂名。又称虚劳小建中汤。组成：桂枝三两（去皮），甘草二两（炙），大枣十二枚（擘），芍药六两，生姜三两（切），胶饴一升。煎服法：以水七升，煮取三升，去滓，内饴，更上微火消解，温服一升，日三服。呕家不可用建中汤，以甜故也。功用：温中补虚，和里缓急。主治：①中焦虚寒，气血不足腹痛证。伤100“伤寒，阳脉涩，阴脉弦，法当腹中急痛，先与小建中汤；不差者，小柴胡汤主之。”②气血两虚心悸证。伤102“伤寒二三日，心中悸而烦者，小建中汤主之。”③虚劳萎黄证。金15“男子黄，小便自利，当与虚劳小建中汤。”④妇人气血虚弱腹痛证。金22“妇人腹中痛，小建中汤主之。”

【小承气汤】 方剂名。组成：大黄四两，厚朴二两（炙，去皮），枳实三枚（大者，炙）。煎服法：以水四升，煮取一升二合，去滓，分温二服。初服汤当更衣，不尔者尽饮之，若更衣者，勿服之。功用：泻热通便，消痞除满。主治：①伤寒阳明腑实痞满证。伤213“阳明病，其人多汗，以津液外出，胃中燥，大便必鞕，鞕则谵语，小承气汤主之；若一服谵语止者，更莫复服。”伤214“阳明病，谵语，发潮热，脉滑而疾者，小承气汤主之。因与承气汤一升，腹中转气者，更服一升，若不转气者，勿更与之。”伤251“得病二三日，脉弱，无太阳、柴胡证，烦躁，心下鞕。至四五日，虽能食，以小承气汤，少少与，微和之。”②阳明腑实热结旁流证。伤374“下利谵语者，有燥屎也，宜小承气汤。”

【小指次指】

1. 手无名指。灵10“心主手厥阴心包络之脉……其支者，别掌中，循小指次指出其端。”张介宾：“小指次指，谓小指之次指，即无名指也。”

2. 指足第4趾。灵13“足少阳之筋，起于小指次指，上结外踝。”素63“刺足小指次指爪甲上。”

【小柴胡汤】 方剂名。组成：柴胡半斤，黄芩三两，人参三两，半夏半升（洗）、甘草（炙）、生姜（切）各三两，大枣十二枚（擘）。煎服法：以水一斗二升，煮取六升，去滓，再煎取三升，温服一升，日三服。若胸中烦而不呕者，去半夏、人参，加栝楼实一枚；若渴，去半夏，加人参合前成四两半、栝楼根四两；若腹中痛者，去黄芩，加芍药三两；若胁下痞鞕，去大枣，加牡蛎四两；若心下悸、小便不利者，去黄芩，加茯苓四两；若不渴，外有微热者，去人参，加桂枝三两，温覆微汗愈；若咳者，去人参、大枣、生姜，加五味子半升、干姜二两。功用：和解少阳，和胃降逆。主治：①伤寒少阳病。伤96“伤寒五六日，中风，往来寒热，胸胁苦满，嘿嘿不欲饮食，心烦喜呕，或胸中烦而不呕，或渴，或腹中痛，或胁下痞鞕，或心下悸、小便不利，或不渴、身有微热，或咳者，小柴胡汤主之。”伤97“血弱气尽，腠理开，邪气因入，与正气相抟，结于胁下。正邪分争，往来寒热，休作有时，嘿嘿不欲饮食。藏府相连，其痛必下，邪高痛下，故使呕也。小柴胡汤主之。”伤266“本太阳病不解，转入少阳者，胁下鞕满，干呕不能食，往来寒热，尚未吐下，脉沉紧者，与小柴胡汤。”伤379“呕而发热者，小柴胡汤主之。”②妇人热入血室证。伤 144“妇人中风，七八日续得寒热，发作有时，经水适断者，此为热入血室，其血必结，故使如疟状，发作有时，小柴胡汤主之。”③黄疸邪郁肝胆证。金 15“诸黄，腹痛而呕者，宜柴胡汤。必小柴胡汤。”④产后郁冒。临床见心胸郁闷不舒，头眩昏冒，伴有头汗出，呕不能食，大便坚，脉微弱。金 21“产妇郁冒，其脉微弱……大便坚，呕不能食，小柴胡汤主之。”

【小陷胸汤】 方剂名。组成：黄连一两，半夏半升（洗），栝楼实（大者）一枚。煎服法：以水六升，先煮栝楼，取三升，去滓，内诸药，煮取二升，去滓，分温三服。功用：清热化痰，宽胸散结。主治：痰热互结心下的小结胸病。伤 138“小结胸病，正在心下，按之则痛，脉浮滑者，小陷胸汤主之。”

【小儿疳虫蚀齿方】 方剂名。组成：雄黄，葶苈。用法：上二味，末之，取腊月猪脂熔，以槐枝绵裹头四五枚，点药烙之。功用：行气活血，消肿蚀虫。主治：小儿疳虫蚀齿。临床见能食易饥，大便溏，面黄肌瘦，牙齿糜烂，或牙齿为虫所蛀蚀。金 22“小儿疳虫蚀齿方……点药烙之。”

【小半夏加茯苓汤】 方剂名。组成：半夏一升，生姜半斤，茯苓三两（一法四两）。煎服法：以水七升，煮取一升五合，分温再服。功用：化饮利水，和胃止呕。主治：痰饮呕吐证。金 12“卒呕吐，心下痞，膈间有水，眩悸者，小半夏加茯苓汤主之……先渴后呕，为水停心下，此属饮家，小半夏加茯苓汤主之。”

【小青龙加石膏汤】 方剂名。组成：麻黄、芍药、桂枝、细辛、甘草、干姜各三两，五味子、半夏各半升，石膏二两。煎服法：以水一斗，先煮麻黄，去上沫，内诸药，煮取三升。强人服一升，羸者减之，日三服，小儿服四合。功用：解表化饮，清热除烦。主治：寒饮夹热的咳喘。金 7“肺胀，咳而上气，烦躁而喘，脉浮者，心下有水，小青龙加石膏汤主之。”

口（kǒu）

1. 人发声与进食的器官。为脾之窍。素 4“中央黄色，入通于脾，开窍于口，藏精于脾。”张介宾：“口者，脾之窍。”灵 17“脾气通于口，脾和则口能知五谷矣。”灵 28“口鼻者，气之门户也。”

2. 指口唇及舌。素 42“心风之状……病甚则言不可快，诊在口，其色赤。”张志聪：“口者，兼唇舌而言。”

3. 物体出入通过的地方。见“胃口”、“气口”等。

【口干】 症状名。口中干燥。素 31“两感于寒者，病一日则巨阳与少阴俱病，则头痛口干而烦满。”素 45“少阴之厥，则口干溺赤，腹满心痛。”伤 222“若渴欲饮水，口干舌燥者，白虎加人参汤主之。”

【口开】 症状名。指气逆张口作喘。金 2“太阳中暍……小便已，洒洒然毛耸，手足逆冷，小有劳，身即热，口开，前板齿燥。”

【口甘】 症状名。指口中有甜味的感觉。素 47“有病口甘者，病名为何……夫五味入口，藏于胃，脾为之行其精气，津液在脾，故令人口甘也。”

【口问】

1.《灵枢经》篇名。该篇阐述了外感六淫、内伤七情及饮食起居失常为致病因素。次论欠、哕、唏等 12 种疾病的病因、病机及针刺方法等。最后讨论了上中下三气不足的不同症状表现。由于这些内容得之于先师的口头问答，故名“口问”。

2. 由口头问答所传授的医学知识。灵 28“余已闻九针之经，论阴阳逆顺六经已毕，愿得口问。”

【口苦】 症状名。指口中有苦味的感觉。灵 15“邪在胆，逆在胃，胆液泄则口苦。”素47“帝曰：有病口苦，取阳陵泉，口苦者病名为何？何以得之？岐伯曰：病名曰胆瘅。”伤263“少阳之为病，口苦，咽干，目眩也。”

【口疮】 病名。指唇、舌、颊等处黏膜的溃疡。素69“民病口疮，甚则心痛。”

【口唇】 嘴唇。为脾的外华。灵37“口唇者，脾之官也。”灵69“口唇者，声音之扇也。”

【口㖞】 症状名。亦称口僻。指口角歪斜。灵10“是主血所生病者，狂疟温淫汗出，鼽衄，口㖞唇胗。”

【口臭】 指口中发出难闻的气味。神1“水苏味辛，微温。主下气，杀谷，除饮食，辟口臭。”

【口爽】 口舌失去辨味的能力。素70“体重，肌肉萎，食减口爽。”姚止庵：“爽，失也，谓口不知味也。”

【口僻】 症状名。指口角歪斜。灵13“足阳明之筋……卒口僻，急者目不合，热则筋纵，目不开。”马莳：“猝然口歪而僻，其目当不能合也。”

【口噤】 症状名。指牙关紧闭，口不能张开。金2“痉为病，胸满口噤，卧不着席，脚挛急，必齘齿，可与大承气汤。”

【口糜】 症状名。口舌糜烂。素74“火气内发，上为口糜呕逆，血溢血泄，发而为疟。”王冰：“火烁于内，则口舌糜烂。”

【口麋】 症状名。同“口糜”。口舌糜烂。素37“膀胱移热于小肠，鬲肠不便，上为口麋。”王冰：“上则口生疮而糜烂也。麋，谓烂也。”

【口燥】 症状名。同“口干”。口舌干燥。伤202“阳明病，口燥，但欲漱水，不欲咽者，此必衄。”金16“病人胸满，唇痿舌青，口燥，但欲漱水不欲咽。”

山（shān）

地面上由土石构成的隆起部分。素71“云横天山，浮游生灭。”灵71“地有小山，人有小节；地有山石，人有高骨。”

【山川】 山岳、河流。素71“华发水凝，山川冰雪，焰阳午泽，怫之先兆也。”

【山芋】 中药名。薯蓣的别名。见该条。神2“薯蓣味甘，温……一名山芋。”

【山阳】 古地名。今河南省焦作市。神4“蚤休味苦，微寒……一名蚩休。生山阳川谷。”

【山谷】 指两山间低凹而狭窄处，其间多有涧溪流过。神2“玉泉味甘，平……生蓝田山谷。”

【山林】 山与林。灵43“客于肝，则梦山林树木。”神4“羊桃味苦，寒……生山林川谷。”

【山泽】 泛指山野。素71“云奔雨府，霞拥朝阳，山泽埃昏，其乃发也。”

【山药】 中药名。又名署预、薯蓣、薯药、山芋等。为薯蓣科薯蓣属植物山药的块茎。甘，平。入脾、肺、肾经。补脾，养肺，固肾，益精。主治脾虚泄泻，食少浮肿，肺虚咳喘，消渴，肾虚遗精，带下，尿频。组方有肾气丸。金6“肾气丸方：干地黄八两，山药、山茱萸各四两，泽泻、丹皮、茯苓各三两，桂枝、附子（炮）各一两。”

【山都】 古地名。今湖北省襄阳西北处。神4“鼺鼠，主堕胎，生乳易。生山都平谷。”

【山蓟】 中药名。术（苍术、白术）的别名。见该条。神1“术味苦，温……一名山蓟。”

【山茱萸】 中药名。又名蜀枣、鼠矢、山萸肉等。为山茱萸科山茱萸属植物山茱萸的果肉。酸，微温。入肝、肾经。补益肝肾，收敛固涩。主治头晕目眩，耳鸣耳聋，腰膝酸软，遗精滑精，小便频数，虚汗不止，妇女崩漏。组方有肾气丸。神3“山茱萸味酸，平。主心下邪气，寒热。温中，逐寒湿痹，去三虫。久服轻身。一名蜀枣。”

巾（jīn）

供擦拭、覆盖、包裹等用的一方布帛。此指用双层布制成的夹袋。灵 6“寒复炙巾以熨之……汗出以巾拭身。”

【巾针】 古时缝布的针具。灵 78“一曰镵针者，取法于巾针，去末半寸，卒锐之，长一寸六分。”张介宾：“巾针、絮针、綦针等制，必古针名也。未详其义。”

千（qiān）

1. 数词。十百为千。素 66“千四百四十气，凡六十岁而为一周。”灵 15“天周二十八宿，宿三十六分，人气行一周，千八分。”难 1“人一日一夜凡一万三千五百息。”

2. 表示多。素 8“毫氂之数，起于度量，千之万之，可以益大。”灵 71“其汤方以流水千里以外者八升。”金 1“千般疢难，不越三条。”

川（chuān）

1. 河流。素 5“六经为川，肠胃为海。”张志聪：“六经，手足三阴三阳之经脉也，外内环转，如川流之不息，故为川。”

2. 平川，原野。素 71“长川草偃，柔叶呈阴。”

3. 四川省的简称。见“川乌”、“川椒”。

【川乌】 中药名。又名川乌头。为毛茛科乌头属植物乌头的块根。辛、苦，热，有大毒。入心、脾、肾经。祛风除湿，散寒止痛。主治风寒湿痹痛，肢体麻木，半身不遂，头风头痛，心腹冷痛，寒疝作痛，脚气疼痛，跌打瘀痛，外治阴疽肿毒。组方有乌头汤。金 5“乌头汤方……川乌五枚。”

【川谷】 河谷。神 2“天门冬味苦……生奉高山谷。”

【川泽】

1. 河川和湖沼。泛指江河湖泊。素 71“水郁之发，阳气乃辟，阴气暴举，大寒乃至，川泽严凝。”

2. 指江河湖泊旁的沙质土壤。神 36“干地黄味甘，寒……生咸阳川泽。”

【川流】 河流。素 71“洪水乃从，川流漫衍。”

【川椒】 中药名。即花椒。又名蜀椒。为芸香科花椒属植物青椒或花椒的果皮。辛，温，有小毒。入脾、胃、肾经。温中止痛，燥湿止泻，杀虫止痒。主治脾胃虚寒的脘腹冷痛，蛔虫腹痛，呕吐泄泻，肺寒咳喘，龋齿牙痛，阴痒带下，湿疹皮肤瘙痒。组方有王不留行散、乌梅丸。金 19“乌梅丸方……川椒四两（去汗），桂枝六两。”

个（gè 個）

量词。用于没有专用数量的事物。伤 25“杏仁十六个。”金 22“水蛭三十个（熬），虻虫三十个（熬，去翅足），桃仁二十个（去皮尖）。”

久（jiǔ）

1. 时间长，长久。素 9“计人亦有三百六十五节以为天地，久矣。”素 17“骨者髓之府，不能久立，行则振掉，骨将惫矣。”素 74“久而增气，物化之常也，气增而久，夭之由也。”

2. 持久。素 27“不知三部九候，故不能久长。”素 68“愿夫子溢志尽言其事，令终不灭，久而不绝。”

3. 旧。亦指旧病。素 70“故消之削之，吐之下之，补之泻之，久新同法……病有久新，方有大小，有毒无毒，固宜常制矣。”

4. 时间的长短。金 5“蒸之如斗米饭久，以铜器盛其汁。”

【久久】 经过相当长的时间。金 11“身劳汗出，衣里冷湿，久久得之，腰以下冷痛。”金 14“黄汗之病……若汗出已，反发热者，久久其身必甲错。”

【久风】 侵入人体内较长时间的风邪。素 17“久风为飧泄，脉风成为疠。”素 42“新沐中风，则为首风，久风入中，则为肠风飧泄。”

【久远】 长久。难 16“离圣久远，各自是其法，何以别之?”

【久视】 长久存在，长寿，不老。见“长生久视”。

【久病】 患病时间长的疾病。素 18“脉小弱以涩，谓之久病；脉滑浮而疾者，谓之新病。”王冰:“久远之病也。”

【久疾】 即久病。灵 1“或言久疾之不可取者，非其说也。”

【久痹】 经久不愈的痹病。灵 6“久痹不去身者，视其血络，尽出其血。”灵 74“多青多痛，多黑为久痹。”

么（mó 麼）

细小，细薄。灵 47“肉䐃坚大者胃厚，肉䐃么者胃薄，肉䐃小而么者胃不坚。”杨上善:“么，小也。”张介宾:“么，细薄也。”

丸（wán）

1. 小而圆的物体。素 48“脉至如丸滑不直手。”

2. 指药丸。伤 386“蜜和为丸，如鸡子黄许大。”神 1“药有宜丸者，宜散者。”

3. 揉物成丸状。素 40“以四乌鲗骨一藘茹二物并合之，丸以雀卵，大如小豆。”伤 338“与蜜杵二千下，丸如梧桐子大。”

4. 量词。用于小而圆的物体。素 40“以五丸为后饭，饮以鲍鱼汁。”

【丸泥】 泥丸。喻脉象软弱不流利。素 48“脉至如丸泥，是胃精予不足也。”张介宾:“丸泥者，泥弹之状，坚强短涩之谓。”森立之:“以泥为丸，喻其柔脆不滑也。”

【丸药】

1. 圆粒型成药，通称药丸。伤 80“伤寒，医以丸药大下之，身热不去，微烦者，栀子干姜汤主之。”伤 396“大病差后，喜唾，久不了了，胸上有寒，当以丸药温之，宜理中丸。”

2. 揉制药丸。神 3“牛黄味苦，平……胆，可丸药。”

凡（fán）

1. 凡是，所有。素 3“凡阴阳之要，阳密乃固。”素 21“凡人之惊恐恚劳动静，皆为变也。”伤 58“凡病，若发汗，若吐，若下，若亡血，亡津液，阴阳自和者，必自愈。”

2. 总共，共计。素 58“凡三百六十五穴，针之所由行也。”素 59“大椎以下至尻尾及傍十五穴，至骶下凡二十一节。”灵 1“经脉十二，络脉十五，凡二十七气。”

3. 皆，都。素 60“即以犬伤病法灸之，凡当灸二十九处。”金 12“凡食少饮多，水停心下。”

及（jí）

1. 至，到达。素 14“病成名曰逆，则针石不能治，良药不能及也。”素 51“刺骨无伤筋者，针至筋而去，不及骨也。”灵 7“墙基卑，高不及其地者，不满三十而死；其有因加疾者，不及二十而死也。”

2. 待，等到。素 35“夫疟者之寒，汤火不能温也，及其热，冰水不能寒也。”

3. 涉及，关联。素 74“中外不相及，则治主病。”素 60“膝痛，痛及拇指治其腘。”灵 13“其病当所过者支转筋，前及胸痛息贲。”

4. 比得上，如。伤 386“腹中未热，益至三四丸，然不及汤。”神 3“莨菪子……多食令人狂走。久服轻身，走及奔马。”

5. 干扰，侵犯。素 61“阴气初胜，湿气及体。”素 71“霜乃早降，草木黄落，寒气及体。”

6. 继，承接。素 70“暴虐无德，灾反及之，微者复微，甚者复甚。”

7. 连词。①与，和。素 19“可汤熨及火灸刺而去之。”灵 81“发于肩及臑。”伤 174“虚弱家及产妇，宜减服之。”②如果。金 6“虚劳里急，诸不足，黄芪建中汤主之……及疗肺虚损不足，补气加半夏三两。”③或者。灵 42“间一藏及二三四藏者，乃可刺也。”灵 43“厥气……客于胫，则梦行走而不能前，及居深地窌苑中。”灵 59“诊视其脉大而弦急，及绝不至者……不可刺也。”

8. 副词。表示频率，相当于“又”。灵 22“狂始生……治之取手太阴、阳明，血变而止，及取足太阴、阳明。”

【及至】 连词。等到，到了。素 65“间一藏止，及至三四藏者，乃可刺也。”

夕（xī）

日暮，傍晚。灵 10“故旦占夕死，夕占旦死。”灵 44“夫百病者，多以旦慧、昼安、夕加、夜甚。”

【夕句】 中药名。夏枯草的别称。见该条。神 4“夏枯草，味苦，辛，寒……一名夕句，一名乃东。”

【夕时】 傍晚。灵 79“正月朔日，夕时北风。”素 7“二阴俱搏，十三日夕时死。”

广（guǎng 廣）

1. 大。在体积、面积等方面超过一般。素 9“天至广不可度，地至大不可量。”

2. 普遍，广泛。见“广化”。

3. 宽度。灵 1“五曰铍针，长四寸，广二分半。”灵 14“两乳之间广九寸半。”素 59“侠脐广三寸各三。”

4. 宽阔。灵 14“过则回肠广长，不满则狭短。”灵 29“六府者，胃为之海，广骸、大颈、张胸，五谷乃容。”灵 47“广胸反骹者肝高。”

5. 宽缓，缓慢。素 2“夜卧早起，广步于庭。”张志聪：“广，宽缓也。”

【广大】 宽大。灵 37“明堂广大，蕃蔽见外……平博广大，寿中百岁。”

【广化】 运气术语。指土运太过时，其化气普及于万物。素 70“敦阜之纪，是谓广化。”王冰：“土余，故化气广被于物也。”

【广肠】 直肠，起于结肠下，至肛门。灵 31“广肠傅脊，以受回肠，左环叶脊上下，辟大八寸。”马莳：“广肠者，直肠也。”灵 32“广肠大八寸，径二寸寸之大半，长二尺八寸。”

【广明】 阳气盛明之处。素 6“圣人南面而立，前曰广明，后曰太冲……中身而上，名曰广明，广明之下，名曰太阴。”张志聪：“人皆面南而背北，左东而右西……南面为阳，故曰广明。”王冰：“广，大也。南方丙丁，火位主之，阳气盛明，故曰大明也……然在人身中，则心脏在南，故谓前曰广明。”

【广狭】 宽窄，粗细。灵 12“夫十二经水者，其有大小深浅广狭远近各不同。”灵 14“先度其骨节之大小广狭长短。”

【广厦】 大厦。指宽阔宏大的房屋。素 71“山泽燔燎，材木流津，广厦腾烟。”

亡（wáng）

1. 逃亡，消失。素 35“因而调之，真气得安，邪气乃亡。”灵 4“正邪之中人也微，先见于色，不知于身，若有若无，若亡若存，有形无形，莫知其情。”

2. 失去，丢失。《增韵·阳韵》：“亡，失也。”素 3“风客淫气，精乃亡，邪伤肝也。”素 13“逆从倒行，标本不得，亡神失国。”

3. 耗损；耗竭。伤 211“发汗多，若重发汗者，亡其阳，谵语。”金 7“又被快药下利，重亡津液。”

4. 死亡。素 13 “得神者昌，失神者亡。”

5. 灭亡；消亡。素 71 “太者之至徐而常，少者暴而亡。”张志聪：“不及之气，来疾而短，故曰少者暴而亡。”又，王冰：“力强而作，不能长久，故暴而无也。亡，无也。”

6. 指针刺去针。灵 1 “察后与先，若存若亡。”张介宾：“察气之行不行，以为针之去留也。”灵 3 “察后与先，若亡若存者，言气之虚实，补泻之先后也。”

7. 为“妄”之讹。狂妄。素 80 “不知此道，失经绝理，亡言妄期，此谓失道。”丹波元简：“吴‘亡’作‘妄’。高云：‘亡言，无征之言也。’简按：今从吴。”森立之：“亡者，无当无方之缓言。”

【亡血】

1. 阴血流失。伤 58 “若亡血，亡津液，阴阳自和者，必自愈。”金 1 “色白者，亡血也。”金 5 “营缓则为亡血，卫缓则为中风。”

2. 指津液亡失。伤 385 “利止亡血也，四逆加人参汤主之。”方有执：“亡血，津液竭也。”

【亡阳】 病机名。阳气衰竭。伤 38 “汗多亡阳，遂虚，恶风，烦躁，不得眠也。”伤 283 “病人脉阴阳俱紧，反汗出者，亡阳也。”伤 286 “少阴病，脉微，不可发汗，亡阳故也。”

【亡阴】 病机名。阴液耗损。金 21 “所以产妇喜汗出者，亡阴血虚，阳气独盛，故当汗出，阴阳乃复。”

【亡走】 症状名。因神识不清而致的无意识的奔走。神 4 “注易，亡走，啼哭悲伤，恍惚。”

【亡血家】 指素有出血病史或出血倾向的人。伤 87 “亡血家，不可发汗，发汗则寒栗而振。”

【亡津液】 病机名。人体津液损伤或耗竭。伤 59 “小便不利者，亡津液故也。”伤 181 “此亡津液，胃中干燥，因转属阳明。”金 14 “假如小便自利，此亡津液，故令渴也，越婢加术汤主之。”

门（mén 門）

1. 房屋或区域的出入口。神 3 “丹雄鸡……头，主杀鬼，东门上者尤良。”又见“门户”。

2. 指经气出入之门户，即腧穴。灵 1 “粗守形，上守神，神乎神，客在门。”灵 3 “在门者，邪循正气之所出入也。”灵 60 “阚门而刺之者，死于家中；入门而刺之者，死于堂上。”张介宾：“门，即《生气通天论》等所论气门之门也。阚门而刺，言犹浅也……入门而刺，言其深也。”又，张志聪：“门者，《卫气篇》之所谓契绍之门户，乃气血从孙络而出于皮肤之门也。”

3. 指针刺的针孔。素 27 “外引其门，以闭其神……推阖其门，令神气存。”灵 73 “补必用方，外引其皮，令当其门。”素 62 “以开其门，如利其户。”吴崑：“刺其腧穴，所以开邪出之门。”

4. 器官的出入口。见“子门”、“贲门”、“幽门”、“魄门”等。

5. 门径，关键。难 8 “此五藏六府之本，十二经脉之根，呼吸之门，三焦之原。”

6. 境域。素 2 “所以圣人春夏养阳，秋冬养阴，以从其根，故与万物沉浮于生长之门。”

【门户】

1. 房屋墙院的出入处。灵 35 “胃之五窍者，闾里门户也。”灵 52 “知六府之气街者，能知解结契绍于门户。”张介宾：“门户，出入要地也。”

2. 指经气出入之门户，即腧穴。素 41 “各入其门户所中，则为偏风。”灵 73 “是故工之用针也，知气之所在，而守其门户。”

3. 指针刺的针孔。灵 75“凡刺热邪，越而苍，出游不归乃无病，为开通辟门户，使邪得出，病乃已。”

4. 比喻出入口或必经之地。灵 28“口鼻者，气之门户也。”

5. 门径。素 26“知其所在者，知诊三部九候之病脉处而治之，故曰守其门户焉。”王冰:“三部九候为候邪之门户也。”张介宾:“三部九候，即病脉由行出入之所，故曰门户。”

6. 肛门。素 17“仓廪不藏者，是门户不要也。”王冰:“门户，谓魄门……魄门，则肛门也。”又，张介宾:“幽门、阑门、魄门皆仓廪之门户。”

7. 指天门与地户。素 67“所谓戊己分者，奎壁角轸，则天地之门户也。”张介宾:“奎壁临乾，戊分也。角轸临巽，己分也。戊在西北，己在东南。《遁甲经》曰：六戊为天门，六己为地户。故曰天地之门户。”

义（一、yí 羲）

同“仪”。《说文·我部》:“义，己之威仪也。”

1. 仪容。引申为举止。素 54“义无邪下者，欲端以正也。”森立之:“‘义’是威义、容义之义，为本义。后世用‘仪’字，此是古字正字也。”

2. 准则，法度。素 27“用针无义，反为气贼，夺人正气。”杨上善:“义，理也。用针不知正理，反为气贼，伤人正气。”

（二、yì 羲）

意义，意思。素 25“手动若务，针耀而匀，静意视义，观适之变。”森立之:“言静稳自己之心意，而视察虚实补泻之微义。”又，王冰:“故静意视息，以义斟酌，观所调适经脉之变易尔。”金 1“经曰虚虚实实，补不足，损有余，是其义也。”

之（zhī）

1. 往；到……去。素 7“所谓生阳死阴者，肝之心谓之生阳，心之肺谓之死阴。”张介宾:“肝之心，自肝传心也。”素 70“故适寒凉者胀，之温热者疮。”灵 10“交人中，左之右，右之左，上挟鼻孔。”

2. 至，到。灵 42“病先发于心，一日而之肺，三日而之肝，五日而之脾，三日不已，死。”灵 80“余每之东苑，未曾不惑。”素 74“从内之外者，调其内；从外之内者，治其外。”

3. 有。素 74“愿闻阴阳之三也何谓?”

4. 用。素 14“必以稻米，炊之稻薪，稻米者完，稻薪者坚。”灵 72“太阴之人，多阴而无阳，其阴血浊，其卫气涩……不之疾泻，不能移之。”

5. 代词。①这，这个。素 2“从阴阳则生，逆之则死，从之则治，逆之则乱。”素 38“乘秋则肺先受邪，乘春则肝先受之。”素 62“今夫子乃言有余有五，不足亦有五，何以生之乎?”灵 29“五藏之气，阅于面者，余已知之矣。”②他（她，它）；他们。灵 29“人之情，莫不恶死而乐生，告之以其败，语之以其善。”素 2“道者，圣人行之，愚者佩之。”素 74“夫百病之生也，皆生于风寒暑湿燥火，以之化之变也。”③其，他的。素 25“人能应四时者，天地为之父母。”素 70“气反者，病在上，取之下；病在下，取之上。”灵 60“圣人不能使化者，为之邪不可留也。”④指代处所，相当于“焉”。杨树达《词诠》卷五:“之，作焉字用，于是也。”灵 81“血泣则不通，不通则卫气归之，不得复反，故痈肿。”难 37“阴脉不和，则血留之；血留之，则阴脉盛矣。”⑤虚用，不指代具体事物。灵 48“慎之慎之，吾为子言之。”灵 80“久之不以时上，故善忘也。”

6. 助词。①用于定语和中心词之间，表示领属或修饰关系，相当于“的”。素 3“夫自古通天者，生之本，本于阴阳。”素 18“胃者，平人之常气也。”灵 3“机之动

三画

不离其空中者，知气之虚实，用针之徐疾也。”②用于主谓结构之间，取消句子独立性。素 31“人之伤于寒也，则为病热。”灵 4“夫色脉与尺之相应也，如桴鼓影响之相应也。”难 29“冲之为病，逆气而里急。”③用于标明前置宾语，相当于“是”。素 27“故曰其往不可追，此之谓也。”素 39“何道之问也?”素 68“四者之有，而贵常守。”④用在方位词与时间词之前，表示时间、方位的界限，相当于“以”。素 31“六府不通，荣卫不行，如是之后，三日乃死何也?”素 71“岁半之前，天气主之，岁半之后，地气主之。”灵 64“天地之间，六合之内，不离于五。”⑤表示语气或调整音节。《玉篇·之部》:“之，发声也。”素 9“五日谓之候，三候谓之气，六气谓之时，四时谓之岁。”素 35“夫风之与疟也，相似同类。”灵 4“阴之与阳也，异名同类。”⑥用于谓语前，组成名词性词组，相当于“所”。素 66“夫子之言，上终天气，下毕地纪，可谓悉矣。”素 71“夫子之言可谓悉矣。”

7. 介词。①表示对象或两方的关系。相当于“于”。素 20“余愿闻要道，以属子孙，传之后世，著之骨髓，藏之肝肺。”素 23“阳入之阴则静，阴出之阳则怒。”灵 23“索肉于脾，不得索之木，木者肝也。”②表示方式、方法或原因，相当于“以”。素 62“其生于阳者，得之风雨寒暑；其生于阴者，得之饮食居处，阴阳喜怒。”素 74“诸寒之而热者取之阴，热之而寒者取之阳。”

8. 连词。①和，与。王引之《经传释词》卷九:“之，犹与也。”素 5“阴阳者，血气之男女也。”素 13“十日不已，治以草苏草荄之枝。”灵 4“其气之津液皆上熏于面。”②则，就。王引之《经传释词》卷九:“之，犹则也。”素 5“壮火之气衰，少火之气壮。”灵 1“粗之暗乎，妙哉，工独有之。”③相当于“而”。素 17“期而相失，知脉所分，分之有期，故知死时。”

9. 为“不”之讹。灵 9“专意一神，精气之分，毋闻人声，以收其精。”《太素》卷二十二“之”作“不”。

10. 疑为“上”之讹。灵 10“起于鼻之交頞中。”素 54“所谓跗之者，举膝分易见也。”林亿:“按《骨空论》跗之疑作跗上。”

11. 疑为“乏”之讹。不足。素 74“病所远，而中道气味之者，食而过之。”素 46“藏有所伤及，精有所之寄则安，故人不能悬其病也。”《太素》卷三十作“藏有所伤，及精有所乏，倚则不安，故人不能注悬其病。”杨上善:“人之病有卧不安者，五脏内伤，入房太甚，泄精过多，有所不足，故倚卧不安。”

12. 疑为“交”之讹。灵 19“飧泄，补三阴之上，补阴陵泉，皆久留之。”《甲乙经》卷十一“之”作“交”。张介宾:“三阴之上，谓三阴交，脾肝肾之会也。”

尸（shī）

尸体。素 63“五络俱竭，令人身脉皆动，而形无知也，其状若尸，或曰尸厥。”

【尸厥】 病名。突然昏倒不省人事，状如昏死的恶候。素 63“五络俱竭，令人身脉皆动，而形无知也，其状若尸，或曰尸厥。”张介宾:“上下离竭，厥逆气乱，昏愦无知，故名尸厥。”

己（jǐ）

1. 天干的第六位。①与地支相配纪年，用于运气推演，表示土运之气，五行属性为土。素 66“甲己之岁，土运统之。”素 71“己卯、己酉岁，上阳明金，中少宫土运，下少阴火。”②纪日。戊己属土，逢己之日土气偏旺。素 22“脾主长夏，足太阴阳明主治，其日戊己。”灵 78“左足应立春，其日戊寅己丑。”难 24“足少阴气绝……戊日笃，己日死。”③与戊相配，五行属土，标记季节之季夏。素 42“以季夏戊己伤于邪者为脾风。”孙鼎宜：“按所云十干，皆统一时言，非仅谓值其日也。”又，张介宾：“季夏与戊己皆土也，故伤于脾。”④标记方位。在天体方位中位于东南方，相当于角轸二宿的部位，在节令上正当由秋入冬之时。素67“所谓戊己分者，奎壁角轸，则天地之门户也。”

2. 自己，自身。素39“善言人者，必有厌于己。”素67“气有余，则制己所胜而侮所不胜。”

3. 中药防己的简称。见“己椒苈黄丸”。

【己巳】

1. 己巳岁。甲子周期第六位。己巳之岁，土运不及为中运，厥阴风木司天，少阳相火在泉为岁气。素71“己巳、己亥岁，上厥阴木，中少宫土运，下少阳相火。”

2. 己巳日。灵78“左手应立夏，其日戊辰、己巳。”

【己丑】

1. 己丑岁。甲子周期第二十六位。己丑之岁，土运不及为中运，太阴湿土司天，太阳寒水在泉为岁气。素71“己丑……上太阴土，中少宫土运，下太阳水。”

2. 己丑日。灵78“左足应立春，其日戊寅、己丑。”

【己未】

1. 己未岁。甲子周期第五十六位。己未之岁，土运不及为中运，太阴湿土司天，太阳寒水在泉为岁气。素71“己未岁……上太阴土，中少宫土运，下太阳水。”

2. 己未日。灵78“右手应立秋，其日戊申、己未。”

【己卯】 己卯岁。甲子周期第十六位。己卯之岁，土运不及为中运，阳明燥金司天，少阴君火在泉为岁气。素71“己卯、己酉岁，上阳明金，中少宫土运，下少阴火。”

【己亥】

1. 己亥岁。甲子周期第三十六位。己亥之岁，土运不及为中运，厥阴风木司天，少阳相火在泉为岁气。素71“己巳、己亥岁，上厥阴木，中少宫土运，下少阳相火。”

2. 己亥日。灵78“右足应立冬，其日戊戌、己亥。”

【己酉】 己酉岁。甲子周期第四十六位。己酉之岁，土运不及为中运，阳明燥金司天，少阴君火在泉为岁气。素71“己卯、己酉岁，上阳明金，中少宫土运，下少阴火。”

【己胜】 运气术语。指五行中某一行所克的对象。素70“地气制己胜，天气制胜己。”素71“不及者归其己胜也。”王冰：“冬雨、春凉、秋热、夏寒之类，皆为归其己胜。”

【己椒苈黄丸】 方剂名。组成：防己、椒目、葶苈（熬）、大黄各一两。煎服法：上四味，末之，蜜丸如梧子大，先食饮服一丸，日三服，稍增，口中有津液。渴者，加芒硝半两。卒呕吐，心下痞，膈间有水，眩悸者，小半夏加茯苓汤主之。功用：攻逐水饮，前后分消。主治：肠间积饮。临床见腹满，口舌干燥，大便秘结，小便不利，浮肿，脉沉弦有力。金12“腹满，口舌干燥，此肠间有水气，己椒苈黄丸主之。”

已（yǐ）

1. 停止。《广韵·止韵》：“已，止也。”灵16“精专者行于经隧，常营无已，终而复始。”灵62“故人一呼脉再动，一吸脉亦再动，呼吸不已，故动而不止。”素68“成败倚伏生乎动，动而不已，则变作矣。”伤389“吐已下断，汗出而厥，四肢拘急不解。”

2. 完毕，以后。《玉篇·巳部》：“已，毕也。”素24“更以他草度去半已，即以两隅相拄也。”素74“主胜则胸腹满，食已而瞀。”金2“小便已，洒洒然毛耸，手足逆冷。”

3. 病愈。《广雅·释诂一》:“已，愈也。”素 40“治之以鸡矢醴，一剂知，二剂已。”素 46“夫食入于阴，长气于阳，故夺其食即已。”灵 52“痛可移者，易已也；积不痛，难已也。”

4. 指死亡。素 68“故非出入，则无以生长壮老已。”

5. 同“以”。①表示时间、方位、数量的界限。灵 4“身半已上者，邪中之也；身半已下者，湿中之也。”素 9“人迎与寸口俱盛四倍已上为关格。”灵 59“人年五十已上为老，二十已上为壮，十八已上为少。”②表示对事物的处置，相当于“用”。灵 37“如是之人者，血气有余，肌肉坚致，故可苦已针。”

6. 副词。①表示动作、变化达到的程度，相当于“已经”。素 2“夫病已成而后药之，乱已成而后治之。”灵 5“血之多少，经络之数，余已知之矣。”伤 208“手足濈然汗出者，此大便已鞕也，大承气汤主之。”②表示时间靠后的，相当于“随后”、“随即”。见“已而”。③表示程度，相当于“太”、“甚”。灵 9“已醉勿刺……已饥勿刺……已渴勿刺。”《甲乙经》卷五、《脉经》卷七“已”并作“大”。

7. 为“己”之讹。自己。金 5“已摩疾上，令药力行。”

【已而】 旋即，不久。灵 22“癫疾始生，先不乐，头重痛，视举目赤，甚作极，已而烦心。”伤 104“伤寒十三日不解，胸胁满而呕，日晡所发潮热，已而微利。”

巳（sì）

地支的第六位。①与天干相配纪年，用于运气推演，表示厥阴风木之气，五行属性为木。素 66“巳亥之岁，上见厥阴。”素 71“厥阴之政奈何？岐伯曰：巳亥之纪也。”②纪月，为夏历四月的月建。灵 41“巳者，四月，主右足之阳明。”③纪日。灵 78“左手应立夏，其日戊辰、己巳。”灵 79“四月巳不暑，民多瘅病。”④纪时。十二时辰之一，巳时相当于上午九时至十一时。伤 9“太阳病欲解时，从巳至未上。”⑤标记方位。指南方。难 40“金生于巳，巳者南方火也。”

弓（gōng）

射箭或打弹的器械。见“弓弩”、“弓弦”。

【弓皮】 中药名。蛇蜕的别称。见该条。神 4“蛇蜕味咸，平……一名弓皮。”

【弓弦】 弓上的弦。喻肝之死脉弦劲不柔和之象。素 18“死肝脉来，急益劲，如新张弓弦，曰肝死。”难 15“急而劲益强，如新张弓弦曰死。”

【弓弩】 弓和弩。弩，是用机械发射箭的设备。灵 62“气之离藏也，卒然如弓弩之发，如水之下岸。”素 41“厥阴之脉，令人腰痛，腰中如张弓弩弦。”

卫（wèi 衛）

1. 守卫，防护。素 3“阳者，卫外而为固也。”素 79“三阳为父，二阳为卫，一阳为纪。”灵 29“脾者主为卫。”张介宾:“卫者，藏府之护卫也。”

2. 卫气的简称。素 43“卫者，水谷之悍气也，其气慓疾滑利，不能入于脉也，故循皮肤之中，分肉之间，熏于肓膜，散于胸腹。”灵 18“何气为卫……其清者为营，浊者为卫，营在脉中，卫在脉外。”

3. 指卫分。指卫气分布的部位。素 62“气乱于卫，血逆于经。”王冰:“卫行脉外，故气乱于卫；血行经内，故血逆于经。”灵 6“刺营者出血，刺卫者出气。”

4. 指气。与“血”相对。难 35“经言心荣肺卫，通行阳气，故居在上。”

5. 为“衡”之讹。指眉上的部位。灵 1

"方刺之时，必在悬阳，及与两卫。"《甲乙经》卷五、《太素》卷二十一"卫"并作"衡"。

【卫气】

1. 来源于饮食水谷，化生于脾胃而行于脉外的气。昼行于阳，夜行于阴，各二十五周次，与人的寤寐有关。其性刚悍属阳，运行迅速流利。具有温养内外，护卫肌表，抗御外邪，滋养腠理，启闭汗孔等功能。灵18"卫气行于阴二十五度，行于阳二十五度，分为昼夜，故气至阳而起，至阴而止。"灵47"卫气者，所以温分肉，充皮肤，肥腠理，司开阖者也。"灵71"卫气者，出其悍气之慓疾，而先行于四末分肉、皮肤之间而不休者也。昼日行于阳，夜行于阴，常从足少阴之分间，行于五藏六府。"灵76"故卫气之行，一日一夜五十周于身，昼日行于阳二十五周，夜行于阴二十五周，周于五藏。"灵80"夫卫气者，昼日常行于阳，夜行于阴，故阳气尽则卧，阴气尽则寤。"

2.《灵枢经》篇名。本篇主要介绍了营卫之气的生理功能，十二经脉的标本穴位所在，胸、腹、头、胫的气街部位，及其主要疾病范围，同时说明了辨别虚实进行补泻的方法。马莳:"内所论止有其浮气之不循经者，为卫气一句，今以名篇者，揭卫气之为要耳。"

【卫矛】 中药名。鬼箭羽的别名。又名鬼箭。为卫矛科植物卫矛的具翅状物的枝条或翅状附属物。苦、辛，寒。入肝、脾经。破血通经，解毒消肿，杀虫。主治癥瘕肿块，心腹疼痛，闭经，通经，崩漏，产后瘀滞腹痛，恶露不下，疝气，历节痹痛，疮肿，跌打伤痛，虫积腹痛，烫火伤，毒蛇咬伤。神3"卫矛味苦，寒。主女子崩中下血，腹满，汗出。除邪，杀鬼毒，蛊疰。一名鬼箭。"

【卫气行】《灵枢经》篇名。主要运用取象比类和天人相应的思维方法，论述了卫气在人体运行的规律、路径，以及昼夜运行与水下百刻相应的关系，并指出掌握卫气昼夜运行规律在针刺治病中的意义。

【卫气失常】《灵枢经》篇名。主要论述了卫气运行失常，滞留在胸腹之中所引起的种种病变以及刺治方法，同时也介绍了皮、肉、筋、骨、气、血病证的诊断和治疗。还指出了人的体型肥瘦大小，年龄有老有小的差异，因而在辨证治疗时要因人而异。

子（zǐ）

1. 幼儿；儿女。素28"乳子而病热，脉悬小者何如?"森立之:"乳子者，谓产出儿子，乃产后病人也。"素47"病名为胎病……故令子发为巅疾。"神1"药有阴阳配合，子母兄弟，根茎花实，草石骨肉。"

2. 爱；像对子女一样地爱护。《玉篇·子部》:"子，爱也。"灵1"余子万民，养百姓。"

3. 男子的通称或美称。神2"除邪气，安五脏，益子精，明目。"又见"夫子"、"君子"。

4. 泛指人。见"男子"、"女子"。

5. 代词。表示第二人称。相当于"您"。素75"子知医之道乎?"素76"子言上下篇以对。"灵48"黄帝乃左握其手，右授之书，曰：慎之慎之，吾为子言之。"

6. 胎孕。素7"阴搏阳别谓之有子。"张志聪:"阴搏者，尺脉滑利而搏击应手也；阳别者，与寸口之阳似乎别出而不相贯，此当主有妊。"

7. 生殖，生育。素1"人年老而无子者，材力尽邪……任脉虚，太冲脉衰少，天癸竭，地道不通，故形坏而无子也。"金6"男子脉浮弱而涩，为无子。"神2"紫石英……补不足，女子风寒在子宫，绝孕十年无子。"

8. 动物的幼虫。见"蜂子"、"土蜂

子”。

9. 动物的卵。见“鸡子”、“鸡子黄”。

10. 植物的种子、果实。后多用“籽”。见“薏苡子”、“杏子”等。

11. 称细小的物件。金 8“水上有珠子五六千颗。”另见“瞳子”、“眸子”。

12. 小而坚硬的块状物或颗粒状物。见“梧子”、“弹子”。

13. 派生的；侧生的。见“附子”。

14. 地支的第一位。①与天干相配纪年，用于运气推演，表示少阴君火之气，五行属性为火。素 66“子午之岁，上见少阴。”素 71“甲子、甲午岁，上少阴火，中太宫土运。”②纪月，为夏历十一月的月建。素 49“太阴子也，十一月万物气皆藏于中。”灵 41“子者，十一月，主左足之太阳。”③纪日。灵 78“腰尻下窍应冬至，其日壬子。”④纪时。十二时辰之一，子时相当于夜间二十三时至次晨一时。伤 291“少阴病欲解时，从子至寅上。”⑤标记方位。指北方。见“子午”。

15. 指地支。素 68“子甲相合，命曰岁立，谨候其时，气可与期。”张介宾：“天气有十干而始于甲，地气有十二支而始于子，子甲相合，即甲子也。干支合而六十年之岁气立。”

16. 通“痣”。见“黑子”。

【子门】 子宫颈口。灵 57“石瘕生于胞中，寒气客于子门。”张介宾：“子门，即子宫之门也。”

【子午】

1. 指南北。古人以子为正北，以午为正南。灵 76“子午为经，卯酉为纬。”张志聪：“子位于北，午位于南。”

2. 指子岁与午岁。素 71“少阴之政奈何？岐伯曰：子午之纪也。”

3. 指夏历十一月与五月，分别为冬至与夏至所在月份。灵 78“冬夏之分，分于子午。”

【子处】

1. 子宫。又称胞宫。灵 49“女子在于面王，为膀胱子处之病。”

2. 指子宫在面部的望诊部位。灵 49“面王以下者，膀胱子处也。”张介宾：“子处，子宫也。”

【子孙】 儿子和孙子，泛指后代。灵 29“德泽下流，子孙无优，传于后世，无有终时。”灵 48“细子恐其散于后世，绝于子孙。”

【子宫】 女性生殖器官的一部分，又称胞宫。神 2“紫石英……主心腹咳逆邪气，补不足，女子风寒在子宫，绝孕十年无子。”

【子藏】 即子脏。指子宫。金 21“妇人怀娠六七月，脉弦发热，其胎愈胀，腹痛恶寒者，少腹如扇，所以然者，子藏开故也。”

也（yě）

1. 语气词。用在句末。①表示判断或肯定语气。素 2“故阴阳四时者，万物之终始也，死生之本也。”素 5“阴阳者，天地之道也。”素 20“此决死生之要，不可不察也。”②表示说明语气。灵 3“迎而夺之者，泻也；追而济之者，补也。”③表示解释语气。灵 1“言不可治者，未得其术也。”素 61“绝肤而病去者，邪居浅也。”④表示疑问或反问语气。素 1“人年老而无子者，材力尽邪？将天数然也？”素 69“其善恶何谓也？”灵 5“膏粱菽藿之味，何可同也？”⑤表示祈使语气。素 69“请遂言之也。”灵 4“臣请言五藏之病变也。”⑥表示感叹语气。素 9“昭乎哉问也！”素 20“妙乎哉问也！”

2. 助词。①用在句中，表停顿。素 12“天地所以生万物也众。”灵 1“重竭必死，其死也静。”灵 75“正风者，其中人也浅。”②用来引起下文。素 6“是故三阳之离合也，太阳为开，阳明为阖，少阳为枢。”素

42“风之伤人也，或为寒热，或为热中，或为寒中，或为疠风。”③连举数事时用。灵1“今夫五藏之有疾也，譬犹刺也，犹污也，犹结也，犹闭也。”

女（nǚ）

1. 女性，女人。素1“此虽有子，男不过尽八八，女不过尽七七，而天地之精气皆竭矣。”灵73“不知所苦，两跻之下，男阴女阳，良工所禁，针论毕矣。”难19“故男脉在关上，女脉在关下。”

2. 星名。二十八宿之一，北方玄武七宿的第三宿。素67“臣览《太始天元册》文，丹天之气经于牛女戊分。”

【女人】 指女性。神3“景天味苦，酸，平。主大热，火疮，身热烦，邪恶气。花，主女人漏下赤白。轻身，明目。”神3“牛角鰓。下闭血，瘀血。治疼痛，女人带下下血。”

【女子】 妇女。素60“任脉为病，男子内结七疝，女子带下瘕聚。”灵74“女子手少阴脉动甚者，妊子。”难19“是以男子尺脉恒弱，女子尺脉恒盛，是其常也。”

【女劳】 病证名。即女劳疸。因其由房劳伤肾所致，故名女劳。金15“黄家日晡所发热，而反恶寒，此为女劳得之……其腹胀如水状，大便必黑，时溏，此女劳之病，非水也。”

【女身】 指女子。金22“或结热中，痛在关元，脉数无疮，肌若鱼鳞，时着男子，非止女身。”

【女青】 中药名。又名雀瓢。今不详。一说为蔷薇科植物蛇含的块根，另一说为萝藦科萝藦属植物萝藦的全草或根。神4“女青，味辛，平。主蛊毒，逐邪恶气，杀鬼，温疟，辟不祥。一名雀瓢。”

【女萝】 中药名。又名松萝。见该条。神3“松萝味苦，平。主瞋怒，邪气。止虚汗，头风，女子阴寒肿痛。一名女萝。”

【女萎】 中药名。又名蔓楚、牡丹蔓等。为毛茛科铁线属植物女萎的藤茎、叶或根。辛，温，小毒。入肝、脾、大肠经。祛风除湿，温中理气，利尿，消食。主治风湿痹证，吐泻，痢疾，腹痛肠鸣，小便不利，水肿。神2“女萎味甘，平。主中风，暴热，不能动摇，跌筋结肉，诸不足。久服去面黑䵟，好颜色，润泽，轻身，不老。”

【女菀】 中药名。为菊科女菀属植物女菀的根或全草。辛，温。温肺化痰，健脾利湿。主治咳嗽气喘，肠鸣腹泻，痢疾，小便短涩。神4“女菀，味辛，温。主风寒洗洗，霍乱，泄痢，肠鸣上下无常处，惊痫，寒热，百疾。”

【女子胞】 奇恒之府之一，即胞宫、子宫。素11“脑、髓、骨、脉、胆、女子胞，此六者，地气之所生也，皆藏于阴而象于地，故藏而不泻，名曰奇恒之府。”张介宾：“女子之胞，子宫是也，亦以出纳精气而胎孕者为奇。”

【女贞实】 中药名。即女贞子。为木犀科女贞属植物女贞的果实。甘、苦，凉。入肝、肾经。补益肝肾，清虚热，明目。主治头昏目眩，腰膝酸软，遗精，耳鸣，须发早白，骨蒸潮热，目暗不明。神2“女贞实，味苦，平。主补中，安五脏，养精神，除百疾。久服肥健，轻身，不老。”

【女劳疸】 病证名。临床以黄疸伴膀胱急，少腹满，小便自利，额上黑，足下热，大便黑，时便溏为主要表现。由房劳伤肾，肾虚夹血瘀湿滞所致。金15“额上黑，微汗出，手足中热，薄暮即发，膀胱急，小便自利，名曰女劳疸。”

刃（rèn）

1. 刀锋，刀口。灵1“锋针者，刃三隅，以发痼疾。”

2. 刀、剑等有锋刃的兵器。见“白刃”。

飞（fēi 飛）

1. 飞翔。素 25“从见其飞，不知其谁。”素 76“譬以鸿飞，亦冲于天。”

2. 禽鸟和有翅的小虫。素 70“其主飞蠹蛆雉。”王冰:“飞，羽虫也。”

3. 物体在空中飘荡。素 69“云物飞动，草木不宁。”素 71“风乃暴举，木偃沙飞。”

4. 升腾，上升。素 17“上盛则梦飞，下盛则梦堕。”高世栻:“飞者，肝藏魂而上升也。”素 71“飘骤高深，击石飞空。”

5. 非常迅速。见“飞行”。

6. 通“扉”。门扇。见“飞门”。

【飞门】 口唇。比喻唇如门扇之开合。难 44“唇为飞门。”

【飞乌】 古地名。今四川省中江县境内。神 3“秦艽……生飞乌山谷。”

【飞鸟】 泛指鸟类。神 4“狼毒味辛，平……杀飞鸟走兽。”

【飞扬】

1. 飘荡。素 70“风行于地，尘沙飞扬。”

2. 飞腾。灵 43“肺气盛则梦恐惧、哭泣、飞扬……客于肺，则梦飞扬。”

3. 形容心神不安。灵 8“魂魄飞扬，志意恍乱。”

4. 穴名。又称飞阳。属足太阳膀胱经，络穴。位于小腿后外侧，外踝尖与跟腱水平连线之中点直上 7 寸，当腓骨外缘处。灵 5“足太阳根于至阴，溜于京骨，注于昆仑，入于天柱、飞扬。”杨上善:“飞扬，在足外踝上七寸，足太阳之大络也。”

【飞行】 迅速行进。神 2“太一禹余粮……久服耐寒暑，不饥，轻身，飞行千里。”

【飞阳】 足太阳膀胱经别络名。灵 10“足太阳之别，名曰飞阳，去踝七寸，别走少阴。”

【飞轻】 中药名。飞廉的别称。见该条。神 3“飞廉味苦，平……一名飞轻。”

【飞廉】 药名。又名飞轻、大力王、天荠、刺打草等。为菊科飞廉属植物丝毛飞廉与节毛飞廉的全草或根。微苦，平。入肝经。清热利湿，凉血散瘀。主治感冒咳嗽，淋证，白浊，白带，风湿痹痛，尿血，吐血，衄血，月经过多，跌打损伤，疔疮疖肿，痔疮。神 3“飞廉味苦，平。主骨节热，胫重酸疼。久服令人身轻。一名飞轻。”

【飞阳之脉】 阴维脉的别称。素 41“飞阳之脉令人腰痛，痛上拂拂然，甚则悲以恐。刺飞阳之脉，在内踝上五寸，少阴之前，与阴维之会。”王冰:“是阴维之脉也，去内踝上同身寸之五寸腨中，并少阴而上也。”高世栻:“刺飞阳之脉，在内踝上五寸，乃阴维之郄，筑宾穴也。”又，杨上善:“足太阳之别，名曰飞阳，有本飞作蜚。太阳去外踝上七寸，别走足少阴。”

叉（chā）

交叉，交错。伤 75“未持脉时，病人手叉自冒心。

【叉手】 两手交叉。伤 64“其人叉手自冒心，心下悸。”

马（mǎ 馬）

1. 马。五畜之一，五行属金，或属火。素 4“西方白色，入通于肺……其类金，其畜马。”张介宾:“肺为乾象，《易》曰乾为马。”素 70“升明之纪，其类火……其畜马。”王冰:“健决躁速，火类同。”

2. 大。李时珍《本草纲目·草五·马蓼》:“凡物大者，皆以马名之，俗呼大蓼是也。”章炳麟《新方言·释言》:“古人于大物辄冠马字。”参见“马蓼”。

【马刀】

1. 中药名。为蚌科楔蚌属动物巨首楔蚌或矛蚌属动物短褶矛蚌及其近缘种的贝壳。咸，凉。入肺、肾经。散结消痰，通淋除热，凉血止血，平肝息风。主治瘿瘤，痰饮，淋病，崩漏，吐血，衄血，眩晕，耳鸣。神 4“马刀味辛，微寒。主漏下赤白，寒热。破石淋，杀禽兽贼鼠。”

2. 病症名。又称马刀疮，即瘰疬。潘楫：“马刀，蛤蛎之属，痈形似之。”参见“马刀挟瘿”。

【马苋】 中药名。苋实的别名。见“苋实”。神 2“苋实味甘，寒……一名马苋。”

【马辛】 中药名。菥蓂子的别名，见“菥蓂子”。神 2“菥蓂子味辛，微温……一名大蕺，一名马辛。”

【马陆】 中药名。又名百足。为圆马陆科陇带马陆属动物宽跗陇马陆的全体。辛，温，有毒。破积，解毒，和胃。主治癥积，痞满，痈肿，毒疮。神 4“马陆味辛，温。主腹中大坚癥，破积聚，息肉，恶疮，白秃。一名百足。”

【马蓼】 中药名。为蓼科蓼属植物桃叶蓼的全草。辛，温。发汗除湿，消食，杀虫。主治风寒感冒，风寒湿痹，伤食泄泻，肠道寄生虫病。神 3“马蓼，去肠中蛭虫，轻身。”

【马膏】 马的脂肪。灵 13“卒口僻……治之以马膏，膏其急者。”张介宾：“马膏，马脂也。其性味甘平柔润，能养筋治痹，故可以膏其急者。”

【马矢煴】 燃烧干马粪而形成的无焰之火。灵 6“置酒马矢煴中，盖封涂，勿使泄。”张介宾：“燃干马屎而煨之也，此西北方所常用者。”

【马先蒿】 中药名。又名马屎蒿。为玄参科马先蒿属植物返顾马先蒿的根。苦，平。祛风湿，利尿通淋，攻毒杀虫。主治风湿痹痛，石淋，小便不利，白带，大风癞疾，疥疮。神 4“马先蒿味苦，平。主寒热，鬼疰，中风，湿痹，女子带下病，无子。”

【马屎蒿】 中药名。马先蒿的别名。见“马先蒿”。神 4“马先蒿味苦，平……一名马屎蒿。”

【马通汁】 即马粪汁。《大观本草》云：“屎名马通。按：屎，即白马屎。绞取其汁，故曰马通汁。”金 16“吐血不止者，柏叶汤主之。柏叶汤方：柏叶、干姜各三两，艾三把。右三味，以水五升，取马通汁一升，合煮，取一升，分温再服。”

【马刀侠瘿】 即马刀挟瘿。参见“马刀挟瘿”。灵 10“胆足少阳之脉……是主骨所生病者，头痛颔痛，目锐眦痛，缺盆中肿痛，腋下肿，马刀侠瘿。”金 6“人年五六十，其病脉大者……若肠鸣，马刀侠瘿者，皆为劳得之。”

【马刀挟瘿】 瘰疬。易生在颈项及腋下。灵 81“其痈坚而不溃者，为马刀挟瘿，急治之。”张介宾：“此即瘰疬也。挟瘿，《经脉篇》作侠瘿。”潘楫：“马刀，蛤蛎之属，痈形似之。挟缨者，发于结缨之处，大迎之下，颈侧也。二痈一在腋，一在颈，常相连络，故俗名历串。”

【马目毒公】 中药名。鬼臼的别名，参见“鬼臼”。又名爵犀。神 4“鬼臼味辛，温。主杀蛊毒，鬼疰精物。辟恶气不祥，逐邪解百毒。一名爵犀，一名马目毒公。”

【马鞍热气】 病症名。指马鞍区即大腿内侧外阴部有灼热感觉。神 4“败酱味苦，性平。主暴热，火疮赤气，疥瘙，疽，痔，马鞍热气。”

乡（xiāng 鄉）

处所，部位。素 5“定其血气，各守其乡。”王冰：“乡，谓本经之气位。”灵 77“风从其所居之乡来为实风。”灵 75“凡刺痈邪……去其乡，不安处所乃散亡。”又，张介宾：“乡，向也。安，留聚也。去其毒气所向，不使安留处所，乃自消散矣。”

四　画

丰（fēng 豐）

1. 丰盛，丰厚。素 70“其气丰，其政静。”张介宾：“丰，充盈也。”

2. 丰满。见“丰备”。

【丰备】 丰满完备。素 69“其化丰备，其政安静。”张介宾：“丰备，充盈也。”

【丰衍】 充沛而漫溢。素 70“太阳司天……土乃润，水丰衍。”

【丰隆】

1. 穴名。属足阳明胃经，络穴。位于小腿前外侧，外踝尖上 8 寸，约当犊鼻与解溪的中点处。灵 5“足阳明根于厉兑，溜于冲阳，注于下陵，入于人迎、丰隆也。”

2. 络脉名。十五络之一。足阳明别络。灵 10“足阳明之别，名曰丰隆，去踝八寸，别走太阴。”

【丰满】 丰盛饱满。素 70“其用高下，其化丰满。”

王（一、wáng）

1. 古代最高统治者的称号。《尔雅·释诂三》：“王，君也。”见“王公大人”、“君王”。

2. 同类中最突出或最大者。见“圣王”、“面王”。

（二、wàng）

通“旺”。旺盛。灵 41“五行以东方为甲乙木王春。”素 74“不治王而然者何也？”金 1“四季脾王不受邪。”

【王$_2$气】 运气术语。即旺气，指亢盛之气。素 74“服寒而反热，服热而反寒，其故何也？岐伯曰：治其王气，是以反也。”张介宾：“治其王气者，谓病有阴阳，气有衰王，不明衰王，则治之反甚。”

【王瓜】 中药名。又名土瓜、钩、老鸦瓜、野甜瓜等。为葫芦科栝楼属植物王瓜的果实。苦，寒。入心、肾经。清热，生津，化瘀，通乳。主治消渴，黄疸，噎膈反胃，经闭，乳汁不通，痈肿，慢性咽喉炎。神 3“王瓜味苦，寒。主消渴，内痹，瘀血，月闭，寒热酸疼，益气，愈聋。”

【王孙】 中药名。又名长孙、海孙、白功草等。为百合科重楼属植物巴山重楼的根茎。苦、辛，温。散寒祛湿，通络止痛，止血生肌。主治寒湿久痹，腰膝冷痛，外伤出血。神 3“王孙味苦，平。主五脏邪气，寒湿痹，四肢疼酸，膝冷痛。”

【王连】 中药名。黄连的别名。见该条。神 3“黄连味苦，寒。主热气目痛，眦伤，泣出，明目，肠澼，腹痛，下痢，妇人阴中肿痛。久服令人不忘。一名王连。”

【王$_2$时】 五脏所主当令之时。金 1“寸口脉动者，因其王时而动。”

【王法】 国家法令。金 1“更能无犯王法、禽兽灾伤。”

【王$_2$脉】 四时正常脉象。难 15“经言春脉弦，夏脉钩，秋脉毛，冬脉石，是王脉耶？将病脉也？”

【王宫】 指心的望色部位。灵 49“王宫在于下极。”张介宾：“下极居两目之中，心之部也。心为君主，故曰王宫。”

【王不留行】 中药名。又名奶米、王不留、麦蓝子、剪金子、大麦牛、不母留、王母牛等。为石竹科王不留行属植物麦蓝菜的种子。苦，平。入肝、胃经。活血通经，下乳消痈。主治妇女经行腹痛，经闭，乳汁不通，乳痈，痈肿。组方有王不留行散。神 2“王不留行味苦，平。主金创止血，逐痛，出刺，除风痹，内寒。”

【王公大人】 国君重臣。后泛指王侯公卿、达官贵人。灵 5“夫王公大人，血食之君。”

【王不留行散】 方剂名。组成：王不留行十分（八月八日采），蒴藋细叶十分（七月七日采），桑东南根白皮十分（三月三日采），甘草十八分，川椒三分（除目及闭口，去汗），黄芩二分，干姜二分，芍药二分，厚朴二分。煎服法：桑根皮以上三味烧灰存性，勿令灰过，各别杵筛，合治之为散，服方寸匕。小疮即粉之，大疮但服之，产后亦可服。如风寒，桑东根勿取之。前三物皆阴干百日。功用：活血理气，通阳消瘀。主治：伤科、疡科、妇科气郁血瘀证。金 18“病金疮，王不留行散主之。”

井（jǐng）

1. 水井。素 2“譬犹渴而穿井，斗而铸锥，不亦晚乎？”

2. 井穴。五输穴之一。位于四肢末端，为十二经脉起源处。五行所配，阳经的井穴为金，阴经的井穴为木。灵 1“经脉十二，络脉十五，凡二十七气，以上下，所出为井。”张介宾：“脉气由此而出，如井泉之发，其气正深也。”杨上善：“井者，古者以泉源出水之处为井也……人之血气出于四肢，故脉出处以为井也。”灵 2“少商者，手大指端内侧也，为井木。”灵 19“冬取井荥，必深以留之。”难 64“《十变》又言，阴井木，阳井金。”

【井疽】 病名。指发生在胸部的疽，言其部位很深，邪毒较重，病情凶险。灵 81“发于胸，名曰井疽，其状如大豆，三四日起，不早治，下入腹，不治，七日死矣。”

【井花水】 指平旦最先汲井泉水，取其清洁纯净。花，同“华”。金 5“取三指撮，井花水三升，煮三沸，一升。”

开（kāi 開）

1. 开启，打开。素 53“入实者，左手开针空也；入虚者，左手闭针空也。”素 62“泻实者，气盛乃内针，针与气俱内，以开其门，如利其户。”金 20“所以然者，子藏开故也。”

2. 睁开，张开。灵 13“膺乳颈维筋急，从左之右，右目不开。”金 2“小有劳，身即热，口开，前板齿燥。”

3. 舒张；开泄。素 22“肾苦燥，急食辛以润之，开腠理，致津液，通气也。”素 39“炅则腠理开，荣卫通，汗大泄，故气泄。”素 56“邪中之则腠理开，开则入客于络脉。”

4. 通达。灵 9“如是者不开，则血脉闭塞，气无所行。”张介宾：“不开，即外关内格也。如此者血气闭塞无所行。”

5. 开导，启发。灵 29“导之以其所便，开之以其所苦，虽有无道之人，恶有不听者乎？”灵 47“心高则满于肺中，悗而善忘，难开以言。”素 58“夫子之开余道也。”

6. 升动。素 64“春者，天气始开，地气始泄，冻解冰释，水行经通，故人气在脉。”张介宾：“春时天地气动，水泉流行，故人气亦在经脉。”

7. 知悟，领悟。素 26“请言神，神乎神，耳不闻，目明心开而志先，慧然独悟。”

8. 开通；疏通。素 46“夫痈气之息者，宜以针开除去之。”素 74“薄之劫之，开之发之，适事为故。”神 2“菖蒲，味辛，温……开心孔，补五脏，通九窍。”

9. 为“关”之讹。门关。比喻太阳、太阴经脉在人体的作用。素 6“是故三阳之离合也，太阳为开，阳明为阖，少阳为枢……是故三阴之离合也，太阴为开，厥阴为阖，少阴为枢。”《太素》卷十“开”作“关”。杨上善：“夫为门者具有三义：一者门关，主禁者也。膀胱足太阴脉主禁津液及于毛孔，故为关也……三阳为外门，三阴为内门。内门亦有三者：一者门关，主禁者也。脾脏足太阴脉，主禁水谷之气，输纳于中不失，故为关也。”又，王冰：“开阖枢者，言三阳之气，多少不等，动用殊也。夫开者所以司动静之基，阖者所以执禁固之权，枢者所以主动转之机。”张介宾：“太阳为开，谓阳气发于外，为三阳之表也……太阴为开，居阴分之表也。”

【开心】 开通心窍。神 2“人参味甘，微寒……明目，开心益智。”

【开发】

1. 宣散，通达。灵 30“上焦开发，宣五谷味，熏肤充身泽毛，若雾露之溉，是谓气。”张介宾：“开发，通达也。”

2. 发泄，开泄。素 74“以辛润之，开发腠理，致津液通气也。”

【开合】 即“开阖”。指阳明之阖开泄。灵 5“不知根结，五藏六府，折关败枢，开合而走，阴阳大失，不可复取。”杨上善：“人之不知根结是脏腑之要，故邪离经脉，折太阳骨节关，亦败少阳筋骨维枢，及开阳明之阖，胃及太阳气有失泄也。”《太素》卷十：“太阳为关，阳明为阖，少阳为枢……太阴为关，厥阴为阖，少阴为枢。”

【开窍】 指五脏通应于体表的外窍。素 4“东方青色，入通于肝，开窍于目。”马莳：“东方甲乙木，其色青，吾人之肝属木，故内入通于肝，而外开窍于目。”

【开通】 疏通。灵 75“凡刺热邪，越而苍，出游不归乃无病，为开通辟门户，使邪得出，病乃已。”神 4“巴豆味辛，温……荡练五脏六腑，开通闭塞，利水谷道。”

【开阖】

1. 开启与闭合。①指肤腠毛孔的发泄和封闭功能。素 3“开阖不得，寒气从之，乃生大偻。”王冰：“开，谓皮腠发泄；阖，谓玄府闭封。”②指会厌等器官的开启与闭合。灵 69“是故厌小而疾薄，则发气疾，其开阖利，其出气易；其厌大而厚，则开阖难，其气出迟，故重言也……至其开阖不致，故无音。”

2. 指针刺补泻经气正至之时。素 54“补泻之时者，与气开阖相合也。”王冰：“气当时刻谓之开，已过未至谓之阖。”

【开鬼门】 治法。指通大便。鬼门，犹归墟、尾闾，为秽浊排泄之门。素 14“开鬼门，洁净府。”又，张志聪：“鬼门，毛孔也。开鬼门，发表汗也。”

天（tiān）

1. 人的额部。《说文·一部》：“天，颠也。”灵 46“其地色殆然，不与其天同色。”张志聪：“殆，不与天庭同色，此土气之卑污也。”

2. 天空。素 9“天至广不可度，地至大不可量。”素 71“天山一色。”素 76“譬以鸿飞，亦冲于天。”

3. 天体；天象。素 17“请言其与天运转大也。”素 69“承天而行之，故无妄动，无不应也。”张介宾：“谓岁候承乎天运，故无妄动。”灵 81“经脉留行不止，与天同度，与地合纪。”

4. 周天。素 9“夫六六之节，九九制会者，所以正天之度、气之数也。”素 66“万物资始，五运终天。”王冰：“终天，谓岁三百六十五日四分度之一也，终始更代，周而复始也。”

5. 宇宙，自然界。素 3“自古通天者，生之本，本于阴阳。”素 4“天有八风，经有五风。”素 68“天之道也，如迎浮云，若视深渊，视深渊尚可测，迎浮云莫知其极。”

6. 自然。泛指不以人的意志为转移的

客观必然性。素24“太阳常多血少气……太阴常多气少血，此天之常数。”马莳：“此虽人之常数，实天有阴阳太少所生，故曰此亦天之常数也。”灵6“此天之生命，所以立形定气而视寿夭者。”

7. 天生的；先天。灵65“其有天宦者……此天之所不足也。”张志聪：“天宦……此先天所生之不足也。”灵75“真气者，所受于天，与谷气并而充身也。”马莳：“真气者，与生俱生，受之于天。”

8. 时令；季节。素9“余闻善言天者，必有验于人。”王冰：“善言天者，言天四时之气，温凉寒暑，生长收藏，在人形气五脏参应，可验而指示善恶。”素71“诸同正岁，气化运行同天。”王冰：“同正岁化生成与天二十四气迟速同，无先后也。”另《新校正》：“恐是与大寒日交司气候同。”

9. 天气，气候。素5“其在天为热，在地为火，在体为脉，在藏为心。”灵36“天寒衣薄则为溺与气，天热衣厚则为汗。”金2“法当汗出而解，值天阴雨不止。”

10. 天神，自然界的主宰者。灵8“天之罪与？人之过乎？”灵64“得而泄之，天将厌之。”

11. 天子之位。《尔雅·释诂》：“天，君也。”素1“昔在黄帝，生而神灵……成而登天。”《内经辩言》：“成而登天，谓登天位也。”

12. 指天干。素9“天有十日，日六竟而周甲，甲六复而终岁。”马莳：“天有十日，谓甲乙丙丁戊己庚辛壬癸之日也。”

13. 指天之阳气。素70“天不足西北，左寒而右凉……西北方阴也，阴者其精奉于上，故左寒而右凉。”高世栻：“天为阳，阳气温热……天不足西北，则西北方之阳气少，故左右寒凉。”

14. 指在天的风寒暑湿燥火六气。素66“天以六为节，地以五为制。”素68“所谓初六，天之数也。”张介宾：“此以天之气数，而加于地之步位，故曰天之数也。”素66“天以阳生阴长，地以阳杀阴藏。”

15. 指岁气中的司天之气。素66“应天为天符，承岁为岁直。”素68“土运之岁，上见太阴……天之与会也。”马莳：“至于土运之岁，上见太阴，即己丑未岁……此乃司天与运气相会，故《天元册》名曰天符。”

16. 指人体属阳的上部。灵11“手少阳之正，指天，别于巅。”灵12“故天为阳，地为阴，腰以上为天，腰以下为地。”

17. 指三部九候诊中的诊脉部位。上部天在两太阳穴处，中部天在寸口，下部天在足厥阴肝经的五里穴（男）和太冲穴（女）。素20“三候者，有天有地有人也……上部天，两额之动脉……中部天，手太阴也……下部天，足厥阴也。”王冰：上部天“在额两旁，动应于手，足少阳脉气所行也”；中部天“谓肺脉也。在掌后寸口中，是谓经渠，动应于手”；下部天“谓肝脉也。在毛际外，羊矢下一寸半陷中，五里之分，卧而取之，动应于手也。女子取太冲，在足大指本节后二寸陷中是”。

18. 疑为“之”之讹。素75“三阳天为业，上下无常，合而病至。”另，《太素》“天”作“太”。

19. 疑为“针”之讹。灵60“何物大于天乎？夫大于针者，惟五兵者焉。”涩江抽斋：“《太素》‘天’作‘针者’，似是。”

【天下】

1. 古指中国范围内的全部土地；全国。素25“故针有悬布天下者五，黔首共余食，莫知之也。”灵40“人之血气，苟能若一，则天下为一矣……余问一人，非问天下之众。”灵60“海之所行云气者，天下也。”

2. 指国家。素8“故主明则下安，以此养生则寿，殁世不殆，以为天下则大昌。”张志聪：“以此而及于治国平天下，未有不大昌者矣。”

3. 指自然界。素19“吾得脉之大要，

天下至数，五色脉变，揆度奇恒，道在于一。”《素问·玉版论要》“天下至数”作“道之至数”。张介宾：“能知天地之至数，即可知人之至数。”

【天子】 掌握自然规律的人。素 25“知万物者，谓之天子。”王冰：“知万物之根本者，天地常育养之，故谓曰天之子。”

【天井】 穴名。手少阳三焦经的合穴。位于肘部尺骨鹰嘴上 1 寸凹陷中。灵 2“三焦者，上合手少阳……入于天井，天井在肘外大骨之上陷者中也，为合。”

【天气】

1. 古人指轻清之气。素 5“天气通于肺，地气通于嗌。”张介宾：“天气，清气也，谓呼吸之气。”素 29“故喉主天气，咽主地气。”

2. 空气。素 2“天气，清静光明者也。”素 70“坚成之纪，是谓收引，天气洁，地气明。”王冰：“秋气高洁，与金气同明。”

3. 指自然界之气。素 3“天地之间，六合之内，其气九州九窍、五藏、十二节，皆通乎天气。”

4. 气候。素 2“秋三月，此谓容平，天气以急，地气以明。”王冰：“天气以急，风声切也。”素 71“天气反时。”高世栻：“天气，主时之正气也。”灵 4“其肉坚，故天气甚寒不能胜之也。”

5. 天阳之气。素 11“夫胃大肠小肠三焦膀胱，此五者，天气之所生也。”森立之：“此五者，以阳气生活为职，故曰天气之所生也。”素 16“三月四月，天气正方，地气定发，人气在脾。”王冰：“天气正方，以阳气明盛。”

6. 运气术语。指六气。素 66“周天气者，六期为一备。”素 68“日行一周，天气始于一刻。”马莳：“气始于一刻者，甲子岁，司天少阴热气，在泉阳明燥气，中运大宫土气之候。”

7. 运气术语。指六气的中气，即六气一步的后三十多天。素 68“初中何也？岐伯曰：所以分天地也……初者地气也，中者天气也。”吴崑：“凡气先升后降，故初者地气，中者天气。”

8. 运气术语。指司天之气。素 70“天气制之，气有所从也。”张介宾：“天气制之，气有所从者，谓司天制之则从乎天气。”素 71“夫五运之化……或从天气而逆地气，或从地气而逆天气。”高世栻：“或从司天之天气，而逆在泉之地气，或从在泉之地气，而逆司天之天气。”素 71“岁半之前，天气主之；岁半之后，地气主之。”

9. 先天真元之气。灵 60“五至而已，五往而藏之气尽矣……此所谓夺其天气者也。”张介宾：“此所谓夺其天真之气也。”

【天化】 司天之气的变化。素 71“凡此阳明司天之政……同热者多天化。”王冰：“少角少徵岁同热，用方多以天清之化治之。”

【天文】 日月星辰等天体在宇宙间分布运行等现象。古人把风、云、雨、露、霜、雪等地文现象也列入天文范畴。素 69“夫道者，上知天文，下知地理，中知人事……位天者，天文也。”

【天地】

1. 天与地。指自然界。素 5“天地者，万物之上下也。”灵 79“人与天地相参也，与日月相应也。”灵 78“九针者，天地之大数也，始于一而终于九。”素 68“初中何也？岐伯曰：所以分天地也……初者地气也，中者天气也。”

2. 指天气和地气。素 2“春三月，此谓发陈，天地俱生，万物以荣。”王冰：“天气温，地气发，温发相合，故万物滋荣。”素 27“天地温和，则经水安静。”

3. 指司天与在泉。素 71“天地之数，终始奈何？”张志聪：“天，谓司天；地，谓在泉。”素 74“六气分治，司天地者，其至何如？”王冰：“天分六气，散生太虚，三之

四画

气司天，终之气监地，天地生化，是为大纪，故言司天地者，余四可知矣。”

4. 指男女。素1“男不过尽八八，女不过尽七七，而天地之精气皆竭矣。”森立之：“天气系于男，地精系于女也。”

【天师】 对岐伯的尊称。素1“乃问于天师曰。”王冰：“天师，岐伯也。”张志聪：“尊称岐伯也。”

【天光】 日月星辰。素20“上应天光星辰历纪，下副四时五行。”王冰：“天光，谓日月星也。”素26“法天则地，合以天光。”王冰：“谓合日月星辰之行度。”灵73“上视天光，下司八正。”

【天年】

1. 自然的寿数。素1“故能形与神俱，而尽终其天年，度百岁乃去。”吴崑：“天年者，正命考终，非人坏之谓。”

2.《灵枢经》篇名。本篇说明人的形成和生长衰老过程，并重点指出人寿的长短与血气的盛衰、脏器的强弱、皮肤、肌肉及营卫的正常与否有关。并详细论述了从出生到百岁各阶段的生理、体态、性格的变化，从而说明防病延年的重要意义。

【天池】 穴名。属手厥阴心包经。位于胸部第四肋间隙，当乳头外侧1寸处。灵2“腋下三寸，手心主也，名曰天池。”

【天寿】 犹言天年，即自然寿限。素1“此其天寿过度，气脉常通，而肾气有余也。”

【天时】 自然变化的时序。包括节气、气候、月相盈亏等变化的时序规律。素26“是以因天时而调血气也。”灵66“其中于虚邪也，因于天时，与其身形。”张志聪：“因于天时者，因于春时之西风，夏时之北风也。”

【天忌】 天时的宜忌。素26“以身之虚，而逢天之虚，两虚相感，其气至骨，入则伤五藏……故曰天忌，不可不知也。”王冰：“人忌于天，故云天忌。犯之则病，故不可不知也。”杨上善：“法天，候之以禁，故曰天忌。”灵78“所主左右上下身体有痈肿者，欲治之，无以其所直之日溃治之，是谓天忌日也。”

【天纲】 天之纲纪，如日月轨道、斗纲月建、二十八宿等。素67“黄帝坐明堂，始正天纲，临观八极，考建五常。”张志聪：“天纲，天之度数也。”高世栻：“天纲，天文之大纲也。”

【天枢】

1. 天地之气升降的枢机。素74“半，所谓天枢也。”素68“天枢之上，天气主之；天枢之下，地气主之。”张介宾：“枢，枢机也。居阴阳升降之中，是谓天枢。”又，王冰：“天枢，谓脐之两旁也，所谓身半矣，伸臂指天则天枢正当身之半也。”

2. 穴名。属足阳明胃经。位于脐旁2寸。灵14“天枢以下至横骨长六寸半。”

【天和】

1. 自然冲和之意。指人与自然相应的生理变化。素70“必先岁气，无伐天和。”张介宾：“五运有纪，六气有序，四时有令，阴阳有节，皆岁气也。人气应之以生长收藏，即天和也。”王冰：“岁有六气分主，有南面北面之政，先知此六气所在，人脉至尺寸应之。太阴所在其脉沉，少阴所在其脉钩……如是六脉，则谓天和。”

2. 天地之和气。灵35“卫气之在身也……行有逆顺，阴阳相随，乃得天和。”张志聪：“得天地自然之和气。”

【天命】 人的自然寿命。素3“谨道如法，长有天命。”素74“谨道如法，万举万全，气血正平，长有天命。”

【天周】 周天。即绕天球大圆一周。天文学上以天球大圆三百六十度为周天。灵76“岁有十二月，日有十二辰，子午为经，卯酉为纬，天周二十八宿，而一面七星。”

【天府】

1. 穴名。属手太阴肺经。位于上臂前

外侧，平腋前纹头下 3 寸，当肱二头肌外层沟处。素 58“天府二穴。”张志聪：“天府穴，在腋下三寸，臂臑内动脉陷中。”

2. 指天府穴处肺经的动脉。素 74“少阴之复……天府绝，死不治。”王冰：“天府，肺脉气。”灵 2“腋内动脉，手太阴也，名曰天府。”

【天宝】 天然的宝物。喻指天道、医道。《礼记·檀弓下》：“仁亲以为宝。”陈注：“宝，谓善道可守者。”素 69“余闻得其人不教，是谓失道，传非其人，慢泄天宝。”

【天政】 运气术语。司天之气当令的作用。素 71“三之气，天政布，寒气行，雨乃降，民病寒反热中。”

【天柱】 穴名。属足太阳膀胱经。位于项部，斜方肌外缘之后发际凹陷中，约当后发际正中旁开 1.3 寸处。灵 2“六次脉足太阳也，名曰天柱。”灵 58“天柱二穴。”高世栻：“项后风府两旁，即天柱穴。”

【天殃】 当作“夭殃”。早死，夭折。素 27“真气已失，邪独内著，绝人长命，予人天殃。”《甲乙》《太素》“天”并作“夭”。素 70“无盛盛，无虚虚，而遗人天殃。”赵本、藏本“天”并作“夭”。

【天信】 运气术语。指客主气运，应时而至。素 71“无失天信，无逆气宜，无翼其胜，无赞其复，是谓至治。”高世栻：“天信，谓气之应时而至者。”张介宾：“客主气运，至必应时，天之信也。不知时气，失天信矣。”

【天度】 即周天的度数。古代天文学划分周天区域的单位。素 9“天度者，所以制日月之行也。”王冰：“制，谓准度……准日月之行度者，所以明日月之行迟速也。”张志聪：“制，度也。天度者，周天三百六十五度，日日行一度，一度而一周天，月日行十三度，一月而一周天。盖天之度数，以纪日月之行也。”

【天宦】 亦称“天阉”。即男子先天性生殖器官发育不全。灵 65“其有天宦者，未尝被伤，不脱于血，然其须不生。”张介宾：“天宦，谓身为男子，而终身无须，若天生之宦官然，故曰天宦。”张志聪：“天宦者，谓天阉不生，前阴即有，而小缩不挺不长，不能与阴交而生子，此先天所生不足也。”

【天宫】 九宫之一。指南方离宫。灵 77“明日居天宫四十六日。”《太素》“天宫”作“上天”。张介宾：天宫“主夏至、小暑、大暑三节，共四十六日，至二百二十九日而止。”

【天突】 穴名。属任脉。位于胸骨上窝正中，当胸骨切迹上缘上 0.5 寸凹陷处。素 58“天突一穴。”张志聪：“天突穴在结喉下四寸宛宛中。”

【天癸】 人体发育到一定阶段所产生的一种促进性功能发育成熟的物质。素 1“女子……二七天癸至，任脉通，太冲脉盛，月事以时下，故有子。”王冰：“癸谓壬癸，北方水干名也。任脉、冲脉，皆奇经脉也。肾气全盛，冲任流通，经血渐盈，应时而下，天真之气降，与之从事，故云天癸也。”张志聪：“天癸，天乙所生之癸水也。”杨上善：“天癸，精气也。”

【天真】 人自然、纯真、质朴无邪的天性。《庄子·渔父》：“真者，所以受于天也，自然不可易也。故圣人法天贵真，不拘于俗。”见“上古天真论”。高世栻：“天真者，天性自然之真，毫无人欲之杂也。”姚止庵：“人生于地，气禀于天，惟人受之，是谓天真。”

【天留】 九宫之一。指东北方艮宫。灵 77“明日居天留四十六日。”张介宾：“天留，艮宫也，主立春、雨水、惊蛰三节，共四十六日，太一之所移居也。”

【天容】 穴名。属手太阳小肠经。位于下颌角后方，胸锁乳突肌前缘凹陷处。灵 2“四次脉足少阳也，名曰天容。”马莳：“按天容系于手太阳经，非足少阳经，疑是天冲穴。”张介宾：“耳下曲颊后，亦仍是指手太阳之天容穴。此非足少阳之穴，意者古以此属足少阳经脉。”

【天符】 运气术语。指岁运之气与司天之气的五行属性相符合。素 66“应天为天符。”素 68“天之与会也。故《天元册》曰天符。”张志聪：“司天之气与五运之气相合，是为天符。”

【天宿】 指日月星辰。灵 81“天宿失度，日月薄蚀。”

【天朞】 一年。指周天 365.25 日。素 69“五运更治，上应天朞，阴阳往复，寒暑迎随，真邪相薄。”张志聪：“上应天期者，每岁主期年之三百六十五日，上应周天之三百六十五度也。”

【天雄】 中药名。为毛茛科乌头属植物乌头的子根。辛、热，大毒。入肾经。祛风散寒，益火助阳。主治风寒湿痹，历节风痛，四肢拘挛，心腹冷痛，痃癖癥瘕。组方为天雄散。神 4“天雄，味辛，温。主大风，寒湿痹，历节痛，拘挛缓急。破积聚，邪气，金创。强筋骨，轻身健行。一名白幕。”

【天道】

1. 自然界变化规律。灵 9“谨奉天道，请言终始。”灵 11“余闻人之合于天道也。”杨上善：“天地变化之理，谓之天道。”

2. 指运气所决定的气候变化规律。素 70“故治病者，必明天道地理。”张志聪：“天道者，天之化运也。”素 71“先立其年以明其气，金木水火土运行之数，寒暑燥湿风火临御之化，则天道可见。”

【天窗】 穴名。别名天笼。属手太阳小肠经。位于颈侧，胸锁乳突肌后缘，当扶突穴后与喉结相平处。灵 2“三次脉手太阳也，名曰天窗。”素 58“天窗二穴。”张志聪：“天窗，一名窗笼，在颈大筋间前，曲颊下，扶突后，应手陷中。”

【天数】

1. 天命。人的自然寿数。素 1“人年老而无子者，材力尽邪，将天数然也。”张志聪：“天数，天赋之限数也。”杨上善：“天数，天命之数也。”

2. 指六气的交司时刻。素 68“天数始于水下一刻，终于八十七刻半……六之气，始于三十七刻六分，终于二十五刻，所谓初六，天之数也。”张志聪：“天数者，以一岁之日数，应周天之三百六十五度四分度之一也。”

【天蝼】 中药名。为蝼蛄的别名。见“蝼蛄”。神 4“蝼蛄味咸，寒……一名蟪蛄，一名天蝼。”

【天牖】 穴名。属手太阳三焦经。位于乳突后下方，胸锁乳突肌后缘近发际处。素 58“天牖二穴。”王冰：“天牖在颈筋间缺盆上，天容后，天柱前完骨下，发际上，手少阳脉气所发。”灵 2“五次脉手少阳也，名曰天牖。”

【天门冬】 中药名。别名颠勒、天冬、大当门根。为百合科天门冬属植物天门冬的块根。甘、苦，寒。入肺、肾经。滋阴润燥，清肺降火。主治燥热咳嗽，阴虚劳嗽，热病伤阴，内热消渴，咽喉肿痛，口舌干燥等。组方为麻黄升麻汤。神 2“天门冬，味苦，平。主诸暴风湿偏痹。强骨髓，杀三虫，去伏尸。久服轻身，益气，延年。一名颠勒。”

【天元册】 古代天文学文献。素 68“故《天元册》曰天符。”

【天元纪】《素问·天元纪大论》的简称。素 66“请著之玉版，藏之金匮，署曰《天元纪》。”

【天名精】 中药名。别名麦句姜、虾蟆蓝、豕首。为菊科天名精属植物天名精的全草。苦、辛，寒。入肝、肺经。清热化痰，解毒杀虫，破瘀止血。主治乳蛾喉痹，急慢惊风，牙痛，疔疮肿毒，痔瘘，皮肤痒疹，毒蛇咬伤，虫积，血瘕，吐血、衄血、血淋、创伤出血等。神2“天名精，味甘，寒。主瘀血，血瘕欲死，下血。止血，利小便，除小虫，去痹，除胸中结热，止烦渴。久服轻身，耐老。一名麦句姜，一名虾蟆蓝，一名豕首。”

【天雄散】 方剂名。组成：天雄三两(炮)，白术八两，桂枝六两，龙骨三两。煎服法：上四味，杵为散，酒服半钱匕，日三服，不知，稍增之。功用：温肾益阳摄精。主治：肾阳虚失精证。临床见阳痿遗精，腰酸腿软，发脱齿动，头晕，舌淡，脉沉弱等。金6“夫失精家，少腹弦急，阴头寒，目眩，发落，脉极虚芤迟，为清谷亡血，失精……天雄散方。”

【天鼠屎】 中药名。夜明砂的异名。又名鼠法、石肝。为蝙蝠科动物蝙蝠、大管鼻蝠、普通伏翼、大耳蝠、华南大棕蝠等的粪便。辛，寒。入肝经。清肝明目，散瘀消积。主治青盲，雀目，目赤肿痛，白睛溢血，内外翳障，小儿疳积，瘰疬，疟疾。神4“天鼠屎，味辛，寒。主面痈肿，皮肤洗洗时痛，腹中血气。破寒热，积聚。除惊悸。一名鼠法，一名石肝。”

【天之精气】 指日月五星。素67“虚者，所以列应天之精气也。”张介宾：“故七曜纬于虚，即五行应天之精气也。”

【天牖五部】 指人迎、扶突、天牖、天柱、天府五个腧穴，以天牖居中，其他四穴在周围，故名。灵21“阳迎头痛胸满不得息，取之人迎……取扶突与舌本，出血。暴聋气蒙，耳目不明，取天牖。暴挛痫眩，足不任身，取天柱。暴瘅内逆，肝肺相搏，血溢鼻口，取天府。此为天牖五部。”另，天牖五部《甲乙经》作“胃之大俞五部”，《太素》作“大输五部”。

【天元纪大论】 《素问》篇名。本篇重点论述天地运气变化的一般规律，并说明运气变化是万物生化的本原和纲纪，故名篇。

夫（一、fū）

1. 成年男性的统称。《说文·夫部》：“夫，丈夫也。”。见“丈夫”、“夫子”。

2. 女子的配偶。难33“大言阴与阳，小言夫与妇。”。

(二、fú)

助词。①用于句首，表示发端。素2“夫四时阴阳者，万物之根本也。”素65“夫病传者，心病先心痛。”张志聪：“夫者，承上接下之辞。”素66“夫五运阴阳者，天地之道也。”②用于句中。素81“且子独不诵不念夫经言乎?”

【夫子】 对人的尊称，犹言先生。素9“请夫子发蒙解惑焉。”灵33“余闻刺法于夫子，夫子之所言，不离于营卫血气。”素13“余闻其要于夫子矣，夫子言不离色脉，此余之所知也。”

【夫妻】 丈夫与妻子。灵71“天有阴阳，人有夫妻。”

元（yuán）

本原。素66“太虚寥廓，肇基化元，万物资始。”张介宾：“化元，造化之本原也。”

【元气】 又称原气。由先天之精所化，赖后天精气滋养，通过三焦输布全身，推动脏腑功能活动之气。难14“脉有根本，人有元气。”

【元真】 即真气。金1“若五藏元真通畅，人即安和……腠者，是三焦通会元真之处，为血气所注。”

无（wú 無）

1. 没有。灵4“若有若无，若亡若存，有形无形，莫知其情。”素62“有者为实，无者为虚。”素74“有者求之，无者求之。”

2. 副词。①表示否定，相当于“不”。灵1“逆而夺之，恶得无虚，追而济之，恶得无实，迎之随之，以意和之，针道毕矣。”灵 9“脉虚者，浅刺之，使精气无得出。”②表示禁止，相当于“不可”、“不要”。素 23“辛走气，气病无多食辛。”素 52“无刺大劳人，无刺新饱人，无刺大饥人，无刺大渴人，无刺大惊人”素 70“必先岁气，无伐天和，无盛盛，无虚虚，而遗人天殃。”

3. 连词。表示条件关系，相当于“不论”、“无论”。灵 47“此人之所以具受于天也，无愚智贤不肖，无以相倚也。”

【无子】 没有生育能力。素 1“人年老而无子者，材力尽耶？将天数然也？”灵 71“地有四时不生草，人有无子。”金 6“男子脉浮弱而涩，为无子，精气清冷。”

【无内】 犹言无穷小。灵 45“夫九针者，小之则无内，大之则无外。”灵 48“夫大则无外，小则无内，大小无极，高下无度。”

【无方】 谓变化无穷。素 66“神用无方谓之圣。”

【无为】

1. 道家术语。清静虚无，顺应自然。素 5“是以圣人为无为之事。”杨上善：“忘物丧我，任物之动，即为无为之事也。”灵 68“恬憺无为，乃能行气。”

2. 别做，不做。灵 64“当此之时，无为奸事。”

3. 不觉得。灵 72“阴阳和平之人，居处安静，无为惧惧，无为欣欣，婉然从物。”马莳：“无为惧惧、欣欣者，不因物感而遽有喜怒也。”

【无以】

1. 不采用。素 67“天地之变，无以脉诊。”灵 78“欲治之，无以其所直之日溃治之。”

2. 无从，没有什么可以拿来的。素 68“故非出入，则无以生长壮老已。”灵 6“余闻寿夭，无以度之。”灵 10“细子无以明其然也。”

【无他】 无害，无恙。素 18“脉得四时之顺，曰病无他。”

【无外】 犹无穷，无所不包。灵 45“夫九针者，小之则无内，大之则无外。”灵 48“夫大则无外，小则无内，大小无极，高下无度。”

【无问】 无论。素 74“无问其数，以平为期。”灵 35“无问虚实，工在疾泻。”

【无色】 失去红润的血色。金 16“病人面无色，无寒热，脉沉弦者，衄。”

【无汗】

1. 指当有汗而汗不出的症状。素 17“阳气有余为身热无汗。”伤 196“阳明病，法多汗，反无汗，其身如虫行皮中状者，此以久虚故也。”伤 235“阳明病，脉浮，无汗而喘者，发汗则愈，宜麻黄汤。”

2. 不要发汗。灵 18“故夺血者无汗。”马莳：“故夺血而泻之者，无得再发其汗。”

【无形】

1. 没有可见的形体。灵 41“且夫阴阳者，有名而无形。”素 26“视之无形，尝之无味。”难 25“心主与三焦为表里，俱有名而无形，故言经有十二也。”

2. 不露形迹。此指疾病没有明显的临床表现。灵 4“邪之中人，其病形何如……有形无形，莫知其情。”

3. 没有固定的形态。素 76“譬如天之无形，地之无理。”森立之：“天有形，地有理。然观之，无定形，无定理。”

【无极】 无穷尽；无边际。素 69“宣明大道，通于无穷，究于无极也。”灵 8“肺喜乐无极则伤魄。”灵 48“夫大则无外，小则无内，大小无极，高下无度。”

【无时】 不定时，随时。素 71“木发无时，水随火也。”难 56“若豚状，或上或下无时。”

【无忧】 没有忧愁。素 66“德泽下流，子孙无忧，传之后世。”神 2“合欢味甘，平。主安五脏，和心志，令人欢乐无忧。”

【无穷】 无尽，无限。素 5“故寿命无穷，与天地终。”素 14“嗜欲无穷，而忧患不止。”灵 1“不知其要，流散无穷。”

【无奈】 无可奈何。金 17“病人胸中似喘不喘，似呕不呕，似哕不哕，彻心中愦愦然无奈者，生姜半夏汤主之。”

【无所】

1. 没有地方。素 76“血泄者，脉急血无所行也。”灵 5“合折则气无所止息而痿疾起矣。”灵 10“足太阴过于外踝之上，无所隐故也。”

2. 表示否定不必明言或不可明言的人或事物。素 39“惊则心无所倚，神无所归，虑无所定，故气乱矣。”伤 244“小便数者，大便必鞕，不更衣十日，无所苦也。”

【无姑】 中药名。芜荑的别名。见该条。神 3“芜荑味辛，平……一名无姑。”

【无故】 没有缘由。素 63“令人嗌痛不可内食，无故善怒。”

【无脉】 脉隐伏不见，似有似无。伤 315“厥逆，无脉，干呕，烦者，白通加猪胆汁汤主之。”伤 362“下利，手足厥冷，无脉者，灸之不温，若脉不还，反微喘者，死。”

【无度】 没有限度。灵 48“大小无极，高下无度。”素 74“甚则入肾，窍泻无度。”

【无音】

1. 症状名。失音，不能发声。灵 69“人卒然无音者，寒气客于厌……其开阖不致，故无音。”

2. 没有声音。素 34“有不得卧而息无音者。”

【无悔】 不知悔改。灵 72“事虽败而常无悔。”

【无常】

1. 变化不定。素 57“阳络之色变无常，随四时而行也。”素 80“脉动无常，散阴颇阳。”灵 75“颠倒无常，甚于迷惑。”

2. 失常。素 28“所谓气虚者，言无常也。”素 79“一阴一阳代绝，此阴气至心，上下无常，出入不知，喉咽干燥，病在土脾。”森立之：“上下无常者，谓上吐下泻也……出入不知者，谓吐出食入，共不自知觉也。”

【无道】

1. 不行正道。素 66“无道行私，必得夭殃。”

2. 不近情理。灵 29“虽有无道之人，恶有不听者乎？”

【无魂】 严重的失神状态。难 14“再呼一至，呼吸再至，名曰无魂，无魂者当死也。”徐大椿：“无魂，言魂气已离也。”

【无端】 没有起点，没有终点。灵 4“经络之相贯，如环无端。”素 9“时立气布，如环无端。”

【无盛盛】 勿用补法治疗邪气偏盛的实证。素 70“无盛盛，无虚虚，而遗人夭殃。”

【无虚虚】 勿用泻法治疗正气不足的虚证。素 70“无盛盛，无虚虚，而遗人夭殃。”

韦（wéi 韋）

去毛熟制的兽皮。见“韦囊”。

【韦囊】 皮制的盛药囊袋。金 5“右十二味，杵，粗筛，以韦囊盛之。”

专（一、zhuān 專）

1. 专一；精纯。素 70“厥阴在泉……其气专，其味正。”王冰：“厥阴、少阳在泉之岁，皆气化专一。”素 78“所以不十全者，精神不专，志意不理。”灵 16“精专者行于经隧，常营无已。”

2. 单独，独自。素 69“五气倾移，太过不及，专胜兼并……生气乃用，长气专胜。”王冰：“专胜，谓五运主岁太过也。”素 79“此少阳之病也，专阴则死。”王冰：“专，独也。”

3. 独行，独司。素 71“阳专其令，炎暑大行。”

（二、tuán 專）

通“抟”。结聚。素 55“治寒热深专者，刺大藏。”

【专直】 专一。灵 47“志意和则精神专直。”张介宾：“专直，如《易·系》所谓其静也专，其动也直，言其专一而正也。”

【专意】 专心，用心专一。灵 9“深居静处，占神往来，闭户塞牖，魂魄不散，专意一神，精气之分，毋闻人声。”

【专精】

1. 精之总司。素 81“夫心者，五藏之专精也。”杨上善：“心为五脏身之总主，故为专精。”又，王冰：“专，任也。言五藏精气，任心之所使，以为神明之府，是故能焉。”

2. 精纯之气。素 74“先岁物何也？岐伯曰：天地之专精也。”王冰：“专精之气，药物肥浓，又于使用，当其正气味也。”

云（一、yún 雲）

由水滴、冰晶聚集形成的在空中悬浮的物体。素 5“地气上为云，天气下为雨。”素 26“昭然独明，若风吹云，故曰神。”素 69“化气不政，生气独治，云物飞动，草木不宁。”

（二、yún）

1. 说。《广韵·文韵》：“云，言也。”金 1“经云厥阳独行，何谓也？”金 2“值天阴雨不止，医云此可发汗。”

2. 为。金 4“如其不差，当云何？师曰：此结为癥瘕，名曰疟母。”

【云门】 穴名。属手太阴肺经。位于前胸外上方，当锁骨外端下缘，距胸正中线 6 寸处。素 61“云门、髃骨、委中、髓空，此八者，以泻四支之热也。”

【云中】 地名。今内蒙古自治区托克托。神 2“白胶味甘，平。主伤中，劳绝，腰痛，羸瘦……生云中。”

【云气】 云雾。灵 60“海之所行云气者，天下也。”

【云母】 中药名。又名云华、云珠、云英、云液、云砂、磷石等。为硅酸盐类云母族矿物白云母。甘，温。入心、肝、肺经。安神镇惊，敛疮止血。主治心悸失眠，眩晕，癫痫，久泻，带下，外伤出血，湿疹。组方有蜀漆散。神 2“云母味甘，平。主身皮死肌，中风，寒热，如在车船上。除邪气，安五脏，益子精，明目。久服轻身，延年。一名云珠，一名云华，一名云英，一名云液，一名云砂，一名磷石。”

【云华】 中药名。为云母的别名。见该条。神 2“云母……一名云珠，一名云华，一名云英，一名云液，一名云砂，一名磷石。”

【云英】 中药名。为云母的别名。见该条。神 2“云母……一名云珠，一名云华，一名云英，一名云液，一名云砂，一名磷石。”

【云雨】 云和雨。素 70“太阴司天，湿气下临，肾气上从，黑起水变，埃冒云雨。”素 71“太阴所至为化，为云雨。”

【云实】 中药名。别名员实、天豆、马豆等。为豆科植物云实的种子。辛，温。解毒除湿，止咳化痰，杀虫。主治痢疾，疟疾，咳喘，小儿疳积，虫积。神 2“云实味辛，温。主泄痢，肠澼，杀虫蛊毒，去邪恶，结气，止痛，除寒热。花，主见鬼精物。多食令人狂走，久服轻身，通神明。”

【云砂】 中药名。为云母的别名。见该条。神 2“云母……一名云珠，一名云华，一名云英，一名云液，一名云砂，一名磷石。”

【云珠】 中药名。为云母的别名。见该条。神 2“云母……一名云珠，一名云华，一名云英，一名云液，一名云砂，一名磷石。”

【云液】 中药名。为云母的别名。见该条。神 2“云母……一名云珠，一名云华，一名云英，一名云液，一名云砂，一名磷石。”

木（mù）

1. 树，木本植物的通称。素 48“木叶落而死。”灵 46“秋霜疾风，则刚脆之木，根摇而叶落。”素 69“草偃木零，生长不鲜。”

2. 木材，木料。见“材木”。

3. 八音之一。见“木音”。

4. 五行之一。其性发生、敷和、条达。在方位为东方，季节为春，五气为风，五色为苍，五味为酸，五音为角，五脏为肝。素 22“五行者，金木水火土也。”素 25“木得金而伐，火得水而灭，土得木而达。”灵 41“五行以东方为甲乙木王春，春者苍色，主肝。”难 73“诸井者，木也。”

5. 指肝。灵 23“目眦青，索肉于脾，不得索之木。木者，肝也。”素 74“清气大来，燥之胜也，风木受邪，肝病生焉。”张介宾：“金气克木，故肝木受邪，肝病则并及于胆。”

6. 运气术语。五运之一，指木运。木运平气之年称为敷和，不及之年称为委和，太过之年称为发生。素 71“先立其年以明其气，金木水火土运行之数。”素 67“木主丁壬，火主戊癸。”素 70“木曰敷和……木曰委和……木曰发生。”

7. 运气术语。六气之一，指厥阴风木之气。素 66“木火土金水火，地之阴阳也，生长化收藏下应之。”王冰：“木，初气也；火，二气也。”素 71“上少阳相火，中太羽水运，下厥阴木。”

8. 运气术语。指木郁之气。素 71“水发而雹雪，土发而飘骤，木发而毁折，金发而清明，火发而曛昧。”马莳：“此言五郁之发，有多少微甚之异也。”

9. 为“水”之讹。灵 38“故匠人不能释尺寸而意短长，废绳墨而起平木也。”胡本、熊本“木”作“水”。《太素》卷二十二“平木”作“水平”。

【木气】 运气术语。六气之一。指厥阴风木之气。素 68“复行一步，木气治之。”王冰：“风之分也，即春分前六十日而有奇也……初之气也，天度至此，风气乃行。”

【木丹】 中药名。为“栀子”的别名。参见“栀子”。神 3“枝子味苦，寒……一名木丹。”

【木兰】 中药名。神 4“木兰味苦，寒。主身有大热在皮肤中，去面热赤皰，酒皶，恶风，癫疾，阴下痒湿，明目。一名林兰。”

【木芝】 中药名。为“紫芝”的别名。参见“紫芝”。神 2“紫芝……久服轻身，不老，延年。一名木芝。”

【木运】 运气术语。五运之一，指木气的运行主事。逢丁逢壬之年，中运为木运。素 66“丁壬之岁，木运统之。”

【木声】 即木音。见“木音”。灵 10“病至则恶人与火，闻木声则惕然而惊。”

【木位】 运气术语。指厥阴风木之气所主时位。素 74“木位之主，其泻以酸，其补以辛。”王冰：“木位春分前六十一日，初之气也。”

【木郁】

1. 木运之气被胜气所郁遏。素 71“木郁之发，太虚埃昏，云物以扰，大风乃至，屋发折木，木有变。”

2. 指木气郁遏而致的病证。见“木郁达之”。

【木䖟】 中药名。虻虫的一种。神 4“木䖟，味苦，平。主目赤痛，眦伤泪出，瘀血血闭，寒热，酸㾴，无子。一名魂常。”《唐本草》注：“虻有数种，并能啖血……大有木虻，长大绿色，殆如次蝉。”又，森立之：“木虻虽不咂牛马血，然探花啄香，与蜂蜜同，而彼自酿蜜，此则不酿，唯有花香在腹内，故能专通血脉兼破血，与蜚虻专破血兼消积不同，其破血之力虽似比蜚虻稍劣，而生动至眇之物入血络至微之际，无所不至，若缓缓施治，则用此为眇，所复蜚虻之不能及也。”

【木香】 中药名。为菊科云木香属植物木香的根。辛、苦，温。入脾、胃、肝、大肠经。行气止痛，调中导滞。主治中寒气滞，胸胁胀满，脘腹胀痛，呕吐泄泻，里急后重。神 3“木香味辛，温。主邪气，辟毒疫，温鬼，强志，主淋露。久服不梦寤魇寐。”

【木音】 古代八音之一。《周礼·春官·大师》:“皆播之以八音：金、石、土、革、丝、木、匏、竹。”八音是中国古代对乐器的统称，通常为八种不同材质所制，如钟、铃等属金类，磬属石类，埙属土类，鼓属革类，琴、瑟属丝类，柷、敔属木类，笙、竽属匏类，管、箫属竹类。素 30“故闻木音而惊者，土恶木也。”素 49“闻木音则惕然而惊者，阳气与阴气相薄，水火相恶，故惕然而惊也。”

【木防己】 中药名。为防己科木防己属植物木防己和毛木防己的根。苦、辛，寒。入膀胱、肾、脾经。祛风除湿，通经活络，解毒消肿。主治风湿痹痛，水肿，小便淋痛，闭经，跌打损伤，咽喉肿痛，疮疡肿毒，湿疹，毒蛇咬伤。组方有木防己汤、木防己去石膏加茯苓芒硝汤。

【木防己汤】 方剂名。组成：木防己三两，石膏十二枚（鸡子大），桂枝二两，人参四两。煎服法：以水六升，煮取二升，分温再服。功用：通阳利水，补虚清热。主治：支饮喘满重证。金 12“膈间支饮，其人喘满，心下痞坚，面色黧黑，其脉沉紧，得之数十日，医吐下之不愈，木防己汤主之。”

【木形之人】 人的五行分类之一。灵 64“木形之人，比于上角，似于苍帝。其为人苍色，小头，长面，大肩背，直身，小手足，好有才，劳心，少力，多忧劳于事。能春夏不能秋冬，感而病生，足厥阴佗佗然。”

【木郁达之】 治法之一。指木气抑郁所致的病证，以宣达通透的方法治疗。素 71“木郁达之。”王冰:“达，谓吐之，令其条达也。”张介宾:“凡木郁之病，风之属也，其脏应肝胆，其经在胁肋……然木喜畅达，故在表者当疏其经，在里者当疏其脏，但使气得通行，皆谓之达。”

【木防己汤去石膏加茯苓芒硝汤】 方剂名。又称木防己加茯苓芒硝汤组成：木防己二两，桂枝二两，人参四两，芒硝三合，茯苓四两。煎服法：以水六升，煮取二升，去滓，内芒硝，再微煎，分温再服，微利则愈。功用：通阳利水，软坚补虚。主治：支饮重证。金 12“膈间支饮，其人喘满，心下痞坚，面色黧黑，其脉沉紧，得之数十日，医吐下之不愈，木防己汤主之……复与不愈者，宜木防己汤去石膏加茯苓芒硝汤主之。”

五（wǔ）

1. 数词。①基数词。四加一的和。灵 5“五十动而不一代者，五藏皆受气。”金 3“阳毒之为病……五日可治，七日不可治。”伤 149“伤寒五六日，呕而发热者，柴胡汤证具，而以他药下之，柴胡证仍在者，复与柴胡汤。”②序数词。第五。灵 1“五曰铍针，长四寸，广二分半。”灵 7“五曰分刺：分刺者，刺分肉之间也。”灵 42“病先发于心，一日而之肺，三日而之肝，五日而之脾。”

2. 五行中土的生数。素 4“中央黄色……其音宫，其数五。”张志聪:“五，土之生数也。土居五位之中，故独主于生数。”素 70“其味甘，其音宫，其物肤，其数五。”

3. 九宫数。配方位为中央。灵 77“招摇，五，中央。”

4. 指五行之气。素 9“生之本，本于阴阳……故其生五，其气三。”王冰：“形之所存，假五行而运用，征其本始，从三气以生成。”

5. 指五运。素 66“五六相合而七百二十气为一纪，凡三十岁。”张志聪：“十五日为一气，五运六气相合而主岁，一岁凡二十四气，计七百二十气为一纪。”

6. 指九针中的第五针。灵 78“九针者，天地之大数也，始于一而终于九。故曰：一以法天，二以法地，三以法人，四以法时，五以法音，六以法律，七以法星，八以法风，九以法野……五者音也。”马莳：“其针之曰第五者，所以应五音也。”

7. 为“天”之讹。见“五气 5”。

8. 疑为“互”之讹。见“五宜 2”。

【五七】

1. 五与七的乘积。灵 32“七日五七三斗五升，而留水谷尽矣。”

2. 五乘七之数，指三十五岁。素 1“五七，阳明脉衰，面始焦，发始堕。”

【五人】 指太阴之人、少阴之人、太阳之人、少阳之人、阴阳和平之人五种类型的人。灵 72“凡五人者，其态不同，其筋骨气血各不等。”

【五入】 指五味分别归于五脏的趋势。素 23“五味所入：酸入肝，辛入肺，苦入心，咸入肾，甘入脾，是谓五入。”

【五八】 五乘八之数，指四十岁。素 1“五八，肾气衰，发堕齿槁。”

【五五】 五与五的乘积。素 58“头上五行，行五，五五二十五穴。”灵 44“五藏有五变，五变有五输，故五五二十五输。”

【五中】

1. 犹五内。指五脏。素 79“五中所主，何藏最贵？”王冰：“五中，谓五脏。”素 80“追阴阳之变，章五中之情。”

2. 指五脏反映于外的气色。素 77“揆度阴阳，奇恒五中，决以明堂。”王冰：“五中者，谓五脏之气色也。”

【五内】 指五脏。神 2“胡麻味甘，平。主伤中，虚羸。补五内，益气力，长肌肉。”

【五气】

1. 臊、焦、香、腥、腐五种气味。素 9“天食人以五气，地食人以五味。”王冰：“天以五气食人者，臊气凑肝，焦气凑心，香气凑脾，腥气凑肺，腐气凑肾也。”又，吴崑：“五气，非徒臊、焦、香、腥、腐而已，此乃地气，非天气也。盖谓风气入肝，暑气入心，湿气入脾，燥气入肺，寒气入肾。当其不亢不害，则能养人，人在气交之中，以鼻受之而养五脏，是天食人以五气也。”素 11“故五气入鼻，藏于心肺。”

2. 五运之气。素 9“帝曰：五运之始，如环无端……五气更立，各有所胜。”高世栻：“五运化气，更立其岁，甲己土胜，乙庚金胜，丙辛水胜，丁壬木胜，戊癸火胜，故各有所胜。”素 66“五气运行，各终期日，非独主时也。”素 67“五气更立，各有所先，非其位则邪，当其位则正。”

3. 五脏之气。素 5“人有五藏化五气，以生喜怒悲忧恐。”张介宾：“五气者，五脏之气也。”素 23“五气所病：心为噫，肺为咳，肝为语，脾为吞，肾为欠为嚏。”张志聪：“五脏气逆而为病。”灵 37“五气者，五藏之使也，五时之副也。”素 77“五气留连，病有所并。”马莳：“五气者，五脏之精气也。”

4. 指脾土之气。素 47“帝曰：有病口甘者，病名为何？何以得之？岐伯曰：此五气之溢也，名曰脾瘅。”张志聪：“五气者，土气也。土位中央，在数为五。”张介宾：“五气，五味之所化也。”

5. 为“天气”之讹。即司天之气。素 71“夫五运之化，或从五气，或逆天气。”林亿：“详‘五气’疑作‘天气’，则与下文相协。”

【五化】 指五运之气的生化。素70“敷和之纪……五化宣平。”王冰:“自当其位，不与物争，故五气之化，各布政令于四方，无相干犯。”马莳:“凡生长化收藏之五化，无不宣平。”

【五月】 指农历五月，地支配午。灵41“午者五月，主右足之太阳。”素49“阳明者午也，五月盛阳之阴也。”

【五风】 指肝风、心风、脾风、肺风、肾风等五脏病证。素4“天有八风，经有五风，何谓？岐伯曰：八风发邪，以为经风，触五藏，邪气发病。”张介宾:“五风，五脏之风也”。

【五六】 五与六的乘积。灵17“手之六阳，从手至头，长五尺，五六三丈。”

【五火】 五脏偏亢之阳。素81“夫一水不胜五火，故目眦盲。”王冰:“五火，谓五脏之厥阳也。”

【五节】

1. 犹“五时”。即春、夏、长夏、秋、冬五季。灵47“五藏者，所以参天地，副阴阳，而连四时，化五节者也。”杨上善:“从五时而变，即化五节。节，时也。”

2. 指振埃、发蒙、去爪、彻衣、解惑五种针刺方法。灵75“余闻刺有五节，奈何？岐伯曰：固有五节：一曰振埃，二曰发蒙，三曰去爪，四曰彻衣，五曰解惑。”

【五主】 五藏所主的脉、皮、筋、肉、骨五体。素23“五藏所主：心主脉，肺主皮，肝主筋，脾主肉，肾主骨，是谓五主。”

【五加】 中药名。即五加皮。又名豺漆、南五加皮、五谷皮。为五加科五加属植物细柱五加和无梗五加的根皮。辛、苦、微甘，温。入肝、肾经。祛风湿，补肝肾，强筋骨，活血脉。主治风寒湿痹，腰膝疼痛，筋骨痿软，小儿行迟，体虚羸弱，跌打损伤，骨折，水肿，脚气，阴下湿痒等。神3“五加味辛，温。主心腹疝气，腹痛。益气治躄，小儿不能行，疽疮，阴蚀。一名豺漆。”

【五发】 指五种发病的部位和季节。素23“五病所发：阴病发于骨，阳病发于血，阴病发于肉，阳病发于冬，阴病发于夏，是谓五发。”灵78“五发：阴病发于骨，阳病发于血，以味发于气，阳病发于冬，阴病发于夏。”

【五过】

1. 指诊治疾病的五种过错。包括忽视患者社会地位的变迁、贫富贵贱的变化、饮食居处的优劣、心理情志的波动、男女性别的差异，以及疾病的始末等。素77“故事有五过四德……不闻五过与四德。”

2. 指针刺补泻超过限度的五种情况。灵61“余闻刺有五过。岐伯曰：补泻无过其度。”张介宾:“补之太过，资其邪气；泻之过度，竭其正气，是五过也。”

【五夺】 指肌肉极度消瘦及失血、大汗出、泄泻、产后失血等所导致正气严重耗损的五种情况。灵61“黄帝曰：何谓五夺？岐伯曰：形肉已夺，是一夺也；大夺血之后，是二夺也；大汗出之后，是三夺也；大泄之后，是四夺也；新产及大血之后，是五夺也。”

【五邪】

1. 五种邪气。①指风、寒、湿、雾、饮食所伤五种邪气。金1“五邪中人，各有法度，风中于前，寒中于暮，湿伤于下，雾伤于上，风令脉浮，寒令脉急，雾伤皮肤，湿流关节，食伤脾胃。”②指风、寒、暑、湿、饮食劳倦五种病邪。难49“何谓五邪？然，有中风，有伤暑，有饮食劳倦，有伤寒，有中湿，此之谓五邪。”③指痈邪、大邪、小邪、热邪、寒邪五种病邪。灵75“余闻刺有五邪，何谓五邪？岐伯曰：病有持痈者，有容大者，有狭小者，有热者，有寒者，是谓五邪。”④指脏腑功能失调之病气。难10“五邪刚柔相逢之意也。”滑寿:

"谓五脏五腑之气失其正而为邪者也。"

2. 指邪气侵犯人体，阴阳失调所致的五种病证。又称"五乱"。灵 78"五邪：邪入于阳，则为狂；邪入于阴，则为血痹；邪入于阳，转则为癫疾；邪入于阴，转则为瘖；阳入之于阴，病静；阴出之于阳，病喜怒。"

3. 邪气侵犯五脏所出现的五种异常脉象。素 23"五邪所见：春得秋脉，夏得冬脉，长夏得春脉，秋得夏脉，冬得长夏脉，名曰阴出之阳，病善怒不治，是谓五邪。"

4.《灵枢经》篇名。本篇主要论述邪气侵入五脏所引起的病证及治疗时应刺的穴位。马莳："内论五脏之邪，故名篇。"

【五行】

1. 本指水、火、木、金、土五种物质及其运动变化。《尚书洪范》："五行，一曰水，二曰火，三曰木，四曰金，五曰土。水曰润下，火曰炎上，木曰曲直，金曰从革，土爰稼穑。"嗣后，古代思想家通过这一概念来归纳世界万事万物的基本属性、相互联系及其运动规律，从而使之上升为古代的哲学学说，即五行学说。五行的内涵也被相应抽象为对世界万物五种基本属性、相互联系及其规律性运动的概括。《黄帝内经》吸收了五行学说的自然观模式，以当时累积的医学实践知识为基础，以五行配属五脏为中心，演绎并建立了人体各部及其与自然界相互通应的基本系统结构。素 22"五行者，金木水火土也，更贵更贱，以知死生，以决成败，而定五藏之气，间甚之时，死生之期也。"灵 34"五行有序，四时有分，相顺则治，相逆则乱。"灵 41"五行以东方为甲乙木王春。"

2. 指五运。素 67"天地动静，五行迁复。"张志聪："五行迁复，谓五运相袭，周而复始也。"

【五合】 指第五合，即手少阳与手厥阴经别表里相合。灵 11"手心主之正，别下渊腋三寸，入胸中，别属三焦……合少阳完骨之下，此为五合也。"马莳："此言手三焦与心包络之为一合也。"

【五色】

1. 青、赤、黄、白、黑五种颜色，分别与五脏肝、心、脾、肺、肾相配属。素 9"草生五色，五色之变，不可胜视。"素 10"五色微诊，可以目察。"王冰："色，颜色也。夫肝色青，心色赤，脾色黄，肺色白，肾色黑，此其常色也。"素 39"视其五色，黄赤为热，白为寒，青黑为痛。"灵 49"以五色命藏，青为肝，赤为心，白为肺，黄为脾，黑为肾。"灵 56"五色：黄色宜甘，青色宜酸，黑色宜咸，赤色宜苦，白色宜辛。"

2.《灵枢经》篇名。本篇列举了脏腑反映在颜面的色泽部位，并根据面部色泽变化，推测脏腑疾病，辨别疾病的浅深、新久和预后吉凶。由于本篇主要阐明以五色观察疾病的问题，故名篇。

【五决】 五脏之脉象。以此可作为判断病人生死预后的依据，故称为"五决"。素 10"诊病之始，五决为纪，欲知其始，先建其母。所谓五决者，五脉也。"王冰："五决，谓以五脏之脉为决生死之纲纪也。"

【五并】 五脏精气并聚的五种病理变化。灵 78"五并：精气并肝则忧，并心则喜，并肺则悲，并肾则恐，并脾则畏，是谓五精之气并于藏也。"素 23"五精所并：精气并于心则喜，并于肺则悲，并于肝则忧，并于脾则畏，并于肾则恐，是谓五并，虚而相并者也。"

【五阳】 五脏阳气。素 14"开鬼门，洁净府，精以时服，五阳已布，疎涤五藏。"王冰："五阳，是五脏之阳气也。"

【五阴】 指五脏。灵 10"五阴气俱绝则目系转，转则目运，目运者为志先死。"马莳："五阴者，心、肝、脾、肺、肾皆属阴经也。"

【五形】 指木、火、土、金、水五种不

同人的类型。灵 64“先立五形金木水火土，别其五色，异其五形之人。”

【五运】 木运、火运、土运、金运、水运的合称。在运气学说中，五运用以推测不同年份或季节的气候变化。有大运（也称中运、岁运）、主运、客运之分。大运主管全年气候，每年由一运所主，按木、火、土、金、水相生顺序，五年一个周期。主运主管一年之中每一季节的气候，年年如此，固定不变。客运也是主时之运，每年轮转，随主岁的大运变化而变化。素 66“愿闻五运之主时也，何如?”素 9“五运相袭，而皆治之，终朞之日，周而复始。“王冰:“五运，谓五行之气，应天之运而主化者也。”素 67“余闻五运之数于夫子，夫子之所言，正五气之各主岁尔。”

【五走】 指五味在人体的趋向。灵 78“五走：酸走筋，辛走气，苦走血，咸走骨，甘走肉，是谓五走也”。

【五声】 指呼、笑、歌、哭、呻，分别与五脏肝、心、脾、肺、肾对应。素 54“人发齿耳目五声应五音六律。”

【五劳】 指久视、久卧、久坐、久立、久行五种病因及其所致疾病。灵 78“五劳：久视伤血，久卧伤气，久坐伤肉，久立伤骨，久行伤筋，此五久劳所病也。”金 1“五劳、七伤、六极、妇人三十六病。”

【五时】 春、夏、秋、冬、长夏五季。灵 11“余闻人之合于天道也，内有五藏，以应五音、五色、五时、五味、五位也。”灵 44“人有五藏，五藏有五变，五变有五输，故五五二十五输，以应五时。”

【五里】

1. 指东、南、西、北、中五方分布。素 5“天有八纪，地有五里。”《太素·卷三》“里”作“理”。高世栻:“五里，东、南、西、北、中五方之道理也。”又，王冰：“五里，谓五行化育之里。”

2. 穴名。属手阳明大肠经。屈肘，当肘横纹外端上 3 寸处。灵 2“阴尺动脉在五里，五腧之禁也。”灵 60“迎之五里，中道而止。”张介宾:“五里，手阳明经穴，此节指手之五里，即经遂之要害。”

【五乱】

1. 邪气侵犯五脏，引起阴阳气血逆乱而发生的五种病证。又称“五邪”。素 23“五邪所乱：邪入于阳则狂，邪入于阴则痹，搏阳则为巅疾，搏阴则为瘖，阳入之阴则静，阴出之阳则怒，是谓五乱。”

2. 邪气伤犯心、肺、肠胃、臂胫、头所发生的五类气机逆乱的病证。灵 34“故气乱于心，则烦心密嘿，俯首静伏；乱于肺，则俯仰喘喝，接手以呼；乱于肠胃，则为霍乱；乱于臂胫，则为四厥；乱于头，则为厥逆，头重眩仆。黄帝曰：五乱者，刺之有道乎?”

3.《灵枢经》篇名。本篇主要讨论了营卫逆行、清浊相干、气机逆乱的五种病证及其治疗，故名五乱。马莳:“内言气有五乱，故名篇。”

【五兵】 五种兵器。所指不一。《周礼·夏官·司兵》:“掌五兵五盾。”郑玄:“五兵者，戈、殳、戟、酋矛、夷矛。”灵 60“夫大于针者，惟五兵者焉。五兵者，死之备也，非生之具。”张介宾:“五兵，即五刃，刀、剑、矛、戟、矢也。”

【五体】 指五种不同类型的人。灵 5“逆顺五体者，言人骨节之小大，肉之坚脆。”马莳:“五体者，即《阴阳二十五人》篇有五形之人也。”

【五位】 东、南、西、北、中五方。素 66“天有五行御五位，以生寒暑燥湿风。”张介宾:“天有五行以临五位，故东方生风，木也；南方生暑，火也；中央生湿，土也；西方生燥，金也；北方生寒，水也。”灵 11“内有五藏，以应五音、五色、五时、五味、五位也。”

【五谷】

1. 五种谷物。所指不一。灵 56“五谷：秔米甘，麻酸，大豆咸，麦苦，黄黍辛。”素 22“毒药攻邪，五谷为养，五果为助。”王冰：“谓粳米、小豆、麦、大豆、黄黍也。”

2. 泛指粮食作物。灵 71“五谷入于胃也，其糟粕、津液、宗气分为三隧。”灵 81“故天宿失度，日月薄蚀，地经失纪，水道流溢，草萓不成，五谷不殖。”

3. 指饮食物之味。灵 17“脾气通于口，脾和则口能知五谷矣。”《甲乙经》卷一“知五谷”作“别五谷味”。

【五辛】 五种辛味的蔬菜。所指不一，如小蒜、大蒜、韭、芸苔、胡荽等。又称“五荤”。此泛指具有刺激性的食物。伤 12“禁生冷、粘滑、肉面、五辛、酒酪、臭恶等物。”

【五诊】 指五脏的外在征象。素 80“此皆五藏气虚，阳气有余，阴气不足，合之五诊，调之阴阳。”吴崑：“五诊，五内见证也。”

【五态】 即五态之人。参见该条。灵 72“黄帝曰：治人之五态奈何……此所以调阴阳，别五态之人者也。”

【五味】

1. 指酸、甘、苦、辛、咸五种味道。亦泛指各种味道。灵 78“五味：酸入肝，辛入肺，苦入心，甘入脾，咸入肾，淡入胃，是谓五味。”灵 17“心气通于舌，心和则舌能知五味矣。”神 1“药有酸、咸、甘、苦、辛五味。”

2. 泛指饮食物。素 8“脾胃者，仓廪之官，五味出焉。”素 11“五味入口，藏于胃，以养五藏气。”素 48“夫五味入口，藏于胃，脾为之行其精气。”

3. 指饮食所滋生之神气。灵 9“形体淫泆，乃消脑髓，津液不化，脱其五味，是谓失气也。”张志聪：“针刺之道，贵在得神致气，犯此禁者，则脱其五味所生之神气，是谓失气也。”

4. 五味子的简称。参见“五味子”。金 12“苓甘五味加姜辛半夏杏仁汤方：茯苓四两，甘草三两，五味半升，干姜三两……”

5.《灵枢经》篇名。本篇讨论五味对五脏的影响，各有所入，又各有制胜的关系，从而论述五味对五脏的宜忌，故名五味。马莳：“篇内详论五脏所用五味之义，故名篇。”

【五果】 指桃、李、杏、栗、枣五种水果。灵 56“五果：枣甘，李酸，栗咸，杏苦，桃辛。”素 22“五谷为养，五果为助。”王冰：“谓桃李杏栗枣也。”

【五使】 指五脏之气。灵 37“五气者，五藏之使也，五时之副也，愿闻其五使当安出？”

【五变】

1. 指五脏每一脏与色、时、日、音、味五者之间的关系。灵 44“岐伯曰：人有五藏，五藏有五变，五变有五输，故五五二十五输，以应五时。黄帝曰：愿闻五变。岐伯曰：肝为牡藏，其色青，其时春，其音角，其味酸，其日甲乙。心为牡藏，其色赤，其时夏，其日丙丁，其音徵，其味苦。脾为牝藏，其色黄，其时长夏，其日戊己，其音宫，其味甘。肺为牝藏，其色白，其音商，其时秋，其日庚辛，其味辛。肾为牝藏，其色黑，其时冬，其日壬癸，其音羽，其味咸。是为五变。”

2. 指风厥、消瘅、寒热、留痹、积聚五种疾病。灵 46“是谓因形而生病，五变之纪也。”又，张志聪：“盖六气主升降于上下，五运主出入于外内者也，是谓因形而生病，五变之纪也。”

3. 指按病在脏、在色、在时、在音、在味而分别取井、荥、输、经、合五输穴的针刺方法。灵 44“余闻刺有五变，以主五输……藏主冬，冬刺井；色主春，春刺荥；时主夏，夏刺输；音主长夏，长夏刺经；味主秋，秋刺合。是谓五变，以主五输。”

4.《灵枢经》篇名。本篇借喻自然现象

说明事物的变化是外因通过内因而起作用，进而推论疾病的产生和发展也是“内外相得”。同时，以风厥、消瘅、寒热、留痹、积聚五种病变为例，进一步说明内因是发病过程中的决定因素。马莳：“本节有五变之纪，故曰篇。”

【五府】 指胆、胃、小肠、大肠、膀胱的合称。难 39“六府者，正有五府也……府有五者，何也？然，五藏各一府，三焦亦是一府，然不属于五藏，故言府有五焉。”

【五泄】 指胃泄、脾泄、大肠泄、小肠泄、大瘕泄五种泄泻病证。难 57“泄凡有五，其名不同。有胃泄，有脾泄，有大肠泄，有小肠泄，有大瘕泄……此五泄之法也。”

【五法】 指治神、知养身、知毒药之真、知制砭石小大、知脏腑气血多少等五种诊治疾病的基本法则。素 25“故针有悬布天下者五，黔首共余食，莫知之也。一曰治神，二曰知养身，三曰知毒药为真，四曰制砭石小大，五曰知藏府血气之诊。五法俱立，各有所先。”

【五治】 根据五脏主时规律而采取的相应治疗方法。素 9“谨候其时，气可与期，失时反候，五治不分，邪僻内生，工不能禁也。”姚止庵：“按人之五脏，配合五行，外应四时，病时不同，治法亦异，故曰五治。”又，王冰：“五治，谓五行所治，主统一岁之气也。”

【五宜】

1. 食治原则。即针对五脏病证分别采用适宜的谷、畜、果、菜等调养。灵 56“五宜：所言五色者，脾病者，宜食秔米饭、牛肉、枣、葵；心病者，宜食麦、羊肉、杏、薤；肾病者，宜食大豆黄卷、猪肉、栗、藿；肝病者，宜食麻、犬肉、李、韭；肺病者，宜食黄黍、鸡肉、桃、葱。”

2. 疑为“互宜”之讹。素 70“故生化之别，有五气、五味、五色、五类、五宜也。”王冰：“夫如是等，于万物之中互有所宜。”朝本“五”作“互”。

【五官】

1. 眼、耳、鼻、舌、口唇的合称。灵 37“五官者，五藏之阅也……愿闻五官。岐伯曰：鼻者，肺之官也；目者，肝之官也；口唇者，脾之官也；舌者，心之官也；耳者，肾之官也。”

2. 五色在颜面部所主的病证。灵 49“官五色奈何？黄帝曰：青黑为痛，黄赤为热，白为寒，是谓五官。”

【五实】 指邪气闭阻五脏所致的五种实证。素 19“脉盛，皮热，腹胀，前后不通，闷瞀，此谓五实。”王冰：“实，谓邪气盛实。然脉盛，心也；皮热，肺也；腹胀，脾也；前后不通，肾也；闷瞀，肝也。”素 25“人有虚实，五虚勿近，五实勿远。”

【五经】 五脏经脉。素 21“水津四布，五经并行。”张志聪：“五经并行者，通灌于五脏之经脉也。”

【五指】

1. 五个手指。灵 10“六经络手阳明少阳之大络，起于五指间，上合肘中。”灵 23“五指间之一，凡八痏，足亦如是。”张介宾：“五指间者，总言手五指也。”

2. 五个脚趾。素 45“阴气起于五指之里，集于膝下而聚于膝上。”

3. 指手小指。素 20“手指及手外踝上五指留针。”张志聪：“五指者，第五之小指也。”

4. 指足中趾。灵 76“注足阳明，以下行至跗上，入五指之间。”张介宾：“五指当作中指，谓厉兑穴也。”

【五星】 指木星、火星、土星、金星、水星五大行星。又称为岁星、荧惑星、镇星、太白星、辰星。素 69“夫子之言岁候，其不及太过，而上应五星。”吴昆：“岁星应风气，荧惑星应热气，镇星应湿气，太白星应燥气，辰星应寒气。”

【五胜】 五行相互制胜的情况。素 25“能存八动之变，五胜更立。”王冰：“五胜，谓五行之气相胜。”素 74“必先五胜，踈其血气，令其调达，而致和平，此之谓也。”王冰：“五胜，谓五行更胜也，先以五行寒暑温凉湿，酸咸甘辛苦相胜为法也。”

【五脉】

1. 五脏的脉象。素 10“所谓五决者，五脉也。”王冰：“谓五脏脉也。”①五脏应时脉象。素 23“五脉应象：肝脉弦，心脉钩，脾脉代，肺脉毛，肾脉石，是谓五藏之脉。”②五脏病脉。素 78“坐持寸口，诊不中五脉，百病所起。”张介宾：“若理数未明，而徒持寸口，则五脏之脉且不能中，又焉知百病之所起?”

2. 指五脏的经脉。素 62“夫子言虚实者有十，生于五藏，五藏五脉耳。”

3. 指五脏的经脉及其腧穴。灵 1“取五脉者死，取三脉者惬。”张志聪：“五脉，五脏诸阴之脉也。”灵 3“取五脉者死，言病在中，气不足，但用针尽大泻其诸阴之脉也。”

【五度】 指诊察脉、脏、肉、筋、腧阴阳虚实的方法。素 80“诊有十度，度人脉度、藏度、肉度、筋度、俞度……取虚实之要，定五度之事，知此乃足以诊。”吴崑：“五度，脉、脏、肉、筋、俞五度也。”

【五音】

1. 指宫、商、角、徵、羽五个音阶。相当于简谱中的 1、2、3、5、6。素 17“是故声合五音，色合五行，脉合阴阳。”王冰：“声表宫商角徵羽，故合五音。”灵 11“内有五藏，以应五音、五色、五时、五味、五位也。”

2. 泛指声音。灵 17“肾气通于耳，肾和则耳能闻五音矣。”

【五类】 指毛、羽、倮、介、鳞五类动物。素 70“六气五类，有相胜制也……五类衰盛，各随其气之所宜也。”王冰：“天地之间，有生之物，凡此五类也。五，谓毛羽倮鳞介也。”

【五逆】

1. 五种脉症不符的病证。灵 61“余闻刺有五逆？岐伯曰：病与脉相逆，命曰五逆……热病脉静，汗已出，脉盛躁，是一逆也；病泄，脉洪大，是二逆也；著痹不移，䐃肉破，身热，脉偏绝，是三逆也；淫而夺形，身热，色夭然白，及后下血衃，血衃笃重，是谓四逆也；寒热夺形，脉坚搏，是谓五逆也。”灵 60“腹胀，身热，脉大，是一逆也；腹鸣而满，四肢清，泄，其脉大，是二逆也；衄而不止，脉大，是三逆也；咳且溲血脱形，其脉小劲，是四逆也；咳，脱形身热，脉小以疾，是谓五逆也……其腹大胀，四末清，脱形，泄甚，是一逆也；腹胀便血，其脉大，时绝，是二逆也；咳，溲血，形肉脱，脉搏，是三逆也；呕血，胸满引背，脉小而疾，是四逆也；咳，呕，腹胀，且飧泄，其脉绝，是五逆也。”

2. 痈疽病预后不良的五种情况。灵 60“以为伤者，其白眼青，黑眼小，是一逆也；内药而呕者，是二逆也；腹痛渴甚，是三逆也；肩项中不便，是四逆也；音嘶色脱，是五逆也。”

【五宫】

1. 指五脏。素 3“阴之所生，本在五味；阴之五宫，伤在五味。”王冰：“所谓阴者，五神脏也。宫者，五神之舍也。”

2. 指中央方位，即中宫。素 71“风化清化胜复同，所谓邪气化日也，灾五宫。”张志聪：“五宫，乃中央土宫也。”

3. 指二分二至和土旺用事的交节之日。灵 77“所谓有变者，太一居五宫之日，病风折树木，扬沙石。”张介宾：“太一居五宫之日，言所重者，在子午卯酉四正之节及中宫之应，即四季土旺用事之日是也。”

【五恶】 五脏分别有所恶之气。素 23“五藏所恶：心恶热，肺恶寒，肝恶风，脾恶湿，肾恶燥，是谓五恶。”

【五积】 指五脏的积证。即肥气、伏梁、痞气、息贲、奔豚。难56“五藏之积，各有名乎……此是五积之要法也。”

【五脏】 同“五藏”。即肝、心、脾、肺、肾五个内脏。神1“五脏未虚，六腑未竭，血脉未乱。”神2“合欢味甘，平。主安五脏，和心志，令人欢乐无忧。”

【五病】

1. 五脏之气失调所致的病证。素23“五气所病，心为噫，肺为咳，肝为语，脾为吞，肾为欠为嚏……是谓五病。”

2. 肺胃功能失常所致的五种脉症。素47“身热如炭，颈膺如格，人迎躁盛，喘息气逆，此有余也……所谓五有余者，五病之气有余也。”

3. 指阴阳失调的五种疾病。素23“五病所发：阴病发于骨，阳病发于血，阴病发于肉，阳病发于冬，阴病发于夏，是谓五发。”

【五疸】 五种黄疸的合称。说法不一。《金匮要略》谓黄疸、谷疸、酒疸、女劳疸、黑疸。《备急千金要方》指黄疸、谷疸、酒疸、女劳疸、黄汗五种。神3“紫草味苦，寒。主心腹邪气，五疸。”

【五部】

1. 五脏所在部位。素80“求阳不得，求阴不审，五部隔无征。”王冰：“五部，谓五脏之部。”

2. 人体与痈疽发病有关的五个重要部位。灵21“身有五部：伏兔一；腓二，腓者腨也；背三；五藏之腧四；项五。此五部有痈疽者死。”

【五畜】 指牛、羊、猪、狗、鸡五种家禽家畜。灵56“五畜：牛甘，犬酸，猪咸，羊苦，鸡辛。”素22“五畜为益，五菜为充。”王冰：“谓牛羊豕犬鸡也。”

【五阅】 五脏变化而显现于外可以观察到的现象。灵37“余闻刺有五官五阅，以观五气。”张介宾：“阅，外候也。五脏藏于中，五官见于外，内外相应，故为五脏之阅。”

【五窍】 指人体消化道的五个重要通道，即咽门、贲门、幽门、阑门和魄门。灵35“胃之五窍者，闾里门户也。”张介宾：“胃之五窍为闾里门户者，非言胃有五窍，正以上自胃脘，下至小肠大肠，皆属于胃，故曰闾里门户，如咽门、贲门、幽门、阑门、魄门，皆胃气之所行也，故总属胃之五窍。”

【五菜】 指葵、韭、藿、薤、葱五种蔬菜。灵56“五菜：葵甘，韭酸，藿咸，薤苦，葱辛。”素22“五畜为益，五菜为充。”王冰：“谓葵藿薤葱韭也。”

【五虚】 五脏精气不足的五种虚证。素19“脉细，皮寒，气少，泄利前后，饮食不入，此谓五虚。”王冰：“虚，谓真气不足也。然脉细，心也；皮寒，肺也；气少，肝也；泄利前后，肾也；饮食不入，脾也。”素25“人有虚实，五虚勿近，五实勿远。”

【五常】

1. 指五行。素67“黄帝坐明堂，始正天纲，临观八极，考建五常。”王冰：“五常，谓五气，行天地之中者也。”金1“夫人禀五常，因风气而生长。”赵以德：“所谓五常者，五行经常之气也。”

2. 指五运。素71“五常之气，太过不及，其发异也。”高世栻：“木火土金水五常之气，有太过有不及，其发异也。”

【五痔】 指牡痔、牝痔、脉痔、肠痔、血痔的合称。神2“槐实味苦，寒。主五内邪气热。止涎唾，补绝伤，治五痔，火疮。”又，《外台秘要》五痔指牡痔、酒痔、肠痔、血痔、气痔。

【五淋】 指石淋、气淋、膏淋、劳淋、热淋等五种淋病。神3“桑螵蛸……通五淋，利小便水道。”

【五液】 五脏所主的汗、涕、泪、涎、

唾五种津液。素23“五藏化液：心为汗，肺为涕，肝为泪，脾为涎，肾为唾，是谓五液。”

【五裁】 指针对不同病位，应注意的五味禁忌。灵78“五裁：病在筋，无食酸；病在气，无食辛；病在骨，无食咸；病在血，无食苦；病在肉，无食甘。口嗜而欲食之，不可多也，必自裁也，命曰五裁。”

【五椎】 指第五胸椎。素32“五椎下间主肝热。”马莳:“五椎下间名神道。”

【五焦】 为“五椎”之讹。指第五胸椎。灵51“肺腧在三焦之间，心腧在五焦之间。”《太素》卷十一、《甲乙经》卷三“焦”并作“椎”。又，张介宾:“焦，即椎之义，指脊骨之节间也。古谓之焦，亦谓之傾，后世作椎。”

【五缓】 泛指肢体弛纵不收的症状。神2“干漆味辛，温。主绝伤。补中，续筋骨，填髓脑，安五脏。五缓六急，风寒湿痹。”

【五禁】

1. 指疾病状态的五味禁忌。素23“五味所禁：辛走气，气病无多食辛；咸走血，血病无多食咸；苦走骨，骨病无多食苦；甘走肉，肉病无多食甘；酸走筋，筋病无多食酸。是谓五禁，无令多食。”灵56“五禁：肝病禁辛，心病禁咸，脾病禁酸，肾病禁甘，肺病禁苦。”

2. 指针刺时的五种禁忌。灵61“何谓五禁？愿闻其不可刺之时。岐伯曰：甲乙日自乘，无刺头，无发蒙于耳内。丙丁日自乘，无振埃于肩喉廉泉。戊己日自乘四季，无刺腹去爪泻水。庚辛日自乘，无刺关节于股膝。壬癸日自乘，无刺足胫。是谓五禁。”

3.《灵枢经》篇名。本篇主要以讨论针刺的宜忌为中心，包括五禁、五夺、五过、五逆、九宜等，示人在针刺治疗时知所避忌。马莳:“内有五禁、五夺、五过、五逆、九宜等法，然以五禁为首，故名篇。”

【五输】 即五腧。指井、荥、输、经、合五种腧穴。灵44“以主五输奈何？岐伯曰：藏主冬，冬刺井；色主春，春刺荥；时主夏，夏刺输；音主长夏，长夏刺经；味主秋，秋刺合，是谓五变，以主五输。”

【五腧】 指井、荥、输、经、合五种腧穴。灵1“五藏五腧，五五二十五腧。”马莳:“每脏有井、荥、输、经、合之五腧，则五五二十五腧也。”灵2“阴尺动脉在五里，五腧之禁也。”

【五痹】 筋痹、脉痹、肌痹、皮痹、骨痹五种痹证。素13“汤液十日，以去八风五痹之病。”王冰:“五痹，谓皮、肉、筋、骨、脉之痹也。”

【五精】 五脏之精气。素23“五精所并：精气并于心则喜，并于肺则悲，并于肝则忧，并于脾则畏，并于肾则恐，是谓五并。”吴崑:“五精，五藏之精气也。”

【五癃】 即“五淋”。参见该条。神2“冬葵子味甘，寒。主五脏六腑寒热，羸瘦，五癃，利小便。”神3“发髲味苦，温。主治五癃，关格不通。”

【五藏】

1. 五藏（zàng），即五脏。指肝、心、脾、肺、肾。其属性为阴，主藏精气，藏而不泻，满而不能实。素1“肾者主水，受五藏六府之精而藏之，故五藏盛乃能泻。”素4“肝心脾肺肾五藏皆为阴。”素11“所谓五藏者，藏精气而不泻也，故满而不能实。”灵52“五藏者，所以藏精神魂魄者也。”

2. 五藏（cáng），指五脏所藏。灵78“五藏：心藏神，肺藏魄，肝藏魂，脾藏意，肾藏精志也。”

【五十营】

1. 指气在人体运行五十周次。灵5“一日一夜五十营，以营五藏之精。”灵15“余闻五十营奈何……气行五十营于身，水下百刻。”马莳:“五十营者，谓五十度也。”

2.《灵枢经》篇名。本篇主要通过计算的方法，阐发营气在人体经脉中一昼夜运行五十周次的道理。马莳："脉之营行有五十度，故名篇。"

【五之气】 运气术语。即六气分主一年的第五气，主气为阳明燥金之气，主秋分、寒露、霜降、立冬四个节气。素 68 "五之气，始于五十一刻，终于三十七刻半。"素 71 "五之气，阳复化，草乃长乃化乃成，民乃舒。"

【五木耳】 楮木耳、槐木耳、榆木耳、柳木耳、桑木耳的合称。神 3 "五木耳，名檽，益气，不饥，轻身，强志。"苏敬："楮耳人常食，槐耳用疗痔，榆、柳、桑耳，此为五耳。"

【五石脂】 指青石、赤石、黄石、白石、黑石脂等的合称。神 2 "五石脂，各随五色补五脏。"

【五形志】 指形体情志的五种变化及其所导致的病证。素 24 "形乐志苦，病生于脉，治之以灸刺；形乐志乐，病生于肉，治之以针石；形苦志乐，病生于筋，治之以熨引；形苦志苦，病生于咽嗌，治之以百药；形数惊恐，经络不通，病生于不仁，治之以按摩醪药，是谓五形志也。"

【五苓散】 方剂名。组成：猪苓十八铢（去皮），泽泻一两六铢，白术十八铢，茯苓十八铢，桂枝半两（去皮）。煎服法：捣为散，以白饮和服方寸匕，日三服。多饮暖水，汗出愈。如法将息。功用：通阳化气，利水渗湿。主治：①太阳蓄水证。伤 71 "太阳病，发汗后，大汗出，胃中干，烦躁不得眠……若脉浮，小便不利，微热消渴者，五苓散主之。"伤 74 "中风发热，六七日不解而烦，有表里证，渴欲饮水，水入则吐者，名曰水逆，五苓散主之。"②霍乱表邪不解，水湿内停证。伤 386 "霍乱，头痛，发热，身疼痛，热多欲饮水者，五苓散主之。"③下焦水逆证。金 12 "假令瘦人脐下有悸，吐涎沫而癫眩，此水也，五苓散主之。"

【五味子】 中药名。为五味子科五味子属植物五味子或华中五味子的果实。酸，温。入肺、心、肾经。收敛固涩，益气生津，宁心安神。主治久咳虚喘，梦遗滑精，尿频遗尿，久泻不止，自汗盗汗，津伤口渴，心悸失眠。组方有小青龙汤、小青龙加石膏汤、射干麻黄汤、厚朴麻黄汤、桂苓五味甘草汤、苓甘五味姜辛汤、桂苓五味甘草去桂加干姜细辛半夏汤。神 3 "五味子味酸，温。主益气，咳逆上气，劳伤，羸瘦。补不足，强阴，益男子精。"伤 316 "若咳者，加五味子半升，细辛一两，干姜一两。"

【五味论】《灵枢经》篇名。本篇主要论述五味与人体经络脏腑的关系，以及五味偏嗜、太过所出现的病理变化及引起的各种病证。马莳："内论五味，各有所走，故名篇。"

【五胠俞】 指靠近胠部的五个腧穴。说法不一。素 36 "疟脉满大，急刺背俞，用五胠俞背俞各一。"吴崑："谓魄户、神堂、譩譆、膈关、魂门也。"又，张介宾："即魄户、神堂、魂门、意舍、志室也。"又，王冰："五胠俞，谓譩譆主之。"

【五藏气】

1. 指五脏之特性。灵 78 "五恶：肝恶风，心恶热，肺恶寒，肾恶燥，脾恶湿，此五藏气所恶也。"

2. 指五脏气机失常的病证。灵 78 "五藏气：心主噫，肺主咳，肝主语，脾主吞，肾主欠。"

【五藏俞】 指五脏背俞穴。即肺俞、心俞、肝俞，脾俞、肾俞。素 61 "五藏俞傍五，此十者，以泻五藏之热也。"张介宾："五藏俞旁五穴，肺俞之傍魄户也，心俞之傍神堂也，肝俞之傍魂门也，脾俞之傍意舍也；肾俞之傍志室也。皆足太阳经穴。"

【五十九刺】 指针刺治疗热病的 59 个穴位。又称"五十九俞"。灵 23 "热病三日，而气口静，人迎躁者，取之诸阳，五十九刺，以泻其热而出其汗，实其阴以补其不足者……所谓五十九刺者，两手外内侧各三，凡十二痏；五指间各一，凡八痏，足亦如是；头入发一寸傍三分各三，凡六痏；更入发三寸边五，凡十痏；耳前后口下者各一，项中一，凡六痏；巅上一，囟会一，发际一，廉泉一，风池二，天柱二。”素 61 “夫子言治热病五十九俞……头上五行行五者，以越诸阳之热逆也。大杼、膺俞、缺盆、背俞，此八者，以泻胸中之热也。气街、三里、巨虚上下廉，此八者，以泻胃中之热也。云门、髃骨、委中、髓空，此八者，以泻四支之热也。五藏俞傍五，此十者，以泻五藏之热也。”

【五形之人】 指木、火、土、金、水五种类型的人。参见各条。灵 64 “先立五形金木水火土，别其五色，异其五形之人，而二十五人具矣。”

【五谷之府】 指容纳饮食水谷的器官，即胃。灵 2 “脾合胃，胃者，五谷之府。”

【五态之人】 指太阳、少阳、太阴、少阴、阴阳和平五种类型的人。参见各条。灵 72 “此所以调阴阳，别五态之人者也。”

【五音五味】《灵枢经》篇名。本篇主要讨论了五音所属各种类型的人，与手足经脉以及五谷、五畜、五果、五味等的关系；其次介绍了妇人、天宦不生须的道理，三阴三阳经脉气血多少的一般规律。马莳：“内论人身合五音、五谷、五果、五畜等义，故名篇。”

【五阅五使】《灵枢经》篇名。五脏变化在人体外表可观察到的表象，称五阅，而外表呈现的各种不同色泽变化，又是内在五脏功能变化的反映，故称为五使。本篇主要讨论五脏与五官、五色内外相应关系，以及观察五官五色的变化以测候内在五脏的方法。马莳：“内有五阅以观五气，及五气为五脏之使，故名篇。”

【五藏生成】《素问》篇名。本篇论述五脏与内外环境及体内各组织的联系，体现了“人以天地之气生，四时之法成”的道理，并阐述了色诊、脉诊在临床中的应用。马莳：“按篇内以五脏之所主、所伤、所合，五色之见死、见生，五脏所生之外荣，五色当五脏之味，五色为五脏之合，及后半篇能合色脉之义，推之皆本于天地生成……故名曰五脏生成篇。”

【五藏别论】《素问》篇名。本篇论述脏腑功能活动，以及关于奇恒之腑的认识，有别于其他论述藏象的篇章，故名篇。马莳：“此乃五脏之另是一论，故名篇。”

【五运行大论】《素问》篇名。本篇主要论述五运之气的由来，及其主要的运动变化规律，以及五运六气的变化对人体和万物生长的影响。马莳：“内论司天在泉，左右及南北政等义，皆五运以为运行，故名篇。”

【五常政大论】《素问》篇名。本篇首论五运平气、不及、太过的正常规律，其次讨论地理四方有高下阴阳的差异，又说明六气五类相互制约而岁有胎孕不育及在泉六化五味有厚薄之异，最后提出某些治则在临床上的应用。因首先论五常政，故名篇。林亿：“此篇之大概如此，而专名五常政大论者，举其所先者言也。”

【五癃津液别】《灵枢经》篇名。本篇主要讨论人体津液虽同为五谷所化生，但可分别转变为汗、溺、唾、泪、髓等，也论述了水液癃闭的病变及其原因。马莳：“内论五液而病为水胀，则必为癃，故名篇。”

【五藏六府之海】

1. 指五脏六腑精气之源，即胃。灵 56 “胃者，五藏六府之海也，水谷皆入于胃，五藏六府皆禀气于胃。”素 29 “阳明者表也，五藏六府之海也。”

2. 指五脏六腑气血汇聚之处，即冲脉。灵 38 “夫冲脉者，五藏六府之海也，五藏六府皆禀焉。”

【五藏风寒积聚】 指《金匮要略》“五

藏风寒积聚病脉证并治”篇。金 22“旋覆花汤方见五藏风寒积聚篇。”

【五藏风寒积聚病脉证并治】《金匮要略》篇名。本篇重点论述五脏“中风”、“中寒”、“肝着”、“脾约”、“肾着”等病证及五脏死脉，同时论及积、聚、槃气的辨证特点与三焦死脉、三焦各部病证，是《金匮要略》以脏腑经络辨证的范例。

支（zhī）

1. 同“肢”。四肢。素 70“其病支废痈肿疮疡。”灵 4“微涩为鼠瘘，在颈支腋之间。”

2. 分支。灵 10“肺手太阴之脉……其支者，从腕后直出次指内廉，出其端。”灵 13“支者，结于目眦为外维。”灵 17“经脉为里，支而横者为络。”

3. 分布。素 58“络胸胁支心贯鬲，上肩加天突。”

4. 支撑。素 10“有积气在心下支胠，名曰肝痹。”素 71“故民病胃脘当心而痛，上支两胁。”灵 47“肝高则上支贲，切胁悗，为息贲。”

5. 牵引，拘急。灵 13“其病足大指支，内踝痛，转筋痛……其病当所过者即支转筋，舌卷。”

6. 为“反”之讹。灵 7“病深针浅，病气不泻，支为大脓。”《太素》卷二十二、《甲乙经》卷五“支”并作“反”。

【支正】

1. 穴名。属手太阳小肠经，络穴。位于前臂伸侧，阳谷穴与小海穴连线上，距阳谷穴 5 寸处。灵 5“手太阳根于少泽……入于天窗、支正也。”

2. 手太阳别络名。灵 10“手太阳之别，名曰支正，上腕五寸，内注少阴。”

【支节】 四肢骨节。灵 29“身形支节者，脏腑之盖也。”伤 146“伤寒六七日，发热微恶寒，支节烦疼。”

【支饮】 病名。因饮邪停留于胸膈之间，上迫于肺，肺失肃降所致。主要症状为胸闷短气，咳逆倚息不能平卧，外形如肿，或兼见头晕目眩，面色黧黑，心下痞坚等。治宜温肺化饮平喘为主。金 12“咳逆倚息，短气不得卧，其形如肿，谓之支饮……支饮不得息，葶苈大枣泻肺汤主之。”

【支沟】 穴名。属手少阳三焦经，经穴。位于腕背横纹上 3 寸，尺桡骨之间。灵 2“三焦者，上合于少阳……行于支沟，支沟上腕三寸，两骨之间陷者中也，为经。”

【支痛】 支撑疼痛。素 65“一日而咳，三日胁支痛。”素 71“厥阴所至为支痛。”

【支满】 支撑胀满。素 22“心病者，胸中痛，胁支满。”素 40“有病胸胁支满者，妨于食。”金 12“水在肝，胁下支满，嚏而痛。”

【支支颐颐】 乐观自得的样子。灵 64“质判之人，比于左手太阳，太阳之下支支颐颐然。”张介宾:“支支，枝离貌。颐颐，自得貌。”又，张志聪:“支支颐颐，上下相应貌。”

不（一、bù）

1. 无，没有。灵 5“五十动而不一代者，五藏皆受气。”素 18“平人者，不病也。”素 74“知标与本，用之不殆。”伤 141“当汗而不汗则烦。”

2. 非，不是。素 1“今时之人不然也。”素 14“其有不从毫毛而生。”灵 39“其不新饮者，身中有水，久则为肿。”

3. 未。素 70“不尽，行复如法。”灵 5“不满十动一代者，五藏无气。”

4. 副词。①表否定。素 2“是故圣人不治已病治未病。”素 5“知之则强，不知则老。”素 62“血气不和，百病乃变化而生。”②表禁止。勿，不要。素 71“发表不远热，攻里不远寒。”素 74“汗者不以奇，下者不以偶。”③表示反问。素 2“譬犹渴而穿井，斗而铸锥，不亦晚乎?”灵 60“其已有脓血而后遭乎，不导之以小针治乎?”

5. 助词。用来调整音节，无义。《玉篇·不部》:“不，词也。”素 3“味过于苦，脾气不濡，胃气乃厚。”森立之:“此‘不’字，亦是语助耳。”又，《太素》卷三无“不”字。素 55“刺家不诊，听病者言。”森立之:“盖‘不’字助字，古文此例甚多。”灵 49“其不辨者，可得闻乎?”

6. 通“丕”。大。《说文通训定声·颐部》:“不，假借为丕。”素 2“恶气不发。”森立之:“‘不发’，‘丕发’之借字，即大发也。又案：‘不’为助字词，即‘不淯’、‘不诊’之‘不’亦通。“

(二、fǒu)

同“否”。《说文·不部》:“否，不也。”段玉裁注:“不者，事之不然也；否者，说事之不然也。”素 33“有病肾风者……可刺不?”素 40“此为何病? 可治不?”灵 81“急斩之，不则死矣。”

【不一】

1. 不一样。灵 46“何以候骨之小大，肉之坚脆，色之不一也?”

2. 不专一。灵 47“心偏倾则操持不一，无守司也。”

【不久】

1. 指相隔不长的时间。伤 203“以津液当还入胃中，故知不久必大便也。”

2. 不能长久。灵 6“此谓不表不里，其形不久。”素 17“五色精微象见矣，其寿不久也。”素 80“知先不知后，故治不久。”

【不及】

1. 来不及。灵 27“其痛之移也，间不及下针，其慉痛之时，不及定治，而痛已止矣。”

2. 不如，比不上。伤 386“腹中未热，益至三四丸，然不及汤。”

3. 不到，达不到。灵 6“其有因加疾者，不及二十而死也。”素 51“针至筋而去，不及骨也。”素 63“臂外廉痛，手不及头。”

4. 未达到正常程度。①指短小无力的虚脉。素 18“欲知寸口太过与不及。”素 19“其气来不实而微，此谓不及。”杨上善:“其春脉厥阴脉来，虽然不实而更微弱，此为不足。”②指短脉。难 3“脉有太过，有不及……减者，法曰不及。”③指虚衰之证，与实相对。素 5“以我知彼，以表知里，以观过与不及之理。”张志聪:“观邪正虚实之理而补泻之。”④指病深而刺浅。素 50“过之则内伤，不及则生外壅。”张介宾:“过于深则伤气于内，失于浅则致气于外。”

5. 运气术语。①指季节已到而相应的气运未至。素 9“至而不至，此谓不及。”王冰:“至而不至，谓所直之气应至不至而后期至。后期而至，是气不足，故曰不及。”素 71“运不及其至后。”②气运衰而不足。凡阴干之年的岁运皆不足。素 66“谓五行之治，各有太过不及也。”王冰:“太过，有余也；不及，不足也。”素 69“其不及何如……岁木不及。”

【不止】

1. 不停。素 14“嗜欲无穷，而忧患不止。”伤 315“利不止，厥逆无脉，干呕烦者，白通加猪胆汁汤主之。”金 16“吐血不止者，柏叶汤主之。”

2. 不能控制。金 19“蚘虫之为病……发作有时，毒药不止。”

【不仁】

1. 无仁厚之德。灵 72“太阴之人，贪而不仁。”

2. 症状名。①麻木而无知觉。素 34“荣卫俱虚，则不仁且不用。”素 43“皮肤不营，故为不仁。”吴昆:“皮肤之间无营血充养，则皮顽不知有无，名曰不仁。”伤 219“口不仁，面垢，谵语，遗尿。”②肌肤麻木，不能随意运动。素 24“经络不通，病生于不仁，治之以按摩醪药。”《后汉书·

班固传》:“头发不黑，两手不仁。”注:“不仁，犹不遂也。”森立之:“不仁者，谓中风顽痹之类也。”

【不月】 病证名。闭经。灵 4“微涩为不月、沉痔。”素 7“二阳之病发心脾……女子不月。”吴崑:“不月，谓经事不下也。”

【不节】

1. 无节制。灵 3“寒温不适，饮食不节，而病生于肠胃。”素 5“喜怒不节，寒暑过度，生乃不固。”

2. 不遵法度。素 2“风雨不节。”灵 66“起居不节，用力过度，则络脉伤。”

【不可】 不可以；不可能。素 9“天至广不可度，地至大不可量。”素 11“拘于鬼神者，不可与言至德。”金 10“不可一日再服。”

【不用】

1. 不应用；废弃。素 14“上古圣人作汤液醪醴，为而不用何也?”灵 13“阴器不用。”

2. 不遵循。素 5“不用地之理，则灾害至矣。”

3. 肢体失去活动能力。素 34“荣气虚则不仁，卫气虚则不用，荣卫俱虚，则不仁且不用。”张介宾:“不用，不能举动也。”灵 8“脾气虚则四肢不用。”灵 21“骨痹，举节不用而痛。”

4. 不能发挥相应的作用。素 69“岁火不及，寒乃大行，长政不用。”素 70“而藏气不应不用者何也?”

【不尔】 不这样。伤 123“若不尔者，不可与。”伤 209“初服汤当更衣，不尔者尽饮之。”伤 356“当服茯苓甘草汤，却治其厥。不尔，水渍入胃，必作利也。”

【不必】

1. 不一定；未必。灵 4“身之中于风也，不必动脏。”素 14“今之世不必已何也?”素 35“疟不必应者何也?”

2. 无须；没有必要。素 19“然其卒发者，不必治于传。”素 26“三部九候为之原，九针之论不必存也。”伤 101“但见一证便是，不必悉具。”

【不孕】 病证名。不能受孕。素 60“其女子不孕，癃痔遗溺嗌干。”

【不过】

1. 不能超越。素 1“此虽有子，男不过尽八八，女不过尽七七。”素 7“死阴之属，不过三日而死。”

2. 连词。只，仅仅。灵 75“凡刺五邪之方，不过五章。”

【不休】 不停止。灵 16“气之不得无行也，如水之流，如日月之行不休。”灵 22“善骂詈，日夜不休。”素 39“经脉流行不止，环周不休。”

【不亦】 用于表肯定的反问句，句末多有“乎”字。素 2“不亦晚乎?”灵 60“不亦离道远乎?”

【不安】

1. 不安宁。素 34“胃不和则卧不安。”金 11“邪哭使魂魄不安者，血气少也。”

2. 不能站稳。灵 5“枢折即骨繇而不安于地。”

3. 不适，有病。灵 8“肾气虚则厥，实则胀，五藏不安。”素 74“胸胁胃脘不安。”

【不次】 不依正常次序，失常。灵 9“其脉乱气散，逆其营卫，经气不次。”灵 28“血气不次，乃失其常。”灵 46“脾胃之间，寒温不次，邪气稍至。”

【不肖】 无贤德。素 1“愚智贤不肖，不惧于物。”素 81“行治有贤不肖，未必能十全。”王冰:“不肖，谓拥造不法。”

【不时】

1. 不合时，不适时。素 29“食饮不节，起居不时者，阴受之。”素 70“寒乃复，霜不时降。”王冰:“不时，谓太早及偏害，不循时令。”灵 58“寒温不时。”

2. 时时，经常。灵 63“姜韭之气熏之，营卫之气不时受之。”素 69“四维有湍润埃云之化，则不时有和风生发之应。”

3. 不常。素 63“其不时闻者，不可刺也。”张介宾：“时或有闻者，尚为可治，其不闻者，络气已绝，刺亦无益，故不可刺也。”

4. 不解，不知。素 1“不时御神，务快其心，逆于生乐。”《新校正》：“按别本‘时’作‘解’。”

【不足】

1. 不充足，亏损。灵 28“中气不足，溲便为之变，肠为之苦鸣。”素 5“形不足者，温之以气；精不足者，补之以味。”素 48“脉至如丸泥，是胃精予不足也。”

2. 指正气虚弱的病证。灵 55“所以候血气之虚实，有余不足。”灵 75“虚者不足，实者有余。”素 62“有余泻之，不足补之。”

3. 缺少。灵 71“女子不足二节，以抱人形。”马莳：“女子不足二节，缺茎垂与二睾也，以抱人形故耳。”

4. 不能，难以。素 75“足以治群僚，不足治侯王。”

5. 不值得。素 77“为工而不知道，此诊之不足贵。”金 10“减不足言，当须下之。”

6. 运气术语。指气运虚衰而不及。素 66“故其始也，有余而往，不足随之；不足而往，有余从之。”

【不利】

1. 阻塞不畅。素 11“心肺有病，而鼻为之不利。”素 65“小大不利治其标。”素 71“胸嗌不利，头痛身热。”

2. 不灵便，不灵活。灵 30“液脱者骨属屈伸不利。”素 45“机关不利者，腰不可以行，项不可以顾。”素 74“客胜则大关节不利。”

3. 有害，没有好处。神 4“利丈夫，不利女子。”

【不幸】 不希望发生的事情竟然发生。素 52“刺面中溜脉，不幸为盲。”

【不肯】

1. 不同意。难 56“肝复欲还肺，肺不肯受，故留结为积。”

2. 不能。金 13“食即吐，下之不肯止。”

【不和】

1. 不和谐。素 3“凡阴阳之要……两者不和，若春无秋，若冬无夏。”素 7“淖则刚柔不和，经气乃绝”

2. 不适，不舒服。素 33“不能正偃者，胃中不和也。”

【不育】 不能生育。素 70“岁有胎孕不育……羽虫不育。”

【不治】

1. 不治理。素 2“不治已乱治未乱。”灵 72“谭而不治，是谓至治。”

2. 失常。灵 8“盛怒者，迷惑而不治。”素 23“病善怒不治。”素 49“善怒者，阳气不治，阳气不治则阳气不得出，肝气当治而未得，故善怒，善怒者名曰煎厥。”

3. 不医治。素 19“不治，法三月若六月，若三日若六日，传五藏而当死。”素 55“不治，月四五发，名曰癫病。”难 17“或有不治自愈，或连年月不已。”

4. 无法治好。素 11“病不许治者，病必不治，治之无功矣。”素 19“诸真藏脉见者，皆死不治也。”难 78“不得气，是为十死不治也。”

5. 不清明，不爽朗。素 69“岁水不及……地积坚冰，阳光不治。”

【不便】

1. 不灵活。素 5“故使耳目聪明而手足不便也。”素 70“当其时反腰脽痛，动转不便也。”灵 75“俯仰不便，趋翔不能。”

2. 二便不通畅。素 37“膀胱移热于小肠，鬲肠不便。”马莳：“小肠本受盛之官，化物所出，今火热熏蒸，其肠鬲塞而热燥不下，不得二便。”素 74“少气，骨痿，隔肠不便。”

3. 不通利。素 19“胸中气满，喘息不便。”又，森立之：“喘息不便，谓喘咳害息，不便于言语也。”灵 19“肠中不便，取三里，盛泻之，虚补之。”张介宾：“小肠不便者，不能化物；大肠不便者，不能传道。”又，马莳：“此言刺大便不通之法也。”

4. 不安。素 19“胸中气满……心中不便。”

【不须】 不必，不用。金 2“不须啜粥。”金 11“不须治，久则愈。”

【不给】 供给不足，匮乏。灵 1“余哀其不给，而属有疾病。”

【不速】 未受邀请而突然来临。引申为先期。素 70“乘危而行，不速而至。”

【不祥】 不吉利。神 2“解毒，辟蛊疰不祥。”

【不通】

1. 阻塞；不通达。素 1“天癸竭，地道不通。”杨上善：“地道不通者，谓月事不来也。”素 39“痺热焦渴则坚干不得出，故痛而闭不通矣。”灵 63“三焦之道皆闭而不通。”

2. 不明白；不精通。素 67“夫候之所始，道之所生，不可不通也。”素 77“凡此五者，皆受术不通，人事不明也。”

3. 为“不痛”之讹。素 43“经络时疏，故不通。”林亿：“按《甲乙经》不通作不痛。”

【不敏】 谦词。犹不才。素 69“臣虽不敏，往闻其旨。”素 71“臣虽不敏，请陈其道。”

【不得】

1. 不能得到；得不到。灵 4“见其色而不得其脉，反得其相胜之脉则死矣。”素 18“但得真藏脉不得胃气也。”素 44“有所失亡，所求不得……思想无穷，所愿不得。”

2. 不能；不可。灵 4“色脉形肉不得相失也。”素 3“开阖不得，寒气从之。”素 11“魄门亦为五藏使，水谷不得久藏。”

3. 不适当。素 50“浅深不得，反为大贼。”

【不寐】 病症名。失眠。难 46“老人卧而不寐。”

【不然】

1. 不对。灵 38“少阴之脉独下行何也？岐伯曰：不然。”

2. 不如此，不是这样。素 13“当今之世不然。”

3. 不虞，意外。难 27“圣人图设沟渠，通利水道，以备不然。”

4. 为“不知”之讹。素 46“有病厥者，诊右脉沉而紧，左脉浮而迟，不然，病主安在？”《甲乙经》卷九、《类经》卷十五“不然”并作“不知”。

【不遂】 指不能随意活动。金 5“或但臂不遂者，此为痹。”

【不登】 歉收。素 69“黄气乃损，其谷不登。”

【不了了】

1. 病未痊愈。伤 396“大病差后，喜唾，久不了了，胸上有寒，当以丸药温之，宜理中丸。”

2. 不清爽，不爽快。伤 10“风家，表解而不了了者，十二日愈。”伤 203“阳明病，本自汗出，医更重发汗，病已差，尚微烦不了了者，此必大便鞕故也。”

3. 视物不清。伤 252“伤寒六七日，目中不了了，睛不和。”

【不更衣】 即不大便。伤 181“不更衣，内实，大便难者，此名阳明也。”伤 244“小便数者，大便必鞕，不更衣十日，无所苦也。”

【不间藏】 指五脏病证，传其所胜之脏。素 18“脉反四时及不间藏，曰难已。”张介宾：“不间藏者，如木必乘土则肝病传脾，土必乘水则脾病传肾之类。是皆传其所胜，不相假借。”吴崑：“五藏有病，母子相传为间藏，若不间藏而传，则为克贼乘侮而已，是皆难已者也。”

【不识人】 神识昏蒙，不省人事。伤212“若剧者，发则不识人，循衣摸床，惕而不安。”金5“邪入于府，即不识人。”

【不知人】 不省人事，失去知觉。素39“或卒然痛死不知人，有少间复生者。”素45“厥或令人腹满，或令人暴不知人。”张志聪：“暴不知人，卒然昏愦或倾仆也。”灵72“阴阳皆脱者，暴死不知人也。”

【不能卧】 不能安卧。灵10“脾足太阴之脉……黄疸，不能卧。”伤139“太阳病，二三日，不能卧，但欲起，心下必结。”伤242“病人小便不利，大便乍难乍易，时有微热，喘冒不能卧者，有燥屎也，宜大承气汤。”

【不能眠】 病证名。失眠。素16“令人欲卧不能眠，眠而有见。”

【不得卧】

1. 不能安卧或平卧。素31“阳明主肉……故身热目疼而鼻干，不得卧也。”素33“夫不得卧，卧则喘者，是水气之客也。”金7“肺痈，喘不得卧。”

2. 病症名。失眠。素33“诸水病者，故不得卧，卧则惊。”伤303“少阴病，得之二三日，心中烦，不得卧，黄连阿胶汤主之。”伤344“伤寒发热，下利，厥逆，躁不得卧者，死。”

【不得息】

1. 呼吸不畅，呼吸困难。素16“太阴终者，腹胀闭不得息，善噫善呕。”素57“胸胁痛而不得息。”金12“支饮不得息，葶苈大枣泻肺汤主之。”

2. 不能停止。难37“如水之流，不得息也。”

【不得寐】 病症名。失眠。难46“故知老人不得寐也。”

【不可胜论】 无法尽论。极言其多。灵66“邪气淫泆，不可胜论。”

【不可胜极】 无法穷尽。极言其多。素9“草生五味，五味之美，不可胜极。”

【不可胜穷】 无法穷尽。极言其多。灵59“夫病变化，浮沉深浅，不可胜穷，各在其处。”

【不可胜视】 无法看尽。极言其多。素9“草生五色，五色之变，不可胜视。”

【不可胜量】 无法度量穷尽。素25“万物并至，不可胜量。”

【不可胜数】 不计其数。极言其多。灵5“奇邪离经，不可胜数。”素17“病之变化，不可胜数。”

【不可胜竭】 无法穷尽。极言其多。素25“木得金而伐……水得土而绝，万物尽然，不可胜竭。”

【不足补之】 治法名。正气不足的病证用补益的方法治疗。素62“有余泻之，不足补之。”素74“有余折之，不足补之。”

【不表不里】 谓疾病表证与里证兼夹。灵6“阴阳俱动，乍有形，乍无形，加以烦心，命曰阴胜其阳，此谓不表不里，其形不久。”张介宾：“此以阴阳并病，故曰不表不里。”素47“今外得五有余，内得二不足，此其身不表不里，亦正死明矣。”王冰：“谓其病在表，则内有二不足；谓其病在里，则外得五有余，表里既不可凭，补泻固难为法，故曰此其身不表不里。”张志聪：“此其身之表里阴阳皆为断绝，亦正死也明矣。”

【不得小便】 排尿困难。素48“肝雍，两胠满，卧则惊，不得小便。”素74“少腹痛肿，不得小便。”灵4“三焦病者，腹气满，小腹尤坚，不得小便，窘急。”

【不得前后】 指大小便闭塞。素45“三阴俱逆，不得前后。”素60“此生病，从少腹上冲心而痛，不得前后，为冲疝。”灵4“奔豚，足不收，不得前后。”

【不得隐曲】 大小便不通利。素7“二阳之病发心脾，有不得隐曲。”又，王冰：“隐曲，谓隐蔽委曲之事也……则男子少精，

四画

是以隐蔽委曲之事，不能为也。”

太（tài）

1. 大。《广雅·释诂一》：“太，大也。”见“太仓”。

2. 古代表示计数有所超过。见“太半”。

3. 偏盛，太过。素 70“阴阳之气，高下之理，太少之异也。”王冰：“太少，谓阴阳之气盛衰之异。”素 71“间谷言太者，其耗文角品羽。”张介宾：“太，气之有余也。”

4. 副词。表示程度过分。素 27“真气者，经气也，经气太虚，故曰其来不可逢。”素 41“春无见血，出血太多，不可复也。”伤 131“所以成结胸者，以下之太早故也。”

【太一】 北极星。为天极所在，斗、岁（太岁）游行的中心。随着地球的自转，北斗围绕北天极做周日旋转，在没有任何计时设备的古代，可以指示夜间时间的早晚；随着地球的公转，北斗围绕北天极做周年旋转，人们根据斗柄或斗魁的不同指向，可以了解寒暑季节的变化更迭。灵 77“太一常以冬至之日，居叶蛰之宫四十六日。”张介宾：“太一，北辰也。盖太者至尊之称，一者万数之始，为天元之主宰，故曰太一，即北极也。”灵 79“正月朔日，太一居天留之宫，其日西北风。”

【太山】 山名。即泰山。神 2“云母……一名云砂，一名磷石。生太山山谷。”

【太少】 运气术语。五运的十干分阴阳，凡阳干属太，阴干属少，以此标识运气的太过与不及。素 71“六位之气盈虚何如？岐伯曰：太少异也，太者之至徐而常。”马莳：“阳年为太过为太，阴年为不及为少。”张志聪：“此言主时之六气，亦有盛有虚，乃随岁运之太少也。”

【太仓】

1. 储粮的大仓，喻胃为水谷之海。灵 35“胃者，太仓也。”张介宾：“胃为水谷之海，故曰太仓。”

2. 穴名。又称大仓，即中脘穴。灵 5“太阴根于隐白，结于太仓。”皇甫谧：“中脘，一名太仓，胃募也。”

【太白】

1. 星名。金星。又名启明、长庚。五行中方位配西方，于时为秋。素 69“岁木不及……上应太白、镇星，其主苍早。”

2. 穴名。属足太阴脾经。输、原穴。位于足内侧第 1 跖骨小头后缘，赤白肉际处。灵 1“阴中之至阴，脾也。其原出于太白，太白二。”灵 2“脾……注于太白，太白，腕骨之下也，为腧。”

【太半】 大半，多半。素 71“大积大聚，其可犯也，衰其太半而止。”难 42“小肠……盛谷二斗四升，水六升三合合之太半。”

【太过】

1. 超过正常限度。与“不及”相对。灵 14“故骨围大则太过，小则不及。”素 19“春脉者肝也……其气来实而强，此谓太过，病在外；其气来不实而微，此谓不及，病在中。”素 69“岁火太过，炎暑流行，肺金受邪。”

2. 运气术语。指时未至而气先至。素 9“未至而至，此谓太过，则薄所不胜，而乘所胜也，命曰气淫。”王冰：“先期而至，是气有余，故曰太过。”素 71“运太过则其至先，运不及则其至后，此候之常也。”金 1“以得甲子，而天温如盛夏五六月时，此为至而太过也。”

【太冲】

1. 指冲脉和肾脉所在的部位。素 6“圣人南面而立，前曰广明，后曰太冲，太冲之地，名曰少阴。”王冰：“冲脉在北，故曰太冲，然太冲者肾脉与冲脉合而盛大，故曰太冲。”又，森立之：“太冲者，经络二大干分歧之地，即腰部之名也。”

2. 指肝经的诊脉部位。位于太冲穴处。

素 69“咳逆甚而血溢，太冲绝者，死不治。”王冰:“太冲，肝脉也。”据《素问·三部九候论》“下部天，足厥阴”王冰注:“谓肝脉也，在毛际外，羊矢下一寸半陷中，五里之分，卧而取之，动应于手也。女子取太冲，在足大指本节后二寸陷中是。”

3. 穴名。属足厥阴肝经。输、原穴。位于足背第 1、2 跖骨结合部前方凹陷处。灵 1“阴中之少阳，肝也，其原出于太冲，太冲二。”灵 2“肝……注于太冲，太冲，行间上二寸陷者之中也，为腧。”

4. 指冲脉。素 61“三阴之所交结于脚也……此肾脉之下行也，名曰太冲。”王冰:“肾脉与冲脉并下行循足，合而盛大，故曰太冲。”

【太阳】

1. 阳气隆盛。灵 41“手之十指，以应十日，日主火，故在上者为阳……手之阳者，阳中之太阳也；手之阴者，阳中之少阴也。”张介宾:“此即两仪四象之道。阴中无太阳，阳中无太阴……手为阳，阳中之阴，惟少阴耳；阳中之阳，则太阳也。”

2. 指夏令主长的阳气。《汉书·律历志》:“太阳者南方，于时为夏。”素 2“逆夏气，则太阳不长，心气内洞。”张志聪:“太阳主夏长之气，太阳不长，则心气虚而内洞也。”

3. 心的属性。心通应于夏，夏为阳气旺盛之季，故夏为太阳，与之相应的心亦称太阳。素 9“心者，生之本……为阳中之太阳，通于夏气。”灵 1“阳中之太阳，心也。”

4. 指手太阳小肠经与足太阳膀胱经。素 9“故人迎……二盛病在太阳。”《灵枢经·终始》:“人迎二盛，病在足太阳，二盛而躁，病在手太阳。”素 24“夫人之常数，太阳常多血少气，少阳常少血多气。”素 16“太阳之脉，其终也戴眼，反折瘈疭，其色白，绝汗乃出。”

5. 指手太阳小肠经。素 22“心病者……取其经，少阴太阳，舌下血者。”张介宾:“手少阴太阳，心与小肠脉也。”难 23“太阴注手少阴、太阳，太阳注足太阳、少阴。”

6. 指足太阳膀胱经。灵 5“太阳根于至阴，结于命门。”马莳:“足太阳膀胱经，其根起于至阴……结于命门。”素 22“肾病者……取其经，少阴太阳血者。”张介宾:“足少阴、太阳为表里也，凡刺之道，自当虚补实泻。”素 34“素肾气胜，以水为事，太阳气衰，肾脂枯不长。”杨上善:“其人肾气先胜，足太阳肾府又衰。”

7. 指足太阳经筋。灵 13“足阳明之筋……上合于太阳，太阳为目上网，阳明为目下网。”张介宾:“太阳细筋散于目上，故为目上网。”灵 13“手太阳之筋……其支者，后走腋后廉，上绕肩胛，循胫出走太阳之前。”张介宾:“其支者，自腋下与足太阳之筋合，走腋后廉。”

8. 指运气六气中寒气的标象及效应。有客气、主气之分。素 66“辰戌之岁，上见太阳。”素 68“太阳之上，寒气治之。”素 74“太阳司天，寒淫所胜，则寒气反至，水且冰。”

9. 指冬至后第三个甲子周期时段的脉象。难 7“太阳之至，洪大而长……复得甲子太阳王。”《集注》:“复得甲子，为三之气，盛阳之分，故太阳之至，洪大而长也。”

10. 指太阳病证。金 16“从春至夏衄者太阳，从秋至冬衄者阳明。”

11. 指太阳表邪。伤 124“所以然者，以太阳随经，瘀热在里故也，抵当汤主之。”喻昌:“阳邪由经而入，结于膀胱，故曰随经。”

12. 为“太阴”之讹。灵 9“太阳主胃，大富于谷气，故可日二取之也。”《太素》卷十四、《甲乙经》卷五“太阳”并作“太阴”。

【太阴】

1. 阴气隆盛。灵 41“故足之十二经脉，以应十二月，月生于水，故在下者为阴……故足之阳者，阴中之少阳也；足之阴者，阴中之太阴也。”张介宾：“此即两仪四象之道。阴中无太阳，阳中无太阴，故足为阴，而阴中之阳，惟少阳耳；阴中之阴，则太阴也。”

2. 肾的属性。肾通应于冬，冬为阴气旺盛之季，且肾以阴脏居于下焦阴位，故称太阴。灵 1“阴中之太阴，肾也。”张介宾：“肾在下而属水，故为阴中之太阴。”素 9“肾者，主蛰，封藏之本……为阴中之少阴，通于冬气。”林亿等：“按全元起本并《甲乙经》《太素》‘少阴’作‘太阴’，当作‘太阴’，肾在十二经虽为少阴，然在阴分之中，当为太阴。”

3. 指手太阴肺经与足太阴脾经。素 9“寸口……三盛病在太阴。”《灵枢经·终始》：“脉口三盛，病在足太阴，三盛而躁，在手太阴。”素 16“太阴终者，腹胀闭不得息，善噫善呕。”王冰：“足太阴脉行从股内前廉入腹，属脾络胃，上鬲；手太阴脉，起于中焦，下络大肠，还循胃口，上鬲属肺，故终则如是也。”素 24“太阴常多气少血，此天之常数。”

4. 指足太阴脾经。灵 5“太阴根于隐白，结于太仓。”马莳：“足太阴脾经，其根起于隐白……结于太仓。”灵 21“三结交者，阳明、太阴也。”马莳：“盖本经为任脉，而足阳明胃、足太阴脾经之脉，亦结于此，故谓之三结交也。”素 29“太阴阳明为表里，脾胃脉也。”

5. 指手太阴肺经。素 11“气口亦太阴也。”王冰：“脉动者是手太阴脉气所行，故言气口亦太阴也。”灵 18“故太阴主内，太阳主外，各行二十五度，分为昼夜。”张介宾：“太阴，手太阴也；太阳，足太阳也。”金 20“怀身七月，太阴当养不养。”程林：“七月手太阴肺经养胎，金为火乘，则肺金受伤而胎失所养。”

6. 指手太阴经筋。灵 13“手少阴之筋……上入腋，交太阴。”张志聪：“手少阴之筋……循肘腋，交于手太阴之筋。”

7. 指太阴肺脏。难 24“太阴者，肺也，行气温于皮毛者也。”灵 10“太阴者行气温于皮毛者也，故气不荣则皮毛焦。”素 61“肺者，太阴也。”

8. 指太阴脾脏。素 29“脾与胃以膜相连耳，而能为之行其津液何也？……故太阴为之行气于三阴。”吴崑：“脾为胃行气于三阴，运阳明之气入于诸阴也。”

9. 指运气六气中湿气的标象及效应。有客气、主气之分。素 66“丑未之岁，上见太阴。”素 68“太阴之上，湿气治之。”素 71“太阴所至为湿生，终为注雨。”

10. 指冬至后第四个甲子周期时段的脉象。难 7“太阴之至，紧大而长……复得甲子太阴王。”《集注》：“复得甲子，为四之气，暑湿之分，秋气始生，乘夏余阳，故太阴之至，紧大而长也。”

11. 指太阴病。伤 187“太阴者，身当发黄，若小便自利者，不能发黄。”伤 277“自利不渴者，属太阴，以其藏有寒故也，当温之，宜服四逆辈。”伤 279“本太阳病，医反下之，因尔腹满时痛者，属太阴也。”

12. 为“少阴”之讹。素 9“肺者，气之本……为阳中之太阴，通于秋气。”《汉书·律历志》：“少阴者西方，于时为秋。”《灵枢经·阴阳系日月》云：“肺为阳中之少阴。”《五行大义》卷三引本文亦作“少阴”。

13. 为“太阳”之讹。灵 2“三焦者，足少阳太阴之所将，太阳之别也。”《太素》卷十一“太阴”作“太阳”。马莳：“太阴当作太阳，此三焦者，乃足少阳胆经、足太阳膀胱经之所将。”

【太羽】 运气术语。按五音建运理论，羽代表水运。五音分阴阳，太羽为阳，代表水运太过。①指土运太过之年。素 71“丙子、丙午岁，上少阴火，中太羽水运。”

四画

②指水运太过之运步。素 71“太角（初正）、少徵、太宫、少商、太羽终。”

【太角】 运气术语。按五音建运理论，角代表木运。五音分阴阳，太角为阳，代表木运太过。①指木运太过之年。素 70“涸流之纪……太角与上商同。”高世栻：“木运太过，故曰太角。”素 71“壬午、壬子岁，上少阴火，中太角木运，下阳明金。”②指木运太过之运步。素 71“太角（初正）、少徵、太宫、少商、太羽终。”

【太宫】 运气术语。按五音建运理论，宫代表土运。五音分阴阳，太宫为阳，代表土运太过。①指土运太过之年。素 71“甲子、甲午岁，上少阴火，中太宫土运，下阳明金。”②指土运太过之运步。素 71“太角（初正）、少徵、太宫、少商、太羽终。”

【太息】

1. 深长呼吸。素 18“人一呼脉再动，一吸脉亦再动，呼吸定息脉五动，闰以太息，命曰平人。”张介宾：“闰，余也，犹闰月之谓。言平人常息之外，间有一息甚长者，是为闰以太息。”

2. 症状名。即叹气。以呼气为主的深呼吸。灵 4“胆病者，善太息，口苦，呕宿汁。”灵 28“人之太息者，何气使然？岐伯曰：忧思则心系急，心系急则气道约，约则不利，故太息以伸出之。”张介宾：“太息者，息而长大，即叹息也。”

【太陵】 穴名。即大陵。参见“大陵”。难 66“心之原出于太陵。”《灵枢经·九针十二原》云：“阳中之太阳，心也，其原出于大陵。”

【太虚】 天空，宇宙。素 66“太虚寥廓，肇基化元，万物资始。”王冰：“太虚，谓空玄之境，真气之所充，神明之宫府也。”高世栻：“太虚寥廓，言天之清净而广大也。”素 67“地为人之下，太虚之中者也。”

【太商】 运气术语。按五音建运理论，商代表金运。五音分阴阳，太商为阳，代表金运太过。①指金运太过之年。素 71“庚辰、庚戌岁，上太阳水，中太商金运，下太阴土。”②指金运太过之运步。素 71“少宫、太商、少羽终、少角初、太徵。”

【太渊】

1. 穴名。属手太阴肺经。输、原穴。位于掌后腕横纹桡侧端，桡侧腕屈肌腱与拇长伸肌腱之间凹陷处。灵 1“阳中之少阴，肺也，其原出于太渊，太渊二。”灵 2“太渊，鱼后一寸陷者中也，为腧。”难 45“脉会太渊。”

2. 指位于太渊穴处肺经的动脉。素 69“太渊绝者，死不治。”王冰：“太渊，肺脉也。”

【太溪】

1. 穴名。属足少阴肾经。输、原穴。位于内踝尖与跟腱水平连线的中点处。灵 1“阴中之太阴，肾也，其原出于太溪。”灵 2“太溪，内踝之后，跟骨之上陷中者也，为腧。”

2. 指位于太溪穴处肾经的动脉。素 69“太溪绝者，死不治。”王冰：“太溪，肾脉也。”张介宾：“太溪，足少阴肾脉也，在足内踝后跟上动脉应手。”

【太徵】 运气术语。按五音建运理论，徵代表火运。五音分阴阳，太徵为阳，代表火运太过。①指火运太过之年。素 71“戊辰、戊戌岁，上太阳水，中太徵火运，下太阴土。”②指火运太过之运步。素 71“少宫、太商、少羽终、少角初、太徵。”

【太白星】 金星。又名太白。素 4“西方白色，入通于肺……上为太白星。”素 69“岁金太过，燥气流行……上应太白星。”

【太行山】 山名。在山西高原与河北平原间。从东北向西南延伸。神 4“羊踯躅，味辛，温……生太行山川谷。”

【太冲脉】 即冲脉。奇经八脉之一。素 1“女子……二七而天癸至，任脉通，太冲脉盛，月事以时下，故有子。”王冰：“任脉、冲脉，皆奇经脉也……然冲为血海，任主胞胎，二者相资，故能有子。”

【太阳气】 指膀胱及其足太阳经脉的精气。素48“脉至如涌泉，浮鼓肌中，太阳气予不足也。”杨上善：“足太阳是肾之府脉，今如泉之浮鼓而动，即膀胱胞气水之不足。”

【太阳证】 指太阳表证。伤220“二阳并病，太阳证罢，但发潮热，手足漐漐汗出，大便难而谵语者，下之则愈，宜大承气汤。”金21“产后七八日，无太阳证，少腹坚痛，此恶露不尽。”

【太阳经】 指足太阳膀胱经脉。金19“病趺蹶，其人但能前，不能却，刺腨入二寸，此太阳经伤也。”黄元御：“太阳行身之背，筋脉柔濡则能后移，今能前不能却……太阳经伤也。”

【太阳脉】

1. 指五月、六月阳气正旺时的脉象。素18“太阳脉至，洪大以长。”林亿：“吕广云：‘太阳王五月、六月，其气大盛，故其脉洪大而长也。’”又，杨上善：“以手按人迎脉，洪大以长者，是太阳也，即手足太阳小肠膀胱脉之状也。”

2. 指足太阳膀胱病所见的脉象。素79“三阳一阴，太阳脉胜，一阴不能止，内乱五藏，外为惊骇。”马莳：“此言膀胱与肝为病者，膀胱胜而肝负也。”又，《素问·阴阳类论》：“所谓三阳者，太阳为经，三阳脉至手太阴，弦浮而不沉。”森立之：“太阳弦浮之脉，即太阳病脉浮紧是也。”

3. 指手太阳小肠经之动脉。灵72“少阴之人，多阴少阳，小胃而大肠，六府不调，其阳明脉小而太阳脉大。”马莳：“肠大，故手太阳小肠之脉大也。”

【太阳病】

1. 病名。六经病之一。多由外感风寒所致。太阳病可分为表证与里证两大类型。太阳表证，又称太阳经证，因病人体质不同，分中风与伤寒两种证型：①太阳中风。病机为风寒袭表，营卫不和。临床以发热，恶风寒，汗出，脉浮缓为特征。治宜调和营卫，解肌祛风，代表方为桂枝汤。伤1“太阳之为病，脉浮，头项强痛，而恶寒。”伤2“太阳病，发热，汗出，恶风，脉缓者，名为中风。”伤13“太阳病，头痛，发热，汗出，恶风，桂枝汤主之。”②太阳伤寒。病机为风寒束表，卫遏营郁。临床以发热，恶风寒，头身疼痛，无汗，脉浮紧为特征。治宜发汗解表，祛风散寒，代表方为麻黄汤。伤3“太阳病，或已发热，或未发热，必恶寒，体痛，呕逆，脉阴阳俱紧者，名为伤寒。”伤35“太阳病，头痛，发热，身疼，腰痛，骨节疼痛，恶风，无汗而喘者，麻黄汤主之。”

太阳里证，又称太阳腑证，为外邪循经入里所致，分为蓄水与蓄血两种证型：①太阳蓄水证。病机为邪热随经入腑，与水相结，膀胱气化不利。临床以小便不利，少腹满微热，消渴，或水入即吐为主症。治宜通阳化气，利水解表，代表方为五苓散。伤71“太阳病，发汗后，大汗出，胃中干，烦躁不得眠，欲得饮水者，少少与饮之，令胃气和则愈。若脉浮，小便不利，微热消渴者，五苓散主之。”伤72“发汗已，脉浮数，烦渴者，五苓散主之。”②太阳蓄血证。病机为表邪化热入里，与瘀血相结于下焦。临床以少腹急结或硬满，如狂或发狂，脉微而沉或沉结，小便自利等为主症。治宜攻逐瘀血，代表方为桃核承气汤、抵当汤等。伤106“太阳病不解，热结膀胱，其人如狂，血自下，下者愈……外解已，但少腹急结者，乃可攻之，宜桃核承气汤。”伤124“太阳病六七日，表证仍在，脉微而沉，反不结胸，其人发狂者，以热在下焦，少腹当鞕满，小便自利者，下血乃愈。所以然者，以太阳随经，瘀热在里故也，抵当汤主之。”伤125“太阳病身黄，脉沉结，少腹鞕，小便不利者，为无血也。小便自利，其人如狂者，血证谛也，抵当汤主之。”伤126“伤寒有热，少腹满，应小便不利，今反利者，为有血也，当下之，不可余药，宜抵当丸。”

2. 指太阳经脉的病变。灵74“诊目痛，赤脉从上下者，太阳病。”张介宾：“足太阳经为目上网，故赤脉从上下者，为太阳病。”

【太阳藏】 指太阳经脉之气。素21“太阳藏独至，厥喘虚气逆，是阴不足阳有余也……太阳藏何象？岐伯曰：象三阳而浮也。”张志聪：“太阳藏独至者，太阳之经气独至……太阳藏者，谓小肠膀胱之经脉也，此复论经气之见于脉者，各有别也。”

【太阴脉】

1. 足太阴脾经。素31“太阴脉布胃中络于嗌。”马莳：“太阴脾经之脉，布胃中络于嗌。”

2. 指手太阴肺经的寸口脉。素47“太阴脉微细如发者，此不足也，其病安在？”王冰：“太阴脉微细如发者，谓手大指后同身寸之一寸骨高脉动处脉，则肺脉也，此正手太阴脉气之所流，可以候五脏也。”

【太阴病】 病名。六经病之一。由三阳病传经入里，或脾阳素虚，外感风寒或内伤生冷所致。主要病机为脾阳虚弱，寒湿内盛，临床多见腹满时痛，上吐下利，食少不渴，手足温，脉缓等。治宜温脾燥湿，方用理中丸、四逆汤等。伤273“太阴之为病，腹满而吐，食不下，自利益甚，时腹自痛。若下之，必胸下结硬。”伤277“自利不渴者，属太阴，以其脏有寒故也，当温之，宜服四逆辈。”伤275“太阴病，欲解时，从亥至丑上。”

【太阴藏】 指太阴经脉之气。素21“太阴藏搏者，用心省真，五脉气少，胃气不平，三阴也，宜治其下俞，补阳泻阴……太阴藏搏，言伏鼓也。”张介宾：“太阴藏搏，即太阴之独至。”张志聪：“太阴藏搏者，乃太阴之经脉相搏，故见脉象之伏弦。”

【太一天符】 运气术语。又称“太乙天符”。指既为天符，又为岁会之年。即司天之气、中运之气与岁支方位五行属性三者相同。素68“天符岁会何如？岐伯曰：太一天符之会也。”王冰：“是谓三合，一者天会，二者岁会，三者运会也。”张介宾：“既为天符，又为岁会，是谓太乙天符之会。”

【太阳之人】 阴阳五态人之一。体质特点为多阳少阴，其特征是好表现自己，洋洋自得，好说大话，言过其实，好高骛远，作风草率，意气用事，过于自信，常遭失败而不悔改。灵72“太阳之人，居处于于，好言大事，无能而虚说，志发于四野，举措不顾是非，为事如常自用，事虽败，而常无悔……太阳之人，多阳而少阴……其状轩轩储储，反身折腘，此太阳之人也。”

【太阳中风】

1. 证名。太阳病经证之一。亦称“太阳表虚证”。由素体腠理疏松，卫气不固，外感风寒，营卫失和所致。临床以发热，汗出恶风，脉浮缓为主症。治宜调和营卫，解肌祛风，代表方为桂枝汤。伤12“太阳中风，阳浮而阴弱，阳浮者，热自发，阴弱者，汗自出，啬啬恶寒，淅淅恶风，翕翕发热，鼻鸣干呕者，桂枝汤主之。”伤152“太阳中风，下利呕逆，表解者，乃可攻之。”

2. 指太阳经脉感伤风寒之邪。伤38“太阳中风，脉浮紧，发热恶寒，身疼痛，不汗出而烦躁者，大青龙汤主之。”程扶生：“此为人之伤于寒而为热者立治法也。”

【太阳病证】 病证名。指太阳表证。伤48“若太阳病证不罢者，不可下，下之为逆，如此可小发汗。”成无己：“若太阳证未罢者，为表未解，则不可下，当小发其汗，先解表也。”

【太阳阳明】 病证名。指由太阳病传变而形成的阳明病。伤179“太阳阳明者，脾约是也。”吴谦：“太阳之邪，乘胃燥热，传入阳明，谓之太阳阳明，不更衣无所苦，名脾约者是也。”

【太阴之人】 阴阳五态人之一。体质特点为多阴无阳，其特征表现是贪而不仁，表面谦虚正经而内心深藏阴险，好得恶失，喜怒不形于色，不识时务，只知利己，惯于后发制人。灵 72“太阴之人，贪而不仁，下齐湛湛，好内而恶出，心和而不发，不务于时，动而后之……多阴而无阳，其阴血浊，其卫气涩，阴阳不和，缓筋而厚皮……其状黮黮然黑色，念然下意，临临然长大，腘然未偻，此太阴之人也。”

【太阴中风】 证名。由脾阳虚感受风邪所致，以四肢烦疼为主症。伤 274“太阴中风，四肢烦疼，阳微阴涩而长者，为欲愈。”张锡驹:“太阴中风者，风邪直中于太阴也。”

【太一禹余粮】 中药名。又名禹余粮、禹余石、石脑。为氧化物类矿物褐铁矿的矿石。甘、涩，寒，入脾胃、大肠经。涩肠，止血，止带。主治虚寒久泻、久痢，便血，崩漏，带下等。组方有赤石脂禹余粮汤。神 2“太一禹余粮，味甘，平。主咳逆上气，癥瘕，血闭，漏下。除邪气。久服耐寒暑，不饥，轻身，飞行千里，神仙。一名石脑。生太山山谷。”

【太阴阳明论】 《素问》篇名。本篇论述足太阴脾脉和足阳明胃脉的表里关系，发病各异的道理，以及脾主四肢旺四时之理。高世栻:“太阴脾土也，阳明胃土也。胃纳水谷，借脾气运行，充于府藏，而经脉以和，四肢以荣。土者生万物而法天地，故为《太阴阳明论》。”

【太始天元册】 古书名。素 66“臣积考《太始天元册》文曰：太虚寥廓，肇基化元。”王冰:“《天元册》，所以记天真元气运行之纪也。自神农之世，鬼臾区十世祖始诵而行之，此太古占候灵文。洎乎伏羲之时，已镌诸玉版，命曰《册文》。太古灵文，故命曰《太始天元册》也。”素 67“臣览《太始天元册》文。”张介宾:“盖太古之文，所以纪天元者也。”

犬（quǎn）

1. 家畜名。狗。五行属木。素 70“其藏肝……其畜犬。”灵 65“谷麻，畜犬，果李，足厥阴，藏肝。”

2. 指狗肉。灵 56“五畜：牛甘，犬酸，猪咸，羊苦，鸡辛。”

【犬肉】 狗肉，五行属木，味酸入肝。素 22“心色赤，宜食酸，小豆、犬肉、李、韭皆酸。”灵 56“肝病者，宜食麻、犬肉、李、韭。”

【犬伤病】 狗咬伤所致的疾病。素 60“犬所啮之处，灸之三壮，即以犬伤病法灸之。”

区（qū 區）

见“鬼臾区”。

历（lì 歷）

1. 遍，尽。见“历节病”。

2. 指过去的各个或各次。见“历年”。

3. 依次。灵 10“心主手厥阴心包之脉……下膈，历络三焦。”张介宾:“诸经皆无历字，独此有之。盖指上中下而言，上即膻中，中即中脘，下即脐下。”

【历节】 指历节病。临床以疼痛遍历关节，屈伸不利，痛势剧烈，日久骨节变形为主要特点。金 5“病历节不可屈伸，疼痛，乌头汤主之。”金 14“黄汗之病，两胫自冷；假令发热，此属历节。”

【历年】 过去多年。金 22“至有历年，血寒积结，胞门寒伤，经络凝坚。”

【历纪】 天体运行的节律度数。素 20“上应天光星辰历纪，下副四时五行。”王冰:“历纪，谓日月行历于天二十八宿三百六十五度之分纪也。”

【历节痛】 病症名。全身关节疼痛。神 3“薇衔味苦，平。主风湿痹，历节痛。”

尤（yóu）

1. 副词。表示程度，相当于“尤其”、“更加”。灵 4“三焦病者，腹气满，小腹尤坚。”杨上善：“尤，甚也。”灵 72“五态之人，尤不合于众者也。”素 74“头顶痛重，而掉瘛尤甚。”

2. 摇动。见“徇蒙招尤”。

匹（pǐ）

见“匹夫”。

【匹夫】 古代指平民中的男子。亦泛指平民百姓。灵 5“此皆布衣匹夫之士也。”

车（chē 車）

1. 车子。灵 9“乘车来者，卧而休之。”神 2“中风，寒热，如在车船上。”

2. 牙床骨。见“牙车”、“颊车”。

【车盖】 古代车上遮雨蔽日的蓬子。此形容脉象浮大轻盈之象。难 15“其脉来蔼蔼如车盖，按之益大曰平。”

【车前子】 中药名。异名当道。为车前科车前属植物车前或平车前的种子。甘，寒。入肾、膀胱经。利水，清热，明目，祛痰。主治小便不利，淋浊，带下，水肿，暑湿泻痢，目赤翳障，咳嗽多痰。神 2“车前子味甘，寒。主气癃，止痛，利水道、小便，除湿痹。久服轻身，耐老。一名当道。”

巨（jù）

1. 大。见“巨气”、“巨阳”等。

2. 高耸，高大。见“巨肩”。

【巨气】 指人体的正气。素 14“故精自生，形自盛，骨肉相保，巨气乃平。”马莳：“巨气，大气也，即正气也。”

【巨分】 口吻旁的大纹处。灵 49“巨分者，股里也。”张介宾：“巨分者，口旁大纹处。”

【巨阳】

1. 太阳。指太阳经脉。①指手太阳小肠经脉和足太阳膀胱经。素 10“是以头痛巅疾，下虚上实，过在足少阴、巨阳，甚则入肾……心烦头痛，病在鬲中，过在手巨阳、少阴。”②指足太阳膀胱经。素 31“巨阳者，诸阳之属也，其脉连于风府，故为诸阳主气也。”王冰：“巨，太也。太阳之气，经络气血，营卫于身，故诸阳气皆所宗属。”素 35“巨阳虚则腰背头项痛。”王冰：“巨阳者，膀胱也。”素 45“巨阳之厥，则肿首头重，足不能行，发为眴仆。”

2. 指足太阳经诊脉部位。素 46“阳明者常动，巨阳少阳不动，不动而动大疾，此其候也。”马莳：“彼足太阳膀胱经、足少阳胆经则不动者也。虽膀胱经有天窗、委中、昆仑，胆经有天容、悬钟、听会，而皆不及胃经之尤动也。”

3. 指足太阳经气。素 61“阳气衰少，阴气坚盛，巨阳伏沉，阳脉乃去。”杨上善：“巨阳，足太阳气，伏沉在骨也。”

【巨针】 针具名。形似毫针，针身较粗而长。灵 23“偏枯……病在分腠之间，巨针取之。”张志聪：“巨针，大针也。”

【巨刺】

1. 刺法名。九刺之一。指病在左侧针刺右侧，病在右侧针刺左侧的交叉针刺方法。用以治疗经脉的病变。灵 7“八曰巨刺。巨刺者，左取右，右取左。”素 63“愿闻缪刺，以左取右，以右取左奈何？其与巨刺何以别之……邪客于经，左盛则右病，右盛则左病，亦有移易者，左痛未已而右脉先病，如此者，必巨刺之，必中其经，非络脉也。故络病者，其痛与经脉缪处，故命曰缪刺。”

2. 用巨刺的方法治疗。素 62“痛在于左而右脉病者，巨刺之。”王冰：“巨刺者，刺经脉，左痛刺右，右痛刺左。”

【巨肩】 指肩高而宽。灵 29“五藏六府者，肺为之盖，巨肩陷咽，喉见其外。”

灵47“巨肩反膺陷喉者肺高。”张介宾:“肩高胸突，其喉必缩，是为陷喉。”

【巨屈】 指面颊下部的曲骨部位。望诊时用来诊断膝膑的疾患。灵49“巨屈者，膝膑也。”张介宾:“巨屈，颊下曲骨也。”

【巨骨】 穴名。手阳明大肠经穴。位于锁骨肩峰端与肩胛冈之间凹陷处。素59“巨骨穴各一。”王冰:“巨骨，穴名，在肩端上行两叉骨间陷者中。”

【巨胜】 即胡麻。见该条。神2“胡麻味甘，平……久服轻身，不老。一名巨胜。”

【巨虚】 穴名。包括上巨虚（亦称巨虚上廉）和下巨虚（亦称巨虚下廉）。素54“巨虚者，跻足䯒独陷者。”王冰:“巨虚，穴名也。”马莳:“巨虚有巨虚上廉，又名上巨虚，在三里下三寸；有巨虚下廉，又名下巨虚，在上廉下三寸。”灵4“取之巨虚者，举足。”

【巨句麦】 中药名。瞿麦的别名。见“瞿麦”。神3“瞿麦味苦，寒……一名巨句麦。”

【巨阳病】 即太阳病。素31“其不两感于寒者，七日巨阳病衰，头痛少愈。”张志聪:“七日来复于表阳，则太阳之病气渐衰，而头痛少愈矣。”

【巨胜苗】 中药名。为青蘘的别名。见该条。神2“青蘘味甘，寒……巨胜苗也。”

【巨虚下廉】 穴名。即下巨虚。属足阳明胃经，小肠之下合穴。位于小腿前外侧，外膝眼直下9寸。灵2“胃出于厉兑……复下上廉三寸为巨虚下廉也。”灵4“小肠合入于巨虚下廉。”

【巨虚上廉】 穴名。即上巨虚。属足阳明胃经，大肠之下合穴。位于小腿前外侧，外膝眼直下6寸。灵2“胃出于厉兑……复下三里三寸为巨虚上廉。”灵4“大肠合入于巨虚上廉。”

牙（yá）

1. 大牙，臼齿。见“真牙”。

2. 牙齿的通称。见“牙齿”。

3. 通“芽”。比喻事物的发生、开始。见“萌牙”。

【牙子】 中药名。鹤草芽的别名。又名狼牙。见“狼牙”条。神4“狼牙味苦，寒。主邪气热气，疥瘙，恶疡疮，痔。去白虫。一名牙子。”

【牙车】 下颌骨。俗称下牙床。《释名》:“牙车，颔车，牙下骨之名也。”灵47“耳好前居牙车者，肾端正。”灵49“循牙车以下者股也。”张介宾:“牙车，牙床也。”素59“耳下牙车之后各一。”

【牙齿】 口腔内具有一定形态的高度钙化的坚硬组织。灵71“天有列星，人有牙齿。”

比（bǐ）

1. 齐同，一致。《荀子·不苟》:“山渊平，天地比。”杨倞注:“比，谓齐等也。”灵80“其精所中不相比也则精散，精散则视歧。”马莳:“精，睛同。其睛自斜，不相比并。”

2. 类似，相类。灵50“当是之时，固比于勇士，气衰则悔。”

3. 比拟，比喻。灵46“请论以比匠人。”灵64“木形之人，比于上角，似于苍帝……大角之人，比于左足少阳。”马莳:“比者，拟议之谓。盖以人而拟角，故谓之曰比。”素81“有以比之，夫火疾风生乃能雨，此之类也。”

4. 比照。见“比类”。

【比类】 比照类推。素76“别异比类，犹未能以十全……夫圣人之治病，循法守度，援物比类。”张介宾:“援物比类，格事物之情状也。”素77“不闻五过与四德，比类形名，虚引其经，心无所对。”

互（hù）

1. 交错，交替。素71“大雨时行，寒

热互至。”

2. 互相，彼此。素 74“痛留顶，互引眉间……阴中乃疡，隐曲不利，互引阴股。”

【互草】 中药名。常山的别称。见“恒山”。神 4“恒山味苦，寒……一名互草。”

【互相】 表示彼此对待的关系。伤 256“负者，失也，互相克贼，名为负也。”

切（一、qiē）

1. 用刀将物体分成若干部分。伤 107“内大黄，切如棋子。”

2. 割，断开。灵 22“厥逆为病也，足暴清，胸若将裂，肠若将以刀切之。”

（二、qiè）

1. 贴近；聚集。《广韵·屑韵》：“切，近也；迫也。”灵 47“肝高则上支贲，切胁悗，为息贲。”灵 73“泻必用员，切而转之，其气乃行。”张介宾：“切，直迫病所也。”灵 27“风寒湿气，客于外分肉之间，迫切而为沫。”

2. 按压。素 27“必先扪而循之，切而散之，推而按之。”王冰：“切，谓指按也。”素 46“摩之切之。”

3. 诊法之一。①按诊法。素 60“缺盆骨上切之坚痛如筋者灸之。”灵 1“血脉者，在腧横居，视之独澄，切之独坚。”②用手摸脉诊断病症。素 46“《揆度》者，切度之也。”森立之：“切，是脉诊之名。”素 63“凡刺之数，先视其经脉，切而从之，审其虚实而调之。”灵 49“切其脉口滑小紧以沉者，病益甚，在中。”③泛指诊病。素 80“是以切阴不得阳，诊消亡，得阳不得阴，守学不湛。”

4. 急速；急迫。素 62“必切而出，大气乃屈。”王冰：“切，谓急也，言急出其针也。”素 70“火政乃宣，庶类以蕃，其气扬，其用躁切。”张介宾：“火之气用，升扬而躁急也。”素 71“其政切，其令暴。”

5. 严酷。素 70“时见凝惨，甚则雨水霜雹切寒，邪伤心也。”

6. 专心。灵 81“切而调之，从虚去实。”杨上善：“切，专志也。用心专志，调虚实也。”

【切$_2$按】 按压。素 40“裹大脓血……治之每切按之致死。”

【切$_2$脉】 用手按触脉搏以诊察病症的方法。素 17“切脉动静而视精明。”素 77“切脉问名，当合男女。”王冰：“切，谓以指按脉也。”难 61“切脉而知之者，诊其寸口，视其虚实，以知其病，病在何藏府也。”

【切$_2$循】

1. 按诊法。医生运用手和指端感觉，对病人体表某些部位进行触摸按压的检查方法。灵 12“若夫八尺之士，皮肉在此，外可度量切循而得之。”灵 64“切循其经络之凝涩，结而不通者，此于身皆为痛痹。”灵 27“必先切循其下之六经，视其虚实，及大络之血结而不通，及虚而脉陷空者而调之。”

2. 指切脉诊法。素 20“必审问其所始病，与今之所方病，而后各切循其脉，视其经络浮沉。”灵 12“审切循扪按，视其寒温盛衰而调之。”

【切$_2$痛】 急迫疼痛。灵 4“大肠病者，肠中切痛而鸣濯濯。”马莳：“切痛者，痛之紧也。”

瓦（wǎ）

用陶土烧成的覆盖房顶的东西。见“筒瓦”。

止（zhǐ）

1. 至，到。素 71“时雨乃涯，止极雨散。”灵 1“若行若按，如蚊虻止。”灵 11“学之所始，工之所止也。”

2. 停止；终止。素 16“秋刺皮肤循理，上下同法，神变而止。”素 39“经脉流行不止，环周不休。”素 71“大积大聚，其可犯也，衰其大半而止，过则死。”

3. 静止，休止。素 27“故曰方其来也，必按而止之，止而取之，无逢其冲而泻之。”杨上善:“故候逢之，按使止而不动，然后以针刺之。”素 80“知坐知起，知行知止，用之有纪。”难 11“经言脉不满五十动而一止，一藏无气者。”

4. 停留，留止。素 71“夫六气者，行有次，止有位。”素 70“其动坚止，其发燥槁。”马莳:“盖以水少不濡则便干而且止也。”灵 66“不能句积而止之，故往来移行肠胃之间。”

5. 聚集。灵 52“气在胸者，止之膺与背腧。”

6. 制止，阻止。素 3“溃溃乎若坏都，汩汩乎不可止。”素 31“暑当与汗皆出，勿止。”素 79“三阳一阴，太阳脉胜，一阴不能止，内乱五藏，外为惊骇。”

7. 医治。《集韵·止韵》:“止，已也。”灵 81“数石其输，而止其寒热。”金 4“弦数者风发也，以饮食消息止之。”伤 30“以承气汤微溏，则止其评语，故知病可愈。”

8. 消除；痊愈。素 28“刺而热不止，刺手心主三。”伤 213“若一服评语止者，更莫复服。”

9. 仅，只。金 22“肌若鱼鳞，时着男子，非止女身。”

10. 语气助词。用于句末，表确定语气。素 55“刺大者多血，小者深之，必端内针为故止。”

【止水】 静止的水。素 70“乘金则止水增，味乃咸，行水减也。”王冰:“止水，井泉也。”

【止血】 治疗出血。神 2“蒲黄……止血，消瘀血。”

【止行】 中药名。为“蒺藜子”的别名。见该条。神 2“蒺藜子味苦，温……一名旁通，一名屈人，一名止行，一名犲羽，一名升推。”

【止息】 停息。灵 5“合折则气无所止息而痿疾起矣……无所止息者，真气稽留，邪气居之也。”

【止痛】 解除疼痛。神 3“芍药……止痛，利小便，益气。”

【止渴】 解渴。神 3“竹叶……根，作汤益气止渴，补虚下气。”

少（一、shǎo）

1. 数量小，与“多”相对。灵 5“天地相感，寒暖相移，阴阳之道，孰少孰多?”素 74“大则数少，小则数多；多则九之，少则二之。”灵 79“因岁之和，而少贼风者，民少病而少死。”金 2“无汗而小便反少。”

2. 不足，虚衰。素 34“阴气少而阳气胜，故热而烦满也。”素 53“脉盛血少，此谓反也。”张志聪:“少者，虚也。”素 45“春夏则阳气多而阴气少，秋冬则阴气盛而阳气衰。”

3. 缺少。素 10“人有大谷十二分，小溪三百五十四名，少十二俞。”吴崑:“十二俞，不在三百五十三（四）名之内，故言少十二俞。”灵 64“火形之人……有气，轻财，少信，多虑。”

4. 减少。素 71“从气异同，少多其判也，同寒者以热化……同者多之，异者少之。”高世栻:“异乎寒湿，而宜寒湿之气味者，宜少用之。”素 63“月生一日一痏……十六日十四痏，渐少之。”杨上善:“十六日后月减，人气渐衰，故从十四日，减至月尽。”

5. 指运气不及。素 71“太少异也，太者之至徐而常，少者暴而亡。”张介宾:“六阴年谓之少。”张志聪:“不及之气，来疾而短，故曰少者暴而亡。”

6. 副词。表示程度。相当于稍、略微。素 31“七日巨阳病衰，头痛少愈。”金 10“不吐者，少加之，以快吐为度而止。”伤 29“若胃气不和，谵语者，少与调胃承气汤。”

7. 少顷，短暂。见“少间”。

8. 为“其”之讹。灵 71“六府之输于身者，余愿尽闻。少序别离之处。”少序，《太素》卷九《脉行同异》作“其序”，属上读。涩江抽斋：“‘少叙（序）’二字不成义，当从《太素》作‘其序’，诸家就误字接下文读，非是。”

（二、shào）

1. 年幼。《玉篇·小部》：“少，幼也。”素 76“公何年之长而问之少？”

2. 年轻；年轻人。灵 59“人年五十已上为老，二十已上为壮，十八已上为少。”素 80“阳从左，阴从右，老从上，少从下……寒厥到膝，少者秋冬死，老者秋冬生。”张介宾：“老人之气，先衰于下，故从上者为顺；少壮之气，先盛于下，故从下者为顺。”

3. 小。灵 9“少气者，脉口人迎俱少而不称尺寸也。”杨上善：“今秋冬寸口反小于人迎，即脉口不称尺寸也。春夏人迎反小于寸口，即人迎不称尺寸也。如此勘检，则知脏腑阴阳二气俱少也。”灵 64“血多气少则恶眉，面多少理。”张志聪：“‘少理’当作‘小理’，面多小理者，多细小之纹理。”

【少$_2$小】 年幼；年幼者。金 5“治大人风引，少小惊痫瘈疭。”灵 59“十八已上为少，六岁已上为小。”

【少少】

1. 数量很少。伤 312“内半夏著苦酒中……少少含咽之。”

2. 稍微。伤 71“欲得饮水者，少少与饮之，令胃气和则愈。”伤 166“不吐者，少少加，得快吐乃止。”

【少$_2$长】 年龄的长幼。素 77“问年少长，勇怯之理。”灵 12“其少长大小肥瘦，以心撩之。”

【少气】

1. 指正常人经脉中气血之比气相对偏少。素 24“夫人之常数，太阳常多血少气，少阳常少血多气。”吴崑：“诸经之血气多少，乃天之常数然也。故用针之道……当分其经之气血多少而为补泻也。”灵 12“十二经之多血少气，与其少血多气……皆有大数。”

2. 气虚不足。素 18“人一呼脉一动，一吸脉一动，曰少气。”灵 9“少气者，脉口人迎俱少而不称尺寸也。”张介宾：“少气者，元气虚也。”灵 22“少气，身漯漯也，言吸吸也，骨痠体重，懈惰不能动。”

3. 指呼吸气短不续或言语低微无力。素 19“其不及则令人喘，呼吸少气而咳。”灵 10“气虚则肩背痛寒，少气不足以息。”金 14“心水者，其身重而少气，不得卧，烦而躁。”

【少$_2$火】 指药食气味温和者，后用以指维持人体生命活动的阳气。素 5“壮火之气衰，少火之气壮……壮火散气，少火生气。”马莳：“气味之温者，火之少也。用少火之品，则吾人之气，渐尔生旺而益壮矣，如用参归之类，而气血渐旺者是也。”又，李中梓：“火者，阳气也。天非此火，不能发育万物；人非此火，不能生养命根。是以物生必本于阳，但阳和之火则生物，亢烈之火则害物。故火太过则气反衰，火和平则气乃壮。”

【少半】 古谓三分之一。后谓不到一半。灵 31“回肠当脐……径一寸寸之少半。”难 42“小肠大二寸半，径八分分之少半。”杨玄操：“三分有二为大半，有一为少半。”

【少$_2$师】 古代官名。为君国辅弼之官，地位次于太师。此指传说中的上古时代医家，相传为黄帝臣子。灵 6“黄帝问于少师曰……少师答曰。”

【少血】

1. 指正常人经脉中气血之比血相对偏少。素 24“夫人之常数，太阳常多血少气，少阳常少血多气。”灵 12“十二经之多血少气，与其少血多气……皆有大数。”

2. 血虚不足。素 17“肾脉……其耎而散者，当病少血。”

【少$_2$壮】 年轻力壮的人。难 46“老人卧而不寐，少壮寐而不寤者，何也?”《灵枢·卫气失常》:“二十已上为壮，十八已上为少。”

【少许】 少量；一点点。金 22“以白粉少许，和令相得。”伤 233“大猪胆一枚，泻汁，和少许法醋，以灌谷道内。”

【少$_2$阳】

1. 阳气偏少。灵 41“故足之十二经脉，以应十二月，月生于水，故在下者为阴……故足之阳者，阴中之少阳也；足之阴者，阴中之太阴也。”张介宾:“此即两仪四象之道。阴中无太阳，阳中无太阴，故足为阴，而阴中之阳，惟少阳耳；阴中之阴，则太阴也。”

2. 春令初生的阳气。素 2“逆春气，则少阳不生，肝气内变。”张志聪:“少阳主春生之气，春气逆则少阳不生，致肝气郁而内变矣。”

3. 肝的属性。肝通应于春，春为阳气始生之季，其气尚少，故春为少阳，与之相应的肝亦称少阳。素 9“肝者，罢极之本，魂之居也……此为阴中之少阳，通于春气。”灵 1“阴中之少阳，肝也。”

4. 指手少阳三焦经与足少阳胆经。素 6“是故三阳之离合也，太阳为开，阳明为阖，少阳为枢。”灵 65“夫人之常数……少阳常多气少血。”素 9“故人迎一盛病在少阳。”《灵枢经·终始》:“人迎一盛，病在足少阳，一盛而躁，病在手少阳。”素 16“少阳终者，耳聋百节皆纵，目瞏绝系，绝系一日半死。”

5. 指足少阳胆经。素 22“肝病者……取其经，厥阴与少阳。”张志聪:“足少阳与厥阴为表里，故取二经以通其气。”素 31“少阳主胆，其脉循胁络于耳。”伤 263“少阳之为病，口苦，咽干，目眩也。”吴谦等:“少阳者，胆经也。”

6. 指手少阳三焦经。灵 2“少阳属肾，肾上连肺，故将两藏。”张介宾:“少阳，三焦也。”灵 78“少阳心主为表里。”难 23“少阴注手心主、少阳；少阳注足少阳、厥阴。”

7. 指足少阳经诊脉部位。素 46“阳明者常动，巨阳少阳不动，不动而动大疾，此其候也。”马莳:“彼足太阳膀胱经、足少阳胆经则不动者也。虽膀胱经有天窗、委中、昆仑，胆经有天容、悬钟、听会，而皆不及胃经之尤动也。”

8. 指运气六气中相火暑气的标象及效应。有客气、主气之分。素 66“寅申之岁，上见少阳……少阳之上，相火主之。”素 71“少阳所至为炎暑。”素 74“少阳司天，火淫所胜，则温气流行。”

9. 指冬至后 60 日阳气开始生旺的脉象。难 7“经言少阳之至，乍小乍大，乍短乍长……冬至之后，得甲子少阳王。”叶霖:“少阳之至，乍大乍小，乍短乍长者，以少阳阳气尚微，离阴未远，故其脉无定也。”

10. 指少阳病。伤 265“伤寒，脉弦细，头痛发热者，属少阳。少阳不可发汗。”伤 271“伤寒三日，少阳脉小者，欲已也。”成无己:“伤寒三日，邪传少阳，脉当弦紧，今脉小者，邪气微而欲已也。”

11. 为“少阴”之讹。素 21“一阳独啸，少阳厥也。”林亿:“详此上明三阳，此言三阴，今此再言少阳，而不及少阴者，疑此‘一阳’乃‘二阴’之误也。又按全元起本此为‘少阴厥’，显知此即二阴也。”《太素》卷十六“少阳”作“少阴”。张介宾:“少阳当作少阴……《新校正》疑其误者是。”

【少$_2$阴】

1. 阴气偏少。灵 41“手之十指，以应十日，日主火，故在上者为阳……手之阳者，阳中之太阳也；手之阴者，阳中之少阴也。”张介宾：“此即两仪四象之道。阴中无太阳，阳中无太阴……手为阳，阳中之阴，惟少阴耳；阳中之阳，则太阳也。”

2. 肺的属性。肺通应于秋，秋为阴气始生之季，其气尚少，故秋为少阴，与之相应的肺亦称少阴。灵 1“阳中之少阴，肺也。”素 9“肺者，气之本，魄之处也……为阳中之太阴，通于秋气。”林亿：“按太阴，《甲乙经》并《太素》作少阴，当作少阴，肺在十二经虽为太阴，然在阳分之中当为少阴也。”

3. 指手少阴心经与足少阴肾经。素 6“太阴之后，名曰少阴……太阴为开，厥阴为合，少阴为枢。”素 9“寸口……二盛病在少阴。”《灵枢经・终始》：“脉口二盛，病在足少阴，二盛而躁，在手少阴。”素 24“夫人之常数……少阴常少血多气。”

4. 指足少阴肾经。素 22“脾病者……取其经，太阴阳明少阴血者。”王冰：“少阴，肾脉也。”素 33“巨阳主气，故先受邪，少阴与其为表里也。”杨上善：“肾间动气，足太阳所主，足太阳与足少阴表里。”素 45“少阴厥逆，虚满呕变，下泄清。”吴昆：“少阴，肾也。”素 61“少阴者，冬脉也。”

5. 指手少阴心经。素 22“心病者……取其经，少阴太阳舌下血者。”王冰：“少阴之脉，从心系上侠咽喉。”灵 10“心主手厥阴心包络之脉……下循臑内，行太阴少阴之间。”灵 22“狂始发，少卧不饥，自高贤也……治之取手阳明、太阳、太阴、舌下、少阴，视之盛者，皆取之。”张介宾：“少阴者，心经之神门、少冲也。”灵 71“少阴，心脉也。”

6. 指足少阴肾经太溪穴部位的脉象。金 17“下利，手足厥冷……少阴负趺阳者，为顺也。”黄坤载：“少阴肾脉，趺阳胃脉。”

7. 指运气六气中君火热气的标象及效应。有客气、主气之分。素 66“子午之岁，上见少阴。”素 68“少阴之上，热气治之。”素 74“少阴司天，热淫所胜，怫热至，火行其政。”

8. 指冬至之后第五个甲子周期时间段的脉象。难 7“少阴之至，紧细而微……冬至之后，得甲子少阳王，复得甲子阳明王，复得甲子太阳王，复得甲子太阴王，复得甲子少阴王，复得甲子厥阴王。”滕万卿：“在人经脉，冬至后六十日，少阳王气至，以次逮乎阳明太阳，自里出表，气之升而浮也。夏至后六十日，太阴王气至，以次迁于少阴厥阴，自外之内，气之降而沉也。”

9. 指少阴病。伤 148“脉虽沉紧，不得为少阴病，所以然者，阴不得有汗，今头汗出，故知非少阴也。”伤 283“病人脉阴阳俱紧，反汗出者，亡阳也，此属少阴，法当咽痛而复吐利。”金 14“水之为病，其脉沉小，属少阴。”尤怡：“水气脉沉小者属少阴，言肾水也。”

10. 为“太阴”之讹。指冬季阴寒较盛。《汉书・律历志》：“太阴者北方，于时为冬。”素 2“逆冬气，则少阴不藏，肾气独沉。”丹波元简：“以太阳少阳推之，此以时令而言之，乃太阴、少阴疑是互误。《灵・阴阳系日月》云：……肺为阳中之少阴……肾为阴中之太阴。《春秋繁露》云：春者少阳之选也，夏者太阳之选也，秋者少阴之选也，冬者太阴之选也。”素 9“肾者主蛰，封藏之本，精之处也……为阴中之少阴，通于冬气。”林亿：“按全元起本并《甲乙经》《太素》，少阴作太阴，肾在十二经为少阴，然在阴分之中当为太阴。”

【少$_2$羽】

1. 五音中羽音的一种，指少羽之人，为人的五行分类中水形之人中的一种。灵 65“众羽与少羽，调右足太阳下。”马莳：“前篇少羽之人，比于左足太阳，太阳之下纡纡然，今以右代左，必有讹耳。”

2. 运气术语。按五音建运理论，羽代表水运。五音分阴阳，太羽为阳，代表水运太过；少羽为阴，代表水运不及。①指水运不及之年。素70“涸流之纪，是谓反阳……少羽与少宫同。”马莳：“此则不及之水为少羽，而水从土化，当与少宫相同。”素71“辛丑、辛未少羽，下加太阳。”②指水运不及之运步。素71“太徵、少宫、太商、少羽、少角。”

【少间】 一会儿，不多久。素39“或卒然痛死不知人，有少间复生者。”

【少$_2$角】

1. 五音中角音的一种，指少角之人，为人的五行分类中木形之人中的一种。灵65“判角与少角，调右足少阳下。”马莳：“此以少角之人而调右足少阳之下者是也。”

2. 运气术语。按五音建运理论，角代表木运。五音分阴阳，太角为阳，代表木运太过；少角为阴，代表木运不及。①指木运不及之年。素70“少角与判商同。”王冰：“少角木不及，故半与商金化同。”素71“上太阴土，中少角木运。”②指木运不及之运步。素71“少角、太徵、少宫、太商、少羽。”张志聪：“岁以木为首，故为初正，从丁起少角。”

【少$_2$泽】 穴名。属手太阳小肠经。井穴。位于小指尺侧，指甲角旁0.1寸处。灵2“手太阳小肠者，上合手太阳，出于少泽。少泽，小指之端也，为井金。”马莳：“出于少泽，在手小指之端外侧，为井金，去爪甲如韭叶。”

【少$_2$俞】 人名，传说中的上古时代名医。相传为俞跗之弟，黄帝之臣，精于针灸术。灵63“黄帝问于少俞曰：五味入于口也，各有所走，各有所病。”

【少$_2$室】 古地名。今河南登封。神3“石钟乳……安五脏，通百节，利九窍，下乳汁。生少室山谷。”

【少$_2$宫】

1. 五音中土音的一种，指少宫之人，为人的五行分类中土形之人中的一种。灵65“少宫与大宫，调右足阳明下。”马莳：“此以少宫之人而调足阳明，是以土人而调土部者是也。”

2. 运气术语。按五音建运理论，宫代表土运。五音分阴阳，太宫为阳，代表土运太过；少宫为阴，代表土运不及。①指土运不及之年。素71“己丑、己未少宫，上临太阴。”素70“卑监之纪，是谓减化……少宫与少角同。”马莳：“此则不及之土为少宫，而土从木化，当与少角同。”②指土运不及之运步。素71“太徵、少宫、太商、少羽、少角。”

【少$_2$海】 穴名。属手太阴心经，合穴。位于肘横纹内侧端，与肱骨内上髁连线之中点，微屈肘取穴。灵5“手太阴根于少泽，溜于阴谷，注于少海。”

【少$_2$商】

1. 穴名。属于手太阴肺经，井穴。位于拇指桡侧指甲根角旁0.1寸处。灵2“肺出于少商，少商者，手大指端内侧也，为井木。”

2. 五音中商音的一种，指少商之人，为人的五行分类中金形之人中的一种。灵65“少商与右商，调右手太阳下。”

3. 运气术语。按五音建运理论，商代表金运。五音分阴阳，太商为阳，代表金运太过；少商为阴，代表金运不及。①指金运不及之年。素71“乙卯、乙酉少商，上临阳明。”素70“从革之纪……少商与少徵同。”张志聪：“商主金音，金运不及，故为少商，火兼用事，故少徵同其化也。”②指金运不及之运步。素71“太角（初正）、少徵、太宫、少商、太羽终。”

【少$_2$腹】 指腹的下部，位于脐与骨盆之间。又称小腹。素17“下竟下者，少腹腰股膝胫足中事也。”素60“季胁引少腹而痛胀……督脉者，起于少腹以下骨中央……其少腹直上者，贯脐中央。”王冰：“少腹，脐以下也。”素69“胸痛引背，两胁满且痛引少腹。”王冰：“少腹，谓脐下两傍髎骨内也。”

【少瞑】 睡而少寐。灵 80“卫气之留于阳也久，故少瞑焉。”

【少$_2$徵】

1. 五音中徵音的一种，指少徵之人，为人的五行分类中火形之人中的一种。灵 65“大徵与少徵，调左手太阳上。”马莳：“前篇以少徵之人，比于右手太阳……而此以左代右，以上代下，必有误耳。”

2. 运气术语。按五音建运理论，徵代表火运。五音分阴阳，太徵为阳，代表火运太过；少徵为阴，代表火运不及。①指火运不及之年。素 71“癸酉、癸卯岁，上阳明金，中少徵火运，下少阴火。”马莳：“中少徵火运者，癸为阴火为少徵也。”②指火运不及之运步。素 71“太角（初正）、少徵、太宫、少商、太羽终。”

【少$_2$阳脉】

1. 指正月、二月阳气始旺时的脉象。素 18“少阳脉至，乍数乍踈，乍短乍长。”林亿：“吕广云：‘少阳王正月二月，其气尚微，故其脉来进退无常。’”

2. 指手少阳三焦经和髎穴部位的脉象，位于耳角根之前，鬓发之后，耳门微前上方。金 14“少阳脉卑，少阴脉细，男子则小便不利，妇人则经水不通。”又，喜多村直宽：“‘少阳脉卑’四字，疑衍。盖‘趺阳脉伏’与‘少阴脉细’相对之辞。男子则小便不利，妇人则经水不通，双关之句，乃经文析男女以错综成文也，且经中无诊少阳之法，又不言脉卑，其为衍文无疑，诸注并凿矣。”

【少$_2$阳病】

1. 病名。六经病之一。由邪热在半表半里所致。临床以口苦，咽干，目眩，往来寒热，胸胁苦满，心烦喜呕，嘿嘿不欲饮食，脉弦为特征。治宜和解少阳，代表方为小柴胡汤。伤 263“少阳之为病，口苦，咽干，目眩也。”伤 266“本太阳病不解，转入少阳者，胁下鞕满，干呕不能食，往来寒热，尚未吐下，脉沉紧者，与小柴胡汤。”伤 272“少阳病欲解时，从寅至辰上。”

2. 指少阳经脉的病变。灵 74“诊目痛，赤脉……从外走内者，少阳病。”张介宾：“足少阳经外行于锐眦之后，故从外走内者，为少阳病也。”

【少$_2$阳藏】 指少阳经脉之气。素 21“少阳藏独至，是厥气也。跻前卒大，取之下俞……少阳藏何象？岐伯曰：象一阳也，一阳藏者，滑而不实也。”马莳：“少阳脉气独至，是足少阳之气逆也。”张志聪：“少阳脏者，三焦甲胆之经气。”高世栻：“三阳主六腑，腑能藏物，亦谓之脏。”

【少$_2$阴证】 指少阴病“脉微细，但欲寐”等临床表现。伤 39“伤寒脉浮缓，身不疼，但重，乍有轻时，无少阴证者，大青龙汤发之。”

【少$_2$阴脉】

1. 足少阴肾经。素 31“少阴脉贯肾络于肺，系舌本。”

2. 少阴病所见脉象。素 32“热病也，荣未交……与少阴脉争见者，死期不过三日。”吴崑：“《伤寒例》云：‘尺寸俱沉者，少阴受病也。’表见阳热之色，里见少阴之脉……是阳证得阴脉矣。”素 79“二阴二阳，病在肺，少阴脉沉，胜肺伤脾，外伤四肢。”森立之：“盖胃肾共病，肾水用事，则其害必至肺金，则少阴病‘脉沉’……‘四肢沉重’、‘四逆’之类，并皆与本文相符。”

3. 足少阴肾经上动脉搏动之象，常指太溪穴部位的脉象。金 14“少阳脉卑，少阴脉细，男子则小便不利，妇人则经水不通。”金 22“少阴脉滑而数者，阴中即生疮。”

【少$_2$阴病】 病名。六经病之一。多因邪传少阴，心肾阳气虚衰，阴寒内盛所致。临床以脉微细，但欲寐，四肢逆冷，下利清谷，甚至汗出亡阳等为特征。治宜温经回阳，代表方为四逆汤。或因热伤肾阴，心火上炎，水火不济而成少阴热化证。临床以心烦不得卧，舌红少苔，脉细数等为特征。治宜滋肾阴，清心火，代表方为黄连阿胶汤。伤281“少阴之为病，脉微细，但欲寐也。”伤282“少阴病，欲吐不吐，心烦，但欲寐。五六日自利而渴者，属少阴也，虚故引水自救，若小便色白者，少阴病形悉具。小便白者，以下焦虚有寒，不能制水，故令色白也。”伤323“少阴病，脉沉者，急温之，宜四逆汤。”伤291“少阴病，欲解时，从子至寅上。”伤303“少阴病，得之二三日以上，心中烦，不得卧，黄连阿胶汤主之。”

【少$_2$室山】 山名。在河南登封县北，位于嵩山之西。神2“冬葵子……久服坚骨，长肌肉，轻身，延年。生少室山。”

【少$_2$阳之人】 阴阳五态人之一。体质特点为多阳而少阴，其特征是办事谨慎，自尊心强，善外交。灵72“少阳之人，諟谛好自贵，有小小官则高自宜，好为外交而不内附……多阳少阴，经小而络大，血在中而气外……其状立则好仰，行则好摇，其两臂两肘则常出于背，此少阳之人也。”

【少$_2$阳中风】 证名。因少阳感受风邪，郁而化火，风火相扇，上干清窍，旁及脉络所致。临床见胸中满而烦，耳聋，目赤等。伤264“少阳中风，两耳无所闻，目赤，胸中满而烦者，不可吐下，吐下则悸而惊。”

【少$_2$阳阳明】 证名。指因少阳病误治亡失津液，火热化燥而转属阳明的病证。伤179“少阳阳明者，发汗、利小便已，胃中燥烦实，大便难是也。”成无已：“邪自少阳经传入府者，谓之少阳阳明。经曰：伤寒，脉弦细，头痛发热者，属少阳，少阳不可发汗，发汗则谵语，此属胃，即是少阳阳明病也。”

【少$_2$阴之人】 阴阳五态人之一。体质特点为多阴而少阳，其特征是爱贪小便宜，善盗，对别人的痛苦幸灾乐祸，并有嫉妒之心。灵72“少阴之人，小贪而贼心，见人有亡，常若有得，好伤好害，见人有荣，乃反愠怒，心疾而无恩……多阴少阳，小胃而大肠，六府不调，其阳明脉小而太阳脉大……其状清然窃然，固以阴贼，立而躁崄，行而似伏，此少阴之人也。”

【少$_2$阴中风】 证名。指少阴经感受风邪所形成的病证。伤290“少阴中风，脉阳微阴浮者，为欲愈。”钱潢：“夫少阴中风者，风邪中少阴之经也。”

【少$_2$羽之人】 古代体质类型之一。羽为五音之一，与五行中水相应，用以代表阴阳二十五人中水形之人。水形之人分为上羽、大羽、少羽、众羽、桎羽五个类型，少羽之人为其中之一，以善于周旋为特点。灵64“少羽之人，比于左足太阳，太阳之下纡纡然。”马莳：“纡纡然者，有周旋之义也。”

【少$_2$宫之人】 古代体质类型之一。宫为五音之一，与五行中土相应，用以代表阴阳二十五人中土形之人。土形之人分为上宫、大宫、少宫、左宫、加宫五个类型，少宫之人为其中之一，以性格圆滑为特点。灵64“少宫之人，比于右足阳明，阳明之上枢枢然。”张介宾：“枢枢，圆转貌。”

【少$_2$商之人】 古代体质类型之一。商为五音之一，与五行中金相应，用以代表阴阳二十五人中金形之人。金形之人分为上商、钛商、左商、少商、右商五个类型，少商之人为其中之一，以严肃庄重为特点。灵64“少商之人，比于右手阳明，阳明之下严严然。”张介宾：“严严，庄重貌。”

【少$_2$腹如扇】 症状名。谓小腹恶寒犹如风吹状。金20“腹痛恶寒者，少腹如扇，所以然者，子脏开故也，当以附子汤温其脏。”

【少$_2$徵之人】 古代体质类型之一。徵为五音之一，与五行中火相应，用以代表阴阳二十五人中火形之人。火形之人分为上徵、质徵、右徵、少徵、质判五个类型，少徵之人为其中之一，以性格乐观喜悦为特点。灵 64“少徵之人，比于右手太阳，太阳之下慆慆然。”张志聪：“慆慆，喜悦之态。”

日（rì）

1. 太阳。素 6“日为阳，月为阴。”素 3“阳气者，若天与日，失其所则折寿而不彰。”素 9“日行一度，月行十三度而有奇焉。”

2. 昼，白天。素 3“故阳气者，一日而主外。”素 35“卫气一日一夜大会于风府。”

3. 地球自转一周的时间，一昼夜。素 6“大小月三百六十日成一岁。”灵 76“岁有十二月，日有十二辰。”

4. 每天，一天天地。素 14“五色日见于目，而病不愈者，亦何暇不早乎？”素 29“四肢不得禀水谷气，气日以衰。”伤 369“伤寒下利，日十余行。”

5. 记历的单位。特指一个月内的某一天。灵 77“太一常以冬至之日，居叶蛰之宫四十六日。”灵 79“因立春之日，风从西方来，万民又皆中于虚风。”

6. 日子，日期。素 22“肝主春，足厥阴少阳主治，其日甲乙。”灵 6“形先病而未入藏者，刺之半其日；藏先病而形乃应者，刺之倍其日。”伤 6“一逆尚引日，再逆促命期。”

7. 日辰禁忌。灵 78“欲治之，无以其所直之日溃治之，是谓天忌日也。”张志聪：“所直之日，谓太一所在之日，及诸戊己。凡此九者，是谓天忌日也。”

8. 为“月”之讹。指女子月经来潮。灵 49“别乡赤者，其色亦大如榆荚，在面王为不日。”丹波元简：“今依《甲乙》‘不日’作‘不月’，连上文女子在于面王之章，俱为女子之义，则似义稍通。”

【日入】 日落。灵 18“日入阳尽而阴受气矣。”素 65“冬日入，夏日出。”

【日夕】 傍晚。素 20“病风者，以日夕死。”高世栻：“日夕，乃申酉之时。”

【日中】 正午。素 4“日中至黄昏，天之阳，阳中之阴也。”灵 18“日中而阳陇为重阳。”素 20“热中及热病者，以日中死。”高世栻：“日中，乃巳午之时。”

【日月】

1. 太阳和月亮。素 2“天明则日月不明，邪害空窍。”素 9“天度者，所以制日月之行也。”灵 71“天有日月，人有两目。”

2. 指太阳和月亮的运行变化规律。素 13“治不本四时，不知日月。”王冰：“不知日月者，谓日有寒温明暗，月有空满亏盈也。”素 26“凡刺之法，必候日月星辰，四时八正之气，气定乃刺之。”王冰：“候日月者，谓候日之寒温，月之空满也。”

3. 一天一月。即天干十日和地支十二月。见“阴阳系日月”。

【日出】 太阳初升之时。又称平旦。素 22“脾病者，日昳慧，日出甚，下晡静。”素 65“肺病喘咳……十日不已死，冬日入，夏日出。”

【日西】

1. 太阳偏西。灵 18“日中为阳陇，日西而阳衰，日入阳尽而阴受气矣。”

2. 日落之时。即傍晚。素 3“日西而阳气已虚，气门乃闭。”高世栻：“日西阳气已虚，气门乃收，申酉戌日西之时，主人身秋收之气也。”

【日光】 太阳发出的光。素 2“早卧晚起，必待日光。”灵 4“微大为肺痹引胸背，起恶日光。”张志聪：“日光，太阳之火，阴血少，故恶日光，金畏火也。”

【日夜】 白天黑夜。灵 22“狂始发，少卧不饥，自高贤也，自辩智也，自尊贵也，善骂詈，日夜不休。”

【日昳】 太阳偏西。相当于下午 1 时至

3时。素22“脾病者，日昳慧，日出甚，下晡静。”素65“冬夜半后，夏日昳。”王冰：“日昳，谓午后八刻未正时也。”

【日晡】 指申时。即下午3时至5时。金21“日晡时烦躁者，不食，食则谵语，至夜即愈。”伤240“日晡所发热者，属阳明也。”

【日暮】 傍晚。素27“如待所贵，不知日暮。”伤398“病人脉已解，而日暮微烦，以病新差。”

【日醒】 谓顿悟犹如清晨初醒。灵42“道，昭乎其如日醒，窘乎其如夜瞑……何谓日醒？岐伯曰：明于阴阳，如惑之解，如醉之醒。”

曰（yuē）

1. 说，说道。素3“黄帝曰：夫自古通天者，生之本，本于阴阳。”灵1“《大要》曰：徐而疾则实，疾而徐则虚。”灵4“岐伯曰：身半已上者，邪中之也；身半已下者，湿中之也。”

2. 叫做，称为。素1“高下不相慕，其民故曰朴。”素6“天复地载，万物方生，未出地者，命曰阴处，名曰阴中之阴。”素11“此受五藏浊气，名曰传化之府。”

3. 为，是。素10“赤脉之至也，喘而坚，诊曰有积气在中。”素25“一曰治神，二曰知养身，三曰知毒药为真，四曰制砭石小大。”素66“九星悬朗，七曜周旋，曰阴曰阳，曰柔曰刚，幽显既位，寒暑弛张。”

4. 疑为“用”之讹。灵48“所谓经治者，饮药，亦曰灸刺。”《甲乙经》卷四“曰”作“用”。

中（一、zhōng）

1. 内，里面。与“外”相对。素4“故曰阴中有阳，阳中有阴。”灵18“营在脉中，卫在脉外，营周不休。”金1“五劳、七伤、六极、妇人三十六病，不在其中。”

2. 中间；当中。灵26“取足太阳腘中血络。”素5“贤人上配天以养头，下象地以养足，中傍人事以养五藏。”素71“运居其中而常先也。”张介宾：“岁运居上下之中，气交之分。”

3. 指一个时期或一个地区内。难43“一日中五升，七日，五七三斗五升。”神2“曾青……生蜀中山谷。”

4. 居于其中。素17“当病毁伤，不见血，已见血，湿若中水也。”王冰：“若已见血，则是湿气及水在腹中也。”

5. 中等。素74“君一臣三佐五，制之中也。”难18“九候者，浮中沉也。”

6. 半，位置在两端之间的。灵54“真邪相攻，乱而相引，故中寿而尽也。”灵80“余尝上于清泠之台，中阶而顾。”

7. 正，不偏不倚，无过无不及。见“中适”。

8. 指体内。素17“五藏者，中之守也。”王冰：“身形之中，五神安守之所也。”素47“夫肝者，中之将也，取决于胆。”杨上善：“胆为肝府，肝为内将，取决于胆。”灵37“府藏之在中也，各以次舍。”灵73“大寒在外，留而补之，入于中者，从合泻之。”①指心胸。素10“赤脉之至也，喘而坚，诊曰有积气在中，时害于食，名曰心痹。”王冰：“心脉起于心胸之中，故积气在中。”素18“盛喘数绝者，则病在中。”②指腹中。素69“民病中清，胠胁痛，少腹痛，肠鸣溏泄。”③指人体的中部或中焦部位。素71“热病行于下，风病行于上，风燥胜复形于中。”素70“病在中，傍取之。”伤184“阳明居中，主土也。”④指五脏。灵8“因悲哀动中者，竭绝而失生。”灵48“寸口主中，人迎主外。”杨上善：“中，谓五藏。”素14“此四极急而动中。”杨上善：“此四候，即是五脏伤竭，病生于内，故曰动中。”又，王冰：“皆四肢脉数急而内鼓动于肺中也。肺动者，谓气急而咳也。”⑤指脾胃。素 14“中鬲者，皆为伤中，其病虽愈，不过一岁必死。”森立之：“盖‘中’者，谓脾胃也。《伤寒论》所云理中、建中与此同义。”又，张介宾：“若伤其鬲，则脏气阴阳相乱，是为伤中。”伤 159“理中者，理中焦。”灵 23“中有寒，取三里。”张介宾：“若中气有寒，仍当取足阳明之三里，温补胃气而风寒可除也。”⑥指肠胃。灵 3“浊气在中者……而病生于肠胃，故命曰浊气在中也。”素 42“久风入中，则为肠风飧泄。”杨上善：“皮肤受风日久，传入肠胃之中泄痢，故曰肠风。”⑦指子宫。金 22“妇人经水闭不利，脏坚癖不止，中有干血，下白物，矾石丸主之。”尤怡：“脏坚癖不止者，子脏干血，坚凝成癖而不去也。”⑧指经脉，血脉。灵 15“气行交通于中，一周于身，下水二刻。”灵 72“少阳之人，多阳少阴，经小而络大，血在中而气外。”张介宾：“血脉在中，气络在外。”灵 48“陷下者，脉血结于中，中有著血。”⑨指病位深远。灵 7“病在中者，取以长针。”张介宾：“中者，言其远也。”马莳：“《九针论》云：八曰长针，主取深邪远痹者也。”

9. 犹言宜，可。伤 16“此为坏病，桂枝不中与之也。”伤 98“本渴饮水而呕者，柴胡汤不中与也，食谷者哕。”伤 149“但满而不痛者，此为痞，柴胡不中与之，宜半夏泻心汤。”

10. 合适；恰当。见“中适”。

11. 指二十四节气的中气。《左传·文公元年》：“举正于中。”杜预注：“举中气以正月。”素 9“立端于始，表正于中，推余于终。”

12. 运气术语。①指中气，即六气每一步的最后 30 天余，用以代表天气。素 68“何谓初中？岐伯曰：初凡三十度而有奇，中气同法……初者地气也，中者天气也。”②指中见之气，即与本气三阴三阳相表里的气。素 68“所谓本也，本之下，中之见也。”素 74“阳明厥阴，不从标本从乎中也……从中者以中气为化也。”张志聪：“是以阳明厥阴，从中见之化也。”③指中运。又称岁运，通主一年的气运。素 71“上少阴火，中太宫土运，下阳明金……中苦热。”张志聪：“太阴湿土运化于中，故宜苦以燥湿，热以温阴。”

13. 为“上”之讹。灵 13“手少阳之筋……结于腕，中循臂结于肘。”胡本、《甲乙经》卷二、《太素》卷十三“中”并作“上”。

（二、zhòng）

1. 刺中。灵 4“刺此者，必中气穴，无中肉节。”灵 7“豹文刺者，左右前后针之，中脉为故，以取经络之血者。”灵 9“膺腧中膺，背腧中背。”马莳：“此言凡取穴者，必当各中其所也。”

2. 符合。素 17“以春应中规，夏应中矩。”素 75“外无期，内无正，不中经纪，诊无上下。”

3. 指治疗措施切合病情，取得疗效。灵 1“刺之害，中而不去，则精泄。”张介宾：“针已中病即当去针，若中而不去则精气反泄。”

4. 侵袭；伤害。灵 4“邪之中人，或中于阴，或中于阳。”素 68“邪之中也奈何……中执法者，其病速而危；中行令者，其病徐而持；中贵人者，其病暴而死。”金 1“五邪中人，各有法度。风中于前，寒中于暮，湿伤于下，雾伤于上。”

5. 感受，遭受。灵 66“其中于虚邪也，因于天时，与其身形。”素 35“温疟者，得之冬中于风。”素 39“因重中于寒，则痛久矣。”

6. 中伤，刺伤。素 52“刺中心，一日死……刺中肝，五日死。”高世栻：“故刺失其宜，中伤心气，周时一日而死……中伤肝气，则三日死。”素 16“中心者环死，中脾者五日死。”素 61“取分肉间，无中其经，

四画

无伤其络。”

7. 指诊断切中（病情）。素 78“卒持寸口，何病能中……坐持寸口，诊不中五脉。”

8. 触及，碰。素 18“寸口之脉中手短者，曰头痛。”素 19“真肺脉至，大而虚，如以毛羽中人肤。”素 27“其至寸口中手也，时大时小。”

9. 应，感应。指（针感）传循到某处。灵 75“刺其听宫，中其眸子。”孙鼎宜：“中，犹应也。”

10. 到，达到。灵 37“明堂广大，蕃蔽见外，方壁高基，引垂居外……寿中百岁。”灵 49“如是者，寿必中百岁。”

【中工】 指医疗水平中等的医生。金 1“中工不晓相传，见肝之病，不解实脾，惟治肝也。”灵 5“故曰上工平气，中工乱脉，下工绝气危生。”难 13“上工者十全九，中工者十全八，下工者十全六。”

【中山】 古国名。今河北定县、唐县一带。神 2“白蒿……生中山川泽。”神 4“甘遂……生中山山谷。”

【中止】 中间停歇。伤 178“又脉来动而中止，更来小数，中有还者反动，名曰结。”

【中见】 运气术语。中见之气。即与本气三阴三阳相表里的气。素 68“少阳之上，火气治之，中见厥阴。”张介宾：“此以下言三阴三阳各有表里，其气相通，故各有互根之中气也。”

【中气】

1. 指中焦脾胃之气。素 17“声如从室中言，是中气之湿也。”灵 28“中气不足，溲便为之变，肠为之苦鸣。”

2. 肠胃之气。素 43“肠痹者，数饮而出不得，中气喘争，时发飧泄。”王冰：“肠胃中阳气与邪气奔喘交争。”

3. 指人体正气。灵 1“补曰随之……其气故止，外门已闭，中气乃实。”灵 72“气脱而疾，中气不足，病不起也。”素 35“中气实而不外泄。”

4. 运气术语。即六气每一步的最后 30 多天，用以代表天气。素 68“初凡三十度而有奇，中气同法……初者，地气也；中者，天气也。”

5. 运气术语。指中见之气，即与本气三阴三阳相表里的气。素 74“从标本者有标本之化，从中者以中气为化也……有取中气而得者。”张介宾：“中气，中见之气也。”

【中$_2$风】

1. 病证名。①指卒暴昏仆，不省人事，或口眼歪斜，半身不遂，语言謇涩的病证。金 5“中风……邪在于络，肌肤不仁；邪在于经，即重不胜；邪入于腑，即不识人；邪入于脏，舌即难言，口吐涎。”②指太阳中风证。伤 2“太阳病，发热，汗出，恶风，脉缓者，名曰中风。”难 58“伤寒有五：有中风，有伤寒，有湿温，有热病，有温病……中风之脉，阳浮而滑，阴濡而弱。”

2. 指感受风邪。素 42“入房汗出中风，则为内风。”神 4“牡丹……主寒热，中风瘈疭，痉，惊痫邪气。”

【中古】 次于上古的时代。由于古人所处时代不同，所指时期不一。《内经》似指夏商时期。素 1“中古之时，有至人者，淳德全道。”素 13“中古之治病，至而治之。”

【中央】

1. 四方之中。与五行相配属土，在脏为脾，在色为黄。素 4“中央为土，病在脾……中央黄色，入通于脾。”素 29“脾者，土也，治中央，常以四时长四藏。”

2. 指中原地带。素 12“中央者，其地平以湿，天地所以生万物也众。”

3. 中间。素 60“督脉者，起于少腹以下骨中央。”灵 2“委中，腘中央，为合。”金 11“脉出左，积在左；脉出右，积在右；脉两出，积在中央。”

4. 诊法术语。面部色诊部位。①指五脏色诊部位，即在以鼻为中心的颜面正中。

灵49“五藏次于中央，六府挟其两侧。”②指大肠的面部色诊部位，在鼻翼外侧。灵49“中央者，大肠也。”张介宾：“中央者，面之中央也，谓迎香之外，颧骨之下，大肠之应也。”③指膝的面部色诊部位，在两侧上下牙床的中间位置。灵49“中央者，膝也。”张介宾：“中央，两牙车之中央也。”

5. 指脉象之居中部位。素19“秋脉者肺也……毛而中央坚，两旁虚，此谓太过，病在外。”

【中外】

1. 即内外。指疾病的表、里不同部位。素74“病之中外何如……定其中外，各守其乡。”灵4“形寒寒饮则伤肺，以其两寒相感，中外皆伤。”灵66“上下中外，分为三员。”

2. 指脉象的浮取与沉取。素19“真肝脉至，中外急，如循刀刃责责然。”森立之：“中外急，谓浮沉共急劲也。”

【中台】 古地名。无所考缉。神3“麝香……生中台山谷。”

【中年】 一般称40岁左右为中年。素33“中年者五日，不精者七日。”

【中冲】 穴名。属手厥阴心包经，为井穴。位于手中指桡侧指甲根角旁约0.1寸处。灵2“心出于中冲，中冲，手中指之端也。”

【中州】

1. 古豫州地处九州中间，称为中州。灵78“六府膈下三藏应中州。”

2. 指中央，即四方之中。难4“脾者，中州，故其脉在中。”滑寿：“以脾受谷味，灌溉诸脏，诸脏皆受气于脾土，土主中宫之义也。”

【中寿】 犹言中年。指自然寿命之半。灵54“其五脏皆不坚……故中寿而尽也。”

【中极】 穴名。属任脉。位于腹正中线，脐下4寸。素60“任脉者，起于中极之下。”

【中针】 长短粗细适中的针具。素36“疟脉满大，急刺背俞，用中针。”

【中身】

1. 犹言身半，指腰部。素6“中身而上，名曰广明。”

2. 中部。灵1“员利针者……且员且锐，中身微大，以取暴气。”

【中岳】 山名。即嵩山，在今河南省登封县北。神3“芍药……生中岳川谷。”

【中府】 指胃。素27“调之中府，以定三部。”高世栻：“中府，胃府也。”

【中治】 指运气中的主气。素71“少阳中治，时雨乃涯。”张介宾：“少阳中治，三之主气也。”马莳：“少阳为三之气，乃中治也。”

【中经】 指《神农本草经》中卷。神1“欲遏病补虚羸者，本中经。”森立之：“此书三品各一经，为上经、中经、下经，即卷上、中卷、下卷也。”

【中封】 穴名。属足厥阴肝经。位于足背内侧，当内踝前方1寸，胫骨前肌腱内侧缘凹陷处。灵2“中封，内踝之前一寸半，陷者之中。”《甲乙经》卷三、《备急千金要方》卷二十九、《外台秘要》卷三十九“一寸半”并作“一寸”。

【中指】

1. 手中指。灵14“腕至中指本节长四寸。”灵71“心主之脉，出于中指之端。”

2. 足中趾。灵10“胃足阳明之脉……下足跗，入中指内间……足跗上皆痛，中指不用。”

【中药】 指中等品类的药物。神1“中药一百二十种，为臣。主养性以应人。”

【中品】 中等，中等品级。神3“卷三中品。”

【中适】 中和适当。灵29“食饮者，热无灼灼，寒无沧沧，寒温中适，故气将持。”张介宾：“寒热适其中和，则元气得以执持。”

【中脉】 指中部阳明经之合穴足三里。灵1“针中脉则浊气出。”灵3“针中脉则浊气出者，取之阳明合也。”马莳：“针其中脉，以取足阳明胃经之合，即三里穴，则中之浊气可出。”

【中度】 犹适中。灵12“其可为度量者，取其中度也。”杨上善：“中度者，非唯取七尺五寸以为中度，亦取肥瘦寒温盛衰，处其适者，以为中度。”

【中宫】

1. 九宫之一。指北极星所在的区域。又名“中央”、“招摇”。灵77“太一在中宫之日有变，占在吏。”

2. 指五方的中央。难18“土主中宫，故在中部也。”

【中热】

1. 中（zhōng）热。①指体内有热。素41“中热而喘，刺足少阴。”高世栻：“中热而喘，乃阳热内乘，阴寒外闭，故刺足少阴。”②指胸中烦热。素16“厥阴终者，中热，嗌干，善溺，心烦。”高世栻：“手厥阴心包之脉，起于胸中，故中热。”素69“岁火太过……中热，肩背热。”王冰：“中热，谓胸心之中也。”③胃热。灵36“中热胃缓则为唾……中热则胃中消谷。”灵29“夫中热消瘅则便寒……胃中热则消谷。”

2. 中（zhòng）热。即中暑。又名“中暍”。金2“太阳中热者，暍是也。汗出恶寒，身热而渴，白虎加人参汤主之”。森立之：“中热者，即中暑之义，汗、热、渴三证，共添一‘大’字而看，尤妙。”

【中$_2$恶】 古病名。又称客忤、卒忤。泛指感受秽浊之邪，突然厥逆不省人事的病症。神1“夫大病之主，有中风，伤寒，寒热，温疟，中恶。”森立之：“《病源》中恶者，是人精神衰弱，为鬼神之气卒中之也。”

【中根】 指存在于物质内部之根由。素70“故有胎孕不育，治之不全，此气之常也，所谓中根也……根于中者，命曰神机。”王冰：“生气之根本，发自身形之中，中根也。”又，高世栻：“五运在中，万物化生，所谓中根。”

【中原】 指黄河中下游地区。神1“青蘘……生中原川谷。”

【中脂】 即中膂，指脊椎。素58“中脂两傍各五，凡十穴。”张介宾：“脂，膂同。”

【中$_2$病】 治疗措施切合病情，取得疗效。金3“百合地黄汤方……中病，勿更服。”金10“乌头……其知者，如醉状，得吐者，为中病。”

【中部】 诊法术语。①指三部九候诊法中位于经渠、合谷、神门处的脉动部位。素20“何谓三部……有下部，有中部，有上部。”②指寸口诊脉部位中的两手关部。难18“土主中宫，故在中部也……中部法人，主膈以下至脐之有疾也”。

【中野】 原野之中。灵60“白刃陈于中野者，此非一日之谋也。”

【中脘】 指胃的中部。难31“中焦者，在胃中脘。”

【中渚】 穴名。属手少阳三焦经。输穴。位于手背第4、5掌骨间，掌指关节后方凹陷处。灵2“三焦者……注于中渚，中渚，本节之后陷者中也，为腧。”

【中裈】 即内裤。伤392“妇人中裈，近隐处，取烧作灰。”

【中焦】 三焦之一。指膈下至脐的部位。内居脾胃，具有熟腐水谷，吸收水谷精微，化生血液，营养全身的作用。灵18“中焦亦并胃中，出上焦之后，此所受气者，泌糟粕，蒸津液，化其精微，上注于肺脉，乃化以为血。”灵30“中焦受气取汁，变化而赤，是谓血。”灵81“中焦出气如露。”

【中道】 半途，半路。灵60“迎之五里，中道而止，五至而已，五往而藏之气尽矣。”素74“病所远而中道气味之者，食而

四画

过之，无越其制度也。”吴崑：“言病所远，恐药至中道而气味他往者，食药后促而过之。”

【中$_2$湿】

1. 指感受湿邪。难 43“何谓五邪？然：有中风，有伤暑，有饮食劳倦，有伤寒，有中湿。”难 50“伤寒得之为微邪，中湿得之为贼邪。”

2. 病证名。指湿痹。金 2“太阳病，关节疼痛而烦，脉沉而细，此名湿痹。《玉函》云中湿。”

【中寒】

1. 中（zhōng）寒，证名。①指里寒证。素 62“阴盛生内寒奈何……故中寒。”②指中焦虚寒证。中焦脾胃阳气不足，阴寒内盛，临床见脘腹疼痛喜按，畏寒肢冷，口淡泛恶，食少，便溏等。金 10“夫中寒家，喜欠，其人清涕出……中寒，其人下利，以里虚也，欲嚏不能，此人肚中寒。一云痛。”

2. 中（zhòng）寒，证名。即感受寒邪的胃中虚冷证。指以不能食为主症的阳明病。伤 190“阳明病，若能食，名中风；不能食，命中寒。”伤 191“阳明病，若中寒者，不能食，小便不利，手足濈然汗出……必大便初鞕后溏。”程郊倩：“本因有寒，则阴邪应之，阴不化谷，故不能食，就不能食者，名之曰中寒，犹云寒则召寒，其实乃胃中虚冷证也。”

【中暍】 古病名。①即中暑、中热。金 13“渴欲饮水，口干舌燥者，白虎加人参汤主之。方见中暍中。”②指阴寒之暑证。即夏季感受寒湿之邪所致之证。金 2“太阳中暍，发热恶寒，身重而疼痛，其脉弦细芤迟。”王肯堂：“中暍者，乃阴寒之证，法当补阳气为主，少佐以解暑。”

【中满】 病证名。即脘腹胀满。素 5“中满者，泻之于内。”吴崑：“中满者，腹中满也。”素 47“甘者令人中满。”素 65“先热而后生中满者治其标……先病而后生中满者治其标。”

【中膂】 穴名。属足太阳膀胱经。位于骶部，平第 3 骶后孔，距骶正中线 1.5 寸处。灵 75“又刺中膂，以去其热。”张介宾：“大杼、中膂俞，俱太阳经穴，刺此皆可以去热。”

【中附上】 尺肤诊部位名称。指上肢腕肘关节之间内侧中 1/3 部位。素 17“中附上，左外以候肝，内以候膈；右外以候胃，内以候脾。”

【中俞髎】 穴名。指陷谷穴。属足阳明胃经。位于足背第 2、3 跖骨结合部之前方凹陷处。素 60“连骱若折，治阳明中俞髎。”高世栻：“髎，骨穴也……中俞，足阳明俞穴也。五俞之穴，前有井、荥，后有经、合，俞居中，故曰中俞髎，足中指间陷谷穴也。”

【中部人】 诊法术语。指三部九候诊法中位于神门处的动脉。素 20“中部人，手少阴也……人以候心。”王冰：“谓心脉也。在掌后锐骨之端，神门之分，动应于手也……手少阴脉当其处也。”

【中部天】 诊法术语。指三部九候诊法中位于经渠处的动脉。素 20“中部天，手太阴也……天以候肺。”王冰：“谓肺脉也。在掌后寸口中，是谓经渠，动应于手……手太阴脉当其处也。”

【中部地】 诊法术语。指三部九候诊法中位于合谷处的动脉。素 20“中部地，手阳明也……地以候胸中之气。”王冰：“谓大肠脉也。在手大指次指歧骨间，合谷之分，动应于手也……手阳明脉当其处也。经云：肠胃同候，故以候胸中也。”

【中正之官】 官名。陈胜为楚王时始设。负责考察人才，作为选任官员的依据。喻胆的主决断作用。素 8“胆者，中正之官，决断出焉。”

【中指次指】

1. 为“小指次指”之讹。即无名指。

四画

素63“手不及头，刺手中指次指爪甲上。”《新校正》云:“按《甲乙经》关冲穴出于小指次指之端，今言中指者误也。”

2. 为“大指次指”之讹。即中指。素63“邪客于足阳明之经，令人鼽衄，上齿寒，刺足中指次指爪甲上。”王冰:“中当为大，亦传写中大之误也。据《灵枢经》《孔穴图经》中指次指爪甲上无穴，当言刺大指次指爪甲上，乃厉兑穴，阳明之井。”《新校正》云:“按《甲乙经》云：刺足中指爪甲上，无次指二字，盖以大指次指为中指义，与王注同。”

【中渎之府】 指三焦。三焦是体内主持水液通行，总司气化的内脏。灵2“三焦者，中渎之府也，水道出焉。”

【中焦如沤】 比喻中焦沤渍食物，腐熟水谷的功能。灵18“余闻上焦如雾，中焦如沤，下焦如渎，此之谓也。”

【中精之府】 指胆。因其贮藏精汁，故名。灵2“胆者，中精之府。”

【中风历节病脉证并治】 《金匮要略》篇名。本篇主要论述中风病与历节病的病因病机以及辨证论治，故名篇。

内（一、nèi）

1. 里面，里头。与“外”相对。《广雅·释言》:“内，里也。”素3“天地之间，六合之内。”灵47“有其不离屏蔽室内。”伤233“于铜器内，微火煎。”①指体内。素4“夫言人之阴阳，则外为阳，内为阴。”灵6“在内者，五藏为阴，六府为阳；在外者，筋骨为阴，皮肤为阳。”灵12“经脉十二者，外合于十二经水，而内属于五藏六府。”金6“内有干血，肌肤甲错，两目黯黑。”②指内在脏腑。素17“知内者按而纪之，知外者终而始之。”张介宾:“内，言脏气。藏象有位，故可按而纪之。”又，王冰:“知内者，谓知脉气也，故按而为之纲纪。”杨上善:“秋冬脉气为阴在内，故按得纲纪。”素13“今世治病，毒药治其内，针石治其外。”伤352“若其人内有久寒者，宜当归四逆加吴茱萸生姜汤。”③指腹内；肠胃。素5“中满者，泻之于内。”王冰:“内，谓腹内。”又，杨上善:“气胀肠胃之中，可以泻之。”伤105“若自下利者，脉当微厥，今反和者，此为内实也，调胃承气汤主之。”柯琴:“今调和而不微，是脉有胃气，胃实可知也。”难29“任之为病，其内苦结，男子为七疝，女子为瘕聚。”④指心胸部。素19“大骨枯槁，大肉陷下，胸中气满，喘息不便，内痛引肩项，期一月死。”杨上善:“内痛，谓是心内痛也。”金12“脉沉而弦者，悬饮内痛。”陆渊雷:“内痛，亦谓胸胁内引痛耳。”⑤指经脉。与络脉相对而言。素26“阴阳相错，真邪不别，沉以留止，外虚内乱，淫邪乃起。”杨上善:“络脉外虚，经脉内乱，于是淫邪得起也。”⑥指脉内。灵20“邪在肝，则两胁中痛，寒中，恶血在内，行善掣节，时脚肿。”张志聪:“内，脉内也。”⑦指循行于脉内的营气。灵18“故太阴主内，太阳主外，各行二十五度，分为昼夜。”张介宾:“内言营气，外言卫气。”⑧指诊脉部位。即脉位深在，重按乃得。灵1“五藏之气已绝于内，而用针者反实其外，是谓重竭。”马莳:“内绝不至者，重按之而脉不至。”又，张介宾:“脏气已绝于内，阴虚也。”难12“五藏脉已绝于内者，肾肝气已绝于内也。”叶霖:“此以脉口内外言阴阳虚实，不可误也。”⑨指目内眦。灵74“从外走内者，少阳病。”杨上善:“手足少阳经皆从目外来，去于目锐眦，走于目内。”⑩指居中、靠里的一侧。灵10“肺手太阴之脉……下肘中，循臂内上骨下廉，入寸口。”张介宾:“内，内侧也。”素17“左外以候心，内以候膻中。”素19“膺背肩甲间痛，两臂内痛。”

2. 指向内，向里。素17“推而内之，外而不内，身有热也。”王冰:“脉远臂筋，推之令近，远而不近，是阳气有余，故身有热也。”素 43“诸痹不已，亦益内也。”素 61“内不得入于藏府，外不得越于皮肤。”

3. 室，内室。素 42“首风之状……头痛不可以出内，至其风日，则病少愈。”王冰：“内，谓室屋之内也。”灵 6“起步内中，无见风。”

4. 女色，房事。灵 9“新内勿刺，新刺勿内。”张志聪：“内者，入房也。”又见“接内”、“使内”。

5. 心，内心。素 1“外不劳形于事，内无思想之患。”灵 80“余私异之，窃内怪之，独瞑独视，安心定气，久而不解。”伤 121“今反不恶寒，不欲近衣，此为吐之内烦也。”

6. 病位在里，相对于“表”而言，指病位在肌表之内。素 74“从内之外者，调其内；从外之内者，治其外。”灵 49“其脉口滑以沉者，病日进，在内；其人迎脉滑盛以浮者，其病日进，在外。”伤 389“下利清谷，内寒外热，脉微欲绝者，四逆汤主之。”

7. 内在的病机。素 78“志意不理，外内相失，故时疑殆。”吴崑：“故外之病情，内之神志，两者相失。”又，王冰：“外，谓色；内，谓脉也。”张介宾：“外内相失者，以彼我之神不交，心手之用不应也。”

（二、nà）

“纳”的古字。

1. 放入，加入。灵 6“用绵絮一斤，细白布四丈，并内酒中。”伤 14“先煮麻黄、葛根，减二升，去上沫，内诸药，煮取三升，去滓。”金 2“病在头中寒湿，故鼻塞，内药鼻中则愈。”

2. 受纳，纳入。灵 16“营气之道，内谷为宝。”灵 60“内药而呕者，是二逆也。”素 63“邪客于足少阴之络，令人嗌痛不可内食。”

3. 接纳，收藏。灵 72“太阴之人，贪而不仁，下齐湛湛，好内而恶出。”马莳：“内，同纳。好纳而恶出者，有所得则喜，有所费则怒也。”素 77“治病之道，气内为宝。”张介宾：“气内者，气之在内者也，即元气也。”

4. 刺入。灵 9“久病者邪气入深，刺此病者，深内而久留之。”马莳：“内，纳同。”素 62“候呼内针，气出针入。”难 70“初内针，浅而浮之，至心肺之部，得气，推内之阴也。”

【内气】

1. 体内脏腑经脉之气。素 28“暴厥而聋，偏塞闭不通，内气暴薄也。”

2. 指人体阳气。素 64“冬刺络脉，内气外泄，留为大痹。”森立之：“内气外泄，谓阳气外出，阴血不行，所以为痹也。”

【内风】　病名。因房事汗出，腠理开泄，致外风侵袭而成的病证。又名劳风。素 42“入房汗出中风，则为内风。”王冰：“内耗其精，外开腠理，因内风袭，故曰内风。经具名曰劳风。”

【内外】

1. 人体与环境。素 3“如是则内外调和，邪不能害，耳目聪明，气立如故。”杨上善：“故圣人陈阴阳，使人调内外之气，和而不争也。”灵 66“此内外三部之所生病者也。”

2. 指内在的筋脉脏腑和外在的皮毛肤肉。素 4“夫言人之阴阳，则外为阳，内为阴……此皆阴阳表里内外雌雄相输应也，故以应天之阴阳也。”杨上善：“皮毛肤肉，在外为阳；筋骨脏腑，在内为阴。”素 69“五运更治，上应天朞，阴阳往复，寒暑迎随，真邪相薄，内外分离。”张介宾：“内外分离，表里不相保也。”难 72“调气之方，必在阴阳者，知其内外表里，随其阴阳而调之。”叶霖：“内为阴而主里，外为阳而主表。”

3. 指病位的表与里。素 35“疟之始发也……寒去则内外皆热，头痛如破，渴欲冷饮。”素 54“深浅在志者，知病之内外也。”伤 60“下之后，复发汗，必振寒，脉微细。所以然者，以内外俱虚故也。”

4. 指诊脉时脉位的深与浅。难 12“内外之绝，何以别之?”

5. 指疾病的内在表现与外在征象。难 16“然，是其病有内外证……假令得肝脉，其外证：善洁，面青，善怒；其内证：齐左有动气，按之牢若痛。”滕万卿:“按此篇所言内外证，非谓病症表里，即为诊候内外也……所谓外证者，医坐病人之侧，以为望闻也；内证者，亲逼病人，按腹诊脉，以为问切也。”

【内伤】 指七情不节、饮食饥饱、劳倦、房劳过度等因素内损脏气。素 77“故贵脱势，虽不中邪，精神内伤，身必败亡。”神 4“石楠草味辛，平。主养肾气，内伤阴衰。”

【内关】

1. 病机名。指阴气盈溢于内，与阳气不能相交。灵 9“脉口四盛，且大且数者，名曰溢阴。溢阴为内关，内关不通，死不治。”杨上善:“阴气盈溢在内，关闭阳气不得复入，名曰内关。”张介宾:“六阴偏盛，盈溢于脏，表里隔绝，是为内关。”

2. 病机名。指阴气内闭，阳气外入而格拒。难 3“遂入尺为覆，为内关外格，此阳乘之脉也。”滑寿:“以阴不得营于阳，阳遂下陷而覆于尺之分，为内关外格。内关外格，谓阴内闭而不上，阳从而外入以格拒之，此阳乘阴位之脉也。”徐大椿:“内关，谓阳反在下，居阴之位。”

3. 手厥阴心包别络名。在离腕 2 寸处出于两筋间，循经而上，系于心包络。又为穴名。灵 10“手心主之别，名曰内关，去腕二寸，出于两筋之间，循经以上，系于心包络。”马莳:“此言心包络经之络穴也……其别名曰内关。”

【内间】 指内侧缘。灵 2“劳宫，掌中中指本节之内间也。”灵 10“下循胫外廉，下足跗，入中指内间。”

【内证】 指发生于人体内部，即胸腹部的病症。与“外证”相对而言。难 16“假令得肝脉，其外证：善洁，面青，善怒；其内证：齐左有动气，按之牢若痛。”滕万卿：“内证者，亲逼病人，按腹诊脉，以为问切也。”

【内侧】 靠里、居中的一侧。灵 2“隐白者，足大指之端内侧也，为井木。”

【内府】 指六腑。灵 4“荥输治外经，合治内府。”

【内治】 治法名。即采用饮食或药物等直接从内治疗的方法。素 74“调气之方，必别阴阳，定其中外，各守其乡，内者内治，外者外治。”王冰:“在内者以内治法和之。”

【内经】 医书名。《黄帝内经》的简称，包括《素问》和《灵枢经》两部分。

【内急】 症状名。在内筋脉拘急。灵 13“手少阴之筋……其病内急，心承伏梁，下为肘网。”

【内庭】 穴名。属足阳明胃经，荥穴。位于足背第 2、3 跖趾关节前方凹陷处。灵 2“内庭，次指外间也，为荥。”杨上善:“内庭者，次指外间陷者中也。”

【内热】

1. 内（nèi）热。①里热。指阴液亏虚、劳倦气衰，或邪热入里、饮食停积等引起的热性病变。素 62“帝曰：阴虚生内热奈何?岐伯曰：有所劳倦，形气衰少，谷气不盛，上焦不行，下脘不通，胃气热，热气熏胸中，故内热。”素 47“此人必数食甘美而多肥也，肥者令人内热，甘者令人中满，故其气上溢，转为消渴。”②指自觉体内烦热。素 45“酒气与谷气相薄，热盛于中，故热遍于身，内热而溺赤也。”

2. 内（nà）热，治法名。指用温针或药熨，使热气入内，以温经散寒。灵 6“黄帝曰：刺寒痹内热奈何？伯高答曰：刺布衣者，以火焠之；刺大人者，以药熨之。”张璐：“内，纳同。谓温其经，使热气入内，血脉流通也。”

【内格】

1. 病名。指逆四时阴阳之气而产生的疾病。素2“从阴阳则生，逆之则死；从之则治，逆之则乱。反顺为逆，是谓内格。”王冰：“格，拒也。”谓内性格拒于天道也。”高世栻：“反顺为逆，则阴不交阳，阳不交阴，上下表里不通，是谓内格。”

2. 指火热余气格拒于内。素71“终之气，燥令行，余火内格，肿于上，咳喘，甚则血溢。”张介宾：“燥金之客，加于寒水之主，金气收，故五气之余火内格，而为病如此。格，拒也。”

3. 指病机名。指阳气外闭，阴气内出而格拒。难3“遂上鱼为溢，为外关内格，此阴乘之脉也。”

【内痈】 发生于脏腑的痈肿。素40“此下则因阴，必下脓血，上则迫胃脘生鬲，侠胃脘内痈。”吴崑：“内溃之痈，不显于外也。”灵4“肝脉……大甚为内痈，善呕衄。”

【内部】 面部中央。灵49“五色各有藏部，有外部，有内部也。色从外部走内部者，其病从外走内。”张志聪：“五藏次于中央为内部，六府夹其两侧为外部。”

【内烦】 心胸烦热或烦闷。伤121“太阳病吐之，但太阳病当恶寒，今反不恶寒，不欲近衣，此为吐之内烦也。”尤怡：“内烦者，热从内动而生烦也。”

【内陷】 病机名。指伤寒表证未罢，误下致表邪入里。伤134“太阳病……医反下之，动数变迟，膈内拒痛，胃中空虚，客气动膈，短气躁烦，心中懊侬，阳气内陷，心下因鞕，则为结胸，大陷胸汤主之。”

【内辅】 膝部内侧辅骨，即股骨下端内侧隆起处。灵14“横骨上廉以下至内辅之上廉长一尺八寸。”张介宾：“内辅，膝骨内侧大骨也，亦曰辅骨。”

【内眦】 内眼角。灵22“目眦外决于面者为锐眦，在内近鼻者为内眦。”

【内寒】 里寒。指阳气亏虚或寒邪入里、饮食寒冷等引起的寒性病变。素62“经言阳虚则外寒，阴虚则内热，阳盛则外热，阴盛则内寒。”

【内廉】 内侧缘。素41“足少阴令人腰痛，痛引脊内廉。”灵10“其支者，从腕后直出次指内廉，出其端。”灵13“手太阳之筋，起于小指之上，结于腕，上循臂内廉。”

【内㿉】 病名。肠内溃破，下利脓血的病证。灵4“脾脉……涩甚为肠㿉，微涩为内㿉，多下脓血。”杨上善：“微涩，是血多聚于腹中，溃坏而下脓血也。”张介宾：“肠㿉、内㿉，远近之分耳。一曰下肿病，盖即疝漏之属。”

【内漏】 病名。指耳底化脓的疾病。素52“刺客主人内陷中脉，为内漏为聋。”张介宾：“脓生耳底，是为内漏。”

【内踝】 又名合骨，即胫骨下端向内的骨突。素41“刺飞扬之脉，在内踝上五寸。”灵2“商丘，内踝之下，陷者之中也，为经。”难28“阴跻脉者，亦起于跟中，循内踝上行，至咽喉，交贯冲脉。”

【内藏】 指藏于体内的脏腑。灵47“视其外应，以知其内藏，则知所病矣。”

水（shuǐ）

1. 水。灵17“气之不得无行也，如水之流，如日月之行不休。”灵38“临深决水，不用功力，而水可竭也。”

2. 泛指液态物。伤76“发汗后，水药不得入口为逆。”另见“浆水”、“经水”。

3. 河流。见“渭水”、“汝水”等。

4. 指水域，江、河、湖、海的通称。素21“度水跌仆，喘出于肾与骨。”灵43

"客于肾，则梦临渊，没居水中。"金1"如水能浮舟，亦能覆舟。"

5. 五行之一。其性寒凉、滋润、向下、闭藏。在方位为北方，季节为冬，五气为寒，五色为黑，五味为咸，五音为羽，五脏为肾。素22"五行者，金木水火土也。"素25"火得水而灭……水得土而绝。"素4"北方黑色，入通于肾，开窍于二阴，藏精于肾，故病在溪，其味咸，其类水。"

6. 指肾。灵23"索脉于心，不得索之水。水者，肾也。"素74"湿气大来，土之胜也，寒水受邪，肾病生焉。"张介宾:"土气克水，故肾水受邪，肾病则并及膀胱。"难75"泻南方火，补北方水。"

7. 指阴脏。即位于膈下的肝脾肾。素76"夫二火不胜三水，是以脉乱而无常也。"王冰:"三水，谓三阴脏……三阴脏者，肝脾肾也。"

8. 指人体正常的液态物质。①指津液。素5"九窍为水注之气。"高世栻:"水，水津。"素61"肾何以主水?"伤110"胃中水竭，躁烦，必发谵语。"②指阴精。素1"肾者主水，受五藏六府之精而藏之。"张介宾:"肾为水脏，精即水也。"又，高世栻:"水，癸水也。"素81"夫一水不胜五火，故目眦盲。"张介宾:"一水，目之精也。五火，即五脏之厥阳，并于上者也。"③指泪水。素81"不知水所从生，涕所从出?"杨上善:"水者，泣也。"

9. 指水湿痰饮之类的病邪。①指水湿之邪。素61"胕肿者，聚水而生病也。"伤192"濈然汗出而解者，此水不胜谷气，与汗共并。"尤怡:"谷气盛而水湿不能胜之，则随汗外出，故曰与汗共并，汗出邪解。"②指水饮、痰饮之邪。金7"肺胀，咳而上气，烦躁而喘，脉浮者，心下有水，小青龙加石膏汤主之。"尤怡:"此亦外邪内饮相搏之证。"金12"水走肠间，沥沥有声，谓之痰饮……水在肺，吐涎沫，欲饮水。"金17"先渴却呕者，为水停心下，此属饮家。"

10. 指水胀病。由阳虚阴盛，水液代谢障碍所致。灵57"水与肤胀……石水，何以别之。岐伯答曰：水始起也，目窠上微肿，如新卧起之状，其颈脉动，时咳，阴股间寒，足胫肿，腹乃大，其水已成矣。以手按其腹，随手而起，如裹水之状，此其候也。"余伯荣:"此太阳膀胱之水，溢于皮肤而为水胀也。"

11. 指水肿病。素18"颈脉动喘疾咳曰水……面肿曰风，足胫肿曰水。"金14"诸有水者，腰以下肿，当利小便。"吴谦等:"诸有水者，谓诸水病也。"金14"病者苦水，面目身体四肢皆肿，小便不利。"素7"三阴结谓之水。"喻昌:"脾肺气结不行，即成水病。"①指正水。金14"水之为病，其脉沉小，属少阴，浮者为风。"尤怡:"水气脉沉小者属少阴，言肾水也；脉浮者为风，即风水也。"②指风水。金14"水，发其汗即已。脉……浮者，宜杏子汤。"吴谦等:"风水发其汗即已……脉浮者宜杏子汤汗之。"

12. 指病理性渗出或分泌物。①（疮疡等病的）渗出物。素71"肉溃皮拆而水血交流。"②指痰涎等。见"清水"。

13. 运气术语。五运之一，指水运。水运平气之年称为静顺，不及之年称为涸流，太过之年称为流衍。素71"先立其年以明其气，金木水火土运行之数。"素69"水不及，四维有湍润埃云之化。"素70"水曰静顺……水曰涸流……水曰流衍。"

14. 运气术语。六气之一，指太阳寒水之气。素66"木火土金水火，地之阴阳也，生长化收藏下应之。"王冰:"水，终气也。"素71"上太阳水，中太宫土运，下太阴土。"

15. 运气术语。指水郁之气。素71"水发而雹雪，土发而飘骤，木发而毁折，金发而清明，火发而曛昧。"马莳:"此言五郁之发，有多少微甚之异也。”

16. 为“也”之讹。灵 17“跻脉安起安止，何气荣水?”《甲乙经》卷二“水”作“也”。

17. 为“外”之讹。素 62“血气未并，五藏安定，孙络外（原作‘水’）溢，则经有留血。”《太素》卷二十四、《甲乙经》卷六“水”作“外”。

【水土】

1. 某一地域的自然条件、生活环境。素 12“西方者，金石之域……水土刚强，其民不衣而褐荐。”王冰：“金气肃杀，故水土刚强。”

2. 五运中的水运和土运。素 71“凡此太阳司天之政……水土合德，上应辰星镇星。”

【水气】

1. 水湿邪气。素 34“夫不得卧，卧则喘者，是水气之客也。”素 35“汗出遇风，及得之以浴，水气舍于皮肤之内，与卫气并居。”金 14“皮水为病，四肢肿，水气在皮肤中。”

2. 指水饮，痰饮。伤 40“伤寒表不解，心下有水气，干呕。”方有执：“水气，谓饮也。”金 12“腹满，口舌干燥，此肠间有水气，已椒苈黄丸主之。”

3. 古病名。指水肿。素 33“诸有水气者，微肿先见于目下也。”伤 395“大病差后，从腰以下有水气者，牡蛎泽泻散主之。”喻嘉言：“腰以下有水气者，水渍为肿也。《金匮》曰：‘腰以下肿，当利小便’，此定法矣。”

4. 指水分。即物体所含的水。金 10“大乌头煎方……内蜜二升，煎令水气尽。”

5. 运气术语。六气之一。指太阳寒水之气。素 68“复行一步，水气治之。”王冰：“寒之分也，即冬至日前后各三十日……六之气也，天度至此，寒气大行。”

【水分】 病证名。指妇人先患水肿而后导致月经闭止的病证。金 14“病有血分水分，何也……先病水，后经水断，名曰水分，此病易治。”尤怡：“水分者，因水而病及血也。”

【水火】

1. 水与火。素 5“水火者，阴阳之征兆也。”素 49“阳气与阴气相薄，水火相恶，故惕然而惊也。”

2. 指肾志与心神。素 81“夫水之精为志，火之精为神，水火相感，神志俱悲。”张介宾：“志藏于肾，肾属水也。神藏于心，心属火也。目为上液之道，故神志相感则水生于目。”

3. 指寒热之气。素 71“水火寒热持于气交而为病始也。”张志聪：“岁前之终气，乃少阳相火，今岁之初气，乃太阳寒水，故为寒交暑，而水火寒热持于气交而为病始也。”

【水玉】 中药名。为半夏的别名。见“半夏”。神 4“半夏味辛，平。主伤寒，寒热，心下坚，下气，喉咽肿痛 ……一名水玉。”

【水芝】 中药名。白瓜子的别名。见“白瓜子”。神 2“白瓜子味甘，平。主令人悦泽，好颜色，益气，不饥。久服轻身，耐老。一名水芝。”

【水华】 中药名。水萍的别名。见“水萍”。神 3“水萍味辛，寒。主暴热身痒。下水气，胜酒，长须发，止消渴。久服轻身。一名水华。”

【水闭】 症状名。指小便不通。素 71“湿胜则濡泄，甚则水闭胕肿。”灵 10“是主脾所生病者……水闭，黄疸，不能卧。”杨上善：“脾所生病，不营膀胱，故小便不利也。”

【水运】 运气术语。五运之一，指水气的运行主事。逢丙逢辛之年，中运为水运。素 66“丙辛之岁，水运统之。”

【水苏】 中药名。又名鸡苏、香苏等。

为唇形科水苏属植物水苏、华水苏或毛水苏的全草或根。辛，微温。入肺、胃经。疏风下气，止咳利咽，止血消肿。主治感冒，痧症，头风眩晕，咽痛失音，吐咯衄血，崩漏，痢疾，淋症，跌打损伤。神 2“水苏味辛，微温。主下气，杀谷，除饮食，辟口臭，去毒，辟恶气。久服通神明，轻身，耐老。”

【水位】 运气术语。指太阳寒水之气所主时位。素 74“水位之主，其泻以咸，其补以苦。”王冰:“水之位，冬至前后各三十日，终之气也。”

【水谷】

1. 水与食物。伤 191“所以然者，以胃中冷，水谷不别故也。”

2. 泛指饮食物。素 18“人以水谷为本。”灵 50“酒者，水谷之精，熟谷之液也。”灵 69“咽喉者，水谷之道也。”

3. 指饮食物传导的通道。神 4“大黄……荡涤肠胃，推陈致新，通利水谷，调中化食，安和五脏。”

【水饮】 病因名。指体内的水湿、痰饮邪气。素 70“太阳司天，寒气下临……水饮内稸，中满不食。”金 14“心下坚，大如盘，边如旋盘，水饮所作，枳术汤主之。”

【水英】 中药名。水靳的别名。见“水靳”。神 3“水靳味甘，平。主女子赤沃。止血，养精，保血脉。益气，令人肥健，嗜食。一名水英。”

【水郁】

1. 水运之气被胜气所郁遏。素 71“水郁之发，阳气乃辟。”张介宾:“土胜制水，水之郁也，水郁而发，寒化大行，故阳气乃辟。”

2. 指水气郁遏而致的病证。见“水郁折之”。

【水肿】 病名。又称水、水气病、水病等。指体内水湿停留泛溢，导致面目、四肢甚至全身浮肿的一类病。素 61“肾为水肿。”王冰:“肾为水肿者，以其主水故也。”灵 13“病水肿不能通关节者，取以大针。”神 4“泽兰……主乳妇内衄，中风余疾，大腹，水肿，身面四肢浮肿。”

【水胀】

1. 病名。由邪气内逆，阻塞气机，水液不行凝聚而成的病证。参见“水 9”。灵 36“邪气内逆，则气为之闭塞而不行，不行则为水胀……水溢则为水胀。”神 4“商陆味辛，平。主水胀，疝瘕，痹。”

2.《灵枢经》篇名。本篇主要论述了水胀、鼓胀、肤胀、肠覃、石瘕五种病证的特征、鉴别要点和治疗，首论水胀病，故名篇。

【水泻】 中药名。泽泻的别名。见“泽泻”。神 2“泽泻味甘，寒。主风寒湿痹，乳难……一名水泻。”

【水宗】 水之源。指肾。肾为水脏，主持全身水液的代谢。素 81“水宗者，积水也。积水者，至阴也。至阴者，肾之精也。”张介宾:“水宗，水之原也。五液皆宗于肾，故又曰宗精。”

【水参】 中药名。知母的别名。见“知母”。神 3“知母味苦，寒。主消渴，热中。除邪气，肢体浮肿，下水。补不足，益气……一名水参，一名水浚。”

【水香】 中药名。兰草的别名。见“兰草”。神 2“兰草味辛，平。主利水道，杀蛊毒，辟不祥。久服益气，轻身，不老，通神明。一名水香。”

【水泉】

1. 河流与泉流。素 69“火燔焫，水泉涸，物焦槁。”素 70“土润水泉减，草木条茂。”

2. 指小便。素 17“水泉不止者，是膀胱不藏也。”王冰:“水泉，谓前阴之流注也。”

【水俞】 治疗水肿病的腧穴，共五十七穴。素 58“水俞五十七穴。”素 60“水俞五十七穴者，尻上五行，行五。伏菟上两行，行五，左右各一行，行五。踝上各一行，行六穴。”

【水逆】 病证名。由太阳病，水蓄膀胱，气化失司所致。治宜化气行水解表，方用五苓散。伤 74“中风发热，六七日不解而烦，有表里证，渴欲饮水，水入则吐者，名曰水逆，五苓散主之。”尤怡：“名水逆者，言因水气而逆。”

【水浆】

1. 水。素 74“少阳之复，大热将至……嗌络焦槁，渴引水浆。”伤 236“渴引水浆者，此为瘀热在里。”

2. 指流质饮食。素 31“其病两感于寒者……水浆不入，不知人，六日死。”伤 150“心下鞕，下利不止，水浆不下，其人心烦。”

【水病】 即水肿病。素 33“诸水病者，故不得卧，卧则惊，惊则咳甚也。”素 61“故水病下为胕肿大腹，上为喘呼，不得卧者，标本俱病。”金 14“夫水病人，目下有卧蚕，面目鲜泽，脉伏，其人消渴。”

【水浚】 中药名。知母的别名。见“知母”。神 3“知母味苦，寒。主消渴，热中。除邪气，肢体浮肿，下水。补不足，益气……一名水参，一名水浚。”

【水萍】 中药名。浮萍的别名。为浮萍科紫萍属植物紫萍或浮萍属植物浮萍的全草。辛，寒。入肺、膀胱经。发汗解表，利水消肿，清热解毒。主治风热表证，麻疹不透，隐疹瘙痒，水肿，癃闭，疮癣，丹毒，烫伤。神 3“水萍味辛，寒。主暴热身痒。下水气，胜酒，长须发，止消渴。久服轻身。一名水华。”

【水银】 中药名。为自然元素类液态矿物自然汞。辛，寒，有毒。入心、肝、肾经。杀虫，攻毒。主治疥癣，梅毒，恶疮，痔漏。外用涂搽。神 2“水银味辛，寒。主疥瘙，痂疡，白秃。杀皮肤中虱，堕胎，除热，杀金、银、铜、锡毒。熔化还复为丹，久服神仙不死。”

【水液】

1. 津液。素 61“肾者牝藏也，地气上者属于肾，而生水液也，故曰至阴。”杨上善：“阴气盛，水上属于肾，生于津液也。”

2. 人体代谢产生的液体，如汗、尿、涕、唾、涎、女子带下等。素 74“诸病水液，澄彻清冷，皆属于寒。”张介宾：“水液者，上下所出皆是也。”素 74“诸转反戾，水液混浊，皆属于热。”王冰：“水液，小便也。”

【水蛭】 中药名。为医蛭科蚂蟥属动物蚂蟥、柳叶蚂蟥和医蛭属动物水蛭的全体。咸、苦，平，有毒。入肝经。破血逐瘀，通经消癥。主治血瘀经闭，癥瘕积聚，跌打损伤。组方有抵当汤、抵当丸。神 4“水蛭味咸，平。主逐恶血，瘀血月闭。破血瘕，积聚，无子，利水道。”

【水道】

1. 河道；水路。灵 81“天宿失度，日月薄蚀，地经失纪，水道流溢。”难 27“圣人图设沟渠，通利水道，以备不然。”

2. 人体水液通行的道路。灵 2“三焦者，中渎之府也，水道出焉，属膀胱。”灵 12“足太阳外合清水，内属膀胱，而通水道焉……手太阳外合淮水，内属小肠，而水道出焉。”神 2“榆皮……主大小便不通，利水道，除邪气。”

【水靳】 中药名。又作“水蘄”。水芹的别名。为伞形科水芹属植物水芹的全草。辛、甘，凉。入肺、肝、膀胱经。清热解毒，利尿，止血。主治感冒，烦渴，浮肿，小便不利，淋痛，尿血便血，吐血衄血，崩漏，口疮牙疳，乳痈，瘰疬，麻疹不透等。神 3“水靳味甘，平。主女子赤沃。止血，养精，保血脉。益气，令人肥健，嗜食。一名水英。”

【水槐】 中药名。苦参的别名。参见

“苦参”。神 3“苦参味苦，寒。主心腹结气，癥瘕，积聚，黄疸，溺有余沥……一名水槐。”

【水藏】 主水之脏。指肾。素 34“肾者水藏，主津液。”素 44“肾者，水藏也。”

【水气病】 病名。指人体水液代谢障碍，以致水湿停留泛溢，以水肿为主症的疾病。金 14“水气病脉证并治。”

【水芝丹】 中药名。藕实茎的别名。见“藕实茎”。神 112“藕实茎……久服轻身，耐老，不饥，延年。一名水芝丹。”

【水鸡声】 形容病人喉间痰鸣声连连不绝，如田鸡的叫声。水鸡，即田鸡、青蛙。金 7“咳而上气，喉中水鸡声，射干麻黄汤主之。”

【水瘕痹】 病名。水饮停于胸胁下，结聚成形而小便不利的病证。灵 4“肝脉……微缓为水瘕痹也。”马莳：“肝脉微缓，则土不胜水，当成水瘕而为痹也。水瘕者，水积也。”丹波元简：“盖水癖、癖饮之类。痹，闭也。”又，张志聪：“水瘕痹者，亦食饮之所积也。”

【水形之人】 人的五行分类之一。灵 64“水形之人，比于上羽，似于黑帝，其为人黑色，面不平，大头廉颐，小肩，大腹，动手足，发行摇身，下尻长，背延延然，不敬畏，善欺绐人，戮死。能秋冬不能春夏，春夏感而病生。”

【水谷之府】 饮食水谷贮存之所，即胃。难 35“胃者，水谷之府也。”

【水谷之海】 为水谷汇聚之处。四海之一，指胃。素 11“胃者，水谷之海，六府之大源也。”灵 33“胃者，水谷之海……水谷之海有余，则腹满。”

【水郁折之】 治法术语。指对水郁冲逆所致的病证，用调节制约的方法治疗。素 71“水郁折之。”王冰：“折，谓抑之，制其冲逆也。”张介宾：“折，调制也。凡水郁之病，为寒为水之属也……凡折之之法，如养气可以化水，治在肺也；实土可以制水，治在脾也；壮火可以胜水，治在命门也；自强可以帅水，治在肾也；分利可以治水，治在膀胱也。凡此皆谓之折，岂独抑之而已矣。”

【水热穴论】《素问》篇名。本篇主要介绍治疗水病和热病的腧穴，并论述了其机理。同时还说明了针刺深浅，必须结合四时的问题。马莳云：“内论治水治热之穴，故名篇。”

【水气病脉证并治】《金匮要略》篇名。本篇主要论述水气病的病因病机、辨证与治疗。根据水停部位及主症分为风水、皮水、正水、石水、黄汗；根据水气病形成与五脏的关系分为心水、肝水、脾水、肺水、肾水；根据病情演变情况分为气分、血分、水分。并分别论述了各自的治法与方药。

贝（bèi 貝）

有壳软体动物的总称。见“贝子”。

【贝子】 中药名。白贝的别名。为宝贝科动物货贝、环纹货贝等的壳。咸，凉。入膀胱、肝经。清热，利尿，明目退翳。主治水气浮肿，淋痛尿血，小便不通，眼生翳障，鼻渊脓血，下疳阴疮。神 4“贝子味咸，平。主目翳，鬼疰，蛊毒，腹痛，下血，五癃，利水道。”

【贝母】 中药名。即川贝母。又名空草、虻、药实等。为百合科贝母属植物川贝母、暗紫贝母、棱砂贝母、甘肃贝母等的鳞茎。甘、苦，微寒。入肺、心经。润肺止咳，化痰散结。主治肺虚久咳，虚劳咳嗽，燥热咳嗽，肺痈，瘰疬，痈肿，乳痈。组方有白散、当归贝母苦参丸。神 2“贝母味辛，平。主伤寒，烦热，淋沥邪气，疝瘕，喉痹，乳难，金创，风痉。一名空草。”

见（一、jiàn 見）

1. 看见，看到。素 5“见微得过，用之不殆。”素 19“善者不可得见，恶者可见。”

伤158“医见心下痞，谓病不尽，复下之，其痞益甚。”

2. 指望诊。灵4“余愿闻见而知之，按而得之，问而极之，为之奈何?”

3. 遇到，接触。素3“汗出见湿，乃生痤痱。”王冰:“汗出淋洗，则结为痤痱。”灵18“此气慓悍滑疾，见开而出，故不得从其道。”灵50“夫勇士之不忍痛者，见难则前，见痛则止。”

4. 知道，了解。《淮南子·修务》:“而明弗能见者何?”高诱注:“见，犹知也。”素26“上工救其萌芽，必先见三部九候之气，尽调不败而救之。”《太素》卷二十四“见”作“知”。素71“先立其年，以明其气……则天道可见。”素39“视而可见，扪而可得。”

（二、xiàn 見）

“现”的古字。显现，显露。《集韵·霰韵》:“见，显也。”素11“是以五藏六府之气味，皆出于胃，变见于气口。”素18“肝见庚辛死，心见壬癸死……肾见戊己死，是谓真藏见皆死。”灵37“五色之见于明堂，以观五藏之气。”

【见血】 谓出血。常指刺络放血。素16“夏刺络俞，见血而止。”素41“刺其郄中，太阳正经出血，春无见血。”灵23“先取涌泉见血，视跗上者，尽见血也。”

【见鬼】 产生幻觉或错觉。神2“麻蕡味辛，平……多食令人见鬼，狂走。”神3“莨菪子味苦，寒……使人健行，见鬼，多食令人狂走。”

午（wǔ）

地支的第七位。①与天干相配纪年，用于运气推演，表示少阴君火之气，五行属性为火。素66“子午之岁，上见少阴。”素71“少阴之政奈何? 岐伯曰：子午之纪也。”②纪月，为夏历五月的月建。灵41“午者，五月，主右足之太阳。”素49“阳明者午也，五月盛阳之阴也。”③纪日。灵78“膺喉首头应夏至，其日丙午。”④标记方位。指南方。见“子午”、“午泽”。

【午泽】 南方的沼泽湖泊。素71“焰阳午泽。”张介宾:“午泽，南面之泽也。”

手（shǒu）

1. 人体上肢腕以下持物的部分。素25“手如握虎，神无营于众物。”素29“阳气从手上行至头，而下行至足。”灵71“左手执骨，右手循之。”

2. 泛指上肢。见“手足2”。

3. 指手在面部的望诊部位。灵49“颧后者，臂也；臂下者，手也。”

4. 指手三阳经脉。素17“诸浮不躁者皆在阳，则为热，其有躁者在手。”王冰:“躁者，病在手阳脉之中也。”灵2“六府皆出足之三阳，上合于手者也。”

5. 指寸口部位。素7“三阳在头，三阴在手。”王冰:“手，谓气口。”

6. 指手部的穴位。①关冲穴。灵24“耳聋，取手小指次指爪甲上与肉交者，先取手，后取足。”杨上善:“手少阳至小指次指，即关冲穴。”②中冲穴。灵24“耳鸣，取手中指爪甲上，左取右，右取左，先取手，后取足。”马莳:“即手厥阴心包络经中冲穴。”又，杨上善:“手之中指，手心主脉明堂，不疗于耳……今刺之者，未详。”

【手心】 手掌的中心部分。灵10“心主手厥阴心包络之脉……是动则手心热。”

【手甘】 手不狠。灵73“手甘者，复生如故也。”马莳:“盖遇人之手，有凶有善，犹用味之甘苦，故即以甘毒名之。”

【手足】

1. 手和足。素28“手足温则生，寒则死。”伤351“手足厥寒，脉细欲绝者，当归四逆汤主之。”

2. 泛指上肢与下肢。素32“热病先胸胁痛，手足躁。”伤293“少阴病，八九日，一身手足尽热者，以热在膀胱，必便血也。”

【手鱼】 手鱼际部位。灵 2“鱼际者，手鱼也。”灵 10“胃中寒，手鱼之络多青矣。”

【手毒】 手狠。灵 73“手毒者，可使试按龟。”

【手指】 人手前端的五个分支。素 20“手指及手外踝上五指留针。”

【手掌】 指手心的一面。金 22“少腹里急，腹满，手掌烦热，唇口干燥。”

【手臂】 胳膊。灵 21“病始手臂者，先取手阳明、太阴而汗出。”

【手三阳】 指手太阳、阳明、少阳经脉。难 60“手三阳之脉受风寒，伏留而不去者，则名厥头痛。”

【手太阳】 指手太阳小肠经。参见“手太阳之脉”。灵 5“手太阳根于少泽，溜于阳谷。”灵 12“手太阳外合淮水，内属小肠，而水道出焉。”灵 40“手太阳独受阳之浊，手太阴独受阴之清。”

【手太阴】

1. 手太阴肺经。参见“手太阴之脉”。灵 12“手太阴外合于河水，内属于肺。”灵 48“寸口三倍，病在足太阴，三倍而躁，在手太阴。”素 19“故五藏各以其时，自为而至于手太阴也。”

2. 指手太阴肺经的诊脉部位。即寸口部位。素 20“中部天，手太阴也。”王冰：“谓肺脉也。在掌后寸口中，是谓经渠，动应于手。”

【手巨阳】 即手太阳小肠经。素 10“病在鬲中，过在手巨阳、少阴。”

【手少阳】 指手少阳三焦经。参见“手少阳之脉”。灵 2“三焦者，上合手少阳。”灵 5“手少阳根于关冲，溜于阳池，注于支沟。”灵 12“手少阳外合于漯水，内属于三焦。”

【手少阴】

1. 指手少阴心经。参见“手少阴之脉”。灵 9“脉口二盛，病在足少阴，二盛而躁，在手少阴。”灵 12“手少阴外合于济水，内属于心。”

2. 指手少阴心经的诊脉部位。即神门穴部位。素 20“中部人，手少阴也。”王冰：“谓心脉也。在掌后锐骨之端，神门之分，动应于手也。”

3. 指阴郄穴。素 59“手少阴各一，阴阳跻各一。”王冰：“谓手少阴郄穴也。在腕后同身寸之半寸，手少阴郄也。”

【手心主】

1. 手厥阴心包络经。参见“手厥阴心包络之脉”。灵 9“脉口一盛，病在足厥阴，厥阴一盛而躁，在手心主。”灵 12“手心主外合于漳水，内属于心包。”素 45“手心主少阴厥逆，心痛引喉，身热，死不可治。”

2. 指天池穴。素 28“刺而热不止，刺手心主三。”马莳：“宜是天池穴也。”

3. 指中冲穴。素 63“后刺手心主，少阴锐骨之端各一痏。”王冰：“谓中冲穴，手心主之井也。”又，《甲乙经》卷五无“心主”二字，《太素》卷二十三无“手心主”三字。《新校正》：“详此五络之数，亦不及手心主。”此“心主”疑衍，“手”字接下句为读。

【手阳明】

1. 指手阳明大肠经。参见“手阳明之脉”。灵 5“手阳明根于商阳，溜于合谷，注于阳溪，入于扶突、偏历也。”灵 12“手阳明外合于江水，内属于大肠。”

2. 指手阳明大肠经的诊脉部位。即合谷穴部位。素 20“中部地，手阳明也。”王冰：“谓大肠脉也。在手大指次指歧骨间，合谷之分，动应于手也。”

3. 指商阳穴。素 63“耳聋，刺手阳明。”王冰：“手阳明，谓前手大指次指去端如韭叶者也，是谓商阳。”

【手足厥】 即手足厥冷。由于阳明中寒，阳气不布，或胃寒气逆，阳气阻遏所致。伤197“阳明病，反无汗，而小便利，二三日呕而咳，手足厥者，必苦头痛。”金17“干呕、哕，若手足厥者，橘皮汤主之。”

【手厥阴】 手厥阴心包络经。参见“手厥阴心包络之脉”。素70“其经手少阴太阳、手厥阴少阳，其藏心肺。”

【手太阳经】 即手太阳小肠经。参见“手太阳之脉”。灵2“伸臂而得之，为合，手太阳经也。”

【手太阴经】 即手太阴肺经。参见“手太阴之脉”。灵2“尺泽，肘中之动脉也，为合，手太阴经也。”

【手少阳经】 即手少阳三焦经。参见“手少阳之脉”。灵2“少阳之后，出于腘中外廉……手少阳经也。”

【手少阴脉】 指手少阴神门穴处之动脉。素18“妇人手少阴脉动甚者，妊子也。”王冰:“手少阴脉，谓掌后陷者中，当小指动而应手者也。”又，高世栻:“少阴，尺脉也……两手少阴脉动甚者，则知肾气有余，感天一所生之气，故妊子也。”灵74“女子手少阴脉动甚者，妊子。”

【手足逆冷】 即手足厥冷。由于阳气衰微，阴寒内盛，不能温煦四肢所致。伤295“少阴病，恶寒，身蜷而利，手足逆冷者，不治。”伤309“少阴病，吐利，手足逆冷，烦躁欲死者，吴茱萸汤主之。”伤337“凡厥者，阴阳气不相顺接，便为厥。厥者，手足逆冷者是也。”金14“手足逆冷，则营卫不利。”

【手足厥冷】 指四肢发冷，可由手足发展至膝肘。多由阳衰阴盛，不能温煦四肢所致，也可见于痰实壅遏，阳气不布之证。伤388“吐利，汗出，发热恶寒，四肢拘急，手足厥冷者，四逆汤主之。”伤355“病人手足厥冷，脉乍紧者，邪结在胸中。”金10“寒疝绕脐痛，若发则白汗出，手足厥冷，其脉沉紧者，大乌头煎主之。”

【手足厥寒】 即手足厥冷。由于血虚寒凝，气血运行不畅而四肢失于温煦所致。伤351“手足厥寒，脉细欲绝者，当归四逆汤主之。”

【手太阳之正】 十二经别之一。手太阳经别，是手太阳小肠经别道而行的部分。灵11“手太阳之正，指地，别于肩解，入腋走心，系小肠也。”张志聪:“正者，谓经脉之外别有正经，非支络也。”

【手太阳之别】 十五络脉之一。即手太阳络脉。灵10“手太阳之别，名曰支正，上腕五寸，内注少阴；其别者，上走肘，络肩髃。实则节弛肘废，虚则生肬，小者如指痂疥，取之所别也。”

【手太阳之脉】 十二经脉之一。手太阳小肠经。灵10“小肠手太阳之脉，起于小指之端，循手外侧上腕，出踝中，直上循臂骨下廉，出肘内侧两筋之间，上循臑外后廉，出肩解，绕肩胛，交肩上，入缺盆络心，循咽下膈，抵胃属小肠；其支者，从缺盆循颈上颊，至目锐眦，却入耳中；其支者，别颊上𩑶抵鼻，至目内眦，斜络于颧。”

【手太阳之筋】 十二经筋之一。即手太阳经筋。灵13“手太阳之筋，起于小指之上，结于腕，上循臂内廉，结于肘内锐骨之后，弹之应小指之上，入结于腋下；其支者，后走腋后廉，上绕肩胛，循胫出走太阳之前，结于耳后完骨；其支者，入耳中；直者，出耳上，下结于颔，上属目外眦。”

【手太阴之正】 十二经别之一。手太阴经别，是手太阴肺经别道而行的部分。灵11“手太阴之正，别入渊腋少阴之前，入走肺，散之太阳，上出缺盆，循喉咙，复合阳明。”

【手太阴之别】 十五络脉之一。即手太阴络脉。灵10“手太阴之别，名曰列缺，起于腕上分间，并太阴之经直入掌中，散入于鱼际。其病实则手锐掌热，虚则欠故，小便遗数，取之去腕半寸，别走阳明也。”

【手太阴之脉】 十二经脉之一。手太阴

肺经。灵 10“肺手太阴之脉，起于中焦，下络大肠，还循胃口，上膈属肺，从肺系横出腋下，下循臑内，行少阴心主之前，下肘中，循臂内上骨下廉，入寸口，上鱼，循鱼际，出大指之端；其支者，从腕后直出次指内廉，出其端。”

【手太阴之筋】 十二经筋之一。即手太阴经筋。灵 13“手太阴之筋，起于大指之上，循指上行，结于鱼后，行寸口外侧，上循臂，结肘中，上臑内廉，入腋下，出缺盆，结肩前髃，上结缺盆，下结胸里，散贯贲，合贲下，抵季胁。”

【手少阳之正】 十二经别之一。手少阳经别，是手少阳三焦经别道而行的部分。灵 11“手少阳之正，指天，别于巅，入缺盆，下走三焦，散于胸中也。”

【手少阳之别】 十五络脉之一。即手少阳络脉。灵 10“手少阳之别，名曰外关，去腕二寸，外绕臂，注胸中，合心主。病实则肘挛，虚则不收，取之所别也。”

【手少阳之脉】 十二经脉之一。手少阳三焦经。灵 10“三焦手少阳之脉，起于小指次指之端，上出两指之间，循手表腕，出臂外两骨之间，上贯肘，循臑外上肩，而交出足少阳之后，入缺盆，布膻中，散落心包，下膈，循属三焦；其支者，从膻中上出缺盆，上项，系耳后直上，出耳上角，以屈下颊至䪼；其支者，从耳后入耳中，出走耳前，过客主人前，交颊，至目锐眦。”

【手少阳之筋】 十二经筋之一。即手少阳经筋。灵 13“手少阳之筋，起于小指次指之端，结于腕，中循臂结于肘，上绕臑外廉，上肩走颈，合手太阳；其支者，当曲颊入系舌本；其支者，上曲牙，循耳前，属目外眦，上乘颔，结于角。”

【手少阴之正】 十二经别之一。手少阴经别，是手少阴心经别道而行的部分。灵 11“手少阴之正，别入于渊腋两筋之间，属于心，上走喉咙，出于面，合目内眦。”

【手少阴之别】 十五络脉之一。即手少阴络脉。灵 10“手少阴之别，名曰通里，去腕一寸半，别而上行，循经入于心中，系舌本，属目系。其实则支膈，虚则不能言，取之掌后一寸，别走太阳也。”

【手少阴之脉】 十二经脉之一。手少阴心经。灵 10“心手少阴之脉，起于心中，出属心系，下膈络小肠；其支者，从心系上挟咽，系目系；其直者，复从心系却上肺，下出腋下，下循臑内后廉，行太阴心主之后，下肘内，循臂内后廉，抵掌后锐骨之端，入掌内后廉，循小指之内出其端。”

【手少阴之筋】 十二经筋之一。即手少阴经筋。灵 13“手少阴之筋，起于小指之内侧，结于锐骨，上结肘内廉，上入腋，交太阴，挟乳里，结于胸中，循臂，下系于脐。”

【手心主之正】 十二经别之一。即手厥阴经别，是手厥阴心包经别道而行的部分。灵 11“手心主之正，别下渊腋三寸，入胸中，别属三焦，出循喉咙，出耳后，合少阳完骨之下。”

【手心主之别】 十五络脉之一。即手厥阴络脉。灵 10“手心主之别，名曰内关，去腕二寸，出于两筋之间，循经以上，系于心包络心系。实则心痛，虚则为头强，取之两筋间也。”

【手心主之筋】 十二经筋之一。即手厥阴经筋。灵 13“手心主之筋，起于中指，与太阴之筋并行，结于肘内廉，上臂阴，结腋下，下散前后挟胁；其支者，入腋，散胸中，结于臂。”

【手阳明之正】 十二经别之一。手阳明经别，是手阳明大肠经别道而行的部分。灵 11“手阳明之正，从手循膺乳，别于肩髃，入柱骨下，走大肠，属于肺，上循喉咙，出缺盆，合于阳明也。”

【手阳明之别】 十五络脉之一。即手阳明络脉。灵 10“手阳明之别，名曰偏历，去腕三寸，别入太阴；其别者，上循臂，乘肩髃，上曲颊偏齿；其别者，入耳合于宗脉。实则龋聋，虚则齿寒痹隔，取之所别也。”

【手阳明之脉】 十二经脉之一。手阳明大肠经。灵10“大肠手阳明之脉，起于大指次指之端，循指上廉，出合谷两骨之间，上入两筋之中，循臂上廉，入肘外廉，上臑外前廉，上肩，出髃骨之前廉，上出于柱骨之会上，下入缺盆络肺，下膈属大肠；其支者，从缺盆上颈贯颊，入下齿中，还出挟口，交人中，左之右，右之左，上挟鼻孔。”

【手阳明之筋】 十二经筋之一，即手阳明经筋。灵13“手阳明之筋，起于大指次指之端，结于腕，上循臂，上结于肘外，上臑，结于髃；其支者，绕肩胛，挟脊；直者，从肩髃上颈；其支者，上颊，结于頄；直者，上出手太阳之前，上左角，络头，下右颔。”

【手太阴气绝】 病证名。指手太阴肺经经气衰竭的病证。主要症状见皮毛憔悴，爪枯。灵10“手太阴气绝则皮毛焦……皮毛焦则津液去皮节，津液去皮节者则爪枯毛折，毛折者则毛先死，丙笃丁死，火胜金也。”

【手少阴气绝】 病证名。指手少阴心经经气衰竭的病证。主要症状有面黑如漆柴，毛发枯槁。灵10“手少阴气绝则脉不通，脉不通则血不流，血不流则髦色不泽，故其面黑如漆柴者，血先死，壬笃癸死，水胜火也。”

【手厥阴心包络之脉】 十二经脉之一。手厥阴心包经。灵10“心主手厥阴心包络之脉，起于胸中，出属心包络，下膈，历络三膲；其支者，循胸出胁，下腋三寸，上抵腋，下循臑内，行太阴少阴之间，入肘中，下臂行两筋之间，入掌中，循中指出其端；其支者，别掌中，循小指次指出其端。”

牛（niú）

1. 反刍偶蹄类哺乳动物。五畜之一，五行属土。素4“中央黄色，入通于脾……其类土，其畜牛。”王冰：“土王四季，故畜取丑牛，又以牛色黄也。”灵56“五畜：牛甘，犬酸，猪咸，羊苦，鸡辛。”

2. 星名。二十八宿之一，北方玄武七宿的第二宿。素67“丹天之气经于牛女戊分。”

【牛肉】 中药名。为牛科动物黄牛或水牛的肉。甘，平。入脾、胃经。补脾胃，益气血，强筋骨。主治脾胃虚弱，气血不足，虚劳羸瘦，腰膝酸软，消渴，吐泻，痞积，水肿。灵56“脾病者，宜食秔米饭、牛肉、枣、葵。”素22“肝色青，宜食甘，粳米、牛肉、枣、葵皆甘。”

【牛虱】 寄生于牛体表的一类无翅小型寄生昆虫的统称。神3“牛扁，味苦，微寒……杀牛虱小虫，又治牛病。”

【牛扁】 中药名。为毛茛科乌头属植物牛扁的根。苦，温，有毒。祛风止痛，止咳平喘，化痰。主治风湿关节肿痛，腰腿痛，喘咳，瘰疬，疥癣。神3“牛扁，味苦，微寒。主身皮疮热气，可作浴汤。杀牛虱小虫，又治牛病。”

【牛黄】 中药名。又名丑宝、犀黄。为牛科野牛属动物黄牛的胆囊、胆管、肝管中的结石。苦、甘，凉。入心、肝经。清心凉肝，豁痰开窍，清热解毒。主治热病神昏，中风窍闭，惊痫抽搐，小儿急惊，咽喉肿烂，口舌生疮，痈疽疔毒。神3“牛黄味苦，平。主惊痫，寒热，热盛狂痓，除邪逐鬼。胆，可丸药。”

【牛领】 牛的脖子。灵81“疽者，上之皮夭以坚，上如牛领之皮。”

【牛棘】 中药名。营实的别名。又名蔷薇、蔷麻。见“营实”。神3“营实，味酸，温……一名蔷薇，一名蔷麻，一名牛棘。”

【牛鼻】 牛的鼻子。金 14“肾水者，其腹大，脐肿腰痛，不得溺，阴下湿如牛鼻上汗，其足逆冷，面反瘦。”

【牛膝】 中药名。又名百倍。为苋科牛膝属植物牛膝的根。苦、酸，平。入肝、肾经。补肝肾，强筋骨，活血通经，引血（火）下行，利尿通淋。主治腰膝酸痛，下肢痿软，血滞经闭，通经，产后血瘀腹痛，癥瘕，胞衣不下，热淋，血淋，跌打损伤，痈肿恶疮，咽喉肿痛。神 2“牛膝味苦。主寒湿痿痹，四肢拘挛，膝痛不可屈伸。逐血气，伤热，火烂，堕胎。久服轻身，耐老。一名百倍。”

【牛角鰓】 中药名。又名牛角胎。为牛科野牛属动物黄牛或水牛属动物水牛角中的骨质角髓。苦，温。入肝、肾经。化瘀止血，收涩止痢。主治瘀血疼痛，吐血，衄血，肠风便血，崩漏，带下，赤白痢，水泻，浮肿。神 3“牛角鰓。下闭血，瘀血。治疼痛，女人带下下血。髓，补中填骨髓。久服增年。”

毛（máo）

1. 动植物表皮上所生的丝状物；鸟的羽毛。《说文・毛部》：“毛，眉发之属及兽毛也。”徐灏注笺：“人、兽曰毛，鸟曰羽，浑言通曰毛。”素 18“死肺脉来，如物之浮，如风吹毛，曰肺死。”金 4“石韦三分，去毛。”

2. 泛指人的须发、汗毛等。灵 30“熏肤，充身泽毛。”灵 50“眦裂而目扬，毛起而面苍，此勇士之由然者也。”《灵枢经・五音五味》：“血独盛则澹渗皮肤，生毫毛。”杨上善注：“毛即须发及身毛也。”

3. 指汗毛。为肺脏的外在表现。素 10“肺之合皮也，其荣毛也。”高世栻：“毛者，肺之外荣。”素 44“肺热者色白而毛败。”难 14“一损损于皮毛，皮聚而毛落。”

4. 指阴毛。灵 10“肝足厥阴之脉……上腘内廉，循股阴入毛中，过阴器。”灵 16“络阴器，上过毛中，入脐中，上循腹里。”

5. 指皮毛。灵 8“毛悴色夭，死于冬。”张介宾：“毛悴者，皮毛憔悴也。”素 21“肺朝百脉，输精于皮毛。毛脉合精，行气于府。”张志聪：“夫皮肤主气，经脉主血，毛脉合精者，血气相合也。”灵 18“此外伤于风，内开腠理，毛蒸理泄，卫气走之。”

6. 兽类。又称毛虫。《吕氏春秋・观表》：“毛羽裸鳞未尝息也。”注：“毛虫，虎狼之属也。”素 70“其应春，其虫毛，其畜犬。”素 71“厥阴所至为毛化。”

7. 指毛脉，其象轻虚而浮，势如毛羽，兼柔和之象为秋季及肺的平脉；少柔和之象为肺的病脉；无柔和之象为肺的死脉。素 23“肺脉毛。”王冰：“轻浮而虚，如毛羽也。”素 18“秋胃微毛曰平，毛多胃少曰肺病，但毛无胃曰死。”难 15“弦、钩、毛、石者，四时之脉也……故其脉之来，轻虚以浮，故曰毛。”

【毛发】 人体眉、发、须、汗毛等的统称。灵 10“筋为刚，肉为墙，皮肤坚而毛发长。”灵 79“人血气积，肌肉充，皮肤致，毛发坚。”

【毛虫】 兽类。五行属木。素 70“故厥阴司天，毛虫静，羽虫育，介虫不成。”高世栻：“毛虫，木虫也。”

【毛际】 阴毛边缘部位。素 60“任脉者，起于中极之下，以上毛际。”灵 10“出气街，绕毛际，横入髀厌中。”

【毛刺】 古刺法名。九刺之一。浅刺皮肤以治疗浅表痹证的方法。灵 7“七曰毛刺。毛刺者，刺浮痹皮肤也。”张志聪：“毛刺者，邪闭于皮毛之间，浮浅取之，所谓刺毫毛无伤皮，刺皮无伤肉也。”

【毛腠】 毛发腠理。灵 5“皮肤薄著，毛腠夭焦，予之死期。”

气（qì 氣）

1. 云气；空气。泛指气态物质。素 68

"气之升降，天地之更用也。"灵 40"愿闻人气之清浊。岐伯曰：受谷者浊，受气者清。"张介宾："清气者，天气也，故曰受气者清。"金 8"必发奔豚，气从少腹上至心。"伤 326"厥阴之为病，消渴，气上撞心，心中疼热。"

2. 指自然界阴阳寒热之气象。素 70"是以地有高下，气有温凉，高者气寒，下者气热。"素 74"气至之谓至，气分之谓分。至则气同，分则气异。"张介宾："分者，半也，谓阴阳气数，中分于此也。故以刻数之多寡言，则此时昼夜各得五十刻，是为昼夜百刻之中分。以阴阳之寒暄言，则春分前寒而后热，秋分前热而后寒，是为阴阳寒热之中分……至者，极也，言阴阳气数消长之极也。故以刻数言，则夏至昼长五十九刻，夜长四十一刻；冬至昼长四十一刻，夜长五十九刻，是为昼夜长短之至极。以阴阳之寒暄言，则冬至阴极而阳生，夏至阳极而阴生，是为阴阳寒热之至极。"

3. 节气；气候。素 9"夫六六之节，九九制会者，所以正天之度、气之数也……五日谓之候，三候谓之气，六气谓之时，四时谓之岁。"沈又彭："气者，二十四气也。数者，盈虚之数也。"素 26"凡刺之法，必候日月星辰，四时八正之气，气定乃刺之。"王冰："四时八正之气者，谓四时正气八节之风，来朝于太一者也。谨候其气之所在而刺之，气定乃刺之者，谓八节之风气静定，乃可以此经脉调虚实也。"灵 34"四时者，春秋冬夏，其气各异。"

4. 指四时五行之气。素 9"所谓得五行时之胜，各以气命其藏。"张志聪："春木合肝，夏火合心，长夏土合脾，秋金合肺，冬水合肾，各以四时五行之气以名其脏焉。"素 69"夫五运之政，犹权衡也……此生长化成收藏之理，气之常也。"

5. 呼吸；气息。素 19"胸中气满，喘息不便，其气动形，期六月死。"丹波元坚："杨曰：喘息气急，肩膺皆动，故曰动形也。坚按：仲景所谓呼吸动摇振振者不治，正此之谓也。"素 19"急虚身中卒至，五藏绝闭，脉道不通，气不往来，譬于堕溺，不可为期。"森立之："气不往来者，谓呼吸之气不往来也。"素 62"候呼内针，气出针入……气入针出。"

6. 气味。素 5"阳为气，阴为味。"吴崑："臊焦香腥腐为气，为阳；酸苦甘辛咸为味，为阴。"又，张介宾："气无形而升，故为阳；味有质而降，故为阴。此以药食气味言也。"素 9"天食人以五气，地食人以五味。"王冰："天以五气食人者，臊气凑肝，焦气凑心，香气凑脾，腥气凑肺，腐气凑肾也。"灵 63"姜韭之气熏之。"

7. 中国古代哲学概念。指构成宇宙万物的实在本元，也是构成人类形体与化生精神的实在元素。本元之气分化为阴阳之气（天地之气），阴阳中和之气化生为自然界万物。素 9"余闻气合而有形，因变以正名。"吴崑："气合而有形，谓阴阳二气交合，而生万物之有形者也。"素 3"夫自古通天者，生之本，本于阴阳……其生五，其气三。"杨上善："谓天地间九州等物，其生皆在阴阳及和三气。"素 66"太虚寥廓，肇基化元，万物资始，五运终天，布气真灵，揔统坤元，九星悬朗，七曜周旋，曰阴曰阳，曰柔曰刚，幽显即位，寒暑弛张，生生化化，品物咸章。"素 70"气始而生化，气散而有形，气布而蕃育，气终而象变，其致一也。"素 74"天地合气，六节分而万物化生矣。"素 25"夫人生于地，悬命于天，天地合气，命之曰人。"素 70"天制色，地制形，五类衰盛，各随其气之所宜也。"高世栻："此复承上文形色制胜之意，而言五类盛衰，各随其天气地气之所宜。"素 71"故曰位明气月可知乎，所谓气也。"张介宾："此即所谓天地之气也。"

8. 人体生命之气。指构成人体、维持

人体生命活动的物质、能量、信息的总称，也可简称为人气。人体生命之气随其性质有阳气、阴气之分，随其转化有宗气、营气、卫气、经气之别；随其功能活动有胃气、心气、肝气、肾气、肺气、脾气、脏腑之气之名；随其部位分布有头气、胸气、腹气、胫气、上气、中气、下气之称；随其形态又有精、气、津、液、血、脉的不同。难 8“故气者，人之根本也。”灵 18“人受气于谷，谷入于胃，以传于肺，五藏六府皆以受气，其清者为营，浊者为卫。”灵 71“故宗气积于胸中，出于喉咙，以贯心脉而行呼吸焉。”灵 37“五色之见于明堂，以观五藏之气。”灵 52“胸气有街，腹气有街，头气有街，胫气有街。”灵 28“上气不足，脑为之不满，耳为之苦鸣，头为之苦倾，目为之眩；中气不足，溲便为之变，肠为之苦鸣；下气不足，则为痿厥心悗。”灵 30“余闻人有精气津液血脉，余意以为一气耳。”

人体生命之气由呼吸之气、水谷之气、先天父母之精气融合而成，由肺所主，通过三焦运行全身，并与自然之气相通应，而有年或日节律的变化。灵 28“口鼻者，气之门户也。”灵 68“喉咙者，气之所以上下者也。”灵 30“上焦开发，宣五谷味，熏肤，充身泽毛，若雾露之溉，是谓气。”灵 75“真气者，所受于天，与谷气并而充身者也。”素 53“谷盛气盛，谷虚气虚，此其常也。”难 36“命门者，诸神精之所舍，原气之所系也。”张介宾：“然命门为元气之根，为水火之宅。”素 9“肺者，气之本。”难 24“太阴者，肺也，行气温于皮毛者也。”难 31“三焦者，水谷之道路，气之所终始也。”灵 2“春取络脉诸荥大经分肉之间……此四时之序，气之所处，病之所舍，脏之所宜。”张志聪：“此四时出入之序，人气之所处，病之所舍，五脏应五时之所宜也。”素 26“四时者，所以分春秋冬夏之气所在，以时调之。”吴崑：“所在，如正月二月人气在肝，三月四月人气在脾，五月六月人气在头……十一月十二月人气在肾。经中言气之所在，不能尽同，此其一也。”

人体生命之气与形相对而言，至精无形，形与气阴阳相互转化，运动不休。气的运动即气机，其基本形式为升降出入。素 5“阳化气，阴成形……形归气……气生形。”张介宾：“阳动而散，故化气；阴静而凝，故成形。”灵 6“形与气相任则寿，不相任则夭。”张介宾：“盖形以寓气，气以充形，有是形当有是气，有是气当有是形。故表里相称者寿，一强一弱，而不相称者夭。”灵 73“是故上工之取气，乃救其萌芽；下工守其已成，因败其形。”马莳：“上工论气不论形，所以预取其气而早就其萌芽，彼下工则反是矣。”灵 17“气之不得无行也，如水之流，如日月之行不休。”素 68“出入废则神机化灭，升降息则气立孤危。故非出入，则无以生长壮老已；非升降，则无以生长化收藏。是以升降出入，无器不有。”

由于人体生命之气有总有分，故具体所指有如下区分：①统指人体之气，与邪气相对而言，又称为正气。素 1“是以志闲而少欲，心安而不惧，形劳而不倦，气从以顺。”素 53“夫实者，气入也。虚者，气出也。”马莳：“夫所谓实者，邪气之入而实也，非真实也。所谓虚者，正气之出而虚也，乃真虚也。”素 27“静以久留，以气至为故……其气以至，适而自护。”杨上善：“其正气已至适，人自当爱护，勿令泄也。”素 33“邪之所凑，其气必虚。”素 71“食岁谷以安其气，食间谷以去其邪。”高世栻：“阳明燥金司天，少阴君火在泉之岁，故食白丹之岁谷，以安其正气。”②元气。素 77“治病之道，气内为宝。”张介宾：“气内者，气之在内者也，即元气也。”又，杨上善：“天地间气为外气，人身中气为内气，外气裁成万物，是为外实；内气荣卫裁生，故为内实。治病能求内气之理，是治病之要也。”难 66

"五藏俞者，三焦之所行，气之所留止也……三焦者，原气之别使也。"③阴阳之气。灵9"凡刺之道，气调而止，补阴泻阳，音气益彰。"张志聪："谓阴阳之气偏盛，刺之和调则止矣。"素80"气之多少，何者为逆？何者为从?"张志聪："气之多少，问阴阳之气有多有少。"④五脏精气。素17"夫精明五色者，气之华也。"王冰："五气之精华者，上见为五色，变化于精明之间也。"素70"天气制之，气有所从也。"张介宾："此因司天之气制之，而人之脏气从之也。"素74"久而增气，物化之常也，气增而久，夭之由也。"高世栻："味久而增其脏气，乃物化之常也；脏气增而日久，则此胜彼衰，乃夭之由也。"⑤水谷精微。灵56"水谷皆入于胃，五藏六府皆禀气于胃。"灵12"六府者，受谷而行之，受气而扬之。"张介宾："六腑者，所以受水谷，化其精微之气而布扬于内外者也。"灵75"气积于胃，以通营卫，各行其道。"⑥指营气。灵81"中焦出气如露，上注溪谷，而渗孙脉，津液和调，变化而赤为血。"杨上善："出气，谓营气也。"灵16"故气从太阴出，注手阳明。"杨上善："此下言营行十二经脉也。气，营气也。"⑦指卫气。灵18"卫气行于阴二十五度，行于阳二十五度，分为昼夜，故气至阳而起，至阴而止。"灵81"上焦出气，以温分肉，而养骨节，通腠理。"杨上善："上焦出卫气，卫气为阳，故在分肉能温之也。"灵63"辛与气俱行，故辛入而与汗俱出。"杨上善："辛走卫气，即与卫气俱行，故辛入胃，即与卫气汗俱出也。"难71"刺阴者，先以左手摄按所针荥俞之处，气散乃内针。"黄竹斋："使卫气暂散乃内针，则深而不伤卫气也。"⑧人体阳气。素2"冬三月……无泄皮肤，使气亟夺。"王冰："汗则阳气发泄，阳气发泄则数为寒气所迫夺之。"素35"阳虚而阴盛，外无气，故先寒栗也。"姚止庵："是故邪入于阴，则阳气亦随之而并于阴，唯并于阴，于是阳在内而不在外，故外无气。"灵75"气下乃止，此所谓引而下之者也。"张介宾："必使其阳气下行而后止，此引而下之之谓也。"⑨经脉之气。素54"补泻之时者，与气开阖相合也。"马莳："补泻之时者，言各经脉气之行，自手太阴以至厥阴者，昼夜共行五十度，其针入之后，若当其气来谓之开，可以迎而泻之，气过谓之阖，可以随而补之，针与气开阖相合也。"灵10"气有余，则当脉所过者热肿，虚则寒栗不复。"灵15"故人一呼脉再动，气行三寸，一吸脉亦再动，气行三寸，呼吸定息，气行六寸。"灵62"四街者，气之径路也。"⑩指手太阴肺脉之气。灵62"气之过于寸口也……气之离藏也，卒然如弓弩之发。"杨上善："气谓手太阴脉气，从手寸口，上入于肺而息。"⑪指阴跻脉之气。灵17"气独行五藏，不荣六府，何也?"张介宾："帝以跻脉为少阴之别，因疑其气独行五脏，不荣六腑也，故有此问。"⑫指气机。即气在体内的升降出入运行。灵3"上守机者，知守气也。"张介宾："往来逆顺，至与不至，皆气之机也。"灵29"顺者，非独阴阳脉，论气之逆顺也。"灵55"气之逆顺者，所以应天地、阴阳、四时、五行也。"

9. 邪气，病气。是中医学对致病因素及其功能信息的概括。灵44"夫百病之所始生者，必起于燥湿寒暑风雨，阴阳喜怒，饮食居处，气合而有形，得藏而有名。"马莳："邪气相合于脏，而病形成，得其分脏而病名别。"灵66"喜怒不节则伤藏，风雨则伤上，清湿则伤下，三部之气，所伤异类……气有定舍，因处为名。"素19"五藏受气于其所生，传之于其所胜，气舍于其所生，死于其所不胜……此言气之逆行也。"王冰："受气所生者，谓受病气于己之所生者也。"素21"阳并于上，四脉争张，气归于肾，宜治其经络，泻阳补阴。"马莳："故邪气归之于肾。"素26"以身之虚，而逢天之虚，两虚相感，其气至骨，入则伤五藏。”张志聪：“两虚相感，故邪气至骨，而入伤五脏。”素 27“候气奈何？岐伯曰：夫邪去络入于经也。”张介宾：“此候其邪气也，非针之气至之谓。”素 33“虚不当刺，不当刺而刺，后五日其气必至。”王冰：“至，谓病气来至也。”①风邪。素 3“因于气，为肿。”高世栻：“气，犹风也。《阴阳应象大论》：‘阳之气以天地之疾风名之。’故不言风而言气，因于气为肿者，风淫末疾，四肢肿也。”森立之：“考风，本为山川之气，故或云风，或云气，宜互称耳。风毒又称脚气，中风又曰中气，即其例也。此举风寒暑湿之四因而言之，可得而解也。”素 35“夫痎疟皆生于风，其畜作有时者何也……其气得阳而外出，得阴而内薄，是以日作。”②六淫邪气。素 3“四时之气，更伤五藏。”杨上善：“风寒暑湿四时邪气争而不和，伤五脏也。”素 35“夫寒者阴气也，风者阳气也。”素 74“气有高下，病有远近，证有中外……同气异形，迷诊乱经，此之谓也。”③人体逆乱之气。灵 23“气满胸中喘息，取足太阴大指之端，去爪甲如薤叶……气下乃止。”张志聪：“使逆气下行，则快然如衰矣。”灵 34“气在于心者，取之手少阴、心主之输。”马莳：“气乱于心者，当取之手少阴心经之输穴神门，手心主即厥阴心包经之输穴大陵。”素 62“血之与气并走于上则为大厥……气复反则生，不反则死。”④阴邪。难 55“积者，阴气也……气之所积名曰积。”叶霖：“阴邪渐积而成，故曰积。”又，张山雷：“窃谓气字当作血字……意者，古人本作血之所积，气之所聚。而传写者误之，亦正难言。”⑤阳邪。难 55“聚者，阳气也……气之所聚名曰聚。”叶霖：“阳邪渐聚而成，故曰聚。”⑥其他病邪。如“浊气”、“清气”、“毒气”、“恶气”等。灵 1“夫气之在脉也，邪气在上，浊气在中，清气在下。”

10. 病机术语。①指气的失调，包括气虚、气机失常。素 49“所谓浮为聋者，皆在气也。”张介宾：“阳实于上，则气壅为聋。”高世栻：“故申明所谓浮为聋者，是逆气上浮为聋，皆在气也。”素 39“余知百病生于气也，怒则气上，喜则气缓，悲则气消……九气不同，何病之生？”灵 78“五藏气，心主噫，肺主咳，肝主语，脾主吞，肾主欠。”马莳：“此言五脏之气为病也。”②指气实。金 1“寸脉沉大而滑，沉则为实，滑则为气。”尤怡：“实谓血实，气谓气实。”③指胃气亢盛。金 13“趺阳脉浮而数，浮即为气，数即消谷而大坚。”吴谦等：“胃脉浮盛，按之而数，为胃气热，故善消谷也。”④指气虚。金 14“趺阳脉微而迟，微则为气，迟则为寒。”尤怡：“微则为气者，为气不足也。”⑤指气胀。金 14“浮者为风，无水虚胀者，为气。”尤怡：“脉浮者为风，即风水也。其无水而虚胀者，则为气病，而非水病矣。”⑥指病位。即气分。素 62“病在血，调之络；病在气，调之卫。”王冰：“卫主气，故气病而调之卫也。”

11. 病症术语。①太息。素 7“二阴一阳发病，善胀，心满，善气。”张志聪：“善气者，太息也，心系急则气道约，故太息以伸出之。”②胸腹胀气。素 74“阳明之复……病生胠胁，气并于左。”伤 231“腹都满，胁下及心痛，久按之气不通。”③腹中悸动。素 74“少阴之复……少腹绞痛……气动于左，上行于右。”④矢气。素 38“小肠咳状，咳而失气，气与咳俱失。”素 74“得后与气则快然如衰。”⑤指积气。难 18“诊在右胁有积气，得肺脉结，脉结甚则积甚，结微则气微。”滑寿：“积气有微甚，脉从而应之。”

12. 气象，景象。①指自然界的天象、气象、物象等。素 70“愿闻平气，何如而名，何如而化也……敷和之纪……其气端……升明之纪……其气高……备化之纪……其气平……审平之纪……其气洁……

静顺之纪……其气明。”②指脉象，脉搏。素 19“春脉者肝也……故其气来耎弱轻虚而滑，端直以长，故曰弦……秋脉者肺也……其气来轻虚以浮，来急去散，故曰浮。”《新校正》:“按越人云：‘春脉弦者，东方木也，万物始生，未有枝叶，故其脉来濡弱而长。’”素 26“上工救其萌牙，必先见三部九候之气，尽调不败而救之。”灵 49“人迎气大紧以浮者，其病益甚。”③指针刺感应。灵 1“刺之而气至，乃去之，勿复针……刺之要，气至而有效。”灵 67“或神动而气先针行，或气与针相逢，或针已出气独行，或数刺乃知。”

13. 属性，特质。①指自然物的性质、功能等。素 67“其于万物何以生化，岐伯曰：东方生风……在气为柔……南方生热……在气为息……中央生湿……在气为充……西方生燥……在气为成……北方生寒……在气为坚。”灵 40“清者其气滑，浊者其气涩。”②指药物的性质、性能。神 1“药有酸、咸、甘、苦、辛五味，又有寒、热、温、凉四气。”灵 62“酸入于胃，其气涩以收。”杨上善:“酸味性为涩收。”素 40“夫芳草之气美，石药之气悍，二者其气急疾坚劲。”孙鼎宜:“二者皆药性，曰气者，古通言。”灵 50“酒者水谷之精，熟谷之液也，其气慓悍。”③指疾病的性质。素 74“言热未已，寒病复始，同气异形，迷诊乱经。”

14. 精神状态，情绪。灵 9“大惊大恐，必定其气乃刺之。”张志聪:“惊伤神，恐伤精，故必定其气乃刺之，则存养其精气神矣。”素 5“暴气象雷，逆气象阳。”张介宾:“天有雷霆火郁之发也，人有刚暴怒气之逆也。”

15. 气色。灵 49“相气不微，不知是非。”马莳:“相视气色，不能至于精微者，不知病之为是为非。”

16. 气力。灵 63“甘入于胃，其气弱小，不能上至于上焦。”张介宾:“甘性柔缓，故其气弱小，不能至于上焦。”灵 3“其死也，无气以动，故静。”

17. 气势。灵 55“无迎逢逢之气。”马莳:“逢逢之气，势来迫而甚盛者也。”灵 64“火形之人……有气，轻财，少信。”马莳:“有气者，火有气势也。”

18. 效力，作用。素 11“夫胃大肠小肠三焦膀胱，此五者……其气象天，故泻而不藏。”马莳:“盖天主变化，五者泻而不能藏，此所以象天也。”灵 77“风从东南方来，名曰弱风……其气主体重。”素 25“夫盐之味咸者，其气令器津泄。”张介宾:“盐味咸，水之化也。其性浸淫透物，久在器中则津液外泄而器无固者。”

19. 运气术语。①五运之气与风热暑湿燥寒六气。素 66“知迎知随，气可与期……应天之气，动而不息，故五岁而右迁，应地之气，静而守位，故六朞而环会。”张介宾:“知迎知随，则岁气可期，而天和可自保矣。”素 71“先立其年以明其气，金木水火土运行之数，寒暑燥湿风火临御之化，则天道可见。”张介宾:“先立其年，如甲子乙丑之类是也，年辰立则岁气可期。”素 71“适气同异，多少制之，同寒湿者燥热化，异寒湿者燥湿化。”张志聪:“此论五运之气，与司天在泉，各有同异，而气味之多少，亦各有所制也。”②指五运之气。以天干为纪(甲己化土，乙庚化金，丙辛化水，丁壬化木，戊癸化火)，逐年轮回运转，决定着全年气象、物候、藏象变化的五行特征。素 67“主岁何如？岐伯曰：气有余，则制己所胜而侮所不胜。”张志聪:“此复论五运主岁之有太过不及也。”素 71“气有多少，发有微甚，微者当其气，甚者兼其下。”高世栻:“五运之气，有太过不及，则其发也，有微有甚，微者当其气，得其本位之气也；甚者兼其下，兼其下时之气也。”③指六气。以地支为纪（厥阴风木巳亥，少阴君火子午，少阳相火寅申，太阴湿土丑未，阳明燥金卯酉，太阳寒水辰戌)，决定着全年各时段的气候变化。素66“故在天为气，在地成形，形气相感而化生万物矣。”王冰:“气，谓风热湿燥寒；形，谓木火土金水，此造化生成之大纪。”素67“先立其年，以知其气，左右应见，然后乃可言死生之逆顺。”张志聪:“此总结六气之加临，先立其主气之年，以知其司天在泉之气，则间气之应见于左右，或从或违，然后乃可以言死生之顺逆。”素68“太阴之右，少阳治之。此所谓气之标。”张介宾:“三阴三阳以六气为本，六气以三阴三阳为标。”素68“位有终始，气有初中。”吴崑:“初中者，每气皆有初中。”素71“夫气之所至也，厥阴所至为和平，少阴所至为暄……太阳所至为寒雰。”④少阴君火之气。素74“少阴之胜，心下热善饥，脐下反动，气游三焦……气动于左，上行于右，咳。”张介宾:“心火盛则热及心包络。包络之脉，历络三焦，故气游三焦……阳升在东也，上行于右，火必乘金也。”⑤阳明燥金之气。素74“阳明之复，清气大举……病生胠胁，气归于左，善太息。”张志聪:“病生胠胁，气归于左者，金乘木也。”⑥指六气中的主气与客气。素67“气相得则和，不相得则病。”高世栻:“气相得则和，加临之气与主时之气，相为生旺则和。不相得则病，加临之气与主时之气相为克贼则病。”素74“治寒以热，治热以寒，气相得者逆之，不相得者从之。”张志聪:“同者逆之，谓气相得者，宜逆治之，如主客之同司火热，则当治以咸寒……异者从之，谓不相得者，当从治之，如寒水司天，加临于二火主气之上，客胜当从二火之热以治寒，主胜当从司天之寒以治热。”⑦胜复之气。素74“胜复之动，时有常乎？气有必乎？岐伯曰：时有常位，而气无必也。”张志聪:“四时有定位，而胜复之气，不随所主之本位而发，故气不可必也。”⑧三阴三阳之气。每气所主时段为一个甲子周期60日。难7“其气以何月各王几日？然，冬至之后，得甲子少阳王，复得甲子阳明王。”《集注》丁曰:“夫三阴三阳之气旺，随六甲以言之。”

20. 通“器”。灵10“肝者筋之合也，筋者聚于阴气。”《甲乙经》卷二、《难经》二十四难“阴气”并作“阴器”。《素问·诊要经终论》王冰注作“阴器”。参见“阴气”。

21. 疑为“为”之讹。素71“天山一色，或气浊色。”明代赵府居敬堂刻本、元至元五年胡氏古林书屋刻本“气”并作“为”。

22. 疑为“无”之讹。素62“动气候时，近气不失，远所乃来，是谓追之。”《新校正》云:“按《甲乙经》作‘动无后时’。”《太素》卷二十四作“动无后时”，与《新校正》引《甲乙经》合。又，王冰:“欲动经气而为补者，皆必候水刻气之所在而刺之。”

【气力】 体力，力气。神2“泽泻……消水，养五脏，益气力，肥健。”神3“续断味苦，微温……久服益气力。”

【气口】 脉诊部位。即寸口，又称脉口。素11“气口何以独为五藏主。”王冰:“气口，则寸口也，亦谓脉口。以寸口可候气之盛衰，故云气口。可以切脉之动静，故云脉口。皆同取于手鱼际之后，同身寸之一寸，是则寸口也。”灵19“气口候阴，人迎候阳也。”张介宾:“气口在手太阴，肺脉也，气口独为五脏主，故以候阴。”

【气门】

1. 汗孔。又称玄府。素3“日西而阳气已虚，气门乃闭”王冰:“气门，谓玄府也，所以发泄经脉营卫之气，故谓之气门也。”

2. 穴位，气穴。灵73“用针之理，必知形气之所在……上下气门。”马莳:“气门，即气穴也。《素问》明有《气穴论》，凡穴皆可以气穴称。”又，张介宾:“上下气门，即《卫气篇》诸经标本气街之义。一曰手经为上，足经为下，气脉必由之处，是谓门户。

亦通。”

【气化】

1. 阳气运化津液的作用和过程。素 8 “膀胱者，州都之官，津液藏焉，气化则能出矣。”张介宾：“津液之入者为水，水之化者由气，有化而入而后有出，是谓气化则能出矣。”

2. 运气术语。指风、热、暑、湿、燥、寒六气的运行变化及其相应的自然界变化。素 69 “各从其气化也。”素 71 “凡此太阳司天之政，气化运行先天……厥阴所至为生为风摇，少阴所至为荣为形见，太阴所至为化为云雨……气化之常也。”

【气反】 指病气反其常候，病气所在与症状表现部位相反。素 70 “气反者，病在上，取之下；病在下，取之上；病在中，旁取之。”张志聪：“气反者，谓上下内外之病气相反也。”

【气分】 病名。指阳虚寒凝，水饮寒邪搏结于气分的病症。临床以心下痞坚，大如盘，边如旋杯或旋盘等为主症。①阳虚阴凝，寒水互结证。可伴见喘、肿、手足逆冷，腹满肠鸣等。治宜温阳散寒，通利气机，方用桂枝去芍药加麻辛附子汤。金 14 “实则失气，虚则遗尿，名曰气分。气分，心下坚，大如盘，边如旋杯，水饮所作，桂枝去芍药加麻辛附子汤主之。”②气滞脾虚，水气互结证。治宜理气健脾，化饮除湿，方用枳术汤。金 14 “气分……心下坚，大如盘，边如旋盘，水饮所作，枳术汤主之。”

【气月】 运气术语。指六气各气所主的月份。素 71 “位明气月可知乎，所谓气也。”张介宾：“上下左右之位既明，则气之有六，月之有十二，其终始移易之数，皆可知矣。”

【气击】 病机名。即气冲。指气逆上冲胸咽。金 14 “医以为留饮而大下之，气击不去，其病不除。”尤怡：“冲气宜温降，不宜攻下，下之亦未必去，故曰气击不去，其病不除。”

【气立】

1. 指气的运行。素 3 “如是则内外调和，邪不能害，耳目聪明，气立如故。”

2. 指天地之气化所生成。素 68 “出入废则神机化灭，升降息则气立孤危。”素 70 “根于中者，命曰神机，神去则机息；根于外者，命曰气立，气止则化绝。”张介宾：“物之根于外者，必假外气以成立，而其生长收藏，即气化之所立也。”

【气穴】

1. 即腧穴。为经脉之气所输注的孔穴，故名。素 5 “气穴所发，各有处名。”素 58 “余闻气穴三百六十五以应一岁。”杨上善：“三百六十五穴，十二经脉之气发会之处，故曰气穴也。”灵 4 “刺此者，必中气穴，无中肉节，中气穴则针染于巷。”张介宾：“经气所至，是谓气穴。”

2. 指属阳部位的腧穴。素 58 “水俞在诸分，热俞在气穴。”吴崑：“气穴者，阳分之穴，或身之上半，或六阳之经皆是也。”又，孙鼎宜：“气穴当作气分，即五十九穴，以热多在阳分也。”

【气血】 气与血的合称。素 3 “是故谨和五味，骨正筋柔，气血以流。”灵 18 “壮者之气血盛，其肌肉滑，气道通。”灵 60 “胃者，水谷气血之海也。”

【气会】

1. 运气术语。指六气六步的交司时刻。素 68 “是故寅午戌岁气会同，卯未亥岁气会同，辰申子岁气会同，巳酉丑岁气会同，终而复始。”王冰：“法以四年为一纪，循环不已，余三岁以会同，故有三合也。《阴阳法》以是为三合者，缘其气会同也。”

2. 八会穴之一。古人认为，气会聚于膻中，膻中即为治疗气病的主要穴位。难 45 “脉会太渊，气会三焦。”

【气色】 指人的面色，神态。金 1 “病人有气色见于面部，愿闻其说。”

【气冲】

1. 穴名。别名气街。属足阳明胃经，位于腹部，脐下 5 寸旁开 2 寸处。难 28“冲脉者，起于气冲，并足阳明之经，夹齐上行。”

2. 指气冲穴所在部位。金 11“脉来细而附骨者，乃积也……尺中，积在气冲。”朱峻明:“尺候下焦，尺脉沉细，积在气冲，如阴寒疝症之类是也。”

3. 气逆上冲。金 22“或引腰脊，下根气街，气冲急痛。”

【气交】

1. 指天地之气交会。素 68“何谓气交?岐伯曰：上下之位，气交之中，人之居也。”王冰:“自天之下，地之上，则二气交合之分也。人居地上，故气交合之中，人之居也。是以化生变易，皆在气交之中也。”素 2“夏三月，此谓蕃秀，天地气交，万物华实。”素 71“水火寒热持于气交而为病始也。”张介宾:“少阴司天，阳明在泉，上火下金，故水火寒热，持于气交之中而为病如此。”

2. 运气术语。指六气中三之气与四之气所主时段。素 71“岁半之前，天气主之，岁半之后，地气主之，上下交互，气交主之，岁纪毕矣……土郁之发，岩谷震惊，雷殷气交。”张介宾:“交互者，天气地气互合为用也，气交主之，即三气四气之际，乃天地气交之时……气交者，升降之中，亦三气四气之间。”张志聪:“雷者，火之气，三之气主火，四之气主土，故殷殷然之雷，在土之下，火土相合，而发于三气四气之交。”

【气收】 病机名。指气机收敛闭郁，不能正常宣发输布的病理状态。素 39“寒则腠理闭，气不行，故气收矣。”

【气利】 病证名。由于中气虚寒，气机下陷，不能固摄所致，临床见下利滑脱，大便随矢气而排出等症状。治宜温涩固脱，涩肠止利，方用诃梨勒散。金 17“气利，诃梨勒散主之。”

【气乱】 病机名。指人体气机紊乱，失去正常的升降出入秩序。素 39“惊则心无所倚，神无所归，虑无所定，故气乱矣。”素 52“无刺大醉，令人气乱。”

【气位】 运气术语。指五运或六气所在的位次。素 68“愿闻地理之应六节气位何如? 岐伯曰：显明之右，君火之位也；君火之右，退行一步，相火治之。”张介宾:“此下言地理之应六节，即主气之静而守位者也，故曰六位，亦曰六步，乃六气所主之位也。”素 69“本气位也。位天者天文也，位地者地理也。”张志聪:“气位者，五运六气各有司天纪地主岁主时之定位也。”

【气郁】 病机名。指气机阻滞不畅。素 71“民病气郁中满，寒乃始……其病淋，目瞑目赤，气郁于上而热。”姚止庵:“清寒滞于中，阳气不行也。”

【气味】

1. 食物、药物的气味与滋味。即嗅觉与味觉所感到的味道。素 22“五谷为养，五果为助，五畜为益，五菜为充，气味合而服之，以补精益气。”

2. 指酸苦甘辛咸等五味。素 5“气味辛甘发散为阳，酸苦涌泄为阴。”王冰:“非惟气味分正阴阳，然辛甘酸苦之中，复有阴阳之殊气尔。”

3. 指精气。素 11“是以五藏六府之气味，皆出于胃，变见于气口。”姚止庵:“然养脏腑之气者，胃也；而验脏腑之气者，气口也。”灵 1“十二原者，五藏之所以禀三百六十五节气味也。”

【气迫】 运气术语。指主令之气不能应时而至，则所胜一方反侮，所不胜一方加薄，两相交迫而导致疾病。素 9“至而不至，此谓不及，则所胜妄行而所生受病，所不胜薄之也，命曰气迫。”王冰:“如肝木气少不能制土，土气无畏而遂妄行，水被土凌故云所胜妄行而所生受病也。肝木之气不平，肺金之气自薄，故曰所不胜薄之。然木气不平，土金交薄，相迫为疾，故曰气迫也。”

【气胀】 病证名。胀病之一，指因气滞所导致的腹胀满。素17“上盛则气高，下盛则气胀。”张介宾：“邪滞于下，故腹为胀满。”森立之：“气胀者，谓腹中气满胀，即是宿食之类也。”

【气泄】

1. 指矢气。素19“上见咳唾，下为气泄。”杨上善：“气，谓广肠泄气也。”

2. 指营卫之气外泄的病理变化。素39“炅则气泄……炅则腠理开，荣卫通，汗大泄，故气泄。”

3. 指肺气外泄。素52“刺缺盆中内陷，气泄，令人喘咳逆。”王冰：“刺缺盆中内陷，则肺气外泄，故令人喘咳逆也。”

【气宜】 六气主时之所宜。素74“谨候气宜，无失病机……审察病机，无失气宜。”吴崑：“气宜，气之所宜。”张介宾：“病随气动，必察其机，治之得其要，是无失气宜也。”

【气实】 指人体正气充实或聚集于某一部位。素53“气实形实，气虚形虚，此其常也……气实者，热也；气虚者，寒也。”马莳：“气者，人身之气也，如营气卫气是也。”张介宾：“气为阳，气实则阳实故热，气虚则阳虚故寒。”素54“刺虚则实之者，针下热也，气实乃热也……刺虚须其实者，阳气隆至，针下热乃去针也。”

【气脉】

1. 气血经脉。素1“此其天寿过度，气脉常通。”又，森立之：“盖气系于男，脉系于女。上文云‘丈夫二八肾气盛，精气溢泻。五八肾气衰，六八阳气衰竭于上，七八肝气衰。女子二七任脉通，太冲脉盛。五七阳明脉衰，六七三阳脉衰于上，七七任脉虚，太冲脉衰少’。可以征矣……故男则气，女则脉，常通于身中而不止。”

2. 指人体脏腑经脉之气及其所表现的脉象。素68“物生其应也，气脉其应也。”张介宾：“气脉其应，如《至真要大论》之南北政，及厥阴之至其脉弦之类是也。”

【气逆】

1. 病机名。即气机逆乱失常，主要指气机上逆。灵10“足阳明之别……其病气逆则喉痹瘁瘖。”难49“恚怒气逆上而不下则伤肝。”素39“怒则气逆，甚则呕血及飧泄，故气上矣。”

2. 指肺失肃降的喘咳等。素3“因而大饮，则气逆。”森立之：“气逆，即上气咳逆之略言。”王冰：“饮多则肺布叶举，故气逆而上奔也。”素38“此皆聚于胃，关于肺，使人多涕唾而面浮肿气逆也。”张介宾：“肺为脏腑之盖而主气，故令人咳而气逆。”

【气绝】 病机名。即脏腑经脉之气衰竭败绝。素20“足太阳气绝者，其足不可屈伸，死必戴眼。”难24“足厥阴气绝，即筋缩引卵与舌卷。”金17“夫六腑气绝于外者，手足寒，上气，脚缩；五脏气绝于内者，利不禁，下甚者，手足不仁。”

【气结】 病机名。即气留滞不行。素39“思则心有所存，神有所归，正气留而不行，故气结矣。”

【气高】 症状名。指气逆喘满。素17“上盛则气高，下盛则气胀。”张介宾：“气高者，喘满之谓。”又，森立之：“气高，宜从全本作‘气鬲’为是……气鬲者，谓心腹中气壅闭，即是痰饮之类也。”

【气衰】 病机名。即正气虚衰。素17“代则气衰，细则气少。”

【气海】 为宗气会聚、发源之处。四海之一。灵33“膻中者，为气之海。”灵56“其大气之抟而不行者，积于胸中，命曰气海。”

【气盛】

1. 指人体正气充盛。素53“谷盛气盛，谷虚气虚，此其常也……气盛身寒，得之伤寒。”

2. 指人体之气过亢或郁滞。灵 10“是主肺所生病者……气盛有余，则肩背痛风寒，汗出中风，小便数而欠。”张志聪:“气之盛虚者，谓太阴之气也。”素 46“夫气盛血聚者，宜石而泻之。”

3. 指邪气盛实。灵 3“其来不可逢者，气盛不可补也。”张志聪:“如其气方来，乃邪气正盛，邪气盛则正气大虚，不可乘其气来，即迎而补之，当避其邪气之来锐。”灵 19“气盛则厥逆，上冲肠胃，熏肝。”张介宾:“若其邪盛则厥逆，自下上冲心肺，熏于肝胃。”

4. 指吸气内充。素 62“泻实者，气盛乃内针，针与气俱内。”张介宾:“气盛乃内针者，因病人之吸气而入针也。”

【气虚】

1. 指人体正气虚弱。素 28“气虚者，肺虚也。”素 54“满而泄之者，针下寒也，气虚乃寒也。”素 77“身体日减，气虚无精，病深无气。”

2. 指气血输注、出入、聚散失衡，而某一部位偏失的状态。素 62“是故气之所并为血虚，血之所并为气虚。”姚止庵:“是故惟并则有，惟有则实。惟有‘有’有实，故有‘无’有虚也。”

【气脱】 指正气耗损脱失。灵 30“气脱者，目不明。”灵 72“气脱而疾，中气不足，病不起也。”

【气象】 景象，外在表现。见“平人气象论”。吴崑:“气，脉气；象，脉形也。”

【气淫】 运气术语。指主令之气太过，时令未到而气先至，则太过之气薄所不胜而乘所胜，淫并乘侮导致的疾病。素 9“未至而至，此为太过，则薄所不胜而乘所胜也，命曰气淫。”王冰:“假令肝木有余，是肺金不足，金不制木故木太过，木气既余则反薄肺金而乘于脾土矣，故曰太过则薄所不胜而乘所胜也。此皆五脏之气内相淫并为疾，故命曰气淫也。”

【气厥】 病机名。即气逆。素 37“胆移热于脑，则辛頞鼻渊……故得之气厥也。”杨上善:“此胆传之病，并因逆热气之所致也。”素 71“民病气厥心痛，寒热更作。”

【气喘】 症状名。呼吸急促困难。素 74“太阴司天，客胜则首面胕肿，呼吸气喘。”

【气短】 症状名。呼吸短促，自感气的交换不足。金 6“虚劳里急，诸不足，黄芪建中汤主之……气短胸满者加生姜。”

【气街】

1. 指经络之气通行的径路。灵 52“知六府之气街者，能知解结契绍于门户……请言气街，胸气有街，腹气有街，头气有街，胫气有街。”张志聪:“气街者，气之径路。”张介宾:“此四街者，乃胸腹头胫之气，所聚所行之道路，故谓之气街。”

2. 穴名。即气冲穴。素 61“气街、三里、巨虚上下廉，此八者以泻胃中之热也”王冰:“气街在腹脐下，横骨两端，鼠溪上同身寸之一寸动脉应手，足阳明脉气所发。”灵 33“胃者水谷之海，其输上在气街，下至三里。”

3. 指气冲穴所在部位，即腹股沟股动脉处。素 44“阴阳揔宗筋之会，会于气街，而阳明为之长。”王冰:“气街，则阴毛两傍脉动处也。”灵 10“胃足阳明之脉……入气街中……胆足少阳之脉……循胁里，出气街，绕毛际”。

【气痞】 证名。指气机壅滞所导致的心下痞塞胀满。伤 151“脉浮而紧，而复下之，紧反入里，则作痞，按之自濡，但气痞耳。”方有执:“痞，言气隔不通而痞塞也。”

【气痛】 病证名。指气滞不通所导致的疼痛。灵 6“卫之生病也，气痛时来时去。”灵 49“其病散而气痛，聚未成也。”

【气道】

1. 营气卫气运行的通道。灵 18“壮者之气血盛，其肌肉滑，气道通，营卫之行不失其常……老者之气血衰，其肌肉枯，气道涩。”

2. 呼吸之气的通道。即气管。灵 28“忧思则心系急，心系急则气道约，约则不利，故太息以伸出之。”

【气蒙】 因经气逆乱所致的视物不明。灵 21“暴聋气蒙，耳目不明，取天牖。”涩江抽斋：“气蒙似指郁冒之类。”又，张介宾：“经气蒙蔽，而耳目暴有不明者，当取天牖”。

【气数】 五运六气与节气变化的常数。素 9“气数者，所以纪化生之用也。”高世栻：“气数，二十四气之常数也。”素 71“昭其气数，明其正化。”王冰：“气数，谓天地五运气更用之正数也。”

【气鞕】 病名。一时气逆，突然喉舌梗塞，不能发声言语的病症。灵 21“暴喑气鞕，取扶突与舌本出血。”张介宾：“气鞕，喉舌强硬也。”张志聪：“鞕，梗同。”《太素》卷二十六“鞕”作“鲠”。杨上善：“气在咽中，如鱼鲠之状，故曰气鲠。”

【气癃】 病证名。膀胱气化失常而致的小便淋涩不通。灵 35“膀胱胀者，少腹满而气癃。”张介宾：“气癃，膀胱气闭，小水不通也。”神 2“车前子……主气癃，止痛，利水道小便。”

【气穴论】《素问》篇名。该篇主要介绍人体气穴的分布概况，以及刺热病、诸水等应取的俞穴，并说明气穴与经络、溪谷等的关系和在病理与治疗方面的意义，故名篇。

【气交变】 即《气交变大论》。参见“气交变大论”。

【气府论】《素问》篇名。该篇主要论述手、足三阳六腑经脉及任、督、冲等脉之气所发的俞穴，因诸经脉气交会所发之府，乃俞穴所在之处，故篇名《气府论》。马莳：“气府者，各经脉气交会之府也……此论脉气所发，故名曰气府也。”

【气厥论】《素问》篇名。该篇主要论述了五脏六腑寒热相移所引起的各种病变，因这些病变是由脏气厥逆所致，故篇名《气厥论》。

【气上冲心】 症状名。即病人自觉气从腹部上冲心胸。金 13“厥阴之为病，消渴，气上冲心，心中疼热，饥而不欲食，食即吐。”

【气上冲胸】 症状名。指病人自觉有气从小腹上冲胸部。素 74“民病腹中常鸣，气上冲胸，喘不能久立。”金 2“太阳病，无汗而小便反少，气上冲胸，口噤不得语，欲作刚痉，葛根汤主之。”金 8“奔豚气上冲胸，腹痛，往来寒热，奔豚汤主之。”

【气上撞心】 症状名。即病人自觉有气从少腹上冲心胸。伤 326“厥阴之为病，消渴，气上撞心，心中疼热，饥而不欲食，食则吐蚘。”吴坤安：“此腹中之气，时时上冲也。”

【气交变大论】《素问》篇名。全篇重点论述五运之气在天地气交中发生的太过、不及，以及因之出现相应的灾变疾病与异常变化，故名篇。

壬（rén）

天干的第九位。①与地支相配纪年，用于运气推演，表示木运之气，五行属性为木。素 66“丁壬之岁，木运统之。”素 71“壬午、壬子岁，上少阴火，中太角木运，下阳明金。”②纪日。壬癸属水，逢壬之日水气偏旺。素 22“肾主冬，足少阴太阳主治，其日壬癸。”灵 44“肾为牝藏，其色黑，其时冬，其日壬癸。”难 24“手少阴气绝……壬日笃，癸日死。”③与癸相配五行属水，标记季节之冬季。素 42“以冬壬癸中于邪者为肾风。”孙鼎宜：“按所云十干，皆统一时言，非仅谓值其日也。”又，张介宾：“冬与壬癸皆水也，故中于肾。”

【壬子】

1. 壬子岁。甲子周期第四十九位。壬子之岁，木运太过为中运，少阴君火司天，阳明燥金在泉为岁气。素 71“壬午、壬子岁，上少阴火，中太角木运，下阳明金。”

2. 壬子日。灵 78“腰尻下窍应冬至，其日壬子。”

【壬午】 壬午岁。甲子周期第十九位。壬午之岁，木运太过为中运，少阴君火司天，阳明燥金在泉为岁气。素 71“壬午、壬子岁，上少阴火，中太角木运，下阳明金。”

【壬申】 壬申岁。甲子周期第九位。壬申之岁，木运太过为中运，少阳相火司天，厥阴风木在泉为岁气。素 71“壬申……上少阳相火，中太角木运，下厥阴木。”

【壬戌】 壬戌岁。甲子周期第五十九位。壬戌之岁，木运太过为中运，太阳寒水司天，太阴湿土在泉为岁气。素 71“壬辰、壬戌岁，上太阳水，中太角木运，下太阴土。”

【壬辰】 壬辰岁。甲子周期第二十九位。壬辰之岁，木运太过为中运，太阳寒水司天，太阴湿土在泉为岁气。素 71“壬辰、壬戌岁，上太阳水，中太角木运，下太阴土。”

【壬寅】 壬寅岁。甲子周期第三十九位。壬寅之岁，木运太过为中运，少阳相火司天，厥阴风木在泉为岁气。素 71“壬寅岁……上少阳相火，中太角木运，下厥阴木。”

升（shēng）

1. 容量单位。十合为一升，十升为一斗。《汉书·律历志》：“十仑为合，十合为升。”素 7“结阴者，便血一升，再结二升，三结三升。”灵 32“小肠……受谷二斗四升，水六升三合合之大半。”伤 352“右九味，以水六升，清酒六升和，煮取五升，去滓，温分五服。”

2. 上升，升起。素 68“升已而降，降者谓天；降已而升，升者谓地。”王冰：“升，谓上升。降，谓下降。”

【升明】 运气术语。指火运平气之年，火气上升而明亮。素 70“木曰敷和，火曰升明。”高世栻：“上升明显，火之性也……火之平气曰升明。”

【升降】 上升与下降，为气的运动形式之一。素 68“气之升降，天地之更用也……升降息则气立孤危。”王冰：“升，谓上升；降，谓下降……升降，谓化气也。”素 67“论言天地之动静，神明为之纪，阴阳之升降，寒暑彰其兆。”

【升推】 中药名。蒺藜子的别名。见该条。神 1“蒺藜子味苦，温……一名豺羽，一名升推。”

【升麻】 中药名。又名周麻、周升麻等。为毛茛科升麻属植物大三叶升麻、兴安升麻和升麻的根茎。辛、甘，微寒。入肺、脾、胃、大肠经。发表透疹，清热解毒，升阳举陷。主治外感风热，头痛寒热，咽痛，斑疹，麻疹透发不畅，时疫火毒，口疮，痈肿疮毒，中气下陷，脾虚泄泻，久痢下重，脱肛，内脏下垂，妇女带下，崩中。组方有麻黄升麻汤、升麻鳖甲汤。神 3“升麻味甘，平。解百毒，杀百精老物殃鬼，辟温疫、瘴气、邪气、蛊毒。久服不夭。一名周麻。”

【升麻鳖甲汤】 方剂名。组成：升麻二两，当归一两，蜀椒（炒去汗）一两，甘草二两，雄黄半两（研），鳖甲（手指大）一片（炙）。煎服法：上六味，以水四升，煮取一升，顿服之，老小再服，取汗。功用：透热凉血散瘀。主治：阳毒证。金 3“阳毒之为病，面赤斑斑如锦纹，咽喉痛，唾脓血……升麻鳖甲汤主之。”

夭（yāo）

1. 早死，短命。灵 6“形与气相任则

寿，不相任则夭。”素 70“阴精所奉其人寿，阳精所降其人夭。”灵 35“泻虚补实，神去其室，致邪失正，真不可定，粗之所败，谓之夭命。”

2. 晦暗，无光泽。素 19“色夭不泽，谓之难已。”王冰：“夭，谓不明而恶。”素 20“五藏已败，其色必夭，夭必死矣。”灵 49“察其泽夭，以观成败。”

3. 憔悴。灵 5“皮肤薄著，毛腠夭膲，予之死期。”

【夭殃】 短命，早死。灵 9“无道行私，必得夭殃。”

【夭疽】 病名。疮痈生于耳后致命处，病情险恶，难治易死，故名夭疽。灵 81“发于颈，名曰夭疽，其痈大以赤黑，不急治……薰肝肺十余日而死矣。”

【夭然】 晦暗无光泽的样子。灵 61“淫而夺形，身热，色夭然白。”

长（一、cháng 長）

1. 空间、时间距离较大。与“短”相对。①指空间。素 17“夫精明者，所以视万物，别白黑，审短长。以长为短，以白为黑，如是则精衰矣。”灵 47“皮缓腹里（裹）大者大肠大而长。”②指时间。素 25“月有大小，日有短长。”

2. 长度。灵 1“八曰长针，长七寸；九曰大针，长四寸。”灵 6“复布为复巾，长六七尺，为六七巾。”灵 14“肩至肘长一尺七寸，肘至腕长一尺二寸半。”

3. 高。灵 6“余闻人之生也，有刚有柔，有弱有强，有短有长。”灵 47“愿闻人之白黑肥瘦小长，各有数乎?”

4. 高度。灵 14“人长七尺五寸者。”

5. 长久。素 3“谨道如法，长有天命。”素 29“不知三部九候，故不能久长。”灵 80“独博独眩，披发长跪，俯而视之。”

6. 延长，加长。灵 78“故为之治针，必长其身，锋其末。”

7. 扩充，扩展。见“长刺节论”。

8. 特长。素 76“若能览观杂学，及于比类，通合道理，为余言子所长。”

9. 指长脉。即超过本位的脉象。素 17“夫脉者，血之府也，长则气治，短则气病。”难 4“非有六脉俱动也，谓浮、沉、长、短、滑、涩也。”

10. 副词。常，经常。《广雅·释诂一》：“长，常也。”灵 19“善呕，呕有苦，长太息，心中憺憺。”

（二、zhǎng 長）

1. 年长，年纪较大。灵 12“其少长大小肥瘦，以心撩之。”素 76“公何年之长而问之少，余真问以自谬也。”灵 50“有人于此，并行并立，其年之长少等也。”

2. 老，年高。见“年长”。高世栻：“长，犹老也。”

3. 长大，成年。《公羊传·隐公元年》：“桓幼而贵，隐长而卑。”何休注：“长者，已冠也。”素 1“昔在黄帝……幼而徇齐，长而敦敏，成而登天。”

4. 首位，首要。素 44“肺者，藏之长也，为心之盖也。”李中梓：“肺位至高，故为长也。”素 42“故风者，百病之长也。”王冰：“长，先也。”素 44“阴阳揔宗筋之会，会于气街，而阳明为之长。”吴崑：“长，犹主也。”

5. 主管，统领。素 29“脾者土也，治中央，常以四时长四藏。”马莳：“长，掌同。主也。”

6. 生长；成长。素 1“女子七岁，肾气盛，齿更发长。”素 34“太阳气衰，肾脂枯不长。”森立之：“故肾脏之脂液干枯，而不生长。”

7. 指长育。为夏令、火气的功用。素 2“逆之则伤肝，夏为寒变，奉长者少。”王冰：“故少气以奉心于夏长之令也。”灵 44“春生夏长，秋收冬藏，是气之常也。”素 70“敦阜之纪，是谓广化，厚德清静，顺长以盈……从革之纪，是谓折收，收气乃后，生气乃扬，长化合德。”王冰：“顺火之长育，使万物化气盈满也。”高世栻：“长，火气也。化，土气也。”《素问·玉机真脏论》：“南方火也，万物之所以盛长也。”

8. 滋长；助长。素46“夫食入于阴，长气于阳。”神2“玉泉……安魂魄，长肌肉。”

（三、zhàng 長）

盛，强盛。《洪武正韵·漾韵》：“长，增盛也。”灵44“日中人气长，长则胜邪，故安。”灵54“二十岁，血气始盛，肌肉方长，故好趋。”素70“其形乃彰，生气以长，命曰圣王。”

【长久】

1. 时间很长，持久。素69“夫道者，上知天文，下知地理，中知人事，可以长久。”

2. 长寿。素28“故五藏骨肉滑利，可以长久也。”马莳：“故五藏骨肉滑利，所以其脉亦滑，可以长久而生也。”灵54“五藏坚固，血脉和调，肌肉解利……各如其常，故能长久。”杨上善：“故得寿命长生久视也。”

【长子】 先秦地名。今山西长子县西。神3“长石味辛……一名方石。生长子山谷。”

【长$_2$气】 运气术语。五运中火之气。火运当令，可使万物生长出现蕃茂之景象。素69“岁金不及，炎火乃行，生气乃用，长气专胜，庶物以茂。”素70“流衍之纪，是谓封藏，寒司物化……上羽而长气不化也”王冰：“上见太阳，则火不能布化以长养也。”高世栻：“长气，火气也。”

【长石】 中药名。异名方石、直石、土石。为硫酸盐类硬石膏族矿物硬石膏。辛、苦，寒。清热泻火，利小便，明目去翳。主治身热烦渴，小便不利，目赤翳障。神3“长石味辛，寒，主身热，四肢寒厥，利小便，通血脉，明目，去翳眇，下三虫，杀蛊毒，久服不饥。一名方石。”

【长$_2$令】 运气术语。五运中火气之功用。素70“流衍之纪，是谓封藏，寒司物化，天地严凝，藏政以布，长令不扬。”张志聪：“水政以布，故火令不扬。”

【长虫】 即蛔虫。素17“长虫多则梦相击毁伤。”张志聪：“长虫，蛔虫也。”神2“生漆，去长虫。”

【长年】 长寿。神2“大枣味甘，平……久服轻身，长年。”神2“滑石味甘，寒……久服轻身，耐饥，长年。”

【长针】 九针之一。长七寸，形如毫针，用于深刺，治疗风湿痹病。灵1“八曰长针，长七寸……长针者，锋利身薄，可以取远痹。”灵7“病在中者，取以长针。”

【长沙】 地名。今湖南省长沙。神4“蜣蜋味咸，寒……生长沙池泽。”

【长命】 自然的寿数，性命。素70“无致邪，无失正，绝人长命。”素27“释邪攻正，绝人长命。”

【长$_2$政】 运气术语。五运中火气之政令。素71“岁火不及，寒乃大行，长政不用。”高世栻：“长政，火政也。”马莳：“长政者，火气也。”

【长$_2$养】 抚养，哺育成长。素12“南方者，天地所长养，阳之所盛处也。”灵77“风从其所居之乡来为实风，主生，长养万物。”

【长夏】 农历六月。素18“长夏胃微软弱曰平。”素22“脾主长夏。”王冰：“长夏，谓六月也。”灵44“脾为牝藏，其色黄，其时长夏，其日戊己。”

【长短】

1. 长和短。指距离、时间。灵14“先度其骨节之大小广狭长短，而脉度定矣。”难23“凡脉长十六丈二尺。此所谓经脉长短之数也。”灵76“分有多少，日有长短……随日之长短，各以为纪而刺之。”

2. 指长脉与短脉。灵 5“血之清浊，气之滑涩，脉之长短，血之多少。”

【长强】 穴名。属督脉。位于尾骨尖端与肛门连线的中点处，跪伏位取穴。灵 10“督脉之别，名曰长强。”马莳：“此言督脉经之有络穴也……长强在脊骶骨端。”

【长夏气】 长夏季节人体之气。素 64“夏气在孙络，长夏气在肌肉……长夏者，经络皆盛，内溢肌中。”马莳：“长夏者，六月建未之月，其气在肌肉者，正以长夏经脉络脉皆盛，内溢肌中，所以人气在肌肉也。”

【长夏脉】 指长夏的脉象，即和缓柔软之脉。素 23“五邪所见……冬得长夏脉。”

【长生久视】 指生命长久。灵 8“如是则僻邪不至，长生久视。”

【长冲直扬】 为“长衡直扬”之讹。见“长衡直扬”。灵 46“此人薄皮肤而目坚固以深者，长冲直扬。”《甲乙经》卷十一“冲”作“衡”。

【长刺节论】《素问》篇名。长，推广，扩充。刺节，针刺穴位的方法。本篇继《灵枢经・官针》《灵枢经・刺节真邪》后，结合头痛、寒热、痈肿等 12 种病证的刺治，又补充了五节、十二节的刺法内容，故名“长刺节”。高世栻：“长，犹广也。长刺节者，即以病之所在，而为刺之之节……所以广五节、十二节之刺，故名长刺节。”

【长衡直扬】 形容睁目竖眉，视直光露。《汉书・王莽传》：“盱衡厉色。”孟康注：“眉上曰衡，盱衡，举眉扬目也。”灵 50“勇士者，目深以固，长衡直扬。”张介宾：“直扬，视直而光露。”

仁（rén）

1. 仁爱，仁慈。见“仁恕”。

2. 谓痛痒相知，感觉灵敏。见“不仁”。

3. 果核或果壳最里头的部分，大都质软可食。见“杏仁”、“桃仁”等。

4. 胚。伤 23“杏仁二十四枚，汤浸，去皮尖及两仁者。”

5. 疑为“行”之讹。素 16“阳明终者……其上下经盛，不仁，则终矣。”《灵枢经・终始》、《甲乙经》卷二“仁”作“行”。宜从。

【仁恕】 谓使人仁爱宽恕。神 2“青芝味酸，平。主明目，补肝气。安精魂，仁恕。久食轻身，不老，延年，神仙。”

片（piān）

量词。用于薄的东西。伤 20“附子一枚（炮，去皮，破八片）。”金 2“生姜四片。”

仆（pū）

1. 向前倾倒。亦泛指跌倒。素 21“度水跌仆，喘出于肾与骨。”王冰：“仆，谓身倒也。”素 52“刺郄中大脉，令人仆脱色。”

2. 为“朴”之讹。质朴。素 81“请问有毚愚仆漏之问，不在经者，欲闻其状。”林亿：“按全元起本‘仆’作‘朴’。”吴崑：“毚愚仆漏，谓毚弱、愚昧、朴野、鄙陋也。”又：王冰：“仆，犹顿也，犹不渐也。”

3. 为“䑕”之讹。见“鼠仆”。

【仆击】 卒然倒地。素 28“凡治消瘅仆击，偏枯痿厥……则高梁之疾也。”张介宾：“仆击，暴仆如击也。”楼英：“其卒然仆倒，经称为击仆，世又称为卒中风是也。”

化（huà）

1. 变化。素 9“天地之运，阴阳之化，其于万物，孰多孰少。”素 25“能经天地阴阳之化者，不失四时。”素 74“夫百病之生也，皆生于风寒暑湿燥火，以之化之变也。”

2. 随顺，顺应。灵 47“五藏者，所以参天地，副阴阳，而连四时，化五节者也。”杨上善：“从五时而变，即化五节。”张介宾：“化五节者，应五行之节序而为之变化也。”

3. 造化；自然的变化或规律。素 70 “化不可代，时不可违。”王冰：“化，谓造化也。”

4. 化生，化育。素 5 “阳化气，阴成形……形食味，化生精，气生形。”素 66 “人有五藏化五气，以生喜怒思忧恐。”王冰：“化，谓生化也。”灵 71 “注之于脉，化以为血。”

5. 指事物的新生及其力量。素 66 “故物生谓之化，物极谓之变。”素 68 “夫物之生从于化，物之极由乎变，变化之相薄，成败之所由也。”张介宾：“故变化之薄于物者，生由化而成，其气进也；败由变而致，其气退也，故曰变化之相薄，成败之所由也。”

6. 指生物生、长、化、收、藏过程中化的阶段，由五行中土所主。素 66 “木火土金水火，地之阴阳也，生长化收藏下应之。”素 71 “长化合德，火政乃宣，庶类以蕃。”高世栻：“化，土气也。”

7. 死。《孟子·公孙丑下》：“且比化者，无使土亲肤。”朱熹注：“化者，死者也。”素 68 “出入废则神机化灭，升降息则气立孤危。”

8. 消化。灵 4 “洞者，食不化，下嗌还出。”灵 47 “六府者，所以化水谷而行津液者也。”素 22 “虚则腹满肠鸣，飧泄食不化。”

9. 销熔。神 2 “空青味甘，寒……能化铜、铁、铅、锡作金。”神 3 “石硫黄味酸，温，有毒……能化金、银、铜、铁奇物。”

10. 运气术语。①指运气所引起的自然物象的变化。素 68 “气有胜复，胜复之作，有德有化，有用有变。”素 69 “木不及，春有鸣条律畅之化，则秋有雾露清凉之政……德化者气之祥，政令者气之章。”素 71 “行有逆顺，至有迟速，故太过者化先天，不及者化后天。”②指运气作用于人体引起的病理变化。素 71 “甲子、甲午岁……其化上咸寒，中苦热，下酸热，所谓药食宜也。”

【化气】 运气术语。土气。素 69 “化气不政，生气独治。”张介宾：“化气，土气也。”

【化生】 化育生成。素 9 “气数者，所以纪化生之用也。”素 66 “形气相感而化生万物矣。”

【化令】 运气术语。指土气的作用。素 71 “收气自政，化令乃衡。”王冰：“故金自行其政，土自平其气也。”

【化洽】 运气术语。六气中太阴湿土之气的滋润作用。素 70 “收气繁布，化洽不终。”王冰：“收杀气早，土之化不得终其用也。”

【化淳】 运气术语。生化之气淳和。素 70 “化淳则咸守，气专则辛化而俱治。”王冰：“淳，和也。化淳，谓少阳在泉之岁也。”

【化物】 消化食物。素 8 “小肠者，受盛之官，化物出焉。”

【化源】 运气术语。生化的本源。五运相生，母为子之化源。素 71 “必折其郁气，先资其化源。”张介宾：“化源者，化生之源。如本年火失其养则当资木，皆自其母气资养之，则被制者可以无伤，亦化源之谓。”

仍（réng）

1. 副词。仍然，仍旧。伤 16 “太阳病三日，已发汗，若吐、若下、若温针，仍不解者，此为坏病。”伤 69 “发汗，若下之，病仍不解，烦躁者，茯苓四逆汤主之。”

2. 副词。乃，于是。神 4 “白颈蚯蚓味咸，寒……杀长虫。仍自化作水。”陶弘景：“取破去土，盐之，日暴，须臾成水。”

斤（jīn）

1. 斧头。《说文·斤部》：“斤，斫木也。”段玉裁注：“凡用斫物者皆曰斧，斫木之斧，则谓之斤。”灵 46 “匠人磨斧斤，砺刀削，斲材木。”

2. 量词。重量单位之一。市制十两为

一斤，旧制十六两为一斤，汉制一斤约合今48克。灵6“干姜一斤，桂心一斤。”伤131“大黄半斤。”

爪（zhǎo）

1. 指甲与趾甲的通称。为肝脏的外在表现。素9“肝者……其华在爪，其充在筋。”王冰:“爪者筋之余，筋者肝之养，故华在爪，充在筋也。”灵47“肝应爪。爪厚色黄者胆厚，爪薄色红者胆薄。”

2. 用指甲掐。难78“先以左手厌按所针荥俞之处，弹而努之，爪而下之。”黄竹斋:“以爪掐至肉下。”

3. 抓，搔。金15“皮肤爪之不仁。”

【爪甲】 指甲与趾甲的通称。素63“刺手中指次指爪甲上……刺足大指爪甲上。”灵74“齿垢黄，爪甲上黄，黄疸也。”

【爪苦】 爪甲粗陋。灵73“爪苦手毒，为事善伤者，可使按积抑痹。”

【爪枯】 爪甲干枯不荣。素10“多食辛，则筋急而爪枯。”素44“肝热者色苍而爪枯。”

反（fǎn）

1. 翻转。灵70“反其目视之，其中有赤脉，上下贯瞳子。”素74“诸不应者，反其诊则见矣。”王冰:“不应皆为脉沉，脉沉下者，仰手而沉，复其手则沉为浮，细为大也。”

2. 颠倒，相反。与“正”相对。素32“其刺之反者，三周而已。”素74“尺寸反者死。”灵4“补泻反则病益笃。”

3. 同“返”。返回，回转。素10“血行而不得反其空，故为痹厥也。”素62“气复反则生，不反则死。”灵31“回肠当脐左环，回周叶积而下，回运环反十六曲。”

4. 违反，违背。素3“反此三时，形乃困薄。”素9“失时反候，五治不分，邪僻内生，工不能禁也。”素53“气实形实，气虚形虚，此其常也，反此者病。”

5. 副词。反而；相反。素27“诛罚无过，命曰大惑，反乱大经，真不可复。”素74“所谓寒热温凉，反从其病也。”伤34“太阳病，桂枝证，医反下之，利遂不止。”

6. 外翻。见“唇反”。

【反之】 与此相反。素64“凡此四时刺者，大逆之病，不可不从也，反之，则生乱气相淫病焉。”素71“有假者反之，此其道也。”伤40“且荛花不治利，麻黄主喘，今此语反之，疑非仲景意。”

【反阳】 运气术语。水运不及之年，寒气不足，阳热之气反盛的气候特点。素70“涸流之纪，是谓反阳，藏令不举，化气乃昌，长气宣布，蛰虫不藏。”

【反折】 症状名。角弓反张。素16“太阳之脉，其终也戴眼反折瘈疭。”张志聪:“反折，背反张也。”素60“督脉为病，脊强反折。”灵13“故阳病者腰反折不能俯。”

【反佐】 处方中的反佐配伍法，即在寒凉方剂中佐以温热药，温热方剂中佐以寒凉药。素74“偶之不去，则反佐以取之，所谓寒热温凉，反从其病也。”张介宾:“反佐者，谓药同于病而顺其性也。”

【反张】 症状名。角弓反张。金2“卒口噤，背反张者，痉病也。”

【反侧】 转侧。素49“所谓不可反侧者，阴气藏物也，物藏则不动，故不可反侧也。”高世栻:“反侧，犹转侧。”素71“善暴痛，不可反侧。”素74“心胁痛不能反侧。”

【反治】 治法名。又称“从治”。与正治相对，指治疗用药的性质、作用趋向顺从病证某些表象而治的一种的治法。素74“从者反治……热因热用，寒因寒用，塞因塞用，通因通用。”张介宾:“反治，以寒治寒，以热治热，从其病者，谓之反治。”

【反戾】 症状名。转筋。素74“诸转

四画

反戾，水液浑浊，皆属于热。”王冰：“反戾，转筋也。”

【反复】

1. 翻来覆去。伤 76“若剧者，必反复颠倒，心中懊侬。”

2. 变化无常。灵 47“五藏皆偏倾者，邪心善盗，不可以为人平，反复言语也。”张志聪：“善盗者，贪取之小人，语言反复，不可以为平正人也。”

【反常】 违反常规。素 68“故无不出入，无不升降，化有大小，期有远近。四者之有，而贵常守，反常则灾害至矣。”素 71“用寒远寒，用凉远凉，用温远温，用热远热，食宜同法。有假者反常，反是者病，所谓时也。”

【反骹】 偏下的肋骨突起。灵 47“广胸反骹者肝高。”张介宾：“反骹者，胁骨高而张也。”

【反僵】 症状名。角弓反张，肢体僵硬。灵 22“癫疾始作，先反僵，因而脊痛。”张介宾：“反僵，反张僵仆也。”

【反膺】 胸膺高突。灵 47“巨肩反膺陷喉者肺高。”

【反身折腘】 挺胸直腰，身躯向后反张，膝关节随之弯曲的样子。灵 72“太阳之人，其状轩轩储储，反身折腘。”

介（jiè）

1. 有甲壳的虫类或水族。素 67“西方生燥……其虫介。”王冰：“介，甲也。外被介甲，金坚之象也。”

2. 通“吤”。喉中哽塞貌。见“介介”。

【介介】 喉中哽塞貌。素 38“心咳之状，咳则心痛，喉中介介如梗状。”吴崑：“介介，坚硬而有妨碍之意。”

【介虫】 有甲壳的虫类。素 70“少阴司天，羽虫静，介虫育，毛虫不成。”吴崑：“虫族之有甲者为介虫。”

从（一、cóng 從）

1. 跟随；随行。素 33“得热则上从之，从之则厥也。”王冰：“上从之，谓少阴随从于太阳而上也。”素 66“有余而往，不足随之；不足而往，有余从之。”素 70“五运回薄，衰盛不同，损益相从。”素 71“土郁之发……击石飞空，洪水乃从。”王冰：“击石先飞，而洪水随至也。”

2. 顺从；顺应。素 1“处天地之和，从八风之理，适嗜欲于世俗之间。”王冰：“顺八风之正理者，欲其养正，避彼虚邪。”素 52“从之有福，逆之有咎。”王冰：“从，谓随顺也。”素 18“脉从阴阳，病易已；脉逆阴阳，病难已。”王冰：“脉病相应谓之从。”素 70“天气制之，气有所从也……少阳司天，火气下临，肺气上从。”王冰：“从，谓从事于彼，不及营于私应用之。”

3. 归属；归从。素 9“六气谓之时，四时谓之岁，而各从其主治焉。”王冰：“谓一岁之日，各归从五行之一气，而为之主以王也。”素 49“诸阳气浮，无所依从，故呕咳上气喘也。”张琦：“肾气不藏，故诸阳气浮，阴不能为阳之守也。”素 61“肾者，胃之关也，关门不利，故聚水而从其类也。”王冰：“关闭则水积，水积则气停，气停则水生，水生则气溢，水气同类，故云关闭不利，聚水而从其类也。”

4. 循着；顺着。灵 18“卫气走之，固不得循其道，此气慓悍滑疾，见开而出，故不得从其道。”马莳：“而此汗之出，不循卫气之道者，正以外伤于风。”素 34“阳明逆不得从其道，故不得卧也。”灵 81“切而调之，从虚去实，泻则不足。”杨上善：“泻者若顺于虚，专去盛实，泻之甚者，则不足也。”马莳：“其实者，则从虚之之法以去其实，所以泻则不足而为虚也。”

5. 随顺，满足。素 1“各从其欲，皆得所愿。”素 13“闭户塞牖，系之病者，数问其情，以从其意。”

6. 和顺，和调。素 3“是以圣人陈阴阳，筋脉和同，骨髓坚固，气血皆从。”王冰:“从，顺也。言循阴阳法，近养生道，则筋脉骨髓，各得其宜，故气血皆能顺时和气也。”素 20“七诊虽见，九候皆从者不死。”杨上善:“虽有七诊死征，九候之脉顺四时者，谓之不死。”素 70“其久病者，有气从不康……夫经络以通，血气以从。”

7. 和顺之道；正常秩序。素 74“主胜逆，客胜从，天之道也。”王冰:“客胜于主，承天之道，故为顺也。”素 80“气之多少，何者为逆？何者为从……阳从左，阴从右，老从上，少从下。”素 13“又失四时之从，逆寒暑之宜。”素 29“阴阳异位，更虚更实，更逆更从。”杨上善“春夏太阴为逆，阳明为顺；秋冬阳明为逆，太阴为顺。”

8. 顺证。与逆证相对而言。指疾病按一般过程发展，其病情较轻、病势和缓、预后较好的情况。素 27“用针无义，反为气贼，夺人正气，以从为逆，荣卫散乱，真气已失。”①病色向下移行者。素 15“色见上下左右，各在其要，上为逆，下为从。”王冰:“色见于下者，病生之气也，故从。”马莳:“色见于下，病势已衰，故为从。”②病色见于女子左侧男子右侧者。素 15“女子右为逆，左为从。男子左为逆，右为从。”王冰:“左为阳，故男子右为从而左为逆；右为阴，故女子右为逆而左为从。”张志聪:“女为阴，右亦为阴，故女子色见于右为逆，见于左为从。男为阳，左亦为阳，故男子色见于左为逆，见于右为从。”③脏病见其所胜之脏相应的脉象者。素 15“行所胜曰从，从则活。”马莳:“五行之我克者，曰所胜，行所胜者是为从，从则活，如木部见土脉，土部见水脉……金部见木脉是也。”④病证寒热性质与四季阴阳相应者。素 28“络气不足，经气有余者，脉口热而尺寒也，秋冬为逆，春夏为从。”马莳:“惟经气有余，故脉口热，惟络气不足，故尺部寒。春夏属阳，合经与寸，秋冬属阴，合络与尺，惟脉口热而尺部寒，故时逢秋冬则阴气盛，而脉口不宜热，热为逆而死。时逢春夏则阳气高而脉口宜热，尺中宜寒，当为顺而生。”⑤病性与脉象、症状一致者。素 28“其形尽满者，脉急大坚，尺涩而不应也。如是者，故从则生，逆则死。帝曰：何谓从则生，逆则死？岐伯曰：所谓从者，手足温也。所谓逆者，手足寒也。”马莳:“此言阳病者，当得阳脉阳证也。身形尽满，乃阳病也，脉口之脉，急大而坚，是阳脉也，宜尺部则涩而不相应耳。然必手足温者，是阳证也。故有是脉，有是证，则为从而生，否则脉虽急大坚，而手足反寒，是谓逆而死也。”张介宾:“四支为诸阳之本，故阳邪盛者，手足当温为顺。若手足寒冷，则以邪盛于外，气虚于内，正不胜邪，所以为逆也。”⑥脉证相应者。素 28“所谓重实者……故曰滑则从，涩则逆也。”吴昆:“言有重实之病，脉滑利者为顺，涩者逆也。”⑦指偏枯病男发于右，女发于左者。素 48“胃脉沉鼓涩，胃外鼓大，心脉小坚急，皆鬲偏枯……其从者瘖，三岁起。”高世栻:“其从者谓男子发于右，女子发于左。”⑧痹躄病见脉虚而又有泄泻者。素 15“搏脉痹躄，寒热之交。脉孤为消气，虚泄为夺血。孤为逆，虚为从。”高世栻:“脉孤而无胃气，真元内脱，故为逆；虚泄而少血液，则血可渐生，故为从。”王冰:“孤无所依，孤曰逆，虚衰可复，故曰从。”⑨伏梁居于脐下者。素 40“（伏梁）居脐上为逆，居齐下为从。”王冰:“居脐下，则去心稍远，犹得渐攻，故为从。从，顺也。”

9. 指（脉）与疾病表象相合。素 74“脉从而病反者，其诊何如？岐伯曰：脉至而从，按之不鼓，诸阳皆然。”王冰:“言病热而脉数，按之不动，乃寒盛格阳而致之，非热也。”

四画

10. 从治。①指方药的性质顺从疾病表象而治的一种治法，又称反治。如用寒治寒，用热治热等。用于疾病危重，其本质与表象不完全一致的情况。素 74“逆者正治，从者反治，从多从少，观其事也……逆而从之，从而逆之。”王冰：“从谓从病气而反疗。”张介宾：“以寒治寒，以热治热，从其病者，谓之反治。”②用与司天、在泉之气性质相同的药物进行治疗。素 70“补上下者从之，治上下者逆之，以所在寒热盛衰而调之。”王冰：“司天地气不及，则顺其味以和之。从，顺也。”张介宾：“上为司天，下为在泉，从之谓同其气，如以辛补肺，以甘补脾之类是也。”③指六气客主加临，主客之气相逆时，用与所不胜之气性质相同，与所胜之气性质相反的药物进行治疗。素 74“必安其主客，适其寒温，同者逆之，异者从之。”张志聪：“异者从之，谓不相得者，当从治之，如寒水司天，加临于二火主气之上。客胜当从二火之热以治寒，主胜当从司天之寒以治热。余气皆法，此平治异者之法也。”吴崑：“异者从之，谓主客异气，用从治也。”④从治法。指标病治标，本病治本的方法。素 65“有逆取而得者，有从取而得者。故知逆与从，正行无问。”高世栻：“有逆取而得者，即在本求标，在标求本也；有从取而得者，即在标求标，在本求本也。故知逆取与从取之法，则正行而无可问。”⑤标本相得，治疗得宜者。素 65“治反为逆，治得为从。”高世栻：“不知标本，治之相反，则为逆；识其标本，治之得宜，始为从。”素 20“上实下虚，切而从之。”高世栻：“切而从之者，切其经之所阻而从治之。”⑥针刺避开五脏等刺禁部位者。素 16“刺避五藏者，知逆从也。所谓从者，鬲与脾肾之处，不知者反之。”张介宾：“知而避之者为从，不知者为逆，是谓反也。”

11. 指针刺留针候气。灵 73“上气不足，推而扬之；下气不足，积而从之。”张介宾：“积而从之，留针随气，以实下也。”杨上善：“下气不足，谓肾间动气少者，可补气聚。积，聚也。从，顺也。”

12. 侵袭；并入。素 10“思虑而心虚，故邪从之”王冰：“思虑心虚，故外邪因之而居止矣。”素 3“开合不得，寒气从之，乃生大偻。”王冰：“然开合失宜，为寒所袭，内深筋络，结固虚寒，则筋络拘软，形容偻俯矣。”素 35“阳已伤，阴从之。”杨上善：“阴从者，阴并也。”

13. 犹“同”，相同。素 71“夫五运之化，或从天气，或逆天气，或从天气而逆地气，或从地气而逆天气……调之正味逆从奈何？”高世栻：“从，同也。”王冰：“气同谓之从。”

14. 迎，向着。素 60“从风憎风，刺眉头。”高世栻：“从，迎也。”又，吴崑：“病由于风，则憎风。”

15. 介词。①在；由。介绍动作行为发生的处所。素 12“故砭石者，亦从东方来。”灵 17“跻脉从足至目，七尺五寸。”素 17“声如从室中言，是中气之湿也。”②自。介绍动作行为发生的时间。伤 9“太阳病欲解时，从巳至未上。”金 16“从春至夏衄者太阳，从秋至冬衄者阳明。”③向。介绍动作行为发生的对象。素 49“阳尽在上，而阴气从下，下虚上实，故巅狂疾也。”杨上善：“三阴从下，即为下虚。”张介宾：“阴气在下，上实下虚。”④根据，依照。介绍动作行为发生时凭借的事物或依据。素 71“从气异同，少多其判也。”灵 64“愿闻二十五人之形，血气之所生，别而以候，从外知内何如？”素 71“愿夫子推而次之，从其类序，分其部主，别其宗司，昭其气数。”⑤因，由。介绍动作行为发生的原因、途径。素 68“夫物之生从于化，物之极由乎变。”金 15“然黄家所得，从湿得之。”灵 9“治病者先刺其病所从生者也。”张介宾：“先刺所从生，必求其本也。”灵 81“血泣而不行，不行则卫气从之而不通。”

16. 连词。从而；因而。灵 62“故络绝则径通，四末解则气从合，相输如环。”张介宾：“彼绝此通，气从而合，回缓转输，何能相失?”

17. 疑为“循”之讹。循，察看。素 63“凡刺之数，先视其经脉，切而从之，审其虚实而调之。”《甲乙经》卷五“从”作“循”。

18. 疑为“取”之讹。寻取，寻找。灵 4“取诸外经者，揄申而从之。”《甲乙经》卷四“从”作“取”。马莳：“亦必揄扬以申其手足，而善取之耳。”

（二、cōng 從）

从容，平和。素 1“形劳而不倦，气从以顺。”

（三、zòng 從）

1. “纵”的古字。放纵。见“从$_3$欲”。

2. 纵然，尽管。素 25“从见其飞，不知其谁?”又，于鬯：“从字盖徒字形近之误，不知与徒见意义相合。”

【从而】 连词。然后，因而。素 27“其行无常处，在阴与阳，不可为度，从而察之。”

【从来】 来路；来源；由来。素 19“别于阳者，知病从来。”灵 77“各以其所主占贵贱，因视风所从来而占之。”

【从物】 顺从自然。灵 72“阴阳和平之人，居处安静，无为惧惧，无为欣欣，婉然从物。”

【从革】 运气术语。指五运中金运不及之名。从革，谓金之性依从人的意愿而改变，此言金运不及则气候顺从火化而变革。《书・洪范上》：“木曰曲直，金曰从革。”孔传：“金可以更改。”孔颖达疏：“金可以从人更改，言其可为人用之意。”素 70“金曰从革……从革之纪，是谓折收。”张介宾：“金性本刚，其不及则从火化而变革也。”

【从容】

1. 从（cóng）容。①依照一定的标准或法度、规范，进行比照、比类。从，依从，按照。容，标准，法度、规范。素 77“善为脉者，必以比类、奇恒、从容知之。”王冰：“从容，谓分别脏气虚实，脉见高下，几相似也。《示从容论》曰：脾虚浮似肺，肾小浮似脾，肝急沉散似肾，此皆工之所时乱也，然从容分别得之矣。”喻昌：“比类之法，医之所贵，如老吏判案，律所不载者，比例断之；奇恒者，审其病之奇异平常也；从容者，凡用比类之法，分别病态，必从容参酌，恶粗疏简略也。”素 76“夫脾虚浮似肺，肾小浮似脾，肝急沉散似肾，此皆工之所时乱也，然从容得之……夫从容之谓也。”王冰：“言比类也。”②上古经书篇名。素 76“明引比类《从容》，是以名曰诊轻。”王冰：“从容，上古经篇名也。”素 81“臣授业传之，行教以经论，从容形法，阴阳刺灸，汤药所滋。”马莳：“经论中有从容形法阴阳等篇，刺灸汤药等法，但今人有能有不能，此贤否之所由判也。”素 79“颂得从容之道，以合《从容》。”张介宾：“从容之道，可诵，其为古经篇可知，如《示从容论》之类是也，以合从容，合其法也。”

2. 从（cōng）容。①举动，活动。《广雅・释训》：“从容，举动也。”素 75“肾且绝，惋惋日暮，从容不出，人事不殷。”②悠闲舒缓，从容不迫。素 78“治数之道，从容之葆，坐持寸口，诊不中五脉，百病所起，始以自怨，遗师其咎。”丹波元坚：“治数之道，从容安缓而能得之，故以为其宝也。”又，张琦：“从容，即比类揆度奇恒也。”

【从欲】

1. 从（cóng）欲。随顺自己的意愿。素 5“乐恬憺之能，从欲快志于虚无之守。”

2. 从（zòng）欲。即纵欲。灵 29“且夫王公大人，血食之君，骄恣从欲，轻人。”张介宾：“从，纵同。”

【从阳引阴】 治法术语。指通过针刺阳经或属阳部位腧穴以达到调理阴经或属阴部位作用的刺法。素5“故善用针者，从阴引阳，从阳引阴。”杨上善:“若少阳实，厥阴虚，须泻少阳以补厥阴，即从阳引阴也。余例准此。”

【从阴引阳】 治法术语。指通过针刺阴经或属阴部位腧穴以达到调理阳经或属阳部位作用的刺法。素5“故善用针者，从阴引阳，从阳引阴。”杨上善:“肝脏足厥阴脉实，肝腑胆足少阳脉虚，须泻厥阴以补少阳，即从阴引阳也。”

父（fù）

1. 指父精。灵54“愿闻人之始生……以母以基，以父为楯。”张介宾:“人之生也，合父母之精而有其身……故以母为基，以父为楯。”

2. 比喻高尊。素79“三阳为父，二阳为卫，一阳为纪。”王冰:“父，所以督济群小，言高尊也。”张介宾:“太阳总领诸经，独为尊大，故称乎父。”

【父母】

1. 指事物变化的根源、根本。素5“阴阳者，天地之道也，万物之纲纪，变化之父母，生杀之本始，神明之府也。”森立之:“本始、父母，共是同义，为原本也。”素25“人能应四时者，天地为之父母。”

2. 指心肺。素52“鬲肓之上，中有父母，七节之傍，中有小心。“杨上善:“心下膈上为肓，心为阳，父也；肺为阴，母也。肺主于气，心主于血，共营卫于身，故为父母。”又，王冰:“鬲肓之上，气海居中，气者生之原，生者命之主，故气海为人之父母也。”

今（jīn）

1. 现在。素1“今五藏皆衰，筋骨解堕，天癸尽矣。”素44“今水不胜火，则骨枯而髓减。”素14“今精坏神去，荣卫不可复收。”

2. 现代。《广韵·侵韵》:“今，对古之称。”素39“善言古者，必有合于今。”

3. 即，将。伤361“下利，脉数，有微热汗出，今自愈。”伤360“下利，有微热而渴，脉弱者，今自愈。”金16“夫脉浮，目睛晕黄，衄未止。晕黄去，目睛慧了，知衄今止。”

4. 代词。相当于“此”、“这”。王引之《经传释词》卷五:“今，指示之词也。”伤203“今为小便数少，以津液当还入胃中，故知不久必大便也。”伤332“凡厥利者，当不能食，今反能食者，恐为除中。”

5. 连词。表示假设关系，相当于“若”、“假设”。素19“是故风者百病之长也。今风寒客于人，使人毫毛毕直。”素29“四肢皆禀气于胃，而不得至经，必因于脾，乃得禀也。今脾病不能为胃行其津液……故不用焉。”伤153“因胸烦，面色青黄，肤瞤者，难治；今色微黄，手足温者，易愈。”

6. 句首语气助词。犹言夫。灵65“今妇人之生，有余于气，不足于血……胡须不生焉。”

【今夫】 发语词。用于句首，表示将要发表议论。素31“今夫热病者，皆伤寒之类也。”灵1“今夫五藏之有疾也，譬犹刺也。”

【今日】 今天。灵48“敢问今日正阳，细子愿以受盟。”素58“今日发蒙解惑，藏之金匮，不敢复出。”伤203“若本小便日三四行，今日再行，故知大便不久出。”

【今世】 当代，现代。素13“余闻古之治病，惟其移精变气……今世治病，毒药治其内，针石治其外。”

【今时】 现在，此时。素1“今时之人不然也，以酒为浆，以妄为常。”

凶（xiōng 兇）

1. 祸殃，不吉利。灵47“凡此二十五

者，各不同，或善或恶，或吉或凶，请言其方。”

2. 凶猛。见“凶凶”。

3. 通“讻”。喧嚷，指病态的声音。素25“众脉不见，众凶弗闻。”杨上善：“病人众病脉候不见于内，诸病声候不闻于外。”森立之：“众凶不闻者，统言气息声音也。”又，吴崑：“众凶不闻，无五脏绝败也。”

【凶凶】 凶猛貌。借指不能详审病情而孟浪行事。素13“粗工凶凶，以为可攻，故病未已，新病复起。”杨上善：“凶，许容反，恶勇也……不工而勇于事，故曰凶也。”张介宾：“凶凶，好自用而孟浪也。”

【凶风】 八风之一。指从东北方来的风。灵77“风从东北方来，名曰凶风，其伤人也，内舍于大肠，外在于两胁腋骨，下及肢节。”

分（一、fēn）

1. 分开，划分。灵18“卫气行于阴二十五度，行于阳二十五度，分为昼夜。”灵71“五谷入于胃也，其糟粕、津液、宗气分为三隧。”素74“天地合气，六节分而万物化生矣。”

2. 离，散。素68“故器者，生化之宇，器散则分之，生化息矣。”张介宾：“若形器散敝，则出入升降，无所依凭，各相离而生化息矣。”灵75“徐往徐来致其神，门户已闭气不分。”张介宾：“补其虚，则门户闭而气不泄。”

3. 分配，分属。素17“期而相失，知脉所分，分之有期，故知死时。”张介宾：“如脉所分者，谓五脏之脉，各有所属也。分之有期者，谓衰王各有其时也。”灵34“经脉十二者，别为五行，分为四时。”灵44“以一日分为四时，朝则为春，日中为夏，日入为秋，夜半为冬。”

4. 分裂。素70“其动疡涌分溃痈肿。”王冰：“分，裂也。”

5. 辨别，区分。素20“不知三部者，阴阳不别，天地不分。”素26“四时者，所以分春秋冬夏之气所在。”素71“从其类序，分其部主，别其司宗，昭其气数，明其正化。”

6. 明，清楚。《吕氏春秋·察传》：“是非之经，不可不分。”高诱注：“分，明也。”素9“谨候其时，气可与期，失时反候，五治不分，邪僻内生。”

7. 各，分别。素61“故肺为喘呼，肾为水肿，肺为逆不得卧，分为相输，俱受者水气之所留也。”素74“六气分治，司天地者，其至何如?”灵7“取以鍉针于井、荥分输。”张介宾：“分输，言各经也。”

8. 异，区别。素17“以此参伍，决死生之分。”灵50“夫人之忍痛与不忍痛者，非勇怯之分也。”素51“愿闻刺浅深之分。”

9. 一半。素74“分至如何? 岐伯曰：气至谓之至，气分谓之分。”

10. 古代指春分、秋分。素74“分至如何? 岐伯曰：气至谓之至，气分谓之分。”高世栻：“春分则与冬气分，秋分则与夏气分，故气分之谓‘分’。”灵76“分有多少，日有长短。”张介宾：“四时分至昼夜，虽各有长短不同，然候气之法，必以平旦为纪，盖阴阳所交之候也。”

11. 成数。一分即一成，通常指十分之一。素71“多少而差其分，微者小差，甚者大差……《大要》曰：甚纪五分，微纪七分，其差可见。”张介宾：“胜有多少，则气交之变有多寡之差分矣。”灵32“广肠……受谷九升三合八分合之一。”灵76“是故日行一舍，人气行一周与十分身之八。”

12. 量词。①长度单位。十分为一寸。素59“侠脐下傍各五分至横骨寸一。”灵1“一曰镵针，长一寸六分。”灵12“足阳明刺深六分。”②重量单位。十分为一钱。素46“以泽泻、术各十分，麋衔五分，合以三指撮为后饭。”伤318“悸者，加桂枝五分；

小便不利者，加茯苓五分。”金 15“茵陈蒿末十分，五苓散五分。”③时间单位。昼夜一百刻，每刻六十分。素 68“四之气，始于六十二刻六分……六之气，始于三十七刻六分。”④周天二十八宿间距离的计量单位。每宿三十六分，二十八宿计一千零八分。灵 15“天周二十八宿，宿三十六分，人气行一周，千八分。”张介宾：“以周天二十八宿，宿三十六分，相因共得一千零八分。”

13. 指分肉。即肌肉交会处。素 28“暴痈筋緛，随分而痛。”杨上善：“随分痛者，随分肉间痛也。”素 55“刺诸分诸脉。”高世栻：“诸分，诸分肉也。”素 58“水俞在诸分。”王冰：“分，谓肉之分理间。”

14. 分理，纹理。灵 6“形充而大肉䐃坚而有分者肉坚，肉坚则寿矣；形充而大肉无分理不坚者肉脆，肉脆则夭矣。”张介宾：“有分者，肉中分理明显也。”

（二、fèn）

1. 所分之物，整体中的一部分。同“份”。素 59“三里以下至足中指各八俞，分之所在穴空。”吴崑：“分之所在穴空者，言上文六十八穴，皆阳明部分所在之穴孔也。”又，王冰：“之，往也。言分而各行往指间穴空处也。”金 2“栝蒌根、牡蛎（熬）等分。”伤 355“右二味，各等分，异捣筛。”

2. 成分。伤 139“脉微弱者，此本有寒分也。”

3. 名分，秩序。灵 34“五行有序，四时有分，相顺则治，相逆则乱。”

4. 部位，处所。素 10“人有大谷十二分，小溪三百五十四名。”张介宾：“分，处也。”素 43“循脉之分，各有所发。”素 68“气交之分，人气从之，万物由之。”张介宾：“气交之分，即中之位也。”

【分气】

1. 分肉间的邪气。灵 1“员针者，针如卵形，揩摩分间，不得伤肌肉，以泻分气。”

2. 指分出于口鼻之气。灵 69“颃颡者，分气之所泄也。”张志聪：“谓气之从此而分出于口鼻者也。”

【分肉】

1. 肌肉间的分理。亦泛指肌肉。灵 7“绝皮致肌肉，未入分肉间也。”马莳：“分肉有二：各部在外之肉，曰分肉；其在内近骨之肉，与骨相分，亦曰分肉。肌肉、分肉之辨，肌肉在皮内肉上，而分肉则近于骨者也。”张介宾：“大肉深处，各有分理，是谓分肉间也。”灵 9“春气在毛，夏气在皮肤，秋气在分肉，冬气在筋骨。”素 43“故循皮肤之中，分肉之间，熏于肓膜。”

2. 穴名。为足少阳经阳辅穴之别名。素 58“分肉二穴。”张志聪：“一名阳辅穴，在足外踝上四寸，辅骨前绝骨之端，属足少阳胆经。”

【分纪】 天体所划分的区域和度数。素 9“行有分纪，周有道理，日行一度，月行十三度而有奇焉。”张志聪：“行有分纪者，谓日月之行，有分野纪度。”

【分争】 争斗。伤 97“正邪分争，往来寒热。”

【分别】

1. 区别，分辨。素 5“逆从阴阳，分别四时。”灵 52“然其分别阴阳，皆有标本虚实所离之处。”

2. 分开；分离。灵 56“愿闻谷气有五味，其入五藏，分别奈何?”难 31“下焦者，在齐下，当膀胱上口，主分别清浊。”

【分间】

1. 肌肉纹理之间。灵 1“员针者，针如卵形，揩摩分间，不得伤肌肉，以泻分气。”《灵枢经・官针》：“病在分肉间，取以员针于病所。”灵 10“手太阴之别，名曰列缺，起于腕上分间。”

2. 交界处。素 41“刺解脉，在膝筋肉分间郄外廉之横脉出血，血变而止。”

3. 区间，处所。灵 71“卫气者……常从足少阴之分间，行于五藏六府。”素 60“八髎在腰尻分间。”王冰：“分，谓腰尻筋肉分间陷下处。”

【分刺】 刺法名。九刺之一。指以针刺分肉部位为主的刺法。灵 7“五曰分刺，分刺者，刺分肉之间也。”

【分注】 大小便俱下。素 74“分注时止。”王冰：“分注，谓大小便俱下也。”

【分离】 离散，别离。索 69“真邪相薄，内外分离。”灵 28“大惊卒恐，则血气分离。”

【分部】 皮肤的划分，即皮部各部位。素 5“分部逆从，各有条理。”张志聪：“分部者，皮之分部也。”素 56“余闻皮有分部，脉有经纪。”张介宾：“言人身皮肤之外，上下前后，各有其位。”

【分理】

1. 肌肉纹理。素 16“春刺散俞，及与分理。”张志聪：“分理，分肉之腠理也。”素 55“先刺诸分理络脉。”灵 6“形充而大肉无分理不坚者肉脆，肉脆则夭矣。”

2. 指节气划分的规律。灵 76“分有多少，日有长短，春秋冬夏，各有分理。”

【分裂】 裂开。灵 27“沫得寒则聚，聚则排分肉而分裂也，分裂则痛。”

【分腠】 分肉和腠理等组织。素 61“夏取盛经分腠何也……阳气留溢，热熏分腠。”素 62“血气与邪并客于分腠之间。”灵 21“春取络脉，夏取分腠。”马莳：“夏取分腠而刺之者，以分腠治肌肉也，如夏取心与小肠分肉腠理之类。”

乏（fá）

疲乏，疲倦。素 43“淫气乏竭，痹聚在肝。”又，森立之：“《太素》‘乏竭’作‘渴乏’，杨注以‘渴之多’解之。盖‘渴乏’者，渴燥匮乏之义。内渴乏，故引饮甚多也。是亦邪结饮闭在肝经之证。”金 1“房室勿令竭乏。”

公（gōng）

1. 公正。见“公平”。

2. 对人的尊称。素 76“公何年之长而问之少，余真问以自谬也。”

3. 雷公的自称。素 81“公请问：哭泣而泪不出者，若出而涕少，其故何也？”

4. 古代爵位名。见“王公大人”。

【公平】 公正而不偏袒。灵 46“夫天之生风者，非以私百姓也，其行公平正直，犯者得之，避者得无殆，非求人而人自犯之。”

【公孙】 穴名。属足太阴经。足太阴经的络穴。八脉交会穴之一，通冲脉。位于足内侧第 1 跖骨基底部的前下缘赤白肉际处。灵 10“足太阴之别，名曰公孙，去本节后一寸，别走足阳明。”

仓（cāng 倉）

贮藏谷物的地方。《说文·仓部》：“仓，谷藏也。”见“仓廪”。

【仓门】 指东方震宫。九宫之一。灵 77“明日居仓门四十六日。”张介宾：“仓门，震宫也。自九十三日起，主春分、清明、谷雨三节，共四十六日，至一百三十八日而止。”倪仲玉：“震宫名仓门者，仓，藏也。天地万物之气，收藏至东方春令而震动开辟，故名仓门。”

【仓果】 指西方兑宫。九宫之一。灵 77“明日居仓果四十六日。”张介宾：“仓果，兑宫也。主秋分、寒露、霜降三节，共四十六日，至三百二十一日而止。”倪仲玉：“兑宫名仓果者，果，实也。万物至秋而收藏成实，是以名之。”

【仓廪】 贮藏米谷的仓库。喻指脾胃。《礼记·月令》：“季春之月……命有司发仓廪，赐贫穷，振乏绝。”孔颖达疏引蔡邕曰：“谷藏曰仓，米藏曰廪。”灵 5“故开折则仓廪无所输膈洞，膈洞者取之太阴。”

【仓廪】 同“仓廪”。

1. 喻指脾胃。见“仓廪不藏”。

2. 喻指人体水谷精气。素 9“脾胃大肠小肠三焦膀胱者，仓廪之本，营之居也。”张介宾:“此六者皆主盛受水谷，故同称仓廪之本。

【仓廪之官】 主管仓库的官职。喻指脾胃。素 8“脾胃者，仓廪之官，五味出焉。”

【仓廪不藏】 指泻利不禁的病证。素 17“仓廪不藏者，是门户不要也。”王冰：“仓廪，谓脾胃。”

月（yuè）

1. 月球，月亮。素 9“日为阳，月为阴……日行一度，月行十三度而有奇焉。”素 26“月生无泻，月满无补。”灵 79“逢年之盛，遇月之满，得时之和，虽有贼风邪气，不能危之也。”

2. 计时单位。农历按月相朔、弦、望、晦的变化周期，即初一至月尽为一月，一年分为十二月。素 50“脾动则七十二日四季之月，病腹胀烦不嗜食。”王冰:“谓三月六月九月十二月，各十二日后，土寄王十八日也。”素 79“秋三月之病，三阳俱起，不治自已。”

3. 每月。素 55“病初发岁一发，不治月一发，不治月四五发，名曰癫病。”

4. 指妇女的月经。素 7“二阳之病发心脾，有不得隐曲，女子不月。”

5. 为“外”之讹。外部。灵 6“外内之病，难易之治奈何……此月内难易之应也。”《甲乙经》卷六“月”作“外”。

【月水】 即月经。金 22“或月水来过多，及至期不来。”

【月闭】 月经不来。神 3“王瓜味苦，寒。主消渴，内痹，瘀血月闭，寒热酸疼。”神 4“水蛭味咸，平。主逐恶血，瘀血月闭。”

【月事】 月经。素 1“二七而天癸至，任脉通，太冲脉盛，月事以时下，故有子。”张介宾:“月事者，言女子经水按月而至，其盈虚消长应于月象。经以应月者，阴之所生也。”素 33“月事不来者，胞脉闭也。”

【月郭】 月廓。月亮的轮廓、形状。素 26“月郭满，则血气实，肌肉坚；月郭空，则肌肉减，经络虚。”

勿（wù）

副词。①表示否定，相当于“不”。素 6“搏而勿浮，命曰一阳。”素 70“静顺之纪……故生而勿杀，长而勿罚，化而勿制。”灵 48“愿为下材者，勿满而约之。”②表示禁止或劝阻，相当于“别”、“莫”。素 31“暑当与汗皆出，勿止。”灵 9“新内勿刺，新刺勿内。已醉勿刺，已刺勿醉。”伤 214“腹中转气者，更服一升，若不转气者，勿更与之。”

欠（qiàn）

1. 困倦时张口呵气，打呵欠。灵 28“故阴气积于下，阳气未尽，阳引而上，阴引而下，阴阳相引，故数欠。”素 23“脾为吞，肾为欠为嚏。”素 35“疟之始发也，先起于毫毛，伸欠乃作，寒栗鼓颔。”

2. 不足，量少。灵 10“汗出中风，小便数而欠。”又，杨上善:“阴阳之气上下相引，故多欠也。”

3. 疑为“欲”之讹。合，合口。灵 2“刺上关者，呿不能欠。刺下关者，欠不能呿。”张介宾:“欠，张而复合也。”又，马莳:“欠，撮口出气也。”

【欠伸】 困倦时打呵欠，伸懒腰。金 22“妇人藏躁，喜悲伤欲哭，象如神灵所作，数欠伸，甘麦大枣汤主之。”

【欠款】 张口呵欠。灵 10“手太阴之别……其病实则手锐掌热，虚则欠款。”

风（一、fēng 風）

1. 空气流动的现象。素 5“东方生风，

四画

风生木。”张志聪：“风乃东方春生之气。”素67“风以动之，湿以润之。”灵79“诸所谓风者，皆发屋，折树木，扬沙石，起毫毛，发腠理者也。”

2. 指八方之风。灵78“八以法风，九以法野。”《甲乙经》卷五、《太素》卷二十一“风”作“八风”。

3. 风鸣声。素63“耳中生风者，亦刺之如此数。”吴崑：“生风，如风之号也。”

4. 风邪。六淫之一，属性为阳，入通于肝，易伤及人体上部，其性主动，善行数变，为百病之长。素3“故风者，百病之始也……因于露风，乃生寒热。”素5“风胜则动。”素19“是故风者，百病之长也。”素29“故伤于风者，上先受之；伤于湿者，下先受之。”素35“风者，阳气也。”素42“风之伤人也，或为寒热，或为热中，或为寒中，或为疠风，或为偏枯，或为风也……风者，善行而数变。”素74“诸暴强直，皆属于风。”

5. 病机名。指内生之风。素71“火郁之发……蔓草焦黄，风行惑言。”张介宾：“热极生风，风热交炽，而人言惑乱也。”

6. 病证名。①泛指风邪外感所致的病症，临床见汗出恶风、脉浮滑等症状。素42“汗出而身热者，风也。”素18“尺不热脉滑曰病风……脉滑曰风。”灵74“尺肤滑而泽脂者，风也。”②指肝风或中风病证。素20“病风者，以日夕死。”杨上善：“风为肝病，酉为金时，金克于木，故日夕死。”金5“夫风之为病，当半身不遂，或但臂不遂者，此为痹。”沈明宗：“此分中风与痹也。”③指风水病。素18“面肿曰风，足胫肿曰水。”张志聪：“面肿者，知为风水也。”④指风邪伤犯阳经或阳分的病证。灵6“病在阳者命曰风。”⑤指泄风证。素42“泄风之状……其风不能劳事，身体尽痛则寒。”⑥指太阳中风证。伤30“寸口脉浮而大，浮为风，大为虚，风则生微热。”伤134“太阳病，脉浮而动数，浮则为风，数则为热。”

7. 运气术语。①六气之一。厥阴风木之气。素71“寒暑燥湿风火临御之化……厥阴所至为风生。”②五运之一。风木之运。素71“太阳之政奈何……太阳　太角　太阴　壬辰　壬戌。其运风。”

8. 疑为“分”之讹。区别。灵3“知其邪正者，知论虚邪与正邪之风也。”孙鼎宜：“风，宜当作‘分’。”

（二、fèng）

刮风，起风。灵77“太一移日，天必应之以风雨，以其日风雨则吉。”灵79“正月朔，天和温不风。”

【风水】　病名。①因风邪袭表，肺失宣肃，以至于水湿泛溢于肌肤而水肿的病症。初期一般有明显的表证，如脉浮、恶风、骨节疼痛、头面浮肿，或咽喉肿疼等。素61“勇而劳甚则肾汗出，肾汗出逢于风，内不得入于藏府，外不得越于皮肤，客于玄府，行于皮里，传为胕肿，本之于肾，名曰风水。”素48“肾肝并沉为石水，并浮为风水。”金14“风水其脉自浮，外证骨节疼痛，恶风……风水，脉浮身重，汗出恶风者，防己黄芪汤主之。”②肾风因误刺而出现的少气，发热，汗出，口干苦渴，尿黄目下肿，肠鸣，身重难行等症状的病证。素33“虚不当刺，不当刺而刺，后五日其气必至……至必少气时热，时热从胸背上至头，汗出，手热，口干苦渴，小便黄，目下肿，腹中鸣，身重难以行，月事不来，烦而不能食，不能正偃，正偃则咳，病名曰风水，论在《刺法》中。”张介宾：“肾主水，风在肾经，即名风水。”高世栻：“此肾风之病，肾受风邪，风行水涣，故病名曰风水。”

【风气】

1. 即风。素5“风气通于肝，雷气通于心。”

2. 泛指自然界气候。金1“夫人禀五

常，因风气而生长，风气虽能生万物，亦能害万物。”

3. 风邪。六淫之一。素 29“故阳受风气，阴受湿气。”素 43“其风气胜者为行痹。”金 2“盖发其汗，汗大出者，但风气去，湿气在，是故不愈也。”

4. 泛指致病之邪。金 6“虚劳诸不足，风气百疾，薯蓣丸主之。”

5. 指风邪与水气。金 14“脉浮而洪，浮则为风，洪则为气。风气相搏……风气相击，身体洪肿。”唐宗海：“气即为水，风与水相合而发于皮肤，则身体洪肿。”又，尤怡：“风，天之气；气，人之气，是皆失其和者也。”

6. 运气术语。①六气中的厥阴风木之气。素 66“厥阴之上，风气主之。”②五运中木运所主的气候特征。素 69“岁木太过，风气流行。”

【风化】 运气术语。以风为特征的气候变化。素 71“上厥阴木，中少羽水运，下少阳相火，雨化风化胜复同，邪气化度也。”素 74“风化之行也何如？岐伯曰：风行于地，所谓本也。”

【风引】 病证名。因热极生风所致肢体抽掣、牵引、拘挛的病证。金 5“风引汤：除热瘫痫……治大人风引，少小惊痫、瘈疭。”

【风头】 病证名。即头风证。因风邪上犯所致头痛、眩晕等病症。神 2“辛夷味辛，温。主五脏、身体寒风，风头脑痛。”神 4“莽草味辛，温。主风头，痈肿，乳痈，疝瘕。”

【风发】 指感受风邪而发热。金 4“弦数者风发也，以饮食消息止之。”吴谦：“兼数者，风发也，即风热之谓也，可清之。”

【风邪】 病因。指六淫中的风。神 3“吴茱萸味辛，温……逐风邪，开腠理。”

【风池】 穴名。属足少阳胆经。位于项后枕骨下两侧，当斜方肌上端与胸锁乳突肌之间凹陷中，与风府穴平高。灵 23“风池二，天柱二。”马莳：“风池二，系足少阳胆经穴。”难 28“阳跻脉者，起于跟中，循外踝上行，入风池。”伤 24“太阳病，初服桂枝汤，反烦不解者，先刺风池、风府，却与桂枝汤则愈。”

【风论】《素问》篇名。篇中论述了风邪伤人发为寒热、热中、寒中、疠风、偏枯的病机，以及不同季节伤于风邪引起的风病；并论述了五脏风、胃风、首风、漏风、内风、肠风、泄风等病的病机、症状和诊察方法，阐明了“风者善行而数变”和“风为百病之长”的道理。

【风位】 运气术语。指厥阴风气所值的时令。素 68“风位之下，金气承之。”

【风冷】 病因。指外感风寒，贪食生冷的致病因素。金 10“夫瘦人绕脐痛，必有风冷。”

【风雨】

1. 风和雨。灵 71“天有风雨，人有喜怒。”素 75“三阳独至者，是三阳并至，并至如风雨。”

2. 刮风下雨。灵 43“客于脾，则梦见丘陵大泽，坏屋风雨。”灵 77“以其日风雨则吉。”

3. 病因。属外感邪气。灵 28“夫百病之始生也，皆生于风雨寒暑。”灵 66“喜怒不节则伤藏，风雨则伤上，清湿则伤下。”素 62“其生于阳者，得之风雨寒暑。”

【风肿】 因风邪所致的肿胀。灵 46“余闻百病之始期也，必生于风雨寒暑……或为风肿汗出。”

【风府】

1. 风邪侵犯人体所停聚的处所。灵 79“风府无常……气之所舍节，则其府也。”马莳：“此风府，乃风之所舍为府也。”《素问·疟论》：“故风无常府，卫气之所发，必开其腠理，邪气之所合，则其府也。”

2. 穴名。属督脉。位于项后正中线，

后发际上1寸处。素31"巨阳者，诸阳之属也，其脉连于风府，故为诸阳主气也。"素60"风从外入，令人振寒，汗出头痛，身重恶寒，治在风府。"灵2"颈中央之脉，督脉也，名曰风府。"

3. 运气术语。指厥阴风木之气所在之处。素71"厥阴所至为风府为璺启。"

【风疟】 病名。因夏季贪凉受风，复感疟邪，表现为先寒后热，寒少热多，头痛烦躁，汗出等症的病证。素36"风疟，疟发则汗出恶风，刺三阳经背俞之血者。"素3"魄汗未尽，形弱而气烁，穴俞以闭，发为风疟。"张介宾："以所病在风，故名风疟。"

【风疨】 病名。即风水。灵19"风疨肤胀……取皮肤之血者，尽取之。"马莳："疨，即水。以水为病，故加以疾之首。"

【风逆】 病名。因外感风邪，厥气内逆所致的病证。临床见四肢浮肿，恶寒等。灵22"风逆暴四肢肿，身漯漯，唏然时寒，饥则烦，饱则善变。"张介宾："风感于外，厥气内逆，是为风逆。"

【风热】

1. 外感风热之邪。素28"乳子中风热。"

2. 因风热邪气所致的病证。素18"风热而脉静，泄而脱血脉实。"神2"络石味苦，温。主风热，死肌，痈伤，口干舌焦。"

3. 运气术语。指司天之气为厥阴风木和少阳相火、少阴君火热气的年份。素71"凡此少阳司天之政……同风热者多寒化，异风热者少寒化。"

【风根】 以风邪为病因。素40"病名伏梁，此风根也。"杨上善："此伏梁病，以风为本。"

【风挛】 病症名。因风邪所致肢体抽搐挛急的病症。神2"鴈肪味甘，平。主风挛拘急，偏枯。"

【风病】 病名。①泛指风邪所致的病证。素71"热病行于下，风病行于上。"张志聪："感风气则病行于上，感热气则病行于下。"②太阳中风证。金2"夫风病，下之则痉，复发汗，必拘急。"

【风痉】 病名。风邪所致的痉病。临床见头项强直，角弓反张，口噤不开等症。灵23"风痉身反折，先取足太阳及腘中及血络出血。"马莳："感风而体强者曰风痉，其身反折而不能伸，此乃足太阳膀胱经症也。"神3"贝母味辛，平。主……金创、风痉。"

【风消】 病证名。指风火内郁，精血虚少而致发热，形体消瘦的病证。素7"二阳之病发心脾，有不得隐曲，女子不月，其传为风消，其传为息贲者，死不治。"马莳："由是则血枯气郁而热生，热极则风生，而肌肉自尔消烁矣，故谓之风消也。"又，杨上善："风消，谓风热病，消骨肉也。"

【风家】 指患太阳中风证，或平素容易伤风感冒的人。伤10"风家，表解而不了了者，十二日愈。"方有执："风家，谓中风之病也。"程应旄："以其人原有宿风，所谓风家是也。"

【风痓】 病证名。即风痉。参见该条。神3"竹叶味苦，平……汁，主风痓。"

【风淫】

1. 偏盛的风气。素74"厥阴司天，风淫所胜，则太虚埃昏，云物以扰。"

2. 风邪侵淫。素74"风淫于内，治以辛凉，佐以苦甘，以甘缓之，以辛散之。"

【风厥】 病证名。①指肝气犯胃所致的惊骇背痛，善噫，善呵欠的病证。素7"二阳一阴发病，主惊骇背痛，善噫善欠，名曰风厥。"张志聪："风木为病，干及胃土，故名风厥。"②指太阳感受风邪波及少阴，少阴气逆有发热，汗出，烦闷，汗出而烦闷不解症状的病。素33"有病身热汗出烦满，烦满不为汗解，此为何病？……汗出而身热者风也，汗出而烦满不解者厥也，病名曰风厥。"③因腠理疏松，感受风邪，风气内逆，以汗出为主症的病。灵46"人之善病风厥漉汗者，何以候之？……肉不坚，腠理踈，则善病风。”张志聪：“此言皮不致密，肉理粗疏，致风邪厥逆于内，而为漉漉之汗。”

【风湿】

1. 风邪与湿邪。金 2“风湿相搏，一身尽疼痛……发其汗，但微微似欲出汗者，风湿俱去也。”

2. 病证名。指感受风、寒、湿邪而致身体重痛、关节疼痛、肢体屈伸不利为主症的病证。金 2“病者一身尽疼，发热，日晡所剧者，名风湿。”

3. 运气术语。六气中的风木之气和湿土之气。素 71“四之气，风湿交争，风化为雨。”

【风温】 病证名。指温病误用汗法的变证。伤 5“若发汗已，身灼热者，名风温。风温为病，脉阴阳俱浮，自汗出，身重，多眠睡，鼻息必鼾，语言难出。”张锡驹：“温病宜清凉发汗而解，若汗出不解，身反灼热者，此非寒邪伏藏之温病，乃风邪伏藏之风温也。”

【风寒】

1. 冷风寒气。素 12“北方者……风寒冰冽。”伤 98“得病六七日，脉迟浮弱，恶风寒，手足温。”

2. 风邪与寒邪。素 19“今风寒客于人，使人毫毛毕直，皮肤闭而为热。”素 42“风寒客于脉而不去，名曰疠风。”灵 58“其开而遇风寒，则血气凝结，与故邪相袭，则为寒痹。”

3. 泛指风寒与湿热之邪。金 15“尺脉浮为伤肾，趺阳脉紧为伤脾。风寒相搏，食谷即眩……身体尽黄，名曰谷疸。”尤怡：“尺脉浮为伤肾者，风伤肾也；趺阳脉紧为伤脾，寒伤脾也。肾得风而生热，脾得寒而生湿，又黄病之源也。”

4. 运气术语。六气中的厥阴风木之气和太阳寒水之气。素 67“故风寒在下，燥热在上。”

【风痹】 病名。①即行痹。因风寒湿邪侵犯肢节、经络，以风邪偏盛，疼痛游走不定为特点的痹证。灵 24“风痹淫泺，病不可已者，足如履冰，时如入汤中。”灵 47“风痹不作，经脉通利，肢节得安矣。”灵 74“尺肤涩者，风痹也。”②因感受风邪，气机闭阻不通，阴阳俱病的病证。灵 6“病在阳者命曰风，病在阴者命曰痹，病阴阳俱病命曰风痹。”

【风痿】 病名。因脾土虚弱，风邪伤及经络，四肢痿弱无力的病证。灵 4“脾脉……微缓为风痿，四肢不用，心慧然若无病。”

【风瘙】 病证名。因风所致肌肤瘙痒的病证。神 4“青葙子味苦，微寒。主邪气皮肤中热，风瘙身痒，杀三虫。”

【风引汤】 方剂名。组成：大黄、干姜、龙骨各四两，桂枝三两，甘草、牡蛎各二两，寒水石、滑石、赤石脂、白石脂、紫石英、石膏各六两。煎服法：上十二味，杵，粗筛，以韦囊盛之，取三指撮，井花水三升，煮三沸，温服一升。功用：清热息风，重镇潜阳。主治：热性瘫证及痫证。金 5“风引汤：除热瘫痫……治大人风引，少小惊痫、瘛疭，日数十发，医所不疗，除热方。”

【风头眩】 病证名。因血气亏虚，风邪上乘所致头晕目眩的病证。神 2“菊花味苦，平。主风头眩，肿痛，目欲脱，泪出。”

【风头痛】 病证名。指风邪侵犯头部所致的各种偏正头痛，神 3“藁本味辛，温……除风头痛，长肌肤，悦颜色。”

【风湿药】 祛风除湿之类的药物。神 1“痈肿疮瘤以疮药，风湿以风湿药。”

【风湿痹】 病证名。在风寒湿致痹邪气中以风邪和湿邪为主的痹证。神 2“白石英味甘，微温……益气，除风湿痹。”神 3“干姜味辛，温……逐风湿痹，肠澼下痢。”

【风头肿气】 病证名。因头风而引起头

面肿胀的病证。神 4“麋脂味辛，温。主……风头肿气，通腠理。”

【风胜则动】 指风气偏胜而易出现肢体乃至内脏不动而动，或动而太过的病症。如眩晕、震颤、四肢抽搐或游走性疼痛，甚则猝然昏仆，口眼歪斜，或胃肠蠕动太过等。素 5“风胜则动，热胜则肿。”

【风寒湿痹】 病证名。因风寒湿三气杂至，使气血瘀滞所致的肢体疼痛，甚或肿胀、拘挛的痹证。神 2“术味苦，温。主风寒湿痹。”神 3“秦皮味苦，微寒。主风寒湿痹，洗洗寒气。”

丹（dān）

1. 红色。《广雅·释器》:“丹，赤也。”素 70“其味苦咸，其色玄丹。”素 71“凡此阳明司天之政……燥极而泽，其谷白丹。”高世栻:“感司天之金气则白，感在泉之火气则丹，所谓岁谷也。”

2. 指六气中的火气。素 70“太阳司天，寒气下临，心气上从，而火且明，丹起金乃眚。”高世栻:“火明丹起，则金乃眚，火刑金也。”

3. 指丹砂。神 1“水银味辛，寒……熔化还复为丹，久服神仙，不死。”森立之:“丹砂下云能化为汞，此云复还为丹，文义互见。”

【丹化】 运气术语。自然物从红色而变化。素 74“少阳司天为火化，在泉为苦化，司气为丹化，间气为明化。”张介宾:“火运司气，则色化丹赤，戊癸年是也。”

【丹田】 人体部位名。泛指下焦。道教称人身脐下三寸曰丹田，乃男子精室、女子胞宫所在，可为修炼内丹之地，故名。金 2“以丹田有热，胸上有寒，渴欲得饮而不能饮，则口燥烦也。”

【丹皮】 中药名。即牡丹皮。参见“牡丹皮”。金 6“肾气丸方，干地黄八两，山药、山茱萸各四两，泽泻、丹皮、茯苓各三两，桂枝、附子（炮）各一两。”

【丹芝】 中药名。赤芝的别名。参见“赤芝”。神 1“赤芝味苦，平……久食轻身，不老，延年，神仙。一名丹芝。”

【丹阳】 地名。秦置。今江苏省南部丹阳市。神 3“鳖甲味咸，平……生丹阳池泽。”

【丹谷】 红色的谷类作物。素 69“岁金不及，炎火乃行……上应辰星，丹谷不成。”张介宾:“应于地者，丹色之谷不成也。”

【丹参】 中药名。又名郄蝉草、赤参、红根、紫丹参等。为唇形科鼠尾草属植物丹参的根。苦，微寒。入心、肝经。活血祛瘀，调经止痛，除烦安神，凉血消痈。主治妇女月经不调、闭经、痛经、产后瘀滞腹痛，心腹疼痛，癥瘕积聚，风湿痹痛，跌打损伤，心烦失眠，痈疮肿毒等。神 3“丹参味苦，微寒。主心腹邪气，肠鸣幽幽如走水，寒热，积聚。破癥除瘕，止烦满，益气。一名郄蝉草。”

【丹草】 中药名。石长生的别名。参见“石长生”。神 4“石长生味咸，微寒。主寒热，恶疮，大热。辟鬼气不祥。一名丹草。”

【丹砂】 中药名。朱砂的别名。又名辰砂。为硫化物类辰砂族矿物辰砂。甘，微寒，有毒。入心经。安神定惊，明目，解毒。主治心烦，失眠，惊悸，癫狂，目昏，疮疡肿毒等。神 1“丹砂味甘，微寒。主身体五脏百病，养精神，安魂魄，益气，明目，杀精魅邪恶鬼。久服通神明，不老。能化为汞。”

【丹胗】 红色丘疹。素 74“少阳司天，客胜则丹胗外发。”高世栻:“胗，疹同。”又，张志聪:“丹胗，即斑疹，因火热而发于外者也。”

【丹熛】 病名。又名丹毒赤游。症见患处皮肤红如涂丹，热如火灼。素 74“少阳司天，客胜则丹胗外发，及为丹熛疮疡。”

张志聪："丹熛，即赤游，发于外而欲游于内者也。"

【丹雄鸡】 中药名。为雉科动物家鸡中红色羽毛的公鸡。其全身多个器官均可入药。甘，温。入脾、胃经。补中益气。主治虚劳羸瘦，病后胃呆纳少，崩漏，产后缺乳等。神3"丹雄鸡味甘，微温。主女人崩中，漏下赤白沃。补虚温中，止血，通神，杀毒，辟不祥。头，主杀鬼，东门上者尤良。肪，主耳聋。鸡肠，主遗溺。肶胵里黄皮，主泄利。屎白，主消渴，伤寒寒热。黑雌鸡，主风寒湿痹，五缓六急，安胎。翮羽，主下血闭。鸡子，主除热，火疮，治痫，痉。"

【丹天之气】 天空中的红色光气。素67"丹天之气经于牛女戊分。"张介宾："丹，赤色，火气也。"

匀（一、yún）

匀称，均匀。素25"手动若务，针耀而匀，静意视义，观适之变，是谓冥冥。"张志聪："匀，均匀也。"金22"在下未多，经候不匀，令阴掣痛，少腹恶寒。"

（二、jūn）

同"均"。见"匀平"。

【匀$_2$平】 平衡。素62"阴阳匀平，以充其形，九候若一，命曰平人。"

乌（wū 烏）

1. 乌鸦。素18"锐坚如乌之喙，如鸟之距。"

2. 副词。表示反问语气，相当于"何"、"哪"。灵35"可以万全，乌有殆者乎？"

【乌乌】 形容针刺时经气已至之象。素25"见其乌乌，见其稷稷。"王冰："乌乌，叹其气至。"张介宾："乌乌，言气至如乌之集也。"

【乌头】 中药名。即草乌头。又名即子、奚毒、乌喙、土附子、毒公、金鸦等。为毛茛科乌头属植物乌头（野生种）、北乌头等的块根。辛、苦，热，大毒。入心、肝、脾经。祛风除湿，温经散寒，消肿止痛。主治风寒湿痹，关节疼痛，头风头痛，中风不遂，心腹冷痛，寒疝作痛，跌打损伤，瘀血肿痛，阴疽肿毒等。组方有乌头汤、乌头赤石脂丸、赤丸、大乌头煎、乌头桂枝汤。神4"乌头味辛，温。主中风，恶风洗洗，出汗。除寒湿痹，咳逆上气。破积聚，寒热……一名奚毒，一名即子，一名乌喙。"

【乌羽】 乌鸦的羽毛，黑而有光泽。素10"黑如乌羽者生。"

【乌韭】 中药名。基原不详。甘，寒。主皮肤往来寒热，利小肠、膀胱气。神4"乌韭味甘，寒。主皮肤往来寒热，利小肠膀胱气。"

【乌扇】 中药名。射干的别名。见该条。神4"射干味苦，平。主咳逆上气，喉痹，咽痛，不得消息……一名乌扇。"

【乌梅】 中药名。又名黑莓、熏梅、结梅肉等。为蔷薇科李属植物梅近成熟的果实经熏焙加工而成者。酸，平。入肝、脾、肺、大肠经。敛肺止咳，涩肠止泻，止血，生津，安蛔。主治久咳不止，久泻久痢，尿血便血，崩漏，虚热烦渴，蛔厥腹痛，疮痈胬肉。组方有乌梅丸。伤338"乌梅三百枚，细辛六两，干姜十两。"

【乌喙】 中药名。乌头的别称。见该条。神4"乌头味辛，温……一名乌喙。"

【乌蒲】 中药名。射干的别名。见该条。神4"射干味苦，平。主咳逆上气，喉痹，咽痛，不得消息……一名乌蒲。"

【乌头汤】 方剂名。组成：麻黄、芍药、黄芪各三两，甘草三两（炙），川乌五枚（㕮咀，以蜜二升，煎取一升，即出乌头）。煎服法：㕮咀四味，以水三升，煮取一升，去滓，内蜜煎中，更煎之，服七合。

不知，尽服之。功用：温经散寒，宣痹除湿。主治：寒湿历节。金 5“病历节不可屈伸，疼痛，乌头汤主之。治脚气疼痛，不可屈伸。”

【乌梅丸】 方剂名。组成：乌梅三百枚，细辛六两，干姜十两，黄连十六两，当归四两，附子六两（炮，去皮），蜀椒四两（出汗），桂枝六两（去皮），人参六两，黄柏六两。煎服法：异捣筛，合治之，以苦酒渍乌梅一宿，去核，蒸之五斗米下，饭熟捣成泥，和药令相得，内臼中，与蜜杵二千下，丸如梧桐子大。先食饮服十丸，日三服。稍加至二十丸。禁生冷、滑物、臭食等。功用：温胃，安蛔，止厥。主治：蛔厥证，久痢。伤 338“蛔厥者，乌梅丸主之。又主久利。”

【乌鲗骨】 中药名。又名乌贼鱼骨、海螵蛸。见该条。素 40“以四乌鲗骨一藘茹二物并合之。”

【乌贼鱼骨】 中药名。海螵蛸的别名，又名乌鲗骨。为乌贼科无针乌贼属动物无针乌贼、乌贼属动物金乌贼等多种乌贼的内壳。咸、涩，温。入肝、肾经。收敛止血，固精止带，制酸止痛，收湿敛疮。主治吐血，呕血，崩漏，便血，衄血，创伤出血，肾虚遗精滑精，赤白带下，胃痛嘈杂，嗳气泛酸，湿疹溃疡。组方有四乌鲗骨一藘茹丸。神 3“乌贼鱼骨味咸，微温。主女子漏下赤白经汁，血闭，阴蚀肿痛，寒热，癥瘕，无子。”

【乌头桂枝汤】 方剂名。组成：乌头。煎服法：以蜜二斤，煎减半，去滓，以桂枝汤五合解之，得一升后，初服二合；不知，即服三合；又不知，复加至五合。其知者，如醉状，得吐者，为中病。功用：温中散寒，解肌止痛。主治：寒疝。金 10“寒疝腹中痛，逆冷，手足不仁，若身疼痛，灸刺诸药不能治，抵当乌头桂枝汤主之。”

【乌头赤石脂丸】 方剂名。组成：蜀椒一两（一法二分），乌头一分（炮），附子半两（炮，一法一分），干姜一两（一法一分），赤石脂一两（一法二分）。煎服法：末之，蜜丸如桐子大，先食服一丸，日三服，不知，稍加服。功用：温阳逐寒，破阴通脉。主治：阳虚寒凝，心脉痹阻的胸痹证。金 9“心痛彻背，背痛彻心，乌头赤石脂丸主之。”

六（liù）

1. 数词。①基数词。五加一的和。素 5“年六十，阴痿，气大衰。”素 6“大小月三百六十日成一岁，人亦应之。”素 11“脑、髓、骨、脉、胆、女子胞，此六者，地气之所生也。”②序数词。第六。灵 1“六曰员利针，长一寸六分。”灵 2“六次脉足太阳也，名曰天柱。”灵 23“热病不可刺者有九……六曰舌本烂，热不已者死。”

2. 六分，六成。素 70“大毒治病，十去其六；常毒治病，十去其七；小毒治病，十去其八；无毒治病，十去其九。”

3. 五行中水的成数。素 4“其音羽，其数六。”王冰：“水生数一，成数六。”素 70“静顺之纪……其音羽，其物濡，其数六。”素 71“寒化六。”

4. 九宫数。九宫中的第六宫，配方位为西北方，主时为立冬、小雪、大雪三个节气四十五日。灵 77“立冬，六，新洛，西北方。”

5. 指六气。素 66“五六相合而七百二十气为一纪，凡三十岁。”张志聪：“十五日为一气，五运六气相合而主岁，一岁凡二十四气，计七百二十气为一纪。”

6. 指九针中的第六针。灵 78“九针者，天地之大数也，始于一而终于九。故曰：一以法天，二以法地，三以法人，四以法时，五以法音，六以法律，七以法星，八以法风，九以法野……六者律也。”马莳：“其针之曰第六者，所以应六律也。”

【六二】 运气术语。指甲子周期中六气循环主时的第二年。古人将甲子年六气循环主时称作初六，乙丑年次于甲子年，则称为六二。素68“乙丑岁……六之气，始于六十二刻六分，终于五十刻。所谓六二，天之数也。”王冰：“一六为初六，二六为六二，名次也。”张介宾：“初六者，子年为首之六气也……丑次于子，故曰六二。”

【六七】 六乘七之数，指四十二岁。素1“六七，三阳脉衰于上，面皆焦，发始白。”

【六八】

1. 六与八的乘积。灵17“从足上至头，八尺，六八四丈八尺。”

2. 六乘八之数，指四十八岁。素1“六八，阳气衰竭于上，面焦，发鬓颁白。”

【六三】 运气术语。指甲子周期中六气循环主时的第三年。素68“丙寅岁……六之气，始于八十七刻六分，终于七十五刻，所谓六三，天之数也。”张介宾：“寅次于丑，故曰六三。”

【六元】 即六气。风、热、湿、火、燥、寒为三阴三阳之本元，故称“六元”。素66“厥阴之上，风气主之；少阴之上，热气主之；太阴之上，湿气主之；少阳之上，相火主之；阳明之上，燥气主之；太阳之上，寒气主之。所谓本也，是谓六元。”吴崑：“三阴三阳为标，寒暑燥湿风火为本，一元析而为六，故曰六元。”

【六气】

1. 六个节气，约九十天，即今之一季。素9“五日谓之候，三候谓之气，六气谓之时，四时谓之岁。”王冰：“六气凡九十日，正三月也，设其多之矣，故十八候为六气。”

2. 运气术语。指自然界风、热、湿、火、燥、寒，有主气与客气之分。素68“六气应五行之变何如?”素70“六气五类，有相胜制也。”素74“六气标本，所从不同奈何?”张介宾：“六气者，风寒暑湿火燥，天之令也。”

3. 指精、气、津、液、血、脉六种维持人体生命活动的基本物质及组织。灵30“余闻人有精、气、津、液、血、脉，余意以为一气耳，今乃辨为六名……六气者，各有部主也。”

【六化】 运气术语。指六气的正常生化。素71“五运六气之应见，六化之正，六变之纪何如……夫气之所至也，厥阴所至为和平，少阴所至为暄，太阴所至为埃溽，少阳所至为炎暑，阳明所至为清劲，太阳所至为寒雰，时化之常也。”素74“厥阴司天为风化，在泉为酸化，司气为苍化，间气为动化……太阳司天为寒化，在泉为咸化，司气为玄化，间气为藏化。故治病者，必明六化分治。”高世栻：“六化，六气各有所化。”

【六月】 指农历六月，为夏三月之末，地支配未。灵41“未者六月，主右足之少阳。”

【六六】

1. 六的六倍，三十六。灵2“五五二十五腧，六六三十六腧也。”

2. 即六个甲子日，共三百六十日。又称“六六之节”。素9“天以六六为节，地以九九制会。”难7“王各六十日，六六三百六十日，以成一岁。”

【六节】 运气术语。犹言六步。一步为六十日零八十七刻半。六节指六气所主的时间。素68“愿闻地理之应六节气位何如?”张介宾：“即主气之静而守位者也，故曰六位，亦曰六步，乃六气所主之位也。”74“天地合气，六节分而万物化生矣。”

【六四】 运气术语。指甲子周期中六气循环主时的第四年。素68“丁卯岁……六之气，始于一十二刻六分，终于水下百刻。所谓六四，天之数也。”张介宾：“卯次于寅，故曰六四。”

【六合】

1. 天地四方。素3“天地之间，六合之

内。”王冰：“六合，谓四方上下也。”

2. 指十二经脉表里相配所形成的六对组合。素 5“会通六合，各从其经。”王冰：“六合，谓十二经脉之合也。”

3. 指第六合，即手阳明与手太阴经别表里相合。灵 11“手太阴之正，别入渊腋少阴之前，入走肺……复合阳明，此六合也。”

【六安】 地名。即安徽六安。神 2“石斛……久服厚肠胃，轻身，延年。一名林兰。生六安山谷。”

【六阳】

1. 指六腑。灵 10“六阳气绝，则阴与阳离。”马莳：“六阳者，胆胃大小肠膀胱三焦也。六阳经气绝，则阴经与阳经相离而不相运，致腠理开泄，绝汗如珠。”

2. 指手或足左右三阳经脉。灵 17“手之六阳，从手至头……足之六阳，从足上至头。”

【六阴】 指手或足左右三阴经脉。灵 17“手之六阴，从手至胸中……足之六阴，从足至胸中。”

【六极】 六种极度虚损的病症。《诸病源候论·虚劳候》指气极、血极、筋极、骨极、肌极、精极。金 1“五劳、七伤、六极、妇人三十六病。”神 3“桑根白皮味甘，寒。主伤中，五劳六极，羸瘦。”

【六位】 运气术语。指六气主时的位置。即每年从大寒节开始，每一气主时各六十日零八十七刻半。素 71“热无犯热，寒无犯寒，从者和，逆者病，不可不敬畏而远之，所谓时兴六位也……六位之气盈虚何如?”张志聪：“此总言一岁之中，有应时而起之六位，各主六十日零八十七刻半。”

【六变】

1. 指六气的异常变化。素 71“六化六变，胜复淫治……六变之纪何如?”张志聪：“六变，谓胜制之变也。”马莳：“六变之纪者，变气也。”

2. 指缓、急、大、小、滑、涩六种脉象所主的病理变化。灵 4“病之六变者……诸急者多寒，缓者多热，大者多气少血，小者气血皆少，滑者阳气盛，微有热，涩者多血少气，微有寒。”张志聪：“六变者，五脏之所生，变化之病形，有缓急大小滑涩之六脉，此缘阴阳气血寒热之不和，而变见于脉也。”

【六府】

1. 即六腑。指胆、胃、小肠、大肠、膀胱、三焦。与五脏相对属性为阳，其功能受纳、传化水谷，以泻为主。素 4“胆、胃、大肠、小肠、膀胱、三焦六府皆为阳。”素 11“六府者，传化物而不藏，故实而不能满。”灵 52“六府者，所以受水谷而行化物者也。”

2. 指六腑在面部的望诊部位。灵 49“明堂骨高以起，平以直，五藏次于中央，六府挟其两傍。”

【六经】 手足三阴三阳经脉的统称。素 5“六经为川，肠胃为海。”张志聪：“六经，手足三阴三阳之经脉也。”素 69“真邪相薄，内外分离，六经波荡，五气倾移。”灵 52“能知六经标本者，可以无惑于天下。”

【六律】 古代乐音标准名。相传黄帝时伶伦截竹为管，以管的长短分别声音的高低清浊，乐器的音调皆以此为准。乐律有十二，阴阳各六，阳为律，阴为吕。六律即黄钟、大蔟、姑洗、蕤宾、夷则、无射。灵 11“外有六府，以应六律，六律建阴阳诸经，而合之十二月。”素 54“夫一天二地三人四时五音六律七星八风九野。”灵 71“天有六律，人有六府。”张介宾：“六律者，黄钟、太蔟、姑洗、蕤宾、夷则、无射为六阳律，大吕、夹钟、仲吕、林钟、南吕、应钟为六阴律。”

【六急】 泛指肢体拘急挛缩的症状。神 2“干漆味辛，温。主绝伤。补中，续筋骨，填髓脑，安五脏。五缓六急，风寒湿痹。”

【六椎】 指第六胸椎。素 32“五椎下间主肝热，六椎下间主脾热。”马莳:“六椎下间名灵台。”

【六腑】 胆、胃、小肠、大肠、膀胱、三焦的统称。神 1“五脏未虚，六腑未竭，血脉未乱，精神未散，服药必活。”

【六输】

1. 指井、荥、输、原、经、合六种俞穴。灵 44“诸原安合以致六输?”张介宾:“五脏五输之外，六腑尚有原穴，是为六输。”

2. 指六经。灵 66“气上逆则六输不通，温气不行。”张介宾:“气因寒逆，则六经之输不通，煖气不行。”

【六微】 指六腑病。六淫邪气侵人六腑为病，相对于五脏而言较为轻微，故称。金 1“人又有六微，微有十八病。”周扬俊:“故邪之在腑者，合外于经，其受患为浅，而欲散不难，不若五脏之深且甚焉，故曰微也。”

【六腧】 指井、荥、输、原、经、合六种俞穴。灵 1“六府六腧，六六三十六腧。”马莳:“每腑有井、荥、腧、原、经、合之六腧，则六六三十六腧也。”

【六藏】 指肝、心、脾、肺、肾及命门。难 39“然五藏亦有六藏者，谓肾有两藏也，其左为肾，右为命门。”

【六十首】 指“《奇恒之势》六十首”。今已不传。难 16“脉有三部九候，有阴阳，有轻重，有六十首。”《素问》王冰注:“《奇恒势》六十首，今世不传。”又，张介宾:“六十首，即《禁服篇》所谓通于九针六十篇之义，今失其传矣。”

【六之气】 运气术语。又称“终之气”。即六气分主一年的第六气，主气为太阳寒水之气，在冬至日前后各三十日中。素 68“甲子之岁……六之气，始于三十七刻六分，终于二十五刻……乙丑之岁……六之气，始于六十二刻六分，终于五十刻。”

【六府气】 指六腑功能失调所引起的疾病。灵 78“六府气：胆为怒，胃为气逆哕，大肠小肠为泄，膀胱不约为遗溺，下焦溢为水。”杨上善:“皆是六腑之气所变之病。”

【六府胀】 指六腑气机阻滞所致以胀满不适为主症的病证。灵 35“六府胀：胃胀者，腹满，胃脘痛，鼻闻焦臭，妨于食，大便难。大肠胀者，肠鸣而痛濯濯，冬日重感于寒，则飧泄不化。小肠胀者，少腹䐜胀，引腰而痛。膀胱胀者，少腹满而气隆。三焦胀者，气满于皮肤中，轻轻然而不坚。胆胀者，胁下痛胀，口中苦，善太息。”

【六元正纪】 即《六元正纪大论》。参见该条。素 71“请藏之灵兰之室，署曰《六元正纪》。”

【六六之节】 指一岁的六个甲子周日。古人以十天干配十二地支纪日，一个甲子周日六十天为一节。六个甲子周日，即六节成一岁共三百六十日。素 9“余闻天以六六之节，以成一岁。”王冰:“六六之节，谓六竟于六甲之日，以成一岁之节限。”素 68“愿闻天道六六之节盛衰何也?”高世栻:“六六之节者，天以六为节，六六三百六十日，以成一岁也。”

【六府之海】 指胃。比喻胃为六腑精气及所传导水谷糟粕之来源。素 34“胃者六府之海，其气亦下行。”

【六节藏象论】《素问》篇名。该篇首先讨论六六之节与九九制会，以明天之度、气之数，继论有关藏象与脉象的内容，着重说明人体内在脏腑与外界环境的密切关系。马莳:“篇内首问六六之节，后又问藏象何如，故名篇。”

【六畜毛蹄甲】 即马、牛、羊、猪、狗(一作驼)、鸡六种牲畜的毛与蹄爪尖端的甲壳。神 4“六畜毛蹄甲味咸，平。主鬼疰，蛊毒，寒热，惊痫，痓，癫疾狂走。”

【六微旨大论】《素问》篇名。本篇主要讨论天道六六之节，地理六节气位，以及五运六气之主岁主时。因所论内容旨义精微，故名篇。

【六元正纪大论】《素问》篇名。本篇主要论述六气司天主时的具体情况，六十年司天在泉及中运之气化的一般规律和药食所宜，五气郁发的物象及致病情况，六气正常与异常变化的十二变等。张志聪："此篇论六气主司于天，在泉于下，五运六气运化于中，间气纪步，为加临之六气以主时。五六相合以三十年为一纪，再纪而为一周，故名《六元正纪大论》。"

文（wén）

1. 纹理，花纹。素 71"凡此厥阴司天之政……其耗文角品羽。"高世栻："文，文彩。"

2. 指自然界某些带规律性的现象。见"天文"。

3. 文章。素 67"臣览《太始天元册》文。"

【文理】 即纹理。指脏腑、皮肤表面的线条。金 1"腠者，是三焦通会元真之处，为血气所注；理者，是皮肤藏府之文理也。"

【文蛤】 中药名。即蛤壳。为帘蛤科文蛤属动物文蛤的贝壳。咸，微寒。入肺、胃、肾经。清肺，化痰，软坚，利水，制酸，敛疮。主治痰热咳嗽，瘿瘤，痰核，胁痛，湿热水肿，淋浊带下，胃痛泛酸，臁疮，湿疹。组方有文蛤散、文蛤汤。神 3"文蛤，主恶疮，蚀五痔。"

【文蛤汤】 方剂名。组成：文蛤五两，麻黄三两，甘草三两，生姜三两，石膏五两，杏仁五十枚，大枣十二枚。煎服法：以水六升，煮取二升，温服一升，汗出即愈。功用：清热止渴，发散风寒。主治：吐后津亏，燥热内生，兼感风寒。金 17"吐后，渴欲得水而贪饮者，文蛤汤主之。兼主微风，脉紧，头痛。"

【文蛤散】 方剂名。组成：文蛤五两。煎服法：文蛤一味为散，以沸汤和一方寸匕服，汤用五合。功用：清热利湿，润燥除烦，生津止渴。主治：①表证误治所致的口干舌燥，皮肤起鸡皮疙瘩，胃脘灼热，腹部不适等。伤 141"病在阳，应以汗解之，反以冷水潠之，若灌之，其热被劫不得去，弥更益烦，肉上粟起，意欲饮水，反不渴者，服文蛤散。"②肾热熏灼之消渴证。金 13"渴欲饮水不止者，文蛤散主之。"

亢（kàng）

1. 极，太过。素 68"亢则害，承乃制，制则生化。"张介宾："亢者，盛之极也。"

2. 星名。二十八宿之一，东方苍龙七宿的第二宿。素 67"素天之气经于亢氐昴毕。"

方（一、fāng）

1. 并排。引申为邻近。灵 49"下者，脾也，方上者，胃也。"张介宾："准头两旁为方上，即迎香之上，鼻隧是也……脾与胃为表里，脾居中央而胃居外，故方上应胃。"

2. 比较。见"方盛衰论"。

3. 方形。与"圆"相对。灵 38"工人不能置规而为圆，去矩而为方。"灵 71"天圆地方，人头圆足方以应之。"灵 64"金形之人……其为人方面。"

4. 方位。素 71"命其位而方月可知也。"张介宾："方，方隅也。"

5. 地方；区域。灵 9"补（刺）须一方实，深取之……一方虚浅刺之，以养其脉。"张志聪："方，处也。"又见"异法方宜论"。

6. 一边，一侧。灵 47"髑骬倚一方者心偏倾也。"

7. 道理。《广韵·阳韵》："方，道也。"灵 6"余闻人之生也，有刚有柔，有弱有强，有短有长，有阴有阳，愿闻其方。"灵 28"论不在经者，请道其方。"素 20"冬阴夏阳，以人应之奈何？愿闻其方。"

8. 规律；定规。素 42"故风者百病之长也，至其变化乃为他病也，无常方，然致有风气也。”素 66“阴阳不测谓之神，神用无方谓之圣。”灵 6“审知阴阳，刺之有方，得病所始，刺之有理，谨度病端。”

9. 方正。灵 54“使道隧以长，基墙高以方。”杨上善：“鼻之明堂，墙基高大方正。”

10. 方法；技术。素 74“调气之方，必别阴阳。”灵 13“治皆如右方也。”灵 48“夫约方者，犹约囊也。”杨上善：“方，法也。”

11. 指针刺补泻方法。①针刺泻法。与员（补法）相对，指针刺泻法。素 26“泻必用方，方者，以气方盛也，以月方满也，以日方温也，以身方定也，以息方吸而内针，乃复候其方吸而转针，乃复候其方呼而徐引针。”②针刺补法。与员（泻法）相对，指针刺手法的补法。灵 73“补必用方，外引其皮，令当其门，左引其枢，右推其肤，微旋而徐推之，必端以正，安以静，坚心无解，欲微以留，气下而疾出之，推其皮，盖其外门，真气乃存。”

12. 方剂。素 70“病有久新，方有大小。”素 74“方制君臣，何谓也？”马莳：“此明君臣佐使之义，所以制方。”伤 317“病皆与方相应者，乃服之。”

13. 日常，一般。灵 19“常食方食，无食他食。”张介宾：“食得其法，谓之方食。无食他食，忌动风发毒等物也。”又，张志聪：“当恬淡其饮食，无食他方之异品也。”

14. 古代用以刻写文字的木版，亦指方书。《正字通・方部》：“方、策，版也。大曰策，小曰方。”灵 29“余闻先师，有所心藏，弗著于方。”灵 42“余受九针于夫子，而私览于诸方。”

15. 量词。①用于方形的物体，相当于平方。素 63“剃其左角之发，方一寸，燔治。”②用于方剂。伤 25“今合为一方，将息如前法。”

16. 副词。①方始，方才。素 6“万物方生，未出地者，命曰阴处。”素 49“秋气始至，微霜始下，而方杀万物。”素 61“冬者水始治，肾方闭。”②将，将要。表示未来。灵 49“病之益甚，与其方衰如何……其色下行如云彻散者病方已。”③正，正在。素 36“疟发身方热，刺跗上动脉。”灵 19“方饮无食，方食无饮。”张介宾：“药食不宜相混，混则难于取效。”素 20“必审问其所始病，与今之所方病。”杨上善：“三问方病，谓问今时病将作种种异也。”

17. 介词。在，当。素 27“故曰方其来也，必按而止之。”素 55“方其盛也，勿敢毁伤，刺其已衰，事必大昌。”灵 2“大陵，掌后两骨之间方下者也。”张介宾：“方下，谓正当两骨之下也。”

（二、fǎng）

同“放”。升发。素 16“正月二月，天气始方，地气始发，人气在肝。三月四月，天气正方，地气定发。”森立之：“方与旁、放同音同义……乃与‘地气方发’之‘发’相对成语。”

（三、páng）

通“旁”。广大，博大。《广雅・释诂一》：“方，大也。”灵 49“明堂者鼻也……其间欲方大，去之十步，皆见于外。”

【方士】 懂得医药知识的方术之士。素 11“余闻方士，或以脑髓为藏。”王冰：“方士，谓明悟方术之士也。”素 74“余锡以方士，而方士用之尚未能十全。”

【方石】 中药名。长石的别名。见该条。神 3“长石，味辛，寒……一名方石。”

【方谷】 古地名。神 4“冬灰味辛，微温……生方谷川泽。”

【方溃】 中药名。青蒿的别名。见该条。神 4“草蒿味苦，寒……一名青蒿，一名方溃”

【方寸匕】 古代量取药末的器具名。形状如刀匕，大小为古代一寸正方，故名。伤

71“以白饮和服方寸匕。”金3“饮服方寸匕，日三服。”

【方盛衰论】《素问》篇名。本篇首论气之多少、逆从及相应病证，次论五脏气虚所致的梦境，最后提出“十度”的诊断方法及临床诊断的注意事项。吴昆：“方，比也。比方阴阳多少，五度强弱，何者为盛，何者为衰也。”

火（huǒ）

1. 物体燃烧时所产生的光和焰。灵6“刺布衣者，以火焠之。”灵71“取其清五升煮之，炊以苇薪火。”素34“人有四肢热，逢风寒如炙如火者何也？”《新校正》：“详如炙如火，当从《太素》作如炙于火。”

2. 焚烧，烧伤。神2“牛膝味苦。主寒湿痿痹……伤热，火烂，堕胎。”陈修园：“苦能泻火，则热汤之伤与火伤之疮可愈也。”

3. 火灾。素80“心气虚则梦救火阳物。”

4. 指艾火。灵51“以火泻者，疾吹其火，传其艾，须其火灭也。”伤116“微数之脉，慎不可灸，因火为邪，则为烦逆……脉浮，宜以汗解，用火灸之，邪无从出，因火而盛，病从腰以下必重而痹，名火逆也。”

5. 指炉火、灶火。伤106“内芒硝，更上火，微沸下火。”伤312“以鸡子壳置刀环中，安火上，令三沸。”

6. 五行之一。其性温热、升腾、炎上。在方位为南方，季节为夏，五气为热，五色为赤，五味为苦，五音为徵，五脏为心。素22“五行者，金木水火土也。”素25“金得火而缺。”难75“南方火，火者木之子也。”

7. 指十天干中的丙、丁。灵41“丙主左手之阳明，丁主右手之阳明。此两火并合，故为阳明。”张介宾：“十干之火，在于丙丁，此两火并合，故为阳明也。”

8. 指属阳的心、肝等脏。①指心。灵23“索皮于肺，不得索之火。火者，心也。”难40“巳者南方火也。火者心。”素81“夫水之精为志，火之精为神，水火相感，神志俱悲。”张介宾：“志藏于肾，肾属水也。神藏于心，心属火也。”马莳：“夫肾属水，其所藏之精曰志，心属火，其所藏之精曰神。”②指心与肝。素34“肝一阳也，心二阳也，肾孤藏也，一水不能胜二火，故不能冻栗。”高世栻：“一阳二阳，火也。”

9. 指人体阳气。见“少火”、“五火”。素81“夫一水不胜五火。”马莳：“五火，五脏之阳气也。”

10. 指亢盛的阳气或火热之气。素81“阳并于上，则火独光也。”素44“热舍于肾，肾者水藏也，今水不胜火。”

11. 火邪。六淫之一。素74“夫百病之始生也，皆生于风寒暑湿燥火……诸热瞀瘛，皆属于火……诸禁鼓慄，如丧神守，皆属于火……诸逆冲上，皆属于火……诸躁狂越，皆属于火……诸病胕肿，疼酸惊骇，皆属于火。”素74“火淫于内，治以咸冷，佐以苦辛，以酸收之，以苦发之。”王冰：“火气大行心腹，心怒之所生也。”

12. 治法之一，指火法。即用烧针、艾灸、熏蒸、热熨等发汗祛邪的方法。金2“发其汗为宜，慎不可以火攻之。”伤6“若被火者，微发黄色，剧则如惊痫，时瘛疭，若火熏之。”方有执：“火，灸熨之类也。”尤怡：“被火，如温针灼艾之属。”灵73“经陷下者，火则当之，结络坚紧，火所治之。”

13. 运气术语。五运之一，指火运。火运平气之年称为升明，不及之年称为伏明，太过之年称为赫曦。素71“先立其年以明其气，金木水火土运行之数。”素67“木主丁壬，火主戊癸。”素70“火曰升明……火曰伏明……火曰赫曦。”

14. 运气术语。指少阴君火与少阳相火之气。素66“木火土金水火，地之阴阳也，生长化收藏下应之。”王冰：“火，二气也；

相火，三气也。”素 71“上少阴火，中太宫土运，下阳明金。”素 70“火纵其暴，地乃暑，大热消烁，赤沃下。”王冰:“少阳在泉，火监于地，而为是也。”

15. 运气术语。指火郁之气。素 71“水发而雹雪，土发而飘骤，木发而毁折，金发而清明，火发而曛昧。”马莳:“此言五郁之发，有多少微甚之异也。”

【火气】

1. 火。素 36“喜见日月光火气乃快然。”

2. 指温热之气，阳气。灵 75“治厥者，必先熨调和其经……火气已通，血脉乃行。”

3. 火热邪气。素 74“火气内发，上为口糜，呕逆，血溢血泄。”素 81“火气燔目，故见风则泣下也。”张介宾:“天之阳气为风，人之阳气为火，风中于目，则火气内燔，而水不能守，故泣出也。”

4. 指误用艾火等火法的不良作用。伤 116“微数之脉，慎不可灸……火气虽微，内攻有力，焦骨伤筋，血难复也。”程郊倩:“艾火虽微，孤行无御，内攻有力矣。”伤 284“少阴病，咳而下利谵语者，被火气劫故也。”

5. 运气术语。指少阳相火之气。素 68“少阳之上，火气治之。”素 70“少阳司天，火气下临。”

6. 运气术语。指少阴君火之气。素 68“金位之下，火气承之；君火之下，阴精承之。”素 71“二之气，大凉反至……火气遂抑。”

【火化】 运气术语。指火气主时所呈现的气候、物候变化。素 74“少阳司天为火化。”王冰:“寅申之岁也，炎光赫烈，燔灼焦然，火之化也。”素 71“丙寅、丙申岁……火化二，寒化六。”

【火邪】

1. 指用烧针、熏蒸、艾灸等火法误治，劫汗亡阳所导致的惊狂不安等病症。金 8“病有奔豚，有吐脓，有惊怖，有火邪。”金 16“火邪者，桂枝去芍药加蜀漆牡蛎龙骨救逆汤主之。”《伤寒论》第 112 条:“伤寒，脉浮，医以火迫劫之，亡阳，必惊狂，卧起不安者，桂枝去芍药加蜀漆牡蛎龙骨救逆汤主之。”

2. 指太阳病误用火熏导致烦躁、便血的变证。伤 114“太阳病，以火熏之，不得汗，其人必躁，到经不解必清血，名为火邪。”

【火运】 运气术语。五运之一，指火气的运行主事。逢戊逢癸之年，中运为火运。素 66“戊癸之岁，火运统之。”

【火劫】 治法之一，指用烧针、熏蒸、艾灸等火法强行发汗。金 15“以病发时火劫其汗。”伤 111“太阳病中风，以火劫发汗，邪风被火热。”尤怡:“火劫，即温针灼艾之属。”

【火位】 运气术语。指君火、相火之气所主时位。素 74“火位之主，其泻以甘，其补以咸。”王冰:“君火之位，春分之后六十一日，二之气也。相火之位，夏至前后各三十日，三之气也。二火之气则殊，然其气用则一矣。”

【火郁】

1. 火运之气被胜气所郁遏。素 71“火郁之发，太虚肿翳，大明不彰，炎火行。”

2. 指火气郁遏而致的病证。见“火郁发之”。

【火府】 运气术语。即火气汇聚的时段。素 71“少阴所至为火府为舒荣。”姚止庵:“府，犹藏也，会聚也。”

【火疡】 即烧伤。神 4“黄芩味苦，平。主……恶疮，疽蚀，火疡。”

【火政】 运气术语。指火运之气的作用。素 70“火政乃宣，庶类以蕃。”高世栻:“火气有余，故火政乃宣。”

【火疮】 即烧伤。神 2“槐实……治五

痔，火疮，妇人乳瘕。”神 4“萤火味辛，微温。主明目，小儿火疮。”

【火逆】 指误用火法治疗所导致的变证。伤 116“脉浮，宜以汗解，用火灸之，邪无从出，因火而盛，病从腰以下必重而痹，名火逆也。”吴谦：“火逆者，谓凡火劫取汗致逆者也。”金 7“火逆上气，咽喉不利，止逆下气者，麦门冬汤主之。”喻昌：“此胃中津液干枯，虚火上炎之证，治本之良法也。”

【火炎₂】 同“火焰”。物体燃烧时所发的炽热的光华。难 18“火炎上行而不能下，故为上部。”

【火热】

1. 指火热之气。素 71“风燥火热，胜复更作。”高世栻：“厥阴司天，风气主之，始则金之燥气胜，既则火之热气复，故风燥火热，胜复更作。”素 74“火热复，恶寒发热，有如疟状。”张介宾：“凡病寒热，多由外感，然有不因风寒而火热内盛者，亦为恶寒发热，其作有期。”

2. 指心。素 74“寒气大来，水之胜也，火热受邪，心病生焉。”张介宾：“水气克火，故心火受邪，心病则并及小肠、包络、三焦。”

【火焫】 艾火烧灼。灵 53“其耐火焫者，何以知之?”马莳：“火焫者，艾火也。”

【火形之人】 人的五行分类之一。灵 64“火形之人，比于上徵，似于赤帝。其为人赤色，广朋，锐面小头，好肩背髀腹，小手足，行安地，疾心，行摇，肩背肉满，有气，轻财，少信，多虑，见事明，好颜，急心，不寿暴死。能春夏不能秋冬，秋冬感而病生。”

【火郁发之】 治法术语。指火气抑郁所致的病证，用发散、发泄的方法治疗。素 71“火郁发之。”王冰：“发，谓汗之，令其疏散也。”张介宾：“发，发越也……凡火所居，其有结聚敛伏者，不宜蔽遏，故当因其势而解之、散之、升之、扬之，如开其窗，如揭其被，皆谓之发，非独止于汗也。”

为（一、wéi 為）

1. 做，干。灵 38“其为人也，贪于取与。”灵 64“当此之时，无为奸事。”素 16“秋刺春分，病不已，令人惕然欲有所为，起而忘之。”素 5“是以圣人为无为之事，乐恬惔之能。”

2. 制作，制造。素 14“上古圣人作汤液醪醴，为而不用何也?”灵 38“工人不能置规而为圆，去矩而为方。”

3. 治理。素 8“故主明则下安……以为天下则大昌。”张志聪：“以此而及于治国平天下，未有不大昌者也。”

4. 治疗。《左传・成十六年》：“秦伯使医缓为之。”杜预注：“为，犹治也。”素 3“故病久则传化，上下不并，良医弗为。”灵 10“为此诸病，盛则泻之，虚则补之。”灵 73“针所不为，灸之所宜。”

5. 指针刺。素 41“刺同阴之脉，在外踝上绝骨之端，为三痏。”素 54“为虚与实者，工勿失其法。”杨上善：“刺虚欲令实，刺实欲使虚，工之守也。”

6. 诊候。素 4“故善为脉者，谨察五藏六府，一逆一从。”素 77“善为脉者，必以比类奇恒从容知之。”

7. 取，谋求。素 5“其有邪者，渍形以为汗。”张志聪：“古者用汤液浸渍取汗。”

8. 担当，担任。灵 48“不可以为天下师。”素 9“不知年之所加，气之盛衰，虚实之所起，不可以为工矣。”

9. 当作；作为。素 1“以酒为浆，以妄为常。”素 10“诊病之始，五决为纪。”素 22“毒药攻邪，五谷为养，五果为助，五畜为益，五菜为充。”

10. 成为，变成。素 5“故积阳为天，积阴为地。”素 17“彼春之暖，为夏之暑；彼秋之忿，为冬之怒。”金 17“脉弦者，虚也，胃气无余，朝食暮吐，变为胃反。”

11. 化生。素 23“五藏化液：心为汗，肺为涕，肝为泪，脾为涎，肾为唾。”

12. 发生。素 7“三阳为病发寒热，下为痈肿。”素 71“民病寒中，外发疮疡，内为泄满。”金 2“湿家之为病，一身尽疼，发热，身色如熏黄也。”

13. 发作。灵 23“痱之为病也，身无痛者，四肢不收，智乱不甚，其言微知。”金 13“淋之为病，小便如粟状，小腹弦急，痛引脐中。”金 14“皮水为病，四肢肿，水气在皮肤中，四肢聂聂动者，防己茯苓汤主之”

14. 造成，导致。素 58“脉热肉败，荣卫不行，必将为脓。”灵 68“虫为下膈，下膈者，食晬时乃出。”金 22“妇人之病，因虚、积冷、结气，为诸经水断绝。”

15. 用，使用。素 47“积为导引服药，药不能独治也。”张志聪：“凡积当日用导引之功，调和之药，二者并行。”素 32“热病先身重骨痛，耳聋好瞑，刺足少阴，病甚为五十九刺。”难 73“故经言补者不可以为泻，泻者不可以为补。”

16. 施，给予。素 6“阳予之正，阴为之主。”素 55“在头头疾痛，为藏针之。”

17. 确定。素 41“以月生死为痏数。”素 19“譬于堕溺，不可为期。”灵 66“气有定舍，因处为名。”

18. 有。灵 45“夫九针者，小之则无内，大之则无外，深不可为下，高不可为盖。”素 17“阴阳有时，与脉为期。”

19. 是。素 14“病为本，工为标，标本不得，邪气不服。”素 62“有者为实，无者为虚。”伤 3“伤寒一日，太阳受之，脉若静者，为不传。”

20. 如同，好像。素 5“六经为川，肠胃为海。”吴崑：“肠胃无所不受，若海之无所不容。”素 79“三阳为父，二阳为卫，一阳为纪；三阴为母，二阴为雌，一阴为独使。”灵 44“以一日分为四时，朝则为春，日中为夏，日入为秋，夜半为冬。”

21. 比拟。素 5“以天地为之阴阳，阳之汗，以天地之雨名之；阳之气，以天地之疾风名之。”

22. 归于；属于。素 4“夫言人之阴阳，则外为阳，内为阴。”素 5“味厚者为阴，薄为阴之阳。”素 74“辛甘发散为阳，酸苦涌泄为阴。”灵 6“在外者，筋骨为阴，皮肤为阳。”

23. 配属，应象。素 5“神在天为风，在地为木，在体为筋，在藏为肝，在色为苍。”王冰：“苍谓薄青色，象木色也。”张介宾：“苍属五色之木。”灵 41“五行以东方为甲乙木王春。”

24. 使，令。《易・井》：“井渫之食，为我心恻。”王弼注：“为，犹使也。”素 3“阳者，卫外而为固也。”素 5“阳胜则身热，腠理闭，喘粗为之俯仰。”

25. 通“谓”。①认为。灵 60“余以为过针之意矣。”②称为，叫做。素 40“有病心腹满，旦食则不能暮食，此为何病？岐伯对曰：名为鼓胀。”素 60“辅骨上、横骨下为楗，侠髋为机，膝解为骸关。”素 68“天符为执法，岁会为行令，太乙天符为贵人。”

26. 介词。①引出动作行为的主动者，相当于“被”。素 30“闻木音则惕然而惊，钟鼓不为动。”素 76“夫伤肺者，脾气不守，胃气不清，经气不为使，真藏坏决。”素 78“妄言作名，为粗所穷。”②表示处所，相当于“于”、“在”。素 67“地为人之下，太虚之中者也。”灵 17“经脉为里，支而横者为络。”③表示对象，相当于“对”、“向”。灵 48“慎之慎之，吾为子言之。”素 76“为余言子所长。”④表示对象，相当于“与”、“同”。素 21“人之居处动静勇怯，脉亦为之变乎？”素 69“卒然而动，其亦为之变乎？”

27. 连词。①表示承接关系，相当于

四画

"则"、"就"。素 23 "膀胱不利为癃，不约为遗溺。"素 74 "厥阴司天为风化，在泉为酸化，司气为苍化，间气为动化。"难 49 "肝主色。自入为青，入心为赤，入脾为黄。"② 表示假设关系，相当于"若"、"如"。《经传释词》:"为，犹如也，假设之词也。"灵 26 "痿厥为四末束悗，乃疾解之。"马莳:"凡痿病、厥病，而手足四肢挛束悗乱，当刺四肢之穴以速解之。"

28. 助词。相当于"之"。素 25 "二曰知养身，三曰知毒药为真。"又，郭霭春:"即深知药物之真伪。为，通伪。"

29. 为"者"字之讹。灵 25 "谨详察间甚，以意调之，间者并行，甚为独行。"《甲乙经》卷六、《素问·标本病传论》"为"并作"者"。

30. 疑为"胃"之讹。素 19 "藏气者，不能自致于手太阴，必因于胃气，乃至于手太阴也。故五藏各以其时，自为而至于手太阴也。"张琦:"为，当作胃。"又，高世栻:"故肝心脾肺肾五脏各以其时，自为弦、钩、毛、石之脉而至于手太阴也。"

(二、wèi 為)

1. 助词。将。《经传释词》:"为，犹将也。"伤 339 "小便利，色白者，此热除也，欲得食，其病为愈。"

2. 介词。①表示原因，相当于"因"、"由于"。素 4 "所以欲知阴中之阴阳中之阳者何也？为冬病在阴，夏病在阳，春病在阴，秋病在阳。"素 54 "虚实之要，九针最妙者，为其各有所宜也。"金 6 "若肠鸣，马刀侠瘿者，皆为劳得之。"②表示对象，相当于"替"、"给"。素 45 "脾主为胃行其津液者也。"素 18 "医不病，故为病人平息以调之为法。"③表示目的，相当于"为了"。素 4 "皆视其所在，为施针石也。"

【为何】 叫什么。素 33 "狂言不能食，病名为何？"

斗（一、dǒu）

容量单位。十升为一斗，十斗为一石。《说文·斗部》:"斗，十升也。象形，有柄。"灵 31 "胃纡曲屈……大容三斗五升。"难 43 "人胃中常有留谷二斗，水一斗五升。"伤 62 "以水一斗二升，煮取三升。"

(二、dòu 鬥、鬪、鬭)

斗争，战斗。《说文·斗部》:"斗，两士相对，兵丈在后。"素 2 "譬犹渴而穿井，斗而铸锥。"灵 43 "客于胆，则梦斗讼自刳。"

忆（yì 憶）

思念，回忆。灵 8 "心有所忆谓之意。"张介宾:"忆，思忆也。"

计（jì 計）

总计。素 9 "余闻天以六六之节，以成一岁，人以九九制会，计人亦有三百六十五节以为天地。"

户（hù）

1. 单扇门。泛指门户。素 13 "闭户塞牖。"素 49 "所谓欲独闭户牖而处者，阴阳相薄也，阳尽而阴盛，故欲独闭户牖而居。"

2. 出入口。灵 69 "会厌者，音声之户也。"张介宾:"会厌能开能合，声由以出，故谓之户。"

3. 喻指腧穴。素 62 "以开其门，如利其户，针与气俱出。"

【户门】 七冲门之一。即门户，比喻牙齿之功能。难 44 "唇为飞门，齿为户门。"

心（xīn）

1. 五脏之一，即心脏。①位于胸中，故心病的症状常表现于胸部。难 32 "五藏俱等，而心肺独在膈上者，何也？"素 4 "病在心，俞在胸胁。"素 52 "心部于表，肾治于里。”马莳:“心属阳，居于膈上，故心部在表。”难 42“心重十二两，中有七孔三毛，盛精汁三合，主藏神。”②主神志，是承担接受外界事物刺激并作出相应反应的器官，为君主之官，五脏六腑之大主，人体生命的根本。素 8“心者，君主之官，神明出焉。”灵 8“所以任物者谓之心，心有所忆谓之意。”素 9“心者，生之本，神之变也。”灵 71“心者，五藏六府之大主也，精神之所舍也。”灵 29“五藏六府，心为之主。”灵 80“心者，神之舍也。”③主血脉。素 44“心主身之血脉。”素 10“心之合脉也，其荣色也……诸血者皆属于心。”素 9“心者……其充在血脉。”④合小肠，开窍于舌与耳，目为心使，主嗅闻，其华在面，在液为汗。灵 2“心合小肠，小肠者，受盛之府。”灵 37“舌者，心之官也。”灵 17“心气通于舌，心和则舌能知五味矣。”素 4“南方赤色，入通于心，开窍于耳。”张介宾:“舌本属心，耳则兼乎心肾也。”灵 80“目者，心使也。”张介宾:“精神虽统于心，而外用则在目，故目为心之使。”难 40“火者心，心主臭，故令鼻知香臭。”叶霖:“陈氏曰：臭者心所主，鼻者肺之窍，心之脉上肺，故令鼻能知香臭也。”素 9“心者……其华在面。”灵 78“心主汗。”⑤藏神，在七情为喜。素 23“五脏所藏，心藏神。”素 5“在藏为心……在志为喜，喜伤心。”灵 8“心气虚则悲，实则笑不休。”张志聪:“夫神慈则悲，喜为心志，故心气虚则悲，盛实则笑不休。”⑥经脉为手少阴经，与手太阳小肠经为表里。灵 10“心手少阴之脉，起于心中，出属心系，下膈络小肠。”灵 65“手少阴，藏心，色赤，味苦，时夏。”⑦为阳中之太阳，又称为牡脏。素 4“故背为阳，阳中之阳，心也。”灵 41“心为阳中之太阳。”素 17“心为牡脏。”张介宾:“牡，阳也。心属火，而属于鬲上，故曰牡脏。”⑧五行属火，五方应南，四季应夏，气候应暑热，五星为荧惑星，五化为长，五色为赤，五味为苦，五音为徵，五声为笑，五臭为焦，变动为忧。素 5“其在天为热，在地为火，在体为脉，在藏为心，在色为赤，在音为徵，在声为笑，在变动为忧……在味为苦。”素 4“南方赤色，入通于心……其味苦，其类火，其畜羊，其谷黍。其应四时，上为荧惑星……其音徵，其数七，其臭焦。”素 22“心主夏，手少阴太阳主治，其日丙丁。”⑨特性畏寒、恶热。素 70“心其畏寒。”素 23“心恶热。”

2. 指手少阴经。灵 10“是主心所生病者，目黄胁痛，臑臂内后廉痛厥，掌中热痛。”张介宾:“手少阴经，心所生病也。”

3. 指手厥阴心包经。难 66“心之原出于太陵。”黄竹斋:“心，手心主厥阴经也，大陵在掌后两筋间陷中。”

4. 指手少阴心经经气。灵 2“心出于中冲，中冲，手中指之端也，为井木。”张志聪:“心出于中冲者，心藏所出之血气，渗于皮肤之间，从中冲之井，而行于手厥阴之经也。”

5. 指心的精气。素 5“心生血。”王冰:“心之精气，生养血也。”

6. 指血脉。金 5“汗出入水中，如水伤心，历节黄汗出，故曰历节。”唐宗海:“惟水伤血分，血凝则气不通，始发痛，故此云如水伤心历节痛。”

7. 指心的脉象。①心的应时脉象。难 4“心肺具浮，何以别之？然，浮而大散者，心也。”吕广等:“心者，南方火也，故脉来浮而大散。”②指心的死脉，即心的真脏脉。素 18“心见壬癸死……是谓真藏见皆死。”马莳:“心之真脏脉见，而全无胃气，则至壬癸日而死，以水克火也。”素 7“凡持真脉之藏脉者……心至悬绝，九日死。”

8. 指心病。素 7“心之肺谓之死阴。”马莳:“此言脏病相传者有生死之分也。”难 16“其病烦心、心痛，掌中热而啘。有是者心也，无是者非也。”

9. 指心在面部的望诊部位，即两目间。灵 49“下极者，心也。”马莳：“下极，鼻柱也，在两目之间，五藏肺为最高，而肺下即心，故曰下极者心也。”

10. 指心脏所在的胸部。伤 64“发汗过多，其人叉手自冒心，心下悸，欲得按者，桂枝甘草汤主之。”钱天来：“发汗过多，则阳气散亡，气海空虚，所以叉手自冒覆其心胸。”伤 117“气从少腹上冲心者，灸其核上各一壮。”素 75“此谓三阳直心，坐不得起。”张介宾：“直心，谓邪气直冲心膈也。”

11. 指剑突下胃脘部，俗称“心口”。素 74“民病胃脘当心而痛，上支两胁。”

12. 指胃。见“空心”。

13. 以心为思维器官，故沿用为脑的代称。灵 12“余闻之，快于耳，不解于心，愿卒闻之……其少长大小肥瘦，以心撩之，命曰法天之常。”素 79“三阳脉至手太阴，弦浮而不沉，决以度，察以心。”马莳：“当决以四时高下之度，察以心神推悟之机。”素 68“余闻而藏之，心私异之，不知其所谓也。”

14. 内心。素 1“今时之人……务快其心，逆于生乐……是以志闲而少欲，心安而不惧，形劳而不倦。”王冰：“快于心欲之用，则逆养生之乐矣。”森立之：“其民心志安闲，虽劳而其形不倦，是不知不识到于虚无之地也。”

15. 思想；心思。难 77“见肝之病，不晓相传，但一心治肝，故曰治已病也。”难 41“意无所亲，去太阴尚近，离太阳不远，犹有两心。”素 40“今禁高梁，是不合其心。”

16. 指神志；意识。神 2“苦菜，味苦，寒……久服安心。”伤 88“汗家，重发汗，必恍惚心乱。”钱天来：“心乱者，神虚意乱，而不能自主也。”

17. 心性；性情。灵 64“火形之人……行安地，疾心，行摇……急心。”灵 46“夫柔弱者，必有刚强……其心刚，刚则多怒。”张志聪：“谓形质弱而性气刚也。”素 40“故非缓心和人，不可以服此二者。”森立之：“‘缓心和人’，王以为‘性和心缓’，于义则可。然‘性’字本文所无，恐非是。盖亦倒置文字法，乃‘心和缓人’之义。”

18. 品行。灵 47“五藏皆偏倾者，邪心而善盗，不可以为人平。”张介宾：“不可以为人平，谓其心邪，多昧便佞，不可为化也。”灵 72“少阴之人，小贪而贼心。”

19. 中心，中央。参见“足心”、“手心”。

20. 植物、果实等的核心部分。伤 141“巴豆，一分，去皮心。”金 22“麦门冬，一升，去心。”金 4“牡丹，五分，去心。”

21. 星名。二十八宿之一，东方苍龙七宿的第五宿，有星三颗。素 67“黅天之气经于心尾己分。”灵 76“昴至心为阴。”

【心下】

1. 心胸部。素 43“心痹者，脉不通，烦则心下鼓。”张琦：“心主脉而贯肺，以行呼吸，心下跳动上气而喘，心乘肺也。”难 31“上焦者，在心下，下膈，在胃上口，主内而不出，其治在膻中。”难 56“肾之积名曰贲豚，发于少腹，上至心下，若豚状。”

2. 指心中。灵 4“胆病者，善太息，口苦，呕宿汁，心下澹澹，恐人将捕之。”《脉经》卷六、《备急千金要方》卷十二“心”下无“下”字，《中藏经》卷三“下”作“中”。

3. 胃脘部。灵 4“心脉……微缓为伏梁，在心下，上下行。”杨上善：“心脉微缓，即知心下热聚，以为伏梁之病，大如人臂，从脐上至心，伏在心下。”伤 123“太阳病……心下温温欲吐，而胸中痛。”柯韵伯：“心下者，胃口也。”伤 134“客气动隔，短气躁烦，心中懊侬，阳气内陷，心下因鞕，则为结胸，大陷胸汤主之。”尤怡：“大陷胸汤与大承气汤，其用有心下与胃中之分，以愚观之，仲景所云心下者，正胃之谓，所云胃中者，正大小肠之谓也。”

【心开】 心灵开悟。素 26“请言神，神乎神，耳不闻，目明心开而志先，慧然独悟。”张介宾：“心藏神，心窍开则志慧出而神明见。”

【心中】

1. 心。灵 10“脾足太阴之脉……其支者，复从胃，别上膈，注心中……心中憺憺大动。”金 11“心中痛而自烦……此为心脏伤所致也。”伤 102“伤寒二三日，心中悸而烦者，小建中汤主之。”

2. 心胸部位。伤 134“客气动膈，短气躁烦，心中懊侬，阳气内陷，心下因鞕，则为结胸，大陷胸汤主之。”伤 78“伤寒五六日，大下之后，身热不去，心中结痛者，未欲解也，栀子豉汤主之。”

3. 胃脘部。金 9“胸痹心中痞，留气结在胸，胸满，胁下逆抢心。”吴谦：“心中，即心下也。”金 15“酒疸下之，久久为黑疸……心中如噉蒜齑状。”伤 324“少阴病，饮食入口则吐，心中温温欲吐。”

4. 内心。素 16“夏刺秋分，病不愈，令人心中欲无言，惕惕如人将捕之。”

【心水】 证候名。因心阳虚衰，水气凌心而引起的水肿病。临床见身重而沉重，少气，不得卧，烦躁，前阴肿等。金 14“心水者，其身重而少气，不得卧，烦而躁，其人阴肿。”尤怡：“心，阳脏也，而水困之，其阳则弱，故身重而少气也。阴肿者，水气随心气下交于肾也。”

【心气】

1. 心脏的精气，是心主神明与主血脉功能活动的物质基础。灵 54“六十岁，心气始衰，苦忧悲，血气懈惰，故好卧。”灵 17“心气通于舌，心和则舌能知五味矣。”神 2“赤芝，味苦，平……益心气，补中，增慧智。”

2. 指心的功能活动。素 3“味过于甘，心气喘满。”森立之：“心气方盛，而为炎上喘满之象。”

3. 指心脏的邪气。灵 43“心气盛则梦善笑恐畏。”马莳：“心之邪盛，则梦善笑而恐畏，以心之声为笑，而其志主于忧也。”

【心风】 病名。风邪侵袭于心，心的功能失常所导致的疾病。临床见多汗恶风，唇舌焦燥，易怒，语言不利等症状。素 42“心风之状，多汗恶风，焦绝，善怒嚇，赤色，病甚则言不可快，诊在口，其色赤。”

【心火】 指心。心在五行属火，故称。素 69“岁水太过，寒气流行，邪害心火，民病身热烦心，躁悸，阴厥上下中寒，谵妄心痛。”姚止庵：“水胜则克火，故心脏受邪。”金 1“水不行，则心火气盛；心火气盛，则伤肺。”吴谦：“水弱则火旺，火旺则制金，金被制则木不受邪，而治肝补脾之要妙也。”

【心孔】 即心窍，心神之窍。心藏神，古人认为心窍通利则神志清爽，心窍为邪闭阻则神昏癫狂。神 2“菖蒲，味辛，温……开心孔，补五脏。”

【心包】 心包络的简称。参见“心包络”。灵 10“三焦手少阳之脉……布膻中，散络心包。”灵 12“手心主外合于漳水，内属于心包。”

【心主】

1. 心包络。灵 10“心主手厥阴心包络之脉。”灵 35“膻中者，心主之宫城也。”灵 71“包络者，心主之脉也。”

2. 指手厥阴心包经。灵 78“少阴心主为表里。”素 56“心主之阴，名曰害肩。”王冰：“心主脉入腋下，妨害肩腋之运动。”难 25“心主与三焦为表里，俱有名而无形。”滑寿：“手厥阴代君火行事，以用而言，故曰手心主；以经而言，则曰心包络，一经而二名，实相火也。”

【心伤】 病证名。心脏损伤，气阴亏虚

所导致的病证。临床见头面赤，发热，身体下部沉重无力，心中痛而烦，脐部跳动，脉弦等。金 11“心伤者，其人劳倦，即头面赤而下重，心中痛而自烦，发热，当脐跳，其脉弦，此为心脏伤所致也。”赵良仁：“心伤者，心之神因七情所伤也。”

【心安】 内心宁静坦然。素 1“是以志闲而少欲，心安而不惧。”王冰：“内机息故少欲，外纷静故心安。”

【心志】 即心神。神 2“合欢，味甘，平，主安五脏，和心志，令人欢乐无忧。”

【心系】 心与周围脏器相联系的脉络。灵 19“邪在小肠者，连睾系，属于脊，贯肝肺，络心系。”灵 10“心手少阴之脉，起于心中，出属心系，下膈络小肠。”张介宾：“心当五椎之下，其系有五，上系连肺，肺下系心，心下三系连脾、肝、肾，故心通五藏之气而为之主也。”素 39“悲则心系急，肺布叶举，而上焦不通。”

【心胀】 证候名。脏腑胀证之一。临床主要见心烦、短气、卧不安等症状。灵 35“夫心胀者，烦心短气，卧不安。”

【心疟】 证候名。脏腑疟证之一。因疟邪伤心，临床见心烦、喜冷水、恶寒重、发热轻等症状。素 36“心疟者，令人烦心甚，欲得清水，反寒多，不甚热，刺手少阴。”

【心疝】 病名。心经受寒所导致的疾病，临床见腹部疼痛，腹皮隆起，自觉有气从脐上冲心等症状。素 17“诊得心脉而急，此为何病？病形何如？岐伯曰：病名心疝，少腹当有形也。”灵 23“心疝暴痛，取足太阴厥阴，尽刺去其血络。”张志聪：“疝乃少腹阴囊之疾，心疝者，病在下而及于上，故曰病心疝者，少腹当有形也。”灵 4“心脉……微滑为心疝引脐，小腹鸣。”

【心咳】 证候名。脏腑咳证之一。因邪气犯肺及心，临床见咳嗽心痛，喉中不利，甚则咽肿喉痹等。素 38“心咳之状，咳则心痛，喉中介介如梗状，甚则咽肿喉痹。”

【心脉】

1. 手少阴心经。灵 71“故宗气积于胸中，出于喉咙，以贯心脉而行呼吸焉……少阴，心脉也，心者，五藏六府之大主也。”

2. 心的应时脉象，即脉来和缓而圆滑，来盛去衰。素 18“平心脉来，累累如连珠，如循琅玕，曰心平。”王冰：“言脉满而盛，微似珠形之中手。”素 23“五脉应象……心脉钩……是谓五藏之脉。”

3. 指手少阴心经的动脉，可以诊候心的病变。素 17“心脉搏坚而长，当病舌卷不能言。”马莳：“心脉搏击于手而且坚且长，乃心经邪盛，当令人舌卷短而不能言也。”灵 4“心脉急甚者为瘛疭。”马莳：“此言心经之脉异病变也。”

【心热】 病机名。又称心气热。因心气亢盛而表现火热之象。素 71“目赤心热，甚则瞀闷懊侬。”素 74“少阴司天……主胜则心热烦躁。”

【心胸】

1. 指胃脘与胸部。金 10“心胸中大寒痛，呕不能饮食，腹中寒，上冲皮起……大建中汤主之。”尤怡：“心腹寒痛，呕不能食者，阴寒气盛而中土无权也。”

2. 指心。金 15“谷疸之为病，寒热不食，食即头眩，心胸不安，久久发黄为谷疸，茵陈蒿汤主之。”吴谦：“食后即头晕目眩，心烦不安，此为湿瘀热郁而内蒸，将作谷疸之征也。”徐彬：“谷疸虽为胃病，心胸在胃口上，浊气上熏，则心胸不安矣。”

【心脏】 即心，五脏之一。参见“心”。金 11“心伤者……此为心脏伤所致也。”

【心病】 指心的病证。素 22“心病者，愈在戊己，戊己不愈，加于壬癸，壬癸不死，持于甲乙，起于丙丁。心病者，日中慧，夜半甚，平旦静……心病者，胸中痛，胁支满，胁下痛，膺背肩甲间痛，两臂内痛，虚则胸腹大，胁下与腰相引而痛。”素 65“心病先心痛，一日而咳，三日胁支痛，五日闭塞不通，身痛体重。三日不已死。冬夜半，夏日中。”灵 37“心病者，舌卷短，颧赤。”灵 56“心病者，宜食麦羊肉杏薤。”

【心部】 心脏的诊脉部位。难 5“如六菽之重，与血脉相得者，心部也。”李駉：“心主血脉，次于肺，如六豆之重。凡诊心脉，要略重手以按之。”

【心烦】 心中烦躁不安。素 10“心烦头痛，病在鬲中，过在手巨阳、少阴。”吴崑：“心烦，热而烦闷也。”伤 96“往来寒热，胸胁苦满，嘿嘿不欲饮食，心烦喜呕，或胸中烦而不呕。”伤 319“少阴病，下利六七日，咳而呕渴，心烦不得眠者，猪苓汤主之。”

【心悗】 心胸烦闷。灵 28“下气不足，则乃为痿厥心悗……痿厥心悗，刺足大指间上二寸留之。”《太素》卷二十七“心悗”作“足闷”。

【心虚】 心的精气亏虚。素 10“得之外疾，思虑而心虚，故邪从之。”

【心悬】 指心跳失控似有悬挂之感。神 2“白蒿，味甘，平……补中益气，长毛发，令黑。治心悬，少食，常饥。”

【心悸】 自觉心跳心慌而不能自主。伤 49“若下之，身重心悸者，不可发汗，当自汗出乃解。”张璐：“心悸者，筑筑然动，怔忡不能自安。”

【心掣】 即心悸。素 7“一阳发病，少气，善咳，善泄，其传为心掣，其传为隔。”张介宾：“心动不宁，若有所引，名曰心掣。”《锦囊秘录》：“古无怔忡之名，名曰心掣者是也。”

【心痛】

1. 心前区疼痛。素 45“手心主少阴厥逆，心痛引喉，身热，死不可治。”灵 24“真心痛，手足清至节，心痛甚，旦发夕死，夕发旦死。”灵 4“心脉急甚者为瘛疭，微急为心痛引背。”

2. 指胃脘痛。金 19“蚘虫之为病，令人吐涎，心痛，发作有时，毒药不止，甘草粉蜜汤主之。”程林：“心痛者，非蚘虫贯心，乃蚘虫上入胃脘即痛，下入胃中即止，是以发作有时也。”灵 26“心痛，腹胀，啬啬然大便不利，取足太阴。”素 71“寒厥入胃，心痛，腰痛，腹大。”

【心腧】 穴名。属足太阳膀胱经。位于背部第 5、6 胸椎棘突间旁开 1.5 寸处。灵 51“心腧在五焦之傍。”马莳：“心俞以中行五椎为主……左右各开中行一寸半，挟中行脊骨而计之，则相去三寸所。”

【心痹】 证候名。脏腑痹证之一。因脉痹日久不愈，加之思虑伤心，气血虚亏，复感外邪，内犯于心，心气痹阻，脉道不通所致。临床见胸中窒闷，心悸，心痛，易惊恐，嗳气，咽干，突发气喘，心烦等症状。素 43“心痹者，脉不通，烦则心下鼓，暴上气而喘，嗌干，善噫，厥气上则恐。”素 10“赤脉之至也，喘而坚，诊曰有积气在中，时害于食，名曰心痹，得之外疾，思虑而心虚，故邪从之。”张志聪：“心痹，积气痹闭于心下也。”高世栻：“心痹，心气闭而不舒也。”

【心意】

1. 心中。素 4“藏之心意，合心于精，非其人勿教，非其真勿授。”

2. 心情，情志。素 54“人心意应八风，人气应天。”张介宾：“人之心意多变，天之八风无常，故相应也。”

【心满】 心胸胀闷。素 7“二阴一阳发病，善胀，心满，善气。”

【心精】 心的精气。素 48“脉至如火薪然，是心精之予夺也。”张介宾：“此火脏无根之脉，而心经之精气与夺也。”素 81“夫水之精为志，火之精为神……志与心精，共凑于目也。”

【心下悸】

1. 胃脘部悸动不安。伤 127“太阳病，小便利者，以饮水多，必心下悸。”金 16

“心下悸者，半夏麻黄丸主之。”

2. 即心悸。伤 64“发汗过多，其人叉手自冒心，心下悸，欲得按者，桂枝甘草汤主之。”尤怡：“悸，心动也。欲得按者，心中筑筑不宁，欲得按而止也。”伤 82“太阳病，发汗，汗出不解，其人仍发热，心下悸，头眩，身瞤动，振振欲擗地者，真武汤主之。”又，钱潢：“此所谓心下悸者，非心悸也。盖心之下，胃脘之上，鸠尾之间，气海之中……气不得伸而呼吸不利，所以筑筑然跳动也。”

【心下崩】 指心包脉络崩损。素 44“悲哀太甚，则胞络绝，胞络绝则阳气内动，发则心下崩数溲血也。”王冰：“心下崩，谓心包内崩而下血也。”杨上善：“心悲哀太甚，则令心上胞络脉绝，手少阳气内动有伤，心下崩损，血循手少阳脉下尿血。”

【心中风】 病名。因风热侵及心包，病及于胃，临床见翕翕发热，神疲体倦，不欲起立行动，心中饥嘈不适，食即呕吐等。金 11“心中风者，翕翕发热，不能起，心中饥，食即呕吐。”陆渊雷：“《千金·心脏门》作心中饥而欲食，食则呕，此条颇似半夏泻心汤之证，当是胃病，非所谓心中风也……古人多误以胃病为心病，仲景亦称胃为心下是也。”

【心中寒】 病名。因阴寒凝聚于心胸，临床以胸脘辛辣不适，似痛非痛，剧则心痛彻背，背痛彻心，疼痛难忍为特点。金 11“心中寒者，其人苦病心如啖蒜状，剧者心痛彻背，背痛彻心，譬如蛊注。其脉浮者，自吐乃愈。”

【心风疝】 病名。因阳明邪盛，波及于心所导致的内脏风疝之一。素 64“阳明有余病脉痹，身时热。不足病心痹，滑则病心风疝。”张介宾：“滑则燥热生风，热则主于心也，故为心风疝。”

【心包络】 即心的外膜，附有络脉，具有保护心脏，代心受邪的作用。简称心包，又称心主、心胞络。灵 10“心主手厥阴心包络之脉，起于胸中，出属心包络，下膈，历络三焦。”杨上善：“心外有脂包裹其心，名曰心包。”张介宾：“心包络，包心之膜络也。”

【心死藏】 指心病危候的真脏脉。金 11“心死藏，浮之实如麻豆，按之益躁疾者，死。”李珥臣：“《难经》云心脉浮大而蓁，若浮之实如麻豆，按之益躁疾，则真脏脉见，胃气全无，故死。”

【心肠痛】 病名。因蛔虫所致，临床见胃脘及脐周攻窜作痛，时痛时止，口渴，吐涎等症状。灵 24“心肠痛，侬作痛，肿聚，往来上下行，痛有休止，腹热喜渴涎出者，是蛟蛕也。”《甲乙经》卷九、《脉经》卷六作“心腹痛”。

【心热病】 证候名。五脏热证之一。临床见发热，颜面赤，甚则心胸部疼痛，烦闷，呕吐，头痛，无汗等。素 32“心热病者，先不乐，数日乃热，热争则卒心痛，烦闷善呕，头痛面赤无汗。壬癸甚，丙丁大汗，气逆则壬癸死。刺手少阴太阳……心热病，颜先赤。”

【心悬痛】 指心窝部向上牵引疼痛。金 9“心中痞，诸逆，心悬痛，桂枝生姜枳实汤主之。”又，尤怡：“心悬痛，谓如悬物动摇而痛，逆气使然也。”

【心腹病】 指心腹部位的病证。灵 79“二月丑不风，民多心腹病。”

【心主之脉】 手厥阴心包经脉。灵 71“心主之脉，出于中指之端，内屈循中指内廉以上留于掌中，伏行两骨之间……上入于胸中，内络于心脉……包络者，心主之脉也。”

【心痛彻背】 症状名。指心前区或心窝部疼痛牵引及背部。金 9“胸痹不得卧，心痛彻背者，栝蒌薤白半夏汤主之……心痛彻背，背痛彻心，乌头赤石脂丸主之。”金 11“心中寒者，其人苦病心如啖蒜状，剧者心痛彻背，背痛彻心，譬如蛊注。其脉浮者，自吐乃愈。”

尺（chǐ）

1. 长度单位。十寸为尺。《说文·尺部》“尺，十寸也。人手却十分动脉为寸口。十寸为尺……周制寸、尺、咫、寻、常、仞诸度量，皆以人之体为法。”素 41“脉与太阳合腨下间，去地一尺所。”灵 17“手之六阳，从手至头，长五尺。”难 23“手三阴之脉，从手至胸中，长三尺五寸。”

2. 量长度的器具。见“尺寸”。

3. 指尺肤。即前臂内侧腕肘关节之间的部位。灵 4“脉急者，尺之皮肤亦急。”杨上善：“尺之皮肤者，从尺泽至关，此为尺分也。”灵 71“持其尺，察其肉之坚脆、大小、滑涩、寒温、燥湿。”素 18“尺热曰病温，尺不热脉滑曰病风。”杨上善：“尺之皮肤复热，即阳气盛，故为病温。”

4. 脉诊部位。指寸口部尺脉。素 67“尺寸反者死。”王冰：“反，谓岁当阴在寸而脉反见于尺，岁当阳在尺而反见于寸，尺寸俱乃谓反也。”难 18“脉有三部九候，各何所主之？然，三部者，寸关尺也。”伤 244“太阳病，寸缓关浮尺弱，其人发热汗出。”

5. 指尺泽穴部位。难 2“从关至尺是尺内，阴之所治也。”滑寿：“从关至尺泽谓之尺，尺之内，阴所治也。”

【尺寸】

1. 尺和寸，指量具。灵 38“故匠人不能释尺寸而意短长，废绳墨而起平木也。”

2. 指标准。灵 9“少气者，脉口人迎俱少而不称尺寸也。”杨上善：“今秋冬寸口反小于人迎，即脉口不称尺寸也。春夏人迎反小于寸口，即人迎不称尺寸也。如此勘检，则知脏腑阴阳二气俱少也。”丹波元简：“尺寸，诸家为寸关尺之尺寸，然《内经》无此义，今言不称尺寸者，其脉短少，不称常时之尺寸也。”

3. 指寸口脉之寸脉与尺脉。难 2“脉有尺寸……尺寸者，脉之大要会也。”滕万卿：“此篇分寸尺立论者，脉中既有阴阳进退之理，故于一脉中分关前关后，以立尺寸阴阳之位，盖见太极分为两仪之象也。”

4. 指尺肤和寸口脉。灵 3“有知调尺寸小大缓急滑涩，以言所病也。”丹波元简：“《邪气脏腑病形》篇云：‘调其脉之缓急小大滑涩，而病变定矣。’又《论疾诊尺》篇云：‘审其尺之缓急小大滑涩，肉之坚脆，而病形定矣。’此云小大缓急滑涩者，乃兼寸口之脉与尺之皮肤而言也。”素 78“是以世人之语者，驰千里之外，不明尺寸之论，诊无人事。”

【尺中】 指寸口脉的尺脉。伤 50“假令尺中迟者，不可发汗。”伤 49“尺中脉微，此里虚。”金 6“寸口关上微，尺中小紧。”

【尺内】

1. 前臂内侧近尺泽穴处。素 17“尺内两傍，则季胁也。”王冰：“尺内，谓尺泽之内也。”丹波元简：“此即诊尺肤之部位。”又，杨上善：“从关至尺泽为尺也。季胁之部，当在尺中央两傍，不在尺外两傍。”难 2“从关至尺是尺内，阴之所治也。”

2. 指尺肤，即前臂内侧腕肘关节之间的皮肤。难 13“五藏有五色，皆见于面，亦当与寸口、尺内相应。”叶霖：“尺指皮肤言，谓脉外之气血，从手阳明之络，而变见于尺肤。”

【尺肤】 切诊部位。即前臂内侧腕肘关节之间的皮肤。灵 74“尺肤滑其淖泽者，风也……尺肤粗如枯鱼之鳞者，水泆饮也。”杨上善：“尺分之肤，粗如鱼鳞者，以为候也。”

【尺泽】

1. 穴名。属手太阴肺经。位于肘横纹中，当肱二头肌腱桡侧缘凹陷处，微屈肘取穴。灵 2“入于尺泽，尺泽，肘中之动脉也，为合，手太阴经也。”

2. 指尺泽穴处的动脉。素 74“尺泽绝，死不治。”王冰：“尺泽在肘内廉大文中，动脉应手，肺之气也。”

【尺脉】 寸口部位关后一寸以内的动脉。素 47“人有尺脉数甚，筋急而见，此为何病?”姚止庵：“尺为肾，主水；肝为木，主筋。今尺脉数甚，是水虚不能养木。”又，《甲乙经》卷四“尺脉数甚”作“尺肤缓甚”。难 19“故男脉在关上，女脉在关下。是以男子尺脉恒弱，女子尺脉恒盛。”金 12“寸脉沉，尺脉微，手足厥逆。”

引（yǐn）

1. 拉，牵拉。素 18“病肾脉来，如引葛，按之益坚，曰肾病。”灵 7“直针刺者，引皮乃刺之，以治寒气之浅者也。”灵 13“颊筋有寒，则急引颊移口。”

2. 牵引，牵扯。素 38“肾咳之状，咳则腰背相引而痛。”素 63“缪传引上齿，齿唇寒痛。”张志聪：“足阳明之脉入上齿中，此邪客于手阳明之经别，而谬传于足阳明之脉，致引入上齿。”又，《太素》卷二十三“引”作“刺”。灵 26“心痛引背不得息，刺足少阴。”

3. 延续，延长。伤 6“一逆尚引日，再逆促命期。”

4. 收引，拘挛。素 39“血不得散，小络急引故痛。”素 63“邪客于五藏之间，其病也，脉引而痛。”

5. 引导。素 5“其下者，引而竭之。”森立之：“引者，引之于远也。”灵 52“故石者绝而止之，虚者引而起之。”张介宾：“引而起之者，谓虚者宜补，当导助其气而振其衰也。”金 6“宜针引阳气，令脉和紧去则愈。”

6. 拔出，退出。素 27“候呼引针，呼尽乃去，大气皆出。”王冰：“引，谓引出。”素 26“以息方吸而内针，乃复候其方吸而转针，乃复候其方呼而徐引针。”

7. 征引，援引。素 76“不引比类，是知不明……明引比类从容。”素 77“不闻五过与四德，比类形名，虚引其经，心无所对。”

8. 取用。素 74“寒极反热，嗌络焦槁，渴引水浆。”伤 141“身热皮粟不解，欲引衣自覆。”伤 236“小便不利，渴引水浆者，此为瘀热在里。”

9. 吸引。灵 28“阳引而上，阴引而下，阴阳相引，故数欠。”

10. 收敛。素 64“秋者，天气始收，腠理闭塞，皮肤引急。”森立之：“皮肤引急者，谓阳气不外泄，皮肤致密也。”又，王冰：“引，谓牵引以缩急也。”

11. 指导引。古代气功动功之一。素 24“形苦志乐，病生于筋，治之以熨引。”王冰：“引，谓导引。”灵 13“治在燔针劫刺，以知为数，以痛为输，在内者熨引饮药。”灵 48“脉急则引，脉大以弱，则欲安静，用力无劳也。”马莳：“其脉急者，可加导引之功。”又，杨上善：“引，挽也。寸口脉急，可以针导引令和也。”

12. 疑为“弘”之讹。大，阔大。灵 37“明堂广大，藩蔽见外，方壁高基，引垂居外，五色乃治。”

【引饮】 口渴喜饮。素 71“振栗谵妄，少气嗌干引饮。”

【引带】 疑为“裂”之讹。破裂。素 41“解脉令人腰痛如引带，常如折腰状。”森立之：“‘如引带’未审，《太素》作‘如别’，‘别’即‘列’之讹，为‘裂’古字。《甲乙》作‘裂’可征矣。腰痛如裂者，谓其痛尤甚，如被破裂也。”

【引食】 易饥多食。伤 122“病人脉数，数为热，当消谷引食。”金 13“趺阳脉数，胃中有热，即消谷引食，大便必坚，小便即数。”尤怡：“胃中有热，消谷引食，即后世所谓消谷善饥，为中消是也。”

丑（一、chǒu）

地支的第二位。①与天干相配纪年，用于运气推演，表示太阴湿土之气，五行属性为土。素 66“丑未之岁，上见太阴。”素 71“太阴之政奈何？岐伯曰：丑未之纪也。”②纪月，为夏历十二月的月建。灵 41“丑者，十二月，主左足之少阴。”③纪日。灵 78“左足应立春，其日戊寅己丑。”灵 79“二月丑不风，民多心腹病。”④纪时。十二时辰之一，丑时相当于凌晨一时至三时。伤 275“太阴病欲解时，从亥至丑上。”

（二、chǒu 醜）

凶，恶劣。素 80“知丑知善，知病知不病。”

孔（kǒng）

1. 小洞，窟窿。难 42“心重十二两，中有七孔三毛。”

2. 指尿道口。素 60“督脉者……女子入系廷孔。其孔，溺孔之端也。”王冰：“孔，则窍漏也。”

【孔窍】 指汗孔。灵 66“其著于输之脉者，闭塞不通，津液不下，孔窍干壅。”张志聪：“津液不下，而皮毛之孔窍干塞也。”又，杨上善：“津液不通，大便干壅，不得下于大小便之窍也。”

【孔公孽】 中药名。别名通石、孔公石。为碳酸盐类方解石族矿物方解石的钟乳状集合体，中间稍细部分或有中空者。甘、辛，温。通阳散寒，化瘀散结，解毒。主治腰膝冷痛，癥瘕结聚，饮食不化，恶疮，痔瘘，乳汁不通。神 3“孔公孽味辛，温。主伤食不化，邪结气，恶疮疽，瘘痔。利九窍，下乳汁。”

巴（bā）

1. 中药名。见“巴豆”、“巴戟天”等。

2. 地名。见“巴郡”。

【巴豆】 中药名。又名巴椒、刚子、江子等。为大戟科巴豆属植物巴豆的种子。辛，热，有大毒。入胃、大肠、肺经。泻下寒积，逐水消肿，祛痰利咽，蚀疮杀虫。主治寒邪食积所致的胸腹胀满急痛，大便不通，泄泻痢疾，水肿腹大，痰饮喘满，喉风喉痹，癥瘕，痈疽，恶疮疥癣。组方有白散方。神 4“巴豆味辛，温。主伤寒，温疟寒热。破癥瘕，结聚坚积，留饮淡澼，大腹水胀。荡练五脏六腑，开通闭塞，利水谷道。去恶肉，除鬼蛊毒疰邪物，杀虫鱼。一名巴椒。”

【巴郡】 古地名。秦汉时期设巴、蜀二郡，皆在今之四川、重庆等地。神 4“牡丹味辛，寒……生巴郡山谷。”

【巴椒】 中药名。巴豆的别称。见该条。神 4“巴豆味辛，温……一名巴椒。”

【巴戟天】 中药名。又名巴戟、鸡肠风、兔子肠等。为茜草科巴戟天属植物巴戟天的根。辛、甘，微温。入肝、肾经。补肾阳，强筋骨，祛风湿。主治肾虚阳痿，遗精早泄，少腹冷痛，小便不禁，宫冷不孕，风寒湿痹，腰膝酸软，风湿脚气。神 3“巴戟天味辛，微温。主大风邪气，阴痿不起，强筋骨，安五脏，补中，增志，益气。”

以（一、yǐ）

1. 用，使用。素 14“必以稻米，炊之稻薪。”灵 23“热病数惊……取之脉，以第四针。”素 24“更以他草度去半已。”

2. 使，令。素 26“外引其门，以闭其神。”素 79“颂得从容之道，以合《从容》。”灵 1“病各有所宜，各不同形，各以任其所宜。”马莳：“九针各不同形，各当任其所宜。”

3. 凭借，依赖。素 3“故天运当以日光明。”

4. 认为，以为。素 76“以子知之，故不告子。”森立之：“吾以为子知之，故不告子也。以，犹谓，犹以为也。”素79“春甲乙青，中主肝，治七十二日，是脉之主时，臣以其藏最贵。”

5. 为，为了。素75“且以知天下，何以别阴阳，应四时，合之五行。”张介宾：“谓欲知天下之要道，尤当别阴阳，应四时，以合之五行之理也。”素76“复问所以三藏者，以知其比类也。”

6. 原由，缘故。灵19“睹其色，察其以，知其散复者，视其目色，以知病之存亡也。”张志聪：“察其以者，察其所以然之病。”又，《灵枢经·九针十二原》、《太素》卷二十三“以”并作“目”。宜从。

7. 可以，能够。素17“尺外以候肾，尺里以候腹。”素61“大杼、膺俞、缺盆、背俞，此八者，以泻胸中之热也。”素67“燥以干之，暑以蒸之，风以动之，湿以润之，寒以坚之，火以温之。”灵48“未满而知约之以为工，不可以为天下师。”

8. 代词。相当于“其”。灵47“五藏皆大者，缓于事，难使以忧。”

9. 副词。相当于“乃”。素71“木郁之发，太虚埃昏，云物以扰，大风乃至。”

10. 介词。①表示对事物的处置，相当于“用”、“把”、“拿”。素71“司气以热，用热无犯，司气以寒，用寒无犯。”素74“风淫于内，治以辛凉，佐以苦，以甘缓之，以辛散之。”灵4“阴阳形气俱不足，勿取以针，而调以甘药也。”伤313“内半夏著苦酒中，以鸡子壳置刀环中，安火上。”②表示方式、依据，相当于“依”、“按”、“凭”。素25“人以天地之气生，四时之法成。”素67“天地阴阳者，不以数推，以象之谓也。”灵6“病九日者，三刺而已。病一月者，十刺而已。多少远近，以此衰之。”伤267“此为坏病，知犯何逆，以法治之。”灵10“经脉者常不可见也，其虚实也以气口知之。”③表示行动的时间、处所、范围，相当于“在”、“于”。素17“诊法常以平旦，阴气未动，阳气未散。”素26“方者，以气方盛也，以月方满也，以日方温也，以身方定也，以息方吸而内针。”素42“以春甲乙伤于风者为肝风，以夏丙丁伤于风者为心风。”灵78“无以其所直之日溃治之，是谓天忌日也。”④表示行动或变化的起点，相当于“从”、“自”、“由”。素5“以右治左，以左治右，以我知彼，以表知里。”素15“行奇恒之法，以太阴始。”⑤表示行为产生的原因，相当于“因为”、“由于”。灵4“形寒寒饮则伤肺，以其两寒相感，中外皆伤，故气逆而上行。”灵44“病在胃及以饮食不节得病者，取之于合。”素77“病深者，以其外耗于卫，内夺于荣。”素66“君火以明，相火以位。”伤373“下利欲饮水者，以有热故也，白头翁汤主之。”⑥表示行动涉及的对象，相当于“与”、“同”。素26“法天则地，合以天光。”难41“肝独有两叶，以何应也？”⑦表示作用的对象，相当于“于”。素74“经言盛者泻之，虚者补之，余锡以方士。”

11. 连词。①表示并列关系，相当于“和”、“而”、“且”。素5“汗不出而热，齿干以烦冤腹满死。”素19“脉弱以滑，是有胃气。”灵71“持针之道，欲端以正，安以静。”②表示顺承关系，用于两个动作之间，前者为后者的方式，后者为前者的目的或结果，相当于“而”。素8“黄帝乃择吉日良兆，而藏灵兰之室，以传保焉。”素22“肾欲坚，急食苦以坚之。”素76“若夫以为伤肺者，由失以狂也。”森立之：“失，犹云失心，云‘失以狂’者，谓失心而狂言，盖心先失而后言为狂也。”③表示条件关系，相当于“则”。素3“是故味过于酸，肝气以津，脾气乃绝。”灵18“人受气于谷，谷入于胃，以传与肺。”伤104“此本柴胡证，下之以不得利，今反利者，知医以丸药下之。”④表示因果关系，相当于“因此”。素5“天有四时五行，以生长收藏，以生寒暑燥湿风。”素 17“四变之动，脉与之上下，以春应中规，夏应中矩，秋应中衡，冬应中权。”伤 203“今为小便数少，以津液当还入胃中，故知不久必大便也。”⑤表示目的，相当于“来”、“用来”等。素 5“惟贤人上配天以养头，下象地以养足，中傍人事以养五藏。”灵 78“一以法天，二以法地，三以法人，四以法时，五以法音，六以法律，七以法星，八以法风，九以法野。”素 58“肉分之间，溪谷之会，以行荣卫，以会大气。”伤 29“作甘草干姜汤与之，以复其阳。”难 27“圣人图设沟渠，通利水道，以备不然。”⑥表示假设关系，相当于“如果”。素 21“权衡以平，气口成寸。”伤 127“太阳病，小便利者，以饮水多，必心下悸，小便少者，必苦里急也。”金 1“以未得甲子，天因温和，此为未至而至也。”

12. 助词。①用在单纯方位词与时间词之前，表示时间、方位、数量、范围之类的界限。素 18“人一呼脉四动以上曰死。”灵 10“气盛则身以前皆热。”灵 12“故海以北者为阴，湖以北者为阴中之阴。”②加在句中，表示语气的舒缓或调整节奏。素 3“是故谨和五味，骨正筋柔，气血以流，腠理以密。”素 66“天以阳生阴长，地以阳杀阴藏。”灵 78“故为之治针，必以大其头而锐其末。”③加在能愿动词后，类似词的后缀。如可以；能以；得以。素 3“目盲不可以视，耳闭不可以听。”素 5“故能以生长收藏，终而复始。”④相当于“所”。灵 6“余闻寿夭，无以度之。”灵 47“此人之所以具受于天也，无愚智贤不肖，无以相倚也。”

13. 通“已”。副词。表示完成，相当于“已经”。素 27“其气以至，适而自护。”王冰：“言气已平调，则当慎守。”素 62“阴与阳并，血气以并，病形以成，刺之奈何?”灵 8“五者以伤，针不可以治之也。”

14. 疑为“先”之讹。素 32“诸治热病，以饮之寒水乃刺之。”《甲乙经》卷七“以”作“先”。

（二、sì）

通“似”。像，如。《易·名夷》：“内难而能正其志，箕子以之。”陆德明释文：“以之，郑、荀、向作‘似之’。”高亨：“按‘以’借为‘似’。”素 76“譬以鸿飞，亦冲于天……譬如天之无形。”

【以下】

1. 表示位置、数量、级别等在某一点之下。灵 41“腰以上者为阳，腰以下者为阴。”素 59“委中以下至足小指傍各六俞。”

2. 犹而下。以，而，连词。灵 10“循髀外从后廉下合腘中，以下贯踹内。”灵 27“周痹者，在于血脉之中，随脉以上，随脉以下。”素 60“督脉者，起于少腹以下骨中央。”

【以上】

1. 表示位置、数量、级别等在某一点之上。灵 9“人迎与太阴脉口俱盛四倍以上，命曰关格。”灵 41“腰以上者为阳，腰以下者为阴。”素 20“其应过五寸以上。”

2. 犹而上。以，而，连词。灵 18“上焦出于胃上口，并咽以上贯膈而布胸中。”灵 27“周痹者，在于血脉之中，随脉以上，随脉以下。”素 60“任脉者，起于中极之下，以上毛际。”

【以不】 同“以否”。犹言与否。表疑问之词，相当于“吗”。难 23“手足三阴三阳脉之度数，可晓以不?”

【以为】

1. 认为。素 11“或以脑髓为藏，或以肠胃为藏，或以为府。”素 13“粗工凶凶，以为可攻，故病未已，新病复起。”金 14“医以为留饮而大下之，气击不去，其病不除。”

2. 作为，用作。素 14“自古圣人之作汤液醪醴者，以为备耳。”素 54“令可传于后世，以为常也。”灵 5“所谓五十动而不一代者，以为常也。”

3.“以之为”的省略形式。犹言“用它来干……”、“把它作为”。素 8“以此养生则殃，以为天下者，其宗大危。”素 9“计人亦有三百六十五节以为天地，久矣。”素 21“诊病之道，观人勇怯骨肉皮肤，能知其情，以为诊法也。”

4. 而为，而成。素 4“八风发邪，以为经风，触五藏，邪气发病。”素 5“其有邪者，渍形以为汗。”灵 71“营气者，泌其津液，注之于脉，化以为血。”

5. 犹已为，已是。灵 60“以为伤者，其白眼青，黑眼小，是一逆也。”《甲乙经》卷十一“以”作“已”。

【以至】 直至，直到。表示在时间、程度、范围、数量上的延伸。灵 54“其气之盛衰，以至其死，可得闻乎?”

允（yǔn）

允当，恰当。灵 34“允乎哉道，明乎哉论。”

予（yǔ）

1. 给予，赐予。素 2“生而勿杀，予而勿夺，赏而勿罚。”素 17“甚饱则梦予，甚饥则梦取。”素 6“阳予之正，阴为之主。”

2. 补益。灵 19“故取之肓原以散之，刺太阴以予之。”张介宾:“刺太阴以予之，补肺经之虚也。”

3. 施针，即针刺治疗。灵 64“其宛陈血不结者，则而予之。”灵 70“审按其道以予之，徐往徐来以去之。”张介宾:“予，与之针也。”

4. 预告，告与。素 19“真藏脉见，乃予之期日。”王冰:“候见真藏之脉，乃与死日之期尔。”

5. 使。灵 4“阳陵泉者，正竖膝予之齐，下至委阳之阳取之。”张介宾:“正竖膝予之齐，谓正身蹲坐，使两膝齐也。”

6. 之。素 48“一息十至以上，是经气予不足也。”张介宾:“一息十至以上，其状如数……是经气之极衰也。”

7. 为“子”之讹。子，指师之尊称。灵 60“其已形，不予遭，脓已成，不予见。”《太素》卷二十三“予”作“子”。又，杨上善:“子，百姓。”张志聪:“言痈生于脏腑之间，而不与我见，乃多死少生之候也。”

双（shuāng）

两侧，偶。与“单”相对。金 12“脉双弦者，寒也，皆大下后善虚。”

书（shū 書）

书籍，方书。素 75“外无期，内无正，不中经纪，诊无上下，以书别。”素 76“汝受术诵书者，若能览观杂学。”灵 48“黄帝乃左握其手，右授之书。”

【书卷】 书籍。灵 75“此刺之大约，针之极也，神明之类也，口说书卷，犹不能及也。”

毋（wú）

1. 同“无”。没有。灵 58“其毋所遇邪气，又毋怵惕之所志，卒然而病者，其故何也?”灵 75“视之毋有反其真。”

2. 副词。①表示禁止或劝阻，相当于“别”、“不要”。灵 9“毋闻人声，以收其精，必一其神，令志在针。”灵 51“以火补者，毋吹其火，须自灭也。”灵 66“有余不足，当补则补，当泻则泻，毋逆天时，是谓至治。”②表示否定，相当于“不”。见“毋已”。

【毋已】 不休止。灵 76“常如是毋已，日入而止。”

五画

玉（yù）

温润而有光泽的美石。素 12“西方者，金玉之域。”

【玉札】 中药名。玉泉的别名。参见“玉泉”。神 2“玉泉味甘，平。主五脏百病，柔筋强骨，安魂魄，长肌肉，益气。久服耐寒暑，不饥渴，不老神仙……一名玉札。”

【玉芝】 中药名。白芝的别名。参见“白芝”。神 2“白芝味辛，平。主咳逆上气，益肺气，通利口鼻……一名玉芝。”

【玉机】 古医经篇名。素 15“著之玉版，命曰合玉机。”王冰：“玉机，篇名也。”

【玉英】 穴名。即玉堂穴。属任脉。位于胸正中线，平第 3 肋间隙。灵 5“厥阴根于大敦，结于玉英，络于膻中。”灵 35“廉泉玉英者，津液之道也。”张介宾：“玉英，即玉堂，任脉穴。”

【玉版】

1. 古代用以刻字的玉片。素 15“著之玉版，命曰合玉机。”素 66“请著之玉版，藏之金匮。”

2.《灵枢经》篇名。本篇以痈疽为例说明疾病的形成都是“积微之所生”，因此要早预防，早诊断，早治疗；同时指出五逆的具体表现以及逆治的危害性；最后举出迎刺五里的害处，来说明小针虽为细物，可以治病活人，也可以误治杀人，启示医者在临床诊断和治疗时要认真负责。

【玉泉】 中药名。神 2“玉泉味甘，平。主五脏百病，柔筋强骨，安魂魄，长肌肉，益气。久服耐寒暑，不饥渴，不老神仙。”

【玉堂】 穴名。属任脉。位于胸正中线，平第 3 肋间隙。难 31“其治在膻中，玉堂下一寸六分，直两乳间陷者是。”

【玉版论要】《素问》篇名。本篇主要论述了揆度奇恒的重要意义，并对面部五色及脉象的某些变化与所主病情逆从、预后等方面的有关内容作了介绍，认为这些内容至关重要，应著之玉版，故篇名玉版论要篇。

【玉机真藏论】《素问》篇名。本篇主要论述四时五脏的平脉及太过不及的脉证变化，五脏病气传变的治法及预后，五脏真脏脉的形象和预后的关系，形气色脉对于诊察疾病的重要意义，以及脉逆四时、脉证相反、五实证五虚证和预后的关系。因所论真脏之气在诊断方面的价值，好似用天文仪器玉机窥测天象那样重要，故篇名玉机真脏论。

未（wèi）

1. 地支的第八位。①与天干相配纪年，用于运气推演，表示太阴湿土之气，五行属性为土。素 66“丑未之岁，上见太阴。”素 71“太阴之政奈何？岐伯曰：丑未之纪也。”②纪月，为夏历六月的月建。灵 41“未者，六月，主右足之少阳。”③纪日。灵 78“右手应立秋，其日戊申己未。”④纪时。十二时辰之一，未时相当于午后十三时至十五时。伤 9“太阳病欲解时，从巳至未上。”

2. 没有，尚未。素 7“万物方生，未出地者，命曰阴处。”素 17“诊法常以平旦，阴气未动，阳气未散，饮食未进，经脉未盛。”伤 42“太阳病，外证未解，脉浮弱者，当以汗解，宜桂枝汤。”

3. 不。素 74“余锡以方士，而方士用之，尚未能十全。”素 75“诵而未能解，解而未能别，别而未能明。”金 20“经断未及三月，而得漏下不止。”

【未已】 不止；没有痊愈。素 63“左痛未已而右脉先病。”素 13“粗工凶凶，以为可攻，故病未已，新病复起。”

【未可】 不可。素 35“故为其病逆未可治也。”伤 106“其外不解者，尚未可攻，当先解其外。”伤 208“若汗多，微发热恶寒者，外未解也，其热不潮，未可与承气汤。”

【未央】 不到一半。素 2“天地四时不相保，与道相失，则未央绝灭。”张介宾：“央，中半也……故凡禀化生气数者，皆不得其半而绝灭矣。”

【未必】 不一定。素 81“行治有贤不肖，未必能十全。”

【未有】 没有；不曾有。灵 38“夫子之道应若失，而据未有坚然者也。”灵 60“故圣人自治于未有形也，愚者遭其已成也。”难 15“万物始生，未有枝叶。”

【未足】 不足。素 58“发蒙解惑，未足以论也。”素 69“余诚菲德，未足以受至道。”

【未尝】 不曾；从来没有。灵 65“其有天宦者，未尝被伤，不脱于血，然其须不生。”

【未病】 疾病尚未形成，或疾病初见征兆，尚不严重。金 1“夫治未病者，见肝之病，知肝传脾，当先实脾。”素 32“病虽未发，见赤色者刺之，名曰治未病。”难 77“经言上工治未病，中工治已病者，何谓也？”

【未至而至】

1. 指节气未到应见之期而提前出现。素 9“未至而至，此谓太过，则薄所不胜，而乘所胜也。”素 68“未至而至，来气有余也。”金 1“冬至之后……以未得甲子，天因温和，此为未至而至也。”

2. 指时令未到，而与之相应的脉象先期出现。素 74“厥阴之至其脉弦……至而不至者病，未至而至者病。”王冰：“气序未移而脉先变易，是先天而至，故病。”

【未去而去】 指时令未过，而与之相应的脉象已经消失。素 74“涩甚曰病，数甚曰病……未去而去曰病，去而不去曰病。”张介宾：“时未去而脉先去。”

末（mò）

1. 泛指物的端、尾。《玉篇·木部》：“末，端也。”灵 1“镵针者，头大末锐，去泻阳气。”灵 14“腕至中指本节长四寸，本节至其末长四寸半。”张介宾：“末，指端也。”

2. 指四肢。见“四末”。

3. 事物次要的、非根本的方面。即病之标。素 61“故其本在肾，其末在肺，皆积水也。”姚止庵：“水原于肾，故云本；由肾而溢于肺，故云末也。”灵 70“鼠瘘之本，皆在于藏，其末上出于颈腋之间……请从其本引其末，可使衰去而绝其寒热。”张介宾：“谓去其致之之本，则外见之末，自可引而衰也。”杨上善：“本，谓脏也；末，谓瘘处也。”

4. 细粉，粉末。伤 131“别捣甘遂末一钱匕，白蜜二合。”金 12“去滓，内药末，强人服一钱匕。”

【末世】 今世。素 25“今末世之刺也，虚者实之，满者泄之，此皆众工所共知也。”

【末梢】 末尾，末端。素 18“平肝脉来，耎弱招招，如揭长竿末梢，曰肝平。”

示（shì）

把事物摆出来或指出来使人知道。素

69“妄行无征，示畏侯王。”素71“非斋戒不敢示，慎传也。”

【示从容论】《素问》篇名。《从容》，古医书名。本篇着重讨论了诊断时应根据《从容》的内容来分析病情，并列举了肝、脾、肾、肺病的一些具体脉象、症状和病例，以明示于人，故名篇。马莳：“《从容》，系古经篇名。本篇详示《从容》之义，故名篇。”

击（jī 擊）

1. 击打。灵24“有所击堕，恶血在于内。”

2. 攻击，攻打。灵55“兵法曰：无迎逢逢之气，无击堂堂之阵。”

3. 搏杀。素17“长虫多则梦相击毁伤。”

4. 撞击。素71“击石飞空，洪水乃从。”素18“寸口脉中手促上击者。”张志聪：“中手促上击者，浮而搏击应手。”金14“风气相击，身体洪肿，汗出乃愈。”

5. 袭击。神2“独活味苦，平。主风寒所击，金创。”神4“白及味苦，平。主痈肿……胃中邪气，贼风鬼击，痱缓不收。”

6. 碰撞，相遇。金16“减则为寒，芤则为虚，寒虚相击，此名曰革。”《金匮要略·血痹虚劳病脉证并治》作“虚寒相搏，此名为革。”曹颖甫：“阳衰则中寒，阴夺则里虚，两脉并见，其名曰革。”

7. 上冲。见“气击”。

【击仆】

1. 击打跌倒。灵4“有所击仆，若醉入房，汗出当风则伤脾。”

2. 突然昏倒如同被击倒地。指卒中病。灵4“脾脉……太甚为击仆。”马莳：“若脉大而甚，病为击仆，若击之而仆地也。”灵77“其有三虚而偏中于邪风，则为击仆偏枯矣。”马莳：“击仆者，如击之而仆晕也。”

巧（qiǎo）

1. 技巧，技艺。指医疗技术。素11“恶于针石者，不可与言至巧。”

2. 灵巧。灵73“语徐而安静，手巧而心审谛者，可使行针艾，理血气而调诸逆顺。”

3. 指医术高明。难61“问而知之谓之工，切脉而知之谓之巧。”

正（一、zhèng）

1. 正中，当中。灵7“扬刺者，正内一，傍内四，而浮之。”张介宾：“中外共五针，而用在浮泛。”

2. 直，不弯曲。见“正立”。

3. 端正，不偏不歪。素1“身体重，行步不正。”灵71“持针之道，欲端以正。”

4. 正确。见“正治2”。

5. 准确。灵1“阴有阳疾者，取之下陵三里，正往无殆，气下乃止。”

6. 合乎法度、规范。灵1“往者为逆，来者为顺，明知逆顺，正行无问。”灵8“肝悲哀动中则伤魂，魂伤则狂忘不精，不精则不正。”

7. 纯正。素70“其谷苍赤，其气专，其味正。”王冰：“厥阴、少阳在泉之岁，皆气化专一，其味纯正。”

8. 使专一。素54“必正其神者，欲瞻病人目，制其神，令气易行也。”

9. 纠正，匡正。灵73“余司诵之，子听其理，非则语余，请其正道，令可久传。”

10. 校正，考定。素9“立端于始，表正于中，推余于终，而天度毕矣。”素67“黄帝坐明堂，始正天纲，临观八极。”

11. 使端正。灵1“持针之道，坚者为宝，正指直刺，无针左右。”灵4“阳陵泉者，正竖膝予之齐。”张介宾：“正竖膝予之齐，谓正身蹲坐，使两膝齐也。”

12. 确定。见“正名”。

13. 主宰。《吕氏春秋·君守》:“天之大静，既静而又宁，可以为天下正。”高诱注:“正，主。”素 6“阳予之正，阴为之主。”又，王冰:“阳施正气，万物方生；阴为主持，群形乃立。”

14. 调整。素 74“上下所主，随其攸利，正其味，则其要也。”

15. 预期。素 75“外无期，内无正，不中经纪，诊无上下，以书别。”吴昆:“外无色气可期，内无痛苦可正。正，预期也。”

16. 正常；常态。素 71“六化之正，六变之纪，何如?”①正常六气。灵 3“知其邪正者，知论虚邪与正邪之风也。”素 67“五气更立，各有所先，非其位则邪，当其位则正。”张志聪:“各当其所主之位，四时之正气也。”素 68“邪则变甚，正则微。”素 71“太角初正 少徵 太宫 少商 太羽终。”张介宾:“故角音之下，复注正字，谓气得四时之正也。”②疾病常态。即指疾病的性质与表现一致。素 74“正者正治，反者反治。”

17. 人体正气。素 70“无致邪，无失正，绝人长寿。”王冰:“不识藏之虚，斯为失正。正气既失，则为死之由矣。”素 71“食岁谷以全其真，避虚邪以安其正。”

18. 正经。灵 2“出于委阳，并太阳之正，入络膀胱。”灵 11“成以诸阴之别，皆为正也。”

19. 别行的正经。灵 11“足太阳之正，别入于中。”张志聪:“正者，谓经脉之外，别有正经，非支络也。”

20. 副词。①正在。素 16“三月四月，天气正方，地气定发，人气在脾。”②恰好。素 74“逆，正顺也；若顺，逆也。”灵 21“足太阳有通项入于脑者，正属目本，名曰眼系。”③只，仅。难 39“六府者，正有五府也。”伤 138“小结胸病，正在心下，按之则痛，脉浮滑者，小陷胸汤主之。”

21. 通“证”。①证明，验证。素 79“却具合以正其理。”马莳:“正，证也。”又，王冰:“以正应五行之理，而无替循环。”②凭证，征象。素 47“今外得五有余，内得二不足，此其身不表不里，亦正死明矣。”《甲乙经》卷九“正死”作“死证”。宜从。

（二、zhēng）

正月。农历一年的第一个月。见“正月”。

【正水】 病证名。指因肾阳不足，阳虚不能蒸化水液，水湿内聚犯肺之证。金 14“正水其脉沉迟，外证自喘。”

【正气】

1. 同真气。常与病邪相对而言，指维持人体生命活动及抗御病邪的物质与动力。素 27“用实为虚，以邪为真，用针无义，反为气贼，夺人正气。”灵 3“神者，正气也。客者，邪气也。”灵 42“正气横倾，淫邪泮衍，血脉传溜，大气入藏。”

2. 指正风，即与季节方位相应的风。如春季的东风，夏季的南风等。灵 75“正气者，正风也，从一方来，非实风又非虚风也……正风者，其中人也浅，合而自去。”

【正化】 正常气候变化。素 71“别其宗司，昭其气数，明其正化，可得闻乎……春气始于左，秋气始于右，冬气始于后，夏气始于前，此四时正化之常。”王冰:“正化，谓岁直气味所宜，酸苦甘辛咸，寒温冷热也。”

【正$_2$月】 夏历一年的第一个月。灵 41“寅者，正月之生阳也。”灵 79“正月朔日，太一居天留之宫，其日西北风。”素 49“正月阳气出在上，而阴气盛，阳未得自次也。”

【正风】 即与季节方位相应的风，如春季的东风，夏季的南风等。灵 75“正气者，正风也，从一方来，非实风又非虚风也……正风者，其中人也浅，合而自去。”

【正立】 直立。素 26“因天之序，盛虚之时，移光定位，正立而待之。”素 42“脊痛不能正立。”

【正邪】

1. 指八方之正风，如春之东风、夏之南风等。素 26“正邪者，身形若用力汗出，腠理开，逢虚风，其中人也微，故莫知其情，莫见其形。”张介宾：“正邪，即八方之正风也……虽为正风，亦能伤人，故曰正邪，亦曰虚风耳。”王冰：“正邪者，不从虚之乡来也。”难 50“从所不胜来者为贼邪，从所胜来者为微邪，自病者为正邪。”灵 43“正邪从外袭内，而未有定舍，反淫于藏。”

2. 指正气与邪气。灵 3“神客者，正邪共会也。神者，正气也。客者，邪气也。”

【正岁】 运气术语。指运气平气之岁。素 71“诸同正岁，气化运行同天……运非有余非不足，是谓正岁，其至当其时也。”张介宾：“诸同正岁，其气正，其生长化收藏，皆与天气相合，故曰运行同天。”

【正名】 辨正名称。素 9“余闻气合而有形，因变以正名。”

【正阳】

1. 正午时间。灵 48“敢问今日正阳，细子愿以受盟。”

2. 指火气。素 70“升明之纪，正阳而治，德施周普，五化均衡。”张介宾：“火主南方，故曰正阳。”

【正纪】 正常的规律。素 71“夫六气正纪，有化有变，有胜有复，有用有病。”素 74“至则气同，分则气异，所谓天地之正纪也。”

【正赤】 纯红。金 15“小便当利，尿如皂角汁状，色正赤。”金 21“产后中风发热，面正赤，喘而头痛，竹叶汤主之。”

【正角】 运气术语。五音中角音的一种，指代木运平气。素 70“上角与正角同。”高世栻：“木之平气，谓之正角。”

【正直】 公正无私。灵 46“夫天之生风者，非以私百姓也，其行公平正直，犯者得之，避者得无殆。”

【正味】 指与时令及病证相宜之五味。素 71“五运宣行，勿乖其政，调之正味，从逆奈何?”素 74“其于正味何如? 岐伯曰：木位之主，其泻以酸，其补以辛。”张介宾：“五行气化，补泻之味，各有专主，故曰正味。”

【正法】 正常的法则。素 74“差同正法，待时而去也。”张志聪：“正者，四时之正位也。脉同四时之正法，而前后相交，待时而去者，待终三十度而去也。”

【正治】

1. 正治法。指治疗用药的性质、作用趋向逆着病证表象而治的一种常用治则，适用于病情单纯，表象与本质相一致的病证。素 74“逆者正治。”张介宾：“以寒治热，以热治寒，逆其病者，谓之正治。”

2. 正确施治。素 3“不亟正治，粗乃败之。”

【正经】 即十二经脉。素 41“刺其郄中，太阳正经出血，春无见血。”难 49“有正经自病，有五邪所伤，何以别之?”难 69“不实不虚，以经取之者，是正经自病，不中他邪也。”

【正宫】 运气术语。五音中宫音的一种，指代土运平气。素 70“卑监之纪……上宫与正宫同。”王冰：“上见太阴，则与平土运生化同也。”

【正黄】 纯黄。金 14“汗沾衣，色正黄如柏汁。”

【正偃】 仰卧。素 33“烦而不能食，不能正偃，正偃则咳甚，病名曰风水。”张志聪：“正偃，仰卧也。”

【正商】 运气术语。五音中商音的一种，指代金运平气。素 70“上商与正商同。”王冰：“岁上见阳明，则与平金岁化同也。”

【正喧】 出气有声，连续不断。金 22“胃气下泄，阴吹而正喧，此谷气之实也，膏发煎导之。”李彣：“正喧者，阴吹之声，喧响不已也。”

【正黑】 纯黑。金 15“酒疸下之，久

久为黑疸，目青面黑，心中如啖蒜齏状，大便正黑。”

【正徵】 运气术语。五音中徵音的一种，指代火运平气。素 70“上羽与正徵同。”王冰:“上见太阳，则天气且制，故太过之火，反与平火运生化同也。”

【正化日】 指正常气候变化的时令。素 71“热化二，雨化五，燥化四，所谓正化日也。”

【正化度】 正化日。素 71“风化八，清化四，火化二，正化度也。”王冰:“度，谓日也。”张介宾:“正化，即正气所化；度即日也，日即度也，指气令用事之时候也。”

【正阳阳明】 病证名。指由外邪直犯阳明而形成的阳明病。伤 179“正阳阳明者，胃家实是也。”成无己:“邪自阳明经传入府者，谓之正阳阳明。”

邛（qióng）

见“邛钜”。

【邛钜】 中药名。大戟的别称。见该条。神 4“大戟味苦，寒……一名邛钜。”

功（gōng）

1. 功绩，功劳。素 1“以恬愉为务，以自得为功。”灵 73“不得其人，其功不成，其师无名。”素 78“受师不卒，妄作杂术，谬言为道，更名自功，妄用砭石，后遗身咎。”又，林亿:“按《太素》‘功’作‘巧’。”于鬯:“功字当依林校引《太素》作巧，巧与上文‘道’字，下文‘咎’字为韵。窃取前人之法而更其名目，是以前人之巧为已巧，故曰自巧。”

2. 功效，成效。素 11“病不许治者，病必不治，治之无功矣。”素 14“形弊血尽而功不立者何?”灵 60“以小治小其功小。”

【功力】 作事所费的时间和力量。灵 38“临深决水，不用功力，而水可竭也。”

去（一、qù）

1. 离开。素 1“去世离俗，积精全神。”素 14“故神去之而病不愈也。”素 27“夫邪去络入于经也。”

2. 避开。素 2“去寒就温，无泄皮肤。”

3. 距；距离。灵 10“手少阴之别，名曰通里，去腕一寸半。”灵 14“两颧之间相去七寸。”素 76“白与黑相去远矣。”

4. 去掉；除去。素 70“大毒治病，十去其六；常毒治病，十去其七。”灵 65“宦者去其宗筋，伤其冲脉。”伤 289“少阴病，恶寒而踡，时自烦，欲去衣被者，可治。”

5. 退去，解除。灵 23“泻之则热去。”素 71“地气迁，暑将去，寒乃始。”伤 287“脉紧反去者，为欲解也。”

6. 脱落。素 1“八八则齿发去。”王冰:“去，落也。”灵 23“癫疾毛发去，索血于心。”灵 65“阴气绝而不起，阴不用，然其须不去，其故何也？宦者独去何也?”

7. 放弃，抛弃。素 13“去故就新，乃得真人。”张介宾:“去故者，去其旧习之陋。”灵 38“工人不能置规而为圆，去矩而为方。”

8. 拔出；出针。素 27“候呼引针，呼尽乃去。”张介宾:“去，出针也。”素 51“刺筋无伤肉者，至肉而去，不及筋也。”灵 21“凡刺之害，中而不去则精泄，不中而去则致气。”

9. 损失；耗损。素 26“月郭空，则肌肉减，经络虚，卫气去，形独居。”杨上善:“经脉之内，阴气随月皆虚；经络之外，卫之阳气亦随月虚，故称为去。”灵 75“寒则真气去，去则虚，虚则寒。”金 22“兼取崩中去血，或月水来过多，及至期不来。”

10. 去世，死亡。素 1“故能形与神俱，而尽终其天年，度百岁乃去。”

11. 往（由此处到彼处）。素 62“针空四塞，精无从去。”杨上善:“欲使针空四塞，不泄正气也。”素 69“以道而去，去而速来，曲而过之。”

12. 指脉搏回落。素 7“去者为阴，至者为阳。”素 17“来徐去疾，上虚下实，为恶风也。”

13. 行动；活动。素 20“是以脱肉身不去者死。”杨上善：“去者，行也。”素 50“髓伤则销铄胻酸，体解㑊然不去矣。”张介宾：“阴虚则气虚，气虚则不能举动，是谓不去也。”

14. 流动。素 62“血气者，喜温而恶寒，寒则泣不能流，温则消而去之。”高世栻：“去，流也。”

15. 后，以后。伤 37“太阳病，十日以去，脉浮细而嗜卧者，外已解也。”

16. 在。灵 37“又埤其墙，墙下无基，垂角去外。”马莳：“其墙又卑，墙下无基，垂角在外。”又，丹波元简：“垂角去外，乃上文引垂居外之反。”

（二、jǔ）

藏伏，蛰藏。素 17“秋日下肤，蛰虫将去。”杨上善：“蛰虫趣暖入穴，故曰将去。”王冰：“蛰虫将欲藏去也。”

【去水】 中药名。芫花的别称。见该条。神 4“芫花味辛，温。主咳逆上气，喉鸣喘……一名去水。”

【去爪】 刺法名。五节刺之一。主要用于治疗关节脉络疾病及水肿病等。灵 61“无刺腹去爪泻水。”灵 75“去爪者，刺关节肢络也……此病荣然有水，不上不下，铍石所取，形不可匿，常不得蔽，故命曰去爪。”杨上善：“肝足厥阴脉循于阴器，故阴器有病，如爪之余，须去之也。或‘水’字错为‘爪’字耳。”

【去宛陈莝】 治法术语。祛除体内瘀血或水湿等病理产物的方法。素 14“去宛陈莝，微动四极，温衣，缪刺其处，以复其形。”

【去桂加白术汤】 方剂名。后世又名桂枝附子去桂加白术汤。组成：附子三枚（炮，去皮，破），白术四两，生姜三两（切），甘草二两（炙），大枣十二枚（擘）。煎服法：以水六升，煮取二升，去滓，分温三服。初一服，其人身如痹，半日许复服之，三服都尽，其人如冒状，勿怪，此以附子、术，并走皮内，逐水气未得除，故使之耳。法当加桂四两。此本一方二法，以大便鞕，小便自利，去桂也；以大便不鞕，小便不利，当加桂。附子三枚恐多也，虚弱家及产妇，宜减服之。功用：温经散寒，祛风除湿。主治风寒湿邪痹着于肌表之证。伤 174“伤寒八九日，风湿相搏，身体疼烦，不能自转侧，不呕，不渴，脉浮虚而涩者，桂枝附子汤主之。若其人大便鞕，小便自利者，去桂加白术汤主之。”

甘（gān）

1. 美味；美味的食物。《说文·甘部》：“甘，美也。”段玉裁注：“甘为五味之一，而五味之可口皆曰甘。”素 69“寒雨害物，虫食甘黄。”王冰：“故甘物黄物，虫蠹食之。”

2. 甜，五味之一。素 3“味过于甘，心气喘满，色黑，肾气不衡。”素 5“在窍为口，在味为甘。”灵 56“谷味甘，先走脾。”

3. 指甜味的药物或食物。素 22“脾欲缓，急食甘以缓之，用苦泻之，甘补之。”素 74“风淫所胜，平以辛凉，佐以苦甘，以甘缓之，以酸泻之。”

4. 和善。灵 73“手毒者，可使试按龟，置龟于器下而按其上，五十日而死矣。手甘者，复生如故也。”张介宾：“手甘者，非以味言，即不毒之谓。”

5. 疑为“疳”之讹。素 70“其病支废，痈肿疮病，其甘虫，邪伤肝也。”周学海：“甘，疑即疳。”又，张介宾：“味甘者易生虫，金胜木而土无制也。”

【甘化】 指味从甘而变化。素 74“太阴司天为湿化，在泉为甘化。”

【甘草】 中药名。又名美草、蜜草、国

老等。为豆科甘草属植物甘草、光果甘草、胀果甘草的根及根茎。甘，平。入脾、胃、心、肺经。和中缓急，润肺，解毒，调和诸药。炙用治脾胃虚弱，倦怠食少，腹痛便溏，四肢挛急疼痛，心悸，脏躁，肺痿咳嗽；生用治咽喉肿痛，痈疮肿毒，小儿胎毒，药物、食物中毒。组方有桂枝汤、桂枝加葛根汤、桂枝加附子汤、桂枝加桂汤、桂枝加芍药汤、桂枝加大黄汤、桂枝加黄芪汤、桂枝加龙骨牡蛎汤、桂枝甘草汤、桂枝甘草龙骨牡蛎汤、桂枝去芍药汤、桂枝去芍药加附子汤、桂枝去芍药加麻辛附子汤、桂枝麻黄各半汤、桂枝二麻黄一汤、桂枝人参汤、桂枝二越婢一汤、桂枝去桂加茯苓白术汤、桂枝加芍药生姜各一两人参三两新加汤、桂枝去芍药加蜀漆牡蛎龙骨救逆汤、桂枝芍药知母汤、甘草干姜汤、甘草附子汤、芍药甘草汤、葛根汤、葛根加半夏汤、葛根黄芩黄连汤、麻黄汤、麻黄加术汤、麻黄附子汤、大青龙汤、小青龙汤、小青龙加石膏汤、麻黄杏仁薏苡甘草汤、麻黄杏仁甘草石膏汤、茯苓甘草汤、茯苓杏仁甘草汤、茯苓桂枝甘草大枣汤、茯苓桂枝五味甘草汤、苓甘五味姜辛汤、桂苓五味甘草去桂加干姜细辛半夏汤、苓甘五味加姜辛半夏杏仁汤、苓甘五味加姜辛半杏大黄汤、厚朴生姜半夏甘草人参汤、茯苓桂枝白术甘草汤、芍药甘草附子汤、茯苓四逆汤、茯苓甘草汤、白虎汤、白虎加人参汤、白虎加桂枝汤、调胃承气汤、栀子甘草豉汤、四逆汤、小柴胡汤、小建中汤、柴胡加芒硝汤、柴胡桂枝汤、柴胡桂枝干姜汤、桃核承气汤、半夏泻心汤、生姜泻心汤、甘草泻心汤、旋覆代赭汤、黄芩汤、黄芩加半夏生姜汤、黄连汤、桂枝附子汤、去桂加白术汤、炙甘草汤、栀子柏皮汤、麻黄连轺赤小豆汤、麻黄附子甘草汤、甘草汤、桔梗汤、半夏散及汤、通脉四逆汤、通脉四逆加猪胆汤、四逆散、四逆加人参汤、当归四逆汤、当归四逆加吴茱萸生姜汤、麻黄升麻汤、理中丸、竹叶石膏汤、栝蒌桂枝汤、防己黄芪汤、防己地黄汤、防己茯苓汤、桂枝附子汤、白术附子汤、升麻鳖甲汤、风引汤、乌头汤、薯蓣丸、酸枣仁汤、大黄䗪虫丸、泽漆汤、麦门冬汤、越婢汤、越婢加半夏汤、奔豚汤、人参汤、厚朴七物汤、附子粳米汤、甘姜苓术汤、甘遂半夏汤、甘草麻黄汤、黄土汤、黄芩加半夏生姜汤、大黄甘草汤、茯苓泽泻汤、文蛤汤、橘皮竹茹汤、紫参汤、王不留行散、排脓汤、藜芦甘草汤、甘草粉蜜汤、芎归胶艾汤、竹叶汤、竹皮大丸、白头翁加甘草阿胶汤、甘麦大枣汤、温经汤。神 2“甘草味甘，平。主五脏六腑寒热邪气。坚筋骨，长肌肉，倍力，金创，尰，解毒。久服轻身，延年。”

【甘药】 甘味的药物。灵 4“诸小者，阴阳形气俱不足，勿取以针，而调以甘药也。”杨上善:“宜以甘味之药调其脾胃，脾胃气和，即四脏可生也。”灵 9“如是者，可将以甘药。”灵 78“形苦志苦，病生于咽喝，治之以甘药。”

【甘美】 美味的食物。素 47“此人必数食甘美而多肥也，肥者令人内热，甘者令人中满。”

【甘根】 中药名。白及的别名。见该条。神 4“白及味苦，平。主痈肿，恶疮，败疽，伤阴，死肌……一名甘根。”

【甘疽】 病名。指疽发于胸膺部位，色青，状如瓜蒌，常发寒热的病症。灵 81“发于膺，名曰甘疽，色青，其状如谷实瓜蒌，常苦寒热，急治之，去其寒热。”

【甘遂】 中药名。又名主田。为大戟科大戟属植物甘遂的块根。苦，寒，有毒。入肺、肾、大肠经。泻水逐饮，破积通便。主治水肿，腹水，留饮，结胸，癥瘕积聚，癫痫，喘咳，大小便不通。组方有大陷胸丸、大陷胸汤、十枣汤、甘遂半夏汤、大黄甘遂汤。神 4“甘遂味苦，寒。主大腹，疝瘕，

五画

腹满，面目浮肿，留饮，宿食。破癥坚积聚，利水谷道。一名主田。”

【甘草汤】 方剂名。组成：甘草二两。煎服法：以水三升，煮取一升半，去滓，温服七合，日二服。功用：清热解毒，利咽止痛。主治：少阴客热咽痛。伤311“少阴病，二三日，咽痛者，可与甘草汤，不差与桔梗汤。”

【甘烂水】 为“甘澜水”之讹。指用杓扬过数遍之水。又称为劳水。伤65“作甘烂水法：取水二升，置大盆内，以杓扬之，水上有珠子五六千颗相逐，取用之。”《金匮玉函经》卷七、白云阁藏本《伤寒杂病论》卷七均作“甘澜水”。李时珍：“劳水即扬泛水，张仲景谓之甘澜水……盖水性本咸而体重，劳之则甘而轻，取其不助肾气而益脾胃也。”

【甘肥贵人】 恣食肥甘厚味的权贵之人。素28“凡治消瘅仆击，偏枯痿厥，气满发逆，甘肥贵人，则高梁之疾也。”

【甘麦大枣汤】 方剂名。组成：甘草三两，小麦一斤，大枣十枚。煎服法：以水六升，煮取三升，温分三服。功用：补益心脾，安神宁心。主治：妇人脏躁。临床见神志不宁，无故悲伤欲哭，频作欠伸，神疲乏力，常伴心烦失眠，情绪易于波动等。金22“妇人藏躁，喜悲伤欲哭，象如神灵所作，数欠伸，甘麦大枣汤主之。”

【甘李根白皮】 中药名。李根皮的别名。为蔷薇科植物李的根皮。苦、咸，寒。入心、肝、肾经。降逆，燥湿，清热解毒。主治气逆奔豚，湿热痢疾，赤白带下，消渴，脚气，丹毒疮痈。组方为奔豚汤。金8“奔豚汤方，甘草、芎䓖、当归各二两……甘李根白皮一升。”

【甘草干姜汤】 方剂名。组成：甘草四两（炙），干姜二两（炮）。煎服法：以水三升，煮取一升五合，去滓，分温再服。功用：温中回阳，温复肺气。主治：①伤寒挟虚误汗，阴阳两伤。伤29“伤寒，脉浮，自汗出，小便数，心烦，微恶寒，脚挛急，反与桂枝欲攻其表，此误也。得之便厥，咽中干，烦躁吐逆者，作甘草干姜汤与之，以复其阳；若厥愈足温者，更作芍药甘草汤与之，其脚即伸。”②虚寒肺痿。金7“肺痿吐涎沫而不咳者，其人不渴，必遗尿，小便数。所以然者，以上虚不能制下故也。此为肺中冷，必眩，多涎唾，甘草干姜汤以温之。”

【甘草附子汤】 方剂名。组成：甘草二两（炙），附子二枚（炮，去皮，破），白术二两，桂枝四两（去皮）。煎服法：以水六升，煮取三升，去滓，温服一升，日三服。初服得微汗则解，能食，汗止复烦者，将服五合，恐一升多者，宜服六七合为始。功用：温阳散寒，祛湿止痛。主治：风寒湿关节痹痛。伤175“风湿相抟，骨节疼烦，掣痛不得屈伸，近之则痛剧，汗出短气，小便不利，恶风不欲去衣，或身微肿者，甘草附子汤主之。”

【甘草泻心汤】

1. 方剂名。组成：甘草四两（炙），黄芩三两，干姜三两，半夏半升（洗），大枣十二枚（擘），黄连一两。煎服法：以水一斗，煮取六升，去滓，再煎取三升，温服一升，日三服。功用：和胃补中，消痞止利。主治：脾胃虚弱，客气上逆成痞。伤158“伤寒中风，医反下之，其人下利日数十行，谷不化，腹中雷鸣，心下痞鞕而满，干呕，心烦不得安。医见心下痞，谓病不尽，复下之，其痞益甚，此非结热，但以胃中虚，客气上逆，故使鞕也，甘草泻心汤主之。”

2. 方剂名。组成：甘草四两，黄芩三两，人参三两，干姜三两，黄连一两，大枣十二枚，半夏半升。煎服法：以水一斗，煮取六升，去滓，再煎，温服一升，日三服。功用：清热化湿，杀虫解毒。主治：狐惑病。金3“狐惑之为病，状如伤寒，默默欲眠，目不得闭，卧起不安，蚀于喉为惑，蚀于阴为狐，不欲饮食，恶闻食臭，其面目赤、乍黑、乍白。蚀于上部则声喝（一作嗄），甘草泻心汤主之。”

【甘草粉蜜汤】 方剂名。组成：甘草二两，粉一两，蜜四两。煎服法：以水三升，先煮甘草，取二升，去滓，内粉、蜜，搅令和，煎如薄粥，温服一升，差即止。功用：安蛔杀虫。主治：蛔虫病。金 19“蚘虫之为病，令人吐涎，心痛，发作有时，毒药不止，甘草粉蜜汤主之。”

【甘草麻黄汤】 方剂名。组成：甘草二两，麻黄四两。煎服法：以水五升，先煮麻黄，去上沫，内甘草，煮取三升，温服一升，重覆汗出，不汗，再服。慎风寒。功用：解表发汗，宣肺和中。主治：皮水表实证。临床见一身面目浮肿，小便不利，无汗，脉浮紧。金 14“里水，越婢加术汤主之，甘草麻黄汤亦主之。”

【甘姜苓术汤】 方剂名。又名甘草干姜茯苓白术汤。组成：甘草、白术各二两，干姜、茯苓各四两。煎服法：以水五升，煮取三升，分温三服，腰中即温。功用：温中散寒，健脾除湿。主治：肾着。金 11“肾着之病，其人身体重，腰中冷，如坐水中，形如水状，反不渴，小便自利，饮食如故，病属下焦。身劳汗出，衣里冷湿，久久得之，腰以下冷痛，腹重如带五千钱，甘姜苓术汤主之。”

【甘遂半夏汤】 方剂名。组成：甘遂（大者）三枚，半夏十二枚（以水一升，煮取半升，去滓），芍药五枚，甘草如指大一枚（炙）。煎服法：以水二升，煮取半升，去滓，以蜜半升和药汁，煎取八合，顿服之。功用：因势利导，攻逐水饮。主治：留饮。金 12“病者脉伏，其人欲自利，利反快，虽利，心下续坚满，此为留饮欲去故也，甘遂半夏汤主之。”

【甘草干姜茯苓白术汤】 方剂名。见“甘姜苓术汤”。

世（shì）

1. 父子相继为一世，一代。《广韵·祭韵》：“世，代也。”素 66“臣斯十世，此之谓也。”

2. 时代。素 13“当今之世不然，忧患缘其内，苦形伤其外。”素 14“中古之世，道德稍衰。”

3. 年，岁。见“万世”。

4. 世间。素 75“子言不明不别，是世主学尽矣。”张介宾：“医道司人之命，为天下之所赖，故曰世主。”又，森立之：“世主者，帝自言予也。”郭霭春：“‘主’疑作‘至’……‘至学’与‘至道’、‘至教’同义。”

5. 世俗。素 1“中古之时，有至人者……去世离俗，积精全神。”王冰：“心远世纷，身离俗染，故能积精而复全神。”

6. 世人。素 58“世言真数开人意。”素 76“子务明之，可以十全，即不能知，为世所怨。”王冰：“不能知之，动伤生者，故人闻议论，多有怨咎之心焉。”

【世人】 一般的人。此指某些医生。素 78“是以世人之语者，驰千里之外，不明尺寸之论，诊无人事。”张介宾：“工之得失，则毁誉之远闻也。”

【世俗】 当时社会的风俗习惯。素 1“适嗜欲于世俗之间，无恚嗔之心。”

艾（ài）

1. 艾叶。见“芎归胶艾汤”。

2. 艾灸疗法。见“针艾”。

3. 艾绒。灵 51“以火泻者，疾吹其火，传其艾，须其火灭也。”

【艾叶】 中药名。为菊科蒿属植物艾的叶。辛、苦，温。入肝、脾、肾经。温经止血，安胎，逐寒湿，理气血。主治吐血，下血，崩漏，月经不调，痛经，带下，胎动不安，心腹冷痛等。组方有柏叶汤、芎归胶艾汤。金 16“芎归胶艾汤方……艾叶、当归各三两，芍药四两，干地黄。”

艽（jiāo）

中药名。见“秦艽”。

古（gǔ）

古代，往昔。素 3“夫自古通天者，生之本，本于阴阳。”杨上善：“古，谓上古、中古者也。”素 39“善言古者，必有合于今。”灵 72“古之善用针艾者，视人五态乃治之。”

【古今录验】 书名。唐代甄立言撰，50 卷，原书已佚，其中部分佚文见于《外台秘要》《医心方》等书中。标注此书是说明越婢汤为后人在研究《金匮要略》时补入的。金 14“越婢汤方……《古今录验》）。”

节（jié 節）

1. 植物枝干交接处。灵 46“木之阴阳，尚有坚脆……至其交节，而缺斤斧焉。”伤 14“葛根四两，麻黄三两，去节。”

2. 骨节。即动物骨骼连接处。素 10“诸筋者，皆属于节。”张介宾：“筋力坚强，所以连属骨节。”素 34“病名曰骨痹，是人当挛节也。”灵 10“实则身尽痛，虚则百节尽皆纵。”灵 81“诸痈疽之发于节而相应者，不可治也。”马莳：“节者，关节也。”

3. 指膝肘关节。灵 24“真头痛，头痛甚，脑尽痛，手足寒至节……真心痛，手足清至节。”

4. 指腧穴。灵 1“所言节者，神气之所游行出入也，非皮肉筋骨也。”张介宾：“神气之所游行出入者，以穴俞为言也，故非皮肉筋骨之谓。”灵 3“节之交三百六十五会者，络脉之渗灌诸节者也。”素 62“人有精气津液，四肢九窍，五藏十六部，三百六十五节，乃生百病。”森立之：“案：《六节藏象》云：‘人有三百六十五节，以为天地久矣。’《灵枢·九针十二原》云：‘节之交三百六十五会。’《气穴论》云：‘凡三百六十五穴，针之所由行也。’又云：‘孙络三百六十五穴会，亦以应一岁。’又云：‘溪谷三百六十五穴会，亦应一岁。’据以上诸说，则骨节固有三百六十五，故维络骨节之孙络，亦系以三百六十五之穴会。穴会之处，孙络皆维持于骨节，非有二义也。”

5. 指一个椎节。素 35“循膂而下，卫气一日一夜大会于风府，其明日日下一节。”王冰：“节，谓脊骨之节。”素 59“侠脊以下至尻尾二十一节。”灵 14“膂骨以下至尾骶二十一节长三尺。”

6. 季节；节气。见“五节 1”、“十二节 2”。

7. 准则，法度。《礼记·乐记》：“好恶无节于内。”郑玄注：“节，法度也。”素 1“起居无节，故半百而衰也。”素 71“天地大化运行之节，临御之纪，阴阳之政，寒暑之令。”素 78“诊病不问其始，忧患饮食之失节。”

8. 控制；调节。《广韵·屑韵》：“节，制也，止也。”灵 8“和喜怒而安居处，节阴阳而调刚柔。”金 1“服食节其冷、热、苦、酸、辛、甘。”灵 58“卒然喜怒不节，饮食不适。”

9. 节度。即节序度数。素 9“余闻天以六六之节，以成一岁，人以九九制会……夫六六之节，九九制会者，所以正天之度、气之数也。”森立之：“制，割算也……节者，与制同义之字也。”素 66“天以六为节，地以五为制。”张志聪：“天以六为节者，以三阴三阳为节度也。”

10. 适度，酌量。素 20“留瘦不移，节而刺之。”杨上善：“久瘦有病之人，不可顿刺，可节量刺之。”

11. 征验。《荀子·性恶》：“善言古者，必有节于今；善言天者，必有征于人。”素

5“不知用此，则早衰之节也。”高世栻：“节，犹候也。”又，《太素》卷三“衰”下重“衰”字，“则早衰”属上读，“衰之节也”启下文。吴崑：“不知用此，则早衰之节次也。下文遂言早衰之节。”

12. 方法，法则。见“五节2”、“十二节3”。

13. 量词。灵71“辰有十二，人有足十指、茎、垂以应之；女子不足二节，以抱人形。”难42“喉咙重十二两，广二寸，长一尺二寸，九节。”

【节华】 中药名。为菊花的别名。见该条。神2“菊花味苦，平……一名节华。”

【节凑】 骨肉相连处。素58“邪溢气壅，脉热肉败，营卫不行，必将为脓……留于节凑，必将为败。”张志聪：“节凑，筋骨相连之处。”又，《太素》卷十一“凑”作“腠”。杨上善：“留于骨节，聚于腠理。”

【节痛】 关节疼痛。素55“病在筋，筋挛节痛，不可以行，名曰筋痹。”

【节解】 关节骨缝。灵78“九者野也，野者人之节解皮肤之间也。”

本（běn）

1. 草木的根及茎干。《说文·木部》：“本，木下曰本。”见“本末1”。

2. 事物的根基。素4“夫精者，身之本也。故藏于精者，春不病温。”素18“人以水谷为本，故人绝水谷则死。”难8“所谓生气之原者……此五藏六府之本，十二经脉之根，呼吸之门，三焦之原。”

3. 器官的根部。灵49“男子色在于面王，为小腹痛，下为卵痛，其圜直为茎痛，高为本，下为首。”又见“舌本”、“齿本”。

4. 指手指（足趾）爪甲根部。素59“肘以下至手小指本各六俞……肘以下至手大指次指本各六俞……肘以下至手小指次指本各六俞。”王冰：“六俞所起于指端，经言至小指本，则以端为本。”又，林亿：“后此手太阳、阳明、少阳三经，各言至手某指本，王注以端为本者非也。详手三阳之井穴，尽出手某指之端爪甲下际，此言本者，是遂指爪甲之本也，安得以端为本哉!”

5. 事物的关键或重要的方面。与“标”相对，比喻事物的元始本体与效应现象、先发与后继、上与下、内与外、病与医等两方面的先后轻重缓急。①事物的元始本体为本，效应现象为标。素65“有其在本而求之标，有其在标而求之于本。”张介宾：“标，末也；本，原也。犹树木之有根枝也。”素74“夫标本之道，要而博，小而大，可以言一而知百病之害，言标与本，易而勿损；察本与标，气可令调。”②十二经脉脉气的起处（在四肢末端的特定部位）为本，止点为标。灵52“足太阳之本，在跟以上五寸中，标在两络命门。”张志聪：“盖以经脉所起之处为本，所出之处为标……谓本在下而标出于上也。”③病人及所患疾病为本，医生及治疗方法为标。素14“病为本，工为标，标本不得，邪气不服。”杨上善：“风寒暑湿所生之病，以为本也；工之所用针石汤药，以为标也。”④病之先成为本（病因、病机、先成于病证，原发疾病先成于继发疾病），后成为标。素65“病有标本，刺有逆从……先病而后逆者治其本。”马莳：“标者病之后生，本者病之先成……凡先生病而后病势逆者，先治其初病之本。”⑤水肿病的病机中，肾的失常为本，肺的功能障碍为标。素61“故其本在肾，其末在肺，皆积水也……故水病下为胕肿大腹，上为喘呼，不得卧者，标本俱病。”王冰：“标本者，肺为标，肾为本。”⑥运气术语。风寒暑湿燥火六气为本，其三阴三阳属性为标。素66“所谓本也，是谓六元。”素68“所谓本也，本之下，中之见也，见之下，气之标也……言天者求之本，言地者求之位，言人者求之气交。”王冰：“本，谓天六气，寒暑燥湿风火也。三阴三阳由是生化，故云本。”素74

“气有从本者，有从标本者，有不从标本者也……少阳太阴从本，少阴太阳从本从标。”⑦精能化气，故精为本，气为标。灵 29“春夏先治其标，后治其本；秋冬先治其本，后治其标。”张介宾：“春夏发生，宜先养气以治标；秋冬收藏，宜先固精以治本。”

6. 根源，根本原因。素 5“阴阳者，天地之道也……治病必求于本。”素 33“腹中鸣者，病本于胃也。”灵 5“所谓骨繇者摇故也，当穷其本也。”杨上善：“诊候研核，得其病源，然后取之也。”

7. 本原，原始。素 3“夫自古通天者，生之本，本于阴阳。”参见“本始”。

8. 探究，推原。灵 8“凡刺之法，先必本于神。”

9. 依据，按照。素 13“治不本四时，不知日月，不审逆从。”神 1“欲轻身，益气，不老，延年者，本上经。”

10. 指自己的或自己方面的。灵 71“故本腧者，皆因其气之虚实疾徐以取之。”张介宾：“故曰本腧者，言少阴本经之腧。”

11. 标记，标志。用以观察本体整体状态的一个局部。素 30“四支者，诸阳之本也，阳盛则四支实，实则能登高也。”灵 10“唇舌者，肌肉之本也，脉不荣则肌肉软，肌肉软则舌萎人中满，人中满则唇反，唇反者肉先死。”灵 46“颧骨者，骨之本也，颧大则骨大，颧小则骨小。”

12. 副词。原来，本来。金 14“本自有寒，疝瘕，腹中痛，医反下之，下之即胸满短气。”伤 16“桂枝本为解肌，若其人脉浮紧，发热汗不出者，不可与之也。”伤 98“本渴饮水而呕者，柴胡汤不中与也，食谷者哕。”

13. 为“其”之讹。灵 13“手太阳之筋……本支者，上曲牙，循耳前，属目外眦。”《灵枢经·经筋》：“手少阳之筋……其支者，上曲牙，循耳前，属目外眦。”

【本末】

1. 草木的根、茎和枝叶。素 13“治以草苏、草荄之枝，本末为助。”王冰：“言以诸药根苗，合成其煎，俾相佐助，而以服之。”森立之：“本者，根也。末者，苗叶也。”灵 4“此亦本末根叶之出候也，故根死则叶枯矣。”

2. 指经脉之气循行的起止处。灵 4“在足少阳之本末，亦视其脉陷下者灸之。”杨上善：“本在窍阴之间，标在窗笼，即本末也。”马莳：“盖以经穴之始为本，经穴之终为标也。”灵 71“必先明知十二经脉之本末。”

3. 指脏腑精气和肌体。灵 9“本末之寒温之相守司也，形肉血气必相称也，是谓平人。”张介宾：“脏气为本，肌体为末，表里寒温，司守不致相失。”

4. 指疾病的发生与演变、病机与病症等标本。灵 48“必审按其本末，察其寒热，以验其藏府之病。”张介宾：“故当审其致病之本末，察其寒热脏腑，而施治之也。”灵 73“审于本末，察其寒热，得邪所在，万刺不殆。”张介宾：“本末，标本也。”

5. 指胸腹与四肢。灵 71“其本末尚热者，病尚在。”马莳：“胸腹为本，四肢为末。”

【本节】

1. 手部的掌指关节。灵 2“劳宫，掌中中指本节之内间也。”灵 14“腕至中指本节长四寸，本节至其末长四寸半。”

2. 足部的跖趾关节。灵 10“足太阴之别，名曰公孙，去本节之后一寸，别走阳明。”

【本始】 本源，起始。素 66“夫五运阴阳者……生杀之本始。”王冰：“本始，谓生杀皆因而有之也。”素 77“审于分部，知病本始。”

【本标】 运气术语。指三阴三阳六气中的本气与标气。素 68“本标不同，气应异象。”

【本神】《灵枢经》篇名。推论神的产生、分类及其与养生的关系，神与五脏的关系及神的病变，强调“凡刺之法，先必本于神”，即诊治疾病必须全面了解病人的精神状态，根据具体情况施以相应治法。马莳：“此篇推本五脏之神，故名篇。”

【本病】 古医籍名。素 44“故《本病》曰：大经空虚，发为肌痹。”王冰：“《本病》，古经论篇名也。”

【本输】

1. 各经在四肢的腧穴。灵 22“灸带脉于腰相去三寸，诸分肉本输。”张介宾：“诸分肉本腧，谓诸经分肉之间及四肢之腧。”

2.《灵枢经》篇名。论述经脉之气在肘膝关节以下出入流注的部位，指出各经井、荥、腧、原、经、合特定穴的名称与部位，并论及脏腑的表里相合关系，以及腧穴的取法和相应的注意事项。

五画

【本藏】《灵枢经》篇名。推论血气精神脏腑的生理功能，并从体表色泽、皮肤纹理、肉之厚薄缓急等方面的不同，以测候脏腑的大小、高下、坚脆、长短、厚薄等。马莳：“内推本藏府吉凶善恶，故名篇。”灵 29“本藏以身形支节䐃肉，候五藏六府之小大焉。”马莳：“本藏，本经篇名。”

【本病论】《素问》篇名。本篇与《素问》第七十二篇《刺法论》在唐代王冰整理《素问》时已佚。现存《本病论》系王冰后医家补入。

术（一、shù 術）

1. 技术，方法。素 40“病名血枯……治之奈何？复以何术？”素 77“圣人之术，为万民式。”灵 1“言不可治者，未得其术也。”

2. 学说。素 75“愿得受树天之度，四时阴阳合之，别星辰与日月光，以彰经术。”

（二、zhú）

中药名。①指白术或苍术。素 46“以泽泻、术各十分，麋衔五分，合以三指撮，为后饭。”神 2“术味苦，温。主风寒湿痹，死肌，痉，疸。止汗，除热，消食，作煎饵。久服轻身，延年，不饥。一名山蓟。”②指白术。伤 174“去桂加白术汤方……此以附子、术，并走皮内，逐水气未得除，故使之耳。”金 14“越婢汤方……风水，加术四两。”

【术数】 古代养生保健方法。素 1“上古之人，其知道者，法于阴阳，和于术数，食饮有节……度百岁乃去。”张介宾：“术数，修身养性之法也。”王冰：“术数，保生之大论，故修养者必谨先之。”

札（zhá）

见“大札”、“玉札”。

可（kě）

1. 表示许可、肯定。素 11“拘于鬼神者，不可与言至德。”素 55“刺筋上为故，刺分肉间，不可中骨也。”灵 51“按其处，应在中而痛解，乃其腧也。灸之则可，刺之则不可。”

2. 应该，应当。素 5“病之始起也，可刺而已；其盛，可待衰而已。”素 19“当是之时，可汗而发也。”灵 73“疾毒言语轻人者，可使唾痈咒病。”

3. 可以，能够。素 6“数之可千，推之可万，万之大，不可尽数。”素 9“天至广不可度，地至大不可量。”素 68“视深渊尚可测，迎浮云莫知其极。”

4. 是，对。素 44“脾热者色黄而肉蠕动，肾热者色黑而齿槁。帝曰：如夫子言可矣。”

5. 适合，适宜。伤 15“太阳病，下之后，其气上冲者，可与桂枝汤。”伤 225“强人可大附子一枚、干姜三两。”伤 230“阳明病，胁下鞕满，不大便而呕，舌上白胎者，可与小柴胡汤。”

6. 寻常，正常。伤 229“阳明病，发潮热，大便溏，小便自可，胸胁满不去者，与小柴胡汤。”伤 23“太阳病，得之八九日，如疟状，发热恶寒，热多寒少，其人不呕，清便欲自可，一日二三度发。”

【可以】

1. 能，能够。素 3“目盲不可以视，耳闭不可以听。”素 26“通于无穷者，可以传于后世也。”

2. 应该。素 40“其气急疾坚劲，故非缓心和人，不可以服此二者。”

【可谓】 可以说是。素 66“夫子之言，上终天气，下毕地纪，可谓悉矣。”素 69“夫子之言五气之变，四时之应，可谓悉矣。”

丙（bǐng）

天干的第三位。①与地支相配纪年，用于运气推演，表示水运之气，五行属性为水。素 66“丙辛之岁，水运统之。”素 71“丙寅、丙申岁，上少阳相火，中太羽水运，下厥阴木。”②纪日。丙丁属火，逢丙之日火气偏旺。素 22“心主夏，手少阴太阳主治，其日丙丁。”灵 41“丙主左手之阳明。”难 24“手太阴气绝……丙日笃，丁日死。”③与丁相配，五行属火，标记季节之夏季。素 42“以夏丙丁伤于风者为心风。”孙鼎宜:“按所云十干，皆统一时言，非仅谓值其日也。”又，张介宾:“夏与丙丁皆火也，故伤于心。”④与丁相配，五行属火，丙为阳火，丁为阴火。难 33“肺者，非为纯金也。辛商也，丙之柔。”叶霖:“辛与丙合，丙为阳火。”

【丙子】 丙子岁。甲子周期第十三位。丙子之岁，水运太过为中运，少阴君火司天，阳明燥金在泉为岁气。素 71“丙子……上少阴火，中太羽水运，下阳明金。”

【丙午】

1. 丙午岁。甲子周期第四十三位。丙午之岁，水运太过为中运，少阴君火司天，阳明燥金在泉为岁气。素 71“丙午岁，上少阴火，中太羽水运，下阳明金。”

2. 丙日和午日。灵 78“膺喉首头应夏至，其日丙午。”

【丙申】 丙申岁。甲子周期第三十三位，丙申之岁，水运太过为中运，少阳相火司天，厥阴风木在泉为岁气。素 71“丙寅、丙申岁，上少阳相火，中太羽水运，下厥阴木。”

【丙戌】 丙戌岁。甲子周期第二十三位。丙戌之岁，水运太过为中运，太阳寒水司天，太阴湿土在泉为岁气。素 71“丙戌……上太阳水，中太羽水运，下太阴土。”

【丙辰】 丙辰岁。甲子周期第五十三位。丙辰之岁，水运太过为中运，太阳寒水司天，太阴湿土在泉为岁气。素 71“丙辰……上太阳水，中太羽水运，下太阴土。”

【丙寅】 丙寅岁。甲子周期第三位。丙寅之岁，水运太过为中运，少阳相火司天，厥阴风木在泉为岁气。素 71“丙寅、丙申岁，上少阳相火，中太羽水运，下厥阴木。”

左（zuǒ）

1. 左手。灵 48“黄帝乃左握其手，右授之书。”灵 73“补必用方，外引其皮，令当其门，左引其枢，右推其肤，微旋而徐推之。”难 78“知为针者，信其左；不知为针者，信其右。”黄竹斋:“信其左，谓其法全在善用其左手也；信其右，谓唯知右手持针以刺之也。”

2. 左侧。与“右”相对。素 5“故俱感于邪，其在上则右甚，在下则左甚。”素 52“肝生于左，肺藏于右。”灵 27“以右应左，以左应右，非能周也。”

3. 左侧的病症。素 63“愿闻缪刺，以左取右，以右取左奈何?”灵 7“巨刺者，左取右，右取左。”

4. 指左侧的经脉、腧穴。素 41“以月生死为痏数，发针立已，左取右，右取左。”灵7“巨刺者，左取右，右取左。”

5. 指左手寸口脉。素74“厥阴在泉，则右不应；太阴在泉，则左不应。”

6. 东边。取面向南，则左为东。素71“春气始于左，秋气始于右。”吴崑：“圣人南面而莅中国，左东右西，前南后北。”

7. 指北方。北方居西北方之左。素70“天不足西北，左寒而右凉。”

8. 往左。素67“上者右行，下者左行，左右周天，余而复会也。”

【左手】 左边的手。素53“入实者，左手开针空也；入虚者，左手闭针空也。”

【左右】

1. 左侧与右侧。素5“左右者，阴阳之道路也。”灵4“邪之中人，或中于阴，或中于阳，上下左右，无有恒常。”灵15“日行二十八宿，人经脉上下、左右、前后二十八脉。”

2. 两旁。素54“神无营于众物者，静志观病人，无左右视也。”

3. 指四肢。灵7“关刺者，直刺左右，尽筋上，以取筋痹。”张介宾：“左右，四肢也。”

4. 指左右相应。灵27“周痹者，在于血脉之中，随脉以上，随脉以下，不能左右，各当其所。”

5. 近臣，侍从。灵28“黄帝闲居，辟左右而问于岐伯曰。”

6. 指司天在泉的左右四间气。素67“左右者，诸上见厥阴，左少阴，右太阳。”素68“上下有位，左右有纪。”王冰：“上下，谓司天地之气二也。余左右四气，在岁之左右也。”素74“司左右者，是谓间气也。”

【左足】 左侧下肢。灵65“判角与大角同，左足少阳下。”

【左角】

1. 指测量背俞穴所用三角形的左底角。素24“复下一度，左角肝之俞也，右角脾之俞也。”

2. 左额角。素63“此五络，皆会于耳中，上络左角。”王冰：“此五络皆会于耳中，而出络左额角也。”灵13“维筋急，从左之右，右目不开，上过右角，并跻脉而行，左络于右，故伤左角。”

3. 体质类型之一，即左角之人。灵65“左角与大角同。”

【左商】 体质类型之一，即左商之人。为金形之人的体质特征偏于显著者。灵65“左商与左徵，调左手阳明上。”

【左徵】 体质类型之一。即左徵之人。为火形之人的体质特征偏于显著者。灵65“左商与左徵，调左手阳明上。”

【左角宫】 为“左宫”之讹。土音之一。灵65“少宫、上宫、大宫，加宫、左角宫。”马莳注本无“角”字。当从。

【左角之人】 体质类型之一。为木形之人偏于性格和顺者。灵64“左角之人，比于右足少阳，少阳之下随随然。”

【左宫之人】 体质类型之一。为土形之人偏于性情善良者。灵64“左宫之人，比于右足阳明，阳明之下兀兀然。”

厉（lì 厲）

1. 瘟疫，疫疠。素71“厉大至，民善暴死。”姚止庵：“故疫厉大至，民善暴死。”

2. 患疫病。素71“气乃大温，草乃早荣，民乃厉。”素74“阳明之复，清气大举，森木苍干，毛虫乃厉。”高世栻：“厉，犹病也。”

【厉兑】 穴名。属足阳明胃经，井穴。位于第2趾外侧趾甲根角旁0.1寸处。素6“阳明根起于厉兑，名曰阴中之阳。”王冰：“厉兑，穴名，在足大指次指之端。”灵52“足阳明之本在厉兑。”

【厉痈】 病名。又名厉疽。指发于足旁小趾侧的疮肿。灵81“发于足傍，名曰厉痈，其状不大，初如小指发，急治之，去其黑者，不消辄益，不治，百日死。”《太素》卷二十六、《诸病源候论》卷三十二“厉痈”并作“厉疽”。

右（yòu）

1. 右手。灵 1“令左属右，其气故止，外门已闭……右主推之，左持而御之，气至而去之。”张介宾：“右手出针，左手随而按扪之，是令左属右也。”灵 48“黄帝乃左握其手，右授之书。”灵 73“补必用方，外引其皮，令当其门，左引其枢，右推其肤，微旋而徐推之。”

2. 右侧。与“左”相对。素 5“故俱感于邪，其在上则右甚，在下则左甚。”素 52“肝生于左，肺藏于右。”灵 27“以右应左，以左应右，非能周也。”

3. 右侧的病症。素 63“愿闻缪刺，以左取右，以右取左奈何？”灵 7“巨刺者，左取右，右取左。”

4. 指右侧的经脉、腧穴。素 41“以月生死为痏数，发针立已，左取右，右取左。”灵 7“巨刺者，左取右，右取左。”

5. 指右手寸口脉。素 74“厥阴在泉，则右不应；太阴在泉，则左不应。”

6. 西边。取面向南，则右为西。素 71“春气始于左，秋气始于右。”吴崑：“圣人南面而莅中国，左东右西，前南后北。”

7. 指南方。南方位于东南方之右。素 70“地不满东南，右热而左温。”

8. 往右。素 67“上者右行，下者左行，左右周天，余而复会也。”

9. 上，前。古书从右向左排列，所以紧承的上文、前文为右。灵 13“筋急则口目为噼，眦急不能卒视，治皆如右方也。”素 63“善悲惊不乐，刺如右方。”王冰：“亦如上法刺之。”伤 15“右七味，以水一斗，先煮麻黄、葛根。”

【右手】 右侧上肢。灵 65“右徵与少徵，调右手太阳上。”

【右迁】 十天干主五运，每五年五运转换一次，其方向自东向西，故曰“右迁”。素 66“应天之气，动而不息，故五岁而右迁。”

【右足】 右侧下肢。灵 65“右角与大角，调右足少阳下。”

【右角】

1. 指测量背俞穴所用三角形的右底角。素 24“乃举以度其背，令其一隅居上，齐脊大椎，两隅在下……复下一度，左角肝之俞也，右角脾之俞也。”

2. 右额角。灵 13“维筋急，从左之右，右目不开，上过右角，并跻脉而行，左络于右，故伤左角。”

3. 体质类型之一。为木形之人的一种。灵 65“右角与大角，调右足少阳下。”

【右商】 体质类型之一。即右商之人。灵 65“少商与右商，调右手太阳下。”

【右徵】 体质类型之一。即右徵之人。灵 65“右徵与少徵，调右手太阳上。”

【右商之人】 体质类型之一。为金形之人偏于动作迟缓者。灵 64“右商之人，比于左手阳明，阳明之下脱脱然。”

【右徵之人】 体质类型之一。为火形之人偏于好动者。灵 64“右徵之人，比于右手太阳，太阳之上鲛鲛然。”

石（shí）

1. 石头；岩石。素 12“西方者，金玉之域，沙石之处。”素 71“击石飞空，洪水乃从。”灵 71“地有山石，人有高骨。”

2. 指矿物类药物。神 1“药有阴阳配合，子母兄弟，根茎花实，草石骨肉。”

3. 砭石。古时治病用的石针。素 46“夫气盛血聚者，宜石而泻之。”王冰：“石，砭石也。可以破大痈出脓，今以铍针代之。”

4. 针砭，用石针治病。素 40“灸之则瘖，石之则狂。”王冰：“石，谓以石针开破之。"灵 81"发于膝，名曰疵痈……勿石，石之者死。"

5. 结石。见"石淋"。

6. 坚硬。素 76"沉而石者，是肾气内著也。"王冰:"石之言坚也。"伤 135"伤寒六七日，结胸热实，脉沉而紧，心下痛，按之石鞕者，大陷胸汤主之。"

7. 脉象之一。指脉沉，为肾的应时脉象。素 18"冬胃微石曰平，石多胃少曰肾病，但石无胃曰死。"张介宾:"石者，脉来沉实，如石沉水之谓。"素 23"五脉应象：肝脉弦，心脉钩，脾脉代，肺脉毛，肾脉石。"难 15"弦、钩、毛、石者，四时之脉也。"

8. 为"实"之讹。①指邪气盛的实证。灵 52"能知虚石之坚软者，知补泻之所在……故石者绝而止之，虚者引而起之。"《太素》卷十、《甲乙经》卷二"石"并作"实"。②坚实，结实。灵 54"又卑基墙，薄脉少血，其肉不石。"《太素》卷二"石"作"实"。又，张介宾:"石，坚也。"

【石韦】 中药名。又名石韀、石皮、石苇、金星草、石兰等。为水龙骨科石韦属植物庐山石韦、石韦或有柄石韦的全草。甘、苦，寒。入肺、肾、膀胱经。利水通淋，清肺化痰，凉血止血。主治淋证，水肿，小便不利，痰热咳喘，咯血，吐血，衄血，崩漏及外伤出血。组方有鳖甲煎丸。神 3"石韦味苦，平。主劳热邪气，五癃闭不通。利小便水道。一名石韀。"

【石水】

1. 病名。因阴盛阳虚，水气内聚所致的水肿病。素 7"阴阳结斜，多阴少阳曰石水，少腹肿。"张介宾:"石水者，沉坚在下，其证则少腹肿也。"素 48"肝肾并沉为石水。"金 14"石水，其脉自沉，外证腹满不喘。"

2. 指隆冬季节。素 79"三阳独至，期在石水。"王冰:"石水者，谓冬月水冰如石之时，故云石水也。"

【石灰】 中药名。又名垩灰、希灰、石垩等。为石灰岩经加热煅烧而成的生石灰，及其水化产物熟石灰，即羟钙石，或两者的混合物。辛、苦、涩，温，有毒。入肝、脾经。解毒蚀腐，敛疮止血，杀虫止痒。主治痈疽疔疮，丹毒，瘰疬痰核，赘疣，外伤出血，水火烫伤，下肢溃疡，久痢脱肛，疥癣，痱子，湿疹。神 4"石灰味辛，温。主疽疡疥瘙，热气恶疮，癞疾，死肌，堕眉。杀痔虫，去黑子、息肉。一名恶灰。"

【石肝】 中药名。天鼠屎的别名。见该条。神 4"天鼠屎味辛，寒。主面痈肿……一名鼠法，一名石肝。"

【石饴】 中药名。石蜜的别名。见该条。神 2"石蜜味甘，平。主心腹邪气，诸惊、痫、痓。安五脏，诸不足……一名石饴。"

【石城】 地名。在河南省林县南。神 4"雷丸味苦，寒。主杀三虫，逐毒气……生石城山谷。"

【石药】 矿物类药物。素 40"不可服高梁芳草石药……禁芳草石药。"张志聪:"石药，金石之药也。"

【石胆】 中药名。即胆矾。又名毕石、黑石、君石、铜勒等。酸、辛，寒，有毒。入肝、胆经。涌吐，解毒，去腐。主治中风，癫痫，喉痹，喉风，痰涎壅塞，牙疳，口疮，烂弦风眼，痔疮，肿毒。神 2"石胆味酸，寒。主明目，目痛，金创，诸痫痓，女子阴蚀痛，石淋，寒热，崩中下血，诸邪毒气，令人有子……一名毕石。"

【石珠】 中药名。青琅玕的别名。见该条。神 4"青琅玕味辛，平……一名石珠。"

【石蚕】 中药名。又名沙虱、石蠹虫、石下新妇。为石蛾科石蛾属昆虫石蛾或近缘昆虫的幼虫。咸，寒。入肾、膀胱经。利水除热。主治癃闭，尿结石，石淋。神 4"石蚕味咸，寒。主五癃，破石淋，堕胎。肉：

解结气。利水道，除热。一名沙虱。”

【石脑】 中药名。太一禹余粮的别名。见该条。神 2“太一禹余粮味甘，平。主咳逆上气，癥瘕，血闭……一名石脑。”

【石斛】 中药名。又名林兰、禁生、杜兰、悬竹、千年竹。为兰科石斛属植物金钗石斛、环草石斛、铁皮石斛、黄草石斛、马鞭石斛的茎。甘，微寒。入胃、肺、肾经。生津益胃，滋阴清热。主治热病伤津，口干烦渴，阴虚胃痛，病后虚热，阴伤目暗。神 2“石斛味甘，平。主伤中，除痹，下气。补五脏虚劳，羸瘦，强阴。久服厚肠胃，轻身，延年。一名林兰。”

【石淋】 病名。又称砂淋、砂石淋。临床见小便涩痛，尿出砂石。难 2“石胆味酸，寒。主明目，目痛，金创，诸痫痉，女子阴蚀痛，石淋。”

【石膏】 中药名。又名细石、细理石、软石膏、白虎等。为硫酸盐类石膏族矿物石膏。辛、甘，寒。入胃、肺经。清热泻火，除烦止渴。主治外感热病，高热烦渴，神昏谵语，发狂，发斑，肺热喘咳，胃火头痛、牙痛，口舌生疮。组方有白虎汤、白虎加人参汤、桂枝二越婢一汤、大青龙汤、麻黄杏仁甘草石膏汤、麻黄升麻汤、竹叶石膏汤、白虎加桂枝汤、风引汤、厚朴麻黄汤、越婢加半夏汤、小青龙加石膏汤、木防己汤、越婢汤、竹皮大丸、文蛤汤。神 3“石膏味辛，微寒。主中风寒热，心下逆气，惊，喘，口干舌焦，不能息，腹中坚痛。”

【石瘕】 病名。因寒邪客于胞宫，瘀血内留所致。表现为少腹结块，日渐长大，状若怀子的病证。灵 57“石瘕生于胞中，寒气客于子门，子门闭塞，气不得通，恶血当泻不泻，衃以留止，日以益大，状如怀子，月事不以时下。”张介宾:“子门闭塞，则衃血留止，其坚如石，故曰石瘕。”

【石蜜】 中药名。即蜂蜜。又名石饴、食蜜、蜜、白蜜、白沙蜜、蜜糖、沙蜜、蜂糖。为蜜蜂科蜜蜂属动物中华蜜蜂或意大利蜜蜂所酿的蜜糖。甘，平。入脾、胃、肺、大肠经。补中，止咳，润泽，解毒。主治脘腹虚痛，肺燥咳嗽，肠燥便秘，疮疡，风疹，烫伤，手足皲裂。神 2“石蜜味甘，平。主心腹邪气，诸惊、痫、痓。安五脏，诸不足。益气补中，止痛解毒。除众病，和百药。久服强志，轻身，不饥，不老。一名石饴。”

【石韀】 中药名。为石韦的别名。见该条。神 3“石韦味苦，平。主劳热邪气，五癃闭不通。利小便水道。一名石韀。”

【石鲮】 中药名。络石的别名。见该条。神 2“络石味苦，温。主风热，死肌，痈伤，口干舌焦……一名石鲮。”

【石癃】 病名。结石所致的癃闭。神 4“斑猫味辛，寒。主寒热，鬼疰，蛊毒，鼠瘘，恶疮疽蚀，死肌，破石癃。”

【石长生】 中药名。又名丹草、长生草。为铁线蕨科铁线蕨属植物单盖铁线蕨的全草。咸，微寒，有小毒。清热化痰，解毒杀虫。主治肺热咳嗽，肺痨吐血，痈肿，疔疮，疥癣。神 4“石长生味咸，微寒。主寒热，恶疮，大热。辟鬼气不祥。”

【石龙子】 中药名。又名蜥易、易蜴、蜥蜴、山龙子、守宫、石蜴等。咸，寒，有小毒。行水，破结，解毒。主治癃闭，石淋，小便不利，恶疮，瘰疬，臁疮。神 3“石龙子味咸，寒。主五癃，邪结气，破石淋。下血，利小便水道。”

【石龙芮】 中药名。又名鲁果能、地椹、水堇、姜苔、水姜苔、彭根、鬼见愁、黄花菜等。为毛茛科毛茛属植物石龙芮的全草。苦、辛，寒，有毒。解毒，散结，止痛，截疟。主治痈疖肿毒，毒蛇咬伤，痰核瘰疬，风湿关节痹痛，牙痛，疟疾。神 2“石龙芮味苦，平。主风寒湿痹，心腹邪气。利关节，止烦满。久服轻身，明目，不老。一名鲁果能，一名地椹。”

【石龙蒭】 中药名。又名龙须、草续断、龙珠、龙蒭、龙鬓、龙木、草毒、龙华、悬莞、草龙蒭等。为灯心草科灯心草属植物野灯心草的全草。苦，凉。入心、小肠经。利水通淋，凉血解毒。主治热淋，水肿，心热烦躁，口舌生疮，咽痛，齿痛，目赤肿痛，衄血，咯血，尿血。神 2“石龙蒭味苦，微寒。主心腹邪气，小便不利，淋闭，风湿，鬼疰，恶毒。久服补虚羸，轻身，耳目聪明，延年。一名龙须，一名草续断，一名龙珠。”

【石钟乳】 中药名。即钟乳石。又名留公乳、虚中、钟乳、公乳、芦石、夏石、黄石砂、滴乳石、石乳钟、鹅管石等。为碳酸盐类方解石族矿物方解石的钟乳状集合体下端较细的圆柱状管状部分。甘，温。入肺、肾、胃经。温肺，助阳，利窍通乳。主治寒痰喘咳，虚劳气喘，阳痿早泄，梦遗滑精，腰脚冷痛，乳汁不通，伤食纳少，疮疽痔漏。神 3“石钟乳味甘，温。主咳逆上气，明目，益精，安五脏，通百节，利九窍，下乳汁。”

【石硫黄】 中药名。即硫黄。又名石流黄、流黄、硫磺、石留黄、昆仑黄等。为自然元素类硫黄族矿物自然硫，主要用含硫物质或含硫矿物经炼制升华的结晶体。酸，热，有毒。入肾、脾经。补火壮阳，祛寒燥湿，杀虫止痒。主治阳痿，遗精，尿频，带下，寒喘，心腹冷痛，久泻久痢，便秘，痔疮，疥疮，顽癣，秃疮，天疱疮，阴蚀，阴疽，恶疮。神 3“石硫黄味酸，温，有毒。主妇人阴蚀，疽痔，恶血。坚筋骨，除头秃。”

【石楠草】 中药名。即石南。又名鬼目、风药、栾茶。为蔷薇科石楠属植物石楠的叶或带叶嫩枝。辛、苦，平，有小毒。入肝、肾经。祛风湿，止痒，强筋骨，益肝肾。主治风湿痹痛，头风头痛，风疹，脚膝痿弱，肾虚腰痛，阳痿，遗精。神 4“石楠草味辛，平。主养肾气，内伤阴衰，利筋骨皮毛。实，杀蛊毒，破积聚，逐风痹。一名鬼目。”

【石下长卿】 中药名。即徐长卿。又名鬼督邮、别仙踪、料刁竹、钓鱼竿、逍遥竹、一枝箭等。为萝藦科白前属植物徐长卿的根及根茎，或带根全草。辛，温。入肝、胃经。祛风除湿，行气活血，去痛止痒。主治风湿痹痛，腰痛，脘腹疼痛，牙痛，跌仆伤痛，小便不利，泄泻，痢疾，湿疹，荨麻疹，毒蛇咬伤。神 4“石下长卿味咸，平。主鬼疰精物邪恶气。杀百精，蛊毒，老魅注易，亡走，啼哭悲伤，恍惚。一名徐长卿。”

布（bù）

1. 麻、苧、葛、棉等织物的通称。素 16“刺胸腹者，必以布憿著之，乃从单布上刺。”灵 6“并用滓与绵絮，复布为复巾。”

2. 公布，宣告。素 25“故针有悬布天下者五。”王冰：“言针之道，有若高悬示人，彰布于天下者五矣。”

3. 展开。素 39“悲则心系急，肺布叶举，而上焦不通。”难 15“万物之所盛，垂枝布叶。”

4. 散布；分布。素 14“精以时服，五阳已布，疎涤五藏。”素 31“太阴脉布胃中络于嗌。”灵 10“三焦手少阳之脉……布膻中，散落心包。”

5. 施予，布施。《广雅·释诂三》：“布，施也。”素 66“太虚寥廓，肇基化元，万物资始，五运终天，布气真灵。”素 70“气散而有形，气布而蕃育。”王冰：“布，谓布化于结成之形。”素 71“三之气，天政布，寒气行。”

6. 传播；扩散。素 27“吸则内针，无令气忤，静以久留，无令邪布。”张志聪：“故当静以久留，以候气至，真阴之气至，则阳邪无能传布矣。”灵 9“散气可收，聚气可布。”

【布扬】 布散敷扬。灵 54“六府化谷，津液布扬。”

【布衣】 平民。灵 5“此皆布衣匹夫之士也。”灵 6“刺布衣者，以火焠之。”

【布政】 运气术语。六气施予万物所产生的变化。素 71“厥阴所至为生化，少阴所至为荣化，太阴所至为濡化，少阳所至为茂化，阳明所至为坚化，太阳所至为藏化，布政之常也。”张介宾:“气布则物从其化，故谓之政。”

【布络】 散布的络脉。素 52“刺足下布络中脉，血不出为肿。”马莳:“布络者，凡足之六经，皆有络脉也。”森立之:“布络者，谓足下满布之微细络脉也。”

【布散】

1. 散布。灵 16“流溢于中，布散于外。”

2. 消散。素 62“邪气布散，精气乃得存。”张兆璜:“此先追实其正气，次散其邪，再候其时，而使精气来复。”

戊（wù）

天干的第五位。①与地支相配纪年，用于运气推演，表示火运之气，五行属性为火。素 66“戊癸之岁，火运统之。”素 71“戊辰、戊戌岁，上太阳水，中太徵火运，下太阴土。”②纪日。戊己属土，逢戊之日土气偏旺。素 22“脾主长夏，足太阴阳明主治，其日戊己。”灵 78“左足应立春，其日戊寅己丑。”难 24“足少阴气绝……戊日笃，己日死。”③与己相配五行属土，标记季节之季夏。素 42“以季夏戊己伤于邪者为脾风。”孙鼎宜:“按所云十干，皆统一时言，非仅谓值其日也。”又，张介宾:“季夏与戊己皆土也，故伤于脾。”④标记方位。在十天干的天体方位中位于西北方，相当于奎壁二宿的部位，在节令上正当由春入夏之时。素 67“所谓戊己分者，奎壁角轸，则天地之门户也。”张介宾:“是日之长也，时之暖也，万物之发生也，皆从奎壁始；日之短也，时之寒也，万物之收藏也，皆从角轸始。故曰春分司启，秋分司闭。”

【戊子】 戊子岁。甲子周期第二十五位。戊子之岁，火运太过为中运，少阴君火司天，阳明燥金在泉为岁气。素 71“戊子岁……上少阴火，中太徵火运，下阳明金。”

【戊午】 戊午岁。甲子周期第五十五位。戊午之岁，火运太过为中运，少阴君火司天，阳明燥金在泉为岁气。素 71“戊午岁……上少阴火，中太徵火运，下阳明金。”

【戊申】

1. 戊申岁。甲子周期第四十五位。戊申之岁，火运太过为中运，少阳相火司天，厥阴风木在泉为岁气。素 71“戊寅、戊申岁……上少阳相火，中太徵火运，下厥阴木。”

2. 戊申日。灵 78“右手应立秋，其日戊申、己未。”

【戊戌】

1. 戊戌岁。甲子周期第三十五位。戊戌之岁，火运太过为中运，太阳寒水司天，太阴湿土在泉为岁气。素 71“戊辰、戊戌岁，上太阳水，中太徵火运，下太阴土。”

2. 戊戌日。灵 78“右足应立冬，其日戊戌、己亥。”

【戊辰】

1. 戊辰岁。甲子周期第五位。戊辰之岁，火运太过为中运，太阳寒水司天，太阴湿土在泉为岁气。素 71“戊辰、戊戌岁，上太阳水，中太徵火运，下太阴土。”

2. 戊辰日。灵 78“左手应立夏，其日戊辰、己巳。”

【戊寅】

1. 戊寅岁。甲子周期第十五位。戊寅之岁，火运太过为中运，少阳相火司天，厥阴风木在泉为岁气。素 71“戊寅……上少阳相火，中太徵火运，下厥阴木。”

2. 戊寅日。灵 78“左足应立春，其日戊寅、己丑。”

龙（lóng 龍）

传说中的一种神异动物。此指似龙的动物。见“龙骨”。

【龙门】 先秦时地名，在陕西韩城与山西河津县之间。神 3“决明子味咸，平……生龙门川泽。”

【龙芝】 中药名。青芝的别名。见“青芝”。神 2“青芝味酸……一名龙芝。”

【龙豆】 中药名。续断的别名。见“续断”。神 3“续断味苦，微温……一名龙豆”

【龙沙】 中药名。麻黄的别名。见“麻黄”。神 4“麻黄味苦，温……一名龙沙。”

【龙尾】 中药名。斑猫的别名。见“斑猫”。神 4“斑猫味辛，寒……一名龙尾。”

【龙枣】 中药名。泽兰的别名。见“泽兰”。神 4“泽兰味苦，微温……一名龙枣。”

【龙齿】 中药名。为古代哺乳动物象类、犀牛类、三趾马等的牙齿化石。甘、涩，凉。入心、肝经。镇惊安神，清热除烦。主治惊痫，癫狂，心悸怔忡，失眠多梦，身热心烦。神 2“龙齿，主小儿大人惊痫，癫疾，狂走，心下结气，不能喘息，诸痉。”

【龙骨】 中药名。为古代哺乳动物象类、犀牛类、三趾马、牛类、鹿类等的骨骼化石。甘、涩，平。入心、肝、肾经。平肝潜阳，镇心安神，收敛固涩。主治惊痫，癫狂，头昏目眩，心悸失眠，遗精，泄泻，自汗，盗汗，崩漏，带下以及溃疡久不收口。组方有柴胡加龙骨牡蛎汤、桂枝去芍药加蜀漆牡蛎龙骨救逆汤、桂枝甘草龙骨牡蛎汤、蜀漆散、风引汤、天雄散。神 2“龙骨味甘，平。主心腹鬼疰，精物老魅，咳逆，泄痢脓血，女子漏下，癥瘕坚结，小儿热气，惊痫。”

【龙须】 中药名。石龙蒭的别名。见“石龙蒭”。神 2“石龙蒭味苦，微寒……一名龙须。”

【龙胆】 中药名。又名陵游、龙胆草、草龙胆、胆草等。为龙胆科龙胆属植物龙胆、条叶龙胆、三花龙胆和滇龙胆的根及根茎。苦，寒。入肝、胆经。泻肝胆实火，除下焦湿热。主治肝胆实火湿热引起的胁痛，目赤，头痛，耳聋，急惊抽搐，湿热黄疸，疮疡，热淋等。神 2“龙胆味苦，寒。主骨间寒热，惊痫邪气。续绝伤，定五脏，杀蛊毒。久服益智，不忘，轻身，耐老。一名陵游。”

【龙珠】 中药名。石龙蒭的别名。见“石龙蒭”。神 2“石龙蒭味苦，微寒……一名龙珠。”

【龙眼】 中药名。即龙眼肉，又名益智。为无患子科龙眼属植物龙眼的假种皮。甘，温。入心、脾经。补心脾，益气血，安神。主治虚劳，惊悸，怔忡，失眠，健忘，血虚萎黄，月经不调，崩漏。神 2“龙眼味甘，平。主五脏邪气，安志，厌食。久服强魂魄，聪察，轻身，不老，通神明。一名益智。”

【龙子衣】 中药名。蛇蜕的别名。见“蛇蜕”。神 4“蛇蜕味咸，平……一名龙子衣。”

【龙子单衣】 中药名。蛇蜕的别名。见“蛇蜕”。神 4“蛇蜕味咸，平……一名龙子单衣。”

平（一、píng）

1. 平坦。素 12“中央者，其地平以湿，天地所以生万物也众。”

2. 均平；平衡。灵 81“余已知血气之平与不平，未知痈疽之所从生。”素 21“权衡以平，气口成寸，以决死生。”素 20“必先去其血脉而后调之，无问其病，以平为期。”张介宾：“故不必问其效之迟速，但当以血气平和为期耳。”

3. 深浅相等。难 5 “如十二菽之重，与筋平者，肝部也。”

4. 公正，平允。见“公平”。

5. 平和无偏颇。①指体质无寒热之偏颇。灵 59 “肉者多血则充形，充形则平。”张介宾：“肉者多血，血养形，故形充而气质平也。”马莳：“多血则形充，而不寒不热也。”②指药性无寒热偏颇。素 74 “燥司于地，热反胜之，治以平寒，佐以苦甘。”又，《素问直解》“平”作“辛”。神 2 “玉泉味甘，平。主五脏百病，柔筋强骨。”③指运气变化无太过不及。素 68 “所谓岁会，气之平也。”王冰：“非太过，非不及，是谓平运主岁也。”

6. 端正，匀称。灵 37 “明堂广大，蕃蔽见外，方壁高基，引垂居外，五色乃治，平博广大，寿中百岁。”灵 49 “明堂骨高以起，平以直。”灵 64 “其为人黑色，面不平，大头，廉颐，小肩。”

7. 平定，平息。素 74 “微者调之，其次平之，盛者夺之。”张介宾：“微者调之，谓小寒之气，和之以温……其次平之，谓大寒之气，平之以热；大热之气，平之以寒也。盛者夺之，谓邪之甚者当攻而取之，如甚于外者汗之，甚于内者下之。”

8. 平和；宁静。素 2 “收敛神气，使秋气平。”杨上善：“故收敛顺秋之气，使之和平也。”素 70 “五化齐修，其气平，其性顺。”

9. 平安；正常。与“病”相对。素 18 “春胃微弦曰平，弦多胃少曰肝病，但弦无胃曰死。”素 28 “五藏不平，六府闭塞之所生也。”素 74 “论言人迎与寸口相应，若引绳小大齐等，命曰平。”灵 9 “持其脉口人迎，以知阴阳有余不足，平与不平……所谓平人者不病。”

10. 平复，康复。素 14 “故精自生，形自盛，骨肉相保，巨气乃平。”王冰：“大经脉气然乃平复尔。”素 27 “其至寸口中手也，时大时小，大则邪至，小则平。”素 74 “以所利而行之，调其气使其平也。”

11. 平常；普通。灵 79 “虽平居，其腠理开闭缓急，其故常有时也。”张介宾：“此谓平居无事之时，其腠理之开闭缓急而致卒病者，亦各有其故，盖因于时气耳。”又，杨上善：“平，和适也。人虽和适而居，腠理开闭，未必因于寒暑，因于月之满空，人气盛衰，故腠理开闭，有病不病，斯乃人之常也。”

12. 盛满；丰满。灵 10 “饮酒者，卫气先行皮肤，先充络脉，络脉先盛，故卫气已平，营气乃满，而经脉大盛。”张介宾：“平，犹潮平也，即盛满之谓。”灵 64 “手太阳之上，血气盛则有多须，面多肉以平，血气皆少则面瘦恶色。”

13. 平调，调治。素 74 “上淫于下，所胜平之，外淫于内，所胜治之……风淫所胜，平以辛凉，佐以苦甘，以甘缓之，以酸泻之。”高世栻：“平，犹治也。”难 75 “金木水火土，当更相平……木欲实，金当平之；火欲实，水当平之；土欲实，木当平之；金欲实，火当平之；水欲实，土当平之。”徐大椿：“更相平，言金克木，木克土，循环相制，不令一脏独盛而生病也。”神 2 “大枣味甘……安中养脾，助十二经，平胃气，通九窍。”

（二、pián）

通“辨”。辨别；辨治。《广韵·仙韵》：“平，书传云，平平，辨治也。”《书·洪范》：“无党无偏，王道平平。”孔传：“言辩治。”见“平$_2$治”、“平$_2$气”。

（三、bìng）

评定物价。灵 47 “五藏皆偏倾者，邪心而善盗，不可以为人平，反复言语也。”又，《甲乙经》卷一“平”作“卒”。丹波元简：“‘卒’字接句下……‘平’作‘卒’，为是。”

【平人】

1. 平（píng）人。身体健康的人。灵 9“所谓平人者不病，不病者，脉口人迎应四时也，上下相应而俱往来也，六经之脉不结动也，本末之寒温之相守司也，形肉血气必相称也，是谓平人。”素 18“平人者，不病也。”素 62“阴阳匀平，以充其形，九候若一，命曰平人。”

2. 平（pián）人。辨别人体（正常与否）。素 4“夏暑汗不出者，秋成风疟。此平人脉法也。”

【平土】 平原之地。神 2“水银味辛，寒……生符陵平土”

【平木】 疑为“水平”之讹。如水之平。灵 38“故匠人不能释尺寸而意短长，废绳墨而起平木也。”胡本、熊本“木”作“水”。《太素》卷二十二“平木”作“水平”。张介宾：“物之平者，莫过于水，故曰平水。”

【平气】

1. 平（píng）气。①运气术语。气运平和，无偏胜乘侮。素 9“平气何如……无过者也。”素 70“故生而勿杀，长而勿罚，化而勿制，收而勿害，藏而勿抑，是谓平气。”王冰：“和气也。”②治法。指调理阴阳气血，使其平衡协调。灵 5“故曰上工平气，中工乱脉，下工绝气危生。”杨上善：“平气，致气和也。”素 74“是故平气之道，近而奇偶，制小其服也。”

2. 平（pián）气。指辨治气之失调。素 74“平气何如？岐伯曰：谨察阴阳所在而调之，以平为期，正者正治，反者反治。”又，王冰：“平，谓诊平和之气。”

【平旦】 清晨。灵 18“夜半为阴陇，夜半后而为阴衰，平旦阴尽而阳受气矣。”张介宾：“平旦者，阴阳之交也。”

【平生】 平素，往常。灵 3“声章者，则言声与平生异也。”

【平阳】 古地名。今浙江省温州市南翼东南地区。神 3“石龙子……生平阳川谷。”

【平均】 充满，满盛。素 1“三七，肾气平均，故真牙生而长极。”张介宾：“平均，充满之谓。”

【平谷】 山谷平坦之处。神 4“青葙子……生平谷道旁。”

【平和】 和谐，正常。难 15“脾者中州也，其平和不可得见，衰乃见耳。”

【平泽】 平湖，沼泽。神 61“槐实味苦，寒……生河南平泽。”

【平$_2$治】 辨治。素 14“平治于权衡，去宛陈莝。”王冰：“平治权衡，谓察脉浮沉也。”

【平定】 平稳，稳定。灵 54“四十岁，五藏六府十二经脉，皆大盛以平定。”

【平复】 复原，恢复正常。灵 75“泻其有余，补其不足，阴阳平复，用针若此，疾于解惑。”

【平脉】 正常的脉象。难 7“此六者，是平脉邪？将病脉邪？”金 20“妇人得平脉，阴脉小弱，其人渴，不能食，无寒热，名妊娠，桂枝汤主之。”

【平原】 广阔平坦的原野。神 2“天名精味甘，寒……生平原川泽。”

【平息】 调匀呼吸。素 18“常以不病调病人，医不病，故为病人平息以调之为法。”

【平盛】 精气充满而稳定。灵 54“四十岁，五藏六府十二经脉，皆大盛以平定……平盛不摇，故好坐。”

【平野】 平坦广阔的原野。素 74“风淫所胜，则地气不明，平野昧，草乃早秀。”

【平人绝谷】《灵枢经》篇名。该篇就健康人连续七天不进饮食就会导致死亡的一般情况，说明胃肠摄取食物、补充营养是维持生命活动的关键所在。并且指出胃肠各个部分的长短、粗细、容积，分析了健康人绝谷七日死亡的原因，强调保持胃肠系统畅通而不滞碍对人体健康的重要意义。

【平人气象论】《素问》篇名。本篇主

要讨论了健康人的脉息至数及其变化，各种疾病的脉象和诊察方法，阐述了脉从四时之理，并介绍了四时五脏的平脉、病脉、死脉，强调了脉以胃气为本的宗旨。

灭（miè 滅）

1. 尽；绝。《说文·水部》："灭，尽也。"《尔雅·释诂下》："灭，绝也。"灵 1"令终而不灭，久而不绝。"素 68"出入废则神机化灭，升降息则气立孤危。"

2. 熄灭。灵 51"以火补者，毋吹其火，须自灭也。"素 25"火得水而灭。"

3. 消除。神 3"白殭蚕味咸，平……去三虫，灭黑皯，令人面色好。"

4. 指死亡。素 71"云横天山，浮游生灭，怫之先兆。"

5. 为"减"之讹。减少。灵 54"五十岁，肝气始衰，肝叶始薄，胆汁始灭，目始不明。"《太素》卷二、《甲乙经》卷六"灭"并作"减"。

东（dōng 東）

1. 方位词。日出的方向。与"西"相对。灵 75"轻重不得，倾侧宛伏，不知东西，不知南北。"灵 79"至其月郭空，则海水东盛。"

2. 东方。素 69"木不及……其眚东，其藏肝。"

3. 向东。素 71"秋气东行，冬气南行。"金 7"以东流水五斗，煮取一斗五升"。

【东风】 东方刮来的风。素 4"东风生于春，病在肝。"

【东方】

1. 方位名。日出的方向，与西方相对。五行属性为木，与五脏中的肝相应。素 4"东方青色，入通于肝，开窍于目，藏精于肝。"灵 41"五行以东方为甲乙木王春，春者苍色，主肝"。灵 77"风从东方来，名曰婴儿风。"

2. 泛指我国东部沿海地区。素 12"故东方之域，天地之所始生也，鱼盐之地，海滨傍水……故砭石者，亦从东方来。"

3. 指肝。肝的五行属性为木，应于东方。难 75"经言东方实，西方虚……东方肝也……西方肺也。"黄竹斋："其在人，则东方木为肝，南方火为心。"

【东阿】 地名。山东省的东阿县。神 3"阿胶……出东阿。"

【东苑】 园林名。灵 80"余每之东苑，未曾不惑。"

【东城】 地名。秦置，指安徽省定远县东南。神 4"蝼蛄……生东城平泽。"

【东南】

1. 介于东与南之间的方位或方向。见"东南方"。

2. 泛指我国东南地区。素 70"天不足西北，左寒而右凉，地不满东南，右热而左温。"王冰："今中原地形，西北方高，东南方下，西方凉，北方寒，东方温，南方热，气化犹然矣。"

【东莱】 古地名。在今山东省北胶河以东。《国语·齐语》韦昭注："东莱，齐东夷也。"神 4"萹蓄……生东莱山谷。"

【东海】 海名。指今之黄海、东海一带。神 2"禹余粮……生东海、池泽。"神 3"海蛤……生东海。"

【东方宿】 中药名。羊蹄的别名，又名连虫陆、鬼目。见"羊蹄"。神 4"羊蹄……一名东方宿。"

【东北方】 介于东方和北方之间的方位或方向。灵 77"风从东北方来，名曰凶风。"

【东南方】

1. 介于东方与南方的方位或方向。灵 77"风从东南方来，名曰弱风。"灵 79"正月朔日，风从东南方行，春有死亡。"

2. 泛指我国东南地区。素 70"东南方，阳也。”王冰：“阳气生于东而盛于南，故东方温而南方热，气之多少明矣。”

【东流水】 煎液。由西向东流动的水，取其顺畅之意，可调气机，行气血。金 7“泽漆汤方……以东流水五斗，煮取一斗五升。”

北（běi）

1. 方位名。与“南”相对。灵 12“故海以北者为阴，湖以北者为阴中之阴。”素 67“所谓面北而命其位，言其见也。”

2. 北方。素 69“水不及……其眚北，其藏肾。”

3. 向北。素 69“岁运太过，则运星北越。”素 71“春气西行，夏气北行。”

4. 运气术语。指北政。见“南北”。

【北山】 泛指北面的山。神 4“白及……生北山川谷。”

【北风】 北方刮来的风。灵 79“正月朔日，日中北风，夏，民多死。”素 4“北风生于冬。”

【北方】

1. 方位名。与“南方”相对。五行属性为水，与五脏中的肾相应。素 4“北方黑色，入通于肾，开窍于二阴，藏精于肾。”素 19“北方水也，万物之所以合藏也。”灵 77“风从北方来，名曰大刚风，其伤人也，内舍于肾。”

2. 泛指我国北方地区。素 12“北方者，天地所闭藏之域也……故灸焫者，亦从北方来。”

3. 指肾。肾的五行属性为水，应于北方。难 75“经言东方实，西方虚，泻南方，补北方，何谓也。”《难经·四十难》：“肾者，北方水也。”

【北极】 北方边远之处。素 71“凡此太阳司天之政……云朝北极。”王冰：“北极，雨府也。”

【北政】 运气术语。指北方、阴气主政。在地支为戌亥子丑寅卯，在天干为丁戊己庚辛。素 74“北政之岁，少阴在泉，则寸口不应……北政之岁，三阴在下，则寸不应。”黄元御：“一岁之中，天气夏南而冬北，是一岁之南北政也。”又，王冰：“木火金水运，面北受气。”

占（zhān）

1. 占卜。古人看预兆以判断吉凶的行为。灵 77“是故太一入徙立于中宫，乃朝八风，以占吉凶也。”

2. 推测。素 19“一日一夜五分之，此所以占死生之早暮也。”灵 10“六阳气绝，则阴与阳相离，离则腠理发泄，绝汗乃出，故旦占夕死，夕占旦死。”

业（yè 業）

1. 学业。引申为医术，技艺等。灵 48“细子得受业，通于九针六十篇。”素 78“循经受业，皆言十全。”

2. 事业。素 8“余闻精光之道，大圣之业。”

3. 功能。素 75“夫三阳天为业，上下无常，合而病至，偏害阴阳。”高世栻：“业，功业也。三阳功业如天也。”

旧（jiù 舊）

原来，本来。伤 81“凡用栀子汤，病人旧微溏者，不可与服之。”

归（guī 歸）

1. 返回。《广雅·释言》：“归，返也。”灵 35“泻虚补实，神去其室……补虚泻实，神归其室。”灵 75“凡刺热邪，越而苍，出游不归乃无病。”张介宾：“归，还也。”

2. 趋向，归附。素 5“清阳实四支，浊阴归六府。”素 21“食气入胃，浊气归心。”素 74“夫五味入胃，各归所喜攻，酸先入肝，苦先入心。”

3. 归聚，汇集。素 10“故人卧则血归于肝。”灵 27“分裂则痛，痛则神归之，神归之则热。”灵 81“血泣则不通，不通则卫气归之，不得复反，故痈肿。”张介宾:“卫气归之，不得复反，言其留聚不散也。”

4. 归属。素 1“中古之时，有至人者……亦归于真人。”素 80“是以春夏归阳为生，归秋冬为死。”伤 184“阳明居中，主土也，万物所归，无所复传。”

5. 转化，滋生。素 5“味归形，形归气，气归精，精归化。”张介宾:“归，依投也。五味生精血以成形，故味归于形，形之存亡，由气之聚散，故形归于气。”

6. 归宿。此指死亡。素 79“冬三月之病，病合于阳者，至春正月脉有死征，皆归出春。”

7. 由，从。素 9“求其至也，皆归始春。”素 71“夫六气之用，各归不胜而为化。”张介宾:“各归不胜，谓必从可克者而施其化也。”

8. 指当归。金 20“芎归胶艾汤”。

9. 疑为“浸”之讹。渍渗。灵 5“故茎叶枯槁，湿雨下归。”《太素》卷十“湿雨下归”作“湿而下浸”。肖延平:“‘浸’与‘浸’同，渍也。”

【归藏】 万物潜藏。素 71“太阳所至为寒府为归藏。”高世栻:“归藏，内归藏密也。”

且（qiě）

1. 副词。①将，将要。素 35“疟之且发也，阴阳之且移也，必从四末始也。”素 75“且以知天下，何以别阴阳，应四时。”张介宾:“且，犹将也。”灵 74“其脉盛而滑者，病且出也。”②再，又。灵 13“以膏熨急颊，且饮美酒，啖美炙肉。”③先。灵 25“先泄而后生他病者，治其本，必且调之，乃治其他病。”《甲乙经》卷六“且”作“先”。④难道。素 81“且子独不诵不念夫经言乎?”

2. 连词。①表示并列关系，相当于“又”、“而且”。素 7“三阳俱搏且鼓，三日死。”灵 1“员利针者，大如氂，且员且锐，中身微大。”灵 47“肝大则逼胃迫咽，迫咽则苦膈中，且胁下痛。”②表示承接关系，相当于“一边……一边……”素 70“病在中而不实不坚，且聚且散，奈何?”

3. 助词。用于句首，多与“夫”连用。见“且夫”。

4. 疑为‘自’之讹。灵 23“热病而汗且出，及脉顺可汗者，取之鱼际、太渊、大都、太白，泻之则热去。”孙鼎宜:“‘且’当作‘自’，形误，热病顺证。”

【且夫】 句首语气助词。犹“况且”，承接上文，表示更进一层的语气。素 33“且夫《热论》曰：汗出而脉尚躁盛者死。”灵 60“且夫人者，天地之镇也，其不可不参乎?”

【且寒且热】 症状名。寒热往来。素 55“病在诸阳脉，且寒且热，诸分且寒且热，名曰狂……病风且寒且热，炅汗出，一日数过。”森立之:“凡血中有邪，则为寒热往来，为狂证。”

旦（dàn）

早晨。灵 44“夫百病者，多以旦慧、昼安、夕加、夜甚。”难 60“其真心痛者，旦发夕死，夕发旦死。”神 1“病在四肢、血脉者，宜空腹而在旦；病在骨髓者，宜饱满而在夜。”

【旦日】 明天；第二天。《谷梁传·宣公八年》:“绎者，祭之旦日之享宾也。”范宁注:“旦日，犹明日也。”伤 332“后日脉之，其热续在者，期之旦日夜半愈。”方有执:“旦日，明日平旦，朝而阳长之时也。”

【旦暮】 朝夕。谓整日。灵 48“细子得受业，通于九针六十篇，旦暮勤服之。”

五画

目（mù）

1. 眼睛。灵 17“肝气通于目，肝和则目能辨五色矣。”灵 80“目者，五藏六府之精也，营卫魂魄之所常营也，神气之所生也。”素 3“目盲不可以视，耳闭不可以听。”

2. 指眼睑。素 74“少阳之复，大热将至……面如浮埃，目乃瞤瘛。”

【目风】 病证名。指风邪袭于头目所导致的病证。素 42“风入系头，则为目风，眼寒。”张介宾：“风邪入之，故为目风，则或痛或痒，或眼寒而畏风羞涩也。”

【目本】 即目系，为眼球内连于脑的脉络。灵 21“足太阳有通项入于脑者，正属目本，名曰眼系。”

【目白】 目睛色淡。素 10“面黄目白，面黄目黑者，皆不死也。”

【目匡】 眼眶。素 19“目匡陷，真藏见，目不见人，立死。”

【目运】 眩晕。灵 10“五阴气俱绝则目系转，转则目运，目运者为志先死。”

【目赤】 两眼白睛红赤。素 69“民病两胁下少腹痛，目赤痛，眦疡，耳无所闻。”王冰：“目赤，谓白睛色赤也。”伤 264“少阳中风，两耳无所闻，目赤，胸中满而烦者，不可吐下，吐下则悸而惊。”

【目系】 眼球内联于脑的脉络。又名“目本”、“眼系”。灵 10“肝足厥阴之脉……上入颃颡，连目系，上出额。”张介宾：“目内深处为目系。”灵 80“脑转则引目系急，目系急则目眩以转矣。”杨上善：“以目系入脑，故邪循目系，脑转目眩也。”

【目青】 眼睛呈现青色。素 10“面黑目白，面赤目青，皆死也。”金 15“酒疸下之，久久为黑疸，目青面黑。”

【目转】 眩晕。素 70“风行太虚，云物摇动，目转耳鸣。”

【目盲】 眼睛失明。素 3“目盲不可以视，耳闭不可以听。”难 20“脱阳者见鬼，脱阴者目盲。”

【目泣】 眼泪。金 12“膈上病痰，满喘咳吐，发则寒热，背痛腰疼，目泣自出。”

【目眩】 眼睛昏花。灵 80“邪……入于脑则脑转，脑转则引目系急，目系急则目眩以转矣。”伤 263“少阳之为病，口苦，咽干，目眩也。”

【目浸$_2$】 目生翳膜的疾病。《释名·释疾病》：“目生肤入眸子曰浸。浸，侵也，言侵明也。”灵 23“筋躄目浸，索筋于肝，不得索之金，金者肺也。”又，杨上善：“目浸，目眦泪出也。”张介宾：“目浸者，泪出不收也。”

【目冥】 眼睛昏花。素 10“徇蒙招尤，目冥耳聋。”

【目黄】 白睛呈黄色。素 18“目黄者曰黄疸。”灵 10“是主心所生病者，目黄胁痛。”

【目眶】 眼眶。金 6“夫失精家，少腹弦急，阴头寒，目眩，一作目眶痛。”

【目眦】

1. 眼眶。灵 22“目眦外决于面者，为锐眦；在内近鼻者为内眦；上为外眦，下为内眦。”

2. 指眼眶外角。灵 13“足少阳之筋……支者，结于目眦为外维。”张介宾：“此支者，从颧上斜趋结于目外眦。”

3. 指眼睛。素 81“夫一水不胜五火，故目眦盲。”《甲乙经》卷十二无“眦”字。又，王冰：“眦，视也。”

【目黑】 眼睛呈现黑色。素 10“面青目黑，面黑目白，面赤目青，皆死也。”

【目睛】 眼珠。亦泛指眼睛。金 16“夫脉浮，目睛晕黄，衄未止。”

【目睘】 两目直视如惊貌。素 16“少阳终者，耳聋百节皆纵，目睘绝系。”王冰：“睘，谓直视如惊貌。”

【目窠】 眼胞。灵 57“水始起也，目

窠上微肿，如新卧起之状。”张介宾：“目之下为目窠。”灵 74“视人之目窠上微痈，如新卧起状。”杨上善：“目窠，眼睑也。”

【目裹】 眼胞。素 18“目裹微肿，如卧蚕起之状，曰水。”

【目瞑】

1. 两目昏花。素 71“其变振拉摧拔，其病眩掉目瞑。”金 6“男子脉虚沉弦，无寒热，短气里急，小便不利，面色白，时目瞑。”

2. 合目而眠。灵 28“阳气尽，阴气盛，则目瞑；阴气尽而阳气盛，则寤矣。”

【目翳】 眼睛生翳。神 3“贝子味咸，平。主目翳，鬼疰，蛊毒。”

【目下网】 约束下眼睑开合的网状经筋。灵 13“太阳为目上网，阳明为目下网。”张介宾：“网，纲维也，所以约束目睫，司开阖者也……阳明细筋，散于目下，故为目下网。”

【目下果】 下眼胞。灵 29“目下果大，其胆乃横。”张介宾：“果，裹同，目下囊裹也。”

【目上网】 约束上眼睑开合的网状经筋。灵 13“太阳为目上网，阳明为目下网。”张介宾：“太阳细筋，散于目上，故为目上网。”

【目内眦】 内眼角。素 42“风气与阳明入胃，循脉而上至目内眦。”灵 10“膀胱足太阳之脉，起于目内眦，上额交巅。”

【目正圆】 两目直视，眼珠不能转动。金 1“其目正圆者痉，不治。”

【目外眦】 外眼角。灵 13“手太阳之筋……直者，出耳上，下结于颔，上属目外眦。”

【目淫肤】 病症名。指角膜生胬肉浸润眼睑内肌肤。神 3“决明子味咸，平。主青盲，目淫肤赤白膜，眼赤痛，泪出。”《诸病源候论·目息肉淫肤候》：“目生息肉在于白睛、肤睑之间，谓之息肉淫肤。”

【目锐眦】 即目外眦。灵 10“胆足少阳之脉，起于目锐眦，上抵头角，下耳后。”灵 21“阴跻、阳跻，阴阳相交，阳入阴，阴出阳，交于目锐眦。”

【目睛慧了】 眼睛清明，视物清晰。金 16“夫脉浮，目睛晕黄，衄未止。晕黄去，目睛慧了，知衄今止。”徐忠可：“慧了者，清爽也。”

叶（一、yè 葉）

1. 植物的叶子。灵 46“夫木之早花先生叶者，遇春霜烈风，则花落而叶萎。”素 67“形精之动，犹根本之与枝叶也。”素 71“长川草偃，柔叶呈阴。”

2. 像叶子的东西。如肺叶、肝叶。难 41“肝独有两叶，以何应也？”难 42“肝重四斤四两，左三叶，右四叶，凡七叶。”

3. 指肺叶。素 39“悲则心系急，肺布叶举。”素 44“故肺热叶焦，则皮毛虚弱急薄著，则生痿躄也。”

4. 叠积。《方言·卷三》：“叶，聚也。”灵 31“回肠当脐，左环回周叶积而下，回运环反十六曲。”张介宾：“叶积，如叶之积，亦叠积之义。”

（二、xié）

同“协”。合，相合。见“叶蛰”。

【叶蛰】 叶蛰之宫。九宫之一，位北方坎位，又称坎宫，乃合乎蛰藏之地。灵 77“冬至一叶蛰北方。”倪仲玉：“坎宫名叶蛰者，冬令主蛰封藏，至一阳初动之时，蛰虫始振，故名叶蛰。”

【叶蛰之宫】 九宫之一，即正北方之坎宫。简称叶蛰。灵 77“太一常以冬至之日，居叶蛰之宫四十六日。”

甲（jiǎ）

1. 某些动物身上的鳞片或硬壳。见“龟甲”、“鳖甲”。

2. 指有硬质甲壳的动物。素 71“其耗白甲品羽”。王冰:“白色甲虫。”

3. 人手指和足趾前端的角质层。见“爪甲”。

4. 天干的第一位。①与地支相配纪年，用于运气推演，表示土运之气，五行属性为土。素 66“甲己之岁，土运统之。”素 71“甲子、甲午岁，上少阴火，中太宫土运。”②纪日。甲乙属木，逢甲之日木气偏旺。素 22“肝主春，足厥阴少阳主治，其日甲乙。”灵 41“甲主左手之少阳。”张介宾:“手在腰之上，故属阳，而左右共十指，所以应十日。”难 24“唇反则肉先死。甲日笃，乙日死。”③与乙相配五行属木，标记季节之春季与方位之东方。见“甲乙”。

5. 指十天干。素 68“子甲相合，命曰岁立，谨候其时，气可与期。”张介宾:“天气有十干而始于甲，地气有十二支而始于子，子甲相合，即甲子也。干支合而六十年之岁气立。”

6. 六十甲子的省称。素 9“天有十日，日六竟而周甲，甲六复而终岁，三百六十日法也。”王冰:“六十日而周甲子之数，甲子六周而复始，则终一岁之日，是三百六十日之岁法，非天度之数也。”

7. 背脊上部与两胳膊连接的部分。后作“胛”。见“肩甲”。

【甲乙】 五行属木，标记季节之春季与方位之东方。《礼记·月令》:“(孟春之月)日在营室，昏参中，旦尾中，其日甲乙。”孔颖达疏:“其当孟春、仲春、季春之时，日之生养之功，谓为甲乙。”《管子·四时》:“是故春三月，以甲乙之日发五政。”尹知章注:“甲乙统春之三时也。”素 79“春甲乙青，中主肝，治七十二日。”王冰:“东方甲乙，春气主之，自然青色，内通肝也。”灵 41“五行以东方为甲乙木王春，春者苍色，主肝。”

【甲子】

1. 六十干支组合的省称。古代以天干和地支递次相配，统称甲子，用以纪年、纪月、纪日、纪时。一个干支组合的时间周期称为“六十花甲子”，或简称为“甲子”。这里主要用于纪日。难 7“冬至之后，得甲子少阳王，复得甲子阳明王……王各六十日，六六三百六十日，以成一岁。”金 1“冬至之后，甲子夜半少阳起，少阳之时，阳始生，天得温和。以未得甲子，天因温和，此为未至而至也。”尤怡:“冬至之后甲子，谓冬至后六十日也。盖古造历者，以十一月甲子朔夜半冬至为历元，依此推之，则冬至后六十日，当复得甲子。”

2. 指甲子岁。甲子周期的第一位。甲子之岁，土运太过为中运，少阴君火司天，阳明燥金在泉为岁气。素 68“甲子之岁，初之气，天气始于水下一刻。”素 71“甲子、甲午岁，上少阴火，中太宫土运，下阳明金。”

【甲午】 甲午岁。甲子周期第三十一位。甲午之岁，土运太过为中运，少阴君火司天，阳明燥金在泉为岁气。素 71“甲子、甲午岁，上少阴火，中太宫土运，下阳明金。”

【甲申】 甲申岁。甲子周期的第二十一位。甲申之岁，土运太过为中运，少阳相火司天，厥阴风木在泉为岁气。素 71“甲申、甲寅岁，上少阳相火，中太宫土运，下厥阴木。”

【甲戌】 甲戌岁。甲子周期第十一位。甲戌之岁，土运太过为中运，太阳寒水司天，太阴湿土在泉为岁气。素 71“甲戌……上太阳水，中太宫土运，下太阴土。”

【甲辰】 甲辰岁。甲子周期第四十一位。甲辰之岁，土运太过为中运，太阳寒水司天，太阴湿土在泉为岁气。素 71“甲辰……上太阳水，中太宫土运，下太阴土。”

【甲寅】 甲寅岁。甲子周期第五十一位。甲寅之岁，土运太过为中运，少阳相火司天，厥阴风木在泉为岁气。素 71“甲申、甲寅岁，上少阳相火，中太宫土运，下厥阴木。”

【甲错】 指皮肤粗糙如鳞甲。金 14“若汗出已，反发热者，久久其身必甲错。”尤怡：“甲错，皮肤干起，如鳞甲之交错。”金 18“肠痈之为病，其身甲错，腹皮急。”

申（shēn）

1. 伸展，伸直。灵 4“取诸外经者，揄申而从之。”张志聪：“伸舒其四体，使经脉之流通也。”

2. 地支的第九位。①与天干相配纪年，用于运气推演，表示少阳相火之气，五行属性为火。素 66“寅申之岁，上见少阳。”素 71“少阳之政奈何？岐伯曰：寅申之纪也。”②纪月，为夏历七月的月建。灵 41“申者，七月之生阴也，主右足之少阴。”难 19“女子生于申，申为金，阴也。”《说文·包部》：“元气起于子，子，人所生也。男左行三十，女右行二十，俱立于巳为夫妇。裹妊于巳，巳为子，十月而生，男起巳至寅，女起巳至申。故男年始寅，女年始申也。”③纪日。灵 78“右手应立秋，其日戊申己未。”灵 79“十月申不寒，民多暴死。”张介宾：“十月以阴王之时，而申日不寒，阳气胜而阴不藏也，故民多暴死。”④纪时。十二时辰之一，申时相当于下午十五时至十七时。伤 193“阳明病欲解时，从申至戌上。”⑤标记方位。指西方。难 40“水生于申，申者西方金。”

电（diàn 電）

闪电。灵 71“天有雷电，人有音声。”

田（tián）

1. 田地，农田。见“田野”。

2. 人体部位名。见“丹田”。

3. 地名。见“蓝田”。

【田野】 田地原野。灵 43“厥气……客于大肠，则梦田野。”

【田牧土驹】 洪水退后，田间土石嵬然，如同放牧的马群一样。素 71“土郁之发……田牧土驹。”王冰：“大水去已，石土危然，若群驹散牧于田野。”

由（yóu）

1. 原因；缘故。素 74“气增而久，夭之由也。”灵 50“余见其然也，不知其何由，愿闻其故？”金 1“不遗形体有衰，病则无由入其腠理。”

2. 经由。素 58“凡三百六十五穴，针之所由行也。”

3. 遵从，依从。素 68“气交之分，人气从之，万物由之。”素 69“有政有令，有变有灾，而物由之，而人应之也。”

4. 介词。①相当于“自”、“从”。灵 62“其脉阴阳之道，相输之会，行相失也，气何由还？”素 68“物之极由乎变，物之生从乎化。”②相当于“因为”、“由于”。素 35“其间日发者，由邪气内薄于五藏，横连募原也。”

5. 通“犹”。如同，好像。素 76：“若夫以为伤肺者，由失以狂也。”王冰：“言所识不明，不能比类，以为伤肺，犹失狂言耳。”丹波元简：“按《孟子》王由足用为善。由，与‘犹’通。王注本此。”

【由然】 原委，来由。灵 50“愿闻勇怯之所由然。”素 62“余已闻之矣，不知其所由然也。”

央（yāng）

1. 中心。见“中央”。

2. 久远。素 2“与道相失，则未央绝灭。”王冰：“央，久也，远也。”

3. 通“殃”。损伤。素 3“味过于辛，筋脉沮弛，精神乃央。”林亿：“央乃殃也，古文通用。”

【央央】 困苦的样子。灵 35“肾胀者，腹满引背央央然。”张介宾:“央央然，困苦貌。”

兄（xiōng）

哥哥。见“兄弟”。

【兄弟】 哥哥与弟弟。素 14“今良工皆得其法，守其数，亲戚兄弟远近，音声日闻于耳。”素 81“夫涕之与泣者，譬如人之兄弟，急则俱死，生则俱生。”

叩（kòu）

同“扣”。拉住。灵 1“知机之道者，不可挂以发，不知机道，叩之不发，知其往来，要与之期。”《灵枢经·小针解》“叩”作“扣”。

四（sì）

1. 数词。①基数词。三加一的和。灵 5“四十动一代者，一藏无气。”难 42“肝重四斤四两，左三叶，右四叶，凡七叶。”金 3“初得之三四日，目赤如鸠眼。”②序数词。第四。灵 1“四曰锋针，长一寸六分。”灵 75“一曰振埃，二曰发蒙，三曰去爪，四曰彻衣，五曰解惑。”素 31“伤寒一日，巨阳受之……四日太阴受之。”

2. 五行中金的生数。素 71“热化二，雨化五，燥化四……湿化五，清化四。”高世栻:“金运在中而不及，故清化四。四，金之生数也。”

3. 九宫数。九宫中的第四宫，配方位为东南方。灵 77“立夏，四，阴洛，东南方。”

4. 四倍。灵 9“人迎四盛，且大且数，名曰溢阳。”杨上善:“人迎盛至四倍，大而动数，阳气盈溢在外。”

5. 指九针中的第四针。灵 78“九针者，天地之大数也，始于一而终于九。故曰：一以法天，二以法地，三以法人，四以法时，五以法音，六以法律，七以法星，八以法风，九以法野……四者时也。”马莳:“其针之曰第四者，所以应四时也。”

【四七】

1. 四与七的乘积。灵 76“天周二十八宿，而一面七星，四七二十八星。”

2. 四乘七之数，指二十八岁。素 1“四七，筋骨坚，发长极，身体盛壮。”

【四八】 四乘八之数，指三十二岁。素 1“四八，筋骨隆盛，肌肉满壮。”

【四支】 四肢。灵 21“若有所堕坠，四支懈惰不收。”难 16“体重节痛，怠堕嗜卧，四支不收。”

【四气】

1. 春夏秋冬四时之气。见“四气调神大论”。

2. 运气术语。①指五运的第四步。即夏至到秋分之间的 73 天零 5 刻。素 71“土郁之发……山泽埃昏，其乃发也，以其四气。”王冰:“四气，谓夏至后三十一日起，尽至秋分日也。”②指六气的四之气，主大暑至秋分之间的 60 天零 87 刻半。素 74“四气尽终气，地气主之。”

3. 指药物寒热温凉四种性质。神 1“药有酸、咸、甘、苦、辛五味，又有寒、热、温、凉四气。”

【四月】 指农历四月，地支配巳。灵 41“巳者四月，主右足之阳明。”灵 79“四月巳不暑，民多瘅病。”

【四末】

1. 四肢末端。素 35“疟之且发也，阴阳之且移也，必从四末始也。”马莳:“四末者，手足指也。”灵 9“阳受气于四末，阴受气于五藏。”

2. 指四肢。灵 62“夫四末阴阳之会者，此气之大络也。”杨上善:“四末，谓四肢，身之末也。”灵 71“营气者，泌其津液，注之于脉，化以为血，以荣四末。”

【四布】 向周围散布。素 21“水精四布，五经并行，合于四时五臟阴阳，揆度以为常也。”

【四合】 指第四合，即手少阴与手太阳经别表里相合。灵 11“手少阴之正，别入于渊腋两筋之间，属于心……出于面，合目内眦，此为四合也。”马莳：“此言小肠与心经为一合也。”

【四关】 两肘两膝之关节。灵 1“十二原出于四关，四关主治五藏。”张介宾：“四关者，即两肘两膝，乃周身骨节之大关也。故凡井荥输原经合穴，皆手不过肘，足不过膝，而此十二原者，故可以治五脏之疾。”

【四极】 四肢。素 14“形不可与衣相保，此四极急而动中。”王冰：“四极言四末，则四肢也。”

【四时】

1. 春夏秋冬四季。素 2“夫四时阴阳者，万物之根本也，所以圣人春夏养阳，秋冬养阴。”素 26“四时者，所以分春秋冬夏之气所在，以时调之。”灵 34“四时者，春秋冬夏，其气各异。”

2. 指一日的朝、昼、夕、夜四个时段。春喻早晨，夏喻日中，秋喻日入，冬喻夜半。灵 44“夫百病者，多以旦慧、昼安、夕加、夜甚，何也？岐伯曰：四时之气使然……以一日分为四时，朝则为春，日中为夏，日入为秋，夜半为冬。”

【四饮】 指痰饮、悬饮、溢饮、支饮四种水液代谢障碍的病证。金 12“有痰饮，有悬饮，有溢饮，有支饮……四饮何以为异。”

【四季】

1. 春、夏、秋、冬四时的总称。金 1“见肝之病，知肝传脾，当先实脾，四季脾王不受邪，即勿补之。”

2. 指农历四个季月的总称。即指季春（三月），季夏（六月），季秋（九月），季冬（十二月）。素 50“脾动则七十二日四季之月，病腹胀烦不嗜食。”王冰：“七十二日四季之月者，谓三月、六月、九月、十二月各十二日后，土寄王十八日也。”

3. 指一日中辰、戌、丑、未四个时辰。素 20“其脉乍疏乍数乍迟乍疾者，日乘四季死。”王冰：“辰戌丑未，土寄王之，脾气内绝，故日乘四季而死也。”素 22“肾病者，夜半慧，四季甚，下晡静。”张志聪：“四季，辰戌丑未时也。”

4. 指干支纪年的辰、戌、丑、未四年。素 68“木运临卯，火运临午，土运临四季，金运临酉，水运临子。”《新校正》：“土运临四季，甲辰、甲戌、己丑、己未岁也。”

【四肢】

1. 人体两侧上下肢的合称。素 30“四肢者，诸阳之本也，阳盛则四肢实，实则能登高也。”素 62“人有精气津液，四肢九窍。”灵 8“脾气虚则四肢不用。”

2. 指两侧上下肢部位的穴位。灵 3“粗守关者，守四肢而不知血气正邪之往来也。”

【四变】 春夏秋冬四季气候的变化。素 17“四变之动，脉与之上下。”高世栻：“夫春暖、夏暑、秋忿、冬怒，乃四变也。”

【四经】

1. 四时正常脉象，即春弦、夏洪、秋浮、冬沉。素 7“人有四经十二从……四经应四时，十二从应十二月。”王冰：“经，谓经脉……春脉弦，夏脉洪，秋脉浮，冬脉沉，谓四时之经脉也。”森立之：“四经者，四时经常之动脉状，即弦钩毛石是也。”

2. 指寸关尺三部每部左右两侧各主的四条经脉。难 18“脉有三部，部有四经。”滑寿：“四经者，寸关尺两两相比，则每部各有四经矣。”

【四政】 指五行中金、木、水、火所主的政令，包括四时、四方。素 70“备化之纪，气协天休，德流四政，五化齐修。”张介宾：“土德分助四方，以赞成金、木、水、火之政也，故生、长、化、收、藏，咸得其政而五者齐修矣。”

【四畏】 四种禁忌之事，指用热远热，

用寒远寒，用凉远凉，用温远温，素71“司气以热，用热无犯，司气以寒，用寒无犯，司气以凉，用凉无犯，司气以温，用温无犯，间气同其主无犯，异其主则小犯之，是谓四畏，必谨察之。”张介宾：“四畏，寒热温凉也。”

【四逆】

1. 四肢逆冷。素74“发于胠胁，魄汗不藏，四逆而起。”张介宾：“四逆，厥冷也。”伤298“少阴病，四逆，恶寒而身踡，脉不至，不烦而躁者，死。”

2. 指四逆汤。伤277“自利不渴者，属太阴，以其藏有寒故也，当温之，宜服四逆辈。”

【四海】

1. 古代认为中国四周分别有东海、南海、西海、北海，合称为四海。灵33“经水者，皆注于海，海有东西南北，命曰四海。”

2. 指人体的水谷之海、十二经之海、气海和髓海。灵33“胃者水谷之海……冲脉者为十二经之海……膻中者为气之海……脑为髓之海……凡此四海者，何利何害？何生何败?”灵36“阴阳气道不通，四海闭塞，三焦不泻。”

【四难】 四种难以治疗的危重证候。素19“形气相失，谓之难治；色夭不泽，谓之难已；脉实以坚，谓之益甚；脉逆四时，为不可治。必察四难，而明告之。”

【四野】 四方的原野。此指四方。灵72“太阳之人，居处于于，好言大事，无能而虚说，志发于四野，举措不顾是非。”

【四淫】 两足上下痈毒侵淫蔓延的病症。灵81“发于足上下，名曰四淫，其状大痈，急治之，百日死。”张志聪：“四淫者，邪气淫于左右之太少也。”

【四维】

1. 指东南、东北、西南、西北四方。素69“其眚南，其藏心……其眚四维，其藏脾。”吴昆：“四维，四隅也，谓辰、戌、丑、未四方。”

2. 指辰、戌、丑、未四月。素74“寒暑温凉盛衰之用，其在四维。”张介宾：“四维，辰戌丑未之月也。”素69“土不及，四维有埃云润泽之化，则春有鸣条鼓拆之政。”王冰：“东南、东北、西南、西北方也。维，隅也，谓日在四隅月也。”

3. 指春夏秋冬四季气候。素3“因于气，为肿，四维相代，阳气乃竭。”杨上善：“四维，四时之气各自维守。”

【四椎】 指第4胸椎。素32“四椎下间主鬲中热。”素55“刺侠脊两傍四椎间。”

【四厥】 四肢厥冷。灵34“乱于臂胫，则为四厥。”灵75“善用针者，亦不能取四厥。”

【四傍】 指周围的脏腑组织。素19“脾脉者土也，孤藏以灌四傍者也……脾为孤藏，中央土以灌四傍。”王冰：“纳水谷，化津液，溉灌于肝心肺肾也。”

【四街】 指头、胸、腹、胫四部的气街。灵62“四街者，气之径路也。”杨上善：“四街者，谓胸腹头胻，脉气道也。”

【四属】 指四肢。金5“营气不通，卫不独行，营卫俱微，三焦无所御，四属断绝，身体羸瘦。”尤怡：“四属，四肢也。”又，赵以德：“四属者，皮、肉、脂、髓也。”

【四塞】

1. 四时之气闭塞不通。素6“故生因春，长因夏，收因秋，藏因冬，失常则天地四塞。”素74“春不沉，夏不弦，冬不涩，秋不数，是谓四塞。”王冰：“天地四时之气，闭塞而无所运行也。”

2. 四周闭塞。素62“针空四塞，精无从去。”

【四德】 四种医疗道德规范。素77“故事有五过四德，汝知之乎?”张琦：“四德，后无说，盖缺文。或曰德，失之讹也。即下篇《征四失》。”

【四藏】

1. 指心肺肝肾四脏。素 29“脾者土也，治中央，常以四时长四藏。”

2. 指心肺肝脾四脏。灵 54“九十岁，肾气焦，四藏经脉空虚。”

【四臟】 指心肝脾肾四脏。素 21“府精神明，留于四臟，气归于权衡。”姚止庵：“脏本五而此言四者，盖指心肝脾肾言。以肺为诸脏之盖，经气归肺，肺朝百脉，而行气于心肝脾肾，故云留于四脏也。”又，高世栻：“六府之精合心脏之神明，留于肺肝脾肾四脏也。”

【四之气】 运气术语。即六气分主一年的第四气，主气为太阴湿土之气，主大暑、立秋、处暑、白露四个节气。素 68“四之气，始于六十二刻六分，终于五十刻。”素 71“四之气，风湿交争，风化为雨。”

【四时气】《灵枢经》篇名。本篇主要讨论了四时气候变化对人体的影响，指出针刺治疗要根据时令气候的不同，选择适当的穴位，掌握进针的深浅和手法等问题。马莳：“篇内首节有四时之气，故名篇。”

【四逆汤】 方剂名。组成：甘草二两（炙），干姜一两半，附子一枚（生用，去皮，破八片）。煎服法：以水三升，煮取一升二合，去滓，分温再服。强人可大附子一枚，干姜三两。功用：回阳救逆。主治：①少阴虚寒证。伤 323“少阴病，脉沉者，急温之，宜四逆汤。”伤 353“大汗出，热不去，内拘急，四肢疼，又下利厥逆而恶寒者，四逆汤主之。”②阳虚不化，寒饮内停。伤 324“少阴病，饮食入口则吐，心中温温欲吐，复不能吐……若膈上有寒饮，干呕者，不可吐也，当温之，宜四逆汤。”③太少同病，里虚寒甚。伤 91“伤寒，医下之，续得下利清谷不止，身疼痛者，急当救里……救里宜四逆汤。”伤 92“发热，头痛，脉反沉，若不差，身体疼痛，当救其里，宜四逆汤。”④霍乱阴寒内盛，虚阳外越证。伤 388“吐利，汗出，发热恶寒，四肢拘急，手足厥冷者，四逆汤主之。”伤 389“既吐且利，小便复利而大汗出，下利清谷，内寒外热，脉微欲绝者，四逆汤主之。”

【四逆散】 方剂名。组成：甘草（炙）、枳实（破，水渍，炙干）、柴胡、芍药各十分。煎服法：为末，白饮和服方寸匕，日三服。咳者，加五味子、干姜各五分，并主下利；悸者，加桂枝五分；小便不利者，加茯苓五分；腹中痛者，加附子一枚，炮令坼。泄利下重者，先以水五升，煮薤白三升，煮取三升，去滓，以散三方寸匕内汤中，煮取一升半，分温再服。功用：疏肝和胃，透达郁阳。主治：少阴病肝胃气滞，阳郁厥逆之轻证。伤 318“少阴病，四逆，其人或咳或悸，或小便不利，或腹中痛，或泄利下重者，四逆散主之。”

【四气调神大论】《素问》篇名。本篇说明春夏秋冬四时的气候变化规律，以及人顺应四时气候变化调养五脏神志的方法与意义，强调人体健康应以预防疾病为要务。

【四时刺逆从论】《素问》篇名。本篇说明脏腑经络之气与四时相应的道理，指出针刺治疗要与四时气候相结合，最后指出误刺伤及五脏的危险，告诫人们要注意针刺之禁忌。

【四逆加人参汤】 方剂名。组成：甘草二两（炙），附子一枚（生，去皮，破八片），干姜一两半，人参一两。煎服法：以水三升，煮取一升二合，去滓，分温再服。功用：回阳复脉，益气生津。主治：霍乱下利，阳亡液竭证。伤 385“恶寒，脉微而复利，利止亡血也，四逆加人参汤主之。”

生（shēng）

1. 长出；生长。《说文·生部》：“生，进也。象草木生出土上。”素 1“三七，肾气平均，故真牙生而长极。”素 55“病大风，骨节重，须眉堕，名曰大风……凡二百日，须眉生而止针。”灵 75“下有渐洳，上生苇蒲。”

2. 生育，孕育。素 1“夫道者，能却老而全形，身年虽寿，能生子也。”灵 10“人始生，先成精，精成而脑髓生。”灵 54“愿闻人之始生，何气筑为基，何立而为楯?”

3. 生产，分娩。《玉篇·生部》:“生，产也。”素 40“何以知怀子之且生也?”金 22“妇人少腹满如敦状，小便微难而不渴，生后者，此为水与血俱结在血室也，大黄甘遂汤主之。”

4. 产生；发生。素 3“汗出见湿，乃生痤疿。”素 74“夫百病之生也，皆生于风寒暑湿燥火。”灵 18“营安从生? 卫于焉会?”

5. 生发。素 2“春三月，此谓发陈，天地俱生，万物以荣。”张志聪:“天地之气俱主生发，而万物亦以生荣。”素 52“肝生于左，肺藏于右。”王冰:“肝象木，王于春，春阳发生，故生于左也。”杨上善:“肝为少阳，阳长之始，故曰生。”灵 44“春生夏长，秋收冬藏，是气之常也。”张介宾:“春之生，阳气升也。”

6. 指春令生发之气。素 2“逆之则伤肾，春为痿厥，奉生者少。”王冰:“逆冬伤肾，故少气亦奉于春生之令也。”素 70“委和之纪，是谓胜生，生气不政，化气乃扬。”张介宾:“故于六丁之岁，生气不政，收气胜之，是曰胜生。”素 71“春气正，风乃来，生布万物以荣，民气条舒。”

7. 滋生，养育。素 5“壮火散气，少火生气。”王冰:“以少火益气，故气得少火则生长。”素 5“酸生肝，肝生筋，筋生心。”张志聪:“故味之酸者，入肝以养肝气。”素 29“土者生万物而法天地。”难 18“此皆五行子母更相生养者也。”

8. 生存；活（与“死”相对）。灵 12“且夫人生于天地之间，六合之内。”素 62“血之与气并走于上，则为大厥，厥则暴死，气复反则生，不反则死。”伤 368“下利后脉绝，手足厥冷，晬时脉还，手足温者生，脉不还者死。”

9. 生命。素 3“夫自古通天者，生之本，本于阴阳。”灵 5“故曰上工平气，中工乱脉，下工绝气危生。”灵 47“人之血气精神者，所以奉生而周于性命者也。”

10. 生气；生命征兆。素 10“生于心，如以缟裹朱；生于肺，如以缟裹红……此五藏所生之外荣也。”张介宾:“生，生气也，言五脏所生之正色也。”素 33“今见三死，不见一生，虽愈必死也。”

11. 生来；天生。素 47“人生而有病颠疾者，病名曰何?”灵 6“余闻人之生也，有刚有柔，有弱有强，有短有长，有阴有阳，愿闻其方。”灵 65“今妇人之生，有余于气，不足于血。”

12. 制作。灵 78“敢问九针焉生? 何因而有名?”

13. 指月相由缺向圆的变化。素 26“月始生，则血气始精，卫气始行……月生无泻，月满无补。”素 41“以月生死为痏数。”王冰:“月初向圆为月生，月半向空为月死。”素 63“以月死生为数，月生一日一痏，二日二痏。”吴崑:“望前为月生，望后为月死。”

14. 新鲜的。见“生姜”。

15. 未经烧煮或烧煮未熟的。伤 61“干姜一两，附子一枚，生用，去皮，切八片。”又见“生肉”、“生冷”。

16. 未经加工或炮制的。见“生漆”、“生铁洛”。

17. 果实未成熟。神 1“采治时月生熟，土地所出，真伪陈新，并各有法。”

18. 使柴、炭等燃烧。灵 6“则用之生桑炭炙巾，以熨寒痹所刺之处，令热入至于病所。”

19. 指五行的生数。与“成数”相对而言。素 71“太过者其数成，不及者其数生，土常以生也。”马莳：“此言太过不及之岁，各以生成为数也……伯言太过之岁以成数数之，不及之岁以生数数之，其土年则以生数之五为数也。”

20. 为“出”之讹。素 40“伏梁何因而得之……必下脓血，上则迫胃脘，生鬲，侠胃脘内痈，此久病也，难治。”王冰：“‘生’当为‘出’，传文误也。”《太素》卷三十“生”作“出”。

【生人】 活人，灵 60“能杀生人，不能起死者，子能反之乎?”

【生气】

1. 使万物生长发育之气。素 2“唯圣人从之，故身无奇病，万物不失，生气不竭。”杨上善：“生气，和气也。”吴崑：“生气不竭，谓生、长、收、藏各得其养，其机生生不息也。”

2. 人体生命之气。难 8“诸十二经脉者，皆系于生气之原。所谓生气之原者，谓十二经之根本也，谓肾间动气也。”又见“生气通天论”。

3. 指原气。又名元气、真元之气。难 8“寸口脉平而死者，生气独绝于内也。”滑寿：“此篇以原气言也，人之原气盛则生，原气绝则寸口脉虽平犹死也。”

4. 木运生发之气。素 69“岁木太过……化气不政，生气独治，云物飞动，草木不宁。”张志聪：“生气，木气也。”素 70“委和之纪，是谓胜生，生气不政，化气乃扬，长气自平，收令乃早。”

【生长】

1. 生长发育；长大。素 69“岁水不及……复则大风暴发，草偃木零，生长不鲜。”金 1“夫人禀五常，因风气而生长。”

2. 指四时春生、夏长、秋收、冬藏的阴阳变化。素 2“故与万物沉浮于生长之门。”杨上善：“圣人与万物俱浮，即春夏养阳也；与万物俱沉，即秋冬养阴也。”

【生化】

1. 生息化育。素 67“寒暑燥湿风火……其于万物何以生化?”王冰：“生，谓承化而生。化，谓成立众象也。”素 68“亢则害，承乃制，制则生化。”素 70“气始而生化，气散而有形，气布而蕃育，气终而象变。”

2. 指气候温暖的变化。素 71“厥阴所至谓生化，少阴所至为荣化。”王冰：“生化，温化也。”张介宾：“万物始生，温化布也。”

【生发】 生长。素 69“水不及……则不时有和风生发之应。”张志聪：“和风生发，木之和气也。”

【生死】

1. 生与死。指疾病的预后。素 71“病形有微甚，生死有早晏耳。”灵 70“决其生死奈何?”

2. 指月相的圆缺变化。素 41“以月生死为痏数。”王冰：“月初向圆为月生，月半向空为月死，死月刺少，生月刺多。”

【生成】

1. 形成。见“五藏生成”。

2. 生长和收成。素 66“金木者，生成之终始也。”张介宾：“金主秋，其气收敛而成万物；木主春，其气发扬而生万物，故为生成之终始。”

3. 指生物。亦泛指物品。素 67“地者，所以载生成之形类也。”

【生肉】

1. 未煮熟的肉，鲜肉。灵 10“灸则强食生肉，缓带披发。”杨上善：“生肉令人热中，人多不欲食之，肾有虚风冷病，故强令人生食豕肉，温肾补虚，脚腰轻健。”又，张志聪：“生当作牲，强食牲肉，以助肾气上升。”

2. 新生的肉芽。灵 81“败疵者，女子之病也，灸之，其病大痈脓，治之，其中乃有生肉，大如赤小豆。”

【生杀】 生长和死亡。素 5“阴阳者，天地之道也，万物之纲纪，变化之父母，生杀之本始，神明之府也，治病必求于本。”王冰：“万物假阳气温而生，因阴气寒而死，故知生杀本始，是阴阳之所运为也。”

【生阳】

1. 阳气初生。灵 41“寅者，正月之生阳也。”张介宾：“正二三为阳中之阳，阳之进也，故正月谓之生阳。”

2. 指疾病由肝传变至心。素 7“生阳之属，不过四日而死。所谓生阳死阴者，肝之心谓之生阳，心之肺谓之死阴。”王冰：“母来亲子，故曰生阳，匪惟以木生火，亦自阳气主生尔。”张介宾：“以木生火，得其生气，是谓生阳。”

【生阴】 阴气初生。灵 41“申者，七月之生阴也。”张介宾：“七八九为阴中之阴，阴之进也，故七月谓之生阴。”

【生身】 肉体，身体。灵 18“乃化而为血，以奉生身，莫贵于此。”

【生冷】 指不熟、不热的食物。伤 12“（桂枝汤）禁生冷、粘滑、肉面、五辛、酒酪、臭恶等物。”

【生命】

1. 人体所具有的活动能力。难 66“脐下肾间动气者，人之生命也，十二经之根本也。”

2. 生命体，此指人体。灵 6“此天之生命，所以立形定气而视寿夭者。”

【生政】 运气术语。指五运中木运之气的生发作用。素 70“卑监之纪，是谓减化，化气不令，生政独彰。”

【生荣】 生长繁荣。素 69“东方生风，风生木，其德敷和，其化生荣。”张志聪：“生荣，木之生化也。”

【生姜】 中药名。为姜科姜属植物姜的新鲜根茎。辛，温。入肺、脾、胃经。散寒解表，降逆止呕，化痰止咳，解诸毒。主治风寒感冒，恶寒发热，头痛鼻塞，呕吐，反胃，痰饮喘咳，泄泻，鱼蟹、菌蕈等食物中毒。组方有桂枝汤、桂枝加葛根汤、桂枝汤加厚朴杏子汤、桂枝加附子汤、桂枝去芍药汤、桂枝去芍药加附子汤、桂枝加芍药汤、桂枝加大黄汤、桂枝麻黄各半汤、桂枝二麻黄一汤、桂枝二越婢一汤、桂枝去桂加茯苓白术汤、葛根汤、葛根加半夏汤、大青龙汤、桂枝加芍药生姜各一两人参三两新加汤、厚朴生姜半夏甘草人参汤、茯苓甘草汤、栀子生姜豉汤、真武汤、小建中汤、小柴胡汤、大柴胡汤、柴胡加芒硝汤、柴胡加龙骨牡蛎汤、桂枝去芍药加蜀漆牡蛎龙骨救逆汤、桂枝加桂汤、柴胡桂枝汤、生姜泻心汤、旋覆代赭汤、黄芩加半夏生姜汤、桂枝附子汤、去桂加白术汤、炙甘草汤、吴茱萸汤、麻黄连轺赤小豆汤、当归四逆加吴茱萸生姜汤、茯苓甘草汤、栝蒌桂枝汤、防己黄芪汤、桂枝附子汤、桂枝芍药知母汤、黄芪桂枝五物汤、射干麻黄汤、泽漆汤、越婢加半夏汤、奔豚汤、橘枳姜汤、桂枝生姜枳实汤、厚朴七物汤、当归生姜羊肉汤、小半夏汤、小半夏加茯苓汤、越婢汤、桂枝加黄芪汤、桂枝去芍药加麻辛附子汤、桂枝救逆汤、黄芩加半夏生姜汤、茯苓泽泻汤、文蛤汤、生姜半夏汤、橘皮汤、橘皮竹茹汤、排脓汤、干姜人参半夏丸、竹叶汤、半夏厚朴汤、温经汤。伤 96“若咳者，去人参、大枣、生姜。”金 17“干呕而利者，黄芩加半夏生姜汤主之。”

【生病】 发生疾病。素 21“故春秋冬夏，四时阴阳，生病起于过用。”素 61“胕肿者，聚水而生病也。”灵 46“是谓因形而生病。”

【生葛】 中药名。葛根的别名。见该条。组方有奔豚汤。金 8“（奔豚汤）甘草、芎䓖、当归各二两，半夏四两，黄芩二两，生葛五两。”

【生漆】 中药名。为漆树科漆树属植物漆树的树脂。辛，温，有大毒。入肝、脾经。杀虫。主治虫积，水蛊。神 1“生漆，去长虫。久服轻身，耐老。”

【生大豆】 中药名。即黑大豆。为豆科大豆属植物大豆的黑色种子。甘，平。入脾、肾经。活血利水，祛风解毒，健脾益肾。主治水肿胀满，风毒脚气，黄疸浮肿，肾虚腰痛，遗尿，风痹筋挛，产后风痉，口噤，痈肿疮毒，药物、食物中毒。神 3“生大豆，涂痈肿。煮饮汁，杀鬼毒，止痛。”

【生地黄】 中药名。为玄参科地黄属植物地黄的新鲜或干燥块根。甘、苦，寒。入心、肝、肾经。清热凉血，养阴生津。主治温病发热，黄疸，血热所致的吐血、衄血、崩漏、尿血、便血，消渴，骨蒸劳热，经闭，产后腹痛，痹痿，跌打损伤。组方有炙甘草汤、百合地黄汤、防已地黄汤。伤 177“（炙甘草汤）甘草四两（炙），生姜三两（切），人参二两，生地黄一斤。”

【生竹茹】 中药名。即竹茹。见该条。组方有竹皮大丸。金 21“（竹皮大丸）生竹茹二分。”

【生姜汁】 中药名。生姜净后打烂，绞取的汁液。辛，温。入肺、脾、胃经。温中止呕，发汗解表，润肺止咳。与生姜相比，偏于化痰、止呕。组方有生姜半夏汤。金 17“（生姜半夏汤）半夏半升，生姜汁一升。”

【生铁洛】 中药名。即锻铁时锤落之铁屑。甘，寒，无毒。重镇心神。素 46“夫生铁洛者，下气疾也。”王冰：“铁洛味辛微温平，主治下气，方俗或呼为铁浆，非是生铁液也。”张介宾：“生铁洛，即炉间锤落之铁屑，用水研浸，可以为饮，其属金，其气寒而重，最能坠热开结，平木火之邪，故可以下气疾，除狂怒也。”

【生生化化】 谓万物相生不绝，变化不已。素 66“寒暑弛张，生生化化，品物咸章。”张介宾：“此所以生生不息，化化无穷，而品物咸章矣。”

【生梓白皮】 即梓白皮。又名梓皮、梓木白皮、梓树皮、梓根白皮。为紫葳科梓树属植物梓的根皮或树的韧皮部。苦，寒。入胆、胃经。清热利湿，降逆止吐，杀虫止痒。主治湿热黄疸，胃逆呕吐，疮疥，湿疹，皮肤瘙痒。组方有麻黄连轺赤小豆汤。伤 262“（麻黄连轺赤小豆汤）……生梓白皮一升（切），生姜二两（切），甘草二两（炙）。”

【生气通天论】 《素问》篇名。生气，即构成和维持人体生命活动的阴阳二气；通，相应、贯通；天，指自然界。本篇以阴阳理论为依据，从生理、病理两方面阐明人体阳气通乎天的道理，并列举了多种阳气失常的病变，说明阳气的重要作用；继而根据阴阳互根的理论，阐发了阳气与阴精相互为用，相互依存的关系，提出了“阴平阳秘，精神乃治”的论点。最后以“阴之所生，本在五味”，阐明五味对阴精的重要作用。由于本篇重点阐发了人身之气与自然界的阴阳五行之气相应贯通的理论，故篇名“生气通天论”。吴崑：“凡人有生，受气于天，一呼一吸，与阴阳运气相为流贯，故云生气通天也。”

【生姜半夏汤】 方剂名。组成：半夏半升，生姜汁一升。煎服法：以水三升，煮半夏，取二升，内生姜汁，煮取一升半，小冷，分四服，日三夜一服。止，停后服。功用：辛散寒饮，畅通气机。主治：饮盛阳遏的停饮呕吐证。临床见似喘不喘，似呕不呕，心胸极度烦闷。金 17“病人胸中似喘不喘，似呕不呕，似哕不哕，彻心中愦愦然无奈者，生姜半夏汤主之。”

【生姜泻心汤】 方剂名。组成：生姜四两（切），甘草三两（炙），人参三两，干姜一两，黄芩三两，半夏半升（洗），黄连一两，大枣十二枚（擘）。煎服法：以水一斗，煮取六升，去滓，再煎取三升，温服一升，日三服。功用：和胃降逆，散水消痞。主治：胃中不和，水气致痞。伤 157“伤寒汗出解之后，胃中不和，心下痞鞕，干噫食

五画

臭，胁下有水气，腹中雷鸣下利者，生姜泻心汤主之。”

失（shī）

1. 丧失；失去。素 13“得神者昌，失神者亡。”灵 45“夫日月之明，不失其影；水镜之察，不失其形。”灵 81“故天宿失度，日月薄蚀，地经失纪，水道流溢。”

2. 错过；贻误。素 9“谨候其时，气可与期，失时反候，五治不分，邪僻内生。”素 74“谨候气宜，无失病机。”灵 64“形胜色，色胜形者，至其胜时年加，感则病行，失则忧矣。”张介宾：“既病而再有疏失，乃可忧也。”

3. 没有把握住。素 80“持雌失雄，弃阴附阳，不知并合，诊故不明。”

4. 消失。灵 38“夫子之道应若失，而据未有坚然者也。”张介宾：“言随应而解，若无坚据之难破者也。”

5. 错误，过失。《增韵·质韵》：“失，过也。”素 5“以治无过，以诊则不失矣。”王冰：“有过无过，皆以诊知，则所主治无误失也。”素 78“诊不知阴阳逆从之理，此治之一失也。”灵 67“此皆粗之所败，上之所失，其形气无过焉。”

6. 违背，相逆。素 3“失之则内闭九窍，外壅肌肉，卫气散解，此谓自伤。”王冰：“失，谓逆苍天清净之理也。”灵 39“故无失数矣，失数而反，各如其度。”伤 256“阳明、少阳合病，必下利，其脉不负者，为顺也。负者，失也。”

7. 变易；错乱。素 54“经气已至，慎守勿失者，勿变更也。”张介宾：“慎守勿失勿变更者，戒其主持不定，多生惑乱，不惟无益，反招损也。”

8. 损失；使损失。灵 5“折关败枢，开合而走，阴阳大失，不可复取。”素 70“无致邪，无失正，绝人长命。”

9. 为“矢”之讹。大便。见“遗失”。

10. 为“出”之讹。排出。素 38“小肠咳状，咳而失气，气与咳俱失。”《太素》卷二十九“失”作“出”。

11. 疑为“如”之讹。素 45“寒厥何失而然也……热厥何如而然也?”

【失亡】 亡失，丧失。素 44“肺者，藏之长也，为心之盖也，有所失亡，所求不得，则发肺鸣。”

【失气】

1. 同矢气，俗称放屁。素 38“小肠咳状，咳而失气。”张志聪：“失气，后气也。”伤 209“汤入腹中，转失气者，此有燥屎也。”金 14“实则失气，虚则遗尿。”

2. 过多耗损精气。灵 9“形体淫泆，乃消脑髓，津液不化，脱其五味，是谓失气也。”马莳：“此言病人与医人，善养善针者为得气，而反此者为失气也。”

3. 指呼吸紊乱。灵 50“夫怯士之不忍痛者，见难与痛，目转面盼，恐不能言，失气惊。”

【失色】 失去原有的颜色。素 69“故岁运太过，畏星失色而兼其母。”

【失守】

1. 丧失职守或藏守。素 17“五藏者，中之守也……得守者生，失守者死。”灵 8“是故五藏主藏精者也，不可伤，伤则失守而阴虚。”

2. 没有保住所守之物。素 67“迭移其位者病，失守其位者危。”张志聪：“失守其位，谓失守其所主之本位也。如丑未岁太阴司天，则初之客气主气，并主厥阴风木，而清肃之气，乘所不胜而侮之，是金气失守其位矣。”

【失志】 神志失常。素 33“狂言者是失志，失志者死。”难 24“目瞑者为失志，失志者则志先死。”

【失枕】 病名。即落枕，临床表现为颈项强痛。素 60“失枕，在肩上横骨间，折使揄臂齐肘正，灸脊中。”吴崑：“失枕者，风在颈项，颈痛不利，不能就枕也。”

【失便】 大小便失禁。金 11“下焦竭，即遗溺失便。”

【失常】

1. 失其常道。素 6“故生因春，长因夏，收因秋，藏因冬，失常则天地四塞。”

2. 失去常态，不正常。素 77“医不能严，不能动神，外为柔弱，乱至失常，病不能移。”

【失道】

1. 失去准则，违反医道。素 80“不知此道，失经绝理，亡言妄期，此谓失道。”

2. 学业失传。素 69“余闻得其人不教，是谓失道，传非其人，慢泄天宝。”

【失溲】 小便失禁。伤 6“若被下者，小便不利，直视失溲。”方有执：“失溲，言小便甚失其常度也。”伤 110“欲小便不得，反呕，欲失溲。”

【失精】

1. 病名。指精气耗损之病。素 77“尝富后贫，名曰失精。”张介宾：“尝富后贫者，忧煎日切，奉养日廉，故其五脏之精，日加消败，是为失精。”

2. 指遗精。金 6“虚劳里急，悸，衄，腹中痛，梦失精。”

【失精家】 指经常梦遗、滑精的人。金 6“夫失精家，少腹弦急，阴头寒。”

矢（shǐ）

1. 箭。《说文·矢部》：“矢，弓弩矢也。”见“矢石”。

2. 通“屎”。粪便。见“马矢煴”。

【矢石】 箭矢与石块。灵 77“故圣人日避虚邪之道，如避矢石然。”

乍（zhà）

1. 副词。突然；忽然。素 18“乍疏乍数曰死。”素 20“其脉乍疏乍数乍迟乍疾者，日乘四季死。”灵 36“夫心系与肺，不能常举，乍上乍下，故咳而泣出矣。”伤 355“病人手足厥冷，脉乍紧者，邪结在胸中。”

2. 连词。表示选择关系，相当于“或者”。素 17“知病乍在内奈何？知病乍在外奈何？”伤 39“伤寒脉浮缓，身不疼，但重，乍有轻时，无少阴证者，大青龙汤发之。”伤 48“其人躁烦，不知痛处，乍在腹中，乍在四肢。”

禾（hé）

谷类作物。素 48“脉至如横格，是胆气予不足也，禾熟而死。”

丘（qiū）

自然形成的小土山。见“丘山”、“丘陵”。

【丘山】 山丘。灵 43“厥气客于心，则梦见丘山烟火。”

【丘陵】 连绵不断的山丘。灵 43“客于脾，则梦见丘陵大泽。”

【丘墟】 穴名。属足少阳胆经，原穴。位于足背外侧，外踝前下缘的凹陷处。灵 2“丘墟，外踝之前下陷者中也，为原。”

代（dài）

1. 替代；替换。《说文·人部》：“代，更也。”段玉裁注：“凡以此易彼谓之代。”素 43“肾痹者，善胀，尻以代踵，脊以代头。”伤 390“通脉四逆加猪胆汤主之……无猪胆，以羊胆代之。”素 70“化不可代，时不可违。”王冰：“代大匠斲，犹伤其手，况造化之气，人能以力代之乎。”

2. 交替。段玉裁《说文解字注·人部》：“次第相易谓之递代。”素 3“四维相代，阳气乃竭。”张介宾：“相代，更迭而病也。”

3. 停止。素 17“数动一代者，病在阳之脉也。”王冰：“代，止也。”灵 5“五十动而不一代者，五藏皆受气。”

4. 指脉象。①指有较长时间停歇的脉象。素17“代则气衰，细则气少”。王冰：“代脉者，动而中止，不能自还。”伤178“脉来动而中止，不能自还，因而复动者，名曰代，阴也。”灵48“紧则为痛痹，代则乍甚乍间。”张介宾：“代，止也。脉绝不来，故曰代也。”②指脾脏的应时脉象。若来去动止更迭分明，兼有胃气（和柔相离）是脾的平脉。若但代无胃，动止更迭过分明显，无柔和之象（坚锐如乌之喙，如鸟之距），或动止更迭模糊不清（如水之流），或动止更迭缓慢无常（如屋之漏）皆为脾的死脉。素23“五脉应象：肝脉弦，心脉钩，脾脉代，肺脉毛，肾脉石，是谓五藏之脉。”王冰：“代，软而弱也。”素18“长夏胃微软弱曰平，弱多胃少曰脾病，但代无胃曰死……平脾脉来，和柔相离，如鸡践地，曰脾平。”

【代郡】 地名。汉置，相当于今山西离石、灵石、昔阳和河北蔚县、阳原、怀安等地。神4“蔄茹味辛，寒……生代郡川谷。”

【代赭】 中药名。即代赭石。参见“代赭石”。神4“代赭，味苦，寒。主鬼疰，贼风，蛊毒。杀精物恶鬼，腹中毒邪气，女子赤沃漏下。一名须丸。生齐国山谷。”

【代赭石】 中药名。又名须丸、血师、赭石等。为氧化物类刚玉族矿物赤铁矿矿石。苦、甘，微寒。入肝、胃经。潜阳，镇逆，止血。主治头痛，眩晕，心悸，癫狂，惊痫，呕吐，噫气，呃逆，噎膈，咳喘，吐血，衄血，便血，崩漏等。组方有旋覆代赭汤、滑石代赭汤等。伤161“伤寒发汗，若吐若下，解后，心下痞鞕、噫气不除者，旋覆代赭汤主之。”金3“滑石代赭汤方，百合七枚（擘），滑石三两（碎，绵裹），代赭石如弹丸大一枚（碎，绵裹）。”

仙（xiān）

神话中称有特殊能力、可以长生不死的人。见“神仙”。

白（一、bái）

1. 白色。五行属金，五脏应肺。主寒病、肺病、失血等。素5“西方生燥，燥生金……在色为白。”灵49“以五色命藏，青为肝，赤为心，白为肺，黄为脾，黑为肾。”素39“白为寒，青黑为痛。”金1“色白者，亡血也。”

2. 变白。素1“六七，三阳脉衰于上，面皆焦，发始白。”神2“蓝实……久服头不白，轻身。”

3. 白色的东西。素19“少腹冤热而痛，出白，一名曰蛊。”王冰：“溲出白液也。”吴崑：“白，淫浊也。”又，森立之：“‘出白’二字未妥，对前文‘出黄’二字，则似谓小便白浊，然有小腹冤热证，而小便白浊者甚可疑。《甲乙》作‘少腹烦冤而痛汗出’者，似是。”

4. 清；清亮。伤282“小便白者，以下焦虚有寒，不能制水，故令色白也。”恽铁樵：“小便白，疑白字当作清字解，魏荔彤释作尿色淡白，是清而不黄赤之谓。”伤339“小便利，色白者，此热除也。”

5. 浅色的。见“白血”。

6. 葱、蒜等的茎和根。见“薤白”、“葱白”。

7. 指五运中金之气。素69“白乃不复，上应岁星，民乃康。”马莳：“金不得复。”素70“少阳司天，火气下临，肺气上从，白起金用。”

（二、bó）

通“帛”。丝织品的总称。素17“赤欲如白裹朱。”马莳：“白，当作帛。”孙诒让：“白与帛通，白色之帛也。”

【白及】 中药名。为兰科白及属植物白及的根茎。苦、甘、涩，微寒，入肺、胃经。敛肺止血，消肿生肌。主治咯血，吐血，衄血，便血，外伤出血，痈疮肿毒，水火烫伤，手足皲裂。神 4“白及味苦，平。主痈肿，恶疮，败疽，伤阴，死肌，胃中邪气，贼风鬼击，痱缓不收。一名甘根，一名连及草。”

【白刃】 锋利的刀剑。灵 60“白刃陈于中野者，此非一日之谋也……士卒无白刃之难者，非一日之教也。”

【白气】

1. 肺气。素 62“皮肤微病，命曰白气微泄。”杨上善:“五色气中，肺为白气，泄者，肺气泄也。”森立之:“肺藏魄，故呼肺气为白气也。犹‘白汗’作‘魄汗’之例。”

2. 指五运之金气。素 69“上胜肺金，白气乃屈，其谷不成。”高世栻:“火盛金衰，故白气乃屈而其谷不成。”

3. 指白色雨雾之气。素 71“雷殷气交，埃昏黄黑，化为白气。”张介宾:“湿蒸之气，岚之属也。”吴崑:“白气，今之山岚也。”

【白术】 中药名。别名术、冬术、山精、山蓟等。为菊科苍术属植物白术的根茎。甘、苦，温。入脾、胃经。健脾益气，燥湿利水，止汗，安胎。主治脾胃虚弱之食少倦怠，腹胀泄泻；水饮内停之小便不利，水肿，痰饮眩晕，寒湿痹痛，气虚自汗，胎动不安。组方有桂枝去桂加茯苓白术汤、茯苓桂枝白术甘草汤、五苓散、真武汤、桂枝人参汤、白术附子汤、甘草附子汤、附子汤、麻黄升麻汤、理中丸、麻黄加术汤、防己黄芪汤、侯氏黑散、桂枝芍药知母汤、天雄散、薯蓣丸、人参汤、甘姜苓术汤、泽泻汤、茯苓戎盐汤、越婢加术汤、枳术汤、黄土汤、猪苓散、茯苓泽泻汤、当归芍药散、当归散、白术散。伤 67“茯苓四两……白术、甘草（炙）各二两。”

【白石】

1. 中药名。指白石脂。见“白石脂”。神 2“青石、赤石、黄石、白石、黑石脂等，味甘，平……五石脂，各随五色补五脏。”

2. 中药名。为阳起石的别名。见“阳起石”。神 3“阳起石味咸，微温……一名白石。”

【白布】 白色的布。灵 6“用绵絮一斤，细白布四丈。”

【白芝】 中药名。白色芝草，又名玉芝。与青芝、赤芝、黄芝、黑芝、紫芝合称为六芝。古代方士视为仙药。神 2“白芝味辛，平。主咳逆上气，益肺气，通利口鼻。强志意，勇悍，安魄。久食轻身，不老，延年，神仙。一名玉芝。”

【白虫】 即绦虫，又名寸白虫。神 2“蠡实……花、叶去白虫。”

【白肉】 手掌侧的肌肉。灵 74“鱼上白肉有青血脉者，胃中有寒。”

【白血】 浅红色血。素 74“心鬲中热，咳不止而白血出者死。”王冰:“白血，谓咳出浅红色血，似肉似肺者。”又，张介宾:“盖血竭于肺，乃为白涎白液，涎液虽白，实血所化。”又，李今庸:“其‘而’字疑为‘面’字之坏文。如然，则其文即为……面白，血出者死。”

【白色】 白的颜色。在五行属金，在脏应肺。素 4“西方白色，入通于肺。”灵 47“白色小理者肺小。”

【白汗】 即大汗。素 21“厥气留薄，发为白汗。”金 10“寒疝绕脐痛，若发则白汗出，手足厥冷，其脉沉紧者，大乌头煎主之。”又，山田業廣:“白汗犹言流汗，白字与白饮、白汤、白粥、白粉之白同，不必深讲。程氏以为冷汗者，谬也。”

【白芷】 中药名。别名芳香、香白芷等。为伞形科当归属植物白芷和杭白芷的根。辛，温。入肺、脾、胃经。解表散寒，祛风止痛，通鼻窍，燥湿止带，消肿排脓。主治感冒风寒，头痛鼻塞，眉棱骨痛，牙痛，鼻渊，湿泻，赤白带下，痈疽疮疡。神 3“白芷味辛，温。主女人漏下赤白，血闭，阴肿，寒热，风头侵目泪出，长肌肤润泽，可作面脂。一名芳香。”

【白秃】 病名。即白秃疮，头皮癣疾之一。相当于头白癣。神 2“松脂……主痈疽，恶疮，头疡，白秃，疥瘙风气。”巢元方：“言白秃者，皆由此虫所作，谓在头生疮，有虫，白痂，甚痒，其上发并秃落不生，故谓之白秃。”

【白肠】 指大肠。难 35“大肠谓白肠，胆者谓青肠。”滑寿：“此以五脏之色分别五腑，而皆以肠名之也。”

【白饮】 即米汤。伤 71“以白饮和服方寸匕，日三服。”山田正珍：“白饮，谓白米饮也。谓之白饮者，与白粉、白粲、白粥同义矣。”

【白沃】 白色黏液样物。神 2“矾石味酸，寒。主寒热，泄痢，白沃，阴蚀。”

【白青】 中药名。为扁青的别名。见“扁青”。神 2“白青味甘，平。主明目，利九窍，耳聋，治心下邪气。令人吐，杀诸毒三虫。久服通神明，轻身，延年，不老。”又，森立之：“白青，名义未详，窃谓白是碧之假借，白青即碧青也。谓青类中青白色似碧石色者也。”

【白英】 中药名。为白毛藤的别名。又名谷菜。为茄科茄属植物白英的全草。甘、苦，寒，小毒。入肝、胆、肾经。清热利湿，解毒消肿。主治湿热黄疸，水肿，风湿关节痛，湿热带下，痈肿瘰疬，湿疹等。神 2“白英味甘，寒。主寒热，八疸，消渴。补中益气。久服轻身，延年。一名谷菜。”

【白物】

1. 白色的器物。素 80“是以肺气虚则使人梦见白物。”王冰：“白物，是象金之色也。”

2. 指白带。金 22“妇人经水闭不利，藏坚癖不止，中有干血，下白物，矾石丸主之。”沈明宗：“白物者，世谓之白带也。”

【白鱼】 中药名。衣鱼的别名。见“衣鱼”。组方为滑石白鱼散。金 13“小便不利，蒲灰散主之，滑石白鱼散、茯苓戎盐汤并主之。”神 4“衣鱼味咸，温。主妇人疝瘕，小便不利……一名白鱼。”

【白沫】

1. 白色泡沫。金 3“水洗百合，渍一宿，当白沫出，去其水。”

2. 白色黏液。素 28“肠澼下白沫何如?”张介宾：“白沫，白痢也。”

【白草】 中药名。为白敛的别名。见“白敛”。神 4“白敛味苦，平、微寒……一名菟核，一名白草。”

【白垩】 中药名。别名白涂、画粉等。为黏土岩高岭土或膨润土，前者主含硅酸盐类高岭石族矿物高岭石，后者主含蒙脱石族矿物蒙脱石。苦，温。入脾、肺、肾经。温中暖肾，涩肠止泻，止血，敛疮。主治反胃，泻痢，男子遗精，女子月经不调，不孕，吐血，便血，衄血，臁疮等。神 4“白垩味苦，温。主女子寒热，癥瘕，月闭，积聚，阴肿痛，漏下，无子。”

【白骨】 尸骨，枯骨。在此喻风可杀人。灵 79“正月朔日，风……从西方来，命曰白骨。”

【白脉】 指肺脉。素 10“白脉之至也，喘而浮……名曰肺痹。”杨上善：“肺脉手太阴属金也，色白，故曰白脉。”又，吴崑：“白，肺之色也。脉至喘而浮，如喘息之急而又浮也。”

【白帝】 五天帝之一，指西方之神。灵 64“金形之人，比于上商，似于白帝。”

【白前】 中药名。为萝藦科鹅绒藤属（白前属、牛皮消属）植物柳叶白前与芫花叶白前的根及根茎。辛、甘，微温。入肺经。泻肺降气，祛痰止咳。主治肺气壅实，咳嗽痰多，喘息。组方为泽漆汤。金 7“泽漆汤方：半夏半升，紫参五两……生姜五两，白前五两。”

【白埃】 白色云雾。素 71“天气下降，地气上腾，原野昏雾，白埃四起。”高世栻：

"原野昏霿，白埃四起，土湿之气也。"

【白胶】 中药名。为鹿角胶的别名。见"鹿角胶"。神 3"白胶味甘，平……久服轻身，延年。一名鹿角胶。"

【白粉】

1. 白米粉。伤 310"猪肤一斤……加白蜜一升，白粉五合，熬香，和令相得。"喻昌："白粉，乃白米粉也。其铅粉亦名白粉，又名定粉，又名胡粉，主治积聚疳利，与白粉不同。"

2. 指铅粉。金 22"蛇床子散方……以白粉少许，和令相得。"又，尤怡："蛇床子温以去寒，合白粉燥以除湿也。"

【白酒】 中药名。即米酒，因颜色白浊而称为白酒。甘、苦、辛，温，有毒。入心、肝、肺、胃经。通血脉，散寒，行药势。主治风寒痹痛，筋脉挛急，胸痹心痛，脘腹冷痛。组方有马膏膏法、栝蒌薤白白酒汤、栝蒌薤白半夏汤。灵 13"治之以马膏，膏其急者，以白酒和桂。"

【白眼】 又称白睛，即眼球外呈白色的部分，包括球结膜与巩膜。白眼内应于肺。灵 60"其白眼青，黑眼小，是一逆也。"灵 80"其窠气之精为白眼。"丹波元简："《银海精微》云：白为气轮，属肺金是也。"

【白敛】 中药名。又名白蔹、菟核、白草、猫儿卵、鹅抱蛋等。为葡萄科蛇葡萄属植物白蔹的块根。苦、辛，微寒。入心、肝、脾经。清热解毒，泻火散结，生肌止痛。主治疮疡肿毒，瘰疬，烧烫伤，扭挫伤，温疟，血痢，肠风，痔漏，赤白带下。神 4"白敛味苦，平、微寒。主痈肿、疽疮。散结气，止痛，除热，目中赤，小儿惊痫，温疟，女子阴中肿痛。一名菟核。一名白草。"

【白淫】 病名。指男子滑精尿浊和女子带下病。素 44"发为筋痿，及为白淫。"王冰："白淫，谓白物淫衍，如精之状，男子因溲而下，女子阴器中绵绵而下也。"

【白散】 方剂名。又名三物白散。组成：桔梗三分，巴豆一分（去皮心，熬黑，研如脂），贝母三分。煎服法：为散，内巴豆，更于臼中杵之，以白饮和服，强人半钱匕，羸者减之。病在膈上必吐，在膈下必利，不利进热粥一杯，利过不止，进冷粥一杯。功用：涌吐痰实，泻下寒积。主治寒实结胸，痰涎壅盛，呼吸困难，脉沉紧等。伤 141"寒实结胸，无热证者，与三物小陷胸汤，白散亦可服。"

【白葛】 中药名。为白兔藿的别名。见"白兔藿"。神 3"白兔藿味苦，平……一名白葛。"

【白棘】 中药名。为棘针的别名，又名棘刺。为鼠李科植物酸枣的棘刺。辛，寒。清热解毒，消肿止痛。主治痈肿，喉痹，尿血，腰痛，腹痛。神 3"白棘味辛，寒。主心腹痛，痈肿溃脓，止痛。一名棘针。"

【白黑】 白色与黑色。亦泛指颜色。素 17"夫精明者，所以视万物，别白黑。"灵 38"愿闻人之白黑肥瘦小长，各有数乎？"难 37"肝气通于目，目和则知白黑矣。"

【白幕】 中药名。为天雄的别名。见"天雄"。神 4"天雄味辛，温……一名白幕。"

【白蒿】 中药名。别名臭蒿子、蓬蒿。为菊科蒿属植物大籽蒿的全草。苦、微甘，凉。清热利湿，凉血止血。主治肺热咳喘，咽喉肿痛，湿热黄疸，热痢，淋病，风湿痹痛，吐血咯血，外伤出血，疥癞恶疮。神 2"白蒿味甘，平。主五脏邪气，风寒湿痹。补中益气，长毛发，令黑。治心悬，少食，常饥。久服轻身，耳目聪明，不老。"

【白蔹】 中药名。又名白敛。见"白敛"。组方为薯蓣丸。

【白膜】 病证名。指眼生膜障，血丝色淡而稀疏者。神 3"目中淫肤，青翳白膜。"

【白鲜】 中药名。即白鲜皮。为芸香科白鲜属植物白鲜的根皮。苦，寒。入脾、胃经。清热燥湿，祛风止痒，解毒。主治风热湿毒所致的风疹，湿疹，疥癣，黄疸，风湿热痹等。神 3“白鲜味苦，寒。主头风，黄疸，咳逆，淋沥，女子阴中肿痛，湿痹死肌，不可屈伸，起止行步。”

【白瘥】 为“白瘥”之讹。即白癣。神 4“雚菌味咸，平……去长虫，白瘥，蛲虫。”

【白蜜】 中药名。白或色淡的蜂蜜。为蜜蜂科蜜蜂属动物中华蜜蜂所酿的蜜糖。甘，平。入脾、胃、肺、大肠经。补中，止咳，润燥，解毒。主治脘腹虚痛，肺燥咳嗽，肠燥便秘，风疹，烫伤，手足皲裂。组方有大半夏汤、大陷胸丸、猪肤汤。伤 131“别捣甘遂末一钱匕，白蜜二合。”

【白薇】 中药名。又名白微、白马尾。为萝藦科白前属植物白薇或蔓生白薇的根。苦、咸，寒。入肺、肝、胃经。清虚热，除血热，利尿。主治阴虚内热，病后余热不清，产后虚烦呕逆，风温灼热，肺热咳嗽，温疟，热淋，血淋，疮痈肿毒，毒蛇咬伤。组方有二加龙骨汤、竹皮大丸。神 3“白薇味苦，平。主暴中风，身热肢满，忽忽不知人，狂惑，邪气寒热酸疼，温疟洗洗，发作有时。”

【白癞】 病证名。即麻风病患处皮损呈白色者。神 3“枝子味苦，寒。主五内邪气……白癞，赤癞，疮疡。”巢元方：“身体手足隐轸起，往往正白在肉里，鼻有息肉，目生白珠当瞳子，视无所见，此名白癞。”

【白露】

1. 秋天的露水。素 69“白露早降，收杀气行，寒雨害物。”素 71“湿化不流，则白露阴布，以成秋令。”

2. 泛指露水。素 2“云雾不精，则上应白露不下。”

【白马茎】 中药名。即白马阴茎。为马科马属动物马的雄性外生殖器。甘、咸，温。入肾经。补肾阳，益精气。主治肾虚阳痿，精亏不育，虚弱羸瘦。神 3“白马茎味咸，平。主伤中，脉绝，阴不起。强志，益气。长肌肉，肥健，生子。”

【白水石】 中药名。为凝水石的别名。见“凝水石”。神 3“凝水石味辛，寒。主身热……一名白水石。”

【白术散】 方剂名。组成：白术、芎䓖，蜀椒三分（去汗），牡蛎二分。煎服法：上四味，杵为散，酒服一钱匕，日三服，夜一服。但苦痛，加芍药；心下毒痛，倍加芎䓖；心烦吐痛，不能食饮，加细辛一两、半夏大者二十枚。服之后，更以醋浆水服之。若呕，以醋浆水服之；复不解者，小麦汁服之；已后渴者，大麦粥服之。功用：健脾温中，祛寒除湿。主治寒湿中阻的胎动不安。金 20“妊娠养胎，白术散主之。”

【白石英】 中药名。为氧化物类石英族矿物石英。甘，温。入肺、肾、心经。温肺肾，安心神，利小便。主治肺寒咳喘，阳痿，消渴，惊悸，小便不利。神 2“白石英味甘，微温。主消渴，阴痿不足，咳逆，胸膈间久寒。益气，除风湿痹。久服轻身，长年。”

【白石脂】 中药名。为硅酸盐类高岭石族矿物高岭石。甘、酸，平。入肺、大肠经。涩肠止血，收湿敛疮。主治久泻久痢，崩漏带下，遗精，湿疮。组方为风引汤。金 5“风引汤……滑石、赤石脂、白石脂、紫石英、石膏各六两。”

【白瓜子】 中药名。为冬瓜子的别名。又名水芝。为葫芦科冬瓜属植物冬瓜的种子。甘，微寒。入肺、大肠经。清肺化痰，消痈排脓，利湿。主治痰热咳嗽，肺痈，肠痈，带下，水肿，淋证。神 2“白瓜子味甘，平。主令人悦泽，好颜色，益气，不饥。久服轻身，耐老。一名水芝。”

【白头翁】 中药名。又名野丈人、胡王使者、白头公。为毛茛科白头翁属植物白头翁的根。苦，寒。入胃、大肠经。清热解毒，凉血止痢，燥湿杀虫。主治赤白痢疾，温疟，鼻衄，痔血，带下阴痒，瘰疬，湿疹痈疮。组方有白头翁汤、白头翁加甘草阿胶汤。神 4“白头翁味苦，温。主温疟，狂易，寒热，癥瘕，积聚，瘿气。逐血，止痛，治金创。一名野丈人，一名胡王使者。”

【白肉际】 又称赤白肉际。指手足掌面与背面的分界处。灵 10“循指内侧白肉际。”灵 71“循白肉际。”张介宾：“凡人身经脉阴阳，以紫白肉际为界，紫者在外属阳分，白者在内属阴分。”

【白虎汤】 方剂名。组成：知母六两，石膏一斤（碎），甘草二两（炙），粳米六合。煎服法：以水一斗，煮米熟汤成，去滓，温服一升，日三服。功用：辛寒清热。主治阳明病表里俱热或无形热郁致厥证。伤 176“伤寒脉浮滑，此以表有热，里有寒（当作热），白虎汤主之。”伤 350“伤寒脉滑而厥者，里有热，白虎汤主之。”方有执：“白虎者，西方之金神，司秋之阴，虎啸谷风冷，凉生酷暑消。神于解秋，莫如白虎。”

【白兔藿】 中药名。又名白葛。神 3“白兔藿味苦，平。主蛇虺、蜂、虿、猘狗、菜、肉、蛊毒，鬼疰。一名白葛。”森立之：“盖《本经》白兔藿未详为何物，然一名白葛，则为其蔓草可知矣。”

【白通汤】 方剂名。组成：葱白四茎，干姜一两，附子一枚（生，去皮，破八片）。煎服法：以水三升，煮取一升，去滓，分温再服。功用：破阴回阳，宣通上下。主治少阴病阴盛戴阳证，临床以下利、面赤、脉微等为特征。伤 314“少阴病，下利，白通汤主之。”伤 315“少阴病，下利，脉微者，与白通汤。”

【白殭蚕】 中药名。即白僵蚕，又名僵蚕、天虫。为蚕蛾科蚕属动物家蚕蛾的幼虫感染白僵菌而僵死的全虫。咸、辛，平。入肝、肺经。祛风止痉，化痰散结，解毒利咽。主治惊痫抽搐，中风口眼歪斜，偏正头痛，瘰疬，痄腮，风疹，疮毒。神 3“白殭蚕味咸，平。主小儿惊痫，夜啼。去三虫，灭黑皯，令人面色好，男子阴疡病。”

【白头翁汤】 方剂名。组成：白头翁二两，黄柏三两，黄连三两，秦皮三两。煎服法：以水七升，煮取二升，去滓，温服一升，不愈，更服一升。功用：清热解毒，凉血止痢。主治厥阴热利下重，腹痛里急，便下脓血，欲饮水等。伤 371“热利下重者，白头翁汤主之。”伤 373“下利欲饮水者，以有热故也，白头翁汤主之。”

【白颈蚯蚓】 中药名。即地龙。为钜蚓科环毛蚓属动物参环毛蚓、通俗环毛蚓等的全体。咸，寒。入肝、肺、肾经。止痉，息风，通络，平喘。主治高热烦躁，惊风抽搐，肝阳头痛，目赤肿痛，中风偏瘫，风湿痹痛，肺热喘咳，喉痹，小便不利等。神 4“白颈蚯蚓味咸，寒。主蛇瘕，去三虫，伏尸，鬼疰，蛊毒。杀长虫。”

【白术附子汤】 方剂名。即桂枝附子汤去桂加白术。组成：白术二两，附子一枚半（炮，去皮），甘草一两（炙），生姜一两半（切），大枣六枚（擘）。煎服法：以水三升，煮取一升，去滓，分温三服。一服觉身痹，半日许，再服，三服都尽，其人如冒状，勿怪，即是术、附并走皮中，逐水气未得除故耳。功用：温经助阳，胜湿止痛。主治风湿在表兼表阳虚证。金 2“伤寒八九日，风湿相搏，身体疼烦，不能自转侧，不呕不渴，脉浮虚而涩者，桂枝附子汤主之；若大便坚，小便自利者，去桂加白术汤主之。”

【白虎加人参汤】 方剂名。组成：知母六两，石膏一斤（碎，绵裹），甘草二两（炙），粳米六合，人参三两。煎服法：以水一斗，煮米熟汤成，去滓，温服一升，日三服。功用：清热除烦，益气生津。主治：①阳明热盛，气阴两伤证。伤 26“服桂枝汤，大汗出后，大烦渴不解，脉洪大者，白虎加人参汤主之。”伤 168“伤寒若吐、若下后，七八日不解，热结在里，表里俱热，时时恶风，大渴，舌上干燥而烦，欲饮水数升者，白虎加人参汤主之。”伤 169“伤寒无大热，口燥渴，心烦，背微恶寒者，白虎加人参汤主之。”②中暑暑热伤津证。金 2“太阳中热者，暍是也。汗出恶寒，身热而渴，白虎加人参汤主之。”③上消病热盛伤津证。金 13“渴欲饮水，口干舌燥者，白虎加人参汤主之。”

【白虎加桂枝汤】 方剂名。组成：知母六两，甘草二两（炙），石膏一斤，粳米二合，桂枝（去皮）三两。煎服法：上药剉，每五钱，水一盏半，煎至八分，去滓，温服，汗出愈。功用：清热生津，兼解表邪。主治温疟。金 4“温疟者，其脉如平，身无寒但热，骨节疼烦，时呕，白虎加桂枝汤主之。”

【白通加猪胆汤】 方剂名。即白通加猪胆汁汤。见该条。伤 315“服汤脉暴出者死，微续者生。白通加猪胆汤。”

【白通加猪胆汁汤】 方剂名。组成：葱白四茎，干姜一两，附子一枚（生，去皮，破八片），人尿五合，猪胆汁一合。煎服法：以水三升，煮取一升，去滓，内胆汁、人尿，和令相得，分温再服。若无胆，亦可用。功用：破阴回阳，宣通上下，兼以咸寒苦降。主治少阴病下利不止，厥逆无脉，面赤干呕而烦躁等。伤 315“少阴病，下利，脉微者，与白通汤。利不止，厥逆无脉，干呕烦者，白通加猪胆汁汤主之。”

【白头翁加甘草阿胶汤】 方剂名。组成：白头翁二两，甘草、阿胶各二两，秦皮、黄连、柏皮各三两。煎服法：以水七升，煮取二升半，内胶令消尽，分温三服。功用：清热治痢，益气养血。主治产后热痢伤阴证。临床见发热腹痛，大便脓血，里急后重，身体困倦，口渴，舌红苔黄，脉细数。金 21“产后下利虚极，白头翁加甘草阿胶汤主之。”

五画

他（tā）

1. 别的，其他的，另外的。素 42“至其变化乃为他病也，无常方。”灵 19“方饮无食，方食无饮，无食他食。”难 69“是正经自病，不中他邪也。”

2. 为“作”之讹。发作。素 15“阴阳反他，治在权衡相夺，奇恒事也，揆度事也。”林亿：“按《阴阳应象大论》云：‘阴阳反作。’”张介宾：“作，旧作他，误也。《阴阳应象大论》曰‘阴阳反作’者是。”

斥（chì）

1. 探测；侦察。见“斥候”。

2. 推，推移。素 62“勿之深斥，无中其大经，神气乃平。”王冰：“斥，推也。”

【斥候】 观察，候望。《史记·李将军列传》：“然亦远斥候。”索隐：“斥，度也。候，视也，望也。”素 74“谨按四维，斥候皆归。”吴崑：“斥候，占步四时景候也。”

瓜（guā）

葫芦科植物。见“瓜子”、“瓜蒂”。

【瓜子】 中药名。又名冬瓜子、白瓜子、瓜瓣等。为葫芦科冬瓜属植物冬瓜的种子。甘，微寒。入肺、大肠经。清肺化痰，消痈排脓，利湿。主治痰热咳嗽，肺痈，肠痈，带下，水肿，淋证。金 18“大黄牡丹汤方：大黄四两，牡丹一两，桃仁五十个，瓜子半升，芒硝三合。”

【瓜蒂】 中药名。又名甜瓜蒂、瓜丁等。为葫芦科甜瓜属植物甜瓜的果柄。苦，寒，有毒。入脾、胃经。涌吐痰食，除湿退黄。主治中风，风痰癫痫，喉痹，宿食不化，胸脘胀痛，湿热黄疸。组方有瓜蒂散。神 4“瓜蒂味苦，寒。主大水，身面四肢浮肿。”

【瓜蒂散】 方剂名。组成：瓜蒂一分（熬黄），赤小豆一分。煎服法：二味各别捣筛，为散已，合治之，取一钱匕，以香豉一合，用热汤七合，煮作稀糜，去滓，取汁和散，温顿服之。不吐者，少少加，得快吐乃止。功用：涌吐痰食。主治：①胸膈痰食证。临床见胸中痞闷，烦懊不安，气冲于咽不得息。伤 166“病如桂枝证，头不痛，项不强，寸脉微浮，胸中痞鞕，气上冲喉咽，不得息者，此为胸有寒也。当吐之，宜瓜蒂散。”②胸中痰食致厥证。临床见四肢厥冷，心下烦满，饥不欲食。伤 355“病人手足厥冷，脉乍紧者，邪结在胸中，心下满而烦，饥不能食者，病在胸中，当须吐之，宜瓜蒂散。”③食积胃脘证。金 10“宿食在上脘，当吐之，宜瓜蒂散。”

乎（hū）

1. 语气词。①表示疑问语气。素 1“夫道者年皆百数，能有子乎？”素 9“其于万物，孰少孰多，可得闻乎？”灵 34“五乱者，刺之有道乎？”②表示反问语气。灵 29“虽有无道之人，恶有不听者乎？”灵 35“可以万全，乌有殆者乎？”素 14“五色日见于目，而病不愈者，亦何暇不早乎？”③表示感叹语气。素 26“神乎神，耳不闻。”灵 49“善乎！愿卒闻之。”④表推测语气。灵 8“何因而然乎？天之罪与？人之过乎？”灵 46“意者天之为人生风乎，何其异也？”⑤表示肯定语气。素 71“故曰位明气月可知乎，所谓气也。”灵 12“其治以针艾，各调其经气，固其常有合乎。”《甲乙经》卷七“乎”作“也”。

2. 助词。形容词后缀。犹然，……的样子。素 3“溃溃乎若坏都，汩汩乎不可止。”素 17“夏日在肤，泛泛乎万物有余。”灵 42“道，昭乎其如日醒，窘乎其如夜瞑。”

3. 介词。相当于“于”。素 3“五藏十二节，皆通乎天气。”素 68“物之极由乎变。”素 74“本乎天者，天之气也；本乎地者，地之气也。”

【乎哉】 语气助词。表示感叹。灵 11“明乎哉问也！”灵 34“允乎哉道！明乎哉论！”素 66“昭乎哉问！明乎哉道！”

丛（cóng 叢）

聚集；丛生。见“丛毛”。

【丛毛】 指足大趾第一节背面聚生的毛。又称三毛。灵 10“肝足厥阴之脉，起于大指丛毛之际。”张介宾：“大指爪甲后二节间为三毛……丛毛，即上文所谓三毛也。”

令（lìng）

1. 命令，法令。见“令行禁止”。

2. 当令，主事。素 69“岁土不及，风乃大行，化气不令。”素 71“天气肃，地气静，寒临太虚，阳气不令，水土合德。”

3. 时令，节令。古代按十二月分别记载所施行的政令，谓之月令。后因以指时令、节令。见“秋令”、“春令”。

4. 指时令气候及物化景象。素 67“东方生风……其政为散，其令宣发。”素 69“金不及，夏有光显郁蒸之令。”素 70“赫曦之纪，是谓蕃茂……其政动，其令鸣显。”

5. 使，使得。素 45“厥或令人腹满，或令人暴不知人。”素 74“疏其血气，令其调达，而致和平。”伤 16“常须识此，勿令误也。”

6. 连词。表示假设关系，相当于“如果”、“假使”。见“假令”。

【令行禁止】 有令即行，有禁即止。形容法令或纪律严明。灵 60“能使其民令行禁止，士卒无白刃之难者，非一日之教也。”

用（yòng）

1. 施行，运用。素 15“余闻揆度奇恒，所指不同，用之奈何？”素 66“令有条理，简而不匮，久而不绝，易用难忘。”金 1“肝虚则用此法，实则不在用之。”

2. 使用。素 5“故善用针者，从阴引

阳，从阳引阴。”素 22“肝欲散，急食辛以散之，用辛补之，酸泻之。”灵 75“刺痈者用铍针，刺大者用锋针，刺小者用员利针，刺热者用镵针，刺寒者用毫针也。”

3. 采用，随顺。素 5“故治不法天之纪，不用地之理，则灾害至矣。”

4. 主宰，发挥作用。素 69“岁金不及，炎火乃行，生气乃用，长气专胜。”素 70“敦阜之纪……大雨时行，湿气乃用。”

5. 作用，功用。素 9“气数者，所以纪化生之用也。”素 66“阴阳不测谓之神，神用无方谓之圣。”素 67“西方生燥……其用为固。”素 74“气味有薄厚，性用有躁静，治保有多少。”

6. 资财。此引申为精气。素 45“此人者质壮，以秋冬夺于所用。”王冰:“夺于所用，谓多欲而夺其精气也。”

7. 要，需要。金 3“欲饮食，或有美时，或有不用闻食臭时。”尤怡:“饮食或有时美矣，而复有不欲闻食臭时。”

8. 指吃喝。伤 195“阳明病，脉迟，食难用饱，饱则微烦头眩，必小便难，此欲作谷瘅。”伤 386“热多欲饮水者，五苓散主之；寒多不用水者，理中丸主之。”

9. 令，使。素 75“请受道，讽诵用解。”王冰:“诵，亦谕也。讽谕者，所以比切近而令解也。”

10. 介词。①犹言以。表示凭借。素 27“用实为虚，以邪为真。”素 32“热争则腰痛不可用俯仰。”金 1“夫肝之病，补用酸，助用焦苦，益用甘味之药调之。”②犹言因，因为。表示原因。素 62“用形哉，因四时多少高下。”吴崑:“用形哉，言因其形之长短、阔狭、肥瘦而施刺法也。”

【用力】 使用力气。素 26“正邪者，身形若用力汗出，腠理开，逢虚风，其中人也微。”灵 4“有所用力举重，若入房过度，汗出浴水，则伤肾。”灵 66“起居不节，用力过度，则络脉伤。”

【用心】 使用心力，专心。素 21“太阴藏搏者，用心省真，五脉气少。”

【用阳和阴】 治法术语。指对阳虚阴盛的病证，通过助阳以调其阴偏盛。灵 49“用阴和阳，用阳和阴，当明部分，万举万当。”张介宾:“阴盛者阳必衰，当助其阳以和之。”李中梓:“阴寒则补其火，谓之用阳和阴。”

【用阴和阳】 治法术语。指对阴虚阳盛的病证，通过滋阴以调其阳偏盛。灵 49“用阴和阳，用阳和阴，当明部分，万举万当。”张介宾:“阳盛者阴必衰，当助其阴以和之。”李中梓:“阳亢则滋其阴，谓之用阴和阳。”

【用热远热】 治则术语。谓使用热性药物应避开炎热的天时气候。素 71“用寒远寒，用凉远凉，用温远温，用热远热，食宜同法……热无犯热，寒无犯寒，从者和，逆者病，不可不敬畏而远之。”

【用凉远凉】 治则术语。谓使用凉性药物应避开清凉的天时气候。素 71“用寒远寒，用凉远凉，用温远温，用热远热，食宜同法。”

【用温远温】 治则术语。谓使用温性药物应避开温暖的天时气候。素 71“用寒远寒，用凉远凉，用温远温，用热远热，食宜同法。”

【用寒远寒】 治则术语。谓使用寒性药物应避开寒冷的天时气候。素 71“用寒远寒，用凉远凉，用温远温，用热远热，食宜同法……热无犯热，寒无犯寒，从者和，逆者病，不可不敬畏而远之。”张介宾:“远，避也。言用寒药者，当避岁气之寒；用凉药者，当避岁气之凉；温热者亦然。”

氐（dī）

星名。二十八宿之一，东方苍龙七宿的第三宿，有星四颗。也称天根。素 67“苍天之气经于危室柳鬼，素天之气经于亢氐昴毕。”

五画

乐（一、yuè 樂）

音乐。见“歌乐”。

（二、lè 樂）

1. 欢乐，愉快。《广韵·铎韵》:“乐，喜乐。”素 24“形苦志乐，病生于筋，治之以熨引。”素 32“心热病者，先不乐，数日乃热。”难 16“悲愁不乐，欲哭。”

2. 喜欢。素 12“北方者……其民乐野处而乳食。”素 1“故美其食，任其服，乐其俗，高下不相慕，其民故曰朴。”难 33“释其微阳，而吸其微阴之气，其意乐金。”

3. 安乐。素 24“形乐志苦，病生于脉，治之以灸刺。”灵 64“形色相得者，富贵大乐。”

（三、yào 樂）

喜好。《广韵·效韵》:“乐，好也。”灵 29“人之情，莫不恶死而乐生。”

尔（ěr 爾）

1. 如此，这样。见“不尔”、“因尔”。

2. 语气词。①表限止，犹“而已”。素 67“正五气之各主岁尔。”②表示判断。伤 53“以卫气不共荣气谐和故尔。”

【尔乃】 这才，于是。伤 30“胫尚微拘急，重与芍药甘草汤，尔乃胫伸。”

句（jù）

同“拘”。拘束，固定。灵 66“不能句积而止之，故往来移行肠胃之间。”《甲乙经》卷八“句”作“拘”。张介宾:“句，拘也。”

册（cè）

书简。见“天元册”。

卯（mǎo）

地支的第四位。①与天干相配纪年，用于运气推演，表示阳明燥金之气，五行属性为金。素 66“卯酉之岁，上见阳明。”素 71“阳明之政奈何？岐伯曰：卯酉之纪也。”②纪月，为夏历二月的月建。灵 41“卯者，二月，主左足之太阳。”③纪日。灵 78“左胁应春分，其日乙卯。”④纪时。十二时辰之一，卯时相当于早晨五时至七时。伤 328“厥阴病欲解时，从丑至卯上。”⑤标记方位。指东方。灵 76“岁有十二月，日有十二辰，子午为经，卯酉为纬。”张志聪:“卯位于东方，酉位于西方。”

犯（fàn）

1. 攻伐。素 71“大积大聚，其可犯也。”金 22“治之无犯胃气及上二焦，必自愈。”

2. 伤害，损害。素 70“审平之纪，收而不争，杀而无犯。”张介宾:“犯，谓残害于物也。”

3. 冒犯，触犯。素 29“故犯贼风虚邪者，阳受之。”素 71“热无犯热，寒无犯寒，从者和，逆者病。”伤 16“观其脉证，知犯何逆，随证治之。”

4. 违反，违背。素 3“数犯此者，则邪气伤人，此寿命之本也。”灵 60“传之后世，以为刺禁，令民勿敢犯也。”

5. 触及，使用。素 22“禁犯焠㶿热食温炙衣。”

6. 超越。素 69“故时至有盛衰，凌犯有逆顺。”

处（一、chǔ 處）

1. 居，居住。《诗·采薇》:“不遑启处。”笺:“处，犹居也。”素 12“其民乐野处而乳食。”素 36“欲闭户牖而处。”灵 1“皮肉筋脉各有所处，病各有所宜。”

2. 居于，处于。灵 73“合于明堂，各处色部。”杨上善:“处于五行五色之部。”素 1“其次有圣人者，处天地之和，从八风之理。”又，森立之:“处字非居处之义。《左氏·文十八年》传：‘德以处事。’注：‘处，犹制也。’《后汉·阳球传》注：‘处，断也。’乃此义。”

3. 审度，辨察。见“处物”。

4. 决断，诊断。《汉书·谷永传》：“臣愚不能处也。”注：“师古曰：处，谓断决也。”素 20“故人有三部，部有三候，以决死生，以处百病，以调虚实。”

5. 处治，治疗。金 11“脉两出，积在中央。各以其部处之。”朱峻明：“积之所在不同，则处治当随证消息矣。”

（二、chù 處）

1. 处所，部位。《广韵·御韵》：“处，处所也。”素 9“肺者，气之本，魄之处也。”灵 66“气有定舍，因处为名。”素 74“以名命气，以气命处，而言其病。”

2. 指穴位。素 14“温衣，缪刺其处，以复其形。”素 61“水俞五十七处者，是何主也？岐伯曰：肾俞五十七穴。”灵 22“治癫疾者，常与之居，察其所当取之处。”

【处所】 地方，部位。灵 75“凡刺痈邪……去其乡，不安处所乃散亡。”

【处物】 审识事物。灵 8“因虑而处物谓之智。”

外（wài）

1. 外面。与“内”、“里”相对。素 1“游行天地之间，视听八达之外。”素 17“万物之外，六合之内。”①指自然界。与人体内相对而言。灵 12“经脉十二者，外合于十二经水，而内属于五藏六府……足太阴外合于湖水，内属于脾。”素 70“根于外者亦五，故生化之别……根于外者，命曰气立。”张介宾：“物之根于外者，必假外气以成立，而其生长收藏，即气化之所立矣。”②外表；表层。素 70“发生之纪……其物中坚外坚。”③形体。素 3“是故阳因而上，卫外者也。”王冰：“此所以明阳气运行之部分，辅卫人身之正用也。”素 4“夫言人之阴阳，则外为阳，内为阴。”灵 6“在内者，五藏为阴，六府为阳；在外者，筋骨为阴，皮肤为阳。”灵 36“脾为之卫，肾为之主外。”张介宾：“肾主骨而成立其形体，故为心之主外也。”又，张志聪：“肾主外者，肾主藏津液，所以灌精濡空窍者也。”④指体表，肌表。素 62“上焦不通，则寒气独留于外，故寒栗。”灵 27“风寒湿气，客于外分肉之间，迫切而为沫。”⑤指六腑。与五脏相对而言。灵 48“寸口主中，人迎主外。”杨上善：“人迎胃脉，六腑之长，动在于外，候之知内，故曰主外。”张介宾：“阳明行气于腑，故人迎主外。”⑥经脉之气。素 17“知内者按而纪之，知外者终而始之。”张介宾：“外言经气，经脉有序，故可终而始之。”又，王冰：“知外者，谓知色象，故以五色终而复始。”杨上善：“春夏脉气为阳在外，故趣得终始也。”⑦指循行于脉外的卫气。与循行于脉内的营气相对而言。灵 18“故太阴主内，太阳主外，各行二十五度，分为昼夜。”张介宾：“内言营气，外言卫气。”⑧指络脉。与经脉相对而言。素 26“阴阳相错，真邪不别，沉以留止，外虚内乱，淫邪乃起。”杨上善：“络脉外虚，经脉内乱，于是淫邪得起也。”⑨指诊脉部位。脉位浅表，轻取即得。灵 1“五藏之气已绝于外，而用针者反实其内，是谓逆厥。”马莳：“外绝不至者，轻举之而脉不至。”又，张介宾：“脏气已绝于外，阳虚也。”素 48“胃脉沉鼓涩，胃外鼓大。”吴崑：“外鼓大，偏于阳也。”难 12“五藏脉已绝于外者，其心肺气已绝于外也。”叶霖：“此以脉口内外言阴阳虚实，不可误也。”⑩指目外眦。灵 74“从外走内者，少阳病。”杨上善：“手足少阳经皆从目外来，去于目锐眦，走于目内。”

2. 外侧。素 17“尺外以候肾，尺里以候腹。”王冰：“尺外，谓尺之外侧。尺里，谓尺之内侧。”灵 13“其支者，结于外辅骨，合少阳。”灵 49“明堂广大，蕃蔽见外，方壁高基，引垂居外。”

3. 向外。素 17“推而内之，外而不内，身有热也。”王冰:“脉远臂筋，推之令近，远而不近，是阳气有余，故身有热也。”素 48“脾脉外鼓，沉为肠澼。”吴崑:“外鼓者，脉形向外而鼓也。”灵 9“凡刺之法……男内女外，坚拒勿出，谨守勿内，是谓得气。”张志聪:“男为阳，女为阴，阳在外，故使之内，阴在内，故引之外，谓和调外内阴阳之气也。”又，马莳:“病人善守禁忌，男子则忌内，而谨守无内；女人则忌外，而坚拒勿出。”

4. 某种界限或一定范围的外边。素 62“阳注于阴，阴满之外，阴阳匀平。”素 78“是以世人之语者，驰千里之外。”灵 45“夫九针者，小之则无内，大之则无外。”

5. 病位在表。相对于“里”而言，指病位在肌表。素 74“从内之外者，调其内；从外之内者，治其外。”灵 49“其人迎脉滑盛以浮者，其病日进，在外……沉浊为内，浮泽为外。”伤 44“太阳病，外证未解，不可下也，下之为逆，欲解外者，宜桂枝汤。”

6. 指针刺浅表部位。难 78“不得气，乃与男外女内。”滑寿:“若停针候气，久而不止，乃与男子则浅其针，而候之卫气之分；女子则深其针，而候之荣气之分。”

7. 外在的病情表现。素 78“志意不理，外内相失，故时疑殆。”吴崑:“故外之病情，内之神志，两者相失。”又，王冰:“外，谓色；内，谓脉也。”张介宾:“外内相失者，以彼我之神不交，心手之用不应也。”

8. 另外，别的。见“外府”。

9. 为“内”之讹。见“外踝 3”。

【外门】 针孔。针刺的腧穴。灵 1“外门已闭，中气乃实。”杨上善:“痏孔为外门也。”灵 73“气下而疾出之，推其皮，盖其外门，真气乃存。”素 62“针与气俱出，精气不伤，邪气乃下，外门不闭，以出其疾。”

【外气】 浮越于外的阳气。伤 380“伤寒，大吐、大下之，极虚，复极汗者，其人外气怫郁。”汪琥:“此系阳明胃府虚极，浮热之气上升于面。”又，成无已:“外邪怫郁于表，则身热。”

【外交】 对外交际。灵 72“少阳之人……好为外交而不内附。”

【外关】

1. 穴名。属手少阳三焦经，络穴。八脉交会穴之一，通阳维。位于腕背侧横纹上 2 寸，尺、桡两骨间。灵 5“手少阳根于关冲……入于天牖、外关也。”

2. 手少阳三焦别络名。灵 10“手少阳之别，名曰外关，去腕二寸。”

【外间】 外侧。灵 2“内庭，次指外间也。”灵 10“其支者，下廉三寸而别，下入中指外间。”

【外证】

1. 指疾病的外在征象。难 16“然，是其病有内外证……假令得肝脉，其外证：善洁，面青，善怒。”滕万卿:“按此篇所言内外证，非谓病症表里，即为诊候内外也……所谓外证者，医坐病人之侧，以为望闻也。”金 14“风水其脉自浮，外证骨节疼痛，恶风。”

2. 表证。伤 42“太阳病，外证未解，脉浮弱者，当以汗解，宜桂枝汤。”

3. 指阳明热（经）证。伤 182“问曰：阳明病外证云何？答曰：身热，汗自出，不恶寒，反恶热也。”吴谦:“阳明病有外证，有内证。潮热，自汗不大便，内证也；身热，汗自出，不恶寒，反恶热，外证也。”

【外侧】 肢体外侧、背侧。灵 2“通谷，本节之前外侧也……后溪者，在手外侧本节之后。”灵 10“小肠手太阳之脉……循手外侧，上腕出踝中。”

【外府】 胆、胃、小肠、大肠、膀胱五腑之外的另一腑。难 38“所以府有六者，谓三焦也。有原气之别焉，主持诸气，有名而无形，其经属手少阳，此外府也。”徐大椿：“言在诸腑之外，故曰外腑。按《灵·本输篇》：三焦者中渎之腑也，水道出焉，属膀胱，是孤之腑也，以其不附于脏，故曰孤腑，即外腑之义。”又，滑寿：“外府，指其经为手少阳而言。盖三焦外有经而内无形，故云。”

【外治】 治法名。指除口服药物以外，施于体表或从体外进行治疗的方法。素 74“内者内治，外者外治。”

【外经】 行于四肢及浅表部位的经脉。灵 4“荥输治外经，合治内府。”马莳：“然荥输之穴，气脉尚在于外，所以治病之在外经脉也。”灵 75“振埃者，刺外经，去阳病也。”杨上善：“外经者，十二经脉入腑脏者以为内经，行于四肢及皮肤者以为外经也。”灵 71“其外经病而藏不病，故独取其经于掌后锐骨之端。”

【外格】

1. 病证名。指阳气亢盛盈溢于外，与阴气不能相交的病证。灵 9“人迎四盛，且大且数，名曰溢阳，溢阳为外格。”杨上善：“人迎盛至四倍，大而动数，阳气盈溢在外，格拒阴气不得外出，故曰外格也。”张介宾：“六阳偏盛之极，盈溢于腑，格拒六阴，是为外格。”

2. 病机名。指阳气外闭，阴气内出而格拒。难 3“遂上鱼为溢，为外关内格，此阴乘之脉也。”滑寿：“以阳气不得营于阴，阴遂上出而溢于鱼际之分，为外关内格也。外关内格，谓阳外闭而不下，阴从而内出以格拒之，此阴乘阳位之脉也。”徐大椿：“外格，谓阴反上越，居阳之位也。”

【外热】 病症名。①指皮肤肌表发热的病证。素 35“阳盛则外热，阴虚则内热，外内皆热则喘而渴，故欲冷饮也。”灵 75“阴气不足则内热，阳气有余则外热。”②外感邪气所致的发热症状。素 62“阳盛则外热……阳盛生外热奈何？岐伯曰：上焦不通利，则皮肤致密，腠理闭塞，玄府不通，卫气不得泄越，故外热。”

【外部】 面部周围。灵 49“五色各有藏部，有外部，有内部也。色从外部走内部者，其病从外走内。”张志聪：“五藏次于中央为内部，六府夹其两侧为外部。”

【外眦】 外眼角。又称目锐眦。灵 11“足少阳之正……合少阳于外眦也。”灵 22“目眦外决于面者为锐眦，在内近鼻者为内眦；上为外眦，下为内眦。”

【外维】 维系目外眦之筋。灵 13“足少阳之筋……支者，结于目眦为外维。”张介宾：“此支者，从颧上斜趋结于目外眦，而为目之外维，凡人能左右盼视者，正以此筋为之伸缩也。”

【外揣】

1.《灵枢经》篇名。本篇首先说明九针的作用，由此而提出人体是一个外内相应的统一整体，因而诊察疾病时，须用从外揣内、从内揣外的思维方法，故以名篇。

2.《灵枢经》引用的古文献名。灵 48“《外揣》言浑束为一，未知所谓也？”

【外寒】 外感邪气所致的恶寒战栗症状。素 62“经言阳虚则外寒，阴虚则内热……阳受气于上焦，以温皮肤分肉之间，今寒气在外，则上焦不通，上焦不通，则寒气独留于外，故寒慄。”

【外廉】 外侧缘。素 41“成骨在膝外廉之骨独起者，夏无见血。”灵 2“出于腘中外廉，名曰委阳。”灵 13“足少阳之筋，起于小指次指，上结外踝，上循胫外廉，结于膝外廉。”

【外踝】

1. 腓骨下端向外的骨突。又名核骨。灵 14“外踝以下至京骨长三寸。”灵 64“血少气多则胻毛少，外踝皮薄而软。”

2. 尺骨远端向外的骨突。素 20“手指及手外踝上五指留针。”灵 52“手太阳之本，在外踝之后。”

3. 为“内踝”之讹。灵 10“足太阴过于外踝之上，无所隐故也。”《太素》卷九“外踝”作“内踝”。

【外髁】 即外踝。指腓骨下端向外的骨突。灵 10“胸胁肋髀膝外至胫绝骨外髁前及诸节皆痛。”

冬（dōng）

1. 冬季，冬天。即农历十月、冬月、腊月，五行属水，与五脏中肾相应。素 2“冬三月，此为闭藏。”素 26“四时者，所以分春秋冬夏之气所在。”灵 44“肾为牝藏，其色黑，其时冬，其日壬癸。”

2. 喻一日中的夜半。灵 44“以一日分为四时，朝则为春，日中为夏，日入为秋，夜半为冬”。

3. 指冬季五行属水的气候特征。素 4“所谓得四时之胜者，春胜长夏，长夏胜冬，冬胜夏，夏胜秋，秋胜春，所谓四时之胜也。”王冰：“春木，夏火，长夏土，秋金，冬水，皆以所克杀而为胜也。”

4. 指冬季应时的脉象。素 17“秋应中衡，冬应中权。”姚止庵：“冬脉如石，兼沉而滑，如秤权之象，下远于衡，故以冬应中权也。”素 18“冬胃微石曰平。”难 15“冬脉微石曰平……冬以胃气为本。”

【冬日】 冬天。素 17“冬日在骨，蛰虫周密，君子居室。”灵 4“冬日重感于寒即泄。”灵 35“冬日重感于寒，则飧泄不化。”

【冬气】

1. 冬季寒冷闭藏之气，与肾相应。素 2“冬三月……此冬气之应，养藏之道也。”王冰：“皆冬气正养藏之令，故养生者必谨奉天时也。”素 9“肾者，封藏之本……为阴中之少阴，通于冬气。”素 71“冬气南行。”

2. 冬季人体之气。素 64“冬气在骨髓中……冬者盖藏，血气在中，内著骨髓，通于五藏。”森立之：“肾主骨髓，故冬人气伏藏在骨髓中也。”

3. 冬季的时令邪气。素 4“故冬气者，病在四肢。”灵 9“春气在毛，夏气在皮肤，秋气在分肉，冬气在筋骨。刺此病者，各以其时为齐”。张介宾：“此言病邪之中人，随时气而为深浅也。”

【冬化】 运气术语。万物冬季的正常变化。素 71“寒气霜雪冰冬化同”。

【冬分】 冬季宜用的针刺部位。即骨的腧窍分理。素 16“冬刺俞窍于分理，甚者直下，间者散下……夏刺冬分，病不愈，令人少气，时欲怒。”林亿：“按《四时刺逆从论》云：冬气在骨髓。此俞窍即骨髓之俞窍也”

【冬灰】 中药名。又名藜灰。蒿、藜之类植物燃烧后的灰。杂草燃烧后附于烟囱内的灰，自《本草图经》以后称为“百草霜”，亦入药用。神 4“冬灰，味辛，微温。主黑子，去疣，息肉，疽，蚀，疥瘙。一名藜灰。”《新修本草》：“冬灰是藜灰，余草不真。”

【冬至】

1. 二十四节气之一。每年在公历 12 月 22 日左右。此日太阳经过冬至点，北半球白天最短，夜间最长。素 17“是故冬至四十五日，阳气微上，阴气微下。”灵 78“应冬至，其日壬子。”难 7“冬至之后，得甲子少阳王。”

2. 冬季到来。素 2“夏三月……冬至重病。”

【冬脉】

1. 冬季应时之脉，指沉脉。有平、病、死脉之分。素 19“冬脉如营……冬脉者肾也，北方水也，万物之所以合藏也，故其气来沉以搏，故曰营。”马莳：“此言肾经有应时之脉。”素 23“五邪所见……夏得冬脉。”难 15“冬脉微石曰平，石多胃气少曰病，但石无胃气曰死。”

2. 指足少阴肾的经脉。素 61“少阴何以主肾……少阴者，冬脉也。”灵10“足少阴气绝则骨枯，少阴者冬脉也，伏行而濡骨髓者也。”

【冬葵子】

1. 中药名。又名葵子。为锦葵科锦葵属植物冬葵的果实或种子。甘，寒。入小肠、大肠、膀胱经。利尿，通乳，滑肠。主治淋病，水肿，大便不通，乳汁不行。神2“冬葵子味甘，寒。主五脏六腑寒热，羸瘦，五癃，利小便。久服坚骨，长肌肉，轻身，延年。”

2. 中药名。为“姑活”之别名。参见“姑活”。神2“姑活味甘，温。主大风邪气，湿痹寒痛。久服轻身，益寿，耐老。一名冬葵子。”

鸟（niǎo 鳥）

飞禽的总称。《说文·鸟部》:“鸟，长尾禽总名也。”段玉裁注:“短尾名隹，长尾名鸟，析言则然，浑言则不别也。”素18“死脾脉来，锐坚如乌之喙，如鸟之距。”素19“如鸟之啄者，此谓不及，病在中。”

务（wù 務）

1. 专力从事。素25“手动若务，针耀而匀。”王冰:“手动用针，心专务于一事也。”张介宾:“务，专其务而心无二也。”素70“不务其德则收气复。”灵72“心和而不发，不务于时。”

2. 求，追求。素1“务快其心，逆于生乐。”

3. 事，事情。素1“以恬愉为务，以自得为功。”

4. 必须，一定。素76“此皆人之所生，治之过失，子务明之，可以十全。”

包（bāo）

包膜。见“包络”。

【包络】 心包络，即心包。为心的外围组织，能代心受邪，并受心所主宰。灵71“故诸邪之在于心者，皆在于心之包络。包络者，心主之脉也。”张介宾:“手少阴心经也，手厥阴心包络经也，藏实一原，但包络在外，为心之卫。”

饥（jī 飢）

饥饿。素18“已食如饥者，胃疸。”灵66“似阳明之积，饱食则痛，饥则安。”

【饥伤】 因饥饿使气血乏源而受伤。金6“五劳虚极羸瘦，腹满不能饮食，食伤、忧伤、饮伤、房室伤、饥伤、劳伤、经络营卫气伤。”

主（zhǔ）

1. 君主。心是生命活动的主宰，犹如一国的君主。素8“故主明则下安……主不明则十二官危。”王冰:“主，谓君主，心之官也。”灵29“五藏六府，心为之主。”灵71“心者，五藏六府之大主也。”

2. 指制约者，主宰者。素10“心之合脉也，其荣色也，其主肾也。”张志聪:“心主火而受制于肾水，是肾乃心藏生化之主，故其主肾也。”素20“九候之脉，皆沉细悬绝者为阴，主冬，故以夜半死。”素49“万物阴阳不定，未有主也。”

3. 根本。素46“有病厥者，诊右脉沉而紧，左脉浮而迟，不然，病主安在?”素74“有毒无毒，所治为主。”

4. 主体，主要病症。素7“二阳一阴发病，主惊骇背痛，善噫善欠，名曰风厥。”

5. 主宰，主管。素23“五藏所主：心主脉，肺主皮，肝主筋，脾主肉，肾主骨，是谓五主。”素29“故喉主天气，咽主地气。”素66“厥阴之上，风气主之；少阴之上，热气主之；太阴之上，湿气主之。”

6. 预示，预兆。素70“其主骤注雷霆震惊，沉雾淫雨。”金5“寸口脉沉而弱，沉即主骨，弱即主筋。”

7. 主治。素 32“三椎下间主胸中热，四椎下间主鬲中热。”素 77“刺灸砭石，毒药所主。”伤 13“太阳病，头痛，发热，汗出，恶风，桂枝汤主之。”

8. 指主治病证的药物。素 74“司岁备物，则无遗主矣。”张介宾:“因司气以备药物，则主病者无遗矣。”

9. 主脉。即反映疾病的主要脉象。素 79“此六脉者，乍阴乍阳……先至为主，后至为客。”

10. 主气。相对于客气，主司一年各季节的气候变化，也叫主时之气。素 71“间气同其主无犯，异其主则小犯之。”素 74“主胜逆，客胜从，天之道也。”

11. 为“生”之讹。发生。素 5“观权衡规矩，而知病所主。”《甲乙经》卷六“主”作“生”。

12. 疑为“至”之讹。素 75“子言不明不别，是世主学尽矣。”郭霭春:“‘主’疑作‘至’……‘至学’与‘至道’、‘至教’同义。”又，森立之:“世主者，帝自言予也。身王于天下故曰世主也。”

【主气】 运气术语。指主司一年正常气候变化的气。又称主时之气。素 71“所谓主气不足，客气胜也。”

【主田】 中药名。为甘遂的别名。见该条。神 4“甘遂味苦，寒……破癥坚积聚，利水谷道。一名主田。”

【主岁】 运气术语。指主管一年的气候变化。素 67“主岁何如?”张介宾:“谓五运六气，各有所主之岁也。”素 71“五运气行主岁之纪，其有常数乎?”素 74“主岁者纪岁，间气者纪步也。”

【主治】

1. 主宰，主管治理。素 9“六气谓之时，四时谓之岁，而各从其主治焉。”素 22“肝主春，足厥阴少阳主治。”

2. 主要治疗。素 15“其色见浅者，汤液主治。”灵 1“凡此十二原者，主治五藏六府之有疾者也。”

【主持】 主宰，掌管。难 38“所以府有六者，谓三焦也。有原气之别焉，主持诸气。”

【主病】

1. 主要病证。素 74“中外不相及，则治主病。”马莳:“中外不相及，或以治内，或以治外，皆治其主病耳。”

2. 发病的主要部位。灵 21“厥痹者，厥气上及腹，取阴阳之络，视主病也。”张志聪:“视主病者，视厥痹之在何经也。”素 79“二阳一阴，阳明主病，不胜一阴，脉耎而动。”

3. 组方中的主药。素 74“主病之谓君，佐君之谓臣，应臣之谓使。”张介宾:“主病者，对证之要药也，故谓之君。”

市（shi）

1. 市场，集市。素 78“是故治不能循理，弃术于市。”王冰:“不能修学至理，乃炫卖于市廛，人不信之，谓乎虚谬，故云弃术于市也。”

2. 喻饮食水谷汇集流通之处。素 52“胃为之市。”王冰:“水谷所归，五味皆入，如市杂，故为市也。”

立（lì）

1. 站立。素 6“圣人南面而立，前曰广明，后曰太冲。”素 17“骨者髓之府，不能久立，行则振掉，骨将惫矣。”灵 78“久坐伤肉，久立伤骨，久行伤筋。”

2. 竖起，挺立。灵 66“人则抵深，深则毛发立，毛发立则淅然。”素 71“太阳所至为刚固，为坚芒，为立。”

3. 设置，设立。灵 78“夫圣人之起天地之数也，一而九之，故以立九野。”

4. 制订，创立。素 25“五法俱立，各有所先。”灵 1“令各有形，先立针经。”

5. 确定，决定。灵 6“肉有坚脆，皮有厚薄，其以立寿夭奈何……所以立形定气而视寿夭者。”张介宾：“此欲因人之形体气质而知其寿夭也。”灵 14“《脉度》言经脉之长短，何以立之?”灵 64“先立五形金木水火土，别其五色。”

6. 显现。《淮南子·主术训》：“德无所立，怨无所藏。”高诱注：“立，见也。”素 14“形弊血尽而功不立者何?”

7. 主时，旺时。素 25“能存八动之变，五胜更立。”王冰：“立，谓当其王时。”素 67“五气更立，各有所先，非其位则邪，当其位则正。”姚止庵：“更立，谓五行递主一岁也。”

8. 运行。见“气立”。

9. 副词。立刻，即刻。素 27“刺出其血，其病立已。”素 39“得炅则痛立止。”灵 2“痿厥者，张而刺之，可令立快也。”

【立冬】 二十四节气之一。冬季之始，属十月节气。灵 78“右足应立冬，其日戊戌己亥。”

【立春】 二十四节气之一。春季之始，属正月节气。又名始春。灵 78“左足应立春，其日戊寅己丑。”灵 79“至其立春，阳气大发，腠理开。”素 48“如此其人不得坐，立春而死。”

【立秋】 二十四节气之一。秋季之始，属七月节气。灵 78“右手应立秋，其日戊申己未。”

【立夏】 二十四节气之一，夏季之始，属四月节气。灵 78“左手应立夏，其日戊辰己巳。”伤 168“此方立夏后立秋前乃可服。”

【立制石】

1. 中药名。理石的别名。见“理石”。神 3“理石味辛，寒……一名立制石。”

2. 中药名。礜石的别名。见“礜石”。神 4“礜石……一名青分石，一名立制石。”

冯（一、píng 凴）

古“凭”字。凭借。素 67“地为人之下，太虚之中者也。帝曰：冯乎？岐伯曰：大气举之也。”张介宾：“冯，凭同。”

（二、féng 馮）

古地名。见“冯翊”。

【冯翊】 古郡名。相当于今之陕西的韩城、黄龙以南，白水、蒲城以东和渭河以北地区。神 2“蒺藜子……生冯翊平泽。”

玄（xuán）

1. 黑色。素 70“其味苦咸，其色玄丹。”王冰：“玄，黑色。”

2. 奥妙。灵 5“九针之玄，要在终始。”《甲乙经》卷二、《太素》卷十“玄”并作“要”。马莳：“九针玄妙之法，其要在《终始》篇中。”

3. 深远莫测。素 5“其在天为玄，在人为道，在地为化，化生五味，道生智，玄生神。”张志聪：“玄，幽远也。”

【玄山】 古地名。今河北省青龙县有青龙河，该河在秦汉时名玄水，疑玄山在玄水流域。神 4“贯众……生玄山山谷。”

【玄化】 运气术语。指物体颜色从黑变化。素 74“太阳司天为寒化，在泉为咸化，司气为玄化，间气为藏化。”张介宾：“水运司气则色化玄黑，丙辛年是也。”

【玄石】 中药名。磁石的别称。见该条。神 3“磁石味辛，寒……一名玄石。”

【玄芝】 中药名。黑色灵芝的别称。见“黑芝”。神 2“黑芝味咸，平……一名玄芝。”

【玄谷】 黑色的谷物。素 69“岁火不及，寒乃大行……上应镇星、辰星，玄谷不成。”

【玄委】 九宫之一。西南方，坤宫，主立秋、处暑、白露三节气。灵 77“立秋坤玄委……立秋二玄委西南方……明日居玄委四十六日。”张介宾：“玄委，坤宫也。主立秋、处暑、白露三节，共四十六日，至二百七十五日而止。”

【玄府】 汗孔。素 61“所谓玄府者，汗空也。”素 62“上焦不通利，则皮肤致密，腠理闭塞，玄府不通，卫气不得泄越，故外热。”高世栻：“玄府者，毛窍之汗孔也。”

【玄参】 中药名。又名重台、黑参、元参等。为玄参科玄参属植物玄参或北玄参的根。甘、苦、咸，微寒。入肺、胃、肾经。凉血解毒，滋阴降火。主治温热病热入营血，身热，烦渴，舌绛，发斑，阴虚骨蒸劳热，虚烦不寐，津伤便秘，目涩昏花，咽喉肿痛，瘰疬，痈肿等。神 3“玄参味苦，微寒。主腹中寒热，积聚，女子产乳余疾。补肾气，令人目明。一名重台。”

【玄菟】 古地名。今朝鲜咸境道。神 4“马陆味辛，温……生玄菟川谷。”

【玄天之气】 古代望气家在东南及西北方张、翼、娄、胃诸宿之间看到的黑色气象。素 67“玄天之气，经于张翼娄胃。”张志聪：“玄，黑色，水之气也。张翼在丙度，娄胃在辛度，丙辛合而化水也。”

兰（lán 蘭）

兰草，即佩兰。素 47“治之以兰，除陈气也。”王冰：“兰，谓兰草。”张志聪：“兰，香草。”

【兰华】 中药名。为连翘的别名。见“连翘”。神 4“连翘味苦，平。主寒热，鼠瘘，瘰疬，痈肿，恶疮，瘿瘤，结热，蛊毒。一名异翘，一名兰华，一名折根。”

【兰草】 中药名。为佩兰的别名。又名兰、水香、香草等。为菊科泽兰属植物佩兰的地上部分。辛、平。入脾、胃经。解暑化湿，醒脾和中。主治感受暑湿，寒热头痛，湿浊内蕴，脘痞不饥，恶心呕吐，口中甜腻，消渴。神 2“兰草味辛，平。主利水道，杀蛊毒，辟不祥。久服益气，轻身，不老，通神明。一名水香。”

半（bàn）

1. 二分之一。素 1“年半百而动作皆衰者，时世异耶，人将失之耶?”素 24“中折之，更以他草度去半已。”灵 14“天枢以下至横骨长六寸半。”

2. 在……中间。素 71“岁半之前，天气主之，岁半之后，地气主之。”

3. 指身半。天枢部位。素 74“半，所谓天枢也。”王冰：“当伸臂指天，舒足指地，以绳量之，中正当脐也。故又曰半，所谓天枢也。”

4. 减半。素 5“年四十，而阴气自半也，起居衰矣。”灵 6“形先病而未入藏者，刺之半其日。”

5. 指半侧。灵 24“头半寒痛，先取手少阳、阳明，后取足少阳、阳明。”

6. 表约数。犹言部分。素 5“治五藏者，半死半生也。”

7. 指半夏。见“苓甘五味加姜辛半杏大黄汤”。

【半日】 白天的一半。灵 56“故谷不入，半日则气衰，一日则气少矣。”灵 76“是故一日一夜，水下百刻，二十五刻者，半日之度也。”伤 57“伤寒发汗已解，半日许复烦，脉浮数者，可更发汗，宜桂枝汤。”

【半产】 病名。俗称小产。金 6“妇人则半产漏下，男子则亡血失精。”

【半刺】 刺法名。五刺之一。浅刺快出，如常刺深度之一半。灵 7“半刺者，浅内而疾发针，无针伤肉，如拔毛状，以取皮毛，此肺之应也。”

【半夏】 中药名。又名地文、水玉等。为天南星科半夏属植物半夏的块茎。辛，温，有毒。入脾、胃、肺经。燥湿化痰，降逆止呕，消痞散结。主治咳喘痰多，呕吐反胃，胸脘痞满，头痛眩晕，夜卧不安，瘿瘤痰核，痈疽肿毒。组方有半夏汤、半夏泻心汤、甘草泻心汤、生姜泻心汤、旋覆代赭汤、黄连汤、小柴胡汤、大柴胡汤、柴胡加芒硝汤、柴胡加龙骨牡蛎汤、小陷胸汤、柴胡桂枝汤、葛根加半夏汤、苦酒汤、半夏散、竹叶石膏汤、厚朴生姜半夏甘草人参汤、鳖甲煎丸、射干麻黄汤、厚朴麻黄汤、泽漆汤、麦门冬汤、越婢加半夏汤、小青龙汤、小青龙加石膏汤、奔豚汤、栝蒌薤白半夏汤、附子粳米汤、赤丸、甘遂半夏汤、小半夏汤、小半夏加茯苓汤、桂苓五味甘草去桂加干姜细辛半夏汤、苓甘五味加姜辛半夏杏仁汤、苓甘五味加姜辛半杏大黄汤、半夏麻黄丸、黄芩加半夏生姜汤、大半夏汤、半夏干姜散、生姜半夏汤、干姜人参半夏丸、半夏厚朴汤、温经汤。神 4“半夏味辛，平。主伤寒，寒热，心下坚，下气，喉咽肿痛，头眩，胸胀，咳逆，肠鸣，止汗。一名地文，一名水玉。”

【半夏汤】 方剂名。又名半夏秫米汤。组成：半夏五合，秫米一升。煎服法：以流水千里以外者八升，扬之万遍，取其清五升，煮之，炊以苇薪火，沸，置秫米一升，治半夏五合，徐炊，令竭为一升半，去其滓，饮汁一小杯，日三稍益，以知为度。主治：阳气盛不能交于阴而致的失眠。灵 71“饮以半夏汤一剂，阴阳已通，其卧立至。”

【半身不遂】 症状名。指一侧肢体不能随意运动。金 5“夫风之为病，当半身不遂，或但臂不遂者，此为痹。”

【半夏干姜散】 方剂名。组成：半夏、干姜等分。煎服法：上二味，杵为散，取方寸匕，浆水一升半，煎取七合，顿服之。功用：温中散寒，降逆止呕。主治：阳虚停饮的呕逆证。金 17“干呕，吐逆，吐涎沫，半夏干姜散主之。”

【半夏泻心汤】 方剂名。组成：半夏半升（洗），黄芩、干姜、人参、甘草（炙）各三两，黄连一两，大枣十二枚（擘）。煎服法：上七味，以水一斗，煮取六升，去滓，再煎取三升，温服一升，日三服。功用：和胃降逆，开结除痞。主治：脾胃寒热错杂，虚实相兼，升降失常所导致的痞满、呕吐、下利等。伤 149“伤寒五六日……但满而不痛者，此为痞，柴胡不中与之，宜半夏泻心汤。”金 17“呕而肠鸣，心下痞者，半夏泻心汤主之。”

【半夏厚朴汤】 方剂名。组成：半夏一升，厚朴三两，茯苓四两，生姜五两，干苏叶二两。煎服法：上五味，以水七升，煮取四升，分温四服，日三，夜一服。功用：行气开郁，降逆化痰。主治：梅核气。临床见自觉咽中梗阻，若有异物之感，吐之不出，吞之不下，但不妨碍饮食，可伴有胸闷叹息等。金 22“妇人咽中如有炙脔，半夏厚朴汤主之。”

【半夏麻黄丸】 方剂名。组成：半夏、麻黄等分。煎服法：上二味，末之，炼蜜和丸小豆大，饮服三丸，日三服。功用：蠲饮通阳，降逆定悸。主治：水饮致悸。临床见心下悸动，胸脘痞闷，咳唾清痰涎沫，舌苔白滑，脉沉弦等。金 16“心下悸者，半夏麻黄丸主之。”

【半夏散及汤】 方剂名。组成：半夏（洗），桂枝（去皮），甘草（炙）。煎服法：上三味，等分，各别捣筛已，合治之，白饮和，服方寸匕，日三服。若不能散服者，以水一升，煎七沸，内散两方寸匕，更煮三沸，下火，令小冷，少少咽之。半夏有毒，不当散服。功用：散寒通阳，涤痰开结。主治：少阴客寒，咽中疼痛。伤 313“少阴病，咽中痛，半夏散及汤主之。”

【半在里半在外】 病机术语。即“半表半里”，指外感邪气伤人的病变部位既不在表，也不在里。伤 148“伤寒五六日……假令纯阴结，不得复有外证，悉入在里，此为半在里半在外也”

汁（zhī）

1. 含有某种成分的液体。如胆汁、乳

汁、药汁等。《说文·水部》:“汁，液也。”灵 46“况其材木之不同，皮之厚薄，汁之多少，而各异耶。”灵 70“治半夏五合，徐炊，令竭为一升半，去其滓，饮汁一小杯。”伤 236“小便当利，尿如皂荚汁状，色正赤。”

2. 指津液。灵 30“中焦受气取汁，变化而赤，是谓血。”灵 18“渗而俱下，济泌别汁，循下焦而渗入焉。”

3. 指胃中水液。素 43“脾痹者，四肢解墮，发咳呕汁。”灵 4“胆病者，善太息，口苦，呕宿汁。”灵 63“血与咸相得则凝，凝则胃中汁注之。”

【汁沫】 肠外之津液。灵 66“肠外有寒，汁沫与血相抟，则并合凝聚不得散，而积成矣。”

头（tóu 頭）

1. 人体的最上部分或动物的最前部分。素 17“头者，精明之府，头倾视深，精神将夺矣。”灵 4“偏风，头以下汗出不可止。”神 3“丹雄鸡味甘，微温……头，主杀鬼。”

2. 指头发。神 2“槐实味苦，寒……久服明目，益气，头不白，延年。”

3. 指颈部人迎部位。素 7“三阳在头，三阴在手，所谓一也。”王冰:“头，谓人迎。手，谓气口。”森立之:“人迎脉在颈，颈亦头也。”杨上善:“三阳行胃，人迎之脉在头。”

4. 形状像头颅的物体。见“乌头”。

5. 物体的前端。伤 209“若不转失气者，此但初头鞕，后必溏，不可攻之。”

6. 物体的顶端。灵 1“鑱针者，头大末锐，去泻阳气。”金 22“取腊月猪脂镕，以槐枝绵裹头四五枚，点药烙之。”又见“鼻头”。

7. 物体的末梢。伤 232“欲可丸，并手捻作挺，令头锐，大如指，长二寸许。”

【头气】 循行于人体头部之气。灵 52“请言气街：胸气有街，腹气有街，头气有街，胫气有街。”

【头毛】 头发。灵 74“婴儿病，其头毛皆逆上者，必死。”

【头风】 病证名。指风邪伤犯于头而致头痛经久不愈的病证。神 3“松萝味苦，平。主瞋怒，邪气。止虚汗，头风，女子阴寒肿痛。”

【头汗】 症状名。头面部汗出。伤 111“阴阳俱虚竭，身体则枯燥，但头汗出，剂颈而还，腹满，微喘，口干咽烂。”伤 148“所以然者，阴不得有汗，今头汗出，故知非少阴也，可与小柴胡汤。”

【头足】

1. 动物的头部和肢爪。伤 237“水蛭(熬)、虻虫（去头足，熬)，各三十个。”

2. 头与足样物。难 56“肝之积名曰肥气，在左胁下，如覆杯，有头足。”叶霖:“头足者，一本二末，木形歧出之义，亦甚言其有形也。”又，滑寿:“有头足者，有大小本末也。”金 10“腹中寒，上冲皮起，出见有头足，上下痛而不可触近，大建中汤主之。”

【头秃】 病名。头皮癣疾之一，又称秃疮、白秃疮，多发于小儿。由风邪入侵头皮腠理，结聚不散，或由接触传染而发的疾病。神 3“雌黄味辛，平。主恶疮，头秃，痂疥，杀毒虫、虱，身痒，邪气诸毒。”

【头角】 额角，额之两侧。素 20“天以候头角之气。”高世栻:“头角，两额。”

【头疡】 病名。生于头部的疮疡。神 2“青石、赤石、黄石、白石、黑石脂等，味甘，平。主……恶疮，头疡，疥瘙。”

【头面】 颜面部。灵 24“厥头痛，意善忘，按之不得，取头面左右动脉，后取足太阴。”金 11“心伤者，其人劳倦，即头面赤而下重，心中痛而自烦。”

【头重】 自觉头部沉重。素 32“脾热

病者，先头重颊痛。”素 36“足太阳之疟，令人腰痛头重。”素 45“巨阳之厥，则肿首头重，足不能行。”

【头疮】 病名。生于头部的疮疡。神 4“夏枯草味苦、辛，寒。主寒热，瘰疬，鼠瘘，头疮，破癥，散瘿结气，脚肿湿痹。”

【头首】 头部。素 32“热病始于头首者，刺项太阳而汗出止。”马莳：“此言热病始于头者，当刺足太阳膀胱经也。”

【头眩】 症状名。即眩晕。素 74“厥阴之胜，耳鸣头眩，愦愦欲吐。”伤 67“气上冲胸，起则头眩。”

【头倾】 症状名。头颅低垂不能抬举。素 17“头倾视深，精神将夺矣。”张介宾：“头倾者，低垂不能举也。”

【头痛】 病证名。又称头疼。凡整个头部或前额、后枕、两侧部分疼痛的病证。素 18“寸口之脉中手短者，曰头痛。”伤 8“太阳病，头痛至七日自愈者，以行其经尽故也。”伤 56“伤寒不大便六七日，头痛有热者，与承气汤。”

【头风摩散方】 方剂名。组成：大附子一枚（炮），盐等分。制用方法：二味为散，沐了，以方寸匕，已摩疾上，令药力行。功用：温通血脉，散寒止痛。主治：头风病。金 5“头风摩散方：大附子一枚（炮），盐等分。”

汉（hàn 漢）

见“汉中”。

【汉中】 地名。秦置汉中郡，包括今陕西省南部和湖北省西部。神 2“干漆味辛，温……生汉中川谷。”

宁（níng 寧）

安定，静。《广韵·青韵》：“宁，安也。”素 69“化气不政，生气独治，云物飞动，草木不宁，甚而摇落。”

穴（xué）

1. 腧穴，穴位。素 58“足阳明脉气所发者六十八穴……分之所在穴空。”吴昆：“分之所在穴空者，言上文六十八穴，皆阳明部分所在之穴孔也。”素 59“耳中各一，巨骨穴各一。”

2. 指针孔。灵 73“疾而徐出，邪气乃出，伸而迎之，遥大其穴，气出乃疾。”

3. 古人居住的穴室。灵 58“今有其不离屏蔽，不出空穴之中，卒然病者，非不离贼风邪气，其故何也?”

4. 量词。计算穴位数目的单位。素 58“藏腧五十穴，府腧七十二穴，热腧五十九穴，水腧五十七穴。”

【穴俞】 腧穴，穴位。素 3“魄汗未尽，形弱而气烁，穴俞以闭，发为风疟。”

让（ràng 讓）

推辞，拒绝。引申为挑选。灵 75“舌焦唇槁腊干日益燥，饮食不让美恶。”杨上善：“内热盛渴，故饮不择好恶也。”

礼（lǐ 禮）

礼仪，礼节。灵 29“入国问俗，入家问讳，上堂问礼。”张介宾：“礼者，仪文也。”

【礼节】 礼仪规矩。灵 43“厥气……客于股肱，则梦礼节拜起。”

必（bì）

1. 标准。引申为固定不变的规律。素 74“时有常乎？气有必乎……时有常位，而气无必也。”

2. 副词。①一定；必然。表示肯定。素 5“冬伤于寒，春必温病。”素 11“病不许治者，病必不治，治之无功矣。”素 33“邪之所凑，其气必虚，阴虚者阳必凑之。”②必须；必定要。素 11“凡治病必察其下，适其脉，观其志意，与其病也。”素20“必审问其所始病，与今之所方病。”素70“故治病者，必明天道地理，阴阳更胜，气之先后，人之寿夭，生化之期。”

【必齐】 即“醯醨（mìjì）”。指食疗配方。《集韵·质韵》：“醯，醯醨，酱也。”素14“当今之世，必齐毒药攻其中，镵石针艾治其外也。”又，张介宾：“齐毒药，以毒药为剂也……齐，剂同。”素15“其色见浅者，汤液主治，十日已；其见深者，必齐主治，二十一日已；其见大深者，醪酒主治，百日已。”又，丹波元简：“齐，合也。即《汤液醪醴论》所谓‘必齐毒药攻其中’者是也。”张介宾：“齐，剂同，药剂也。”

【必须】 一定要。素35“必须其自衰乃刺之。”灵79“将必须八正虚邪，乃能伤人乎？”

【必然】 谓事理必定如此。灵60“是明道也，其必然也，其如刀剑之可以杀人，如饮酒使人醉也。”

议（yì 議）

审议，议处。素69“久留而环，或离或附，是谓议灾与其德也。”

记（jì 記）

记住。金22“子当辨记，勿谓不然。”

永（yǒng）

见“永昌”。

【永昌】 地名。今云南省保山县。神3“木香味辛，温……生永昌山谷。”

司（一、sī）

主持；掌管。《广雅·释诂三》：“司，主也。”素69“余司其事，则而行之奈何？”素74“司左右者，是谓间气也。”灵47“卫气者，所以温分肉，充皮肤，肥腠理，司关合者也。”

（二、sì）

探察，观察。后作“伺”。素74“谨守病机，各司其属。”素80“上观下观，司八正邪，别五中部。”张介宾：“司，候也。”

【司天】

1. 运气术语。主掌天气，统管上半年的气候变化。素70“少阳司天，火气下临，肺气上从。”素71“凡此阳明司天之政，气化运行后天，天气急，地气明。”素74“厥阴司天，其化以风；少阴司天，其化以热。”

2. 运气术语。指司天之气，位当三之气。素74“司天同候，间气皆然。”

【司气】

1. 运气术语。指司天在泉当令之气。素71“司气以热，用热无犯。”张介宾：“司气者，司天司地之气也。”

2. 运气术语。指五运之气。素74“厥阴司天为风化，在泉为酸化，司气为苍化，间气为动化……司气者主岁同，然有余不足也。”张介宾：“司气，言五运之气也。木运司气，故色化青苍，丁壬年是也。”

【司化】 运气术语。六气所主管的变化。素71“太阳所至为寒府，为归藏。司化之常也。”张介宾：“司，主也。六气各有所主，乃正化之常也。”

【司令】 掌管时令。素71“终之气，畏火司令，阳乃大化。”

【司杀府】 运气术语。指掌握肃杀之气的所在。素71“阳明所至为司杀府、为庚苍。”张介宾：“金气用事，故为司杀府。”

【司天之气】 运气术语。指客气六步中的三之气，统管上半年初、二、三气，又称“司天”。素74“司天之气，风淫所胜，平以辛凉，佐以苦甘。”

【司$_2$内揣外】 通过探察五脏之病变，可以推测其外在的表现。灵45“故远者司外揣内，近者司内揣外。”张介宾：“察其内能知其外。”

【司$_2$外揣内】 通过探察病人外在的表

五画

现，可以推测体内五脏的病变。灵 45“故远者司外揣内，近者司内揣外。”张介宾：“察其远能知其近。”

【司岁备物】 根据每岁气的变化情况采备药物。素 74“司岁备物，则无遗主矣。”张介宾：“天地之气，每岁各有所司，因司气以备药物，则主病者无遗矣。”

凥（jū）

同“居”。指蹲踞之处。《说文·几部》：“凥，处也。从尸得几而止。”段玉裁注：“尸，即人也。引申之为凡凥处之字。既又以蹲踞之字代凥，别制踞为蹲居字，乃致居行而凥废矣。”素 41“刺腰凥交者，两髁胂上，以月生死为痏数。”王冰：“腰凥交者，谓髁下凥骨两傍四骨空，左右八穴，俗呼此骨为八髎骨也。”又，《太素》《甲乙经》《素问考注》《类经》等“凥”作“尻”。

【凥骨】

人体司坐之骨节，即尾骶骨。素 60“脊骨下空，在凥骨下空。”张介宾：“脊骨之末为凥骨。”又，《太素》《甲乙经》《素问考注》《类经》等“凥骨”作“尻骨”。

尻（kāo）

尾骶部。素 43“尻以代踵，脊以代头。”高世栻：“尻，尾骨也。尾骨下蹲以代踵，足骨痿也。”灵 13“足少阳之筋……结于尻。”灵 47“肾下则腰尻痛，不可以俯仰，为狐疝。”张介宾：“尻，开高切，尾骶骨也。”

【尻尾】 尾骨末端。素 59“足太阳脉气所发者七十八穴……侠背以下至尻尾二十一节十五间各一。”张志聪：“自大椎至尾骨，计二十一节。”

【尻脉】 督脉的支络。素 58“脉满起斜出尻脉，络胸胁支心贯鬲。”王冰：“寻此支络脉流注病形证，悉是督脉支络，自尾骶出，各上行斜络胁支心贯膈。”

民（mín）

1. 人。素 12“中央者……其民食杂而不劳，故其病多痿厥寒热。”灵 79“因岁之和，而少贼风者，民少病而少死。”

2. 庶民，百姓。素 66“余愿闻而藏之，上以治民，下以治身，使百姓昭著，上下和亲。”素 80“诊必上下，度民君卿。”

3. 指百姓的疾病。灵 60“夫治民者，亦唯针焉。”

【民气】 人体气机。素 71“先立其年以明其气……则天道可见，民气可调。”

弗（fú）

副词。不。素 3“虽有大风苛毒，弗之能害。”灵 17“阳气太盛，则阴气弗能荣也。”灵 45“请藏之灵兰之室，弗敢使泄也。”

弘（hóng）

地名。见“弘农”。

【弘农】 古地名。汉至唐置郡。相当于今之河南省三门峡市至南阳市以西，陕西省商洛市以东的广大地区。神 2“茈胡味苦，平……生弘农川谷。”

出（chū）

1. 由内而外。与“入”、“进”相对。《集韵》：“出，自内而外也。”素 10“卧出而风吹之，血凝于肤者为痹。”素 35“此病藏于肾，其气先从内出之于外也。”灵 10“心手少阴之脉……循小指之内出其端。”①呼出。素 62“候呼内针，气出针入。”吴崑：“人气呼出之时，则阳气升表。于此时内针者，欲其致气易出。”灵 69“其厌大而厚，则开阖难，其气出迟。”②吐出。素 19“胁痛出食。”灵 68“上膈者，食饮入而还出。”杨上善：“气之在于上管，痈而不通，食入还即吐出。”③排出，排泄。素 19“少腹冤热而痛，出白。”王冰：“溲出白液也。”灵 29“肠中热则出黄如糜。”马莳：“肠中有热，则后出黄色如糜。”④流出。素 81“是以涕泣俱出而横行也。”难 24“阴阳相离则腠理泄，绝汗乃出，大如贯珠。”⑤外泄。素 53“夫实者，气入也。虚者，气出也。”灵 1“故针陷脉则邪气出，针中脉则浊气出。”灵 9“脉虚者，浅刺之，使精气无得出。”⑥拔出；祛出。素 62“久留而视，脉大，疾出其针。”灵 5“气滑即出疾，其气涩则出迟。”马莳：“凡气滑者，则疾出其针；气涩者，则迟出其针。”神 4“蝼蛄……主产难，出肉中刺，溃痈肿。”⑦放出。素 54“菀陈则除之者，出恶血也。”素 52“刺膝髌出液，为跛。”⑧祛除；排除。素 62“外门不闭，以出其疾，摇大其道，如利其路。”金 15“分再服，病从小便出。”伤 116“脉浮，宜以汗解，用火灸之，邪无从出，因火而盛。”

2. 指七情内伤，疾病由内及外。难 48“病之虚实者，出者为虚，入者为实。”叶霖：“以病言之，出者为虚，是五脏自病，由内而之外，所谓内伤是也。”又，徐大椿：“出，谓精气外耗，如汗、吐、泻之类，凡从内出者皆是。”

3. 离开。《玉篇·出部》：“出，去也。”灵 58“今有其不离屏蔽，不出空穴之中。”素 56“其出者，从阴内注于骨。”张介宾：“谓出于经而入于骨。”

4. 生长。《易经·说卦》：“万物出乎震。”虞注：“出，生也。”金 3“赤小豆三升，浸，令芽出，曝干。”神 1“土地所出，真伪陈新，并各有法。”

5. 产生；形成。素 8“心者，君主之官，神明出焉。”素 12“故导引按跻者，亦从中央出也。”素 21“是以夜行则喘出于肾……有所惊恐，喘出于肺。”

6. 发出；使发出。伤 6“风温为病……鼻息必鼾，语言难出。”伤 312“少阴病，咽中伤，生疮，不能语言，声不出者，苦酒汤主之。”神 2“菖蒲，味辛，温。主风寒湿痹……出音声。”

7. 出现；显露。灵 37“脉出于气口，色现于明堂。”灵 49“五色之见也，各出其色部。”张志聪：“五色之见，各出其色部，谓五藏之病色，各见于本部也。”317“少阴病……或利止脉不出者，通脉四逆汤主之。”

8. 指（脉气）显现或起始。灵 1“愿闻五藏六府所出之处。”张介宾：“言脉气所出之处也。”灵 2“肺出于少商，少商者，手大指端内侧也，为井木。”灵 16“故气从太阴出，注手阳明。”张介宾：“故于寅时始于手太阴肺经。”

9. 布散，输布。灵 32“上焦泄气，出其精微，慓悍滑疾。”灵 36“故三焦出气，以温肌肉，充皮肤，为其津。”灵 60“海之所行云气者，天下也。胃之所出气血者，经隧也。”

10. 超过。灵 24“短气不乐，不出三年死矣。”

11. 到；达。灵 4“其别气走于耳而为听，其宗气上出于鼻而为臭。”张介宾：“宗气集于胸中，上通于鼻而行呼吸，所以能臭。”金 21“以血虚下厥，孤阳上出，故头汗出。”

12. 在，处于。灵 33“冲脉者为十二经之海，其输上在于大杼，下出于巨虚之上下廉。”灵 47“五藏皆下者，好出人下。”难 66“经言肺之原出于太渊，心之原出于太陵。”

13. 经过；穿过。素 58“脉满起斜出尻脉，络胸胁支心贯鬲。”又，张志聪：“盖督脉之别，斜出于尻，络胸胁也。”灵 10“大肠手阳明之脉，起于大指次指之端，循指上廉，出合谷两骨之间。”

14. 拿出，取出。素 58“请藏之金匮，不敢复出。”高世栻：“不敢复出，不轻示人之意。”灵 6“每渍必晬其日，乃出干。”金

5“煎取一升，即出乌头。”

15. 病除，病愈。灵 74“脉盛而滑者，病且出也。”张介宾：“出，渐愈之谓。”

16. 为“步”之讹。灵 5“乘车来者，卧而休之……出行来者，坐而休之。”《甲乙经》卷五、《备急千金要方》卷二十九“出”作“步”。

17. 为“不”之讹。灵 69“何道之塞？何气出行，使音不彰？”《甲乙经》卷十二“出”作“不”。丹波元简：“《甲乙》‘出’作‘不’，是。”

18. 为“之”之讹。灵 73“泻必用员，切而转之，其气乃行，疾而徐出，邪气乃出，伸而迎之，遥大其穴，气出乃疾。”

【出入】

1. 出与进。灵 63“酸入于胃，其气涩以收，上之两焦，弗能出入也。”杨上善：“故上行两焦，不能与营俱出而行，复不能自反还入于胃也。”灵 76“卫气之行，出入之合。”马莳：“出入者，或出阳经以入阴经，或出阴经以入阳经也。”灵 3“在门者，邪循正气之所出入也。”

2. 指经脉循行的出表与入里。灵 11“请问其离合出入奈何？”灵 71“脉之屈折，出入之处。”

3. 指进针与出针；提插。灵 3“右主推之，左持而御之者，言持针而出入也。”灵 73“屈伸出入，皆有条理。”杨上善：“行针之时，须屈须伸，针之入出条数并具知之。”又，马莳：“屈伸出入者，经脉往来也。”

4. 往来；行为举止。素 80“是以诊有大方，坐起有常，出入有行。”

5. 生长收藏的运动变化。《庄子·知北游》：“注然勃然，莫不出焉，油然漻然，莫不入也。”注：“郭象曰：出入者，变化之谓。”灵 2“四时之所出入。”张志聪：“四时之所出入，血气随四时之气，而生长收藏也。”又，杨上善：“秋冬，阳气从皮外入至骨髓，阴气出至皮外；春夏，阴气从皮外入至骨髓，阳气出至皮外。”

6. 指进食与排便。素 79“上下无常，出入不知。”王冰：“若受纳不知其味，窍泻不知其度……虽病在脾土之中，盖由肝胆之所为尔。”又，森立之：“出入不知者，谓吐出食入，共不自知觉也。”

7. 呼吸，呼出与吸入。素 54“人齿面应星，人出入气应风。”张介宾：“呼吸出入，风之象也。”

8. 指呼吸、饮食的摄入与排泄等人体新陈代谢活动。素 68“出入废则神机化灭……故非出入则无以生长壮老已。”张介宾：“然神之存亡，由于饮食呼吸之出入，出入废则神机化灭而动者息也。”

9. 出现与消失，犹存亡。灵 8“并精而出入者谓之魄。”

【出见】 出现。金 10“腹中寒，上冲皮起，出见有头足。”尤怡：“上冲皮起，出现有头足。”

【出血】

1. 放血。素 36“诸疟而脉不见，刺十指间出血，血去必已。”灵 22“脉癫疾者，暴仆，四肢之脉皆胀而纵，脉满，尽刺之出血。”

2. 血液外流。灵 4“肺脉……微滑为上下出血，涩甚为呕血。”

【出春】 春末夏初。素 79“至春正月脉有死征，皆归出春。”张介宾：“出春，春尽夏初也。”又，《甲乙经》卷六“出”作“于”。

【出游】 外散；发散。灵 75“凡刺热邪，越而苍，出游不归乃无病，为开通辟门户，使邪得出，病乃已。”张介宾：“出游，行散也……凡刺热邪者，贵于速散，散而不复，乃无病矣。”

【出三入一】 水谷化生有营卫、宗气和糟粕三者，而来源主要为饮食水谷一途。灵 56“天地之精气，其大数常出三入一。”任谷菴：“故为天地之精气，五谷入于胃也。其

五画

糟粕、津液、宗气分为三隧，故其大数常出三入一。”

加（jiā）

1. 两个或两个以上的东西合在一起。伤18“喘家作，桂枝汤加厚朴、杏子佳。”伤232“若不尿，腹满加哕者，不治。”金1“夫病痼疾加以卒病，当先治其卒病。”灵53“人之骨强筋弱肉缓皮肤厚者耐痛……加以黑色而美骨者，耐火焫。”

2. 增加，添加。灵6“其有因加疾者，不及二十而死也。”金10“不吐者，少加之，以快吐为度而止。”灵64“凡年忌下上之人，大忌常加七岁、十六岁、二十五岁。”金2“若大便坚，小便自利者，去桂加白术汤主之。”

3. 加重，加剧。素22“肝病者愈在丙丁，丙丁不愈，加于庚辛。”灵29“禁之则逆其志，顺之则加其病。”灵44“夫百病者，多以旦慧、昼安、夕加、夜甚。”

4. 偏多。灵59“众人皮肉脂膏不能相加也，血与气不能相多。”余伯荣：“不能相加，谓血气和平，则皮肉脂膏，不能相加于肥大也。”

5. 外加。素27“因不知合之四时五行，因加相胜，释邪攻正，绝人长命。”森立之：“相胜者，《六节藏象论》云‘五气更立，各有所胜’，又云‘春胜长夏，长夏胜冬，冬胜夏，夏胜秋，秋胜春’是也。宜并考。言‘不知三部九候’、‘不知合之四时五行’，且加‘相胜’，此三件足能绝人长命也。”灵37“如是者，虽平常殆，况加疾哉。”灵58“虽不遇贼风邪气，必有因加而发焉。”张介宾：“必有因加而发者，谓因于故而加以新也。”

6. 叠加。灵47“脾下则下加于大肠，下加于大肠则藏苦受邪。”灵76“大要曰：常以日之加于宿上也，人气在太阳。”张介宾：“以日行之数，加于宿度之上，则天运人气皆可知矣。”

7. 到达，交会。素58“络胸胁支心贯鬲，上肩加天突，斜下肩十椎下。”张志聪：“其络支心贯膈，上肩胛而与任脉交会于天突。”灵2“手少阳出耳后，上加完骨之上。”灵13“足阳明之筋，起于中三指，结于跗上，邪外上加于辅骨，上结于膝外廉。”

8. 施加；施用。素7“阳加于阴谓之汗。”张志聪：“汗乃阴液，由阳气之宣发，而后能充身泽毛，若动数之阳脉加于尺部，是谓之汗。”马莳：“阳加于阴者，亦指尺寸而言，寸主动，尺主静，尺部而见阳脉，乃阳加于阴。”素49“五月盛阳之阴也，阳盛而阴气加之，故洒洒振寒也。”姚止庵：“阴上阳下，是阴加于阳而阳气抑，故洒洒振寒也。”伤29“若重发汗，复加烧针者，四逆汤主之。”

9. 欺侮，侵凌。素22“夫邪气之客于身也，以胜相加。”张介宾：“外感六气，盛衰有持，内伤五情，间甚随脏，必因胜以侮不胜，故曰以胜相加也。”

10. 运气术语。①加临。指随年份迁移变化的客气，叠加于固定不变的主气之上。素9“不知年之所加，气之盛衰，虚实之所起，不可以为工矣。”素70“不知年之所加，气之异同，不足以言生化，此之谓也。”素71“凡此少阴司天之政……寒交暑，热加燥。”张介宾：“以上临下曰加。”②指岁运与在泉之气的属性一致而同化。素71“帝曰：加者何谓？岐伯曰：太过而加同天符，不及而加同岁会也。”

【加宫】 指加宫之人。参见该条。灵65“加宫与大宫同。”

【加宫之人】 体质类型之一，为二十五人中土形之人中的一种。其性情和顺，端庄持重。灵64“加宫之人，比于左足阳明，阳明之下坎坎然。”

召（zhào）

1. 呼唤，召见。素75“黄帝坐明堂，

召雷公而问之曰。”

2. 招引，感召。素 66“动静相召，上下相临，阴阳相错，而变由生也。”素 68“故高下相召，升降相因，而变作矣。”张介宾：“召，犹招也。”

皮（pí）

1. 动植物体的表面层。灵 46“况其材木之不同，皮之厚薄，汁之多少。”灵 81“疽者，上之皮夭以坚，上如牛领之皮。”伤 12“桂枝三两，去皮。”

2. 人体皮肤。为五体之一，由肺所主。灵 78“皮者，肺之合也，人之阳也……肺主皮。”素 9“肺者，气之本……其华在毛，其充在皮。”伤 196“其身如虫行皮中状者，此以久虚故也。”

【皮水】 病名。由肺脾二脏功能失调，水湿之邪停留肌肤、四肢所致，临床以肌肤肿甚，按之没指为特征。①阳气被遏，水停皮下证。治宜通阳益气，分消水湿，方用防己茯苓汤。②皮水厥逆证。治宜清湿热，利小便，方用蒲灰散。金 14“皮水其脉亦浮，外证胕肿，按之没指，不恶风，其腹如鼓，不渴，当发其汗……皮水为病，四肢肿，水气在皮肤中，四肢聂聂动者，防己茯苓汤主之……厥而皮水者，蒲灰散主之。”

【皮毛】

1. 皮肤与汗毛。为肺之外合。素 38“皮毛者，肺之合也。”素 44“肺主身之皮毛。”

2. 指肺之精气。素 5“皮毛生肾。”王冰：“《阴阳书》曰：金生水。然肺金之气，养皮毛已，乃生肾水。”

3. 泛指人体浅表的部位。素 5“故善治者治皮毛，其次治肌肤，其次治筋脉，其次治六府，其次治五藏。”素 63“夫邪之客于形也，必先舍于皮毛。”

【皮气】 居于皮肤浅表的邪气。灵 7“半刺者，浅内而疾发针，无针伤肉，如拔毛状，以取皮气，此肺之应也。”

【皮目】 指皮肉与上下眼胞。金 11“脾中风者，翕翕发热，形如醉人……皮目瞤瞤而短气。”山田业广：“《千金》作皮肉。尤引李氏云：皮目，上下眼胞也。业广按：皮目者，谓皮肤及目也。李说恐非。”

【皮肉】

1. 皮肤与肌肉。灵 3“皮肉筋脉各有所处者，言经络各有所主也。”素 5“地之湿气，感则害皮肉筋脉。”

2. 指躯体。灵 12“若夫八尺之士，皮肉在此，外可度量切循而得之，其死可解剖而视之。”

【皮肤】 人体表面包于肌肉外部的组织。由肺所主。素 14“夫病之始生也，极微极精，必先入结于皮肤。”素 64“秋气在皮肤，冬气在骨髓中。”灵 6“在外者，筋骨为阴，皮肤为阳。”

【皮革】 指皮肤。灵 8“狂者，意不存人，皮革焦，毛悴色夭，死于夏。”

【皮枯】 皮肤枯槁。难 24“皮节伤则皮枯毛折。”

【皮部】 人体表皮按十二经脉分布划分的 12 个区域。素 57“欲知皮部以经脉为纪者，诸经皆然。”素 63“因视其皮部有血络者尽取之，此缪刺之数也。”

【皮膜】 皮肤腠理，为人体卫外的屏障。素 71“寒气及体，君子周密，民病皮腠。”

【皮痹】 病证名。指风寒湿气外袭皮肤所致的痹证。素 43“风寒湿三气杂至，合而为痹也……以秋遇此者为皮痹。”素 64“少阴有余病皮痹、隐轸。”森立之：“皮痹者，皮表卫阳有湿邪，而闭塞其气之证也。”

【皮聚】 皮肤皱缩。难 14“一损损于皮毛，皮聚而毛落。”徐大椿：“皮聚者，枯而缩也。”又，孙鼎宜：“聚当作皱，声误。”

【皮部论】《素问》篇名。本篇主要说明十二经脉在皮部的分属部位，以及如何从皮部络脉色泽变化判断邪气入侵的次序，从而认识各经疾病，早期治疗。

【皮寒热】 病证名。外邪侵犯于皮肤，临床以寒热、皮毛干燥枯槁、无汗等为主症。灵 21“皮寒热者，不可附席，毛发焦，鼻槁腊，不得汗，取三阳之络，以补手太阴。”难 58“皮寒热者，皮不可近席，毛发焦，鼻槁，不得汗。”

边（biān 邊）

1. 边缘。金 14“心下坚，大如盘，边如旋盘，水饮所作，枳术汤主之。”

2. 两边，两旁。灵 23“更入发三寸边五，凡十痏。”张介宾：“三寸边五者，去中行三寸许，两边各五分也。”

孕（yùn）

1. 怀胎。素 60“其女子不孕，癃痔遗溺嗌干。”

2. 指胎儿。素 71“民乃惨凄，寒风以至，反者孕乃死。”

发（一、fā 發）

1. 发射。灵 62“气之离藏也，卒然如弓弩之发。”

2. 出；散发。灵 69“是故厌小而疾薄，则发气疾，其开阖利，其出气易。”素 74“厥心痛，汗发呕吐。”素 2“恶气不发，风雨不节。”王冰：“发，谓散发也。”

3. 输布；流注。素 5“清阳发腠理，浊阴走五藏。”张志聪：“言清阳之气，通会于腠理。”素 35“阳气独发，阴邪内著。”张琦：“阳气独发者，卫气独行不与疟邪相值也。”素 59“足太阳脉气所发者七十八穴。”

4. 生长。灵 64“金形之人……小手足，如骨发踵外，骨轻。”

5. 发生；产生。素 23“阴病发于骨，阳病发于血。”伤 7“病有发热恶寒者，发于阳也；无热恶寒者，发于阴也。”素 69“四维发振拉飘腾之变。”

6. 使……发生；引起。素 40“石药发瘨，芳草发狂。”张志聪：“芳草之气，升散为阳，故令人发狂；金石之药，沉重为阴，故令人发癫也。”素 47“此肥美之所发也。”《太素》卷三十“发”作“致”。

7. 发作；发病。素 55“病初发岁一发，不治月一发。”难 64“真心痛者，旦发夕死，夕发旦死。”灵 5“发于春夏，阴气少，阳气多，阴阳不调，何补何泻？”

8. 升发；兴盛。素 16“正月二月，天气始方，地气始发。”王冰：“言天地气正，发生其万物也。”素 35“至春则阳气大发，邪气不能自出。”灵 81“阳留大发，消脑留项，名曰脑烁。”张介宾：“阳气大发，邪热之甚也。”

9. 指针刺。灵 26“膝中痛，取犊鼻，以员利针，发而间之。”马莳：“必发其针而又间刺之，非止一针而已也。”素 25“五虚勿近，五实勿远。至其当发，间不容瞚。”张介宾：“发，出针也……言针发有期，或迟或速，在气机之顷不可以瞬息误也。”

10. 开阖，活动。灵 69“寒气客于厌，则厌不能发，发不能下，至其开阖不致，故无音。”张志聪：“厌不能发，谓不能开也；发不能下，谓不能阖也。”

11. 控制。灵 69“横骨者，神气所使，主发舌者也。”张介宾：“横骨……上连舌本，故主举发舌机也。”张志聪：“盖言横骨若弩，舌之发机，神气之所使也。”

12. 开启；打开。《广雅·释诂》：“发，开也。”素 69“非斋戒不敢发，慎传也。”

13. 开泄；发泄。素 35“夫子言卫气每至于风府，腠理乃发，发则邪气入，入则病作。”《素问·疟论》：“每至于风府则腠理开，腠理开则邪气入，邪气入则病作。”素 74“火淫于内，治以咸冷，佐以苦辛，以酸收之，以苦发之。”素 71“岁宜咸以耎之，而调其上，甚则以苦发之。”《素问·六元正纪大论》下文作“甚则以苦泄之”。

14.（花）开放。素 71“华发水凝，山川冰雪，焰阳午泽。”张介宾:“群华之发，君火二气气候也。”

15. 启发，开导。见“发蒙”。

16. 发散。素 5“其在皮者，汗而发之。”素 71“火郁发之。”伤 39“伤寒脉浮缓，身不疼，但重，乍有轻时，无少阴证者，大青龙汤发之。”

17. 指发汗；发散表邪。素 74“发不远热。”王冰:“故发汗者，虽热生病夏月，及差亦用热药以发之。”素 71“发表不远热……不发不攻而犯寒犯热何如?”

18. 举，抬起。《广雅·释诂》:“发，举也。”灵 66“揣之应手而动，发手则热气下于两股，如汤沃之状。”

19. 驰扬。《礼记·乐记》:“其声发以散。”郑玄注:“发，犹扬也。”灵 72“太阳之人……志发于四野。”赵庭霞:“志发于四野者，放旷而肆志也。”

20. 揭起，掀落。素 71“木郁之发……大风乃至，屋发折木。”王冰:“屋发，谓发鸱吻。”灵 79“正月朔日，风从东方来，发屋扬沙石。”伤 386“饮热粥一升许，微自温，勿发揭衣被。”

21. 表现，显现。素 4“其病发惊骇。”灵 23“汗不出，大颧发赤，哕者死。”灵 72“太阴之人……好内而恶出，心和而不发。”

22. 消除；治疗。灵 1“锋针者，刃三隅，以发痼疾。”

23. 通“废”。毁坏；凋落。素 25“木敷者，其叶发；病深者，其声哕。”《新校正》引《太素》云:“木陈者，其叶落。”《香草续校书》云:“木陈，谓木久旧也……发，当读为废……凡草木枝叶凋伤谓之废，此其义也。”

24. 疑为“应”之讹。素 35“故风无常府，卫气之所发，必开其腠理。”《灵枢经·岁露论》、《病源》卷十一“发”并作“应”。丹波元简:“按下文云：卫气应乃作。发，当作应。”

（二、fà 髮）

1. 头发。为肾的外在表现。素 1“丈夫八岁，肾气实，发长齿更。”素 9“肾者……其华在发。”素 63“鬄其左角之发，方一寸，燔治，饮以美酒一杯。”马莳:“盖发为血余，而以左发治左络，酒行药势，且入于心，此病之所以立已也。”素 10“肾之合骨也，其荣发也。”

2. 指发际。素 59“入发至项三寸半。”高世栻:“自攒竹入发际至前顶。”灵 23“更入发三寸边五。”灵 14“发以下至颐长一尺。”

【发生】 运气术语。指五运主岁中木运太过。素 70“太过何谓? 岐伯曰：木曰发生……发生之纪，是谓启敕，土疏泄，苍气达。”王冰:“发生，谓宣发生气，万物以荣。”张志聪:“岁木太过，是谓发生。”

【发动】 指疾病发作。素 17“有故病五藏发动，因伤脉色。”杨上善:“其病发于五脏有伤，其候五色，何以知其久病新暴之别。”张介宾:“五藏发动，触感而发也。”

【发机】 拨动弩弓的发矢机关。素 25“伏如横弩，起如发机。”素 27“故曰知其可取如发机，不知其取如扣椎。”

【发行】 行走，举动。灵 64“水形之人……动手足，发行摇身。”

【发汗】 治法名。谓用药物、熏蒸等措施使身体出汗。亦称汗法。伤 51“脉浮者，病在表，可发汗，宜麻黄汤。”伤 57“伤寒发汗已解，半日许复烦，脉浮数者，可更发汗，宜桂枝汤。”伤 87“亡血家，不可发汗，发汗则寒栗而振。”

【发针】

1. 针刺。灵 7“输刺者，直入直出，稀发针而深之。”素 41“以月生死为痏数，发针立已，左取右，右取左。”

2. 指进针。素 55“多发针而深之，以热为故。”灵 67“或数刺乃知，或发针而气逆。”

3. 指出针。灵 4“已发针，疾按其痏。”灵 7“半刺者，浅内而疾发针，无针伤肉，如拔毛状。”马莳：“浅内其针，而又速发之，似非全刺，故曰半刺。”灵 39“发针而肿者，何也?”

【发作】 隐伏的事爆发出来；发病。金 8“奔豚病，从少腹起，上冲咽喉，发作欲死，复还止。”金 11“聚者，腑病也，发作有时。”伤 144“妇人中风，七八日续得寒热，发作有时，经水适断者，此为热入血室，其血必结，故使如疟状，发作有时，小柴胡汤主之。”

【发狂】

1. 疯癫，精神失常。素 40“石药发瘨，芳草发狂。”王冰：“多喜曰瘨，多怒曰狂。”伤 124“其人发狂者，以热在下。”

2. 神识昏蒙恍惚。伤 192“阳明病，初欲食，小便反不利，大便自调，其人骨节疼，翕翕如有热状，奄然发狂，濈然汗出而解者，此水不胜谷气，与汗共并，脉紧则愈。”

【发$_2$际】 头发的边际处。素 59“足少阳脉气所发者六十二穴：两角上各二，直目上发际内各五。”灵 2“足太阳挟项大筋之中发际。”马莳：“足太阳经名天柱者，为七行，然穴侠项后大筋之中，发际之阴也。”

【发陈】 推陈出新之谓。形容春天万物生发的气象。素 2“春三月，此谓发陈，天地俱生，万物以荣。”张介宾：“发，启也。陈，故也。春阳上升，发育万物，启故从新，故曰发陈。”

【发表】 治法名。指通过发汗以驱散肌表之邪。素 71“发表不远热，攻里不远寒。”王冰：“汗泄，故用热不远热。”神 4“麻黄……主中风，伤寒，头痛，温疟，发表出汗。”

【发泄】

1. 发汗宣泄。素 5“气薄则发泄，厚则发热。”马莳：“气之薄者为阳中之阴，所以用之则发其汗于上，如麻黄为气之薄者，阳也升也，故能发表出汗。”

2. 开泄。灵 30“腠理发泄，汗出溱溱，是谓津。”素 35“肌肉消，腠理发泄。”张志聪：“腠理开而肌肉消疏也。”灵 10“六阳气绝，则阴与阳相离，离则腠理发泄，绝汗乃出。”马莳：“六阳经气绝……致腠理开泄，绝汗如珠。”

【发热】

1. 症状名。指体温高出正常标准，或自有身热不适的感觉。素 58“卫散荣溢，气竭血著，外为发热，内为少气。”伤 3“太阳病，或已发热，或未发热，必恶寒……脉阴阳俱紧者，名为伤寒。”伤 240“病人烦热，汗出则解，又如疟状，日晡所发热者，属阳明也。”

2. 助阳生热。素 5“气薄则发泄，厚则发热。”马莳：“气之厚者为纯阳，所以用之则发热，不止于发汗也，如用附子则大热之类。”

【发病】 谓疾病在体内发作。素 4“八风发邪，以为经风，触五藏，邪气发病。”素 7“二阳一阴发病，主惊骇背痛。”

【发烦】 症状名。即心烦，烦躁。伤 46“服药已微除，其人发烦目瞑，剧者必衄，衄乃解。”

【发黄】 症状名。指皮肤及眼睛呈现黄色。伤 187“太阴者，身当发黄，若小便自利者，不能发黄。”伤 236“此为瘀热在里，身必发黄，茵陈蒿汤主之。”

【发散】

1. 生发布散。素 70“敷和之纪，木德周行……其政发散。”张志聪：“发生散蔓，木布之政也。”

2. 开发宣散。素 5“气味辛甘发散为阳，酸苦涌泄为阴。”张志聪：“辛走气而性散，甘乃中央之味，而能灌溉四旁，故辛甘主发散，为阳也。”

【发$_2$落】 头发脱落。金 6“夫失精家，少腹弦急，阴头寒，目眩，发落。”

【发蒙】 古刺法名。五节刺法之一。指针刺腑输治疗腑病，或针刺听宫，治疗耳不闻、目不见病证的治法。因此法取效迅速，如开蒙发聩，故名。灵 75“刺节言发蒙，余不得其意，夫发蒙者，耳无所闻，目无所见，夫子乃言刺府输，去府病。何输使然……请言发蒙耳，尚疾于发蒙也……岐伯曰：刺此者，必于日中，刺其听宫，中其眸子，声闻于耳，此其输也。”马莳：“发蒙者，开发蒙聩也，其法刺其腑输，以去其腑病耳。”

【发$_2$髲】 中药名。为血余的别名。指健康人之头发制成的炭化物。味苦、涩，性平。入肝、胃、肾经。止血，化瘀，利尿，生肌。主治咳血，吐血，衄血，便血，尿血，崩中漏下，小便淋痛，痈肿，溃疡，烫伤。神 3“发髲味苦，温。主治五癃，关格不通。利小便水道，治小儿痫，大人痓。仍自还神化。”

【发蒙解惑】 启发蒙昧，解除疑惑。素 9“愿闻何谓气？请夫子发蒙解惑焉。”王冰：“请宣扬旨要，启所未闻，解疑惑者之心，开蒙昧者之耳，令其晓达，咸使深明。”素 39“令验于己而发蒙解惑，可得而闻乎？”

圣（shèng 聖）

1. 阴阳作用的变化无穷谓之圣。素 66“阴阳不测谓之神，神用无方谓之圣。”王冰：“无思测量故曰圣。”

2. 学识或技艺有极高成就的人。难 16“一脉变为四时，离圣久远，各自是其法。”

3. 聪明，才智过人。素 25“知十二节之理者，圣智不能欺也。”杨上善：“知人阴阳十二节气与十二时同，循之而动，不可得失，虽有圣智，不能加也。”

4. 指医术高超，闻声音即可诊断疾病。难 61“经言望而知之谓之神，闻而知之谓之圣，问而知之谓之工，切脉而知之谓之巧……经言以外知之曰圣，以内知之曰神。”又见“工巧神圣”。

【圣人】

1. 品德和智慧超凡的人。素 1“夫上古圣人之教下也。”素 2“是故圣人不治已病治未病，不治已乱治未乱。”素 77“故曰圣人之治病也，必知天地阴阳，四时经纪，五藏六府，雌雄表里，刺灸砭石，毒药所主。”

2. 养生成就次于真人者。素 1“其次有圣人者，处天地之和，从八风之理，适嗜欲于世俗之间，无恚嗔之心，行不欲离于世，被服章，举不欲观于俗，外不劳形于事，内无思想之患，以恬愉为务，以自得为功，形体不敝，精神不散，亦可以百数。”

【圣王】 古指德才超群达于至境之帝王。素 13“此上帝之所贵，以合于神明也，所以远死而近生。生道以长，命曰圣王。”杨上善：“上帝理色脉，通神明，合于常道，长生久视者，称曰圣王也。”素 70“谨守其气，无使倾移，其形乃彰，生气以长，命曰圣王。”

【圣度】 圣人调养之法度。素 3“因而和之，是谓圣度。”杨上善：“因四时和气和于身者，乃是先圣之法度也。”

【圣帝】 圣明的帝王，指黄帝。素 58“其非圣帝，孰能穷其道焉？”灵 52“博哉圣帝之论。”

对（duì 對）

1. 回答，应答。《广韵·队韵》：“对，答也，应也。”素 76“具言其状，悉言以对，请问不知。”素 77“比类形名，虚引其经，心无所对。”灵 47“岐伯对曰：窘乎哉问也。”

2. 朝着，直向。灵 21“足阳明有挟鼻入于面者，名曰悬颅，属口，对入系目本。”

台（tái 臺）

1. 高而上平的建筑物。灵 80“余尝上于清泠之台，中阶而顾。”

2. 中药名。见“重台”。

3. 地名。见“中台”。

矛（máo）

中药名。见“卫矛”。

母（mǔ）

1. 母亲。素 47“病名为胎病，此得之在母腹中时，其母有所大惊，气上而不下，精气并居，故令子发为巅疾也。”

2. 母体的精血。灵 54“人之始生……以母为基，以父为楯。”

3. 本源，根源。灵 48“审察卫气，为百病母，调其虚实，虚实乃止。”

4. 指应时脉象中的胃气。素 10“诊病之始，五决为纪，欲知其始，先建其母。”王冰：“母，谓应时之旺气也。”吴崑：“母，应时胃气也。如春脉微弦，夏脉微钩，长夏脉微软，秋脉微毛，冬脉微石，谓之中和而有胃气，土为万物之母，故谓之母也。”又，张介宾：“母，病之因也。”

5. 五行生克中的生我者。素 69“故岁运太过，畏星失色而兼其母。”王冰：“木失色而兼玄，火失色而兼苍，土失色而兼赤，金失色而兼黄，水失色而兼白，是谓兼其母也。”难 18“此皆五行子母更相生养者也。”难 75“子能令母实，母能令子虚。”

6. 有滋育作用者。素 79“三阴为母，二阴为雌，一阴为独使。”王冰：“母，所以育养诸子，言滋生也。”

7. 中药名，见“知母”、“贝母”。

8. 通“拇”。拇指。见“母指”。

【母指】 即拇指。手脚的大指。灵 49“赤色出两颧，大如母指者，病虽小愈，必卒死。”

幼（yòu）

年少。素 1“昔在黄帝，生而神灵，弱而能言，幼而徇齐，长而敦敏，成而登天。”

【幼小】

1. 年幼。素 77“雷公避席再拜曰：臣年幼小，蒙愚以惑。”

2. 未长成。难 41“万物始生，其尚幼小。”

丝（sī）

中药名。见“菟丝子”。

六画

匡（kuāng）

眼眶。素 52“刺匡上陷骨中脉，为漏为盲。”王冰：“匡，目匡也。”

式（shì）

模式，范例。素 74“明知胜复，为万民式。”素 77“圣人之术，为万民式。”

刑（xíng）

刑罚。见“秋刑”。

戎（róng）

指西部少数民族地区。见“戎盐”。

【戎盐】 中药名。又名大青盐、胡盐、石盐等。为氯化物类石盐族矿物石盐的结晶体。咸，寒。入心、肾、膀胱经。泻热，凉血，明目，润燥。主治尿血，吐血，齿舌出血，目赤肿痛，风眼烂弦，牙痛等。组方有茯苓戎盐汤。神 4“戎盐主明目，目痛。益气，坚肌骨，去毒蛊。”

动（dòng 動）

1. 脱离静止状态。振动，活动，移动。素 67“中央生湿……其变动注。”王冰：“动，反静也。地之动则土失其性，风摇不安。”素 68“成败倚伏生乎动，动而不已，则变作矣。”灵 3“其死也无气以动，故静。”

2. 做，采取行动。素 25“若夫法天则地，随应而动，和之者若响，随之者若影。”张志聪：“随气应而用其针，是因天地之时而调和气血也。”素 40“居脐上为逆，居齐下为从，勿动亟夺……不可动之，动之则为水溺涩之病。”高世栻：“勿动亟夺，犹言勿用急切按摩以夺之。”森立之：“谓不可按摩动转络脉也。”又，吴崑：“谓勿得动胃气，行大便，而数夺之也。”张志聪：“不可动者，不可妄攻以动之也。”

3. 动摇。素 19“胸中气满，喘息不便，其气动形。”丹波元坚：“仲景所谓呼吸动摇振振者不治，正此之谓也。”灵 73“邪气之中人也，洒淅动形。”马莳：“动形者，振动其形也。”难 78“动而伸之，是谓泻。”徐大椿：“谓摇之而引出其气也。”

4. 感动。素 77“医不能严，不能动神。”孙鼎宜：“既不能严，又不能令病者之心悦神怡，而忘乎富贵之感也。”吴崑：“医不能严戒其非，竦动其神，而令从命。”灵 67“重阳之人，其神易动，其气易往也。”素 30“闻木音则惕然而惊，钟鼓不为动。”

5. 鼓动。素 44“胞络绝则阳气内动，发则心下崩数溲血也。”王冰：“故胞络绝而阳气内鼓动。”伤 387“若脐上筑者，肾气动也。”伤 294“少阴病，但厥无汗，而强发之，必动其血。”

6. 扰动。素 17“诊法常以平旦，阴气未动，阳气未散，饮食未进，经脉未盛，络脉调匀，气血未乱。”伤 221“客气动膈，心中懊侬，舌上胎者，栀子豉汤主之。”吴谦：“客气邪热，扰动胸膈。”伤 115“实以虚治，因火而动，必咽燥，吐血。”成无己：“用火灸之，因火气动血，迫血上行。”

7. 损伤。灵 4“黄帝曰：此故伤其脏乎？岐伯答曰：身之中于风也，不必动脏。”伤 67“发汗则动经，身为振振摇者，茯苓桂枝白术甘草汤主之。”方有执：“动经，伤动经脉，振振奋动也。”伤 280“设当行大黄芍药者，宜减之，以其人胃气弱，易动故也。”

8. 变化。素 74“故阳之动，始于温，盛于暑；阴之动，始于清，盛于寒。”张介宾：“始于温，阳之生也；盛于暑，阳之化也。”素 74“胜复之动，时有常乎？”

9. 灾变，异常变化。素 52“刺中心，一日死，其动为噫。”吴崑：“动，变动也。”素 74“夫阴阳之气，清静则生化治，动则苛疾起。”王冰：“动，谓变动常平之候，而为灾眚也。”素 70“其动缧戾拘缓，其发惊骇。”

10. 搏动，跳动。素 17“数动一代者，病在阳之脉也。”素 18“人一呼脉再动，一吸脉亦再动，呼吸定息脉五动。”素 46“阳明者常动，巨阳少阳不动。”

11. 脉象名。①指动脉。即脉来滑数有力，独见于关上，跳突如豆。伤 134“太

六画

阳病，脉浮而动数，浮则为风，数则为热，动则为痛。”成无已：“动数皆阳脉也，当责邪在表。”吴谦：“动则为诸痛脉也。”金 6“脉得诸芤动微紧，男子失精，女子梦交。”程林：“脉芤而厥厥动摇转索无常，故曰芤动微紧。”金 16“寸口脉动而弱，动即为惊，弱则为悸。”②指脉搏躁动。素 40“病热者，阳脉也，以三阳之动也。”张介宾：“凡病热者，必因于阳，故三阳之脉其动甚也。”素 7“静者为阴，动者为阳。迟者为阴，数者为阳。”森立之：“静者，缓涩软弱也；动者，紧滑疾弦也。”

12. 指动脉。素 60“股际骨空在毛中动下。”《太素》卷十一“动”下有“脉”字。张介宾：“毛中动下，谓曲骨两旁股际足太阴冲门动脉之下也。”森立之：“毛中动下者，即横骨穴也……正当毛中动脉之下，动脉者股际之动脉。”

13. 指胎动。金 20“妊娠六月动者，前三月经水利时，胎也。”

14. 指人体发生眩晕、振颤等动摇不定的病症。素 5“风胜则动，热胜则肿。”

15. 为“大”之讹。灵 64“小肩，大腹，动手足，发行摇身。”《甲乙经》卷一“动”作“小”，校注云“小作大”。又，马莳：“手足动及发行必摇身者，水流而达也。”

【动中】 触动或损伤脏腑。灵 8“因悲哀动中者，竭绝而失生。”素 14“此四极急而动中。”

【动气】 谓脉气之搏动。素 74“所谓动气，知其藏也。”张介宾：“动气者，气至脉动也。察动脉有无，则藏气之存可知矣。”难 16“假令得肝脉……其内证：齐左有动气。”

【动化】 运气术语。指自然景象呈现群物鼓动的变化。素 74“厥阴司天为风化……间气为动化。”张介宾：“厥阴所临之位，风化行，则群物鼓动，故曰动化。”

【动乱】 失常妄动。素 69“夫气之动乱，触遇而作，发无常会，卒然灾合，何以期之？”

【动作】

1. 行为举动。素 1“春秋皆度百岁，而动作不衰。”灵 24“心痛间，动作痛益甚。”

2. 劳动，运动。素 13“动作以避寒，阴居以避暑。”

3. 抽动。素 16“阳明终者，口目动作，善惊妄言。”森立之：“谓目眦闪动而口吻鼓动也。”

【动脉】 搏动应手的经脉。素 20“上部天，两额之动脉。”马莳：“此脉在额两旁瞳子髎、听会等处，动应于指。”灵 26“腹痛，刺脐左右动脉。”素 63“刺足跗上动脉。”

【动摇】

1. 指形体活动，转动。灵 10“舌本痛，体不能动摇。”神 2“女萎味甘，平。主中风，暴热，不能动摇，跌筋结肉。”金 6“卧不时动摇，加被微风，遂得之。”

2. 变动，变化。灵 45“鼓响之应，不后其声，动摇则应和，尽得其情。”灵 39“多出血而不动摇者，何也……虽多出血而弗能虚也。”

3. 摇摆，晃动。金 1“呼吸动摇振振者，不治。”金 2“独头动摇，卒口噤，背反张者，痉病也。”

【动输】《灵枢经》篇名。本篇主要论述十二经脉中手太阴、足阳明、足少阴经脉分别在太渊、人迎、太溪穴处搏动不休的机理，以及与全身气血输注的关系，故名“动输”。马莳：“内论手太阴、足少阴、足阳明之俞穴，独动不休，故名篇。”

【动静】

1. 运动与静止。素 5“是故天地之动静，神明为之纲纪。”素 66“动静相召，上下相临，阴阳相错而变由生也。”素 69“天地之动静，神明为之纪，阴阳之往复，寒暑彰其兆。”

2. 指起居作息。素 21“凡人之惊恐恚劳动静，皆为变也。”

3. 指变化情况。灵 1“一其形，听其动静，知其邪正。”素 17“切脉动静而视精明。”素 80“是以诊有大方……按脉动静，循尺滑涩。”

扞（gǎn）

同“擀”。用手展物。灵 71“扞皮开腠理……扞皮开腠理奈何？岐伯曰：因其分肉，左别其肤，微内而徐端之。”丹波元简：“扞……考《集韵》与‘擀’同，以手伸物也。”

吉（jí）

吉利，吉祥。与凶相对。灵 47“凡此二十五者，各不相同，或善或恶，或吉或凶。”灵 77“太一移日，天必应之以风雨，以其日风雨则吉。”

【吉日】 吉祥的日子。素 8“非斋戒择吉日，不敢受也。”

【吉凶】

1. 祸福，吉利和不吉利。素 69“留守有多少，形见有善恶，宿属有胜负，征应有吉凶矣。”灵 77“是故太一入徙立于中宫，乃朝八风，以占吉凶也。”

2.（疾病预后的）好与坏。灵 29“视唇舌好恶，以知吉凶。”难 24“手足三阴三阳气已绝，何以为候，可知其吉凶不？”

扣（kòu）

1. 牵住，拉住。素 27“知机道者不可挂以发，不知机者扣之不发。”灵 3“扣之不发者，言不知补泻之意也。”

2. 叩击，敲击。素 27“故曰知其可取如发机，不知其取如扣椎。”

考（kǎo）

考察，考核。素 66“臣积考《太始天元册文》曰。”素 67“黄帝坐明堂，始正天纲，临观八极，考建五常。”王冰：“考，谓考校。”张介宾：“考，察也。”

老（lǎo）

1. 年岁大。与“少”、“壮”相对。素 1“人年老而无子者，材力尽邪，将天数然也？”灵 59“人年五十已上为老，二十已上为壮。”

2. 老年人。素 80“阳从左，阴从右，老从上，少从下。”灵 18“老壮不同气，阴阳异位，愿闻其会。”

3. 衰老。素 1“夫道者，能却老而全形。”神 1“上药一百二十种，为君……欲轻身，益气，不老，延年者，本上经。”素 68“故非出入，则无以生长壮老已。”

【老人】 老年人。灵 18“老人之不夜瞑者，何气使然？”灵 23“老人婴儿，热而腹满者死。”难 46“老人卧而不寐，少壮寐而不寤者，何也？”

【老小】 老人和小孩。金 3“老小再服，取汗。”

【老魅】 传说山林中害人的老怪物。亦称木石之怪为魅。神 2“龙骨味甘，平。主心腹鬼疰，精物老魅。”神 4“石下长卿……杀百精，蛊毒，老魅。”

【老精】 传说害人的妖精鬼怪之物。神 4“蜈蚣味辛，温……杀鬼物老精，温疟。”

执（zhí 執）

1. 拿，持。灵 71“持针之道……左手执骨，右手循之。”

2. 执掌，执行。见“执法”。

【执法】 执掌法令的官吏。比喻运气理论中的天符之年。素 68“天符为执法，岁位为行令，太一天符为贵人……中执法者，其病速而危。”王冰：“执法犹相辅，行令犹方伯，贵人犹君主。执法官人之绳准，自为邪僻，故病速而危。”

扪（mén 捫）

1. 抚摸。素 27“必先扪而循之，切而散之，推而按之。”王冰：“扪循，谓手摸。”张介宾：“先以手扪摸其处，欲令血气温舒也。”

2. 切按，切脉。素 39“令言而可知，视而可见，扪而可得……视其主病之脉，坚而血及陷下者，皆可扪而得也。”张介宾：“以手按摸也。”

【扪循】 摸，按。素 27“审扪循三部九候之盛虚而调之。”灵 29“今夫王公大人，临朝即位之君而问焉，谁可扪循之而后答乎？”

地（dì）

1. 大地。与“天”相对。《说文·土部》：“地，元气初分，轻清阳为天，重浊阴为地，万物所陈列也。”素 5“积阳为天，积阴为地……清阳为天，浊阴为地。”素 9“天至广不可度，地至大不可量。”素 67“地者，所以载生成之形类也……地为人之下，太虚之中者也。”

2. 陆地，地面。素 2“冬三月，此谓闭藏，水冰地坼。”素 12“中央者，其地平以湿。”灵 14“京骨以下至地长一寸。”

3. 田土。见“土地”。

4. 地域；地区。素 12“故东方之域，天地之所始生也，鱼盐之地。”素 71“故至高之地，冬气常在；至下之地，春气常在。”神 2“龙齿……生晋地。”

5. 地点；处所。素 6“太冲之地，名曰少阴。”张志聪：“太冲所起之地，为足少阴之处。”素 44“肉痿者，得之湿地也。”灵 43“客于胫，则梦行走而不能前，及居深地窌苑中。”

6. 指地之阴气。素 70“地不满东南，右热而左温……东南方，阳也，阳者其精降于下，故右热而左温。”高世栻：“地为阴，阴气寒凉……地不满东南，则东南方之阴气少，故左右温热。”

7. 指在地的木火土金水五运。素 66“木火土金水，地之阴阳也，生长化收藏下应之。天以阳生阴长，地以阳杀阴藏。”

8. 指岁气中的在泉之气。素 71“凡此少阴司天之政……地将易也。”张介宾：“在泉气终，故地将易也。”吴崑：“地将易，在泉之气将更易也。”

9. 指人体属阴的下部。灵 12“故天为阳，地为阴，腰以上为天，腰以下为地。”灵 11“手太阳之正，指地，别于肩解，入腋走心，系小肠也。”杨上善：“地，下也。手太阳之正，从手至肩，下行走心，系小肠，为指地也。”

10. 下颌部。又称地阁。灵 46“其地色殆然，不与其天同色。”张志聪：“地，地阁也。”灵 6“墙基卑，高不及其地者，不满三十而死。”灵 49“在地为厥。”张介宾：“地者，面之下部也。”

11. 指三部九候诊法中的诊脉部位。上部地为两颊动脉，中部地为合谷穴处的动脉，下部地为足内踝后跟骨旁动脉。素 20“上部地，两颊之动脉……中部地，手阳明也……下部地，足少阴也。”王冰：上部地“在鼻孔下两旁，近于巨髎之分，动应于手，足阳明脉气之所行”；中部地“谓大肠脉也。在手大指次指歧骨间，合谷之分，动应于手”；下部地“谓肾脉也。在足内踝后跟骨上陷中，大溪之分，动应手”。

12. 为“炧”之讹。素 49“所谓面黑如地色者，秋气内夺，故变于色也。”孙鼎宜：“地当作炧，形误。炧，即炭也。《广雅·释诂四》：‘炧，炭也。’”

【地气】

1. 地中之气。素 16“正月、二月，天气始方，地气始发。”素 64“春者，天气始开，地气始泄。”素 29“阴者，地气也，主内。”素 49“正月阳气冻解地气而出也。”

2. 气候；物候。灵3“清气在下者，言清湿地气之中人也，必从足始。”素71“凡此阳明司天之政……天气急，地气明。”张志聪：“阳明司天，则少阴在泉，金令在上，故天气劲急，君火在下，故地气光明。”素2“秋三月，此谓容平，天气以急，地气以明。”高世栻：“地气以明，草木将凋也。”

3. 指饮食五谷之气。素5“天气通于肺，地气通于嗌。”张介宾：“地气，浊气也，谓饮食之气。”素29“故喉主天气，咽主地气。”

4. 指体内的阴气。素61“肾者，牝藏也，地气上者属于肾，而生水液。”杨上善：“地气，阴气也。”

5. 运气术语。指在泉之气。”素70“地气制已胜，天气制胜已。”高世栻：“地气，在泉之气。”素71“夫五运之化……或从天气而逆地气，或从地气而逆天气。”高世栻：“或从司天之天气，而逆在泉之地气，或从在泉之地气，而逆司天之天气。”素71“岁半之前，天气主之；岁半之后，地气主之。”

6. 运气术语。指六气的初气，即六气一步的前三十多天。素68“初中何也？岐伯曰：所以分天地也……初者地气也，中者天气也。”吴崑：“凡气先升后降，故初者地气，中者天气。”

【地化】 在泉之气的变化。素71“同清者多地化。”张介宾：“运与司天阳明同清者，发多用在泉少阴温热之化以治之，故曰同清者多地化。”素74“地化奈何?”吴崑：“地化，在泉之化也。”

【地文】 中药名。半夏的别名。见“半夏”。神4“半夏……一名地文。”

【地纪】

1. 地理。指土地、山川等环境形势。《史记·五帝纪》索隐：“纪者，理也。”灵60“上数天文，下度地纪。”

2. 指岁运。素66“周天气者，六期为一备；终地纪者，五岁为一周。”高世栻：“终地纪者，甲主土运，乙主金运，丙主水运，丁主木运，戊主火运，是五岁为五运之一周。”

【地苍】 土地表面的颜色，苍黑而晦暗。素17“黑欲如重漆色，不欲如地苍。”张介宾：“地之苍黑，枯暗如尘。”《新校正》：“按《甲乙经》作炭色”。

【地势】

1. 地理形势。素70“高下之理，地势使然也。”

2. 指五方地域环境。素12“医之治病也，一病而治各不同，皆愈。何也？岐伯对曰：地势使然也。”王冰：“地势，谓法天地生长收藏及高下燥湿之势也。”杨上善：“五方土地各异，人食其土，生病亦异。”

【地坼】 地裂。素2“冬三月，此谓闭藏，水冰地坼。”张介宾：“坼，裂也。”

【地参】 中药名。知母的别名。见“知母”。神3“知母……一名地参。”

【地经】 地表的河流。灵81“地经失纪，水道流溢。”

【地骨】 中药名。枸杞的别名。见“枸杞”。神2“枸杞……一名地骨。”

【地胆】 中药名。又名蚖青。为芫青科短翅芫青属动物地胆和长地胆的全虫。辛，微温，有毒。攻毒，逐瘀，消癥。主治瘰疬，恶疮，鼻息肉，癥瘕痞块。神4“地胆，味辛，寒。主鬼疰，寒热，鼠瘘，恶疮死肌，破癥瘕，堕胎。一名蚖青。”

【地理】 大地方位及土地、山川等的环境形势。《易·系辞上》：“仰以观于天文，俯以察于地理。”疏：“地有山川原隰，各有条理，故称理也。”素69“夫道者上知天文，下知地理……位地者，地理也。”张介宾：“位地者为地理，如方宜水土，草木昆虫之类是也。”素70“此地理之常，生化之道也。”素68“愿闻地理之应六节气位何如?”高世栻：“地理，地之五方五行也。”

【地黄】 中药名。即干地黄，又称生地

黄。见“生地黄”。金 5“生地黄二斤……更绞地黄汁。”

【地辅】 中药名。枸杞的别名。见“枸杞”。神 2“枸杞……一名地辅。”

【地葵】

1. 中药名。地肤子的别名。见“地肤子”。神 2“地肤子……一名地葵。”

2. 中药名。葈耳实的别名。见“葈耳实”。神 3“葈耳实……一名地葵。”

【地道】 指女性的阴道。素 1“七七任脉虚，太冲脉衰少，天癸竭，地道不通，故形坏而无子也。”王冰：“经水绝止，是谓地道不通。”又，张志聪：“地道，下部之脉道也……癸水藏于肾，天癸竭，是足少阴下部之脉道不通。”

【地椹】 中药名。石龙芮的别名。见“石龙芮”。神 2“石龙芮……一名地椹。”

【地榆】 中药名。为蔷薇科地榆属植物地榆、长叶地榆的根。苦、酸，微寒。入肝、胃、大肠经。凉血止血，清热解毒。主治吐血、咯血、衄血、尿血、便血、痔血、血痢、崩漏、赤白带下，疮痈肿痛，湿疹，阴痒，水火烫伤，蛇虫咬伤。神 4“地榆味苦，微寒。主妇人乳痓痛，七伤，带下十二病。止痛，除恶肉，止汗，疗金创。”

【地楼】 中药名。栝楼的别名。见“栝楼”。神 3“栝楼……一名地楼。”

【地新】 中药名。藁本的别名。见“藁本”。神 3“藁本……一名地新。”

【地薰】 中药名。茈胡的别名。见“茈胡”。神 2“茈胡……一名地薰。”

【地鳖】 中药名。䗪虫的别名。见“䗪虫”。神 3“䗪虫……一名地鳖。”

【地髓】 中药名。干地黄的别名。见“干地黄”。神 2“干地黄……一名地髓。”

【地肤子】 中药名。又名地葵。为藜科地肤属植物地肤的成熟果实。苦，寒。入肾、膀胱经。清热利湿，祛风止痒。主治小便不利，淋浊，带下，血痢，风疹，湿疹，疥癣，皮肤瘙痒，疮毒。神 2“地肤子，味苦，寒。主膀胱热，利小便。补中，益精气。久服耳目聪明，轻身，耐老。一名地葵。”

扬（yáng 揚）

1. 飞起，飘扬。见“飞扬”、“飘扬”。

2. 掀动，扬起。灵 71“其汤方以流水千里以外者八升，扬之万遍。”金 8“取水二斗，置大盆内，以杓扬之。”灵 77“太一居五宫之日，病风折树木，扬沙石。”

3. 张大。灵 50“怒则气盛而胸张，肝举而胆横，眦裂而目扬。”

4. 振扬，使旺盛。灵 73“上气不足，推而扬之，下气不足，积而从之。”杨上善：“上气不足，谓膻中气少，可推补令盛。扬，盛也。”又，张介宾：“推而扬之，引致其气，以补上也。”

5. 显扬；彰明。《字汇·手部》：“扬，显也，明也。”灵 64“余愿得而明之，金柜藏之，不敢扬之。”素 70“生气不政，化气乃扬，长气自平。”

6. 宣散；布散。素 5“故因其轻而扬之。”张介宾：“扬者，散也。”灵 12“六府者，受谷而行之，受气而扬之。”灵 67“阳气滑盛而扬，故神动而气先行。”

7. 眉毛及其上下部分。《诗经·鄘风·君子偕老》：“子之清扬，扬且之颜也。”孔颖达疏：“眉之上眉之下皆曰扬。”灵 50“勇士者，目深以固，长衡直扬。”

【扬刺】 刺法名。十二节刺之一。即在患处正中浅刺一针，左右上下各浅刺一针的方法。灵 7“扬刺者，正内一，傍内四而浮之，以治寒气之博大者也。”张介宾：“扬，散也。中外共五针，而用在浮泛，故能祛散博大之寒气。”又，张志聪：“扬刺者，从中而发扬于四旁也。”

【扬溢】

1. 充满。素 26“月满而补，血气扬溢，络有留血，命曰重实。”

2. 上溢。金 14“其水扬溢，则浮咳喘逆。”

耳（ěr）

1. 耳朵。听觉器官，为肾之窍，心之外候，又名“窗笼”。灵 17“肾气通于耳，肾和则耳能闻五音矣。”灵 37“耳者，肾之官也。”素 4“南方赤色，入通于心，开窍于耳。”灵 28“耳者，宗脉之所聚也。”灵 52“窗笼者，耳也。”

2. 像两耳分列两旁之物。难 42“肺重三斤三两，六叶两耳，凡八叶，主藏魄。”

3. 像耳郭形状之物。见“五木耳”、“桑耳”。

4. 语气词。①表限止，犹“而已”。素 14“自古圣人之作汤液醪醴者，以为备耳。”素 29“脾与胃以膜相连耳，而能为之行其津液何也?”伤 151“按之自濡，但气痞耳。”②表示肯定或语句的停顿与结束。相当于“了”、“也”、“啊”。素 5“知之则强，不知则老，故同出而名异耳。”灵 30“余意以为一气耳。”伤 174“此以附子、术，并走皮内，逐水气未得除，故使之耳。”

【耳门】

1. 耳屏。灵 49“蔽者，耳门也。”

2. 指听宫穴部位，即耳屏前，下颌骨髁状突的后方，张口时呈凹陷处。灵 14“耳前当耳门者，广一尺三寸。”张介宾:“耳门者，即手太阳听宫之分。”

【耳中】

1. 耳内。素 63“耳中生风者，亦刺之如此数。”灵 24“耳中有脓。”

2. 穴名。即听宫穴，又叫窗笼。素 58“耳中、多所闻二穴。”灵 5“少阳根于窍阴，结于窗笼。窗笼者，耳中也。”张介宾:“耳中，乃手太阳听宫穴也。”素 59“耳中各一。”王冰:“谓听宫二穴也。”

【耳鸣】 病症名。自觉耳内有鸣响。素 28“头痛耳鸣，九窍不利，肠胃之所生也。”灵 24“耳鸣，取耳前动脉。”灵 33“髓海不足，则脑转耳鸣。”

【耳郭】 外耳轮。素 59“手太阳脉气所发者三十六穴……耳郭上各一。”高世栻:“郭，匡郭也。”

【耳聋】 病症名。听力减退或丧失。素 22“肺病者……虚则少气不能报息，耳聋嗌干。”素 63“邪客于手阳明之络，令人耳聋，时不闻音。”灵 24“耳聋无闻，取耳中。”

【耳痛】 症状名。耳部疼痛。素 74“少阳之胜……善饥，耳痛，溺赤，善惊谵妄。”

【耳上角】 耳尖部位。灵 10“膀胱足太阳之脉……其支者，从巅至耳上角。”

【耳前角】 耳轮前曲角。素 59“耳前角上各一，耳前角下各一。”张介宾:“耳前角，曲角也。”

【耳后上角】 即耳尖部位。灵 52“手少阳之本，在小指次指之间上二寸，标在耳后上角，下外眦也。”张介宾:“耳后上角，当是角孙穴。”

【耳间青脉】 足少阳经靠近耳根处的青色络脉。灵 20“取耳闻青脉，以去其掣。”张志聪:“耳间青脉，乃少阳之络，循于耳之前后入耳中。”灵 74“耳间青脉起者，掣痛。”

芋（yù）

中药名。见“山芋”、“茵芋”。

共（gòng）

1. 共用，共同具有或感受。难 62“府有六者，亦与三焦共一气也。”

2. 副词。皆，共同。素 25“此皆众工所共知也。”素 81“志与心精，共凑于目也。”灵 3“神客者，正邪共会也。”

3. 介词。表示涉及的对象，犹“跟”、

"同"。伤 53"以卫气不共荣气谐和故尔。"

芍（sháo）

中药名。见"芍药"。

【芍药】 中药名。为芍药科芍药属植物芍药及毛果芍药的根。苦、酸，微寒。入肝、脾经。养血和营，缓急止痛，敛肝平肝。主治血虚寒热，脘腹疼痛，胁痛，肢体痉挛疼痛，痛经，月经不调，崩漏，自汗，盗汗，下痢，泄泻，头痛眩晕。组方有桂枝汤、桂枝加葛根汤、桂枝加附子汤、桂枝加桂汤、桂枝加芍药汤、桂枝加大黄汤、桂枝加黄芪汤、桂枝麻黄各半汤、桂枝二麻黄一汤、桂枝二越婢一汤、桂枝去桂加茯苓白术汤、芍药甘草汤、芍药甘草附子汤、葛根汤、葛根加半夏汤、小青龙汤、小青龙加石膏汤、桂枝加芍药生姜各一两人参三两新加汤、真武汤、小建中汤、大柴胡汤、柴胡桂枝汤、黄芩汤、黄芩加半夏生姜汤、麻子仁丸、黄连阿胶汤、附子汤、四逆散、当归四逆汤、当归四逆加吴茱萸生姜汤、麻黄升麻汤、栝蒌桂枝汤、鳖甲煎丸、桂枝芍药知母汤、乌头汤、黄芪桂枝五物汤、桂枝加龙骨牡蛎汤、薯蓣丸、大黄䗪虫丸、奔豚汤、甘遂半夏汤、黄芪芍药桂枝苦酒汤、黄芩加半夏生姜汤、王不留行散、排脓散、桂枝茯苓丸、芎归胶艾汤、当归芍药散、当归散、枳实芍药散、温经汤、土瓜根散。神 3"芍药味苦，平。主邪气腹痛，除血痹，破坚积，寒热，疝瘕。止痛，利小便，益气。"

【芍药甘草汤】 方剂名。组成：芍药、甘草（炙）各四两。煎服法：以水三升，煮取一升五合，去滓，分温再服。功用：滋阴血，缓挛急。主治：伤寒脚挛急或两胫拘挛。伤 29"若厥愈足温者，更作芍药甘草汤与之，其脚即伸。"伤 30"胫尚微拘急，重与芍药甘草汤，尔乃胫伸。"

【芍药甘草附子汤】 方剂名。组成：芍药、甘草（炙）各三两，附子一枚（炮，去皮，破八片）。煎服法：以水五升，煮取一升五合，去滓，分温三服。功用：扶阳益阴。主治：体虚外感，发汗后病不解，反增恶寒者。伤 68"发汗，病不解，反恶寒者，虚故也，芍药甘草附子汤主之。"

芒（máng）

1. 稻麦子实外壳上长的细刺。见"坚芒 1"。

2. 尖端，锋刃。见"坚芒 2"。

3. 光芒。素 69"芒而大倍常之一，其化甚；大常之二，其眚即发也。"张志聪："芒，五星之光芒也。"

【芒芋】 中药名。泽泻的别名。见该条。神 2"泽泻味甘，寒。主风寒湿痹，乳难。消水，养五脏，益气力，肥健……一名芒芋。"

【芒硝】 中药名。又名消石、硝石、马牙消。为硫酸盐类芒硝族芒硝的提纯品。咸、苦，寒。入胃、大肠经。泻热通便，软坚，消肿。主治实热积滞，大便秘结，腹胀痞痛，肠痈，乳痈，丹毒，目赤翳障，咽喉肿胀，口疮。组方有大承气汤、调胃承气汤、桃核承气汤、大黄牡丹汤、大陷胸汤、柴胡加芒硝汤、木防己去石膏加茯苓芒硝汤。神 2"消石味苦，寒。主五脏积热，胃胀闭。涤去蓄结饮食，推陈致新，除邪气……一名芒硝。"

芝（zhī）

中药名。见"水芝"、"丹芝"等。

芎（xiōng）

中药名。见"芎䓖"。

【芎䓖】 中药名。川芎的古称，又名胡芎、香果、马衔芎䓖、京芎、贯芎等。为伞形科藁本属植物川芎的根茎。辛，温。入肝、胆、心经。活血祛瘀，行气开郁，祛风止痛。主治月经不调，痛经经闭，难产，产后瘀滞腹痛，癥瘕肿块，胸胁疼痛，头痛眩晕目暗，风寒湿痹，跌打损伤，肢体麻木，痈疽疮疡。组方有侯氏黑散、薯蓣丸、酸枣仁汤、奔豚汤、芎归胶艾汤、当归芍药散、当归散、白术散、温经汤等。神 3“芎䓖味辛，温。主中风入脑头痛，寒痹筋挛，缓急，金创，妇人血闭无子。”

【芎归胶艾汤】 方剂名。又名胶艾汤。组成：芎䓖、阿胶、甘草各二两，艾叶、当归各三两，芍药四两，干地黄。一方加干姜一两。煎服法：以水五升，清酒三升，合煮取三升，去滓，内胶，令消尽，温服一升，日三服。不差，更作。功用：补血养血，缓急止痛。主治：妇人冲任虚损，崩中漏下，胎动不安，先兆流产等。金 20“妇人有漏下者，有半产后因续下血都不绝者，有妊娠下血者。假令妊娠腹中痛，为胞阻，胶艾汤主之。”

朴（一、pǔ 樸）

未经加工成器的木材。引申指质朴、朴实。《淮南子·本经训》：“惔然无欲而民自朴。”素 1“故美其食，任其服，乐其俗，高下不相慕，其民故曰朴。”王冰：“至无求也，是所谓心足也……故圣人云：我无欲而民自朴。”

（二、pò）

见“朴消”。

【朴$_2$消】 中药名。又名朴消石、消石朴、皮消、盐消等。为硫酸盐类芒硝族矿物芒硝或人工制品芒硝的粗制品。苦、咸，寒。入胃、大肠经。泻热软坚，解毒消肿。主治实热积滞，腹胀便秘，目赤肿痛，喉痹，痈疮肿毒，停痰积聚，妇人瘀血腹痛。神 2“朴消味苦，寒。主百病，除寒热邪气，逐六腑积聚，结固留癖。能化七十二种石。炼饵服之，轻身神仙。”

机（jī 機）

1. 古代弩箭上的发动机关。素 25“伏如横弩，起如发机。”素 27“故曰知其可取如发机，不知其取如扣椎。”张介宾：“机，弩机也；椎，木椎也。知而取之，必随拨而应，如发机之易；不知而攻之，则顽钝莫入，如扣椎之难也。”素 70“厥阴司天，风气下临……火纵其暴，地乃暑，大热消烁，赤沃下，蛰虫数见，流水不冰，其发机速。”王冰：“少阳厥阴之气，变化卒急，其为疾病，速若发机，故曰其发机速。”

2. 泛指事物发动的机关。段玉裁《说文解字注·木部》：“机，机之用主于发，故凡主发者皆谓之机。”灵 69“舌者，音声之机也。”张介宾：“舌动则音生，故谓之机。”马莳：“犹弩之有机。”

3. 枢机，关键。素 66“至数之机，迫迮以微，其来可见，其往可追。”《素问·玉版论要》：“至数之要，迫近以微。”灵 75“茎垂者，身中之机，阴精之候，津液之道也。”张介宾：“茎垂者，前阴宗筋也。命门元气盛衰具见于此，故为身中之机。”

4. 事物变化的原由。见“病机”。

5. 生机。素 15“神转不回，回则不转，乃失其机。”王冰：“回则不转，乃失生气之机矣。”又，吴崑“机，枢机也。”素 70“根于中者，命曰神机，神去则机息。”

6.（气虚实动静变化的）时机。灵 1“刺之微，在速迟，粗守关，上守机，机之动，不离其空，空中之机，清静而微，其来不可逢，其往不可追。”灵 3“上守机者，知守气也。”张介宾：“上守机，察气至之动静也。”

7. 指股骨与髋骨相结合处。相当于环跳穴部位。素 60“坐而膝痛治其机……侠髋为机。”王冰：“髋骨两旁相接处。”张介宾：“侠臀两旁骨缝之动处曰机，即足少阳之环跳穴也。”

【机关】 指人体的关节。素 44“宗筋主束骨而利机关也。”王冰：“腰者身之大关节，所以司屈伸，故曰机关。”素 45“少阳厥逆，机关不利，机关不利者，腰不可以行，项不可以顾。”灵 71 “凡此八虚者，皆机关之室……住留则伤筋络骨节，机关不得屈伸。”

【机道】 事物变化的规律。素 27 “故曰知机道者不可挂以发，不知机者扣之不发。”又，王冰：“机者，动之微，言贵知其微也。”

权（quán 權）

1. 秤锤。比喻冬季沉脉之象。素 17 “秋应中衡，冬应中权。”张介宾：“权，秤锤也，冬气闭藏，故应中权，而人脉应之，所以沉石而伏于内也。”

2. 权力。见“权势”。

【权势】 权力威势。灵 64 “土形之人……好利人，不喜权势。”

【权衡】

1. 称量物体轻重的器具。素 14 “平治于权衡。”吴崑：“言平治之法，当如权衡，阴阳各得其平，勿令有轻重低昂也。”素 69 “夫五运之政，犹权衡也，高者抑之，下者举之。”素 74 “气之相守司也，如权衡之不得相失也。”

2. 考量，比较。素 15 “治在权衡相夺，奇恒事也，揆度事也。”杨上善：“权衡阴阳，补泻相夺，此为奇恒事也。”

3. 指寸口脉。脉象变化反映在寸口，寸口脉犹如人体的权衡，用以衡量人体气血阴阳盛衰。素 21 “气归于权衡，权衡以平，气口成寸，以决死生。”森立之：“盖权衡者，谓两手气口脉也。盖浮沉以候内外，谓之权。寸尺以候上下，谓之衡也。”

4. 为冬、秋正常脉象的代称。见“权衡规矩”。

【权衡规矩】 喻四时弦、洪、浮、沉正常脉象。素 5 “观权衡规矩，而知病所主。”马莳：“观权衡规矩，而知病时之所主者何经，《脉要精微论》云：春应中规，言阳气柔软，如规之圆也；夏应中矩，言阳气强盛，如矩之方也；秋应中衡，言阴升阳降，高下必平；冬应中权，言阳气居下，如权之重也。”

过（guò 過）

1. 经过。灵 10 “足太阴过于外踝之上，无所隐故也。”灵 16 “是督脉也，络阴器，上过毛中，入脐中。”

2. 往，去。素 27 “故曰候邪不审，大气已过，泻之则真气脱。”张介宾：“过，往也。不能审察虚实，而泻其已去之邪，反伤真气。”

3. 至，到达。素 74 “病所远而中道气味之者，食而过之，无越其制度也。”张介宾：“故当以食为节而使其远近皆达，是过之也。”灵 71 “凡此八虚者，皆机关之室，真气之所过，血络之所游。”金 7 “热之所过，血为之凝滞，蓄结痈脓。”

4. 超过，超越。素 50 “病有浮沉，刺有浅深，各至其理，无过其道，过之则内伤。”灵 12 “其刺深者皆无过二分，其留皆无过一呼。”灵 33 “髓海有余，则轻劲多力，自过其度。”

5. 过分，太甚。素 21 “生病起于过用，此为常也。”金 22 “兼取崩中去血，或月水来过多。”伤 141 “利过不止，进冷粥一杯。”

6. 过失，过错。《广雅·释诂三》：“过，误也。”灵 7 “已言其过，请言其所施。”马莳：“此皆失针之宜，所以为过误也。”素 5 “以治无过，以诊则不失矣。”素 77 “良工所失，不知病情，此亦治之一过也。”

7. 失度，失常。①指太过与不及。素 9 “帝曰：平气何如？岐伯曰：无过者也。”张介宾：“过，过失之谓，凡太过不及皆为过也。”素 69 “胜复盛衰，不能相多也。往来小大，不能相过也。”②指太过，即超越常度。素 5 “以表知里，以观过与不及之理。”

素71“暴过不生，苛疾不起。”难3“过者，法曰太过；减者，法曰不及。”

8. 指疾病。灵2“心……有过则至，无过则止。”马莳:“有过者，有病也。有病则其脉至，无病则其脉止。”灵74“诊龋齿痛，按其阳之来，有过者独热。”素10“是以头顶巅疾，下虚上实，过在足少阴、巨阳。”

9. 指邪气。素27“虽有大过且至，工不能禁也。”王冰:“然候邪之处尚未能知，岂复能禁止其邪气耶。”张介宾“大过，大邪之过也。”灵80“先其藏府，诛其小过，后调其气。”张志聪:“诛其小过者，去其微邪也。”

10. 量词。遍，次。素15“终而复始，逆行一过，不复可数。”王冰:“过，谓遍也。”素55“病风且寒且热，炅汗出，一日数过，先刺诸分理络脉。”

11. 为“過”之讹。阻遏。灵27“痛从上下者，先刺其下以过之，后刺其上以脱之；痛从下上者，先刺其上以过之，后刺其下以脱之。”《太素》卷二十八“过”作“遏”。马莳:“当先刺其下之痛处，以遏绝之。”又，张介宾:“过者，去之之谓……先刺以过之，去其标也。”

【过于】 表示程度或数量超过一般。素3“是故味过于酸，肝气以津，脾气乃绝。味过于咸，大骨气劳，短肌，心气抑。”

【过失】 因疏忽而犯的错误。素76“此皆人之所生，治之过失。”素78“其时有过失者，请闻其事解也。”

【过度】 超过常度。素1“此其天寿过度，气脉常通，而肾气有余也。”素5“喜怒不节，寒暑过度，生乃不固。”

【过经】 指伤寒病由一经传入另一经的变化。伤103“太阳病，过经十余日，反二三下之，后四五日，柴胡证仍在者，先与小柴胡。”伤105“伤寒十三日，过经评语者，以有热也。”伤122“太阳病，过经十余日，心下温温欲吐，而胸中痛，大便反溏，腹微满，郁郁微烦。”尤怡“过经者，邪气去此而之彼之谓。”又，柯琴:“过经是过其常度，非经络之经也。发于阳者七日愈，七日以上自愈，以行其经尽故也。七日不愈，是不合阴阳之数，便为过经。”

臣（chén）

1. 君主制时代的官吏。见“臣使之官”。

2. 臣对君的自称。此即岐伯、少俞、雷公、鬼臾区、伯高等臣僚对黄帝的自称。素58“岐伯再拜而起曰：臣请言之。”素66“鬼臾区曰：臣积考《太始天元册》文曰。”灵32“伯高曰：臣请言其故。”

3. 指臣位，即六气中的相火之位。素68“君位臣则顺，臣位君则逆。”王冰:“相火居君火，是臣居君位，故逆也；君火居相火，是君居臣位，君临臣位，故顺也。”

4. 指方剂配伍中协助主药起治疗作用的药物。素74“佐君之谓臣，应臣之谓使。”张介宾:“佐君者为臣，味数稍多而分量稍轻，所以臣君之不迨也。”神1“药有君、臣、佐、使，以相宣摄合和。”

【臣使之官】 传布君主旨意的官吏。此指膻中。其部位在膈上，近心肺，为宗气发源地，能助心肺转输气血，协调阴阳，传布君主意旨，代君行令，使精神愉悦，故喻为臣使之官。素8“膻中者，臣使之官，喜乐出焉。”张志聪:“膻中者，心中之宫城。心主包络位居膻中，而代君行令，故为臣使之官。”

吏（lì）

官吏。灵64“金形之人，身清廉，急心，静悍，善为吏。”灵77“太一在中宫之日有变，占在吏。”

再（zài）

1. 二。灵10“心手少阴之脉……盛者，寸口大再倍于人迎。”马莳：“寸口较人迎之脉，大者二倍而躁，则心经为实。”

2. 两次。素 18“人一呼脉再动，一吸脉亦再动。”张介宾：“再动，两至也。”灵 32“故平人日再后，后二升半，一日中五升。”伤 25“桂枝汤二分，麻黄汤一分，合为二升，分再服。”

3. 第二次。灵 9“故一刺则阳邪出，再刺则阴邪出，三刺则谷气至。”素 68“日行一周，天气始于一刻，日行再周，天气始于二十六刻，日行三周，天气始于五十一刻。”

4. 重复，重新。素 69“柔脆草木焦槁，下体再生。”

【再见】 再次出现。金 22“带下经水不利，少腹满痛，经一月再见者，土瓜根散主之。”

【再经】 指太阳本经行尽，再传他经。伤 8“若欲作再经者，针足阳明，使经不传则愈。”吴谦：“再经者，再传阳明经也，谓其邪已传经尽，热盛不衰，欲再传阳明故也。”

【再拜】 拜了再拜，表示恭敬。古代的一种礼节。素 39“岐伯再拜稽首对曰。”灵 48“雷公再拜曰：细子受之。”

协（xié 協）

1. 合，协同。素 70“备化之纪，气协天休，德流四政，五化齐修。”张志聪：“协，合也。”

2. 合并，掺和。伤 258“若脉数不解，而下不止，必协热便脓血也。”

【协热利】 病证名。指表证未解，邪热内陷而导致的泄泻。伤 139“未止者，四日复下之，此作协热利也。”方有执：“协，互相和同之谓，言误下则致里虚，外热乘里虚入里，里虚遂协同外热变而为利”伤 140“脉沉滑者，协热利。”

西（xī）

1. 方位词。日落的方向。与“东”相对。灵 79“故月满则海水西盛，人血气积，肌肉充。”

2. 西方。素 69“金不及……则秋有冰雹霜雪之复，其眚西，其藏肺。”

3. 向西。素 71“春气西行，夏气北行。”

【西风】 西方刮来的风。素 4“西风生于秋，病在肺。”

【西方】

1. 方位名。太阳降落的方向，与“东方”相对。五行属性为金，与五脏中的肺相应。素 4“西方白色，入通于肺，开窍于鼻，藏精于肺。”素 19“西方金也，万物之所以收成也。”灵 79“因立春之日，风从西方来，万民又皆中于虚风。”

2. 泛指我国西部地区。素 12“西方者，金玉之域，沙石之处，天地之所收引也……故毒药者，亦从西方来。”

3. 指肺。肺的五行属性为金，应于西方。难 75“经言东方实，西方虚……东方肝也……西方肺也。”黄竹斋：“其在人，则东方木为肝……西方金为肺。”

【西北】

1. 介于西与北之间的方位或方向。见“西北方”。

2. 泛指我国西北地区。素 70“天不足西北，左寒而右凉，地不满东南，右热而左温。”王冰：“今中原地形，西北方高，东南方下，西方凉，北方寒，东方温，南方热，气化犹然矣。”

【西海】 先秦地名。指今青海省东境的西海。神 3“紫葳……生西海川谷。”

【西北风】 西北方向刮来的风。灵 79“正月朔日，太一居天留之宫，其日西北风。”

【西北方】

1. 介于西方与北方的方位或方向。灵 77“风从西北方来，名曰折风，其伤人也，内舍于小肠”。

2. 泛指我国西北地区。素 5“天不足西北，故西北方阴也。”

【西南方】 介于西方与南方之间的方位或方向。灵 77“风从西南方来，名曰谋风，其伤人也，内舍于脾。”

压（yā 壓）

从上往下加以重力。难 78“当刺之时，必先以左手压按所针荥俞之处。”

厌（一、yā 厭）

以手按压。素 60“譩譆在背下侠脊傍三寸所，厌之令病者呼譩譆。”吴崑：“厌之，以手按其穴也。”

（二、yàn 厭）

1. 嫌弃，厌恶。素 2“夜卧早起，无厌于日。”灵 64“得而泄之，天将厌之。”

2. 相合。《说文・厂部》：“厌，一曰合也。”素 39“善言古者，必有合于今；善言人者，必有厌于己。”

3. 指会厌。灵 69“是故厌小而疾薄，则发气疾，其开阖利，其出气易；其厌大而厚，则开阖难，其出气迟，故重言也。”张志聪：“会厌者，为开为阖，主声之出入。”

【厌$_2$厌$_2$】 树叶微动的样子。喻脉来轻虚而浮之象。素 18“平肺脉来，厌厌聂聂，如落榆荚。”吴崑：“厌厌聂聂，翩翻之状，浮薄而流利也。”又，莫文泉：“厌厌聂聂，依义当作枼枼𣑭𣑭。《广韵》：枼，叶动也。𣑭，树叶动貌。”

【厌$_2$食】 不思饮食。神 2“龙眼味甘，平。主五脏邪气，安志，厌食。”

戌（xū）

地支的第十一位。①与天干相配纪年，用于运气推演，表示太阳寒水之气，五行属性为水。素 66“辰戌之岁，上见太阳。”素 71“太阳之政奈何？岐伯曰：辰戌之纪也。”②纪月，为夏历九月的月建。灵 41“戌者，九月，主右足之厥阴。”③纪日。灵 78“右足应立冬，其日戊戌己亥。”灵 79“三月戌不温，民多寒热。”④纪时。十二时辰之一，戌时相当于夜间十九时至二十一时。伤 193“阳明病欲解时，从申至戌上。”

在（zài）

1. 存在。素 16“春夏秋冬，各有所刺，法其所在。”素 45“阳气日损，阴气独在，故手足为之寒也。”素 71“故至高之地，冬气常在，至下之地，春气常在。”伤 46“太阳病，脉浮紧，无汗，发热，身疼痛，八九日不解，表证仍在，此当发其汗。”

2. 居于，处于。素 5“阴在内，阳之守也；阳在外，阴之使也。”素 24“令其一隅居上，齐脊大椎，两隅在下。”素 67“故风寒在下，燥热在上，湿气在中，火游行其间。”

3. 由于；取决于。表示事物的原因和目的。素 3“阴之所生，本在五味，阴之五宫，伤在五味。”素 25“慎守勿失，深浅在志，远近若一。”灵 60“多害者其不可全乎？岐伯曰：其在逆顺焉。”

4. 观察。《尔雅・释诂下》：“在，察也。”素 15“容色见上下左右，各在其要。”灵 1“方刺之时，必在悬阳，及与两卫，神属勿去，知病存亡。”难 72“调气之方，必在阴阳者，知其内外表里，随其阴阳而调之。”滑寿：“在，察也。”

5. 昔，从前。见“昔在”。

6. 介词。表示动作、性状所涉及的处所、时间、范围等，相当于“于”。素 5“神在天为风，在地为木，在体为筋，在藏为肝。”素 47“病生在肾，名为肾风。”素 67“寒暑燥湿风火，在人合之奈何？其于万物何以生化？”伤 167“病胁下素有痞，连在脐旁，痛引少腹。”

7. 助词。用在动词后面表示可能。灵 13“治在燔针劫刺，以知为数，以痛为输。”

【在于】

1. 在。表示处所、时间等。素 43 “痹在于骨则重，在于脉则血凝而不流。”素 62 “痛在于左而右脉病者，巨刺之。”灵 2 “三焦下腧，在于足大指之前，少阳之后。”

2. 取决于；决定于。表示事物的关键所在。素 15 “五色脉变，揆度奇恒，道在于一。”灵 3 “调气在于终始一者，持心也。”灵 75 “用针之类，在于调气。”

【在泉】 运气术语。又称岁气，位当终之气，主管下半年的气候。素 70 “故少阳在泉，寒毒不生，其味辛，其治苦酸，其谷苍丹。”素 74 “厥阴司天为风化，在泉为酸化。”

有（一、yǒu）

1. 与“无”相对。《说文・有部》:“有，不宜有也。”段玉裁注:“谓本是不当有而有之称。引申遂为凡有之称。”①表示存在。灵 3 “言实与虚，若有若无者，言实者有气，虚者无气也。”素 70 “然而五味所资，生化有薄厚，成熟有少多。”素 74 “气有高下，病有远近，证有中外，治有轻重，适其至所为故也。”②呈现；产生；发生。素 9 “余闻气合而有形，因变以正名。”素 74 “有者求之，无者求之。”伤 215 “阳明病，评语，有潮热，反不能食者，胃中必有燥屎五六枚也。”③拥有；保有。素 2 “使志若伏若匿，若有私意。”素 34 “人身与志不相有，曰死。”素 62 “人之所有者，血与气耳。”④具有；占有。素 74 “时有常位，而气无必也。”灵 41 “且夫阴阳者，有名而无形。”灵 79 “正月朔日，平旦北风行，民病多者，十有三也。”

2. 取，获得。《玉篇・有部》:“有，得也，取也。”素 26 “以候气之浮沉，而调之于身，观其立有验也。”素 52 “从之有福，逆之有咎。”灵 27 “此痛安生？何因而有名？”

3. 连用，表示其中的一部分。素 20 “三候者，有天、有地、有人也。”灵 6 “余闻人之生也，有刚有柔，有弱有强，有短有长，有阴有阳。”难 50 “病有虚邪，有实邪，有贼邪，有微邪，有正邪，何以别之？”

4. 用同“或”。①有人；有的。素 1 “有其年已老而有子者何也？”素 33 “有病温者，汗出辄复热。”②或，或许。素 17 “有脉俱沉细数者，少阴厥也。”素 43 “痹，其时有死者，或疼久者，或易已者，其故何也？”

5. 连词。如果。表示假设。素 3 “有伤于筋，纵，其若不容。”

6. 犹因，自。素 42 “至其变化乃为他病也，无常方，然致有风气也。”于鬯:“有字吴崑本作自字。当从之。上文云无常方，故作转语云然致自风气也。”

（二、yòu）

通“又”。①表示重复连续。灵 3 “言上工知相五色于目，有知调尺寸小大缓急滑涩。”素 77 “凡诊者，必知终始，有知余绪。”②用于整数与零数之间。灵 76 “人气二十五周于身有奇分与十分身之二。”

【有亡】 有所失。素 81 “是以人有德也，则气和于目，有亡，忧知于色。”灵 72 “少阴之人，小贪而贼心，见人有亡，常若有得。”

【有子】

1. 具有生育能力。素 1 “任脉通，太冲脉盛，月事以时下，故有子。”神 2 “主安五脏，益精气，长阴令坚，强志，倍力，有子。”

2. 指怀孕。素 7 “阴搏阳别谓之有子。”

【有如】 犹如，好像。素 74 “火热复，恶寒发热，有如疟状，或一日发，或间数日发。”

【有时】 有一定的时间规律。素 17 “阴阳有时，与脉为期。”金 11 “聚者，府病也，发作有时，展转痛移。”伤 97 “正邪分争，往来寒热，休作有时，嘿嘿不欲饮食。”

【有余】 过盛，超过正常限度。素1“此其天寿过度，气脉常通，而肾气有余也。”素35“夫经言有余者泻之，不足者补之。”素66“故其始也，有余而往，不足随之，不足而往，有余从之。”

【有顷】 不久，一会儿。素63“壮者立已，老者有顷已。”灵22“有顷已，不已，以法取之，灸骨骶二十壮。”

【有效】 有效果。灵1“刺之要，气至而有效。”

【有余折之】 治法术语。谓针对邪气盛实的病症采用攻泻的方法治疗。素74“有余折之，不足补之，佐以所利，和以所宜。”

【有余泻之】 治法术语。谓针对邪气盛实的病症采用攻泻的方法治疗。素62“有余泻之，不足补之。”

【有故无殒】 指临床使用药性峻猛的药物，只要有相适应的病症，就不会对人体造成损害。素74“妇人重身，毒之何如？岐伯曰：有故无殒，亦无殒也。”

百（bǎi）

1. 数词。十的十倍。素6“阴阳者，数之可十，推之可百，数之可千，推之可万。”灵71“岁有三百六十五日，人有三百六十节。”灵55“二百七十息，气行十六丈二尺。”

2. 概数。言其多。素65“可以言一而知百也。”

3. 为“甘”之讹。见“百药2”。

【百日】

1. 一百天。素15“其见大深者，醪酒主治，百日已。”灵81“发于阳者，百日死；发于阴者，三十日死。”

2. 多日。指较长时间。素55“汗出百日，刺骨髓。”

【百节】 全身骨骼关节的总称。素16“少阳终者，耳聋百节皆纵。”灵10“实则身尽痛，虚则百节尽皆纵。”神3“石钟乳味甘，温……安五脏，通百节，利九窍。”

【百头】 中药名。贯众的别称。见该条。神305“贯众味苦，微寒……一名百头。”

【百虫】 人体多种寄生虫。神3“雄黄味苦，平……杀精物、恶鬼、邪气、百虫。”

【百合】 中药名。为百合科百合属植物卷丹、百合、细叶百合等的鳞茎。甘、微苦，微寒。入心、肺经。养阴润肺，清心安神。主治阴虚久咳，痰中带血，热病后期，余热未清，或情志不遂所致的虚烦惊悸、失眠多梦、精神恍惚，痈肿，湿疮。组方有百合知母汤、滑石代赭汤、百合鸡子汤、百合地黄汤、百合洗方、百合滑石散等。神3“百合味甘，平。主邪气，腹胀，心痛，利大小便，补中益气。”

【百岁】

1. 一百岁。灵54“九十岁，肾气焦，四藏经脉空虚；百岁，五藏皆虚，神气皆去。”

2. 高寿的年龄。素1“余闻上古之人，春秋皆度百岁，而动作不衰。”王冰：“度百岁，谓至一百二十岁也。《尚书·洪范》曰：‘一曰寿，百二十岁也。’”灵37“明堂……平博广大，寿中百岁。”灵54“使道隧以长，基墙高以方，通调营卫，三部三里起，骨高肉满，百岁乃得终。”

【百年】 高寿的年龄。灵47“然有其独尽天寿，而无邪僻之病，百年不衰，虽犯风雨卒寒大暑，犹有弗能害也。”

【百足】 中药名。马陆的别称。见该条。神4“马陆，味辛，温……一名百足。”

【百枝】 中药名。狗脊的别称。见该条。神3“狗脊味苦，平……一名百枝。”

【百刻】 古代用刻漏计时，一昼夜分一百刻。灵15“漏水下百刻，以分昼夜。”灵76“是故一日一夜，水下百刻，二十五刻者，半日之度也。”素 68“二十四步积盈百刻而成日也。”

【百姓】 平民，民众。灵 29“下以治身，使百姓无病。”灵 77“太一在秋分之日有变，占在将，太一在夏至之日有变，占在百姓。”

【百毒】 各种伤害人体的因素。神 3“升麻味甘，平。解百毒，杀百精老物殃鬼。”神 3“犀角味苦，寒。主百毒、蛊疰。”

【百药】

1. 多种药物。神 2“石蜜味甘，平……益气补中，止痛解毒，除众病，和百药。”

2. 为“甘药”之讹。指甘平无毒的药物。素 24“形苦志苦，病生于咽嗌，治之以百药。”《灵枢经·九针论》及《甲乙经》卷六“百药”并作“甘药”。高世栻:“咽嗌皆病，肺胃咸虚，故当治以甘药。”

【百鬼】 各种鬼怪。神 4“桃核味苦，平……主杀百鬼精物。”

【百倍】 药名。牛膝的别称。参见该条。神 2“牛膝味苦……一名百倍。”

【百脉】 全身血脉的总称。素 21“肺朝百脉，输精于皮毛。”

【百病】 概言各种疾病。素 3“故风者，百病之始也。”灵 10“经脉者，所以能决死生，处百病，调虚实，不可不通。”灵 28“夫百病之始生也，皆生于风雨寒暑，阴阳喜怒，饮食居处，大惊卒恐。”

【百疾】 各种疾病。灵 46“余闻百疾之始期也，必生于风雨寒暑，循毫毛而入腠理。”金 6“虚劳诸不足，风气百疾，薯蓣丸主之。”

【百数】 高寿。素 1“夫道者年皆百数，能有子乎?”

【百精】 各种神灵。神 2“徐长卿味辛，温。主鬼物百精，蛊毒疫疾。”

【百合病】 病名。情志病之一。临床以精神恍惚不定，口苦，小便赤，脉微数为特征。本病常继发于热病之后，或因情志不遂郁而化火引起。其病机为心肺阴虚内热，百脉受累。治以润肺清心，养阴清热，代表方为百合地黄汤。金 3“百合病者，百脉一宗，悉致其病也。意欲食复不能食，常默默，欲卧不能卧，欲行不能行，欲饮食，或有美时，或有不用闻食臭时，如寒无寒，如热无热，口苦，小便赤，诸药不能治，得药则剧吐利，如有神灵者，身形如和，其脉微数。”

【百合洗方】 方剂名。组成：百合一升。煎服法：以水一斗，渍之一宿，以洗身。洗已，食煮饼，勿以盐豉也。功用：养阴清热。主治：百合病兼口渴之证。金 3“百合病一月不解，变成渴者，百合洗方主之。”

【百病始生】《灵枢经》篇名。主要阐述诸病发生的原因，病邪伤人的途径、部位，疾病传变机理及其见证和治疗原则。马莳:“内有百病始生之言，故名篇。”

【百精老物】 各种精灵鬼怪。神 3“升麻味甘，平解百毒，杀百精老物、殃鬼，辟温疫、瘴气、邪气、蛊毒。”

【百岁城中木】 中药名。淮木的别称。见该条。神 3“淮木味苦……一名百岁城中木。”

【百合地黄汤】 方剂名。组成：百合七枚（擘），生地黄汁一升。煎服法：以水洗百合，渍一宿，当白沫出，去其水，更以泉水二升，煎取一升，去滓，内地黄汁，煎取一升五合，分温再服。功用：养心润肺，滋阴清热。主治：百合病心肺阴虚证。金 3“百合病，不经吐、下、发汗，病形如初者，百合地黄汤主之。”

【百合鸡子汤】 方剂名。组成：百合七枚（擘），鸡子黄一枚。煎服法：先以水洗百合，渍一宿，当白沫出，去其水，更以泉水二升，煎取一升，去滓，内鸡子黄，搅匀，煎五分。功用：润肺清心，安脏除烦。

主治：百合病兼心烦，口渴之证。金 3“百合病，吐之后者，用后方主之。百合鸡子汤方。”

【百合知母汤】 方剂名。组成：百合七枚（擘），知母三两（切）。煎服法：先以水洗百合，渍一宿，当白沫出，去其水，更以泉水二升，煎取一升，去滓；别以泉水二升煎知母，取一升，去滓；后合和，煎取一升五合，分温再服。功用：补虚清热，养阴润燥。主治：百合病误汗后，症见心烦、口渴等。金 3“百合病，发汗后者，百合知母汤主之。”

【百合滑石散】 方剂名。组成：百合一两（炙），滑石三两。煎服法：上为散，饮服方寸匕，日三服。当微利者，止服，热则除。功用：滋阴润肺，清热利尿。主治：百合病兼见发热之证。金 3“百合病，变发热者，一作发寒热，百合滑石散主之。”

【百合狐惑阴阳毒病证治】《金匮要略》篇名。该篇讨论了百合、狐惑和阴阳毒病证的临床表现，以及辨证与治疗。

存（cún）

1. 存在；生存。《玉篇・子部》：“存，在也。”灵 3“察后与先，若亡若存者，言气之虚实，补泻之先后也，察其气之已下与常存也。”

2. 保存，存留。素 26“三部九候为之原，九针之论不必存也。”素 27“推阖其门，令神气存，大气留止，故命曰补。”

3. 有。《玉篇・子部》：“存，有也。”灵 35“三者皆存焉，然非胀之舍也。”

4. 寄托，留恋。素 39“思则心有所存，神有所归。”张介宾：“思之无已，则系恋不释，神留不散，故气结也。”

5. 观察，体察。《尔雅・释诂下》：“存，察也。”素 25“能存八动之变，五胜更立。”

6. 留意，关注。素 25“凡刺之真，必先治神，五藏已定，九候已备，后乃存针。”王冰：“然后乃存意于用针之法。”马莳：“夫然后存心于针而用之，然犹未敢轻用其针也。”

【存亡】 存在或消亡。灵 1“方刺之时，必在悬阳，及与两卫，神属勿去，知病存亡。”灵 8“是故用针者，察观病人之态，以知精神魂魄之存亡得失之意。”难 17“其死生存亡，可切脉而知之耶?”

而（ér）

1. 如。《经传释词》卷七：“而，犹若也。”素 62“夫心藏神，肺藏气，肝藏血，脾藏肉，肾藏志，而此成形。”

2. 连词。①表示并列。犹又，和。素 31“厥阴脉循阴器而络于肝，故烦满而囊缩。”灵 14“其见浮而坚，其见明而大者，多血。”伤 1“太阳之为病，脉浮，头项强痛而恶寒。”②表示承接。犹然后，就。素 10“肝受血而能视。”灵 14“先度其骨节之大小广狭长短，而脉度定矣。”伤 49“脉浮数者，法当汗出而愈。”③表示递进。犹并且。灵 38“厚皮而黑色。”灵 39“血出而射者，何也?”④表示转折。犹然而，却。素 1“有其年已老而有子者何也?”素 12“一病而治各不同，皆愈何也?”伤 115“脉浮，热甚，而反灸之，此为实。”⑤表示假设。犹如果。素 17“阴阳有时，与脉为期。期而相失，知脉所分。”素 68“成败倚伏生乎动，动而不已，则变作矣。”金 10“谷气不行，而反下之，其气必冲。”⑥表因果。犹因而，所以。灵 3“饮食不节，而病生于肠胃。”素 3“大怒则形气绝，而血菀于上。”素 5“故因其轻而扬之，因其重而减之。”⑦连接状语于动词。素 47“环脐而痛。”灵 26“疟不渴，间日而作，取足阳明。”伤 110“头卓然而痛。”

3. 助词。与“上”、“下”、“往”、“来”等连用，相当于“以”。《经传释词》卷七：“而，犹以也。”灵 28“阳引而上，阴引而下。”灵 49“挟绳而上者，背也。循牙车以下者，股也。”素 66“有余而往，不足随之，不足而往，有余从之。”

4. 为“面”之讹。素 74“咳不止，而白血出者死。”《甲乙经》卷十一、《脉经》卷五“而”并作“面”。于鬯“按‘而’字疑隶书‘面’字之坏文。‘咳不止’为句，‘面白’为句，‘血出者死’为句。旧以白血连读，则血未见有白者矣。”

【而已】 助词。表示仅止于此。犹罢了。素 67“虽鬼臾区其上候而已，犹不能遍明。”素 75“臣治踈愈，说意而已。”

【而后】 连词。然后。素 2“乱已成而后治之，譬犹渴而穿井。”灵 24“先病而后逆者，治其本。”难 76“阴气不足，阳气有余，当先补其阴，而后泻其阳。”

匠（jiàng）

工匠。见“匠人”。

【匠人】 木工，工匠。灵 38“故匠人不能释尺寸而意短长，废绳墨而起平木也。”灵 46“匠人磨斧斤，砺刀削，斲材木。”

夺（duó 奪）

1. 强取，争夺。《广雅·释诂》：“夺，取也。”素 18“死肾脉来，发如夺索。”吴崑：“两人争夺其索，引长而坚劲也。”

2. 削除；剥夺。《玉篇·奞部》：“夺，不与也。”素 2“生而勿杀，予而勿夺，赏而勿罚。”素 46“夺其食即已，夫食入于阴，长气于阳，故夺其食即已。”

3. 祛除，泻。与“补”相对。素 71“木郁达之，火郁发之，土郁夺之，金郁泄之，水郁折之。”张介宾：“夺，直取之也。凡土郁之病，湿滞之属也。其脏应脾胃，其主在肌肉四肢，其伤在胸腹，土畏壅滞，凡滞在上者夺其上，吐之可也；滞在中者夺其中，伐之可也；滞在下者夺其下，泻之可也。凡此皆谓之夺，非独止于下也。”灵 3“迎而夺之者，泻也。追而济之者，补也。”素 74“和者平之，暴者夺之。”灵 75“凡刺大邪，日以小，泄夺其有余。”

4. 损伤；耗伤。灵 61“淫而夺形，身热，色夭然白，及后下血衃，血衃笃重，是谓四逆也。”张志聪：“夺形者，邪伤形也……令人消烁脱肉。”素 27“用针无义，反为气贼，夺人正气。”杨上善：“用针不知正理，反为气贼，伤人正气。”素 75“病深者，以其外耗于卫，内夺于荣。”素 49“内夺而厥，则为瘖俳，此肾虚也。”吴崑：“内，谓房劳也。夺，耗其阴也。”

5. 丧失，失去。素 28“邪气盛则实，精气夺则虚。”张介宾：“夺，失也。”王冰：“夺，谓精气减少，如夺去也。”灵 18“故夺血者无汗，夺汗者无血。”素 21“惊而夺精，汗出于心。”

6. 亏虚，衰败。素 17“头倾视深，精神将夺矣。”张志聪：“髓海不足，则头为之倾，神气衰微，则视深目陷也。”素 48“脉至如火薪然，是心精之予夺也，草干而死。”素 17“征其脉小色不夺者，新病也；征其脉不夺其色夺者，此久病也；征其脉与五色俱夺者，此久病也；征其脉与五色俱不夺者，新病也。”

7. 指精气大虚的病症。参见“五夺”。

8. 消除，调理。素 16“阴阳反他，治在权衡相夺，奇恒事也，揆度事也。”王冰：“权衡相夺，谓阴阳二气不得高下之宜，是奇于恒常之事，当揆度其气，随宜而处疗之。”张介宾：“谓度其轻重而夺之使平，犹权衡也。”

【夺气】 正气脱失。素 17“言而微，终日乃复言者，此夺气也。”森立之：“夺，脱同。”

【夺伦】 失其伦次。素 71“使上下合德，无相夺伦，天地升降，不失其宜。”

【夺血】 失血而耗损。素 15“脉孤为消气，虚泄为夺血。”灵 61“大夺血之后，是二夺也。”灵74“尺炬然热，人迎大者，当夺血。”

【夺精】 精气耗损。难14“至之脉……四至曰夺精……二呼一至曰夺精。”叶霖：“一呼四至，一吸四至，则一息八至，乃阳气乱，故脉数。数则气为热耗，耗则精竭，故曰夺精也。”滑寿：“夺精，精气夺也。”灵28“精不灌则目无所见矣，故命曰夺精。”

灰（huī）

1. 物质燃烧后剩下的粉末状物。伤392“妇人中裈，近隐处，取烧作灰。”

2. 指灶下灰。金4“取锻灶下灰一斗，清酒一斛五斗，浸灰，候酒尽一半，着鳖甲于中。”

达（dá 達）

1. 通畅，条达。素25“木得金而伐，火得水而灭，土得木而达，金得火而缺，水得土而绝。”王冰：“达，通也。”又，于鬯：“《说文·辵部》：‘达，行不相遇也。’则达之本义，竟是不通之谓……上文云木得金而伐，火得水而灭，下文云金得火而缺，水得土而绝。达字与伐、灭、缺、绝等字同一韵，义亦一类。”素70“发生之纪……土疏泄，苍气达。”王冰：“达，通也，出也，行也。”素74“疏其血气，令其调达。”

2. 通晓，明白。素25“能达虚实之数者，独出独入。”王冰：“达，谓明达。”

3. 畅达，豁达。素39“喜则气和志达，营卫通利，故气缓矣。”王冰：“气脉和调，故志达畅。”

列（liè）

1. 分，分开。素5“上古圣人，论理人形，列别藏府，端络经脉，会通六合。”张介宾：“列别，分辨也。”

2. 排列。素1“辩列星辰，逆从阴阳。”王冰：“辩列者，谓定内外星官座位之所于天，三百六十五度远近之分次也。”素68“亢则害，承乃制，制则生化，外列盛衰。”张志聪：“外列盛衰者，谓外列主岁之气，有盛有衰。”张介宾：“当盛者盛，当衰者衰，循序当列，是谓外列盛衰。”

3. 罗列，分布。素67“虚者，所以列应天之精气也。”

4. 多，众。见“列星”。

【列星】 罗布天空定时出现的恒星。《公羊传·庄公七年》：“恒星者何？列星也。”灵71“天有列星，人有牙齿。”

【列缺】 穴名。属手太阴肺经。手太阴之络穴，八脉交会穴之一。位于前臂桡侧，桡骨茎突上方，腕横纹上1.5寸处。灵10“手太阴之别，名曰列缺，起于腕上分间，并太阴之经，直入掌中，散入于鱼际。”

死（sǐ）

1. 死亡，生命终止。素5“治五藏者，半死半生也。”素18“故人绝水谷则死，脉无胃气亦死。”素31“荣卫不行，五藏不通则死矣。”

2. 死亡征象，死证。素33“今见三死，不见一生。”杨上善：“汗出而热不衰，死有三候：一不能食，二犹脉躁，三者失志。汗出而热，有此三死之候，未见一生之状，虽差必死。”素10“五藏之气，故色见青如草兹者死……此五色之见死也。”

3. 败坏；坏死。灵10“故其面黑如漆柴者，血先死……唇反者肉先死。”难24“阴阳相离则腠理泄，绝汗乃出，大如贯珠，转出不流，即气先死。”

4. 失去知觉。素39“故卒然痛死不知人，气复反则生矣。”素62“血之与气并走于上，则为大厥，厥则暴死，气复反则生，不反则死。”

5. 指下半月月相亏缺。见“生死2”。

6. 表示程度。极甚。伤309“少阴病，吐利，手足逆冷，烦躁欲死者，吴茱萸汤主之。”

【死亡】 丧失生命。灵 79“从西方来，命曰白骨，将国有殃，人多死亡。”

【死生】

1. 死亡和生存。素 2“故阴阳四时者，万物之终始也，死生之本也。”素 19“余闻虚实，以决死生。”灵 10“经脉者，所以能决死生。”

2. 指死亡。素 7“别于阴者，知死生之期。”素 19“一日一夜五分之，此所以占死生之早暮也。”

【死肌】 坏死的肌肉。神 3“雄黄味苦，平。主寒热，鼠瘘，恶疮，疽，痔，死肌。”神 4“礜石味辛，大热，主寒热，鼠瘘，蚀疮，死肌。”

【死阴】 五脏病证按五行相克次序传变。素 7“死阴之属，不过三日而死；生阳之属，不过四日而死。所谓生阳死阴者，肝之心谓之生阳，心之肺谓之死阴。”张志聪：“五脏相克而传谓之死阴，相生而传谓之生阳。”又，张介宾：“心之肺，自心传肺也。以火克金，阴气散亡，故曰死阴，不过三日而死。”

【死征】 将死的征象。素 79“至春正月脉有死征。”

【死脉】 濒死的脉象。难 14“一呼六至，一吸六至，为死脉也。”

【死期】 死亡日期。素 32“与厥阴脉争见者，死期不过三日。”素 65“如是者，皆有死期。”

成（chéng）

1. 完成，实现，形成。灵 73“不得其人，其功不成，其师无名。”灵 60“故圣人自治于未有形也，愚者遭其已成也。”金 7“始萌可救，脓成则死。”

2. 成功，与“败”相对。金 2“以水一斗，煮米熟汤成。”金 15“和膏中煎之，发消药成，分再服。”另见“成败”。

3. 变成；成为。素 39“血气稽留不得行，故宿昔而成积矣。”金 19“饭熟捣成泥，和药令相得。”神 2“能化铁为铜，成金银。”

4. 生成；成长。素 5“阳化气，阴成形。”素 25“人以天地之气生，四时之法成。”素 70“故厥阴司天……介虫不成。”王冰：“介虫不成，谓白色有甲之虫少孕育也。”

5. 成熟，收获。素 19“秋脉者肺也，西方金也，万物之所以收成也。”素 67“在气为成，在藏为肺。”王冰：“物乘金化则坚成。”素 70“燥行其政，物以司成。”王冰：“燥气行化万物，专司其成熟，无遗略也。”

6. 齐备，完备。灵 48“夫约方者，犹约囊也，囊满而弗约，则输泄，方成弗约，则神与弗俱。”

7. 成全；配合。素 6“气里形表而为相成也。”张介宾：“形以气而成，气以形而聚，故气运于里，形立于表，交相为用，此则阴阳表里，离合相成之道也。”素“气和而生，津液相成，神乃自生。”王冰：“津液与气相副，化成神气。”灵 11“成以诸阴之别，皆为正也。”张介宾：“有表必有里，有阳必有阴，故诸阳之正必成于诸阴之别，此皆正脉相为离合，非旁通交会之谓也。”又，《甲乙经》卷二、《太素》卷九“成”作“或”。

8. 必定，确定。《国语·吴语》：“夫一人善射，百夫决拾，胜未可成也。”韦昭注：“成，犹必也。”灵 46“木之所伤也，皆伤其枝，枝之刚脆而坚，未成伤也。”马莳：“枝有坚脆，而坚者不至于有伤。”

9. 达到一个完成的数量单位。金 10“当归三两，生姜五两，羊肉一斤……若寒多者，加生姜成一斤。”素 9“故大小月三百六十五日而成岁。”素 68“故二十四步积盈百刻而成日也。”

10. 成年。《礼记·丧服小记》：“除成丧

六画

者。”郑注：“成，成人也。”素 1“昔在皇帝……长而敦敏，成而登天。”

11. 指五行的成数。素 71“太过者其数成，不及者其数生。”王冰：“成数谓水数六，火数七，木数八，金数九，土数五也。”

【成为】 变成。素 17“风成为寒热，瘅成为消中，厥成为巅疾。”

【成败】

1. 成功与失败。素 22“以知死生，以决成败。”灵 49“察其泽夭，以观成败。”素 68“成败倚伏生乎动，动而不已，则变作矣。”

2. 指病证的顺证与逆证。灵 81“未知痈疽之所从生，成败之时，死生之期。”

【成骨】 骨名。即胫骨。又名骭骨。素 41“刺少阳成骨之端出血。成骨，在膝外廉之骨独起者。”杨上善：“成骨，膝膑外侧起大骨。”

【成熟】 植物的果实或谷实成长到可收获的程度。素 70“然而五味所资，生化有薄厚，成熟有少多，终始不同。”

六画

夹（jiā 夾）

在左右两边。难 28“冲脉者，起于气冲，并足阳明之经，夹齐上行，至胸中而散也。”

邪（一、xié）

1. 不正，不正派。见“邪心”。

2. 邪恶。见“邪鬼”。

3. 妖异怪戾之事。神 2“丹砂……养精神，安魂魄，益气明目，杀精魅邪恶鬼。”

4. 邪气。泛指各种致病因素，与人体的正气相对而言。素 3“如是则内外调和，邪不能害，耳目聪明，气立如故。”素 22“毒药攻邪，五谷为养，五果为助，五畜为益。”杨上善：“邪谓风寒暑湿外邪者也。”素 33“邪之所凑，其气必虚。”素 62“夫邪之生也，或生于阴，或生于阳。”

5. 指风邪。灵 4“身半已上者，邪中之也；身半已下者，湿中之也。”张介宾：“阳受风气，阴受湿气也。”又，张志聪：“邪气者，风雨寒暑，天之邪也，故中人也高；湿乃水土之气，故中于身半以下。”

6. 指异常气候。素 67“五气更立，各有所先，非其位则邪，当其位则正。”素 68“非其位则邪，当其位则正。邪则变甚，正则微。”

7. 邪气伤人所致的病证。见“五邪 2”、“十二邪”。

8. 偏斜。后作“斜”。灵 10“肾足少阴之脉，起于小指之下，邪走足心。”张介宾：“邪，斜同。”素 54“义无邪下者，欲端以正也。”

（二、yé）

语气助词。表述疑问或反诘，相当于“吗”或“呢”。素 1“人年老而无子者，材力尽邪？将天数然也？”素 78“子年少智未及邪？将以杂合耶？”张介宾：“邪，耶同。”灵 27“在血脉之中邪？将在分肉之间乎？”

【邪气】

1. 泛指各种致病因素，与人体的正气相对而言。素 22“夫邪气之客于身也，以胜相加。”王冰：“邪者，不正之目，风寒暑湿饥饱劳逸皆是邪也，非唯鬼毒疫疠也。”灵 3“神者，正气也。客者，邪气也。”伤 97“血弱气尽，腠理开，邪气因入，与正气相抟，结于胁下。”①指风寒暑雨之邪。灵 1“夫气之在脉也，邪气在上，浊气在中，清气在下。”张介宾：“邪气在上者，贼风邪气也。浊气在中者，水谷之气也。清气在下者，寒湿之气也。”马莳：“凡风寒暑雨之邪，由上感之，故曰邪气在上也。”②指寒邪。伤 173“伤寒，胸中有热，胃中有邪气，腹中痛，欲呕吐者，黄连汤主之。”尤怡：“邪气，即寒淫之气。”③指风邪。素 3“是以春伤于风，邪气留连，乃为洞泄。”

2. 指气候反常所形成的致病因素，与

气候正常之“正气”相对而言，又称为虚风。灵 75“正气者，正风也……邪气者，虚风之贼伤人也，其中人也深，不能自去。”张介宾:“从冲后来者为虚风，其中人也甚，故深入不能自去。”

【邪风】

1. 指外感邪气。素 5“故邪风之至，疾如风雨。”森立之:“邪风者，虚邪贼风之略言。”金 1“客气邪风，中人多死。”

2. 风邪。灵 77“其有三虚而偏中于邪风，则为击仆偏枯矣。”伤 95“欲救邪风者，宜桂枝汤。”

【邪心】 不正当的念头。灵 47“五藏皆偏倾者，邪心而善盗，不可以为人平，反复言语也。”

【邪正】 邪气和正气。灵 1“一其形，听其动静，知其邪正。”灵 3“神客者，正邪共会也。神者，正气也。客者，邪气也。”灵 72“谨诊其阴阳，视其邪正。”

【邪物】 泛指致病邪气。神 4“巴豆……除鬼蛊毒疰、邪物。”

【邪鬼】 邪恶的鬼怪，是引起神志异常的原因。神 2“牡蛎……久服强骨节，杀邪鬼，延年。”神 3“石膏……除邪鬼，产乳，金创。”

【邪客】《灵枢经》篇名。本篇以邪气侵犯人体为命题，阐述了不眠症的病机和治疗，营气、卫气、宗气的循行，人与自然相应，“持针纵舍”的操作方法及其意义，手太阴、手厥阴经脉曲折出入循行，手少阴心经独无腧的道理，以及人有“八虚”可以分候五脏病变等内容。马莳:“客者，感也。首节论邪之所感，故名篇。”

【邪恶】 对人体伤害较大的邪气。神 2“云实……杀蛊毒，去邪恶，结气，止痛，除寒热。”

【邪哭】 症状名。神志失常，无故悲伤哭泣，如有鬼怪作祟。金 11“邪哭使魂魄不安者，血气少也。”吴谦等:“邪哭，谓心伤之人无故而哭也。”尤怡:“邪哭者，悲伤哭泣，如邪所凭。”

【邪疾】 疾病。素 20“以决死生，以处百病，以调虚实而除邪疾。”

【邪僻】 邪气。素 9“失时反候，五治不分，邪僻内生，工不能禁也。”灵 9“凡刺之属，三刺至谷气，邪僻妄合，阴阳易居。”灵 29“寒温中适，故气将持，乃不致邪僻也。”

【邪恶气】 对人体伤害较大的邪气。神 3“鹿茸……逐邪恶气，留血在阴中。”神 4“石下长卿味咸，平。主鬼疰精物邪恶气。”

【邪气化日】 运气术语。指胜气、复气反常气候出现的时日。素 71“热化寒化胜复同，所谓邪气化日也。”马莳:“所谓邪气化日者，因胜而复，邪气所化之日也。”吴崑:“邪化，指胜复言，非正化，故曰邪。”

【邪气化度】运气术语。指胜气、复气反常气候出现的时日。度，周天的度数。一日约为周天一度。素 71“清化热化胜复同，邪气化度也。”

【邪气藏府病形】《灵枢经》篇名。本篇重点讨论了邪气伤人的原因、部位和五脏六腑受邪后出现的疾病形态及其诊断方法。马莳:“篇内首三节论邪气入于脏腑，第四节论病形，故名篇。”

毕（bì 畢）

1. 星名。二十八宿之一，西方白虎七宿的第五宿，有星八颗。因其形状像毕网得名。素 67“素天之气经于亢氐昴毕。”灵 76“是故房至毕为阳。”

2. 完毕。素 9“立端于始，表正于中，推余于终，而天度毕矣。”灵 5“九针之玄，要在终始，故能知终始，一言而毕，不知终始，针道咸绝。”灵 28“论阴阳逆顺六经已毕，愿得口问。”

3. 齐备，完备。灵 1“逆而夺之，恶得无虚，追而济之，恶得无实，迎之随之，以意和之，针道毕矣。”素 15“论要毕矣。”杨上善：“此为诊要理极，故为毕矣。”素 74“明知胜复，为万民式，天之道毕矣。”

4. 指痊愈。灵 1“疾虽久，犹可毕矣。”张介宾：“若能效而用之，则疾虽久，未有不愈者也。”素 70“无积者求其藏，虚则补之，药以祛之，食以随之，行水渍之，和其中外，可使毕已。”

5. 穷尽。灵 9“凡刺之道，毕于终始。”杨上善：“凡刺之道，其要须穷阴阳之终始。”素 66“夫子之言，上终天气，下毕地纪，可谓悉矣。”

6. 副词。尽；皆。《尔雅·释诂下》：“毕，尽也。”素 19“今风寒客于人，使人毫毛毕直。”素 49“九月万物尽衰，草木毕落而堕。”灵 42“能被而服之，神与俱成，毕将服之，神自得之。”马莳：“又能终身服之，则神自生，而与法俱得。”

【毕石】 中药名。为石胆的别名。见该条。神 2“石胆味酸，寒……一名毕石。”

至（zhì）

1. 到；来到。灵 1“刺之要，气至而有效。”素 9“所谓求其至者，气至之时也。”素 27“邪气复至，而病益蓄。”

2. 及；达到。《玉篇·至部》：“至，达也。”灵 7“输刺者，直入直出，深内之至骨，以取骨痹。”灵 12“此天之高地之广也，非人力之所能度量而至也。”金 10“寒多者加生姜至半斤。”

3. 到极点。《易·坤》：“至哉坤元。”孔颖达疏：“至，谓至极也。”素 71“至哉圣人之道。”

4. 盛。素 54“刺实须其虚者，留针阴气隆至，乃去针也。”

5. 形容事物的尽善尽美。犹言最好的，最高超的，最微妙的等。见“至道”、“至理”、“至教”等。

6. 导致。灵 9“三刺至谷气。”灵 60“夫至使身被痈疽之病，脓血之聚者，不亦离道远乎？”《甲乙经》卷十一“至”作“致”。伤 111“久则谵语，甚者至哕，手足躁扰，捻衣摸床。”

7. 节气名。指冬至、夏至。《左传·僖公五年》：“凡分、至、启、闭，必书云物，为备故也。”杜预注：“至，冬、夏至也。”素 74“气至之谓至，气分之谓分，至则气同，分则气异。”

8. 指脉搏搏动及其状态。素 18“人一呼脉四动以上曰死，脉绝不至曰死。”素 48“脉至如交漆，交漆者，左右傍至也。”难 7“阳明之至，浮大而短；太阳之至，洪大而长。”黄竹斋：“太阳之脉，洪大以长，其来浮于筋上动摇九分。”

9. 指脉搏搏动的次数。灵 5“持其脉口，数其至也。”素 19“若人一息五六至，其形肉不脱，真藏虽不见，犹死也。”难 14“一呼六至，一吸六至，为死脉也。”

10. 指脉搏次数增多的现象。难 14“脉有损至……至之脉，一呼再至曰平，三至曰离经，四至曰夺精，五至曰困，六至曰命绝，此至之脉。”徐灵胎：“少曰损，多曰至。”

11. 连词。①表示转折。相当于“至于”。灵 8“至其淫泆离藏则精失，魂魄飞扬。”素 43“至其变化乃为他病也，无常方。”素 64“至其变化不可为度。”②表示下文是上文引出的结果。相当于“以至”、“以至于”。素 17“其耎而散者，当病灌汗，至令不复散发也。”

12. 副词。①最；极。素 9“天至广不可度，地至大不可量。”素 14“高下之宜，故能至完，伐取得时，故能至坚也。”灵 47“愿闻人之有不可病者，至尽天寿。”②竟，竟至。金 22“至有历年，血寒积结，胞门寒伤，经络凝坚。”

13. 介词。相当于“到……时候”。①表示时间。素 35“至春则阳气大发。”灵

77“日从一处，至九日，复反于一。”灵79“至其月郭空，则海水东盛，人气血虚。”②表示达到的数量。金4“水一盏半，煎至八分，去滓。”

14. 为“早”之讹。灵79“其气上行，故其病稍益至。”《太素》卷二十五、《甲乙经》卷七“至”均作“早”。

15. 为“治”之讹。素75“足以治群僚，不足至侯王。”守山阁本“至”作“治”。又，至，至其所。

【至人】 在道德修养和养生方面都达到很高境界的人。仅次于“真人”。素1“中古之时，有至人者，淳德全道，和于阴阳，调于四时，去世离俗，积精全神，游行天地之间，视听八达之外，此盖益其寿命而强者也，亦归于真人。”杨上善:“积精全神，能至于德，故称至人。”

【至于】 连词。连接上文，另提一事。灵66“三部之气各不同，或起于阴，或起于阳……至于其淫泆，不可胜数。”

【至巧】 高超的技艺。此指针术。素11“恶于针石者，不可与言至巧。”

【至阳】 极盛之阳。①指太阳经。素75“三阳者，至阳也。”张介宾:“太阳，至盛之阳，故曰至阳。”②指天之阳气。素80“至阴虚，天气绝；至阳盛，地气不足。”马莳:“天位乎上，为至阳。”张介宾:“至阳盛者，言天气若亢而不降。”

【至阴】

1. 指长夏，即农历六月。素43“以至阴遇此者为肌痹。”马莳:“脾主至阴，至阴者，六月也。”又，王冰:“至阴，谓戊己月及土寄王月也。”素79“夏三月之病，至阴不过十日。”高世栻:“六月长夏，属于至阴。”

2. 指地之阴气。素80“至阴虚，天气绝；至阳盛，地气不足。”马莳:“地位乎下，为至阴。”张介宾:“此云至阴虚者，言地气若衰而不升。”

3. 到达阴分之部位。指脾。素79“二阳三阴至阴皆在。”王冰:“至阴，脾也。”

4. 阴气最盛之处。①指肾。素61“肾者至阴也，至阴者盛水也……肾者牝藏也，地气上者属于肾，而生水液也，故曰至阴。”王冰:“阴者，谓寒也。冬月至寒，肾气合应，故云肾者至阴也。”②肾精。素81“至阴者，肾之精也。”高世栻:“肾精为水之本，故曰至阴者，肾之精也。”

5. 穴名。属足太阳膀胱经，井穴。位于足小趾末节外侧，距趾甲根角0.1寸处。灵15“太阳根于至阴。”灵2“膀胱出于至阴。至阴者，足小指之端也，为井金。”

6. 指运气中太阴湿土与太阳寒水之象。素74“岁太阴在泉，草乃早荣，湿淫所胜，则埃昏岩谷，黄反见黑，至阴之交。”王冰:“水土同见，故曰至阴之交，合其气色也。”

【至剂】 药力峻猛而量大的药剂。灵9“如是者，可将以甘药，不可饮以至剂。”张介宾:“至剂，刚毒之剂也。”

【至治】 最恰当的治疗。灵66“察其所痛，以知其应，有余不足，当补则补，当泻则泻，毋逆天时，是谓至治。”素71“无失天信，无逆气宜，无翼其胜，无赞其复，是谓至治。”

【至脉】 指脉搏次数增多的现象。难14“至脉从下上，损脉从上下也。”丁锦:“至脉者，数脉也。”黄竹斋:“至者，阳气太过，而脉动之数加多也。”

【至理】 最精深的道理。素71“非圣帝孰能穷其至理欤!”

【至教】 最好的教导。素75“上通神农，著至教疑于二皇。”

【至道】 最好的医学理论。素8“至道在微，变化无穷，孰知其原!”素69“余诚菲德，未足以受至道。”

【至数】 极其精深微妙的道理或事理。素15“至数之要，迫近以微。”王冰:“言五色五脉变化之要道，追近于天常而又微妙。”

素66“善言近者，必知其远，是则至数极而道不惑，所谓明矣。”

【至德】 指高深的医学道理。素11“拘于鬼神者，不可与言至德。”

【至而至】 时至而相应之气亦至。素68“至而至者和；至而不至，来气不及也；未至而至，来气有余也。”王冰：“时至而气至，和平之应，此则为平岁也。”

【至而不去】 谓节令已变而原有节令之气未去。金1“以得甲子，而天大寒不解，此为至而不去也。”

【至而不至】 谓时至而相应之气未至。素68“至而不至，来气不及也。”金1“以得甲子，而天未温和，为至而不至也。”

【至而太过】 谓时至而呈现出下一节令之气。金1“以得甲子，而天温如盛夏五六月时，此为至而太过也。”

【至真要大论】《素问》篇名。本篇首先从人与自然的关系，阐明了天地人物之间的气化问题，并以此为纲，对辨证论治作了较全面的论述。详细分析了司天、在泉六气及其胜负的病机、症状、五味补泻、治有标本等。其中论述了病机十九条、五味阴阳之用、有毒无毒、方剂大小之制、逆从之理、正治反治等内容。由于上述内容都属于医学极为精深切要的理论，故以“至真要”名篇。

此（cǐ）

1. 代词。表示近指。①相当于“这”、“这些”、“这里”。与“彼”相对。素34“夫起居如故而息有音者，此肺之络脉逆也。”灵5“此皆布衣匹夫之士也。”灵13“病在此者，主痫瘛及痉。”②相当于“如此”、“这般”。金14“然诸病此者，渴而下利，小便数者，皆不可发汗。”金2“值天阴雨不止，医云此可发汗。”

2. 副词。乃，则。金10“按之心下满痛者，此为实也，当下之，宜大柴胡汤。”金16“夫酒客咳者，必致吐血，此因极饮过度所致也。”

贞（zhēn 貞）

坚固。见“贞贞”。

【贞贞】 固定不移貌。灵24“厥头痛，贞贞头重而痛。”张介宾：“贞贞，坚固貌，其痛不移也。”又，《甲乙经》卷九“贞贞”作“员员”。

师（shī 師）

1. 先生，老师。《玉篇·帀部》：“师，教人以道者之称也。”素75“子若受传，不知合至道以惑师教。”灵73“不得其人，其功不成，其师无名。”伤30“师曰：言夜半手足当温，两脚当伸，后如师言，何以知此？”

2. 师表，榜样。灵48“未满而知约之以为工，不可以为天下师。”

【师传】《灵枢经》篇名。本篇内容被认为是先师传授下来的宝贵心得，可供后人临证诊断和治疗时参考，所以称之为师传。

尘（chén 塵）

1. 尘土，灰土。素70“风行于地，尘沙飞扬。”

2. 喻面色晦暗枯槁无泽，如蒙罩一层尘土。灵10“心胁痛不能转侧，甚则面微有尘，体无膏泽。”

【尘垢】 灰尘和污垢。喻颜色如尘土污垢，晦暗无泽。灵59“耳焦枯受尘垢，病在骨。”

尖（jiān）

物体细削的末端。①指针尖。灵1“毫针者，尖如蚊虻喙。”灵78“故为之治针，必令尖如氂，且员且锐。”②指果实的头端。伤23“杏仁二十四枚（汤浸，去皮尖及两仁者）。”

光（guāng）

1. 光线。灵 65“圣人之通万物也，若日月之光影。”

2. 指日月星辰。见“天光”。

3. 指日光。素 68“因天之序，盛衰之时，移光定位，正立而待之。”张介宾:“光，日光也。”

4. 光明，光亮。素 13“观死生，决嫌疑，欲知其要，如日月光，可得闻乎?”素 36“喜见日月光火气乃快然。”素 75“别星辰与日月光，以彰经术。”

5. 明显，昭著。素 66“光乎哉道，明乎哉论。”

6. 光泽，色泽。神 2“泽泻味甘，寒……久服耳目聪明，不饥，延年，轻身，面生光。”

7. 通“广”。①亢盛。素 81“阳并于上，则火独光也。”王冰:“故阳并则火独光盛于上。”张介宾:“火独光，阳之亢也。”②充盛。灵 5“调阴与阳，精气乃光。”杨上善:“光，章盛貌。”《甲乙经》卷五“光”作“充”。

【光华】 光彩。神 2“箘桂味辛，温……久服轻身，不老，面生光华，媚好，常如童子。”

【光明】

1. 明亮。素 2“天气清净光明者也，藏德不止，故不下也。”

2. 穴名。属足少阳胆经。足太阳经之络穴，位于小腿前外侧外踝尖上 5 寸，腓骨前缘处。灵 5“足少阳根于窍阴，溜于丘墟，注于阳辅，入于天容、光明也。”

3. 足少阳经别络名。灵 10“足少阳之别，名曰光明，去踝五寸，别走厥阴，下络足跗。”

【光泽】 光亮润泽。神 2“蜂子味甘，平……久服令人光泽。”

【光显】

1. 阳光。素 69“金不及，夏有光显郁蒸之令。”

2. 显著，显明。素 69“火不及，夏有炳明光显之化。”

3. 雷电火光。素 71“少阳所至为光显，为彤云，为曛。”王冰:“光显，电也，流光也，明也。”张介宾:“雷电火光之属也。”

当（一、dāng 當）

1. 对着，正对。素 20“以左手足上，上去踝五寸按之，庶右手足当踝而弹之。”林亿等:“《甲乙经》及全元起本并云:‘以左手足上去踝五寸而按之，右手当踝而弹之’。”灵 49“挟大肠者，肾也。当肾者，脐也。”灵 73“补必用方，外引其皮，令当其门。”

2. 承担，担当。《字汇·田部》:“当，承也。”引申为使用。灵 73“阴阳皆虚，火自当之……经陷下者，火则当之”。马莳:“阴阳皆虚，而针所难用，则用火以灸之。”

3. 阻挡。素 35“至病之发也，如火之热，如风雨不可当也。”素 75“三阳莫当，请问其解。”王冰:“莫当，言气并至而不可当也。”

4. 敌，对阵。《玉篇·田部》:“当，敌也。”灵 60“故两军相当，旗帜相望。”

5. 应该；应当。《字汇·田部》:“当，理合如是也。”素 3“故阳畜积病死，而阳气当隔，隔者当泻。”素 46“人病胃脘痈者，诊当何如……诊此者当候胃脉。”灵 66“有余不足，当补则补，当泻则泻。”金 12“病痰饮者，当以温药和之。”

6. 遇到，遭受。素 3“劳汗当风，寒薄为皶，郁乃痤。”灵 4“有所击仆，若醉入房，汗出当风，则伤脾。”素 22“起于春，禁当风。”

7. 正值，当值。《广韵·释韵》:“当，值也。”素 9“故非其时则微，当其时则甚也。”王冰:“当，谓正直之年也。”素 28

"非其时则生，当其时则死。"素 19"当是之时，可汗而发也。"

8. 副词。①相当于"必定"、"定会"。裴学海《古书虚字集释》卷六："当，犹定也，必也。"素 34"逢风而如炙如火者，是人当肉烁也。"姚止庵："火愈盛则水益枯，而肢体干槁，其肉必消烁也。"素 42"首风之状……当先风一日则病甚。"张介宾："故凡风气将发，必先风一日而病甚头痛。"伤 30"师曰：言夜半手足当温，两脚当伸。"②相当于"将"、"将要"。清代王引之《经传释词》卷六："当，犹将也。"素 17"心脉搏坚而长，当病舌卷不能言……肺脉搏坚而长，当病唾血。"灵 81"不治，十日而当死。"

9. 介词。相当于"在"。素 24"当其下隅者，肺之俞也。"张介宾："其在下两隅，当三椎之间，即肺俞也。"素 35"卫气日下一节，其气之发也不当风府。"灵 10"气有余则当脉所过者热肿。"

10. 连词。表示假设关系。相当于"若"、"倘"。王引之《经传释词》卷六："当，与倘同。"金 3"百合滑石散方……当微利者，止服，热则除。"

11. 通"尝"。曾经。素 76"当投毒药刺灸砭石汤液，或已或不已。"

(二、dàng 當)

1. 恰当，适宜。《正字通·田部》："当，事理合宜也。"素 8"窘乎哉，消者瞿瞿，孰知其要，闵闵之当，孰者为良。"高世栻："当，切当也。"森立之："言闵闵之妙理，得其正当、至当之说者，唯练熟此道者，最为精善也。"素 65"知标本者，万举万当。"

2. 合，应合。素 10"色味当五藏，白当肺、辛，赤当心、苦，青当肝、酸，黄当脾、甘，黑当肾、咸。"吴崑"当，合也。"素 71"气有多少，发有微甚，微者当其气，甚者兼其下。"高世栻："微者当其气，得其本位之气也。"素 35"疟气者，必更盛更虚，当气之所在也。"《甲乙经》卷七、《太素》卷二十五"当"作"随"。

3. 当作，算作。灵 17"跻脉有阴阳，何脉当其数……当数者为经，不当数者为络也。"楼英："当数，谓当脉度一十六丈二尺之数也。"

4. 指事情发生的那个时候。灵 46"虽不陷下，当年有冲通，其病必起。"素 21"当是之时，勇者气行则已，怯者则着而为病也。"灵 79"当是之时，虽遇贼风，其人浅不深。"

【当$_2$今】 目前，现在。素 13"当今之世不然，忧患缘其内，苦形伤其外。"素 14"当今之世，必齐毒药攻其中，镵石针艾治其外也。"

【当归】 中药名。又名干归、秦归。为伞形科当归属植物当归的根。甘、辛、苦，温。入心、肝、脾经。补血活血，调经止痛，润燥滑肠。主治月经不调，闭经，痛经，癥瘕积聚，崩漏，虚寒腹痛，痿痹，肌肤麻木，肠燥便秘，赤痢后重，痈疽疮疡，跌打损伤等。组方有芎归胶艾汤、当归贝母苦参丸、当归散、温经汤、当归芍药散、当归四逆汤、当归四逆加吴茱萸生姜汤、乌梅丸、麻黄升麻汤、赤小豆当归散、升麻鳖甲汤、侯氏黑散、薯蓣丸、奔豚汤、当归生姜羊肉汤等。神 4"当归味甘，温。主咳逆上气，温疟，寒热洗洗在皮肤中。妇人漏下，绝子。诸恶疮疡，金创，煮饮之。一名干归。"

【当$_2$时】

1. 适时。素 71"帝曰：当时而至者何也？岐伯曰：非太过，非不及，则至当时，非是者眚也。"王冰："当时，谓应日刻之期也。"

2. 即时，就在那个时刻。金 14"与葶苈丸下水，当时如小差，食饮过度，肿复如前。"

【当位】 运气术语。值年大运的五行属

性与年支的五行属性相同。当位之年也称岁会。素 68“帝曰：何谓当位？岐伯曰：木运临卯，火运临午，土运临四季，金运临酉，水运临子，所谓岁会，气之平也。”

【当须】 必须。伤 56“其小便清者，知不在里，仍在表也，当须发汗。”伤 355“饥不能食者，病在胸中，当须吐之，宜瓜蒂散。”金 10“腹满不减，减不足言，当须下之，宜大承气汤。”

【当道】 中药名。车前子的别名。见“车前子”。神 2“车前子味甘，寒……久服轻身，耐老。一名当道。”

【当归散】 方剂名。组成：当归、黄芩、芍药、川芎各一斤，白术半斤。煎服法：杵为散，酒饮服方寸匕，日再服。功用：养血安胎，清热健脾。主治妊娠胎动不安，及产后虚弱，恶露不行。金 20“妇人妊娠，宜常服当归散主之……妊娠常服即易产，胎无疾苦。产后百病悉主之。”

【当归四逆汤】 方剂名。组成：当归三两，桂枝三两（去皮），芍药三两，细辛三两，甘草二两（炙），通草二两，大枣二十五枚（擘，一法十二枚）。煎服法：以水八升，煮取三升，去滓，温服一升，日三服。功用：温经散寒，养血通脉。主治血虚受寒，手足厥冷，舌淡苔白，脉细欲绝，或血虚寒凝而致的月经不调，脘腹冷痛，肢体疼痛等。伤 351“手足厥寒，脉细欲绝者，当归四逆汤主之。”

【当归芍药散】 方剂名。组成：当归三两，芍药一斤，芎䓖半斤（一作三两），茯苓四两，泽泻半斤，白术四两。煎服法：杵为散，取方寸匕，酒和，日三服。功用：养血疏肝，健脾利湿。主治肝脾失调的妊娠腹中疞痛。金 20“妇人怀妊，腹中疞痛，当归芍药散主之。”金 22“妇人腹中诸疾痛，当归芍药散主之。”

【当归贝母苦参丸】 方剂名。组成：当归、贝母、苦参各四两。煎服法：末之，炼蜜丸如小豆大，饮服三丸，加至十丸。功用：养血润燥，解郁清热。主治血虚热郁的妊娠小便难。金 20“妊娠小便难，饮食如故，当归贝母苦参丸主之。当归贝母苦参丸方男子加滑石半两。”

【当归生姜羊肉汤】 方剂名。组成：当归三两，生姜五两，羊肉一斤。煎服法：以水八升，煮取三升，温服七合，日三服。若寒多者，加生姜成一斤；痛多而呕者，加橘皮二两、白术一两。加生姜者，亦加水五升，煮取三升二合，服之。功用：温补气血，散寒止痛。主治气血虚寒的腹痛、虚劳。金 10“寒疝腹中痛，及胁痛里急者，当归生姜羊肉汤主之。”金 21“产后腹中疞痛，当归生姜羊肉汤主之；并治腹中寒疝，虚劳不足。”

【当归四逆加吴茱萸生姜汤】 方剂名。组成：当归三两，芍药三两，甘草二两（炙），通草二两，桂枝三两（去皮），细辛三两，生姜半斤（切），吴茱萸二升，大枣二十五枚（擘）。煎服法：以水六升，清酒六升和，煮取五升，去滓，温分五服。功用：养血通脉，温降肝胃。主治血虚寒凝兼肝胃久寒的腹痛、痛经，手足厥寒，脉细欲绝等。伤 352“若其人内有久寒者，宜当归四逆加吴茱萸生姜汤。”

早（zǎo）

1. 早晨。见“早食”。

2. 时间在先的。素 69“白露早降，收杀气行，寒雨害物。”素 70“收令乃早，凉雨时降，风云并兴。”灵 81“不早治，下入腹，不治。”

3. 在一定时间以前。与“迟”、“晚”相对。素 2“冬三月，此谓闭藏……早卧晚起，必待日光。”素 71“有余宜晚，不及宜早。”金 2“若下之早则哕，或胸满，小便不利。”

【早食】 早饭时间。素 65“三日不已

死，冬日入，夏早食。”马莳:“夏之早食在卯，以木旺气反绝也。”又，王冰:“早食，谓早于食时，则卯正之时也。”

【早晏】 或早或晚。灵 76“是故人之所以卧起之时有早晏者，奇分不尽故也。”素 71“病形有微甚，生死有早晏耳。”

【早晡】 为“晏晡”之讹。即黄昏时候，约当戌时。灵 42“病先发于肾……冬大晨，夏早晡。”《素问·标本病传论》、《甲乙经》卷六“早晡”作“晏晡”。森立之:“晏晡，戌也，即合昏也，申晡时之晏者。”

【早暮】 或早或晚。素 19“一日一夜五分之，此所以占死生之早暮也。”

吐（一、tǔ）

1. 吐出，使物体从嘴里出来。素 74“太阴之复……呕而密默，唾吐清液，甚则入肾，窍泻无度。”伤 74“渴欲饮水，水入则吐者，名曰水逆，五苓散主之。”金 7“肺痿吐涎沫而不咳者，其人不渴，必遗尿，小便数。”

2. 治法名。吐法，八法之一。指用催吐药或物理刺激引导病邪、毒物等从口涌吐而出的治疗方法。素 70“故消之削之，吐之下之，补之泻之。”伤 324“若膈上有寒饮，干呕者，不可吐也。”伤 355“病在胸中，当须吐之，宜瓜蒂散。”

（二、tù）

1. 呕吐。素 71“太阴所至为中满、霍乱吐下。”素 74“甚则入脾，食痹而吐。”伤 273“太阴之为病，腹满而吐，食不下，自利益甚，时腹自痛。”

2. 指吐出之物。金 7“热之所过，血为之凝滞，蓄结痈脓，吐如米粥。”

【吐舌】 症状名。指舌体弛缓伸出口外。神 3“薇衔味苦，平。主风湿痹，历节痛，惊痫，吐舌，悸气，贼风，鼠瘘，痈肿。”

【吐$_2$血】 病症名。内脏出血从口中吐出的病症。灵 13“手太阴之筋……甚成息贲，胁急吐血。”金 16“心气不足，吐血，衄血，泻心汤主之。”

【吐$_2$利】 病症名。上吐下泻的病证。素 70“上徵则其气逆，其病吐利。”伤 292“少阴病，吐利，手足不逆冷，反发热者，不死。”

【吐纳】 吐故纳新，即调整呼吸的养生方法。金 1“四肢才觉重滞，即导引、吐纳、针灸、膏摩，勿令九窍闭塞。”

【吐$_2$蚘】 症状名。呕吐蛔虫。伤 89“病人有寒，复发汗，胃中冷，必吐蚘。”伤 326“厥阴之为病，消渴，气上撞心，心中疼热，饥而不欲食，食则吐蚘。”

【吐$_2$逆】 症状名。呕吐气逆。伤 29“烦躁吐逆者，作甘草干姜汤与之，以复其阳。”金 17“干呕，吐逆，吐涎沫，半夏干姜散主之”

【吐$_2$脓】 症状名。呕吐脓血。金 7“久久吐脓如米粥者，为肺痈，桔梗汤主之。”金 8“病有奔豚，有吐脓。”

【吐$_2$酸】 症状名。泛吐酸水。素 74“诸呕吐酸，暴注下迫，皆属于热。”

虫（chóng 蟲）

1. 一切动物的通称。素 67“其虫毛……其虫羽。”素 70“其虫介羽。”

2. 昆虫。素 69“岁木不及，燥乃大行……白露早降，收杀气行，寒雨害物，虫食甘黄。”伤 196“其身如虫行皮中状者，此以久虚故也。”金 2“服后当如虫行皮中。”

3. 人体寄生虫。灵 28“胃中有热则虫动，虫动则胃缓。”灵 68“虫为下膈，下膈者，食晬时乃出。”神 1“夫大病之主，有中风，伤寒……虫蛇蛊毒所伤。”

4. 指蛔虫。金 19“病腹痛有虫，其脉何以别之……腹中痛，其脉当沉，若弦，反洪大，有蚘虫。”

5. 导致龋齿的病菌等。古人亦称之为虫。神 3“莨菪子味苦，寒。主齿痛出虫。”巢元方等:“齿虫，是虫食于齿，齿根有孔，虫在其间，亦令齿疼痛。”

6. 通“痋”。痋，疼的异体字。素 43“凡痹之类，逢寒则虫，逢热则纵。”森立之:“‘虫’与‘痛’、‘疼’同音，而‘疼’字《说文》作‘痋’……《素问》作‘虫’，盖‘痋’之古字。”又，王冰:“虫，谓皮中如虫行。”又，《太素》卷二十八、《甲乙经》卷十“虫”作“急”。

【虫毒】 各种虫类以及人体寄生虫的毒害。灵 4“脾脉……微滑为虫毒蛔蝎腹热。”神 4“蛇蜕味咸，平。主……寒热，肠痔，虫毒。”

【虫兽】 泛指伤害人体的动物类致病因素。金 1“三者，房室、金刃、虫兽所伤。”陈言:“乃至虎狼毒虫，金疮损折。”

【虫瘕】 病名。因寄生虫结聚而形成的腹内可移动的肿物。灵 24“肠中有虫瘕及蛟蛔，皆不可取以小针。”张志聪:“虫瘕者，癥瘕而成形也。”张介宾:“虫瘕之证，其痛则懊侬难忍，或肚腹肿起而结聚于内，或往来上下而行无定处，或虫动则痛，静则不痛而有时休止。或腹热喜渴而口涎出者，是皆蛟蛔之为患也。”

曲（qū）

1. 弯曲。与“直”相对。素 17“背者胸中之府，背曲肩随，府将坏矣。”素 18“病心脉来，喘喘连属，其中微曲，曰心病。”灵 10“髀不可以曲。”

2. 曲折，宛转。灵 31“肠胃所入至所出，长六丈四寸四分，回曲环反。”

3. 迂回。素 69“以道而去，去而速来，曲而过之，是谓省遗过也。”

4. 隐蔽的地方。见“隐曲”。

5. 量词。用于弯曲处。灵 31“回运环十六曲，大二寸半……回肠当脐，左环回周叶积而下，回运环反十六曲。”

6. “麯”的简化字。指用面粉或与其他药物混合后发酵而成的药剂。金 6“薯蓣三十分，当归、桂枝、曲、干地黄、豆黄卷各十分。”

【曲牙】

1. 人体部位名。即下颌骨角，又称“曲颊”。灵 13“本支者，上曲牙，循耳前。”

2. 指颊车穴。素 58“曲牙二穴。”王冰:“颊车穴也。在耳下曲颊端陷中者，开口有空，足阳明脉气所发。”

【曲池】 穴名。属手阳明大肠经，合穴。别名阳泽、鬼臣、鬼腿。位于肘横纹桡侧端与肱骨外上髁连线的中点，屈肘取穴。灵 2“入于曲池，在肘外辅骨陷者中，屈臂而得之，为合，手阳明也。”

【曲直】 喻木的柔和条达之性。素 70“敷和之纪，木德周行……其用曲直。”张志聪:“曲直，木之体用也。”

【曲泽】 穴名。属手厥阴心包络经，合穴。位于肘横纹中点，当肱二头肌肌腱尺侧缘凹陷处，微屈肘取穴。灵 2“曲泽，肘内廉下陷者之中也，屈而得之，为合，手少阴也。”

【曲泉】 穴名。属足厥阴肝经，合穴。位于膝内侧横纹头，股骨内侧髁的后缘，半腱肌、半膜肌止端的前缘凹陷处，屈膝取穴。灵 2“曲泉，辅骨之下，大筋之上也，屈膝而得之，为合，足厥阴也。”灵 22“先取曲泉左右动脉。”

【曲掖】 人体部位名。腑窝纹理处。素 59“曲掖上骨穴各一。”丹波元简:“曲掖，盖谓肘掖曲弯之处。”

【曲颊】 人体部位名。指下颌骨角，又名曲牙。灵 2“手太阳当曲颊，足少阳在耳下曲颊之后。”灵 13“其支者，当曲颊入系舌本。”杨上善:“曲颊，在颊曲骨端。”

【曲周动脉】 颊车穴周围的动脉。

灵 26“颇痛，刺足阳明曲周动脉见血，立已。”张介宾：“曲周，即颊车也。以其周绕曲颊，故曰曲周。”

同（tóng）

1. 相同，一样。素 5“智者察同，愚者察异。”素 70“六气五类，有相胜制也，同者盛之，异者衰之。”素 71“适气同异，多少制之。”

2. 与……相同。素 69“善言应者，同天地之化。”素 71“太阳、太徵、太阴、戊辰、戊戌，同正徵。”

3. 齐一，统一。《广韵・东韵》：“同，齐也。”灵 5“其刺之徐疾浅深多少，可得同之乎？”素 69“而德化政令灾变，不同其候也。”素 70“必同其气，可使平也，假者反之。”

4. 共，共一个。灵 35“若匣匮之藏禁器也，各有次舍，异名而同处。”灵 46“同时得病，或病此，或病彼。”素 36“十二疟者，其发各不同时。”

5. 聚合，聚集。《诗・小雅・吉日》：“兽之所同。”郑玄笺：“同，犹聚也。”灵 34“补泻无形，谓之同精。”又，张介宾：“然补者导其正气，泻者导其邪气，总在保其精气耳，故曰补泻无形，谓之同精。”

6. 和谐。素 3“是以圣人陈阴阳，筋脉和同，骨髓坚固。”

7. 副词。共同，一起。素 5“知之则强，不知则老，故同出而名异耳。”灵 79“愿闻岁之所以皆同病者，何因而然？”金 9“栝蒌实一枚（捣），薤白三两，半夏半升，白酒一斗……同煮。”

8. 为“固”之讹。见“同气”。

【同气】 为“固气”之讹。指体内原有的病气。素 65“人身有客气，有同气。”林亿：“按全元起本，‘同’作‘固’。”又，张介宾：“同气者，四时之主气也，岁岁相同，故曰同气。”张志聪：“客气者，谓在天之六气；同气者，谓吾身中亦有此六气，而与天气之相同也。”

【同化】 运气术语。①六气与一年六个时段的气化规律同步。素 71“愿闻同化何如？岐伯曰：风温春化同，热曛昏火夏化同……寒气霜雪冰冬化同，此天地五运六气之化，更用盛衰之常也。”张介宾：“凡此同化之气，所遇皆同，而无分乎四时也。”②指五行相克的双方各司其政，气候和物候呈现正常的变化。素 70“政恒其理，则所胜同化。”张介宾：“政恒其理，则所胜同化，谓安其常，处其顺，亦同我之气而与之俱化矣。如木与金同化，火与水齐育之类是也。”又，张志聪：“同化者，即春有鸣条律畅之化，则秋有雾露清凉之政也。”

【同天化】 运气术语。指中运之气与司天之气属性相同而化。素 71“五运行同天化者，命曰天符……太过而同天化者三，不及而同天化者亦三。”张介宾：“五运行同天化，如上文以中运而同司天之化，故曰天符。”

【同天符】 运气术语。指中运太过之气与客气在泉之气相合而同化。素 71“太过而加同天符，不及而加同岁会也。”张介宾：“太过六年下加在泉者，谓之同天符。”

【同地化】 运气术语。指中运之气与在泉之气属性相同而化。素 71“愿闻同地化者何谓也……太过而同地化者三，不及而同地化者亦三。”

【同岁会】 运气术语。指中运不及之气与客气在泉之气相合而同化。素 71“太过而加同天符，不及而加同岁会也。”张介宾：“不及六年下加在泉者，谓之同岁会。”

【同阴之脉】 足少阳之别络。素 41“同阴之脉，令人腰痛……刺同阴之脉，在外踝上绝骨之端三痏。”王冰：“足少阳之别络也，并少阳经上行，去足外踝上同身寸之五寸，乃别走厥阴，并经下络足跗，故曰同阴脉也。”

六画

【同病异治】 治法术语。①同一种疾病，不同发展阶段所表现的证候不同，采取不同的方法治疗。素 46“夫痈气之息者，宜以针开除去之，夫气盛血聚者，宜石而泻之，此所谓同病异治也。”②同一种疾病，因其地域气候的影响所表现的证候不同，采取不同的方法治疗。素 70“西北之气散而寒之，东南之气收而温之，所谓同病异治也。”

因（yīn）

1. 依靠；凭借。素 6“故生因春，长因夏，收因秋，藏因冬。”素 29“四肢皆禀气于胃，而不得至经，必因于脾，乃得禀也。”金 1“夫人禀五常，因风气而生长。”素 68“故高下相召，升降相因，而变作矣。”

2. 迫近。引申为伤及。素 40“此下则因阴，必下脓血，上则迫胃脘。”王冰：“上则迫近于胃脘，下则因薄于阴器也。”又，孙鼎宜：“因当作困，形误，‘困阴’‘迫胃’对文。”金 1“经络受邪，入藏府，为内所因也。”

3. 相就，居留。素 45“气因于中，阳气衰。”《太素》卷二十六“因”作“居”。灵 39“阴气积于阳，其气因于络……热气因于针则针热，热则肉著于针。”马莳：“阴气积于阳分，其气聚于血络之中。”灵 75“有所结，深中骨，气因于骨，骨与气并，日以益大，则为骨疽。”

4. 顺，顺应。素 3“清静则肉腠闭拒，虽有大风苛毒，弗之能害，此因时之序。”王冰：“清静者，但因循四时气序养生调节之宜。”

5. 伴随，随着。灵 81“阴阳已张，因息乃行，行有经纪，周有道理。”难 11“人吸者随阴入，呼者因阳出。”

6. 原因，原由。灵 8“志意恍乱，智虑去身者，何因而然乎？”灵 79“愿闻岁之所以皆同病者，何因而然？”素 74“必伏其所主，而先其所因。”

7. 介词。①表示依据，相当于“依照”、“根据”、“随着”。素 9“余闻气合而有形，因变以正名。”素 26“是以因天时而调血气也。”灵 8“因志而存变谓之思，因思而远慕谓之虑，因虑而处物谓之智。”②表示时间、时机，相当于“乘”、“趁”。素 35“方其盛时必毁，因其衰也，事必大昌。”③表示原因，相当于“因为”、“由于”。素 5“故因其轻而扬之，因其重而减之，因其衰而彰之。”灵 66“此必因虚邪之风，与其身形，两虚相得，乃客其形。”金 16“夫酒客咳者，必致吐血，此因极饮过度所致也。”

8. 连词。表示承接关系，相当于“因而”、“于是”。素 45“下气上争不能复，精气溢下，邪气因从之而上也。”灵 73“下工守其已成，因败其形。”伤 48“二阳并病，太阳初得病时，发其汗，汗先出不彻，因转属阳明，续自微汗出，不恶寒。”

9. 副词。相当于“就”。金 1“以未得甲子，天因温和，此为未至而至也。”

【因为】 连词。表示原因或理由。灵 79“乘年之衰，逢月之空，失时之和，因为贼风所伤，是谓三虚。”

【因尔】 同“因而”。连词，表示结果。伤 279“本太阳病，医反下之，因尔腹满时痛者，属太阴也，桂枝加芍药汤主之。”

【因而】

1. 连词，表示结果。素 5“其高者，因而越之。”灵 22“癫疾始作先反僵，因而脊痛。”

2. 匆促，草率。素 3“因而饱食，筋脉横解，肠澼为痔。”灵 9“其脉乱气散，逆其营卫，经气不次，因而刺之，则阳病入于阴，阴病出为阳。”

吸（xī）

1. 吸气入内。与“呼”相对。素 27“吸则转针，以得气为故，候呼引针。”王冰："吸，谓气入。"灵 56"故呼则出，吸则入。"难 4"呼出心与肺，吸入肾与肝，呼吸之间，脾受谷气也，其脉在中。"

2. 吸收。难 33"释其微阳，而吸其微阴之气。"滑寿："故吸收庚金微阴之气。"

【吸门】 吸纳之关口。难 44"齿为户门，会厌为吸门。"徐大椿："吸，吸纳处也。"

【吸吸】 气息短少，不能接续而呼吸急促貌。灵 22"少气，身漯漯也，言吸吸也，骨痠体重，懈惰不能动，补足少阴。"杨上善："漯漯、吸吸，皆虚乏状也。"

【吸远】 症状名。指吸气深长困难。金 1"在下焦者，其吸远，此皆难治。"尤怡："实在下焦者，气欲归而不骤及，则吸远。远，犹长也。"

【吸促】 症状名。指吸气短促困难。金 1"在上焦者，其吸促。"尤怡："其实在上焦者，气不得入而辄还，则吸促。促，犹短也。"

岁（suì 歲）

1. 一个太阳回归年的实际时段，即 365 又 1/4 天。素 9"故大小月三百六十五日而成岁，积气余而盈闰矣……六气谓之时，四时谓之岁。"灵 71"岁有三百六十五日，人有三百六十节……岁有十二月，人有十二节。"

2. 量词。表示年龄的单位。素 1"女子七岁，肾气盛，齿更发长。"灵 54"人生十岁，五藏始定，血气已通，其气在下。"

3. 一年的农事收成，年景。灵 77"太一移日，天必应之以风雨，以其日风雨则吉，岁美民安少病矣。"

4. 指岁时气候。灵 79"因岁之和，而少贼风者，民少病而少死。"

5. 指岁运。素 68"帝曰：非位何如？岐伯曰：岁不与会也。"张介宾："岁运不与地支会，则气有不平者矣。"

6. 指岁气。素 71"谨候其时，病可与期，失时反岁，五气不行。"张志聪："反岁，逆司天在泉之岁气。"

【岁气】

1. 运气术语。主岁的六气。有主气、客气之分。主气为岁气之常，客气为岁气之暂，都主司一年的气候。素 70"从革之纪……岁气早至，乃生大寒。"高世栻："岁寒之气早至，乃生大寒，是水盛其火，所谓复也。"

2. 运气术语。主岁的中运之气。素 70"必先岁气，无伐天和。"张志聪："必先知岁运之盛衰，衰则补之，盛则泻之，补则从之，泻则逆之，无伐天运之中和。"又，张介宾："五运有纪，六气有序，四时有令，阴阳有节，皆岁气也。"

【岁主】 运气术语。指六气司天在泉主持一岁之气。素 74"岁主奈何？"张志聪："主岁者，谓六气之各主一岁。"张介宾："此详言上下左右，气化之有异也。"

【岁立】

1. 岁气的确立。指根据司天在泉之气所立的岁气。素 70"岁立有所生。"张志聪："岁立者，谓岁半以前，天气主之，岁半以后，地气主之，司天在泉之六气以立岁。"又，张介宾："岁立者，子甲相合，岁气立乎中运也。"

2. 甲子纪岁的方法。素 68"天气始于甲，地气始于子，子甲相合，命曰岁立。"王冰："子甲相合，命曰岁立，则甲子也。"

【岁会】 运气术语。指岁运与岁支的五行属性相同而会。素 68"木运临卯，火运临午，土运临四季，金运临酉，水运临子，所谓岁会，气之平也。"张介宾："此岁运气与年支同气，故曰岁会。"

【岁纪】 运气术语。一年之中运气变化的纲纪。素 71"岁半之前，天气主之，岁半之后，地气主之，上下交互，气交主之，岁纪毕矣。"

【岁运】 运气术语。统主一岁的五运之气。又叫大运、中运。素 69“岁运太过，则运星北越。”

【岁位】 运气术语。即岁会。素 68“帝曰：其贵贱何如？岐伯曰：天符为执法，岁位为行令，太一天符为贵人。”《黄帝内经素问集注》《素问直解》“岁位”并作“岁会”。

【岁谷】 运气术语。指与岁气相宜的谷物。素 71“凡此阳明之政……故食岁谷以安其气。”张志聪：“岁谷者，白丹之谷，感天地之气而生。”

【岁直】 运气术语。岁会。素 66“应天为天符，承岁为岁直，三合为治。”张介宾：“直，会也……此以年支与岁，同气相承，故曰岁直，即岁会也。”

【岁物】 运气术语。指与岁时气候相宜而效力较强的药物。素 74“先岁物何也？岐伯曰：天地之专精也。”张介宾：“岁物者，得天地精专之化，气全力厚，故备所当先也。”

【岁星】 木星。素 69“岁土不及，风乃大行……上应岁星。”张志聪：“岁星，木星也。”

【岁首】 一年之始。一般指第一个月。素 79“阴阳皆壮，下至阴阳，上合昭昭，下合冥冥，诊决死生之期，遂合岁首。”

【岁候】 一年的气候。素 68“愿闻其岁候何如？”张介宾：“岁候，通岁之大候。”

【岁露】 泛指一岁之中反常的气候。灵 79“故诸逢其风而遇其雨者，命曰岁露焉。”张介宾：“岁露，即前章淋露之义，岁则兼乎时也。”杨上善：“露有其二：一曰春露，主生万物者也；二曰秋露，主衰万物者也。今岁有贼风暴雨以衰于物，比秋风露，故曰岁露焉。”

【岁露论】《灵枢经》篇名。文中阐发了疟疾发作时间的早晏，四时八风与发病的关系；“三虚”、“三实”与发病；以及九宫八风理论预测分析疾病流行情况。一岁之中，风雨不调，多使人发病，所以篇名“岁露”。

回（huí 迴）

1. 运转，循环。素 70“太虚寥廓，五运回薄。”张介宾：“回，循环也。”

2. 返回，掉转。素 15“神转不回，回则不转，乃失其机。”王冰：“回，谓却行也。”张介宾：“若却而回返，则逆其常候而不能运转，乃失生气之机矣。”

3. 环绕。灵 31“小肠后附脊，左环回周迭积……回运环十六曲。”灵 76“回行一舍，水下三刻与七分刻之四。”难 28“回身一周。”

4. 旋转，转动。素 74“项似拔，腰似折，髀不可以回。”

5. 曲折，迂回。见“回肠”。

6. 通“徊”。迟疑不决。素 28“所谓少针石者，非痈疽之谓也，痈疽不得顷时回。”丹波元简：“回，读犹徘徊、低徊之回，迟缓之义。”

【回肠】 小肠的下段。因其曲折盘曲故名。灵 18“下焦者，别回肠，注于膀胱而渗入焉。”灵 31“回肠当脐，左环回周叶积而下，回运环反十六曲，大四寸，径一寸寸之少半，长二丈一尺。”

岂（qǐ 豈）

刺法名。见“岂刺”。

【岂刺】 刺法名。即关刺，五刺法之一。直刺关节周围筋腱附着部位，以治疗筋痹的方法。灵 7“关刺者，直刺左右，尽筋上，以取筋痹，慎无出血，此肝之应也，或曰渊刺，一曰岂刺。”

则（zé 則）

1. 法则，准则。素 13“治之要极，无失色脉，用之不惑，治之大则。”王冰：“则，谓法则也。”素 26“用针之服，必有法则焉，今何法何则?”王冰：“则，准也，约也。”

2. 效法，依照。素 25“若夫法天则地，随应而动，和之者若响，随之者若影。”素 69“余司其事，则而行之奈何?”张志聪：“则，法也。”灵 39“血脉者，盛坚横以赤……大者如筋，则而泻之万全也。”又，《太素》卷二十三作“即”，《甲乙经》卷一作“刺”。

3. 副词。①犹乃，就是。表示肯定语气。素 17“夫脉者，血之府也，长则气治，短则气病，数则烦心，大则病进。”素 28“邪气盛则实，精气夺则虚。”素 74“上下所主，随其攸利，正其味，则其要也。”②即，就。表示前后两事时间相距很近。素 5“故天之邪气，感则害人五藏。”素 68“亢则害，承乃制，制则生化。”伤 17“若酒客病，不可与桂枝汤，得之则呕，以酒客不喜甘故也。”③犹乃，才。素 3“阳气者，精则养神，柔则养筋。”素 5“以治无过，以诊则不失矣。”

4. 连词。①表示顺承，有条件、因果关系。犹即，就。素 2“从阴阳则生，逆之则死，从之则治，逆之则乱。”素 31“人之伤于寒也，则为病热。”灵 27“沫得寒则聚，聚则排分肉而分裂也，分裂则痛，痛则神归之，神归之则热，热则痛解。”②表示转折。犹却。素 13“暮世之治病也则不然。”素 40“有病心腹满，旦食则不能暮食，此为何病?”③表示递进。犹而。素 38“心咳之状，咳则心痛，喉中介介如梗状。”灵 4“故根死则叶枯矣。”④表示假设。犹若，如果。素 6“未出地者，命曰阴处，名曰阴中之阴；则出地者，命曰阴中之阳。”又，俞樾：“则当为财。《荀子·劝学》：口耳之间，则四寸耳。杨倞注：则当为财，与才同。是其例也。财出地者，言始出也，与上文‘未出地者’相对。盖既出地，则纯乎阳矣，惟财出地者，乃命曰阴中之阳也。”⑤表示因果。犹因此，所以。素 2“逆春气，则少阳不生，肝气内变。”素 31“五藏不通，则死矣。”⑥表示选择。素 9“气之不袭，是谓非常，非常则变矣。”素 76“五藏漏泄，不衄则呕，此二者不相类也。”

5. 通“测”。测度。灵 64“其宛陈血不结者，则而予之。”张介宾：“脉道虽有郁陈而血不结者，则其势而予治之。则，度也。”又，马莳：“有气郁陈而血未结者，必侧其针以刺之。则，侧同。侧针，即卧针。”

6. 通“侧”。旁边。灵 24“有所击堕，恶血在于内，若肉伤，痛未已，可则刺，不可远取也。”马莳：“若击堕之处，肉有所伤，而头痛未已，可用针以侧刺其头痛之处，不必远取诸穴以刺之也。”又，《太素》卷二十六、《甲乙经》卷九“则”并作“即”。

刚（gāng 剛）

1. 坚硬。灵 46“夫一木之中，坚脆不同，坚者则刚，脆者易伤。”

2. 坚利。素 70“审平之纪，收而不争，杀而无犯，五化宣明，其气洁，其性刚。”张介宾：“刚劲锋利，金之性也。”

3. 刚直，倔强。灵 6“余闻人之生也，有刚有柔，有弱有强，有短有长，有阴有阳。”灵 46“长冲直扬，其心刚，刚则多怒……此言其人暴刚而肌肉弱者也。”

4. 指阳。素 5“审其阴阳，以别柔刚。”王冰：“阴曰柔，阳曰刚。”又，李中梓：“审病之阴阳，施药之柔刚。”素 7“是故刚与刚，阳气破散，阴气乃消亡。”王冰：“刚，谓阳也……则阳胜又阳，故盛不久存。”张介宾：“此言偏阳之为害也，刚与刚，阳之极也。以火济火，盛极必衰，故阳气反为之破散。”

5. 指六腑。见“刚柔 2”。

6. 通“纲”。渔网上的总绳，喻筋在人体的作用。灵 10“人始生，先成精，精成而脑髓生，骨为干，脉为营，筋为刚，肉为墙。”

【刚木】 质地坚硬的树木。素 69“肃杀而甚，则刚木辟著，柔萎苍干，上应太白星。”素 71“刚木早凋，民避寒邪，君子周密。”

【刚风】 指西风。灵 77“风从西方来，名曰刚风，其伤人也，内舍于肺，外在于皮肤，其气主为燥。”

【刚前】 中药名。为淫羊藿的别名，见该条。神 3“淫羊藿味辛，寒。主阴痿绝伤，茎中痛……一名刚前。”

【刚柔】

1. 指阴阳。素 7“淖则刚柔不和，经气乃绝。”张介宾：“若阳刚阴柔皆失其和，经气从而败绝矣。”灵 8“故智者之养生也，必顺四时而适寒暑，和喜怒而安居处，节阴阳而调刚柔。”难 64“然，是刚柔之事也。阴井乙木，阳井庚金。阳井庚，庚者乙之刚也；阴井乙，乙者庚之柔也。”

2. 指脏腑。难 10“然，五邪刚柔相逢之意也。”徐大椿：“刚柔，五脏为刚，五腑为柔。”

3. 指刚直与柔和。见“寿夭刚柔”。

【刚脆】

1. 坚硬而少韧性。灵 46“卒风暴起，则刚脆之木，枝折杌伤。秋霜疾风，则刚脆之木，根摇而叶落。”

2. 偏义复词。刚强。灵 46“木之所伤也，皆伤其枝，枝之刚脆而坚，未成伤也。”

【刚痓】 病证名。指外感风寒之邪，筋脉失养所致，以发热恶寒，无汗，颈项强急，甚或手足抽搐，角弓反张，脉弦紧为主症的病证。金 2“太阳病，发热无汗，反恶寒者，名曰刚痓……太阳病，无汗而小便反少，气上冲胸，口噤不得语，欲作刚痓，葛根汤主之。”

【刚强】

1. 硬。素 12“西方者……其民陵居而多风，水土刚强。”

2. 刚烈。灵 46“夫柔弱者，必有刚强，刚强多怒，柔者易伤也。”张志聪：“夫柔弱者，必有刚强，谓形质弱而性气刚也。”

网（wǎng 網）

网状物。见“目下网”。

肉（ròu）

1. 供食用的动物肉。素 31“病热少愈，食肉则复。”素 70“无毒治病，十去其九，谷肉果菜，食养尽之。”神 4“石蚕……肉，解结气，利水道，除热。”

2. 人的肌肉。五体之一，由脾所主。素 10“脾之合肉也。”灵 10“骨为干，脉为营，筋为刚，肉为墙，皮肤坚而毛发长。”灵 53“人之骨强筋弱肉缓皮肤厚者耐痛。”

3. 果肉。素 70“备化之纪……其果枣，其实肉。”张志聪：“果实之肉也。”

4. 指脾土。素 5“肉生肺。”王冰：“《阴阳书》曰：土生金。然脾土之气，内养肉已，乃生肺金。”

5. 指肉人。体质类型之一。灵 59“人有肥、有膏、有肉……肉者，身体容大……肉者多血，多血则充形，充形则平。”

【肉人】 体质类型之一。指皮肉结实，体型较大的人。灵 59“肉人者，上下容大。”

【肉分】

1. 肌肉之间的界畔纹理。素 58“肉分之间，溪谷之会。”张志聪：“夫肉有大分小分，大分者，如股肱之肉，各有界畔；小分者，肌肉之内，皆有纹理。然理路虽分，而交相会合，是大分处即是大会处，小分处即是小会处也。”

2. 泛指肌肉。灵 78“故为之治针，必筩其身而员其末，令无得伤肉分。”《甲乙经》卷五“肉分”作“肌肉”。《灵枢经·九针十二原》：“员针者，针如卵形，揩摩分间，不得伤肌肉，以泻分气。”

【肉节】 肌肉与骨节相连处。灵 4“刺此者，必中气穴，无中肉节……中肉节即皮肤痛。”马莳：“必中其经气所会之正穴，无中气穴之肉节相连处也。”又，张介宾：“肉有节界，是谓肉节。”灵 5“太阳为开……故开折则肉节渎而暴病起矣。”

【肉苛】 病名。因营卫俱虚，肌肉失养所致，临床见肌肉麻木、不知痛痒寒热等症状。素 34“人之肉苛者，虽近衣絮，犹尚苛也，是谓何疾……荣卫俱虚，则不仁且不用，肉如故也。”素 70“中满不食，皮瘴肉苛，筋脉不利。”张介宾：“肉苛，不仁不用也。”

【肉枯】 症状名。肌肉干枯萎缩。灵 75“久留而内著，寒胜其热，则骨疼肉枯。”

【肉度】 指对人体肌肉形态的测量。素 80“诊有十度，度人脉度、藏度、肉度、筋度、俞度。”张介宾：“肉度，如《卫气失常》等篇是也。”

【肉烁】 病名。因阴虚阳盛所致，以四肢发热、肌肉销烁而瘦削为主症的疾病。素 34“阴气虚少，少水不能灭盛火，而阳独治……逢风而如炙如火者，是人当肉烁也。”王冰：“烁，言消也。言久久此人当肉消削也。”

【肉疽】 病名。疑为“肉瘤”之讹。灵 75“邪留而不去，有热则化而为脓，无热则为肉疽。”丹波元简：“无脓而谓之肉疽，此亦似指肉瘤而言。陈氏云：肉瘤者，软若绵，硬似馒，皮色不变，不紧不宽，终年只似覆肝。”又，张介宾：“无热则结，为粉浆之属，聚而不散，是为肉疽。”

【肉理】 肌肉纹理。素 3“营气不从，逆于肉理，乃生痈肿。”吴崑：“肉理，腠理也。”

【肉䐃】 肌肉突起丰厚处。灵 6“形充而大，肉䐃坚而有分者肉坚。”张介宾：“䐃者，筋肉结聚之处。”灵 47“肉䐃坚大者胃厚，肉䐃么者胃薄。”

【肉腠】 肌肉纹理。素 3“陷脉为瘘，留连肉腠……清静则肉腠闭拒，虽有大风苛毒，弗之能害。”马莳：“凡肉之所会，名曰肉腠者，皆留聚而连结焉。”又，森立之：“‘肉腠’与后文‘肉理’相对而成义。盖腠理自有卫荣之分，此云‘肉腠’者，即阳部卫分；后云‘肉理’者，即阴部荣分。气之所辐凑谓之腠，血之所循理谓之理。盖毛孔之纵管谓之腠，血道之横管谓之理也。”

【肉痹】 病证名。指肌肉麻木，四肢活动不灵便的病症。素 64“太阴有余，病肉痹寒中。”《中藏经·论肉痹》：“肉痹之状，其先能食而不能充悦，四肢缓而不收持者是也。”

【肉痿】 病证名。由脾气热所致肌肉失养，或湿邪伤及肌肉所致。临床见肌肉麻痹不仁，甚则四肢不能举动等。素 44“脾气热，则胃干而渴，肌肉不仁，发为肉痿……有渐于湿，以水为事，若有所留，居处相湿，肌肉濡渍，痹而不仁，发为肉痿。”

【肉苁蓉】 中药名。为列当科肉苁蓉属植物肉苁蓉和管花肉苁蓉的肉质茎。甘、咸，温。入肾、大肠经。补肾阳，益精血，润肠道。主治阳痿，早泄，遗精，不孕，遗尿，尿频余沥，腰膝酸软，筋骨痿弱，血枯便秘。神 2“肉苁蓉，味甘，微温。主五劳七伤，补中，除茎中寒热痛。养五脏，强阴，益精气，多子，妇人癥瘕。久服轻身。”

【肉里之脉】 指阳维脉。素 41“肉里之脉令人腰痛，不可以咳，咳则筋缩急，刺肉里之脉为二痏，在太阳之外，少阳绝谷之后。”王冰：“肉理之脉，少阳所生，则阳维之脉气所发也。”森立之：“肉里之脉，即阳辅也，足少阳胆经之病是也。”

年（nián）

1. 岁。灵 24“风痹淫泺，病不可已者，足如履冰，时如入汤中……不出三年死也。”

金 22“至有历年，血寒积结，胞门寒伤，经络凝坚。”金 17“下利已差，至其年月日时复发者，以病不尽故也，当下之，宜大承气汤。”

2. 年龄，年纪。素 1“人年老而无子者，材力尽邪？将天数然也？”素 5“年五十，体重，耳目不聪明矣。”素 77“问年少长，勇怯之理。”

3. 寿命。素 1“所以能年皆度百岁而动作不衰者，以其德全不危也。”神 2“葡萄……久食轻身，不老延年。”

4. 一生中按年龄划分的阶段。见“中年”。

5. 指纪年的干支。素 67“先立其年，以知其气，左右应见，然后乃可以言死生之逆顺。”张志聪：“先立其主气之年，以知其司天在泉之气。”

6. 指岁运、岁气。素 9“不知年之所加，气之盛衰，虚实之所起，不可以为工矣。”素 74“乘年之虚，则邪甚也。”王冰：“年木不足，外有清邪；年火不足，外有寒邪……年水不足，外有湿邪，是年之虚也。岁气不足，外邪凑甚。”

【年少】 年轻。素 76“夫年长则求之于府，年少则求之于经。”素 78“子年少智未及邪？将言以杂合耶？”

【年长】 年龄大。素 76“夫年长则求之于府，年少则求之于经，年壮则求之于藏。”

【年加】 疑为“年忌”之误。即禁忌的年令。灵 64“形胜色，色胜形者，至其胜时年加，感则病行，失则忧矣。”张介宾：“此言形色之相胜者，复有年忌之当知也。”

【年壮】 古时男子年满三十谓之壮，泛指壮年。素 76“夫年长则求之于府，年少则求之于经，年壮则求之于藏。”

【年忌】 指应禁忌的年令。始于七岁，以后每九年为年忌。灵 64“凡年忌下上之人，大忌常加七岁，十六岁，二十五岁，三十四岁，四十三岁，五十二岁，六十一岁，皆人之大忌，不可不自安也，感则病行，失则忧矣。当此之时，无为奸事，是谓年忌。”张介宾：“年忌者，忌有常数，所以示人之避患也。”

【年质】 指年龄。灵 38“年质壮大，血气充盈，肤革坚固。”丹波元简：“年质壮大，即年质大之谓。”张介宾：“年大者，气血正盛，故与肥壮之人同其法。”

【年盛】 即壮年。金 14“始时尚微，年盛不觉。”

朱（zhū）

朱砂。一种红色的矿物。素 10“生于心，如以缟裹朱。”素 17“赤欲如白裹朱，不欲如赭。”

【朱崖】 地名。今海南岛。神 2“扁青味甘，平……久服轻身，不老。生朱崖山谷。”

先（xiān）

1. 时间或次序在前。与“后”相对。《广雅·释诂一》：“先，始也。”素 5“故先痛而后肿者，气伤形也。”素 25“凡刺之真，必先治神，五藏已定，九候已备，后乃存针。”灵 3“察后与先，若亡若存者，言气之虚实，补泻之先后也。”

2. 事情或行为发生在前。素 31“凡病伤寒而成温者，先夏至日者为病温，后夏至日者为病暑。”素 35“故先其时坚束其处，令邪气不得入。”素 36“先其发时如食顷而刺之。”

3. 超前，提前。灵 77“太一移日，天必应之以风雨……先之则多雨，后之则多汗。”素 70“必先岁气，无伐天和。”素 71“运太过则其至先，运不及则其至后，此候之常也。”

4. 占先；胜。素 25“五法俱立，各有所先。”杨上善：“此五法各有所长，故用之各有所先也。”

5. 古时的；古代的。灵 58“先巫者，因知百病之胜。”

6. 称呼已去世的尊长。见“先师”。

【先天】 运气术语。指气候变化先于相应时令而至。素 69“故太过者先天，不及者后天。”王冰：“太过岁化先时至，不及岁化后时至。”素 70“阳胜者先天，阴胜者后天。”素 71“凡此太阳司天之政，气化运行先天，天气肃，地气静。”

【先师】

1. 前辈老师。素 9“此上帝所秘，先师传之也。”王冰：“先师，岐伯祖之师僦贷季。”灵 28“岐伯避席再拜曰：善乎哉问也，此先师之所口传也。”

2. 对岐伯的敬称。灵 66“黄帝曰：余固不能数，故问先师，愿卒闻其道。”

【先后】

1. 次序的前后。灵 3“察后与先，若亡若存者，言气之虚实，补泻之先后也。”素 54“察后与先者，知病先后也。”杨上善：“知相传之病先后者。”又，张介宾：“病有标本，先者为本，后者为标。”

2. 时间的早晚。素 70“故治病者，必明天道地理，阴阳更胜，气之先后，人之寿夭。”素 71“气至而先后者何？岐伯曰：运太过则其至先，运不及则其至后，此候之常也。”

3. 从始到终。灵 81“泻则不足，疾则气减，留则先后。”马莳：“若久留针，先后如一，斯则从实之之法，以去其虚。”

【先兆】 预兆，征兆。素 71“云横天山，浮游生灭，怫之先兆。”

牝（pìn）

雌性的兽类。泛指属于阴性的事物。见“牝藏”。

【牝疟】 病证名。疟疾之一。指临床表现为寒多热少或但寒不热的疟疾。金 4“疟多寒者，名曰牝疟，蜀漆散主之。”

【牝藏】 属性为阴的脏。素 61“肾者，牝藏也。”王冰：“牝，阴也，亦主阴位，故云牝脏。”灵 44“脾为牝藏……肺为牝藏……肾为牝藏。”

廷（tíng）

正，正中。见“廷孔”。

【廷孔】 尿道口。素 60“督脉者，起于少腹以下骨中央，女子入系廷孔。其孔，溺孔之端也。”张介宾：“廷，正也，直也。廷孔，言正中之直孔，即溺孔也。”

舌（shé）

1. 口腔内辨别滋味、帮助咀嚼和发音的器官，为心之苗窍。灵 17“心气通于舌，心和则舌能知五味矣。”灵 37“舌者，心之官也。”灵 69“舌者，音声之机也。”

2. 为“身”之讹。金 15“腹满，舌痿黄，燥不得睡，属黄家。舌痿，疑作身痿。”赵以德：“瘀热内积为腹满，外达肌表成痿黄……若舌痿黄燥者，亦有说：心脾脉，络舌上下，凡舌本黄燥，即是内热，况舌痿乎？”

【舌本】

1. 舌根。灵 10“脾足太阴之脉……连舌本，散舌下。”张志聪：“舌本，舌根也。”灵 21“暴瘖气鞕，取扶突与舌本出血。”又，杨上善：“舌本一名风府，在项入发际一寸督脉上。”素 74“鬲咽不通，饮食不下，舌本强。”

2. 指舌体。灵 23“热病不可刺者有九……六曰舌本烂，热不已者死。”金 11“肝中寒者，两臂不举，舌本燥。”

【舌纵】 舌体伸长难以收缩。灵 21“舌纵涎下，烦悗，取足少阴。”

【舌卷】 舌体卷缩不能转动。灵 9“厥阴终者，中热嗌干，喜溺心烦，甚则舌卷卵上缩而终矣。”灵 37“心病者，舌卷短，颧赤。”素

17“心脉搏坚而长，当病舌卷不能言。”

【舌柱】 指舌下系带。灵 9“重舌，刺舌柱以铍针也。”张介宾:“舌柱，即舌下之筋如柱者也。”

【舌黄】 舌苔呈黄色。金 10“病者腹满，按之不痛为虚，痛者为实，可下之。舌黄未下者，下之黄自去。”

【舌萎】 舌体萎缩。灵 10“唇舌者肌肉之本也，脉不荣则肌肉软，肌肉软则舌萎人中满。”张介宾:“萎音威，色蔫枯也。”

【舌下两脉】 指廉泉穴。素 36“舌下两脉者，廉泉也。”灵 52“足少阴之本，在内踝下上三寸中，标在背腧与舌下两脉也。”

竹（zhú）

1. 竹子。见“竹管”。

2. 指竹简。见“竹帛”。

【竹叶】 中药名。又名淡竹叶。为禾本科毛竹属植物淡竹等的叶。甘、淡，寒。入心、肺、胃经。清热除烦，生津，利尿。主治热病烦渴，小儿惊痫，咳逆吐衄，小便短赤，口糜舌疮。组方有竹叶石膏汤、竹叶汤。神 3“竹叶味苦，平。主咳逆上气，溢筋急，恶疮，杀小虫。根，作汤益气止渴，补虚下气。汁，主风痓，痹。实，通神明，轻身，益气。”

【竹帛】 竹简和白绢。古代用以记载文字。灵 60“著之竹帛，使能者踵而传之后世。”

【竹茹】 中药名。又名竹皮、淡竹皮茹、生竹茹等。为禾本科毛竹属植物淡竹、莿竹属植物青竿竹、慈竹属植物大头典竹等的茎杆去外皮刮出的中间层。甘，微寒。入脾、胃、胆经。清热化痰，除烦止呕，安胎凉血。主治肺热咳嗽，烦热惊悸，胃热呕呃，妊娠恶阻，胎动不安，吐血，衄血，尿血，崩漏。组方有竹皮大丸。金 21“竹皮大丸方：生竹茹二分，石膏二分，桂枝一分，甘草七分，白薇一分。”

【竹管】 竹筒。为部分竹的茎杆。素 63“以竹管吹其两耳。”

【竹叶汤】 方剂名。组成：竹叶一把，葛根三两，防风、桔梗、桂枝、人参、甘草各一两，附子一枚（炮），大枣十五枚，生姜五两。煎服法：以水一斗，煮取二升半，分温三服，温覆使汗出。颈项强，用大附子一枚，破之如豆大，煎药扬去沫。呕者，加半夏半升洗。功用：扶正祛邪。主治：产后阳虚中风证。临床见产后发热，头痛，或颈项强，面正赤，气喘。金 21“产后中风发热，面正赤，喘而头痛，竹叶汤主之。”

【竹皮大丸】 方剂名。组成：生竹茹二分，石膏二分，桂枝一分，甘草七分，白薇一分。煎服法：上五味，末之，枣肉和丸弹子大，以饮服一丸，日三夜二服。有热者倍白薇，烦喘者加柏实一分。功用：清热降逆，安中益气。主治：产后虚热烦呕。金 21“妇人乳中虚，烦乱呕逆，安中益气，竹皮大丸主之。”

【竹叶石膏汤】 方剂名。组成：竹叶二把，石膏一斤，半夏半升（洗），麦门冬一升（去心），人参二两，甘草二两（炙），粳米半升。煎服法：以水一斗，煮取六升，去滓，内粳米，煮米熟，汤成去米，温服一升，日三服。功用：清热生津，益气和胃。主治：伤寒解后，余热未清，气阴两伤，虚羸少气，气逆欲吐。伤 397“伤寒解后，虚羸少气，气逆欲吐，竹叶石膏汤主之。”

迁（qiān 遷）

移易，变迁。素 71“初之气，地气迁，气乃大温。”张介宾:“上年在泉之气，至此迁易，故曰地气迁。”

【迁复】 循环往复。素 67“天地动静，五行迁复。”张志聪:“五行迁复，谓五运相袭，周而复始也。”

乔（qiáo 喬）

1. 山名。见“乔山”。

2. 通“跻”。按摩。见“乔摩”。

【乔山】 即桥山。今陕西省黄陵县境内。神 2“茜根味苦，寒……生乔山川谷。”

【乔摩】 按摩。灵 42“或有导引、行气、乔摩、灸、熨、刺、焫、饮药之一者，可独守耶，将尽行之乎?”《甲乙经》卷六“乔摩”作“按摩”。

传（一、chuán 傳）

1. 传授。《字汇·人部》:“传，授也。”素 9“此上帝所秘，先师传之也。”素 69“余闻得其人不教，是谓失道，传非其人，慢泄天宝。”灵 48“今日正阳，歃血传方。”

2. 传达，传导。素 81“是以俱悲则神气传于心精，不传于志而志独悲，故泣出也。”

3. 转输，运送。素 11“六府者，传化物而不藏。”难 30“经言人受气于谷，谷入于胃，乃传与五藏六府。”素 16“故春刺散俞……血出而止，甚者传气，间者环也。”张介宾:“传，布散也。”又，森立之:“其病甚者，其针处血出之后不扪闭其穴，则邪气自其穴所传送于表也。”

4. 流传，传播。素 66“传之后世，无有终时。”灵 1“令可传于后世，必明为之法。”灵 73“捷疾辞语者可使传论。”杨上善:“其知接疾，其辨敏给，此可为物说道以悟人。”

5. 传变。指疾病的发展变化。素 44“大经空虚，发为肌痹，传为脉痿。”吴昆:“发为肌肉顽痹，传变而为脉痿也。”素 61“人伤于寒而传为热何也?”王冰:“故人伤于寒，转而为热。”素 65“诸病以次相传，如是者，皆有死期。”

6. 指传经。即一经证候转变为另一经证候。伤 4“伤寒一日，太阳受之，脉若静者，为不传；颇欲吐，若躁烦，脉数急者，为传也。”方有执:“不曰进，不曰入，不曰行走，而曰传，又曰转，借驿传轮转，以用其义。”

7. 指乘袭。即脏腑病变传到所胜之脏。素 19“五藏有病，则各传其所胜……传，乘之名也。”

8. 运行，流动。素 6“阴阳䨑䨑，积传为一周，气里形表而为相成也。”杨上善:“营卫行三阴三阳之气，相注不已，传行周旋，一日一夜五十周也。”王冰:“传，谓阴阳之气流传也。”

9. 移换。灵 51“以火泻者，疾吹其火，传其艾，须其火灭也。”张介宾:“凡欲以火泻者，必疾吹其火，欲其迅速，即传易其艾，须其火之速灭可也。”又，《太素》卷十一“传”作“傅”。杨上善:“以手拥傅其艾吹之，使火气不散也。”

10. 通“抟”。聚集，聚合。素 3“故圣人传精神，服天气，而通神明。”俞樾:“传读为抟，合也。”灵 80“是故瞳子黑眼法于阴，白眼赤脉法于阳也，故阴阳合传而精明也。”俞樾:“传，读为抟，聚也。”

（二、zhuàn 傳）

注释或阐述经义的文字。见“阴阳传”。

【传化】

1. 指疾病病位的转移与性质的变化。素 19“然其卒发者，不必治于传，或其传化有不以次。”素 3“故病久则传化，上下不并。”张志聪:“传者，始伤皮毛，留而不去，则入于肌腠，留而不去，则入于经脉冲俞，留而不去，则入于募原脏腑。化者，或化而为寒，或化而为热，或化而为燥结，或化而为湿泻，盖天有六淫之邪，而吾身有六气之化也。”

2. 传导转化。见“传化之府”。

【传导】 传送，输送。难 31“下焦者，在齐下，当膀胱上口，主分别清浊，主出而不内，以传导也。”

【传送】 传递输送。灵 35“咽喉小肠者，传送也。”又，《太素》卷二十九、《甲乙经》卷八“送”作“道”。杨上善:“咽传水谷而入，小肠传之而出，喉传气之出入，故为传道也。”

【传化之府】 指具有传输转化作用的六腑。素11“夫胃、大肠、小肠、三焦、膀胱，此五者……名曰传化之府，”王冰：“言水谷入已，糟粕变化而泄出，不能久久留住于中，但当化已输泻令去而已，传泻诸化，故曰传化之府也。”

【传道之府】 即传道之官。指大肠。灵2“大肠者，传道之府。”

【传道之官】 指大肠。比喻大肠犹如负责转运物品的官员。素8“大肠者，传道之官，变化出焉。”吴崑：“大肠主出糟粕，传化腐秽者矣。”

休（xiū）

1. 休息。灵9“乘车来者，卧而休之，如食顷乃刺之。出行来者，坐而休之，如行十里顷乃刺之。”

2. 停止。灵9“令志在针，浅而留之，微而浮之，以移其神，气至乃休。”马莳：“以移病者之神，候其气已至，而乃止针也。”灵27“以右应左，以左应右，非能周也，更发更休也。”伤97“正邪分争，往来寒热，休作有时，嘿嘿不欲饮食。”

3. 待，等待。灵64“气不足于上者，推而休之。”张介宾：“休者，留针以待气也。”

4. 美，善。《尔雅·释诂下》：“休，美也。”素70“备化之纪，气协天休，德流四政，五化齐修。”张志聪：“天主生，地主成，土气和平，合天之休美而化生万物也。”王冰：“土气之厚，应天休和之气。”

【休止】 停止，中止。灵24“心腹痛……痛有休止，腹热，喜渴涎出者，是蛟蛔也。”灵81“行有经纪，周有道理，与天合同，不得休止。”

【休息】 留止。素62“精气自伏，邪气散乱，无所休息。”杨上善：“邪气伏已，邪精散于腠理，无由更聚也。”

伍（wǔ）

1. 配合。灵68“伍以参禁，以除其内。”张介宾：“三相参为参，五相伍为伍。凡食息起居，必参伍宜否，守其禁以除内之再伤。”《太素》卷二“伍以参禁”作“以参伍禁”。

2. 通“五”。数词。《易·系辞上》：“参伍以变。”孔颖达疏：“参，三也；伍，五也。”见“伍胠俞”。

【伍胠俞】 背部膀胱经第二旁线的魄户、神堂、魂门、意舍、志室五个穴位。素36“用中针，傍伍胠俞各一。”张介宾：“胠，胁也，一曰旁开也。《水热穴论》曰：‘五藏俞傍五，以泻五藏之热。’即此谓也。盖此五者，乃五脏俞傍之穴，以其傍开近胁，故曰傍五胠俞，即魄户、神堂、魂门、意舍、志室也，皆足太阳经穴。”

伎（jì）

同“技”。才智，技能。见“伎巧”。

【伎巧】 技能，技艺。素8“肾者，作强之官，伎巧出焉。”张志聪：“伎，多能也。巧，精巧也。”王冰：“造化形容，故云伎巧。”

伏（fú）

1. 面向下卧。素80“肝气虚则梦见菌香生草，得其时则梦伏树下不敢起。”

2. 身体前倾靠在物体上。灵75“大气逆上，喘喝坐伏。”

3. 藏匿，埋伏。《广雅·释诂四》：“伏，藏也。”素2“使志若伏若匿，若有私意。”素70“其动彰伏变易。”王冰：“伏，隐也。”灵10“经脉十二者，伏行分肉之间，深而不见。”

4. 指针刺后血气未应时的静止状态。素25“伏如横弩，起如发机。”王冰：“血气之未应针，则伏如横弩之安静；其应针也，则起如机发之迅疾。”

5. 制伏，降服。素 74“必伏其所主，而先其所因。”张介宾：“必伏其所主，制病之本也。”

6. 低落，减退。灵 62“气之过于寸口也，上十焉息？下八焉伏？”张介宾：“息，生长也。上十焉息，言脉之进也……下八焉伏，言脉之退也。”

7. 脉象名。伏脉。指脉位深，需推筋着骨始得其象。素 21“太阴藏搏，言伏鼓也。”张介宾：“伏鼓者，沉伏而鼓击，即坚搏之谓。”金 2“暴腹胀大者，为欲解，脉如故，反伏弦者，痉。”难 18“伏者，脉行筋下也。”

【伏尸】 古病名。又称传尸、鬼疰、痨瘵。因过劳伤正，感染痨虫所生的病。神 2“天门冬味苦，平……强骨髓，杀三虫，去伏尸。”

【伏冲】 即冲脉。又称太冲脉、伏冲之脉。灵 66“在伏冲之时，体重身痛。”

【伏肠】 古病名，不详。神 4“粉锡……锡镜鼻主女子血闭，癥瘕伏肠，绝孕。”森立之：“伏肠未详……又伏肠者，癥瘕深在里之义欤。”

【伏饮】 病证名。痰饮证之一。因饮邪伏匿于体内，或留饮去而不尽所致的病证。金 12“其人振振身瞤剧，必有伏饮。”

【伏明】 运气术语。指火运不及。火运不及之年，阳热光明之气潜藏衰少的物化特征。素 70“火曰伏明。”王冰：“明耀之气，屈伏不伸。”

【伏兔】

1. 人体部位名。指大腿前方肌肉。相当于股直肌隆起处，因状如伏兔而得名。灵 13“足少阳之筋……上走髀，前者结于伏兔之上，后者结于尻……伏兔转筋，髀前肿。”

2. 穴名。属足阳明胃经。位于大腿前外侧，髂前上棘与髌骨外缘连线上，距髌底外侧端 6 寸处。灵 10“胃足阳明之脉……以下髀关，抵伏兔，下膝膑中。”

【伏匿】 隐藏。指病理脉象不见于应当显现的脉位而反见于其他部位。难 20“经言脉有伏匿，伏匿于何藏而言伏匿耶?”

【伏热】 病证名。泛指热邪藏伏体内所引起的发热病证。神 4“豚卵味甘，温。主……伏热在肠，肠痈，内蚀。”

【伏菟】 同“伏兔”。参见“伏兔”。素 60“伏菟上两行，行五。”素 61“伏菟上各二行，行五者，此肾之街也。”张志聪：“伏兔在膝上六寸起肉，以左右各三指按膝上，有肉起如兔之状，故以为名。”

【伏梁】 古病名。①指心积证。以心下有痞块为主症。灵 4“心脉……微缓为伏梁，在心下，上下行，时唾血。”难 56“心之积名曰伏梁，起齐上，大如臂，上至心下。久不愈，令人病烦心。”②指髀股胻皆肿，环脐而痛的病症。素 47“人有身体髀股胻皆肿，环齐而痛，是为何病？岐伯曰：病名伏梁，此风根也。”③指少腹内的痈肿。素 40“病有少腹盛，上下左右皆有根，此为何病……病名曰伏梁……裹大脓血，居肠胃之外，不可治，治之每切按之致死。”姚止庵：“伏梁本为心之积。今本篇又有两伏梁，详求其义，彼此殊别，乃知凡胸腹之间，病有积而成形者，皆得谓之伏梁，所谓名同而实异。”

【伏翼】 中药名。蝙蝠的别名。见“蝙蝠”。神 3“伏翼，味咸，平。主目瞑，明目，夜视有精光。久服令人熹乐，媚好，无忧。一名蝙蝠。”

【伏冲之脉】 伏行于脊内的冲脉。灵 66“是故虚邪之中人也……留而不去，传舍于伏冲之脉。”

【伏明之纪】 运气术语。指火运不及的年份。素 70“伏明之纪，是谓胜长，长气不宣，藏气反布，收气自政。”

【伏膂之脉】 即伏冲之脉。素 35“二

十六日入于脊内，注于伏膂之脉。”丹波元简：“太冲、伏冲、伏膂，皆一脉耳。”

伛（yǔ 傴）

曲背，弯腰。素 52“刺脊间中髓，为伛。”王冰：“伛，谓伛偻，身踡屈也。”金 11“肝中风者，头目瞤，两胁痛，行常伛，令人嗜甘。”

【伛偻】 脊梁弯曲，驼背。灵 24“厥心痛，与背相控，善瘛，如从后触其心，伛偻者，肾心痛也。”张介宾：“伛偻，背曲不伸也。”

臼（jiù）

古代杵药的一种石器。伤 338“内臼中，与蜜杵二千下。”

伐（fá）

1. 砍斫，割。素 14“伐取得时，故能至坚也。”

2. 惩罚。素 69“德者福之，过者伐之。”张介宾：“有德者赐之以福，有过者伐之以灾。”

3. 残害，损伤。素 2“逆其根则伐其本，坏其真矣。”素 25“木得金而伐。”灵 9“粗工勿察，是谓伐身。”

4. 攻击，扰动。灵 18“其营气衰少而卫气内伐，故昼不精，夜不瞑。”周学海：“伐之言扰也。”素 44“有所远行劳倦，逢大热而渴，渴则阳气内伐，内伐则热舍于肾。”

5. 攻逐，消除。灵 73“用针之理……谋伐有过。”

6. 违逆。素 70“必先岁气，无伐天和。”

延（yán）

1. 长。见“延延”。

2. 延续，延长。见“延年”。

3. 蔓延。素 69“头脑户痛，延及囟顶发热。”

【延年】 延长寿命。神 1“欲轻身，益气，不老，延年者，本上经。”神 2“黑芝……久食轻身，不老，延年。”

【延延】 长貌。灵 64“水形之人……下尻长，背延延然。”马莳：“背延延然者，亦长意也。”

仲（zhòng）

中间，居中的。见“仲夏”。

【仲夏】 夏季的第二个月，即农历五月。因处夏季之中，故称。素 4“仲夏善病胸胁……仲夏不病胸胁。”

【仲冬痹】 病证名。手太阴经筋在农历十一月感邪所发的痹证。灵 13“其病当所过者支转筋痛，甚成息贲，胁急吐血……名曰仲冬痹也。”马莳：“此证当发于十一月之时，故名之曰仲冬痹也。”

【仲春痹】 病证名。足太阳经筋在农历二月感邪所发的痹证。灵 13“其病小指支跟肿痛，腘挛，脊反折，项筋急，肩不举，腋支缺盆中纽痛，不可左右摇……名曰仲春痹也。”马莳：“此证当发于二月之时，故名之曰仲春痹也。”

【仲秋痹】 病证名。足少阴经筋在农历八月感邪所发的痹证。灵 13“其病足下转筋，及所过而结者皆痛及转筋，病在此者，主痫瘛及痉，在外者不能俯，在内者不能仰……名曰仲秋痹也。”马莳：“此证当发于八月之时，故名之曰仲秋痹也。”

【仲夏痹】 病证名。手太阳经筋在农历五月感邪所发的痹证。灵 13“其病小指支，肘内锐骨后廉痛，循臂阴入腋下，腋下痛，腋后廉痛，绕肩胛引颈而痛，应耳中鸣痛，引颔目瞑，良久乃得视，颈筋急则为筋瘘颈肿……名曰仲夏痹也。”马莳：“此证当发于五月之时，故名之曰仲夏痹也。”

任（rèn）

1. 负载。素 44“今水不胜火，则骨枯而髓虚，故足不任身，发为骨痿。”

2. 承受，接受。灵 8“所以任物者谓之心。”

3. 任用，选用。灵 1“病各有所宜，各不同形，各以任其所宜。”张介宾：“九针各不同形，故其任用亦各有所宜也。”灵 73“各得其人，任之其能，故能明其事。”

4. 相当，相称。灵 6“形与气相任则寿，不相任则夭。”张介宾：“任，相当也，盖形以寓气，气以充形，有是形当有是气，有是气当有是形，故表里相称者寿，一强一弱而不相称者夭。”

5. 听凭，听任。素 1“故美其食，任其服，乐其俗，高下不相慕，其民故曰朴。”王冰：“任其服，随美恶也。”

6. 指任脉。灵 65“冲任之脉，不荣口唇，故须不生焉……其任冲不盛，宗筋不成，有气无血，唇口不荣，故须不生。”难 27“脉有奇经八脉者……有阳维，有阴维，有阳跻，有阴跻，有冲，有督，有任，有带之脉。”难 29“任之为病，其内苦结，男子为七疝，女子为瘕聚。”

【任脉】 奇经八脉之一。起于胞中，出于会阴，向前沿腹部正中线直上，至咽喉，向上到下颌部，环绕口唇，沿着面颊，到达目下。灵 65“冲脉任脉皆起于胞中。”素 1“任脉通，太冲脉盛，月事以时下，故有子。”素 60“任脉者，起于中极之下，以上毛际，循腹里上关元，至咽喉，上颐循面入目。”王冰：“所以谓之任脉者，女子得之以任养也。”

【任脉之别】 任脉的络脉，为十五络脉之一。从鸠尾穴处分出，向下布散于腹部。灵 10“任脉之别，名曰尾翳，下鸠尾散于腹。实则腹皮痛，虚则痒搔，取之所别也。”张志聪：“所谓尾翳者，即鸠尾之上，盖任脉之别络，出于下极，并经而上，复下于鸠尾，以散于腹络。”

伤（shāng 傷）

1. 创伤。《说文·人部》：“伤，创也。”素 77“故伤败结，留薄归阳，脓积寒炅。”张介宾：“故，旧也。言旧之所伤，有所败结。”神 2“络石味苦，温。主风热，死肌，痈伤，口干舌焦。”

2. 伤害，使受伤。素 2“逆之则伤肝，夏为寒变，奉长者少。”素 51“刺骨者无伤筋，刺筋者无伤肉，刺肉者无伤脉。”

3. 损，损害。素 23“久视伤血，久卧伤气，久坐伤肉，久立伤骨，久行伤筋，是谓五劳所伤。”灵 8“是故怵惕思虑者则伤神，神伤则恐惧流淫而不止。”灵 66“阳络伤则血外溢，血外溢则衄血。”

4. 触犯，触冒。素 31“人之伤于寒也，则为病热。”素 77“始富后贫，虽不伤邪，皮焦筋屈，痿躄为挛。”

5. 忧思，悲痛。见“悲伤”。

【伤中】 病证名。损伤内脏的病证。素 16“中鬲者皆为伤中，其病虽愈，不过一岁必死。”神 2“干地黄味甘，寒。主折跌绝筋，伤中。”

【伤食】 病名。饮食过量，脾胃损伤所致的病证。素 60“伤食灸之，不已者，必视其经之过于阳者，数刺其俞而药之。”神 3“孔公孽味辛，温。主伤食不化。”

【伤暑】 触冒暑热之邪。素 53“气虚身热，得之伤暑。”难 49“何谓五邪？然，有中风，有伤暑，有饮食劳倦，有伤寒，有中湿，此之谓五邪。”

【伤寒】

1. 触冒寒邪。素 53“气盛身寒，得之伤寒。”王冰：“伤，谓触冒也。”

2. 病名。广义的伤害。为一切外感热病的总称。素 31“今夫热病者，皆伤寒之类也。”王冰：“寒者，冬气也。冬时严寒，万类深藏，君子固密，不伤于寒。触冒之者，乃名伤寒。其伤于四时之气，皆能为病，以伤寒为毒者，最乘杀厉之气，中而即病，名曰伤寒；不即病者，寒毒藏于肌肤，至夏至前，变为温病，夏至后，变为热病。然其发起，皆为伤寒致之，故曰热病者，皆伤寒之类也。”难 58“伤寒有五：有中风，有伤寒，有湿温，有热病，有温病，其所苦各不同。”

3. 证名。狭义的伤寒。指感受寒邪的太阳表证。伤 3“太阳病，或已发热，或未发热，必恶寒，体痛，呕逆，脉阴阳俱紧者，名为伤寒。”

【伤寒论】 书名。东汉张机撰，约成书于 3 世纪初，为张机《伤寒杂病论》中有关伤寒病证为主体的部分。原书经魏晋王叔和整理，1065 年复经北宋校正医书局校订而成。

【伤寒病】 病名。指广义伤寒。伤 336“伤寒病，厥五日，热亦五日，设六日当复厥，不厥者自愈。”

伦（lún）

正常秩序。见“夺伦”。

华（一、huā 華）

1. 花，花朵。素 48“悬去枣华而死。”难 15“草木华叶，皆秋而落。”

2. 指雪花。素 71“寒不去，华雪水冰。”

3. 开花。素 2“天地气交，万物华实。”

4. 形容脉象之轻浮柔弱。素 48“脉至如华者，令人善恐。”王冰：“谓似花虚弱，不可正取也。”

（二、huá）

1. 光泽，光华。素 9“心者……其华在面。”森立之：“华，即光华，谓色泽。”素 17“夫精明五色者，气之华也。”

2. 鲜美。素 12“其民华食而脂肥。”王冰：“华，谓鲜美，酥酪骨肉之类也。”

（三、huà）

见“华山”

【华$_3$山】 山名。五岳之一，位于陕西渭南地区东部。神 2“白芝味辛，平……生华山。”

【华$_2$色】 指面部的气色光华。素 81“夫心者，五藏之专精也……华色者其荣也。”

【华$_3$阴】 地名。今华山北麓地区，属陕西渭南市。神 2“白石英，味甘，微温……生华阴山谷。”

【华英】

1. 华（huā）英。即花。素 74“大凉肃杀，华英改容。”

2. 华（huá）英。指人的容色神气。素 2“使华英成秀。”张介宾：“华英，言神气也。”

仰（yǎng）

抬头，脸向上。素 67“仰观其象，虽远可知也。”灵 72“少阳之人，其状立则好仰。”灵 13“在外者不能俯，在内者不能仰。”杨上善：“病在腹筋筋急，不得仰身也。”

【仰息】 仰面喘息。灵 8“肺气虚则鼻塞不利少气，实则喘喝胸盈仰息。“张介宾：“仰息，仰面而喘也。”素 52“刺膺中陷中肺，为喘逆仰息。”

仿（fǎng）

1. 相似。见“仿佛”。

2. 效法，仿效。金 1“如渴者，与猪苓汤。余皆仿此。”伤 31“诸汤皆仿此。”

【仿佛】 好像。难 52“府病者，仿佛贲响，上下行流，居处无常。”又，叶霖：“仿佛，无形质也。”丹波元简：“仿佛，言腑病游移，不审其处也。”

伪（wěi 僞）

虚假。神 1“土地所出，真伪陈新，并

六画

各有法。”

自（zì）

1. 自己，自我。素 11“敢问更相反，皆自谓是，不知其道。”灵 29“夫治民与自治，治彼与治此。”灵 46“犯者得之，避者得无殆，非求人而人自犯之。”

2. 开始。《说文·王部》：“自，始也。”素 5“年四十，而阴气自半也。”杨上善：“始衰时节年四十也。”

3. 用。《广韵·玉韵》：“自，用也。”素 43“饮食自倍，肠胃乃伤。”

4. 副词。①本来；当然。伤 383“霍乱自吐下，又利止，复更发热也。”金 4“疟脉自弦，弦数者多热，弦迟者多寒。”金 14“风水其脉自浮，外证骨节疼痛，恶风。”②自然地，不借助外物。素 9“气和而生，津液相成，神乃自生。”灵 8“精伤则骨痠痿厥，精时自下。”灵 51“以火补者，毋吹其火，须自灭也。”③仍旧。伤 151“脉浮而紧，而复下之，紧反入里，则作痞，按之自濡，但气痞耳。”金 17“下利，寸脉反浮数，尺中自涩者，必圊脓血。”

5. 介词。①表示时间或方位的由始。相当于“从”、“由”。素 3“夫自古通天者，生之本，本于阴阳。”②表示原因。相当于“由于”、“因为”。伤 359“伤寒本自寒下，医复吐下之，寒格更逆吐下。”金 14“趺阳脉当伏，今反紧，本自有寒。”

6. 连词。①表示假设关系，相当于“如”、“若”。金 2“湿家病身疼发热，面黄而喘，头痛鼻塞而烦，其脉大，自能饮食，腹中和无病。”②表示转折关系，相当于“却”。金 5“热食即下矣，冷食自能助药力。”伤 229“阳明病，发潮热，大便溏，小便自可，胸胁满不去者，与小柴胡汤。”

【自已】 自然痊愈。素 48“肝脉骛暴，有所惊骇，脉不至若瘖，不治自已。”灵 75“六经调者，谓之不病，虽病，谓之自已也。”难 13“得相生之脉者，病即自已。”

【自失】 失去自控而反常态。灵 8“心怵惕思虑则伤神，神伤则恐惧自失。”

【自用】 自行其是，不接受别人意见。灵 72“举措不顾是非，为事如常自用。”

【自利】

1. 症状名。未经攻下而泄利便溏。伤 273“太阴之为病，腹满而吐，食不下，自利益甚，时腹自痛。”伤 321“少阴病，自利清水，色纯青，心下必痛，口干燥者，可下之，宜大承气汤。”

2. 自然通利。伤 124“以热在下焦，少腹当鞕满，小便自利者，下血乃愈。”金 14“假如小便自利，此亡津液，故令渴也。”

【自冒】 症状名。自觉视物恍惚，目无所见，昏眩欲倒。伤 297“少阴病，下利止而头眩，时时自冒者，死。”成无己：“冒，为昏冒而神不清也。”

【自乘】 值日干支对应于人体相关部位。灵 61“甲乙日自乘，无刺头，无发蒙于耳内。”张介宾：“日自乘者，言其日之所值也。”

【自救】 自己拯救自己。伤 282“五六日自利而渴者，属少阴也，虚故引水自救。”

【自得】 自己感到得意或舒适。素 1“以恬愉为务，以自得为功。”素 78“妄治时愈，愚心自得。”

【自然】 天然，非人为的。灵 38“愿闻自然奈何？岐伯曰：临深决水，不用功力，而水可竭也。”张志聪：“伯言天地之道，出于自然，不待勉强。”

【自愈】 自行痊愈。伤 8“太阳病，头痛至七日自愈者，以行其经尽故也。”伤 58“凡病，若发汗，若吐，若下，若亡血，亡津液，阴阳自和者，必自愈。”

【自下利】 症状名。指未经攻下而泄泻。常因邪迫阳明，下走大肠，传导失职或脾肾阳虚，水湿内渍肠胃所致。伤 32“太阳与阳明合病者，必自下利，葛根汤主之。”

伤172“太阳与少阳合病，自下利者，与黄芩汤。”伤316“少阴病……腹痛，小便不利，四肢沉重疼痛，自下利者，此为有水气。”

【自汗出】 症状名。指人体不因劳作、炎热或服用发散药物等而自然汗出。伤6“风温为病，脉阴阳俱浮，自汗出，身重。”伤54“病人藏无他病，时发热，自汗出而不愈者，此卫气不和也。”伤233“阳明病，自汗出，若发汗，小便自利者，此为津液内竭。”

伊（yī）

水名。在今河南省西部。《广韵·脂韵》:“伊，水名。”见“伊洛”。

【伊洛】 指伊水与洛水流域。神3“蟹味咸，寒。主胸中邪气，热结痛，僻，面肿……生伊洛池泽。”

血（xuè）

1. 古代专指作祭品用的牲畜血。见“血食之君”。

2. 血液。即循行于脉中，具有营养、濡润、运载等功能的赤色液体，是维持生命活动的物质基础之一，源于中焦脾胃，由食物精华通过气化作用生成。灵30“中焦受气取汁，变化而赤，是谓血。”灵18“血者，神气也。”

3. 指瘀血、蓄血。灵10“故诸刺络脉者，必刺其结上，甚血者虽无结，急取之，以泻其邪而出其血，留之发为痹也。”素17“肝脉搏坚而长，色不青，当病坠若搏，因血在胁下，令人喘逆。”伤126“伤寒有热，少腹满，应小便不利，今反利者，为有血也，当下之，不可余药，宜抵当丸。”

4. 指出血。灵61“新产及大血之后，是五夺也。”

5. 指血络。灵19“取皮肤之血者，尽取之。”张介宾:“若皮肤之有血络者，亦当尽取去之。”

6. 指歃血。古代盟誓时极为庄重的仪式，盟誓者在口唇涂以自己割臂之血或牲畜的血，以此表示绝不背信弃义。灵9“传之后世，以血为盟。”

7. 指代心。素5“南方生热，热生火，火生苦，苦生心……血生脾，心主舌。”王冰:“然心火之气，内养血已，乃生脾土。”张介宾:“火生土也。”

8. 指代肝。素62“血有余则怒，不足则恐。”张介宾:“此肝脏之虚实也。《本神》篇曰：‘肝藏血，肝气虚则恐，实则怒。’”

【血气】

1. 血液和精气，为生命与神志活动的物质基础。灵47“人之血气精神者，所以奉生而周于性命者也。”素5“阴阳者，血气之男女也。”素26“血气者，人之神，不可不谨养。”张介宾:“形者神之体，神者形之用……故形之肥瘦，营卫血气之盛衰，皆人神之所赖也。”

2. 血分和气分。素5“定其血气，各守其乡。”张介宾:“病之或在血分，或在气分，当各察其处而不可乱也。”

3. 指郁滞之气和血。金1“血气入藏即死，入府即愈，此为卒厥。”金22“妇人六十二种风，及腹中血气刺痛，红蓝花酒主之。”

【血分】 指妇人因瘀血阻滞而导致的水肿病。金14“经为血，血不利则为水，名曰血分……病有血分、水分，何也？师曰：经水前断，后病水，名曰血分，此病难治。”尤怡:“血分者，因血而病为水也。”

【血会】 八会穴之一。血液会聚之腧穴。难45“血会鬲俞，骨会大杼。”滑寿：“血者心所统，肝所藏。膈俞，在七椎下两旁，上则心俞，下则肝俞，故为血会。”

【血闭】

1. 血脉闭阻。灵75“虚邪之中人也……搏于脉中，则为血闭不通，则为痈。”

2. 病证名。指闭经。神 1“女子带下，崩中，血闭，阴蚀。”神 2“卷柏味辛，温。主五脏邪气，女子阴中寒热痛，癥瘕，血闭，绝子。”

【血证】 蓄血证。伤 125“小便自利，其人如狂者，血证谛也，抵当汤主之。”

【血泄】 血液外泄。素 76“血泄者，脉急血无所行也。”王冰：“泄，谓泄出也。然脉气数急，血溢于中，血不入经，故为血泄。”①指针刺出血。素 62“脉大，疾出其针，无令血泄。”马莳：“候脉已大疾，则气已至矣，乃出其针，无令出血可也。”②病证名。指出血性病证，如咯血、便血等。素 69“岁火太过，炎暑流行，金肺受邪，民病疟，少气咳喘，血溢，血泄，注下。”王冰：“血泄，谓血利便血也。”素 74“甚则入肺，咳而血泄。”

【血实】

1. 瘀血壅滞之证。素 5“血实宜决之。”

2. 血液充盛。素 53“脉实血实，脉虚血虚，此其常也，反此者病。”

【血枯】

1. 病名。因年少时大出血，或酒醉房事过度伤肝所致，症见胸胁胀满，纳差，唾血，目眩，流涕，肢冷，二便出血，妇女则见月经衰少、闭经等。素 40“有病胸胁支满者，妨于食，病至则先闻腥臊臭，出清液，先唾血，四肢清，目眩，时时前后血，病名为何？何以得之？岐伯曰：病名血枯，此得之年少时，有所大脱血，若醉入房中，气竭肝伤，故月事衰少不来也。”杨上善：“血枯病形有八：一，胸胁支满；二，妨于食；三，病将发，先闻腥臊臭气；四，流出清液；五，病先唾血；六，四肢冷；七，目眩；八，大小便时复出血。有此八状，名曰血枯之病。”张介宾：“血枯者，月水断绝也。”

2. 血液枯竭。灵 81“骨伤则髓消，不当骨空，不得泄泻，血枯空虚，则筋骨肌肉不相荣，经脉败漏，薰于五藏，藏伤故死矣。”

【血便】 大便下血。素 69“民病肩背瞀重，鼽嚏，血便注下。”素 74“民病注泄赤白，少腹痛溺赤，甚则血便，少阴同候。”

【血脉】

1. 血液运行的脉道。素 44“心主身之血脉。”素 9“心者，生之本，神之变也，其华在面，其充在血脉。”灵 1“审视血脉者，刺之无殆。”

2. 指络脉。灵 74“诊血脉者，多赤多热，多青多痛，多黑为久痹。”张介宾：“血脉者，言各部之络脉也。”

3. 指脉道中的瘀血。灵 3“宛陈则除之者，去血脉也。”

【血室】 子宫。金 22“妇人少腹满如敦状，小便微难而不渴，生后者，此为水与血俱结在血室也，大黄甘遂汤主之。”或言指冲脉，参见“热入血室”。

【血络】 即体表可见的细小静脉。素 62“视其血络，刺出其血。”灵 6“久痹不去身者，视其血络，尽出其血。”灵 39“愿闻其奇邪而不在经者，岐伯曰：血络是也。”

【血积】 血液凝聚积滞的病机或证候。神 3“沙参……主血积，惊气。”神 4“蜚虻……主逐瘀血，破下血积，坚痞，癥瘕，寒热。”

【血衃】 瘀血，血块。灵 61“淫而夺形，身热，色夭然白，及后下血衃，血衃笃重，是谓四逆也。”王冰：“衃血，谓败恶凝聚之血，色赤黑也。”

【血衄】 症状名。泛指官窍及皮肤出血。素 48“脉至而搏，血衄身热者死。”

【血脓】 脓血。灵 13“其成伏梁唾血脓者，死不治。”

【血病】 血分的病变。素 20“血病身有痛者，治其经络。”素 23“咸走血，血病无多食咸。”

【血海】 冲脉，四海之一。因其有会聚

和调节十二经脉之血的功能，故名。灵 33“人有髓海，有血海，有气海，有水谷之海，凡此四者，以应四海也……血海有余，则常想其身大，怫然不知其所病。血海不足，亦常想其身小，狭然不知其所病。”马莳：“惟冲脉为十二经脉之血海。”

【血虚】 血液亏虚的病机及证候。素 39“寒气客于背俞之脉则脉泣，脉泣则血虚，血虚则痛。”素 53“脉实血实，脉虚血虚，此其常也，反此者病。”金 5“浮者血虚，络脉空虚。”

【血崩】 病名。出血来势急骤，血流如注的疾病。多指妇女月经出血。素 71“其病气怫于上，血溢目赤，咳逆头痛，血崩，胁满。”

【血道】 血液运行的脉道。灵 75“故饮食不节，喜怒不时，津液内溢，乃下留于睾，血道不通，日大不休，俯仰不便，趋翔不能。”又，《甲乙经》卷九、《太素》卷二十二“血道”并作“水道”。

【血寒】 血分受寒的病机或证候。灵 48“血寒，故宜灸之。”金 22“至有历年，血寒积结，胞门寒伤，经络凝坚。”

【血痹】 病名。因血行凝滞而引起肢体麻木不仁为主要特征的疾病。灵 78“邪入于阴，则为血痹。”金 6“血痹，阴阳俱微，寸口关上微，尺中小紧，外证身体不仁，如风痹状，黄芪桂枝五物汤主之。”

【血瘀】 血行瘀阻不通。神 3“蛴螬味咸，微温。主恶血，血瘀痹气，破折，血在胁下坚满痛，月闭，目中淫肤，青翳白膜。”

【血溢】 血溢出脉外。灵 66“阳络伤则血外溢，血外溢则衄血，阴络伤则血内溢，血内溢则后血，肠胃之络伤，则血溢于肠外。”①泛指出血性疾病。素 71“凡此少阳司天之政……民病热中，聋瞑血溢，脓疮咳呕。”素 69“岁火太过，炎暑流行，肺金受邪，民病疟，少气咳喘，血溢血泄注下。”王冰：“血溢，谓血上出于七窍也。”②指便血、尿血。素 71“凡此太阳司天之政……民病寒湿，发肌肉萎，足痿不收，濡泻血溢。”

【血瘕】 病名。因血液积滞而形成的有形肿块。素 79“阴阳并绝，浮为血瘕，沉为脓胕。”

【血络论】《灵枢经》篇名。本篇论述了刺络泻血出现的八种情况，提出观察血络的方法，并说明了滞针的原因。

【血气形志】《素问》篇名。本篇阐述了六经的气血多少、表里关系、治疗原则及针刺方法，讨论了形志变化所致各种病证和治疗方法，重点论述经脉气血多少和形志病证，故名篇。马莳：“内有血气多少、形志苦乐等义，故名篇。”

【血食之君】 指地位显赫、生活富裕的人。血食，谓受享祭品。古代杀牲取血以祭，故称。灵 29“且夫王公大人，血食之君，骄恣从欲，轻人而无能禁之。”灵 5“夫王公大人，血食之君，身体柔脆，肌肉软弱。”

【血痹虚劳病脉证并治】《金匮要略》篇名。本篇论述了血痹和虚劳的证因脉治，重点讨论了虚劳。两病皆因虚而得，故并论。

向（xiàng）

1. 朝着，对着。金 2“湿家，其人但头汗出，背强，欲得被覆向火。”金 3“向肛熏之。”

2. 去，前往。灵 49“其色上锐，首空上向，下锐下向，在左右如法。”张介宾：“凡邪随色见，各有所向，而尖锐之处，即其乘虚所进之方。”

3. 介词。表示动作的方向。金 1“譬如浸淫疮，从口起流向四肢者可治。”

【向向】 肠鸣貌。灵 26“厥而腹向向然，多寒气……腹满食不化，腹向向然，不能大便，取足太阴。”《甲乙经》卷七“向向”作“膨膨”。

囟（xìn 顖）

1. 囟门。神 3“龟甲味咸，平。主……小儿囟不合。”

2. 指头顶部。灵 10“头囟项痛。”

【囟会】 穴名。属督脉，位于头正中线上，入前发际 2 寸处。灵 23“囟会一，发际一，廉泉一。”

【囟顶】 头顶囟门部。素 69“头脑户痛，延及囟顶发热。”素 74“头项囟顶脑户中痛。”

似（sì）

相像；类似。《广雅·释诂三》:“似，类也。”又《释诂四》:“似，象也。”素 1“法则天地，象似日月，辩列星辰。”素 20“风气之病及经月之病，似七诊之病而非也。”灵 58“其所从来者微，视之不见，听而不闻，故似鬼神。”

后（hòu 後）

1. 时间较晚。与“先”、“前”相对。素 18“死心脉来，前曲后居，如操带钩。”素 25“凡刺之真，必先治神，五藏已定，九候已备，后乃存针。”灵 3“察后与先，若亡若存者，言气之虚实，补泻之先后也。”伤 384“今反不能食，到后经中，颇能食。”成无己:“到后经中，为复过一经，言七日后再经也。”

2. 指立夏、立冬后。素 74“夫子言春秋气始于前，冬夏气始于后。”王冰:“以分至明六气分位，则初气、四气，始于立春、立秋前各一十五日为纪法，三气、六气，始于立夏、立冬后各一十五日为纪法……故曰春秋气始于前，冬夏气始于后也。”

3. 位置在后。与“前”相对。素 6“圣人南面而立，前曰广明，后曰太冲。”素 17“前以候前，后以候后。”灵 7“偶刺者，以手直心若背，直痛所，一刺前，一刺后，以治心痹。”①指寸口脉关后，即尺脉。难 14“前大后小，即头痛、目眩；前小后大，即胸满短气。”叶霖:“前谓寸，后谓尺。”又，滑寿:“前后非言寸、尺，犹《十五难》前屈后居之前后，以始末言也。”②指北方。素 71“春气始于左，秋气始于右，冬气始于后，夏气始于前。”张介宾:“水气自北而南也。”③指五行中生我之母脏。难 50“从后来者为虚邪，从前来者为实邪。”徐大椿:“后，谓生我者也。”

4. 落在后面；错过。素 19“凡治病，察其形气色泽，脉之盛衰，病之新故，乃治之，无后其时。”素 20“九候之相应也，上下若一，不得相失。一候后则病，二候后则病甚，三候后则病危。所谓后者，应不俱也。”吴崑:“应不俱，言脉来应手不皆同也。”素 70“从革之纪，是谓折收，收气乃后。”王冰:“后，不及时也。”

5. 次序靠近末尾的。金 3“百合病，渴不差者，用后方主之。”

6. 向后。灵 13“其支者，后走腋后廉。”灵 31“小肠后附脊。”灵 80“上属于脑，后出于项中。”

7. 未来，将来。素 33“不当刺而刺，后五日其气必至。”素 50“内动五藏，后生大病。”灵 38“法式检押，乃后可传焉。”张介宾:“有法有则，以防其错乱，乃可传于后世焉。”

8. 指大便。素 19“身汗得后利，则实者活。”王冰:“言实者得汗外通，后得便利，自然调平。”灵 32“故平人日再后，后二升半。”伤 98“面目及身黄，颈项强，小便难者，与柴胡汤，后必下重。”

【后天】 运气术语。指气候变化晚于相应时令而至。素 69“故太过者先天，不及者后天。”王冰:“太过岁化先时至，不及岁化后时至。”素 70“阳胜者先天，阴胜者后天。”素 71“凡此阳明司天之政，气化运行后天。”

【后世】 某一时代以后的时代。素 20“余愿闻要道，以属子孙，传之后世。”灵 29“传于后世，无有终时。”

【后血】 病证名。大便下血。灵 66“阴络伤则血内溢，血内溢则后血。”

【后泄】 病证名。即泄泻。素 18“尺寒脉细，谓之后泄。”灵 74“春伤于风，夏生后泄肠澼。”

【后重】 症状名。大便排泄后肛门仍然有下坠的感觉。难 57“有大瘕泄，名曰后重……大瘕泄者，里急后重，数至圊而不能便，茎中痛。”

【后廉】 指（肢体的）后缘。灵 10“循臂内后廉，抵掌后锐骨之端，入掌内后廉。”灵 13“其病小指支肘内锐骨后廉痛。”素 60“合少阴上股内后廉，贯脊属肾。”

【后溪】 经穴名。属手太阳小肠经。输（木）穴。八会穴之一。位于掌尺侧缘，第 5 掌骨小头后下方的凹陷处，握拳时，当掌横纹端。灵 2“注于后溪，后溪者在手外侧本节之后，为俞。”

行（一、xíng）

1. 走，行走。《说文·行部》：“行，人之步趋也。”素 17“骨者髓之府，不能久立，行则振掉，骨将惫矣。”素 23“久立伤骨，久行伤筋。”灵 9“出行来者，坐而休之，如行十里顷乃刺之。”

2.（车船）行驶。灵 75“故行水者，必待天温冰释冻解，而水可行，地可穿也。”

3. 运行。素 9“天度者，所以制日月之行也。”灵 15“气行五十营于身，水下百刻，日行二十八宿。”灵 47“经脉者，所以行血气而营阴阳，濡筋骨，利关节者也。”

4. 游走，走窜。素 42“风者善行而数变。”素 63“凡痹往来行无常处者，在分肉间痛而刺之。”神 3“防风味甘，温。主……风行周身，骨节疼痹，烦满。”

5. 经过。灵 1“所注为腧，所行为经，所入为合。”马莳：“又从而经过之，则为经穴，如肺经经渠之类。”

6. 传变。素 15“行所不胜曰逆，逆则死；行所胜曰从，从则活。”王冰：“木见金脉，金见火脉……如是皆行所不胜也，故曰逆。”素 27“其行无常处，在阴与阳，不可为度。”王冰：“然邪气者，因其阴气则入阴经，因其阳气则入阳脉，故其行无常处也。”难 67“阴病行阳，阳病行阴，故令募在阴，俞在阳。”

7. 变化。素 57“阴络之色应其经，阳络之色变无常，随四时而行也。”张介宾：“阳络浮显，色不应经，故因四时之气以为进退，而变无常也。”

8. 流动，流通。素 10“血行而不得反其空，故为痹厥也。”素 64“冻解冰释，水行经通，故人气在脉。”灵 12“夫经水者，受水而行之。”

9. 疏通，疏导。素 26“补必用员，员者行也，行者移也。”王冰：“行，谓宣不行之气，令必宣行。”素 74“逸者行之。”

10. 转输；布散。素 18“藏真高于肺，以行荣卫阴阳。”素 29“今脾病不能为胃行其津液……故为胃行其津液。”张志聪：“盖四肢受水谷之气者，由脾脏之转输。”灵 60“海之所行云气者，天下也。”

11. 流行；蔓延。素 69“岁土不及，风乃大行。”素 71“其病温厉大行，远近咸若。”素 76“一人之气，病在一藏也。若言三藏俱行，不在法也。”丹波元简：“行字，诸家无解，盖谓病之行也。”森立之：“盖肾脏之气病，则必及肝脾二脏也。非肾、肝、脾三脏俱一同受病行证也。若言三脏俱行病，则不在于诊肾病之正法也。”

12. 活动，运动。素 45“机关不利者，腰不可以行，项不可以顾。”张志聪：“故机关不利者，腰不可以转行。”

13. 去，离开。《广韵·庚韵》：“行，去也。”素 46“则热聚于胃口而不行，故胃脘为痈也。”灵 1“刺寒清者，如人不欲行。”张介宾：“如人不欲行者，有留恋之意也。”

14. 做；从事。素 66“无道行私，必得夭殃。”灵 3“明知逆顺，正行无问者，言知所取之处也。”金 1“脾能伤肾，肾气微弱，则水不行；水不行，则心火气盛；心火气盛，则伤肺。”徐彬：“不知脾土能制肾水，肾水弱，心无所制，心火能制肺金，而肺为火所伤。”

15. 施行。素 2“道者，圣人行之，愚者佩之。”灵 29“余愿闻而藏之，则而行之。”灵 73“语徐而安静，手巧而心审谛者，可使行针艾。”

16. 用，使用。素 70“治热以寒，温而行之；治寒以热，凉而行之。”灵 4“能参合而行之者，可以为上工。”伤 280“太阴为病，脉弱，其人续自便利，设当行大黄芍药者，宜减之。”

17. 行为；德行。素 1“行不欲离于世，被服章，举不欲观于俗。”素 80“是以诊有大方，坐起有常，出入有行。”张介宾：“行，德行也。”灵 46“夫天之生风者，非以私百姓也，其行公平正直，犯者得之，避者得无殆。”

18. 降落。《礼记·月令》：“大雨时行。”孔颖达疏引蔡邕《〈月令〉章句》云：“行，降也。”素 70“大雨时行，湿气乃用。”

19. 成，形成。金 15“痹非中风，四肢苦烦，脾色必黄，瘀热以行。”又，程林：“瘀热行于外则发黄也。”

20. 成功。《鬼谷子·摩》：“行者，成也。”陶弘景注：“行贵成功，故曰成也。”素 77“医不能严，不能动神，外为柔弱，乱至失常，病不能移，则医事不行，此治之四过也。”又，森立之：“如此则其病不能移易平愈，是为医事不施行也。”

21. 方法。素 80“脉动无常，散阴颇阳，脉脱不具，诊无常行。”吴崑：“诊无常行，不拘于一途也。”森立之：“故其诊法无以常局可律也。”

22. 量词。次。灵 68“还而刺之，毋过三行。”难 43“故平人日再至圊，一行二升半，一日中五升。”伤 158“伤寒中风，医反下之，其人下利日数十行。”

23. 通“形”，形态。灵 72“夫五态之人者，相与毋故，卒然新会，未知其行也，何以别之？”

（二、háng）

1. 道路。灵 56“别出两行，营卫之道。”杨上善：“津液资五脏已，卫气出胃上口，营气出于中焦之后，故曰两行道也。”

2. 量词。用于成行的事物。素 61“伏兔上各二行行五者，此肾之街也。”素 58“头上五行，行五。”灵 24“厥头痛，贞贞头重而痛，泻头上五行，行五。”素 60“踝上各一行，行六穴。”

【行尸】 神气已亡，病情危重，濒临死亡的人。难 14“无魂者当死也，人虽能行，名曰行尸。”徐大椿：“行尸，言其人生道已绝，如尸之行也。”

【行水】

1. 行于水上。灵 75“善行水者，不能往冰……故行水者，必待天温，冰释冻解，而水可行。”

2. 流动的水。素 70“太阴司天，湿气下临……行水减也。”王冰：“行水，河渠流注者也。”

3. 指通调肾脏。灵 13“足厥阴之筋……治在行水清阴气。”张介宾：“此言当以药治之，在通行水脏而调阴气，盖水则肝之母也。”

【行气】 疏通、调畅气机的治疗与养生方法。灵 42“或有导引行气、乔摩、灸、熨、刺、焫、饮药之一者，可独守耶，将尽行之乎？”灵 68“恬惔无为，乃能行气。”灵 73“缓节柔筋而心和调者，可使导引行气。”

【行令】 运气术语。奉命行事，比喻岁

会之年邪气在下，犹如下奉上令而行。素68“天符为执法，岁位为行令……中行令者，其病徐而持。”王冰：“行令犹方伯。”张介宾：“行令者位乎下，犹诸司也。”

【行阴】 指性生活。灵28“筋脉懈惰则行阴用力，气不能复，故为辨。”杨上善：“行阴，入房也。”

【行走】 走动。灵43“厥气客于胫，则梦行走而不能前。”

【行步】 行走。素1“故发鬓白，身体重，行步不正，而无子耳。”素28“尺虚者，行步恇然。”

【行针】《灵枢经》篇名。该篇讨论了因人的体质差异而对针刺产生不同的效应，故而在临证治疗时要予以区别对待，要根据各人的体质和病情而采取不同的针刺方法。另外，指出了不辨人体形气的不同状态，不能因人施治而造成“数刺病益甚”的严重后果。

【行间】 穴名。属足厥阴肝经，荥穴。位于足背第一趾蹼缘中点上0.5寸处。灵2“肝出于大敦……溜于行间，行间，足大指间也，为荥。”

【行毒】 游走的邪毒。神3“芫荑……散皮肤、骨节中淫淫行毒。”

【行唐】 中药名。莨菪子的别称。见该条。神3“莨菪子味苦，寒。主齿痛出虫，肉痹拘急……一名行唐。”

【行痹】 病名。指风寒湿邪伤犯肢节、经络，以肢节酸痛，游走无定处为特点的痹证。因以风邪为主所致，故又名风痹。素43“风寒湿三气杂至，合而为痹也。其风气胜者为行痹。”张介宾：“风者善行数变，故为行痹。凡走注、历节疼痛之类皆是也。”

舟（zhōu）

船。《广雅·释水》：“舟，船也。”素80“肾气虚则使人梦见舟船溺人。”

全（quán）

1. 完整。与“残”、“缺损”相对。素5“此天地阴阳所不能全也。”伤306“赤石脂一斤（一半全用，一半筛末）。”

2. 保全。素1“夫道者能却老而全形。”素71“食岁谷以全真气。”神1“病势已过，命将难全。”

3. 完备；使完备。素1“所以能年皆度百岁而动作不衰者，以其德全不危也。”

4. 病愈。后作“痊”。素40“须其气并而治之，可使全也。”灵60“多害者其不可全乎？”

5. 治愈，使痊愈。灵4“上工十全九……中工十全七。”

6. 疑为“重”之讹。沉重。素75“坐不得起，卧者便身全，三阳之病。”《新校正》：“按《甲乙经》‘便身全’作‘身重也’。”又，王冰：“卧则经气均，故身安全。”

会（huì 會）

1. 会合，聚合。灵18“营在脉中，卫在脉外，营周不休，五十而复大会。”素35“卫气一日一夜大会于风府。”素44“阴阳揔宗筋之会，会于气街。”

2. 会聚的部位。灵66“三部之气，所伤异类，愿闻其会。”灵73“审于调气，明于经隧，左右肢络，尽知其会。”杨上善：“皆知小络所归，大络会处。”素41“刺飞阳之脉，在内踝上五寸，少阴之前，与阴维之会。”

3. 相遇；会面。素67“左右周天，余而复会。”王冰：“会，遇也，合也。”素68“土运之岁，上见太阴……天之与会也。”王冰：“天气与运气相逢会也。”灵72“夫五态之人者，相与毋故，卒然新会，未知其行也。”

4. 符合，结合。素66“善言始者，必会于终。”

5. 时机，时间。素 69“夫气之动乱，触遇而作，发无常会，卒然灾合，何以期之?”

6. 领悟，理解。见“会通”。

7. 指腧穴。素 58“溪谷三百六十五穴会，亦应一岁。”难 45“府会大仓，藏会季胁……脉会太渊，气会三焦。热病在内，取其会之气穴也。”

8. 指节度会通。素 9“夫六六之节，九九制会者，所以正天之度、气之数也……余已闻六六九九之会也。”又，森立之:“会，合算也。”

【会厌】 又名吸门，位于舌骨之后，形如树叶，柄在下，能张能收，呼吸发音时则会厌开启，饮食吞咽或呕吐时则会厌关闭，以防异物进入气管。灵 69“会厌者，音声之户也。”难 44“会厌为吸门，胃为贲门。”

【会阴】 肛门与外生殖器之间的部位。见“会阴之脉”。

【会通】 融会贯通。素 5“论理人形，列别藏府，会通六合。”

【会阴之脉】 循行于会阴部位的经脉。素 41“会阴之脉，令人腰痛，痛上漯漯然汗出。”高世栻:“会阴，在大便之前，小便之后，任督二脉相会于前后二阴间，故曰会阴。”又，森立之:“足太阳之中经，别入会阴，故谓之会阴之脉也。”

杀（一、shā 殺）

1. 杀死；致死。《说文·殳部》:“杀，戳也。”灵 60“能杀生人，不能起死者……其如刀剑之可以杀人。”神 4“乌头味辛，温……其汁煎之，名射罔，杀禽兽。”

2. 死亡。素 79“冬三月之病，在理已尽，草与柳叶皆杀。”王冰:“然肾病而正月脉有死征者，以枯草尽青，柳叶生出而皆死也。”

3. 克，战胜。素 71“寒来不杀，温病乃起，其病气怫于上。”张志聪:“杀，降也。少阳司天，而又值君火主气，故虽有时气之寒来，而不能杀二火之温热也。”

4. 攻杀，战斗。素 17“阴阳俱盛则梦相杀毁伤。”

5. 灭，除去。神 2“水银味辛，寒……杀皮肤中虱。”神 3“雄黄……杀精物恶鬼邪气、百虫、毒中，胜五兵。”

6.（秋季阴气）肃杀。素 16“七月八月，阴气始杀，人气在肺。”王冰:“七月三阴爻生，八月阴始肃杀，故云阴气始杀也。”素 49“秋气始至，微霜始下，而方杀万物。”素 70“审平之纪，收而不争，杀而无犯，五化宣明。”

7. 收割。素 5“阳生阴长，阳杀阴藏。”森立之:“生长杀藏，即生长收藏，收与杀为同义。春阳温和谓之生，秋阳冷肃谓之杀。”

（二、shài 殺）

1. 消化，消耗。见“杀谷”。

2. 衰微。见“阳杀”。

【杀气】 秋凉肃杀之气。素 71“阳光不治，杀气乃行。”张志聪:“阳气在上，为阴凝所胜，则肃杀之气乃行。”

【杀谷】 消化谷食。神 2“水苏味辛，微温。主下气，杀谷。”

合（一、hé）

1. 闭，合拢。素 19“北方水也，万物之所以合藏也。”灵 13“卒口僻，急者目不合。”金 3“筒瓦二枚合之，烧，向肛熏之。”

2. 聚合，聚集。灵 12“五藏者，合神气魂魄而藏之。”灵 41“此两阳合于前，故曰阳明。”素 48“脉至浮合，浮合如数，一息十至以上，是经气予不足也。”王冰:“如浮波之合，后至者凌前，速疾而动，无常候也。”又，森立之:“浮合者，谓寸关部之位三指下一同合而浮脉也。如，而也。言脉阴阳俱浮而数，至于一息间十至以上者，是经气之不足也。”

六画

3. 联合。素 43“风寒湿三气杂至，合而为痹也。”灵 78“寒与热争，两气相搏，合为痈脓者也。”

4. 会合。素 44“冲脉者，经脉之海也，主渗灌溪谷，与阳明合于宗筋。”灵 76“愿闻卫气之行，出入之合。”灵 11“足少阳之正，绕髀入毛际，合于厥阴。”

5. 结合。素 22“合人形以法四时五行而治，何如而从，何如而逆?”素 66“五六相合，而七百二十气为一纪，凡三十岁。”素 68“天气始于甲，地气始于子，子甲相合，命曰岁立。”

6. 交合。素 9“余闻气合而有形，因变以正名。”吴昆:“气合而有形，谓阴阳二气交合，而生万物之有形者也。”素 25“天地合气，命之曰人。”素 35“卫气之所在，与邪气相合，则病作。”

7. 合并。素 38“肺寒则外内合邪，因而客之则为肺咳。”张志聪:“外内之邪合并，因而客之，则为肺咳矣。”伤 25“今合为一方，将息如前法。”

8. 符合。素 40“夫热中消中者，皆富贵人也，今禁高梁，是不合其心。”灵 12“其治以针艾，各调其经气，固其常有合乎?”张志聪:“固其常有合于数者，即下文之六分五分，十呼七呼……皆有合于数也。”灵 38“圣人之为道者，上合于天，下合于地，中合于人事。”

9. 应合。素 17“是故声合五音，色合五行，脉合阴阳。”素 67“寒暑燥湿风火，在人合之奈何?”王冰:“合，谓中外相应。”灵 11“余闻人之合于天道也，内有五藏，以应五音、五色、五时、五味、五位也。”

10. 配合，配属。灵 2“五输之所留，六府之所与合。”杨上善:“五脏六经为里，六腑六经为表，表里合也。”灵 47“肺合大肠，大肠者，皮其应。”灵 49“肝合筋，心合脉，肺合皮，脾合肉，肾合骨也。”

11. 指相配属的器官。素 38“皮毛先受邪气，邪气以从其合也。”张介宾:“皮毛先受之则入于肺，所以从其合也。”素 43“五藏皆有合，病久而不去者，内舍于其合也。”

12. 对照，核验。素 39“余闻善言天者，必有验于人；善言古者，必有合于今。”张介宾:“古者今之鉴，欲察将来，须观既往，故善言古者，必有合于今。”《素问·气交变大论》:“善言古者，必验于今。”

13. 综合，参合。灵 45“合而察之，切而验之，见而得之。”张介宾:“合而察之，参合阴阳而详察也。”素 10“能合色脉，可以万全。”素 80“此皆五藏气虚，阳气有余，阴气不足，合之五诊，调之阴阳。”

14. 相宜，适合。素 10“故心欲苦……肾欲咸，此五味之所合也。五藏之气。”马莳:“合者，犹所谓相宜也。”又，林亿:“按全元起本云：‘此五味之合五脏气也。’连上文。《太素》同。”

15. 调和。素 22“毒药攻邪，五谷为养，五果为助，五畜为益，五菜为充，气味合而服之，以补精益气。”王冰:“气为阳化，味为阴施，气味合和则补益精气矣。”灵 5“调阴与阳，精气乃光，合形与气，使神内藏。”灵 73“寒与热争，能合而调之。”张介宾:“阴阳之气不和者，皆能和之。”

16. 同，相同。灵 40“夫一人者，亦有乱气，天下之众，亦有乱人，其合为一耳。”灵 81“经脉留行不止，与天同度，与地合纪。”素 71“使上下合德，无相夺伦。”

17. 全，整个。伤 206“阳明病，面合色赤，不可攻之，必发热。”

18. 共计，总共。素 9“故形藏四，神藏五，合为九藏以应之也。”灵 17“手之六阴，从手至胸中，三尺五寸，三六一丈八尺，五六三尺，合二丈一尺。”金 1“五藏病各有十八，合为九十病。”

19. 腧穴。①指合穴。井、荥、输、经、合五输穴之一。素 38“治府者治其合。”灵 1“所出为井，所溜为荥，所注为腧，所行为经，所入为合。”难 64“阴合水，阳合土。”②指诸经会合的腧穴。灵 73“行之逆顺，出入之合。”张介宾：“经气自内而出，自外而入，俞有不同。”史崧：“一本作会。”

20. 副词。共同，一起。伤 131“内杏仁，芒硝，合研如脂。”伤 166“右二味，各别捣筛，为散已，合治之。”金 16“以水五升，取马通汁一升，合煮，取一升。”

21. 介词。同。伤 96“加人参合前成四两半。”

22. 通“阖”。门扇。比喻阳明、厥阴经脉为人体气血、神气出入之处。灵 5“太阳为开，阳明为合，少阳为枢……合折则气无所止息而痿疾起矣……太阴为开，厥阴为合，少阴为枢……合折即气绝而喜悲。”别本及《太素》卷十、《甲乙经》卷二“合”并作“阖”。杨上善：“门有三种：一者门关，比之太阳；二者门扉，比之阳明；三者门枢，比之少阳……内门阖者，谓是厥阴。”

23. 为“含”之讹。置于口中，既不咽下，也不吐出。灵 81“其化为脓者，泻则合豕膏。”《太素》卷二十六、《千金翼方》卷二十二“合”并作“含”。

（二、gě）

量词。一升的十分之一。灵 31“齿以后至会厌，深三寸半，大容五合。”灵 32“受谷二斗四升，水六升三合合之大半。”伤 166“以香豉一合，用热汤七合，煮作稀糜。”

【合同】 符合，相同。素 68“与道合同，惟真人也。”素 1“将从上古合同于道，亦可使益寿而有极时。”

【合阴】 夜半相会于内脏。灵 18“夜半而大会，万民皆卧，命曰合阴。”张介宾：“合阴者，营卫皆归于脏，而会于天一之中也。”又，马莳：“合阴者，皆静而卧，真阴胜之候也。”

【合欢】 中药名。为豆科合欢属植物合欢的树皮或花。树皮称合欢皮，甘，平。入心、肝经。安神解郁，和血消痈。主治心神不安，忧郁，不眠，肺痈，痈肿，跌打损伤。花称合欢花，甘、苦，平。入心、脾经。舒郁，安神，理气，明目，活络。主治忧郁失眠，心神不安，健忘，胸闷纳呆，风火眼疾，视物不清，腰痛，跌打伤痛。神 2“合欢味甘，平。主安五脏，和心志，令人欢乐无忧。久服轻身，明目，得所欲。”

【合谷】 穴名。属手阳明大肠经，原穴。位于手背第一、二掌骨之间，近第二掌骨之中点处；或当拇指、食指并拢时，在第一骨间背侧肌隆起之中央处。灵 2“合谷在大指歧骨之间，为原。”灵 10“大肠手阳明之脉……循指上廉，出合谷两骨之间。”

【合和】

1. 掺和，混合。灵 39“新饮而液渗于络，而未合和于血也。”金 3“后合和，煎取一升五合，分温再服。”

2. 配伍协调。神 1“药有君、臣、佐、使，以相宣摄合和……凡此七情，合和当视之。”

【合夜】 昼夜相交时，即黄昏。素 4“日中至黄昏，天之阳，阳中之阴也；合夜至鸡鸣，天之阴，阴中之阴也。”森立之：“黄昏、合夜共为戌时，自昼分言之，故曰黄昏；自夜分言之，故曰合夜也。”丹波元简：“犹暮夜。言日暮而合于夜也，盖定昏之谓。”

【合热】 病机名。指血分之热并于胃中。伤 257“假令已下，脉数不解，合热则消谷善饥，至六七日不大便者，有瘀血，宜抵当汤。”钱潢：“此因热在血分……虽以空虚无邪之胃，而胃中虚阳，与血分热邪合并，则能消谷善饥。”尤怡：“‘合’犹‘并’也，言热气并于胃为消谷善饥。”

【合病】 病机名。指伤寒病二经或三经同时感邪，起病即同时出现各经主症。伤 32“太阳与阳明合病者，必自下利，葛根汤主之。”伤 172“太阳与少阳合病，自下利者，与黄芩汤。”伤 256“阳明、少阳合病，必下利，其脉不负者，为顺也。”钱潢：“合病者，两经三经一时并受，见证齐发，不似传经之以此传彼也。”

【合浦】 古地名。在今广东省合浦县。神 4“天鼠屎味辛，寒……生合浦山谷。”

【合谷刺】 刺法名。五刺之一。指在患处肌肉进针，而针向左右斜刺形如鸡爪的针刺方法。灵 7“凡刺有五……四曰合谷刺，合谷刺者，左右鸡足，针于分肉之间，以取肌痹，此脾之应也。”

兆（zhào）

征象，迹象。素 67“阴阳之升降，寒暑彰其兆。”素 71“夜零白露，林莽声悽，怫之兆也。”

众（zhòng 衆）

1. 多，盛多。素 12“中央者，其地平以湿，天地之所以生万物也众。”素 25“众脉不见，众凶弗闻。”

2. 增多。灵 59“病间者浅之，甚者深之，间者小之，甚者众之。”

3. 普通；一般。素 70“夫经络以通，血气以从，复其不足，与众齐同。”灵 10“不动则热，不坚则陷且空，不与众同。”

4. 大家，许多人。素 7“谨熟阴阳，无与众谋。”灵 40“余问一人，非问天下之众。”

【众人】

1. 多数人，一般人。灵 14“愿闻众人之度，人长七尺五寸者，其骨节之大小长短各几何？”灵 66“两虚相得，乃客其形，两实相逢，众人肉坚。”

2. 许多人。灵 42“诸方者，众人之方也，非一人之所尽行也。”

3. 普通体质类型的人。灵 59“众人皮肉脂膏不能相加也，血与气不能相多，故其形不小不大，各自称其身，命曰众人。”

4. 指阴阳二十五态人。灵 72“众人之属，不如五态之人者，故五五二十五人，而五态之人不与焉，五态之人，尤不合于众者也。”张介宾：“众人者，即阴阳二十五人之谓，与五态之人不同，故不合于众也。”

【众工】 一般人。素 25“虚者实之，满者泄之，此皆众工所共知也。”张志聪：“知泻有余，补不足，此粗工之所共知也。”

【众子】 百姓。素 69“余诚菲德，未尽以受至道，然而众子哀其不终。”

【众多】 多，许多。素 76“子所能治，知亦众多，与此病失矣。”灵 73“余闻九针于夫子，众多矣不可胜数。”

【众羽】 五音中羽音的一种，指代水形之人中的众羽之人。灵 65“众羽与少羽，调右足太阳下……众羽、桎羽、上羽、大羽、少羽。”

【众物】 诸多事物。素 52“神无营于众物者，静志观病人，无左右视也。”

【众庶】 百姓。素 25“君王众庶，尽欲全形。”

【众痹】

1. 多种痹证。素 74“主胜则厥气上行，心痛发热，鬲中，众痹皆作。”

2. 病名。风寒湿邪伤于分肉间，症见身痛抽掣，以病位广泛，疼痛部位游动不定，时发时止，此起彼伏为特点，治宜在痛处针刺。灵 27“愿闻众痹。岐伯对曰：此各在其处，更发更止，更居更起，以右应左，以左应右，非能周也，更发更休也。”

【众之为人】 即众羽之人。灵 64“众之为人，比于右足太阳，太阳之下洁洁然。”

创（chuāng 創）

通“疮”。疮疡。《正字通・刀部》：“创，又疡也。通作疮。”神 239“藿味辛，温。主金创，创败。”

肌（jī）

1. 肌肉。素 9“脾……其华在唇四白，其充在肌。”灵 78“脾主肌。”灵 75“热胜其寒，则烂肉腐肌为脓。”

2. 皮肤。金 22“脉数无疮，肌若鱼鳞。”吴谦等：“皮肤失润，故肌粗若鱼鳞也。”

3. 指肌表。伤 16“桂枝本为解肌，若其人脉浮紧，发热汗不出者，不可与之也。”尤怡：“解肌者，解散肌表之邪，与麻黄之发汗不同。”

4. 指果肉。素 70“其虫倮毛，其物肌核。”

5. 为“颐”之讹。指面颊。素 42“肾风之状……诊在肌上，其色黑。”《太素》卷二十八、《甲乙经》卷十“肌”并作“颐”。杨上善：“颐上肾部也，有本为‘肌上’，误也。”高世栻《素问直解》“肌”作“膹”。注云：“膹，两颊肉也。膹上，顴也。顴，肾所主也。”

6. 疑为“朓”之讹。阴历月底月见于西方。见“肌肌”。

六画

【肌气】 指脾脏精气。素 48“脉至如颓土之状，按之不得，是肌气予不足也。”森立之：“肌气者，即脾气。”

【肌肉】 肌肉。五体之一，由脾所主。灵 10“唇舌者，肌肉之本也。”素 44“脾主身之肌肉。”灵 18“壮者之气血盛，其肌肉滑。”

【肌肌】 疑为“朓朓”之讹。朓朓，月明貌。喻火形之人，光明磊落。灵 64“质徵之人，比于左手太阳，太阳之上肌肌然。”

【肌肤】

1. 肌肉皮肤的泛称。素 13“贼风数至，虚邪朝夕，内至五藏骨髓，外伤空窍肌肤。”素 55“病在肌肤，肌肤尽痛。”灵 81“热气淳盛，下陷肌肤，筋髓枯。”

2. 指肌肉。素 5“善治者治皮毛，其次治肌肤，其次治筋脉。”难 14“一损损于皮毛，皮聚而毛落……三损损于肌肉，肌肉消瘦，饮食不为肌肤。”

【肌绝】 症状名。肌肉消瘦枯槁。素 43“淫气肌绝，痹聚在脾。”张志聪：“淫气而致于肌肉焦绝。”又，森立之：“‘肌绝’不成语，亦从《太素》作‘饥绝’‘在胃’为是。盖饥绝，绝饥，谓甚饥也。但甚饥而不能食者，是邪饮闭结在胃中之证。”

【肌腠】 又名肉腠。即肌肉的纹理。素 71“温病乃作，身热头痛呕吐，肌腠疮疡。”

【肌痹】 病证名。因风寒湿邪侵袭肌肤，临床以肌肤顽麻疼痛为主症。素 55“病在肌肤，肌肤尽痛，名曰肌痹，伤于寒湿。”张介宾：“肌痹者，痹在肉也。”素 43“肌痹不已，复感于邪，内舍于脾。”

【肌寒热】 病证名。外邪侵犯肌肉所致，临床以寒热、肌肤疼痛为主症。灵 21“肌寒热者，肌痛，毛发焦而唇槁腊，不得汗。”难 58“肌寒热者，皮肤痛，唇舌槁，无汗。”

【肌肤甲错】 症状名。皮肤枯燥如鳞甲交错之状。金 6“内有干血，肌肤甲错，两目黯黑。”

肋（lèi）

肋骨。在人体胸部，左右各 12 根。灵 10“胸、胁、肋、髀、膝，外至胫骨、绝骨、外踝前，及诸节皆疼。”灵 13“足太阴之筋，起于大指之端内侧……结于肋，散于胸中。”素 58“积寒留舍，荣卫不居，卷肉缩筋，肋肘不得伸，内为骨痹，外为不仁。”

杂（*zá* 雜）

1. 混合，掺杂。素 43“风寒湿三气杂至，合而为痹也。”杨上善：“若三气杂合共为一病，称为痹。”

2. 众多，繁多。素 12“天地所以生万物也众，其民食杂而不劳。”王冰：“四方辐辏而万物交归，故人食纷杂而不劳也。”

3. 集合。《方言》卷三：“杂，集也。”灵 45“然余愿杂之毫毛，浑束为一，可乎？”

【杂术】 不正规的方法。素 78“受师不卒，妄作杂术。”马莳：“不受师术之正，妄效杂术之邪，以非为是。”

【杂合】

1. 集合，综合。灵 45“非道，何可小大深浅，杂合而为一乎？”素 12“故圣人杂合以治，各得其所宜。”又，森立之：“《医心方》引‘杂合’作‘离合’，似是。案：离合者，砭石毒药之类，各随其方土所宜以治之。离合与多少等字同例，谓分离各别也。”

2. 混杂。素 78“子年少智未及邪？将言以杂合耶？”张介宾：“言以杂合，谓已无定见，故杂合众说，而不能独断也。”

【杂学】 指医学以外的其他学问。素 76“汝受术诵书者，若能览观杂学，及于比类，通合道理。”

【杂病】《灵枢经》篇名。本篇论述了厥气上逆、心痛、喉痹、疟疾、齿痛、耳聋、鼻衄、额项腰膝疼痛、腹胀、大小便不利等疾病的诊断和治疗方法，最后介绍了痿厥病的导引疗法和呃逆的刺鼻、闭气等疗法。马莳：“内论杂病不一，故名篇。”

危（wēi）

1. 危险，不安全。素 8“主不明则十二官危。”素 68“出入废则神机化灭，升降息则气立孤危。”

2. 危难，孤危。指五运不及之年。素 70“故乘危而行，不速而至。”王冰：“通言五行气少，而有胜复之大凡也。乘彼孤危，恃乎强盛，不召而往。”

3. 危害，伤害。灵 5“上工平气，中工乱脉，下工绝气危生。”灵 79“虽有贼风邪气，不能危之也。”

4. 特指人之将死。素 20“形盛脉细，少气不足以息者危。”王冰：“危者，言其近死犹有生者也。”素 68“中执法者，其病速而危。”灵 6“形充而脉小以弱者气衰，衰则危矣。”

5. 星名。二十八宿之一，北方玄武七宿的第五宿。素 67“苍天之气经于危室柳鬼。”

旨（zhǐ）

意思，意义。素 69“此上帝所贵，先师传之，臣虽不敏，往闻其旨。”

负（fù 負）

失败。指脉弱于另一方。伤 256“阳明、少阳合病，必下利，其脉不负者，为顺也。负者，失也，互相克贼，名为负也。”伤 362“少阴负趺阳者，为顺也。”

【负蟠】 中药名。鼠妇的别称。见该条。神 4“鼠妇味酸，温……一名负蟠，一名蛜蝛。”

犲（chái）

同“豺”。见“犲羽”。

【犲羽】 中药名。刺蒺藜的别名。又名旁通、屈人、止行。见“蒺藜子”。神 2“蒺藜子……一名旁通，一名屈人，一名止行，一名犲羽。”

各（gè）

1. 各个，各自。素 1“各从其欲，皆得所愿。”素 19“五藏有病，则各传其所胜。”灵 30“六气者，各有部主也。”

2. 皆，都。灵 54“呼吸微徐，气以度行，六府化谷，津液布扬，各如其常，故能长久。”

【各自】 独自。难 16“一脉变为四时，离圣久远，各自是其法，何以别之？”

名（míng）

1. 命名，取名。素 11“故藏而不泻，名曰奇恒之府。”素 32“病虽未发，见赤色者刺之，名曰治未病。”伤 6“若发汗已，身灼热者，名风温。”

2. 事物的名称。素 42“其病各异，其名不同。”灵 42“且夫阴阳者，有名而无形。”伤 157“半夏泻心汤、甘草泻心汤，同体别名耳。”

3. 形容，称说。素 5“阳之汗，以天地之雨名之；阳之气，以天地之疾风名之。”

4. 声誉，名声。灵 73“不得其人，其功不成，其师无名。”

5. 指病证。素 77“切脉问名，当合男女。”王冰:“问名，谓问病证之名也。”

6. 大。《广韵·清韵》:“名，大也。”见“名木”。

【名木】 高大的树木。素 2“交通不表，万物命故不施，不施则名木多死。”又，王冰:“名，谓名果珍木。”素 69“复则收政严峻，名木苍雕。”

【名草】 茂盛的草。素 71“华雪水冰，杀气施化，霜乃降，名草上焦，寒雨数至。”

多（duō）

1. 数量大。与“少”相对。素 9“天地之运，阴阳之化，其于万物，孰少孰多，可得闻乎?”灵 64“血多气少则通髯美短，血少气多则少髯。”金 12“凡食少饮多，水停心下。”

2. 亢盛；超出。《说文解字注》:“多者胜少者，故引伸为‘胜’之称。”素 45“春夏则阳气多而阴气少，秋冬则阴气盛而阳气衰。”素 57“寒多则凝泣……热多则淖泽。”杨上善:“冬月寒甚则经脉凝泣……夏月热盛，血气濡甚。”灵 59“血与气不能相多，故其形不小不大，各自称其身，命曰众人。”灵 33“髓海有余，则轻劲多力，自过其度。”

3. 增多，增加。素 63“月生一日一痏，二日二痏，渐多之，十五日十五痏。”杨上善:“月生气渐增，故其痏从增至十五日也。”素 71“异者少之，同者多之。”

4. 过多，过分。金 2“甘草附子汤方……恐一升多者，服六七合为妙。”灵 63“咸走血，多食之，令人渴。”灵 64“劳心，少力，多忧劳于事……少信，多虑。”

5. 数词。表示多数。金 11“大肠有寒者，多鹜溏。”灵 44“夫百病者，多以旦慧、昼安、夕加、夜甚，何也?”

【多少】

1. 数量的大小。灵 5“血之多少，经络之数，余已知之矣。”灵 31“余愿闻六府传谷者，肠胃之小大长短，受谷之多少奈何?”素 69“留守有多少。”王冰:“留守日多则灾深，留守日少则灾浅。”

2. 增加与减少。素 71“适气同异而多少之。”

3. 或多或少。素 80“是以气多少逆皆为厥。”素 71“多少而差其分，微者小差，甚者大差。”王冰:“多则迁降多，少则迁降少，多少之应，有微有甚之异也。”

4. 太过与不及；盛与衰。素 71“气用有多少，化治有盛衰。”高世栻:“一岁之中，风热湿火燥寒六气之用，有太过不及。多，太过也；少，不及也。”灵 75“下有渐洳，上生苇蒲，此所以知形气之多少也。”张介宾:“下有渐洳则上生苇蒲，内外之应，理所皆然，人之表里，可察盛衰，亦犹是也。”

【多所闻】 穴名。为听宫穴的别名。属手太阳小肠经，手足少阳、手太阳之会。位于耳屏前方，下颌骨髁状突的后缘，张口时呈凹陷之处。素 58“耳中多所闻二穴。”王冰:“听宫穴也，在耳中珠子，大如赤小豆，手足少阳、手太阳三脉之会。”

争（zhēng）

1. 争夺，夺取。灵 72“阴阳和平之人……婉然从物，或与不争，与时变化。”

2. 争斗，对抗。素 3“阳不胜其阴，则五藏气争，九窍不通。”素 71“故圣人遇之，和而不争。”灵 78“寒与热争，两气相搏，合为痈脓者也。”

3. 竞相。素 21“一阳独啸，少阳厥也，阳并于上，四脉争张。”素 32“与厥阴脉争见者，死期不过三日。”

4. 甚，厉害。素 32“热争则狂言及惊。”素 43“肠痹者，数饮而出不行，中气喘争，时发飧泄。”

色（sè）

1. 气色。《说文·色部》:“色，颜气也。”素 5“善诊者，察色按脉，先别阴阳。”素 19“色夭不泽，谓之难已。”灵 4“正邪之中人也微，先见于色，不知于身。”张志聪:“色，气色也。”

2. 颜色。素 56“其色多青则痛，多黑则痹，黄赤则热，多白则寒。”灵 49“色者，青黑赤白黄，皆端满有别乡。”伤 260“伤寒七八日，身黄如橘子色，小便不利，腹微满者，茵陈蒿汤主之。”

3. 脸色，表情。素 81“是以人有德也，则气和于目，有亡，忧知于色。”

4. 为“邑”之讹。忧伤。见“色色”。

【色色】 为“邑邑”之讹。忧伤貌。素 49“所谓色色不能久立，久坐起则目𥆨𥆨无所见者，万物阴阳不定，未有主也。”《太素》卷八“色色”作“邑邑”。张介宾:“色色，误也，当作邑邑，不安貌。”吴崑:“邑邑，愁苦不堪之貌。”

【色泽】

1. 颜色与光泽。素 19“凡治病，察其形气色泽，脉之盛衰，病之新故，乃治之。”

2. 颜色鲜润。素 17“其耎而散色泽者，当病溢饮。”

【色部】 诊法术语。脏腑及肢体分布于面部的色诊部位。灵 49“五色之见也，各出其色部……其色部乘袭者，虽病甚，不死矣。”灵 73“各得其位，合于明堂，各处色部，五藏六府，察其所痛。”

壮（zhuàng 壯）

1. 强壮，结实。素 1“四八，筋骨隆盛，肌肉满壮。”素 5“身体轻强，老者复壮，壮者益治。”

2. 盛，大。灵 12“其脉大血多，气盛热壮。”

3. 坚定，稳固。素 54“手如握虎者，欲其壮也。”王冰:“壮，谓持针坚定也。”

4. 壮年。灵 18“老壮不同气，阴阳异位，愿闻其会。”灵 59“五十已上为老，二十已上为壮，十八已上为少。”素 63“壮者立已，老者有顷已。”

5. 艾灸一灼谓一壮。素 60“灸寒热之法，先灸项大椎，以年为壮数。”灵 22“治癫疾者……不动，灸穷骨二十壮。”

【壮火】 指气味纯厚的药物或食物。素 5“壮火之气衰，少火之气壮。壮火食气，气食少火。”马莳:“气味太厚者，火之壮也。用壮火之品，则吾人之气不能当之而反衰矣，如用乌附之类。”又，李中梓:“亢烈之火则害物，故火太过则气反衰。”

【壮士真骨】 体格强健、骨骼粗大坚实的人。灵 38“刺壮士真骨，坚肉缓节监监然，此人重则气涩血浊，刺此者，深而留之，多益其数。”张介宾:“壮士之骨多坚刚，故曰真骨。”

冲（一、chōng 衝）

1. 交通要道。见“冲衢”。

2. 通道；脉道。灵 38“临深决水，不用功力，而水可竭也。循掘决冲，而经可通也。”

3. 冲击，撞击。素 60“其病上冲喉者治其渐。”素 74“诸逆冲上，皆属于火。”伤 15“太阳病，下之后，其气上冲者，可与桂枝汤。”

4. 上升，直上。金 10“必有风冷，谷气不行，而反下之，其气必冲；不冲者，心下则痞。”魏荔彤：“下之而阴寒之凝聚于下者，必更冲动而逆上。”

5.（邪正）冲突，交争。素27“必按而止之，止而取之，无逢其冲而泻之。”杨上善：“不得此其盛冲，泻法比之不击逢逢之陈（阵）。”高世栻：“邪气冲突，宜避其锐。”又，王冰：“冲，谓应水刻数之平气也。《灵枢经》曰：水下一刻，人气在太阳……然气在太阳，则太阳气盛……夫见独盛者，便谓邪来，以针泻之，则反伤真气。”

6. 古代五行家谓相克相忌为“冲”。也作“冲”。灵46“先立其年，以知其时……当年有冲通，其病必起。”张介宾：“如水火相冲，火当畏水。金木相冲，木当畏金。”

7. 冲脉。素6“其冲在下，名曰太阴。”王冰：“冲脉在脾之下，故言其冲在下也。”难27“有冲，有督，有任，有带之脉。”难29“冲之为病，逆气而里急。”

8. 为“衡”之讹。见“长冲直扬”。

（二、chōng 冲）

1. 深。灵49“薄泽为风，冲浊为痹。”张介宾：“痹病在阴，骨肉受之，故色冲而浊。冲，深也。”

2. 虚，虚弱。灵47“皮薄而脉冲小者，小肠小而短。”杨上善：“冲，虚也，脉虚小也。”

3. 上升；上冲。也作“衝”。《字汇·水部》：“冲，上飞也。”素76“譬以鸿飞，亦冲于天。”素81“惋则冲阴，冲阴则志去目。”王冰：“冲，犹升也。”吴崑：“冲阴，逆冲于脑也。”

（三、chòng 衝）

1. 迎着，对着。《玉篇·行部》：“冲，向也。”素81“是以冲风泣下而不止……故见风则泣下也。”

2. 盛，实。灵71“故本腧者，皆因其气之虚实疾徐以取之，是谓因冲而泻，因衰而补。”杨上善：“冲，盛也。”张志聪：“因心气之盛而冲者泻之，心气之衰者补之。”

【冲气】 指冲脉之气上逆的病证。多因饮邪内伏，肾阳虚衰，冲脉之气挟饮上逆所致。临床见气从少腹上冲胸咽，并伴见手足厥逆，小便难，脉沉微，或头晕眼花等。金12“咳满即止，而更复渴，冲气复发者，以细辛、干姜为热药也。”金14“当先攻击冲气，令止，乃治咳。”赵良仁：“足少阴脉，自肾上贯肝膈，入肺中，循喉咙，其支者从肺出络心，注胸中，凡肾气上逆，必冲脉与之并行，因作冲气，从其脉所过，随处与正气相击而为病耳。”

【冲后】 时令所属五行方位相对的方位。灵77“风从所居之乡来为实风……从其冲后来为虚风，伤人者也。”张介宾：“冲者，对冲也。后者，言其来之远，远则气盛也。如太一居子，风从南方来，火反胜也……太一居酉，风从东方来，木反胜也。”

【冲阳】

1. 穴名。属足阳明胃经。原穴。位于足背最高点，解溪穴下1.5寸，当第2、3跖骨与楔骨间凹陷处。灵2“冲阳，足跗上五寸陷者中也，为原，摇足而得之。”难66“胃之原出于冲阳，三焦之原出于阳池。”

2. 指胃经的诊脉部位。位于冲阳穴处。素69“岁木太过，风气流行，脾土受邪……反胁痛而吐甚，冲阳绝者，死不治。”素74“厥阴司天……冲阳绝，死不治。”

【冲疝】 病名。多因感受寒湿，郁而为热，复感寒邪所致。临床见少腹痛引睾丸，气上冲心，二便不利等。素60“督脉者……此生病，从少腹上冲心而痛，不得前后，为冲疝。”张志聪：“其脉从少腹直上贯心，故此病从少腹上冲心，而痛绕于前后二阴之篡间，故病则不得前后，而或为冲痛之疝。”

【冲脉】 奇经八脉之一。起于气冲穴部位，与足少阴肾经相并，挟脐旁上行，到胸中后分散。因其有会聚和调节十二经脉之血的功能，故又称“十二经之海”、“血海”。因其为五脏六腑气血汇聚和调控之处，又称“五藏六府之海”。素 60“冲脉者，起于气街，并少阴之经，挟脐上行，至胸中而散。”王冰：“任脉，冲脉，皆奇经也。”灵 33“冲脉者为十二经之海。”灵 38“夫冲脉者，五藏六府之海也，五藏六府皆禀焉。”

【冲衢】 交通要冲。灵 43“客于小肠，则梦聚邑冲衢。”马莳：“邪气客于小肠，则梦会聚之邑居，或冲要之道衢。”

【冲头痛】 病症名。指脑后至眉间疼痛。后世也称正头痛。素 74“湿淫所胜……病冲头痛。”王冰：“冲头痛，谓脑后眉间痛也。”灵 10“膀胱足太阳之脉……是动则病冲头痛。”又，马莳：“及其动穴验病，则为邪气冲头而痛，脉上额交巅，入络于脑也。”

冰（一、bīng）

1. 水凝结成的固体。素 64“冻解冰释，水行经通。”素 71“其变冰雪霜雹。”灵 4“天寒则裂地凌冰。”

2. 冷，凉。见“冰水”。

（二、níng）

1. 凝结。素 16“九月十月，阴气始冰，地气始闭。”王冰：“阴气始凝，地气始闭。”森立之：“冰、凝，古今字。水冻之字，转注为凡凝结之义。”素 16“十一月十二月，冰复，地气合，人气在肾。”森立之：“冰复，即凝復。谓阳气凝伏于地中也。”

2. 结冰。素 2“冬三月，此谓闭藏，水冰地坼。”素 70“火行于稿，流水不冰。”素 71“阴始凝，气始肃，水乃冰。”

【冰水】 冷水。素 35“及其热，冰水不能寒也。”

【冰冽】 寒冷。素 12“北方者……其地高陵居，风寒冰冽。”

【冰雹】 空中降下的冰块。素 69“夏有炎烁燔燎之变，则秋有冰雹霜雪之复。”素 71“寒水胜火，则为冰雹。”

亦（yì）

1. 副词。①也；也是。素 6“阴阳之变，其在人者，亦数之可数。”素 40“夫热气慓悍，药气亦然。”素 71“有故无殒，亦无殒也。”②又。素 14“今良工皆得其法……而病不愈者，亦何暇不早乎？”金 1“风气虽能生万物，亦能害万物，如水能浮舟，亦能覆舟。”难 39“然五藏亦有六藏者，谓肾有两藏也。”③已，已经。素 2“譬犹渴而穿井，斗而铸锥，不亦晚乎？”④仅仅；不过。灵 49“别乡赤者，其色亦大如榆荚。”⑤皆，都。灵 73“五藏六府，亦有所藏，四时八风，尽有阴阳，”

2. 连词。犹则。灵 33“血海有余，则常想其身大……血海不足，亦常想其身小。”素 43“诸痹不已，亦益内也。”素 47“今外得五有余，内得二不足，此其身不表不里，亦正死明矣。”

3. 通“易”。见“食亦。”

【亦然】 也是这样。灵 45“非独针道焉，夫治国亦然。”灵 53“人之骨强筋弱肉缓皮肤厚者耐痛，其于针石之痛、火焫亦然。”伤 330“诸四逆厥者，不可下之，虚家亦然。”

齐（一、qí 齊）

1. 平齐。素 24“令其一隅居上，齐脊大椎。”素 60“折使揄臂齐肘正。”灵 4“阳陵泉者，正竖膝予之齐。”

2. 等同，相同。素 70“夫经络以通，血气以从，复其不足，与众齐同。”

3. 齐全，周全。见“下齐”。

4. 一齐；都。素 69“复则炎暑流火，湿性燥，柔脆草木焦槁，下体再生，华实齐化。”素 70“德流四政，五化齐修。”

5. 疾，敏捷。《尔雅·释诂下》：“齐，疾也。”见“徇齐”。

6. 古国名。见“齐国”。

7. 通“脐”。肚脐。素 40“居脐上为逆，居齐下为从……故环齐而痛也。”难 16“当齐有动气，按之牢若痛。”

（二、jì 齊）

1. 同“剂”。剂量。此指针刺的深浅度。灵 9“春气在毛，夏气在皮肤，秋气在分肉，冬气在筋骨，刺此病者各以其时为齐。”张介宾：“齐，剂同。药曰药剂，针曰砭剂也。”马莳：“此言刺法有浅深，当随时因人而施也。”

2. 通“醉”。酱。见“必齐”。

【齐山】 古地名。今山东省淄博地区境内。神 3“石膏味辛，微寒……生齐山山谷。”

【齐刺】 刺法名。又名三刺，十二节刺之一。指在患处正中刺一针，两旁各刺一针，三针齐下，故名。灵 7“齐刺者，直入一，傍入二，以治寒气小深者，或曰三刺。三刺者，治痹气小深者也。”张介宾：“齐者，三针齐用也，故又曰三刺。”

【齐国】 古诸侯国所辖地区，今山东省境内。国都在临淄（今山东省临淄县）。神 4“代赭味苦，寒……生齐国山谷。”

【齐朐】 古地名。今山东省临朐地区。神 2“龙胆味苦，寒……生齐朐山谷。”

【齐等】 同等，一致。素 74“论言人迎与寸口相应，若引绳小大齐等，命曰平。”

交（jiāo）

1. 交叉。灵 10“肺手太阴之脉……缺盆中痛，甚则交两手而瞀，此为臂厥。”灵 13“维筋急……左络于右，故伤左角，右足不用，命曰维筋相交。”杨上善：“筋既交于左右，故伤左额角，右足不用；伤右额角，左足不用，以此维筋相交故也。”

2. 交错，错杂。素 79“二阴二阳皆交至，病在肾。”高世栻：“二阴二阳相合皆交至者，少阴、阳明交相病也。”素 15“搏脉痹躄，寒热之交。”杨上善：“脉动之时，二脉相搏，附而动不能去者……是寒热之气相交搏。”素 33“病名阴阳交，交者死也。”滑寿：“交，谓交错也。”又，张介宾：“正以阳邪交入阴分，则阴气不守，故曰阴阳交。”

3. 此与彼受。素 71“凡此少阴司天之政，气化运行先天……寒交暑，热加燥。”林亿：“详此云寒交暑者，谓前岁终之气少阳，今岁初之气太阳，太阳寒交前岁少阳暑也。”

4. 贯通；相互通达。素 80“阴阳并交，至人之所行。”王冰：“交，谓交通也。”素 68“上下之位，气交之中，人之居也。”

5. 交会，相并。《广雅·释诂二》：“交，合也。”灵 10“还出挟口，交人中，左之右，右之左。”素 74“岁太阴在泉……黄反见黑，至阴之交。”王冰：“水土同见，故曰至阴之交，合其气色也。”素 79“三阴者，六经之所主也，交于太阴。”王冰：“六经，谓三阴三阳之经脉也。所以至手太阴者何？以肺朝百脉之气，皆交会于气口也。”

6. 性交。见“梦交”。

7. 相交处，连接处。素 41“刺腰尻交者，两髁胂上。”灵 1“节之交，三百六十五会。”素 63“刺足大指爪甲上，与肉交者各一痏。”张志聪：“当取足大指之大敦，在爪甲上与肉相交之处。”

8. 副词。①交替。《玉篇·交部》：“交，更也。”素 74“帝曰：厥阴何也？岐伯曰：两阴交尽也……两阴交尽故曰幽。”②互相，交互。见“交争”。

9. 为“夭”之讹。无光泽。素 32“太阳之脉，色荣颧骨，热病也，荣未交。”林亿：“按《甲乙经》《太素》作荣未夭，下文荣未交亦作夭。”

【交互】 谓交替之际。素 71“岁半之前，天气主之，岁半之后，地气主之，上下交互，气交主之。”

【交节】 树木枝杈长结的部位。灵 46

“木之阴阳，尚有坚脆……至其交节，而缺斤斧焉。”

【交合】

1. 相合。素 71“三之气，天政布，凉乃行，燥热交合，燥极而泽，民病寒热。”素 74“五气交合，盈虚而作。”

2. 交错杂合。素 79“阴阳交合者，立不能坐，坐不能起。”吴崑:“阴阳交合，谓阴阳之气交至合而为病也。”

【交争】 互相搏争。素 33“今邪气交争于骨肉而得汗者，是邪却而精胜也。”素 35“阴阳上下交争，虚实更作。”素 71“凡此太阳司天之政……四之气，风湿交争，风化为雨。”

【交州】 西汉地名。今越南北部。神 3“白兔藿味苦，平……一名白葛。生交州山谷。”

【交阯】 先秦地名。今越南北部。神 3“厚朴味苦，温……生交阯。”

【交变】 运气术语。指气交会而发生的变化。素 69“卒然而动者，气之交变也，其不应焉。”吴崑:“气之交会为变也。”

【交结】 互相连接。素 61“三阴之所交结于脚也，踝上各一行行六者，此肾脉之下行也，名曰太冲。”

【交流】 犹齐流。素 71“肉溃皮拆而水血交流。”

【交通】

1. 交相通达。灵 15“气行交通于中，一周于身……所谓交通者，并行一数也。”张志聪:“交通者，谓皮肤经脉之宗气，外内交通，而并行一百刻之数也。”

2. 指天地阴阳之气交互感应。素 2“交通不表，万物命故不施，不施则名木多死。”

【交趾】 古地名。泛指五岭以南。神 2“箘桂味辛，温……生交趾、桂林山谷。”

【交属】 相连。素 79“此六脉者，乍阴乍阳，交属相并。”

【交漆】 喻脉来左右傍至，如沥漆相交。素 48“脉至如交漆，交漆者，左右傍至也。”王冰:“左右傍至，言如沥漆之交，左右反戾。”张介宾:“交漆者，如泻漆之交，左右傍至，缠绵不清也。”又，高世栻:“交作绞……绞漆之脉，左右旁流，按之无根，故申言绞漆者，左右旁至也。”吴崑:“交，当作绞。绞漆，阴阳乱也。”《太素》卷十五作“交荚”，《甲乙经》卷四作“交棘”。森立之:“盖‘荚’即‘莢’字……如交莢者，谓如交加棘针，左右傍至，紧细搏击也。”

次（cì）

1. 叙事时后项对前项之称。《说文·欠部》:“次，不前不精也。”素 68“次戊辰岁，初之气，复始于一刻。”灵 2“缺盆之中，任脉也……一次任脉侧之动脉，足阳明也……二次脉手阳明也……七次脉颈中央之脉，督脉也。”张介宾:“一次者，次于中脉一行，足阳明也……即颈中第二行脉也。”灵 21“次脉，足少阳脉也，名曰天牖。次脉，足太阳也。”张志聪:“次脉者，从喉旁而次序于项后，即《本输》篇之所谓一次脉二次脉也。”

2. 顺序，次序。素 19“五藏相通，移皆有次……是顺传所胜之次。”灵 42“诸病以次相传。”素 71“夫六气者，行有次，止有位。”张介宾:“次，序也。”

3. 依次，按一定顺序排列。灵 10“经脉为始，营其所行，制其度量，内次五藏，外别六府。”灵 60“上数天文，下度地纪，内别五藏，外次六府。”灵 9“其脉乱气散，逆其营卫，经气不次。”

4. 降一等。素 5“故邪风之至，疾如风雨，故善治者治皮毛，其次治肌肤，其次治筋脉。”灵 55“上工，刺其未生者也；其次，刺其未盛者也；其次，刺其已衰者也。”

5. 第二，第二的。见“次日”。

6. 位次，地位。素 49“正月阳气出在上，而阴气盛，阳未得自次也。”王冰:“次，谓立旺之次也。”

7. 编次；排列。灵 1“臣请推而次之，令有纲纪，始于一，终于九焉。”素 66“愿夫子推而次之。”

8. 留宿，停留。《广雅·释诂四》:“次，舍也。”王念孙疏证:“为舍止之舍。”见“次舍”。

【次日】 第二天。灵 79“其道远，其气深，其行迟，不能日作，故次日乃稸积而作焉。”

【次舍】 处所，止息之所。灵 35“藏府之在胸胁腹里之内也，若匣匮之藏禁器也，各有次舍。”灵 37“府藏之在中也，各以次舍，左右上下，各如其度也。”杨上善:“次舍者，五脏六腑各有居处也。”

【次指】

1. 手食指。灵 10“肺手太阴之脉……其支者，从腕后直出次指内廉，出其端。”马莳:“盖本经经脉，虽终于大指之端，而络脉之行，从腕后之列缺穴，循合谷上行于食指之端，交于手阳明经。”

2. 足第二趾。灵 2“胃出于厉兑，厉兑者，足大指内次指之端也……溜于内庭，内庭，次指外间也。”

衣（一、yī）

1. 上衣。素 18“乳之下其动应衣，宗气泄也。”

2. 衣服。灵 36“天寒衣薄则为溺与气，天热衣厚则为汗。”素 30“病甚则弃衣而走，登高而歌。”伤 11“病人身太热，反欲得衣者，热在皮肤，寒在骨髓也。”

（二、yì）

穿戴。灵 4“天寒则裂地凌冰，其卒寒或手足懈惰，然而其面不衣何也?”素 12“其民不衣而褐荐。”

【衣服】 衣裳，服饰。灵 29“便此者，食饮衣服，亦欲适寒温。”

【衣鱼】 中药名。又名白鱼。为衣鱼科衣鱼属动物衣鱼和栉衣鱼属动物毛衣鱼的全体。咸，温。入膀胱、肝经。利尿通淋，祛风明目，解毒散结。主治淋病，尿闭，中风口㖞，小儿惊风，痫证，目翳。神 4“衣鱼味咸，温。主妇人疝瘕，小便不利，小儿中风，项强背起，摩之。一名白鱼。”

【衣被】

1. 衣服和被褥。伤 289“少阴病，恶寒而踡，时自烦，欲去衣被者，可治。”

2. 指衣服。被，同“帔”，下裳，裙。素 17“衣被不敛，言语善恶，不避亲踈者，此神明之乱也。”

产（chǎn 産）

生子。神 3“酸浆味酸，平……益气，利水道，产难，吞其实立产。”金 20“妊娠常服即易产，胎无疾苦。”

【产后】孕妇分娩之后的一段时间。金 21“产后腹痛，烦满不得卧，枳实芍药散主之。”金 21“产后，中风发热，面正赤，喘而头痛，竹叶汤主之。”

【产妇】 在分娩期或产褥期中的妇女。伤 174“附子三枚恐多也，虚弱家及产妇，宜减服之。”金 21“产妇腹痛，法当以枳实芍药散。”

【产乳】 分娩。神 3“玄参……主腹中寒热，积聚，女子产乳余疾。”

【产难】 难产。神 3“酸浆味酸，平。主热烦满，定志，益气，利水道，产难，吞其实立产。”

【产后风】 病证名。又称“产后中风”。指妇人产后感受风邪引起的病证。临床见头微痛，恶寒，时时有热，汗出，干呕，胃脘胀闷等。治宜解肌祛风，调和营卫，方用桂枝汤。金 21“产后风，续之数十日不解，头微痛，恶寒，时时有热，心下闷，干呕汗出。虽久，阳旦证续在耳，可与阳旦汤。”

【产后中风】 病证名。指妇人产后感受风邪引起的病证。临床见发热面赤，气喘，头痛等。治宜扶正祛邪，方用竹叶汤。金21“产后中风，发热，面正赤，喘而头痛，竹叶汤主之。”

决（一、jué 决）

1. 疏通，开通。灵1“闭虽久，犹可决也……犹解结也，犹决闭也。”张介宾：“犹决闭也，闭塞道路，贵开通也。”灵38“循掘决冲，而经可通也。”素5“血实宜决之。”张介宾：“决，谓泄去其血，如决水之义。”

2. 溃败，损坏。素76“真藏坏决，经脉傍绝，五藏漏泄。”王冰：“真脏，谓肺脏也。若肺脏损坏，皮膜决破，经脉傍绝而不流行。”

3. 使溃破。神3“瞿麦味苦，寒。主关格，诸癃结，小便不通。出刺，决痈肿。”

4. 断绝。见“离决”。

5. 决断，决定。素9“凡十一藏，取决于胆也。”素47“此人者，数谋虑不决，故胆虚气上溢而口为之苦。”

6. 分辨，判断。素13“余欲临病人，观死生，决嫌疑，欲知其要。”素79“三阳脉至手太阴，弦浮而不沉，决以度，察以心。”张志聪：“决，判断也。”灵10“经脉者，所以能决死生，处百病，调虚实，不可不通。”

（二、quē）

通“缺”。开裂。灵22“目眦外决于面者，为锐眦。”

【决水】 决堤放水。灵38“临深决水，不用功力，而水可竭也。”

【决气】《灵枢经》篇名。决，区别，辨别之意。气，统指精、气、津、液、血、脉。该篇主要论述了人体精、气、津、液、血、脉六气的生成、功能及失调时的病理变化。因为此六气实为一气所化，分辨为六气，故名篇。

【决断】 做决定，拿主意。素8“胆者，中正之官，决断出焉。”

【决渎】 疏浚水道。灵71“此所谓决渎壅塞，经络大通，阴阳和得者也。”

【决明子】 中药名。又名草决明、羊名等。为豆科决明属植物决明和小决明的成熟种子。苦、甘、咸，微寒。入肝、肾、大肠经。清肝明目，利水通便。主治目赤肿痛，羞明泪多，青盲，雀目，头痛头晕，视物昏暗，鼓胀，便秘，肿毒等。神3“决明子味咸，平。主青盲，目淫肤赤白膜，眼赤痛，泪出。久服益精光，轻身。”

【决渎之官】 指三焦。因其有疏通水道的作用，故名。素8“三焦者，决渎之官。”张介宾：“决，通也。渎，水道也。上焦不治则水泛高原，中焦不治则水留中脘，下焦不治则水乱二便。三焦气治，则脉络通而水道利，故曰决渎之官。”

亥（hài）

地支的第十二位。①与天干相配纪年，用于运气推演，表示厥阴风木之气，五行属性为木。素66“巳亥之岁，上见厥阴。”素71“厥阴之政奈何？岐伯曰：巳亥之纪也。”②纪月，为夏历十月的月建。灵41“亥者，十月，主左足之厥阴。”③纪日。灵78“右足应立冬，其日戊戌己亥。”④纪时。十二时辰之一，亥时相当于夜间二十一时至二十三时。伤275“太阴病欲解时，从亥至丑上。”

充（chōng）

1. 充满，充溢。《广雅·释诂一》：“充，满也。”素14“五藏阳以竭也，津液充郭。”王冰：“充，满也。郭，皮也。”灵10“饮酒者，卫气先行皮肤，先充络脉，络脉先盛。”素39“寒气稽留，炅气从上，则脉充大而血气乱，故痛甚不可按也。”

2. 丰满；充实。灵6“若形充而颧不起者骨小，骨小则夭矣。”马莳：“若形体充大而颧骨不起，则诸骨皆小，其夭必矣。”灵79“人血气积，肌肉充，皮肤致，毛发坚。”杨上善:“肌肉充实不疏。”素70“物秀而实，肤肉内充……至阴内实，物化充成。”

3. 使肿胀。灵23“热病先肤痛窒鼻充面，取之皮。”杨上善:“充面，面皮起也。”马莳“面亦充然而浮。”又，孙鼎宜:“当作‘鼻窒而充’……此谓鼻窒如塞然。”

4. 充养；滋养。《方言》十三:“充，养也。”素22“五谷为养……五菜为充。”灵30“上焦开发，宣五谷味，熏肤充身泽毛，若雾露之溉，是谓气。”灵75“真气者，所受于天，与谷气并而充身也。”

5. 充养者。素81“髓者，骨之充也。”素9“心者，生之本……其充在血脉。”

6. 充盈；繁盛。素67“中央生湿，湿生土……其在天为湿，在地为土，在体为肉，在气为充。”王冰:“土气施化，则万象盈。”

7. 充塞。《广雅·释诂三》:“充，塞也。”灵46“血气逆留，髋皮充肌，血脉不行。”张志聪:“气逆留则充塞于肌肉，血蓄积则脉道不行。”

【充实】 壮实，结实。素64“夏者，经满气溢，入孙络受血，皮肤充实。”

【充盈】 充盛。灵38“年质壮大，血气充盈。”张介宾:“年大者气血正盛，故与肥壮之人同其法。”

【充满】

1. 丰满。灵24“手太阴之下，血气盛则掌肉充满。”

2. 胀满。素62“实者外坚充满，不可按之，按之则痛。”

妄（wàng）

1. 狂乱。素71“少阴所至为悲妄衄衊。”高世栻:“妄，狂妄，心气实也。”素30“阳盛则使人妄言骂詈不避亲踈而不欲食，不欲食故妄走也。”

2. 指不合节度的行为。素1“以酒为浆，以妄为常。”

3. 胡乱，随意。素1“食饮有节，起居有常，不妄作劳。”素78“受师不卒，妄作杂术，谬言为道，更名自功，妄用砭石，后遗身咎，此治之二失也。”素80“不知此道，失经绝理，亡言妄期，此谓失道。”

4. 疑为“忘”之讹。忘记，不专注。灵1“补曰随之，随之意若妄之。”《甲乙经》卷五及王冰《素问·离合真邪论》注“妄”作“忘”。又，张介宾:“妄，虚妄也。意若妄之，言意会于有无之间也。”

【妄见】 症状名。幻视，看见虚幻、荒诞之象。素45“阳明之厥……妄见而妄言。”灵22“狂，目妄见，耳妄闻，善呼者，少气之所生也。”

【妄动】 指五运之气突然反常的变化。素69“承天而行之，故无妄动，无不应也。”

【妄行】

1. 症状名。无目的地乱走、乱动。灵22“狂言、惊、善笑、好歌乐、妄行不休者，得之大恐。”金11“梦远行而精神离散，魂魄妄行。”

2. 恣意横行。素9“此谓不及，则所胜妄行。”素70“热气妄行，寒乃复，霜不时降。”难27“当此之时，雱霈妄行。”

3. 胡乱行事。素65“不知标本，是谓妄行。”素69“妄行无征，示畏侯王。”素80“受师不卒，使术不明，不察逆从，是为妄行。”

【妄言】

1. 谬说，胡说。素78“卒持寸口，何病能中，妄言作名，为粗所穷。”

2. 症状名。神识不清而胡言乱语。素30“其妄言骂詈不避亲踈而歌者何也?”灵9“阳明终者，口目动作，喜惊妄言。”

【妄治】 胡乱施治。素78“妄治时愈，愚心自得。”

【妄闻】 症状名。神志错乱而出现的幻听。灵22“狂，目妄见，耳妄闻，善呼者，少气之所生也。”灵75“大热遍身，狂而妄见、妄闻、妄言。”

【妄语】 症状名。即谵语。神识不清而胡言乱语。难17“病若谵言妄语，身当有热，脉当洪大。”

闭（bì 閉）

1. 关门。《说文·门部》：“闭，阖门也。”灵9“深居静处，占神往来，闭户塞牖，魂魄不散。”素13“闭户塞牖，系之病者，数问其情。”

2. 关闭，闭合。素3“日西而阳气已虚，气门乃闭。”灵79“寒则皮肤急而腠理闭，暑则皮肤缓而腠理开。”素53“入虚者，左手闭针空也。”张志聪：“闭者，用爪甲按之。”

3. 壅塞不通。素33“月事不来者，胞脉闭也。”灵63“三焦之道皆闭而不通。”灵77“脉闭则结不通，善暴死。”

4. 平抑。灵19“取三里以下胃气逆，则刺少阳血络以闭胆逆。”张介宾：“又刺足少阳之络，以平其木，则胆液不泄，故曰以闭胆逆。”

5. 敛藏，闭藏。素16“九月、十月，阴气始冰，地气始闭，人气在心。”素61“冬者水始治，肾方闭。”张志聪：“肾为水脏，冬令闭藏。”

6. 指小便不通。神3“石韦味苦，平。主……五癃闭不通。”

7. 指大便不通。素39“瘅热焦渴则坚干不得出，故痛而闭不通矣。”金10“痛而闭者，厚朴三物汤主之。”

【闭口】 未裂开。金18“王不留行散方……川椒三分（除目及闭口，去汗）。”

【闭血】 病证名。即血闭。月经闭止。神170“瞿麦味苦，寒……破胎堕子，下闭血。”

【闭拒】 腠理闭合，防御外邪。素3“清静则肉腠闭拒，虽有大风苛毒，弗之能害。”

【闭药】 通闭的药物。指治疗小便不利的利尿药。灵19“饮闭药，方刺之时徒饮之。”马莳：“必饮通闭之药，以利其水，防其再肿。”又，张志聪：“饮闭药者，谓水乃尽，当饮充实脾土之药，勿使水之复来也。”

【闭绝】 郁闷气绝的病证。素28“隔塞闭绝，上下不通，则暴忧之病也。”森立之：“闭绝者，闭即郁闭，绝即闷绝运绝之绝，言郁闷气绝也。”

【闭塞】

1. 关闭，堵塞。素62“气入针出，热不得还，闭塞其门。”王冰：“言但密闭穴俞，勿令其气散泄也。”

2. 壅塞不通。素28“五藏不平，六府闭塞之所生也。”灵8“愁忧者，气闭塞而不行。”灵9“少阴终者……腹胀闭塞，上下不通而终矣。”

3. 收敛。素64“秋者，天气始收，腠理闭塞，皮肤引急。”

4. 指二便不通的病症。素65“夫病传者，心病先心痛……五日闭塞不通，身痛体重。”森立之：“闭塞不通，斥二阴旁及七窍。”神4“巴豆味辛，温……荡练五脏六腑，开通闭塞，利水谷道。”

5. 指腠理闭塞，气血不畅的病症。素28“秋亟治六府，冬则闭塞。闭塞者，用药而少针石也。”杨上善：“冬气在于骨髓，腠理闭塞，血脉凝涩，不可于针与砭石。”张介宾：“冬寒阳气闭塞，脉不易行，故当用药而少针石也。”

【闭癃】 病名。即癃闭。指小便不利，甚或不通的疾病。灵2“实则闭癃，虚则遗溺，遗溺则补之，闭癃则泻之。”马莳：“闭癃者，水道不利也。”难16“四肢满，闭癃，溲便难，转筋。”

【闭藏】 闭塞伏藏。素2“冬三月，此

六画

谓闭藏。”马莳：“阳气已伏，万物潜藏，故气象谓之闭藏也。”素 12“北方者，天地所闭藏之域也。”

问（wèn 問）

1. 询问。素 20“必审问其所始病，与今之所方病。”素 36“刺疟者，必先问其病之所先发者，先刺之。”灵 29“入国问俗，入家问讳，上堂问礼，临病人问所便。”

2. 问题。素 81“请问有毚愚仆漏之问，不在经者，欲闻其状。”

3. 与“不”、“无”连用，表示不管或不论。素 74“无问其数，以平为期。”素 77“医不能明，不问所发，唯言死日，亦为粗工。”灵 35“三里而泻，近者一下，远者三下，无问虚实，工在疾泻。”

4. 问诊法。四诊方法之一，即通过与病人进行语言交流，向病人或者陪人询问与病情有关的资料，以诊断疾病的方法。难 61“问而知之谓之工……问而知之者，问其所欲五味，以知其病所起所在也。”

羊（yáng）

1. 哺乳动物。五畜之一。素 4“南方赤色，入通于心……其畜羊。”灵 65“谷麦，畜羊，果杏。”

2. 指羊肉。灵 56“五畜：牛甘，犬酸，猪咸，羊苦，鸡辛。”

【羊肉】 中药名。为牛科山羊属动物山羊或绵羊属动物绵羊的肉。甘，热。入脾、胃、肾经。温中暖肾，益气补虚。主治脾胃虚寒，食少反胃，虚寒泻痢，腰膝酸软，阳痿，小便频数，寒疝，虚劳羸瘦，产后虚羸少气，缺乳。组方有当归生姜羊肉汤。《黄帝内经》认为其五行属火，味苦，入心。素 22“麦、羊肉、杏、薤皆苦。”灵 56“心病者，宜食麦、羊肉、杏、薤。”

【羊肠】 中药名。为羊桃的别名。参见该条。神 4“羊桃味苦，寒……一名鬼桃，一名羊肠。”

【羊胆】 中药名。为牛科山羊属动物山羊或绵羊属动物绵羊的胆汁。苦，寒。入肝、胆经。清热解毒，明目退翳，止咳。主治目赤肿痛，青盲夜盲，翳障，肺痨咳嗽，小儿热惊，咽喉肿痛，黄疸，痢疾，热毒疮疡。可代猪胆入通脉四逆加猪胆汁汤。伤 390“无猪胆，以羊胆代之。”

【羊桃】 中药名。基源为何物，不甚明了。神 4“羊桃味苦，寒。主熛热，身暴赤色，风水，积聚，恶疡。除小儿热。一名鬼桃，一名羊肠。”

【羊蹄】 中药名。为蓼科酸模属植物羊蹄或尼泊尔酸模的根。苦，寒。入心、肝、大肠经。清热通便，止血，解毒杀虫。主治大便秘结，吐血，衄血，肠风便血，痔血，崩漏，疥癣，白秃，痈疮肿毒。神 4“羊蹄味苦，寒。主头秃，疥瘙。除热，女子阴蚀。一名东方宿，一名连虫陆，一名鬼目。”

【羊踯躅】 中药名。又名闹羊花。为杜鹃花科杜鹃花属植物羊踯躅的花。辛，温，有毒。入肝经。祛风除湿，止痛，杀虫。主治风湿痹痛，偏正头痛，跌打损伤，龋齿疼痛，皮肤顽癣，疥疮。神 4“羊踯躅味辛，温。主贼风在皮肤中，淫淫痛，温疟，恶毒，诸痹。”

并（bìng）

1. 合，合并。灵 75“真气者，所受于天，与谷气并而充身也。”灵 80“裹撷筋骨血气之精而与脉并为系。”素 47“其母有所大惊，气上而不下，精气并居，故令子发为颠疾也。”森立之：“母之惊气入子之胎内，而与子之精合并而居。”

2. 聚积。素 5“阳者其精并于上，并于上则上明而下虚。”素 23“五精所并：精气并于心则喜，并于肺则悲。”素 76“喘咳者，是水气并阳明也。”

3. 偏聚。素 35“阳并于阴，则阴实而阳虚。”素 62“血气未并，五藏安定。”张介宾:“并，偏聚也。”

4. 盛实。素 3“阴不胜其阳，则脉流薄疾，并乃狂。”王冰:“并，谓盛实也。”

5. 交通。素 3“故病久则传化，上下不并，良医弗为。”王冰:“并，谓气交通也。”素 40“须其气并而治之，可使全也。”马莳:“必须其阳气从上而降，阴气从下而升，阴阳相并，然后治之。”王冰:“并，谓并合也。”

6. 与……并行。灵 13“足少阴之筋，起于小指之下，并足太阴之筋邪走内踝之下……并太阴之筋而上循阴股。”灵 18“上焦出于胃上口，并咽以上贯膈而布胸中。”灵 35“卫气之在身也，常然并脉循分肉。”

7. 挛束。素 69“面色时变，筋骨并辟。”素 74“主胜则筋骨繇并，腰腹时痛。”张介宾:“并，挛束不开也。”

8. 连词。①相当于“与”、“和”。灵 8“随神往来者谓之魂，并精而出入者谓之魄。”伤 332“本发热六日，厥反九日，复发热三日，并前六日，亦为九日。”②并且。金 21“产后……当归生姜羊肉汤主之，并治腹中寒疝。”伤 318“咳者，加五味子、干姜各五分，并主下利。”

9. 副词。①同，一起。素 21“水精四布，五经并行。”素 65“间者并行，甚者独行。”②皆，都。素 48“肾肝并沉为石水，并浮为风水。”伤 153“表里俱虚，阴阳气并竭。”神 1“药有宜丸者，宜散者，宜水煮者，宜酒渍者，宜膏煎者……并随药性不得违越。”

【并行】

1. 相伴而行。灵 13“手心主之筋，起于中指，与太阴之筋并行。”

2. 一同行走。灵 50“有人于此，并行并立，其年之长少等也。”

【并合】

1. 合并，合而为一。灵 41“此两火并合，故为阳明。”灵 66“汁沫与血相抟，则并合凝聚不得散，而积成矣。”

2. 综合，参合。素 80“不知并合，诊故不明。”

【并交】 交合，交会。素 80“阴阳并交，至人之所行。阴阳并交者，阳气先至，阴气后至。”

【并病】 指一经病证未罢，又出现另一经的病证。伤 48“二阳并病，太阳初得病时，发其汗，汗先出不彻，因转属阳明。”喻昌:“并病者，两经之证，连串为一，如贯索然。即兼并之义。”伤 142“太阳与少阳并病，头项强痛，或眩冒。”

关（guān 關）

1. 门闩。比喻太阳、太阴经脉在人体的作用。灵 5“不知根结，五藏六府，折关败枢，开合而走，阴阳大失，不可复取。”杨上善:“人之不知根结是脏腑之要，故邪离经脉，折太阳骨节关，亦败少阳筋骨维枢，及开阳明之阖，胃及太阳气有失泄也。”《太素》卷十:“太阳为关，阳明为阖，少阳为枢……太阴为关，厥阴为阖，少阴为枢。”

2. 主管出入的器官。素 61“肾者，胃之关也，关门不利，故聚水而从其类也。”王冰:“关者，所以司出入也。”张介宾:“关者，门户要会之处，所以司启闭出入也。”

3. 要冲，关隘。喻指事物的关键。灵 69“悬雍垂者，音声之关也。”张介宾:“当气道之冲，为喉间要会，故谓之关。”

4. 关联，涉及。素 38“此皆聚于胃，关于肺。”素 46“左脉浮而迟，此逆四时，在左当主病在肾，颇关在肺，当腰痛也。”吴崑:“关，关系也。”难 37“五藏者，当上关于七窍也。”

5. 关节。素 60“膝解为骸关，侠膝之骨为连骸，骸下为辅，辅上为腘，腘上为关。”森立之:“腘之上者，谓大腿小腿相合膝头关节之处也。”

6. 指形体或四肢。灵 1“粗守形，上守神……粗守关，上守机。”丹波元简：“关谓形，机为气，不必四肢关节。”灵 3“粗守关者，守四肢而不知血气正邪之往来也。”

7. 腧穴名。①古穴名。位于腘上楗下的腧穴。素 60“坐而膝痛如物隐者，治其关。”王冰：“关在腘上，当楗之后，背立按之，以动摇筋应手。”又，杨上善：“腘上髀枢为关也。”马莳：“疑是承扶穴也。”②内关与外关穴的合称。见“两关”。

8. 切脉部位名。在掌后高骨处。难 2“从关至尺是尺内，阴之所治也。”难 18“三部者，寸、关、尺也。”

9. 脉象。指尺部浮大之脉。难 3“脉有太过，有不及，有阴阳相乘，有覆有溢，有关有格，何谓也?”《伤寒杂病论·平脉法》：“寸口脉浮而大，浮为虚，大为实。在尺为关，在寸为格。”

10. 指阴气太盛，阳气不能营运的病证。灵 17“阴气太盛，则阳气不能荣也，故曰关。”

11. 为“开”之讹。见“关合”。

【关下】 指寸口脉的尺部。难 19“故男脉在关上，女脉在关下。”

【关上】 脉诊部位。①指寸口脉的寸部。难 19“故男脉在关上，女脉在关下。”伤 120“关上脉细数者，以医吐之过也。”②指寸口脉的关部。伤 154“心下痞，按之濡，其脉关上浮者，大黄黄连泻心汤主之。”钱潢：“关上者，指关脉而言也。”金 6“血痹，阴阳俱微，寸口关上微，尺中小紧，外证身体不仁，如风痹状，黄芪桂枝五物汤主之。”

【关门】 出入的门户。素 61“肾者，胃之关也，关门不利，故聚水而从其类也。”

【关元】

1. 经穴名。别名三结交、下纪、次门、丹田、大中极。足三阴、任脉交会，小肠募穴。属任脉，位于腹正中线脐下 3 寸。灵 21“脐下三寸关元也。”素 58“下纪者，关元也。”

2. 指关元穴所在的小腹部。伤 340“此冷结在膀胱关元也。”金 22“或结热中，痛在关元。”

【关节】 骨节相连处。灵 47“经脉者，所以行血气而营阴阳，濡筋骨，利关节者也。”

【关合】 为“开合”之讹。灵 47“卫气者，所以温分肉，充皮肤，肥腠理，司关合者也。”王冰《素问·生气通天论》注引“关合”作“开合”。张介宾：“卫行脉外，故主表而司皮毛之开合。”

【关冲】 经穴名。属手少阳三焦经。井(金)穴。在无名指尺侧，指甲根角旁约 0.1 寸。灵 2“三焦者，上合手少阳，出于关冲；关冲者，手小指次指之端也，为井金。”

【关闭】 气机闭塞。素 71“其病关闭不禁，心痛，阳气不藏而咳。”

【关阴】 指阴盛极而阻隔不通的病机及病证。素 9“寸口……四盛已上为关阴。”王冰：“四盛以上，阴盛之极，故关闭而溲不得通也。”张介宾：“以阴脉盛极而阳无以交，故曰关阴。”

【关枢】 太阳经在皮部的阳络。门闩及门枢，比喻太阳固卫转输阳气的功能。素 56“太阳之阳，名曰关枢。”吴崑：“关，固卫也。少阳为枢，转布阳气，太阳则约束而固卫其转布之阳，故曰关枢。”

【关刺】 刺法名。五刺之一。直刺关节周围筋腱附着部位，以治疗筋痹的方法。又称渊刺、岂刺。灵 7“关刺者，直刺左右，尽筋上，以取筋痹，慎无出血，此肝之应也，或曰渊刺，一曰岂刺。”杨上善：“刺关身之左右，尽在筋上，以去筋痹，故曰关刺。”

【关脉】 寸口关部之脉。位于桡骨茎突处。伤 128“按之痛，寸脉浮，关脉沉，名曰结胸也。”

【关格】 指阴阳俱盛，不能相互营运的病证。临床见人迎与寸口脉盛极，或有呕吐及小便不通。素 9“人迎与寸口俱盛四倍已上为关格。”王冰：“阳盛之极，故格拒而食不得入也……阴盛之极，故关闭而溲不得通也。”森立之：“‘关格’二字，为闭拒之义。或以为脉体之义，或以为病证之义，共可通矣。”灵 17“阴阳俱盛，不得相荣，故曰关格。”神 3“发髲味苦，温。主治五癃，关格不通。”

【关蛰】 太阴经在皮部的阴络。为“关槷”之讹，门中之橛，喻封藏的功能。素 56“太阴之阴，名曰关蛰。”林亿：“按《甲乙经》‘蛰’作‘执’。”丹波元简：“盖‘蛰’是‘槷’之讹。槷、闑同……《释文》：‘槷，门橛也。’《尔雅》：‘橛，谓之闑。’《周礼·考工记》郑注：‘闑，古文作槷，乃门中橛也。’关槷者，取义于门中之橛，左右之扉所合处欤。”又，森立之：“关蛰，《太素》作‘关枢’，盖太阳之阳，太阴之阴，共主发表，故为关，又曰关枢。”

米（mǐ）

1. 去皮后的粮食作物的子实。后多指稻米。见“黍米”、“稻米”。

2. 指粳米。伤 397“内粳米，煮米熟，汤成去米，温服一升。”

3. 像米粒样的东西。见“米疽”。

【米疽】 发生于腋下，局部红赤坚硬，紧缩如米粒的痈疮。灵 81“发于腋下赤坚者，名曰米疽，治之以砭石，欲细而长，疎砭之，涂以豕膏，六日已，勿裹之。”

【米粥】 米煮的粥。比喻粥样糜烂物。金 7“热之所过，血为之凝滞，蓄结痈脓，吐如米粥。”

州（zhōu）

1. 水中陆地。见“州都之官”。

2. 古代地方行政区划。素 70“一州之气，生化寿夭不同。”

【州都之官】 比喻膀胱主管水液聚集与外泄的作用。《尔雅·释水》：“水中可居曰州，小州曰陼。”都，通“陼”。州都，此指水液汇聚处。素 8“膀胱者，州都之官，津液藏焉，气化则能出矣。”孙鼎宜：“膀胱者，津液所聚之处，犹人之所聚，曰州，曰都，故曰州都之官。”

汗（hàn）

1. 汗液。五液之一。由心所主。素 7“阳加于阴谓之汗。”张志聪：“汗乃阴液，由阳气之宣发，而后能充身泽毛。”素 33“汗者，精气也。”灵 78“心主汗。”

2. 出汗。素 3“因于暑，汗，烦则喘喝，静则多言。”素 19“身汗得后利，则实者活。”伤 38“一服汗者，停后服。”

3. 治法名。用发散的方法使之汗出，以祛除邪气。素 5“其在皮者，汗而发之。”张志聪：“邪在皮毛，取汗而发散之。”素 31“其未满三日者，可汗而已。”伤 42“太阳病，外证未解，脉浮弱者，当以汗解，宜桂枝汤。”

4. 指渗出的油质液体。伤 338“蜀椒四两（出汗），桂枝六两（去皮）。”

5. 通“旱”。干旱。灵 77“以其日风雨则吉，岁美民安少病矣，先之则多雨，后之则多汗。”《太素》卷二十八“汗”作“旱”。张介宾：“汗，当作旱。”

6. 为“汙”之讹。地位低下。见“汙汙”。

【汗干】 出汗停止。素 41“汗干令人欲饮，饮已欲走。”

【汗孔】 又称汗空、玄府，今谓之汗腺。出汗的毛窍。金 14“以汗出入水中浴，水从汗孔入得之。”

【汗出】 出汗。①因病证所致的症状。素 3“汗出偏沮，使人偏枯。”灵 10“是主气所生病者，汗出，目锐眦痛。”伤 13“太阳病，头痛，发热，汗出，恶风，桂枝汤主之。”②服药或其他方法治疗后的效应。灵 6“令热入至于病所，寒复炙巾以熨之，三十遍而止。汗出以巾拭身，亦三十遍而止。”伤 82“太阳病，发汗，汗出不解，其人仍发热，心下悸，头眩，身瞤动，振振欲擗地者，真武汤主之。”金 2“风湿相搏，一身尽疼痛，法当汗出而解。”③疾病发生的缘由之一。灵 4“若醉入房，汗出当风，则伤脾。”素 3“汗出见湿，乃生痤痱。”

【汗汗】 为“汙汙”之讹。卑下貌。灵 64“水形之人，比于上羽……足少阴汗汗然。”熊本、周本“汗”作“汙”，《甲乙经》卷一“汗”作“污”。张志聪：“汙汙然者，卑下之态，如川泽之纳污也。”又，张介宾：“汗汗，濡润貌。”

【汗空】 汗孔。素 35“此令人汗空疏，腠理开。”素 61“所谓玄府者，汗空也。”张志聪：“玄府者，乃汗所出空孔，又名鬼门，盖幽玄而不可见者也。”

【汗注】 症状名。汗出如注，言汗出量多。灵 21“骨寒热者，病无所安，汗注不休。”

【汗家】 指平素不因劳作或天暑衣厚而易于出汗的人。伤 88“汗家，重发汗，必恍惚心乱，小便已阴疼，与禹余粮丸。”陈修园：“汗家，谓平素好出汗之人也。”

污（wū）

1. 污垢，脏的东西。灵 1“污虽久，犹可雪也。”素 74“余欲令要道必行，桴鼓相应，犹拔刺雪污。”

2. 不清洁，肮脏。见“污然”。

3. 低洼。见“污下”。

【污下】 地势低洼。素 70“崇高则阴气治之，污下则阳气治之。”

【污然】 混浊的样子。灵 46“其地色殆然，不与其天同色，污然独异，此其候也。”马莳：“面有天、地、人三部，其地色殆然，不与其天同色，污然甚浊，独异于上、中二部。”

江（jiāng）

指长江。灵 12“漯以南至江者为阳中之太阳。”

【江水】 长江。灵 12“手阳明外合于江水，内属于大肠。”杨上善：“江水出蜀岷山郡升迁县，东南流入海，过郡九，行七千六百六十里也。”

【江汉】 湖北省长江与汉水区域。神 4“石蚕味咸，寒……生江汉。”

【江南】 泛指长江以南。神 2“鴈肪味甘……生江南池泽。”

【江夏】 地名。今湖北省黄冈县西北。神 4“败酱味苦，性平……生江夏川谷。”

【江湖】 指江河湖海。神 4“虾蟆味辛，寒……生江湖。”

【江林山】 今四川省泸州市山名。神 4“蜀漆味辛，平……生江林山川谷。”

池（chí）

1. 池塘。见“池泽”。

2. 比喻体表低凹处。见“阳池”、“曲池”等。

【池泽】 池沼湖泽。神 2“禹余粮味甘，寒……生东海池泽。”神 39“泽泻味甘，寒……生汝南池泽。”

汝（rǔ）

1. 水名。见“汝水”。

2. 第二人称代词。你。素 76“汝受术诵书者，若能览观杂学，及于比类，通合道理。”素 77“故事有五过四德，汝知之乎？”

【汝水】 水名。今河南汝南县。源出河南鲁山县大盂山，流经宝丰、襄城、郾城、上蔡、汝南而注入淮河。灵 12“足少阴外合于汝水。”

【汝南】 地名。即今河南汝南县。神 1 “泽泻味甘，寒……生汝南池泽。”

汤（tāng 湯）

1. 热水，沸水。《说文·水部》：“汤，热水也。”灵 1 “刺诸热者，如以手探汤。”素 19 “当是之时，可汤熨及火灸刺而去之。”素 43 “胞痹者……若沃以汤，涩于小便。”

2. 汤药。中药加水煎出的汁液。素 33 “表里刺之，饮之服汤。”马莳：“又当饮之以汤剂。”伤 105 “伤寒十三日，过经谵语者，以有热也，当以汤下之。”伤 209 “少与小承气汤，汤入腹中，转失气者，此有燥屎也，乃可攻之。”

3. 五谷或菜蔬熬制的汁液。灵 80 “邪气留于上膲，上膲闭而不通，已食若饮汤，卫气留久于阴而不行。”

【汤方】 汤剂药方。灵 71 “其汤方以流水千里以外者八升……置秫米一升，治半夏五合。”

【汤火】 沸水和烈火。素 34 “人有身寒，汤火不能热，厚衣不能温。”素 35 “夫疟者之寒，汤火不能温也。”

【汤药】

1. 泛指药物的汤剂。素 81 “阴阳刺灸，汤药所滋。”

2. 指攻下的汤剂。伤 159 “伤寒服汤药，下利不止，心下痞鞕。”喻昌：“汤药者，荡涤肠胃之药，即下药也。”

【汤液】 用五谷或药物加水煎煮后的液汁。素 13 “汤液十日，以去八风五痹之病……病形已成，乃欲微针治其外，汤液治其内。”张介宾：“汤液者，五谷所制而非药也。”素 14 “五谷汤液及醪醴奈何……自古圣人之作汤液醪醴者，以为备耳。”丹波元坚：“窃以为称云汤液，则恐是煮米取汁者，而醪醴者，是酝酿所成也。”又，张介宾：“汤液醪醴，皆酒之属……然则汤液者，其即清酒之类欤。”素 76 “肝虚、肾虚、脾虚，皆令人体重烦冤，当投毒药、刺灸、砭石、汤液，或已或不已，愿闻其解。”森立之：“汤液，谓水浆、药液、食液之类也。”

【汤熨】 外治法之一。用热水或热药汁外敷患处的治疗方法。素 19 “今风寒客于人……或痹不仁肿痛，当是之时，可汤熨及火灸刺而去之。”

【汤液醪醴论】《素问》篇名。篇内讲述了汤液醪醴的制作和应用，论述了医患之间的标本关系，并讨论了水肿病的病机及治疗问题。因首论汤液醪醴，故马莳曰：“内有汤液醪醴，故名篇。”

兴（xīng 興）

1. 起身，起来。素 2 “早卧早起，与鸡俱兴。”

2. 发生，发动。《周礼·考工记·弓人》“末应将兴。”郑玄注：“兴，犹动也，发也。”素 70 “凉雨时降，风云并兴……风寒并兴，草木荣美，秀而不实，成而粃也。”

3. 盛，旺盛。《玉篇·舁部》：“兴，盛也。”素 71 “热无犯热，寒无犯寒，从者和，逆者病，不可不敬畏而远之，所谓时兴六位也。”张志聪：“兴，起也，此总言一岁之中，有应时而起之六位，各主六十日零八十七刻半，各有寒热温凉之四气，皆宜远而无犯之。”又，《素问校讹》引古抄本“興”作“舆”。

宇（yǔ）

居处，处所。素 68 “故器者生化之宇，器散则分之，生化息矣。”王冰：“宇，谓屋宇也。”

守（shǒu）

1. 防卫，防守。灵 47 “心坚则藏安守固。”马莳：“心之坚者，则脏安守固，凡外邪不能入，内忧不能恐。”

2. 镇守；守护。素 5“阴在内，阳之守也；阳在外，阴之使也。”王冰：“阴静，故为阳之镇守。”素 25“经气已至，慎守勿失。”素 70“化淳则咸守，气专则辛化而俱治。”王冰：“火来居水而反能化育，是水咸自守不与火争化也。”

3. 守护者。素 17“五藏者，中之守也。”高世栻：“所谓观五脏有余不足者，以五脏神气在中，乃中之内守也。”又，王冰：“身形之中，五神安守之所也。”

4. 守候。《玉篇・宀部》：“守，视也。”素 5“定其血气，各守其乡。”高世栻：“各守其乡，血病勿使伤气，气病勿使伤血液。”素 25“经气已至，慎守勿失。”素 70“谨守其气，无使倾移，其形乃彰。”

5. 停留。古代指某一星辰侵入别的星辰的位置。素 69“以道留久，逆守而小，是谓省下。”张介宾：“逆守，逆行不进而守其度也。”

6. 抵御。见“守邪之神”。

7. 保持，维持。素 1“精神内守，病安从来？”王冰：“法道清净，精气内持，故其气，邪不能为害。”素 68“四者之有，而贵常守，反常则灾害至矣。”素 76“夫伤肺者，脾气不守，胃气不清。”王冰：“肺气伤则脾外救，故云脾气不守。”张介宾：“肺金受伤，窃其母气，故脾不能守。”

8. 治理。灵 9“在骨守骨，在筋守筋。”马莳：“其病在筋，治之者，亦惟在筋守筋耳，不可误求之骨也。”

9. 遵守，遵循。素 14“今良工皆得其法，守其数。”素 76“夫圣人之治病，循法守度，援物比类。”张介宾：“循守法度，遵古人之绳墨也。”灵 42“或有导引行气、乔摩、灸、熨、刺、焫、饮药之一者，可独守耶，将尽行之乎？”马莳：“为医工者，可独守一法而行之，抑亦尽识而用之？”

10. 关注，把握。灵 1“小针之要，易陈而难入，粗守形，上守神……粗守关，上守机。”张介宾：“粗守形，粗工守形迹之见在也。上守神，上工察神气于冥冥也。”素 62“血气不和，百病乃变化而生，是故守经隧焉。”素 74“谨守病机，各司其属。”

11. 盘结。灵 68“虫寒则积聚，守于下管，则肠胃充郭。”张介宾：“虫寒不行，则聚于下管，而肠胃充满也。”

12. 为“宇”之讹。素 5“是以圣人为无为之事，乐恬憺之能，从欲快志于虚无之守。”胡澍：“守当作宇，形误。”

【守司】

1. 主，主管。素 74“气之相守司也，如权衡之不得相失也。”吴崑：“六气各有所主，各有所司，如权衡之平，不得相失。”张志聪：“言四时之气，守于本位，司于气交。”

2. 主见，定见。灵 47“心偏倾则操持不一，无守司也。”

3. 配合。灵 9“本末之寒温之相守司也，形肉血气必相称也，是谓平人。”张介宾：“脏气为本，肌体为末，表里寒温，司守不致相失。”又，杨上善：“春夏是阳用事，时温，人迎为本也。秋冬是阴用事，时寒，脉口为本也。其二脉不来相乘，复共保守其位，故曰相守司也。”

【守邪之神】 比喻为抵御邪气之关键。难 8“此五藏六府之本，十二经脉之根，呼吸之门，三焦之原。一名守邪之神。”徐大椿：“或谓元气既足，则邪不能伤，故曰守邪。”

安（ān）

1. 安定，平静。《尔雅・释诂下》：“安，定也。”《说文・宀部》：“安，静也。”素 1“高下不相慕，心安而不惧。”伤 158“心下痞鞕而满，干呕，心烦不得安。”伤 338“其人躁无暂安时者，此为藏厥，非蛔厥也。”

2. 使安定，安静。灵 71“持针之道，欲端以正，安以静。”杨上善：“持针当穴故端正，以志不乱故安静。”素 74“皆随胜气，安其屈伏，无问其数，以平为期。”神 2“人参味甘，微寒。主补五脏，安精神。”

3. 安稳，稳固。灵 5“枢折即骨繇而不安于地。”张介宾：“骨繇者，骨节纵缓不收，摇动不安于地也。”灵 64“上下相称，行安地，举足浮。”

4. 安全，平安。与“危”相对。素 8“故主明则下安……主不明则十二官危。”素 35“因而调之，真气得安，邪气乃亡。”

5. 安好，健康。与“病”相对。灵 47“心坚则藏安守固……凡此诸变者，持则安，减则病也。”灵 49“五藏安于胸中，真色以致，病色不见。”灵 77“以其日风雨则吉，岁美民安少病矣。”

6. 使……安好，使……健康。神 2“云母……除邪气，安五脏，益子精，明目。”神 2“女贞实，味苦，平。主补中，安五脏，养精神，除百疾。”

7. 安适，舒服。灵 21“骨寒热者，病无所安，汗注不休。”灵 66“饱食则痛，饥则安。”灵 44“夫百病者，多以旦慧，昼安，夕加，夜甚。”

8. 习惯，适应。《吕氏春秋·乐成》：“舟车之始见也，三世然后安之。”高诱注：“安，习也。”素 12“其民食鱼而嗜咸，皆安其处，美其食。”王冰：“水际以随业近之，丰其利，故居安。”灵 8“必顺四时而适寒暑，和喜怒而安居处。”素 71“安其运气，无使受邪。”

9. 安放，安置。伤 312“内半夏著苦酒中，以鸡子壳置刀环中，安火上，令三沸。”

10. 留置，留聚。灵 75“脆道更行，去其乡，不安处所乃散亡。”张介宾：“安，留聚也。去其毒气所向，不使安留处所，乃自消散矣。”

11. 看明，辨清。灵 72“视其邪正，安容仪，审有余不足。”

12. 代词。表示疑问。相当于“什么”、“什么地方”。素 35“夫病温疟与寒疟而皆安舍？舍于何藏？”灵 17“跻脉安起安止？”灵 18“营安从生？卫于焉会？”

13. 副词。表示疑问。相当于“怎么”。素 43“痹之安生？”素 76“又安足以明之。”难 79“经言迎而夺之，安得无虚？随而济之，安得无实？”

【安中】 调理中焦，使脾胃气机安和调顺的治法。神 2“大枣……主心腹邪气，安中养脾。”神 3“栝楼……补虚安中，续绝伤。”

【安心】

1. 心情安定。灵 64“土形之人……安心，好利人。”

2. 使心神安定。灵 80“余私异之，窃内怪之，独瞑独视，安心定气，久而不解。”神 3“羖羊角……久服安心，益气，轻身。”“梅实……主下气，除热烦满，安心。”张志聪：“安心者，谓烦热除而胸膈不满，则心气亦安。”

【安宁】 安和宁静。素 2“早卧早起，与鸡俱兴，使志安宁，以缓秋刑。”张志聪：“使此志安宁而不妄动也。”

【安安】 安和宁静貌。灵 64“桎之为人，比于左足太阳，太阳之上安安然。”张介宾：“安安，定静貌。”又，马莳：“安安然者，自如之义也。”

【安志】 使神志安定。神 2“龙眼……主五脏邪气，安志，厌食。”

【安陆】 地名。安陆之名最晚出现于战国晚期，春秋战国时称郧子国。位于今湖北省东北部地区。神 3“葈耳实……生安陆川谷。”

【安卧】

1. 安稳卧息。素 32“热争则狂言及惊，胁满痛，手足躁，不得安卧。”

2. 安逸久卧。素 18“安卧脉盛，谓之脱血。”王冰：“卧久伤气，气伤则脉诊应微，今脉盛而不微，则血去而气无所主乃尔。”

3. 安静嗜卧。素 18“溺黄赤安卧者，黄疸。”喻昌:“溺黄赤者，热之征也；安静嗜卧者，湿之征也。”灵 33“髓海不足，则脑转耳鸣……懈怠安卧。”

【安和】

1. 安好，健康。金 1“若五脏元真通畅，人即安和。”

2. 使安好，调和。神 4“大黄……通利水谷，调中化食，安和五脏。”

【安所】 何处。素 38“六府之咳奈何？安所受病?”素 47“人生而有病巅疾者，病名曰何？安所得之?”

【安定】 平安稳定，安康。素 62“血气未并，五藏安定。”灵 32“五藏安定，血脉和利，精神乃居。”

【安胎】 固护胎儿。治疗胎动不安的方法。神 2“桑上寄生……安胎，充肌肤。”神 3“黑雌鸡，主风寒湿痹，五缓六急，安胎。”

【安神】 即安定神志。为治疗神志不安，心悸失眠的方法。神 2“黄芝……益脾气，安神，忠信，和乐。”

【安静】

1. 安宁，平静。素 27“天地温和，则经水安静。”伤 61“下之后，复发汗，昼日烦躁不得眠，夜而安静。”灵 19“来缓则烦悗，来急则安静。”

2. 使安宁平静。灵 48“脉急则引，脉大以弱，则欲安静，用力无劳也。”

3. 沉静稳重。灵 73“语徐而安静，手巧而心审谛者，可使行针艾。”

【安魄】 即安神定志。神 2“白芝……益肺气，通利口鼻。强志意，勇悍，安魄。”

【安魂魄】 即安神定志。神 2“茯苓……久服安魂魄，养神，不饥，延年。”

【安中益气】 调理脾胃，补中益气。金 21“妇人乳中虚，烦乱呕逆，安中益气，竹皮大丸主之。”

讳（huì 諱）

讳忌。灵 29“入国问俗，入家问讳。”张介宾:“讳者，忌也。”

军（jūn 軍）

军队。灵 60“故两军相当，旗帜相望，白刃陈于中野者，此非一日之谋也。”

许（xǔ 許）

1. 允许。素 11“病不许治者，病必不治，治之无功矣。”

2. 犹处，处所。难 31“其治常在何许?”难 37“五藏之气，于何发起？通于何许?”

3. 表示约略估计的数量。伤 12“温覆令一时许，遍身漐漐微似有汗者益佳。”伤 396“蜜和为丸，如鸡子黄许大。”金 22“以白粉少许，和令相得，如枣大。”

论（lùn 論）

1. 议论，分析和说明事理。《说文·言部》:“论，议也。”灵 46“一时遇风，同时得病，其病各异，愿闻其故……请论以比匠人。”灵 73“余推而论之，以为一纪。”杨上善:“余学之于子，推寻穷问其理，十有二载。”素 40“服此药者，至甲乙日更论。”

2. 审察。灵 3“知其邪正者，知论虚邪与正邪之风也。”

3. 知，知晓。《淮南子·说山》:“以小明大，以近论远。”高诱注:“论，知也。”素 61“余论其意，未能领别其处，愿闻其处。”又，郭霭春:“论，疑误，似应作‘谕’，形近致误。”

4. 问。灵 52“博哉圣帝之论！臣请尽意悉言之。”

5. 叙说，论述。素 33“病名曰风水，论在《刺法》中。”灵 28“余已闻九针之经，论阴阳逆顺六经已毕，愿得口问。”灵

66“邪气淫泆，不可胜论。”

6. 学说，理论。素 26“三部九候为之原，九针之论不必存也。”素 69“所谓精光之论，大圣之业，宣明大道，通于无穷，究于无极也。”灵 73“捷疾辞语者可使传论。”张介宾：“如开导劝戒，解疑辩证之属，皆所谓传论也。”

7. 以议论为主的文体，即议论文。见“上古天真论”、“四气调神大论”等。

8. 指某些医学著作。素 35“帝曰：论言夏伤于暑，秋必病疟。”《新校正》：“按《生气通天论》并《阴阳应象大论》二论俱云：夏伤于暑，秋必痎疟。”素 66“论言五运相袭而皆治之，终朞之日，周而复始。”王冰：“论，谓《六节藏象论》也。”金 3“论曰：百合病者，百脉一宗，悉致其病也。”

9. 疑为“诊”之讹。素 78“不明尺寸之论，诊无人事。”王冰：“然其不明尺寸之诊，论当以何事知见于人耶！”

【论勇】《灵枢经》篇名。本篇主要论述了勇怯的形成原因、体质特征和性格表现及其对四时邪气、疼痛的反应，并说明其在诊断、治疗上的意义，故名《论勇》。

【论理】 讨论推理。素 5“余闻上古圣人，论理人形，列别藏府，端络经脉，会通六合。”张介宾：“论理，讲求也。”

【论裁】 讨论裁度。素 77“圣人之术，为万民式，论裁志意，必有法则。”张志聪：“当先度其志意之得失。”

【论痛】《灵枢经》篇名。本篇论述了体质因素与疾病治疗及预后转归的关系，重点阐述了体质差异对疼痛耐受性的影响，故名《论痛》。

【论疾诊尺】《灵枢经》篇名。本篇主要论述诊察病人尺部皮肤之厚薄、滑涩、润燥、寒热与肌肉丰满、坚实、消瘦、脆弱及脉络变化，来测知脏腑和某些部位的发病情况，同时也讨论了诊目、诊齿、诊妇女妊娠及小儿病的方法。马莳云：“篇内详论各疾诊尺知病，故名篇。”

讼（sòng 訟）

争辩，争论。《说文·言部》：“讼，争也。”灵 43“客于胆，则梦斗讼自刳。”

农（nóng）

见“神农”。

讽（fěng 諷）

朗读。《说文·言部》：“讽，诵也。”见“讽诵”。

【讽诵】 朗读，背诵。灵 48“旦暮勤服之，近者编绝，久者简垢，尚讽诵弗置，未尽解于意矣。”素 75“请受道，讽诵用解。”

设（shè 設）

1. 开掘。难 27“圣人图设沟渠，通利水道，以备不然。”

2. 连词。表示假设关系，相当于“假如”、“如果”。伤 37“设胸满胁痛者，与小柴胡汤。”伤 280“设当行大黄芍药者，宜减之，以其人胃气弱，易动故也。”金 1“设微赤非时者死。”

访（fǎng 訪）

咨询。见“访问”。

【访问】 咨询，求教。素 58“今余所访问者真数，发蒙解惑，未足以论也。”

艮（gèn）

卦名。方位为东北方。灵 77“立春艮天留。”

迅（xùn）

快，疾速。素 70“敦阜之纪……大风迅至，邪伤脾也。”

尽（一、jìn 盡）

1. 空。引申为亡失。《说文·皿部》："尽，器中空也。"素 75"子言不明不别，是世主学尽矣。"张介宾："不明不别，于道何有，是使圣人之学泯矣。"

2. 完，完毕。素 27"候呼引针，呼尽乃去。"灵 76"终而复始，一日一夜，水下百刻而尽矣。"伤 262"分温三服，半日服尽。"

3. 耗竭；衰竭。《广韵·轸韵》："尽，竭也。"素 14"形弊血尽而功不立者何?"素 49"九月阳气尽而阴气盛，故心胁痛也。"灵 3"扣之不发者，言不知补泻之意也，血气已尽而气不下也。"难 43"故平人不食饮七日而死者，水谷津液俱尽。"

4. 终止；终了。《玉篇·皿部》："尽，终也。"《小尔雅·广言》："尽，止也。"素 74"初气终三气，天气主之……四气尽终气，地气主之。"灵 76"然后常以平旦为纪，以夜尽为始。"金 21"产后七八日，无太阳证，少腹坚痛，此恶露不尽。"

5. 死。灵 54"其不能终寿而死者，何如……故中寿而尽也。"

6. 达到极限。素 7"三阴三阳俱搏，心腹满，发尽，不得隐曲，五日死。"吴崑："尽，极也。发尽，胀满之极也。"灵 15"故五十营备，得尽天地之寿矣。"张介宾："使五十营之数，常周备无失，则寿亦无穷，故得尽天地之寿矣。"难 37"关格者，不得尽其命而死矣。"

7. 使竭尽。素 16"夏刺络俞，见血而止，尽气闭环，痛病必下。"吴崑："尽气，尽其邪气。"王冰："尽气，谓出血而尽针下取所病脉盛邪之气也。"素 70"无毒治病，十去其九，谷肉果菜，食养尽之。"灵 6"五日五夜，出布绵絮，曝干之，干复渍，以尽其汁。"

8. 副词。全部，都。素 5"四时阴阳，尽有经纪。"灵 10"实则身尽痛，虚则百节尽皆纵。"灵 75"彻衣者，尽刺诸阳之奇输也。"

9. 同，同样。灵 23"先取涌泉见血，视跗上盛者，尽见血也。"

（二、jǐn 盡）

尽可能，尽量。素 26"上工救其萌芽，必先见三部九候之气，尽调不败而救之，故曰上工。"素 58"其非圣帝，孰能穷其道焉，因请溢意尽言其处。"素 68"愿夫子溢志尽言其事。"

【尽筋】 关节之处。灵 7"关刺者，直刺左右，尽筋上，以取筋痹。"张介宾："尽筋，即关节之处也。"

【尽然】 全都如此。素 25"万物尽然，不可胜竭。"

【尽意】

1. 明白意思。素 79"臣悉尽意，受传经脉，颂得从容之道，以合《从容》。"

2. 竭尽所知。灵 52"博哉圣帝之论！臣请尽意悉言之。"杨上善："尽意，欲穷所知也。"

导（dǎo 導）

1. 引导。灵 64"气有余于上者，导而下之。"张介宾："导，引也。"素 20"三候者，有天有地有人也，必指而导之，乃以为真。"高世栻："必以指循切而按导之，乃为部候之真。"又，张介宾："言必受师之指授，庶得其真也。"

2. 开导，教导。《玉篇·寸部》："导，教也。"灵 38"以言导之，切而验之。"灵 29"语之以其善，导之以其所便，开之以其所苦。"

3. 疏通。《玉篇·寸部》："导，通也。"金 22"胃气下泄，阴吹而正喧，此谷气之实也，膏发煎导之。"灵 60"其已有脓血而后遭乎，不导之以小针治乎?"

4. 治法之一。①指疏通、消导等驱邪

六画

外出的方法。灵 57“皆生于女子，可导而下。”张介宾：“月事不以时下，惟女子有之也，故可以导血之剂下之。”又，丹波元简：“导，谓坐导药，其病在胞中，故用坐药以导下之。”②指用润滑性药物置入肛门，以通下大便的方法。伤 233“若土瓜根及大猪胆汁，皆可为导。”吴谦：“或土瓜根宣气通燥，或猪胆汁清热润燥，皆可引为导法，择而用之可也。”

5. 摄养。参见“导引”。

【导气】 疏导经气。灵 34“徐入徐出，谓之导气。”灵 71“泻欲端以正，补必闭肤，辅针导气，邪得淫泆，真气得居。”张介宾：“以手辅针，导引其气。”

【导引】 养生方法。导气引体，即以肢体运动、呼吸运动和自我按摩等相结合的养生方法。素 12“故导引按跻者，亦从中央出也。”王冰：“导引，谓摇筋骨，动肢节。”灵 73“缓节柔筋而心和调者，可使导引行气。”金 1“四肢才觉重滞，即导引、吐纳、针灸、膏摩，勿令九窍闭塞。”

异（yì 異）

1. 区别，区分。灵 1“异其章，别其表里，为之终始。”灵 64“先立五形金木水火土，别其五色，异其五形之人，而二十五人具矣。”素 38“何以异之？”

2. 不相同。素 5“智者察同，愚者察异。”灵 18“营卫者精气也，血者神气也，故血之与气，异名同类焉。”金 22“其虽同病，脉各异源。”

3. 怪异，诧异。素 68“余闻而藏之，心私异之，不知其所谓也。”灵 80“余私异之，窃内怪之。”

【异翘】 中药名。为连翘的别名。见该条。神 4“连翘味苦，平。主寒热，鼠瘘，瘰疬，痈肿，恶疮，瘿瘤，结热，蛊毒。一名异翘，一名兰华。”

【异法方宜论】《素问》篇名。本篇主要叙述了东西南北中央的地理环境、生活特点、发病等不同情况，以及砭石、毒药、灸刺、微针、导引按摩等五种治法，最后强调医生必须综合掌握这些情况和治法，始能达到治各得其宜的目的。

弛（chí）

1. 松懈，松缓，松弛。素 50“肝动则春病热而筋弛。”王冰：“弛，犹纵缓也。”灵 10“手太阳之别……实则节弛肘废。”金 14“腰髋弛痛，如有物在皮中状。”

2. 毁坏。《国语·鲁语》：“文公欲弛孟文子之宅。”注：“弛，毁也。”灵 46“木之阴阳，尚有坚脆，坚者不入，脆者皮弛。”

【弛张】 交替，变更。素 66“幽显既位，寒暑弛张，生生化化。”张介宾：“弛张，往来也。”

【弛纵】 松弛。灵 13“热则筋弛纵不收，阴痿不用。”

孙（sūn）

1. 儿子的子女。亦泛指后代。见“子孙”。

2. 脉络的细小分支。灵 17“经脉为里，支而横者为络，络之别者为孙。”张介宾：“孙者言其小也。”

【孙脉】 即孙络。素 49“所谓客孙脉则头痛鼻鼽腹肿者，阳明并于上。”高世栻：“孙脉，孙络脉也。”素 62“络之与孙脉俱输于经。”灵 81“血和则孙脉先满溢，乃注于络脉。”

【孙络】 络脉的细小分支。素 58“愿闻孙络溪谷，亦有所应乎？”王冰：“孙络，小络也，谓络之支别者。”素 63“今邪客于皮毛，入舍于孙络，留而不去。”灵 19“夏取盛经孙络，取分间绝皮肤。”

阵（zhèn 陣）

战斗队形。灵 55“无迎逢逢之气，无

击堂堂之阵。”

阯（zhǐ）

地名。见“交阯”。

阳（yáng 陽）

1. 山的南面或水的北面。《玉篇·阜部》:“阳，山南水北也。”神 2“生南山之阳山谷中。”

2. 明显。素 75“阳言不别，阴言不理。”高世栻:“阳，犹明也……明言之，不能如黑白之别。”

3. 太阳；阳光。见“朝阳”。

4. 指白昼。素 35“卫气者，昼日行于阳，夜行于阴，此气得阳而外出，得阴而内薄。”高世栻:“此卫气得日阳而外出，得夜阴而内薄。”

5. 古代哲学概念。与“阴”相对，是对宇宙万物以及人体等所进行的空间、时间、性质等方面的划分。一般来说，阳代表事物光明、温热、在上、在外、运动、亢进、功能、无形等方面。①空间划分。素 5“天不足西北，故西北方阴也……地不满东南，故东南方阳也……东方阳也……西方阴也。”灵 12“故天为阳，地为阴，腰以上为天，腰以下为地。故海以北者为阴，湖以北者为阴中之阴，漳以南者为阳，河以北至漳者为阳中之阴，漯以南至江者为阳中之太阳，此一隅之阴阳也。”灵 28“阳者主上，阴者主下。”灵 41“日为阳，月为阴。”素 4“夫言人之阴阳，则外为阳，内为阴。言人身之阴阳，则背为阳，腹为阴。言人身之藏府中阴阳，则藏者为阴，府者为阳。肝心脾肺肾五藏皆为阴，胆胃大肠小肠膀胱三焦六府皆为阳……故背为阳，阳中之阳，心也；背为阳，阳中之阴，肺也；腹为阴，阴中之阴，肾也；腹为阴，阴中之阳，肝也；腹为阴，阴中之至阴，脾也。”灵 6“在内者，五藏为阴，六府为阳；在外者，筋骨为阴，皮肤为阳。”灵 78“皮者，肺之合也，人之阳也。”素 34“四支者，阳也。”灵 41“腰以上者为阳，腰以下者为阴。”灵 9“病在上者阳也，病在下者阴也。”②时间划分。灵 76“故房至毕为阳，昴至心为阴，阳主昼，阴主夜。”张志聪:“房至毕为阳者，日随天道，自东而西……此昼日行于阳也……昴至心为阴者，日随天道，自西而东，绕地环转……此夜行于阴也。”素 4“平旦至日中，天之阳，阳中之阳也；日中至黄昏，天之阳，阳中之阴也。合夜至鸡鸣，天之阴，阴中之阴也；鸡鸣至平旦，天之阴，阴中之阳也。”③性质划分。素 5“积阴为地，积阳为天。阴静阳躁，阳生阴长，阳杀阴藏。阳化气，阴成形……水为阴，火为阳，阳为气，阴为味。”素 7“所谓阴阳者，去者为阴，至者为阳；静者为阴，动者为阳；迟者为阴，数者为阳。”难 4“浮者阳也，滑者阳也，长者阳也；沉者阴也，短者阴也，涩者阴也。”素 20“九候之脉皆沉细弦绝者为阴……盛躁喘数者为阳。”灵 74“故阴主寒，阳主热。”灵 6“病有形而不痛者，阳之类也；无形而痛者，阴之类也。”灵 9“病痛者阴也，痛而以手按之不得者阴也……痒者阳也。”素 74“辛甘发散为阳，酸苦涌泄为阴，咸味涌泄为阴，淡味渗泄为阳。”

6. 古代哲学概念。是对构成宇宙万物的本元之气的划分，与“阴”相对，分别指阳气与阴气。素 70“敷和之纪，木德周行，阳舒阴布，五化宣平。”高世栻:“阳气以舒，阴气以布。”素 49“五月盛阳之阴也，阳者衰于五月，而一阴气上，与阳始争。”马莳:“天之阳气至五月渐下，而一阴初生……阴气上与阳气相争。”素 74“故阳之动，始于温，盛于暑。”素 80“阳从左，阴从右。”王冰:“阳气之多少皆从左，阴气之多少皆从右。”金 1“少阳之时，阳始生，天得温和。”

7. 指人体属阳的不同部位。①肌表或浅表部位。灵 4“下至委阳之阳取之。”马莳:“古人谓外为表，又名之曰阳。”素 62“其生于阳者，得之风雨寒暑；其生于阴者，得之饮食居处，阴阳喜怒。”丹波元坚:“生于阳生于阴之阴阳，即言表里。”灵 23“病先起于阳，后入于阴者，先取其阳，后取其阴，浮而取之。”张志聪:“夫外为阳，内为阴，病先起于分腠之间，而后入于里阴者……浮而取之者，使外受之邪仍从表出也。”伤 141“病在阳，应以汗解之。”尤怡:“病在阳者，邪在表也。”灵 63“上焦者，受气而营诸阳者也。”张介宾:“营诸阳，营养阳分也。”任谷庵:“上焦者，受中焦之气，而营诸表阳者也。”杨上善:“上焦卫气，行于脉，外营腠理诸阳。”②肢体外侧面。素 60“两髆骨空，在髆中之阳……股骨上空在股阳。”高世栻:“阳，外侧也。”难 29“阴跻为病，阳缓而阴急。阳跻为病，阴缓而阳急。”③背部。难 67“故令募在阴，俞在阳。”滑寿:“在腹为阴，则谓之募；在背为阳，则谓之俞。”④上部。灵 34“清气在阴，浊气在阳。”张介宾:“清气属阳而升，在阴则乱。浊气属阴而降，在阳则乱。”素 29“故阳受风气……故伤于风者，上先受之。”⑤指卫分。难 71“针阳者，卧针而刺之。”黄竹斋:“刺阳者，邪在卫气表阳之分。”⑥泛指人体属阳的部位。素 62“血并于阴，气并于阳，故为惊狂。血并于阳，气并于阴，乃为炅中。”张志聪:“阴阳者，皮肤气分为阳，经脉血分为阴，表为阳，里为阴，身半以上为阳，身半以下为阴。”又，吴昆:“血并于阴脏，是为重阴。气并于阳腑，是为重阳。”灵 81“发于阳者，百日死。”张介宾:“然发于三阳之分者，毒浅在腑，其死稍缓。”又，马莳:“其节（关节）之外廉为阳，内廉为阴。”素 23“邪入于阳则狂。”张介宾:“邪入阳分，则为阳邪。邪热炽盛，故病为狂。”又，王冰:“邪居于阳脉之中，则四肢热盛，故为狂。”

8. 指人体属阳的不同脏腑组织。①六腑。灵 40“受谷者浊，受气者清。清者注阴，浊者注阳。”张介宾:“阳者，六腑也。”灵 19“气口候阴，人迎候阳也。”杨上善:“气口，脏脉，故候阴也；人迎，腑脉，故候阳也。”灵 35“阴为藏，阳为府。”②指心肺。灵 80“是故瞳子黑眼法于阴，白眼赤脉法于阳也。”张志聪:“阴乃肝肾，阳乃心肺。”难 11“人吸者随阴入，呼者因阳出。”李駉:“呼出心与肺，故呼自心肺而出，心肺在膈上，故曰阳。”难 12“阳绝补阴，阴绝补阳。”徐大椿:“心肺为阳，肾肝为阴。”③指心。素 4“冬病在阴，夏病在阳。”张志聪:“夏病在心，心为阳中之阳，故夏病在阳。”又，杨上善:“夏之所患飧泄病者，得之春日伤风，阳也。”素 5“暴喜伤阳。”张介宾:“暴喜则心气缓而神逸，故伤阳。”④指肺。素 4“春病在阴，秋病在阳。”张志聪:“秋病在肺，肺为阳中之阴，故秋病在阳。”又，杨上善:“秋之所患咳疟病者，得之夏日伤暑，阳也。”⑤指男性生殖器。见“阴阳 10”。

9. 指人体属阳的不同经络结构。①指络脉。与经脉相对而言。素 28“络满经虚，灸阴刺阳，经满络虚，刺阴灸阳。”张介宾:“此正以络主阳，经主阴，灸所以补，刺所以泻也。”素 60“必视其经之过于阳者，数刺其俞而药之。”杨上善:“阳，络脉也。”又，张介宾:“过于阳者，阳邪之盛者也。”②泛指人体阳经。灵 9“阴者主藏，阳者主府。”张介宾:“手足三阴俱主五脏，手足三阳俱主六腑。”素 77“故伤败结，留薄归阳，脓积寒炅。”王冰:“阳，谓诸阳脉与六腑也。”伤 7“病有发热恶寒者，发于阳也。”尤怡:“发于阳者，病在阳之经也。”灵 21“故取阴而汗出甚者，止之于阳；取阳而汗出甚者，止之于阴。”灵 71“少序别离之处，离而入阴，别而入阳。”涩江抽斋:“入阴入阳，盖言阴阳经脉，或相合，或相离，互为出入也。”③指足三阳经脉。素 17“诸浮不躁者皆在阳，则为热；其有躁者在手。”王冰:“但浮不躁，则病在足阳脉之中；躁者病在手阳脉之中也。”④指阳明经脉。灵 74“诊龋齿痛，按其阳之来，有过者独热。”张介宾:“足阳明入上齿中，手阳明入下齿中，故按其阳脉之来，其脉太过者，其经必独热。”⑤指阳跻脉。灵 17“跻脉有阴阳，何脉当其数。岐伯答曰：男子数其阳，女子数其阴。”张介宾:“男属阳，当数阳……故男子以阳跻为经。”灵 21“阴跻、阳跻，阴阳相交，阳入阴，阴出阳，交于目锐眦。”灵 73“两跻之下，男阴女阳，良工所禁。”⑥指背部经筋。灵 13“阳急则反折，阴急则俯不伸。”杨上善:“人背为阳，腹为阴，故在阳之筋急者反折也，在阴之筋急则俯而屈不伸也。”⑦指手足外侧阳经所在部位。灵 19“转筋于阳治其阳。”马莳:“凡手足之外廉皆属阳经，若转筋于阳，则治其阳经。”

10. 指人体属阳的不同物质、能量、信息。①指阳气。是对人体生命之气的划分，与“阴气”相对。素 5“阴胜则阳病，阳胜则阴病。阳胜则热，阴胜则寒……阴在内，阳之守也；阳在外，阴之使也。”素 3“凡阴阳之要，阳密乃固。”王冰:“阴阳交会之要者，正在于阳气闭密而不妄泄尔。”素 14“五藏阳以竭也。”王冰:“阳气竭绝。”灵 75“寒痹益温，小者益阳。”伤 27“脉微弱者，此无阳也，不可发汗。”金 12“以其人血虚，麻黄发其阳故也。”徐彬:“更以麻黄阳药发泻其阳气。”②指人体无形之气。素 46“夫食入于阴，长气于阳。”张介宾:“藏于胃以养五脏气，长气于阳也。”素 49“所谓入中为瘖者，阳盛已衰，故为瘖也。”张介宾:“声由气发，气者阳也……若阳盛已衰，故瘖痖不能言也。”③指卫气。素 62“阳受气于上焦，以温皮肤分肉之间。”杨上善:“阳，卫气也。”又，张志聪:“阳，谓诸阳之气。”灵 28“阳引而上，阴引而下，阴阳相引，故数欠。”素 7“阴争于内，阳扰于外，魄汗未藏。”马莳:“此节阴阳，谓营卫二气也。”④指阳经的经气。灵 9“邪气独去者，阴与阳未能调，而病知愈也。”张介宾:“虽阴阳经气未见即调，而病则已愈。”

11. 指属阳的脉象。①泛指属阳的脉象。素 7“阴搏阳别谓之有子……阳加于阴谓之汗。”李中梓:“言阴脉搏动，与阳脉迥别也。阴阳二字所包者广，以左右言，则左为阳，右为阴；以部位言，则寸为阳，尺为阴；以九候言，则浮为阳，沉为阴。”又，王冰:“阴，谓尺中也……尺脉搏击，与寸口殊别，阳气挺然，则为有妊之兆。”丹波元简:“其脉分尺寸，昉乎《难经》，而《灵》《素》所无。故以阴阳为尺寸者，其无稽尤甚。然征之于后世，有与王注符者……王义虽与经旨相左，实不可废焉。”张志聪:“若动数之阳脉，加于尺部，是谓之汗。”素 79“此六脉者，乍阴乍阳。”王冰:“或阴见阳脉，阳见阴脉，故云乍阴乍阳。”难 9“诸阳为热，诸阴为寒。”黄竹斋:“凡浮、滑、长诸阳脉皆为热，沉、涩、短诸阴脉皆为寒。”②指有胃气的冲和之脉。素 7“脉有阴阳，知阳者知阴，知阴者知阳，凡阳有五，五五二十五阳……所谓阳者，胃脘之阳也。”张介宾:“胃脘之阳，言胃中阳和之气，即胃气。”③指寸口部的寸脉。金 9“阳微阴弦，即胸痹而痛。”陈修园:“如关前之阳脉微，是阳气虚也。”难 58“中风之脉，阳浮而滑，阴濡而弱。”黄竹斋:“阴阳，指尺、寸而言也。”伤 290“少阴中风，脉阳微阴浮者，为欲愈。”④指浮、大、滑、数等脉象。灵 35“何以知藏府之胀也？岐伯曰：阴为藏，阳为府。”马莳:“脉大而坚者为阳脉，其胀在六腑。”素 20“九候之脉……盛躁喘数者为阳。”素 7“鼓阳胜急曰弦。”吴崑:“脉来有力为阳，无力为阴。”⑤指浮取之脉。伤 274“太阴中风，四肢烦疼，阳微阴涩而长者，为欲愈。”钱璜：“阳微阴涩者，言轻取之而微，重取之而涩也。”素 7“阴虚阳搏谓之崩。”张介宾：“阴虚者，沉取不足；阳搏者，浮取有余。”

12. 指属阳的病邪。灵 21“阳迎头痛，胸满不得息，取之人迎。”张介宾：“阳邪逆于阳经，而为头痛胸满者，当取之人迎也。”素 33“邪之所凑，其气必虚，阴虚者阳必凑之。”马莳：“阴虚则阳邪凑之。”①人体亢盛逆乱的阳气。素 46“阳何以使人狂？岐伯曰：阳气因暴折而难决，故善怒也。”灵 81“阳留大发，消脑留项，名曰脑烁。”张介宾：“阳气大发，邪热之甚也。”《太素》卷二十六、《甲乙经》卷十一等“留”作“气”。②六淫邪气。灵 9“补阴泻阳，音气益彰。”张志聪：“补阴者，补五脏之里阴；泻阳者，导六气之外出。”张介宾：“此阴阳以表里言，凡正气在中，所当补也，故曰补阴；邪自外入，所当泻也，故曰泻阳。”又，马莳：“或补阴经以泻阳经，或补阳经以泻阴经。”参见“阳气 11”

13. 指属阳的病证。①指病位在表的病证。灵 49“其病生于阳者，先治其外，后治其内，反者益甚。”伤 153“表里俱虚，阴阳气并竭，无阳则阴独。”成无己：“表邪罢为无阳，里有痞为阴独。”金 3“百合病……见于阳者，以阴法救之。”唐宗海：“所谓阴阳，多指表里而言……见于阳，如上文变成发热在表也。”又，指阴虚阳亢证。魏念庭：“见于阳者，阴不足而阳有余也。”②指三阳经病证。素 40“夫阳入于阴，故病在头与腹，乃䐜胀而头痛也。”马莳：“三阳既毕，则入之三阴经分矣。”伤 269“伤寒六七日，无大热，其人躁烦者，此为阳去入阴故也。”③指阳热性质的病证。素 79“病合于阳者，至春正月脉有死征。”张介宾：“病合于阳者，阳证阳脉也。”素 80“头痛巅疾，求阳不得，求阴不审。”王冰：“谓之阳乃脉似阴盛，谓之阴又脉似阳盛。”素 23“阳入之阴则静，阴出之阳则怒。”丹波元简：“孙奕《示儿编》云：‘之字训变。《左传》遇观之否，言观变为否也。’盖阳病在外则躁，若入而变阴则静。”④指外象为热的病证。素 74“脉至而从，按之不鼓，诸阳皆然。”王冰：“言病热而脉数，按之不动，乃寒盛格阳而致之，非热也。”张介宾：“凡诸阳证得此者，似阳非阳皆然也。”

14. 通“扬”。举，提起。灵 1“排阳得针，邪气得泄。”《甲乙经》卷五“阳”作“扬”。孙鼎宜：“排阳犹推扬，谓转针也。转针得法，邪自随出。”又，张介宾：“故可排开阳道以泄邪气。”

15. 通“旸”。久晴不雨，气升不降。《礼记·祭义》：“殷人祭其阳。”注：“阳读为曰雨曰旸之旸。”素 5“暴气象雷，逆气象阳。”

16. 疑为“人”之讹。素 5“以天地为之阴阳，阳之汗，以天地之雨名之；阳之气，以天地之疾风名之。”杨上善：“前明人汗以天地之雨为名，则人之气以天地之风名也。”

17. 疑为“阴”之讹。灵 40“清者其气滑，浊者其气涩……刺阳者，浅而疾之。”《太素》卷十二“阳”作“阴”。杨上善：“此经皆以谷之悍气为浊为阳，谷之精气为清为阴……故人气清而滑利者，刺浅而疾之。其气浊而涩者，刺深而留之。”

【阳人】 体质偏于阳性的人。包括太阳之人与少阳之人。灵 72“余尝闻人有阴阳，何谓阴人，何谓阳人？”

【阳山】 山名。秦汉时称阴山最西的一段为阳山，即今内蒙古乌拉特后旗的狼山。神 3“淫羊藿……生上郡阳山山谷。”

【阳气】

1. 天气。素 2“天明则日月不明……阳气者闭塞，地气者冒明。”尤怡：“阳气，天气也。”王冰：“阳谓天气，亦风热也。”

2. 古代哲学概念。是对构成宇宙万物

的本元之气的划分，与“阴气”相对互根，指具有温热、生发、清轻、气化、升发等作用或特性的气。素17“是故冬至四十五日，阳气微上，阴气微下。”马莳:“惟阳气渐上，故在春为暖，而渐至于夏则为暑。”素70“崇高则阴气治之，污下则阳气治之。”难70“春夏者，阳气在上，人气亦在上，故当浅取之。秋冬者，阳气在下，人气亦在下，故当深取之。”素49“正月阳气出在上，而阴气盛，阳未得自次也。”

3. 对人体生命之气的划分，与“阴气”相对互根，指人体内具有温煦、生发、气化、卫外等作用或特性的气。素3“阳气者，若天与日，失其所则折寿而不彰，故天运当以日光明，是故阳因而上，卫外者也……阳气者，精则养神，柔则养筋……故阳气者，一日而主外，平旦人气生，日中而阳气隆，日西而阳气已虚，气门乃闭。”素17“阳气有余为身热无汗，阴气有余为多汗身寒。”素54“阳气隆至，针下热乃去针也。”金6“宜针引阳气，令脉和紧去则愈。”尤怡:“阳气者，卫外而为固也。”灵67“重阳之人……心肺之藏气有余，阳气滑盛而扬，故神动而气先行。”素80“阴阳并交者，阳气先至，阴气后至。”伤30“更饮甘草干姜汤，夜半阳气还，两足当热。”灵28“阳气和利，满于心，出于鼻，故为嚏。”

4. 指阳经的经气。素1“六八，阳气衰竭于上，面焦，发鬓颁白。”张介宾:“阳气，亦三阳之气也。”素29“阳气从手上行至头，而下行至足。”素45“阳气衰于下，则为寒厥……阳气起于足五指之表。”马莳:“此言厥病之分寒热者，以足之阴阳六经其气有偏胜也……三阳经气衰于下，则阳气少阴气盛，而厥之所以为寒。”

5. 指卫气或营卫之气。伤48“设面色缘缘正赤者，阳气怫郁在表，当解之熏之。”难35“经言心荣肺卫，通行阳气。”徐大椿:“阳气，即营卫之气。”

6. 指运行于阳经的卫气。灵28“卫气昼日行于阳，夜半则行于阴……阳气尽，阴气盛，则目瞑；阴气尽而阳气盛，则寤矣。”灵76“是故平旦阴尽，阳气出于目。”张介宾:“此下言卫气昼行阳分。”灵80“卫气不得入于阴，常留于阳，留于阳则阳气满，阳气满则阳跻盛，不得入于阴则阴气盛，故目不瞑矣……卫气留于阴，不得行于阳，留于阴则阴气盛，阴气盛则阴跻满，不得入于阳则阳气虚，故目闭也。”灵21“阳气盛则瞋目，阴气盛则瞑目。”张介宾:“阳跻气盛，则阴气不荣，故目张如瞋而不得合。阴跻气盛，则阳气不荣，故目瞑而不能开也。”

7. 指上部之气。素45“阳气盛于上，则下气重上而邪气逆。”尤怡:“所谓下气者，即阴气也。阳气上盛则阴气上奔，阴从阳之义也。”

8. 指心阳之气。金11“阴气衰者为癫，阳气衰者为狂。”徐忠可:“癫狂虽不同，心失主宰则一也。”

9. 指脾阳之气。灵20“阳气不足，阴气有余，则寒中肠鸣腹痛。”

10. 指药食气味。与“味”相对，气为阳，味为阴。素5“阴味出下窍，阳气出上窍。”张介宾:“气无形而升，故为阳；味有质而降，故为阴。”又，王冰:“气无形，故上出于呼吸之门。”

11. 指属阳的邪气。①指在表的邪气。伤134“心中懊侬，阳气内陷，心下因鞕，则为结胸，大陷胸汤主之。”方有执:“阳气，客气之别名也，以本外邪，故曰客气，以邪本风，故曰阳气。”灵1“镵针者，头大末锐，去泻阳气。”灵76“一曰镵针者……主热在头身也。”马莳:“主热在头身者用之，正以出阳气也。”灵49“病从外来，目有所见，志有所恶，此阳气之并也。”张介宾:“阳邪自外传里，故令人目有妄见，志有所恶，此阳并于阴而然。”②阳热之气。素21“阳明藏独至，是阳气重并也。”森立之:“阳气重并者，谓表里共热也。”素 44“胞络绝则阳气内动。”高世栻：“包络绝则血外溢，而阳热之气内动。”灵 20“阳气有余，阴气不足，则热中善饥。”张介宾：“阳有余则阴不足，阳邪入腑，病在阳明，故为热中善饥。”③风邪。素 35“风者，阳气也。”④指阻滞的无形之气。难 55“聚者阳气也，其始发无根本。”叶霖：“聚者，六腑所生……阳邪渐聚而成，故曰聚。”

【阳风】 夏季阳热的气候。灵 50“夏阳风，秋凉风，冬寒风。”

【阳火】 指人体阳气。素 71“必赞其阳火，令御甚寒。”张介宾：“岁气阴寒，故当扶阳。”

【阳旦】 桂枝汤的别名。伤 30“证象阳旦，按法治之而增剧，厥逆。”成无己：“阳旦，桂枝汤别名也。”

【阳邪】

1. 部位浅表的邪气。灵 7“先浅刺绝皮以出阳邪。”杨上善：“阳邪浮浅在皮，故一刺浅之。”

2. 阳经的邪气。素 61“阳气在合……取合以虚阳邪。”马莳：“取阳经之合穴，以泻阳经之火邪。”又，张志聪：“取合穴以虚阳腑之邪。”

【阳光】 日光。素 69“地积坚冰，阳光不治，民病寒疾于下。”素 71“阳光不治，杀气乃行……阳光不治，空积沉阴，白埃昏暝。”

【阳杀】 指阳气衰绝。素 79“春三月之病，曰阳杀。”高世栻：“春三月之病，阳气不生，故曰阳杀。杀，犹绝也。”森立之：“言春三月阳气当生，而其病阳气不生，为恶寒四逆之类，是曰阳杀也。”又，马莳：“春三月为病者，正以其人秋冬夺于所用，阴气耗散，不能胜阳，故春虽非盛阳，交春即病，为阳而死，名曰阳杀。”

【阳池】 穴名。属手少阳三焦经，原穴。位于腕背横纹中，当指总伸肌腱尺侧缘凹陷处。灵 2“阳池，在腕上陷者之中也，为原。”难 66“三焦之原出于阳池。”

【阳谷】 穴名。属手太阳小肠经，经穴。位于手腕尺侧缘，当尺骨茎突与三角骨之间凹陷处。灵 2“阳谷，在锐骨之下陷者中也，为经。”

【阳证】 指太阳表证。伤 130“藏结无阳证，不往来寒热，其人反静，舌上胎滑者，不可攻也。”方有执：“无阳证，言当脏结之时，表已罢除，无太阳也。”又，柯韵伯：“脏结是积渐凝结而为阴，五脏之阳已竭也，外无烦躁潮热之阳。”

【阳陇】 指阳气隆盛。灵 18“日中而阳陇为重阳。”马莳：“陇，当作‘隆’……至日中则为阳之阳，乃阳气隆盛也。”张介宾：“陇，盛也。”

【阳明】

1. 指手阳明大肠经和足阳明胃经。素 9“故人迎……三盛病在阳明。”《灵枢经·终始》：“人迎三盛，病在足阳明，三盛而躁，病在手阳明。”素 6“是故三阳之离合也，太阳为开，阳明为阖，少阳为枢。”灵 3“针中脉则浊气出者，取之阳明合也。”灵 65“少阳常多气少血，阳明常多血多气。”素 74“阳明何谓也？岐伯曰：两阳合明也。”伤 180“阳明之为病，胃家实是也。”

2. 指足阳明胃经。素 29“阳明者表也，五藏六府之海也。”素 30“阳明者，胃脉也。”灵 5“阳明根于厉兑。”

3. 指手阳明大肠经。素 36“刺手太阴阳明。”灵 10“手太阴之别……别走阳明也。”难 23“其始从中焦，注手太阴、阳明；阳明注足阳明、太阴。”

4. 指足阳明经筋。灵 13“足阳明之筋……上合于太阳，太阳为目上网，阳明为目下网。”张介宾：“阳明细筋散于目下，故为目下网。”

5. 指足阳明经的诊脉部位。素 46“阳明者常动，巨阳少阳不动，不动而动大疾，此其候也。”马莳：“足阳明经常动者，《灵枢·动输》篇言：足阳明独动不休。故凡冲阳、地仓、大迎、下关、人迎、气冲之类，皆有动脉不止，而冲阳为尤甚。”

6. 指运气六气中阳明燥气的标象及效应。有客气、主气之分。素 66“卯酉之岁，上见阳明……阳明之上，燥气主之。”素 68“阳明之上，燥气治之。”素 74“阳明司天，燥淫所胜，则木乃晚荣。”

7. 指冬至后第二个甲子周期时段的脉象。难 7“阳明之至，浮大而短……冬至之后，得甲子少阳王，复得甲子阳明王。”《集注》：“阳明王三月四月，其气始萌未盛，故其脉来浮大而短也。”

8. 指阳明病。金 16“从秋至冬衄者阳明。”伤 181“不更衣，内实，大便难者，此名阳明也。”

【阳物】 指太阳、雷电等阳旺之物。素 80“心气虚则梦救火阳物，得其时则梦燔灼。”张介宾：“阳物，即属火之类。”

【阳法】 指从表治疗的方法。金 3“百合病见于阴者，以阳法救之。”唐宗海：“以阳法救之，如洗方从表治之是。”又，指养阳和阴之法。魏念庭：“当以阳法救之，使阳之不足与阴相济。”

【阳实】 指人体之气聚集于阳部而盛实。素 35“阴气逆极，则复出之阳，阳与阴复并于外，则阴虚而阳实，故先热而渴。”姚止庵：“极则必反，阴又与阳出而复并于外，即前所谓虚实更作，阴阳相移也。”

【阳经】

1. 指足阳明胃经。素 62“形有余则泻其阳经。”高世栻：“阳经，阳明经也。”

2. 指三阳经脉。灵 3“反取其外之病处与阳经之合。”

【阳毒】 病名。指感受疫毒，血分热盛所致的一种疾病。金 3“阳毒之为病，面赤斑斑如锦纹，咽喉痛，唾脓血……升麻鳖甲汤主之。”

【阳胜】

1. 病机名。指阳气亢盛。素 5“阳胜则身热，腠理闭，喘粗为之俯仰，汗不出而热，齿干以烦冤，腹满死，能冬不能夏。”灵 75“与卫气相搏，阳胜者则为热，阴胜者则为寒。”张介宾：“阳胜则热，阴胜则寒，皆邪气也。”

2. 病机名。指人体气聚于阳部而偏盛。素 35“夫疟气者，并于阳则阳胜，并于阴则阴胜；阴胜则寒，阳胜则热。”

3. 自然界阳气偏盛。素 70“阳胜者先天，阴胜者后天。”高世栻：“阳气治之而阳胜者，四时之气常先天。”

【阳脉】

1. 经脉中的阳经。包括手足三阳经、阳跻、阳维等。灵 17“故邪在府则阳脉不和，阳脉不和则气留之。”素 61“所谓盛经者，阳脉也。”马莳：“故盛经者，人身阳经之脉也。”难 47“独诸阳脉皆上至头耳。”灵 4“此阳脉之别入于内，属于府者也。”张介宾：“此下言六阳之经，内属于腑。”①指足阳明胃脉。灵 62“阳病而阳脉小者为逆。”马莳：“故人有阳病，脉宜洪大，其胃脉反小者为逆。”②指阳跻脉。灵 17“阳脉荣其府。”张介宾：“阳荣其府，指阳跻也。”又，马莳：“阳脉者，即手足六阳经之脉也，所以运之于六腑也。”

2. 上部的脉络。素 49“所谓咳则有血者，阳脉伤也。”张介宾：“阳脉伤者，上焦之脉伤也。”吴崑：“阳脉者，以其脉行乎身半以上也。”

3. 属阳的脉象。①指人迎脉象。与寸口脉相对而言。灵 62“故阳病而阳脉小者为逆。”张介宾：“人迎属腑为阳，阳病则阳脉宜大，而反小者为逆。”②指寸部脉。与尺部脉相对而言。伤 94“但阳脉微者，先汗出而解。”黄坤载：“但寸脉微弱者，是阳郁于下，必阳气升发，汗出而后解。”③指浮取之脉象。伤 100“伤寒，阳脉涩，阴脉弦，法当腹中急痛，先与小建中汤。”汪苓友：“此阴阳以浮沉言，脉浮取之则涩而不流利，沉取之又弦而不缓和。”伤 245 “阳脉实，因发其汗，出多者，亦为太过。”素 61 “巨阳伏沉，阳脉乃去。”张志聪：“太阳之气伏沉，其阳脉亦乃去阳而归伏于内矣。”又，赵本、朝本“脉”并作“气”。④指粗、大、数、滑、长等脉象。素 40 “病热者，阳脉也，以三阳之动也。”张介宾：“阳脉者，火邪也。凡病热者，必因于阳，故三阳之脉其动甚也。”难 20 “脉居阴部，而反阳脉见者，为阳乘阴也。”叶霖：“阳乘阴者，尺中已浮滑而长，又时时沉涩而短，故曰阳中伏阴。”灵 23 “热病已得汗而脉尚躁盛，此阴脉之极也，死……热病者脉尚盛躁而不得汗者，此阳脉之极也，死。”丹波元简：“前节阴脉之极谓亡阳，阴寒之极，反见躁盛之脉。本节阳脉之极谓亡阴，阳热之极，尚见盛躁之脉。盖二者有冰炭之别矣。”

4. 阳经之脉气。引申为阳气。灵 23 “热病者脉尚盛躁而不得汗者，此阳脉之极也，死。”张介宾：“若脉虽盛而汗不得出，以阳脉之亢极，而阴虚不能外达也……脉躁盛而汗不得出者，以阴竭于中，亦阴虚也。”

【阳络】

1. 位于体表或上行的络脉。素 57 “阳络之色变无常。”张介宾：“浅而在外者是为阳络，阳络浮显，色不应经，故随四时之气以为进退，而变无常也。”灵 66 “阳络伤则血外溢，血外溢则衄血。”张志聪：“阳络者，上行之络脉。”

2. 足阳明胃经的络脉。素 62 “形有余则泻其阳经，不足则补其阳络。”高世栻：“阳络，阳明络也。”

3. 指阳跻之络脉。难 26 “阳络者，阳跻之络也。”

【阳衰】 指阳气虚衰。灵 18 “日中为阳陇，日西而阳衰。”金 14 “阳衰之后，营卫相干，阳损阴盛。”

【阳病】

1. 指实热等阳性病证。灵 62 “故阳病而阳脉小者为逆。”难 51 “阳病欲得寒，又欲见人。”

2. 指病位属阳的病证。①部位表浅或外在躯体、四肢等部位的病证。灵 9 “因而刺之，则阳病入于阴。”金 1 “阳病十八，何谓也?”尤怡：“在外者有营病、卫病、营卫交病之殊……故曰阳病十八也。”难 67 “阴病行阳，阳病行阴。”黄竹斋：“阳病行阴，谓体外有病则入行于阴，阴募在腹也。”②指心的病证。素 23 “阳病发于血。”森立之：“盖发狂痈疔之类是也。心为阳脏，故曰阳病也。”③指肺的病证。素 23 “阳病发于冬。”森立之：“阳病发于冬者，肺病咳嗽是也。盖肺主皮毛，冬寒中皮毛，则发寒热咳逆。”又，张志聪：“肝为阴中之少阳，逆冬气则奉生者少，春为痿厥，故肝脏之阳病发于冬。”④阳经病证。素 29 “阳病者上行极而下。”马莳：“是以凡阳经受病者，自上之行极而复下行也。”森立之：“三阳表热证，乘虚而为三阴里寒证，头痛发热变为下利之类。”⑤指背部经筋的病证。灵 13 “故阳病者腰反折不能俯，阴病者不能仰。”杨上善：“背为外，为仰也……故病在背筋筋急，故不得低头也。”又，张志聪：“病在外在阳者，病太阳之气，故腰反折不能俯。”

3. 阳气虚损或阳虚证。素 5 “阴胜则阳病……阳病治阴。”张介宾：“阳胜者阴必病，阴胜者阳必病。如《至真要大论》曰：诸寒之而热者取之阴，热之而寒者取之阳。启玄子曰：壮水之主，以制阳光；益火之源，以消阴翳。皆阳病治阴，阴病治阳之道也。”又，吴崑：“刺法有从阴引阳，从阳引阴；汤液有阳胜养阴，阴盛养阳，皆谓之阳病治阴，阴病治阳。”

4. 指阳气上逆所导致的疾病。灵 75 “振埃者，刺外经，去阳病也……振埃者，阳气大逆，上满于胸中，愤瞋肩息，大气逆上，喘喝坐伏，病恶埃烟……尚疾于振埃。”

【阳疾】 指热性病证。灵 1“阴有阳疾者，取之下陵三里。”张介宾：“阴有阳疾者，热在阴分也。”

【阳部】

1. 指肌表。金 15“发于阴部，其人必呕；阳部，其人振寒而发热也。”尤怡：“阳部者，表之躯壳，属于形，故振寒而发热。”

2. 指寸部或浮取等属阳的部位。难 20“脉居阳部，而反阴脉见者，为阴乘阳也。”叶霖：“若以前后言之，即寸为阳部，尺为阴部；若以上下言之，肌肉上为阳部，肌肉下为阴部。”

3. 指络脉。素 56“其入经也，从阳部注于经。”杨上善：“从阳络部注于阳经也。”

【阳盛】

1. 阳热之气偏盛。素 30“阳盛则四肢实，实则能登高也……阳盛则使人妄言骂詈不避亲踈而不欲食，不欲食故妄走也。”张介宾：“阳邪亢盛，故步履变常也。”难 58“阳盛阴虚，汗出而死，下之而愈。”张寿颐：“所谓阳盛者，谓阳热之邪，盛实于里。”伤 111“阳盛则欲衄，阴虚小便难。”程郊倩：“阳热逼血上壅则欲衄。”

2. 阳经之气偏盛。灵 9“阴虚而阳盛，先补其阴，后泻其阳而和之。”张介宾：“此以脉口、人迎言阴阳也……人迎盛者，阳经盛而阴经虚也。”

3. 指卫气壅盛于肌表。素 62“阳盛则外热。”高世栻：“卫气壅滞，不得泄越，故阳盛则外热也。”

4. 指人体之气聚集于阳部而偏盛。素 35“其气先从内出之于外也。如是者，阴虚而阳盛，阳盛则热矣。”

【阳辅】 穴名。属足少阳胆经，经穴。位于小腿前外侧，外踝尖上 4 寸，腓骨前缘，当趾长伸肌与腓骨短肌之间凹陷处。灵 2“阳辅，外踝之上，辅骨之前，及绝骨之端也，为经。”

【阳虚】

1. 指阳气不足，功能衰退的病理变化。金 9“今阳虚知在上焦，所以胸痹、心痛者，以其阴弦故也。”

2. 指阳经之气不足。灵 9“阴盛则阳虚，先补其阳，后泻其阴而和之。”马莳：“夫脉口盛而六阴为病，是阴经盛而阳经虚也，然必先补其阳，而后泻其阴以和之。”

3. 指人体气聚于阴部，而阳部之气亏虚。素 35“夫疟之始发也，阳气并于阴，当是之时，阳虚而阴盛，外无气，故先寒栗也……衰则气复反入，入则阳虚，阳虚则寒矣。”姚止庵：“人之无病也，阳卫外，阴守中。及邪中于身而为病也，阴阳之气，随之而乱矣。是故邪入于阴，则阳气亦随之而并于阴，唯并于阴，于是阳在内不在外，故外无气。”吴崑：“外无气，谓卫气并入于阴而表虚也。”

4. 指卫气被寒邪阻遏，肌表卫气相对不足。素 62“阳虚则外寒。”杨上善：“阳，卫气也。”张介宾：“寒气在外，阻遏阳道，故上焦不通，卫气不温于表，而寒气独留，乃为寒栗，此阳虚则外寒也。”难 58“阳虚阴盛，汗出而愈，下之而死。”

【阳脱】 病机名。阳气虚脱。灵 9“补阳则阴竭，泻阴则阳脱。”杨上善：“今阴阳俱虚……泻阴之虚，阳无所依，故阳脱。”

【阳维】 阳维脉。奇经八脉之一。参见“阳维之脉”。难 27“有阳维，有阴维。”难 28“阳维、阴维者，维络于身，溢畜不能环流灌溉诸经者也。”

【阳厥】

1. 病名。因突然过度刺激，阳气厥逆，而表现为善怒发狂的疾病。素 46“帝曰：有病怒狂者，此病安生……阳气者，因暴折而难决，故善怒也，病名曰阳厥。”

2. 指足少阳之气厥逆所致的病证。灵 10“胆足少阳之脉……是动则病口苦，善太息，心胁痛不能转侧，甚则面微有尘，体无膏泽，足外反热，是为阳厥。”马莳：“是胆本属少阳，而阳气上厥使然也。”

【阳道】

1. 指阳的法则、规定。灵 5“阴道偶，阳道奇。”难 33“又行阳道多，故令肺得水而浮也。”

2. 指阳明胃发病的常则。素 29“故阳道实，阴道虚。”张介宾：“阳刚阴柔也。又外邪多有余，故阳道实；内伤多不足，故阴道虚。”又，杨上善：“阳为天气主外，故阳道实也；阴为地气主内，故阴道虚也。”

【阳焰】 旷野间微尘飞舞，日光照之闪耀如焰。《庶物异名疏》：龙树大士曰：“日光著微尘，风吹之野中转，名之为阳焰。”素 71“寒政大举，泽无阳焰，则火发待时。”

【阳跻】 阳跻脉。奇经八脉之一。参见“阳跻脉”。灵 17“合于太阳阳跻而上行。”灵 80“留于阳则阳气满，阳气满则阳跻盛。”

【阳微】

1. 指阳气虚损。金 17“以发其汗，令阳微，膈气虚。”

2. 指阳微结。参见“阳微结”。伤 148“汗出为阳微，假令纯阴结，不得复有外证。”

3. 指寸口脉寸部脉微。见“阳微阴弦”。

【阳溪】 穴名。属手阳明大肠经，经穴。位于腕关节桡侧，拇指上翘时，在拇长伸肌腱与拇短伸肌腱之间凹陷中。灵 2“阳溪在两筋间陷者中也，为经。”

【阳数】 奇数。指少阳之数。伤 7“以阳数七，阴数六故也。”

【阳精】 即自然界的阳气。素 70“阳精所降其人夭……污下则阳气治之。”王冰：“阳精下降，故地以温而知之于下矣。”

【阳之阳】 疑为“阴之阳”之讹。指内在的六腑。灵 6“病在阳之阳者，刺阳之合。”《灵枢经・四时气》：“邪在府，取之合。”

【阳之阴】

1. 指阳中之阴。即对阳的一方进行阴阳再划分，其中属于阴的一方。素 5“气厚者为阳，薄为阳之阴。”

2. 指外在的筋骨。灵 6“病在阳之阴者，刺阴之经。”张志聪：“病在阳之阴者，病在外之筋骨。”

【阳旦汤】 即桂枝汤。金 21“阳旦证续在耳，可与阳旦汤。”丹波元简：“阳旦汤，徐、沈、尤、《金鉴》为桂枝汤加黄芩，而魏则据《伤寒论》证象阳旦条，为桂枝加附子，并误，唯成依原注为是。”

【阳旦证】 指太阳中风表证。即桂枝汤证。金 21“阳旦证续在耳，可与阳旦汤。”

【阳明证】 指阳明病脉证。伤 204“伤寒呕多，虽有阳明证，不可攻之。”伤 237“阳明证，其人喜忘者，必有蓄血。”

【阳明脉】

1. 指三月、四月阳气尚未旺盛时的脉象。素 18“阳明脉至，浮大而短。”林亿：“吕广云：‘阳明王三月、四月，其气始萌未盛，故其脉来浮大而短。’”

2. 指足阳明胃经之动脉。灵 72“少阴之人，多阴少阳，小胃而大肠，六府不调，其阳明脉小而太阳脉大。”马莳：“胃小，故阳明之脉小也。”

3. 指阳明经脉。素 1“五七，阳明脉衰，面始焦，发始堕。”张介宾：“阳明之脉行于面，循发际，故面焦发堕。”

【阳明病】

1. 病名。六经病之一。由太阳病或少阳病失治、误治，或燥热之邪直接侵犯阳明，或太阴阳复化热而成。以胃肠邪热积滞，正盛邪实为主要病机。根据热与实内结的不同情况，可分为阳明热证与阳明实证两类：①阳明热证。病机为热邪炽盛于阳明。临床以大热，汗出，烦渴，口干舌燥，脉洪大为特征。治宜清热生津，代表方为白虎汤。伤 180“阳明之为病，胃家实是也。”伤 182“问曰：阳明病外证云何？答曰：身热，汗自出，不恶寒，反恶热也。”伤 176“伤寒脉浮滑，此以表有热，里有寒（热），白虎汤主之。”②阳明实证。病机为有形的燥实与热邪内结于腑。临床以潮热，谵语，腹满痛，不大便，脉沉实为特征。治当攻下燥实，清除热结，根据痞满燥实的不同情况，分别选用小承气汤、调胃承气汤与大承气汤。伤 214“阳明病，谵语发潮热，脉滑而疾者，小承气汤主之。”伤 248“太阳病三日，发汗不解，蒸蒸发热者，属胃也，调胃承气汤主之。”伤 241“大下后，六七日不大便，烦不解，腹满痛者，此有燥屎也。所以然者，本有宿食故也，宜大承气汤。”伤 220“二阳并病，太阳证罢，但发潮热，手足漐漐汗出，大便难而谵语者，下之则愈，宜大承气汤。”伤 193“阳明病欲解时，从申至戌上。”

2. 指阳明经脉的病变。灵 74“诊目痛，赤脉……从下上者阳明病。”张介宾：“足阳明经为目下网，故赤脉从下上者，为阳明病。”

【阳明厥】 病证名。指足阳明胃经气逆的病证。素 30“阳明厥则喘而惋，惋则恶人。”森立之：“阳明厥者，胃气不和失运化之谓。”

【阳明藏】 指阳明经脉之气。素 21“阳明藏独至，是阳气重并也……阳明藏何象？岐伯曰：象大浮也。”马莳：“阳明脉气独至，是足太阳之邪重并于阳明也。”张志聪：“阳明藏者，胃与大肠之经脉也。”

【阳起石】 中药名。又名白石、羊起石。为硅酸盐类角闪石族矿物透闪石及其异种透闪石石棉。咸，温。入肾经。温肾壮阳。治疗肾阳虚衰，腰膝冷痹，男子阳痿遗精，早泄，寒疝腹痛，女子宫冷不孕，崩漏，癥瘕。神 3“阳起石，味咸，微温。主崩中漏下，破子脏中血，癥瘕，结气，寒热，腹痛，无子，阴痿不起，补不足。一名白石。”

【阳陵泉】 穴名。属足少阳胆经，合穴，位于小腿外侧，腓骨小头前下方凹陷处。灵 4“阳陵泉者，正竖膝予之齐，下至委阳之阳取之。”素 47“有病口苦，取阳陵泉。”

【阳跻脉】 奇经八脉之一。起于足跟外侧的申脉穴处，经外踝上行腓骨后缘，沿股部外侧，经髋、胁，至肩膊外侧，沿颈上至口吻，到目内眦，与太阳、阴跻脉会合，再上行经额，与足少阳经合于风池。难 28“阳跻脉者，起于跟中，循外踝上行，入风池。”

【阳微结】 证候名。指热结于里，大便秘结的轻证。由阳邪微结，枢机不利，气血运行不畅所致。治宜和解枢机，方用小柴胡汤。伤 148“伤寒五六日，头汗出，微恶寒，手足冷，心下满，口不欲食，大便鞕，脉细者，此为阳微结……可与小柴胡汤。”成无己：“此邪热虽传于里，然以外带表邪，则热结犹浅，故曰阳微结。”

【阳之陵泉】 穴名。即阳陵泉。参见该条。灵 1“疾高而外者，取之阳之陵泉也。”灵 2“阳之陵泉，在膝外陷者中也，为合，伸而得之。”

【阳明中风】 指三阳合病。伤 189“阳明中风，口苦咽干，腹满微喘，发热恶寒，脉浮而紧，若下之，则腹满、小便难也。”陆渊雷：“三阳合病，而云阳明中风，不可解。阳明中风见下条（指 190 条）。”伤 231“阳明中风，脉弦浮大而短气，腹都满，胁下及心痛，久按之气不通。”钱天来：“脉弦，少阳风木之邪也；浮为风邪在表；大则阳明热邪在里矣。”

【阳明脉解】《素问》篇名。本篇主要分析阳明经脉的实热症状和病理变化，阐述阳明发病恶木、恶人、恶火的道理，故名《阳明脉解》。马莳：“详论足阳明胃经脉病之义，故名篇。”

【阳病治阴】 治法术语。指阳的失调通过调整阴的一方使阴阳恢复协调，或阳经的病证通过针刺阴经穴位治疗的方法。素 5“审其阴阳，以别柔刚，阳病治阴，阴病治阳。”吴崑:“刺法有从阴引阳，从阳引阴；汤液有阳盛养阴，阴盛养阳，皆谓之阳病治阴，阴病治阳。”杨上善:“阴阳二经，阴经若实，阳经必虚；阳经若实，阴经定虚。故阳虚病者，宜泻阴；阴实病者，宜补阳也。”

【阳乘之脉】 脉象名称。指阳太过而阴相对不足，脉象呈现出尺脉太过之象。难 3“遂入尺为覆，为内关外格，此阳乘之脉也。”滑寿:“内关外格，谓阴内闭而不上，阳从而外入以格拒之，此阳乘阴位之脉也。”

【阳盛阴虚】 指脉象浮取实大而沉取虚小。难 6“沉之损小，浮之实大，故曰阳盛阴虚。”

【阳维之脉】 阳维脉。奇经八脉之一。从足太阳膀胱经的金门穴开始，沿下肢外侧上行，经过髋关节部，循胁肋后侧，从腋后上肩至前额，再到项后，与督脉会合。素 41“阳维之脉令人腰痛，痛上怫然肿。”王冰:“阳维起于阳，则太阳之所生，奇经八脉，此其一也。”

【阳微阴弦】 指寸部脉微而尺部脉弦，说明上焦阳气不足，胸阳不振，而阴寒太盛，水饮内停，为胸痹心痛的病机。金 9“夫脉当取太过不及，阳微阴弦，即胸痹而痛。”陈修园:“关前之阳脉微，是阳气虚也。关后之阴脉弦，是阴邪实也。”

【阳中之太阳】 阳的一方再分阴阳而属于阳者。灵 1“阳中之太阳，心也。”灵 41“手之阳者，阳中之太阳也。”杨上善：“手之六阳，乃是腰以上阳中之阳，故曰太阳。”

【阳中之太阴】 为“阳中之少阴”之讹。素 9“肺者……为阳中之太阴，通于秋气。”《新校正》:“按‘太阴’，《甲乙经》并《太素》作‘少阴’，当作‘少阴’。肺在十二经虽为太阴，然在阳分之中当为少阴也。”

【阳中之少阳】 为“阴中之少阳”之讹。素 9“肝者……此为阳中之少阳，通于春气。”《新校正》:“按全元起本并《甲乙经》、《太素》作‘阴中之少阳’，当作‘阴中之少阳’。”

【阳中之少阴】 阳的一方再分阴阳而属于阴者。灵 1“阳中之少阴，肺也。”灵 41“手之阴者，阳中之少阴也。”杨上善：“手之六阴，乃是腰以上阳中之阴，阳大阴少，故曰少阴。”

收（shōu）

1. 收取。灵 1“余子万民，养百姓，而收其租税。”

2. 聚集，收聚。灵 8“恐惧者，神荡惮而不收。”灵 9“散气可收，聚气可布……毋听人声，以收其精。”杨上善:“正气散而收聚，邪气聚而可散也……去异听，守精气。”灵 47“志意者，所以御精神，收魂魄，适寒温，和喜怒者也。”

3. 收获。素 6“故生因春，长因夏，收因秋，藏因冬。”灵 44“春生夏长，秋收冬藏，是气之常也。”

4. 收回，恢复。素 14“今精坏神去，荣卫不可复收。”杨上善:“营卫之气去而不还，故病不愈。”又，张介宾:“精坏神去则阴阳俱败，表里俱伤，荣卫不可收拾矣。”

5. 接受。见“收受”。

6. 收敛。素 2“逆秋气，则太阴不收，肺气焦满。”王冰:“收，收敛。”素 22“心苦缓，急食酸以收之。”王冰:“酸性收敛。”灵 63“酸入于胃，其气涩以收。”

7. 指秋令收敛之气。素 2“逆之则伤心，秋为痎疟，奉收者少。”王冰:“逆夏伤心，故少气以奉于秋收之令也。”

8. 收缩，收持。灵 13“经筋之病，寒则反折筋急，热则筋弛纵不收。”灵 23“热病不知所痛，耳聋不能自收，口干。”马莳：“四肢懈惰不能收持。”素 71“民病寒湿，发肌肉萎，足痿不收。”

9. 约束，控制。素 5“其慓悍者，按而收之。”张介宾：“凡邪气之疾利者，按得其状，则可收而制之矣。”王冰：“气候疾利，则按之以收敛也。”

【收气】 运气术语。指金运收敛之气。素 69“岁火太过，炎暑流行……收气不行，长气独明。”张志聪：“收气，金气也。”素 70“从革之纪，是谓折收，收气乃后，生气乃扬。”

【收引】

1. 收敛。素 70“坚成之纪，是谓收引。”王冰：“引，敛也。阳气收，阴气用，故万物收敛。”

2. 收缩，牵引。素 74“诸寒收引，皆属于肾。”王冰：“收，谓敛也。引，谓急也。寒物收缩，水气同也。”马莳：“诸寒证见而收敛引急，皆属于肾。”

【收令】 运气术语。指金运收获的节令。素 70“生气不政，化气乃扬，长气自平，收令乃早。”张介宾：“火无所生，故长气自平，木衰金胜，故收气乃早。”

【收杀】 收敛肃杀。素 61“秋者金始治，肺将收杀。”高世栻：“收，收敛。杀，肃杀也。”素 69“白露早降，收杀气行，寒雨害物。”

【收受】 承接，通应。素 4“五藏应四时，各有收受乎？”张介宾：“收受者，言同气相求，各有所归也。”

【收政】 运气术语。指金运收敛之政令。素 69“岁土不及……复则收政严峻，名木苍雕。”张介宾：“土衰木亢，金乃复之，故收气峻而名木凋也。”

【收敛】 收聚。素 2“秋三月，此谓容平，天气以急，地气以明……收敛神气。”

阶（jiē 階）

1. 台阶。《玉篇 · 阜部》：“阶，登堂道也。”灵 80“余尝上于清泠之台，中阶而顾。”

2. 缘由，途径。《小尔雅 · 广诂》：“阶，因也。”素 71“用热远热……食宜同法，此其道也，有假者反之，反是者病之阶也。”

【阶地】 指台阶下的地。该处积有烂草，为萤火虫卵孵化所生之处。神 4“萤火味辛，微温……一名夜光。生阶地。”

阴（yīn 陰）

1. 背阳的地方。见“阴居”。

2. 背面。素 71“长川草偃，柔叶呈阴。”王冰：“无风而叶皆背见，是谓呈阴。”

3. 天空云层密布，阳光罕见。素 26“天寒日阴，则人血凝泣而卫气沉。”灵 46“久阴淫雨。”

4. 指夜晚。素 35“卫气者，昼日行于阳，夜行于阴，此气得阳而外出，得阴而内薄。”高世栻：“此卫气得日阳而外出，得夜阴而内薄。”

5. 潜藏在内的。见“阴处 1”。

6. 隐晦的。素 75“阳言不别，阴言不理。”高世栻：“阴，犹隐也……隐言之，不能如经纶之理。”

7. 暗暗地。素 71“湿化不流，则白露阴布，以成秋令。”

8. 阴险。灵 72“少阴之人，其状清然窃然，固以阴贼，立而躁险，行而似伏。”

9. 古代哲学概念。与“阳”相对，是对宇宙万物以及人体等所进行的空间、时间、性质等方面的划分。一般来说，阴代表事物晦暗、寒凉、在下、在内、相对静止、有形等方面。①空间划分。素 5“天不足西北，故西北方阴也……西方阴也。”灵 12“故天为阳，地为阴，腰以上为天，腰以下为地。故海以北者为阴，湖以北者为阴中之阴，漳以南者为阳，河以北至漳者为阳中之阴，漯以南至江者为阳中之太阳，此一隅之阴阳也。”灵 28“阳者主上，阴者主下。”灵 41“日为阳，月为阴。”素 4“夫言人之阴阳，则外为阳，内为阴。言人身之阴阳，则背为阳，腹为阴。言人身之藏府中阴阳，则藏者为阴，府者为阳。肝心脾肺肾五藏皆为阴，胆胃大肠小肠膀胱三焦六府皆为阳……故背为阳，阳中之阳，心也；背为阳，阳中之阴，肺也；腹为阴，阴中之阴，肾也；腹为阴，阴中之阳，肝也；腹为阴，阴中之至阴，脾也。”灵 6“在内者，五藏为阴，六府为阳；在外者，筋骨为阴，皮肤为阳。”灵 41“腰以上者为阳，腰以下者为阴。”素 33“水者阴也，目下亦阴也，腹者至阴之所居。”杨上善：“水与目下及腹皆阴。”素 81“脑者阴也。”②时间划分。灵 76“故房至毕为阳，昴至心为阴，阳主昼，阴主夜。”张志聪：“昴至心为阴者，日随天道，自西而东，绕地环转……此夜行于阴也。”素 4“平旦至日中，天之阳，阳中之阳也；日中至黄昏，天之阳，阳中之阴也。合夜至鸡鸣，天之阴，阴中之阴也；鸡鸣至平旦，天之阴，阴中之阳也。”③性质划分。素 5“积阴为地，积阳为天。阴静阳躁，阳生阴长，阳杀阴藏。阳化气，阴成形……水为阴，火为阳，阳为气，阴为味。”素 7“所谓阴阳者，去者为阴，至者为阳；静者为阴，动者为阳；迟者为阴，数者为阳。”难 4“浮者阳也，滑者阳也，长者阳也；沉者阴也，短者阴也，涩者阴也。”素 20“九候之脉皆沉细弦绝者为阴。”灵 74“故阴主寒，阳主热。”灵 9“病痛者阴也，痛而以手按之不得者阴也……病在上者阳也，病在下者阴也。痒者阳也。”素 74“辛甘发散为阳，酸苦涌泄为阴，咸味涌泄为阴，淡味渗泄为阳。”

10. 古代哲学概念。是对构成宇宙万物的本元之气的划分，与“阳”相对，分别指阴气与阳气。素 70“敷和之纪，木德周行，阳舒阴布，五化宣平。”高世栻：“阳气以舒，阴气以布。”素 71“凡此太阴司天之政，气化运行后天，阴专其政，阳气退辟。”张介宾：“太阴司天以湿，太阳在泉以寒，故曰阴专其政，阳气退辟。”素 74“阴之动，始于清，盛于寒。”素 80“阳从左，阴从右。”王冰：“阳气之多少皆从左，阴气之多少皆从右。”

11. 指人体属阴的不同部位。①内里。素 62“其生于阳者，得之风雨寒暑；其生于阴者，得之饮食居处，阴阳喜怒。”丹波元坚：“生于阳生于阴之阴阳，即言表里。”素 35“其气之舍深，内薄于阴，阳气独发，阴邪内著。”李中梓：“邪之所居者，深入于脏，是内薄于阴分矣。”又，森立之：“内薄于阴，谓募原也。”灵 23“病先起于阳，后入于阴者，先取其阳，后取其阴，浮而取之。”张志聪：“夫外为阳，内为阴，病先起于分腠之间，而后入于里阴者……浮而取之者，使外受之邪仍从表出也。”灵 9“阳受气于四末，阴受气于五藏。”马莳：“阳在外，受气于四肢；阴在内，受气于五脏。”②肢体内侧面。灵 4“夫臂与胻，其阴皮薄，其肉淖泽。”张介宾：“臂胻内廉曰阴，手足三阴之所行也。”灵 10“循股阴入毛中。”张介宾：“股阴，内侧也。”难 29“阴跻为病，阳缓而阴急。阳跻为病，阴缓而阳急。”③腹部。难 67“故令募在阴，俞在阳。”滑寿：“在腹为阴，则谓之募；在背为阳，则谓之俞。”④下部。灵 34“清气在阴，浊气在阳。”张介宾：“清气属阳而升，在阴则乱。浊气属阴而降，在阳则乱。”素 29“阴受湿气……伤于湿者，下先受之。”⑤指营分。难 71“刺阴者，先以左手摄按所针荥俞之处，气散乃内针。”黄竹斋：“刺阴者，邪在营血，当刺里阴之分也。”⑥泛指人体属阴的部位。素 62“血并于阴，气并于阳，故为惊狂。血并于阳，气并于阴，乃为炅中。”张志聪：“阴阳者，皮肤气分为阳，经脉血分为阴，表为阳，里为阴，身半以上为阳，身半以下为阴。”又，吴崑：“血并于阴脏，是为重阴。气并于阳腑，是为重阳。”素 23

"邪入于阴则痹。"张介宾:"邪入阴分，则为阴邪。阴盛则血脉凝涩不通，故病为痹。"又，王冰:"邪入于阴脉之内，则六经凝泣而不通，故为痹。"灵 1 "阴有阳疾者，取之下陵三里。"张介宾:"阴有阳疾者，热在阴分也。"灵 81 "发于阴者，三十日死。"张介宾:"发于三阴之分者，毒深在脏，不能出一月也。"又，马莳:"其节（关节）之外廉为阳，内廉为阴。"

12. 指人体属阴的不同脏腑组织。①五脏。灵 40 "受谷者浊，受气者清。清者注阴，浊者注阳。"张介宾:"阴者，五脏也。"灵 18 "卫气行于阴二十五度，行于阳二十五度，分为昼夜。"素 75 "并于阴则上下无常，薄为肠澼。"王冰:"阴，谓脏也。"灵 19 "气口候阴，人迎候阳也。"杨上善:"气口，脏脉，故候阴也；人迎，腑脉，故候阳也。"②指肝肾。灵 80 "是故瞳子黑眼法于阴，白眼赤脉法于阳也。"张志聪:"阴乃肝肾，阳乃心肺。"难 11 "人吸者随阴入，呼者因阳出。"李駉:"吸入肾与肝，故吸随肝肾而入，肝肾在膈下，故曰阴。"难 12 "阳绝补阴，阴绝补阳。"徐大椿:"心肺为阳，肾肝为阴。"③指肾。素 4 "冬病在阴，夏病在阳。"张志聪:"冬病在肾，肾为阴中之阴，故冬病在阴。"又，杨上善:"冬之所患咳嗽痹厥，得之秋日伤湿，阴也。"④指肝。素 4 "春病在阴，秋病在阳。"张志聪:"春病在肝，肝为阴中之阳，故春病在阴。"又，杨上善:"春之所患温病者，得之冬日伤寒，阴也。"素 77 "暴怒伤阴。"王冰:"怒则气逆，故伤阴。"⑤指脾。素 46 "夫食入于阴，长气于阳。"张介宾:"五味入口而化于脾，食入于阴也。"金 15 "趺阳脉紧为伤脾……阴被其寒。"⑥指脑。素 81 "惋则冲阴，冲阴则志去目。"王冰:"阴，脑也。"

13. 指人体属阴的不同经络结构。①指经脉。与络脉相对而言。素 28 "络满经虚，灸阴刺阳，经满络虚，刺阴灸阳。"张介宾:"此正以络主阳，经主阴，灸所以补，刺所以泻也。"素 56 "其出者，从阴内注于骨。"张志聪:"阴谓经脉也。"②泛指人体阴经。素 17 "诸细而沉者，则在阴，而为骨痛。"王冰:"细沉而躁，则病生于阴脉之中。"灵 4 "阴之与阳也，异名同类，上下相会。"杨上善:"阴阳异名，同为气类，三阳为表居上，三阴为里在下，表里气通，故曰相会。"灵 9 "阴者主藏，阳者主府。"张介宾:"手足三阴俱主五脏，手足三阳俱主六腑。"灵 21 "故取阴而汗出甚者，止之于阳；取阳而汗出甚者，止之于阴。"素 23 "搏阴则为瘖。"杨上善:"阳邪入于阴脉，聚为瘖不能言。"③指手太阴肺脉。灵 2 "阴尺动脉在五里，五腧之禁也。"马莳:"言肘中约纹上有尺泽穴，乃手太阴肺经之动脉也。"④指足太阴脾经。素 21 "太阴藏搏者……宜治其下俞，补阳泻阴。"张介宾:"故宜治其下俞，补足阳明之陷谷，泻足太阴之太白。"⑤指足少阴肾经。素 21 "宜治其经络，泻阳补阴。"张介宾:"宜治其表里之经络，而泻足太阳，补足少阴。"⑥指阴跻脉。灵 17 "女子数其阴。"张介宾:"女子以阴跻为经，阳跻为络也。"灵 21 "阴跻、阳跻，阴阳相交，阳入阴，阴出阳，交于目锐眦。"⑦指腹部经筋。灵 13 "阳急则反折，阴急则俯不伸。"杨上善:"人背为阳，腹为阴，故在阳之筋急者反折也，在阴之筋急则俯而屈不伸也。"

14. 指人体属阴的不同物质、能量、信息。①指阴气。是对人体生命之气的划分，与"阳气"相对。素 5 "阴胜则阳病，阳胜则阴病。阳胜则热，阴胜则寒……阴在内，阳之守也；阳在外，阴之使也。"灵 5 "故曰用针之要，在于知调阴与阳，调阴与阳，精气乃光。"灵 67 "重阳之人而神不先行者，何也……此人颇有阴者也。"马莳:"盖以阳中有阴，则阳为阴滞。"灵 72 "太阴之人，多阴而无阳……少阴之人，多阴少阳。"

②指人体精、血、津液等有形物质。素 3“阴者，藏精而起亟也；阳者，卫外而为固也……阴之所生，本在五味，阴之五宫，伤在五味。”张志聪：“神气生于阴精，五脏之精，生于五味。”另见“阴血”、“阴精”。③指五脏之阴。素 7“阴之所生，和本曰和。”张介宾：“阴者，五脏之真阴也。”素 74“诸寒之而热者取之阴。”王冰：“强肾之阴，热之犹可。”灵 3“取五脉者死，言病在中，气不足，但用针尽大泻其诸阴之脉也……夺阴者死，言取尺之五里五往者也。”张介宾：“夺阴者死，夺脏气也。”④指阴经的经气。灵 9“邪气独去者，阴与阳未能调，而病知愈也。”张介宾：“虽阴阳经气未见即调，而病则已愈。”⑤指行于阴分的卫气。灵 28“卫气昼日行于阳，夜半则行于阴……阳引而上，阴引而下，阴阳相引，故数欠。”

15. 指属阴的脉象。①泛指属阴的脉象。素 7“阴搏阳别谓之有子。”李中梓：“言阴脉搏动，与阳脉迥别也。阴阳二字所包者广，以左右言，则左为阳，右为阴；以部位言，则寸为阳，尺为阴；以九候言，则浮为阳，沉为阴。”又，王冰：“阴，谓尺中也……尺脉搏击，与寸口殊别，阳气挺然，则为有妊之兆。”丹波元简：“其脉分尺寸，昉乎《难经》，而《灵》《素》所无。故以阴阳为尺寸者，其无稽尤甚。然征之于后世，有与王注符者……王义虽与经旨相左，实不可废焉。”素 79“此六脉者，乍阴乍阳。”王冰：“或阴见阳脉，阳见阴脉，故云乍阴乍阳。”难 9“诸阳为热，诸阴为寒。”黄竹斋：“凡浮、滑、长诸阳脉皆为热，沉、涩、短诸阴脉皆为寒。”②指无胃气的真脏脉。素 7“脉有阴阳……所谓阴者，真藏也，见则为败，败必死也。”杨上善：“于五时中五脏脉见，各无胃气，唯有真脏独见，此为阴也。”③指寸口部的尺脉。金 9“阳微阴弦，即胸痹而痛。”陈修园：“关后之阴脉弦，是阴邪实也。”难 58“中风之脉，阳浮而滑，阴濡而弱。”黄竹斋：“阴阳，指尺、寸而言也。”伤 290“少阴中风，脉阳微阴浮者，为欲愈。”④指沉、小、涩、迟等脉象。灵 35“何以知藏府之胀也？岐伯曰：阴为藏，阳为府。”马莳：“脉涩而坚者为阴脉，其胀在五脏也。”素 20“九候之脉，皆沉细悬绝者为阴。”⑤指沉取之脉。伤 274“太阴中风，四肢烦疼，阳微阴涩而长者，为欲愈。”钱璜“阳微阴涩者，言轻取之而微，重取之而涩也。”⑥指少阴脉。素 74“阴之所在寸口何如？”张介宾：“阴，少阴也。少阴所在，脉不当应于寸口，有不可不察也。”

16. 指属阴的病证。①指病位在里的病证。灵 49“病生于内者，先治其阴，后治其阳，反者益甚。”伤 153“表里俱虚，阴阳气并竭，无阳则阴独。”成无己：“表邪罢为无阳，里有痞为阴独。”素 40“夫阳入于阴，故病在头与腹，乃䐜胀而头痛也。”马莳：“三阳既毕，则入之三阴经分矣。”森立之：“《太素》‘病’作‘痛’，可从。头痛为表阳证，腹痛为阴寒证。太阳病之头痛，少阴病之腹痛，阳明病之腹满是也。”金 3“百合病见于阴者，以阳法救之。”唐宗海：“所谓阴阳，多指表里而言……见于阴，如上文变成渴而在里也。”又，指阳虚阴盛证。魏念庭：“百合病见于阴者，阳不足而阴有余矣。”②指少阴病。伤 148“阴不得有汗，今头汗出，故知非少阴也。”③指阴寒性质的病证。素 79“此少阳之病也，专阴则死。”森立之：“专阴者，谓真阴无阳证也。”张介宾：“若阳气竭绝，则阴邪独盛，弦搏至极，是曰专阴。”素 23“阳入之阴则静，阴出之阳则怒。”丹波元简：“孙奕《示儿编》云：‘之字训变。《左传》遇观之否，言观变为否也。’盖阳病在外则躁，若入而变阴则静。”金 10“脉大而紧者，阳中有阴，可下之。”徐彬：“若单大而紧，此明系阳包阴，故曰阳中有阴……大黄附子细辛汤下之是也。”④指外象为寒的病证。素 74“诸阴之反，其脉何如?”王冰:“形证是寒，按之而脉气鼓击于手下盛者，此为热盛拒阴而生病，非寒也。”

17. 男女生殖器官。灵 63“阴者，积筋之所终也。”杨上善:“人阴器，一身诸筋终聚之处。”灵 17“跻脉者……上内踝之上，直上循阴股入阴。”①指男性生殖器。灵 65“士人有伤于阴，阴气绝而不起，阴不用。”马莳:“士人有伤于阴器，而阴器绝而不起。”神 3“羚羊角……主明目，益气，起阴。”②指女性生殖器。金 22“在下未多，经候不匀，令阴掣痛。”

18. 指前后二阴。素 20“此下则因阴，必下脓血。”张志聪:“阴，前后二阴也。”金 3“狐惑之为病……蚀于喉为惑，蚀于阴为狐。”素 59“下阴别一，目下各一。”张介宾:“自曲骨之下，别络两阴之间。”

19. 指前阴，尿道。伤 88“小便已阴疼，与禹余粮丸。”灵 36“阴阳不和，则使液溢而下流于阴。”张介宾:“精气不相统摄，故液溢于下而流泄于阴窍。”伤 392“少腹里急，或引阴中拘挛。”

20. 疑为“阳”之讹。灵 40“清者其气滑，浊者其气涩……故刺阴者，深而留之。”《太素》卷十二“阴”作“阳”。杨上善:“此经皆以谷之悍气为浊为阳，谷之精气为清为阴……故人气清而滑利者，刺浅而疾之。其气浊而涩者，刺深而留之。”

【阴人】 体质偏于阴性的人。包括太阴之人与少阴之人。灵 72“余尝闻人有阴阳，何谓阴人，何谓阳人?”

【阴干】 将东西放在透风而日光照不到的地方，使其慢慢地干。金 16“前三物皆阴干百日。”

【阴下】 指前阴部位。金 14“肾水者，其腹大，脐肿腰痛，不得溺，阴下湿如牛鼻上汗。”程林:“浸渍于睾囊而为阴汗。”神 2“除阴下痒湿，小便余沥。”

【阴中】 指外生殖器。素 74“阴中乃疡，隐曲不利，互引阴股。”金 22“蛇床子散方，温阴中坐药……阴中蚀疮烂者，狼牙汤洗之。”神 3“黄连味苦，寒。主……下痢，妇人阴中肿痛。”

【阴气】

1. 古代哲学概念。是对构成宇宙万物的本元之气的划分，与“阳气”相对互根，指具有寒凉、肃杀、收敛、重浊、成形、下降等作用或特性的气。素 17“夏至四十五日，阴气微上，阳气微下。”素 49“正月阳气出在上，而阴气盛……十二月，阴气下衰而阳气且出。”王冰:“以其尚寒，故曰阴气盛。”素 70“赫曦之纪，是谓蕃茂，阴气内化，阳气外荣。”素 61“秋者金始治……阳气在合，阴气初胜。”高世栻:“时方清肃，故阴气初胜。”

2. 对人体生命之气的划分，与“阳气”相对互根，指人体内具有寒凉、收敛、凝聚、滋润、抑制等作用或特性的气。素 3“故阳强不能密，阴气乃绝，阴平阳秘，精神乃治。”素 17“诊法常以平旦，阴气未动，阳气未散……故乃可诊有过之脉。”森立之:“阴气，谓营血；阳气，谓卫气。”素 34“阴气少而阳气胜，故热而烦满也……阳气少，阴气多，故身寒如从水中出。”灵 43“阴气盛则梦涉大水而恐惧，阳气盛则梦大火而燔焫。”金 14“阳气不通即身冷，阴气不通即骨疼。”素 43“阴气者，静则神藏，躁则消亡。”马莳:“阴气者，营气也。”又，张志聪:“阴气者，藏气也。”素 54“刺实须其虚者，留针阴气隆至，乃去针也。刺虚须其实者，阳气隆至，针下热乃去针也。”金 4“师曰：阴气孤绝，阳气独发，则热而少气烦冤，手足热而欲呕，名曰瘅疟。”

3. 阴经的经气。素 29“故阴气从足上行至头，而下行循臂至指端。”素 45“阴气衰于下，则为热厥……阴气起于五指之里。”马莳:“此言厥病之分寒热者，以足之阴阳六经其气有偏胜也……三阴经气衰于下，则阴气衰阳气盛，而厥之所以为热。”

4. 指厥阴经脉之气。灵 13“治在行水清阴气。”张志聪：“厥阴之木气，本于水，故治在行水以清厥阴之气。”

5. 指运行于五脏与阴经的卫气。灵 28“卫气昼日行于阳，夜半则行于阴……阳气尽，阴气盛，则目瞑；阴气尽而阳气盛，则寤矣。”灵 80“卫气不得入于阴，常留于阳，留于阳则阳气满，阳气满则阳跻盛，不得入于阴则阴气盛，故目不瞑矣……卫气留于阴，不得行于阳，留于阴则阴气盛，阴气盛则阴跻满，不得入于阳则阳气虚，故目闭也。”灵 21“阳气盛则瞋目，阴气盛则瞑目。”张介宾：“阴跻气盛，则阳气不荣，故目瞑而不能开也。”

6. 指运行于人体阴分之气。素 35“阴气逆极，则复出之阳，阳与阴复并于外，则阴虚而阳实。”姚止庵：“极则必反，阴又与阳出而复并于外，即前所谓虚实更作，阴阳相移也。”

7. 指下部之气。素 45“阴气盛于上则下虚，下虚则腹胀满。”尤怡：“所谓阴气，下气也。下气而盛于上，则下反无气矣，无气则不化，故腹胀满也。”

8. 指脏腑精气、阴液。①肾中阴精。素 5“年四十，而阴气自半也，起居衰矣。”张介宾：“阴，真阴也。四十之后，精气日衰，阴减其半矣。”神 4“泽漆……主……四肢面目浮肿，丈夫阴气不足。”②肝气。素 62“喜怒不节，则阴气上逆。”③指心之阴血。金 11“阴气衰者为癫，阳气衰者为狂。”④指胃阴。灵 20“阳气有余，阴气不足，则热中善饥。”

9. 指属阴的邪气。①指寒邪。素 35“夫寒者，阴气也。”灵 20“阳气不足，阴气有余，则寒中肠鸣腹痛。”张介宾：“阳不足则阴有余，阴邪入脏，病在太阴，故为寒中肠鸣腹痛。”②指湿邪。素 74“太阴之复，湿变乃举……阴气上厥，胸中不便。”吴崑：“湿甚于中，谓之阴气。”③水饮之邪。素 49“所谓胸痛少气者，水气在藏府也，水者阴气也，阴气在中，故胸痛少气也。”素 79“二阴一阳，病出于肾，阴气客游于心脘。”森立之：“阴气，即水气也。”

10. 指水谷糟粕和秽浊之气。难 35“大肠、小肠，传阴气而下。”徐大椿：“阴气，浊气也。”

11. 疑为“阳气”之讹。灵 39“血气俱盛而阴气多者，其血滑，刺之则射。”杨上善：“阳气多者其血滑，刺之血射。此为阴气多者，阴多为涩，故阴字错。”又，张介宾：“血出而能射者，阴中之气使之也。”

12. 为“阴器”之讹。外生殖器。灵 10“肝者筋之合也，筋者，聚于阴气。”丹波元简：“阴气，《难经》作阴器。诸注并从之，《素问·诊要经终论》王注引本篇亦作阴器。”灵 65“士人有伤于阴，阴气绝而不起。”按马莳注，“气”似应作“器”。

【阴分】

1. 指五脏。灵 76“入足心，出内踝下，行阴分，复合于目……其始入于阴，常从足少阴注于肾，肾注于心，心注于肺，肺注于肝，肝注于脾，脾复注于肾为周。”张介宾：“此言卫气夜行阴分，始于足少阴肾经，以周五脏。”

2. 足少阴肾经。灵 76“水下四刻，人气在阴分。”张志聪：“阴分者，少阴之分，少阴乃三阴之主也。”

【阴处】

1. 潜伏于土层之下。素 6“未出地者，命曰阴处。”马莳：“方其未出地者，地之下为阴，处于阴之中，命曰阴处。”

2. 阴暗之处。素 74“岁少阴在泉，热淫所胜，则焰浮川泽，阴处反明。”

【阴头】 即阴茎头。又称龟头。金 6“夫失精家，少腹弦急，阴头寒。”伤 392“小便即利，阴头微肿。”

【阴邪】

1. 部位较深的邪气。灵 7“再刺则阴邪出者，少益深，绝皮致肌肉。”张介宾:“绝皮及肌，邪气稍深，故曰阴邪。”

2. 性质属阴的邪气。①阴湿之邪。素 61“故取俞以泻阴邪。”高世栻:“故取俞以泻阴湿之邪。”②秋凉之气或水湿之气。素 35“阳气独发，阴邪内著。”张介宾:“暑邪内伏者，阴邪也。秋气水气，亦阴气也。”

【阴伏】 指瘀血化热伏于血分的证候。金 16“病者如热状，烦满，口干燥而渴，其脉反无热，此为阴伏，是瘀血也。”魏荔彤:“阴伏者，盛热伏于阴分血分，且沉于下焦血室，至深而奥，故谓之伏也。”

【阴血】 即血液。因血属阴，故称阴血。灵 72“太阴之人，多阴而无阳，其阴血浊，其卫气涩。”张介宾:“无阳则气少，故血浊不清，而卫气涩滞也。”

【阴阳】

1. 日光的向背。灵 46“木之阴阳，尚有坚脆。”

2. 中国古代哲学概念。指阴阳之气，是对构成宇宙万物的本元之气的划分，也是人体生命的根本。素 2“夫四时阴阳者，万物之根本也。”素 3“夫自古通天者，生之本，本于阴阳。”素 17“夏至四十五日，阴气微上，阳气微下。阴阳有时，与脉为期。”素 78“诊不知阴阳逆从之理，此治之一失矣。”森立之:“阴阳逆从者，谓人天一气，顺之则生，逆之则死之理也。”素 74“愿闻阴阳之三也何谓？岐伯曰：气有多少，异用也。”

3. 指自然界三阴三阳之气。即太阴湿气，少阴热气，厥阴风气，太阳寒气，阳明燥气，少阳暑气。素 67“所谓上下者，岁上下见阴阳之所在也。”张志聪:“此三阴三阳上下之所在也。”素 69“五运更治，上应天春，阴阳往复，寒暑相随。”

4. 中国古代哲学概念。阴与阳的对立统一是宇宙万物和人体生命活动中普遍存在的规律。素 5“阴阳者，天地之道也，万物之纲纪，变化之父母，生杀之本始，神明之府也。故治病必求于本。”素 1“上古之人，其知道者，法于阴阳。”王冰:“夫阴阳者，天地之常道。”灵 42“黄帝曰：何谓日醒？岐伯曰：明于阴阳，如惑之解，如醉之醒。”灵 45“昭昭之明不可蔽。其不可蔽，不失阴阳也。”张介宾:“道者一也，一生二，阴阳而已。”素 6“阴阳者，数之可十，推之可百，数之可千，推之可万，万之大，不可胜数，然其要一也。”灵 41“且夫阴阳者，有名而无形，故数之可十，离之可百，散之可千，推之可万，此之谓也。”阴阳对立统一的关系体现在以下方面：①阴阳相互交感。素 66“天有阴阳，地有阴阳……动静相召，上下相临，阴阳相错，而变由生。”②阴阳对立制约。素 49“阴阳相薄……阴阳复争。”素 5“阳胜则阴病，阴胜则阳病。”③阴阳依存互用。素 5“阴在内，阳之守也；阳在外，阴之使也。”④阴阳互含互藏。素 66“天有阴阳，地有阴阳……故阳中有阴，阴中有阳。”⑤阴阳相互消长。素 17“天地之变，阴阳之应，彼春之暖，为夏之暑，彼秋之忿，为冬之怒。”⑥阴阳相互转化。灵 74“四时之变，寒暑之胜，重阴必阳，重阳必阴……此阴阳之变也。”素 71“动复则静，阳极反阴。”⑦阴阳反照。灵 45“故远者司外揣内，近者司内揣外，是谓阴阳之极，天地之盖。”杨上善：“远者所司在外，以感于内；近者所司在内，以应于外……是为阴内阳外，感应之极理。”⑧阴阳自和。素 3“夫阴阳之要，阳密乃固。两者不和，若春无秋，若冬无夏，因而和之，是谓圣度。”伤 58“凡病……阴阳自和者，必自愈。”⑨阴阳应象。素 67“阴阳之升降，寒暑彰其兆……天地阴阳者，不以数推，以象之谓也。”素 5“水火者，阴阳之征兆也。”

5. 指宇宙间贯通物质与人事的两大对立面。①寒暑。灵 75“阴阳者，寒暑也。”

②男女。素 5 “阴阳者，血气之男女也。”张志聪：“阴阳之道，其在人则为男为女。”③指阴人与阳人。灵 72 “余尝闻人有阴阳，何谓阴人，何谓阳人？”④指五味的不同效用。素 74 “五味阴阳之用何如？岐伯曰：辛甘发散为阳，酸苦涌泄为阴，咸味涌泄为阴，淡味渗泄为阳。”

6. 指人体阴阳之气，是对人体生命之气的阴阳划分。素 25 “人生有形，不离阴阳。”杨上善：“万物负阴抱阳，冲气以为和，万物尽然。三气而生，故人之形不离阴阳也。”素 80 “阴阳并交者，阳气先至，阴气后至。”灵 5 “发于春夏，阴气少，阳气多，阴阳不调，何补何泻？”灵 28 “阴阳相逆，卫气稽留。”杨上善：“阴阳之气乖和，卫气不行。”灵 4 “诸小者，阴阳形气俱不足。”杨上善：“诸脉小者，五脏之阴，六腑之阳及骨肉形，并其气海之气，四者皆悉虚少。”灵 9 “持其脉口人迎，以知阴阳有余不足，平与不平。”素 74 “谨察阴阳所在而调之，以平为期。”素 17 “阴阳不相应，病名曰关格。”王冰：“阴阳之气不相应合，不得相营，故曰关格也。”

7. 指阴经与阳经之气。素 35 “阴阳上下交争，虚实更作，阴阳相移也。”王冰：“阳气者下行极而上，阴气者上行极而下，故曰阴阳上下交争也。阳虚则外寒，阴虚则内热，阳盛则外热，阴盛则内寒，由此寒去热生，则虚实更作，阴阳之气相移易也。”

8. 指营卫或气血。灵 18 “阴阳焉会……阴阳异位……清者为营，浊者为卫。”张介宾：“清者属阴，是为营气；浊者属阳，是谓卫气。”素 5 “阴阳者，血气之男女也。”张志聪：“阴阳之道……在体则为气为血。”金 6 “血痹，阴阳俱微，寸口关上微，尺中小紧。”

9. 指行于五脏与阳经的卫气。灵 28 “卫气昼日行于阳，夜半则行于阴……阳引而上，阴引而下，阴阳相引，故数欠。”灵 71 “饮以半夏汤一剂，阴阳已通……此所谓决渎壅塞，经络大通，阴阳和得者也。”徐振公：“曰阴阳以通，曰阴阳和得者，一谓卫气所行之外内阴阳，一谓少阴阳明之阴阳相得而和也。”

10. 指人体组织结构上两个相互对立或对待的方面。①指身体内外，即全身。灵 47 “是故血和则经脉流行，营复阴阳，筋骨劲强，关节清利矣。”②指胸与背。素 58 “背胸邪系阴阳左右。”马莳：“在后为背，在前为胸，在背为阳，在胸为阴。”③指脏腑与体表。灵 4 “五脏之中风奈何？岐伯曰：阴阳俱感，邪乃得往。”张介宾：“此承上文言五脏之中风者，必由中外俱感，而后邪乃得往。”灵 6 “阴阳俱动，乍有形，乍无形。”张介宾：“阴阳俱动，表里皆病也。”④指五脏与六腑。灵 9 “和气之方，必通阴阳，五藏为阴，六府为阳。”⑤指属阴的肝肾与属阳的心肺四脏。灵 80 “是故瞳子黑眼法于阴，白眼赤脉法于阳也，故阴阳合传而精明也。”张志聪：“阴乃肝肾，阳乃心肺。”⑥指太阴脾与阳明胃。素 29 “太阴阳明为表里，脾胃脉也……阴阳异位。”张介宾：“脾为脏，阴也。胃为腑，阳也。阳主外，阴主内，阳主上，阴主下，是阴阳异位也。”灵 20 “阴阳俱有余，若俱不足，则有寒有热。”杨上善：“阳气即足阳明也，阴气即足太阴也。”⑦指心神与肾志。素 81 “阴阳相持，泣安能独来。”杨上善：“神者，为阳。志者，为阴。”⑧指阴经与阳经。灵 52 “阴阳相随，外内相贯，如环之无端。”灵 6 “故曰病在阳者命曰风，病在阴者命曰痹，阴阳俱病命曰风痹。”马莳：“病在阳经者，其名曰风，义见《素问·风论》。病在阴经者，其名曰痹，义见《素问·痹论》。阴阳两经俱受其病，其名曰风痹。”又，李东垣：“病在阳者命曰风……故身半以上风之中也。病在阴者命曰痹，身半以下湿之中也。”灵 33 “必先明知阴阳表里荥输所在，四海定矣。”张介宾：“阴阳者，经脉之阴阳也。”灵75“诸阴阳过痛者，取之其输泻之。”杨上善：“诸阴阳之脉过痛所者，可取痛之所由，输泻之也。”⑨指冲脉与阳明经脉。素44“冲脉者……与阳明合于宗筋，阴阳揔宗筋之会，会于气街。”张介宾：“前阴者，足之三阴、阳明、少阳及冲、任、督、跻九脉之所会也。九者之中，则阳明为五脏六腑之海，冲为经脉之海，此一阴一阳，总乎其间。”⑩指阴跻与阳跻。灵21“阴跻、阳跻，阴阳相交，阳入阴，阴出阳，交于目锐眦。”张介宾：“太阳经，自项入脑，乃别属阴跻、阳跻，而交合于目内眦之睛明穴。”⑪指经脉与络脉。灵39“此为内溢于经，外注于络，如是者，阴阳俱有余。”张介宾：“经络之病俱有余。”⑫指男女生殖器。素79“阴阳皆壮，下至阴阳。”张介宾：“下至阴阳，盖男为阳道，女为阴器，隐曲不调，俱成大病也。”又，森立之：“阴阳皆壮者，谓胃肺脾共壮实热盛也。下至阴阳者，谓其热气下至脾阴胃阳，而熏灼尤甚，为二便涩坚不通也。”

11. 指脉象的阴阳划分。①阳脉与阴脉。素7“脉有阴阳……所谓阴者，真藏也……所谓阳者，胃脘之阳也……谨熟阴阳，无与众谋。所谓阴阳者，去者为阴，至者为阳，静者为阴，动者为阳，迟者为阴，数者为阳……阴阳虚肠辟死。”杨上善：“谨能淳熟阴阳脉气之道……故不与众人谋议也……阴阳腑脏脉皆虚者，肠辟叠死。”灵71“阴阳如一者，病难治。”杨上善：“阴阳之脉不可辨，故如一也。”又，马莳：“如人迎气口若一，则脉为关格，病当难治。”金22“审脉阴阳，虚实紧弦。”②寸口与人迎脉象。灵23“身热甚，阴阳皆静者，勿刺也。”张介宾：“身热甚而阴阳之脉皆静者，阳证得阴脉也。”马莳：“若身本热而脉口固静，人迎不躁，乃阴经阳经皆静也。”灵62“故阴阳上下，其动也若一。”杨上善：“阴谓寸口，手太阴也。阳谓人迎，足阳明也。”③寸部脉与尺部脉。难3“脉有太过，有不及，有阴阳相乘。”滑寿：“今越人乃以关前关后言者，以寸为阳而尺为阴也。”难58“伤寒之脉，阴阳俱盛而紧涩。”黄竹斋：“阴阳，指尺、寸而言也。”伤3“脉阴阳俱紧者，名为伤寒。”素79“春阴阳皆绝，期在孟春。”森立之：“盖脉阴尺阳寸共弦而无胃气者，谓之阴阳皆绝也。”④指切脉的浮沉。难4“浮者阳也，沉者阴也，故曰阴阳也。”难59“其脉三部阴阳俱盛是也。”又，丁锦：“阳脉者，浮滑长也；阴脉者，沉涩短也。”

12. 指病色所见的左右部位。素15“女子右为逆，左为从；男子左为逆，右为从……阴阳反他，治在权衡相夺。”张志聪：“此言色见上下左右，各有男女阴阳之色反逆也”。灵49“男女异位，故曰阴阳。”张介宾：“男子左为逆，右为从。女子右为逆，左为从，故曰阴阳。”

13. 指内外之邪。灵39“阴阳相得而合为痹者，此为内溢于经，外注于络。”张介宾：“阴阳相得，言表里之邪相合也。”又，朱济公：“盖阴阳和合而流行则调，阴阳相得而留滞则痹……通篇论经脉血气之生始出入，故帝止问血出多而不动摇，伯曰：阴阳相得而合为痹，是非邪病之痹明矣。”

14. 指病证的阴阳划分。①阴证与阳证。素5“善诊者，察色按脉，先别阴阳。”素18“脉从阴阳，病易已，脉逆阴阳，病难已。”王冰：“脉病相应谓之从，脉病相反谓之逆。”②指表与里。伤23“脉微而恶寒者，此阴阳俱虚。”成无已：“脉微而恶寒者，表里俱虚也。阳，表也；阴，里也。”

15. 指房事。素62“其生于阴者，得之饮食居处，阴阳喜怒。”丹波元坚：“阴阳喜怒之阴阳，盖指房室。”又，张琦：“阴阳喜怒者，言人之本气有偏阴偏阳之不同，而七情亦随之偏胜。”

16. 古书篇名。素79“却念《上下经》，阴阳从容。”张介宾：“上下经，古经也。阴阳从容，其篇名也。”

17. 疑为“阴疡”之讹。神3“桑耳……主女子漏下赤白汁，血病癥瘕积聚，腹痛，阴阳寒热，无子。”姜国伊辑《神农本草经》注：“阳，当作疡。”

【阴阴】 犹隐隐。微痛貌。素38“脾咳之状，咳则右胁下痛，阴阴引肩背。”王冰：“脾气主右，故右胠下阴阴然深慢痛也。”

【阴吹】 病名。临床以前阴出气有声，如后阴矢气状为主症。由于胃肠燥结，腑气壅遏，浊气从前阴外泄所致。治宜养血润燥通便，方用猪膏发煎。金22“胃气下泄，阴吹而正喧，此谷气之实也，膏发煎导之。”

【阴谷】 穴名。属足少阴肾经，合穴。位于膝内侧横纹头，半腱肌腱与半膜肌腱之间凹陷处，屈膝取穴。灵2“阴谷，辅骨之后，大筋之下，小筋之上也，按之应手，屈膝而得之，为合。”

【阴卵】 指睾丸。素60“腰痛不可以转摇，急引阴卵，刺八髎与痛上。”

【阴陇】 指阴气隆盛。灵18“夜半而阴陇为重阴。”马莳：“陇，当作‘隆’……至夜半则为阴之阴，乃阴气之隆盛也。”张介宾：“陇，盛也。”

【阴刺】

1. 刺法名。十二节刺之一。指一种治疗寒厥的左右配穴针刺法。灵7“十曰阴刺，阴刺者，左右率刺之，以治寒厥，中寒厥，足踝后少阴也。”马莳：“名阴刺者，以其刺阴经也。”

2. 为“阳刺”之讹。素55“阴刺，入一傍四处。”《新校正》：“按《甲乙经》：‘阳刺者，正内一傍内四。阴刺，左右卒刺之。’此‘阴刺’疑是‘阳刺’也。”《太素》卷二十三“阴刺”作“阳刺”。杨上善：“本作阴刺者，字误耳也。”

【阴雨】 天阴下雨。素71“甲寅、甲申，其运阴雨，其化柔润重泽。”金2“法当汗出而解，值天阴雨不止。”

【阴味】 指药食五味。与“气”相对，气为阳，味为阴。素5“阴味出下窍，阳气出上窍。”张介宾：“气无形而升，故为阳；味有质而降，故为阴。”

【阴肿】 症状名。指外阴部肿胀。金14“心水者……其人阴肿。”神3“白芷……主女人漏下赤白，血闭，阴肿。”

【阴股】

1. 股内侧近阴处。灵13“上循阴股。”张介宾：“股之内侧曰阴股。”杨上善：“阴下之股为阴股也。灵57“其颈脉动，时咳，阴股间寒。”金12“因复下流阴股。”

2. 疑为“阴”之讹。灵36“五谷之津液和合而为膏者……补益脑髓，而下流于阴股。”《太素》卷二十九“阴”下无“股”字。杨上善：“下流阴中补益于精。”

【阴法】 指从里治疗的方法。金3“百合病……见于阳者，以阴法救之。”唐宗海：“以阴法救之，如滑石散从里治之是。”又，指养阴和阳之法。魏念庭：“当以阴法救之，使阴之不足与阳相济。”

【阴实】 病机名。指阴寒之气偏盛。素35“阳并于阴，则阴实而阳虚。”

【阴居】 居住在阴凉的地方。素13“动作以避寒，阴居以避暑。”森立之：“阴居，谓穴居。”

【阴经】 又称阴脉。即经脉中属阴的经脉。灵4“故邪入于阴经，则其藏气实。”灵21“厥痹者……视主病也，泻阳补阴经也。”

【阴毒】 病名。指感受疫毒，血脉瘀阻所致的一种疾病。金3“阴毒之为病，面目青，身痛如被杖，咽喉痛……升麻鳖甲汤去雄黄、蜀椒主之。”

【阴胜】

1. 病机名。指阴气盛实。素5“阴胜则身寒汗出，身常清，数栗而寒，寒则厥，厥则腹满死，能夏不能冬。”

2. 病机名。指人体气聚于阴部而偏盛。素 35“夫疟气者，并于阳则阳胜，并于阴则阴胜；阴胜则寒，阳胜则热。”

3. 自然界阴气偏盛。素 70“阳胜者先天，阴胜者后天。”高世栻：“阴气治之而阴胜者，四时之气常后天。”

【阴脉】

1. 经脉中的阴经。包括手足三阴经、阴跻、阴维等。难 37“邪在五藏，则阴脉不和。”灵 17“阴脉不利则血留之，血留之则阴气盛矣。”难 47“诸阴脉皆至颈、胸中而还。”①指足三阴经脉。素 45“阴脉者，集于足下而聚于足心。”张志聪：“三阴之脉，集于足下，而聚于足心。”②指阴跻脉。灵 17“故阴脉荣其藏，阳脉荣其府。”张介宾：“阴荣其藏，指阴跻也。”又，马莳：“阴脉者，即手足六阴经之脉也，所以运之于五脏也。”

2. 指属阴的脉象。①指寸口脉象。与人迎脉相对而言。灵 62“阴病而阴脉大者为逆。”张介宾：“寸口属脏为阴，阴病则阴脉宜小，而反大者为逆。”②指尺部脉。与寸部脉相对而言。金 20“妇人得平脉，阴脉小弱……名妊娠。”黄元御：“妇人得和平之脉，而尺脉小弱，其人渴不能食，外无寒热表证，是名妊娠。”伤 94“但阴脉微者，下之而解。”黄坤载：“若但尺脉微弱者，是阴虚阳燥……必下之通其结燥，使胃热下泄而后解。”③指沉取之脉象。伤 100“伤寒，阳脉涩，阴脉弦，法当腹中急痛，先与小建中汤。”汪苓友：“此阴阳以浮沉言，脉浮取之则涩而不流利，沉取之又弦而不缓和。”④指细、小、迟、涩、短等脉象。难 20“脉居阳部，而反阴脉见者，为阴乘阳也。”叶霖：“阴乘阳者，寸关已沉短而涩，又时时浮滑而长，故曰阴中伏阳。”

3. 阴经之脉气。引申为阴气。灵 23“热病已得汗而脉尚躁盛，此阴脉之极也，死。”张介宾：“若汗后脉尚躁盛者，孤阳不敛也，此以阴脉之虚极，有阳无阴耳，乃为逆证……若既得汗而脉犹躁盛者，以阳无所归，由阴虚也。”

【阴独】 指里证独具。伤 153“表里俱虚，阴阳气并竭，无阳则阴独。”成无己：“表证罢为无阳，里有痞为阴独。”又一说为阴邪独盛。张志聪：“无太阳之表阳，有阴邪之独陷也。”

【阴蚀】 病名。又名阴疮、阴蚀疮等。因情志郁结化火，损伤肝脾，湿热下注，郁蒸生虫，虫蚀阴中所致。临床见阴部溃烂，脓血淋漓，或痛或痒，肿胀坠痛，多伴有赤白带下等。神 2“石硫黄味酸，温，有毒。主妇人阴蚀。”神 3“乌贼鱼骨……主女子漏下赤白经汁，血闭，阴蚀肿痛。”

【阴疮】 病名。指女性外生殖器的疮疡。神 4“虾蟆，味辛，寒，主邪气，破癥坚血，痈肿，阴疮。”巢元方：“阴疮者，虫食于阴，轻者或痒或痛，重者生疮也。”

【阴洛】 九宫之一。巽宫，居于东南方巽位，洛书东南为四数，故称阴洛。灵 77“立夏，四，阴洛东南方……明日居阴洛四十五日。”张介宾：“阴洛，巽宫也。自一百三十九日起，主立夏、小满、芒种之三节，共四十五日，至一百八十三日而止。”

【阴结】 指脾肾阳虚，阴寒内盛，大肠传导失司，而致大便凝结不通的病症。伤 148“假令纯阴结，不得复有外证，悉入在里。”柯韵伯：“大便硬，谓之结，脉浮数能食曰阳结，沉迟不能食曰阴结。”

【阴络】

1. 位置较深或下行的络脉。素 57“阴络之色应其经。”张介宾：“深而在内者是为阴络，阴络近经，色则应之，故分五行以配五脏，而色有常也。”灵 66“阴络伤则血内溢。”张志聪：“阴络者，下行之络脉。”

2. 指阴跻之络脉。难 26“阴络者，阴跻之络也。”

3. 疑为“阴之终”之讹。素 61“凡五十七穴者，皆藏之阴络。”《太素》卷十一“藏之阴络”作“藏阴之终也”。森立之：“阴络二字，实不得解。（张）琦存疑似是，宜从……盖此五十七穴，腰少腹以下至足，其中虽有膀胱及督脉之阳经，竟是为少阴肾经之所主领，其地在下，故曰藏阴之终也。”

【阴埃】 为“阴雨”之讹。素 71“甲戌岁会同天符，其运阴埃。”《新校正》：“详太宫三运，两曰阴雨，独此曰阴埃，埃，疑作雨。”

【阴衰】

1. 指阴气虚衰。灵 18“夜半为阴陇，夜半后而为阴衰。”

2. 阴液、精血虚衰。神 4“石楠草……主养肾气，内伤阴衰。”

【阴病】

1. 指虚寒等阴性病证。难 51“阴病欲得温，又欲闭户独处，恶闻人声。”灵 62“阴病而阴脉大者为逆。”素 74“阴病血见，少腹痛肿，不得小便。”

2. 病位属阴的病证。①指内在脏腑的病证。金 1“阴病十八，何谓也？”尤怡：“在里者有或虚或实之异……故曰阴病十八也。”难 67“阴病行阳，阳病行阴。”黄竹斋：“阴病行阳，谓内脏有病则出行于阳，阳俞在背也。”②指肾的病证。素 23“阴病发于骨。”森立之：“盖腰痛痿躄之类是也。肾为阴脏，故曰阴病也。”③指脾的病证。素 23“阴病发于肉。”森立之：“盖麻痹水肿之类是也。”张介宾：“肉属脾，脾者，阴中之至阴也。”④指肝的病证。素 23“阴病发于夏。”森立之：“阴病发于夏者，肝病霍乱转筋类是也……盖春伤于风，则肝木受伤，至夏心火不旺，故为飧泄不化之证。”又，张志聪：“肺为牝脏，逆夏气则奉收者少，秋为痎疟，故肺脏之阴病发于夏也。”⑤部位较深的病。灵 9“因而刺之，则阳病入于阴，阴病出为阳。”⑥阴经病证。素 29“阴病者下行极而上。”马莳：“是以凡阴经受病者，自下之行极而复上行也。”森立之：“三阴里寒证，虚回阳复则为三阳表热证而解之类。”⑦腹部经筋病症。灵 13“足少阴之筋……在外者不能俯，在内者不能仰……阴病者不能仰。”杨上善：“腹为内，为阴也……病在腹筋，筋急不得仰身也。”张介宾：“阴病者，即在内者也。”

3. 阴气虚损或阴虚证。素 5“阳胜则阴病……阴病治阳。”吴崑：“火胜则水干。”

【阴部】

1. 指脏腑。金 15“发于阴部，其人必呕；阳部，其人振寒而发热也。”尤怡：“阴部者，里之脏腑，关于气，故呕。”

2. 指尺部或沉取等属阴的部位。难 20“脉居阴部，而反阳脉见者，为阳乘阴也。”叶霖：“若以前后言之，即寸为阳部，尺为阴部；若以上下言之，肌肉上为阳部，肌肉下为阴部。”

【阴盛】

1. 阴寒之气偏盛。素 62“阴盛则内寒。”张志聪：“阴寒之气，积于胸中而不泻，则中上二焦之阳气消而寒气独留于上。”难 58“阳虚阴盛，汗出而愈，下之而死。”张寿颐：“所谓阴盛者，谓阴寒之邪，盛实在表。”金 14“阳损阴盛，结寒微动，肾气上冲。”

2. 阴经之气偏盛。灵 9“阴盛则阳虚，先补其阳，后泻其阴而和之。”马莳：“夫脉口盛而六阴为病，是阴经盛而阳经虚也，然必先补其阳，而后泻其阴以和之。”

3. 指人体之气聚集于阴分而偏盛。素 35“夫疟之始发也，阳气并于阴，当是之时，阳虚而阴盛，外无气，故先寒栗也。”

【阴虚】

1. 指阴液不足，精血亏损的病理变化。①指阴液亏损。伤 111“阳盛则欲衄，阴虚小便难。”程郊倩：“阴津被火，则小便欲利而不得利。”②指五脏精气亏虚。灵 8“是故五藏主藏精者也，不可伤，伤则失守而阴虚，阴虚则无气。”张介宾：“伤之则阴虚，以五脏之精皆阴也。”③肾阴虚。素33“阴虚者阳必凑之。”马莳：“今肾虚者，阴虚也，阴虚则阳邪凑之。”

2. 阴经之气不足。灵9“阴虚而阳盛，先补其阴，后泻其阳而和之。”张介宾：“此以脉口、人迎言阴阳也……人迎盛者，阳经盛而阴经虚也。”

3. 指人体之气聚集于阳部，而阴部之气亏虚。素35“其气先从内出之于外也。如是者，阴虚而阳盛，阳盛则热矣。”又，王冰：“阴虚谓肾脏气虚，阳盛谓膀胱太阳气盛。”

4. 指脾气虚。素62“阴虚生内热奈何？岐伯曰：有所劳倦，形气衰少，谷气不盛，上焦不行，下脘不通，胃气热，热气熏胸中，故内热。”张志聪：“至若阴虚生内热者，因中土之受伤也……水谷入胃，由脾气之转输，脾不运行，则谷气不盛矣。”

5. 指阴脉虚弱无力。素7“阴虚阳搏谓之崩。”王冰：“阴脉不足，阳脉盛搏，则内崩而血流下。”张介宾：“阴虚者，沉取不足，阳搏者，浮取有余，阳实阴虚，故为内崩失血之证。”

【阴维】 阴维脉。奇经八脉之一。从足少阴肾经的筑宾穴开始，沿下肢内侧向上，进入小腹，通过胁肋、胸腔，上至咽部。本脉的病候，主要表现为心痛、胃痛等阴经里证。素41“刺飞阳之脉，在内踝上五寸少阴之前，与阴维之会。”张志聪：“阴维之脉起于足少阴筑宾穴，为阴维之郄，故名飞扬者，谓阴维之原，从太阳之脉，走少阴而起者也。”难28“阳维、阴维者，维络于身，溢畜不能环流灌溉诸经者也。”

【阴厥】 寒气厥逆。素69“阴厥上下中寒。”王冰：“阴厥，谓寒逆也。”

【阴筋】 指前阴。伤167“痛引少腹，入阴筋者，此名藏结。”张志聪：“阴筋，即前阴。”

【阴道】

1. 脉道。素29“阴道不利。”高世栻：“即脉道不利也。”张介宾：“阴道，血脉也。”

2. 指阴的法则、规定。灵5“阴道偶，阳道奇。”难33“又行阴道多，故令肝得水而沉也。”

3. 指太阴脾发病的常则。素29“故阳道实，阴道虚。”张介宾：“阳刚阴柔也。又外邪多有余，故阳道实；内伤多不足，故阴道虚。”又，杨上善：“阳为天气主外，故阳道实也；阴为地气主内，故阴道虚也。”

【阴寒】 症状名。指前阴感觉寒冷。金6“劳之为病……阴寒精自出，酸削不能行。”

【阴跻】

1. 阴跻脉。奇经八脉之一。参见“阴跻脉”。灵80“阴气盛则阴跻满。”张志聪：“阴跻乃足少阴之别起于然骨之后，循胸上入缺盆，从咽喉至目内眦，与阳跻会于睛明。”

2. 指阴跻脉起点的照海穴。灵23“目中赤痛，从内眦始，取之阴跻……癃，取之阴跻。”马莳：“当取肾经之照海穴以刺之，乃阴跻脉气所发也。”

【阴痹】 病证名。①指发生于较深部位的痹证。如骨痹之类。素74“阴痹者，按之不得，腰脊头项痛，时眩，大便难，阴气不用，饥不欲食，咳唾则有血，心如悬，病本于肾。”灵20“阴痹者，按之而不得，腹胀腰痛，大便难，肩背颈项痛，时眩。”张志聪：“阴痹者，病在骨，按之而不得者，邪在骨髓也。”又，马莳：“阴痹者，痛无定所，按之而不可得，即《痹论》之所谓以寒胜者为痛痹也。”②指阴寒性质的痹证。素64“厥阴有余病阴痹，不足病生热痹。”王冰：“阴，谓寒也……故阴发于外，而为寒痹。”

【阴数】 偶数。指老阴之数。伤7“以阳数七、阴数六故也。”

六画

【阴痿】 病名。即阳萎。指阳事不举。素5“年六十，阴痿。”张介宾:“阴痿，阳不举。”素70“阴痿气大衰，而不起不用。”

【阴精】

1. 生殖之精。灵75“茎垂者，身中之机，阴精之候，津液之道也。”张介宾:“茎垂者，前阴宗筋也……精由此泄，故可以候阴精。”

2. 泛指阴血、津液等。神2“翘根……主下热气，益阴精。令人面悦好，明目。”

3. 指自然界之阴气。素70“阴精所奉其人寿……崇高则阴气治之。”王冰:“阴精奉上，故地以寒而知之于上矣。”

4. 指运气之水气。素68“君火之下，阴精承之。”张志聪:“阴精者，天乙所生之精水也。”

【阴缩】 症状名。前阴内缩，包括男子阴茎、阴囊、睾丸上缩，以及妇人阴户急，痛引少腹。灵4“肝脉……微大为肝痹阴缩。”灵8“肝悲哀动中则伤魂……当人阴缩而挛筋。”

【阴器】 外生殖器。灵13“阴器不用。”张介宾:“阴器者，前阴之具也。”素31“厥阴脉循阴器而络于肝。”

【阴藏】 指五脏。灵76“是故夜行一舍，人气行于阴藏一周与十分藏之八。”又，马莳:“阴脏者，诸阴经也。”

【阴癞】 病名。指前阴部位的肿块性疾病。金22“土瓜根散方，阴癞肿亦主之。”《本草纲目》鲮鲤条引摘玄方曰:“妇人阴癞，硬如卵状。”汤本求真:“阴癞，即鼠蹊阴囊阴唇部之假性肿瘤是，男女俱有之。”

【阴之阳】

1. 指阴中之阳。即对阴的一方进行阴阳再划分，其中属于阳的一方。素5“味厚者为阴，薄为阴之阳。”

2. 疑为“阳之阳”之讹。指外在的皮肤。灵6“病在阴之阳者，刺络脉。”

【阴之阴】 指内在的五脏。灵6“故曰病在阴之阴者，刺阴之荥输。”张志聪:“病在阴之阴者，病在内之五脏。”

【阴阳传】 古医籍名。素75“子不闻《阴阳传》乎?”王冰:“阴阳传，上古书名也。”

【阴阳交】

1. 病名。指热病过程中，阳邪入于阴分，邪正交争不解，邪盛正衰的危重病候。素33“有病温者，汗出辄复热，而脉躁疾不为汗衰，狂言不能食……病名阴阳交。”

2. 指脉象与脉位的阴阳属性交叉。素67“阴阳交者死。”王冰:“交，谓岁当阴在右，脉反见左；岁当阳在左，脉反见右，左右交见是谓交。”素79“阴阳交，期在溓水。”吴崑:“阴脉见于阳，阳脉见于阴，阴阳交易其位，谓之阴阳交。”

【阴阳易】

1. 指脉位与脉性，或季节与脉象阴阳属性相反的现象。素74“未至而至者病，阴阳易者危。”王冰:“阴位见阳脉，阳位见阴脉，是易位而见也。”又，张志聪:“如三阴主时，而得阳脉，三阳主时，而得阴脉者危。”

2. 病证名。指伤寒或瘟疫等病后，余热未尽，由房事而传染对方者。伤392“伤寒阴阳易之为病，其人身体重，少气，少腹里急，或引阴中拘挛，热上冲胸，头重不欲举，眼中生花，膝胫拘急者，烧裈散主之。”巢元方:“阴阳易病者，是男子、妇人伤寒病新瘥，未平复，而与之交接得病者，名为阴阳易也。”又，陈尧道:“细考之，即女劳复也。有谓男病愈后，因交而女病；女病愈后，因交而男病，于理未然，古今未尝见此病也。”

【阴阳毒】 病名。指阴毒与阳毒的总称，指疫毒侵入血脉，临床以皮肤发斑、咽喉疼痛为特征的疾病。金3“百合狐惑阴阳毒病证治第三。”赵献可:“此阴阳二毒，是感天地疫疠非常之气。”

【阴狐疝】 即阴狐疝气。参见该条。金19“趺蹶手指臂肿转筋阴狐疝蚘虫病脉证治第十九。”

【阴陵泉】 穴名。属足太阴脾经，合穴。位于小腿内侧，胫骨内踝下缘，当胫骨后缘和腓肠肌之间的凹陷处。灵19“飧泄，补三阴之上，补阴陵泉。”张志聪：“阴陵泉，脾之合穴也。”

【阴跻脉】 奇经八脉之一。从足少阴经分出，起于然骨之后（照海），经内踝，沿下肢内侧向上，进入阴部，再上行经胸至缺盆，再上行，从结喉旁人迎穴之前出来，经颧部内侧，到目内眦，与太阳、阳跻脉相会。难28“阴跻脉者，亦起于跟中，循内踝上行，至咽喉，交贯冲脉。”

【阴之陵泉】 穴名。即阴陵泉。参见该条。灵1“疾高而内者，取之阴之陵泉。”灵2“阴之陵泉，辅骨之下，陷者之中也，伸而得之，为合，足太阴也。”

【阴平阳秘】 阴气平和，阳气固密，阴阳两者相互调节而呈现出的有序稳态，是阴与阳的最佳质态与量态的和合。素3“阴平阳秘，精神乃治。”王冰：“阴气和平，阳气闭密，则精神之用，日益治也。”

【阴阳自和】 指人体阴阳之气通过自身调节而趋于调和。伤58“凡病，若发汗，若吐，若下，若亡血，亡津液，阴阳自和者，必自愈。”

【阴阳别论】《素问》篇名。本篇所论阴阳，重在分析脉象的属性和经脉发病的病候与病理，因其有别于其他讨论阴阳的篇章，故篇名《阴阳别论》。篇中主要论述脉象与四时的相应关系以及某些脉象的主病和预后，还论述了某些经脉的病理表现及其传变和预后。

【阴阳类论】《素问》篇名。本篇以阴阳类聚的方法论述了三阴三阳的意义、三阴三阳病的脉证及死期，故篇名《阴阳类论》。

【阴阳清浊】《灵枢经》篇名。本篇论述人体清气、浊气在性质、分布等方面的区别，并根据这些不同的性质和分布情况，讨论相应部位发病时的一般刺法。

【阴狐疝气】 病名。简称狐疝。临床以阴囊偏大偏小，时上时下为特征。治以辛温通利，方用蜘蛛散。金19“阴狐疝气者，偏有小大，时时上下，蜘蛛散主之。”赵以德：“此厥阴之筋病也，狐，阴兽，善变化而藏。睾丸上下，有若狐之出入无时也。”

【阴病治阳】 治法之一。指阴的失调通过调整阳的一方使阴阳恢复协调，或阴经的病证通过针刺阳经穴位治疗的方法。素5“审其阴阳，以别柔刚，阳病治阴，阴病治阳。”吴崑：“刺法有从阴引阳，从阳引阴；汤液有阳盛养阴，阴盛养阳，皆谓之阳病治阴，阴病治阳。”杨上善：“阴阳二经，阴经若实，阳经必虚；阳经若实，阴经定虚。故阳虚病者，宜泻阴；阴实病者，宜补阳也。”

【阴乘之脉】 脉象名称。指阴太过而阳相对不足，脉象呈现出寸脉太过之象。难3“遂上鱼为溢，为外关内格，此阴乘之脉也。”滑寿：“外关内格，谓阳外闭而不下，阴从而内出以格拒之，此阴乘阳位之脉也。”

【阴盛阳虚】 指脉象沉取实大而浮取虚小。难6“浮之损小，沉之实大，故曰阴盛阳虚。”

【阴中之太阴】 阴的一方再分阴阳而属于阴者。灵1“阴中之太阴，肾也。”张介宾：“肝脾肾居于膈下，皆为阴脏……肾在下而属水，故为阴中之太阴。”灵41“足之阴者，阴中之太阴也。”

【阴中之少阳】

1. 阴的一方再分阴阳而属于阳者。灵1“阴中之少阳，肝也。”张介宾：“肝脾肾居于膈下，皆为阴脏，而肝为阴中之阳，故曰少阳。”灵41“故足之阳者，阴中之少阳也。”杨上善：“足为阴也，足之有阳，阴中少也，足之有阴，阴中大也。"

2. 指足少阳胆经居于阴部。素 6"少阳根起于窍阴，名曰阴中之少阳。"王冰："以少阳居厥阴之表，故曰阴中之少阳。"

【阴中之少阴】

1. 指足少阴肾经居于阴部。素 6"少阴根起于涌泉，名曰阴中之少阴。"张介宾："肾本少阴而居阴分，故为阴中之少阴。"

2. 为"阴中之太阴"之讹。素 9"肾者……为阴中之少阴，通于冬气。"《新校正》："按全元起本并《甲乙经》《太素》'少阴'作'太阴'，当作'太阴'。肾在十二经虽为少阴，然在阴分之中当为太阴。"

【阴中之至阴】 阴的一方再分阴阳而为阴之始者。灵 1"阴中之至阴，脾也。"张介宾："肝脾肾居于膈下，皆为阴脏……脾属土而象地，故为阴中之至阴。"

【阴阳系日月】《灵枢经》篇名。本篇以天人相应的观点，论述人体不同部位与日月、天干、地支相对应所表现的阴阳属性，并据此提出针刺方面的注意事项。

【阴阳离合论】《素问》篇名。本篇论述了阴阳对立统一的法则及其灵活运用，并将经脉析为三阴三阳，阐述了三阴三阳经脉的离合和各经的起止点，以及三阴三阳经脉的作用等。

【阴阳二十五人】《灵枢经》篇名。本篇根据人的禀赋不同，运用阴阳五行学说的理论，结合五色五音归纳分述了 25 种人的不同特性，指出了他们的肤色、体形、性格以及对时令适应方面的差异，同时，又根据手足三阳经脉循行人体上下部位时的气血盛衰变化，说明表现于形色上的特征；还根据 25 种人的不同特点而提出不同的治疗原则。

【阴阳应象大论】《素问》篇名。重点阐述了阴阳的基本含义，阴阳的特性、作用、转化及在人体生理、病理、诊法、治则、归纳药物功能与养生等方面的应用；同时，原文采用取象比类的方法，按照功能、行为相应或相似的原则，将自然界各种事物进行五行归类联系，提出了以五脏为中心的内外相应整体观的系统结构。

【阴阳和平之人】 阴阳五态人之一。灵 72"阴阳和平之人，居处安静，无为惧惧，无为欣欣，婉然从物，或与不争，与时变化，尊则谦谦，谭而不治，是谓至治……其阴阳之气和，血脉调……其状委委然，随随然，颙颙然，愉愉然，暶暶然，豆豆然，众人皆曰君子，此阴阳和平之人也。"

【阴阳十二官相使】 古医书名。素 47"治在《阴阳十二官相使》中。"王冰："言治法具于彼篇，今经已亡。"

防（fáng）

中药名。见"防己"、"防风"。

【防己】 中药名。又名汉防己、解离、瓜防己。为防己科千金藤属植物粉防己的块根。苦、辛，寒。入膀胱、肺、脾经。利水消肿，祛风除湿。主治水肿，鼓胀，历节痛风，风寒湿痹，脚气肿痛，疥癣疮肿。组方有防己黄芪汤、防己地黄汤、防己茯苓汤、己椒苈黄丸。神 4"防己味辛，平。主风寒，温疟，热气，诸痫。除邪，利大小便。一名解离。"

【防风】 药名。又名屏风、关防风。为伞形科植物防风的根。辛、甘，微温。入膀胱、肺、肝、脾经。祛风，解表，胜湿，止痛，解痉，止痒。治风寒感冒，头痛身痛，面瘫，风湿痹痛，四肢痉挛，腹痛泄泻，肠风下血，风疮疥癣，皮肤瘙痒，破伤风。炒至焦黄，治腹泻；炒炭，治便血、崩漏。神 3"防风味甘，温。主大风，头眩痛，恶风，风邪，目盲无所见，风行周身，骨节疼痹，烦满。久服轻身。一名铜芸。生沙苑川泽。"金 5"侯氏黑散……防风十分。"

【防葵】 中药名。又名黎盖。为双子叶菊科植物防葵的根。辛，寒。行气活血，清热化痰，通络散结。神 2"防葵味辛，寒。

主疝瘕，肠泄，膀胱热结，溺不下，咳逆，温疟，癫痫，惊邪狂走。久服坚骨髓，益气，轻身。一名黎盖。”

【防己地黄汤】 方剂名。组成：防己一钱，桂枝三钱，防风三钱，甘草二钱。煎服法：上四味，以酒一杯，浸之一宿，绞取汁；生地黄二斤，㕮咀，蒸之如斗米饭久，以铜器盛其汁，更绞地黄汁，和，分再服。功用：滋阴降火，养血息风，透表通络。主治：血虚火旺之狂证。金 5“防己地黄汤：治病如狂状，妄行，独语不休，无寒热，其脉浮。”

【防己黄芪汤】 方剂名。组成：防己一两，甘草半两（炒），白术七钱半，黄芪一两一分（去芦）。煎服法：上药剉麻豆大，每抄五钱匕，生姜四片，大枣一枚，水盏半，煎八分，去滓，良久再服。喘者，加麻黄半两；胃中不和者，加芍药三分；气上冲者，加桂枝三分；下有陈寒者，加细辛三分。服后当如虫行皮中，从腰下如冰，后坐被上，又以一被绕腰以下，温令微汗，差。功用：益气固表，祛风除湿。主治：①风湿兼表虚证。金 2“风湿，脉浮身重，汗出恶风者，防己黄芪汤主之。”②风水表虚证。金 14“风水，脉浮身重，汗出恶风者，防己黄芪汤主之。”

【防己茯苓汤】 方剂名。组成：防己三两，黄芪三两，桂枝三两，茯苓六两，甘草二两。煎服法：上五味，以水六升，煮取二升，分温三服。功用：通阳化气，分消表里。主治：皮水卫阳郁遏证。金 14“皮水为病，四肢肿，水气在皮肤中，四肢聂聂动者，防己茯苓汤主之。”

奸（jiān）

邪恶。灵 64“当此之时，无为奸事，是谓年忌。”

如（rú）

1. 按照，依照。素 3“谨道如法，长有天命。”灵 37“府藏之在中也，各以次舍，左右上下，各如其度也。”伤 14“余如桂枝汤法将息及禁忌。”

2. 好像，如同。素 66“如鼓之应桴，响之应声也。”素 74“气之相守司也，如权衡之不得相失也。”灵 17“气之不得无行也，如水之流，如日月之行不休。”

3. 相当。素 36“凡治疟，先发如食顷乃可以治，过之则失时也。”

4. 及，比得上。素 5“天不足西北，故西北方阴也，而人右耳目不如左明也。”

5. 介词。表示比较。相当于“于”。王引之《经传释词》卷七：“如，犹于也。”素 34“人有四肢热，逢风寒如炙如火者何也？”《新校正》：“详如炙如火，当从《太素》作如炙于火。”

6. 连词。①表示假设。相当于“假如”、“如果”。素 18“已食如饥者，胃疸。”素 41“顾如有见者，善悲。”伤 131“温顿服之，一宿乃下，如不下，更服，取下为效。”②表示承接关系。相当于“而”。《玉篇·女部》：“如，而也。”素 49“故曰得后与气则快然如衰也。”素 62“针与气俱内，以开其门，如利其户。”难 80“经言有见如入，有见如出者，何谓也？”

7. 为“从”之讹。灵 81“其状不大，初如小指发，急治之。”《甲乙经》卷十一、《千金翼方》卷二十三“如”并作“从”。丹波元简：“其言发于足傍，则初从小指发可知耳。如字必误，当依《甲乙》等作‘从’。”

【如一】 一样。素 17“补泻勿失，与天地如一。”素 54“近远如一者，深浅其候等也。”灵 71“阴阳如一者，病难治。”

【如此】 这样。素 28“如此者，滑则生，涩则死也。”素 39“如此则道不惑而要数极。”伤 48“若太阳病证不罢者，不可下，下之为逆，如此可小发汗。”

【如何】 怎样。素 68“帝曰：至而不至，未至而至如何？”灵 50“四时之风，病人如何?”

【如其】 如果，假如。伤 244“如其不下者，病人不恶寒而渴者，此转属阳明也。”金 4“病疟以月一日发，当以十五日愈；设不差，当月尽解。如其不差，当云何?”

【如是】 像这样。素 17“以长为短，以白为黑，如是则精衰矣。”灵 9“如是者，可将以甘药，不可饮以至剂。”素 68“常如是无已，周而复始。”

妇（fù 婦）

1. 女性的通称。多指已婚女子。见“妇人”、“妇女”。

2. 妻子。难 33“大言阴与阳，小言夫与妇。”

【妇人】 成年女子的通称，多指已婚者。素 18“妇人手少阴脉动甚者，妊子也。”灵 65“妇人无须者，无血气乎?”伤 143“妇人中风，发热恶寒，经水适来，得之七八日，热除而脉迟身凉……此为热入血室也。”

【妇女】 成年女子的通称。素 81“若先言悲哀喜怒，燥湿寒暑，阴阳妇女。”

【妇人病】 妇女特有的疾病。金 22“妇人病，饮食如故，烦热不得卧，而反倚息者，何也？师曰：此名转胞不得溺也。”

【妇人杂病脉证并治】《金匮要略》篇名。专论妇人月经病、带下病、热入血室、梅核气、脏躁、腹痛、转胞、阴吹、阴疮等杂病的脉证和治疗，其治疗方法丰富多彩，至今仍有效地指导着妇科临床。

【妇人产后病脉证治】《金匮要略》篇名。本篇主要论述了妇人产后常见病的证治，包括产后三大证（痉病、郁冒、大便难）、产后腹痛、产后中风、产后下利和产后烦扰呕逆等。

【妇人妊娠病脉证并治】《金匮要略》篇名。主要论述妇人妊娠期内所患妊娠呕吐、妊娠腹痛、妊娠下血、妊娠小便不利、妊娠水肿等病证的诊断与治疗。此外，对妊娠的诊断、妊娠与瘕病的鉴别、治疗及安胎、养胎等内容亦有所论述。

好（一、hǎo）

1. 美，优良。灵 47“好肩背厚者肺坚，肩背薄者肺脆。”灵 64“好肩背髀腹。”神 3“白殭蚕味咸，平……去三虫，灭黑䵟，令人面色好。”

2. 使美好。神 2“紫芝味甘，温……保神益精气，坚筋骨，好颜色。”

3. 容易。灵 64“木形之人……好有才，劳心。”张介宾:“随斫成材，木之用也。”马莳:“好有才者，木随用而可以成材也。”又，《备急千金要方》卷十一“好”与下文“劳心”连读，义胜。

（二、hào）

1. 爱好，喜爱。灵 22“狂言、惊、善笑、好歌乐。”灵 54“二十岁，血气始盛，肌肉方长，故好趋。”灵 72“太阴之人，贪而不仁，下齐湛湛，好内而恶出。”

2. 容易发生，经常。素 32“热病身重骨痛，耳聋好瞑，刺足少阴。”素 36“足太阴之疟，令人不乐，好大息。”

【好恶】 即好与坏。灵 29“脾者主为卫，使之迎粮，视唇舌好恶，以知吉凶。”

【好$_2$高】 争强好胜。灵 47“五藏皆高者，好高举措；五藏皆下者，好出人下。”

羽（yǔ）

1. 羽毛。素 10“青如翠羽者生，赤如鸡冠者生。”素 17“白欲如鹅羽，不欲如盐。”

2. 鸟类的代称。素 67“南方生热……其虫羽。”素 71“厥阴所至为毛化，少阴所至为羽化。”素 74“太阳之胜，凝溧且至，非时水冰，羽乃后化。”王冰:“水气大胜，阳火不行，故诸羽虫生化而后也。”

3. 五音之一，属水。素 5“在藏为肾，在色为黑，在音为羽。”王冰：“羽谓水音，沉而深也。”灵 44“肾为牝藏，其色黑……其音羽。”

4. 指代水运。见“太羽”、“少羽”。

5. 指代水形之人。见“上羽”、“众羽”、“桎羽”等。

【羽虫】 鸟类。素 70“少阳司天，羽虫静，毛虫育。”

【羽碮】 中药名。为“矾石”的别名。见“矾石”。神 2“矾石味酸，寒。主寒热，泄痢，白沃，阴蚀，恶疮，目痛……一名羽碮。”

观（guān 觀）

1. 观看。素 54“神无营于众物者，静志观病人，无左右视也。”素 67“黄帝坐明堂，始正天纲，临观八极。”

2. 观察，审察。素 5“以我知彼，以表知里，以观过与不及之理……观权衡规矩，而知病所主。”灵 49“察其泽夭，以观成败”伤 16“观其脉证，知犯何逆，随证治之。”

3. 昭示，显示。《尔雅·释诂上》:“观，指示也。”灵 73“上视天光，下司八正，以僻奇邪，而观百姓。”

4. 仿效。素 1“举不欲观于俗。”张介宾:“观俗者，效尤之谓。”

欢（huān 歡）

快乐，喜悦。见“欢乐”。

【欢乐】 快乐，愉悦。神 2“合欢味甘，平。主安五脏，和心志，令人欢乐无忧。”

纡（yū 紆）

屈曲，曲折。见“纡曲”等。

【纡曲】 迂回曲折。灵 31“胃纡曲屈伸之，长二尺六寸。”

【纡纡】 迂回周旋貌。灵 64“少羽之人，比于左足太阳，太阳之下纡纡然。”马莳:“纡纡然者，有周旋之义也。”张志聪：“纡纡，纡回之态，如水之回旋也。”

【纡屈】 屈曲。灵 47“诸阳经脉皆多纡屈者，小肠结。”张介宾:“纡屈，盘曲不舒之谓。”

红（hóng 紅）

1. 粉红颜色的丝织物。《说文·糸部》:“红，帛赤白色。”段玉裁注:“按：此今人所谓粉红、桃红也。”素 10“生于肺，如以缟裹红。”

2. 指粉红色。灵 47“爪薄色红者，胆薄。”

【红蓝花】 中药名。红花的别称。金 22“红蓝花一两。”

【红蓝花酒】 方剂名。组成：红蓝花一两，酒一大升。煎服法：红蓝花一两，以酒一大升，煎减半，顿服一半，未止再服。功用：活血化瘀，消瘀止痛。主治：妇人风疾，气血瘀滞所致腹痛，产后血晕等。金 22“妇人六十二种风，及腹中血气刺痛，红蓝花酒主之。”

约（一、yuē 約）

1. 缠束；环束。灵 48“夫约方者，犹约囊也。”灵 2“三焦者……并太阳之正，入络膀胱，约下焦。”

2. 约束；控制。灵 19“小腹痛肿，不得小便，邪在三焦约，取之太阳大络。”灵 28“心系急则气道约，约则不利，故太息以伸出之。”张介宾:“约，犹束缚也。”素 23“膀胱不利为癃，不约为遗溺。”

3. 归纳，概括。灵 48“此皆细子之所以通，未知其所约也。”杨上善:“约，节量也。”

4. 规则，法度。素 70“有毒无毒，服有约乎？”高世栻:“约，规则也。”灵 64“二十五人者，刺之有约乎……必先明知二十五人，则血气之所在，左右上下，刺约毕也。”张介宾:“约，度也。”

5. 好，正常。《广雅·释诂一》:“约，好也。”灵 29“鼻柱中央起，三焦乃约。”

6. 为“纹”之讹。纹理。灵 47“爪直色白无约者胆直，爪恶色黑多纹者胆结也。”丹波元简:“约，纹也。”

（二、yào 約）

要领，要点。素 74“气有多少，病有盛衰，治有缓急，方有大小，愿闻其约奈何?”

【约束】 指眼胞。灵 80“肌肉之精为约束。”张介宾:“约束，眼胞也。”

纪（jì 紀）

1. 端绪，头绪。灵 17“故阴脉荣其藏，阳脉荣其府，如环之无端，莫知其纪，终而复始。”

2. 治理，分辨。素 17“知内者按而纪之。”王冰:“知内者，谓知脉气，故按而为之纲纪。”

3. 纲领，要领。素 10“诊病之始，五决为纪。”王冰:“谓以五脏之脉为决生死之纲纪也。”素 17“察之有纪，从阴阳始。”灵 9“凡刺之道，毕于终始，明知终始，五藏为纪，阴阳定矣。”杨上善:“人之阴阳气终始者，必本五脏以为纲纪，以五脏藏神居身，故为阴阳气之纲纪，即阴阳定矣。”

4. 法度，准则。灵 76“随日之长短，各以为纪而刺之。”素 80“知丑知善，知病知不病，知高知下，知坐知起，知行知止，用之有纪。”素 68“愿闻天道六六之节盛衰何也? 岐伯曰：上下有位，左右有纪。”张介宾:“此言六位之序，以明客气之盛衰也。”

5. 规律。灵 16“常营无已，终而复始，是谓天地之纪。”灵 81“经脉留行不止，与天同度，与地合纪。”素 71“欲通天之纪，从地之理。”

6. 指八纪。即四立、二至、二分八个大的节气。素 5“故治不法天之纪，不用地之理，则灾害至矣。”杨上善:“为家为国之道，不依天之八纪，地之五理，国有亡破之灾，身有夭丧之害矣。”

7. 古代纪年月的单位。①四年为一纪。素 68“日行五周，天气复始于一刻，所谓一纪也。”王冰:“法以四年为一纪，循环不已。”②三十年为一纪。素 66“五六相合，而七百二十气为一纪，凡三十岁。”素 71“凡此定期之纪，胜复正化，皆有常数。”张志聪:“谓天干始于甲，地支始于子，子甲相合，三十岁而为一纪，六十年而成一周。”

8. 年，岁。素 70“三气之纪，愿闻其候……敷和之纪。”高世栻:“纪，年数也。”素 71“太阳之政奈何? 岐伯曰：辰戌之纪也。”

9. 交会，枢机。素 79“三阳为父，二阳为卫，一阳为纪。”张介宾:“纪于二阳之间，即《阴阳离合论》少阳为枢之义。”又，马莳:“一阳者，即少阳也，少阳为表之游部，布络诸经，所以为纪也。”

10. 通“记”。记录，标记。《释名·释言语》:“纪，记也，记识之也。”素 9“天度者，所以制日月之行也；气数者，所以纪化生之用也。”灵 76“分有多少，日有长短，春秋冬夏，各有分理，然后常以平旦为纪，以夜尽为始。”马莳:“常以平旦为纪，则知其行于阳经。”素 71“《大要》曰：甚纪五分，微纪七分，其差可见。”

【纪岁】 司天在泉之气统主一岁，用六气分别记识不同年份的气候特征。素 74“主岁者纪岁。”张介宾:“主岁者纪岁，司天主岁半之前，在泉主岁半之后也。”

【纪步】 六气的每一气统主一步（60天零 87 刻半），用风、寒、暑、湿、燥、火六气分别记识一年不同时间的气候特征。素 74“间气者纪步也。”张介宾:“间气者纪步，岁有六步，每步各主六十日八十七刻半也。”

驰（chí 馳）

1. 疾行，奔驰。素 71“云驰雨府，湿化乃行，时雨乃降。”

2. 传扬，传播。素 78“是以世人之语者，驰千里之外。”王冰：“言工之得失毁誉，在世人之言语，皆可千里之外。”

巡（xún）

巡行。见“逡巡”。

七 画

寿（shòu 壽）

1. 长久，长寿。《说文·老部》：“寿，久也。”素 1“夫道者能却老而全形，身年虽寿，能生子也。”素 70“阴精所奉其人寿，阳精所降其人夭。”灵 6“形与气相任则寿，不相任则夭。”

2. 寿命。素 17“五色精微象见矣，其寿不久也。”灵 37“方壁高基，引垂居外，五色乃治，平博广大，寿中百岁。”

【寿夭】 指年寿的长短。灵 6“此天之生命，所以立形定气而视寿夭者。”灵 54“人之寿夭各不同，或夭寿，或卒死，或病久，愿闻其道。”

【寿命】 生存的年限。素 3“数犯此者，则邪气伤人，此寿命之本也。”素 5“从欲快志于虚无之守，故寿命无穷，与天地终，此圣人之治身也。”

【寿夭刚柔】《灵枢经》篇名。本篇从形体缓急、元气的盛衰及皮肤、肌肉、骨骼、脉搏等方面的差异，分析了阴阳刚柔的不同体质类型，并从形与气的平衡角度谈到这些体质上的差异与寿命长短的关系，同时指出了根据病人的阴阳、筋骨、皮肉及不同的病因、性质、病程等情况，所应采取的刺治方法。马莳：“内有寿夭刚柔等语，故名篇。”

玕（gān）

琅玕。《说文·玉部》：“玕，琅玕也。”见“琅玕”。

弄（nòng）

摆弄。见“弄舌”。

【弄舌】 症状名。舌体频频伸出口外，又立即内收，上下左右伸缩不停，状如蛇舐，称为弄舌。神 4“蚤休，味苦，微寒。主惊痫，摇头弄舌，热气在腹中，癫疾，痈疮，阴蚀。”

麦（mài 麥）

1. 谷类植物。五谷之一，五行属木或火，味苦，入心。素 4“东方青色，入通于肝……其谷麦。”灵 56“五谷：秔米甘，麻酸，大豆咸，麦苦，黄黍辛。”

2. 指麦粒。灵 70“其小如麦者，一刺知，三刺而已。”

【麦粥】 用大麦煮的粥。有益胃调中的作用。金 21“产后腹痛，烦满不得卧，枳实芍药散主之……以麦粥下之。”魏荔彤：“以麦粥下之者，即大麦粥取其滑润宜血，且有益胃气也。”

【麦门冬】 中药名。为百合科沿阶草属植物麦冬或沿阶草的块根。甘、微苦，微寒。入肺、胃、心经。滋阴润肺，益胃生津，清心除烦。主治肺燥干咳，肺痿，肺痈，阴虚劳嗽，津伤口渴，消渴，心烦失眠，咽喉疼痛，肠燥便秘，血热吐衄。组方有麦门冬汤、温经汤、薯蓣丸、炙甘草汤、竹叶石膏汤。神 2“麦门冬味甘，平。主心腹结气，伤中，伤饱，胃络脉绝，羸瘦，短气。久服轻身，不老，不饥。”

【麦句姜】 中药名。为“天名精”的别名。见“天名精”。神 2“天名精味甘，寒……一名麦句姜。”

【麦门冬汤】 方剂名。组成：麦门冬七升，半夏一升，人参三两，甘草二两，粳米三合，大枣十二枚。煎服法：以水一斗二升，煮取六升，温服一升，日三夜一服。功用：滋养肺胃，降逆下气。主治：胃阴不足，气火上逆而致的肺痿证。金 7“火逆上气，咽喉不利，止逆下气者，麦门冬汤主之。”

形（xíng）

1. 形体。素 70“气始而生化，气散而有形，气布而蕃育。”灵 41“且夫阴阳者，有名而无形。”灵 45“若鼓之应桴，响之应声，影之似形。”

2. 指五行木火土金水。素 66“故在天为气，在地成形，形气相感而化生万物矣。”王冰:“形，谓木火土金水。”

3. 身体。素 1“故能形与神俱，而尽终其天年。”素 5“形不足者，温之以气。”张志聪:“形，谓形体肌肉。”素 53“气实形实，气虚形虚，此其常也。”王冰:“形，谓身形也。”①指躯体，与内脏相对。灵 6“形先病而未入藏者，刺之半其日；藏先病而形乃应者，刺之倍其日。”②指代脾。素 62“形有余则腹胀，泾溲不利，不足则四肢不用。”张介宾:“此脾脏之虚实也……脾湿胜则气壅不行，故腹胀而泾溲不利。脾主四肢，故虚则四肢不用。”

4. 指身孕。素 47“腹中有形而泄之，泄之则精出。”王冰:“胎约胞络，肾气不通，因而泄之，肾精随出，精液内竭，胎则不全。”

5. 形象；形状。素 26“视之无形，尝之无味，故谓冥冥。”灵 1“九针之名，各不同形……员针者，针如卵形。”灵 65“圣人之通万物也，若日月之光影，音声鼓响，闻其声而知其形。”

6. 情况，状态。灵 19“夫四时之气，各不同形。”灵 59“必先别其三形，血之多少，气之清浊，而后调之。”马莳:“三形者，即膏人、肉人、脂人也。”灵 67“百姓之血气各不同形。”

7. 病形。疾病的外在表现。素 35“其病异形者，反四时也。”张介宾:“其于春夏冬而病疟者，则病形多异。”灵 4“正邪之中人也微……若有若无，若亡若存，有形无形，莫知其情。”灵 50“凡此四时之风者，其所病各不同形。”伤 25“若形似疟，一日再发者，汗出必解。”

8. 指脉象。素 19“未有藏形，于春夏而脉沉涩，秋冬而脉浮大。”王冰:“未有，谓未有脏脉之形状也。”

9. 指肿块、积聚之类。素 17“病名心疝，少腹当有形也。”杨上善:“形，疝积者也。”

10. 显露，显现。素 26“然而不形于外，故曰观于冥冥焉。”素 67“天地之气，胜复之作，不形于诊也。”素 71“热病行于下，风病行于上，风燥胜复形于中。”张志聪:“风燥胜复相乘，则形见于气交之中。”

11. 指针刺的成法。灵 1“粗守形，上守神。”马莳:“粗工者，下工也。下工泥于形迹，徒守刺法。”灵 3“粗守形者，守刺法也。”

12. 通“型”。形态类型。灵 64“愿闻二十五人之形。”马莳:“五行各五，计有二十五人之式。”

13. 通“刑”。损伤。素13“内无眷慕之累，外无伸宦之形。”

【形见】运气术语。指木火土金水五星呈现之象。素69“故时至有盛衰，凌犯有逆顺，留守有多少，形见有善恶。”

【形肉】形体肌肉。素20“形肉已脱，九候虽调犹死。”

【形色】形体与肤色。指形体和人体肤色的五行属性。见“形色相胜”、“形色相得”。

【形名】指疾病的表现和名称。素77“臣年幼小，蒙愚以惑，不闻五过与四德，比类形名，虚引其经，心无所对。”

【形志】形体和精神情志。灵80“必先明其形志之苦乐，定乃取之。”素24“形乐志苦，病生于脉，治之以灸刺；形乐志乐，病生于肉……是谓五形志也。”王冰：“形谓身形，志谓心志。”

【形体】身体。素1“七八，肝气衰，筋不能动，天癸竭，精少，肾藏衰，形体皆极。”素77“精气竭绝，形体毁沮。”灵9“形体淫泆，乃消脑髓，津液不化。”

【形状】疾病表现于外的征象。素42“五藏风之形状不同者何？愿闻其诊及其病能。”灵35“故五藏六府者，各有畔界，其病各有形状。”

【形肿】症状名。浮肿。金12“水去呕止，其人形肿者，加杏仁主之。”

【形法】古经篇名。已佚。论述临证量情而确定相应治疗方法。素81“臣授业传之，行教以经论，从容形法，阴阳刺灸，汤药所滋。”马莳：“经论中存《从容》《形法》《阴阳》等篇。”

【形度】形体状态的测度。素28“形度、骨度、脉度、筋度，何以知其度也？”

【形能$_2$】即形态。指疾病的表现。素5“此阴阳更胜之变，病之形能也。”丹波元简：“能与态同。”又，张介宾：“形言阴阳之病形，能言气令之耐受也。”

【形骸】人的躯体。灵54“百岁，五藏皆虚，神气皆去，形骸独居而终矣。”

【形藏】传导有形之物的脏器，指胃、小肠、大肠、膀胱四腑。素9“故形藏四，神藏五，合为九藏以应之也。”张志聪：“形藏者，藏有形之物也；神藏者，藏五藏之神也。藏有形之物者，胃与大肠小肠膀胱也。”又，王冰：“形藏四者，一头角，二耳目，三口齿，四胸中也。形分为藏，故以名焉。”

【形气相失】指病人形体盛衰与正气或病气的强弱相反。素19“形气相失，谓之难治。”王冰：“形盛气虚，气盛形虚，皆相失也。”

【形气相得】指病人形体盛衰与正气或病气的强弱一致。素19“形气相得，谓之可治。”王冰：“气盛形盛，气虚形虚，是相得也。”

【形色相胜】指形体与肤色的五行属性相互克制。灵64“形色相胜之时，年加可知乎？”

【形色相得】指形体与肤色的五行属性一致或相生。灵64“形色相得者，富贵大乐。”

【形体损分】指久病形体消瘦，与未病之前明显有别。金22“在上呕吐涎唾，久成肺痈，形体损分。”

进（jìn 進）

1. 进取，振奋。素14“精神不进，志意不治，故病不可愈。”吴崑：“若精神不加进，志意不舒展，则徒法不能以自行，故病不可得而愈也。”

2. 进展，发展。素17“数则烦心，大则病进。”灵49“其脉口浮滑者，病日进；人迎沉而滑者，病日损。”伤342“伤寒厥四日，热反三日，复厥五日，其病为进。”

3. 进食，服用。素17“饮食未进，经脉未盛。”伤141“不利，进热粥一杯，利过不止，进冷粥一杯。”

七画

戒（jiè）

1. 戒备，审慎。素 8“以此养生则殃，以为天下者，其宗大危，戒之戒之。”王冰：“戒之戒之者，言深慎也。”

2. 禁戒。见“斋戒”。

【戒火】 中药名。为景天的别名。见“景天”。神 3“景天味苦，酸，平……一名戒火。”

吞（tūn）

1. 咽下。神 3“酸浆味酸，平……产难，吞其实立产。”

2. 通“涒”。食后复吐。素 23“肺为咳，脾为吞。”素 52“刺中脾，十日死，其动为吞。”森立之：“脾气不调，则胃中食不化，故食已而吐之也……吞即涒之叚字，《说文》：‘涒，食已而复吐之。’”又，吴崑：“脾伤而引涎自救，故为吞。”

远（一、yuǎn 遠）

1. 遥远，距离长。素 35“其间日发者，由邪气内薄于五藏，横连募原也，其道远，其气深，其行迟。”素 67“形精之动，犹根本之与枝叶也，仰观其象，虽远可知也。”素 69“是以象之见也，高而远则小，下而近则大。”

2. 久远，时间久。素 68“化有小大，期有近远。”张介宾：“夭者如蜉蝣之朝暮，寿者如彭蚺之百千，此期之近远也。”素 74“阴气多而阳气少，则其发日远。”

3. 多。指差距大。素 45“或至半日远至一日乃知人者何也？”素 76“白与黑相去远矣。”

4. 深奥。素 65“以浅而知深，察近而知远，言标与本，易而勿及。”灵 29“远乎哉问也。”灵 33“远乎哉，夫子之合人天地四海也。”

5. 深长。金 1“在上焦者，其吸促，在下焦者，其吸远。”尤怡：“实在下焦者，气欲归而不骤及，则吸远，远犹长也。”

6. 疏远。多指血统关系。《广雅·释诂三》：“远，疏也。”见“远近 4”。

7. 指病位深远。素 74“近者奇之，远者偶之……近而奇偶，制小其服也；远而奇偶，制大其服也。”王冰：“近远，谓府藏之位也，心肺为近，肾肝为远，脾胃居中，三阳胞膗胆亦有远近，身三分之上为近，下为远也。”灵 35“三里而泻，近者一下，远者三下。”张介宾：“盖邪有远近，故泻有难易耳。”又，马莳：“病近者，一次泻之；病久者，三次泻之。”

8. 指人体外部。灵 45“故远者司外揣内，近者司内揣外。”马莳：“人身之音与色，是之谓远，可以言外也，而即外可以揣五脏之在内者。人身之五脏，是之谓近，可以言内也，而即内可以揣音与色之在外者。”

9. 迟缓。素 68“逆则其病近，其害速；顺则其病远，其害微。”素 25“人有虚实，五虚勿近，五实勿远。”森立之：“远近者，谓迟速也。《九针》第一云：‘刺之微，在速迟。’《小针解》云：‘徐疾之意也，知气之虚实，用针之徐疾也。’言五脏之气虚者，针之勿用近速之刺法，五脏之气实者，针之勿用远迟之刺法。”

（二、yuàn 遠）

避开。《广韵·原韵》：“远，离也。”素 13“此上帝之所贵，以合于神明也，所以远死而近生。”素 71“论言热无犯热，寒无犯寒。余欲不远寒，不远热奈何……发表不远热，攻里不远寒。”

【远气】 针刺时未至之气。素 62“动气候时，近气不失，远气乃来。”王冰：“远气，谓未至之气。”

【远血】 病症名。指先排便，后见便血，出血部位离肛门较远的病症。金 16“下血，先便后血，此远血也，黄土汤主之。”

【远行】 远道而行，即长时间行走。素21“持重远行，汗出于肾。”素44“有所远行劳倦，逢大热而渴，渴则阳气内伐。”

【远志】 中药名。又名棘菀、葽绕、细草。为远志科远志属植物远志和西伯利亚远志的根。辛、苦，微温。入心、肺、肾经。宁心安神，祛痰开窍，解毒消肿。主治心神不安，惊悸失眠，健忘，惊痫，咳嗽痰多，痈疽发背，乳房肿痛。神2“远志味苦，温。主咳逆，伤中。补不足，除邪气，利九窍，益智慧，耳目聪明，不忘，强志，倍力。久服轻身不老……一名棘菀，一名葽绕，一名细草。”

【远近】

1. 远处与近处。素71“其病温厉大行，远近咸若。”灵12“夫十二经水者，其有大小、深浅、广狭、远近各不同。”灵75“视其所在，迎之界，远近尽至。”

2. 指时间长短。灵81“成败之时，死生之期，有远近，何以度之。”

3. 指病程的长短。灵6“病一月者，十刺而已，多少远近，以此衰之。”素74“气有高下，病有远近，证有中外，治有轻重。”

4. 疏远与亲近。素14“亲戚兄弟远近，音声日闻于耳。”吴崑：“远近，犹言亲疏也。”

【远痹】 久痹。灵1“长针者，锋利身薄，可以取远痹。”灵78“故为之治针，必长其身，锋其末，可以取深邪远痹。”

【远慕】 深远的思谋。灵8“因思而远慕谓之虑。”

【远道刺】 刺法名。九刺之一。指六腑有病取下肢合穴的针刺方法。灵7“远道刺者，病在上，取之下，刺府腧也。”

【远者偶之】 治法术语。谓病位深远者用偶方治疗。素74“近者奇之，远者偶之。”高世栻：“远病为阴，宜用偶方以治之。”

违（wéi 違）

违背，逆。素67“从其气则和，违其气则病。”素70“化不可代，时不可违。”张志聪：“违，逆也。”

【违越】 违反，背离。神1“并随药性，不得违越。”

运（yùn 運）

1. 移动，挪动。素45“胁痛，骱不可以运。”

2. 运转，转动。素3“故天运当以日光明。”素9“天地之运，阴阳之化，其于万物，孰少孰多。”灵31“回肠当脐，左环回周叶积而下，回运环反十六曲。”

3. 指木、火、土、金、水五运。素67“首甲定运，余因论之。”素70“诸乘所不成之运，则甚也。”素71“运太过则其至先，运不及则其至后，此候之常也。”

4. 通“晕”。眩晕。见“目运”。

【运气】 五运六气。素71“安其运气，无使受邪。”张介宾：“运气，运言五运，气言六气。”

【运行】 周而复始地运转。素71“先立其年以明其气，金木水火土运行之数……凡此太阳司天之政，气化运行先天。”

【运转】 运行。素17“请言其与天运转大也。”

【运星】 指与岁运相应之星。素69“岁运太过，则运星北越。”张介宾：“运星，主岁之星也。”王冰：“火运火星，木运木星之类也。”

扶（fú）

扶助。素71“抑其运气，扶其不胜。”

【扶突】 穴名。属手阳明大肠经。位于颈外侧，喉结旁开3寸，胸锁乳突肌后缘处。素58“扶突二穴。”灵21“婴筋之后，手阳明也，名曰扶突。”

抟（tuán 摶）

1. 聚集，聚结。灵49“察其散抟，以

七画

知远近。”灵 56“其大气之抟而不行者，积于胸中，命曰气海。”张介宾：“抟，聚也……抟，音团。”伤 174“伤寒八九日，风湿相抟，身体疼烦，不能自转侧。”

2. 疑为“搏”之讹。搏击。伤 97“血弱气尽，腠理开，邪气因入，与正气相抟，结于胁下。”

坏（huài 壞）

1. 毁坏；损伤。灵 43“客于脾，则梦见丘陵大泽，坏屋风雨。”素 2“逆其根则伐其本，坏其真矣。”素 42“故使其鼻柱坏而色败，皮肤疡溃。”

2. 衰败。灵 9“因而泻之，则五藏气坏矣。”素 1“故形坏而无子也。”素 14“今精坏神去，荣卫不可复收。”

【坏府】 脏腑败坏。素 25“弦绝者，其音嘶败；木敷者，其叶发；病深者，其声哕。人有此三者，是谓坏府。”朱永年：“所谓坏府者，言病深，而五藏六府，血气皮肉俱已败坏。”

【坏病】 病证名。指伤寒病因治疗失当而引起的重证。伤 16“太阳病三日，已发汗，若吐、若下、若温针，仍不解者，此为坏病。”柯琴：“坏病者，即变症也。”伤 267“若已吐下发汗温针，谵语，柴胡汤证罢，此为坏病，知犯何逆，以法治之。”

扰（rǎo 擾）

1. 烦扰，烦劳。《说文·手部》：“扰，烦也。”素 3“是故暮而收拒，无扰筋骨，无见雾露，反此三时，形乃困薄。”张志聪：“无扰筋骨，无烦劳也。”素 2“冬三月，此谓闭藏，水冰地坼，无扰乎阳。”王冰：“扰，谓烦也，劳也。”

2. 扰乱。素 7“阴争于内，阳扰于外，魄汗未藏，四逆而起。”素 70“赫曦之纪……其动炎灼妄扰。”素 71“乱天地之经，扰阴阳之纪也。”

3. 扰动，鼓动。素 71“天气正，地气扰。”张介宾：“厥阴风木在泉，风动于下，故地气扰。”高世栻：“扰，攘扰，犹鼓动也。”

拒（jù）

1. 抵制，拒绝。伤 134“医反下之，动数变迟，膈内拒痛。”喻昌：“膈中之气，与外入之邪，两相格斗，故为拒痛。”意为疼痛拒按。又，方有执：“拒，格拒也。言邪气入膈，膈气与邪气相格拒而为痛也。”

2. 阻隔，格拒。素 14“是气拒于内，而形施于外。”王冰：“皆水气格拒于腹膜之内，浮肿施张于身形之外。”

3. 闭。《广雅·释诂》：“拒，闭也。”素 3“故风者，百病之始也，清静则肉腠闭拒。”张志聪：“此重调养元真之气，而肌腠之宜闭密也。”灵 9“男内女外，坚拒勿出，谨守勿内，是谓得气。”

走（zǒu）

1. 跑，疾趋。《说文·走部》：“走，趋也。”《释名·释姿容》：“徐行曰步，疾行曰趋，疾趋曰走。”素 30“病甚则弃衣而走，登高而歌。”素 45“阳明之厥，则癫疾欲走呼，腹满不得卧。”灵 54“人生十岁，五藏始定，血气已通，其气在下，故好走。”

2. 前往，趋向。素 5“清阳发腠理，浊阴走五藏。”灵 38“手之三阴，从藏走手；手之三阳，从手走头。”灵 78“五走：酸走筋，辛走气，苦走血，咸走骨，甘走肉，是谓五走也。”

3. 至，到达。素 49“所谓上走心为噫者，阴盛而上走于阳明，阳明络属心，故曰上走心为噫也。”灵 10“足太阳之别，名曰飞阳，去踝七寸，别走少阴。”灵 40“其清者上走空窍，其浊者下行诸经。”

4. 移行，运行。灵 49“色从外部走内部者，其病从外走内。”灵 38“水谷皆入于口，其味有五，各注其海，津液各走其道。”金 12“其人素盛今瘦，水走肠间，沥沥有声，谓之痰饮。”

5. 经过，通过。灵 10“肾足少阴之脉，起于小指之下，邪走足心，出于然谷之下。”

6. 牵连，牵扯。素 32“热争则喘咳，痛走胸膺背，不得大息。”

7. 外泄，走泄。灵 5“不知根结，五藏六府，折关败枢，开合而走，阴阳大失，不可复取。”杨上善：“太阳气有走泄也。”灵 18“此外伤于风，内开腠理，毛蒸理泄，卫气走之……见开而出，故不得从其道，故命曰漏泄。”

8. 为“流”之讹。流注。灵 40“气之大别，清者上注于肺，浊者下走于胃。”《太素》卷十二、《甲乙经》卷一“走”并作“流”。

9. 疑为“溲”之讹。小便。素 41“会阴之脉令人腰痛，痛上漯漯然汗出，汗干令人欲饮，饮已欲走。”郭霭春：“按‘走’字疑误，似应作‘溲’，‘走’‘溲’声误。”

【走兽】 兽类。神 4“狼毒味辛，平……杀飞鸟走兽。”

【走缓】 病名。内踝部位的疽。灵 81“发于内踝，名曰走缓，其状痈也，色不变，数石其输，而止其寒热，不死。”张志聪：“夫痈疽之变，有病因于内而毒气走于外者，有肿见于外而毒气走于内者，此邪留于脉而不行，故名曰走缓。”

七画

抄（chāo）

用瓢匙取物。此为用汉代五铢钱币来取药末，以不落为度。金 2“右剉麻豆大，每抄五钱匕。”

汞（gǒng）

即水银。为从辰砂矿中提炼的汞或自然汞。神 2“丹砂味甘，微寒……能化为汞。”

攻（gōng）

1. 攻击，争斗。灵 35“真邪相攻，两气相搏，乃合为胀也。”灵 54“真邪相攻，乱而相引，故中寿而尽也。”

2. 攻逐，攻伐。素 13“粗工凶凶，以为可攻，故病未已，新病复起。”素 22“毒药攻邪，五谷为养。”灵 6“有形而不痛者，其阴完而阳伤之也，急治其阳，无攻其阴。”①指攻下。即用泻下药物，攻逐燥屎、瘀血、痰水等。伤 106“外解已，但少腹急结者，乃可攻之，宜桃核承气汤。”伤 238“阳明病，下之，心中懊侬而烦，胃中有燥屎者，可攻。”②指针刺放血。灵 22“癫疾始作而引口啼呼喘悸者，候之手阳明、太阳，左强者攻其右，右强者攻其左，血变而止。”

3. 治疗。伤 29“反与桂枝欲攻其表，此误也。”伤 164“伤寒大下后，复发汗，心下痞，恶寒者，表未解也，不可攻痞……攻痞宜大黄黄连泻心汤。”

【攻击】 治疗。即温化水饮，平冲降逆。金 14“当先攻击冲气，令止，乃治咳。”

【攻里】 即泻下。用泻下药物以通腑泻热的治法。素 71“发表不远热，攻里不远寒。”伤 208“阳明病……其身必重，短气，腹满而喘，有潮热者，此外欲解，可攻里也。”

【攻表】 即解表法。伤 364“下利清谷，不可攻表，汗出必胀满。”伤 372“温里宜四逆汤，攻表宜桂枝汤。”

赤（chì）

1. 红色。五行属火，五脏应心。主热病与心病。《说文·赤部》：“赤，南方色也。”素 5“南方生热……在色为赤。”灵 49“以五色命藏，青为肝，赤为心，白为肺，黄为脾，黑为肾。”素 44“心热者色赤而络脉溢。”灵 10“凡诊络脉，脉色青则寒且痛，赤则有热。”

2. 红色的东西。见“赤白”。

3. 为“青”之讹。青色。灵 74“大便赤瓣飧泄，脉小者，手足寒，难已。”《甲乙经》卷十二“赤”作“青”。丹波元简：“赤，作青为是。盖小儿有便青乳瓣完出者，即青瓣也，此虚寒之候，故手足寒难已。”

【赤丸】 方剂名。组成：茯苓四两，乌头二两（炮），半夏四两（洗），（一方用桂、细辛一两）。煎服法：上四味，末之，内真朱为色，炼蜜丸如麻子大，先食酒饮下三丸，日再夜一服；不知，稍增之，以知为度。功用：散寒止痛，化饮降逆。主治：寒饮腹痛。临床见腹满痛，四肢逆冷，呕吐，心下悸，舌淡苔白滑，脉沉细而迟等。金 10“寒气厥逆，赤丸主之。”

【赤气】

1. 运气术语。指少阴火热之气。素 69“赤气后化，心气晚治。”素 74“少阴之复……赤气后化，流水不冰，热气大行。”王冰：“故火赤之气后生化也。”

2. 指火热邪气。神 4“败酱味苦，性平。主暴热，火疮，赤气。”

【赤石】 中药名。即赤石脂。见“赤石脂”。神 2“青石、赤石、黄石、白石、黑石脂等……五石脂，各随五色补五脏。”

【赤白】 指红白混杂的排泄物。①指脓血便。素 74“少阳之胜……少腹痛，下沃赤白。”张介宾：“下沃赤白者，热在血分则赤，气分则白。”神 2“禹余粮味甘，寒。主咳逆，寒热，烦满，下利赤白。”②指妇女带下赤白相间。神 2“牡蛎味咸，平……女子带下赤白。”神 2“白芷味辛，温。主女人漏下赤白。”

【赤芝】 中药名。灵芝之别名。又名丹芝。为多孔菌科灵芝属真菌灵芝、紫芝等的子实体。甘，平。入肺、心、脾经。益气强壮，养心安神。主治虚劳羸弱，食欲不振，心悸失眠，头晕，神疲乏力，久咳气喘等。神 2“赤芝味苦，平。主胸中结，益心气，补中，增慧智，不忘。久食轻身，不老，延年，神仙。一名丹芝。”

【赤色】 红色。五行属火，五脏应心。素 4“南方赤色，入通于心。”灵 47“赤色小理者心小。”

【赤肠】 指小肠。难 35“小肠谓赤肠，大肠谓白肠。”滑寿：“此以五脏之色分别五腑，而皆以肠名之也。”

【赤沃】

1. 指利下赤色黏沫。素 70“大热消烁，赤沃下。”素 74“腹满痛，溏泄，传为赤沃。”王冰：“沃，沫也。”张介宾：“赤沃者，利血尿赤也。”

2. 指带下赤色黏沫。神 3“水靳味甘，平。主女子赤沃。”神 4“代赭味苦，寒。主鬼疰……女子赤沃漏下。”

【赤脉】

1. 红色的脉络。灵 70“反其目视之，其中有赤脉，上下贯瞳子，见一脉，一岁死。灵 74“诊目痛，赤脉从上下者，太阳病。”

2. 指心脉。素 10“赤脉之至也，喘而坚，诊曰有积气在中。”森立之：“赤脉，犹云心脉，举色而系于脉者，兼明赤色心之所主也。”杨上善：“心脉手少阴属火色赤，故曰赤脉。”又，吴崑：“赤，心之色也。脉至喘而坚，言脉来如喘息之急而又坚，火之象也。”

【赤帝】 五天帝之一，指南方之神。《淮南子·时则训》：“南方之极……赤帝祝融之所司者，万二千里。”灵 64“火形之人，比于上徵，似于赤帝。”

【赤施】 病名。生于大腿内侧的痈疽。灵 81“发于股阴，名曰赤施。”张志聪：“股阴者，足三阴之部分也，以火毒施于阴部，故名曰赤施。”

【赤皰】 病名。面部红色疮疹。神 4

“木兰味苦，寒……去面热赤皰，酒皶。”

【赤硝】 中药名。苦、咸、寒。入肝、大肠、膀胱经。活血逐瘀，软坚消癥。主治癥瘕积聚，疟疾等。组方有鳖甲煎丸。金4“鳖甲煎丸……蜂窝四分（炙），赤硝十二分，蜣螂六分。”

【赤箭】 中药名。天麻之别名。又名离丹、鬼督邮。为兰科天麻属植物天麻的块茎。甘、辛，平。入肝经。息风，定惊。主治虚风眩晕，头风头痛，肢体麻木，半身不遂，癫痫，小儿惊风抽搐，破伤风，风湿痹痛等。难26“赤箭味辛，温。主杀鬼精物，蛊毒恶气。久服益气力，长阴，肥健，轻身，增年。一名离丹，一名鬼督邮。”

【赤熛】 病名。指皮肤红肿的急性炎症类疾病。神4“积雪草味苦，寒。主大热，恶疮，痈疽，浸淫，赤熛皮肤赤。”

【赤癞】 病证名。即麻风病患处皮损呈红色者。神3“枝子味苦，寒。主五内邪气……白癞，赤癞，疮疡。”

【赤小豆】 中药名。为豆科豇豆属植物赤小豆或赤豆的种子。甘、酸，微寒。入心、小肠、脾经。利水消肿，除湿退黄，解毒消痈。主治水肿，脚气，黄疸，淋证，泻痢，乳痈，痈疽，湿疹等。组方有瓜蒂散、麻黄连轺赤小豆汤、赤小豆当归散。神3“赤小豆，主下水，排痈肿脓血。”

【赤石脂】 中药名。为硅酸盐类多水高岭石族矿石多水高岭石与氧化物类赤铁矿或含氢氧化物类褐铁矿共同组成的细分散多矿物集合体。甘、涩、酸，温。入胃、大肠经。涩肠固脱，止血收湿，生肌敛疮。主治久泻，久痢，脱肛，小便不利，便血，崩漏，带下，溃疡久不敛口等。组方有赤石脂禹余粮汤、风引汤、乌头赤石脂丸、桃花汤。伤159“赤石脂禹余粮汤主之……赤石脂一斤（碎），太一禹余粮一斤（碎）。”

【赤白沃】 指带下赤白相间的黏沫。神3“淮木味苦，平。主久咳上气，伤中虚羸，女子阴蚀，漏下赤白沃。”

【赤白膜】 角膜上所生赤白色的翳膜。神3“决明子味咸，平。主青盲，目淫肤赤白膜。”

【赤小豆当归散】 方剂名。组成：赤小豆三升（浸，令芽出，曝干），当归。煎服法：上二味，杵为散，浆水服方寸匕，日三服。功用：清热和血，利湿解毒。主治：湿热蕴毒，积于肠中形成痈脓。金3“病者脉数，无热，微烦，默默但欲卧，汗出，初得之三四日，目赤如鸠眼；七八日，目四眦黑……若能食者，脓已成也，赤小豆当归散主之。”

【赤石脂禹余粮汤】 方剂名。组成：赤石脂一斤（碎），太一禹余粮一斤（碎）。煎服法：以水六升，煮取二升，去滓，分温三服。功用：涩肠止泻。主治：泻痢日久，滑泄不禁。伤159“理中者，理中焦，此利在下焦，赤石脂禹余粮汤主之。”

折（一、zhé）

1. 折断。灵10“目似脱，项如拔，脊痛腰似折。”素71“大风乃至，屋发折木。”神2“干地黄味甘，寒。主折跌绝筋，伤中。”

2. 裁分。灵14“发所复者，颅至项尺二寸，发以下至颐长一尺，君子终折。”《太素》卷十三、《甲乙经》卷二“终”并作“参”。宜从。马莳：“言士君子之面部三停齐等，可以始、中、终而三折之也，众人未必然耳。”又，张介宾“折，折衷也。”

3. 弯曲。灵72“太阳之人，其状轩轩储储，反身折腘，此太阳之人也。”

4. 反转。灵13“此筋折纽，纽发数甚者，死不治。”张介宾：“折纽者，即转筋之甚。”

5. 减损。素3“阳气者若天与日，失其所则折寿而不彰。”

6. 去除。素71“必折其郁气，先资其

化源。”吴崑:“折，去也。”

7. 毁坏，损伤。灵 5“不知根结，五藏六府，折关败枢……故开折则肉节渎而暴病起矣。”张介宾:“折，损伤也。”灵 42“瘖乎其无声，漠乎其无形，折毛发理。”素 69“凝惨而甚，则阳气不化，乃折荣美。”

8. 挫折。素 46“阳气者，因暴折而难决，故善怒也。”马莳:“因猝暴之顷有所挫折，而事有难决，志不得伸，故三阳之气厥逆上行，而善怒而狂。”又，吴崑:“阳气宜于升达，若暴折而抑之，不得剖决，则令善怒而狂。”

9. 同“摺”。对折，摺叠。素 24“欲知背俞，先度其两乳间，中折之，更以他草去半已。”

(二、shé)

断。素 44“虚则生脉痿，枢折挈，胫纵而不任地也。”

【折风】 八风之一。指从西北方来的风。灵 77“风从西北方来，名曰折风，其伤人也，内舍于小肠，外在于手太阳脉。”张介宾:“西北方，乾金宫也。金主折伤，故曰折风。”

【折收】 运气术语。金运不及，火来克金，木来反侮，收气以减，故曰折收。素 70“从革之纪，是谓折收。”王冰:“火折金收之气也。”

【折根】 中药名。为连翘的别名。见该条。神 4“连翘味苦，平……一名异翘，一名兰华，一名折根，一名轵，一名三廉。”

抓 (zhuā)

用指甲掐。素 27“弹而怒之，抓而下之。”马莳:“谓以左手爪甲掐其正穴，而右手方下针也。”

抢 (qiāng)

撞击，冲击。金 9“胸痹心中痞，留气结在胸，胸满，胁下逆抢心，枳实薤白桂枝汤主之。”

坎 (kǎn)

1. 坑。地面凹陷处。灵 13“即以生桑灰置之坎中，高下以坐等。”

2. 卦名。八卦之一，代表水，为北方之卦。《易传·说卦》:“坎者，水也，正北方之卦也。”灵 77“冬至坎叶蛰。”

【坎坎】 喜悦貌。灵 64“加宫之人，比于左足阳明，阳明之下坎坎然。”又，张介宾:“坎坎，深固貌。”马莳:“坎坎者，亦持重之义。”

均 (jūn)

等同。灵 50“有人于此，并行并立，其年之长少等也，衣之厚薄均也。”

【均衡】 平衡。素 70“升明之纪，正阳而治，德施周普，五化均衡。”张介宾:“均，等也。衡，平也。”

抑 (yì)

1. 按，按压。《玉篇·手部》:“抑，按也。”灵 19“邪在胃脘，在上脘则刺抑而下之。”灵 73“爪苦手毒，为事善伤者，可使按积抑痹。”张介宾:“按积抑痹，亦上文导引行气之属。”

2. 抑制，压抑。素 69“夫五运之政，犹权衡也，高者抑之，下者举之。”素 71“先资其化源，抑其运气，扶其不胜。”

3. 郁滞，阻滞。素 3“味过于咸，大骨气劳，短肌，心气抑。”张志聪:“水上凌心，故心气抑郁也。”

【抑者散之】 治法术语。谓郁结阻滞的病证，宜用行散的方法治疗。素 74“散者收之，抑者散之。”

投 (tóu)

用，使用。素 76“当投毒药、刺灸、砭石、汤液。”

护（hù 護）

守护。素 27“其气以至，适而自护。”王冰：“护，慎守也。”

【护羌使者】 中药名。独活的别称。见该条。神 2“独活味苦，平……一名羌活，一名羌青，一名护羌使者。”

壳（qiào 殼 又读 ké）

1. 坚硬的外皮。见“鸡子壳”。

2. 有坚硬外皮的果实。素 70“其谷稻，其果桃，其实壳……其果李杏，其实壳络。”王冰：“外有坚壳者……外有壳，内有支络之实也。”

志（zhì）

1. 情志，心情。《左传·昭公廿五年》：“是故审则宜类，以制六志。”杜预注：“为礼以制好恶喜怒哀乐六志，使不过节。”孔颖达疏：“在己为情，情动为志，情志一也。”素 5“在志为怒……在志为喜。”素 24“形乐志苦，病生于脉。”灵 47“虽有深忧大恐，怵惕之志，犹不能减也。”

2. 志愿；志向。灵 29“百姓人民皆欲顺其志也。”灵 72“太阳之人，居处于于，好言大事，无能而虚说，志发于四野。”

3. 神志，意识。素 34“人身与志不相有，曰死。”灵 9“必一其神，令志在针。”灵 23“偏枯，身偏不用而痛，言不变，志不乱。”

4. 通“识（誌）”。识记，记住。灵 8“心有所忆谓之意，意之所存谓之志，因志而存变谓之思。”素 23“心藏神，肺藏魄……肾藏志。”素 25“深浅在志，远近若一。”杨上善：“志，记也。计针下深浅可记之，不得有失。”

5. 指肾气，肾精。素 62“志有余有不足……志有余则腹胀飧泄，不足则厥。”素 79“水之精为志。”素 81“志者骨之主也。”森立之：“志，犹云肾精。精、志，一音之缓急也。”

6. 疑为“至”之讹。素 79“三阴者，六经之所主也，交于太阴，伏鼓不浮，上空志心。”《甲乙经》卷四“志”作“至”。《新校正》：“按杨上善云：肺脉浮涩，此为平也。今见伏鼓，是肾脉也。足少阴脉贯脊络肾，上入肺中，从肺出络心。肺气下入肾志，上入心神也。”

【志气】 精神。神 2“鲤鱼胆味苦，寒……久服强悍，益志气。”

【志意】

1. 精神意识。素 3“苍天之气，清净则志意治。”素 11“凡治病必察其下，适其脉，观其志意，与其病也。”素 77“圣人之术，为万民式，论裁志意，必有法则。”

2. 意志。犹言神的调控作用。灵 47“志意者，所以御精神，收魂魄，适寒温，和喜怒者也……志意和则精神专直，魂魄不散，悔怒不起，五藏不受邪矣。”

3. 指志与意。主要为人的思维活动。灵 8“至其淫泆离藏则精失，魂魄飞扬，志意恍乱。”灵 80“故神劳则魂魄散，志意乱。”素 78“精神不专，志意不理，外内相失，故时疑殆。”张介宾：“志意不分条理者，以心不明而纷乱也。”

声（shēng 聲）

1. 声音；声响。素 74“诸病有声，鼓之如鼓，皆属于热。”灵 75“刺其听宫，中其眸子，声闻于耳，此其输也。”难 40“金者肺，肺主声，故令耳闻声。”

2. 乐音。《说文·耳部》：“声，音也。”素 70“其主雾露凄沧，其声角商。”

3. 声调。素 54“人筋应时，人声应音。”张志聪：“人之发声，以备五音。”

把（bǎ）

1. 控制，掌控。见“把握”。

2. 量词。一手所握的。金 16“柏叶汤方：柏叶、干姜各三两，艾三把。”伤 397“竹叶石膏汤……竹叶二把，石膏一斤……粳米半升。”

3. 疑为“犯”之讹。灵 73“左右不调，把而行之。”胡本、明本、藏本“把”并作“犯”。又，杨上善:“把，持也。”张介宾：“把而行之，即缪刺也。”

【把握】 掌握。素 1“余闻上古有真人者，提挈天地，把握阴阳，呼吸精气。”

报（bào 報）

1. 回报。素 71“报德以德，报化以化，报政以政。”

2. 报复。素 71“有怫之应而后报也。”

3. 重复。见“报刺”。

【报气】 运气术语。六气在偏胜情况下产生的报复之气。素 74“所谓胜至，报气屈伏而未发也。”

【报刺】 刺法名。十二节刺之一。指直刺痛处并留针，再循按其局部，找到另一个痛处后，重复针刺。灵 7“报刺者，刺痛无常处也，上下行者，直内无拔针，以左手随病所按之，乃出针复刺之也。”张志聪:“报刺者，刺痛无常处，出针而复刺，故曰报刺。”

【报息】 重复呼吸。素 22“虚则少气不能报息。”张介宾:“报，复也。不能报息，谓呼吸气短，难于接续也。”

拟（nǐ 擬）

比拟，类似。素 78“道之大者，拟于天地，配于四海。”

却（què 卻）

1. 退却，败退。素 33“今邪气交争于骨肉而得汗者，是邪却而精胜也。”

2. 退缩，衰减。素 39“恐则精却，却则上焦闭。”张介宾:“却，退也。精却则升降不交，故上焦闭。”

3. 返回。灵 10“胃足阳明之脉……下交承浆，却循颐后下廉。”

4. 推迟，延缓。素 1“夫道者能却老而全形。”

5. 退让；后退。素 58“帝捧手逡巡而却曰。”金 19“其人但能前，不能却。”

6. 后。金 17“先呕却渴者，此为欲解；先渴却呕者，为水停心下，此属饮家。”

7. 闭敛，闭止。素 64“夏刺肌肉，血气内却，令人善恐。”王冰:“却，闭也。血气内闭，则阳气不通，故善恐。”

8. 短缩；萎缩。灵 10“骨肉不相亲则肉软却，肉软却故齿长而垢。”杨上善:“却，结缩也，谓齿龈之肉结缩，而齿渐长而枯燥也。”

9. 副词。①表示继续或重复。相当于“再”、“又”、“然后”。灵 10“其直者，复从心系却上肺。”灵 19“取三里以下胃气逆，则刺少阳血络以闭胆逆，却调其虚实以去其邪。”伤 24“先刺风池、风府，却与桂枝汤则愈。”②表示转折，相当于“反而”。金 20“设有医治逆者，却一月加吐下者，则绝之。”

10. 连词。不过，可是。素 79“却念《上下经》，阴阳、从容，子所言贵，最其下也。”

劫（jié）

强夺。素 74“薄之劫之。”张介宾:“劫之，夺其强盛也。”伤 112“伤寒，脉浮，医以火迫劫之，亡阳，必惊狂。”伤 141“病在阳，应以汗解之，反以冷水潠之，若灌之，其热被劫不得去。”

【劫刺】 针刺方法。疾刺疾出的刺法。素 62“燔针劫刺其下及与急者。”灵 13“治在燔针劫刺，以知为数，以痛为输。”张志聪:“劫刺者，如劫夺之势刺之即去，无迎随出入之法。”

芙（fú）

中药名。见“紫芙”。

芜（wú 蕪）

中药名。见“芜荑”。

【芜荑】 中药名。又名无姑、无荑、芜荑仁、山榆子等。为榆科榆属植物大果榆果实的加工品。苦、辛，温。入脾、胃经。消积杀虫，除湿止痢。主治虫积腹痛，久泻久痢，疮疡，疥癣。神3“芜荑味辛，平。主五内邪气，散皮肤、骨节中淫淫行毒。去三虫，化食。一名无姑。”

芫（yuán）

中药名。见“芫花”。

【芫花】 中药名。为瑞香科瑞香属植物芫花的花蕾。辛、苦，温，有毒。入肺、脾、肾经。泻水逐饮，祛痰止咳，解毒杀虫。主治水肿，鼓胀，痰饮胸水，喘咳，痈疖疮癣。组方为十枣汤。神4“芫花味辛，温。主咳逆上气，喉鸣喘，咽肿，短气，蛊毒，鬼疰，疝瘕，痈肿。杀虫鱼。一名去水。”

苇（wěi 葦）

芦苇。灵75“下有渐洳，上生苇蒲，此所以知形气之多少也。”

【苇薪】 芦苇燃料。灵71“其汤方以流水千里以外者八升，扬之万遍，取其清五升煮之，炊以苇薪火。”

邯（hán）

见“邯郸”。

【邯郸】 古地名。今河北省邯郸市。春秋时属卫地，后属于晋国。神4“白垩味苦，温……生邯郸山谷。”

芸（yún 蕓）

中药名。见“铜芸”。

芽（yá）

植物刚长出来的可以发育成茎、叶或花的部分。金3“赤小豆三升（浸，令芽出，曝干）。”又见“萌芽”。

芷（zhǐ）

中药名。见“白芷”。

苋（xiàn 莧）

中药名。见“苋实”。

【苋实】 中药名。又名马苋、苋菜子。为苋科苋属植物苋的种子。甘，寒。入肝、大肠、膀胱经。清肝明目，通利二便。主治青盲翳障，视物昏暗，乳糜血尿，二便不利。神2“苋实味甘，寒。主青盲，明目。除邪，利大小便，去寒热。久服益气力，不饥，轻身。一名马苋。”

花（huā）

1. 花朵，花蕾。灵46“遇春霜烈风，则花落而叶萎。”神3“景天味苦，酸，平……花，主女人漏下赤白。”

2. 开花。灵46“夫木之早花先生叶者。”

3.（眼睛）模糊。伤392“热上冲胸，头重不欲举，眼中生花。”

苁（cōng）

中药名。见“肉苁蓉”。

芩（qín）

中药名。见“黄芩”。

苍（cāng 蒼）

1. 青色，草色。素5“东方生风……在藏为肝，在色为苍。”王冰：“苍谓薄青色，象木色也。”素44“肝热者，色苍而爪枯。”杨上善：“苍，青也。”灵41“五行以东方为

七画

甲乙木王春，春者苍色，主肝。”

2. 指青黑色。见“地苍”。

3. 灰白色。见“苍苍2”。

4. 指草木植物。素69“岁木不及……其主苍早。”王冰：“苍色之物又早凋落，木少金乘故也。”

5. 指六气中的风气。素70“肝气上从，苍起木用而立，土乃眚。”高世栻：“肝色苍而属木，故苍起木用而立。”

6. 苍老。素67“西方生燥……其变肃杀，其眚苍落。”张志聪：“苍，老也。”又，王冰：“青干而凋落。”

7. 为“沧”之讹。寒凉。灵75“凡刺热邪，越而苍。”《甲乙经》卷五、《太素》卷二十二“苍”并作“沧”。丹波元简：“苍，作沧为是。”

【苍干】 苍老而干枯。素70“委和之纪……草木晚荣，苍干雕落。”素71“土郁之发……草木苍干，金乃有声。”素74“阳明之复，清气大举，森木苍干，毛虫乃厉。”王冰：“杀气大举，木不胜之，故苍青之叶，不及黄而干燥也。”

【苍天】 天，天空。灵1“若风之吹云，明乎若见苍天。”张介宾：“苍天者，天象之总称也。”

【苍气】 五运中的木气。素70“发生之纪，是谓启敕，土疏泄，苍气达。”高世栻：“苍气，木气也。”

【苍化】 运气术语。木运司气之时，自然界呈现的青色景象。素74“厥阴司天为风化，在泉为酸化，司气为苍化。”张介宾：“木运司气，故色化青苍，丁壬年是也。”

【苍苍】

1. 深青色。素36“肝疟者，令人色苍苍然，太息。”灵24“厥心痛，色苍苍如死状。”

2. 灰白色。灵39“血出若多若少而面色苍苍者……因而泻之，则阴阳俱脱，表里相离，故脱色而苍苍然。”

【苍谷】 青色未成熟的谷物。素69“岁土不及，风乃大行……民食少失味，苍谷乃损。”

【苍帝】 传说为主东方的青帝神，掌春事。《史记·天官书》：“苍帝行德，天门为之开。”张守节正义：“苍帝，东方灵威仰之帝也。”灵64“木形之人，比于上角，似于苍帝。”

【苍陨】 草木凋落。素69“西方生燥，燥生金……其变肃杀，其灾苍陨。”王冰：“杀气太甚，则木青干而落也。”新校正：“按《五运行大论》云：其德为清……其眚苍落。”

【苍雕】 青枯凋零。雕，“凋”的古字。素69“复则收政严峻，名木苍雕。”马莳：“凡苍色之物，又早凋落也。”

【苍璧】 青色玉石。素17“青欲如苍璧之泽，不欲如蓝。”

【苍天之气】

1. 天气。即自然气候。素3“苍天之气，清净则志意治，顺之则阳气固。”素9“苍天之气，不得无常也。”

2. 天空中的青色光气。素67“苍天之气经于危室柳鬼。”张志聪：“苍，青色，木之气也。”

芪（qí）

中药名。黄芪的简称。见“芪芍桂酒汤”。

【芪芍桂酒汤】 方剂名。即黄芪芍药桂枝苦酒汤。组成：黄芪五两，芍药三两，桂枝三两。煎服法：以苦酒一升，水七升，相和，煮取三升，温服一升，当心烦，服至六、七日乃解。若心烦不止者，以苦酒阻故也。一方用美酒醯。功用：调和营卫，清泄湿热。主治：湿热交蒸的黄汗病。金14“黄汗之为病，身体肿（一作重），发热汗出而渴，状如风水，汗沾衣，色正黄如柏汁，脉自沉，何从得之？师曰：以汗出入水中浴，水从汗孔入得之，宜芪芍桂酒汤主之。”

芳（fāng）

草香。亦泛指香，香气。见“芳草”。

【芳草】 芳香气味的草药。素40“不可服高梁芳草石药，石药发瘨，芳草发狂。”张志聪：“芳草，芳香之草。”

【芳香】 中药名。白芷的别名。见该条。神3“白芷味辛，温……一名芳香。”

严（yán 嚴）

1. 严厉。素71“其政严，其令扰。”

2. 严格。素77“医不能严，不能动神。”王冰：“严，谓戒，所以禁非也。”

3. 甚，极。见“严凝”。

【严严】 威严庄重貌。灵64“阳明之下严严然。”张介宾：“严严，庄重貌。”

【严肃】 严厉肃杀。素69“火不及……则冬有严肃霜寒之政，夏有惨凄凝冽之胜。”

【严峻】 严厉。素69“复则收政严峻，名木苍雕。”

【严凝】 严寒冰冻。素69“金不及……则冬有严凝整肃之应。”素71“大寒乃至，川泽严凝，寒雰结为霜雪。”

七画

芦（lú 蘆）

又称芦头。一般指残留于根及根茎类药材上的残茎、叶茎、根茎等部位。金14“防己一两，甘草半两（炒），白术七钱半，黄芪一两一分（去芦）。”

劳（láo 勞）

1. 操劳，劳动。素1“形劳而不倦。”素52“无刺大劳人，无刺新饱人。”

2. 劳累，疲劳。素14“其民食杂而不劳。”素39“劳则喘息汗出，外内皆越，故气耗矣。”灵48“脉大以弱，则欲安静，用力无劳也。”马莳：“虽有用力，不至大劳也。”

3. 忧愁；操心。灵64“木形之人……少力，多忧劳于事。”

4. 耗费。素1“是以嗜欲不能劳其目，淫邪不能惑其心。”

5. 劳伤，虚损。素3“味过于咸，大骨气劳，短饥，心气抑。”金14“气转膀胱，营卫俱劳。”尤怡：“营卫俱劳者，营卫俱乏竭也。”

6. 指虚劳病。金1“色青为痛，色黑为劳。”金6“夫男子平人，脉大为劳，极虚亦为劳……劳之为病，其脉浮大，手足烦，春夏剧，秋冬瘥，阴寒精自出，酸削不能行。”陈修园：“此以大、虚两脉提出虚劳之大纲，意在色欲过度，肾精损，则真水不能配火，故脉大；饥饱劳役过度，脾气损，则谷不能内充，故脉虚。”金13“寸口脉浮而迟，浮即为虚，迟即为劳，虚则卫气不足，劳则营气竭。”

【劳气】 病名。即虚劳病。金14“食已汗出，又身常暮盗汗出者，此劳气也。”程林：“其食已汗出，为胃气外泄；暮而盗汗，为荣气内虚，又属虚劳之证。”

【劳风】 病名。因劳累感风所致，症见恶风振寒，头项强直，目视不明，咯吐痰涎等。素33“帝曰：劳风为病何如？岐伯曰：劳风法在肺下，其为病也，使人强上冥视，唾出若涕，恶风而振寒，此劳风之病。”张介宾：“劳风者，因劳伤风也。”

【劳心】 费心思，动心机。灵64“木形之人……小手足，好有才，劳心，少力。”

【劳伤】 过度劳累而引起内伤。神3“五味子……主益气，咳逆上气，劳伤羸瘦。”金6“食伤、忧伤、饮伤、房室伤、饥伤、劳伤、经络营卫气伤，内有干血，肌肤甲错，两目黯黑。”

【劳汗】 形劳汗出。素3“劳汗当风，寒薄为皶，郁乃痤。”王冰：“形劳汗发，凄风外薄。”

【劳形】 谓使身体劳累、疲倦。素1“外不劳形于事，内无思想之患。”

【劳极】 虚劳重症。神2“阿胶……主心腹内崩，劳极，洒洒如疟状，腰腹痛，四肢酸疼。”

【劳苦】 勤劳辛苦。素21“摇体劳苦，汗出于脾。”吴崑:“摇体劳苦，用力勤作也，脾主四肢，故汗出于脾。”

【劳事】 劳动操作之事。素42“漏风之状，或多汗，常不可单衣，食则汗出……口干善渴，不能劳事。”张介宾：“所以口干善渴，身不能劳也。能，耐同。”

【劳复】 指大病初愈，气血未复，余热未尽而强力作劳，损伤正气，使旧病复发。邪热由劳作复发，困扰胸膈，可见发热、口渴、心中懊侬、心下痞硬等。伤393“大病差后，劳复者，枳实栀子豉汤主之。”

【劳宫】 穴名。属手厥阴心包经，荥穴。位于掌心横纹第2、3掌骨之间，屈指握拳时，当中指尖下是穴。灵2“劳宫，掌中中指本节之间也，为荥。”

【劳神】 耗伤神气。灵80“余每之东苑，未曾不惑，去之则复，余唯独为东苑劳神乎?”

【劳绝】 劳累过度而精气衰绝。神2“白胶味甘，平。主伤中，劳绝，腰痛，羸瘦。”

【劳热】 虚劳发热。神3“石韦味苦，平。主劳热邪气，五癃闭不通。”

【劳倦】 劳累疲倦。素62“有所劳倦，形气衰少，谷气不盛。”难48“饮食劳倦则伤脾。”金11“心伤者，其人劳倦，即头面赤而下重，心中痛而自烦。”

【劳者温之】 治法术语。劳损气虚的病证，用温养的方法治疗。素74“劳者温之。”姚止庵:“温之，谓温养之也。”

克（kè）

制约，约束。伤256“阳明、少阳合病，必下利，其脉不负者，为顺也。负者，失也，互相克贼，名为负也。”

芤（kōu）

脉象名。指脉象浮大中空，如按葱管。伤246“脉浮而芤，浮为阳，芤为阴，浮芤相搏，胃气生热，其阳则绝。”金6“脉弦而大，弦则为减，大则为芤，减则为寒，芤则为虚。”

苏（sū 蘇）

植物名。见“草苏”、“苏叶”。

【苏叶】 中药名。即紫苏叶。又名苏、紫菜。为唇形科紫苏属植物紫苏和野紫苏的叶或嫩枝叶。辛，温。入肺、脾、胃经。散寒解表，行气化痰，安胎，解鱼蟹毒。主治风寒表证，咳嗽痰多，胸脘胀满，恶心呕吐，腹痛吐泻，胎气不和，妊娠恶阻，食鱼蟹中毒。组方有半夏厚朴汤。金22“半夏厚朴汤方……生姜五两，干苏叶二两。”

杜（dù）

中药名。见“杜仲”、“杜若”等。

【杜仲】 中药名。别名思仙、思仲、木绵、扯丝皮、丝连皮等。为杜仲科杜仲属植物杜仲的树皮。甘、微辛，温。入肝、肾经。补肝肾，壮筋骨，安胎。主治腰膝酸痛，筋骨痿弱无力，阳痿，尿频，小便余沥，胎漏，胎动不安等。神2“杜仲味辛，平。主腰脊痛。补中，益精气，坚筋骨，强志，除阴下痒湿，小便余沥。久服轻身，耐老。一名思仙。”

【杜若】 中药名。别名杜衡。为鸭跖草科植物竹叶花的根茎或全草。味辛，微温，无毒。温中散寒止痛，益精明目。主治胸胁下逆气，头肿痛，多涕泪，眩晕目眩等。神3“杜若味辛，微温。主胸胁下逆气。温中，风入脑户，头肿痛，多涕泪出。久服益精，明目，轻身。”

【杜衡】 中药名。为杜若之别名。见“杜若”。神 3“杜若味辛，微温……一名杜衡。”

材（cái）

1. 可作木材的树。见“材木”。

2. 能力。见“材力”。

【材力】 精力，能力。素 1“人年老而无子者，材力尽邪？将天数然也？”张介宾：“材力，精力也。”

【材木】 可作木材的树；树木。素 71“大暑至，山泽燔燎，材木流津。”灵 46“匠人磨斧斤，砺刀削，斲材木。”

杖（zhàng）

1. 手杖，拐棍。灵 10“缓带披发，大杖重履而步。”

2. 拷打。金 3“阴毒之为病，面目青，身痛如被杖，咽喉痛。”

杌（wù）

没有枝条的树干。灵 46“卒风暴起，则刚脆之木，枝折杌伤。”张介宾：“杌，音兀，木之无枝者也。”

杏（xìng）

果名，杏。五行属火，味苦，入心。素 22“麦、羊肉、杏、薤皆苦。”灵 56“心病者，宜食麦、羊肉、杏、薤。”

【杏子】 中药名。即杏仁。伤 18“喘家作，桂枝汤加厚朴、杏子佳。”

【杏仁】 中药名。又名杏核仁、杏子、木落子、苦杏仁、杏梅仁。为蔷薇科杏属植物杏、野杏、山杏、东北杏的种仁。苦，微温，小毒。入肺、大肠经。降气化痰，止咳平喘，润肠通便。主治外感咳嗽喘满，肠燥便秘。组方有麻黄汤、桂枝加厚朴杏子汤、桂枝麻黄各半汤、桂枝二麻黄一汤、大青龙汤、麻黄杏仁甘草石膏汤、大陷胸丸、麻子仁丸、麻黄连轺赤小豆汤、麻黄加术汤、麻黄杏仁薏苡甘草汤、薯蓣丸、大黄䗪虫丸、厚朴麻黄汤、茯苓杏仁甘草汤、苓甘五味加姜辛半夏杏仁汤、苓甘五味加姜辛半杏大黄汤、文蛤汤、矾石丸。伤 23“（桂枝麻黄各半汤）桂枝一两十六铢（去皮），芍药，生姜（切）……杏仁二十四枚。”

【杏核】 中药名。即杏仁。神 4“杏核味甘，温。主咳逆上气，雷鸣，喉痹，下气，产乳，金创，寒心，贲豚。”

【杏子汤】 方剂名。方药佚失。金 14“水之为病，其脉沉小，属少阴；浮者为风；无水虚胀者，为气；水，发其汗即已。脉沉者，宜麻黄附子汤；浮者，宜杏子汤……杏子汤方未见，恐是麻黄杏仁甘草石膏汤。”

巫（wū）

从事祈祷、占卜、星占，并兼用药物为人祈福、禳灾、治病的人。灵 58“先巫者，因知百病之胜，先知其病之所从生者，可祝而已也。”张志聪：“先巫者，言上古之能祝由而愈病者，谓之巫医，故古之医字从巫，非与师巫之贼役比也。南人有言曰：人而无恒，不可以作巫医，即上古祝而已病之医，非医巫之有二也。”

【巫阳】 地名。巫山的南面，指今重庆市的巫峡地区。神 3“黄连味苦。寒……生巫阳川谷。”

杓（sháo）

勺子。一种有柄可以舀东西的器具。伤 65“取水二升，置大盆内，以杓扬之。”

极（jí 極）

1. 极点，最高限度。素 1“三七，肾气平均，故真牙生而长极。”素 35“阴气逆极，则复出之阳。”素 5“寒极生热，热极生寒。”灵 23“热病已得汗而脉尚躁盛，此阴脉之极也……热病者脉尚盛躁而不得汗者，此阳脉之极也。”

2. 到达，通达。《尔雅·释诂上》:“极，至也。”素63“此邪之从皮毛而入，极于五藏之次也。”素9“关格之脉赢，不能极于天地之精气，则死矣。”马莳:“如阴阳俱盛而不和，是不能极于天地阴阳精气之承制，则死矣。”又，张介宾:“极，尽也……言不能尽其天年而夭折也。”

3. 尽头，终了。《广韵·职韵》:“极，终也。”素69“愿夫子保于无穷，流于无极。”灵62“何道从还？不知其极。”

4. 尽，穷尽。《玉篇·木部》:“极，尽也。”素9“五味之美，不可胜极。”灵4“余愿闻见而知之，按而得之，问而极之，为之奈何?”素39“如此则道不惑而要数极，所谓明也。”

5. 深探，穷究。素13“治之极于一。”张介宾:“一之为道大矣，万事万物之原也……故人能得一，则宇宙在乎手，人能知一，则万化归乎心。”

6. 远。《广雅·释诂一》:“极，远也。”见“八极”。

7. 指人体远端肢体，即手足。见“四极”。

8. 边际，边界。素68“视深渊尚可测，迎浮云莫知其极。”王冰:“浮云飘泊而合散，故迎之莫诣其边涯。”灵45“夫九针者，小之则无内，大之则无外，深不可为下，高不可为盖，恍惚无穷，流溢无极。”灵48“夫大则无外，小则无内，大小无极，高下无度。”

9. 准则，法则。《说文·八部》:“必，分极也。”段玉裁注:“极，犹准也。”素13“治之要极，无失色脉。”灵45“故远者司外揣内，近者司内揣外，是谓阴阳之极，天地之盖。”杨上善:“是为阴内阳外，感应之极理，以是天地足盖，无外之大。”又，张介宾:“阴阳之道，尽于此矣。”

10. 疲困，困倦。《说文广义校订·木部》:“极，又因穷极之义引为困也，病也，疲也。”素1“天癸竭，精少，肾藏衰，形体皆极。”王冰:“肾气养骨，肾衰故形体疲极。”金1“其病在里，腰痛背强不能行，必短气而极也。”

11. 副词。表示程度，相当于“很”、“最”、“狠”。素14“夫病之始生也，极微极精。”灵7“后刺深之，以致阴气之邪；最后刺极深之，以下谷气。”金6“夫男子平人，脉大为劳，极虚亦为劳。”

【极时】 尽时，终尽之时。素1“其次有贤人者，法则天地……将从上古合同于道，亦可使益寿而有极时。”张介宾:“极，尽也。贤人从道于上古，故亦可益寿，而但有穷尽耳。”

杞（qǐ）

枸杞。见“杞根”。

【杞根】 中药名。枸杞的别名。又名地骨、苟忌、地辅。见“枸杞”。神2“枸杞味苦，寒……一名杞根，一名地骨，一名苟忌，一名地辅。”

李（lǐ）

果名。李子。五行属木，味酸，入肝。素22“心色赤，宜食酸，小豆、犬肉、李、韭皆酸。”素70“敷和之纪，木德周行……其果李。”

杨（yáng）

杨树。神3“蚱蝉味咸，寒。主小儿惊痫，夜啼，癫病，寒热。生杨柳上。”

求（qiú）

1. 探索，推求。《玉篇·裘部》:“求，索也。”素5“治病必求于本。”素46“所谓揆度者，方切求之也，言切求其脉理也。”伤259“以为不可下也，于寒湿中求之。”

2. 追求，贪求。素44“有所失亡，所

求不得，则发肺鸣。”

3. 选取，选择。素 76“夫年长则求之于府，年少则求之于经，年壮则求之于藏。”

4. 侵犯。灵 46“夫天之生风者，非以私百姓也，其行公平正直，犯者得之，避者得无殆，非求人而人自犯之。”

匣（xiá）

收藏东西的器具。小的称匣，大的称箱。《说文·匚部》:“匣，匮也。”灵 35“藏府之在胸胁腹里之内也，若匣匮之藏禁器也。”

更（一、gēng）

1. 改变。灵 35“三而不下，必更其道，气下乃止。”素 74“方士不能废绳墨而更其道。”

2. 替代。见“更代”。

3. 更换。素 1“女子七岁，肾气盛，齿更发长。”

4. 轮流，交替。素 5“此阴阳更胜之变，病之形能也。”张介宾:“更胜，迭为胜负也。”灵 32“胃满则肠虚，肠满则胃虚，更虚更满。”灵 37“五色更出，以应五时。”

（二、gèng）

副词。①另外。灵 75“脆道更行，去其乡，不安处所乃散亡。”②再，又。素 24“欲知背俞，先度其两乳间，中折之，更以他草度去半已。”灵 23“更入发三寸边五，凡十痏。”伤 63“发汗后，不可更行桂枝汤。”③更加，愈加。伤 375“下利后更烦，按之心下濡者，为虚烦也，宜栀子豉汤。”④即使。素 11“敢问更相反，皆自谓是。”

【更代】 替换，替代。素 25“余念其痛，心为之乱惑，反甚其病，不可更代。”

【更衣】 排解大小便的婉辞。此指大便。伤 208“初服汤当更衣，不尔者尽饮之，若更衣者，勿服之。”

束（shù）

1. 捆缚。《说文·束部》:“束，缚也。”素 35“阳已伤，阴从之，故先其时坚束其处，令邪气不得入，阴气不得出。”王冰:“谓牢缚四肢，令气各在其处。”

2. 约束。素 44“宗筋主束骨而利机关也。”吴崑:“束，管摄也。”

3. 概括，归纳。灵 45“然余愿杂之毫毛，浑束为一，可乎?”灵 48“外揣言浑束为一。”杨上善:“束，总要也。”

【束骨】

1. 尺骨茎突。素 60“掌束骨下灸之。”王冰:“阳池穴也，在手表腕上陷者中，手少阳所过也。”又，高世栻:“束骨，横骨也。掌束骨下，犹言掌下束骨，谓横骨缝中，大陵二穴。”

2. 穴名。在足小趾外侧本节后凹陷处。灵 2“膀胱出于至阴……注于束骨，束骨，本节之后，陷者中也，为腧。”

【束脉】 缠束之脉。素 41“刺散脉，在膝前骨肉分间，络外廉，束脉为三痏。”张介宾:“辅骨之下，后有大筋结束膝胻之骨，令其连属，取此系束之脉，三刺以去其病，故曰束脉为三痏，是即地机穴也。”又，森立之:“‘膝前骨肉分间，络外廉，束脉’者，谓足少阳经阳交、阳陵泉、阳关之三穴。”高世栻:“三里在肉分间，乃足阳明之合穴，故曰束脉。”

吾（wú）

代词。我。《尔雅·释诂上》:“吾，我也。”素 19“吾得脉之大要。”灵 48“吾为子言之。”素 76“是失吾过矣。”

豆（dòu）

1. 豆类植物的种子。金 21“用大附子一枚，破之如豆大。”参见“大豆”、“小豆”。

2. 指大豆。五行属水，五脏属肾。素 4 “北方黑色，入通于肾……其畜彘，其谷豆。”素 70 “其藏肾……其谷豆，其果栗。”《灵枢经·五音五味》:“谷大豆，畜彘，果栗，足少阴，藏肾。”《素问·藏气法时论》:“脾色黄，宜食咸，大豆、豕肉、栗、藿皆咸。”

【豆豆】 举止有度，处事分明。灵 72 “阴阳和平之人，其状委委然，随随然，颙颙然，愉愉然，暶暶然，豆豆然。”张介宾:“豆豆，磊落不乱也。”张志聪:“豆豆，有品也。”又，《灵枢经校释》:“豆，疑为‘岂’之坏字……岂岂然，乐意之貌。”

【豆黄卷】 即大豆黄卷。见该条。金 6 “薯蓣丸方，薯蓣三十分，当归、桂枝、曲、干地黄、豆黄卷各十分。”

两（liǎng 兩）

1. 数词。①二。伤 208 “内芒硝，更上微火一两沸，分温再服。”灵 18 “故夺血者无汗，夺汗者无血，故人生有两死而无两生。”②指相对应的二事物或成对的数，同“双”。素 20 “上部天，两额之动脉，上部地，两颊之动脉。”金 11 “肝中寒者，两臂不举。”伤 30 “言夜半手足当温，两脚当伸。”

2. 量词。重量单位。古制二十四铢为一两，十六两为一斤。《玉篇》:“二十四铢为一两。”灵 31 “舌重十两……咽门重十两。”伤 25 “桂枝一两十七铢（去皮），芍药一两六铢。”

3. 为“而”之讹。见“两热 4”。

【两关】 指前臂的内关、外关穴。灵 2 “刺两关者，伸不能屈。”张介宾:“两关，内关、外关也。内者手厥阴，外者手少阳，俱伸手取之，故刺两关，则伸不能屈也。”又，《太素》卷十一、《甲乙经》卷五“两”并作“内”。杨上善:“内关，刺之伤骨，骨伤伸不能屈也。”

【两阳】 指性质属阳的风邪与火邪。伤 111 “两阳相熏灼，其身发黄。”柯韵伯:“风为阳邪，火为阳毒，所谓两阳也。”

【两热】

1. 指热邪与水谷热气。素 31 “皆病已衰而热有所藏，因其谷气相薄，两热相合，故有所遗也。”

2. 指火与热邪。金 15 “病黄疸，发热烦喘，胸满口燥者，以病发时火劫其汗，两热相得。”赵良仁:“今因火劫其汗……火热反与内之郁热相并。”

3. 寒热两种邪气。灵 78 “五曰铍针……主大痈脓，两热争者也。”张介宾:“两热争者，言寒热不调，两气相搏也。”

4. 为“而热”之讹。灵 60 “阴阳不通，两热相薄，乃化为脓。”《甲乙经》卷十一“两”作“而”。丹波元简:“两热未详，《甲乙》为是。”

【两感】 指表里两经同时感邪。素 31 “其两感于寒而病者，必不免于死。”王冰:“脏腑相应而俱受寒，谓之两感。”

酉（yǒu）

地支的第十位。①与天干相配纪年，用于运气推演，表示阳明燥金之气，五行属性为金。素 66 “卯酉之岁，上见阳明。”素 71 “阳明之政奈何？岐伯曰：卯酉之纪也。”②纪月，为夏历八月的月建。灵 41 “酉者，八月，主右足之太阴。”③纪日。灵 78 “右胁应秋分，其日辛酉。”④标记方位。指西方。灵 76 “子午为经，卯酉为纬。”张介宾:“卯酉常东升西降，列宿周旋无已，故为纬。”

丽（lì 麗）

附着。素 67 “夫变化之用，天垂象，地成形，七曜纬虚，五行丽地。”王冰:“丽，着也。有形之物，未有不依据物而得全者也。”

医（yī 醫）

1. 治病的人。素 12“医之治病也，一病而治各不同，皆愈何也?”伤 34“太阳病，桂枝证，医反下之，利遂不止。”素 18“医不病，故为病人平息以调之为法。”

2. 治病，医疗。见“医治”。

3. 医学，医术。素 75“子知医之道乎?”

【医工】 医生。素 77“医工诊之，不在藏府，不变躯形，诊之而疑，不知病名。”

【医事】 诊治疾病的技术。素 77“病不能移，则医事不行，此治之四过也。”

【医治】 治疗。金 1“适中经络，未流传藏府，即医治之。”

【医道】 医学，医术。素 75“医道论篇，可传后世，可以为宝。”

辰（chén）

1. 地支的第五位。①与天干相配纪年，用于运气推演，表示太阳寒水之气，五行属性为水。素 66“辰戌之岁，上见太阳。”素 71“太阳之政奈何？岐伯曰：辰戌之纪也。”②纪月，为夏历三月的月建。灵 41“辰者，三月，主左足之阳明。”素 49“厥阴者辰也，三月阳中之阴，邪在中。”③纪日。灵 78“左手应立夏，其日戊辰己巳。”④纪时。十二时辰之一，辰时相当于上午七时至九时。伤 272“少阳病欲解时，从寅至辰上。”

2. 十二地支的通称。《周礼·秋官》：“十有二辰之号。”郑玄注:“辰谓从子至亥。”灵 71“辰有十二，人有足十指、茎、垂以应之。”

3. 日、月、星的统称，也泛指众星或二十八宿。《左传·昭公十七年》:“日过分而未至，三辰有灾。”杜预注:“三辰，日、月、星也。”见“星辰”。

【辰星】 即水星。素 4“北方黑色，入通于肾……其应四时，上为辰星。”素 69“寒气早至，上应辰星。”张介宾:“辰星，水星也。”素 71“水土合德，上应辰星、镇星。”

否（一、fǒu）

1. 不，不然。表示否定。素 68“应则顺，否则逆，逆则变生，变则病。”素 74“有胜则复，无胜则否。”

2. 非，不是。素 67“地之为下否乎?”王冰:“言转而不居，为下乎？为否乎?”

（二、pǐ）

1. 闭塞，阻隔不通。素 74“皮肤否肿，腹满食减。”

2. 通“痞”。病症名。指气机阻滞所致胸腹胀闷塞滞的病证。素 70“备化之纪……其病否。”素 71“寒至则坚否腹满，痛急下利之病生矣。”

【否$_2$痛】 病症名。痞满疼痛。素 70“少阴司天……心下否痛。”

【否$_2$隔】

1. 闭塞不通。素 71“地气腾，天气否隔。”高世栻:“否隔，闭塞不通之意。”

2. 病症名。因气机闭塞不通所致胀满不适。素 71“太阴所至为积饮否隔。”

【否$_2$满】 病症名。脘腹胀闷不舒。素 74“善太息，甚则心痛否满，腹胀而泄。”

【否$_2$塞】 病机名。气机闭阻不通。素 70“卑监之纪……其病留满否塞。”

还（一、huán 還）

1. 返回。《尔雅·释言》:“还、复，返也。”素 39“恐则精却，却则上焦闭，闭则气还，还则下焦胀。”灵 10“肺手太阴之脉，起于中焦，下络大肠，还循胃口。”张介宾:“还，复也。”灵 46“循毫毛而入腠理，或复还，或留止。”

2. 还原，恢复正常。伤 368“下利后脉绝，手足厥冷，晬时脉还，手足温者生，脉不还者死。”伤 343“灸厥阴，厥不还者，死。"

（二、xuán 還）

副词。表示时间，相当于"立即"。灵4"洞者，食不化，下嗌还出。"灵68"气为上膈者，食饮入而还出。"

（三、hái 還）

副词。①表示持续，"仍然"。素60"鼠瘘寒热，还刺寒府。"又，郭霭春："'还'字上疑脱'往'字，'往还'属上句为读，应作'鼠瘘，寒热往还，刺寒府'。"②表示重复，相当于"又"、"再"。伤386"下多者，还用术。"

豕（shǐ）

猪。见"豕膏"、"豕肉"。

【豕肉】 猪肉。素22"脾色黄，宜食咸，大豆、豕肉、栗、藿皆咸。"

【豕首】

1. 中药名。天名精的别名。见该条。神2"天名精味甘，寒。主瘀血，血瘕欲死……一名麦句姜，一名虾蟆蓝，一名豕首。"

2. 中药名。蠡实的别名。见该条。神3"蠡实味甘，平。主皮肤寒热，胃中热气……一名三坚，一名豕首。"

【豕椒】 中药名。蔓椒的别名。见该条。神4"蔓椒味苦，温。主风寒湿痹……膝痛。一名豕椒。"

【豕膏】 猪的脂肪。素10"白如豕膏者生。"灵81"泻则合豕膏，冷食，三日而已。"张介宾："豕膏，即猪脂之炼净者也。"

来（lái 來）

1. 由彼及此；由远到近。与"去"、"往"相对。灵77"风从所居之乡来为实风。"素69"以道而去，去而速来。"素27"如涌波之起也，时来时去。"

2. 到来，出现。素74"清气大来，燥之胜也，风木受邪，肝病生焉。"伤178"脉按之来缓，时一止复来者，名曰结。"金22"妇人伤寒，发热，经水适来，昼日明了。"①指经气到来。灵1"往者为逆，来者为顺。"张介宾："来，气之至也。"②指脉搏搏起，与脉落相对。素18"来疾去徐，上实下虚，为厥巅疾。"素19"其气来盛去亦盛，此谓太过，病在外；其气来不盛去反盛，此谓不及，病在中。"张介宾："凡脉自骨肉之分，出于皮肤之际谓之来；自皮肤之际，还于骨肉之分谓之去。"金11"肝死藏，浮之弱，按之如索不来。"

3. 指提插补泻之提针。灵70"审按其道以予之，徐往徐来以去之。"张介宾："予，与之针也……徐往徐来，即补泻之法。"杨上善："徐往来者，动针法也。"

4. 招致，引导。灵7"始刺浅之，以逐邪气而来血气。"

5. 产生，开始。素12"故砭石者，亦从东方来。"灵18"愿闻营卫之所行，皆何道从来？"

6. 发生，发作。金22"妇人中风，七八日续来寒热，发作有时。"灵6"卫之生病也，气痛时来时去。"素63"脉引而痛，时来时止。"

7. 由来，事物发生的原因。灵8"故生之来谓之精。"李中梓："来者，所从来也。"

8. 用在动词前，表示要做某事。素69"流水不冰，蛰虫来见，藏气不用。"素70"不恒其德，则所胜来复。"

9. 用于动词的后面，表示动作的趋向。金1"譬如浸淫疮，从口起流向四肢者可治，从四肢流来入口者不可治。"

10. 用于动词的后面，表示动作的结果。素27"邪之新客来也，未有定处。"

11. 为"未"之讹。素19"真藏来见，期一岁死。"《太素》卷十四"来"作"未"。林亿："按全元起本及《甲乙经》真脏来见作未见，来当作未，字之误也。"

12. 为"束"之讹。灵19"来缓则烦

悗，来急则安静。”《甲乙经》卷八、《太素》卷二十三“来”作“束”。当从。

【来今】 现今，现世。素 26“法往古者，先知《针经》。验于来今者，先知日之寒温，月之虚盛。”灵 73“法于往古，验于来今，观于窈冥，通于无穷。”

【来去】 来和去，往返。指（脉搏）起与落、搏动。难 18“结者，脉来去时一止，无常数，名曰结也。”

连（lián 連）

1. 连络。素 62“志意通，内连骨髓，而成身形五藏。”伤 97“藏府相连，其痛必下。”

2. 连接。灵 10“脾足太阴之脉……挟咽，连舌本，散舌下。”素 31“巨阳者……其脉连于风府。”素 29“脾与胃以膜相连耳。”

3. 连续。难 17“经言病或有死，或有不治自愈，或连年月不已。”灵 75“津液留之，邪气中之，凝结日以易甚，连以聚居，为昔瘤。”马莳：“遂致相连而聚于其内，则为昔瘤。”

4. 连缀。见“连珠”。

5. 牵连，波及。素 30“厥逆连藏则死，连经则生。”素 32“其热病内连肾，少阳之脉色也。”灵 81“热气淳盛，下陷肌肤，筋髓枯，内连五藏，血气竭。”

6. 指通应。灵 47“五藏者，所以参天地，副阴阳而连四时。”张介宾：“连，通也。”

【连木】 中药名。药实根的别名，见“药实根”。神 3“药实根味辛，温……一名连木。”

【连母】 中药名。知母的别名，见“知母”。神 3“知母味苦，寒……一名蚳母，一名连母。”

【连岁】 接连多年。难 56“久不愈，令人发咳逆，痎疟，连岁不已。”

【连轺】 中药名。即连翘根。甘，寒。入肝、胆经。清热解毒，利湿退黄。主治伤寒瘀热在里的身黄。组方有麻黄连轺赤小豆汤。伤 262“伤寒，瘀热在里，身必黄，麻黄连轺赤小豆汤主之。”李时珍：“连轺亦作连苕，即《本经》下品翘根是也。”

【连珠】 连成串的珠子。比喻连续不断。素 18“夫平心脉来，累累如连珠，如循琅玕，曰心平。”张志聪：“累累如连珠者，滑利如珠，连续相贯，心脏和平之象也。”

【连翘】 中药名。又名大翘子、异翘、兰华、折根、轵、三廉等。为木犀科连翘属植物连翘的果实。苦，微寒。入肺、心、胆经。清热解毒，消肿散结。主治风热感冒，咽喉肿痛，热病心烦、口渴，斑疹，热淋，痈疽肿毒，瘰疬，丹毒。神 4“连翘味苦，平。主寒热，鼠瘘，瘰疬，痈肿，恶疮，瘿瘤，结热，蛊毒。一名异翘，一名兰华，一名折根，一名轵，一名三廉。”

【连属】 连续不断。素 18“病心脉来，喘喘连属，其中微曲，曰心病。”难 15“啄啄连属，其中微曲曰病。”

【连骸】 指膝部内外两侧的骨隆起，相当于股骨内外侧髁。素 60“侠膝之骨为连骸。”王冰：“连骸者，是骸骨相连处也。”张介宾：“膝上两侧，皆有侠膝高骨，与骸骨相为接连，故曰连骸。”

【连及草】 中药名。白及的别名，见“白及”。神 4“白及味苦，平……一名甘根，一名连及草。”

【连虫陆】 中药名。羊蹄的别名，见“羊蹄”。神 4“羊蹄味苦，寒……一名东方宿，一名连虫陆。”

欤（yú 歟）

语气词。表示疑问、感叹。素 69“非夫子孰能言至道欤!”素 71“非圣帝孰能穷其至理欤!”

轩（xuān 軒）

宽悦貌。见“轩轩”。

【轩轩】 仪态轩昂貌。灵 72“太阳之人，其状轩轩储储，反身折腘，此太阳之人也。”张介宾：“轩轩，高大貌，犹俗谓轩昂也。”

步（bù）

1. 行走，步行。素 10“足受血而能步。”灵 54“三十岁，五藏大定，肌肉坚固，血脉盛满，故好步。”

2. 徐行，缓行。素 2“夜卧早起，广步于庭。”灵 6“汗出以巾拭身，亦三十遍而止，起步内中，无见风。”

3. 古时一举足叫跬，再举足为步。灵 49“其间欲方大，去之十步，皆见于外。”

4. 运气术语。运气的时间阶段划分，五运以 73 日零 5 刻为一步，六气以 60 日零 87 刻半为一步。素 68“愿闻其步何如？岐伯曰：所谓步者，六十度而有奇，故二十四步积盈百刻而成日也。”

卤（lǔ 鹵）

盐碱。含盐碱成分多的土地上，所凝结的一层白霜状物。素 71“金郁之发……山泽焦枯，土凝霜卤。”王冰：“土上凝白咸卤，状如霜也。”

【卤碱】 中药名。又名卤咸、卤盐、寒石等。为卤块（固体卤水）经加工煎熬制成的白色结晶体。苦、咸，寒。清热泻火，化痰软坚，明目。主治大热烦渴，风热目赤涩痛，咳嗽痰多，气喘。神 4“卤碱味苦，寒。主大热，消渴，狂烦。除邪及吐下蛊毒，柔肌肤。”

坚（jiān 堅）

1. 坚硬。灵 46“木之阴阳，尚有坚脆，坚者不入，脆者易伤。”灵 52“能知虚石之坚软者，知补泻之所在。”素 18“死脾脉来，锐坚如乌之喙，如鸟之距。”

2. 硬满。灵 35“气满于皮肤中，轻轻然而不坚。”金 10“脉紧大而迟者，必心下坚。”金 14“气分，心下坚，大如盘，边如旋杯，水饮所作，桂枝去芍药加麻辛附子汤主之。”

3. 牢固，紧。《尔雅·释诂》：“坚，固也。”素 35“先其时坚束其处。”王冰：“言牢缚四支，令气各在其处。”灵 75“刺邪以手坚按其两鼻窍而疾偃。”灵 1“持针之道，坚者为宝。”灵 39“夫子之道应若失，而据未有坚然者也。”张介宾：“言随应而解，若无坚据之难破者也。”

4. 谓牢固坚硬之物。①指大便坚硬。素 70“涸流之纪……其用渗泄，其动坚止。”马莳：“盖以水少不濡则便干而且止也。”又，张介宾：“土邪留滞则坚止为癥也。”金 11“热在中焦者，则为坚。”尤怡：“热在中焦者，脾胃受之……胃热则实而硬，脾热则燥而闭。”金 13“气盛则溲数，溲数即坚，坚数相搏，即为消渴。”魏荔彤：“溲数而津液日益耗，大便愈坚，以大便坚与小便数相搏，而正津亏竭，邪热炽盛。”②指人体内有坚硬肿块的病证。素 74“可使破积，可使溃坚，可使气和。”神 3“䗪虫味咸，寒……破坚下血闭，生子，大良。”神 4“葶苈……破坚逐邪，通利水道。”

5. 结实；强健。素 1“四七，筋骨坚，发长极。”素 26“月郭满，则血气实，肌肉坚。”灵 47“五藏者，固有小大高下坚脆端正偏倾者。”

6. 充盛。素 61“冬者水始治，肾方闭，阳气衰少，阴气坚盛。”《太素》卷十一“坚盛”作“紧”。杨上善：“紧，盛也。”

7. 坚定；不动摇。灵 24“以手聚按而坚持之，无令得移，以大针刺之，久持之，虫不动，乃出针也。”灵 9“男内女外，坚拒勿出，谨守勿内，是谓得气。”

七画

8. 使……坚硬、坚实。素 67“湿以润之，寒以坚之，火以温之。”神 2“矾石……坚骨齿。”神 2“杜仲……补中，益精气，坚筋骨。”

9. 脉象。谓脉象坚实而硬。素 10“赤脉之至也，喘而坚。”张志聪：“坚，牢坚也。”素 46“聚者坚也，搏者大也。”张志聪：“脾气之聚于脾也，其脉坚牢而不鼓也。”灵 75“坚紧者，破而散之。”

10. 强劲；坚强。比喻肾为作强之官的特性以及苦味药物的作用。素 22“肾欲坚，急食苦以坚之，用苦补之，咸泻之。”王冰：“以苦性坚燥也。”吴昆：“肾以寒水为象，坚劲为德也。”又，张介宾：“肾主闭藏，气贵周密，故肾欲坚，宜食苦以坚之也。”素 74“以咸泻之，以苦坚之，以辛润之。”

【坚气】 指有坚硬肿块的病症。神 4“海藻……破散结气，痈肿，癥瘕，坚气。”

【坚化】 万物成熟从坚实之化。素 71“阳明所至为坚化。”张介宾：“物坚而敛，金化布也。”

【坚心】 坚定心志。灵 73“必端以正，安以静，坚心无解。”马莳：“坚心无懈，即所谓如待贵人，不知日暮，神无营于众物者是也。”

【坚石】 坚硬的石头。灵 81“发于膝，名曰疵痈，其状大痈，色不变，寒热，如坚石。”

【坚芒】

1. 坚硬的细刺。素 69“岁金不及……收气乃后，上应太白星，其谷坚芒。”姚止庵：“坚芒之谷不成，皆金气不足之应。”马莳：“其谷坚者，止见其芒，以金气不足，而坚芒早露也。”

2. 坚硬锋利。素 71“太阳所至为刚固，为坚芒，为立。”张志聪：“刚固、坚芒，乃寒凝冰坚之象。”

【坚成】 运气术语。金运太过之称。谓金性坚刚，能成万物。素 70“金曰坚成……坚成之纪，是谓收引，天气洁，地气明，阳气随，阴治化，燥行其政。”张介宾：“金性坚刚，用能成物，其气有余，则坚成尤盛也。”马莳：“岁金太过，金以成物为德，而气盛则甚坚也。”

【坚血】 指瘀血肿块。神 4“虾蟆味辛，寒。主邪气，破癥坚血。”

【坚劲】 强劲刚烈。素 40“夫芳草之气美，石药之气悍，二者其气急疾坚劲。”

【坚固】

1. 结实；强健。素 3“是以圣人陈阴阳，筋脉和同，骨髓坚固，气血皆从。”灵 54“三十岁，五藏大定，肌肉坚固。”灵 54“五藏坚固，血脉和调，肌肉解利，皮肤致密。”

2. 牢牢固定，转动不灵。灵 46“此人薄皮肤而目坚固以深者，长冲直扬，其心刚，刚则多怒。”

【坚紧】

1. 硬而紧张。素 62“寒湿之中人也，皮肤不收，肌肉坚紧，荣血涩，卫气去，故曰虚。”高世栻：“坚紧，涩滞不柔和也。”灵 73“结络坚紧，火所治之。”

2. 指脉象紧而硬。灵 75“坚紧者，破而散之。”

【坚积】 病症名。腹内坚硬之积块。神 1“夫大病之主，有中风……坚积。”

【坚敛】 坚硬紧敛。素 70“审平之纪……其化坚敛。”王冰：“收敛坚强，金之化也。”

【坚痛】 硬痛。神 3“石膏……主中风寒热，心下逆气，惊，喘，口干舌焦，不能息，腹中坚痛。”

【坚癖】 即坚硬的积块。神 4“礜石……主寒热，鼠瘘，蚀疮，死肌，风痹，腹中坚癖邪气，除热。”

【坚者耎之】 治法术语。指对有坚硬肿块的病症用软坚散结的方法治疗。素 74“坚者耎之，脆者坚之。”

【坚者削之】 治法术语。指对有坚硬肿块的病症用削减的方法治疗。素 74“坚者削之，客者除之。”

肖（xiào）

1. 相似，类似。《说文·肉部》:“肖，骨肉相似也。不似其先，故曰不肖也。”见“不肖”。

2. 仿效，效法。素 69“肖者瞿瞿，莫知其妙，闵闵之当，孰者为良。”张志聪:“肖，取法也。”

旱（hàn）

久晴不雨，旱灾。灵 46“久曝大旱，则脆木薄皮者，枝条汁少而叶萎。”

【旱乡】 干旱之地。灵 79“正月朔日，风从南方来，命曰旱乡。”又，丹波元简:“《汉书·天文志》：南方曰旱乡。”

呈（chéng）

呈现，显露。素 71“柔叶呈阴。”王冰:“无风而叶皆背见，是谓呈阴。”

时（shí 時）

1. 季节。①四季。《说文·日部》:“时，四时也。”素 3“虽有大风苛毒，弗之能害，此因时之序也。”杨上善:“顺四时之序调养，故无病也。”素 54“人筋应时，人声应音。”高世栻:“人筋十二……一如十二月分四时，故人筋应时。”素 66“愿闻五运之主时也，何如?”王冰:“时，四时也。”②五时。素 9“所谓得五行时之胜，各以气命其藏。”张志聪:“所谓得五行之主时而为胜也，春木合肝，夏火合心，长夏土合脾，秋金合肺，冬水合肾。”参见“五时”。

2. 季度。三个月为一时。素 9“三候谓之气，六气谓之时，四时谓之岁。”王冰:“六气凡九十日，正三月也，设其多之矣，故十八候为六气，六气谓之时也。”

3. 时候；时间。素 47“此得之在母腹中时，其母有所大惊。”灵 44“是必以藏气之所不胜时者甚，以其所胜时者起也。”伤 338“伤寒脉微而厥，至七八日肤冷，其人躁无暂安时者，此为藏厥。”

4. 计时单位。时辰。一昼夜的十二分之一。金 17“下利已差，至其年月日时复发者，以病不尽故也。”又见“一时”。

5. 天时。即日月星辰运行及气候寒温变化之序。素 26“是以天寒无刺，天温无疑，月生无泻，月满无补，月郭空无治，是谓得时而调之。”王冰:“谓得天时也。”素 69“故时至有盛衰，凌犯有逆顺。”王冰:“五星之至，相王为用盛，囚死为衰。”又，张介宾:“时至，岁时之更至也。”素 70“化不可代，时不可违。”吴崑:“天时须顺之，不得违之而助其速化也。”又，张志聪:“时，谓六气之主时也。”素 71“时必顺之，犯者治以胜也。”王冰:“春宜凉，夏宜寒，秋宜温，冬宜热，此时之宜，不可不顺。”

6. 指气旺的时日。素 32“太阳之脉，色荣颧骨，热病也，荣未交，曰今且得汗，待时而已。”王冰:“待时者，谓肝病待甲乙，心病待丙丁，脾病待戊己，肺病待庚辛，肾病待壬癸。”杨上善:“赤色未夭之日，且得汗者，至胜时病自得已也。”素 38“五藏各以其时受病，非其时各传以与之。”王冰:“时，谓王月也。非王月则不受邪，故各传以与之。”素 43“各以其时重感于风寒湿之气。”王冰:“时，谓气王之月也。肝王春，心王夏，肺王秋，肾王冬，脾王四季之月。”

7. 指相克之时日。素 28“非其时则生，当其时则死。”张介宾:“以肺虚而遇秋冬，非相贼之时故生。若当春则金木不和，病必甚；当夏则金虚受克，病必死也。一曰肺王于秋，当秋而气虚，金衰甚也，故死。于义亦通。”

8. 指四时主气。灵 46“先立其年，以知其时。”张介宾:“先立其年，则五运六气各有所主，故知其时。”张志聪：“风雨寒暑，运行之六气也，六气在外以病形，故当先立其年，以知其时之六气。”灵 44“顺天之时，而病可与期。”张介宾：“顺天之时者，因时气之盛衰，知阴阳之虚实，故病之凶吉可期，此明哲之事也。”素 71“从者和，逆者病，不可不敬畏而远之，所谓时兴六位也。”张介宾：“时，谓四时，即主气也。”

9. 指适时，因时。素 71“用寒远寒，用凉远凉……有假者反常，反是者病，所谓时也。”高世栻：“所谓时也，犹言随时制宜也。”王冰：“时，谓春夏秋冬及间气所在，同则远之，即离其时。若六气临御，假寒热温凉以除疾病者，则勿远之。”

10. 按照规定的或一定的时间。素 19“脉弱以滑，是有胃气，命曰易治，取之以时。”王冰：“候可取之时而取之，则万举万全，当以四时血气所在而为疗尔。”素 71“木发无时，水随火也。”灵 79“贼风邪气之中人也，不得以时。”

11. 时代；时世。素 1“中古之时，有至人者，淳德全道，和于阴阳。”

12. 时务，时势。灵 72“不务于时，动而后之，此太阴之人也……阴阳和平之人……婉然从物，或与不争，与时变化。”张志聪：“不务于时者，不通时务也。”张介宾：“时移则事变，世更则俗易，惟圣人随世以为法，因时而致宜，故能阴能阳，能弱能强，随机动静，而与化推移也。”

13. 时机，机会。素 36“凡治疟，先发如食顷乃可以治，过之则失时也。”灵 3“要与之期者，知气之可取之时也。”

14. 副词。①按时。素 29“食饮不节，起居不时者，阴受之。”素 71“天政布，湿气降，地气腾，雨乃时降。”王冰：“应顺天常，不愆时候，谓之时雨。”②有时，偶尔。素 78“是故治不能循理，弃术于市，妄治时愈，愚心自得。”灵 24“风痹淫泺，病不可已者，足如履冰，时如入汤中。”金 10“腹满时减，复如故，此为寒，当与温药。”③两个“时”叠用，表示时而这样，时而那样。素 27“其至寸口中手也，时大时小。”张志聪：“有时而脉大，有时而脉小。”素 63“邪客于五藏之间，其病也，脉引而痛，时来时止。”灵 24“烦心头痛，时呕时悗。”④时常，经常。素 10“诊曰有积气在中，时害于食，名曰心痹。”素 16“夏刺冬分，病不愈，令人少气，时欲怒。”素 43“肠痹者，数饮而出不得，中气喘争，时发飧泄。”

15. 为“解”之讹。了解。素 1“不知持满，不时御神，务快其心，逆于生乐。”《新校正》：“按别本‘时’作‘解’。”又，胡澍：“时，善也。不时御神，谓不善御神也。”

【时下】 指运气之主气（下）胜客气（上）。灵 46“先立其年，以知其时，时高则起，时下则殆。”又，张介宾：“如逢衰克，则时之下也，病当危殆矣。”

【时日】 指月份和日子。难 7“其气以何月各王几日？然，冬至之后，得甲子少阳王……王各六十日，六六三百六十日，以成一岁。此三阳三阴之王时日大要也。”徐大椿：“时指月言，日指日数言，以终上文何月几日之问。”

【时化】 指应于四时正常的气候变化，厥阴风木应于春，少阳炎暑应于夏等。素 70“夫气之所至也，厥阴所至为和平，少阴所至为暄，太阴所至为埃溽，少阳所至为炎暑，阳明所至为清劲，太阳所至为寒雰。时化之常也。”王冰：“四时气正化之常候。”高世栻：“时化，化之征于时也。”张介宾：“此四时正化，主气之常也。”张志聪：“此节盖以厥阴风木主春，少阳炎暑主夏，阳明清凉主秋，太阳寒水主冬，此四时气化之常也。”

【时月】 季节，节令。神 1“药有酸、咸、甘、苦、辛五味……采治时月生熟，土地所出，真伪陈新，并各有法。”

【时世】 时代。素 1“今时之人，年半百而动作皆衰者，时世异耶？”

【时时】 时常，常常。素 40“先唾血，四肢清，目眩，时时前后血。”伤 168“伤寒若吐、若下后，七八日不解，热结在里，表里俱热，时时恶风。”金 7“咽燥不渴，多唾浊沫，时时振寒。”

【时高】 指运气之客气（上）胜主气（下）。灵 46“先立其年，以知其时，时高则起，时下则殆。”又，张介宾:“凡病遇生王，则时之高也，故可以起，起言愈也。”

吴（wú）

中药名。见“吴茱萸”。

【吴茱萸】 中药名。又名食茱萸、吴萸、茶辣、漆辣子、藙等。为芸香科吴茱萸属植物吴茱萸、石虎及毛脉吴茱萸未成熟的果实。辛、苦，热，小毒。入肝、脾、胃经。散寒，温中，解郁，燥湿。主治脘腹冷痛，厥阴头痛，疝痛，痛经，脚气肿痛，呕吐吞酸，寒湿泄泻。组方有吴茱萸汤、当归四逆加吴茱萸生姜汤、温经汤。神 3“吴茱萸味辛，温。主温中，下气止痛，咳逆，寒热。除湿，血痹。逐风邪，开腠理。根，杀三虫。一名藙。”

【吴茱萸汤】 方剂名。组成：吴茱萸一升，人参三两，生姜六两，大枣十二枚。煎服法：以水七升，煮取二升，去滓，温服七合，日三服。功用：温肝暖胃，降逆止呕。主治：①阳明胃虚寒证。伤 243“食谷欲呕，属阳明也，吴茱萸汤主之。”②少阴虚寒吐利证。伤 309“少阴病，吐利，手足逆冷，烦躁欲死者，吴茱萸汤主之。”③厥阴肝寒气逆证。伤 378“干呕，吐涎沫，头痛者，吴茱萸汤主之。”

助（zhù）

辅助，帮助。素 13“治以草苏草荄之枝，本末为助。”素 22“毒药攻邪，五谷为养，五果为助，五畜为益，五菜为充。”伤 276“须臾啜热稀粥一升，以助药力。”

县（xuán 縣）

同“悬”。悬挂。见“县心”。

【县心】 症状名。胃脘空虚的感觉。灵 29“胃中热则消谷，令人县心善饥。”

里（一、lǐ 裏）

1. 衣服内层。《说文·衣部》:“里，衣内也。”金 11“身劳汗出，衣里冷湿。”

2. 里面，内部。与“外”相对。灵 10“起于胃口，下循腹里。”灵 11“别者，入季胁之间，循胸里属胆。”神 3“肶胵里黄皮，主泄利。”

3. 方位。内侧。素 17“尺外以候肾，尺里以候腹中。”王冰:“尺里，谓尺之内侧也。”素 45“阴气起于五指之里。”王冰:“足太阴脉起于足大指之端内侧。”灵 49“巨分者，股里也。”

4. 指人体内部、深层。与“表”相对。灵 17“经脉为里，支而横者为络。”杨上善:“二十八脉在肤肉之里，皆上下行，名曰经脉。”伤 56“其小便清者，知不在里，仍在表也。”金 1“病在外者可治，入里者即死。”①指人体腹内。见“里急”。②指胸膈以下腹部。素 52“心部于表，肾治于里。”杨上善:“肾者为水在冬，居于大阴最下，故为里也。”马莳:“肾属阴，居于膈下，故肾治于里。”

5. 指经脉阴阳表里相配之五脏及其经脉。见“表里”。

6. 指里证。素 71“发表不远热，攻里不远寒。”伤 91“伤寒，医下之，续得下利清谷不止，身疼痛者，急当救里……救里宜四逆汤。”伤 152“此表解里未和也，十枣汤主之。”

7. 为“果”之讹。果实。灵 47“肉䐃无小里累者胃急，肉䐃多少里累者胃结。”《太素》卷六“里”作“果”。杨上善:“果，音颗。谓肉䐃无小颗段连累。”

8. 为“裹”之讹。①包裹。灵 66“温气不行，凝血蕴里而不散，津液涩渗，著而不去，而积皆成矣。”《太素》卷二十七、《甲乙经》卷八“里”均作“裹”。②指囊状。灵 4“微大为疝气，腹里大脓血，在肠胃之外。”《脉经》卷三、《备急千金要方》卷十五“里”并作“裹”。周学海：“腹里，肚囊也，作‘里’误。”灵 47“皮缓腹里大者大肠大而长。”《甲乙经》卷一、《备急千金要方》卷十八“里”作“裹”。

（二、lǐ）

1. 街坊，里巷。《玉篇·里部》：“里，邑里也。”见“闾里”。

2. 部位。见“三里 2”。

3. 路程的长度单位。素 78“是以世人之语者，驰千里之外，不明尺寸之论，诊无人事。”金 10“服后如人行四五里。”灵 9“出行来者，坐而休之，如行十里顷乃刺之。”

4. 通“理”。道理。见“五里”。素 5“天有八纪，地有五里。”高世栻：“里，理通。”王冰：“五里，谓五行化育之里。”

【里水】 病名。即皮水。相对风水而言，以一身面目浮肿、脉沉、小便不利为主症。金 14“里水者，一身面目黄肿，其脉沉，小便不利，故令病水。”

七画

【里急】 症状名。指腹内拘急，疼痛不舒。素 60“冲脉为病，逆气里急。”伤 127“太阳病，小便利者，以饮水多，必心下悸，小便少者，必苦里急也。”

【里虚】 脏腑阴阳气血虚衰。伤 49“所以然者，尺中脉微，此里虚，须表里实，津液自和，便自汗出愈。”伤 214“明日又不大便，脉反微涩者，里虚也，为难治。”金 10“中寒，其人下利，以里虚也。”

【里急后重】 症状名。腹部窘迫，时时欲泻，肛门重坠，便出不爽的临床表现。难 57“大瘕泄者，里急后重，数至圊而不能便，茎中痛。”

【里寒外热】 证名。指内有真寒，外有假热。由少阴病阴寒内盛，虚阳外浮所致。伤 317“少阴病，下利清谷，里寒外热，手足厥逆，脉微欲绝，身反不恶寒，其人面色赤，或腹痛，或干呕，或咽痛，或利止脉不出者，通脉四逆汤主之。”

呕（ǒu 嘔）

症状名。吐，呕吐。素 49“所谓食则呕者，物盛满而上溢，故呕也。”灵 19“邪在胆，逆在胃，胆液泄则口苦，胃气逆则呕苦。”伤 379“呕而发热者，小柴胡汤主之。”

【呕吐】 病症名。恶心而吐出胃内容物。素 71“土郁之发……呕吐霍乱，饮发注下。”张介宾：“有声为呕，有物为吐。”金 17“诸呕吐，谷不得下者，小半夏汤主之。”伤 382“呕吐而利，此名霍乱。”

【呕血】 病症名。即吐血。素 39“怒则气逆，甚则呕血及飧泄，故气上矣。”灵 60“呕血，胸满引背，脉小而疾，是四逆也。”

【呕苦】 症状名。即呕吐时带胆汁而味苦。素 74“阳明之复……呕苦咳哕烦心。”

【呕胆】 症状名。同“呕苦”。灵 19“邪在胆，逆在胃，胆液泄则口苦，胃气逆则呕苦，故曰呕胆。”

【呕逆】 症状名。气逆而致呕吐。灵 10“是肝所生病者，胸满呕逆飧泄。”伤 3“太阳病……必恶寒，体痛，呕逆，脉阴阳俱紧者，名为伤寒。”钱潢：“呕逆，气逆而呕也。”又，方有执：“呕，吐也；逆，俗谓恶心是也。”

【呕家】 指常发生呕吐的病人。伤 376“呕家有痈脓者，不可治呕，脓尽自愈。”

【呕酸】 症状名。即吐酸。指吐出酸水。素 74“欲呕，呕酸善饥，耳痛，溺赤。”

【呕吐哕下利病脉证治】《金匮要略》

篇名。该篇阐述了呕吐、哕、下利病证的成因、临床表现以及治疗用药，含有丰富的病证寒热虚实辨证用药内容。

旷（kuàng 曠）

空旷，开阔。见“旷野”。

【旷野】 空阔的原野。素 80“若居旷野，若伏空室，绵绵乎属不满日。”

围（wéi 圍）

圆周的周长。灵 14“头之大骨围二尺六寸，胸围四尺五寸，腰围四尺二寸。”

足（一、zú）

1. 下肢。素 45“巨阳之厥，则肿首头重，足不能行，发为眴仆。”灵 34“气在于臂足，取之先去血脉。”灵 78“足阳明太阴为表里，少阳厥阴为表里，太阳少阴为表里，是谓足之阴阳也。”

2. 指脚。素 17“下竟下者，少腹腰股膝胫足中事也。”素 45“阳气起于足五指之表，阴脉者，集于足下而聚于足心，故阳气胜则足下热也。”灵 2“肝出于大敦，大敦者，足大指之端及三毛之中也。”

3. 动物用以行走或奔跑的器官。素 18“病脾脉来，实而盈数，如鸡举足。”伤 123“虻虫，去翅足，熬。”

4. 指脚在面部的望诊部位。灵 49“膝以下者，胫也。当胫以下者，足也。”

5. 指足三阴经脉。素 17“诸细而沉者，皆在阴，则为骨病；其有静者在足。”王冰：“静者，病生于足阴脉之中也。”

6. 指足部的穴位。①足窍阴穴。灵 24“耳聋，取手小指次指爪甲上与肉交者，先取手，后取足。”杨上善：“足少阳至足小指次指，即窍阴穴。”②大敦穴。灵 24“耳鸣，取手中指爪甲上，左取右，右取左，先取手，后取足。”马莳：“后取足厥阴肝经大敦穴。”又，杨上善：“足之中指，十二经脉并皆不至……今刺之者，未详。”

7. 充实，充足。素 62“虚者聂辟气不足，按之则气足以温之。”

8. 能够；可以。素 3“高梁之变，足生大丁。”吴崑：“足，能也。”素 20“形盛脉细，少气不足以息者危。”

9. 值得，够得上。素 69“余诚菲德，未足以受至道。”伤 255“腹满不减，减不足言，当下之，宜大承气汤。”

（二、jù）

补足，凑满。《广韵·遇韵》：“足，添物也。”伤 316“若呕者，去附子，加生姜，足前成半斤。”伤 386“腹中痛者，加人参，足前成四两半。”

【足心】

1. 脚心。素 45“阴脉者集于足下而聚于足心。”

2. 指涌泉穴。素 63“刺其足大指内侧爪甲上，去端如韭叶，后刺足心。”王冰：“谓涌泉穴，足少阴之井也。”

【足以】 完全可以。素 74“不知是者，不足以言诊，足以乱经。”素 75“足以治群僚，不足治侯王。”素 78“不知比类，足以自乱，不足以自明。”

【足指】 脚趾。灵 64“行则善高举足，足指少肉，足善寒。”灵 81“发于足指，名脱痈，其状赤黑，死不治。”

【足胫】 小腿。素 18“足胫肿曰水。”灵 21“病始足胫者，先取足阳明而汗出。”灵 61“壬癸日自乘，无刺足胫。”

【足跗】 脚背。灵 2“冲阳，足跗上五寸陷者中也。”灵 10“下出外踝之前，循足跗上，入小指次指之间。”

【足痹】 病症名。下肢顽麻或疼痛的病症。灵 64“血气皆少则无毛，有则稀枯悴，善痿厥足痹。”

【足痿】 病症名。下肢痿弱的病症。素 44“故阳明虚则宗筋纵，带脉不引，故足痿不用也。”素 71“民病寒湿，发肌肉萎，足

七画

痿不收。”

【足三阳】 指足太阳、阳明、少阳经脉。素 34“足三阳者下行，今逆而上行，故息有音也。”

【足太阳】 指足太阳膀胱经。参见“足太阳之脉”。灵 5“足太阳根于至阴，溜于京骨，注于昆仑，入于天柱、飞扬也。”灵 12“足太阳外合清水，内属膀胱，而通水道焉。”

【足太阴】

1. 指足太阴脾经。参见“足太阴之脉”。灵 12“足太阴外合于湖水，内属于脾。”灵 9“脉口三盛，病在足太阴。”

2. 指足太阴脾经的诊脉部位。即箕门穴部位。素 20“下部人，足太阴也。”王冰:“谓脾脉也……直五里下，箕门之分。”又，杨上善:“下部之人，足太阴脉，动在中府、箕门、五里、阴广、冲门、云门六处，以候脾气。”

3. 指地机穴。为足太阴脾经之郄穴。素 41“腰痛……上热，刺足太阴。”王冰:“地机主之。”

【足少阳】

1. 指足少阳胆经。参见“足少阳之脉”。灵 5“足少阳根于窍阴，溜于丘墟，注于阳辅，入于天容、光明也。”灵 12“足少阳外合于渭水，内属于胆。”

2. 指渊腋穴。素 28“掖痈大热，刺足少阳五。”马莳:“当刺足少阳胆经之穴五痏，宜是胆经之渊液穴。”

【足少阴】

1. 指足少阴肾经。参见“足少阴之脉”。灵 12“足少阴外合于汝水，内属于肾。”灵 9“脉口二盛，病在足少阴，二盛而躁，在手少阴。”

2. 指足少阴肾经的诊脉部位。即太溪穴部位。素 20“下部地，足少阴也。”王冰:“谓肾脉也。在足内踝后跟骨上陷中，太溪之分，动应手。”

【足阳明】

1. 指足阳明胃经。参见“足阳明之脉”。灵 5“足阳明根于厉兑，溜于冲阳，注于下陵，入于人迎、丰隆也。”灵 12“足阳明外合于海水，内属于胃。”

2. 指解溪穴。素 28“刺手少阴经络傍者一，足阳明一。”王冰:“谓解溪穴。”

【足厥阴】

1. 指足厥阴肝经。参见“足厥阴之脉”。灵 12“足厥阴外合于渑水，内属于肝。”灵 41“肝者，足厥阴也。”

2. 指足厥阴肝经的诊脉部位。即五里、太冲等脉动部位。素 20“下部天，足厥阴也。”王冰:“谓肝脉也。在毛际外，羊矢下一寸半陷中，五里之分，卧而取之，动应于手也。女子取太冲，在足大指本节后二寸陷中是。”又，杨上善:“下部之天，足厥阴脉，动在曲骨、行间、冲门三处，以候肝气。”

【足太阳脉】 即足太阳膀胱经。参见“足太阳之脉”。素 41“足太阳脉令人腰痛，引项脊尻背如重状。”

【足少阴脉】 即足少阴肾经。参见“足少阴之脉”。素 52“刺足少阴脉，重虚出血，为舌难以言。”

【足太阳之正】 十二经别之一。足太阳经别，是足太阳膀胱经别道而行的部分。灵 11“足太阳之正，别入于腘中，其一道下尻五寸，别入于肛，属于膀胱，散之肾，循膂当心入散；直者，从膂上出于项，复属于太阳。”张志聪:“正者，谓经脉之外别有正经，非支络也。盖从经而别行，复属于太阳之经脉，故名经别，谓经脉之别也。”

【足太阳之别】 十五络脉之一。即足太阳络脉。灵 10“足太阳之别，名曰飞阳，去踝七寸，别走少阴。实则鼽窒头背痛，虚则鼽衄，取之所别也。”

【足太阳之脉】 十二经脉之一。足太阳膀胱经。灵 10“膀胱足太阳之脉，起于目内眦，上额交巅；其支者，从巅至耳上角；

其直者，从巅入络脑，还出别下项，循肩髆内，挟脊抵腰中，入循膂，络肾属膀胱；其支者，从腰中下挟脊贯臀，入腘中；其支者，从髆内左右，别下贯胛，挟脊内，过髀枢，循髀外从后廉下合腘中，以下贯踹内，出外踝之后，循京骨，至小指外侧。”

【足太阳之筋】 十二经筋之一。即足太阳经筋。灵13“足太阳之筋，起于足小指，上结于踝，邪上结于膝，其下循足外踝，结于踵，上循跟，结于腘；其别者，结于踹外，上腘中内廉，与腘中并上结于臀，上挟脊上项；其支者，别入结于舌本；其直者，结于枕骨，上头下颜，结于鼻；其支者，为目上网，下结于烦；其支者，从腋后外廉，结于肩髃；其支者，入腋下，上出缺盆，上结于完骨；其支者，出缺盆，邪上出于烦。”

【足太阴之正】 十二经别之一。足太阴经别，是足太阴脾经别道而行的部分。灵11“足太阴之正，上至髀，合于阳明，与别俱行，上结于咽，贯舌中。”

【足太阴之别】 十五络脉之一。即足太阴络脉。灵10“足太阴之别，名曰公孙，去本节之后一寸，别走阳明；其别者，入络肠胃。厥气上逆则霍乱，实则肠中切痛，虚则鼓胀，取之所别也。”

【足太阴之脉】 十二经脉之一。足太阴脾经。灵10“脾足太阴之脉，起于大指之端，循指内侧白肉际，过核骨后，上内踝前廉，上踹内，循胫骨后，交出厥阴之前，上膝股内前廉，入腹属脾络胃，上膈，挟咽，连舌本，散舌下；其支者，复从胃，别上膈，注心中。”

【足太阴之筋】 十二经筋之一。即足太阴经筋。灵13“足太阴之筋，起于大指之端内侧，上结于内踝；其直者，络于膝内辅骨，上循阴股，结于髀，聚于阴器，上腹，结于脐，循腹里，结于肋，散于胸中；其内者，著于脊。”

【足太阴气绝】 病证名。指足太阴脾经经气衰竭的病证。主要症状见舌痿、唇反。灵10“足太阴气绝者则脉不荣肌肉……肌肉软，肌肉软则舌萎人中满，人中满则唇反，唇反者肉先死，甲笃乙死，木胜土也。”

【足少阳之正】 十二经别之一。足少阳经别，是足少阳胆经别道而行的部分。灵11“足少阳之正，绕髀入毛际，合于厥阴；别者，入季胁之间，循胸里属胆，散之上肝贯心，以上挟咽，出颐颔中，散于面，系目系，合少阳于外眦也。”

【足少阳之别】 十五络脉之一。即足少阳络脉。灵10“足少阳之别，名曰光明，去踝五寸，别走厥阴，下络足跗。实则厥，虚则痿躄，坐不能起，取之所别也。”

【足少阳之脉】 十二经脉之一。足少阳胆经。灵10“胆足少阳之脉，起于目锐眦，上抵头角，下耳后，循颈行手少阳之前，至肩上，却交出手少阳之后，入缺盆；其支者，从耳后入耳中，出走耳前，至目锐眦后；其支者，别锐眦，下大迎，合于手少阳，抵于䪼，下加颊车，下颈合缺盆以下胸中，贯膈络肝属胆，循胁里，出气街，绕毛际，横入髀厌中；其直者，从缺盆下腋，循胸过季胁，下合髀厌中，以下循髀阳，出膝外廉，下外辅骨之前，直下抵绝骨之端，下出外踝之前，循足跗上，入小指次指之间；其支者，别跗上，入大指之间，循大指歧骨内出其端，还贯爪甲，出三毛。”

【足少阳之筋】 十二经筋之一。即足少阳经筋。灵13“足少阳之筋，起于小指次指，上结外踝，上循胫外廉，结于膝外廉；其支者，别起外辅骨，上走髀，前者结于伏兔之上，后者结于尻；其直者，上乘䏚季胁，上走腋前廉，系于膺乳，结于缺盆；直者，上出腋，贯缺盆，出太阳之前，循耳后，上额角，交巅上，下走颔，上结于烦；支者，结于目眦为外维。”

【足少阴之正】 十二经别之一。足少阴经别，是足少阴肾经别道而行的部分。灵

七画

11“足少阴之正，至腘中，别走太阳而合，上至肾，当十四顀，出属带脉；直者，系舌本，复出于项，合于太阳。”

【足少阴之别】 十五络脉之一。即足少阴络脉。灵10“足少阴之别，名曰大钟，当踝后绕跟，别走太阳；其别者，并经上走于心包，下外贯腰脊。其病气逆则烦闷，实则闭癃，虚则腰痛，取之所别者也。”

【足少阴之脉】 十二经脉之一。足少阴肾经。灵10“肾足少阴之脉，起于小指之下，邪走足心，出于然谷之下，循内踝之后，别入跟中，以上踹内，出腘内廉，上股内后廉，贯脊属肾络膀胱；其直者，从肾上贯肝膈，入肺中，循喉咙，挟舌本；其支者，从肺出络心，注胸中。”

【足少阴之筋】 十二经筋之一。即足少阴经筋。灵13“足少阴之筋，起于小指之下，并足太阴之筋邪走内踝之下，结于踵，与太阳之筋合而上结于内辅之下，并太阴之筋而上循阴股，结于阴器，循脊内挟膂，上至项，结于枕骨，与足太阳之筋合。”

【足少阴气绝】 病证名。指足少阴肾经经气衰竭的病证。主要症状有骨枯，齿长而垢，毛发干枯无光泽。灵10“足少阴气绝则骨枯……骨肉不相亲则肉软却，肉软却故齿长而垢，发无泽，发无泽者骨先死，戊笃己死，土胜水也。”

【足阳明之正】 十二经别之一。足阳明经别，是足阳明胃经别道而行的部分。灵11“足阳明之正，上至髀，入于腹里，属胃，散之脾，上通于心，上循咽出于口，上頞䪼，还系目系，合于阳明也。”

【足阳明之别】 十五络脉之一。即足阳明络脉。灵10“足阳明之别，名曰丰隆，去踝上八寸，别走太阴；其别者，循胫骨外廉，上络头项，合诸经之气，下络喉嗌。其病气逆则喉痹瘁瘖，实则狂巅，虚则足不收胫枯，取之所别也。”

【足阳明之脉】 十二经脉之一。足阳明胃经。灵10“胃足阳明之脉，起于鼻之交頞中，旁纳太阳之脉，下循鼻外，入上齿中，还出挟口环唇，下交承浆，却循颐后下廉，出大迎，循颊车，上耳前，过客主人，循发际，至额颅；其支者，从大迎前下人迎，循喉咙，入缺盆，下膈属胃络脾；其直者，从缺盆下乳内廉，下挟脐，入气街中；其支者，起于胃口，下循腹里，下至气街中而合，以下髀关，抵伏兔，下膝膑中，下循胫外廉，下足跗，入中指内间；其支者，下廉三寸而别，下入中指外间；其支者，别跗上，入大指间，出其端。”

【足阳明之筋】 十二经筋之一，即足阳明经筋。灵13“足阳明之筋，起于中三指，结于跗上，邪外上加于辅骨，上结于膝外廉，直上结于髀枢，上循胁，属脊；其直者，上循骭，结于膝；其支者，结于外辅骨，合少阳；其直者，上循伏兔，上结于髀，聚于阴器，上腹而布，至缺盆而结，上颈，上挟口，合于頄，下结于鼻，上合于太阳，太阳为目上网，阳明为目下网；其支者，从颊结于耳前。”

【足阳明胃脉】 十二经脉之一。即足阳明胃经。参见“足阳明之脉”。灵2“大肠属上，小肠属下，足阳明胃脉也，大肠小肠，皆属于胃。”杨上善:“大肠之气在上廉中与阳明合，小肠之气在下廉中与阳明合，故曰大肠属上，小肠属下。”

【足厥阴之正】 十二经别之一。足厥阴经别，是足厥阴肝经别道而行的部分。灵11“足厥阴之正，别跗上，上至毛际，合于少阳，与别俱行。”

【足厥阴之别】 十五络脉之一。即足厥阴络脉。灵10“足厥阴之别，名曰蠡沟，去内踝五寸，别走少阳；其别者，经胫上睾，结于茎。其病气逆则睾肿卒疝，实则挺长，虚则暴痒，取之所别也。”

【足厥阴之脉】 十二经脉之一。足厥阴肝经。灵10“肝足厥阴之脉，起于大指丛毛之际，上循足跗上廉，去内踝一寸，上踝八寸，交出太阴之后，上腘内廉，循股阴入毛中，过阴器，抵小腹，挟胃属肝络胆，上贯膈，布胁肋，循喉咙之后，上入颃颡，连目系，上出额，与督脉会于巅；其支者，从目系下颊里，环唇内；其支者，复从肝别贯膈，上注肺。”

【足厥阴之筋】 十二经筋之一。即足厥阴经筋。灵13“足厥阴之筋，起于大指之上，上结于内踝之前，上循胫，上结内辅之下，上循阴股，结于阴器，络诸筋。”

【足厥阴气绝】 病证名。指足厥阴肝经经气衰竭的病证。主要症状有唇青，舌卷，囊缩。灵10“足厥阴气绝则筋绝……脉弗荣则筋急，筋急则引舌与卵，故唇青舌卷卵缩则筋先死，庚笃辛死，金胜木也。”

邮（yóu）

中药名。见“鬼督邮”。

男（nán）

男子。与“女”相对。素1“此虽有子，男不过尽八八，女不过尽七七。”灵9“男内女外，坚拒勿出，谨守勿内，是谓得气。”难19“故男脉在关上，女脉在关下。”

【男子】 男人。素15“色见上下左右……女子右为逆，左为从；男子左为逆，右为从。”灵49“男子色在于面王，为小腹痛。”难19“是以男子尺脉恒弱，女子尺脉恒盛，是其常也。”金6“夫男子平人，脉大为劳，极虚亦为劳。”

【男女】 男性与女性。素77“凡诊者，必知终始，有知余绪，切脉问名，当合男女。”素5“阴阳者，血气之男女也。”又，森立之：“‘男女’未详，盖犹曰父母。阴阳二气者，生养血气万物之两亲也。”

困（kùn）

1. 使处于艰难窘迫的境地。素19“别于阳者，知病从来；别于阴者，知死生之期。言知至其所困而死。”王冰：“困，谓至所不胜也。”

2. 指病势危重。难14“至之脉，一呼再至曰平，三至曰离经，四至曰夺精，五至曰困，六至曰命绝，此至之脉……不大不小，虽困可治。”徐大椿：“困者，近于死也。”

3. 劳困。金6“夫尊荣人，骨弱肌肤盛，重困疲劳汗出。”

【困薄】 劳困衰弱。素3“无扰筋骨，无见雾露，反此三时，形乃困薄。”吴崑：“反此而欲如平旦、日中、日西三时劳扰阳气，则阳气失养，形乃劳困衰薄矣。”

员（一、yuán 員）

1. 部分。灵66“上下中外，分为三员。”张介宾：“三员……即内外三部之谓。”

2. 同“圆”。①圆形。灵1“大针者，尖如梃，其锋微员，以泻机关之水也。”灵49“散为痛，抟为聚，方员左右，各如其色形。”②使圆。灵78“故为之治针，必筩其身而员其末，令无得伤肉分。”③丰满。见“员盈”。

3. 治法。①针刺补法。与方（泻法）相对，指用针手法的补法。素26“补必用员，员者行也，行者移也，刺必中其荣，复以吸排针也。故员与方，非针也。”杨上善：“员之与方，行针之法，皆推排针为补泻之。”②针刺泻法。与方（补法）相对，指行针手法的泻法。灵73“泻必用员，切而转之，其气乃行，疾而徐出，邪气乃出，伸而迎之，遥大其穴，气出乃疾。”张介宾：“员，流利也。”又，《甲乙经》卷五“员”作“方”。马莳：“员，当作方。”

（二、yùn 員）

通“运”。旋转。见“员员”。

【员$_2$员$_2$】 眩晕。素32“刺足厥阴少阳，其逆则头痛员员，脉引冲头也。”张志

七画

聪："员员，周转也。"又，森立之："王注云：'员员，谓似急也。'因考王所据亦作'贞贞'，故以'似急'训之，恐非'员员'之训也。"

【员针】 九针之一。针身圆柱形，长1寸6分，针尖卵圆，用于治疗筋肉痹痛。灵1"员针者，针如卵形，揩摩分间，不得伤肌肉，以泻分气。"灵7"病在分肉间，取以员针于病所。"

【员盈】 周备丰满。素71"太阴所至为雨府，为员盈。"张志聪："员盈，周备也。"

【员利针】 九针之一。针身细小，长1寸6分，针尖微大而圆利，用于治疗痈肿、痹证。灵1"员利针者，尖如氂，且员且锐，中身微大，以取暴气。"灵7"病痹气暴发者，取以员利针。"

听（tīng 聽）

1. 用耳朵接受声音。素5"视喘息，听音声，而知所苦。"素3"目盲不可以视，耳闭不可以听。"灵29"肾者主为外，使之远听。"

2. 听力，听觉功能。灵4"十二经脉，三百六十五络……其别气走于耳而为听。"

3. 指幻听或耳鸣。素48"脉至如华者，令人善恐，不欲坐卧，行立常听，是小肠气予不足也。"杨上善："心虚耳中如有物声，故恒听。"张志聪："常有所听者，如耳作蝉鸣，或如钟磬声，皆虚证也。"

4. 听从，接受。灵29"虽有无道之人，恶有不听者乎？"

5. 观察，考察。灵19"一其形，听其动静者，持气口人迎以视其脉。"

【听宫】 穴名。属手太阳小肠经。位于耳屏前方，下颌骨髁状突的后缘，张口时呈凹陷处。灵75"刺其听宫，中其眸子。"

吤（jiè）

喉中哽塞所发声。《集韵·怪韵》："吤，声也。"见"吤吤"、"喉吤"。

【吤吤】 象声词。喉中哽塞所发声。灵4"胆病者……心下澹澹，恐人将捕之，喉中吤吤，数唾。"张介宾："吤吤然，有声也。"

哎（fǔ）

咀嚼。见"哎咀"。

【哎咀】 指将药料切细、捣碎、剉末，如经咀嚼。灵6"用淳酒二十升，蜀椒一升，干姜一斤，桂心一斤，凡四种，皆哎咀，渍酒中。"伤12"桂枝三两……哎咀三味，以水七升，微火煮取三升。"吴谦："凡言剉如麻豆大者，与哎咀同意。夫哎咀，古之制也。古人无铁刀，以口咬细，令如麻豆……今人以刀剉如麻豆大，此哎咀之易成也。"

吟（一、yín）

鸣响。素71"松吟高山，虎啸岩岫。"

（二、jìn）

通"噤"。闭口。见"呿吟"。

吻（wěn）

嘴角两边。灵64"血气皆少则无髯，两吻多画。"张介宾："吻，口角也。"

吹（chuī）

1. 用口吹气。灵51"以火补者，毋吹其火，须自灭也。以火泻者，疾吹其火，传其艾，须其火灭也。"

2. 空气流动触拂物体。素26"昭然独明，若风吹云。"难15"按之消索，如风吹毛曰死。"素10"卧出而风吹之。"

鸣（wū 嗚）

见"鸣呼"。

【鸣呼】 叹词。表示赞美或慨叹。素68"鸣呼远哉！天之道也。"

邑（yì）

人聚居的地方。灵 81“径路不通，民不往来，巷聚邑居，则别离异处。”

别（bié）

1. 分剖，撕裂。素 60“若别，治巨阳少阴荥。”王冰：“若痛而膝如别离者，则治足太阳少阴之荥也。”森立之：“‘若别’恐‘苦裂’。”素 74“腘如结，腨如别。”

2. 分，分开。《广雅·释诂一》：“别，分也。”灵 56“别出两行，营卫之道。”素 25“天地合气，别为九野，分为四时。”伤 191“所以然者，以胃中冷，水谷不别故也。”

3. 分出，分离。灵 10“其支者，下廉三寸而别，下入中指外间……去腕一寸半，别而上行，循经入于心中。”灵 71“少序别离之处，离而入阴，别而入阳，此何道而从行？”灵 76“其散者，别于目锐眦，下手太阳。”

4. 分支。灵 17“经脉为里，支而横者为络，络之别者为孙。”①指经别。即别行的正经。灵 11“成以诸阴之别，皆为正也……别者，入季胁之间，循胸里属胆。”张志聪：“谓三阳之经，正合于三阴，以成手足三阴之经别，此三阳仍归于三阴之正，故曰皆为正也。”②指别络。灵 10“手太阳之别……其别者，上走肘，络肩髃。”③指经筋的分支。灵 13“其别者，结于踹外。”

5. 区分；辨别。素 5“善诊者，察色按脉，先别阴阳。”素 7“别于阳者，知病忌时；别于阴者，知死生之期。”森立之：“识别在真阴上，则察死乎生乎之日期。”素 75“解而未能别，别而未能明。”

6. 区别；不同。素 7“阴搏阳别谓之有子。”森立之：“阳别，与阴其形别异也。”素 58“孙络之脉别经者。”灵 59“此别于众人者也。”

7. 类别。素 70“故生化之别，有五气、五味、五色、五类、五宜也。”灵 40“气之大别，清者上注于肺，浊者下走于胃。”

8. 另；另外。素 76“子别试通五藏之过。”丹波元简：“盖别试者，谓《经脉》上下篇之外，别有所通，试论之也。”金 3“别以泉水二升煎知母。”伤 131“别捣甘遂末一钱匕。”

9. 扭结。素 69“甚则屈不能伸，髋髀如别。”

【别气】 旁行的经气。灵 4“其别气走于耳而为听。”

【别乡】 另外的部位。灵 49“色者，青黑赤白黄，皆端满有别乡。”李中梓：“别乡，犹言他乡，即别部位也。”

【别阳】 穴名。即臂臑，在曲池直上 7 寸，是手阳明经的会穴，也是手足太阳、阳维的会穴，故称为别阳。又称为背臑。灵 52“手阳明之本，在肘骨中，上至别阳。”杨上善：“手阳明脉起大指次指之端，循指上廉至肘外廉骨中，上至背臑。背臑，手阳明络，名曰别阳。”

【别使】 别行的使道。难 66“三焦者，原气之别使也。”

【别络】 经脉分出的较大的络脉。又称大络。灵 38“故别络结则跗上不动，不动则厥，厥则寒矣。”杨上善：“冲脉之络，结约不通。”难 23“别络十五，皆因其原。”

【别离】 分开，分离。灵 71“少序别离之处，离而入阴，别而入阳，此何道而从行？”灵 81“巷聚邑居，则别离异处。”素 79“四支别离。”森立之：“四肢别离者，谓骨节解离也。”

【别羁】 中药名。植物种类不详。神 319“别羁味苦，微温。主风寒湿痹，身重，四肢疼酸，寒邪历节痛。”

岐（qí）

人名。见“岐伯”。

七画

【岐伯】人名。传说黄帝时期的医家，与黄帝讨论医学问题，黄帝视之为师。灵 1“黄帝问于岐伯曰：余子万民，养百姓，而收其租税。余哀其不给，而属有疾病……先立针经。”

财（cái 財）

财物，即金钱、物资的总称。灵 64“火形之人……有气，轻财，少信，多虑。”

针（zhēn 鍼）

1. 缝纫或缝合用的工具。素 41“少阳令人腰痛，如以针刺其皮中。”灵 24“厥心痛，痛如以锥针刺其心。”灵 39“血脉者，盛坚横以赤，上下无常处，小者如针，大者如筯。”

2. 针状物。素 46“所谓深之细者，其中手如针也。”

3. 针刺治疗的工具。素 16“刺针必肃，刺肿摇针。”素 27“吸则转针，以得气为故，候呼引针，呼尽乃去。”素 62“持针勿置，以定其意，候呼内针，气出针入。”

4. 指针刺。素 28“刺痫惊脉五，针手太阴各五，刺经太阳五。”素 36“疟脉缓大虚，便宜用药，不宜用针。”灵 1“正指直刺，无针左右。”

5. 指针刺治疗的方法。素 25“故针有悬布天下者五，黔首共余食，莫知之也。”森立之：“用针之至道有五，可以悬系而颁布者也。”

【针艾】针刺艾灸治疗。素 14“当今之世，必齐毒药攻其中，镵石针艾治其外也。”灵 72“古之善用针艾者，视人五态乃治之，盛者泻之，虚者补之。”

【针石】针刺及砭石治疗。素 4“皆视其所在，为施针石也。”素 13“今世治病，毒药治其内，针石治其外。”灵 53“坚肉薄皮者，不耐针石之痛。”

【针论】古医书名。灵 73“《针论》曰：得其人乃传，非其人勿言。”

【针灸】针刺与艾灸。素 46“有病颈痈者，或石治之，或针灸治之。”

【针空】针刺的穴位。素 53“入实者，左手开针空也；入虚者，左手闭针空也。”

【针经】

1. 古医书名。素 26“法往古者，先知针经也。”杨上善：“往古伏羲氏始画八卦，造书契，即可制针经摄生救病之道。”又，高世栻：“《针经》，《灵枢经》也。”

2. 指《灵枢经》。灵 1“令各有形，先立针经。”

【针道】针刺治疗的理论和方法技术。灵 1“迎之随之，以意和之，针道毕矣。”素 62“必谨察其九候，针道备矣。”

【针解】《素问》篇名。本篇主要论述了虚则实之，满则泻之的操作方法和医者行针时的态度，并结合天地四时阴阳等人与自然的关系，说明九针的意义和用途。

牡（mǔ）

1. 雄的，阳性的。见“牡藏”。

2. 中药名。见“牡蛎”等。

【牡丹】中药名。牡丹皮的别名。见该条。神 4“牡丹味辛，寒。主寒热，中风瘈疭，痉，惊痫邪气。除癥坚，瘀血留舍肠胃。安五脏，疗痈疮。一名鹿韭，一名鼠姑。”

【牡桂】中药名。肉桂的别名。又名菌桂、桂、大桂、筒桂、辣桂、玉桂等。为樟科樟属植物肉桂的干皮、枝皮。辛、甘，热。入肾、脾、心、肝经。补火助阳，散寒止痛，温经通经。主治肾阳不足，命门火衰之畏寒肢冷，腰膝酸软，阳痿遗精，小便不利或频，短气喘促，浮肿尿少诸症；命门火衰，火不归原，戴阳、格阳，及上热下寒，面赤足冷，头晕耳鸣，口舌糜破；脾肾虚寒，脘腹冷痛，食减便溏，肾虚腰痛，寒湿痹痛；寒疝疼痛；宫冷不孕，痛经经闭，产后瘀滞腹痛；阴疽流注，或虚寒痈疡脓成不溃，或溃后不敛。神 2“牡桂味辛，温。主上气咳逆，结气，喉痹，吐吸。利关节，补中益气。”

【牡蛎】 中药名。又名蛎蛤、牡蛤、蛎房、左壳、蠔壳、海蛎子壳、海蛎子皮等。为牡蛎科牡蛎属动物近江牡蛎、长牡蛎及大连湾牡蛎等的贝壳。咸，微寒。入肝、肾经。平肝潜阳，重镇安神，软坚散结，收敛固涩。主治眩晕耳鸣，惊悸失眠，瘰疬瘿瘤，癥瘕痞块，自汗盗汗，遗精，崩漏，带下。组方有柴胡加龙骨牡蛎汤、桂枝去芍药加蜀漆牡蛎龙骨救逆汤、桂枝甘草龙骨牡蛎汤、柴胡桂枝干姜汤、牡蛎泽泻散、栝蒌牡蛎散、侯氏黑散、风引汤、桂枝加龙骨牡蛎汤、白术散、桂枝救逆汤。神 2“牡蛎味咸，平。主伤寒寒热，温疟洒洒，惊恚怒气。除拘缓，鼠瘘，女子带下赤白。久服强骨节，杀邪鬼，延年。”

【牡蒙】 中药名。为紫参的别名。见该条。神 4“紫参味苦、辛，寒。主心腹积聚，寒热邪气……一名牡蒙。”

【牡藏】 阳性的脏。如心、肝。素 17“心为牡藏，小肠为之使。”张介宾：“牡，阳也。心属火而居于鬲上，故曰牡藏。”灵 44“肝为牡藏……心为牡藏。”

【牡丹皮】 中药名。又名牡丹、鹿韭、鼠姑、牡丹根皮、丹皮。为芍药科芍药属植物牡丹的根皮。苦、辛，微寒。入心、肝、肾经。清热凉血，活血散瘀。主治温热病热入血分，发斑，吐衄，热病后期热伏阴分发热，骨蒸潮热，血滞经闭，痛经，癥瘕，痈肿疮毒，跌仆伤痛，风湿热痹。组方有温经汤。金 22“（温经汤）吴茱萸三两，当归二两，芎䓖二两，芍药二两，人参二两，桂枝二两，阿胶二两，生姜二两，牡丹皮二两（去心），甘草二两，半夏半升，麦门冬一升（去心）。”

【牡狗阴茎】 中药名。狗鞭的别名。又名狗精、犬阴、黄狗肾、狗肾。为犬科犬属动物雄性狗带睾丸的阴茎。咸，温。入肾经。温肾壮阳，补益精髓。主治阳痿，遗精，男子不育，阴囊湿冷，女子虚寒带下，腰膝酸软，形体羸弱，产后体虚。神 3“牡狗阴茎味咸，平。主伤中，阴痿不起，令强热大，生子。除女子带下十二疾。一名狗精。”

【牡蛎泽泻散】 方剂名。组成：牡蛎（熬）、泽泻、蜀漆（暖水洗，去腥）、葶苈子（熬）、商陆根（熬）、海藻（洗，去咸）、栝楼根，各等分。煎服法：七味，异捣，下筛为散，更于臼中治之。白饮和服方寸匕，日三服。小便利，止后服。功用：逐水清热，软坚散结。主治：大病瘥后，腰以下有水气。临床见腰以下水肿，或大腹肿满，小便不利，脉多沉实有力等。伤 395“大病差后，从腰以下有水气者，牡蛎泽泻散主之。”

告（gào）

告诉，告知。灵 29“告之以其败，语之以其善。”素 19“必察四难而明告之。”素 76“以子知之，故不告子。”

我（wǒ）

1. 代词。表示第一人称。素 62“出针视之，曰我将深之，适人必革，精气自伏。”伤 340“病者手足厥冷，言我不结胸。”金 16“其人言我满，为有瘀血。”

2. 泛指自己的一方。素 5“以我知彼，以表知里。”

乱（luàn 亂）

1. 无秩序，紊乱。素 16“春刺夏分，脉乱气微，入淫骨髓，病不能愈。”素 39“寒气稽留，炅气从上，则脉充大而血气乱。”伤 217“下之若早，语言必乱，以表虚里实故也。”

2. 败乱。素 2“从阴阳则生，逆之则死，从之则治，逆之则乱。”灵 34“五行有序，四时有分，相顺则治，相逆则乱。”

3. 叛乱，动乱。素 2“是故圣人不治已病治未病，不治已乱治未乱，此之谓也。”灵 40“人之血气，苟能若一，则天下为一矣，恶有乱者乎。”

4. 混杂。《释名·释言语》：“乱，浑也。”灵 4“中筋则筋缓，邪气不出，与其真相搏，乱而不去，反还内著。”灵 28“今有故寒气与新谷气，俱还入于胃，新故相乱，真邪相攻。”

5. 扰乱。素 27“诛罚无过，命曰大惑，反乱大经，真不可复。”素 71“反是者，乱天地之经，扰阴阳之纪也。”灵 34“乱于肠胃，则为霍乱。”

6. 昏乱，（精神）错乱。素 17“衣被不敛，言语善恶，不避亲踈者，此神明之乱也。”素 62“血并于下，气并于上，乱而喜忘。”张介宾：“血并于下则阴气不升，气并于上则阳气不降，阴阳离散，故神乱而喜忘。”灵 23“偏枯，身偏不用而痛，言不变，志不乱。”

7. 惑乱，疑惑。素 76“夫脾虚浮似肺，肾小浮似脾，肝急沉散似肾，此皆工之所时乱也，从容得之。”王冰：“以三脏相近，故脉象差参而相类也，是以工惑乱之，为治之过失矣。”素 78“不知比类，足以自乱，不足以自明。”

8.（心绪）不宁，烦乱。素 25“余念其痛，心为之乱惑反甚。”伤 88“汗家，重发汗，必恍惚心乱，小便已阴疼，与禹余粮丸。”

【乱人】 作乱的人。灵 40“天下之众，亦有乱人。”

【乱气】 逆乱之气。素 64“然必从其经气，辟除其邪，除其邪则乱气不生。”张志聪：“辟除其邪，则变乱之气不生矣。”灵 40“清浊相干，命曰乱气。”灵 34“是非有余不足也，乱气之相逆也。”

【乱发】 中药名。血余的别名。又名头发、人退等。为人科健康人之头发制成的炭化物。苦、涩，平。入肾、肝、心经。止血，散瘀，利尿。主治咳血，吐血，衄血，便血，尿血，小便淋痛，肤色萎黄等。组方有滑石白鱼散、猪膏发煎。金 13“（滑石白鱼散）滑石二分，乱发二分（烧），白鱼二分。”

【乱经】

1. 扰乱经气。素 26“月郭空而治，是谓乱经。”吴崑：“乱经，紊乱经气也。”

2. 错乱经义。即悖逆经旨。素 74“不知是者，不足以言诊，足以乱经。”

利（lì）

1. 锐利。见“员利针”、“锋利”。

2. 和，调和。《广雅·释诂三》：“利，和也。”灵 79“正月朔，天利温不风，籴贱，民不病。”又，《太素》卷二十八“利”作“和”。素 62“神不足者，视其虚络，按而致之，刺而利之。”《甲乙经》卷六“利”作“和”。

3. 灵便；使……灵活。素 71“民病血溢，筋络拘强，关节不利，身重筋痿。”灵 69“是故厌小而疾薄，则发气疾，其开阖利，其出气易。”灵 47“经脉者……濡筋脉，利关节者也。”

4. 利益，好处。与“害”相对。《墨子·经上》：“利，所得而喜也。”素 22“此五者，有辛酸甘苦咸，各有所利。”灵 33“凡此四海者，何利何害……知调者利，不知调者害。”

5. 有利；对……有利。灵 64“土形之人……安心，好利人，不喜权势。”神 3“沙参……补中，益肺气。久服利人。”神 4“雷丸味苦，寒……利丈夫，不利女子。”

6. 宜，适宜。素 74“治以平寒，佐以苦甘，以酸平之，以和为利。”又，王冰：“燥之性，恶热亦畏寒，故以冷热和平为方制也。”

7. 通畅；舒畅。灵25“大小便不利，治其标；大小便利，治其本。”伤126“伤寒有热，少腹满，应小便不利，今反利者，为有血也，当下之。”素70“太阴司天，湿气下临……胸中不利。”

8. 通利，使……通畅。金2“湿痹之候……但当利其小便。”神2“空青……明目，利九窍，通血脉。”素62“以开其门，如利其户，针与气俱出……摇大其道，如利其路。”

9. 指大便通利。金10“内大黄，煮取三升，温服一升，以利为度。”

10. 下利，腹泻。伤159“复以他药下之，利不止，医以理中与之，利益甚……此利在下焦，赤石脂禹余粮汤主之。”金7“上气，面浮肿，肩息，其脉浮大，不治。又加利尤甚。”唐宗海:“又加下利，脾肾皆脱，为尤甚矣。”金17“干呕而利者，黄芩加半夏生姜汤主之。”

11. 通“痢”。痢疾。金17“热利下重者，白头翁汤主之。”

【利药】 通利二便及活血化瘀的药物。素63“人有堕坠，恶血留内，腹中胀满，不得前后，先饮利药。”吴崑:“先宜饮利瘀血药也。”高世栻:“先饮利药，通其前后。”

秃（tū）

头顶无发。见“头秃”。

秀（xiù）

1. 植物抽穗开花。素70“岁土不及，风乃大行，化气不令，草木茂荣，飘扬而甚，秀而不实。”素74“岁厥阴在泉，风淫所胜，则地气不明，平野昧，草乃早秀。”

2. 秀美。素2“使志无怒，使华英成秀，使气得泄。”王冰:“秀，华也，美也。”

私（sī）

1. 个人的，自己的。与“公”相对。见“私意”。

2. 私心。素66“无道行私，必得夭殃。”

3. 副词。私自，独。素25“形之疾病，莫知其情，留淫日深，著于骨髓，心私虑之。”灵42“余受九针于夫子，而私览于诸方。”灵48“此先师之所禁，坐私传之也。”

4. 偏爱。灵46“夫天之生风者，非以私百姓也，其行公平正直。”

【私意】 私心。素2“冬三月……使志若伏若匿，若有私意，若已有得。”

每（měi）

1. 逐个，各个。指全体中的任何一个或一组。素69“乃择良兆而藏之灵室，每旦读之。”金20“每日食前服一丸。”

2. 副词。①每一次。指反复动作中的任何一次。灵6“每渍必晬其日，乃出干。”灵80“余每之东苑，未曾不惑，去之则复。”金4“每五钱，水一盏半，煎至八分。”②经常；屡次。《广韵·队韵》:“每，数也。”素40“治之每切按之致死。”

兵（bīng）

1. 兵器，武器。灵60“夫大于针者，惟五兵者焉。”

2. 士卒，军队。素80“得其时则梦见兵战。”

【兵法】 古代兵书。灵55“兵法曰：无迎逢逢之气，无击堂堂之阵。”

体（tǐ 體）

1. 身体，全身的总称。素3“体若燔炭，汗出而散。”素21“摇体劳苦，汗出于脾。”灵10“体不能动摇，食不下。”

2. 身体的一部分，特指筋、脉、肉、皮、骨五体。素5“酸生肝……在体为筋……在体为脉。”

3. 事物的主体。此指方剂的主要组成。

伤157“半夏泻心汤、甘草泻心汤，同体别名耳。”

【体重】

1. 身体笨重，活动不灵活。素5“年五十，体重，耳目不聪明矣。”

2. 肢体困重或沉重。素65“脾病身痛体重，一日而胀。”素71“其病体重胕肿痞饮。”

【体痛】 症状名。身体疼痛。素65“一日身重体痛。”

【体惰】 症状名。肢体怠惰乏力。灵21“四支懈惰不收，名曰体惰。”

何（hé）

1. 疑问代词。①什么。灵18“何气为营？何气为卫？”灵27“其慉痛之时，不及定治，而痛已止矣，何道使然？”素46“有病身热解墯，汗出如浴，恶风少气，此为何病？”②何故，为什么。灵4“天寒则裂地凌冰，其卒寒或手足懈惰，然而其面不衣何也？”灵16“气独行五藏，不荣六府，何也？”素14“形弊血尽而功不立者何？”③何处；哪里。灵3“未睹其疾者，先知邪正何经之疾也。”灵10“是以知其何脉之动也。”素62“如是血气离居，何者为实？何者为虚？”④怎样，怎么样。灵5“阴阳不调，何补何泻？”素71“气至而先后者何？岐伯曰：运太过则其至先，运不及则其至后。”⑤谁，哪个。素74“有毒无毒，何先何后？愿闻其道。”

2. 副词。表述疑问，相当于“岂”、“怎”。灵5“膏粱菽藿之味，何可同也？”灵45“非道，何可小大深浅，杂合而为一乎？”

【何不】 表示反问。犹言为什么不。灵48“子若欲得之，何不斋乎？”

【何从】 从何处，从哪儿。金14“脉自沉，何从得之？”

【何以】

1. 怎么；用什么。素17“有故病五藏发动，因伤脉色，各何以知其久暴至之病乎？”素67“天地之气，何以候之？”灵10“何以知经脉之与络脉异也？”

2. 为什么。素11“气口何以独为五藏主？”素46“阳何以使人狂？”素61“肾何以能聚水而生病？”

【何必】 用以反问的语气，表示不必。素76“循上及下，何必守经？”

【何在】 在何处，在哪里。难44“七冲门何在？”

【何许】 何处。难31“其治常在何许？”难35“五藏之气，于何发起？通于何许？”

【何如】 如何，怎么样。用于询问。素8“愿闻十二藏之相使，贵贱何如？”素22“合人形以法四时五行而治，何如而从？何如而逆？”灵79“虚邪之风，其所伤贵贱何如？”

【何其】 怎么那样，为什么那样。用于疑问句。灵46“夫同时得病，或病此，或病彼，意者天之为人生风乎，何其异也？”灵80“余唯独为东苑劳神乎？何其异也？”

【何所】 何处。难76“当补之时，何所取气？当泻之时，何所置气？”

【何故】 什么缘故，为什么。伤184“恶寒何故自罢？”

【何谓】

1. 什么叫做，什么是。灵6“余闻刺有三变，何谓三变？”灵42“何谓日醒？岐伯曰：明于阴阳，如惑之解，如醉之醒。”素14“何谓神不使？”

2. 指什么，是什么意思。用于询问。灵18“夫血之与气，异名同类，何谓也？”素4“天有八风，经有五风，何谓？”素74“帝曰：间气何谓？岐伯曰：司左右者，是谓间气也。”

【何等】 什么样的。表示疑问。难25“有十二经，五藏六府十一耳，其一经者，何等经也?”

佐（zuǒ）

1. 辅佐，辅助。素 74“风淫于内，治以辛凉，佐以苦，以甘缓之，以辛散之。”

2. 指佐药。方剂中发挥辅助作用的药物。素 74“君一臣三佐五，制之中也。”神 1“药有君、臣、佐、使，以相宣摄合和。”

攸（yōu）

助词。用在动词前，组成名词性词组，相当于“所”。素 74“寒热温凉，衰之以属，随其攸利。”王冰:“攸，所也。”

但（dàn）

只；仅。素 18“但弦无胃曰死。”难 60“其痛甚，但在心，手足青者，即名真心痛。”伤 101“伤寒中风，有柴胡证，但见一证便是，不必悉具。”

【但欲卧】 症状名。同“但欲寐”。伤 300“少阴病，脉微细沉，但欲卧，汗出不烦，自欲吐，至五六日，自利，复烦躁，不得卧寐者，死。”

【但欲寐】 症状名。指朦胧欲睡貌。为少阴病主症之一。伤 281“少阴之为病，脉微细，但欲寐也。”伤 282“少阴病，欲吐不吐，心烦，但欲寐。”

伸（shēn）

1. 伸直，伸展。《广雅·释诂三》:“伸，展也。”素 43“痹在于骨则重，在于脉则血凝而不流，在于筋则屈不伸。”素 74“民病洒洒振寒，善伸数欠，心痛支满。”伤 30“言夜半手足当温，两脚当伸。”

2. 舒展。灵 28“心系急则气道约，约则不利，故太息以伸出之。”

3. 扩大，扩展。灵 73“伸而迎之，遥大其穴，气出乃疾。”

4. 引伸。难 78“得气，因推而内之，是谓补；动而伸之，是谓泻。”叶霖:“摇动其针而引伸之，是谓泻。”又，徐大椿:“谓摇动而引出其气也。”

5. 为“臾”之讹。见“伸宧”。

【伸欠】 伸懒腰、打呵欠。素 35“疟之始发也，先起于毫毛，伸欠乃作，寒栗鼓颔。”张介宾:“伸者，伸其四肢，邪动于经也。欠，呵欠也，阴阳争引而然。”

【伸宧】 为“臾官”之讹。通“瘐瘖”，疲病。《尔雅·释训》:“瘖瘖、瘐瘐，病也。”素 13“内无眷慕之累，外无伸宧之形。”《新校正》:“按全元起本伸作臾。”又，吴崑:“伸宧，求进于宧也。”张介宾:“伸，屈伸之情。宧，利名之累。”

作（zuò）

1. 兴起；发生。《说文·人部》:“作，起也。”素 5“此阴阳反作，病之逆从也。”素 35“卫气之所在，与邪气相合，则病作。”素 68“故高下相召，升降相因，而变作矣。”

2. 劳动。见“作劳”、“动作”。

3. 从事或进行某种活动。素 78“受师不卒，妄作杂术，谬言为道，更名自功。”

4. 活动。灵 36“中热则胃中消谷，消谷则虫上下作。”

5. 制作。素 14“上古圣人作汤液醪醴。”伤 29“若厥愈足温者，更作芍药甘草汤与之。”伤 65“作甘烂水法：取水二升，置大盆内，以杓扬之。”

6. 成，成为。伤 166“以香豉一合，用热汤七合，煮作稀糜。”伤 233“欲可丸，并手捻作挺，令头锐。”

7. 像，似。素 79“三阳为表，二阴为里，一阴至绝作朔晦，却具合以正其理。”张介宾:“然阴阳消长之道，阴之尽也如月之晦，阳之生也如月之朔，既晦而朔，则绝而复生，此所谓一阴至绝作朔晦也。”又，丹波元简:“当言一阴至绝作为读，晦朔却具为读，合以正其理为句。岂知一阴至绝，而有复作之理，朔晦相生之妙，却具于其中，而正此厥阴之理也。”伤 113“形作伤寒，其脉不弦紧而弱。”

8. 通“诈”。杜撰。《史记·孟子荀卿列传》:“作先合，然后引之大道。”《史记会注考证》引李笠曰:“作，同诈。”素 78“卒持寸口，何病能中，妄言作名。”胡澍:“作，读曰诈，妄、诈对文。”

【作劳】 劳作，劳动。素 1“食饮有节，起居有常，不妄作劳。”

【作强之官】 谓主人体强力劳作之职。素 8“肾者，作强之官，伎巧出焉。”王冰：“强于作用，故曰作强。”

伯（bó）

人名。见“伯高”、“岐伯”。

【伯高】 传说中上古时代的名医，为黄帝时大臣。灵 6“黄帝问于伯高曰：余闻形气病之先后，外内之应奈何?”灵 31“伯高曰：臣请言其故。”

低（dī）

1. 向下垂。灵 4“取之三里者，低跗；取之巨虚者，举足。”马莳:“取足三里者，将足之跗面低下着地而取之。”

2. 降，平。金 12“冲气即低，而反更咳，胸满者，桂苓五味甘草汤去桂加干姜、细辛，以治其咳满。”

住（zhù）

停留。见“住留”。

【住留】 停留，滞留。灵 71“邪气恶血，固不得住留，住留则伤筋络骨节机关。”

位（wèi）

1. 位置，方位。素 68“上下之位，气交之中，人之居也。”素 71“夫六气者，行有次，止有位，故常以正月朔日平旦视之，覩其位而知其所在矣。”灵 18“老壮不同气，阴阳异位，愿闻其会。”

2. 特指君王或诸侯之位。见“即位”。

3. 职位。素 66“君火以明，相火以位。”王冰:“守位禀命，故云相火以位。”

4. 指时间区位。素 66“幽显既位，寒暑弛张。”素 74“时有常位，而气无必也。”①各脏所旺的时段。如肝气旺于寅卯时、甲乙日、春季等。素 22“夫邪气之客于身也，以胜相加，至其所生而愈，至其所不胜而甚，至于所生而持，自得其位而起，必先定五藏之脉，乃可言间甚之时，死生之期也。”王冰:“居所王处，谓自得其位也。”张介宾：“自王之时也。”②运气术语。指五运所主一岁五步的时间，每步为 73.05 天。素 67“五气更立，各有所先，非其位则邪，当其位则正。”③运气术语。指六气所主一岁六步的时间，每步为 60.875 天。素 68“位有终始，气有初中，上下不同，求之亦异也。”高世栻:“位者，主时之定位。”素 71“位明气月可知乎?”张志聪:“位，谓司天在泉及左右间气之六位。”④运气术语。指客气六步中司天之气的左间气、右间气所主时段。素 67“所谓面北而命其位，言其见也。”⑤运气术语。指客气六步中在泉之气的左间气、右间气所主时段。素 67“所谓面南而命其位，言其见也。”

5. 指应时之脉位。素 67“不当其位者病，迭移其位者病，失守其位者危。”张介宾:“克贼之脉见，而本位失守也。”又，张志聪:“失守其位，谓失守其所主之本位也。如丑未岁太阴司天，则初之客气主气，并主厥阴风木，而清肃之气，乘所不胜而侮之，是金气失守其位矣。”

6. 居，占据。素 68“君位臣则顺，臣位君则逆。”王冰:“相火居君火，是臣居君位，故逆也。君火居相火，是君居臣位，君临臣位，故顺也。”

【位天】 运气术语。位置在天。素 69

“位天者，天文也。”张介宾：“位天者为天文，如阴阳五星、风雨寒暑之类是也。”

【位地】 运气术语。位置在地。素 69 “位地者，地理也。”张介宾：“位地者为地理，如方宜水土、草木昆虫之类是也。”

佗（tuó）

美。《集韵·戈韵》：“佗，一曰美也。”见“佗佗”。

【佗佗】 柔美貌。灵 64 “木形之人……足厥阴佗佗然。”张志聪：“佗佗，美也。如木之美材也。”马莳：“肝经属足厥阴为根干，故足厥阴肝之分肉形体佗佗然，有安重之义。”又，张介宾：“佗佗，筋柔迟重之貌。”

佖（bì）

满，充实。灵 3 “言补者，佖然若有得也。”史崧：“佖然，上皮笔切，又音必，满貌。”

身（shēn）

1. 身孕，胎。《说文·身部》：“身，象人之身。”见“重身”、“怀身”。

2. 人或动物的躯体。①指整体身体。素 4 “夫精者，身之本也。”素 17 “夫五藏者，身之强也。”素 44 “肺主身之皮毛，心主身之血脉。”②指躯干。灵 78 “一曰镵针者……主热在头身也。”

3. 物体的主干或主体部分。灵 1 “长针者，锋利身薄，可以取远痹。”灵 78 “必大其身而员其末。”

4. 生命。素 77 “故贵脱势，虽不中邪，精神内伤，身必败亡。”灵 34 “有道以来，有道以去，审知其道，是谓身宝。”

5. 自身。素 66 “上以治民，下以治身。”

6. 品德。灵 64 “金形之人……身清廉，急心，静悍，善为吏。”马莳：“身清廉者，金之体冷，而廉静不染他污也。”

【身半】

1. 指半边身体。灵 75 “虚邪偏客于身半……则真气去，邪气独留，发为偏枯。”张介宾：“虚邪若中于半身，其入深而重者，则营卫衰，真气去，乃发为偏枯。”

2. 指划分身体为上下两半之中点。素 74 “身半以上，其气三矣……身半以下，其气三矣。”王冰：“身之半，正谓脐中也。或以腰为身半，是以居中为义，过天中也。”灵 4 “身半已上者，邪中之也，身半已下者，湿中之也。”

【身年】 年纪，年龄。素 1 “夫道者能却老而全形，身年虽寿，能生子也。”

【身形】

1. 身体。素 62 “身形有痛，九候莫病，则缪刺之。”灵 66 “此必因虚邪之风，与其身形，两虚相得，乃客其形。”

2. 身体的外形。灵 29 “《本藏》以身形支节䐃肉，候五藏六府之小大焉。”素 62 “志意通，内连骨髓，而成身形五藏。”

【身运】 症状名。身体运转动摇。金 11 “肺中风者，口燥而喘，身运而重，冒而肿胀。”

【身体】

1. 身躯，全身。素 36 “足少阳之疟，令人身体解㑊。”素 77 “身体日减，气虚无精，病深无气。”灵 5 “夫王公大人，血食之君，身体柔脆，肌肉软弱。”

2. 指躯干。素 47 “人有身体髀股胻皆肿。”杨上善：“头以下为身。”

【身和】 身体温和。金 1 “如身和，汗自出，为入腑，即愈。”

【身肿】 症状名。全身浮肿。金 14 “肺水者，其身肿，小便难，时时鸭溏。”

【身重】 身体沉重，或伴倦怠乏力。素 22 “脾病者，身重善肌肉痿，足不收行。”灵 23 “热病身重骨痛，耳聋而好瞑，取之骨。”金 2 “风湿，脉浮身重，汗出恶风者，防己黄芪汤主之。”

【身热】

1. 症状名。身体发热。素 5“阳胜则身热，腠理闭，喘粗为之俯仰。”灵 60“腹胀，身热，脉大，是一逆也。”伤 99“伤寒四五日，身热，恶风，颈项强，胁下满，手足温而渴者，小柴胡汤主之。”

2. 指正常体温偏高。灵 59“膏者其肉淖，而粗理者身寒，细理者身热。”

【身疼】 症状名。全身肌肉酸楚疼痛。伤 35“太阳病，头痛，发热，身疼，腰痛，骨节疼痛，恶风，无汗而喘者，麻黄汤主之。”金 2“湿家病身疼发热，面黄而喘。”

【身凉】 体温正常，扪之不热。伤 143“妇人中风，发热恶寒，经水适来，得之七八日，热除而脉迟身凉。”

【身痛】 症状名。全身肌肉酸楚疼痛。素 65“夫病传者……五日闭塞不通，身痛体重。”金 3“阴毒之为病，面目青，身痛如被杖，咽喉痛。”

【身寒】

1. 症状名。体寒发冷。素 5“阴胜则身寒汗出，身常清，数栗而寒，寒则厥。”素 17“阳气有余为身热无汗，阴气有余为多汗身寒。”

2. 正常体温偏低。灵 59“膏者其肉淖，而粗理者身寒，细理者身热。”

3. 体温正常，扪之不热。素 32“诸治热病，以饮之寒水乃刺之，必寒衣之，居止寒处，身寒而止也。”

【身痿】 症状名。身体痿弱无力。金 15“腹满，舌痿黄，燥不得睡，属黄家。舌痿疑作身痿。”

【身瞤】 症状名。身体肌肉不自主地跳动。金 12“膈上病痰，满喘咳吐，发则寒热，背痛腰疼，目泣自出，其人振振身瞤剧，必有伏饮。”

皂（zào）

皂荚。见“皂荚”等。

【皂荚】 中药名。为豆科皂荚属植物皂荚的果实或不育果实。辛、咸，温，有毒。入肺、肝、胃、大肠经。祛痰止咳，开窍通闭，杀虫散结。主治痰咳喘满，中风口噤，痰涎壅盛，神昏不语，癫痫，喉痹，二便不通，痈肿疥癣。组方有皂荚丸。神 3“皂荚味辛，咸，温。主风痹，死肌，邪气风头，泪出，下水，利九窍，杀鬼精物。”

【皂角汁】 同“皂荚汁”。见该条。金 15“小便当利，尿如皂角汁状。”

【皂荚丸】 方剂名。组成：皂荚八两（刮去皮，用酥炙）。煎服法：上一味，末之，蜜丸梧子大，以枣膏和汤取三丸，日三夜一服。功用：利窍涤痰，宣壅导滞。主治：咳喘痰浊壅肺证。金 7“咳逆上气，时时吐浊，但坐不得眠，皂荚丸主之。”

【皂荚汁】 即皂荚之汁。其色黄褐，借以形容湿热黄疸的尿色。伤 236“小便当利，尿如皂荚汁状。”

伺（sì）

观察。素 24“伺之所欲，然后泻有余，补不足。”张介宾：“然后伺察脏气之所欲，如肝欲散……肾欲坚之类。”

近（jìn）

1. 距离小。附近，不远。《玉篇·辵部》：“近，不远也。”素 66“善言近者，必知其远。”素 69“是以象之见也，高而远则小，下而近则大。”灵 12“手之阴阳，其受气之道近，其气之来疾。”

2. 历时短。素 68“化有小大，期有近远。”张介宾：“夭者如蜉蝣之朝暮，寿者如彭蚺之百千，此期之近远也。”灵 48“日暮勤服之，近者编绝，久者简垢。”素 74“阳气多而阴气少，则其发日近。”

3. 逼近。引申为急速。素 68“逆则其病近，其害速；顺则其病远，其害微。”素 25“人有虚实，五虚勿近，五实勿远。”森立之："远近者，谓迟速也。《九针》第一云：'刺之微，在速迟。'《小针解》云：'徐疾之意也，知气之虚实，用针之徐疾也。'言五脏之气虚者，针之勿用近速之刺法；五脏之气实者，针之勿用远迟之刺法。"

4. 接近。灵 22 "在内近鼻者为内眦。"素 34 "人之肉苛者，虽近衣絮，犹尚苛也。"素 13 "夫色之变化，以应四时之脉，此上帝之所贵，以合于神明也，所以远死而近生。"

5. 亲近。见"远近 4"。

6. 触及；触按。灵 75 "热于怀炭，外畏绵帛近，不可近身，又不可近席。"难 58 "皮寒热者，皮不可近席。"伤 137 "从心下至少腹鞕满而痛不可近者，大陷胸汤主之。"

7. 指病位浅近。素 74 "近者奇之，远者偶之……近而奇偶，制小其服也；远而奇偶，制大其服也。"王冰："近远，谓府藏之位也，心肺为近，肾肝为远，脾胃居中，三阳胞脏胆亦有远近，身三分之上为近，下为远也。"灵 35 "三里而泻，近者一下，远者三下。"张介宾："盖邪有远近，故泻有难易耳。"又，马莳："病近者，一次泻之；病久者，三次泻之。"素 54 "近远如一者，深浅其候等也。"马莳："近远如一者，言或深或浅，气之近远不同，然其所候者，唯以气至为期，其候则如一不二也。"

8. 指人体内部。灵 45 "故远者司外揣内，近者司内揣外。"马莳："人身之音与色，是之谓远，可以言外也，而即外可以揣五脏之在内者。人身之五脏，是之谓近，可以言内也，而即内可以揣音与色之在外者。"

9. 知晓。素 71 "则天道可见，民气可调，阴阳卷舒，近而无惑。"

【近气】 针刺时已至之气。素 62 "动气候时，近气不失，远气乃来。"王冰："近气，谓已至之气。"

【近血】 病症名。指先见便血，后见粪便，出血部位距离肛门较近的病症。金 16 "下血，先血后便，此近血也。"

【近者奇之】 治法术语。谓病位浅近者用奇方治疗。素 74 "近者奇之，远者偶之。"高世栻："谓近病为阳，宜用奇方以治之。"

彻（chè 徹）

1. 除去；撤除。伤 333 "伤寒脉迟，六七日，而反与黄芩汤彻其热。"汪苓友："彻，即除也。"灵 49 "其色下行如云彻散者病方已。"

2. 剥，脱。《诗·鸱鸮》："彻彼桑土。"传："彻，剥也。"见"彻衣"。

3. 透达，透彻。伤 48 "发其汗，汗先出不彻，因转属阳明。"尤怡："彻，达也。汗虽欲出，而不达于皮肤，则邪不外出而反内入。"

4. 贯通，通达。《说文·支部》："彻，通也。"金 17 "彻心中愦愦然无奈。"徐忠可："彻者，通也。谓胸中之邪既重，因而下及于心，使其不安。"

5. 显明。金 1 "语声喑喑然不彻者，心膈间病。"

【彻衣】

1. 脱去衣服。形容退热之迅速。灵 75 "又刺中膂以去其热，补足手太阴以去其汗，热去汗稀，疾于彻衣。"张介宾："彻衣者，犹彻去衣服。"

2. 刺法名。五刺之一。指通刺诸阳经的奇腧，以治疗阳盛阴虚的发热证。灵 75 "余闻刺有五节……一曰振埃，二曰发蒙……彻衣者，尽刺诸阳之奇输也。"

余（一、yú）

代词，表示第一人称。《尔雅·释诂下》："余，我也。"灵 1 "余子万民，养百姓，而收其租税。"灵 5 "脉之长短，血之多少，经络之数，余已知之矣。"素 39 "今余问于夫子，令言而可知，视而可见。"

（二、yú 餘）

1. 剩余；多出。素 9 "故大小月三百六十五日而成岁，积气余而盈闰矣。”灵 81“当其痈下，筋骨良肉皆无余，故命曰疽。”伤 126“当下之，不可余药，宜抵当丸。”

2. 未尽，残剩。素 71“终之气，燥令行，余火内格。”吴崑：“余火内格者，五气相火，未得尽去，内与燥令格拒。”灵 62“其余气衰散以逆上，故其行微。”伤 307“若一服愈，余勿服。”

3. 丰足，饱。《说文·食部》：“余，饶也。”素 25“故针有悬布天下者五，黔首共余食，莫知之也。”《新校正》云：“按全元起余食作饱食。注云：人愚不解阴阳，不知针之妙，饱食终日，莫能知其妙益。”又，张介宾：“余食，犹饮食之弃余也，皆不相顾也。”

4. 有余，偏盛。素 74“太阳在泉，寒复内余，则腰尻痛。”

5. 末，末尾。见“余绪”。

6. 其余的，其他的。灵 2“秋取诸合，余如春法。”素 74“风行于地，所谓本也，余气同法。”伤 232“脉但浮，无余证者，与麻黄汤。”

7. 整数后余计的零数。灵 81“薰肝肺十余日而死矣。”伤 103“太阳病，过经十余日。”

8. 指岁差度数。素 67“左右周天，余而复会也。”张介宾：“积气余而复会其始之义。”

【余$_2$分】 剩余的部分。金 17“煮取二升半，温服一升，余分再服。”

【余$_2$沥】 小便后点滴不净的状态。神 2“杜仲味辛，平。主腰脊痛，补中……除阴下痒湿，小便余沥。”神 3“苦参味苦，寒。主心腹结气，癥瘕……溺有余沥。”

【余$_2$绪】 次要的部分。素 77“凡诊者，必知终始，有知余绪。”张介宾：“有知余绪，谓察其本，知其末也。”

坐（zuò）

1. 古人铺席于地，两膝着席，臀部压在脚后跟上，称为“坐”。素 23“久卧伤气，久坐伤肉，久立伤骨。”素 67“黄帝坐明堂，始正天纲，临观八极，考建五常。”灵 54“发颇斑白，平盛不摇，故好坐。”

2. 指居处条件。素 78“不适贫富贵贱之居，坐之薄厚，形之寒温。”张介宾：“坐，处也……察处之薄厚，则奉养丰俭可知。”

3. 罪，由……而获罪。唐玄应《一切经音义》卷二：“坐，罪也。谓相缘罪也。”灵 48“此先师之所禁，坐私传之也。”

4. 副词。徒然。素 78“治数之道，从容之葆，坐持寸口，诊不中五脉。”张介宾：“若理数未明，而徒持寸口，则五藏之脉，且不能中。”

【坐药】 用药制成丸或酊剂、片剂，或用纱布包裹药末，塞入阴道或肛门内以治疗疾病。金 22“蛇床子散方，温阴中坐药。”

【坐起】 安坐或起立。指举止行动。素 80“是以诊有大方，坐起有常，出入有行。”

谷（一、gǔ 穀）

1. 粮食作物的总称。素 4“东方青色，入通于肝……其谷麦……南方赤色，入通于心……其谷黍。”素 70“无毒治病，十去其九，谷肉果菜，食养尽之。”灵 65“谷黍，畜鸡，果桃，手太阴，藏肺。”

2. 指饮食。素 33“人所以汗出者，皆生于谷，谷生于精。”灵 12“五藏六府之高下大小，受谷之多少亦不等。”灵 18“人受气于谷，谷入于胃，以传与肺，五藏六府，皆以受气。”

3. 指进食。素 53“谷盛气盛，谷虚气虚，此其常也，反此者病。”马莳：“用谷有多少，而谷气斯有盛虚也。”

（二、gǔ）

1. 两山之间狭长而有出口的地带。见“岩谷”。

2. 指肢体肌肉之间相互接触的缝隙或凹陷部位，为经络气血输注出入的处所。常

七画

与“溪”并称，大者为谷，小者为溪。素58“肉之大会为谷，肉之小会为溪。”

【谷气】

1. 谷（gǔ 穀）气。①饮食物。灵56“愿闻谷气有五味，其入五藏，分别奈何?”素45“酒气与谷气相薄，热盛于中。”杨上善:“酒谷未消入房，气聚于脾脏，二气相搏，内热于中。”金15“风寒相搏，食谷即眩，谷气不消，胃中苦浊。”②水谷精气。灵75“真气者，所受于天，与谷气并而充身者也。”素62“有所劳倦，形气衰少，谷气不盛，上焦不行。”王冰:“贪役不食，故谷气不盛也。”伤391“吐利，发汗，脉平，小烦者，以新虚不胜谷气故也。”③正气。灵7“所谓三刺则谷气出者……已入分肉之间，则谷气出。”杨上善:“谷气者，正气也。”灵9“凡刺之属，三刺至谷气……邪气来也紧而疾，谷气来也徐而和。”张介宾:“谷气，元气也，即胃气也。”伤192“此水不胜谷气，与汗共并，脉紧则愈。”④指阳气。伤110“其人足心必热，谷气下流故也。”成无己:“谷气者，阳气也。”⑤指胃气。金5“趺阳脉浮而滑，滑则谷气实，浮则汗自出。”吴谦:“谷气，胃气也。浮则为风外薄，滑则为胃实热。”沈明宗:“此显脉浮而滑者，乃素积酒谷湿热招风为谷气实。”⑥指滞留于胃肠的燥热邪气。金22“胃气下泄，阴吹而正喧，此谷气之实也，膏发煎导之。”

2. 谷（gǔ）气。山谷之气。素5“雷气通于心，谷气通于脾，雨气通于肾。”张介宾:“山谷土气，脾为土脏，故相通。”

【谷味】 饮食的滋味。难37“脾气通于口，口和则知谷味矣。”

【谷食】 饮食物。灵33“水谷之海不足，则饥不受谷食。”

【谷疸】 病证名。以黄疸伴有寒热不食，食即头眩，心胸不安，脘腹胀满为特点的黄疸病。金15“谷疸之为病，寒热不食，食即头眩，心胸不安，久久发黄为谷疸，茵陈蒿汤主之。”

【谷菜】 中药名。白英的别称。参见该条。神2“白英味甘，寒……一名谷菜。”

【谷道】 直肠下段。伤233“以内谷道中，以手急抱，欲大便时乃去之……和少许法醋，以灌谷道内。”

【谷瘅】 病证名。同“谷疸”。伤195“阳明病，脉迟，食难用饱，饱则微烦头眩，必小便难，此欲作谷瘅。”方有执:“瘅，黄病也。谷瘅，水谷之湿，蒸发而身黄也。”

【谷气不行】 大便不通。金10“夫瘦人绕脐痛，必有风冷，谷气不行，而反下之，其气必冲。”

含（hán）

置于口中，既不咽下，也不吐出。伤312“去滓，少少含咽之。”

邻（lín 鄰）

相近。引申为疑似。灵73“虚与实邻，知决而通之。”杨上善:“邻，近也。”张介宾:“邻，近也。近则易疑，疑则以似为是，冰炭相反矣，故当知决而通之。”

肝（gān）

1. 五脏之一，即肝脏。①位于膈下，分左右两叶。素4“腹为阴，阴中之阳，肝也。”难41“肝者，东方木也……故有两叶，亦应木叶也。”难42“肝重四斤四两，左三叶，右四叶，凡七叶，主藏魂。”②为将军之官，主谋虑。素8“肝者将军之官，谋虑出焉。”王冰:“勇而能断，故曰将军；潜发未萌，故谋虑出焉。”灵29“肝者，主为将。”灵36“肝为之将。”③主藏血。素10“故人卧血归于肝，肝受血而能视。”王冰:“肝藏血，心行之，人动则血运于诸经，人静则血归于肝脏。何者？肝主血海故也。”素62“肝藏血。”④主筋，为罢极之本，其华在爪。素 9“肝者，罢极之本……其华在爪，其充在筋。”吴崑：“动作劳甚，谓之罢极。肝主筋，筋主运动，故为罢极之本。”王冰：“爪者筋之余，筋者肝之养，故华在爪，充在筋也。”素 10“肝之合筋也，其荣爪也。”素 44“肝主身之筋膜。”灵 10“肝者筋之合也。”⑤合胆，开窍于目，司视觉而主色，在液为泪。灵 2“肝合胆，胆者，中精之府。”素 47“夫肝者，中之将也，取决于胆，咽为之使。”马莳：“夫谋虑在肝，决断在胆，故肝为中之将，而取决于胆也。”灵 37“目者，肝之官也。”灵 17“肝气通于目，肝和则目能辨五色矣。”难 40“肝主色。”灵 29“肝者主为将，使之候外，欲知坚固，视目小大。”灵 78“肝主泣。”⑥藏魂，七情为怒。灵 8“肝藏血，血舍魂，肝气虚则恐，实则怒。”素 5“在藏为肝……在志为怒，怒伤肝，悲胜怒。”⑦经脉为足厥阴，与足少阳胆经为表里。灵 10“肝足厥阴之脉……挟胃，属肝，络胆。”灵 41“肝者，足厥阴也。”⑧为阴中之少阳，或阴中之阳，又称为牡脏。灵 1“阴中之少阳，肝也。”灵 44“肝为牡藏。”马莳：“肝为阴中之阳，心为阳中之阳，故皆称曰牡脏。”⑨五行属木，五方应东，四季应春，气候应风，五星为岁星，五化为生，五色为青，五味为酸，五音为角，五声为呼，五臭为臊，变动为握。素 5“神在天为风，在地为木，在体为筋，在藏为肝，在色为苍，在音为角，在声为呼，在变动为握……在味为酸。”素 4“东方青色，入通于肝……其味酸，其类草木，其畜鸡，其谷麦，其应四时，上为岁星……其音角，其数八，是以知病之在筋也，其臭臊。”灵 44“肝为牡藏，其色青，其时春，其音角，其味酸，其日甲乙。”⑩特性畏清、恶风。素 70“肝其畏清。”素 23“肝恶风。”素 74“诸风掉眩，皆属于肝。”

2. 指足厥阴肝经。难 66“肝之原出于太冲。”黄竹斋：“肝，足厥阴经也，太冲在足大趾本节后二寸陷中。”

3. 指足厥阴肝经的经气。灵 2“肝出于大敦。”张介宾：“此肝经之所出为井也，属阴木。”

4. 指肝的精气或肝气。素 5“肝生筋。”王冰：“肝之精气生养筋也。”素 52“肝生于左，肺藏于右。”高世栻：“人身面南，左东右西。肝主春生之气，位居东方，故肝生于左；肺主秋收之气，位居西方，故肺藏于右。”

5. 指肝的脉象。①肝的应时脉象。素 19“春脉如弦，何如而弦？岐伯对曰：春脉者，肝也，东方木也，万物之所以始生也，故其气来，耎弱轻虚而滑，端直以长，故曰弦。”难 4“肾肝俱沉，何以别之？然，牢而长者，肝也。”②肝的病脉。素 76“肝急沉散似肾。”马莳：“肝脉急沉而散似肾。”张介宾：“肝本微弦，病而急沉散，则似肾矣。”素 48“肾肝并沉为石水，并浮为风水。”③指肝的死脉，即肝的真脏脉。素 18“肝见庚辛死……是谓真藏见皆死。”马莳：“肝之真脏脉见，而全无胃气，则至庚辛日而死，以金克木也。”素 7“凡持真脉之藏脉者，肝至悬绝急，十八日死。”

6. 指肝病。素 7“肝之心谓之生阳。”马莳：“此言藏病相传者，有生死之分也。”难 16“其病四肢满，闭癃，溲便难，转筋。有是者肝也，无是者非也。”

7. 指肝在面部的望诊部位，即鼻柱。灵 49“下极者，心也；直下者，肝也；肝左者，胆也。”

8. 指肝的邪气。灵 21“暴瘅内逆，肝肺相搏，血溢鼻口，取天府。”马莳：“暴时大热，而在内气逆，乃肝肺两经之火邪相为搏击。”

【肝木】 肝脏。肝在五行属木，故称肝木。素 69“岁金太过，燥气流行，肝木受邪。”姚止庵：“金之化燥，金胜则克木，故肝脏受邪。”

【肝水】 证候名。因肝失疏泄，脾失健运，水湿内停所导致的水肿病证。临床见腹大胀满，难以转侧，胁肋部疼痛不适，小便量少等。金 14“肝水者，其腹大，不能自转侧，胁下腹痛，时时津液微生，小便续通。”

【肝气】

1. 肝脏的精气。灵 54“五十岁，肝气始衰，肝叶始薄，胆汁始灭，目始不明。”素 1“七八肝气衰，筋不能动，天癸竭。”王冰：“肝气养筋，肝衰故筋不能动。”灵 17“肝气通于目，肝和则目能辨五色矣。”

2. 指肝脏的功能活动。素 3“是故味过于酸，肝气以津，脾气乃绝。”张琦：“肝性升散，酸入肝而主敛，肝气过敛，津液停瘀则木气转郁，必乘脾土也。”又，马莳：“味过于酸，则肝气津淫而木盛土亏，脾气从兹而绝矣。”

3. 指肝脏的邪气。素 19“怒则肝气乘矣。”灵 43“肝气盛则梦怒。”马莳：“肝之邪盛则梦多怒，以肝之志为怒也。”

【肝风】 病名。风邪侵袭于肝，肝的功能失常所导致的疾病。临床见恶风多汗，嗌干，易怒好悲，厌恶异性，目下色青等症状。素 42“以春甲乙伤于风者为肝风……肝风之状，多汗恶风，善悲，色微黄，嗌干，善怒，时憎女子，诊在目下，其色青。”马莳：“肝主于春……故春之甲乙日，肝伤于风，而为肝风。”

【肝叶】 肝的分叶。灵 54“五十岁，肝气始衰，肝叶始薄。”

【肝系】 肝与其他脏器相连系的脉络。灵 50“怯士者，目大而不减……肝系缓，其胆不满而纵。”

【肝肺】

1. 指肝与肺。灵 21“暴瘅内逆，肝肺相搏，血溢鼻口，取天府。”灵 50“肝肺虽举，气衰复下，故不能久怒。”灵 81“内薰肝肺，薰肝肺十余日而死矣。”

2. 比喻心中，内心。素 20“余愿闻要道……著之骨髓，藏之肝肺，歃血而受，不敢妄泄。”

【肝胀】 证候名。脏腑胀证之一。临床主要见胁下胀满，痛引少腹等症状。灵 35“肝胀者，胁下满而痛引小腹。”

【肝疟】 证候名。脏腑疟证之一。因疟邪伤肝，临床见面色深青，善太息，肢体僵硬不柔和等。素 36“肝疟者，令人色苍苍然，太息，其状若死者，刺足厥阴见血。”张介宾：“肝属木，故色苍苍然。肝郁则气逆，故太息。木病则坚强，故其状若死。”

【肝实】 病机名。肝脏的实证。难 75“经言东方实，西方虚……东方肝也，则知肝实；西方肺也，则知肺虚。”草刈三越：“肺金既虚，则肝木无所畏而日实，故其证，下气逆，上熏胸中，咳嗽咯血……皆肝实也。”

【肝咳】 证候名。脏腑咳证之一。因邪气犯肺及肝，临床见咳嗽，两胁下痛，甚则不可转侧，转侧则感两胁下胀满等。素 38“肝咳之状，咳则两胁下痛，甚则不可以转，转则两胠下满。”

【肝俞】 穴名。属足太阳膀胱经。位于背部第九胸椎棘突下旁开 1.5 寸处。伤 142“当刺大椎第一间、肺俞、肝俞，慎不可发汗。”伤 171“太阳少阳并病，心下鞕，颈项强而眩者，当刺大椎、肺俞、肝俞，慎勿下之。”

【肝脉】

1. 足厥阴肝经。灵 10“足厥阴气绝则筋绝。厥阴者，肝脉也。”

2. 肝的应时脉象，即脉来柔和而稍带弦象。素 23“五藏应象，肝脉弦……是谓五藏之脉。”张志聪：“五脏之脉，以应四时五行之象，肝脉弦，象木体之条达也。”

3. 指足厥阴肝经的动脉，可以诊候肝的病变。素 17“肝脉搏坚而长，色不青，当病坠若搏。”素 48“肝脉小急，痫瘛筋挛。”灵4“肝脉急甚者为恶言，微急为肥气，在胁下若覆杯。”马莳:“此言肝经之脉异病变也。”

【肝热】 病机名。又称肝气热。因肝气亢盛而表现火热之象。素32“五椎下间主肝热。”素44“肝热者色苍而爪枯。”

【肝病】 指肝的病症。素22“肝病者愈在丙丁，丙丁不愈，加于庚辛，庚辛不死，持于壬癸，起于甲乙。肝病者，平旦慧，下晡甚，夜半静……肝病者，两胁下痛引少腹，令人善怒，虚则目𥆨𥆨无所见，耳无所闻，善恐如人将捕之。取其经，厥阴与少阳。气逆则头痛，耳聋不聪，颊肿，取血者。”素65“肝病头目眩，胁支满；三日体重身痛，五日而胀，三日腰脊少腹痛，胫痠。三日不已死。冬日入，夏早食。”灵37“肝病者眦青。”灵56“肝病者，宜食麻、犬肉、李、韭。”

【肝部】 肝脏的诊脉部位。难5“如十二菽之重，与筋平者，肝部也。”李驷:“肝主筋，又在脾下，如十二豆之重。凡诊肝脉，略重手按之。”

【肝虚】 病机名。肝的精气亏虚。素76“肝虚、肾虚、脾虚，皆令人体重烦冤。”

【肝着】 病名。指肝经气血郁滞，着而不行所导致的疾病。临床以胸胁痞闷不舒、胀痛或刺痛为主症。治以旋覆花汤下气散结，活血通络。金11“肝着，其人常欲蹈其胸上，先未苦时，但欲饮热，旋覆花汤主之。”

【肝腧】 穴名。同“肝俞”。灵51“肝腧在九焦之间。”马莳:“肝俞以中行九椎为主……左右各开中行一寸半。”

【肝痹】

1. 证候名。脏腑痹证之一。因筋痹日久，复感外邪，或恼怒伤肝，肝气郁结，痹邪内传所致。临床见夜卧多惊，口渴多饮，小便频数，胁痛，腹部胀大等。素43“筋痹不已，复感于邪，内舍于肝……肝痹者，夜卧则惊，多饮数小便，上为引如怀。”素10“青脉之至也，长而左右弹，有积气在心下支胠，名曰肝痹，得之寒湿，与疝同法，腰痛足清头痛。”灵4“肝脉……微大为肝痹，阴缩，咳引小腹。”

2. 病名。肺病传肝，肝气痹阻而上逆，临床见胁痛、呕吐等症状。素19“肺即传而行之肝，病名曰肝痹，一名曰厥，胁痛出食，当是之时，可按若刺耳。”森立之:“肝痹者，即少阳病也。邪在半表里膈膜之际，迫近于肝脏，故名曰肝痹……邪在心下，阻隔上下之气，其气逆行，故名曰厥。胁痛出食者，即小柴胡汤下所云‘胸胁苦满，心烦喜呕’是也。”

【肝中风】 病名。肝虚正气不足，风邪由经入脏，导致肝的功能失常，临床见头目掣动，两胁痛，甚则筋脉拘急而躯体不能直立行走等。金11“肝中风者，头目瞤，两胁痛，行常伛，令人嗜甘。”高学山:“肝为木脏，与东方风气相通，故肝常出而应风也。”又，曹颖甫:“肝为藏血之脏，而主一身之筋节。所谓中风者，亦血虚生风之类，非比肺脏外应皮毛，真有外风袭之也。”

【肝中寒】 病名。寒邪客肝，或阳虚内寒，肝的疏泄失司，气机不利，经脉不畅，津液不布所导致的疾病。临床见喜太息，胸中痛，两臂不举，不得转侧等症状。金11“肝中寒者，两臂不举，舌本燥，喜太息，胸中痛，不得转侧，食则吐而汗出也。”高学山:“肝居至阴之下，阳气常虚，而与客寒相加，故中寒也。”

【肝风疝】 病名。因风邪伤犯肝脉所导致的内脏风疝之一。素64“少阳有余，病筋痹胁满……滑则病肝风疝。”张介宾:“滑实则风热合邪而为肝风疝，病在筋也。”

【肝心痛】 病名。厥心痛的一种，因肝气厥逆，上犯于心所致。临床以心痛、面色青灰无光泽、不得太息为特点，可伴有少腹胀满、二便不利等。灵24“厥心痛，色苍苍如死状，终日不得太息，肝心痛也。取之行间、太冲。”

【肝死脏】 指肝病危候的真脏脉。金11“肝死脏，浮之弱，按之如索不来，或曲如蛇行者，死。”黄元御：“肝死脏者，肝之真脏脉也。”

【肝热病】 证候名。五脏热证之一。临床见身热，尿黄，腹痛多卧，甚则狂言及惊，手足躁动，胁满痛等症状。素32“肝热病者，小便先黄，腹痛多卧身热，热争则狂言及惊，胁满痛，手足躁，不得安卧，庚辛甚，甲乙大汗，气逆则庚辛死。刺足厥阴少阳，其逆则头痛员员，脉引冲头也……肝热病者，左颊先赤。”

肚（dù）

腹部。金10“中寒，其人下利……此人肚中寒。”金15“病黄疸……一身尽发热而黄，肚热，热在里，当下之。”

肛（gāng）

肛门。灵11“别入于肛，属于膀胱。”张志聪：“肛乃大肠之魄门，别入于肛者，别从肛门而入属于膀胱。”又，杨上善：“肛……亦名广肠。”金3“蚀于肛者，雄黄熏之。”

【肛门】 大肠的下口。此处包括直肠及其末端。难42“肛门重十二两，大八寸，径二寸大半，长二尺八寸。”

肘（zhǒu）

上下臂相接可以弯曲的部位。灵14“肩至肘长一尺七寸，肘至腕长一尺二寸半。”灵74“肘所独热者，腰以上热。”张介宾：“肘，臂髆之节也。”

【肘网】 肘部牵急不舒如网罗。灵13“其病内急，心承伏梁，下为肘网。”

【肘骨】 肘部的骨骼。灵52“手阳明之本，在肘骨中。”

【肘挛】 肘关节拘急挛缩。灵10“病实则肘挛，虚则不收。”素74“胸腹满，手热肘挛掖肿。”

肠（cháng 腸）

1. 消化器官的一部分，包括大肠、小肠。《说文·肉部》：“肠，大小肠也。”素4“胆、胃、大肠、小肠、膀胱、三焦，六府皆为阳。”灵32“下焦下溉诸肠。”灵24“肠中有虫瘕及蛟蛕，皆不可取以小针。”灵29“肠中寒，则肠鸣飧泄。”

2. 腓肠，小腿肚子。见“腨肠”。

【肠风】 病名。因风邪入中于肠，临床以飧泄为主症。素42“久风入中，则为肠风泄。”王冰：“风在肠中，上薰于胃，故食不化而下出焉。”又，张介宾：“久风不散，传变而入于肠胃之中，热则为肠风下血，寒则水谷不化，而为飧泄泻痢。”

【肠鸣】 肠中鸣响。又称腹鸣。素22“脾病者……虚则腹满肠鸣。”灵35“大肠胀者，肠鸣而痛濯濯。”金17“呕而肠鸣，心下痞者，半夏泻心汤主之。”

【肠泄】 即泄泻。神2“防葵，味辛，寒。主疝瘕，肠泄，膀胱热结，溺不下。”

【肠垢】 肠中腐浊垢腻的物质。金11“大肠有寒者，多鹜溏；有热者，便肠垢。”朱震亨：“热则肠垢，挟热便脓也。”

【肠胃】

1. 指胃与小肠、大肠。灵32“肠胃之长，凡五丈八尺四寸，受水谷九斗二升一合合之大半，此肠胃所受水谷之数也。”灵3“饮食不节，而病生于肠胃。”灵66“留而不去，传舍于肠胃，在肠胃之时，贲响腹胀。”

2. 泛指口至肛门的消化道。灵31“肠胃所入至所出，长六丈四寸四分，回曲环反，三十二曲也。”张介宾：“此总结上文自口而入，自便而出之，全数三十二曲，合小肠大肠而言也。”

3.《灵枢经》篇名。本篇主要叙述肠胃的大小、长短及其部位和容量，故名。马莳："内言肠胃之数，故名篇。"

【肠痈】 病名。发生于肠部的痈疡。素45"发肠痈不可治。"①实热瘀滞证。治以荡热逐瘀攻下，方用大黄牡丹汤。金18"肠痈者，少腹肿痞，按之即痛如淋，小便自调，时时发热，自汗出，复恶寒。其脉迟紧者，脓未成，可下之，当有血；脉洪数者，脓已成，不可下也。大黄牡丹汤主之。"②热毒化脓证。治以清热解毒排脓，方用薏苡附子败酱散。金18"肠痈之为病，其身甲错，腹皮急，按之濡，如肿状，腹无积聚，身无热，脉数，此为腹内有痈脓，薏苡附子败酱散主之。"

【肠虚】 肠中空虚。素11"水谷入口则胃实而肠虚，食下则肠实而胃虚。"灵32"胃满则肠虚，肠满则胃虚，更虚更满，故气得上下，五藏安定。"

【肠痔】 病名。指肛门周围脓肿，伴恶寒发热的病症。神3"黄蘗，味苦，寒。主五脏、肠胃中结气热，黄疸，肠痔。"巢元方："肛边肿核痛，发寒热而血出者，肠痔也。"

【肠覃】 病名。因寒凝气滞血瘀，结聚于肠外所致，临床见下腹部肿块，按之坚硬，推之可移，初起大如鸡卵，久则腹大如怀孕状。灵57"肠覃何如？岐伯曰：寒气客于肠外，与卫气相搏，气不得荣，因有所系，癖而内著，恶气乃起，瘜肉乃生。其始生也，大如鸡卵，稍以益大，至其成如怀子之状，久者离岁。按之则坚，推之则移，月事以时下，此其候也。"

【肠痹】 病名。脏腑痹证之一。因饮食起居不节，风寒湿邪中于六腑之俞，循俞穴内侵于肠，使肠道气机闭阻。临床见小便不利，肠鸣或飧泄等。素43"肠痹者，数饮而出不得，中气喘争，时发飧泄。"

【肠㿗】 病名。指直肠脱出的病症。㿗同癞。灵4"脾脉……涩甚为肠㿗，微涩为内㿗，多下脓血。"《太素》"肠㿗"作"肠颓"。杨上善："脉涩，气少血多而寒，故冷气冲下，广肠脱出，名曰肠颓。"丹波元简："《脉经》肠㿗作肠颓，内㿗作内溃，盖二证各别。肠癞，四种癞病之一。"又，张介宾："肠㿗，内㿗，远近之分耳，一曰下肿病，盖即疝漏之属。"

【肠满】 指肠内充满。灵32"胃满则肠虚，肠满则胃虚，更虚更满，故气得上下，五藏安定。"灵66"卒然多食饮，则肠满。"

【肠溜】 病名。水气互结于肠间形成的病证。灵75"有所结，气归之，卫气留之，不得反，津液久留，合而为肠溜，久者数岁乃成，以手按之柔。"张介宾："留而不返，则畜积于中，流注于肠胃之间，乃结为肠溜。"马莳："肠溜者，肠有所流注也。"

【肠辟】 通"肠澼"。即痢疾。素7"阴阳虚，肠辟死。"林亿："全元起本'辟'作'澼'。"吴昆："肠澼，后泄血沫也。"又，王冰："辟，阴也。然胃气不留，肠开勿禁，阴中不廪，是真气竭绝，故死。"

【肠澼】 病名。即痢疾。澼，指垢腻黏滑似脓的液体。灵74"春伤于风，夏生后泄肠澼。"素3"因而饱食，筋脉横解，肠澼为痔。"素28"肠澼下白沫何如……肠澼下脓血何如？"张介宾："肠澼一证，即今之所谓痢疾也。自仲景而后，又谓之滞下。"素29"下为飧泄，久为肠澼。"森立之："肠澼者，赤白痢之古名也。"

龟（guī 龜）

乌龟。灵73"手毒者，可使试按龟，置龟于器下而按其上，五十日而死矣。"

【龟甲】 中药名。又名神屋、龟壳、龟板等。为龟科乌龟属动物乌龟的甲壳。咸、甘，微寒。入肝、肾、心经。滋阴潜阳，补肾健骨，补心安神，固经止血。主治阴虚潮

七画

热，骨蒸盗汗，头晕目眩，虚风内动，手足蠕动，筋骨痿弱，小儿囟门不合，惊悸失眠，健忘，月经过多，崩漏。神 3“龟甲味咸，平。主漏下赤白。破癥瘕，痎疟，五痔，阴蚀，湿痹，四肢重弱，小儿囟不合。久服轻身，不饥。一名神屋。”

免（miǎn）

避免。素 31“其两感于寒而病者，必不免于死。”灵 47“有其不离屏蔽室内，无怵惕之恐，然犹不免于病，何也?”

狂（kuáng）

1. 病症名。指神志失常，以骂詈歌笑、躁妄不宁、狂乱不安、动而多怒等为临床表现的病症。素 3“阴不胜其阳，则脉流薄疾，并乃狂。”王冰:“狂，谓狂走或妄攀登也。”素 79“病在肾，骂詈妄行，巅疾为狂。”灵 22“狂始发，少卧不饥，自高贤也，自辩智也，自尊贵也，善骂詈，日夜不休。”

2. 指狂妄，妄言。素 76“若夫以为伤肺者，由失以狂也。”王冰:“以为伤肺，犹失狂言耳。”张介宾:“狂，妄也。”

3. 悖逆。见“狂生”。

4. 为“针”之讹。指针具。灵 24“先取京骨、昆仑，发狂不已，取然谷。”《甲乙经》卷九、《太素》卷二十六“狂”并作“针”。

【狂生】 违背生命活动。灵 5“一日一夜五十营，以营五藏之精，不应数者，名曰狂生。”又，张介宾:“狂，犹妄也，言虽生未可必也。”

【狂妄】 放肆妄为。素 70“其病笑疟，疮疡，血流，狂妄，目赤。”

【狂走】 乱跑，疾奔。神 2“防葵味辛，寒。主疝瘕，肠泄，膀胱热结，溺不下，咳逆，温疟，癫痫，惊邪狂走。”

【狂言】 胡言乱语。素 32“肝热病者……热争则狂言及惊，胁满痛手足躁，不得安卧。”素 33“有病温者，汗出辄复热，而脉躁疾不为汗衰，狂言不能食。”

【狂忘】 即狂妄。灵 8“肝悲哀动中则伤魂，魂伤则狂忘不精，不精则不正。”《太素》卷六“狂忘”作“狂妄”。

【狂易】 精神错乱的病证。神 4“蜣蜋味咸，寒。主小儿惊痫，瘈疭，腹胀，寒热；大人癫疾，狂易。”

【狂昜】 精神错乱的病证。神 4“白头翁味苦，温。主温疟，狂昜，寒热，癥瘕，积聚，瘿气。”孙本、顾本等“昜”作“易”。

【狂笑】 精神失常，大笑不止。灵 4“心脉……缓甚为狂笑，微缓为伏梁。”

【狂烦】 狂而烦躁。神 4“卤碱味苦，寒。主大热，消渴，狂烦。”

【狂越】 举动狂乱不宁。素 69“病反谵妄狂越，咳喘息鸣。”素 74“诸躁狂越，皆属于火。”

【狂巅】 病名。即癫狂。灵 10“足阳明之别……实则狂巅，虚则足不收。”素 49“所谓甚则狂巅疾者，阳尽在上，而阴气从下，下虚上实，故狂巅疾也。”张介宾:“巅，癫同。”又，杨上善:“脱衣登上，驰走妄言，即谓之狂；僵仆而倒，遂谓之颠也。”吴崑:“狂巅疾者，狂躁而巅顶痛也。”

犹（yóu 猶）

1. 同；和……一样。灵 1“今夫五藏之有疾也，譬犹刺也，犹污也，犹结也，犹闭也。”素 67“形精之动，犹根本之与枝叶也。”素 74“余欲令要道必行，桴鼓相应，犹拔刺雪污。”

2. 副词。①还，仍。灵 47“虽犯风雨卒寒大暑，犹有弗能害也。”灵 75“此刺之大约，针之极也，神明之类也，口说书卷，犹不能及也。”②则。难 35“一府犹无两名，故知非也。”③亦，也。灵 64“此先师之秘也，虽伯高犹不能明之也。”素20“形肉已脱，九候虽调，犹死。”素67“虽鬼臾区其上候而已，犹不能遍明。”

3. 连词。尚且。素76“别异比类，犹未能以十全，又安足以明之?”

【犹可】 尚可，还可以。灵1“刺虽久，犹可拔也；污虽久，犹可雪也。”灵60“其如刀剑之可以杀人，如饮酒使人醉也，虽勿诊，犹可知矣。”

【犹尚】 仍旧，还是。素34“人之肉苛者，虽近衣絮，犹尚苛也。”

【犹然】 如此。灵81“故天宿失度，日月薄蚀，地经失纪……血气犹然，请言其故。”

狆（tún）

同“豚”。小猪。见“贲狆”。

角（一、jiǎo）

1. 牛、羊、鹿等兽类头顶或吻前突生的坚硬骨状物。此指鹿角。神3“鹿茸味甘，温。主漏下恶血，寒热……角，主恶疮，痈肿。”

2. 额角。灵13“上过右角，并跻脉而行，左络于右，故伤左角，右足不用。”杨上善:“筋既交于左右，故伤左额角，右足不用；伤右额角，左足不用。”

3. 头角。耳上头之两旁高突处。《释骨》:“额之中曰颜曰庭，其傍曰额角；颠之旁崭然起者曰头角，亦曰角。”灵14“角以下至柱骨长一尺。”张介宾:“角，头侧大骨耳上高角也。”素59“足少阳脉气所发者六十二穴，两角上各二。”高世栻:“角，头角也。”

4. 形状像角的东西。如皂角。见“皂角汁”。

5. 耳上角。灵37“又埤其墙，墙下无基，垂角去外。”丹波元简:“蒋氏《启微》云……角为耳上角，垂为耳垂珠。”

6. 三角形的一角。素24“复下一度，左角肝之俞也，右角脾之俞也。”

7. 星宿名。二十八宿之一，东方苍龙七宿的第一宿，有星两颗。《国语·周语》:“夫辰角见而雨毕。”韦昭注:“角，星名也。”素67“所谓戊己分者，奎壁角轸，则天地之门户也。”

（二、jué）

五音之一。古代五声音阶的第三音。素5“在藏为肝，在色为苍，在音为角。”王冰:“角谓木音，调而直也。”灵44“肝为牡藏，其色青，其时春，其音角，其味酸。”

【角孙】 穴名。属手少阳三焦经。位于头侧部，耳尖正上方发际处，折曲耳郭取穴。灵21“足太阳有入頄遍齿者，名曰角孙。”张志聪:“角孙乃手少阳之经穴。”

鸠（jiū 鳩）

鸟名。即斑鸠。见“鸠眼”。

【鸠尾】

1. 骨名。又名蔽心骨。即胸骨剑突。素59“任脉之气所发者二十八穴……鸠尾下三寸，胃脘五寸。”张介宾:“鸠尾，心前蔽骨也。”又，王冰:“鸠尾，心前穴名也。其正当心蔽骨之端，言其骨垂下如鸠鸟尾形，故以为名也。”灵10“任脉之别，名曰尾翳，下鸠尾，散于腹。”丹波元简:“尾翳即蔽骨，犹髑骬即蔽骨，而又为鸠尾一名也。”

2. 穴名。属任脉，膏之原穴。位于腹正中线，脐上7寸处。灵1“膏之原出于鸠尾，鸠尾一。”张介宾:“鸠尾，任脉穴，在臆前蔽骨下五分。”

【鸠眼】 即斑鸠的眼睛。金3“病者脉数，无热，微烦，默默但欲卧，汗出，初得之三四日，目赤如鸠眼。”

条（tiáo 條）

1. 树木细长的枝条。《说文·木部》:

“条，小枝也。”素 70“草木条茂，荣秀满盛。”

2. 长（cháng）。《广韵·萧韵》：“条，贯也。”见“条舒”。

3. 秩序，层次。见“条理”。

4. 条目，条款。金 1“千般疢难，不越三条。”

5. 疑为“璺”之讹。裂纹。素 69“木不及，春有鸣条律畅之化。”孙诒让：“窃疑‘鸣条’当作‘鸣璺’。‘鸣璺’者，亦谓风过璺隙而鸣也。”又，程士德：“鸣条律畅，指风动木鸣，音声条畅。”

【条理】 层次，秩序。素 80“故诊之或视息视意，不失条理。”张介宾：“条者犹干之有枝，理者犹物之有脉，即脉络纲纪之谓。”素 66“愿夫子推而次之，令有条理。”灵 73“明于五输，徐疾所在，屈伸出入，皆有条理。”

【条舒】 修长舒畅。素 70“发生之纪，是谓启敕……其政散，其令条舒。”张介宾：“顺气化而修长畅达也。”又，王冰：“条，直也，理也；舒，启也。端直舒启，万物随之，发生之化，无非顺理也。”

彤（tóng）

朱红色。见“彤云”。

【彤云】 红色的云彩。素 71“少阳所至为光显，为彤云，为曛。”王冰：“彤，赤色也。”张介宾：“彤云，赤云也。”

卵（luǎn）

1. 蛋。灵 1“员针者，针如卵形，揩摩分间，不得伤肌肉。”

2. 使……成卵形。灵 78“二曰员针，取法于絮针，筒其身而卵其锋。”

3. 睾丸。素 16“厥阴终者，中热嗌干，善溺心烦，甚则舌卷卵上缩而终矣。”灵 49“男子色在于面王，为小腹痛，下为卵痛。”李中梓：“卵痛，睾丸痛。”难 24“筋缩急，即引卵与舌，故舌卷卵缩，此筋先死。”

灸（jiǔ）

治法名。用艾炷或艾条在体表穴位上烧灼、熏熨的方法。素 28“络满经虚，灸阴刺阳；经满络虚，刺阴灸阳。”素 40“厥逆……灸之则瘖，石之则狂。”灵 10“热则疾之，寒则留之，陷下则灸之，不盛不虚，以经取之。”

【灸刺】 艾灸和针刺的合称。素 24“形乐志苦，病生于脉，治之以灸刺。”素 47“病名曰息积，此不妨于食，不可灸刺。”灵 48“盛则徒泻之，虚则徒补之，紧则灸刺且饮药，陷下则徒灸之，不盛不虚，以经取之。”

【灸疮】 因施灸法灼伤肌肤，溃脓成疮。金 2“痉病有灸疮，难治。”

【灸焫】 即艾灸。素 12“藏寒生满病，其治宜灸焫，故灸焫者，亦从北方来。”王冰：“火艾烧灼，谓之灸焫。”张介宾：“灸焫，艾灸火灼也，亦火针之属，今北人多用之。”

迎（yíng）

1. 遇，遭逢。灵 75“凡刺痈邪，无迎陇。”马莳：“凡刺痈邪，无迎其气之来隆，所谓避其来锐者是也。”

2. 迎击。灵 55“无迎逢逢之气，无击堂堂之阵。”

3. 面对。素 68“天之道也，如迎浮云，若视深渊。”

4. 逆，反向。灵 9“故泻者迎之，补者随之，知迎知随，气可令和。”灵 21“阳迎头痛，胸满不得息，取之人迎。”《太素》卷二十六、《甲乙经》卷九“迎”并作“逆”。张介宾：“迎，逆也。阳邪逆于阳经，而为头痛胸满者，当取之人迎也。”

5. 指转输。灵 29“脾者，主为卫，使之迎粮。”张介宾：“脾为仓廪之官，职在转输，故曰使之迎粮。”

【迎随】

1. 往来。素 69 “五运更治，上应天朞，阴阳往复，寒暑迎随，真邪相薄。”素 71 “厥阴所至为挠动，为迎随。”张志聪：“迎随，往来也。”

2. 针刺补泻手法。针刺逆经行方向为迎为泻，顺经行方向为随为补。难 72 “所谓迎随者，知荣卫之流行，经脉之往来也，随其逆顺而取之，故曰迎随。”

【迎而夺之】 针刺泻法之一。①指针刺逆经行方向而刺的方法。灵 3 “迎而夺之者，泻也。追而济之者，补也。”②指脏实泻其子的取穴针刺方法。难 79 “迎而夺之者，泻其子也……假令心病，泻手心主俞，是谓迎而夺之者也。”

饪（rèn 飪）

煮熟。见“檠饪之邪”。

饭（fàn 飯）

煮熟的谷类食物。灵 56 “脾病者，宜食秔米饭、牛肉、枣、葵。”素 46 “以泽泻、术各十分，麋衔五分，合以三指撮为后饭。”王冰：“饭后药先，谓之后饭。”伤 338 “饭熟捣成泥，和药令相得。”

七画

饮（一、yǐn 飲）

1. 喝。素 37 “肺消者饮一溲二，死不治。”素 42 “饮酒中风，则为漏风。”灵 48 “所谓经治者，饮药，亦曰灸刺。”

2. 指饮酒。素 53 “脉小血多者，饮中热也。”高世栻：“脉小血反多者，其内必饮酒中热之病，酒行络脉，故血多行于外而虚于内，故脉小。”

3. 饮料，汤水。灵 26 “齿痛不恶清饮，取足阳明；恶清饮，取手阳明。”素 21 “饮入于胃，游溢精气，上输于脾。”金 18 “以药散与鸡黄相等，揉和令相得，饮和服之。”

4. 汤剂。素 46 “使之服以生铁洛为饮。”

5. 病证名。指水饮病证。素 71 “呕吐霍乱，饮发注下，胕肿身重。”张介宾：“饮，痰饮也。”素 74 “民病饮积，心痛。”金 12 “夫饮有四，何谓也？师曰：有痰饮，有悬饮，有溢饮，有支饮……脉偏弦者，饮也。”

（二、yìn 飲）

给人吃或喝。素 32 “诸治热病，以饮之寒水乃刺之。”灵 9 “如是者，可将以甘药，不可饮以至剂。”灵 71 “饮以半夏汤一剂，阴阳已通，其卧立至。”

【饮伤】 病因之一。饮酒过度或暴饮所伤。金 6 “五劳虚极羸瘦，腹满不能饮食，食伤、忧伤、饮伤、房室伤。”

【饮食】

1. 吃喝。灵 3 “言寒温不适，饮食不节，而病生于肠胃。”素 31 “太阴病衰，腹减如故，则思饮食。”金 2 “其脉大，自能饮食，腹中和无病。”

2. 食品和饮料。灵 18 “人有热，饮食下胃，其气未定，汗则出。”素 17 “诊法常以平旦，阴气未动，阳气未散，饮食未进。”金 4 “弦数者风发也，以饮食消息止之。”

3. 指病人食欲嗜好等饮食情况。素 77 “凡欲诊病者，必问饮食居处。”灵 28 “夫百病之始生也，皆生于风雨寒暑，阴阳喜怒，饮食居处，大惊卒恐。”

【饮家】 素患水饮的病人。金 12 “先渴后呕，为水停心下，此属饮家，小半夏加茯苓汤主之。”

系（xì 係、繫）

1. 连接；联属。素 31 “少阴脉贯肾络于肺，系舌本。”灵 11 “手太阳之正……入腋走心，系小肠也。”难 74 “其肝、心、肺、肾，而系于春、夏、秋、冬者，何也?”

2. 归属，根柢。难 36 “命门者，诸神精之所舍，原气之所系也。”徐大椿：“原气，即元气，言根柢乎此也。”

3. 约束，稽留。灵 57“寒气客于肠外，与卫气相搏，气不得荣，因有所系，癖而内著，恶气乃起，瘜肉乃生。”张介宾：“有所系著，故癖积起，瘜肉生。”

4. 留意，关注。素 13“闭户塞牖，系之病者，数问其情。”森立之：“谓闭耳塞目，一心诊察，以心系之病者之身上，非谓闭塞户牖而后诊得之也。言一心诊察，不思他事也。”

5. 牵扯，关连。素 42“风入系头，则为目风，眼寒。”伤 188“伤寒转系阳明者，其人濈然微汗出也。”

6. 相连接的脉络。见“肺系”、“心系”。

7. 指目系。灵 80“裹撷筋骨血气之精而与脉并为系。”张介宾：“故裹撷筋骨血气四藏之精，而并为目系。”素 16“目睘绝系，绝系一日半死。”吴崑：“绝系，绝于目系也。”

言（yán）

1. 说，说话。素 1“昔在黄帝，生而神灵，弱而能言，幼而徇齐。”素 17“言而微，终日乃复言者，此夺气也。”素 26“目明心开而志先，慧然独悟，口弗能言。”

2. 论，谈论。素 4“夫言人之阴阳，则外为阳，内为阴。言人身之阴阳，则背为阳，腹为阴。”素 11“拘于鬼神者，不可与言至德。”素 39“余闻善言天者，必有验于人；善言古者，必有合于今；善言人者，必有厌于己。”

3. 问，问诊。《广雅·释诂二》：“言，问也。”素 39“令言而可知，视而可见，扪而可得。”素 78“诊病不问其始，忧患饮食之失节，起居之过度，或伤于毒，不先言此，卒持寸口，何病能中？”

4. 告诉，传授。灵 73“得其人乃传，非其人勿言。”

5. 陈述；叙述。素 8“悉乎哉问也，请遂言之。”素 15“请言道之至数。”难 74“其病众多，不可尽言也。”

6. 解释引文、词语或某种现象的发端词，相当于“就是说”或“意思是”。素 26“观于冥冥者，言形气荣卫之不形于外，而工独知之。”素 28“所谓重实者，言大热病，气热脉满，是谓重实。”灵 3“不可挂以发者，言气易失也。扣之不发者，言不知补泻之意也。”

7. 话，言语。素 16“夏刺秋分，病不愈，令人心中欲无言，惕惕如人将捕之。”素 81“且子独不诵不念夫经言乎？”灵 8“志伤则喜忘其前言。”

8. 言论，见解。素 66“夫子之言，上终天气，下毕地纪，可谓悉矣。”素 71“夫子之言可谓悉矣。”

9. 誓言。灵 48“今日正阳，歃血传方，有敢背此言者，反受其殃。”

10. 口语或文章中的句子。素 74“知其要者，一言而终；不知其要，流散无穷。”

11. 连词。表示顺接关系，相当于“乃”、“便”。素 19“太阴藏搏，言伏鼓也。”

12. 指多言、谵语等言语异常。难 34“心色赤，其臭焦，其味苦，其声言，其液汗。”难 49“入肝为呼，入心为言……故知肺邪入心为谵言妄语也。”

【言语】 说话。素 17“衣被不敛，言语善恶，不避亲踈者，此神明之乱也。”灵 67“重阳之人，熇熇高高，言语善疾，举足善高。”

冻（dòng 凍）

1. 厚冰。《说文·仌部》：“冻，仌也。”段玉裁注：“初凝曰仌，仌壮曰冻。”灵 75“故行水者，必待天温冰释冻解，而水可行。”素 49“正月阳气冻解地气而出也。”素 64“春者，天气始开，地气始泄，冻解冰释，水行经通。”

2. 冻结。素 27“天寒地冻，则经水凝泣。”灵 75“寒则地冻水冰。”

3. 受冻。《广雅·释诂四》：“冻，寒也。”见“冻栗”。

【冻栗】 因受冻而战栗。素 34“人有身寒，汤火不能热，厚衣不能温，然不冻栗……故不能冻栗，病名曰骨痹。”

状（zhuàng 狀）

1. 形状。素 18“目裹微肿如卧蚕起之状，曰水。”灵 57“衃以留止，日以益大，状如怀子。”

2. 指容貌，形态。灵 72“太阴之人，其状黮黮然黑色，念然下意，临临然长大，腘然未偻，此太阴之人也。”

3. 情形，状况。素 31“帝曰：愿闻其状。”素 63“五络俱竭，令人身脉皆动，而形无知也，其状若尸，或曰尸厥。”伤 145“昼日明了，暮则谵语，如见鬼状者，此为热入血室。”

4. 症状。灵 81“发于胫，名曰兔啮，其状赤至骨，急治之，不治害人也。”素 38“胃咳之状，咳而呕，呕甚则长虫出。”

况（kuàng 況）

连词。何况，况且。灵 37“如是者，虽平常殆，况加疾哉。”灵 46“凡此五者，各有所伤，况于人乎。”

床（chuáng）

坐卧之具。伤 212“若剧者，发则不识人，循衣摸床。”难 14“五损损于骨，骨痿不能起于床。”神 3“爵床……主腰背痛，不得著床，俯仰艰难。”

疠（jiǎo）

同“疝”。腹中急痛。《广韵·巧韵》：“疝，腹中急痛。俗作疠。”见“疠痛”。

【疠痛】 即急痛。金 21“产后腹中疠痛，当归生姜羊肉汤主之。”程林：“产后血虚有寒，则腹中急痛。”又，徐忠可：“疠痛者，缓缓痛也。”金 20“妇人怀妊，腹中疠痛，当归芍药散主之。”

疗（liáo 療）

治疗。金 6“加茯苓一两半，及疗肺虚损不足。”神 4“地榆……止痛，除恶肉，止汗，疗金创。”

应（一、yīng 應）

应当，应该。《说文·心部》：“应，当也。”素 17“应太过，不足为精；应不足，有余为消。”金 1“病者素不应食，而反暴思之。”伤 126“伤寒有热，少腹满，应小便不利，今反利者，为有血也。”

（二、yìng 應）

1. 应声，回答。素 79“雷公曰：请问短期。黄帝不应。”

2. 响应。素 43“风寒湿气中其俞，而食饮应之。”素 65“凡刺之方，必别阴阳，前后相应，逆从得施。”张介宾：“取其前则后应，取其后则前应。”

3. 反应。灵 1“五藏有疾也，应出十二原……明知其原，睹其应，而知五藏之害矣。”灵 4“先定其五色五脉之应，其病乃可别也。”灵 47“视其外应，以知其内藏，则知所病矣。”张介宾：“外形既明，内脏可察病亦因而可知矣。”

4. 感应。素 17“乳之下其动应衣，宗气泄也。”素 20“其应上不能至五寸，弹之不应者死。”

5. 顺应，适应。素 25“人能应四时者，天地为之父母。”素 46“冬诊之，右脉固当沉紧，此应四时，左脉浮而迟，此逆四时。”灵 44“春生夏长，秋收冬藏，是气之常也，人亦应之。”

6. 通应，应合。素 7“四经应四时，十二从应十二月，十二月应十二脉。”素 20

七画

“上应天光星辰历纪，下副四时五行。”灵11“余闻人之合于天道也，内有五藏，以应五音、五色、五时、五味、五位也。”灵79“人与天地相参也，与日月相应也。”

7. 符合。素6“今三阴三阳，不应阴阳，其故何也?”森立之:“不应者，不合也。”灵5“一日一夜五十营，以营五藏之精，不应数者，名曰狂生。”素28“其形尽满者，脉急大坚，尺涩而不应也。”素68“应则顺，否则逆。”王冰:“当期为应，愆时为否。”

8. 对应，匹配。素13“夫色之变化，以应四时之脉。”灵48“寸口主中，人迎主外，两者相应，俱往俱来，若引绳大小齐等。”灵7“凡刺有九，以应九变……凡刺有五，以应五藏。”

9. 应验。素69“善言天者，必应于人。”灵22“狂而新发，未应如此者，先取曲泉左右动脉。”张介宾:“未应如此者，谓狂病新起，未有如上文五节之见证也。”

10. 比应，比拟。素13“色以应日，脉以应月。”杨上善:“形色外见为阳，故应日也；脉血内见为阴，故应月也。”张介宾:“色分五行而明晦是其变，日有十干而阴晴是其变，故色以应日。脉有十二经而虚实是其变，月有十二建而盈缩是其变，故脉以应月。”灵46“以人应木奈何?”张介宾:“木有坚脆，所以伤有轻重；人有坚脆，所以病有微甚。”

11. 侍奉。素74“主病之谓君，佐君之谓臣，应臣之谓使。”王冰:“应臣之用者为使。”

12. 指外应的组织。灵47“愿闻六府之应。岐伯答曰：肺合大肠，大肠者，皮其应。”

13. 指气候、物候随运气之变化。素69“气之交变也，其不应焉……善言应者，同天地之化。”王冰:“气化之应，如四时行，万物备，故善言应者，必同天地之造化也。”

【应$_2$天】 运气术语。主运之气与司天之气五行属性相符。素66“应天为天符，承岁为岁直。”张介宾:“应天为天符，如丁巳丁亥，木气合也……丙辰丙戌，水气合也。此十二年者，中运与司天同气，故曰天符。”

【应$_2$手】 随手。素63“疾按之应手如痛，刺之傍三痏。”

【应$_2$当】 应该。金18“诸浮数脉，应当发热，而反洒淅恶寒。”

【应$_2$天之气】 运气术语。指对应于天干的五运之气。素66“应天之气，动而不息，故五岁而右迁。”张介宾:“应天之气，五行之应天干也。”

【应$_2$地之气】 运气术语。指对应于地支的三阴三阳六气。素66“应地之气，静而守位，故六朞而环会。”张介宾:“应地之气，六气之应地支也。”

冷（lěng）

1. 寒凉。与热相对。金14“阳气不通即身冷，阴气不通即骨疼。”伤89“病人有寒，复发汗，胃中冷，必吐蚘。”伤148“伤寒五六日，头汗出，微恶寒，手足冷。”

2. 冷却，温度变低。素70“治温以清，冷而行之。”伤234“当热时急作，冷则鞕。”金17“煮取一升半，小冷，分四服。”

3. 指寒凉的药物或食物。素74“火淫于内，治以咸冷。”伤338“禁生冷、滑物、臭食等。”难44“形寒饮冷则伤肺。”

4. 疑为“令”之讹。灵81“猛疽不治……其化脓者，泻已则合豕膏，冷食，三日而已。”《外台秘要》卷二十四、《千金翼方》卷二十三“冷食”并作“无食”。刘衡如:“盖谓含豕膏于口中，无遽食下，令疮口多得滋润被复，易于愈合，于义颇通。窃疑‘冷’为‘令’字之误，则与‘无食’义同。”

【冷水】 凉水。伤141“病在阳，应以

汗解之，反以冷水潠之。”金 2“此以夏月伤冷水，水行皮中所致也。”

【冷泄】 病名。寒性腹泻。素 74“厥阴司天，风淫所胜……冷泄腹胀。”

【冷食】 凉的食物。伤 120“太阳病，当恶寒发热……三四日吐之者，不喜糜粥，欲食冷食。”金 5“温酒调服，禁一切鱼肉大蒜，常宜冷食。”

【冷痛】 寒凉疼痛。神 3“王孙……主五脏邪气，寒湿痹，四肢疼酸，膝冷痛。”

庐（lú 廬）

见“庐江”。

【庐江】 地名。西汉置。今安徽庐江。神 3“秦皮味苦，微寒……生庐江川谷。”

序（xù）

1. 次序，顺序。《广雅·释诂三》:“序，次也。”素 3“虽有大风苛毒，弗之能害，此因时之序也。”素 68“因天之序，盛衰之时，移光定位，正立而待之。”灵 35“五藏更始，四时循序，五谷乃化。”

2. 开头的，正式内容之前的。见“序录”。

【序录】 叙文。写在全书正文之前的文字。神 1“《神农本草经》卷第一，序录。”

辛（xīn）

1. 五味之一。辣味，五行属金，入通于肺，有发散作用。素 3“味过于辛，筋脉沮弛，精神乃央。”王冰:“辛性润泽，散养于筋，故令筋缓脉润，精神长久。何者？辛补肝也。”素 5“气味辛甘发散为阳，酸苦涌泄为阴。”素 22“黄黍、鸡肉、桃、葱皆辛。”

2. 指辛辣味的食物或药物。素 10“多食辛，则筋急而爪枯。”素 22“肾苦燥，急食辛以润之，开腠理，致津液，通气也。”素 74“风淫于内，治以辛凉，佐以苦，以甘缓之，以辛散之。”

3. 辛辣的感觉。素 37“胆移热于脑，则辛頞鼻渊。”吴崑:“惟脑受其热，故令頞中辛辣。”

4. 天干的第八位。①与地支相配纪年，用于运气推演，表示水运之气，五行属性为水。素 66“丙辛之岁，水运统之。”素 71“辛巳、辛亥岁，上厥阴木，中少羽水运，下少阳相火。”②纪日。庚辛属金，逢辛之日金气偏旺。素 22“肺主秋，手太阴阳明主治，其日庚辛。”灵 44“肺为牝藏，其色白，其音商，其时秋，其日庚辛。”难 24“足厥阴气绝……庚日笃，辛日死。”③与庚相配五行属金，标记季节之秋季。素 42“以秋庚辛中于邪者为肺风。”孙鼎宜:“按所云十干，皆统一时言，非仅谓值其日也。”又，张介宾:“秋与庚辛皆金也，故中于肺。”④与庚相配，五行属金，庚为阳金，辛为阴金。难 33“肺者，非为纯金也。辛商也，丙之柔。”滑寿:“肺属庚辛金，应商音而轻清，析而言之，则庚为金之阳，辛为金之阴。”

【辛巳】 辛巳岁。甲子周期第十八位。辛巳之岁，水运不及为中运，厥阴风木司天，少阳相火在泉为岁气。素 71“辛巳、辛亥岁，上厥阴木，中少羽水运，下少阳相火。”

【辛丑】 辛丑岁。甲子周期第三十八位。辛丑之岁，水运不及为中运，太阴湿土司天，太阳寒水在泉为岁气。素 71“辛丑岁……上太阴土，中少羽水运，下太阳水。”

【辛未】 辛未岁。甲子周期的第八位。辛未之岁，水运不及为中运，太阴湿土司天，太阳寒水在泉为岁气。素 71“辛未……上太阴土，中少羽水运，下太阳水。”

【辛卯】 辛卯岁。甲子周期第二十八位。辛卯之岁，水运不及为中运，阳明燥金司天，少阴君火在泉为岁气。素 71“辛卯、辛酉岁，上阳明金，中少羽水运，下少阴火。”

【辛夷】 中药名。别名辛矧、房木等。为木兰科木兰属植物望春玉兰、玉兰、武当玉兰等的干燥花蕾。辛，温。入肺、胃经。散风寒，通鼻窍。主治风寒头痛，鼻塞，鼻渊，鼻流浊涕。神 2“辛夷味辛，温。主五脏、身体寒风，风头脑痛，面䵟。久服下气，轻身，明目，增年耐老。一名辛矧，一名侯桃，一名房木。”

【辛亥】 辛亥岁。甲子周期第四十八位。辛亥之岁，水运不及为中运，厥阴风木司天，少阳相火在泉为岁气。素 71“辛巳、辛亥岁，上厥阴木，中少羽水运，下少阳相火。”

【辛酉】

1. 辛酉岁。甲子周期第五十八位。辛酉之岁，水运不及为中运，阳明燥金司天，少阴君火在泉为岁气。素 71“辛卯、辛酉岁，上阳明金，中少羽水运，下少阴火。”

2. 辛酉日。灵 78“右胁应秋分，其日辛酉。”

【辛矧】 中药名。为辛夷的别名。见“辛夷”。神 2“辛夷，味辛，温……一名辛矧，一名侯桃，一名房木。”

肓（huāng）

1. 指心脏与膈膜之间的部位。素 52“鬲肓之上，中有父母。”杨上善:“心下鬲上谓肓。”

2. 脏腑之间的网膜。素 40“其气溢于大肠而著于肓，肓之原在齐下，故环齐而痛也。”灵 19“熏肝，散于肓，结于脐。”

【肓原】 穴名。即气海穴。灵 19“故取之肓原以散之。”杨上善:“肓原，脖胦也，脐上（当为下）一寸五分也。”

【肓膜】 五脏之间的薄膜组织。素 43“熏于肓膜，散于胸腹。”王冰:“肓膜，谓五脏之间鬲中膜也。”张介宾:“肓者，凡腔腹肉理之间，上下空隙之处，皆谓之肓……膜，筋膜也。”

【肓之原】 穴名。又称肓原。即气海穴。素 40“肓之原在脐下。”王冰:“脐下谓脖胦，在脐下同身寸之二寸半。”灵 1“肓之原出于脖胦。”张介宾:“脖胦，即下气海，一名下肓，在脐下一寸半，任脉穴。”

弃（qì 棄）

1. 抛弃。素 30“热盛于身，故弃衣欲走也。”

2. 被抛弃。指失去信任。素 78“是故治不能循理，弃术于市，妄治时愈，愚心自得。”张介宾:“人不相信，如弃术于市，言见弃于众人也。”

【弃阴附阳】 喻诊法不精，临证时顾此失彼。素 80“持雌失雄，弃阴附阳，不知并合，诊故不明。”张介宾:“雌雄，阴阳之义也。《生气通天论》曰：‘阴阳离决，精气乃绝。’故凡善诊者，见其阴，必察其阳。见其阳，必察其阴。使不知阴阳逆从之理，并合之妙，是真庸庸者耳。”

忘（wàng）

1. 忘记。《说文·心部》:“忘，不识也。”灵 1“令终而不灭，久而不绝，易用难忘，为之经纪。”灵 8“肾盛怒而不止则伤志，志伤则喜忘其前言。”素 16“令人愓然欲有所为，起而忘之。”

2. 通“妄”。狂乱。见“狂忘”。

闰（rùn 閏）

1. 历法术语。地球公转一周的时间为 365 天 5 时 48 分 46 秒，农历把一年定为 354 天或 355 天，所余的时间约每三年积累成一月，加在一年里，这样的办法叫做“闰”。素 9“故大小月三百六十五日而成岁，积气余而盈闰矣”。

2. 余。素 18“呼吸定息脉五动，闰以太息，命曰平人。”森立之:“闰，余也。与闰月之闰同义，定息之外别有息，故名以闰也。”

闲（xián 閑 閒）

1. 安闲，恬静。素 1“是以志闲而少欲，心安而不惧。”

2. 空闲，闲暇。见“闲居”。

【闲居】 安闲居家。灵 28“黄帝闲居，辟左右而问于岐伯曰。”

间（一、jiàn 閒、間）

1. 空隙，间隙。素 52“刺脊间中髓，为伛。”王冰：“脊间，谓脊骨节间也。”伤 142“太阳与少阳并病，头项强痛，或眩冒，时如结胸，心下痞鞕者，当刺大椎第一间。”素 68“寒湿相遘，燥热相临，风火相值，其有间乎？”顾刻本、医统本、四库本“间”作“闻”。又，张介宾：“间，异也。惟其有间，故或邪或正而变由生也。”

2. 间隔。素 35“时有间二日或至数日发。”素 65“间一藏止，及至三四藏者，乃可刺也。”

3. 病情轻浅。素 65“谨察间甚，以意调之，间者并行，甚者独行。”张介宾：“间者言病之浅，甚者言病之重也。”灵 24“厥心痛，卧若徒居，心痛间，动作痛益甚。”灵 44“病时间时甚者，取之输。”

（二、jiān 閒、間）

1. 中间，内。《广韵·山韵》：“间，中间。”素 3“天地之间，六合之内。”素 24“欲知背俞，先度其两乳间。”灵 27“其上下左右相应，间不容空。”

2. 一定的空间或时间里。素 1“适嗜欲于世俗之间。”素 32“四椎下间主鬲中热，五椎下间主肝热，六椎下间主脾热，七椎下间主肾热。”吴崑：“脊节谓之椎，陷下谓之下，所在谓之间。”素 31“其死皆以六七日之间。”难 4“呼出心与肺，吸入肾与肝，呼吸之间，脾受谷气也。”

3. 一会儿；顷刻。见“少间”。

【间日】 隔日。素 35“其间日而作者何也？”王冰：“间日，谓隔日”。灵 10“凡刺寒热者皆多血络，必间日而一取之。”

【间气】 运气术语。谓间隔于司天、在泉左右的六气。司天的左右间气为二与四之气，在泉的左右间气为初与五之气。素 67“间气何如？岐伯曰：随气所在，期于左右。”素 74“帝曰：间气何谓？岐伯曰：司左右者，是谓间气也。”

【间化】 运气术语。间隔一定时间而变化。素 71“四之气，凉乃至，炎暑间化。”张介宾：“间者，时作时止之谓。”

【间谷】 岁气六步中间气所主时令而生成的谷物。素 71“间谷命太者。”张介宾：“间谷，间气所化之谷。”

【间使】 穴名。属手厥阴心包经，位于前臂屈侧，腕横纹上 3 寸处，桡侧腕屈肌腱与掌长肌腱之间。灵 2“行于间使，间使之道，两筋之间，三寸之中也。”

【间藏】 传其所生之脏。素 18“脉反四时及不间藏，曰难已。”难 53“间藏者，传其所生也。”

【间$_2$不容瞚】 谓眨眼的时间都没有。形容时间的短促。素 25“至其当发，间不容瞚。”张介宾：“言针发有期，或迟或速，在气机之倾，不可以瞬息误。”

闵（mǐn 閔）

昏昧。见“闵闵”。

【闵闵】 幽深不明貌。素 8“闵闵之当，孰者为良。”王冰：“闵闵，深远也。”素 77“闵闵乎若视深渊，若迎浮云。”张介宾：“闵闵，玄远无穷之谓。”

闷（一、mèn 悶）

1. 烦闷，不爽快。《说文·心部》：“闷，懑也。”又：“懑，烦也。”素 42“风者，善行而数变，腠理开则洒然寒，闭则热而闷。”

王冰:“闷，不爽貌。”

2. 昏闷，失去知觉。灵 10“其小而短者，少气，甚者，泻之则闷，闷甚则仆不得言。闷则急坐之也。”张介宾:“虚甚而泻，其气重虚，必致昏闷。”丹波元简:“此即后世所谓针晕也。”

(二、mēn 闷)

痞满，胀闷。金 21“产后风，续之数十日不解，头微痛，恶寒，时时有热，心下闷，干呕汗出。”

【闷瞀】 烦闷目眩。素 19“脉盛，皮热，腹胀，前后不通，闷瞀，此谓五实。”森立之:“闷瞀，谓心中闷乱也。”高世栻:“闷，郁也。瞀，目不明也。”

羌(qiāng)

我国民族之一。主要分布在今甘肃、青海、四川一带。见“羌道”。

【羌青】 中药名。独活的别称。见该条。神 2“独活味苦，平……一名羌青。”

【羌活】 中药名。独活的别称。见该条。神 2“独活味苦，平……一名羌活。”

【羌道】 古县名。西汉置，因县境为羌族所居，故名。治所在今甘肃舟曲县北，三国后废。神 2“石胆味酸，寒……生羌道山谷。”

判(pàn)

区别，分别。《说文·刀部》:“判，分也。”素 71“从气异同，少多其判也。”

【判角】

1. 五音中角音的一种。灵 65“左角、钛角、上角、大角、判角。”

2. 指判角之人，为人的五行分类中木形之人中的一种。灵 65“判角与少角，调右足少阳下。”马莳:“此以判角之人而调足少阳者是也，盖以木人而调木部耳。”

【判商】 运气术语。为“少商”之讹。按五音建运理论，商代表金运。五音分阴阳，太商为阳，代表金运太过；少商为阴，代表金运不及。素 70“少角与判商同。”林亿:“按火土金水之文，‘判’作‘少’，当云少角与少商同。”

【判徵】 五音中徵音的一种。灵 65“右徵、少徵、质徵、上徵、判徵。”

【判角之人】 古代体质类型之一。角为五音之一，与五行中木相应，用以代表阴阳二十五人中木形之人。灵 64“判角之人，比于左足少阳，少阳之下栝栝然。”

兑(一、duì)

八卦之一。代表西方金位，应秋。又称“兑宫”、“仓果”宫。灵 77“秋风，兑，仓果。”张志聪:“兑宫名仓果者，果实也，万物至秋而收藏成实，是以名之。”

(二、ruì)

通“锐”。细小。难 15“脉来上大下兑，濡滑如雀之喙曰平。”

【兑$_2$骨】 掌后锐骨，即尺骨小头。此为神门穴所在处。难 66“肾之原出于太溪，少阴之原出于兑骨。”黄竹斋:“兑骨即神门，在掌后锐骨之端陷中。”

灶(zào)

锅灶。见“灶中黄土”。

【灶中黄土】 中药名。即灶心土。伏龙肝的别名。为经多年用柴草熏烧而结成的灶心土。辛，温。入脾、胃经。温中止血，止呕，止泻。主治虚寒失血，呕吐，泄泻。组方有黄土汤。金 16“阿胶、黄芩各三两，灶中黄土半斤。”

灼(zhuó)

烧，烤。素 70“其动炎灼妄扰。”伤 111“两阳相熏灼，其身发黄。”

【灼化】 运气术语。指气从灼热而变化。素 74“少阴司天为热化，在泉为苦化，不司气化，居气为灼化。”

七画

【灼灼】 炙热貌。灵 29“食饮者，热无灼灼，寒无沧沧。”

【灼热】 炽热。伤 6“若发汗已，身灼热者，名风温。”

弟（dì）

同胞而后生的男子。见“兄弟”。

沐（mù）

洗头发。素 42“新沐中风，则为首风。”王冰：“沐发中风，舍于头，故曰首风。”

【沐浴】 洗澡。素 10“有积气在小腹与阴，名曰肾痹，得之沐浴清水而卧。”

沤（òu 漚）

浸渍发酵。见“中焦如沤”。

沥（lì 瀝）

1. 水流淌。见“沥沥”。

2. 浸洗。金 22“（狼牙汤）煮取半升，以绵缠筋如茧，浸汤沥阴中，日四遍。”

【沥沥】 沥沥，水流声。金 12“其人素盛今瘦，水走肠间，沥沥有声，谓之痰饮。”徐忠可：“谓如微小在囊，而沥出作响也。”

沙（shā）

细碎的石粒。素 12“西方者，金玉之域，沙石之处。”素 70“风行于地，尘沙飞扬。”素 71“风乃暴举，木偃沙飞。”

【沙苑】 地名。位于陕西大荔南洛水与渭水间一大片沙草地。神 3“防风味甘，温……一名铜芸。生沙苑川泽。”

【沙虱】 中药名。石蚕的别名。见该条。神 4“石蚕味咸，寒……一名沙虱。”

【沙参】 中药名。又名知母、苦心、虎须、白参等。为桔梗科沙参属植物沙参、杏叶沙参、轮叶沙参及其同属数种植物的根。甘、微苦，微寒。入肺、胃经。清热养阴，润肺化痰，益胃生津。主治阴虚久咳，痨嗽痰血，燥咳痰少，虚热喉痹，津伤口渴。神 3“沙参味苦，微寒。主血积，惊气。除寒热，补中，益肺气。久服利人。一名知母。”

汩（gǔ）

迅疾貌。见“汩汩”。

【汩汩】 水急流貌。素 3“溃溃乎若坏都，汩汩乎不可止。”王履：“此阳极欲绝，故其精败神去，不可复生，若隄防之崩坏，而所储之水奔散滂流，莫能以遏之矣。”

沃（wò）

1. 灌，浇。素 43“胞痹者，少腹膀胱按之内痛，若沃以汤，涩于小便。”王冰：“沃，犹灌也。”灵 66“发手则热气下于两股，如汤沃之状。”素 70“流衍之纪……其动漂泄沃涌。”张介宾：“沃，灌也。涌，溢也。”

2. 指黏液。见“沃沫”。

【沃沫】 涎沫，黏液。灵 4“脾脉……微急为膈中，食饮入而还出，后沃沫。”张志聪：“盖不能游溢津液，上归于肺，四布于皮毛，故涎沫之从口出也。”张介宾：“土不制水，而复多涎沫也。沃音屋，水旺然貌。”灵 22“呕多沃沫，气下泄，不治。”《甲乙经》卷十一、《太素》卷三十“沃沫”并作“涎沫”。

泛（fàn）

1. 漫溢。见“泛泛”。

2. 普遍。金 4“着鳖甲于中，煮令泛烂如胶漆，绞取汁，内诸药。”

【泛泛】 充满貌。素 17“夏日在肤，泛泛乎万物有余。”张志聪：“泛泛，充满之象。”

沧（cāng 滄）

寒冷。《说文·水部》：“沧，寒也。”见

"沧沧"。

【沧沧】 寒冷貌。灵 29"食饮者，热无灼灼，寒无沧沧。"杨上善："沧沧，寒也。"

沟（gōu 溝）

1. 水道。见"沟渠"。

2. 穴名。见"支沟"。

【沟渠】 为灌溉、排水而开挖的水道。难 27"圣人图设沟渠，通利水道，以备不然，天雨降下，沟渠溢满，当此之时，雾霈妄行，圣人不能复图也。"

没（mò）

1. 沉没，潜入水中。《说文·水部》："没，沉也。"灵 43"客于肾，则梦临渊，没居水中。"

2. 隐没。金 14"外证胕肿，按之没指。"

汶（wèn）

见"汶山"。

【汶山】 古地名。为今四川理县。神 3"葛根味甘，平……生汶山川谷。"

沉（chén 沈）

1. 深，深在。见"浮沉 1"。

2. 深入；内陷。素 26"天温日明，则人血淖液而卫气浮……天寒日阴，则人血凝泣而卫气沉。"素 35"疟气随经络沉以内薄，故卫气应乃作。"张介宾："沉以内薄，言其深也。即上文薄于五脏，横连募原之谓。"灵 3"针太深则邪气反沉者，言浅浮之病，不欲深刺也，深则邪气从之入，故曰反沉也。"

3. 向下；使向下。难 6"浮之损小，沉之实大，故曰阴盛阳虚。"难 70"初下针，沉之至肾肝之部。"

4. 分量重。见"沉厥"、"沉沉"。

5. 久，时间长。见"沉痔"。

6. 沉没；人或物没入水中。难 33"肝得水而沉……金得水而沉。"

7. 沉下；沉陷。素 2"逆冬气，则少阴不藏，肾气独沉。"张介宾："沉者，沉于下。肾气不蓄，则注泄沉寒等病生矣。"王冰："沉，谓沉伏也。"又，《甲乙经》卷一、《太素》卷二"独沉"作"浊沉"。

8. 沉伏。素 26"阴阳相错，真邪不别，沉以留止。"素 61"冬者水始治，肾方闭……巨阳伏沉，阳脉乃去。"或指热邪潜伏。金 14"寸口脉浮而迟，浮脉则热，迟脉则潜，热潜相搏，名曰沉……沉则脉络虚。"尤怡："热而潜，则热有内伏之势，而无外发之机矣，故曰沉。"

9. 沉滞；不通畅。灵 67"此人之多阴而少阳，其气沉而气往难，故数刺乃知也。"素 79"二阳一阴，阳明主病，不胜一阴，脉耎而动，九窍皆沉。"王冰："故九窍沉滞而不通利也。"

10. 脉象，即沉脉。指脉象轻取不应，重按始得。与浮脉相对。素 6"三经者，不得相失也，搏而勿沉，名曰一阴。"张介宾："故但宜沉搏有神，各得其阴脉中和之体，是为三阴合一之道，故名曰一阴。"素 79"阴阳并绝，浮为血瘕，沉为脓胕。"张介宾："故脉浮者，病当在外而为血瘕；脉沉者，病当在内而为脓胕。"难 3"浮者阳也，沉者阴也。"

11. 病名。指痔疮。素 37"小肠移热于大肠……为沉。"张志聪："沉，痔也。"高世栻："痔字简脱，今补……火热下行，而为沉痔。"又，森立之："为沉者，瘕聚一旦虽愈，其宿饮瘀血不尽，作沉疴者，谓之沉也。沉者，沉固不愈之谓也。"

【沉夭】 沉滞晦暗。灵 49"故色明不粗，沉夭为甚。"李中梓："沉夭者，晦滞之义。"

【沉阴】 积云久阴。素 70"太阳司天，寒气下临……土乃润，水丰衍，寒客至，沉阴化。”素 71“水郁之发……阳光不治，空积沉阴。”素 74“太阴司天，湿淫所胜，则沉阴且布。”

【沉沉】 沉重貌。灵 26“厥挟脊而痛者，至顶，头沉沉然。”马莳：“厥逆为病，挟脊而痛，至于其顶，头则昏沉而不能举。”张志聪：“沉，重也。”

【沉重】 自觉分量重；笨重。伤 316“四肢沉重疼痛，自下利者，此为有水气。”

【沉浊】 面色沉滞晦暗。灵 49“沉浊为内，浮泽为外。”李中梓：“色之沉浊晦滞者为里，色之浮泽光明者为表。”

【沉浮】

1. 升降起伏。引申为盛衰、消长。素 2“所以圣人春夏养阳，秋冬养阴，以从其根，故与万物沉浮于生长之门。”杨上善：“圣人与万物俱浮，即春夏养阳也；与万物俱沉，即秋冬养阴也。”滑寿：“沉浮，犹出入也。”

2. 指部位的深在与浅表。灵 68“察其沉浮，以为深浅。”马莳：“察其痈之浮者，浅刺之；痈之深者，深刺之。”

3. 指沉脉与浮脉。灵 9“沉浮异处，四时不得。”马莳：“脉气浮沉，似所处各异。”

【沉痔】 病名。经久不愈的痔疮。灵 4“肾脉……微涩为不月沉痔。”丹波元简：“沉痔，盖谓痔之沉滞不已者。”又，杨上善：“沉，内也。”即内痔。

【沉厥】 病证名。症见下肢沉重逆冷的病证。灵 4“肾脉急甚为骨癫疾，微急为沉厥奔豚。”杨上善：“微急者，肾冷发沉厥之病，足脚沉重逆冷不收。”

【沉滞】 积滞，郁积。难 18“人病有沉滞久积聚，可切脉而知之耶？”

【沉霒】 同“沉阴”。素 70“沉霒淫雨。”张介宾：“沉霒，阴云蔽日也。”

怀（huái 懷）

1. 怀藏。灵 75“内热相搏，热于怀炭。”

2. 怀孕。素 43“肝痹者……上为引如怀。”王冰：“上引少腹如怀妊之状。”

【怀子】 怀孕。素 40“何以知怀子之且生也？”灵 57“至其成如怀子之状。”

【怀身】 怀孕。金 20“怀身七月，太阴当养不养，此心气实。”

【怀妊】 怀孕。金 20“妇人怀妊，腹中㽲痛，当归芍药散主之。”

【怀娠】 怀孕。金 20“妇人怀娠六七月。”

忧（yōu 憂）

1. 忧虑，忧愁。素 5“人有五藏化五气，以生喜怒悲忧恐。”素 28“隔塞闭绝，上下不通，则暴忧之病也。”王冰：“然愁忧者，气闭塞而不行，故隔塞否闭，气脉断绝，而上下不通也。”灵 6“风寒伤形，忧恐忿怒伤气。”

2. 忧患，祸患。素 66“上下和亲，德泽下流，子孙无忧。”

【忧伤】 忧愁所伤。金 6“五劳虚极羸瘦……食伤、忧伤、饮伤、房室伤、饥伤、劳伤。”

【忧劳】 忧虑劳苦。灵 64“劳心，少力，多忧劳于事。”

【忧思】 忧愁思虑。灵 28“忧思则心系急，心系急则气道约。”灵 66“忧思伤心，重寒伤肺。”素 43“淫气忧思，痹聚在心。”

【忧恚】 忧愁愤恨。灵 69“人之卒然忧恚而言无音者，何道之塞？”

【忧患】 困苦患难。素 13“忧患缘其内，苦形伤其外。”素 78“诊病不问其始，忧患饮食之失节。”王冰：“忧，谓忧惧也；患，谓患难也。”

【忧惨】 忧愁痛苦。金 22“或有忧惨，悲伤多嗔，此皆带下，非有鬼神。”

【忧愁】 忧虑愁苦。难 49“经言忧愁

思虑则伤心，形寒饮冷则伤肺。”

【忧恚无言】《灵枢经》篇名。本篇论述失音症的病因和刺治方法，并分别说明各个发音器官的功能及其病理。文章开始以突然引起失音为论题，故篇名《忧恚无言》。马莳:“人有忧与怒，以至无言，盖有其由，故名篇。”

忤（wǔ）

1. 逆。素 27“吸则内针，无令气忤。”高世栻:“忤，逆也。”

2. 触犯。见“干忤”。

忾（kài 愾）

气满胸臆。《广雅·释诂一》:“忾，满也。”王念孙疏证:“忾，谓气满也。”见“怫忾”。

怅（chàng 悵）

怨望；失意。见“怅然”。

【怅然】 失意不乐貌。难 29“阴阳不能自相维，则怅然失志，溶溶不能自收持。”叶霖:“怅然失志，精神不爽矣。”

怆（chuàng 愴）

通“沧”。寒冷。《说文通训定声·壮部》:“怆，假借为沧。”见“凄怆”。

快（kuài）

1. 使高兴、愉快。素 1“务快其心，逆于生乐，起居无节，故半百而衰也。”素 5“从欲快志于虚无之守。”

2. 舒适，舒畅。灵 2“痿厥者，张而刺之，可令立快也。”灵 9“夫如其故而不坚者，适虽言快，病未去也。”难 48“外痛内快，为外实内虚；内痛外快，为内实外虚。”

3. 畅快，爽快。伤 152“得快下利后，糜粥自养。”伤 355“不吐者，少少加，得快吐乃止。”金 2“湿痹之候，小便不利，大便反快，但当利其小便。”

4. 迅速。见“快药”。

5. 敏捷。素 42“心风之状……病甚则言不可快，诊在口，其色赤。”

6. 明了。灵 12“余闻之，快于耳，不解于心。”杨上善:“快于耳，浅识也；解于心，深识也。”

【快药】 指大黄等峻猛攻下一类药物。金 7“又被快药下利，重亡津液，故得之。”

【快然】

1. 喜悦貌。素 36“热去汗出，喜见日月光火气乃快然。”

2. 畅快，舒服。素 49“十二月阴气下衰，而阳气且出，故曰得后与气则快然如衰也。”素 62“按之则气足以温之，故快然而不痛。”金 3“若溺快然，但头眩者，二十日愈。”

完（wán）

1. 完备。素 14“稻米者完，稻薪者坚。”高世栻:“盖稻米者，其质完备。”

2. 完好。灵 6“无形而痛者，其阳完而阴伤之也。”

3. 净尽，没有剩余。金 17“半夏二升，洗完用。”

【完骨】

1. 穴名。属足少阳经。足太阳、足少阳之交会穴，位于颞骨乳突后方之凹陷处。素 58“水俞五十七穴……完骨二穴。”王冰:“在耳后入发际同身寸之四分，足少阳之会。”

2. 指颞骨乳突。灵 13“足太阳之筋……上出缺盆，上结于完骨。”张介宾:“完骨，耳后高骨也。”灵 14“耳后当完骨者，广九寸。”

牢（láo）

1. 坚硬，坚实。《广雅·释诂一》:“牢，坚也。”难 16“齐左有动气，按之牢若痛。”

《难经集注》:“牢者，气结而坚。”难 17“病若开目而渴，心下牢者，脉当得紧实而数。”

2. 指牢脉。谓脉搏按之坚实有力。难 4“牢而长者，肝也。”难 17“脉当沉细，而反浮大而牢者，死也。”难 48“脉之虚实者，濡者为虚，紧牢者为实。”

究（jiū）

1. 终止。灵 16“上循喉咙，入颃颡之窍，究于畜门。”张志聪:“究，终也。”

2. 周遍，遍及。素 69“所谓精光之论，大圣之业，宣明大道，通于无穷，究于无极也。”

穷（qióng 窮）

1. 尽；完结。素 54“九针之名，各不同形者，针穷其所当补泻也。”张志聪:“九针之形，有大小长短之不等，各尽其所当补泻之用而制之也。”灵 59“夫病变化，浮沉深浅，不可胜穷。”

2. 极端；终端。难 23“经脉十二，络脉十五，何始何穷也?”难 55“上下有所终始，左右有所穷处。”

3. 寻根究源。素 58“其非圣帝，孰能穷其道焉?”灵 5“所谓骨繇者摇故也，当穷其本也。”

4. 穷困，困窘。素 78“妄言作名，为粗所穷。”

【穷诎】 气机不畅，语言难出。灵 75“其咳上气，穷诎胸痛者，取之奈何?”杨上善:“穷诎，气不申也。”张志聪:“诎者，语塞也。”

【穷骨】 骶骨。此指长强穴，位于尾骨尖与肛门连线的中点处。灵 22“灸穷骨二十壮。穷骨者，骶骨也。”张介宾:“骶骨，即督脉之长强穴。”

灾（zāi 災）

1. 灾害，祸患。灵 79“风从东方来，发屋，扬沙石，国有大灾也。”素 69“其灾冰雪霜雹。”

2. 降灾。素 69“久留而环，或离或附，是谓议灾与其德也。”素 71“灾七宫。”

【灾眚】 灾难。素 69“今夫德化政令，灾眚变易，非常而有也。”素 71“胜复之气，其常在也，灾眚时至。”

【灾害】 天灾人祸造成的损害。素 2“逆之则灾害生，从之则苛疾不起。”素 5“故治不法天之纪，不用地之理，则灾害至矣。”

良（liáng）

1. 优良，良好。素 8“闵闵之当，孰者为良?”神 4“蝼蛄味咸，寒……夜出者良。”

2. 吉祥。见“良兆”。

3. 副词。表示程度，相当于“很”。见“良久”。

【良工】 古代泛称技艺高超的人。此指优良的医生。素 14“今良工皆得其法，守其数。”素 35“当此之时，良工不能止，必须其自衰乃刺之。”灵 35“补虚泻实，神归其室，久塞其空，谓之良工。”

【良久】 很久。灵 13“目瞑，良久乃得视。”金 2“去滓，良久再服。”

【良马】 骏马，好马。素 58“此所谓圣人易语，良马易御也。”

【良方】 疗效好的药方或方法。灵 60“而明为良方，著之竹帛。”

【良肉】 正常肌肉。灵 7“病浅针深，内伤良肉，皮肤为痈。”灵 81“当其痈下，筋骨良肉皆无余。”

【良兆】 吉祥的时辰。素 8“黄帝乃择吉日良兆，而藏灵兰之室。”素 69“乃择良兆而藏之灵室。”

【良医】 医道高明的医生。素 3“故病久则传化，上下不并，良医弗为。”

【良药】 疗效显著的药物。素 14“针

石不能治，良药不能及也。”

证（zhèng 證）

症状，证候。素 74“证有中外，治有轻重。”吴崑：“证候有中外，药用有轻重。”伤 16“观其脉证，知犯何逆，随证治之。”伤 101“伤寒中风，有柴胡证，但见一证便是，不必悉具。”

诃（hē 訶）

中药名。见“诃梨勒”。

【诃梨勒】 中药名。诃子的别名。为使君子科榄仁树属植物诃子和微毛诃子的果实。苦、酸、涩，平。入肺、胃、大肠经。涩肠下气，敛肺利咽。主治久泻，久痢，脱肛，喘咳痰嗽，久咳失音。组方为诃梨勒散。金 17“诃梨勒散方，诃梨勒十枚（煨）。”

【诃梨勒散】 方剂名。组成：诃梨勒十枚（煨）。煎服法：一味为散，粥饮和，顿服。功用：涩肠固脱。主治：虚寒气利。临床见大便清稀随矢气而下，滑脱失禁。金 17“气利，诃梨勒散主之。”

启（qǐ 啓）

开发。见“启敕”、“启坼”。

【启坼】 犹启陈、发陈。素 70“发生之纪……其德鸣靡启坼。”张介宾：“启坼，即发陈之义，其德应春也。”

【启拆】 为“启坼”之讹。素 71“其运风，其化鸣紊启拆。”张介宾：“启拆，萌芽发而地脉开也。”

【启敕】 万物生发，推陈出新的景象。素 70“发生之纪，是谓启敕。”张介宾：“启，开也。敕，布也。布散阳和，发生万物之象也。”

评（píng 評）

评议。见“评热病论”。

【评热病论】《素问》篇名。篇内论述了阴阳交、风厥、劳风、肾风等热病的病因病机以及预后转归，并且着重阐述了邪正消长的病理变化规律。

补（bǔ 補）

1. 补充。见“补益”。

2. 补法。用食物、药物、针刺、艾灸或其他方法，顺应脏腑阴阳五行、时间运气特点、经络气血走行，扶助正气，补益脏腑，滋养身体，调整阴阳，畅通气机，以治疗正气不足，身体虚弱，脏腑偏衰之证的方法。素 27“呼尽内针，静以久留……候吸引针，气不得出，各在其处，推阖其门，令神气存，大气留止，故命曰补。”灵 1“补曰随之，随之意若妄之，若行若按，如蚊虻止，如留如还，去如弦绝，令左属右，其气故止，外门已闭，中气乃实。”灵 3“追而济之者，补也。”

3. 指用补法治疗。素 20“必先度形之肥瘦，以调其气之虚实，实则泻之，虚则补之。”素 26“月生无泻，月满无补。”素 62“有余泻之，不足补之。”①食补。素 22“五谷为养，五果为助，五畜为益，五菜为充，气味合而服之，以补精益气。”素 5“形不足者温之以气，精不足者补之以味。”②药补。灵 17“盛者泻之，虚者饮药以补之。”素 22“肝欲散，急食辛以散之，用辛补之，酸泻之。”吴崑：“顺其性为补，反其性为泻，肝木喜辛散而恶酸收，故辛为补而酸为泻也。”素 74“补上治上制以缓，补下治下制以急。”③针补。灵 9“人迎一盛，泻足少阳而补足厥阴。”灵 19“飧泄，补三阴之上，补阴陵泉，皆久留之，热行乃止。”灵 73“补必用方，外引其皮，令当其门，左引其枢，右推其肤，微旋而徐推之，必端以正，安以静，坚心无解，欲微以留，气下而疾出之，推其皮，盖其外门，真气乃存。”④灸补。灵 51“以火补者，毋吹其火，须其自灭也。”

【补中】 补益中气。神 2“益心气，补中，增慧智。”神 3“沙参味苦，微寒……除寒热，补中，益肺气。”

【补水】 滋补肾阴。难 75“故泻火补水，欲令金不得平木也。”

【补气】 指调理气机以促进正气恢复。金 6“补气加半夏三两。”徐彬：“气不顺加半夏，去逆即所以补正也。”

【补阳】 温补阳气或补养阳经。素 21“太阴藏搏者，用心省真，五脉气少，胃气不平，三阴也，宜治其下俞，补阳泻阴。”灵 9“如是者，则阴阳俱不足，补阳则阴竭，泻阴则阳脱。”

【补阴】 滋补阴液或补养阴经。素 21“阳明藏独至，是阳气重并也，当泻阳补阴，取之下俞。”灵 9“凡刺之道，气调而止，补阴泻阳，音气益彰。”

【补泻】 补法和泻法。针对人体虚实证候而确定的补益正气，祛除邪气的治疗原则。灵 52“能知虚石之坚软者，知补泻之所在。”灵 4“补泻反则病益笃。”素 54“九针之名，各不同形者，针穷其所当补泻也。”

【补益】 补养助益。灵 30“谷入气满，淖泽注于骨，骨属屈伸，泄泽，补益脑髓，皮肤润泽，是谓液。”

【补髓】 补益精髓。神 2“久服补髓益气，肥健不饥。”

【补者随之】 刺法术语。针刺补法是顺着经气运行方向刺入和行针。灵 9“故泻者迎之，补者随之，知迎知随，气可令和。”

初（chū）

1. 开始；起始。《说文・刀部》：“初，始也。”灵 81“发于足傍，名曰历痈，其状不大，初如小指发。”伤 191“阳明病……必大便初鞕后溏。”素 71“太羽终，太角初，少徵，太宫，少商。”

2. 表示序次居第一。《易・乾》：“初九，潜龙勿用。”孔颖达疏：“居第一之位，故称初。”①第一个。见“初气”、“初之气”。②第一次。金 10“初服二合，不知，即服三合。”伤 174“去桂加白术汤……初一服，其人身如痹，半日许复服之。”

3. 当初；本来。金 3“百合病……病形如初者，百合地黄汤主之。”

4. 指运气中六气每一气的前半步。素 68“初凡三十度而有奇……初者地气也，中者天气也。”张介宾：“度，即日也。一步一数，凡六十日八十七刻半，而两分之，则前半步始于初，是为初气，凡三十度而有奇，奇谓四十三刻又四分刻之三也。”

5. 方才，刚刚。素 61“阴气初胜，湿气及体。”难 70“初下针，沉之至肾肝之部。”金 3“初得之三四日，目赤如鸠眼。”

【初中】 初气与中气。运气六气每一气可分为前半步和后半步，分别称为初气与中气。素 68“气有初中，上下不同……何谓初中？岐伯曰：初凡三十度而有奇，中气同法。”吴崑：“初中者，每气皆有初中，各三十日余四十三刻四分之三。”

【初气】 同“初之气”。素 73“初气，终三气，天气主之，胜之常也。”

【初六】 甲子周期第一个年份的主时六气。素 68“所谓初六，天之数。”张介宾：“初六者，子年为首之六气也。”张志聪：“此初之六气应天之数也。”

【初之气】 又名初气。运气六步中第一气，始于大寒日，止于春分，主时六十天八十七刻半。素 68“甲子之岁，初之气，天数始于水下一刻，终于八十七刻半。”素 71“初之气，地气迁，气乃大温。”张志聪：“夫间气者纪步，而初气于少阳，地气迁者，谓上年在泉之终气，而交于今岁司天之初气也。”

识（一、shí 識）

1. 知道。《说文・言部》：“识，知也。”

见“意识”。

2. 认识。素 71“甚则耳鸣眩转，目不识人。”

（二、zhì 識）

记住。《玉篇・言部》:“识，记也。”伤 16“常须识此，勿令误也。”

诊（zhěn 診）

1. 诊察，诊断。素 5“善诊者，察色按脉，先别阴阳。”素 46“诊此者当候胃脉。”灵 10“凡诊络脉，脉色青则寒且痛。”

2. 诊察部位。素 42“肺风之状……诊在眉上，其色白。”

3. 症状。素 42“愿闻其诊及其病能。”王冰:“诊，谓可言之证。”

【诊法】 诊察疾病的方法。素 17“诊法何如……诊法常以平旦。”素 21“观人勇怯骨肉皮肤，能知其情，以为诊法也。”

【诊要】 诊断的要领。素 16“黄帝问曰：诊要何如?”

【诊脉】 诊察脉象。灵 1“凡将用针，必先诊脉。”

【诊病】 诊察病状。素 10“诊病之始，五决为纪。”素 77“凡欲诊病者，必问饮食居处，暴乐暴苦，始乐后苦。”

【诊要经终论】《素问》篇名。本篇主要论述一年十二个月天地阴阳之气的盛衰及人气所在，四时针刺应注意浅深轻重，以免因误刺损伤脏气。指出“凡刺胸腹，必避五藏”及误刺中伤五脏所致的恶果，并列举了十二经脉之气终绝的症状。

诎（qū 詘）

嘴笨。见“穷诎”。

君（jūn）

1. 君王，统治者。素 77“诊有三常，必问贵贱，封君败伤，及欲侯王。”灵 77“太一在冬至之日有变，占在君。”

2. 对人的尊称。指有学问有修养的人。见“君子”。

3. 方剂配伍中起主要作用的药。素 74“君一臣二，制之小也……主病之谓君，佐君之谓臣，应臣之谓使。”

4. 药物三品分类中的上品药。神 1“上药一百二十种，为君。”

5. 指六气中的少阴君火。素 68“君位臣则顺，臣位君则逆。”张介宾:“君者，君火也。臣者，相火也。”

【君子】

1. 有才德的人。灵 77“众人皆曰君子，此阴阳和平之人也。”灵 14“愿闻众人之度，人长七尺五寸者，其骨节之大小长短各几何……君子终折。”

2. 对人的尊称。素 17“君子居室，蛰虫周密。”素 71“民避寒邪，君子周密。”

【君王】 对帝王的称呼。素 25“君王众庶，尽欲全形。”

【君火】 运气术语。指六气中的少阴君火，有主气、客气之分。素 66“君火以明，相火以位。”素 68“君火之右，相火主之。”

【君主】 国君。见“君主之官”。

【君臣】 指方剂中君、臣、佐、使诸药的组成原则。素 74“方制君臣，何谓也?岐伯曰：主病之谓君，佐君之谓臣，应臣之谓使，非上中下三品之谓也。”

【君主之官】 即国家元首之职。此比喻心主神志，居人体主宰地位。素 8“心者，君主之官也，神明出焉。”张介宾:“心为一身之君主，禀虚灵而含造化，具一理以应万几，脏腑百骸，惟所是命，聪明智能，莫不由之，故曰神明出焉。”

灵（líng 靈）

圣明，神明。素 9“大神灵问，请陈其方。”

【灵枢】 书名。又称《黄帝内经灵枢经》。张仲景称为《九卷》，皇甫谧称为《针

七画

经》，并说与《素问》同是《汉书·艺文志》所载的《黄帝内经》。《隋书·经籍志》称为《九灵》《九墟》，王冰《素问注》才出现《灵枢》的名称。北宋末年，本书一度失传，高丽献书，曾有著录。南宋史崧献家传秘本刊印流行，即为今日所见的《灵枢经》。全书八十一篇，内容主要为经络、脏腑、精、气、神、营、卫、针刺等。与《素问》互相发挥之处甚多。

【灵室】 即灵兰室。古藏书的秘府。素69“乃择良兆而藏之灵室。”王冰：“灵室，谓灵兰室，黄帝之书府也。”

【灵兰之室】 黄帝藏书之地。素8“黄帝乃择吉日良兆，而藏灵兰之室，以传保焉。”素71“请藏灵兰之室。”杨上善：“灵兰之室，黄帝藏书之府，今之兰台。”

【灵兰秘典论】《素问》篇名。该篇主要阐述了十二脏腑的生理功能，特别强调了人体是一个统一体，而心主神明是主宰，是人体的中枢。高世栻：“灵兰，藏书之室，谓神灵相接，其气如兰。秘典，帝以岐伯之言藏灵兰之室，为秘密之典章……故尊奉其言，斋戒择吉，以藏灵兰之室，故曰《灵兰秘典》。”

即（jí）

1. 至，到来。素69“芒而大，倍常之一其化甚，大常之二其眚即也。”王冰：“即，至也。”

2. 登。见“即位”。

3. 连词。①假如，如果。素76“子务明之，可以十全，即不能知，为世所怨。”金12“冲气即低，而反更咳，胸满者，用桂苓五味甘草汤去桂加干姜、细辛，以治其咳满。”②表示相承，相当于“则”、“乃”。灵4“中气穴则针染于巷，中肉节即皮肤痛。”金14“阳气不通即身冷，阴气不通即骨疼。”金16“寸口脉动而弱，动即为惊，弱则为悸。”

4. 副词。①表示时间，相当于“就”、“即刻”。素46“夫食入于阴，长气于阳，故夺其食即已。”伤29“若厥愈足温者，更作芍药甘草汤与之，其脚即伸。”金17“食已即吐者，大黄甘草汤主之。”②表示范围。只，仅仅。金18“小疮即粉之，大疮但服之，产后亦可服。”

5. 疑为“则沉”之讹。灵68“其痈在管内者，即而痛深。”《太素》卷二十六、《甲乙经》卷十一“即”并作“则沉”。

【即子】 中药名。乌头的别名。见“乌头”条。神4“乌头味辛，温。主中风，恶风洗洗，出汗……一名即子。”

【即位】 就位，君主登位。灵29“今夫王公大人、临朝即位之君而问焉。”

尿（niào）

1. 小便。伤237“小便当利，尿如皂荚汁状，色正赤，一宿腹减，黄从小便去也。”

2. 排泄小便。伤232“若不尿，腹满加哕者，不治。”

【尿血】 病症名。小便带血。金11“热在下焦者，则尿血，亦令淋秘不通。”

尾（wěi）

1. 尾巴。动物躯干末端突出的部分。见“鸠尾”。

2. 末端。见“尾骶”。

3. 星名。二十八宿之一。东方苍龙七宿的第六宿。素67“黅天之气经于心尾己分。”

【尾底】 通称尾骶骨。又作尾骶、尾闾、穷骨。即脊骨的最末一节。灵79“卫气之行风府，日下一节，二十一日，下至尾底。”《素问·疟论》、《太素》卷二十五、《甲乙经》卷七“尾底”并作“骶骨”。马莳、张介宾注本并作“尾骶”。

【尾骶】 尾骶骨。灵14“膂骨以下至尾骶二十一节，长三尺。”

【尾翳】 任脉之别络的名称。后作鸠尾穴。灵 10“任脉之别，名曰尾翳，下鸠尾，散于腹。”杨上善：“鸠尾，一名尾翳，是心之蔽骨。”又，丹波元简：“《甲乙》云鸠尾，一名尾翳，一名髑骬，在臆前蔽骨下五分，任脉之别。由此考之，尾翳即蔽骨，犹髑骬即蔽骨，而又为鸠尾，一名也。”

迟（chí 遲）

1. 缓慢。灵 1“刺之微，在速迟。”张志聪：“迟速，用针出入之疾徐也。”灵 5“气滑即出疾，其气涩则出迟。”灵 79“其内搏于五藏，横连募原，其道远，其气深，其行迟，不能日作。”

2. 迟留，滞留。见“稽迟”。

3. 迟脉。脉搏缓慢，一息不足四次。素 7“迟者为阴，数者为阳。”伤 134“医反下之，动数变迟。”难 9“数者府也，迟者藏也。数则为热，迟则为寒。”

【迟速】 徐疾，慢快。素 68“故气有往复，用有迟速。”素 71“行有逆顺，至有迟速。”灵 3“刺之微在数迟者，徐疾之意也。”

改（gǎi）

改变。《说文·攴部》：“改，更也。”素 74“大凉肃杀，华英改容。”

张（zhāng 張）

1. 安装弓弦。《说文·弓部》：“张，施弓弦也。”素 18“死肝脉来，急益劲，如新张弓弦。”素 41“腰中如张弓弩弦。”

2. 张开。《广雅·释诂三》：“张，开也。”灵 47“合腋张胁者，肺下。”张介宾：“合腋张胁者，腋敛胁开也。”灵 50“怒则气盛而胸张，肝举而胆横。”灵 76“阳气出于目，目张则气上行于头。”

3. 展开，伸展。灵 2“痿厥者，张而刺之，可令立快也。”张志聪：“张者，仰卧而张大其四肢。”又，孙鼎宜：“按‘张’当作‘僵’，声误。‘僵’‘仆’义同，即卧之意。”

4. 宽大。《广雅·释诂一》：“张，大也。”灵 29“六府者，胃为之海，广骸，大颈，张胸，五谷乃容。”灵 37“五官已辨，阙庭必张，乃立明堂。”

5.（气血）充盛。灵 81“阴阳已张，因息乃行，行有经纪，周有道理。”

6. 亢盛。素 3“阳气者，烦劳则张，精绝辟积，于夏使人煎厥。”

7. 星名。二十八宿之一，位于南方。灵 76“天周二十八宿，而一面七星，四七二十八星，房昴为纬，虚张为经。”素 67“玄天之气经于张翼娄胃。”

【张口】 嘴巴张开。金 1“息张口短气者，肺痿唾沫。”

忌（jì）

禁忌，忌讳。灵 64“凡年忌下上之人，大忌常加七岁……皆人之大忌。”

【忌日】 死亡之日。灵 81“愿尽闻痈疽之形，与忌日名。”杨上善：“一问痈疽形状，二问痈疽死生忌日。”

【忌时】 指有关疾病禁忌的时日。素 7“别于阳者，知病忌时。”张介宾：“忌时，言气有衰王，病有时忌也。”又，俞樾：“按‘忌’当作‘起’，字误也……隶体相似，因而致误。”

际（jì 際）

1. 边缘处。灵 10“肝足厥阴之脉，起于大指丛毛之际。”素 77“视深渊尚可测，迎浮云莫知其际。”

2. 分界处。灵 71“伏行两骨之间，外屈出两筋之间，骨肉之际。”

陆（lù 陸）

陆地。素 69“土崩溃，鳞见于陆。”素 74“大雨时行，鳞见于陆。”

【陆英】 中药名。为忍冬科接骨木属植物陆英的茎叶。甘、微苦，平。入肝经。祛风除湿，舒筋活血。主治风湿痹痛，中风偏枯，水肿，黄疸，癥积，痢疾，跌打损伤，产后恶露不行，丹毒，疮肿，风疹瘙痒。神4“陆英味苦，寒。主骨间诸痹，四肢拘挛疼酸，膝寒痛，阴痿，短气不足，脚肿。”

阿（ē）

见“阿胶”。

【阿胶】 中药名。又名傅致胶。为马科驴属动物驴的去毛之皮经熬制而成的胶。甘，平。入肝、肺、肾经。补血止血，滋阴润肺。主治血虚眩晕，吐血，衄血，便血，血痢，崩漏，妊娠下血，虚烦失眠，肺虚燥咳。组方有炙甘草汤、猪苓汤、黄连阿胶汤、黄土汤、鳖甲煎丸、薯蓣丸、芎归胶艾汤、白头翁加甘草阿胶汤、温经汤、大黄甘遂汤。神2“阿胶味甘，平。主心腹内崩，劳极，洒洒如疟状，腰腹痛，四肢酸疼，女子下血，安胎。久服轻身，益气。一名傅致胶。”

陇（lǒng 隴）

1. 即陇山。见“陇西”。

2. 隆盛，旺盛。灵18“日中而阳陇为重阳，夜半而阴陇为重阴。”张介宾：“陇，盛也。”灵75“凡刺痈邪，无迎陇。”杨上善：“陇，大盛也。”

3. 同“垄”。高丘。形容隆起状。素27“卒风暴起，则经水波涌而陇起。”丹波元简：“陇，垄同……犹言拥起为陇，而过此渐平迤也。”

【陇西】 秦时地名。今甘肃陇西临洮县。神2“葡萄味甘，平……生陇西山谷。”

陈（chén 陳）

1. 陈列，排列。《广雅·释诂一》：“陈，列也。”灵60“白刃陈于中野者，此非一日之谋也。”

2. 布陈。引申为调和。3素“是以圣人陈阴阳，筋脉和同，骨髓坚固，气血皆从。”张介宾：“陈阴阳，犹言铺设得所，不使偏胜也。”

3. 敷布，散布。《广雅·释诂》：“陈，布也。”素43“荣者，水谷之精气也，和调于五藏，洒陈于六府。”

4. 陈述，述说。灵1“小针之要，易陈而难入。”灵3“所谓易陈者，易言也。”素71“臣虽不敏，请陈其道，令终不灭。”

5. 久，陈旧。神1“采治时月生熟，土地所出，真伪陈新。”又见“宛陈”。

【陈气】 久食肥甘所蓄积的陈腐浊气。素47“治之以兰，除陈气也。”王冰：“陈，谓久也。言兰除陈久甘肥不化之气者，以辛能发散故也。”

【陈仓】 地名。在陕西宝鸡市东。神2“赤箭味辛，温……生陈仓山谷。”

【陈留】 地名。今河南省陈留（在开封和杞县之间）。神4“羊蹄味苦，寒……生陈留川泽。”

【陈寒】 郁积日久之寒邪。金2“下有陈寒者，加细辛三分。”

阻（zǔ）

阻滞。金14“若心烦不止者，以苦酒阻故也。”

附（fù）

1. 附着。灵31“小肠后附脊，左环回周迭积。”

2. 亲近。灵64“土形之人……不喜权势，喜附人也。”

3. 补益，增益。《广雅·释诂一》：“附，益也。”素80“持雌失雄，弃阴附阳，不知并合，诊故不明。”

4. 靠近。《小尔雅·广诂》：“附，近也。”灵21“皮寒热者，不可附席。”马莳：

“邪之在人，其始寒热在于皮……故皮痛而不可以近席。”素 60“寒府在附膝外解营。”素 69“久留而环，或离或附，是谓议灾与其德也。”

5. 蛰伏，伏藏。素 69“岁土不及……藏气举事，蛰虫早附。”

6. 附子的简称。金 2“即是术、附并走皮中。”

7. 通“俯”。低头。见“偻附”。

【附子】 中药名。为毛茛科乌头属植物乌头（栽培品）的侧根（子根）。辛、甘，热，有毒。入心、脾、肾经。回阳救逆，散寒除湿。主治阴盛格阳，大汗亡阳，吐利厥逆，心腹冷痛，冷痢，脚气水肿，小儿慢惊，风寒湿痹，阴疽疮漏及一切沉寒痼冷之疾。组方有桂枝加附子汤、桂枝去芍药加附子汤、桂枝去芍药加麻辛附子汤、干姜附子汤、芍药甘草附子汤、四逆汤、茯苓四逆汤、真武汤、附子泻心汤、桂枝附子汤、去桂加白术汤、甘草附子汤、麻黄附子汤、麻黄细辛附子汤、麻黄附子甘草汤、附子汤、白术附子汤、白通汤、白通加猪胆汁汤、通脉四逆汤、乌梅丸、通脉四逆汤、四逆加人参汤、通脉四逆加猪胆汤、头风摩散方、桂枝芍药知母汤、肾气丸、薏苡附子散、薏苡附子败酱散、乌头赤石脂丸、附子粳米汤、大黄附子汤、栝蒌瞿麦丸、黄土汤、竹叶汤。神 4“附子味辛，温。主风寒，咳逆邪气。温中，金创。破癥坚，积聚、血瘕，寒湿踒躄，拘挛，膝痛不能行步。”

【附支】 中药名。通草的别称。见该条。神 3“通草味辛，平……一名附支。”

【附子汤】 方剂名。①组成：附子二枚（炮，去皮，破八片），茯苓三两，人参二两，白术四两，芍药三两。煎服法：上五味，以水八升，煮取三升，去滓，温服一升，日三服。功用：温经助阳，去寒化湿。主治：少阴病阳虚寒湿，口中和，背恶寒，身体痛，手足寒，骨节痛，脉沉。伤 304“少阴病，得之一二日，口中和，其背恶寒者，当灸之，附子汤主之。”伤 305“少阴病，身体痛，手足寒，骨节痛，脉沉者，附子汤主之。”②组成未见（后世有主张用《伤寒论》附子汤）。功用：温阳散寒，暖宫安胎。主治：阳虚寒盛，伤及胞胎。金 20“妇人怀娠六七月，脉弦发热，其胎愈胀，腹痛恶寒者，少腹如扇，所以然者，子藏开故也，当以附子汤温其藏。”

【附子泻心汤】 方名。组成：大黄二两，黄连一两，黄芩一两，附子一枚（炮去皮，破，别煮取汁）。煎服法：上四味，切三味，以麻沸汤二升渍之，须臾，绞去滓，纳附子汁，分温再服。功用：泄热消痞，扶阳固表。主治：心下痞，恶寒汗出之证。伤 155“心下痞，而复恶寒汗出者，附子泻心汤主之。”

【附子粳米汤】 方名。组成：附子一枚（炮），半夏半升，甘草一两，大枣十枚，粳米半升。煎服法：上五味，以水八升，煮米熟，汤成，去滓，一升，日三服。功用：温经散寒，化湿降逆。主治：中焦虚寒，水湿内停之腹满痛证。金 10“腹中寒气，雷鸣切痛，胸胁逆满，呕吐，附子粳米汤主之。”

坠（zhuì 墜）

坠落，跌伤。素 17“肝脉搏坚而长，色不青，当病坠若搏。”高世栻：“坠，堕伤也。”

妙（miào）

神妙，奥妙。素 13“变化相移，以观其妙，以知其要。”素 54“虚实之要，九针最妙者，为其各有所宜也。”灵 1“妙哉！工独有之。”

妊（rèn）

怀孕，身孕。见“妊子”、“妊娠”。

【妊子】 怀孕。素 18“妇人手少阴脉

动甚者，妊子也。”

【妊娠】 怀孕。金 20“妇人得平脉，阴脉小弱，其人渴，不能食，无寒热，名妊娠……妊娠养胎，白术散主之。”

妨（fáng）

妨碍。灵 35“胃胀者，腹满，胃脘痛，鼻闻焦臭，妨于食。”素 47“病名曰息积，此不妨于食，不可灸刺。”

努（nǔ）

使凸出。难 78“当刺之时，必先以左手压按所针荥俞之处，弹而努之，爪而下之。”滑寿：“弹而努之，鼓勇之也。”

忍（rěn）

忍耐。伤 156“一方云，忍之一日乃愈。”神 2“葡萄味甘，平。主筋骨湿痹，益气倍力，强志，令人肥健，耐饥，忍风寒。”

【忍痛】 忍受痛楚。灵 50“夫人之忍痛与不忍痛者，非勇怯之分也。”

劲（jìn 勁）

1. 强健。《广韵·劲韵》：“劲，健也。”灵 38“劲则气滑血清，刺此者，浅而疾之。”张志聪：“其人轻劲则气滑血清。”

2. 脉象。刚劲有力。素 18“死肝脉来，急益劲，如新张弓弦，曰肝死。”王冰：“劲谓劲强，急之甚也。”灵 60“咳且溲血脱形，其脉小劲，是四逆也。”

3. 刚烈。见“坚劲”。

4. 形容金运秋令燥气劲急肃杀的特征。素 67“西方生燥，燥生金……其政为劲，其令雾露，其变肃杀。”张介宾：“风气刚劲，金之政也。”林亿：“按《气交变大论》云：其政劲切。”素 71“凡此阳明司天之政，气化运行后天，天气急……清先而劲，毛虫乃死。”

【劲切】 刚劲急切。素 69“西方生金，其德清洁，其化紧敛，其政劲切，其令燥。”王冰：“劲，锐也；切，急也。”素 70“秋气劲切，甚则肃杀。”

【劲肃】 强劲肃杀。素 70“审平之纪，收而不争，杀而无犯……其化坚敛，其类金，其政劲肃。”张志聪：“坚劲肃清，金之政也。”

【劲强】 健壮有力。素 1“三八肾气平均，筋骨劲强，故真牙生而长极。”

矣（yǐ）

语气助词。①表示已然，相当于“了”。素 1“今五藏皆衰，筋骨解堕，天癸尽矣。”素 27“九九八十一篇，余尽通其意矣。”灵 27“其慉痛之时，不及定治，而痛已止矣。”

②表示必然。素 5“故治不法天之纪，不用地之理，则灾害至矣。”素 17“头者，精明之府，头倾视深，精神将夺矣。”灵 4“故根死则叶枯矣。”

③表示肯定或判断，相当于“也”。素 8“膀胱者，州都之官，津液藏焉，气化则能出矣。”素 44“如夫子言可矣。”灵 16“肾气通于耳，肾和则耳能闻五音矣。”

④表示感叹，相当于“啊”。素 66“夫子之言，上终天气，下毕地纪，可谓悉矣！”素 81“帝曰：大矣！”灵 78“余闻九针于夫子，众多博大矣！”

⑤在句末表示停顿，以起下文。素 13“余闻其要于夫子矣，夫子言不离色脉，此余之所知也。”素 62“余已闻之矣，不知其所由然也。”

⑥表示肯定或语句的结束，相当于“耳”。素 9“不能极于天地之精气，则死矣。”素 11“病不许治者，病必不治，治之无功矣。”素 62“必谨察其九候，针道备矣。”

鸡（jī 雞、鷄）

1. 家禽的一种。五畜之一，其味辛。

素 4“东方青色……其类草木，其畜鸡。”素 70“其藏肺……其应秋，其虫介，其畜鸡。”灵 65“上商与右商同，谷黍，畜鸡，果桃，手太阴，藏肺。”

2. 指鸡肉。灵 56“五畜：牛甘，犬酸，猪咸，羊苦，鸡辛。”

【鸡子】 鸡卵、鸡蛋。为雉科雉属动物家鸡的卵。甘，平。入肺、肾经。滋阴润燥，养血安胎。主治热病烦闷，燥咳声哑，目赤咽痛，胎动不安，产后口渴，小儿痫痢，烫伤，虚人羸弱。组方有苦酒汤。神 3“鸡子，主除热，火疮，治痫痓。”

【鸡肉】 为雉科雉属动物家鸡的肉。五行属金，味辛入肺。灵 56“肺病者，宜食黄黍、鸡肉、桃、葱。”素 22“肾色黑，宜食辛，黄黍、鸡肉、桃、葱皆辛。”

【鸡羽】 鸡的羽毛。比喻脉象中央硬而两旁虚软。素 18“病肺脉来，不上不下，如循鸡羽，曰肺病。”王冰：“谓中央坚而两旁虚也。”

【鸡足】 即鸡爪。此用以形容针刺方法，即将针直刺于分肉之间得气后，提针至皮下，再向左、右各斜刺一针，分为三歧，形如鸡足状。灵 7“合谷刺者，左右鸡足，针于分肉之间，以取肌痹，此脾之应也。”杨上善：“刺身，左右分肉之间，痏如鸡足之迹，以合分肉间之气，故曰合刺也。”灵 59“积……重者，鸡足取之。”楼英：“正入一针，左右斜入二针，如鸡之足三爪也。”

【鸡肠】 中药名。为雉科雉属动物家鸡的肠子。益肾，固精，止遗。主治遗尿，小便频数，遗精，白浊，痔漏。神 3“鸡肠，主遗溺。”

【鸡卵】 即鸡蛋。灵 57“肠覃何如……其始生也，大如鸡卵。”

【鸡鸣】 鸡叫。常指天明之前，即丑时，相当于 1—3 时。素 4“合夜至鸡鸣，天之阴，阴中之阴也。”素 65“二日不已死，冬鸡鸣，夏下晡。”王冰：“鸡鸣，谓早鸡鸣，丑正之分也。”

【鸡冠】 雄鸡头上的肉冠。素 10“赤如鸡冠者生。”

【鸡黄】 即鸡子黄。见该条。金 18“取鸡子黄一枚，以药散与鸡黄相等，揉和令相得，饮和服之。”

【鸡子壳】 中药名。为雉科雉属动物家鸡卵的硬外壳。淡，平。制酸，止痛，壮骨，明目。主治胃脘痛，反胃，吐酸，小儿佝偻病，眼生翳膜，痈疮痘毒。伤 312“（苦酒汤）半夏（洗，破如枣核）十四枚，鸡子一枚（去黄，内上苦酒，着鸡子壳中）。右二味，内半夏着苦酒中，以鸡子壳置刀环中，安火上，令三沸，去滓。”

【鸡子黄】 中药名。为雉科雉属动物家鸡的蛋黄。甘，平。入心、肾经。滋阴润燥，养血息风。主治心烦失眠，热病痉厥，虚劳吐血，呕逆，下痢，烫伤，热疮等。组方有黄连阿胶汤、百合鸡子汤、排脓散。伤 303“（黄连阿胶汤）内鸡子黄，搅令相得。”金 3“百合鸡子汤方：百合七枚（擘），鸡子黄一枚。”

【鸡矢醴】 药酒名。矢，通“屎”。鸡粪焙黄，入酒渍泡，取汁温服，下气消积，通利大小便，主治鼓胀。素 40“治之以鸡矢醴，一剂知，二剂已。”杨上善：“可取鸡粪作丸，熬令烟盛，以清酒一斗半沃之，承取汁，名曰鸡醴，饮取汗。”张介宾：“鸡矢之性，能消积下气，通利大小二便，盖攻伐实邪之剂也。一剂可知其效，二剂可已其病。凡鼓胀由于停积及湿热有余者，皆宜用之。若脾肾虚寒发胀及气虚中满等证，最所忌也，误服则死……鸡矢醴法，按《正传》云：用羯鸡矢一升，研细，炒焦色，地上出火毒，以百沸汤淋汁，每服一大盏，调木香、槟榔各一钱，日三服，空腹服，以平为度。又按：《医鉴》等书云：用干羯鸡矢八合，炒微焦，入无灰好酒三碗，共煎干至一半许，用布滤取汁，五更热饮，则腹鸣，辰巳时行二三次，皆黑水也。次日觉足面渐有皱纹，又饮一次，则渐皱至膝上而病愈矣。此二法，似以后者为便。”马莳：“但鸡屎用雄鸡者气全，又山间蓄之者更效，要知山间多吞毒虫，而有以毒攻毒之意。”

【鸡白蠹】 中药名。后世诸说不一。神3“鸡白蠹，肥脂。生朝鲜平泽。”森立之：“所谓白蠹者，所谓败卵白，浊无黄色也……并外面不变内自为败之义，则鸡卵外面不异，内为败坏谓之白蠹者，自木中虫转注之义。”

【鸡头实】 中药名。为芡实的别名。又名雁喙实、卵菱、鸡癕、鸡头、雁头等。为睡莲科芡属植物芡的种仁。甘、涩，平。入脾、肾经。固肾涩精，补脾止泻。主治遗精，白浊，带下，小便不禁，大便泄泻。神2“鸡头实味甘，平。主湿痹，腰脊膝痛。补中，除暴疾，益精气，强志，令耳目聪明。久服轻身，不饥，耐老，神仙。一名雁喙实。”

【鸡齐根】 中药名。为葛根的别名，见“葛根”。神3“葛根味甘，平……一名鸡齐根。”

【鸡屎白】 中药名。又名鸡矢、鸡子粪。为雉科雉属动物家鸡粪便上的白色部分。苦、咸，凉。入膀胱经。利水，泄热，祛风，解毒。主治鼓胀积聚，黄疸，淋病，风痹，破伤风，筋脉挛急。组方有鸡屎白散。金19“鸡屎白散方：鸡屎白……为散。”

【鸡屎白散】 方剂名。组成：鸡屎白。煎服法：上一味，为散，取方寸匕，以水六合和，温服。功用：祛湿清热。主治：转筋。临床见四肢筋脉挛急抽掣疼痛，甚则牵引小腹作痛，脉弦劲急。金19“转筋之为病，其人臂脚直，脉上下行，微弦。转筋入腹者，鸡屎白散主之。”

纬（wěi 緯）

1. 地理上东西为纬，南北为经。灵76“子午为经，卯酉为纬。”

2. 指循行。素67“夫变化之用，天垂象，地成形，七曜纬虚，五行丽地。”张志聪：“纬虚者，经纬于太虚之间，亦绕地而环转也。”

纯（chún 純）

单纯，纯粹。伤148“假令纯阴结，不得复有外证，悉入在里。”伤321“少阴病，自利清水，色纯青，心下必痛。”难33“肝者，非为纯木也……肺者，非为纯金也。”

纲（gāng 綱）

提网的总绳。引申为事物的总要。见“纲纪1”。

【纲纪】

1. 纲领，总则。素5“阴阳者，天地之道也，万物之纲纪，变化之父母，生杀之本始，神明之府也。”张介宾：“大曰纲，小曰纪；总之为纲，周之为纪。”

2. 条理，法度。灵1“臣请推而次之，令有纲纪，始于一，终于九焉。”《素问·天元纪大论》：“愿夫子推而次之，令有条理，简而不匮，久而不绝。”

纳（nà 納）

引入。灵10“胃足阳明之脉……旁纳太阳之脉，下循鼻外，入上齿中。”张介宾：“纳，入也。”又，丹波元简：“纳，《甲乙经》、《千金》、《铜人》、《发挥》、马、志并作约。《铜人》注云：‘足太阳起于目眦，而阳明旁行约之。’……简案：纳作约为是。”

纵（zòng 縱）

1. 松弛，松缓。《说文·糸部》：“纵，缓也。”素3“有伤于筋，纵，其若不容。”素43“凡痹之类，逢寒则虫，逢热则纵。”灵13“焠刺者，刺寒急也，热则筋纵不收。”

2. 放纵，恣肆。素 70 “火纵其暴，地乃暑，大热消烁，赤沃下。”

3. 竖。与“横”相对。灵 50 “怯士者，目大而不减，阴阳相失，其焦理纵。”张介宾:“其焦理纵者，肉理不横也。”

4. 指肝木亢盛，乘于脾土。伤 108 “伤寒，腹满谵语，寸口脉浮而紧，此肝乘脾也，名曰纵，刺期门。”成无己:“纵者，言纵任其气，乘其所胜。”

【纵舍₂】 指针刺补泻的方法。即迎随补泻法。见“迎随 2”。灵 71 “持针纵舍，余未得其意也。岐伯曰：持针之道，欲端以正，安以静，先知虚实，而行疾徐，左手执骨，右手循之，无与肉果。泻欲端以正，补必闭肤，辅针导气，邪得淫泆，真气得居。”张志聪:“纵舍者，迎随也。”又，张介宾:“纵言从缓，舍言弗用。”

【纵缓】 松弛。灵 59 “膏者，多气而皮纵缓，故能纵腹垂腴。”张介宾:“纵，宽纵也。”

纷（fēn 紛）

杂乱。见“纷纷”。

【纷纷】 繁杂貌。灵 76 “纷纷盼盼，终而复始，一日一夜，水下百刻而尽矣。”张介宾:“纷纷盼盼，言于纷纭丛杂之中，而条理不乱也。”

纹（wén 紋）

花纹，纹理。灵 46 “爪恶色黑多纹者，胆结也。”

纽（niǔ 紐）

1. 缠束。《广韵・释诂三》:“纽，束也。”灵 13 “此筋折纽，纽发数甚者，死不治。”张介宾:“折纽者，即转筋之甚。”

2. 同“扭”。扭转。见“纽痛”。

【纽痛】 扭转疼痛。灵 13 “阴股引髀而痛，阴器纽痛，下引脐两胁痛。”

八 画

奉（fèng）

1. 承应。《说文・廾部》:“奉，承也。”素 66 “寒暑燥湿风火，天之阴阳也，三阴三阳上奉之。”

2. 遵奉，遵守。素 66 “谨奉天道，请言真要。”灵 9 “谨奉天道，请言终始。”

3. 供给，供养。素 2 “夏为寒变，奉长者少。”灵 47 “人之血气精神者，所以奉生而周于性命者也。”

【奉高】 古县名。汉武帝元封元年（公元前 110 年）封禅泰山至此，置以奉祀泰山。治所在今山东泰安东。神 2 “天门冬……生奉高山谷。”

玩（wán）

玩味，反复体会。素 25 “可玩往来，乃施于人。”王冰:“玩，谓玩弄，言精熟也。”

环（huán 環）

1. 圆圈形的玉器。难 15 “其脉来累累如环，如循琅玕曰平。”

2. 泛指圆圈形物品。灵 4 “经络之相贯，如环无端。”素 9“五运之始，如环无端。”

3. 围绕，环绕。素 47“环脐而痛。”王冰:“环，谓圆绕如环也。”灵 10“还出挟口环唇，下交承浆。”灵 31“回肠者，外附于脐上，回运环十六曲。”

4. 循环，环周。素 16“甚者传气，间者环也……尽气闭环，痛病必下。”王冰:“环，谓循环也。相传则传所不胜，循环则周回于五气也。”素 39“经脉流行不止，环周不休。”难 27“阳维、阴维者，维络于身，溢畜不能环流灌溉诸经者也。”

5. 刀头所着之环。见“刀环”。

6. 一昼夜。见“环死”。

7. 通“还”。返回，还转逆行。素 69“久留而环，或离或附。”高世栻:“环，迂其途而逆行也。”

8. 为“涡”之讹。素 17“心脉……其软而散者，当消环自已。”《甲乙经》卷四、《太素》卷十五“环”并作“涡”。

【环死】 指经气在人体循周十二时辰则死。素 16“中心者，环死。”森立之:“环者，谓一周时也。”

【环会】 如环相会。指六气司岁，六年为一周期，终而复始，故谓环会。素 66“应地之气，静而守位，故六朞而环会。”

【环谷】 穴名。指脐中。灵 19“徒㽷，先取环谷下三寸，以铍针针之。”杨上善:“环谷，当是脐中也。”又，张介宾:“环谷，义无所考，或即足少阳之环跳穴。”张志聪:“环谷，取手足之分肉，以泻其水也。”

【环周】 循环。素 39“经脉流行不止，环周不休。”

【环逆】 循环逆乱。素 64“春刺肌肉，血气环逆，令人上气。”

武（wǔ）

地名。见“武功”、“武都”等。

【武功】 地名。今陕西武功。神 3“苪䓖味辛，温……生武功川谷。”

【武都】 地名。位于今甘肃省东南部，地处长江流域嘉陵江水系白龙江中游。神 2“石蜜味甘，平……生武都川谷。”

【武陵】 地名。今湖南溆浦。神 2“女贞实，味苦，平……生武陵川谷。”

青（qīng）

1. 绿色，似植物叶子的颜色。伤 321“少阴病，自利清水，色纯青，心下必痛。”

五行属木，五脏应肝。主肝病与痛证。《说文·青部》:“青，东方色也。”素 79“春甲乙青，中主肝，治七十二。”王冰:“东方甲乙，春气主之，自然青色内通肝也。”灵 49“以五色命藏，青为肝，赤为心，白为肺，黄为脾，黑为肾。”素 39“青黑为痛。”灵 44“肝为牡藏，其色青，其时春，其音角，其味酸，其日甲乙。”

2. 青色物。见“曾青”、“空青”等。

3. 发青，变青。难 60“其痛甚，但在心，手足青者，即名真心痛。”灵 10“故唇青舌卷卵缩则筋先死。”

【青风】 指春风。温煦和风。灵 50“春青风，夏阳风，秋凉风，冬寒风。”《甲乙经》卷六“青风”作“温风”。

【青石】 中药名。即青石脂，为五石脂之一。神 2“青石、赤石、黄石、白石、黑石脂等……五石脂，各随五色补五脏。”

【青芝】 中药名。又名龙芝。与青芝、赤芝、黄芝、黑芝、紫芝合称为六芝。古代方士视为仙药。神 2“青芝味酸，平。主明目，补肝气。安精魂，仁恕。久食轻身，不老，延年，神仙。一名龙芝。”

【青色】 绿色。五行属木，五脏应肝。素 4“东方青色，入通于肝。”灵 56“五色，黄色宜甘，青色宜酸，黑色宜咸，赤色宜苦，白色宜辛。凡此五者，各有所宜。”灵 47“青色小理者肝小，粗理者肝大。”

【青衣】 地名。今四川省雅安地区。神

八画

4“荩草……杀皮肤小虫。生青衣川谷。”

【青肠】 指胆。难 35“胆者谓青肠，胃者谓黄肠。”滑寿:“此以五脏之色分别五腑，而皆以肠名之也。”

【青盲】 病证名。相当于青光眼。临床见视力逐渐减退，渐至失明，但眼的外观没有异常。神 2“空青味甘，寒。主青盲，耳聋。”神 3“决明子味咸，平。主青盲，目淫肤赤白膜，眼赤痛。”

【青脉】

1. 青色的络脉。多主血脱、寒凝等病证。素 18“臂多青脉曰脱血。”王冰:“血少脉空，客寒因入，寒凝血汁，故脉色青也。”

2. 指肝脉。素 10“青脉之至也，长而左右弹，有积气在心下支胠，名曰肝痹。”杨上善:“肝脉足厥阴属木色青，故曰青脉。”又，吴崑:“青，肝之色。脉至长而左右弹，弦长而动也。”

【青蒿】 中药名。又名草蒿、方溃。为菊科蒿属植物黄花蒿的全草。苦、微辛，寒。入肝、胆经。清热，解暑，除蒸，截疟。主治暑热、暑湿、湿温，阴虚发热，疟疾，黄疸。神 4“草蒿味苦，寒。主疥瘙，痂痒，恶疮，杀虱，留热在骨节间，明目。一名青蒿，一名方溃。”

【青翳】 病证名。指眼生青色翳膜。神 3“目中淫肤，青翳白膜。”

【青蘘】 中药名。为胡麻叶的别名，又名巨胜苗。甘，寒。主治风寒湿痹，崩中，吐血，阴部湿痒。神 2“青蘘味甘，寒。主五脏邪气，风寒湿痹。益气，补脑髓，坚筋骨。久服耳目聪明，不饥，不老增寿，巨胜苗也。”

【青分石】 中药名。为礜石的别名。见“礜石”。神 4“礜石味辛，大热，主寒热，鼠瘘，蚀疮，死肌，风痹，腹中坚癖邪气，除热。一名青分石。”

【青龙汤】 方剂名。指小青龙汤。见该条。金 12“咳逆倚息不得卧，小青龙汤主之。青龙汤下已，多唾口燥，寸脉沉，尺脉微，手足厥逆。”

【青琅玕】 中药名。又名石珠、青珠。为鹿角珊瑚科鹿角珊瑚属动物鹿角珊瑚群体的骨骼及其共肉（软体部分）。辛，平。杀虫，解毒，行瘀。主治皮肤瘙痒，白秃，痈疡，产后瘀血内停，石淋。神 4“青琅玕味辛，平。主身痒，火疮，痈伤，疥瘙，死肌。一名石珠。”

【青葙子】 中药名。又名草蒿、萋蒿。为苋科青葙属植物青葙的茎叶或根。苦，寒。入肝、膀胱经。燥湿，清热，杀虫，凉血。主治湿热带下，小便不利，尿浊，泄泻，阴痒，疮疥，风瘙身痒，痔疮，衄血等。神 4“青葙子味苦，微寒。主邪气皮肤中热，风瘙身痒，杀三虫。其子，名草决明，治唇口青。一名草蒿，一名萋蒿。”

责（zé 責）

1. 求取。《说文·贝部》:“责，求也。”伤 284“小便必难，以强责少阴汗也。”

2. 求索，探询。素 74“盛者责之，虚者责之，必先五胜。”

3. 责咎。金 9“阳微阴弦，即胸痹而痛，所以然者，责其极虚也。”金 14“脉得诸沉，当责有水，身体肿重。”

【责责】 急劲貌。素 19“真肝脉至。中外急，如循刀刃责责然，如按琴瑟弦。”森立之:“责与脊音相近，而剑脊之脊，鲫鱼之脊，共为连绵耸起之义，则责责然为刀刃耸起之形容字。所云如循刀刃责责然者，形容于浮而急之脉状。”

表（biǎo）

1. 外衣。比喻心包犹如包裹于心的外衣。素 49“少阳所谓心胁痛者，言少阳盛也，盛者心之所表也。”杨上善:“少阳脉散络心包，故为心之所表。”

2. 外，外面。与“里”相对。素 6“气里形表而为相成也。”张介宾：“故气运于里，形立于表，交相为用。”①指人体肌肤、体表等浅表部位。素 52“心部于表，肾治于里。”森立之：“心火阳气充足于皮肤，故曰心部于表也。”伤 48“阳气怫郁在表，当解之熏之。”②指三阴经之外层。人体三阴经或三阳经的关系中，太阳经为三阳之表，太阴经为三阴之表。素 79“三阳为表，二阴为里。”张介宾：“三阳，误也，当作三阴。三阴，太阴也。太阴为诸阴之表，故曰三阴为表。”③指疾病的表征，如色泽、脉象、症状等。素 5“以我知彼，以表知里。”森立之：“以表之脉色声言，知里之脏腑疾病也。”④证候名。表证。指病位表浅的证候。素 47“今外得五有余，内得二不足，此其身不表不里。”素 71“发表不远热，攻里不远寒。”伤 43“太阳病，下之微喘者，表未解故也，桂枝加厚朴杏子汤主之。”

3. 指肢体的背侧。灵 10“三焦手少阳之脉……循手表腕。”素 45“阳气起于足五指之表。”

4. 指与阴经相对应的阳经。素 6“厥阴之表，名曰少阳。”素 29“阳明者表也。”

5. 计时器具。古代测日影的竿、柱。素 9“立端于始，表正于中，推余于终，而天度毕矣。”

6. 彰显，显现。素 2“交通不表，万物命故不施，不施则名木多死。”王冰：“表，谓表陈其状也。”

【表里】

1. 体表与体内。素 4“此皆阴阳、表里、内外、雌雄相输应也，故以应天之阴阳也。”素 77“治病之道，气内为宝，循求其理，求之不得，过在表里。”张介宾：“求元气之病而无所得，然后察其过之在表在里以治之。”

2. 人体的表里关系。①指五脏与六腑的配属关系。素 62“五藏者，故得六府与为表里。”②指十二正经的相互络属关系。素 24“足太阳与少阴为表里，少阳与厥阴为表里，阳明与太阴为表里。”素 77“五藏六府，雌雄表里。”张介宾：“脏腑有雌雄，经络有表里。”③指十二正经中相互络属的阳经与阴经。素 5“四时阴阳，尽有经纪，外内之应，皆有表里，其信然乎?”王冰：“表里者，诸阳经脉皆为表，诸阴经脉皆为里。”灵 33“必先明知阴阳表里荥输所在，四海定矣。”④指足太阳经与足少阴经。素 33“表里刺之，饮之服汤。”王冰：“谓泻太阳补少阴也。”⑤指与手太阴肺经相表里的手阳明大肠经。灵 22“风逆暴四肢肿……取手太阴表里。”

【表证】 证名。指外邪侵袭肌肤体表所出现的证候。太阳病，出现发热，恶寒，头项疼痛，脉浮等脉证，即为表证。伤 46“太阳病，脉浮紧，无汗，发热，身疼痛，八九日不解，表证仍在，此当发其汗。”朱肱：“发热恶寒，身体痛而脉浮者，表证也。”

【表和】 指外邪已除，表气调和。伤 93“所以然者，汗出表和故也。”

【表里证】 证名。即表里兼证。指太阳经证与腑证，或太阳与阳明证候。伤 74“中风发热，六七日不解而烦，有表里证，渴欲饮水，水入则吐者，名曰水逆，五苓散主之。”伤 257“病人无表里证，发热七八日，虽脉浮数者，可下之。”

【表里俱虚】 病机名。①指表阳、里阴俱不足，或表里气血俱虚。伤 93“太阳病，先下而不愈，因复发汗，以此表里俱虚，其人因致冒，冒家汗出自愈。”②太阳病与虚痞相兼之证。伤 153“太阳病，医发汗，遂发热恶寒，因复下之，心下痞，表里俱虚，阴阳气并竭。”

【表里俱热】 病机名。指里热蒸腾于表，或表里同病，内外俱热。伤 168“伤寒若吐、若下后，七八日不解，热结在里，表里俱热，时时恶风，大渴，舌上干燥而烦，欲饮水数升者，白虎加人参汤主之。”

【表和里实】 病机名。指表无外邪，里有实热壅滞。金 15“此为表和里实，当下之，宜大黄硝石汤。”

【表热里寒】 病机名。即外有假热，内有真寒。伤 225“脉浮而迟，表热里寒，下利清谷者，四逆汤主之。”

【表虚里实】 病机名。正气不足于表，邪气偏盛于里。①指太阳中风与阳明热结相兼的病机。伤 217“下之若早，语言必乱，以表虚里实故也。”②指津液外泄，大便燥结的病机。伤 218“伤寒四五日，脉沉而喘满，沉为在里，而反发其汗，津液越出，大便为难，表虚里实，久则谵语。”尤怡:“表虚里实，即表和里病之意，言邪气入而并见于里也。”又，方有执:“表虚，津液越出也；里实，大便难也。”

规（guī 規）

1. 画圆的工具。灵 38“工人不能置规而为圆，去矩而为方。”

2. 比喻春季肝脉圆柔之象。素 17“以春应中规，夏应中矩，秋应中衡，冬应中权。”张介宾:“规者，所以为圆之器。春气发生，圆活而动，故应中规，而人脉应之，所以圆滑也。”

拔（bá）

1. 拔除，拽出。灵 1“刺虽久，犹可拔也。”灵 7“上下行者，直内无拔针。”

2. 脱落。素 10“多食苦，则皮槁而毛拔。”马莳:“肺之荣在毛，毛则脱落而似拔矣。”

3. 拔开，脱离。灵 10“是动则病嗌痛颔肿，不可以顾，肩似拔，臑似折。”素 74“目似脱，项似拔，腰似折。”

坤（kūn）

八卦之一。属阴，象征地。灵 77“立秋，坤，玄委。”

【坤元】 指大地资生万物之德。素 66“太虚寥廓，肇基化元，万物资始，五运终天，布气真灵，揔统坤元。”张志聪:“总统坤元者，地居天之中，天包乎地之外也。《易》曰：至哉坤元，万物资生。”

押（xiá）

通“柙”。法度。见“检押”。

拊（fǔ）

抚摸。灵 13“以膏熨急颊，且饮美酒……为之三拊而已。”杨上善:“拊，摩也。音抚。”

者（zhě）

1. 代词。①用在形容词、动词、动词词组或主谓词组之后，组成“者”字结构，用以指代人、事、物。(a) 指代人。灵 46“其行公平正直，犯者得之，避者得无殆，非求人而人自犯之。”素 13“得神者昌，失神者亡。”素 21“勇者气行则已，怯者则着而为病也。”(b) 指代事或物。素 7“所谓阴阳者，去者为阴，至者为阳。”素 45“项不可以顾，腰不可以俯仰，治主病者。”素 47“肥者令人内热，甘者令人中满。”②用在数词之后，指代上文所说的几种人或几件事物。素 40“夫芳草之气美，石药之气悍，二者其气急疾坚劲，故非缓心和人，不可以服此二者。”素 68“故气有往复，用有迟速，四者之有，而化而变。”素 77“凡此五者，皆受术不通，人事不明也。”

2. 助词。①作为定语后置的标志。灵 18“老人之不夜瞑者，何气使然?”灵 43“人之善病消瘅者，何以候之?”灵 52“其浮气之不循经者，为卫气；其精气之行于经者，为营气。”②用于名词之后，标明语音上的停顿，并引出下文，常表示判断。素 4“精者，身之本也。”素 5“阴阳者，天地之道也。”素 9“肺者，气之本，魄之处也。”

③用于复合句前一分句，表示因果关系。素12“故治所以异而病皆愈者，得病之情，知治之大体也。”素30“故闻木音而惊者，土恶木也。”素33“今邪气交争于骨肉而得汗者，是邪却而精胜也。”④用于复合句前一分句，表示假设关系。伤32“太阳与阳明合病者，必自下利，葛根汤主之。”伤50“假令尺中迟者，不可发汗。”⑤与“也”合用于判断句尾，表示加强语气，并兼指代主语所表示的人、事、物。素2“天气，清净光明者也。”素45“脾主为胃行其津液者也。”素67“地为人之下，太虚之中者也。”⑥用于“有”的宾语后，起复指强调作用。素1“余闻上古有真人者，提挈天地，把握阴阳，呼吸精气。”

顶（dǐng 頂）

1. 头顶。《说文·页部》：“顶，颠也。”素74“痛留顶，互引眉间。”灵26“厥挟脊而痛者，至顶，头沉沉然。”

2. 上部。《方言·卷六》：“顶，上也。”素69“头脑户痛，延及囟顶发热。”素75“头顶痛重，而掉瘛尤甚，呕而密默，唾吐清液。”

坼（chè）

裂开。《说文·土部》：“坼，裂也。”伤318“加附子一枚，炮令坼。”另见“地坼”。

拆（chāi）

同“坼”。裂开，绽开。《说文·土部》：“坼，裂也。”素71“不发不泄，则湿气外溢，肉溃皮拆而水血交流。”

拥（yōng 擁）

1. 环绕。《说文·手部》：“拥，抱也。”素71“云奔雨府，霞拥朝阳。”

2. 肿胀。也作“臃”。金14“视人之目窠上微拥，如蚕新卧起状。”

抵（dǐ）

1. 至，到达。灵10“胃足阳明之脉……以下髀关，抵伏兔。”杨上善：“抵，至也。”灵66“是故虚邪之中人也……入则抵深。”

2. 疑为“祇”之讹。只。金10“寒疝腹中痛，逆冷，手足不仁，若身疼痛，灸刺诸药不能治，抵当乌头桂枝汤主之。”徐忠可：“起于寒疝腹痛……故以乌头攻寒为主，而合桂枝全汤以和营卫，所谓七分治里，三分治表也。”《备急千金要方》卷十六无“抵当”二字。

【抵当丸】 方剂名。组成：水蛭二十个（熬），虻虫二十个（去翅足，熬），桃仁二十五个（去皮尖），大黄三两。煎服法：捣分四丸，以水一升，煮一丸，取七合服之，晬时当下血，若不下者更服。功用：破血逐瘀。主治：下焦蓄血，少腹满，小便利者。伤126“伤寒有热，少腹满，应小便不利，今反利者，为有血也，当下之，不可余药，宜抵当丸。”

【抵当汤】 方剂名。组成：水蛭（熬）、虻虫（去翅足，熬）各三十个，桃仁二十个（去皮尖），大黄三两（酒浸）。煎服法：为末，以水五升，煮取三升，去滓，温服一升，不下更服。功用：破血逐瘀。主治：①太阳蓄血证。伤124“太阳病六七日，表证仍在，脉微而沉，反不结胸，其人发狂者，以热在下焦，少腹当鞕满，小便自利者，下血乃愈。所以然者，以太阳随经，瘀热在里故也，抵当汤主之。”②阳明蓄血证。伤237“阳明证，其人喜忘者，必有蓄血。所以然者，本有久瘀血，故令喜忘。屎虽鞕，大便反易，其色必黑者，宜抵当汤下之。”伤257“脉数不解，合热则消谷善饥，至六七日不大便者，有瘀血，宜抵当汤。”③经闭瘀血证。临床见月经闭阻不通，伴小腹硬满疼痛，拒按，小便自利。金22“妇人经水不利下，抵当汤主之。亦治男子膀胱满急有瘀血者。"

拘（jū）

1. 制止，阻止。难 28"比于圣人图设沟渠，沟渠满溢，流于深湖，故圣人不能拘通也。"

2. 局限，限制。难 27"脉有奇经八脉者，不拘于十二经。"

3. 拘泥，受制约。素 11"拘于鬼神者，不可与言至德。"

4. 拘挛不能伸直。素 3"大筋緛短，小筋弛长，緛短为拘，弛长为痿。"王冰："缩短故拘挛而不伸，引长故痿弱而无力。"高世栻："拘，挛也。"素 74"隐曲不利，互引阴股，筋肉拘苛，血脉凝泣。"王冰："拘，急也。"

【拘急】 筋肉拘紧挛缩，肢体伸展不利。素 71"民病寒湿，腹满身䐜愤胕肿，痞逆寒厥拘急。"伤 388"吐利，汗出，发热恶寒，四肢拘急，手足厥冷者，四逆汤主之。"金 2"夫风病，下之则痉，复发汗，必拘急。"

【拘挛】 筋肉收缩痉挛，难以伸展自如，或自觉有牵引不适感。素 63"令人拘挛背急，引胁而痛。"神 2"牛膝味苦。主寒湿痿痹，四肢拘挛，膝痛不可屈伸。"伤 392"伤寒阴阳易之为病，其人身体重，少气，少腹里急，或引阴中拘挛。"

【拘缓】 指肌肉收缩伸张不协调。素 70"委和之纪……其气敛，其用聚，其动緛戾拘缓。"张介宾："拘，拘急也。缓，不收也。"神 4"麋脂味辛，温。主痈肿，恶疮，死肌，寒风湿痹，四肢拘缓不收。"

势（shì 勢）

1. 权力，权势。素 77"故贵脱势，虽不中邪，精神内伤，身必败亡。"

2. 形势，自然界或物体的形貌。见"地势"。

3. 情势。灵 67"非阴阳之气，浮沉之势也。"

抱（bào）

1. 扶持。伤 233"以内谷道中，以手急抱，欲大便时乃去之。"

2. 孕育，怀孕。灵 71"女子不足二节，以抱人形。"张介宾："抱者，怀胎之义，如西北称孵鸡为抱者是也。"

拄（zhǔ）

支撑。素 24"欲知背俞，先度其两乳之间，中折之，更以他草度去半已，即以两隅相拄也。"

拉（lā）

摧折，折断。《说文·手部》："拉，摧也。"见"摧拉"、"振拉摧拔"。

幸（xìng）

幸运。见"不幸"。

拂（fú）

通"怫"。郁。见"拂拂"。

【拂拂】 心烦不安貌。素 41"飞阳之脉令人腰痛，痛上拂拂然，甚则悲以恐。""拂拂然"，《甲乙经》卷九作"怫然"，《太素》卷三十作"弗弗然"，别本并作"怫怫然"。又，森立之："拂拂、弗弗、怫怫，共为沸腾之义。"高世栻："怫怫，怒貌。痛上怫怫而肿，如怒起状。"

招（zhāo）

1. 摇动。见"徇蒙招尤"。

2. 通"迢"。见"招招"。

【招招】 犹迢迢。长貌。素 18"平肝脉来，耎弱招招，如揭长竿末梢，曰肝平。"张介宾："招招，犹迢迢也。"

八画

【招摇】 九宫之一。位居中央，五行属土。灵77“招摇中央。”

披（pī）

披散，散开。灵10“缓带披发，大杖重履而步。”灵80“披发长跪，俯而视之。”

择（zé 擇）

挑选，选择。素8“黄帝乃择吉日良兆，而藏灵兰之室，以传保焉。”素69“乃择良兆而藏之灵室，每旦读之。”

拇（mǔ）

见“拇指”。

【拇指】 足大趾。素60“膝痛，痛及拇指，治其膕。”高世栻：“拇指，足大指也。”

耵（dīng）

见“耵聍”。

【耵聍】 俗称耳垢。为外耳道内皮脂腺分泌的蜡状物质。灵24“耳痛不可刺者，耳中有脓，若有干耵聍，耳无闻也。”丹波元简：“耳中垢也。”

其（qí）

1. 代词。①表示第三人称领属关系，相当于“他（她、它、他们）的”。素11“凡治病必察其下，适其脉，观其志意，与其病也。”灵13“足太阳之筋……其别者，结于踹外……其支者，别入结于舌本。”伤16“观其脉证，知犯何逆，随证治之。”②指代第三人称，相当于“他（她、它、他们）”。素1“所以能年皆度百岁而动作不衰者，以其德全不危也。”素33“巨阳主气，故先受邪，少阴与其为表里也。”③表示近指或远指，犹此，彼，或这些，那些。素4“非其人勿教，非其真勿授，是谓得道。”素11“不知其道，愿闻其说。”④表示特指，其中的，当中的。素1“上古之人，其知道者，法于阴阳，和于术数。”

2. 连词。表示假设关系，相当于“若”、“如果”。素58“其非圣帝，孰能穷其道焉。”素67“气有余，则制己所胜而侮所不胜；其不及，则己所不胜侮而乘之，己所胜轻而侮之。”灵38“其非夫子，孰能道之也。”伤15“太阳病，下之后，其气上冲者，可与桂枝汤，方用前法。若不上冲者，不得与之。”

3. 助词。附着于形容词前，加强语气。灵46“意者天之为人生风乎，何其异也？”

4. 为“甚”之讹。严重。灵21“损有余，益不足，反者益其。”《甲乙经》卷十二、《太素》卷二十六“其”并作“甚”。张介宾：“其，当作甚。”

【其次】 次第较后。素1“其次有圣人者……其次有贤人者。”素5“故善治者治皮毛，其次治肌肤，其次治筋脉，其次治六府，其次治五藏。”

耶（yé）

语气词。表示疑问，相当于“吗”、“呢”。素1“时世异耶？人将失之耶？”灵35“夫气之令人胀也，在于血脉之中耶？藏府之内乎？”难9“何以别知藏府之病耶？”

取（qǔ）

1. 捕捉。引申为审察。金9“夫脉当取太过不及。”徐忠可：“故欲知病脉，当先审脉中太过不及之形。”

2. 取得，获得。灵81“以水一斗六升煮之，竭为取三升。”伤131“如不下，更服，取下为效。”金2“分温三服，取微汗。”

3. 收受，接受。素17“甚饱则梦予，甚饥则梦取。”灵18“中焦受气取汁，变化而赤，是谓血。”金2“此病伤于汗出当风，或久伤取冷所致也。”

4. 寻求，求取。灵 38“其为人也，贪于取与。”素 74“诸寒之而热者取之阴，热之而寒者取之阳，所谓求其属也。”

5. 选取；选择。素 14“伐取得时，故能至坚也。”素 65“故治有取标而得者，有取本而得者；有逆取而得者，有从取而得者。”

6. 指针刺选穴与刺治。灵 1“五藏有疾，当取之十二原。”灵 2“春取络脉诸荥大经分肉之间，甚者深取之，间者浅取之。”《灵枢经·四时气》:“故春取经血脉分肉之间，甚者深刺之，间者浅刺之。”灵 9“病在上者下取之，病在下者高取之，病在头者取之足，病在足者取之腘。”

7. 拿，用。伤 65“取水二升，置大盆内，以杓扬之。”伤 392“妇人中裈，近隐处，取烧作灰。”金 4“取锻灶下灰一斗，清酒一斛五斗，浸灰。”

8. 治疗。灵 1“夫善用针者，取其疾也，犹拔刺也，犹雪污也。”灵 4“诸小者，阴阳形气俱不足，勿取以针，而调以甘药也。”素 25“人有此三者，是谓坏府，毒药无治，短针无取。”素 74“偶之不去，则反佐以取之。”

9. 调节，资助。素 71“必折其郁气，而取化源，益其岁气。”

10. 通“聚”。聚集。灵 78“三曰鍉针……主按脉取气。”张介宾:“前文曰按脉勿陷以致其气，盖利于用补者也。”

【取决】 由某人、某方面或某种情况决定。素 9“凡十一藏，取决于胆也。”素 47“夫肝者，中之将也，取决于胆，咽为之使。”

【取法】 效法，取以为法则。灵 78“一曰镵针者，取法于巾针……五曰铍针，取法于剑锋。”

苦（一、kǔ）

1. 五味之一。与五行中火相应，入通于心。素 4“南方赤色，入通于心……其味苦，其类火。”素 22“辛散，酸收，甘缓，苦坚，咸耎。”灵 19“善呕，呕有苦，长太息。”

2. 指苦味的药物或食物。素 22“肾欲坚，急食苦以坚之，用苦补之，咸泻之。”素 74“湿淫于内，治以苦热，佐以酸淡，以苦燥之，以淡泄之。”

3. 痛苦，疾苦。素 5“视喘息，听音声，而知所苦。”素 24“今知手足阴阳所苦，凡治病必先去其血，乃去其所苦。”

4. 忧伤，愁苦。素 24“形苦志苦，病生于咽嗌，治之以百药。”素 77“暴乐暴苦，始乐后苦，皆伤精气。”灵 28“导之以其所便，开之以其所苦。”

5. 劳苦。素 24“形苦志乐，病生于筋，治之以熨引。”王冰:“形苦，谓修业就役也。”

6. 苦于，被……所苦。素 22“肝苦急，急食甘以缓之。”灵 21“头目苦痛取之，在项中两筋间。”伤 127“太阳病，小便利者，以饮水多，必心下悸，小便少者，必苦里急也。”金 12“心下有支饮，其人苦冒眩，泽泻汤主之。”

7. 使受，施。《吕氏春秋·遇合》:“自苦而居海上。”注:“苦，伤。”灵 37“如是之人者，血气有余，肌肉坚致，故可苦已针。”

8. 多。灵 22“喜忘，苦怒，善恐者，得之忧饥，治之取手太阴阳明。”

9. 副词。甚，很。金 1“鼻头色青，腹中痛，苦冷者死。”伤 96“伤寒五六日，中风，往来寒热，胸胁苦满。”

（二、gǔ）

通“盬”。粗劣。《广韵·姥韵》:“苦，粗也。”见“爪苦”。

【苦化】 运气术语。指物之五味从苦而化。素 74“少阴司天为热化，在泉为苦化。”

【苦乐】 忧劳与快乐。灵 80“必先明知其形志之苦乐，定乃取之。”张介宾：“苦者忧劳，多伤心肺之阳；乐者纵肆，多伤脾胃之阴，必先定见，然后可以治之。”

【苦形】 身形劳苦。素 13“当今之世不然，忧患缘其内，苦形伤其外。”

【苦味】 苦的味道。难 49“故知脾邪入心为喜苦味也。”

【苦参】 中药名。又名水槐、苦蘵、苦骨。为豆科槐属植物苦参的根。苦，寒。入心、肺、肾、大肠经。清热燥湿，祛风杀虫。主治湿热泻痢，肠风便血，黄疸，小便不利，水肿，带下，阴痒，疥癣，麻风，皮肤瘙痒，湿热毒疮。组方有苦参汤。神 3“苦参味苦，寒。主心腹结气，癥瘕，积聚，黄疸，溺有余沥。逐水，除痈肿。补中，明目，止泪。一名水槐，一名苦蘵。”

【苦酒】 即米醋。酸、甘，温。入肝、胃经。散瘀消积，止血，安蛔，解毒。主治产后血晕，癥瘕积聚，吐血，衄血，便血，虫积腹痛，痈肿疮毒。组方有苦酒汤，入乌梅丸方。金 14“若心烦不止者，以苦酒阻故也。”伤 338“以苦酒渍乌梅一宿。”

【苦菜】 中药名。又名荼草、选。为菊科苦苣菜属植物苦苣菜的全草。苦，寒。入心、脾、胃、大肠经。清热解毒，凉血止血。主治泄泻，痢疾，黄疸，淋证，咽喉肿痛，口疮，痈疮肿毒，乳痈，痔瘘，虫蛇咬伤，吐血，衄血，尿血，便血，崩漏。神 2“苦菜味苦，寒。主五脏邪气，厌谷，胃痹。久服安心，益气，聪察，少卧，轻身，耐老。一名荼草，一名选。”

【苦蘵】 中药名。苦参的别名。见该条。神 3“苦参味苦，寒……一名水槐，一名苦蘵。”

【苦瓠】 中药名。苦葫芦的别名。为葫芦科植物小葫芦的果实。苦，寒。入肾、肺、脾经。利水消肿，清热散结。主治水肿，黄疸，消渴，癃闭，痈肿恶疮，疥癣。神 4“苦瓠味苦，寒。主大水，面目四肢浮肿，下水。令人吐。”

【苦痛】 很痛，痛甚。金 1“鼻头色青，腹中痛，苦冷者死；一云腹中冷，苦痛者死。”金 14“食饮过度，肿复如前，胸胁苦痛。”金 20“但苦痛，加芍药。”

【苦参汤】 方剂名。组成：苦参一升。制法：以水一斗，煎取七升，去渣。用法：熏洗，日三次。功用：杀虫解毒。主治：狐惑病虫毒蚀阴者。金 3“蚀于下部则咽干，苦参汤洗之。”

【苦酒汤】 方剂名。组成：半夏、鸡子。煎服法：半夏（洗，破如枣核）十四枚，鸡子一枚（去黄，内上苦酒，着鸡子壳中）。上二味，内半夏著苦酒中，以鸡子壳置刀环中，安火上，令三沸，去滓，少少含咽之，不差，更作三剂。功用：清热涤痰，敛疮消肿。主治：少阴病而见咽中伤，生疮，不能语言，声不出。伤 312“少阴病，咽中伤，生疮，不能语言，声不出者，苦酒汤主之。”

昔（xī）

1. 过去，从前。与“今”相对。见“昔在”。

2. 久，久远。见“昔瘤”、“宿昔”。

【昔在】 从前。素 1“昔在黄帝，生而神灵。”

【昔瘤】 日久的肿瘤。灵 75“邪气中之，凝结日以易甚，连以聚居，为昔瘤，以手按之坚。”张介宾：“昔瘤者，非一朝夕之谓。”

苛（kē）

1. 玩麻不仁。素 34“人之肉苛者，虽近衣絮，犹尚苛也。”吴崑：“苛，麻木不仁也。”张介宾：“苛者，顽木沉重之谓。”

2. 暴烈。见“苛毒”。

3. 严重，深重。见“苛疾”。

4. 微小。见“苛轸鼻”。

【苛毒】 猛烈的毒邪。素 3“虽有大风苛毒，弗之能害。”

【苛疾】 重病。素 2“逆之则灾害生，从之则苛疾不起。”王冰：“苛，重也。”素 71“暴过不生，苛疾不起。”张志聪：“暴者为病甚，故曰苛。”素 74“夫阴阳之气，静则生化治，动则苛疾起。”

【苛轸鼻】 病名。鼻部生小红疹子。灵 23“苛轸鼻，索皮于肺，不得索之火，火者心也。”马莳：“轸，当作疹……鼻上生疹，皆皮病也。”丹波元简：“苛轸，谓小疹也。苛，芥也，本小草之谓，故假为疥之义。”

若（ruò）

1. 如同，像。素 74“论言人迎与寸口相应，若引绳小大齐等，命曰平。”素 68“天之道也，如迎浮云，若视深渊。”灵 45“合而察之，切而验之，见而得之，若清水明镜之不失其形也。”

2. 代词。①用于对称，相当于“你”。素 81“若问此者，无益于治也。”杨上善：“若，汝也。”②用于近指，相当于“这样”。素 71“其病温厉大行，远近咸若。”

3. 副词。①表示承接，相当于“乃”。《小尔雅·广言》：“若，乃也。”素 3“有伤于筋，纵，其若不容。”②表示不肯定，相当于“似乎”、“好像”。素 54“若无若有者，疾不可知也。”灵 4“正邪之中人也微，先见于色，不知于身，若有若无，若亡若存。”

4. 连词。①表示假设关系，相当于“如果”、“假如”。素 19“若有七诊之病，其脉候亦败者死矣。”素 44“有渐于湿，以水为事，若有所留。”伤 16“桂枝本为解肌，若其人脉浮紧，发热汗不出者，不可与之也。”②表示选择关系，相当于“或”、“或者”。素 17“肝脉搏坚而长，色不青，当病坠若搏。”马莳：“当病或坠或搏。”素 33“咳出青黄涕，其状如脓，大如弹丸，从口中若鼻中出。”伤 181“太阳病，若发汗，若下，若利小便，此亡津液，胃中干燥，因转属阳明。”③表示并列关系，相当于“和”、“及”。灵 7“偶刺者，以手直心若背，直痛所。”灵 4“有所用力举重，若入房过度，汗出浴水，则伤肾。”④表示承接关系，相当于“而”。素 25“手动若务，针耀而匀。”难 16“其内证：齐左有动气，按之牢若痛。”伤 58“凡病，若发汗，若吐，若下，若亡血，亡津液，阴阳自和者，必自愈。”⑤表示进层关系，相当于“且”、“又”。灵 4“肩上热若脉陷，及足小指外廉及胫踝后皆热若脉陷，取委中央。”伤 61“太阳病三日，已发汗，若吐、若下、若温针，仍不解者，此为坏病。”⑥表示转折关系，相当于“至于”。伤 233“此为津液内竭，虽鞕不可攻之，当须自欲大便，宜蜜煎导而通之。若土瓜根及大猪胆汁，皆可为导。”⑦表示退让关系，相当于“虽”、“虽然”。素 75“子若受传，不知合至道以惑师教。”

5. 语末助词。表示事物的状态，相当于“貌”、“样子”。素 71“太虚苍埃，天山一色，或气浊色，黄黑郁若。”

【若夫】 至于。用于句首或段落的开始，表示另提一事。素 25“若夫法天则地，随应而动，和之者若响，随之者若影，道无鬼神，独来独往。”素 76“若夫三藏土木水参居，此童子之所知。”灵 12“若夫八尺之士，皮肉在此，外可度量切循得之。”

【若此】 如此，这样。素 31“若此者，皆病已衰而热有所藏。”灵 75“用针若此，疾于解惑。”

【若是】 如此，这样。灵 45“五音不彰，五色不明，五藏波荡，若是则内外相袭。”

茂（mào）

草木繁盛。《说文·艸部》：“茂，草丰

盛。”素 67“南方生热，热生火……其色为赤，其化为茂。”王冰：“茂，蕃盛也。”素 69“岁土不及，风乃大行，化气不令，草木茂荣。”

【茂化】 运气术语。指万物向繁茂变化。素 71“少阳所至为茂化……布政之常也。”张介宾：“物茂而繁，热化布也。”

苗（miáo）

初生的植物。神 2“久服耳目聪明，不饥，不老增寿，巨胜苗也。”

英（yīng）

1. 花。借指人的容色神采。见“华英”。

2. 开花。素 48“脉至如涌泉……少气味，韭英而死。”

苒（rǎn）

中药名。见“葱苒”。

苻（fú）

中药名。见“扁苻”。

苓（líng）

中药名。茯苓的简称。见“苓桂术甘汤”等。

【苓桂术甘汤】 方剂名。茯苓桂枝白术甘草汤的简称。见该条。金 12“心下有痰饮，胸胁支满，目眩，苓桂术甘汤主之……夫短气有微饮，当从小便去之，苓桂术甘汤主之。”

【苓甘五味姜辛汤】 方剂名。组成：茯苓四两，甘草、干姜、细辛各三两，五味子半升。煎服法：以水八升，煮取三升，去滓，温服半升，日三服。功用：温肺化饮。主治：服桂苓五味甘草汤后，冲气已平，寒饮未去，而反咳嗽，胸满者。金 12“冲气即低，而反更咳，胸满者，用桂苓五味甘草汤去桂加干姜、细辛，以治其咳满。”

【苓甘五味加姜辛半杏大黄汤】 方剂名。组成：茯苓四两，甘草三两，五味半升，干姜三两，细辛三两，半夏半升，杏仁半升，大黄三两。煎服法：以水一斗，煮取三升，去滓，温服半升，日三服。功用：温散寒饮，兼清泄胃热。主治：支饮未愈，兼胃热上冲证。金 12“若面热如醉，此为胃热上冲熏其面，加大黄以利之。苓甘五味加姜辛半杏大黄汤方。”

【苓甘五味加姜辛半夏杏仁汤】 方剂名。组成：茯苓四两，甘草三两，五味半升，干姜三两，细辛三两，半夏半升，杏仁半升（去皮尖）。煎服法：以水一斗，煮取三升，去滓，温服半升，日三服。功用：温化寒饮，宣利肺气。主治：支饮体虚而兼形肿者。金 12“水去呕止，其人形肿者，加杏仁主之……苓甘五味加姜辛半夏杏仁汤方。”

苟（gǒu）

如果，假若。灵 40“人之血气，苟能若一，则天下为一矣。”

【苟忌】 中药名。枸杞的别称。见该条。神 2“枸杞味苦，寒……一名苟忌。”

苑（一、yuàn）

养禽兽植树木的地方。后多指帝王游猎的场所。灵 43“客于胫，则梦行走而不能前，及居深地窌苑中。”

（二、yùn）

通“蕴”。郁结。灵 59“卫气之留于腹中，搐积不行，苑蕴不得常所，使人支胁胃中满。”

直（zhí）

1. 不弯曲。素 19“端直以长，故曰弦。”灵 47“六府亦有小大长短厚薄结直缓急。”

2. 挺直；竖立。金19“转筋之为病，其人臂脚直，脉上下行，微弦。”素19“今风寒客于人，使人毫毛毕直。”

3. 端正。灵47“志意和则精神专直，魂魄不散。”张介宾：“专直，如《易·系》所谓其静也专，其动也直，言其专一而正也。”灵49“明堂骨高以起，平以直。”

4. 公正。见“正直”。

5. 指直行的主干。灵10“其直者，从缺盆下乳内廉，下挟脐。”灵13“其直者，上循骭，结于膝；其支者，结于外辅骨，合少阳。”

6. 遇，碰着。素48“脉至如丸滑不直手，不直手者按之不可得也。”杨上善：“直，当也。”《甲乙经》卷四“直”作“着”。素75“此谓三阳直心，坐不得起。”张介宾：“直心，谓邪气直冲心膈也。”

7. 当值。灵78“身体有痈肿者，欲治之，无以其所直之日溃治之，是谓天忌日也。”马莳：“无以其所值之日治而溃之，是乃天忌之日，不可以轻犯也。”

8. 当，对着。灵7“偶刺者，以手直心若背，直痛所，一刺前，一刺后。”张介宾：“直，当也。”

9. 副词。径直；直接。素16“冬刺俞窍于分理，甚者直下，间者散下。”素39“冲脉起于关元，随腹直上。”灵7“输刺者，直入直出，稀发针而深之。”

10. 表示方位。灵49“下极者，心也。直下者，肝也。”素58“直目上发际内各五。”难31“其治在膻中，玉堂下一寸六分，直两乳间陷者是。”

11. 通“置”。放置。灵7“偶刺者，以手直心若背，直痛所，一刺前，一刺后，以治心痹。”

【直刺】 垂直刺入。灵1“正指直刺，无针左右。”张志聪：“正指直刺者，义无邪下，欲端以正也。”

【直视】 两眼发直，瞳仁无光。伤6“若被下者，小便不利，直视失溲。”伤210“直视，谵语，喘满者死，下利者亦死。”钱潢：“直视，目光直而睛不转动也。”

【直针刺】 刺法名。十二节刺之一。直接在病变部位沿皮肤针刺的方法。灵7“直针刺者，引皮乃刺之，以治寒气之浅者也。”又，《灵枢经校释》：“‘直’字疑误，似应作‘亘’，‘亘’本作‘互’，从二、从月，象月之弦横也，故‘互刺’即今之横刺。”

【直阳之脉】 任脉与督脉相合之脉。素41“会阴之脉令人腰痛……刺直阳之脉上三痏。”林亿：“详上云会阴之脉令人腰痛，此云直阳之脉者，详此直阳之脉即会阴之脉也，文变而事不殊。”丹波元简：“任脉与督脉相合之脉，盖直、值通用，遇也。即两脉会遇之义。《新校正》‘直阳之脉，即会阴之脉’是也。王注《骨空论》云：任脉、冲脉、督脉者，一源而三歧也……知是二脉分歧之处，即其会遇之地，故名之会阴，亦名直阳耳。”

茎（jīng 莖）

1. 植物的主干部分。灵5“发于秋冬，阳气少，阴气多，阴气盛而阳气衰，故茎叶枯槁。”难8“根绝则茎叶枯矣。”神2“茺蔚子……茎，主瘾疹痒，可作浴汤。”

2. 阴茎。素60“其男子循茎下至篡，与女子等。”灵10“其别者经胫上睾，结于茎。”张志聪：“茎，阴茎，乃前之宗筋。”灵71“辰有十二，人有足十指、茎、垂以应之。”

3. 量词。犹言根。伤317“面色赤者，加葱九茎。”

4. 疑为“腹”之讹。难57“大瘕泄者，里急后重，数至圊而不能便，茎中痛。”白云阁本《难经会通》“茎”作“腹”，宜从。

【茎垂】 阴茎与睾丸。灵75“茎垂者，身中之机，阴精之候，津液之道也。”张介宾：“茎者，宗筋也。垂者，睾丸也。”

【茎痛】 症状名。阴茎疼痛。灵 49“男子色在于面王，为小腹痛，下为卵痛，其圜直为茎痛。”

茅（máo）

中药名。见“茅根”。

【茅根】 中药名。即白茅根，又名兰根、茹根等。为禾本科白茅属植物白茅的根茎。甘，寒。入心、肺、胃、膀胱经。清热生津，凉血止血，利尿通淋。主治热病烦渴，肺热喘咳，胃热呕吐，血热出血，小便淋漓涩痛，水肿，黄疸。神 3“茅根味甘，寒。主劳伤虚羸，补中益气。除瘀血，血闭，寒热。利小便。其苗，主下水。一名蕳根，一名茹根。”

林（lín）

成片的竹、木。灵 43“客于肝，则梦山林树木。”

【林木】 森林。灵 71“地有林木，人有募筋。”

【林兰】

1. 中药名。石斛的别名。见“石斛”。神 1“石斛味甘，平……一名林兰。”

2. 中药名。木兰的别名。见“木兰”。神 4“木兰味苦，寒……一名林兰。”

【林莽】 草木丛聚之处。素 71“夜零白露，林莽声悽，怫之兆也。”

枝（zhī）

1. 植物主干旁生的茎条。灵 46“卒风暴起，则刚脆之木，枝折杌伤。”素 13“治以草苏草荄之枝。”王冰:“枝，谓茎也。”

2. 通“栀”。见“枝子”。

【枝子】 中药名。即栀子。见该条。神 3“枝子味苦，寒。主五内邪气，胃中热气，面赤，酒皰皶鼻，白癞，赤癞，疮疡。”

【枝叶】 枝条和树叶。素 67“形精之动，犹根本之与枝叶也。”难 15“肝东方木也，万物始生，未有枝叶。”

【枝条】 树枝。灵 46“枝条汁少而叶萎。”

杯（bēi）

1. 古代盛羹及注酒器。难 56“肺之积名曰息贲，在右胁下，覆大如杯。”又见“覆杯”。

2. 量词。灵 71“饮汁一小杯。”素 63“饮以美酒一杯。”

枢（shū 樞）

1. 门的转轴。《说文·木部》:“枢，户枢也。”段玉裁注:“户所以转动开闭之枢机也。”素 3“因于寒，欲如运枢，起居如惊，神气乃浮。”林亿:“按全元起本作‘连枢’。元起云：阳气定如连枢者，动系也。”

2. 指人身关节。素 44“虚则生脉痿，枢折挈，胫纵而不任地也。”张介宾:“凡四肢关节之处，如枢纽之折而不能提挈，足胫纵缓而不能任地也。”

3. 指少阳、少阴在三阴、三阳经所居位置和转输阴阳之气的作用。太阳、太阴为开（关），阳明、厥阴为阖，少阳、少阴为枢。因此少阳和少阴有转输人体阴阳之气的作用，犹如户枢一样能灵活地开合启闭。素 6“是故三阳之离合也，太阳为开，阳明为阖，少阳为枢。三经者，不得相失也，搏而勿浮，命曰一阳……是故三阴之离合也，太阴为开，厥阴为阖，少阴为枢。三经者，不得相失也，搏而勿沉，名曰一阴。”王冰:“开阖枢者，言三阳之气，多少不等，动用殊也。夫开者所以司动静之基，阖者所以执禁固之权，枢者所以主动转之微，由斯殊气之用，故此三变之也。”杨上善:“三者门枢，主转动者也。”灵 5“不知根结，五藏六府，折关败枢，开合而走。”杨上善:“折太阳骨节关，亦败少阳筋骨维枢，即开阳明之阖。”

4. 指针尖。灵 73“补必用方，外引其皮，令当其门，左引其枢，右推其肤，微旋而徐推之。”杨上善：“枢，谓针动也。”

【枢中】 穴名。环跳穴。素 63“邪客于足少阳之络，令人留于枢中痛……刺枢中以毫针。”张介宾：“髀枢中，足少阳环跳穴也。”

【枢合】 即髀枢。当足少阳胆经环跳穴处。灵 24“足髀不可举，侧而取之，在枢合中。”张志聪：“枢合中，乃髀枢中之环跳穴。”

【枢枢】 言行圆润婉转貌。灵 64“少宫之人，比于右足阳明，阳明之上枢枢然。”张介宾：“枢枢，圆转貌。”张志聪：“枢枢，如枢转之持重。”

【枢持】 疑为“枢杼”之讹。即门的枢轴，喻少阳转枢出入的作用。素 56“少阳之阳，名曰枢持。”《甲乙经》卷二“枢持”作“枢杼”。森立之：“枢持，即枢杼。杼、持音形共甚相近，故误耳。宜从《甲乙》为正，盖少阳在中故曰枢，又曰枢杼也。”又，张介宾：“枢，枢机也。持，主持也。少阳居三阳表里之间，如枢之运，而持其出入之机，故曰枢持。”

【枢儒】 为“枢檽”之讹。枢棂，门窗的枢纽和门窗上的木格。喻少阴具有开合转输阴阳之气的作用。素 56“少阴之阴，名曰枢儒。”《太素》卷九“儒”作“檽”。林亿：“按《甲乙经》‘儒’作‘檽’。”又，丹波元简：“儒，《新校正》引《甲乙》作‘檽’似是……少阴之阴，取名于枢上柱头之檽，故曰枢檽欤?”森立之：“‘枢儒’与‘枢杼’同，一音之转，故假借作‘枢檽’，又作‘枢儒’耳。盖少阴与少阳同居中，故曰少阴、少阳共为枢。或曰‘枢’，或曰‘枢杼’，其义一也。”王冰：“儒，顺也。守要而顺阴阳开合之用也。”

柜（guì）

收藏文书用的橱柜。见“金柜”。

杵（chǔ）

一头粗一头细的圆木棒，用于舂米、捣药等。此为捣、砸之意。伤 141“内巴豆，更于臼中杵之。”伤 338“内臼中，与蜜杵二千下。”金 13“文蛤五两……杵为散。”

枚（méi）

量词，相当于“个”。金 2“大枣十二枚。”难 42“肾有两枚。”伤 215“阳明病，评语，有潮热，反不能食者，胃中必有燥屎五六枚也。”

板（bǎn）

板状扁平物。见“板齿”。

【板齿】 门牙。金 2“太阳中暍……前板齿燥。”

松（sōng）

松树。素 71“松吟高山，虎啸岩岫。”

【松肪】 中药名。松脂的别名。见该条。神 2“松脂味苦，温。主痈疽，恶疮……一名松肪。”

【松脂】 中药名。松香的别名，又名松膏、松肪、松胶香等。为松科松属若干种植物中渗出的油树脂，经蒸馏或提取除去挥发油后所余的固体树脂。苦、甘，温。入肝、脾经。燥湿，拔毒，生肌，止痛。主治痈疽，恶疮，痔漏，瘰疬，疥癣湿疮，臁疮，白秃，疠风，金创，风湿痹痛，脱疽。神 1“松脂味苦，温。主痈疽，恶疮，头疡，白秃，疥瘙风气。安五脏，除热。久服轻身，不老延年。一名松膏，一名松肪。”

【松萝】 中药名。又名女萝、松上寄生、松落、天棚草等。为松萝科松萝属植物长松萝、环裂松萝的地衣体。苦、甘，平。祛痰，清肝，解毒，止血。主治咳嗽痰多，肺痨，痰疟，头痛，目赤，目翳，痈疽疮毒，瘰疬，乳痈，外伤出血，白带，崩漏，风湿痹痛，烫火伤。神 2“松萝味苦，平。主瞋怒，邪气。止虚汗，头风，女子阴寒肿痛。一名女萝。”

【松膏】 中药名。松脂的别名。见该条。神 2“松脂味苦，温。主痈疽，恶疮……一名松膏。”

枕（zhěn）

1. 枕头。见“失枕”。

2. 枕骨。素 60“膕上为关，头横骨为枕。”

【枕骨】

1. 头颅骨的后部分。灵 13“其直者，结于枕骨，上头下颜，结于鼻。”

2. 穴名。指头窍阴穴。素 58“项中央一穴，枕骨二穴。”王冰:“窍阴穴也。在完骨上枕骨下摇动应手，足太阳少阴之会。”

杼（zhù）

骨骼名，见“杼骨”。

【杼骨】 第一胸椎。灵 51“胸中大腧在杼骨之端。”

丧（sàng 喪）

1. 丧失，失去。素 74“诸禁鼓栗，如丧神守，皆属于火。”

2. 指星暗无光。素 69“宿属有胜负，征应有吉凶矣……有喜有怒，有忧有丧。”王冰:“光色迥然，不彰不莹，不与众同，星之丧也。”

或（huò）

1. 代词。泛指人或事物，相当于“有人”、“有的”。素 11“余闻方士，或以脑髓为藏，或以肠胃为藏，或以为府。”素 22“有辛酸甘苦咸，各有所利，或散或收，或缓或急，或坚或耎，四时五藏，病随五味所宜也。”素 43“痹，其时有死者，或疼久者，或易已者，其故何也?”

2. 副词。①或许，有时。灵 48“士之才力，或有厚薄。”灵 71“夫邪气之客人也，或令人目不瞑，不卧出者，何气使然?”②表示相承，相当于“又”。伤 28“服桂枝汤，或下之，仍头项强痛，翕翕发热，无汗，心下满微痛，小便不利者，桂枝去桂加茯苓白术汤主之。”

3. 连词。表示选择或列举，相当于“或者”。伤 3“太阳病，或已发热，或未发热，必恶寒。”伤 316“其人或咳，或小便利，或下利，或呕者，真武汤主之。”金 2“此病伤于汗出当风，或久伤取冷所致也。”

4. 为“取”之讹。用。灵 75“取之奈何? 岐伯曰：或之于其天府、大杼三痏。”涩江抽斋:“坊本‘或’作‘取’，张氏《类经》及《太素》《甲乙经》同，似是。”马莳:“刺之者，亦惟取其手太阴肺经之天府穴，足太阳膀胱经之大杼穴，各三次。”

画（huà 畫）

皱纹。灵 64“血气皆少则无髯，两吻多画。”张介宾“画，纹也。”

卧（wò 臥）

1. 躺，躺着。素 10“故人卧则血归于肝。”素 75“坐不得起，卧者便身全。”灵 9“乘车来者，卧而休之，如食顷乃刺之。”

2. 睡眠。灵 18“夜半而大会，万民皆卧，命曰合阴。”灵 57“目窠上微肿，如新卧起之状。”素 34“胃不和则卧不安。”

3. 平放着，横着。难 71“针阳者，卧针而刺之。”徐大椿:“卫在外，欲其浅，故侧卧其针，则针锋横达，不及营也。”

【卧蚕】 躺着的蚕。比喻眼睑肿胀貌。素 18“目裹微肿如卧蚕起之状，曰水。”金 14“夫水病人，目下有卧蚕。”

事（shì）

1. 职业。素 34“是人者素肾气盛，以水为事。”张琦：“以水为事，涉水游泳之类。”又，王冰：“以水为事，言盛欲也。”素44“有渐于湿，以水为事。”王冰：“业惟近湿，居处泽下，皆水为事也。”

2. 事情，指人类生活中的一切活动和所遇到的一切现象。素5“是以圣人为无为之事。”素69“藏气举事，蛰虫早附，咸病寒中。”灵73“各得其人，任之其能，故能明其事。”

3. 功业。素35“方其盛时必毁，因其衰也，事必大昌。”

4. 指疾病，病情。素17“上竟上者，胸喉中事也；下竟下者，少腹腰股膝胫足中事也。”素74“薄之劫之，开之发之，适事为故。”素80“起所有余，知所不足，度事上下。”吴崑：“言揆度病情之高下。”

刺（cì）

1. 用锐利之物戳入或穿透。《说文·刀部》：“刺，直伤也。”灵24“痛如以锥针刺其心。”灵81“项痛而如刺以针。”神3“桔梗……主胸胁痛如刀刺。”

2. 刺激。灵26“哕以草刺鼻，嚏。”

3. 泛指尖利如针之物。素74“犹拔刺雪污。”灵1“今夫五藏之有疾也，譬犹刺也……刺虽久，犹可拔也。”神4“蝼蛄……主产难，出肉中刺。”

4. 治法。指针刺。素26“凡刺之法，必候日月星辰四时八正之气，气定乃刺之。”灵42“或有导引行气、乔摩、灸、熨、刺、焫、饮药之一者，可独守耶，将尽行之乎？”伤308“少阴病，下利，便脓血者，可刺。”

【刺节】 针刺的方法、法度。灵75“刺节言振埃，夫子乃言刺外经。”马莳：“刺法用振埃者，以其阳气大逆……乃行振埃之法。”

【刺灸】 针刺与艾灸。素76“当投毒药刺灸砭石汤液。”素81“阴阳刺灸，汤药所滋。”

【刺疟】《素问》篇名。本篇运用六经和脏腑分证方法对疟疾进行归类分型，并着重阐述了各种类型疟疾的症状及刺治方法。高世栻：“帝承上篇《疟论》，而申明刺疟之法，举三阳三阴，五脏胃腑之疟，以及风疟、温疟，各有刺治，因名《刺疟》。”

【刺法】

1. 针刺方法。灵3“粗守形者，守刺法也。”灵33“余闻刺法于夫子。”

2. 古医籍名。素33“病名曰风水，论在《刺法》中。”王冰：“《刺法》，篇名，今经亡。”素47“《刺法》曰：无损不足，益有余。”

【刺热】《素问》篇名。热，指五脏热病。本篇详细论述了五脏热病的症状、色诊、护理及预后，阐明了针刺治疗的方法，故名为《刺热》。马莳：“详论五藏热病，而有刺之之法，故名篇。”

【刺家】 针刺医生。素55“刺家不诊，听病者言。”

【刺痛】 症状名。针刺样疼痛。金22“妇人六十二种风，及腹中血气刺痛，红蓝花酒主之。”

【刺道】 针刺的方法要领。灵73“知官九针，刺道毕矣。”

【刺齐论】《素问》篇名。本篇主要论述针刺之深度当与病位之深浅相应，否则就会损伤人体。因论针刺皮肉筋脉骨各部的深浅部位，故名篇。马莳：“齐剂同，刺以为齐，犹以药为剂，故名篇。”又，张志聪：“齐者，所以一之也，言刺有浅深一定之分，无使其太过不及。”

【刺志论】《素问》篇名。志，即记识。本篇主要论述气与形、谷与气、脉与血的虚实关系，正常与反常变化的原因，同时结合针刺手法说明针刺补泻的意义。因所论乃虚实之要和补泻之法，属于针刺应予熟记不忘的有关问题，故名篇。马莳：“志者，记也。篇内言虚实之要，及泻实补虚之法，当记不忘，故名篇。”又，张志聪：“夫志意者，所以御精神，收魂魄，适寒温，和喜怒者也。是以营卫调，志意和，则筋骨强健，腠理致密，精神专直，身不受邪，如形气谷气之相反，血脉虚实之变常，皆缘志意不和，以致邪气从之，故名之曰刺志论。”

【刺法论】《素问》遗篇名。原文已遗亡，现为后人撰续。刺法，即针刺治疗方法。篇中主要讨论运气失常、疫疠之气流行的道理，同时提出了诸多预防方法，其中犹以刺法为主，故名《刺法论》。高世栻：“篇中大旨，论六气升降不前，不迁正，不退位，及化运刚柔失守，民病疫疠，帝谋诸岐伯，欲预救生灵，详其刺治之法，以除民病，故曰《刺法论》。”

【刺要论】《素问》篇名。刺要，即针刺的要领。本篇主要论述了有关针刺浅深的理论和原则，以及由于针刺不当所引起的病证。马莳：“刺要者，刺针之要法，故名篇。”

【刺禁论】《素问》篇名。本篇主要论述了人体某些禁刺部位及误刺之害，或因某些原因不适宜针刺之理。吴崑：“禁，谓刺之有害者宜禁之，不得刺也。”

【刺腰痛】《素问》篇名。本篇主要论述了正经、奇经的腰痛症状及循经取穴的针刺方法，以及腰痛不同兼证的针刺方法。高世栻：“腰者，足三阳、三阴之脉，奇经八脉，皆从腰而上，故举足太阳、少阳、阳明、少阴、厥阴及奇经八脉，并解脉、肉理，皆系于腰而为痛，各随其脉以刺之。”

【刺节真邪】《灵枢经》篇名。真，指真气，亦即人体正气。邪，即病邪。本篇讨论了刺节、五邪、解节和真邪等四个问题。作者只取前后两个内容作为篇名，故名《刺节真邪》。

枣（zǎo 棗）

1. 枣树。素 48“是肾气予不足也，悬去枣华而死。”

2. 枣树的果实。素 22“粳米、牛肉、枣、葵皆甘。”灵 56“五果：枣甘，李酸，栗咸，杏苦，桃辛。”

【枣肉】 大枣的果肉。金 21“枣肉和丸弹子大。”

【枣核】 枣子的核。金 22“炼蜜和丸枣核大，内藏中，剧者再内之。”伤 312“半夏（洗，破如枣核）十四枚。”

【枣膏】 即大枣熬制的膏。金 7“以枣膏和汤取三丸，日三夜一服。”

雨（一、yǔ）

1. 雨水。素 5“地气上为云，天气下为雨。”素 69“大雨至，埃雾朦郁。”素 71“阳乃去，寒乃来，雨乃降，气门乃闭。”

2. 指六气中的湿气。素 71“阳明、少徵、少阴、寒雨胜复同，同正商。”

（二、yù）

下雨。素 81“夫火疾风生乃能雨。”灵 79“其日西北风，不雨，人多死矣。”

【雨水】 即雨。素 69“收气不行，长气独明，雨水霜寒，上应辰星。”

【雨气】 雨水之气。素 5“谷气通于脾，雨气通于肾。”杨上善：“雨者，水也。”

【雨化】 呈现出多阴雨的变化。素 71“上太阴土，中少羽水运，下太阳水，雨化风化胜复同。”

【雨府】 雨水较多的地方。素 71“多阳少阴，云趋雨府，湿化乃敷。”张介宾：“雨府，谓土厚湿聚之处。”

郁（yù 鬱）

1. 凝聚，蓄积。素 3“劳汗当风，寒薄为皶，郁乃痤。”王冰：“肤腠居寒，脂液遂凝，蓄于玄府，依空渗泪，皶刺长于皮中。”素 69“岁火不及……复则埃郁，大雨且至。”素 70“伏明之纪，是谓胜长……其气郁。”王冰：“郁燠不舒畅”。

2. 郁滞，阻滞。素 71“郁之甚者治之奈何？岐伯曰：木郁达之，火郁发之，土郁夺之，金郁泄之，水郁折之。”

3. 痞闷。素 74“诸气膹郁，皆属于肺。”张介宾注：“郁，否闷也。”

4. 忧郁。见“郁郁”。

【郁气】 指被克而郁结之气。素 71“必折其郁气，先资其化源，抑其运气，扶其不胜。”高世栻：“郁气者，水胜则火郁，土胜则水郁。”

【郁发】

1. 郁积过甚而发泄。素 70“暴热至，土乃暑，阳气郁发”。

2. 为“郁气”之讹。素 71“必抑其运气，资其岁胜，折其郁发。”

【郁郁】 郁闷不舒貌。伤 103“呕不止，心下急，郁郁微烦者，为未解也，与大柴胡汤下之则愈。”

【郁冒】 病症名。指头目昏沉，眼前发黑，一时不能视物的病症。素 69“郁冒蒙昧，心痛暴瘖。”伤 366“下利，脉沉而迟，其人面少赤，身有微热，下利清谷者，必郁冒汗出而解，病人必微厥。”成无己：“郁为郁结气不舒也，冒为昏冒而神不清也，世谓之昏迷者是也。”金 21“产妇郁冒，其脉微弱，呕不能食，大便反坚，但头汗出，所以然者，血虚而厥，厥而必冒。”

【郁核】 中药名。即郁李仁。为蔷薇科郁李属植物郁李、欧李及榆叶梅属植物榆叶梅、长梗扁桃等的种仁。辛、苦、甘，平。入脾、大肠、小肠经。润肠通便，下气利水。主治肠燥便秘，小便不利，水肿腹满，脚气。神 4“郁核味酸，平。主大腹水肿，面目、四肢浮肿，利小便水道。根，主齿断肿，龋齿，坚齿。一名爵李。”

【郁蒸】 闷热。素 67“南方生热……其令郁蒸。”王冰：“郁，盛也。蒸，热也。言盛热气如蒸也。”素 69“金不及，夏有光显郁蒸之令。”

【郁燠】 闷热。素 71“其运热，其化暄暑郁燠，其变炎烈沸腾。”

矾（fán 礬）

矾石。见“矾石”。

【矾石】 中药名。白矾的别名。又名羽碮、羽泽、明矾等。为硫酸盐类明矾石族矿物明矾石经加工提炼而成的结晶。酸、涩，寒，小毒。祛痰燥湿，解毒杀虫，止血止泻。主治痰饮中风，癫痫，喉痹，疥癣湿疮，痈疽肿毒，水火烫伤，口舌生疮，烂弦风眼，聤耳流脓，鼻中息肉，痔疮，崩漏，衄血，外伤出血，久泻久痢，带下阴痒，脱肛，子宫脱垂。组方有侯氏黑散、硝石矾石散、矾石丸、矾石汤等。神 2“矾石味酸，寒。主寒热，泄痢，白沃，阴蚀，恶疮，目痛。坚骨齿，炼饵服之，轻身不老，增年。一名羽碮。”

【矾石丸】 方剂名。组成：矾石三分（烧），杏仁一分。用法：上二味，末之，炼蜜和丸枣核大，内藏中，剧者再内之。功用：清热燥湿收敛，解毒杀虫止痒。主治：带下瘀积兼湿热证。金 22“妇人经水闭不利，藏坚癖不止，中有干血，下白物，矾石丸主之。”

【矾石汤】 方剂名。组成：矾石二两。用法：矾石一味，以浆水一斗五升，煎三五沸，浸脚良治。功用：燥湿降浊，清热解毒。主治：脚气冲心。临床见脚腿肿胀痛重，或软弱无力，兼见心悸，气急，胸中胀闷，呕吐等。金 5“脚气冲心，矾石汤主之。”

奈（nài）

对付，处置。见“奈何”。

【奈何】

1. 怎么办。素 14“治之奈何？岐伯曰：平治于权衡，去宛陈莝。”素 25“余欲针除其疾病，为之奈何？”

2. 如何，情况怎样。素 16“愿闻十二经脉之终奈何?”素 62“血有余不足奈何?”

3. 怎么样。灵 38“愿闻自然奈何?”素 66“愿闻其与三阴三阳之候奈何合之?”素 74“二者皆在，新病复起，奈何治?”

刳（kū）

剖，剖开。灵 43“客于胆，则梦斗讼自刳。”

奔（bēn）

1. 疾驰。神 3“莨菪子味苦，寒……久服轻身，走及奔马。”

2. 直趋。素 71“白埃四起，云奔南极，寒雨数至。”

【奔豚】 病名。五积之一，属肾之积。又名贲豚、奔豚气、奔豚病。症见自觉有气从少腹上冲胸咽，如豚之奔突，发时痛苦剧烈，或有腹痛，或寒热往来，病延日久，可见咳逆、骨痿、少气等。灵 4“肾脉急甚为骨癫疾，微急为沉厥奔豚。”张介宾:“《五十六难》曰：肾之积名曰奔豚，发于少腹，上至心下，若豚状或上或下无时。其义本此。”又，丹波元简:“《骨空论》云：‘督脉生病，从少腹上冲心而痛，不待前后，为冲疝。’又《史·仓公传》云：‘涌疝，令人不得前后溲。’盖皆奔豚也。”伤 65“发汗后，其人脐下悸者，欲作奔豚，茯苓桂枝甘草大枣汤主之。”伤 117“烧针令其汗，针处被寒，核起而赤者，必发奔豚。气从少腹上冲心者，灸其核上各一壮，与桂枝加桂汤，更加桂二两也。”

【奔豚气】 病名。即“奔豚”。见该条。伤 117“所以加桂者，以能泄奔豚气也。”

【奔豚汤】 方剂名。组成：甘草、芎䓖、当归各二两，半夏四两，黄芩二两，生葛五两，芍药二两，生姜四两，甘李根白皮一升。煎服法：以水二斗，煮取五升，一升，日三夜一服。功用：养血疏肝，清热降逆。主治肝郁奔豚。金 8“奔豚气上冲胸，腹痛，往来寒热，奔豚汤主之。”

【奔豚病】 病名。即“奔豚”。见该条。金 8“奔豚病，从少腹起，上冲咽喉，发作欲死，复还止，皆从惊恐得之。”

【奔豚气病脉证治】《金匮要略》篇名。该篇主要论述了奔豚气病的病机、症状和证治，故名篇。

奇（一、qí）

特殊，不寻常。《说文·可部》:“奇，异也。”素 46“所谓奇者，使奇病不得以四时死也；恒者，得以四时死也。”灵 43“客于肺，则梦飞扬，见金铁之奇物。”

（二、jī）

1. 单数。与“偶”相对。灵 5“阴道偶，阳道奇。”

2. 方剂名。即奇方。由单数药物组成的方剂。素 74“君一臣二，奇之制也……君二臣三，奇之制也。”王冰:“奇，谓古之单方。”

3. 指用奇方治病。素 74“奇之不去则偶之，是谓重方。”

4. 余数，零头。素 9“日行一度，月行十三度而有奇焉。”素 68“所谓步者，六十度而有奇，故二十四步积盈百刻而成日也。”

（三、yǐ）

通“倚”。偏颇。灵 73“阴阳不奇，故知起时。”张介宾:“奇，不遇也。不奇则和矣，故知起时。”

【奇$_2$分】 余数，零头。灵 14“膂骨以下至尾骶二十一节长三尺，上节长一寸四分分之一，奇分在下，故上七节至于膂骨九寸八分分之七。”灵 76“是故人之所以卧起之时有早晏者，奇分不尽故也。”张介宾:“所谓奇分者，言气有过度不尽也。”

【奇邪】

1. 四时不正之气。灵 5“奇邪离经，不可胜数”。张介宾:“奇邪，弗常之邪也。”灵 73“用针之服，必有法则，上视天光，下司八正，以辟奇邪。”

2. 指留于大络之邪。素 20“其病者在奇脉，奇邪之脉则缪刺之。”张介宾：“奇邪者，不入于经而病于络也。”素 58“孙络三百六十五穴会……以溢奇邪，以通荣卫。”

【奇经】 即奇经八脉。难 29“奇经之为病何如……此奇经八脉之为病也。”

【奇脉】 异于五色相合之常脉。素 10“凡相五色之奇脉。”王冰：“奇脉，谓与不相偶合也。”又，《新校正》：“按《甲乙经》无‘之奇脉’三字。”

【奇恒】 古医籍名。素 15“《奇恒》者，言奇病也。”又，杨上善：“奇者，有病不得以四时死，故曰奇也。恒者，有病以四时死，不失其常，故曰恒也。”

【奇病】

1. 大病；异于常候的病。素 2“唯圣人从之，故身无奇病，万物不失，生气不竭。”素 46“所谓奇者，使奇病不得以四时死也。”

2. 病在络而证见于一侧的病症。素 63“夫邪之客于形也……不得入于经，流溢于大络，而生奇病也。”张志聪：“奇病者，谓病气在左而证见于右，病气在右而证见于左。”又，森立之：“奇病者，疡肿痹麻之类，王注以为奇邪是也。”

【奇$_2$偶】 根据病情而采用奇方或偶方治疗。素 74“是故平气之道，近而奇偶，制小其服也；远而奇偶，制大其服也。”

【奇输】 六腑阳经的别络。灵 75“彻衣者，尽刺诸阳之奇输也。”张志聪：“奇输者，六府之别络也。”

【奇病论】《素问》篇名。本篇主要论述了异于寻常的疾病，如子瘖、息积、疹筋、伏梁等，分析了这些疾病的病因、病机、症状及治法，故名篇。丹波元简：“此篇所载，重身声瘖、息积、疹筋等，率皆奇特之病，故以奇病名篇。”

【奇经八脉】 指十二正经之外的督脉、任脉、冲脉、带脉、阴跻脉、阳跻脉、阴维脉、阳维脉八条经脉的总称。难 27“有阳维，有阴维，有阳跻，有阴跻，有冲，有督，有任，有带之脉，凡此八脉者，皆不拘于经，故曰奇经八脉也。”

【奇恒之府】 异于寻常的府。指脑、髓、骨、脉、胆、女子胞的总称，六者都有储藏阴精的生理特征。素 11“脑、髓、骨、脉、胆、女子胞，此六者，地气之所生也，皆藏于阴而象于地，故藏而不泻，名曰奇恒之府。”王冰：“出纳之用有殊于六府，故言藏而不泻，名曰奇恒之府也。”

【奇恒阴阳】 古医籍名。素 46“论在《奇恒阴阳》中。”王冰：“奇恒阴阳，上古经篇名，世本阙。”

奄（yǎn）

1. 忽然。见“奄忽”。

2. 通“暗”。不明。见“奄然”。

【奄忽】 疾速。金 22“妇人之病……奄忽眩冒，状如厥癫。”

【奄然】 不明貌。《晏子春秋·问上八》：“鲁之君臣，犹好为义，下之妥妥也，奄然寡闻。”吴则虞集释引孙星衍音义：“奄然，暗然。”伤 192“阳明病，初欲食，小便反不利，大便自调，其人骨节疼，翕翕如有热状，奄然发狂，濈然汗出而解者，此水不胜谷气，与汗共并，脉紧则愈。”又，方有执：“奄然，忽然也。”

态（tài 態）

状态，情状。灵 8“是故用针者，察观病人之态，以知精神魂魄之存亡得失之意。”灵 72“凡五人者，其态不同，其筋骨气血各不等。”

殁（mò）

终。见“殁世”。

【殁世】 终身，终生。素 8“以此养生

则寿，殁世不殆。”

妻（qī）

妻子。见“夫妻”。

顷（qǐng 頃）

1. 少时，片刻。灵 22“先取曲泉左右动脉，及盛者见血，有顷已。”

2. 时，时候。灵 9“出行来者，坐而休之，如行十里顷乃刺之。”素 63“左刺右，右刺左，如行十里顷而已。”金 10“如一炊顷，可饮粥二升。”

【顷时】 片刻。言时间短暂。素 28“所谓少针石者，非痈之谓也，痈疽不得顷时回。”

转（一、zhuǎn 轉）

1. 运行，运转。素 15“神转不回，回则不转。”高世栻：“色脉本神气以运行，左旋右转而不回；若回则不能旋转，乃失其运行之机。”素 80“是以诊有大方，坐起有常，出入有行，以转神明。”吴崑：“故可以转运周旋，而无往弗神矣。”

2. 运送，传送。素 9“能化糟粕，转味而入出者也。”森立之：“转，各有运送也。”伤 209“汤入腹中，转失气者，此有燥屎也。”

3. 转动；活动。素 27“吸则转针，以得气为故。”王冰：“转，谓转动也。”素 38“肝咳之状，咳则两胁下痛，甚则不可以转，转则两胠下满。”素 70“当其时反腰脽痛，动转不便也。”

4. 迁移，传入。伤 266“本太阳病不解，转入少阳者，胁下鞕满，干呕不能食。”伤 384“今是伤寒，却四五日至阴经上，转入阴必利。”

5. 反方向运动。素 64“必审九候，正气不乱，精气不转。”王冰：“不转，谓不逆转也。”

6. 转变，变化。素 48“肥者令人内热，甘者令人中满，故其气上溢，转为消渴。”灵 46“血脉不行，转而为热。”灵 78“邪入于阳，转则为癫疾；邪入于阴，转则为瘖。”

7. 指筋脉拘挛。素 74“诸转反戾，水液浑浊，皆属于热。”张介宾：“转，筋拘挛也。”

（二、zhuàn 轉）

旋转。素 17“腰者，肾之府，转摇不能，肾将惫矣。”灵 10“五阴气俱绝则目系转，转则目运。”灵 50“夫怯士之不忍痛者，见难与痛，目转面盼，恐不能言。”

【转丸】 转动之弹丸。金 11“肾死藏，浮之坚，按之乱如转丸，益下入尺中者，死。”

【转气】 即排气。俗称放屁。伤 214“因与承气汤一升，腹中转气者，更服一升，若不转气者，勿更与之”

【转引】 谓引导。灵 27“其瘛坚，转引而行之。”张介宾：“当针引其气而行之也。”

【转侧】 向侧转动，翻转。灵 10“善太息，心胁痛不能转侧。”伤 107“一身尽重，不可转侧者，柴胡加龙骨牡蛎汤主之。”

【转胞】 病名。指胞系扭转，水道闭阻，导致以小便不利、脐下急痛为主症的疾病。金 22“妇人病，饮食如故，烦热不得卧，而反倚息者，何也？师曰：此名转胞不得溺也。”

【转索】 转动之绳索。金 10“脉紧如转索无常者，有宿食也。”

【转筋】 病症名。即筋脉挛急。素 77“身体解散，四支转筋，死日有期。”灵 2“转筋者，立而取之，可令遂已。”金 19“转筋之为病，其人臂脚直，脉上下行，微弦。”

斩（zhǎn 斬）

1. 砍杀。《尔雅·释诂上》：“斩，杀

也。”素 80“肺气虚则使人梦见白物，见人斩血藉藉。”

2. 砍断，截断。灵 81“发于足指，名脱痈，其状赤黑……不衰，急斩之，不则死矣。”

3. 断绝（气血）。素 77“尝富大伤，斩筋绝脉，身体复行，令泽不息。”森立之：“谓血气不足，筋脉萎弱无力，非真斩绝筋脉之谓也。”

【斩首】 砍头。灵 43“客于项，则梦斩首。”

软（ruǎn 軟）

1. 柔软。灵 52“能知虚石之坚软者，知补泻之所在。”金 14“腹中软，即当散也。”

2. 脉象名。指脉象柔和。灵 19“脉软者，病将下。”张介宾：“脉软而和者，元气之来也，故病将下。”

3. 松软无力。灵 10“脉不荣则肌肉软，肌肉软则舌萎人中满。”灵 64“血少气多则䯒毛少，外踝皮薄而软。”

【软弱】 柔弱无力。灵 5“夫王公大人，血食之君，身体柔脆，肌肉软弱。”

到（dào）

抵达，到达。《说文·至部》：“到，至也。”素 80“寒厥到膝，少者秋冬死，老者秋冬生。”伤 384“下利后当便鞕，鞕则能食者愈，今反不能食，到后经中，颇能食。”

【到经】 谓随经入里。伤 114“太阳病，以火熏之，不得汗，其人必躁。到经不解，必清血，名为火邪。”程应旄：“到经者，随经入里也。火邪内攻，由浅及深，循行一周，经既尽矣。”

鸢（yāun 鳶）

中药名。见“鸢尾”。

【鸢尾】 中药名。为鸢尾科鸢尾属植物鸢尾的叶或全草。辛、苦，平，有毒。清热解毒，祛风活血。主治咽喉肿痛，风湿骨痛，无名肿毒，跌打肿痛等。神 4“鸢尾味苦，平。主蛊毒邪气，鬼疰诸毒。破癥瘕积聚，去水，下三虫。”

非（fēi）

1. 违背，不合。《说文·非部》：“非，违也。”灵 1“或言久疾之不可取者，非其说也。”素 67“五气更立，各有所先，非其位则邪，当其位则正。”伤 104“知医以丸药下之，此非其治也。”

2. 不对；错误。灵 73“余司诵之，子听其理，非则语余，请其正道，令可久传。”难 35“一府犹无两名，故知非也。”

3. 无，没有。素 68“故非出入，则无以生长壮老已；非升降，则无以生长化收藏。”灵 45“非道，何可小大深浅，杂合而为一乎？”

4. 副词。不，不是。素 4“故善为脉者……非其人勿教，非其真勿授，是谓得道。”素 8“非斋戒择吉日，不敢受也。”灵 75“正气者，正风也，从一方来，非实风，又非虚风也。”

5. 未尝。灵 58“今有其不离屏蔽，不出空穴之中，卒然病者，非不离贼风邪气，其故何也？”

【非时】 不在正常或规定的时间内。素 71“气有非时而化者何也？”素 74“非时水冰，羽乃后化。”金 1“设微赤非时者死。”

【非徒】 不仅。灵 72“非徒一阴一阳而已也。”

【非常】

1. 反常，不合惯例。素 9“气之不袭，是谓非常，非常则变矣。”张志聪：“设有不袭，是谓反常而变易矣。”素 69“今夫德化政令，灾眚变易，非常而有也。”

2. 不同寻常。灵 80“卒然见非常处，精神魂魄，散不相得，故曰惑也。”

歧（qí）

1. 叉开，分开。见“歧骨”。

2. 不相同，不一致。灵 80“精散则视歧，视歧见两物。”张介宾：“视歧失正，则两睛之所中于物者，不相比类而各异其见，是以视一为两也。”

【歧骨】 手足大指与次指骨节相连处。灵 2“合谷，在大指歧骨之间，为原。”灵 10“胆足少阳之脉……其支者，别跗上，入大指之间，循大指歧骨内出其端。”张介宾：“足大指次指本节后骨缝为歧骨。”

肯（kěn）

能，能够。见“不肯”。

齿（chǐ 齒）

牙齿。难 44“齿为户门。”灵 31“唇至齿长九分。”灵 63“齿者，骨之所终也。”

【齿长】 牙龈萎缩而牙齿显得长。素 16“少阴终者，面黑齿长而垢。”灵 10“骨肉不相亲则肉软却，肉软却故齿长而垢。”

【齿本】 即牙根。牙齿埋于牙龈的部分。难 58“骨寒热者，病无所安，汗注不休，齿本槁痛。”

【齿垢】 牙齿上的污垢。灵 74“身痛而色微黄，齿垢黄，爪甲上黄，黄疸也。”

【齿断】 即牙龈。神 4“郁核……根，主齿断肿，龋齿，坚齿。”

【齿痛】 症状名。牙齿疼痛。素 74“寒热皮肤痛，目瞑齿痛。”灵 26“齿痛，不恶清饮，取足阳明。”

【齿槁】 症状名。牙齿枯槁。素 1“五八，肾气衰，发堕齿槁。”素 44“肾热者色黑而齿槁。”

【齿龋】 病名。又名龋齿。临床见牙齿腐蚀蛀空，或牙齿蛀蚀宣露，疼痛时作时止。素 63“齿龋，刺手阳明。”高世栻：“齿龋，齿腐痛也。”

卓（zhuó）

见“卓然”。

【卓然】 突然。伤 110“头卓然而痛。”

虎（hǔ）

1. 兽名。通称老虎。见“虎啸”。

2. 指虎符。古代帝王授予臣下兵权和调发军队的信物，为虎形。素 25“如临深渊，手如握虎。”森立之：“虎固非可握持之物，因考虎即琥之古字。握虎者，谓持发兵之瑞玉符，为谨严之极也……医之治病，仿佛于兵道，于针法尤为然，故往往以兵理为譬喻。”素 54“手如握虎者，欲其壮也。”

【虎兰】 中药名。泽兰的别称。见“泽兰”。神 4“泽兰味苦，微温……一名虎兰。”

【虎卷】 中药名。贯众的别称。见“贯众”。神 4“贯众味苦，微寒……一名虎卷。”

【虎须】 中药名。款冬花的别称。见“款冬”。神 4“款冬味辛，温……一名虎须。”

【虎啸】 虎吼叫。素 71“松吟高山，虎啸岩岫。”

【虎掌】 中药名。天南星的别称。神 4“虎掌味苦，温。主心痛，寒热，结气，积聚，伏梁，伤筋，痿，拘缓，利水道。”

【虎魄】 琥珀的别称。树脂入地多年，经过石化而成。神 3“丹雄鸡味甘，微温……可作虎魄神物。”

肾（shèn 腎）

1. 五脏之一，即肾脏。①位于腰部，故肾病常表现为腰部酸痛等。素 17“腰者，肾之府，转摇不能，肾将惫矣。”素 4“北风生于冬，病在肾，俞在腰股。”王冰：“腰为肾府，股接次之，以气相连，故兼言也。”素 52“心部于表，肾治于里。”马莳：“肾属阴，居于鬲下，故肾治于里。”难 42“肾有两枚，重一斤一两，主藏志。”②主藏精，为封藏之本，肾精主宰人体的生殖与生长发育。素 9“肾者，主蛰，封藏之本，精之处也。”素 1“丈夫八岁，肾气实，发长齿更。二八，肾气盛，天癸至，精气溢泻，阴阳和，故能有子。三八，肾气平均，筋骨劲强，故真牙生而长极……五八，肾气衰，发堕齿槁……八八，则齿发去。肾者，主水，受五藏六府之精而藏之，故五藏盛，乃能泻。”③主管人体水液。素 34“肾者水藏，主津液。”难 40“肺主声，肾主液。”素 61“肾者，至阴也，至阴者，盛水也。”张介宾：“水王于冬，而肾主之，故曰盛水也。”张志聪：“盛者，受盛而多也。”④生髓通脑主骨，为作强之官，主技巧。素 5“肾生骨髓。”素 44“肾主身之骨髓。”素 8“肾者，作强之官，伎巧出焉。”唐容川《中西汇通医经精义》：“盖髓者，肾精所生，精足则髓足，髓在骨内，髓足则骨强，所以能作强，而才力过人也。精以生神……精足神强，自多伎巧。”⑤为胃之关，合膀胱，开窍于二阴，主二阴的开阖。素 61“肾者，胃之关也。”王冰：“关者，所以司出入也。肾主下焦，膀胱为府，主其分注，关窍二阴，故肾气化则二阴通，二阴闭则胃填满，故云肾者胃之关也。”素 4“北方黑色，入通于肾，开窍于二阴。”灵 2“肾合膀胱，膀胱者，津液之府也。”灵 47“肾合三焦膀胱。”⑥开窍于耳，其华在发，在液为唾。灵 37“耳者，肾之官也。”灵 17“肾气通于耳，肾和则耳能闻五音矣。”灵 29“肾者主为外，使之远听，视耳好恶，以知其性。”灵 47“高耳者肾高，耳后陷者肾下。耳坚者肾坚，耳薄不坚者肾脆。耳好前居牙车者肾端正，耳偏高者肾偏倾也。”素 10“肾之合骨也，其荣发也。”灵 78“肾主唾。”⑦藏志主识记，七情为恐。素 23“五藏所藏，心藏神……肾藏志。”森立之：“据《解精微》及《本神》言，则志者，脑中藏先事往事之名。志者，寘止积藏之义……脑髓肾一府也。”素 5“在藏为肾……在志为恐，恐伤肾。”灵 8“恐惧而不解则伤精，精伤则骨痠痿厥，精时自下。”⑧经脉为足少阴，与足太阳膀胱经为表里。灵 10“肾足少阴之脉……贯脊属肾，络膀胱。”素 49“少阴所谓腰痛者，少阴者，肾也。”王冰：“少阴者，肾脉也。”素 31“少阴脉贯肾络于肺。”⑨为阴中之太阴，又称为牝脏，阴中之至阴。素 61“肾者，至阴也……肾者，牝脏也。”王冰：“牝，阴也，亦主阴位，故云牝脏。”灵 41“肾为阴中之太阴。”⑩五行属水，五方应北，四季应冬，气候应寒，五星为辰星，五化为藏，五色为黑，五味为咸，五音为羽，五声为呻，五臭为腐，变动为战栗。素 5“其在天为寒，在地为水，在体为骨，在藏为肾，在色为黑，在音为羽，在声为呻，在变动为栗……在味为咸。”素 4“北方黑色，入通于肾……其味咸，其类水，其畜彘，其谷豆，其应四时，上为辰星……其音羽，其数六，其臭腐。”素 22“肾主冬，足少阴太阳主治，其日壬癸。”⑪特性畏湿、恶燥。素 70“肾其畏湿。”素 23“肾恶燥。”素 22“肾苦燥，急食辛以润之，开腠理，致津液，通气也。”⑫左肾右命门。难 36“肾两者，非皆肾也。其左者为肾，右者为命门。”

2. 指足少阴肾经。难 66“肾之原出于太溪。”黄竹斋：“肾，足少阴经也，太溪在足内踝后跟骨上动脉陷中。”

3. 指足少阴肾经经气。灵 2“肾出于涌泉，涌泉者，足心也，为井木。”张志聪：“地下之泉水，天一之所生也，故少阴之始出，名曰涌泉。”

4. 指肾的精气。素 5“肾生骨髓。”王冰：“肾之精气生养骨髓。”素 61“春者木始治，肝气始生……冬者水始治，肾方闭。”

5. 指肾的脉象。①指肾的正常脉象。

难4“按之濡，举指来实者，肾也。”叶霖：“肾属水，故其象举指按之来实，水体外柔而内刚也。”②指肾的病脉。素76“夫脾虚浮似肺，肾小浮似脾。”马莳：“肾脉小浮似脾。”素48“肾肝并沉为石水，并浮为风水，并虚为死。”杨上善：“今肝脉与肾脉并沉，是阴气盛，肾以主水，故为石水。”③指肾的死脉，即肾的真脏脉。素18“肾见戊已死，是谓真藏见皆死。”马莳：“肾之真脏脉见，而全无胃气，则至戊己日而死，以土克水也。”素7“凡持真脉之藏脉者……肾至悬绝，七日死。”

6. 指肾病。素7“肾之脾谓之辟阴，死不治。”马莳：“此言藏病相传者有生死之分也。”金5“寸口脉沉而弱……沉即为肾，弱即为肝。”沈明宗：“沉为肾气不足而主骨，弱为肝血不足而主筋。”

7. 指肾在面部的望诊部位，即两颊下方。灵49“挟大肠者，肾也，当肾者，脐也。”

8. 为“申”之讹。素49“少阴所谓腰痛者，少阴者肾也，十月万物阳气皆伤，故腰痛也。”森立之：“据前后文例，则‘肾’当作‘申’，盖以古音相通。且少阴主腰痛，遂误作‘肾’欤？前文‘戌’以形似误作‘成’，此以音近误作‘肾’，‘七月’误作‘十月’，可知三坟之遗典，全然存于今日，其误讹亦有足以考取者。”

【肾水】

1. 即肾。肾主水，属水脏，故称肾脏为肾水。素69“岁土太过，雨湿流行，肾水受邪。”姚止庵：“土之化湿，土胜则克水，故肾脏受邪。”

2. 证候名。为肾阳虚衰，气化不行，水湿内停引起的水肿病。临床见腹部胀大，脐肿，腰痛，小便不利，足冷，面瘦等。金14“肾水者，其腹大，脐肿，腰痛，不得溺，阴下湿如牛鼻上汗，其足逆冷，面反瘦。”

【肾气】

1. 肾脏的精气。来源于先天，不断得到后天的培育和充养，有主生长发育与生殖等功能。素1“二八，肾气盛，天癸至，精气溢泻，阴阳和，故能有子。”灵8“肾藏精，精舍志，肾气虚则厥，实则胀，五藏不安。”灵17“肾气通于耳，肾和则耳能闻五音矣。”

2. 指肾脏的邪气。素19“因而喜大虚则肾气乘矣，怒则肝气乘矣。”吴崑：“喜则气缓，故过于喜，令心大虚，虚则肾气乘之，水胜火也。”灵43“肾气盛则梦腰脊两解不属。”马莳：“肾之邪盛，则腰脊两解，不相连属，以腰为肾之府也。”

3. 指肾中水寒之气。金14“阳衰之后，营卫相干，阳损阴盛，结寒微动，肾气上冲，喉咽塞噎，胁下急痛。”程林：“肾中阳气，不能以胜阴寒，寒气上冲，咽喉闭塞，胁下亦相引而急痛也。”伤386“理中丸方……若脐上筑者，肾气动也，去术加桂四两。”

【肾风】 病名。风邪侵袭于肾，肾主水功能失常所导致的疾病。临床见面目浮肿，恶风多汗，腰脊痛，面色黧黑等。素33“有病肾风者，面胕痝然壅，害于言，可刺不？”张志聪：“肾风者，因风而动肾藏之水，故又名风水。”素42“以冬壬癸中于邪者为肾风……肾风之状，多汗恶风，面痝然浮肿，脊痛不能正立。其色炲，隐曲不利，诊在肌上，其色黑。”素47“病生在肾，名为肾风。肾风而不能食，善惊，惊已心气痿者死。”高世栻：“病生在肾，水因风动，故名为肾风。”

【肾胀】 证候名。脏腑胀证之一。临床主要见腹满引背，腰髀痛等症状。灵35“肾胀者，腹满引背，央央然腰髀痛。”

【肾疟】 证候名。脏腑疟证之一。因疟邪伤肾，临床见恶寒、腰痛、大便难、目眩等症状。素36“肾疟者，令人洒洒然，腰脊痛，宛转，大便难，目𥆧𥆧然，手足寒，刺足太阳少阴。”

【肾咳】证候名。脏腑咳证之一。因邪气犯肺传肾，临床见咳则腰背相引而痛，甚则咳涎等症状。素 38“肾咳之状，咳则腰背相引而痛，甚则咳涎。”

【肾俞】指治疗水肿病的腧穴，又称水俞。素 61“肾俞五十七穴，积阴之所聚也，水所以出入也。尻上五行，行五者，此肾俞也。”张介宾：“凡此五十七穴者，皆积阴之所聚，水所从出入者也。肾主水，故皆曰肾俞。”

【肾脉】

1. 足少阴肾的经脉。素 61“三阴之所交结于脚也，踝上各一行，行六者，此肾脉之下行也，名曰太冲。”难 24“少阴者，肾脉也，伏行而温于骨髓。”

2. 肾的应时脉象。素 23“五脉应象……肾脉石，是谓五藏之脉。”素 18“平肾脉来，喘喘累累如钩，按之而坚曰肾平。”

3. 指足少阴肾经的动脉，可以诊候肾的病变。灵 4“肾脉急甚为骨癫疾。”马莳：“此言肾经之脉异病变也。”素 17“肾脉搏坚而长，其色黄而赤者，当病折腰。”张介宾：“邪脉干肾，肾气必衰，其色黄赤，为火土有余，而肾水不足，故病腰如折也。”

【肾病】指肾的病证。素 22“肾病者，愈在甲乙，甲乙不愈，甚于戊己，戊己不死，持于庚辛，起于壬癸。肾病者，夜半慧，四季甚，下晡静……肾病者，腹大，胫肿，喘咳，身重，寝汗出，憎风；虚则胸中痛，大腹、小腹痛，清厥，意不乐。”素 65“肾病少腹腰脊痛，胻痠；三日背䏚筋痛，小便闭，三日腹胀，三日两胁支痛。三日不已，死。冬大晨，夏晏晡。”灵 37“肾病者，颧与颜黑。”灵 56“肾病者，宜食大豆黄卷、猪肉、栗、藿……肾病禁甘。”

【肾部】肾脏的诊脉部位。难 5“按之至骨，举指来实者，肾部也。”李駉：“肾主骨，其脉沉，要重下手，按至于骨，举起手指，脉来急疾，乃是肾脉也。”

【肾虚】肾的精气亏虚。素 49“内夺而厥，则为瘖俳，此肾虚也。”王冰：“肾气内夺而不顺，则瘖而足废，故云此肾虚也。”马莳：“正以内有所夺，而肾精不藏，则其气厥逆而上下不通，故在上为瘖而在下为俳也。”素 76“肝虚、肾虚、脾虚，皆令人体重烦冤。”

【肾着】病名。由于寒湿留滞于腰部，经脉痹阻，气机不通所致。临床见腰部或腰以下冷痛重着，转侧不利，遇阴雨加重，多伴有腹重下坠等症状。治以温阳散寒除湿，方用甘姜苓术汤。金 11“肾着之病，其人身体重，腰中冷，如坐水中，形如水状，反不渴，小便自利，饮食如故，病属下焦。身劳汗出，衣里冷湿，久久得之，腰以下冷痛，腹重如带五千钱，甘姜苓术汤主之。”尤怡：“肾受冷湿着而不去，则为肾着。”

【肾腧】穴名，属足太阳膀胱经。位于腰部，当第二腰椎棘突下旁开 1.5 寸处。灵 51“肾腧在十四焦之间，背挟脊相去三寸所。”

【肾痹】

1. 证候名。脏腑痹证之一。由风寒湿邪内伤于肾，临床见腰背偻曲不能伸，下肢挛急，腹胀等症状。素 43“肾痹者，善胀，尻以代踵，脊以代头。”

2. 病名。即肾积，又名奔豚气。素 10“黑脉之至也，上坚而大，有积气在小腹与阴，名曰肾痹，得之沐浴清水而卧。”森立之：“肾痹，即肾积，奔豚病是也。《移精》第十三云‘八风五痹之病’者，亦非麻痹之义，闭塞为病之谓也……五积之名，殆胚胎于《灵枢·邪气藏府病形篇》，虽本篇所论五积，其名虽异，盖五痹与五积，其义则一。”俞正燮：“肾痹即奔豚，在少腹下，上至心下。”

【肾藏】即肾。参见“肾”。素 1“肾

藏衰，形体皆极。”王冰：“肾气养骨，肾衰故形体疲极。”

【肾气丸】 方剂名。又名八味肾气丸、崔氏八味丸。组成：干地黄八两，山药、山茱萸各四两，泽泻、丹皮、茯苓各三两，桂枝、附子（炮）各一两。煎服法：上八味，末之，炼蜜和丸梧子大，酒下十五丸，加至二十五丸，日再服。功用：温补肾阳。主治：①虚劳腰痛，属肾阴阳两虚而阳虚为重者，临床见腰痛，少腹拘急，小便不利，舌淡而胖，苔薄，脉沉弱等。金 6“虚劳腰痛，少腹拘急，小便不利者，八味肾气丸主之。”尤怡：“八味肾气丸补阴之虚，可以生气，助阳之弱，可以化水，乃补下治下之良剂也。”②痰饮肾阳虚证。临床见眩晕，胸闷气短，小便不利等。金 12“夫短气有微饮，当从小便去之，苓桂术甘汤主之……肾气丸亦主之。”③消渴肾阳虚证。临床见口渴，饮水多而不解，小便多而频数，四肢无力，腰膝酸软等。金 13“男子消渴，小便反多，以饮一斗，小便一斗，肾气丸主之。”④妇人转胞肾阳虚证。临床见小便不通，脐下急痛，胸中烦闷，呼吸急促等。金 22“妇人病，饮食如故，烦热不得卧，而反倚息者，何也？师曰：此名转胞不得溺也。以胞系了戾，故致此病，但利小便则愈，宜肾气丸主之。”吴谦：“主之肾气丸，以温行下焦阳气，阳气化则尿出，诸病自解矣。”⑤脚气肾阳虚证。临床见脚气上入，少腹拘急，下肢浮肿或冷痛，甚或气喘，心悸等。金 5 附方“崔氏八味丸：治脚气上入，少腹不仁。”

【肾风疝】 病名。风寒之邪所致，临床以阴器少腹疼痛为主症。素 64“太阳有余病骨痹身重……滑则病肾风疝。”张介宾：“太阳滑实者，风寒挟邪，故病肾风疝。”

【肾心痛】 病名。厥心痛的一种，因心肾阳虚，阴寒凝于胸中，临床见心背相引而痛、形体拘挛等症状。灵 24“厥心痛，与背相控，善瘛，如从后触其心，伛偻者，肾心痛也。先取京骨、昆仑，发针不已，取然谷。”张志聪：“此肾脏之气，逆于心下而为痛也。”

【肾死藏】 指肾病危候的真脏脉。金 11“肾死藏，浮之坚，按之乱如转丸，益下入尺中者，死。”赵良仁：“《内经》死肾脉来，发如夺索，辟辟如弹石。又谓：搏而绝，如指弹石辟辟然。是皆无胃气，而天真之气已亡，惟真脏之残阴，随呼吸而动，以形本脏所禀之象耳。今之所谓者亦然。”

【肾热病】 证候名。五脏热证之一。临床见发热口渴，腰痛胫酸，头项强痛，眩晕，足下热，懒言等。素 32“肾热病者，先腰痛䯒痠，苦渴数饮身热，热争则项痛而强，䯒寒且痠，足下热，不欲言，其逆则项痛员员淡淡然。戊己甚，壬癸大汗，气逆则戊己死，刺足少阴太阳，诸汗者，至其所胜日汗出也……肾热病者，颐先赤。”

【肾间动气】 肾所藏的真元之气，是生命之气的本源，五脏六腑与十二经脉功能活动的根本。难 8“所谓生气之原者，谓十二经之根本也，谓肾间动气也。此五藏六府之本，十二经脉之根，呼吸之门，三焦之原。一名守邪之神。”虞庶：“两肾之间动气者，乃人所受父母之原气也。”难 66“脐下肾间动气者，人之生命也，十二经之根本也，故名曰原。”孙一奎：“命门乃两肾中间之动气，非水非火，乃造化之枢纽，阴阳之根蒂，即先天之太极，五行由此而生，脏腑以继而成。”

贤（xián 賢）

1. 有才德的。见“贤人”。

2. 贤人。有才德的人。素 1“愚智贤不肖，不惧于物。”素 81“行治有贤不肖，未必能十全。”王冰：“贤，谓心明智远。”

【贤人】 德才兼备的人。素 1“其次有贤人者，法则天地，象似日月。”张介宾：

“贤，善也，才德之称。”素 5“惟贤人上配天以养头。”王冰：“贤人者，则古称先阐幽发微之人也。”

尚（一、shàng）

1. 副词。表示动作行为的继续、相承，相当于“犹”、“还”。素 33“汗出而脉尚躁盛者死。”灵 48“近者编绝，久者简垢，然尚讽诵弗置。”伤 203“病已差，尚微烦不了了者，此必大便鞕故也。”

2. 副词。尚且。与连词“况”等连用，表示递进关系。灵 46“木之阴阳，尚有坚脆……况于人乎。”素 68“视深渊尚可测，迎浮云莫知其极。”

（二、cháng）

通“常”。经常。灵 79“邪气入则病作，此所以日作尚晏也。”

具（jù）

1. 具备，具有。素 80“脉动无常，散阴颇阳，脉脱不具，诊无常行。”王冰：“若脉诊脱略而不具备者，无以常行之诊也。”素 43“痹在于骨则重……在于皮则寒，故具此五者，则不痛也。”伤 101“伤寒中风，有柴胡证，但见一证便是，不必悉具。”

2. 完备，齐全。素 80“知行知止，用之有纪，诊道乃具，万世不殆。”灵 64“先立五形金木水火土，别其五色，异其五形之人，而二十五人具矣。”

3. 器具，工具。灵 60“五兵者，死之备也，非生之具也。”

4. 详尽，一五一十地。素 76“具言其状，悉言以对，请问不知。”

5. 副词。表示范围，相当于“都”、“全部”。也作“俱”。素 57“五色具见者，谓之寒热。”灵 47“此人之所以具受于天也。”

味（wèi）

1. 滋味，味道。素 5“阳为气，阴为味，味归形，形归气。”张介宾：“气无形而升，故为阳；味有质而降，故为阴。此以药食气味言也。”素 25“夫盐之味咸者，其气令器津泄。”素 26“视之无形，尝之无味。”

2. 指酸、苦、甘、辛、咸五味。素 10“色味当五藏：白当肺、辛，赤当心、苦。”张介宾：“此五色五味之合于五藏者，皆五行之一理也。”灵 44“肝为牡藏，其色青，其时春，其音角，其味酸。”

3. 味觉。灵 4“其浊气出于胃，走唇舌而为味。”杨上善：“味者，知味也。”难 40“脾主味。”

4. 饮食物或饮食精微。素 9“五味入口，藏于肠胃，味有所藏，以养五气……能化糟粕，转味而入出者也。”灵 30“上焦开发，宣五谷味，熏肤，充身泽毛，若雾露之溉，是谓气。”张志聪：“上焦之气，宣发五谷之精微……是谓气。”

5. 指厚味滋补阴精的药物。素 5“形不足者，温之以气；精不足者，补之以味。”吴崑：“味为阴，投之以益阴之物，则精液足而真元复。”杨上善：“五脏精液少者，以药以食五种滋味而补养之。”

6. 指饮食五味失调所致的病证。灵 44“味主秋，秋刺合……故命曰味主合。”马莳：“味主于秋，故凡病在于胃及饮食不节得病者，必取五脏之合。”杨上善：“故味病主合也。”灵 78“以味发于气，阳病发于冬，阴病发于夏。”《太素》卷二十七“味”下有“病”字，宜从。

7. 指滋味浓厚的食物。难 16“假令得脾脉，其外证：面黄，善噫，善思，善味。”加藤宗博：“脾气不足而食无味，故好思有味物也。”

8. 量词。中药配方，一种药物称为一味。伤 223“右五味，以水四升，先煮四味。”

果（guǒ）

1. 植物所结的果实。素 70“谷肉果菜，食养尽之。”灵 56“五果：枣甘，李酸，栗咸，杏苦，桃辛。”神 4“食诸果不消，病在胸腹中，皆吐下之。”

2. 通“裹”。①包裹。引申为匀称协调。灵 6“皮与肉相果则寿，不相果则夭。”张介宾：“肉居皮之里，皮为肉之表，肉坚皮固者是为相果，肉脆皮疏者是为不相果。”②缠绕。灵 71“左手执骨，右手循之，无与肉果。”③指眼胞。灵 29“目下果大，其胆乃横。”张介宾：“果，裹同，目下囊裹也。”

昆（kūn 崑）

见“昆仑”。

【昆仑】 穴名。属足太阳膀胱经，经穴。位于足外踝尖与跟腱水平连线的中点凹陷处。灵 2“昆仑，在外踝之后，跟骨之上，为经。”灵 5“足太阳根于至阴，溜于京骨，注于昆仑，入于天柱、飞扬也。”

国（guó 國）

国家。素 13“标本不得，亡神失国。”灵 29“夫治民与自治，治彼与治此，治小与治大，治国与治家，未有逆而能治之也。”

【国事】 国家的政事。灵 45“余愿闻针道，非国事也。”

呿（qū）

张口。灵 2“刺上关者，呿不能欠。刺下关者，欠不能呿。”张介宾：“呿，张口也。”马莳：“呿，大张口貌。”

【呿吟$_2$】 指呼吸。素 25“呿吟至微，秋毫在目。”丹波元简：“按《通雅》云：吟即噤，闭口也。古吟、唫、噤通用。”

昌（chāng）

兴盛，昌盛。素 8“以此养生则寿，殁世不殆，以为天下则大昌。”素 13“得神者昌，失神者亡。”素 66“其来可见，其往可追，敬之者昌，慢之者亡。”

【昌阳】 中药名。菖蒲的别名。见“菖蒲”。神 2“菖蒲，味辛，温……一名昌阳。”

【昌阳之脉】 指阴跻脉。素 41“昌阳之脉令人腰痛。”王冰：“阴跻脉也。阴跻者，足少阴之别也。”高世栻：“阴跻之脉亦起于跟中……合于足太阳，故曰昌阳。”又，马莳：“昌阳，系足少阴肾经穴名，又名复溜。故昌阳之脉，令人腰痛，其痛引膺，足少阴脉所行也。”

畅（chàng 暢）

和畅，舒畅。《礼记·乐记》：“感条畅之气。”疏：“畅，舒也。”素 69“春有鸣条律畅之化。”

明（míng）

1. 光明；明亮。灵 45“夫日月之明，不失其影。”素 26“是故天温日明，则人血淖液而卫气浮。”素 74“两阴交尽故曰幽，两阳合明故曰明。”

2. 照亮。素 74“火淫所胜，则焰明郊野。”

3. 明润，鲜艳。灵 49“色明不粗，沉夭为甚。”张介宾：“色明不粗，言色明泽不显，而但见沉夭者。”灵 45“五音不彰，五色不明。”

4. 眼力好，视觉敏锐。素 5“年五十，体重，耳目不聪明矣。”素 26“目明心开而志先。”灵 30“气脱者，目不明。”

5. 明了，通晓。素 67“虽鬼臾区其上候而已，犹不能遍明。”素 70“故治病者，必明天道地理。”灵 42“明于阴阳，如惑之解，如醉之醒。”

6. 分辨，区分。素 74“三品何谓？岐伯曰：所以明善恶之殊贯也。”灵 73“各得其人，任之其能，故能明其事。”

7. 明白，清楚。素 33“此不胜其病也，其死明矣。”素 39“如此则道不惑而要数极，所谓明也。”素 66“光乎哉道！明乎哉论！”

8. 明显。灵 14“是故视其经脉之在于身也……其见明而大者，多血。”

9. 彰明，阐明。素 71“愿夫子推而次之……昭其气数，明其正化，可得闻乎?”

10. 圣明；英明。素 8“故主明则下安……主不明则十二官危。”灵 4“见其色，知其病，命曰明；按其脉，知其病，命曰神。”

11. 清肃，明净。素 2“秋三月，此谓容平，天气以急，地气以明。”张介宾：“物色清肃曰明。”杨上善：“地气明者，山川景净也。”素 70“坚成之纪，是谓收引，天气洁，地气明。”素 71“金郁之发，天洁地明，风清气切。”

12. 旺盛，盛实。素 5“阳者其精并于上，并于上则上明而下虚。”杨上善：“东方是阳，阳气上升，故上实下虚。”素 69“收气不行，长气独明。”

13. 今之次。见“明日”。

14. 副词。明白地。素 19“必察四难，而明告之。”素 80“道甚明察，故能长久。”灵 9“凡刺之道，毕于终始，明知终始，五藏为纪，阴阳定矣。”

15. 通“盲”。不明貌。素 2“天明则日月不明，邪害空窍。”森立之：“天明者，谓天不藏德也。与前文‘光明’其义不同。”

【明了】 清楚，明白。伤 145“妇人伤寒，发热，经水适来，昼日明了，暮则评语。”

【明日】 明天，次日。素 35“其明日日下一节，故其作也晏。”伤 152“若下少，病不除者，明日更服，加半钱。”

【明化】 运气术语。指气象变化为明亮。素 74“少阳司天为火化……司气为丹化，间气为明化。”王冰：“明，炳明也。”

【明目】 使眼睛明亮。神 2“人参……止惊悸，除邪气，明目，开心益智。”

【明法】 清楚的法则。灵 38“必有明法，以起度数，法式检押，乃后可传焉。”

【明堂】

1. 古代帝王宣明政教的处所。素 67“黄帝坐明堂，始正天纲，临观八极，考建五常。”王冰：“明堂，布政宫也。”张介宾：“明堂，王者朝会之堂也。”

2. 鼻部。灵 49“明堂者，鼻也。”素 77“揆度阴阳，奇恒五中，决以明堂，审于终始。”

【明镜】 明亮的镜子。灵 45“合而察之，切而验之，见而得之，若清水明镜之不失其形也。”

【明曜】 光明，明亮。素 69“南方生热，热生火，其德彰显，其化蕃茂，其政明曜，其令热。”素 70“升明之纪，正阳而治……其政明曜，其候炎暑。”张介宾：“阳之火也。”

易（yì）

1. 交换。素 68“位之易也何如？岐伯曰：君位臣则顺，臣位君则逆。”灵 9“阴阳易居，逆顺相反。”

2. 改变，变易。灵 75“凡刺痈邪，无迎陇，易俗移性不得脓。”素 15“女子右为逆，左为从；男子左为逆，右为从。易，重阳死，重阴死。”王冰：“女子色见于左，男子色见于右，是变易也。”又，森立之：“考‘易’即‘亦’字……男子为阳，色见于左，左亦为阳，故曰重阳也。”

3. 蔓延。素 17“溢饮者渴暴多饮，而易入肌皮肠胃之外也。”又，《新校正》：“按《甲乙经》‘易’作‘溢’。”《脉经》卷六“易”作“溢”。宜从。

4. 容易。灵 1“令终而不灭，久而不绝，易用难忘。”素 19“脉弱以滑，是有胃气，命曰易治。”金 20“妊娠常服即易产，胎无疾苦。”

5. 轻浅。灵 1“凡将用针，必先诊脉，视气之剧易，乃可以治也。”张介宾：“故凡将用针，必先诊脉，察知重轻，方可施治。”

6. 通“亦”。素 60“扁骨有渗理凑，无髓孔，易髓无空。”王冰：“易，亦也。骨有空则髓有空，骨若无空，髓亦无孔也。”

咙（lóng 嚨）

见“喉咙”。

炅（jiǒng）

热。素 39“得炅则痛立止。”王冰：“炅，热也。”素 55“刺而多之，尽炅，病已。”

【炅中】 阳热内盛的病证。素 62“血并于阳，气并于阴，乃为炅中。”王冰：“气并于阴则阳气内盛，故为热中。炅，热也。”

【炅气】 热气。素 39“寒气稽留，炅气从上，则脉充大而血气乱。”

典（diǎn）

指可以作为典范的重要书籍。见“灵兰秘典论”。

固（gù）

1. 坚固，坚牢。素 67“寒胜则地裂，火胜则地固矣。”

2. 坚实。素 67“西方生燥……其用为固。”高世栻：“万物成实，故其用为固。”张志聪：“固者，坚金之用也。”

3. 稳固；安定。素 5“寒暑过度，生乃不固。”灵 47“心坚则藏安守固。”

4. 安守，固守。素 3“阳者，卫外而为固也……凡阴阳之要，阳密乃固。”

5. 固定，活动不灵。灵 50“勇士者，目深以固。”

6. 固执。灵 72“少阴之人，其状清然窃然，固以阴贼。”

7. 闭塞。指二便不通。素 74“诸厥固泄，皆属于下。”吴崑：“固，禁固，溲便不通也。”

8. 副词。①本来；原本。灵 47“五藏者，固有小大高下坚脆端正偏倾者。”素 46“冬诊之，右脉固当沉紧。”素 69“夫气之动变，固不常在。”②诚然，确实。灵 50“当是之时，固比于勇士，气衰则悔。”灵 66“余固不能数，故问先师。”

9. 连词。通“故”。表示因果关系，相当于“因此”、“所以”。灵 18“卫气走之，固不得循其道。”素 70“病有久新，方有大小，有毒无毒，固宜常制矣。”

10. 同“痼”。经久难愈的。见“固瘕”。

【固居】 固定不去。灵 7“病在五藏固居者，取以锋针。”

【固瘕】 指久泻不止的病症。伤 191“阳明病，若中寒者，不能食，小便不利，手足濈然汗出，此欲作固瘕，必大便初鞕后溏。”张璐：“溏泻久而不止，则曰固瘕，言如癥瘕固结不散也。”又，方有执：“固，坚固；瘕，积聚。以本寒因，水谷不化消，积聚成坚固也。”

【固羊石】 中药名。礜石的别称。见该条。神 4“礜石味辛，大热……一名固羊石。”

忠（zhōng）

忠诚。见“忠信”。

【忠信】 使忠诚信实。神 2“黄芝，味甘，平。主心腹五邪，益脾气，安神，忠信，和乐。”

咀（jǔ）

咬嚼。见“㕮咀”。

呻（shēn）

1. 呻吟。素 5“北方生寒……在音为羽，在声为呻。”王冰：“呻，吟声也。”难

49“入肝为呼，入心为言，入脾为歌，入肾为呻。”

2. 通“伸”。伸懒腰。灵 10“是动则病洒洒振寒，善呻数欠颜黑。”《太素》卷八、《甲乙经》卷二“呻”并作“伸”。

咒（zhòu）

祷告，祈祷。见“咒病”。

【咒病】 古代祝由治病的一种精神疗法。灵 73“疾毒言语轻人者，可使唾痈咒病。”

呼（hū）

1. 吐气，使气从口或鼻中出来。与“吸”相对。素 27“候呼引针，呼尽乃去。”王冰:“呼，谓气出。”灵 56“故呼则出，吸则入。”灵 62“故人一呼脉再动，一吸脉亦再动。”

2. 大声喊叫，呼叫。素 5“在藏为肝……在声为呼。”王冰:“呼谓叫呼，亦谓之啸。”素 45“阳明之厥，则癫疾欲走呼。”灵 22“狂，目妄见、耳妄闻、善呼者，少气之所生也。”

3. 指呼吸一次的时间。灵 12“足阳明刺深六分，留十呼。”张介宾:“出气曰呼，入气曰吸，曰十呼七呼之类，则吸在其中矣。盖一呼即一息也。”

4. 叹词。见“呜呼”。

【呼吸】 指出气和吸气。素 1“余闻上古有真人者，提挈天地，把握阴阳，呼吸精气。”素 18“人一呼脉再动，一吸脉亦再动，呼吸定息脉五动。”灵 71“故宗气积于胸中，出于喉咙，以贯心脉，而行呼吸焉。”

呴（xǔ）

通“昫”。温煦。难 22“气主呴之，血主濡之。”徐大椿:“呴，煦也，熏蒸之义。”

鸣（míng 鳴）

1. 鸟兽昆虫叫。见“鸡鸣”。

2. 发出声响。《玉篇・口部》:“鸣，声出也。”素 33“腹中鸣者，病本于胃也。”灵 4“大肠病者，肠中切痛而鸣濯濯。”灵 28“人之耳中鸣者，何气使然?”

3. 闻名。《广雅・释诂三》:“鸣，名也。”素 70“赫曦之纪，是谓蕃茂……其令鸣显。”又，高世栻:“其令鸣显，火之光焰也。”

4. 通“明”。萌发。《广雅・释诂四》:“明，发也。”素 71“其运风，其化鸣紊启拆。”

岸（àn）

靠江、河、湖、海等水边的高地。灵 62“卒然如弓弩之发，如水之下岸。”

岩（yán 巖）

山崖。见“岩谷”。

【岩谷】 即山谷。素 71“土郁之发，岩谷震惊，雷殷气交。”

【岩岫】 山洞。素 71“松吟高山，虎啸岩岫。”

罗（luó 羅）

1. 稀疏而轻软的丝织品。素 17“黄欲如罗裹雄黄。”高世栻:“罗，丝罗。”

2. 包罗。灵 10“此脉若罗络之血者，皆取之大络脉也。”张介宾:“罗络之血者，言此大络，包罗诸络之血。”

岫（xiù）

山洞。见“岩岫”。

帜（zhì 幟）

旗帜。见“旗帜”。

败（bài 敗）

1. 毁坏。灵 5“五藏六府，折关败枢，开合而走。”灵 73“下工守其已成，因败其形。”

2. 破损。灵 81“经脉败漏，薰于五藏。”

3. 失败。灵 72“太阳之人……为事如常自用，事虽败而常无悔。”素 77“必问贵贱，封君败伤，及欲侯王。”丹波元简：“封君，乃封国之君；败伤，谓消除之类。”

4. 腐烂。素 58“邪溢气壅，脉热肉败，荣卫不行，必将为脓。”素 77“故伤败结，留薄归阳，脓积寒炅。”

5. 衰败。素 7“所谓阴者，真脏也，见则为败，败必死也。”素 16“此十二经之所败也。”王冰：“败，谓气终尽而败坏也。”素 20“五藏已败，其色必夭，夭必死矣。”

6. 恶，不好的。①指脉见真脏之象等。素 20“若有七诊之病，其脉候亦败者死矣。”森立之：“所云脉候败者，乍疏乍数之类耳。”王冰：“若病同七诊之状而脉应败乱，纵九候皆顺犹不得生也。”②指晦暗无泽。素 42“故使其鼻柱坏而色败，皮肤疡溃。”王冰：“故鼻柱坏而色恶。”③指焦枯。素 44“肺热者色白而毛败。”

7. 害；危害。素 70“其眚四维，其主败折虎狼。”张介宾：“虎狼多刑伤，皆金复之气所化。”灵 67“此皆粗之所败，上之所失。”

8. 祸害。灵 7“病小针大，气泻太甚，疾必为害。病大针小，气不泄泻，亦复为败。”灵 29“告之以其败，语之以其善。”

9. 疑为衍文。素 25“弦绝者，其音嘶败；木敷者，其叶发；病深者，其声哕。”郭霭春：“‘败’乃‘嘶’字旁注，传抄误入正文。”

【败亡】 死亡。素 77“故贵脱势，虽不中邪，精神内伤，身必败亡。”

【败乱】 衰败紊乱。素 68“亢则害，承乃制，制则生化，外列盛衰，害则败乱，生化大病。”

【败疮】 病名。即恶疮。病情较重，预后较差的疮疡。神 3“黄耆味甘，微温。主痈疽，久败疮，排脓，止痛。”

【败疽】 病名。即恶疽。病情较重，预后较差的疽病。神 4“白及味苦，平。主痈肿，恶疮，败疽。”

【败疵】 病名。发于胁部的痈。灵 81“发于胁，名曰败疵。败疵者，女子之病也。”

【败酱】 中药名。即败酱草。又名鹿肠、马草等。为败酱科败酱属植物黄花败酱和白花败酱的全草。辛、苦，微寒。入肺、大肠、肝经。清热解毒，活血排脓。主治肠痈，肺痈，痢疾，带下，产后瘀滞腹痛，热毒痈肿。组方有薏苡附子败酱散。神 4“败酱味苦，性平。主暴热，火疮赤气，疥瘙，疽，痔，马鞍热气。一名鹿肠。”

【败漆】 变质失效的漆。神 3“蟹味咸，寒。主胸中邪气，热结痛，㖞僻，面肿，败漆烧之。”

图（tú 圖）

谋划。难 27“圣人图设沟渠，通利水道，以备不然。”

罔（wǎng）

中药名。见“射罔”。

钛（dì 釱）

本指古刑具，锗脚钳。此为人体分类名称用词。见“钛角”、“钛角之人”、“钛商”、“钛商之人”。

【钛角】 指钛角之人。古代体质类型之一。灵 65“左角、钛角、上角、大角、判角。”参见“钛角之人”。

【钛商】 指钛商之人。古代体质类型之一。灵 65“钛商与上商，调右足阳明下。”马莳：“此以钛商之人而调右足阳明者，是以金人而调土部也。”参见“钛商之人”。

【钛角之人】 古代体质类型之一。角为

五音之一，与五行中木相应，用以代表阴阳二十五人中木形之人。木形之人又分上角、左角、钛角、大角、判角五个类型，钛角之人为其中之一。灵 64“钛角之人，比于右足少阳，少阳之上推推然。”

【钛商之人】 古代体质类型之一。商为五音之一，与五行中金相应，用以代表阴阳二十五人中金形之人，金形之人又分右商、少商、钛商、上商、左商五个类型，钛商之人为其中之一。灵 64“钛商之人，比于左手阳明，阳明之上廉廉然。”

制（zhì）

1. 制定。素 25“四曰制砭石小大。”王冰：“当制其小大者，随病所宜而用之。”

2. 抑制，制约。素 68“亢则害，承乃制，制则生化。”张介宾：“制者，因其极而抑之也。”素 70“地气制己胜，天气制胜己。”素 74“夫气之胜也，微者随之，甚者制之。”王冰：“制，谓制止。”

3. 控制。素 54“必正其神者，欲瞻病人目，制其神，令气易行也。”

4. 裁度，测度。素 9“天度者，所以制日月之行也。”素 26“星辰者，所以制日月之行也。”吴崑：“制，裁度也。所以裁度日月之行次于某宿某度也。”

5. 节度。素 66“天以六为节，地以五为制也。”

6. 法度。素 70“有毒无毒，固宜常制矣。”

7. 指方剂的形制。素 71“以寒热轻重少多其制。”素 74“有毒无毒，所治为主，适大小为制也……君一臣二，制之小也。”

8. 同“晢”。明晰。素 8“毫釐之数，起于度量，千之万之，可以益大，推之大之，其形乃制。”吴汝纶：“制乃晢省，即明晰之晢字。”

9. 为“知”之讹。知道，懂得。灵 10“凡刺之理，经脉为始，营其所行，制其度量。”《灵枢经·禁服》、《太素》卷十四“制”均作“知”。

【制会】 节度会通。素 9“天以六六之节，以成一岁，人以九九制会。”王冰：“九九制会，谓九周于九野之数，以制人形之会通也。”又，沈又彭：“九九制会者，用九九之法，以推日月五星之会也。”

【制度】 法度。素 74“病所远，而中道气味之者，食而过之，无越其制度也。”

知（zhī）

1. 知道，了解。素 20“察其府藏，以知死生之期。”素 69“夫道者，上知天文，下知地理，中知人事，可以长久。”灵 4“故知一则为工，知二则为神，知三则神且明矣。”

2. 认识，辨别。素 5“以我知彼，以表知里，以观过与不及之理。”

3. 感觉；知觉。灵 13“以知为数，以痛为输。”素 63“令人身脉皆动，而形无知也，其状若尸，或曰尸厥。”素 79“上下无常，出入不知，喉咽干燥，病在土脾。”森立之：“出入不知者，谓吐出食入，共不自知觉也。”金 9“先食服一丸，日三服，不知，稍加服。”

4. 知识。素 76“子所能治，知亦众多，与此病失矣。”

5. 表现，显露。素 81“有亡，忧知于色。”

6. 向愈，渐愈。《广雅·释诂一》：“知，愈也。”素 36“先其发时如食倾而刺之，一刺则衰，二刺则知，三刺则已。”素 40“治之以鸡矢醴，一剂知，二剂已。”伤 247“饮服十丸，日三服，渐加，以知为度。”

【知母】

1. 中药名。又名蚳母、连母、地参、野蓼等。为百合科知母属植物知母的根茎。苦，寒。入肺、胃、肾经。清热泻火，滋阴润燥。主治温热病高热烦渴，肺热咳嗽，骨蒸潮热，遗精，盗汗，虚烦不得眠，消渴。组方有白虎汤、白虎加人参汤、白虎加桂枝汤、百合知母汤、桂枝芍药知母汤、酸枣仁汤、麻黄升麻汤。神 3“知母味苦，寒。主消渴，热中。除邪气，肢体浮肿，下水。补不足，益气。一名蚳母，一名连母，一名野蓼，一名地参，一名水参，一名水浚，一名货母，一名蝭母。”

2. 中药名。沙参的别名。参见该条。神 3“沙参味苦，微寒。主血积，惊气。除寒热，补中，益肺气，久服利人。一名知母。”

迭（dié）

1. 更迭，交替。素 67“不当其位者病，迭移其位者病。”张志聪：“本位之气，互相更迭，气之反也。”

2. 通“叠”。重叠。灵 31“小肠后附脊，左环回周迭积。”

迮（zé）

同“窄”。近。素 66“至数之机，迫迮以微。”张介宾：“迫迮以微，谓天地之气数，其精微切近，无物不然也……迮，音窄，近也。”

垂（chuí）

1. 下垂。难 15“夏脉钩者，心南方火也，万物之所盛，垂枝布叶。”

2. 悬布，显示。素 67“天垂象，地成形，七曜纬虚，五行丽地。”姚止庵：“纬虚谓悬象于天，天体虚空故也。”

3. 指耳垂。言其在人体面部的最外边，犹如边垂。灵 37“引垂居外，五色乃治……墙下无基，垂角去外。”蒋士吉：“角为耳上角，垂为耳垂珠。”

4. 喻指睾丸。灵 71“辰有十二，人有足十指、茎、垂以应之。”张介宾：“茎者，宗筋也。垂者，睾丸也。”

【垂腴】 腹部肥大下垂。灵 59“膏者，多气而皮纵缓，故能纵腹垂腴。”

牧（mù）

放牧。素 71“洪水乃从，川流漫衍，田牧土驹。”王冰：“大水去已，石土危然，若群驹散牧于田野。”

【牧羊】 古地名。神 3“石硫黄……生东海牧羊山谷中。”《文选》李善注引《本草经》作“牧阳”。

物（wù）

1. 万物。《说文·牛部》：“物，万物也。”素 68“夫物之生从于化，物之极由乎变。”素 49“所谓不可反侧者，阴气藏物也，物藏则不动，故不可反侧也。”素 69“善言气者，必彰于物。”

2. 与“我”相对的他物。《礼记·乐记》：“其本在人心之感于物也。”孔颖达疏：“物，外境也。”灵 8“所以任物者谓之心……因虑而处物谓之智。”灵 38“夫子之问学熟乎，将审察于物而心生之乎？”

3. 指具体的或个别的物品。灵 60“何物大于天乎？”灵 80“视歧见两物。”难 63“当生之物，莫不以春而生。”①指饮食物。素 8“小肠者，受盛之官，化物出焉。”灵 54“六府者，所以受水谷而行化物者也。”伤 12“禁生冷、粘滑、肉、面、五辛、酒酪、臭恶等物。”②指药物。素 40“以四乌鲗骨一藘茹二物并合之。”③指酒色财货。素 1“愚智贤不肖不惧于物，故合于道。”

4. 特指病证。素 76“于此有人，四肢解墯，喘咳血泄……粗工下砭石，病愈多出血，血止身轻，此何物也？”

5. 特指鬼魅精怪。神 2“赤箭味辛，温。主杀鬼精物。”

【物化】 万物的生化。素 71“敦阜之纪，是谓广化……至阴内实，物化充成。”素 74“久而增气，物化之常也。”

【物类】 万物的种类。素 28“夫虚实者，皆从其物类始，故五藏骨肉滑利，可以长久也。”杨上善:“万物之类，虚实终始，皆滑利和调，物得久生也。”

乖（guāi）

违背。素 71“五运宣行，勿乖其政。”王冰:“欲令平调气性，不违忤天地之气。”

刮（guā）

用刀把物体表面的某些部分去掉。金 7“皂荚八两（刮去皮，用酥炙）。”

和（一、hé）

1. 和谐，协调。灵 9“故泻者迎之，补者随之，知迎知随，气可令和。”灵 34“营卫相随，阴阳已和。”素 7“阴之所生，和本曰和。”张介宾:“阴者，五脏之真阴也。阴之所以生者，以脏气和；脏气之和，以阴阳之和也。”又，《太素》卷三后一“和”字作“味”。杨上善:“五脏所生和气之本，曰五味也。”

2. 适中；恰到好处。灵 47“寒温和则六府化谷。”素 14“此得天地之和，高下之宜，故能至完。”

3. 喜悦；使快乐。见“和乐”。神 2“合欢味甘，平……和心志，令人欢乐无忧。”

4. 和顺，平和。素 39“喜则气和志达，荣卫通利，故气缓矣。”素 40“故非缓心和人，不可以服此二者。”森立之:“‘缓心和人’，王以为‘性和心缓’，于义则可。然‘性’字本文所无，恐非是。盖亦倒置文字法，乃‘心和缓人’之义。”

5. 指药食寒热之性平和。素 71“其化上苦热，中酸和，下甘热，所谓药食宜也……其化上辛凉，中辛和，下咸寒，药食宜也。”

6. 安和，正常。素 33“胃不和则卧不安。”素 68“至而至者和；至而不至，来气不及也。”金 10“夫中寒家……发热色和者，善嚏。”伤 152“此表解里未和也，十枣汤主之。”

7. 指健康。素 67“从其气则和，逆其气则病。”素 69“气相胜者和，不相胜者病，重感于邪则甚也。”素 71“物承化，民乃和。”金 3“如有神灵者，身形如和，其脉微数。”

8. 和睦。见“和亲”。

9. 温和，气候温暖。灵 79“正月朔，天和温不风。”

10. 指布散阳和之气。素 67“东方生风，风生木……其德为和，其用为动。”王冰:“敷布和气于万物，木之德也。”林亿:“按《气交变大论》云：其德敷和。”

11. 指淳和之气。素 1“其次有圣人者，处天地之和，从八风之理。”张介宾:“所以处天地之和气，顺八风之正理，而邪弗能伤也。”

12. 和缓。灵 9“邪气来也紧而疾，谷气来也徐而和。”素 74“气之复也，和者平之，暴者夺之……其脉至何如……至而和则平，至而甚则病。”

13. 调和；调治。素 3“因而和之，是谓圣度。”素 21“厥气留薄，发为白汗，调食和药，治在下俞。”吴崑:“食以调为节，不得过少过多；药以和为节，不得过凉过热。”灵 9“和气之方，必通阴阳。”金 12“病痰饮者，当以温药和之。”

14. 顺应；调摄。素 1“法于阴阳，和于术数。”张介宾:“和，调也……和调于术数也。”素 71“故圣人遇之，和而不争。”张介宾:“圣人调摄得中，故使水火气和，而不致争也。”

15. 治法之一。即和法。①调和胃气。伤 209“其后发热者，必大便复鞕而少也，以小承气汤和之。”伤 251“至四五日，虽能食，以小承气汤，少少与，微和之。”

②调和营卫。伤 387“吐利止，而身痛不休者，当消息和解其外，宜桂枝汤小和之。”

16. 和合，交合。素 1“肾气盛，天癸至，精气溢泻，阴阳和，故能有子。”

17. 连同。素 41“刺阳明于䯒前三痏，上下和之出血。”张介宾：“上下和之，兼上下巨虚而言也。”

18. 为“知”之讹。显现。素 81“是以人有德也，则气和于目；有亡，忧知于色。”《太素》卷二十九“和”作“知”。杨上善：“故有德于心者，气见于目，睹目可知其人喜也。”

19. 为“抑”之讹。抑郁。灵 72“太阴之人，贪而不仁，下齐湛湛，好内而恶出，心和而不发，不务于时，动而后之。”《甲乙经》卷一“和”作“抑”。丹波元简：“贪而不仁，焉得有和。《甲乙》为是。”

（二、hè）

1. 声音相应。素 25“若夫法天则地，随应而动，和之者若响，随之者若影。”

2. 附和，响应。灵 46“动摇则应和，尽得其情。”

（三、huò）

混杂，掺和。金 5“更绞地黄汁，和。”金 14“以苦酒一升，水七升，相和，煮取三升。”

（四、huó）

在粉状物中加液体搅拌或揉弄使粘在一起。灵 13“以白酒和桂，以涂其缓者。”伤 131“合研如脂，和散，取如弹丸一枚。”金 6“右八味，末之，炼蜜和丸梧子大。”

【和风】 温和的风。素 69“水不及，四维有湍润埃云之化，则不时有和风生发之应。”

【和平】

1. 指气候温和。素 71“夫气之所至也，厥阴所至为和平，少阴所至为暄。”

2. 和谐，正常。素 71“炎暑间化，白露降，民气和平。”素 74“踈其血气，令其调达，而致和平。”

【和乐】 和睦欢乐。神 2“黄芝，味甘，平。主……安神，忠信，和乐。”

【和同】 调和，和调。素 3“筋脉和同，骨髓坚固，气血皆从。”

【和合】 混合，汇合。灵 36“五谷之津液和合而为膏者，内渗于骨空，补益脑髓。”灵 39“其新相得而未和合，因而泻之，则阴阳俱脱，表里相离。”

【和利】

1. 和调通利。灵 28“阳气和利，满于心，出于鼻，故为嚏。”灵 32“血脉和利，精神乃居。”

2. 指性情和顺。灵 47“五藏皆端正者，和利得人心。”杨上善：“和，谓神性和柔。利，谓薄于名利，并为人所附也。”

【和适】 合适。灵 79“有寒温和适，腠理不开，然有卒病者，其故何也。”

【和亲】 和睦相亲。灵 29“使百姓无病，上下和亲，德泽下流。”素 66“使百姓昭著，上下和亲，德泽下流，子孙无忧。”

【和柔】 平和舒缓。素 18“平脾脉来，和柔相离。”张介宾：“和柔，从容不迫也。”

【和调】

1. 协调，正常。灵 38“其端正敦厚者，其血气和调。”灵 67“阴阳和调而血气淖泽滑利。”

2. 调和。素 43“荣者，水谷之精气也，和调于五藏，洒陈于六府。”灵 81“津液和调，变化而赤为血。”

3. 平和舒畅。灵 73“缓节柔筋而心和调者，可使导引行气。”杨上善：“身则缓节柔筋，心则和性调顺，此为第五调柔人也。”

【和解】 治法名。指用疏通调和的药物祛邪而不伤正的方法。伤 387“吐利止，而身痛不休者，当消息和解其外，宜桂枝汤小和之。”

季（jì）

1. 排列到最后的。见“季胁”。

2. 一个季节的最末一月。见“季秋”、“季夏”。

3. 一年分春、夏、秋、冬四季，三个月为一季。见“四季”。

4. 用于人名。见“僦贷季”。

【季胁】 又名季肋、软肋。相当于侧胸第11、12肋软骨部分。灵14“腋以下至季胁长一尺二寸。”张介宾：“胁下尽处短小之肋，是为季胁。季，小也。”灵10“胆足少阳之脉……其直者，从缺盆下腋，循胸过季胁。”

【季秋】 秋季的最后一个月，农历九月。素48“脉至如丸滑不直手……季秋而死。”

【季夏】 夏季的最后一个月，农历六月，又称长夏、至阴。素42“以季夏戊己伤于邪者为脾风。”

【季冬痹】 病症名。十二月感受痹邪，手少阴经筋痹阻的病症。灵13“经筋之病，寒则反折筋急，热则筋弛纵不收，阴痿不用……名曰季冬痹也。”

【季春痹】 病症名。三月感受痹邪，阳明经筋痹阻的病症。灵13“足阳明之筋……其病足中指支，胫转筋，脚跳坚，伏兔转筋，髀前肿，㿗疝，腹筋急，引缺盆及颊，卒口僻，急者目不合，热则筋纵，目不开。颊筋有寒，则急引颊移口；有热，则筋弛纵缓，不胜收故僻……名曰季春痹也。”

【季秋痹】 病症名。九月感受痹邪，足厥阴经筋痹阻的病症。灵13“足厥阴之筋……其病足大指支，内踝之前痛，内辅痛，阴股痛转筋，阴器不用，伤于内则不起，伤于寒则阴缩入，伤于热则纵挺不收……命曰季秋痹也。”

【季夏痹】 病症名。六月感受痹邪，少阳经筋痹阻的病症。灵13“手少阳之筋……其病当所过者即支转筋，舌卷……名曰季夏痹也。”

委（一、wěi）

弯曲，屈曲。灵2“委中，腘中央，为合，委而取之。”

（二、wēi）

见“委$_2$委$_2$”。

【委中】 穴名。别名血郄、郄中、中郄。属足太阳膀胱经。合（土）穴。位于膝关节后面，腘横纹之中点处，当股二头肌与半膜肌肌腱的中间。灵2“委中，腘中央，为合，委而取之，足太阳也。”素61“云门、髃骨、委中、髓空，此八者，以泻四支之热也。”王冰：“委中在足膝后屈处，腘中央约纹中动脉，足太阳脉之所入也。”

【委阳】 穴名。属足太阳膀胱经。三焦的下合穴。位于膝关节后面，腘窝横纹中点外开1寸，当股二头肌腱内侧缘处。素58“水俞五十七穴……委阳二穴。”王冰：“三焦下辅俞也，在腘中外廉两筋间。此足太阳之别络……屈身而取之。”

【委和】 运气术语。木运不及年份气运特点的代称。素70“其不及奈何？岐伯曰：木曰委和。”王冰：“阳和之气，委屈而少用也。”高世栻：“委和，阳和不敷而委弱。”

【委$_2$委$_2$】 从容自得貌。灵72“阴阳和平之人，其状委委然。”张介宾：“委委，雍容自得也。”

【委中央】 即委中穴，灵4“膀胱合入于委中央。”《太素》无“央”字。马莳：“内焉之腑曰膀胱，外焉之合曰委中，故膀胱与委中而相合也。”

【委和之纪】 运气术语。指木运不及的年份。素70“委和之纪，是谓胜生，生气不政，化气乃扬。”

佳（jiā）

好。伤8“喘家作，桂枝汤加厚朴、杏子佳。”金17“温覆令一时许，遍身絷絷微似有汗者，益佳。”

侍（shì）

陪从或伺候尊长、主人。见“侍坐”。

【侍坐】 在尊长近边陪坐。素 78“黄帝在明堂，雷公侍坐。”素 79“雷公致斋七日，旦复侍坐。”

岳（yuè）

高大的山。见“中岳”。

使（shǐ）

1. 命令；分派。素 13“上古使僦贷季，理色脉而通神明。”灵 29“肝者主为将，使之候外，欲知坚固，视目小大。”灵 73“明目者可使视色，聪耳者可使听音。”

2. 致使；让。素 3“阳气者，大怒则形气绝，而血菀于上，使人薄厥。”素 60“取膝上外者使之拜，取足心者使之跪。”伤 8“若欲作再经者，针足阳明，使经不传则愈。”

3. 支使，支配。灵 69“横骨者，神气所使，主发舌者也。”

4. 役使；使者。素 5“阳在外，阴之使也。”王冰：“阳动，故为阴之役使。”素 52“脾为之使，胃为之市。”王冰：“营动不已，糟粕水谷，故使者也。”杨上善：“脾行谷气以资四脏，故为之使。”灵 80“目者，心使也。”

5. 使用；发挥作用。素 14“形弊血尽而功不立者何？岐伯曰：神不使也。”张介宾：“凡治病之道，攻邪在乎针药，行药在乎神气，故治施于外，则神应于中，使之升则升，使之降则降，是其神之可使也。”难 73“诸井者，肌肉浅薄，气少，不足使也，刺之奈何？”

6. 听从。《尔雅·释诂下》：“使，从也。”素 81“群下通使，临事以适道术。”

7. 派出，分出。难 23“寸口、人迎，阴阳之气，通于朝使，如环无端。”滑寿：“朝使者，朝谓气血如水潮，应时而灌溉；使谓阴阳相为用也。”又，孙鼎宜：“使当作夕，叠韵之讹，谓如潮汐然也。”

8. 佐使，使从。①指脏腑关系。素 17“心为牡藏，小肠为之使。”吴崑：“小肠居于少腹，为之使，相为表里若役使也。”张介宾：“心与小肠为表里，故脉络相通而为之使。”②方剂配伍中配合臣药，起通行向导作用的药物。素 74“佐君之谓臣，应臣之谓使。”张介宾：“应臣者谓之使，数可出入而分两更轻，所以备通行向异之使也。”神 1“药有君、臣、佐、使，以相宣摄合和，宜一君二臣三佐五使，又可一君三臣九佐使也。”

9. 连词。假若，假使。灵 2“使逆则宛，使和则通。”

【使内】 指房事。素 10“名曰肺痹，寒热，得之醉而使内也。”杨上善：“以因酒醉力意入房，喘呼伤肺之所致也。”素 43“筋痿者，生于肝使内也。”

【使然】 使其如此，使它变成这样。素 12“医之治病也，一病而治各不同，皆愈何也……地势使然也。”素 39“愿闻人之五藏卒痛，何气使然？”灵 28“人之唏者，何气使然？”

【使道】

1. 十二脏之气相互联系的道路。素 8“主不明则十二官危，使道闭塞而不通，形乃大伤。”王冰：“使道，谓神气行使之道也。”

2. 指鼻孔。灵 54“使道隧以长，基墙高以方。”杨上善：“使道，谓是鼻空使气之道。”又，张介宾：“使道指七窍而言，谓五脏所使之道路，如肺气通于鼻，肝气通于目，脾气通于口，心气通于舌，肾气通于耳，是即五官之道路也。”

侠（jiā 俠）

通“夹”。在两旁；夹住。素 31“阳明

八画

主肉，其脉侠鼻络于目。”素55“刺侠脊两傍四椎间。”素59“侠脐下傍各五分至横骨寸一。”

【侠颈】 指项后正中两旁足太阳经处。灵28“泣出，补天柱经侠颈，侠颈者，头中分也。”

【侠颐】 指大迎穴处。素60“其病上冲喉者治其渐，渐者上侠颐也。”张介宾：“气喘满而上冲于喉者，当治足阳明经侠颐之大迎穴。”

【侠溪】 穴名。属足少阳胆经。位于足背部，当第4、5趾缝间，趾蹼缘上0.5寸处。灵2“侠溪，足小指次指之间也，为荥。”

【侠脊之脉】 伏行的冲脉。素39“寒气客于侠脊之脉，则深按之不能及，故按之无益也。”张志聪：“侠脊之脉，伏冲之脉也。”又，张介宾：“侠脊者，足太阳经也。其最深者，则伏冲伏膂之脉。”

臾（yú）

见“须臾”、“鬼臾区”。

侧（cè 側）

1. 旁边。《说文·人部》：“侧，旁也。”灵23“两手外内侧各三。”灵49“五藏次于中央，六府挟其两侧。”灵2“少商者，手大指端内侧也。”

2. 倾斜。灵24“足髀不可举，侧而取之。”灵75“轻重不得，倾侧宛伏。”马莳：“侧，倾斜也。”

凭（píng 憑）

满。《广雅·释诂一》：“凭，满也。”素70“其病喘喝胸凭仰息。”

佩（pèi）

通“倍”。违背。后作“背”。《说文·人部》：“倍，反也。”素2“道者，圣人行之，愚者佩之。”

货（huò）

中药名。见“货母”。

【货母】 中药名。知母的别称。见该条。神3“知母味苦，寒……一名货母。”

依（yī）

1. 依附。《广雅·释诂三》：“依，恃也。”素49“阴气在下，阳气在上，诸阳气浮，无所依从，故呕咳上气喘也。”

2. 根据；按照。素64“刺伤人五藏必死，其动，则依其藏之所变候知其死也。”伤12“若不汗，更服依前法。”

佽（yì）

疲惫。见“解$_2$佽”。

卑（bēi）

1. 低。与“高”相对。灵6“墙基卑，高不及地者，不满三十而死。”

2. 低微，低贱。《说文·𠂇部》：“卑，贱也。”见“卑贱”。

3. 衰微。见“卑监”。

4. 指脉沉无力。金14“少阳脉卑，少阴脉细，男子则小便不利，妇人则经水不通。”沈明宗：“卑者，即沉而弱。”

【卑贱】 旧指出身或地位低下。素81“卑贱富贵，人之形体所从。”

【卑监】 运气术语。指土运不及。言土的作用衰微，不能正常发挥其监制万物生化的作用。素70“土曰卑监……卑监之纪，是谓减化。”王冰：“土虽卑少，犹监万物之生化也。”

【卑监之纪】 运气术语。指土运不及的年份。素70“卑监之纪，是谓减化，化气不令，生政独彰，长气整，雨乃愆。”

迫（pò）

1. 接近，靠近。《说文·辵部》：“迫，近也。”素55“迫藏刺背，背俞也，刺之迫藏，藏会。”素66“至数之机，迫连以微。”

2. 逼迫；侵及。《玉篇·辵部》:“迫，逼也。”灵47“肝大则逼胃迫咽，迫咽则苦膈中，且胁下痛。”素33“正偃则咳甚，上迫肺也。”伤112“伤寒，脉浮，医以火迫劫之。”

3. 急迫。《广雅·释诂一》:“迫，急也。”素74“诸呕吐酸，暴注下迫，皆属于热。”

【迫切】 逼迫。灵27“风寒湿气，客于外分肉之间，迫切而为沫，沫得寒则聚。”

【迫近】 接近。素15“至数之要，迫近以微，著之玉版，命曰合《玉机》。”

阜（fù）

高。见“敦阜”。

质（zhì 質）

1. 物质。素74“非司岁物何谓也？岐伯曰：散也，故质同而异等也。”王冰:“形质虽同，力用则异。”

2. 体质。素45“此人者质壮，以秋冬夺于所用，下气上争。”

【质判】 即质判之人。徵音分上徵、质徵、少徵、右徵、质判五类，分别指代火形之人的一种类型。灵64“质判与大宫同，左手太阳下。”

【质徵】 即质徵之人。灵65“右徵、少徵、质徵、上徵、判徵。”

【质判之人】 体质类型之一，是火形之人中偏于乐观自得者。灵64“质判之人，比于左手太阳，太阳之下支支颐颐然。”《甲乙经》卷一“质判”作“判徵”。马莳:“以其居质徵之下，故曰质判。判，亦半之义也。”

【质徵之人】 体质类型之一，是火形之人中偏于光明磊落者。灵64“质徵之人，比于左手太阳，太阳之上肌肌然。”

欣（xīn）

喜悦。见“欣欣”。

【欣欣】 喜悦貌。灵72“阴阳和平之人，居处安静，无为惧惧，无为欣欣，婉然从物，或与不争。”

征（zhēng 徵）

1. 证验，应验。素69“闵闵之当，孰者为良，妄行无征，示畏侯王。”王冰:“不识天意，心私度之，妄言灾咎，卒无征验。”

2. 迹象，征象。素69“形见有善恶，宿属有胜负，征应有吉凶矣。”素79“病合于阳者，至春正月脉有死征。”

3. 证明，察明。《广雅·释诂四》:“征，明也。”素17“征其脉小色不夺者，新病也。”素71“征其下气而见可知也。”

4. 责问，追究。见“征四失论”。

【征兆】 征象。素5“水火者，阴阳之征兆也。”

【征四失论】《素问》篇名。本篇详论医生工作中易犯的四种过失，并指出产生这些过失的关键在于“治不能循理”，故命之为“征四失”。

往（wǎng）

1. 去；到（某处）。与“来”、“返”相对。素27“故曰候邪不审，大气已过，泻之则真气脱，脱则不复，邪气复至，而病益蓄，故曰其往不可追，此之谓也。”王冰:“已随经脉之流去，不可复追召使还。”素66“至数之机，迫连以微，其来可见，其往可追。”灵1“空中之机，清静而微，其来不可逢，其往不可追。”

2. 指脉搏搏动之下落。灵48“寸口主中，人迎主外，两者相应，俱往俱来，若引绳大小齐等。”

3. 指针刺进针或刺治次数。灵1“毫针者，尖如蚊虻喙，静以徐往，微以久留之而养，以取痛痹。”灵 3“夺阴者死，言取尺之五里五往者也。”灵 60“迎之五里，中道而止，五至而已，五往而藏之气尽矣。”

4. 行，移行。灵 67“重阳之人，其神易动，其气易往也……重阳之人……阳气滑盛而扬，故神动而气先行。”

5. 进入。灵 4“阴阳俱感，邪乃得往。”张介宾：“往，言进也。”又，《黄帝内经灵枢略》“往”作“住”。

6. 从前，过去。素 69“臣虽不敏，往闻其旨。”

7. 指旧有的病情。灵 49“积神于心，以知往今。”张介宾：“神积于心则明，故能知已往来今之事。”

【往古】 古昔。素 13“往古人居禽兽之间。”灵 73“法于往古，验于来今。”

【往来】

1. 来去，往返。素 19“五藏绝闭，脉道不通，气不往来。”素 69“胜复盛衰，不能相多也，往来小大，不能相过也。”张介宾：“胜复小大，气数皆同，故不能相过也。”灵 3“知其往来者，知气之逆顺盛虚也。”

2. 循环运行。素 25“可玩往来，乃施于人。”高世栻：“往来者，气机出入也。”难 72“所谓迎随者，知荣卫之流行，经脉之往来也。”

3. 交往。灵 81“径路不通，民不往来。”

4. 游走，移行。素 58“其小痹淫溢，循脉往来。”素 63“凡痹往来行无常处者，在分肉间痛而刺之。”灵 66“故往来移行肠胃之间，水凑渗注灌，濯濯有音。”

5. 胜负进退。灵 3“粗守关者，守四肢而不知血气正邪之往来也。”

6. 指脉搏的起伏。素 20“脉不往来者死。”吴崑：“脉之出者谓之往，脉之入者谓之来。一往一来，阴阳之屈伸也。”灵 9“脉口人迎应四时也，上下相应而俱往来也。”

7. 犹言活动、变化。灵 8“随神往来者谓之魂。”灵 9“深居静处，占神往来。”

【往复】

1. 往返循环。素 69“阴阳之往复，寒暑彰其兆。”素 74“然六气往复，主岁不常也。”

2. 进退。素 68“故气有往复，用有迟速……迟速往复，风所由生，而化而变。”张介宾：“气有往复，进退也。”

【往来寒热】 症状名。指恶寒与发热交替而作。伤 97“正邪分争，往来寒热，休作有时，嘿嘿不欲饮食。”金 8“奔豚气上冲胸，腹痛，往来寒热，奔豚汤主之。”

彼（bǐ）

1. 指示代词。那，那个。与“此”相对。素 74“彼春之暖，为夏之暑。”灵 29“夫治民与自治，治彼与治此。”灵 47“夫同时得病，或病此，或病彼。”

2. 人称代词。他。素 5“以我知彼，以表知里。”

3. 通“榧”（fěi）。见“彼子”。

【彼子】 中药名。即榧子。为红豆杉科榧树属植物榧的种子。甘、涩，平。入大肠、胃、肺经。杀虫消积，润燥止咳。主治肠道寄生虫病，小儿疳积，肺燥咳嗽，肠燥便秘，痔疮。神 4“彼子，味甘，温。主腹中邪气，去三虫，蛇螫，蛊毒，鬼疰，伏尸。”

径（一、jìng 徑）

1. 小路。亦泛指道路。《说文·彳部》：“径，步道也。”灵 62“四街者，气之径路也，故络绝则径通，四末解则气从合，相输如环。”

2. 直径。灵 32“胃大一尺五寸，径五寸，长二尺六寸……小肠大二寸半，径八分分之少半。”

（二、jīng 徑）

经过。灵 10“足厥阴之别……其别者，

径胫上睾，结于茎。”马莳：“经于足胫以上于睾丸，结于茎垂。”

【径路】 道路，通路。灵 62“四街者，气之径路也。”灵 81“径路不通，民不往来，巷聚邑居，则离别异处。”

所（suǒ）

1. 处所，部位。素 3“阳气者，若天与日，失其所则折寿而不彰。”又，《太素》卷三“所”作“行”。素 35“故虚实不同，邪中异所。”素 58“余闻气穴三百六十五，以应一岁，未知其所，愿卒闻之。”张志聪：“所，谓气穴所在之处。”

2. 用在数量词的后面，表示大概的数目。素 41“去地一尺所……上踝二寸所。”素 60“譩譆在背下侠脊傍三寸所。”金 2“病者一身尽疼，发热，日晡所剧者，名风湿。”

3. 助词。①表示结构。与后面的动词结合，构成名词性结构。灵 1“所出为井，所溜为荥，所注为腧，所行为经，所入为合。”素 33“邪之所凑，其气必虚。”素 70“阴精所奉其人寿，阳精所降其人夭。”②表示被动，多与“为”字配合使用。素 76“子务明之，可以十全，即不能知，为世所怨。”素 78“妄言作名，为粗所穷。”

【所为】 作为。素 16“令人愓然欲有所为。”灵 7“九针之宜，各有所为，长短大小，各有所施也。”

【所以】

1. 用以，用来。素 9“天度者，所以制日月之行也；气数者，所以纪化生之用也。”素 17“夫精明者，所以视万物，别白黑，审短长。”灵 47“经脉者，所以行血气而营阴阳，濡筋骨，利关节者也。”

2. 何以，因为什么。素 78“试言得失之意，所以得之，所以失之。”

3. 连词。表示因果关系。①用在下半句，由因及果。素 2“夫四时阴阳者，万物之根本也，所以圣人春夏养阳，秋冬养阴，以从其根。”素 12“中央者，其地平以湿，天地所以生万物也众。”素 13“贼风数至，虚邪朝夕，内至五藏骨髓，外伤空窍肌肤，所以小病必甚，大病必死。”②用在上半句，由果探因。素 1“所以能年皆度百岁而动作不衰者，以其德全不危也。”伤 131“所以成结胸者，以下之太早故也。”金 9“所以胸痹、心痛者，以其阴弦故也。”

【所生】

1. 指五行中，生我的一行。素 9“至而不至，此谓不及，则所胜妄行，而所生受病。”王冰：“生我者为所生。”素 19“气舍于其所生，死于其所不胜。”

2. 指五行中，我生的一行。素 19“五藏受气于其所生……肝受气于心。”王冰：“受气所生者，谓受病气于已所生者也。”

3. 指生成的原因、根源。素 3“阴之所生，本在五味。”素 28“五藏不平，六府闭塞之所生也。头痛耳鸣，九窍不利，肠胃之所生也。”灵 19“夫四时之气，各不同形，百病之起，皆有所生。”

【所在】 处所，部位。素 74“谨察阴阳所在而调之，以平为期。”灵 33“必先明知阴阳表里荥输所在，四海定矣。”灵 76“是故谨候气之所在而刺之，是谓逢时。”

【所胜】

1. 五行生克中，我克的一行。素 9“至而不至，此谓不及，则所胜妄行。”王冰：“我克者为所胜。”素 67“气有余，则制己所胜而侮所不胜。”灵 44“是必以藏气之所不胜时者甚，以其所胜时者起也。”

2. 偏胜。素 74“少阳司天，火淫所胜，则温气流行，金政不平……火淫所胜，平以酸冷，佐以苦甘。”

【所谓】

1. 所说的，用于复说、引证等。素 61“所谓玄府者，汗空也。”素 70“西北之气散而寒之，东南之气收而温之，所谓同病异治也。”素 74 “所谓寒热温凉，反从其病也。”

2. 所说的意思、道理。常用于句末。素 51 “余未知其所谓，愿闻其解。”灵 48 “《外揣》言浑束为一，未知所谓也。”灵 49 “五色独决于明堂乎？小子未知其所谓也。”

【所愿】 愿望，希望。素 1 “各从其欲，皆得所愿。”素 44 “思想无穷，所愿不得。”

【所不胜】 五行生克中，克我的一行。素 9 “未至而至，此谓太过，则薄所不胜，而乘所胜也。”王冰：“克我者为所不胜。”素 19 “气舍于其所生，死于其所不胜。”素 67 “气有余，则制己所胜而侮所不胜。”

【所以然】 所以如此。指原因或道理。素 81 “若先言悲哀喜怒，燥湿寒暑，阴阳妇女，请问其所以然者。”灵 30 “余闻人有精、气、津、液、血、脉，余意以为一气耳，今乃辨为六名，余不知其所以然。”伤 194 “阳明病，不能食，攻其热必哕，所以然者，胃中虚冷故也。”

【所生病】 经脉所属脏腑及部位发生的病证。灵 9 “必先通十二经脉之所生病，而后可得传于终始矣。”灵 10 “是主肺所生病，咳，上气，喘喝，烦心胸满，臑臂内前廉痛厥，掌中热。”张介宾：“手之太阴，肺所生病也。”难 22 “经言是动者，气也；所生病者，血也……邪在血，血为所生病。”

舍（一、shè）

1. 处所，部位。灵 35 “三者皆存焉，然非胀之舍也。”灵 43 “正邪从外袭内，而未有定舍。”灵 80 “心者，神之舍也。”

2. 虚拟的宅舍。灵 8 “肝藏血，血舍魂……肾藏精，精舍志。”马莳：“人之精藏于肾，而精则为志之舍。”

3. 星次，星位所在。灵 76 “是故日行一舍，人气行一周与十分身之八。”丹波元简：“舍，即宿也。按太史公《律书》及《天官》等书，俱以二十八宿作二十八舍。曰舍者，为七政之所舍也。”

4. 居止，居住。灵 54 “血气已和，荣卫已通，五藏已成，神气舍心，魂魄毕具，乃成为人。”灵 71 “心者，五藏六府之大主也，精神之所舍也。”难 36 “命门者，诸神精之所舍。”

5. 停留，侵入。素 43 “筋痹不已，复感于邪，内舍于肝。”素 63 “夫邪之客于形也，必先舍于皮毛。”金 7 “风舍于肺，其人则咳，口干喘满，咽燥不渴。”

（二、shě 捨）

放弃。见“纵舍”。

【舍藏】 居藏。难 34 “藏者，人之神气所舍藏也。”

金（jīn）

1. 金属总名。《正字通·金部》：“金，五色金也。白金银，青金铅，赤金铜，黑金铁，黄金为之长。”素 70 “少明司天，热气下临……金烁石流。”难 33 “肺得水而浮，金得水而沉。”

2. 黄金。神 2 “水银……杀金、银、铜、锡毒。”

3. 指刀剑等金属器具。见“金创”、“金疮”。

4. 五行之一。其性变革、肃杀、敛降、洁净。在方位为西方，季节为秋，五气为燥，五色为白，五味为辛，五音为商，五脏为肺。素 22 “五行者，金木水火土也。”素 4 “西方白色，入通于肺，开窍于鼻，藏精于肺，故病在背，其味辛，其类金。”难 15 “秋脉毛者，肺西方金也，万物之所终。”

5. 指肺。灵 23 “索筋于肝，不得索之金。金者，肺也。”素 74 “热气大来，火之胜也，金燥受邪，肺病生焉。”张介宾：“火气克金，故肺金受邪，肺病则并及于大肠。”

6. 运气术语。五运之一，指金运。金运平气之年称为审平，不及之年称为从革，太过之年称为坚成。素 71“先立其年以明其气，金木水火土运行之数。”素 67“金主乙庚。”素 70“金曰审平……金曰从革……金曰坚成。”素 69“金不及，夏有光显郁蒸之令。”

7. 运气术语。六气之一，指阳明燥金之气。素 66“木火土金水火，地之阴阳也，生长化收藏下应之。”王冰：“金，五气也。”素 71“上少阴火，中太宫土运，下阳明金。”

8. 运气术语。指金郁之气。素 71“水发而雹雪，土发而飘骤，木发而毁折，金发而清明，火发而曛昧。”马莳：“此言五郁之发，有多少微甚之异也。”

【金刃】 指刀剑。金 1“三者，房室、金刃、虫兽所伤。”

【金气】

1. 肺气。金 1“金气不行，则肝气盛。”

2. 运气术语。六气之一。指阳明燥金之气。素 68“复行一步，金气治之。”王冰：“燥之分也，即秋分后六十日而有奇，自斗建酉正至亥之中，五之气也，天度至此，万物皆燥。”

【金玉】 指黄金与珠玉。素 12“西方者，金玉之域，沙石之处。”

【金芝】 中药名。黄芝的别名。见“黄芝”。神 2“黄芝……久食轻身，不老，延年，神仙。一名金芝。”

【金创】 病名。即金属器物对人体所造成的创伤。神 1“金创，踒折，痈肿，恶疮。”神 2“独活味苦，平。主风寒所击，金创。”

【金运】 运气术语。五运之一，指金气的运行主事。逢乙逢庚之年，中运为金运。素 66“乙庚之岁，金运统之。”

【金位】 运气术语。指阳明燥金之气所主时位。素 74“金位之主，其泻以辛，其补以酸。”王冰：“金之位，秋分后六十一日，五之气也。”

【金柜】 珍藏贵重物品的柜子。灵 64“余愿得而明之，金柜藏之，不敢扬之。”

【金郁】

1. 金运之气被胜气所郁遏。素 71“金郁之发，天洁地明，风清气切，大凉乃举。”张介宾：“火胜制金，金之郁也。”

2. 指金气郁遏而致的病证。见“金郁泄之”。

【金沸】 中药名。旋花的别名。见“旋花”。神 2“旋花……久服不饥，轻身。一名筋根花，一名金沸。”

【金政】 运气术语。指金运之气的作用。素 74“少阳司天，火淫所胜，则温气流行，金政不平。”

【金疮】 病名。同“金创”。参该条。金 18“病金疮，王不留行散主之。”

【金匮】

1. 铜制的柜。古时用以收藏文物或文献。素 58“请藏之金匮，不敢复出。”灵 79“请藏之金匮，命曰三实，然此一夫之论也。”

2. 古医籍名。素 46“金匮者，决死生也。”马莳：“上经、下经、金匮、揆度、奇恒，俱古经篇名，今皆失之。”

【金沸草】 中药名。旋覆花的别名。见“旋覆花”。神 4“旋覆花……除水，去五脏间寒热，补中，下气。一名金沸草”

【金兰之室】 藏书之处。素 58“藏之金匮，不敢复出，乃藏之金兰之室。”杨上善：“金兰之室，藏书府也。”

【金形之人】 人的五行分类之一。灵 64“金形之人，比于上商，似于白帝，其为人方面，白色，小头，小肩背，小腹，小手足，如骨发踵外，骨轻，身清廉，急心静悍，善为吏。能秋冬不能春夏，春夏感而病生。”张介宾：“金形之人，总言金气之全者也。”

【金郁泄之】 治法术语。指对肺气郁闭的病证，用宣泄肺气的方法治疗。素 71

"土郁夺之，金郁泄之。"王冰："泄，谓渗泄之，解表利小便也。"张介宾："凡金郁之病，为敛为闭，为燥为塞之属也……故或解其表，或破其气，或通其便。凡在表在里，在上在下，皆可谓之泄也。"

【金匮要略】 书名。又称为《金匮要略方论》。参见该条。

【金匮真言论】《素问》篇名。本篇首先论述了四时气候与五脏的关系及四时气候所致的病变，其次讨论了天之阴阳和人之脏腑阴阳，最后阐明了人之五脏上应五行，配合五方、五音、五味等五脏与四时各有收受的理论。古人认为，这些理论都是至真不易之言，必须藏于金匮之中，故名《金匮真言论》。

【金匮要略方论】 书名。简称《金匮要略》，3卷，东汉张机撰。约成书于3世纪初。全书共25篇，方剂262首，所论病证包括内科杂病40余种，外科痈肿、肠痈、刀斧伤、浸淫疮等，以及妇科经、带、杂病、妊娠与产后等病证。总结了汉代以前的丰富临床经验，提供了辨证论治及方药配伍的一些基本原则。

命（mìng）

1. 命令。灵48"雷公再拜而起曰：请闻命于是也。"

2. 教诲。《广韵·映韵》："命，教也。"素81"群下通使，临事以适道术，谨闻命矣。"王冰："皆以先闻圣旨，犹未究其意端。"张介宾："谓先日之所闻者若此，已皆适其当也。"

3. 生命；寿命。素25"夫人生于地，悬命于天。"灵60"非能绝其命而倾其寿者也。"难14"至之脉……五至曰困，六至曰命绝。"

4. 命名。素9"所谓得五行时之胜，各以气命其藏。"素70"根于中者，命曰神机。"灵6"故曰病在阳者命曰风，病在阴者命曰痹，阴阳俱病命曰风痹。"

5. 对应，应合。灵49"以五色命藏，青为肝，赤为心，白为肺，黄为脾，黑为肾。"张介宾："此总结上文而言五色五脏之配合。"

6. 确定。素67"诸上见厥阴，左少阴，右太阳……所谓面北而命其位，言其见也。"素71"命其位而方月可知也。"王冰："随气所在以定其方，六分占之，则日及地分无差矣。"又，张介宾："命，命其名也。位，即上下左右之位也。"

7. 天赋。素71"间谷命太者，其耗白甲品羽。"张介宾："命，天赋也。"

【命门】

1. 双目。灵52"命门者，目也。"素6"太阳根起于至阴，结于命门，名曰阴中之阳。"王冰："命门者，藏精光照之所，则两目也。"

2. 生命之根本，先天之气蕴藏所在，人体生化之本源。难36"左者为肾，右者为命门。命门者，诸神精之所舍，原气之所系也，男子以藏精，女子以系胞。"

郄（xì）

1. 腘横纹部。素41"在跻上郄下五寸横居。"王冰："郄下，则腘下也。"

2. 指郄中，即委中穴。素41"在膝筋肉分间郄外廉之横脉出血。"王冰："膝后两傍，大筋双上股之后，两筋之间，横纹之处，努肉高起，则郄中之分也。古《中诰》以腘中为太阳之郄，当取郄外廉有血络横见，迢然紫黑而盛满者，乃刺之。"

3. 也作"郤"。同"卻"（却）。收敛，闭合。灵79"人血气积，肌肉充，皮肤致，毛发坚，腠理郄，烟垢著。"张介宾："郄，闭也。"

【郄中】

1. 穴名。即委中穴。位于腘窝横纹中央，为足太阳膀胱经之合穴。素41"足太阳脉令人腰痛……刺其郄中，太阳正经出血。”王冰：“郄中，委中也。在膝后屈处腘中央约文中动脉，足太阳之所入也。”张介宾：“郄中，委中也，一名血郄。”素36“先腰脊痛者，先刺郄中出血。”

2. 穴名。指阴郄穴。位于前臂掌侧，当尺侧腕屈肌腱桡侧缘，腕横纹上0.5寸。素22“心病者……其变病，刺郄中血者。”王冰：“手少阴之郄在掌后脉中去腕半寸，当小指之后。”张介宾：“郄中，阴郄穴也，为手少阴之郄。”

【郄阳】 穴名。指委阳穴。素41“刺之在郄阳筋之间，上郄数寸。”王冰：“郄阳，谓浮郄穴上侧委阳穴也。”又，吴崑：“郄阳，浮郄、委阳二穴也。上郄数寸，上于委中数寸也。”

【郄蝉草】 中药名。丹参的别称。见该条。神3“丹参味苦，微寒……一名郄蝉草。”

斧（fǔ）

斧子。灵46“匠人磨斧斤，砺刀削，斲材木……至其交节，而缺斤斧焉。”

籴（dí 糴）

买进谷物。《公羊传·庄公二十八年》：“臧孙辰告籴于齐。”何休注：“买谷曰籴。”灵79“正月朔，天和温不风，籴贱，民不病；天寒而风，籴贵，民多病。”

采（cǎi 採）

摘取，采集。神1“药有酸、咸、甘、苦、辛五味，采治时月生熟。”金18“王不留行十分（八月八日采）。”

受（shòu）

1. 接受。素1“肾者主水，受五藏六府之精而藏之，故五藏盛，乃能泻。”素8“非斋戒择吉日，不敢受也。”灵18“谷入于胃，以传与肺，五藏六府，皆以受气。”

2. 授予，传授。后作“授”。素75“雷公曰：请受道，讽诵用解。”

3. 盛，容纳。素3“高梁之变，足生大丁，受如持虚。”杨上善：“高粱身虚，见湿受病，如持虚器受物，言易得也。”灵31“肠胃之小大长短，受谷之多少奈何?”灵52“六府者，所以受水谷而行化物者也。”

4. 禀受。灵47“此人之所以具受于天也。”灵75“真气者，所受于天，与谷气并而充身也。”张志聪：“所受于天者，先天之精气。”又，张介宾：“真气，即元气也。气在天者，受于鼻而喉主之；在水谷者，入于口而咽主之。”

5. 得，得到。素10“肝受血而能视，足受血而能步。”

6. 感受；遭受。素29“故犯贼风虚邪者，阳受之。”素69“岁金太过，燥气流行，肝木受邪。”灵48“有敢背此言者，反受其殃。”

7. 习学。灵42“余受九针于夫子，而私览于诸方。”素77“凡此五者，皆受术不通，人事不明也。”

8. 通应。《吕氏春秋·圜道》：“宫徵商羽角……不可以相违，此所以无不受也。”高诱注：“受，亦应也。”素44“各补其荥而通其俞，调其虚实，和其逆顺，筋脉骨肉，各以其时受月，则病已矣。”王冰：“时受月，谓受气时月也，如肝王甲乙，心王丙丁……肾王壬癸，皆王气法也。”又，《太素》卷二十五“月”作“日”。杨上善：“各以其时者，各以其时受病之日调之皆愈也。”

【受业】 从师学习。灵48“雷公问于黄帝曰：细子得受业，通于九针六十篇，旦暮勤服之。”素78“循经受业，皆言十全。”

【受胎】 受孕。金22“（温经汤）亦主妇人少腹寒，久不受胎。”

【受盛之府】 接受容纳饮食物的处所。灵2“小肠者，受盛之府。”

【受盛之官】 接受容纳饮食物的器官。又作“受盛之府”。素 8”小肠者，受盛之官，化物出焉。”高世栻:“受胃之浊，水谷未分，犹之受盛之官。”

乳（rǔ）

1. 乳房。素 18“胃之大络，名曰虚里，贯鬲络肺，出于左乳下，其动应衣，脉宗气也……乳之下其动应衣，宗气泄也。”素 24“欲知背俞，先度其两乳间。”灵 14“两乳之间广九寸半。”

2. 指乳房疾病的望诊部位。灵 49“目内眦上者，膺乳也。”朱晦菴:“胸乳间部分，候于目内眦。”

3. 分娩，产子。《说文·乙部》:“乳，人及鸟生子曰乳。”见“乳子”。

4. 奶汁。见“产乳”。

5. 哺乳。见“乳中虚”。

6. 像乳头状的东西。见“石钟乳”。

【乳子】 产妇。素 28“乳子而病热，脉悬小者何如?”森立之:“乳，即产也。乳子者，谓产出儿子，乃产后病人也。”

【乳汁】 奶汁。由乳腺分泌出来的白色液体。神 2“漏芦味苦，寒……下乳汁。”

【乳妇】 产妇。神 4“泽兰味苦，微温。主乳妇内衄。”

【乳房】 人和哺乳动物所特有的哺乳器官。素 52“刺乳上，中乳房，为肿根蚀。”

【乳食】 以奶为食物。素 12“北方者，天地所闭藏之域也，其地高陵居，风寒冰冽，其民乐野处而乳食。”马莳:“天地严凝之气，盛于北方……民思避之，故乐于野处，多食兽乳。”

【乳痈】 病名。多因肝气郁结，胃热壅滞，或乳汁淤积而成。初起乳房出现硬结、胀痛、乳汁流出不畅，可有恶寒发热，继则肿块增大，焮红剧痛，寒热不退而内蕴成脓。神 4“莽草味辛，温。主风头，痈肿，乳痈。”

【乳难】 难产。神 2“滑石味甘，寒。主身热，泄澼，女子乳难”

【乳痓】 病名。指妊娠或产后风痉。临床见突然仆倒，昏不识人，四肢抽搐，少时自醒，醒后复发，或痰涎壅盛，喉中痰鸣，目吊口噤。神 4“钩吻味辛，温。主金创，乳痓。”

【乳瘕】 病名。指乳房肿块。神 2“槐实味苦，寒。主五内邪气热。止涎唾，补绝伤，治五痔，火疮，妇人乳瘕”

【乳中虚】 哺乳期中气虚弱。金 21“妇人乳中虚，烦乱呕逆，安中益气，竹皮大丸主之。”

贪（tān 貪）

1. 爱财，不择手段地求取财物。灵 72“太阴之人，贪而不仁，下齐湛湛，好内而恶出。”灵 38“其与人也，贪于取与。”

2. 求无餍足。《集韵·勘韵》:“贪，多欲也。”金 17“吐后，渴欲得水而贪饮者，文蛤汤主之。”

念（niàn）

1. 怜悯。素 25“余念其痛，心为之乱惑反甚，其病不可更代。”

2. 诵读。素 81“且子独不诵不念夫经言乎?”

3. 疑为“俨”之讹。见“念然”。

【念然】 疑为“俨然”之讹。指严肃庄重的样子。《战国策·秦策一》:“今先生俨然不远千里而庭教之，愿以异日。”高诱注:“矜庄皃。”灵 72“太阴之人，其状黮黮然黑色，念然下意，临临然长大。”郭霭春:“‘念’应作‘俨’音误。矜庄貌。”

贫（pín 貧）

缺少财物，贫困。与“富”相对。素 77“尝富后贫，名曰失精，五气留连，病有所并。”

八画

【贫富】 泛指人生存物质条件的优劣。素 77“贵贱贫富，各异品理。”素 78“不适贫富贵贱之居。”

忿（fèn）

1. 愤恨。见“忿怒”。

2. 喻秋气劲急。素 17“彼秋之忿，为冬之怒。”王冰:“秋忿为冬怒，言阴少而之壮也。忿一为急，言秋气劲急也。”

【忿怒】 愤恨恼怒。灵 6“风寒伤形，忧恐忿怒伤气。”灵 66“忧思伤心，重寒伤肺，忿怒伤肝。”

瓮（wèng）

中药名。见“雀瓮”。

肤（fū 膚）

1. 人或动物以及树木、果实的表皮或皮下组织。素 70“备化之纪……其音宫，其物肤，其数五。”张志聪:“肤，物之肤肉也。”又，王冰:“物禀备化之气，则多肌肉。”

2. 人体的表皮，皮肤。有时也包括肌肉。灵 7“病在皮肤无常处者，取以镵针于病所，肤白勿取。”灵 12“肤之厚薄，肉之坚脆。”杨上善:“肤，皮也。”素 10“血凝于肤者为痹，凝于脉者为泣。”

3. 指皮肤与肌肉。伤 153“因胸烦，面色青黄，肤瞤者，难治。”成无己:“肤肉瞤动者，阳气大虚，故云难治。”钱潢:“肤瞤，肌肉跳动也。”伤 338“伤寒脉微而厥，至七八日肤冷。”

4. 指像皮层那样的东西。神 3“蛴螬味咸，微温。主……目中淫肤，青翳白膜。”

5. 指皮肤上的针孔。灵 71“泻欲端以正，补必闭肤，辅针导气。”

【肤青】 中药名。含铜的矿石药，又名绿肤青。辛、平，无毒。化瘀软坚，收湿敛疮。主治蛊毒、毒蛇咬伤，以及食物、果蔬中毒。神 4“肤青味辛，平。主蛊毒，毒蛇、菜、肉诸毒，恶疮。”

【肤胀】

1. 病证名。因感受寒邪，气机郁滞，以肌肤肿胀、皮厚腹大色不变为主症的病证。灵 57“肤胀者，寒气客于皮肤之间……腹大身尽肿，皮厚，按其腹，窅而不起，腹色不变，此其候也。”灵 35“营气循脉，卫气逆为脉胀，卫气并脉循分为肤胀。”

2. 症状名。指肌肤撑胀不适。灵 23“热病先身涩，倚而热……肤胀口干，寒汗出。”张志聪:“若肤胀者，脉盛而胀于皮肤也。”

【肤革】 皮肤。灵 38“年质壮大，血气充盈，肤革坚固。”《甲乙经》卷五“肤革”作“皮肤”。

【肤腠】 皮肤。素 71“咳逆头痛，血崩，胁满，肤腠中疮。”

肺（fèi）

1. 五脏之一，即肺脏。①居于胸中，五脏之中位置最高，如盖上覆，故称为五脏之长、五脏之盖。素 44“肺者，藏之长也，为心之盖也。”王冰:“肺位高而布叶于胸中，是故为藏之长，心之盖。”素 46“肺者，藏之盖也。”灵 29“五藏六府者，肺为之盖。”难 32“五藏俱等，而心肺独在膈上者，何也?”难 42“肺重三斤三两，六叶两耳，凡八叶。”②主气，司呼吸。素 5“天气通于肺。”素 9“肺者，气之本也。”素 10“诸气者，皆属于肺。”灵 8“肺藏气。”素 74“诸气膹郁，皆属于肺。”③主治节，为相傅之官。素 8“肺者，相傅之官，治节出焉。”姚止庵:“位高非君，故官为相傅，主行荣卫，故治节由之。”灵 36“肺为之相。”④朝百脉，输布精气。素 21“食气入胃……脉气流经，经气归于肺，肺朝百脉，输精于皮毛。”张志聪:“谷气入胃，淫精于脉，乃传之肺，肺气散精，行气于腑，腑精

八画

留于四脏，以养五脏之气，故曰谷入于胃乃传之肺，五脏六腑，皆以受气。”灵 16“谷入于胃，乃传之肺，流溢于中，布散于外，精专者行于经隧，常营无已。”灵 18“人受气于谷，谷入于胃，以传与肺，五藏六府，皆以受气，其清者为营，浊者为卫。”⑤通调水道，转输水液。素 21“饮入于胃，游溢精气，上输于脾。脾气散精，上归于肺，通调水道，下输膀胱。”张志聪:“肺应天而主气，故能通调水道，而下输膀胱，所谓地气升而为云，天气降而为雨也。”⑥主皮毛，外应于肩背。素 9“肺者……其华在毛，其充在皮。”素 10“肺之合皮也，其荣毛也。”素 44“肺主身之皮毛。”难 24“太阴者，肺也，行气温于皮毛者也。”素 4“西风生于秋，病在肺，俞在肩背。”灵 47“巨肩反膺陷喉者肺高，合腋张胁者肺下。好肩背厚者肺坚，肩背薄者肺脆，背膺厚者肺端正。”⑦合大肠，开窍于鼻，司嗅觉，主声，在液为涕。灵 2“肺合大肠，大肠者，传道之府。”灵 37“鼻者，肺之官也。”灵 17“肺气通于鼻，肺和则鼻能知香臭矣。”难 40“鼻者，肺之候，而反知香臭。”难 40“肺主声……金者肺，肺主声，故令耳闻声。”素 23“五藏化液……肺为涕。”灵 78“肺主涕。”⑧藏魄，七情为悲忧。素 23“肺藏魄。”灵 8“肺藏气，气舍魄。”素 5“在藏为肺……忧伤肺，喜胜忧。”⑨经脉为手太阴，与手阳明大肠经为表里。灵 10“肺手太阴之脉，起于中焦，下络大肠，还循胃口，上膈属肺。”素 61“肺者，太阴也。”⑩为阳中之少阴，又称阳中之阴，牝脏。素 4“背为阳，阳中之阴，肺也。”王冰:“肺为阴藏，位处上焦，以阴居阳，故谓阳中之阴也。”灵 1“阳中之少阴，肺也。”灵 44“肺为牝藏。”⑪五行属金，五方应西，四季应秋，气候应燥，五星为太白星，五化为收，五色为白，五味为辛，五音为商，五声为哭，五臭为腥，变动为咳。素 5“其在天为燥，在地为金，在体为皮毛，在藏为肺，在色为白，在音为商，在声为哭，在变动为咳……在味为辛。”素 4“西方白色，入通于肺……其味辛，其类金，其畜马，其谷稻，其应四时，上为太白星……其音商，其数九，其臭腥。”素 22“肺主秋，手太阴阳明主治，其日庚辛。”⑫特性畏热、恶寒。素 23“肺恶寒。”素 70“肺其畏热。”灵 4“形寒寒饮则伤肺，以其两寒相感，中外皆伤，故气逆而上行。”灵 66“重寒伤肺。”

2. 指手太阴肺经。难 66“肺之原出于太渊。”黄竹斋:“肺，手太阴经也，太渊在掌后陷中。”

3. 指手太阴肺经经气。灵 2“肺出于少商，少商者，手大指端内侧也。”张志聪:“肺出于少商者，谓脏腑之血气，从大络而注于孙络皮肤之间，肺脏所出之血气，从少商而合于手太阴之经也。”

4. 指肺的精气或肺气。素 5“肺生皮毛。”王冰:“肺之精气生养皮毛。”素 52“肝生于左，肺藏于右。”高世栻:“人身面南，左东右西。肝主春生之气，位居东方，故肝生于左；肺主秋收之气，位居西方，故肺藏于右。”素 61“秋者金始治，肺将收杀，金将胜火。”张志聪:“夫秋，刑官也，于时为金，其令收降，故肺气将收，而万物当杀。”

5. 指肺的脉象。①肺的应时脉象。素 19“秋脉者，肺也。西方金也，万物之所以收成也，故其气来，轻虚以浮，来急去散，故曰浮，反此者病。”难 4“心肺具浮，何以别之？然，浮而大散者，心也；浮而短涩者，肺也。”②肺的病脉。素 76“夫脾虚浮似肺，肾小浮似脾……此皆工之所时乱也。”张介宾:“脾本微耎，病而虚浮则似肺矣……脉有相类，不能辨之，则以此作彼，致于谬误。”③指肺的死脉，即肺的真脏脉。素 7“凡持真脉之藏脉者……肺至悬绝，十二日死。”素 18“肺见丙丁死……是谓真藏见皆死。”马莳：“肺之真脏脉见，而全无胃气，则至丙丁日而死，以火克金也。”

6. 肺病。素38“肺之令人咳何也?”素7“肺之肾谓之重阴。”马莳：“以肺乘肾，乃母来乘子，阴以乘阴，谓之重阴，病日深矣。”难16“其内证齐右有动气，按之牢若痛，其病喘咳，洒淅寒热。有是者肺也，无是者非也。”

7. 指肺在面部的望诊部位，即两眉之间。灵49“阙中者，肺也。”马莳：“以阙之中即眉之间，正为肺之部耳。”

8. 为“腹”之讹。见“肺痛”。

【肺水】 证候名。因肺的通调水道功能失常所引起的水肿病证。临床见身肿，小便量少，大便溏泄等。金14“肺水者，其身肿，小便难，时时鸭溏。”

【肺气】

1. 肺的精气。灵54“八十岁，肺气衰，魂魄离散，故言善误。”灵17“肺气通于鼻，肺和则鼻能知臭香矣。”神3“沙参……补中，益肺气。”灵62“胃为五藏六府之海，其清气上注于肺，肺气从太阴而行之。”

2. 指肺脏的邪气。素19“怒则肝气乘矣，悲则肺气乘矣。”灵43“肺气盛则梦恐惧、哭泣、飞扬。”马莳：“肺之邪盛则梦恐惧哭泣而飞扬，以肺之声为哭也。”

3. 指肺。素2“逆秋气，则太阴不收，肺气焦满。”丹波元简：“盖谓肺胀喘满等证。”

【肺风】 病名。风邪侵袭于肺，肺的功能失常所导致的疾病。临床见面色白，汗多怕风，咳嗽短气等。素42“以秋庚辛中于邪者为肺风……肺风之状，多汗恶风，色皏然白，时咳短气，昼日则差，暮则甚，诊在眉上，其色白。”

【肺饮】 证候名。指水饮犯肺，属支饮之类。临床以气喘、短气为主症。金12“肺饮不弦，但苦喘短气。”尤怡：“肺饮，饮之在肺中者。五脏独有肺饮，以其虚而能受也。肺主气而司呼吸，若喘短气，肺病已着，脉虽不弦，可以知其有饮矣。”

【肺系】 喉、气管。灵10“肺手太阴之脉……从肺系横出腋下。”马莳：“肺系者，喉咙也。”

【肺鸣】 肺气壅滞所出现的喘咳有声的现象。素44“有所失亡，所求不得，则发肺鸣，鸣则肺热叶焦。”王冰：“肺藏气，气郁不利，故喘息有声而肺热叶焦也。”又，《太素》卷二十五“鸣”作“喝”。杨上善：“心有亡失，求之不得，即伤于肺，肺伤则出气有声。”

【肺金】 肺脏。肺在五行属金，故称为肺金。素69“岁火太过，炎暑流行，肺金受邪。”姚止庵：“火胜则克金，故肺脏受邪。”

【肺胀】

1. 证候名。脏腑胀证之一。临床主要见咳嗽气喘，胸闷胀满等症状。灵35“肺胀者，虚满而喘咳。”

2. 病名。由于风邪外袭，水饮内停，内外合邪，致邪实气闭，肺气胀满的病证。临床以咳嗽气喘，烦躁，脉浮为主症。①外邪内饮郁肺证。金7“上气，喘而躁者，属肺胀，欲作风水，发汗则愈。”沈明宗：“此风伤于卫，内挟痰涎，壅逆风气，上逆奔迫，故喘而躁，是为肺胀。”②风热内饮证。治以宣肺泄热，降逆平喘，方用越婢加半夏汤。金7“咳而上气，此为肺胀，其人喘，目如脱状，脉浮大者，越婢加半夏汤主之。”③外寒内饮夹热证。治以解表化饮，清热除烦，方用小青龙加石膏汤。金7“肺胀，咳而上气，烦躁而喘，脉浮者，心下有水，小青龙加石膏汤主之。”

【肺疟】 证候名。脏腑疟证之一。因疟邪伤肺，临床见寒热往来，寒甚于热，发热时伴有惊和幻视等症状。素36“肺疟者，令人心寒，寒甚热，热间善惊，如有所见者。”

【肺疝】 病名。寒邪侵犯肺经所导致的一种疝病。素 48“肺脉沉搏为肺疝。”王冰:“心疝、肺疝，皆寒搏于脏故也。”

【肺实】 病机名。肺脏的实证，多由风寒、痰热、痰湿等病邪壅阻肺气所致。难 81“假令肺实而肝虚微少气，用针不补其肝，而反重实其肺，故曰实实虚虚。”

【肺咳】 证候名。脏腑咳证之一。因寒邪犯肺，临床见咳嗽气喘，甚则唾血等症状。素 38“肺寒则外内合邪，因而客之，则为肺咳……肺咳之状，咳而喘息有音，甚则唾血。”

【肺俞】 穴名。属足太阳膀胱经。位于背部第三胸椎棘突下旁开 1.5 寸处。伤 142“当刺大椎第一间、肺俞、肝俞，慎不可发汗。”伤 171“太阳少阳并病，心下鞕，颈项强而眩者，当刺大椎、肺俞、肝俞，慎勿下之。”

【肺脉】

1. 手太阴肺经。素 38“其寒饮食入胃，从肺脉上至于肺则肺寒。”灵 18“中焦亦并胃中……化其精微，上注于肺脉，乃化而为血。”

2. 肺的应时脉象，即脉来柔和而稍带浮象。素 23“五脉应象……肺脉毛，肾脉石，是谓五藏之脉。”张志聪:“五脏之脉，以应四时五行之象……秋令清肃，故象羽毛之清虚。”

3. 指手太阴肺经的动脉，可以诊候肺的病变。素 17“肺脉搏坚而长，当病唾血。”灵 4“肺脉急甚为癫疾，微急为肺寒热，怠惰，唾血，引腰背胸，若鼻息肉不通。”马莳:“此言肺经之脉异病变也。”

【肺热】 病机名。又称肺气热。因肺气过盛而表现火热之象。素 44“五藏因肺热叶焦，发为痿躄。”

【肺病】 指肺的病症。素 22“肺病者，愈在壬癸，壬癸不愈，加于丙丁，丙丁不死，持于戊已，起于庚辛。肺病者，下晡慧，日中甚，夜半静……肺病者，喘咳逆气，肩背痛，汗出尻阴股膝髀腨胻足皆痛；虚则少气不能报息，耳聋嗌干，取其经，太阴足太阳之外，厥阴内血者。”素 65“肺病喘咳，三日而胁支满痛，一日身重体痛，五日而胀。十日不已死。冬日入，夏日出。”灵 37“故肺病者，喘息鼻胀。”灵 56“肺病者，宜食黄黍、鸡肉、桃、葱。”马莳:“肺病者，主肺气不足，宜食谷果畜菜之辛者以益之。”

【肺痈】 病名。指肺部发生的痈疡。由于热毒聚肺，血肉腐败，蓄结为痈脓而成，临床以咳嗽胸痛，咳吐脓血或腥臭脓痰为特征。金 7“若口中辟辟燥，咳即胸中隐隐痛，脉反滑数，此为肺痈，咳唾脓血……热之所过，血为之凝滞，蓄结痈脓，吐如米粥。始萌可救，脓成则死。”①肺痈初期，痰壅气闭证。治以逐痰下气，泄肺开闭，方用葶苈大枣泻肺汤。金 7“肺痈，喘不得卧，葶苈大枣泻肺汤主之。”②肺痈脓成且溃，正气渐伤证。治以排脓解毒，方用桔梗汤。金 7“咳而胸满，振寒脉数，咽干不渴，时出浊唾腥臭，久久吐脓如米粥者，为肺痈，桔梗汤主之。”吴谦:“今已溃后，虚邪也，故以桔梗之苦，甘草之甘，解肺毒排脓也。”

【肺部】 肺脏的诊脉部位。难 5“初持脉，如三菽之重，与皮毛相得者，肺部也。”李驷:“肺主皮毛，如三菽之重，在皮毛之间，是肺脉。凡诊肺脉，要轻手以按之。”

【肺消】 病名。由于阳虚肺寒所导致的多饮多尿的病证。素 37“心移寒于肺，肺消。肺消者，饮一溲二，死不治。”张介宾:“心移寒于肺者，君火之衰耳。心火不足则不能温养肺金，肺气不温则不能行化津液，故饮虽一而溲则倍之。夫肺者水之母也，水去多，则肺气从而索矣，故曰肺消。”

【肺虚】 病机名。肺的精气亏虚。素

28“气虚者，肺虚也。”难 75“经言东方实，西方虚……西方肺也，则知肺虚。”

【肺痛】“腹痛”之讹。金 17“下利肺痛，紫参汤主之。”程林:“肺痛未详，或云肺痛当是腹痛。”又一说为肺部疼痛。陈修园:“夫肺与肠相表里，肠胃相连，下利肺痛者，肠胃之浊气上干于肺也。”

【肺腧】穴名。同“肺俞”。灵 51“肺腧在三焦之间。”张介宾:“焦，即椎之义。”

【肺痹】证候名。脏腑痹证之一。多由皮痹日久不愈，复感外邪，或悲哀过度等使肺气受损所致。临床见心胸烦闷，胸背痛，咳喘气急，或呕恶等症。素 43“皮痹不已，复感于邪，内舍于肺……肺痹者，烦满喘而呕。”素 10“白脉之至也，喘而浮，上虚下实，惊，有积气在胸中，喘而虚，名曰肺痹，寒热，得之醉而使内也。”素 19“今风寒客于人……弗治，病入舍于肺，名曰肺痹，发咳上气。”

【肺痿】病名。又称肺萎。因肺气虚损，肺叶枯萎所致的一种慢性虚弱性疾病，临床以多唾浊沫和短气为主症。金 1“息张口短气者，肺痿唾沫。”①虚热肺痿证。以咳唾涎沫，脉虚数为特征，治以养阴清热，方用麦门冬汤。金 7“热在上焦者，因咳为肺痿。肺痿之病，从何得之……重亡津液，故得之……脉数虚者为肺痿。”②虚寒肺痿证。以多唾涎沫、口不渴为特征，治以补益肺气，温阳摄津，方用甘草干姜汤。金 7“肺痿吐涎沫而不咳者，其人不渴，必遗尿，小便数。所以然者，以上虚不能制下故也。此为肺中冷，必眩，多涎唾，甘草干姜汤以温之。”

【肺䐜】即肺胀满。素 74“少阴司天，热淫所胜……心痛肺䐜，腹大满，膨膨而喘咳。”林亿:“肺胀满膨膨而喘咳，为肺病。”

【肺壅】即肺痈。参见“肺痈”。难 56“肺之积名曰息贲……久不已，令人洒淅寒热，喘咳，发肺壅。”叶霖:“壅、痈，古通。肺病则喘咳，甚则发为肺痈。”

【肺中风】病名。风邪袭肺，宣降功能失常，临床见口燥，气喘，身体活动感觉沉重不便，头昏瞀，身体肿胀等。金 11“肺中风者，口燥而喘，身运而重，冒而肿胀。”尤怡:“肺中风者，津结而气壅，津结则不上潮而口燥，气壅则不下行而喘也……肺受风邪，大气则伤，故身欲动而弥觉其重也。冒者，清肃失降，浊气反上，为蒙冒也。肿胀者，输化无权，水聚而气停也。”

【肺中寒】病名。寒邪袭肺，宣降功能失常，临床以咳吐浊涎如涕为主症。金 11“肺中寒，吐浊涕。”吴谦:“肺中寒邪，胸中阳气不治，则津液聚而不行，故吐浊涎如涕也。”

【肺风疝】病名。风邪所犯，病位在肺的一类疝病。素 64“少阴有余……滑则病肺风疝。”

【肺心痛】病名。厥心痛的一种，因肺气厥逆犯心所致的心痛病，临床以休息静养缓解，动则疼痛加剧为特点。灵 24“厥心痛，卧若徒居，心痛，间动作，痛益甚，色不变，肺心痛也。”马莳:“乃肺经有邪，而心因以痛，谓之肺心痛也。”

【肺死藏】指肺病危候的真脏脉。金 11“肺死藏，浮之虚，按之弱如葱叶，下无根者，死。”程林:“《内经》曰：真肺脉至，如以羽毛中人肤，非浮之虚乎……若按之弱，如葱叶之中空，下又无根，则浮毛虚弱，无胃气，此真脏已见，故死。”

【肺热病】证候名。五脏热证之一。临床见恶风寒，毫毛竖立，发热，舌苔黄，甚则喘咳，胸背部窜痛，不能深长呼吸，头痛，汗出等。素 32“肺热病者，先淅然厥，起毫毛，恶风寒，舌上黄身热。热争则喘咳，痛走胸膺背，不得大息，头痛不堪，汗出而寒。丙丁甚，庚辛大汗，气逆则丙丁死。刺手太阴阳明，出血如大豆，立已……肺热病者，右颊先赤。”

【肺寒热】 病名。外邪袭肺，以发热恶寒为特点的疾病。灵 4“肺脉急甚为癫疾，微急为肺寒热。”张介宾：“若其微急，亦以风寒有余，因而致热，故为寒热怠惰等病。”张志聪：“肺寒热者，皮寒热也。”

【肺朝百脉】 指全身经脉气血会聚于肺，再流向全身。素 21“脉气流经，经气归于肺，肺朝百脉，输精于皮毛。”张介宾：“经脉流通，必由于气，气主于肺，故为百脉之朝会。”

【肺痿肺痈咳嗽上气病脉证治】《金匮要略》篇名。本篇论述肺痿、肺痈、咳嗽上气病的证治，其病位都与肺有关，症状多见咳嗽，而病因、病机上又存在着相互联系和转化的关系，故合为一篇讨论。

肢（zhī）

1. 四肢。见“肢节”。

2. 通“支”。分支。见“肢络”。

3. 疑为“腹”之讹。神 3“白薇味苦，平。主暴中风，身热肢满，忽忽不知人。”又，森立之：“肢满余条无考，唯在此耳，盖谓四肢重痹不能动摇也。”

【肢节】

1. 四肢关节。灵 66“六经不通四肢，则肢节痛。”

2. 肢体关节。灵 33“夫十二经脉者，内属于藏府，外络于肢节。”灵 71“愿闻人之肢节以应天地奈何？”

【肢体】 犹躯体。神 3“梅实味酸，平。主下气，除热烦满，安心，肢体痛，偏枯，不仁，死肌。”

【肢胫】 四肢。灵 75“肢胫者，人之管以趋翔也。”张志聪：“手足肢胫之骨节，人之管以趋翔，盖津液淖泽于肢胫，则筋骨利而胫能步趋，肢能翼之翔也。”

【肢络】 即支络，络脉。灵 73“审于调气，明于经隧，左右肢络，尽知其会。”《太素》卷十九“肢”作“支”。马莳：“肢络，即前《经脉》篇所谓其支、其别者是也。”灵 75“去爪者，刺关节肢络也。”杨上善：“肢络，孙络也。”

肬（yóu）

病名。同“疣”。肉瘤，指生于皮肤的赘生物。灵 10“手太阳之别……虚则生肬，小者如指痂疥。”张介宾：“肬音尤，赘也，瘤也。”

肱（gōng）

手臂从肘到肩的部分。此泛指胳膊。灵 43“厥气……客于股肱，则梦礼节拜起。”灵 78“八者，风也，风者人之股肱八节也。”

肶（pí）

同“膍”。牛羊等反刍类动物的重瓣胃。俗称“百叶”。《说文·肉部》：“膍，牛百叶也。”见“肶胵”。

【肶胵】 指鸡胃。神 3“丹雄鸡……肶胵里黄皮，主泄利。”

胗（miǎo）

季胁下方挟脊两旁空软处。素 19“其不及则令人心悬如病饥，胗中清。”王冰：“胗者，季胁之下，侠脊两旁空软处也。肾外当胗，故胗中清冷也。”素 41“腰痛引少腹控胗，不可以仰。”灵 13“上乘胗季胁痛，上引缺盆膺乳颈。”

肿（zhǒng 腫）

1. 肌肉浮胀。素 33“诸有水气者，微肿先见于目下也。”素 48“肝满肾满肺满皆实，即为肿。”马莳：“肿，浮肿也。”金 14“诸有水者，腰以下肿，当利小便；腰以上肿，当发汗乃愈。”

2. 痈肿。素 17“此寒气之肿，八风之变也。”森立之：“谓风寒之变为之肿痈也。”

灵19“疠风者，素刺其肿上……按出其恶气，肿尽乃止。”金18“诸痈肿，欲知有脓无脓，以手掩肿上，热者为有脓，不热者为无脓。”

3. 为“瘇”之讹。黄赤色。素71“火郁之发，太虚肿翳，大明不彰。”张介宾：“肿字误，当作瘇。”

【肿大】 浮肿胀大。金5“身体羸瘦，独足肿大，黄汗出，胫冷。”金14“寸口脉沉滑者，中有水气，面目肿大。”

【肿胀】 浮肿胀满。素71“瞤瘛肿胀，呕，鼽衄头痛。”金11“肺中风者，口燥而喘，身运而重，冒而肿胀。”

【肿痛】 肿胀疼痛。素19“或痹不仁，肿痛。”素45“厥阴之厥，则少腹肿痛。”灵10“大腹水肿，膝膑肿痛。”

【肿满】 水肿胀满。素74“诸湿肿满，皆属于脾。”

【肿聚】 肿块。灵24“心肠痛，憹作痛，肿聚，往来上下行……是蛟蛕也。”灵75“痈热消灭，肿聚散亡，寒痹益温，小者益阳，大者必去。”

【肿根蚀】 病名。因误刺乳房而引起乳房化脓的病证。素52“刺乳上，中乳房，为肿根蚀。”张介宾：“乳房乃胸中气血交凑之室，故刺乳上之穴，而误中乳房，则气结不散，留而为肿，肿则必溃，且并乳根皆蚀，而难于愈也。”

胀（zhàng 脹）

1. 胀满。灵35“夫胀者，皆在于藏府之外，排藏府而郭胸胁，胀皮肤，故命曰胀。”灵29“胃中寒，肠中热，则胀而且泄。”素74“诸胀腹大，皆属于热。”

2. 膨胀，体积变大。灵22“脉癫疾者，暴仆，四肢之脉皆胀而纵。”灵57“先泻其胀之血络。”

3. 为“张”之讹。张开。此指鼻翼扇动。灵37“故肺病者，喘息鼻胀。”胡本、熊本、金陵本及《甲乙经》卷一“胀”并作“张”。

【胀闭】 胀满不通。神2“消石味苦，寒。主五脏积热，胃胀闭，涤去蓄结饮食，推陈致新，除邪气。”

【胀论】

1. 有关胀病诊治的论述。灵35“胀论言无问虚实，工在疾泻。”

2.《灵枢经》篇名。本篇论述了胀的病因、病位及发病机制，系统介绍了五脏六腑胀的症状，并说明了胀病的诊断和治疗法则。因篇中所论均与胀病有关，故以“胀论”作为篇名。

【胀满】 膨胀满闷。素45“阴气盛于上则下虚，下虚则腹胀满。”灵10“是动则病肺胀满膨膨而喘咳。”伤66“发汗后，腹胀满者，厚朴生姜半夏甘草人参汤主之。”

股（gǔ）

1. 大腿。自胯至膝盖的部分。素4“北风生于冬，病在肾，俞在腰股。”素17“下竟下者，少腹腰股膝胫足中事也。”灵66“发手则热气下于两股，如汤沃之状。”

2. 指下肢。灵78“风者，人之股肱八节也。”张志聪：“人之四肢，应于四旁，骨有八节，故应八方之风。”

3. 指大腿在面部的望诊部位。灵49“循牙车以下者，股也……巨分者，股里也。”

【股骨】 大腿骨。素60“股骨上空在股阳，出上膝四寸。”张志聪：“股骨，谓大腿之骨。”

【股胫疽】 病名。为“股阳疽”之讹。指发于大腿外侧的痈疽。灵81“发于股胫，名曰股胫疽，其状不甚变，而痈脓搏骨，不急治，三十日死矣。”丹波元简：“下文有发于股阴，名曰赤施，知是发于股胫，当是股阳。楼引刘涓子作股阳，今本作股阳明。”

肪（fáng）

油脂。指鸡脂肪。神 3“丹雄鸡……肪，主耳聋。”

肥（féi）

1. 丰满，肥胖。与“瘦”相对。灵 53“胃厚色黑大骨及肥者，皆胜毒。”灵 64“足少阳之下，血气盛则胫毛美长，外踝肥。”素 12“其民华食而脂肥。”

2. 指果肉饱满而大。伤 152“先煮大枣肥者十枚。”伤 221“肥栀子十四枚。”

3. 指肥胖体型的人。灵 59“人有肥，有膏，有肉……肉坚，皮满者，肥。”

4. 指脂肪多的食物。素 47“此肥美之所发也，此人必数食甘美而多肥也，肥者令人内热，甘者令人中满。”张志聪：“肥者，厚味也。”

5. 使充实。灵 47“卫气者，所以温分肉，充皮肤，肥腠理，司开合者也。”

【肥人】 肥胖之人。灵 38“年质壮大，血气充盈，肤革坚固，因加以邪，刺此者，深而留之，此肥人也。”灵 9“故刺肥人者，以秋冬之齐；刺瘦人者，以春夏之齐。”

【肥大】 肥胖壮实。神 4“桐叶……华，主傅猪疮，饲猪肥大三倍。”

【肥气】 病名。肝之积。因肝脏受寒，肝气积于胁下，状若覆杯，并见脉微急的病。灵 4“肝脉急甚者为恶言，微急为肥气，在胁下若覆杯。”杨上善：“肝受寒，气积在左胁下，状若覆杯，名曰肥气。”

【肥美】 肥腴鲜美。素 47“此肥美之所发也，此人必数食甘美而多肥也。”

【肥健】 丰满健壮。神 2“久服补髓益气，肥健不饥，轻身延年。”

【肥瘦】

1. 肥胖与消瘦。素 20“必先度其形之肥瘦，以调其气之虚实，实则泻之，虚则补之。”

2. 指体质类型中的肥人与瘦人。灵 38“愿闻人之白黑肥瘦小长，各有数乎?”灵 59“人之肥瘦大小寒温，有老壮少小，别之奈何?”

服（一、fú）

1. 使用，实施。《说文·舟部》：“服，用也。”灵 42“能被而服之，神与俱成，毕将服之，神自得之。”

2. 饮用或食用药物。素 14“夫上古作汤液，故为而弗服也。”素 46“使之服以生铁洛为饮。”素 22“气味合而服之，以补精益气。”张志聪：“言谷肉果菜皆有五气五味，宜和合而食之，无使偏胜，以补益精气。”伤 147“初服微烦，复服汗出便愈。”

3. 事情。素 26“用针之服，必有法则焉。”王冰：“服，事也。”

4. 服从，顺应。素 3“故圣人传精神，服天气，而通神明。”

5. 降服，制伏。素 13“标本已得，邪气乃服。”森立之：“服与伏同，谓邪气乃退也。”

6. 行，循行。素 14“开鬼门，洁净府，精以时服。”张介宾：“服，行也。”

7. 学习。灵 48“细子得受业，通于九针六十篇，旦暮勤服之，近者编绝，久者简垢。”杨上善：“言其深妙，学久日勤，未能达其意也。”

8. 衣服。《广韵·屋韵》：“服，亦衣服。”素 1“故美其食，任其服，乐其俗。”

（二、fù）

量词。用于中药剂量，一剂为一服。素 74“是故平气之道，近而奇偶，制小其服也，远而奇偶，制大其服也。”伤 12“若一服汗出病差，停后服，不必尽剂。”伤 79“分二服，温进一服，得吐者，止后服。”

【服食】 衣着和饮食。此指调护。金 1“服食节其冷、热、苦、酸、辛、甘。”

胁（xié 脇 脅）

1. 身躯两侧从腋下至腰上的部分。素21“心病者，胸中痛，胁支满，胁下痛。”灵20“邪在肝，则两胁中痛。”伤140“脉弦者，必两胁拘急。”

2. 指肋骨，又称胁骨。灵47“胁偏疏者肺偏倾也……合胁兔骹者，肝下。”张介宾：“胁骨低合如兔也。”素52“刺掖下胁间内陷，令人咳。”

【胁下】 腋下胁肋部位。灵4“肝脉急甚者为恶言，微急为肥气，在胁下若覆杯。”灵35“肝胀者，胁下满而痛引小腹。”伤230“阳明病，胁下鞕满，不大便而呕，舌上白胎者，可与小柴胡汤。”

【胁肋】 两侧胁部。灵10“肝足厥阴之脉……上贯膈，布胁肋。”素39“或胁肋与少腹相引而痛者。”

【胁骨】 肋骨。灵47“胁骨弱者肝脆……胁骨偏举者肝偏倾也。”

【胁痛】 胁肋部疼痛。素45“少阳之厥，则暴聋颊肿而热，胁痛。”伤37“设胸满胁痛者，与小柴胡汤。”金10“寒疝腹中痛，及胁痛里急者，当归生姜羊肉汤主之。”

胂（yǐn）

背脊肌肉。《玉篇·肉部》：“胂，脊肉也。”灵64“其为人赤色，广胂，锐面小头。”

八画

周（zhōu）

1. 周密，谨严。《说文·口部》：“周，密也。”见“周备”。

2. 严密，紧密。见“周密”。

3. 遍，遍及。灵27“以右应左，以左应右，非能周也……真气不能周，故命曰周痹。”张介宾：“谓随聚而发也，不能周遍上下。”素70“敷和之纪，木德周行，阳舒阴布。”

4. 供给。灵47“人之血气精神者，所以奉生而周于性命者也。”张介宾：“周，给也。”

5. 终，完毕。见“周而复始”。

6. 环绕。灵31“小肠后附脊，左环回周迭积。”

7. 循行。素9“行有分纪，周有道理。”素39“经脉流行不止，环周不休。”灵76“昼日行于阳二十五周，夜行于阴二十五周，周于五藏。”

8. 量词。匝，回。环行一次为一周。灵76“故卫气之行，一日一夜五十周于身，昼日行于阳二十五周，夜行于阴二十五周。”素32“其刺之反者，三周而已。”张介宾：“三周者，谓三遇所胜之日而后已。”素66“终地纪者，五岁为一周。”

9. 周天。指绕天球大圆一周。素68“日行一周，天气始于一刻，日行再周，天气始于二十六刻。”

【周天】 谓绕天球大圆一周。素67“上者右行，下者左行，左右周天，余而复会也。”

【周纪】

1. 指循环的规律。灵60“经脉二十八会，尽有周纪。”

2. 运气术语。指运与气相合，三十岁为一纪，六十岁为一周。素66“上下周纪，其有数乎……五六相合，而七百二十气为一纪，凡三十岁；千四百四十气，凡六十岁，而为一周。”张志聪：“上下周纪者，天干地支，五六相合，凡三十岁为一纪，六十岁为一周也。”

【周时】 一昼夜。伤12“若病重者，一日一夜服，周时观之。”

【周身】 全身。灵15“人经脉上下、左右、前后二十八脉，周身十六丈二尺，以应二十八宿。”

【周备】 周密完备。素70“敦阜之纪……其气丰，其政静，其令周备。”

【周流】 环绕流动。灵 81“夫血脉营卫，周流不休，上应星宿，下应经数。”

【周麻】 中药名。升麻的别名。见该条。神 3“升麻味甘，平。解百毒，杀百精老物殃鬼，辟温疫、瘴气、邪气、蛊毒……一名周麻。”

【周旋】 运转。素 66“九星悬朗，七曜周旋。”又，王冰：“周，谓周天之度。旋，谓左循天度而行。”

【周密】 严密深藏。素 17“冬日在骨，蛰虫周密，君子居室。”素 70“民避寒邪，君子周密。”素 71“太阳所至为藏，为周密。”高世栻：“周密，周致深密也。”

【周普】 普遍。素 70“升明之纪，正阳而治，德施周普，五化均衡。”

【周痹】

1. 病名。因风寒湿邪侵入血脉，以全身游走性疼痛为特点的病症。灵 27“周痹者，在于血脉之中，随脉以上，随脉以下，不能左右，各当其所。”金 14“身肿而冷，状如周痹，胸中窒，不能食，反聚痛，暮躁不得眠，此为黄汗，痛在骨节。”

2.《灵枢经》篇名。本篇从病机、症状、治疗方法等方面论述周痹与众痹的区别，因首有周痹之名，故以之名篇。

【周而复始】 循环往复。素 9“五运相袭，而皆治之，终朞之日，周而复始，时立气布，如环无端。”

頄（kuí 頄）

颧部。《玉篇·页部》：“頄，面颧也。”灵 13“其支者，为目上网，下结于頄。”张介宾：“目下曰頄，即颧也。”灵 17“上出人迎之前，入頄属目内眦。”

昏（hūn）

1. 傍晚，天刚黑的时候。见“黄昏”。

2. 昏暗。素 70“其主埃郁昏翳。”素 71“寒雰结为霜雪，甚则黄黑昏翳，流行气交。”

3. 糊涂，迷惑。素 26“俱视独见，适若昏，昭然独明，若风吹云。”王冰：“适犹若昏昧尔。”素 70“其病昏惑悲忘。”

【昏愦】 神志不清。素 71“头痛身热，昏愦脓疮。”

【昏瞑】 昏暗，黑暗。素 71“阳光不治，空积沉阴，白埃昏瞑。”

【昏翳】 光线昏暗。素 71“甚则黄黑昏翳。”

【昏霿】 天色昏暗。素 71“地气上腾，原野昏霿，白埃四起。”

迩（ěr 邇）

近。素 69“是以象之见也，高而远则小，下而近则大，故大则喜怒迩，小则祸福远。”

鱼（yú 魚）

1. 鱼类。素 12“其民食鱼而嗜咸。”素 17“春日浮，如鱼之游在波。”金 5“禁一切鱼肉大蒜，常宜冷食。”

2. 指鱼际部位。灵 10“肺手太阴之脉……上鱼，循鱼际。”张介宾：“手腕之前，大指本节之间，其肥肉隆起形如鱼者，统谓之鱼。”灵 74“鱼上白肉有青血脉者，胃中有寒。”

3. 指鱼际穴。灵 2“太渊，鱼后一寸陷者中也。”

【鱼际】

1. 体表部位。相当于拇指（趾）屈肌处，其肉隆起形如鱼。灵 10“肺手太阴之脉……入寸口，上鱼，循鱼际，出大指之端。”张志聪：“鱼际，掌中大指下高起之白肉，有如鱼腹，因以为名。”素 59“手足诸鱼际脉气所发者。”吴崑：“凡手足黑白肉分之处，如鱼腹色际，皆曰鱼际。”

2. 穴名。属手太阴肺经，荥穴。位于手掌大鱼际部，当第一掌骨中点，赤白肉际处。灵 2“溜于鱼际，鱼际者，手鱼也，为荥。”灵 23“热病而汗且出，及脉顺可汗者，取之鱼际、太渊、大都、太白。”

【鱼络】 鱼际部的血络。灵 4“鱼络血者，手阳明病。”

【鱼腹】

1. 指鱼际部位。素 52“刺手鱼腹内陷，为肿。”张志聪：“鱼腹在手大指下，如鱼腹之圆壮，手太阴之鱼际穴也。”

2. 指腿肚部位。素 41“刺厥阴之脉，在腨踵鱼腹之外，循之累累然，乃刺之。”王冰：“腨形势如卧鱼之腹，故曰鱼腹之外也。”

【鱼鳞】 鱼身上的鳞片。金 22“脉数无疮，肌若鱼鳞。”

【鱼上白肉】 指鱼际部位。灵 74“鱼上白肉有青血脉者，胃中有寒。”

兔（tù）

动物名。兔子。见“兔啮”。

【兔屎】 兔子的粪粒。喻药丸如兔子的粪粒大小。金 20“炼蜜和丸，如兔屎大，每日食前服一丸。”

【兔啮】 痈疽名。指发于足胫的痈疽，局部溃烂如兔咬之状。灵 81“发于胫，名曰兔啮，其状赤至骨。”张介宾：“兔啮，如有所啮伤也。”

【兔骹】 肋骨隐伏内凹。灵 47“合胁兔骹者，肝下。”张介宾：“兔骹者，胁骨低合如兔也。”

狐（hú）

1. 狐狸。素 70“其主毛显狐狢。”

2. 病证名。指狐惑病之阴部溃疡者。金 3“狐惑之为病……蚀于喉为惑，蚀于阴为狐。”

【狐疝】 病名。以阴囊时大时小，胀痛俱作，如狐之出没无常为特点的疾病，可伴有腰尻少腹部位胀痛等。灵 47“肾下则腰尻痛，不可以俯仰，为狐疝。”张志聪：“狐疝者，偏有大小，时时上下。狐乃阴兽，善变化，而藏睾丸上下，如狐之出入无时，此肾脏之疝也。”灵 10“是肝所生病者，胸满呕逆飧泄，狐疝遗溺闭癃。”

【狐惑】 病名。指因感受湿热虫毒所致，以目赤，咽喉及前后二阴溃疡为特征的一种疾病。金 3“狐惑之为病，状如伤寒，默默欲眠，目不得闭，卧起不安，蚀于喉为惑，蚀于阴为狐，不欲饮食，恶闻食臭，其面目乍赤、乍黑、乍白。蚀于上部则声喝（一作嗄），甘草泻心汤主之。”

【狐疝风】 病名。即狐疝。素 64“厥阴……滑则病狐疝风。”张介宾：“狐之昼伏夜出，阴兽也。疝在厥阴，其出入上下不常，与狐相类，故曰狐疝风。此非外入之风，乃以肝邪为言也。”

忽（hū）

恍惚。见“忽忽”。

【忽忽】 迷糊，恍惚。素 19“太过则令人善忘，忽忽眩冒而巅疾。”森立之：“盖忽忽者，形容眩冒之状。忽忽，又言恍忽，单言之曰忽，共为蒙昧之义。”素 69“甚则忽忽善怒，眩冒巅疾。”

狗（gǒu）

哺乳动物之一。见“猘狗”。

【狗脊】 中药名。又名百枝、狗青、金毛狗脊等。为蚌壳蕨科金毛狗蕨属植物金毛狗的根茎。苦、甘，温。入肝、肾经。强腰膝，祛风湿，利关节。主治肾虚腰痛脊强，足膝软弱无力，风湿痹痛，小便过多，遗精，妇女白带过多。神 3“狗脊味苦，平。主腰背强，机关缓急，周痹寒湿，膝痛。颇利老人。一名百枝。”

【狗精】 中药名。牡狗阴茎的别称。见该条。神 3“牡狗阴茎味咸，平。主伤中，阴痿不起，令强热大，生子，除女子带下十二疾。一名狗精。”

咎（jiù）

1. 灾祸，不幸之事。素 52“七节之傍，中有小心，从之有福，逆之有咎。”素 78“妄用砭石，后遗身咎。”

2. 过失，罪过。素 78“诊不中五脉，百病所起，始以自怨，遗师其咎。”王冰：“遗过咎于师氏者。”

备（bèi 備）

1. 完备，齐备。《广韵·至韵》：“备，具也。”素 25“天覆地载，万物悉备，莫贵于人。”素 62“必谨察其九候，针道备矣。”杨上善：“为刺之道，以察九候为先者，针道毕矣也。”

2. 预备；准备。《玉篇·人部》：“备，预也。”素 14“自古圣人之作汤液醪醴者，以为备耳。”素 74“司岁备物。”

3. 防备。《广韵·至韵》：“备，防也。”难 27“圣人图设沟渠，通利水道，以备不然。”

4. 具备。素 25“五藏已定，九候已备，后乃存针。”灵 72“有贤人圣人，心能备而行之乎。”张介宾：“谓贤圣之心，本异于人，其有能兼备阴阳者否也。”金 2“太阳病，其证备……栝蒌桂枝汤主之。”

5. 指兵器。《左传·昭公二十一年》：“齐致死莫如去备。”杜预注：“备，长兵也。”灵 60“五兵者，死之备也，非生之具。”

6. 周遍。灵 15“所谓交通者，并行一数也，故五十营备，得尽天地之寿矣。”张介宾：“使五十营之数，常周备无失，则寿亦无穷。”

7. 量词。天气循环一周的时间。素 66“周天气者，六朞为一备；终地纪者，五岁为一周。”吴崑：“六年天气循环一周，谓之一备。”

【备化】 运气术语。指土运平气。言土运平气之时，万物生化完备。素 70“土曰备化……备化之纪，气协天休。”张介宾：“土含万物，无所不备，土生万物，无所不化。”

【备化之纪】 运气术语。指土运平气的年份。素 70“备化之纪，气协天休，德流四政，五化齐修，其气平。”

炙（zhì）

1. 火烤。素 34“逢风而如炙如火者，是人当肉烁也。”

2. 烘烤。素 22“病在肾……禁犯焠烪热食温炙衣。”张志聪：“温炙衣，烘焙之热衣也。”

3. 中药炮制方法之一。把药材和液汁辅料同炒，使辅料渗入药材之内。伤 34“葛根半斤，甘草二两（炙）。”伤 79“厚朴四两（炙，去皮），枳实四枚（水浸，炙令黄）。”

【炙巾】 烘烤盛药的夹袋。灵 6“药熨奈何……用之生桑炭炙巾，以熨寒痹所刺之处，令热入至于病所。”

【炙肉】 烧烤的肉。灵 13“且饮美酒，噉美炙肉。”

【炙脔】 烤肉块。金 22“妇人咽中如有炙脔，半夏厚朴汤主之。”

【炙甘草汤】 方剂名。一名复脉汤。组成：甘草四两（炙），生姜三两（切），人参二两，生地黄一斤，桂枝三两（去皮），阿胶二两，麦门冬半升（去心），麻仁半升，大枣三十枚（擘）。煎服法：以清酒七升，水八升，先煮八味取三升，去滓，内胶烊消尽，温服一升，日三服。功用：滋阴养血，通阳复脉。主治：心阴阳两虚的心动悸，脉结代。伤 177“伤寒，脉结代，心动悸，炙甘草汤主之。”

枭（xiāo 梟）

中药名。见“桃枭”。

饱（bǎo 飽）

满足了食量。与“饥”相对。素 17“甚饱则梦予，甚饥则梦取。”素 21“故饮食饱甚，汗出于胃。”伤 194“阳明病，脉迟，食难用饱，饱则微烦头眩，必小便难。”

【饱食】 吃饱。素 3“因而饱食，筋脉横解，肠澼为痔。”灵 66“饱食则益大，饥则益小。”

【饱满】 吃饱。神 1“病在四肢、血脉者，宜空腹而在旦；病在骨髓者，宜饱满而在夜。”

饲（sì）

喂养。神 4“梓白皮……叶，捣傅猪疮，饲猪肥大三倍。”

饴（yí 飴）

指胶饴，又名饴糖。用米、麦芽熬成的糖浆。参见“胶饴”。伤 100“内饴，更上微火消解，温服一升。”伤 233“微火煎，当须凝如饴状，搅之勿令焦著。”

洌（liè）

寒冷。《玉篇・冫部》：“洌，寒气也。”素 67“北方生寒……其变凝洌，其眚冰雹。”

变（biàn 變）

1. 变化。素 42“风者善行而数变。”素 66“物生谓之化，物极谓之变。”素 68“故高下相召，升降相因，而变作矣。”

2. 改变。素 13“惟其移精变气，可祝由而已。”王冰：“变，谓变改。”素 69“湿气变物。”

3. 灾异。指异常的气候变化。素 9“气之不袭，是谓非常，非常则变矣……变至则病，所胜则微，所不胜则甚。”素 68“应则顺，否则逆，逆则变生，变则病。”灵 77“太一在春分之日有变，占在相……所谓有变者，太一居五宫之日，病风折树木，扬沙石。”

4. 指病变。素 3“高梁之变，足生大丁。”灵 63“苦走骨，多食之，令人变呕……故变呕。”

5. 躁动不安。灵 22“饥则烦，饱则善变。”张介宾：“饥则烦，饱则变动不宁。”

6. 为“处”之讹。处所。素 9“心者，生之本，神之变也。”林亿：“神之变，全元起本并《太素》作神之处。”

7. 疑为“挛”之讹。痉挛。素 55“伤筋骨，痈发若变，诸分尽热病已止。”森立之：“‘若变’未详，窃谓‘变’恐‘挛’讹。言伤筋骨，其深重者发痈，其浅轻者或为筋挛拘引也。”

【变化】

1. 事物在形态上或本质上产生新的状况。素 5“阴阳者……变化之父母。”素 68“夫物之生从于化，物之极由乎变，变化之相薄，成败之所由也。”灵 30“中焦受气取汁，变化而赤，是谓血。”

2. 改变，调节。灵 72“阴阳和平之人……婉然从物，或与不争，与时变化。”赵尔功：“与时变化者，随世变迁，所谓禹、稷、颜回同道也。”

3. 指饮食的消化及形成糟粕而排泄的过程。素 8“大肠者，传道之官，变化出焉。”

【变动】

1. 脏气失调所致的病变。素 5“中央生湿……在变动为哕。”

2. 指疾病的变化。神 1“此大略宗兆，其间变动枝叶，各宜依端绪以取之。”

【变异】 变化。素 19“四时之序，逆从之变异也。”

【变更】 改变。素 54“慎守勿失者，勿变更也。”王冰：“变，谓易变。更，谓改更。皆变法也。”

【变易】

1. 变化。灵 9“因而灸之，则变易而为他病矣。”素 69“其气郁，其用暴，其动彰伏变易。”

2. 指灾害性气候变化。素 69“今夫德化政令，灾眚变易，非常而有也。”

京（jīng）

大。见“京骨”。

【京骨】

1. 骨名。相当于足外侧第五跖骨基底部分。灵 10“膀胱足太阳之脉……出外踝之后，循京骨，至小指外侧。”张介宾：“小趾本节后大骨曰京骨。”杨上善：“京骨，谓外踝下近前高骨也。京，高大也。”灵 14“外踝以下至京骨长三寸，京骨以下至地长一寸。”

2. 穴名。属足太阳膀胱经，原穴。位于足跗外侧，第五跖骨粗隆下方赤白肉际处。灵 2“京骨，足外侧大骨之下，为原。”灵 5“足太阳根于至阴，溜于京骨，注于昆仑。”

夜（yè）

1. 从天黑到天亮的一段时间。与“昼”、“日”相对。素 35“卫气一日一夜大会于风府。”伤 61“昼日烦躁不得眠，夜而安静。”灵 76“故卫气之行，一日一夜五十周于身，昼日行于阳二十五周，夜行于阴二十五周，周于五藏。”

2. 黄昏，天黑。《广雅·释言》：“夜，暮也。”素 2“春三月，此谓发陈……夜卧早起，广步于庭。”杨上善：“春之三月主胆，肝之腑，足少阳用事。阴消阳息，故养阳者至夜即卧，顺阴消也。”

3. 当作“晚”。时间靠后的。素 2“夏三月，此谓蕃秀……夜卧早起，无厌于日。”《太素》卷二“夜”作“晚”。杨上善：“夏之三月……阴虚阳盈，故养阳者多起少卧也。晚卧以顺阴虚，早起以顺阳盈实也。”

【夜半】

1. 半夜子时。素 7“三阴俱搏，二十日夜半死。”灵 18“故日中而阳陇为重阳，夜半而阴陇为重阴。”高世栻：“夜半者，半夜子初。”素 22“心病者，日中慧，夜半甚，平旦静。”

2. 泛指夜间。灵 28“卫气昼日行于阳，夜半则行于阴。阴者主夜，夜者卧。”灵 44“夜半人气入藏，邪气独居于身。”《灵枢经·邪客》：“卫气者……昼日行于阳，夜行于阴，常从足少阴之分间，行于五藏六府。”

【夜光】 中药名。萤火的别名。见“萤火”。神 4“萤火，味辛，微温。主明目，小儿火疮……一名夜光。”

【夜呼】 中药名。商陆的别名。见“商陆”。神 4“商陆，味辛，平。主水胀，疝瘕，痹……一名夜呼。”

【夜瞑】 夜间黑暗看不见东西。引申指深奥莫测。灵 42“昭乎其如日醒，窘乎其如夜瞑……何谓夜瞑？岐伯曰：瘖乎其无声，漠乎其无形。”马莳：“道之有要，明者为醒，而暗者为瞑。”张介宾：“窘乎其如瞑，察之难也。”

府（fǔ）

1. 储藏文书或财物的地方。《说文·广部》：“府，文书藏也。”段玉裁注：“文书所藏之处曰府。”见“藏$_2$府 1”。

2. 聚集、储藏之处。素 5“阴阳者，天地之道也……神明之府也。”素 17“夫脉者，血之府也……头者，精明之府。”素 35“故风无常府，卫气之所发，必开其腠理，邪气之所合，则其府也。”

3. 汇聚，聚集。难 31“故名曰三焦。其府在气街（一本曰冲）。”

4. 指脏腑。后作“腑”。①指六腑。素 4“言人身之藏府中阴阳，藏者为阴，府者为阳。”素 38“治藏者治其俞，治府者治其合。”灵12“其死可解剖而视之，其藏之坚脆，府之大小。”②指五脏。素25“人有此三者，是谓坏府，毒药无治，短针无取。”森立之:“府，泛称脏腑而言也。府已称脏，则脏亦称府也。今肝脾肺肾之得伤者，并可谓坏府也。”③指心肺。素17“背者，胸中之府，背曲肩随，府将坏矣。”森立之:“府将坏者，胸中之脏将坏之略言。所谓胸中之脏，斥心肺二脏也。”④指与五脏相配属的五腑。难39“五藏各一府，三焦亦是一府，然不属于五藏，故言府有五焉。”

5. 指血脉。素21“毛脉合精，行气于府。府精神明，留于四臟。”《素问·脉要精微论》:“夫脉者，血之府也。”又，高世栻:“皮毛百脉，合肺输之精，行气于六府也。”王冰:“府，谓气之所聚处也，是谓气海，在两乳间，名曰膻中也。”

【府会】 八会穴之一。即太仓穴。难45“府会大仓，藏会季胁。”

【府俞】 穴名。即腑腧。指六腑诸经的井、荥、输、原、经、合各穴。素58“藏俞五十穴，府俞七十二穴。”王冰:“俞，谓井、荥、俞、经、合，非背俞也。”

【府病】 六腑病证。灵75“发朦者，刺府输，去府病也。”难52“府病者，仿佛贲响，上下行流，居处无常。”

【府输】 同“府俞”。灵75“发蒙者，刺府输，去府病也。”杨上善:“六腑三十六输，皆为府输也。”

【府腧】 指足太阳、足阳明、足少阳经脉在下肢的腧穴。灵7“远道刺者，病在上，取之下，刺府腧也。”马莳:“凡病在上，反取穴于下，所以刺足三阳经也。“

【府藏】

1. 指脏腑。素20“察其府藏，以知死生之期。”灵33“夫十二经脉者，内属于府藏，外络于肢节。”

2. 指五脏。灵37“五色之见于明堂，以观五藏之气……府藏之在中也，各以次舍，左右上下，各如其度也。”

疟（nüè 虐）

病名。因感受风寒等外邪，以间歇性寒战、高热、出汗为特征的一种疾病。素35“疟之始发也，先起于毫毛，伸欠乃作，寒栗鼓颔，腰脊俱痛，寒去则内外皆热，头痛如破，渴欲冷饮。”伤25“若形似疟，一日再发者，汗出必解，宜桂枝二麻黄一汤。”金4“师曰：疟脉自弦，弦数者多热，弦迟者多寒。”

【疟气】 引起疟病的邪气。素35“疟气随经络，沉以内薄，故卫气应乃作。”

【疟母】 病证名。疟疾日久不愈，顽痰夹瘀，结于胁下所形成的痞块。金4“此结为癥瘕，名曰疟母，急治之，宜鳖甲煎丸。”

【疟论】《素问》篇名。专论疟疾的病因、病机、证候、诊断和治疗原则，故名。

【疟疾】 病名。指以间歇性寒战、高热、汗出为特征的一种疾病。神3“白马茎……眼，主惊痫，腹满，疟疾。”

【疟病脉证并治】《金匮要略》篇名。本篇论疟疾的分类与治法，以寒热多少为依据，将疟疾分为热多寒少的温疟、寒多热少的牝疟、但热不寒的瘅疟，以及疟疾经久不愈，深入血络，结成癥块的疟母，治法有寒、温、吐、下之异。

疠（lì 病 旧读 lài）

麻风病。《说文·疒部》:“疠，恶疾也。”素42“疠者，有荣气热胕，其气不清，故使其鼻柱坏而色败，皮肤疡溃。”素17“脉风成为疠。”王冰:“然此则癞也。”

【疠风】 古病名。即麻风病。素42“风寒客于脉而不去，名曰疠风，或名曰寒热。”灵19“疠风者，素刺其肿上，已刺，以锐针针其处，按出其恶气，肿尽乃止。”

疝（shàn）

1. 病名。又称疝气。为心腹气积作痛

之病。《说文·疒部》:“疝，腹痛也。”徐灏注笺:“小腹急痛因而上连于心，故又谓心痛曰疝。”素 48“肝脉大急沉，皆为疝……三阴急为疝。”王冰:“疝者，寒气结聚之所为也……气实寒薄聚，故为绞痛为疝。”素 55“病在少腹，腹痛不得大小便，病名曰疝，得之寒。”

2. 病名。指某一组织通过周围较薄弱的地方而隆起。见“㿗疝”、“狐疝”等。

【疝气】 腹部疼痛之病。灵 4“脾脉……微大为疝气，腹里大脓血，在肠胃之外”。杨上善:“脾气微大，即知阴气内盛为疝，大腹里脓血，在肠胃之外也。”又，《脉经》卷三“疝”作“痞”。丹波元简:“他四脏举积名，而此独云疝气，可疑。《脉经》作‘痞气’是。《五十六难》云：脾之积曰痞气，在胃脘，覆大如盘……《腹中论》云：伏梁裹大脓血，居肠胃之外。此则痞气而裹大脓血，在肠胃之外也。”神 3“五加味辛，温。主心腹疝气，腹痛。”

【疝瘕】 病名。又称“蛊”。指腹痛或与腹中积块同时并见的疾病。素 18“脉急者，曰疝瘕少腹痛。”素 19“脾传之肾，病名曰疝瘕，少腹冤热而痛，出白，一名曰蛊。”神 4“商陆味辛，平。主水胀，疝瘕，痹。”

疡（yáng 瘍）

1. 头疮。素 70“少阳司天……咳嚏鼽衄鼻窒，曰疡，寒热胕肿。”王冰:“疡，头疮也。”林亿:“详注云，故曰生疮。疮，身疮也。疡，头疮也。今经只言曰疡，疑经脱一疮字。”

2. 痈疮。素 42“故使肌肉愤䐜而有疡。”王冰:“疡，疮也。”

3. 生疮。素 74“阴中乃疡，隐曲不利。”

【疡气】 即痈疮。神 4“鹿藿……主蛊毒，女子腰腹痛，不乐，肠痈，瘰疬，疡气。”

【疡病】 痈疮病。神 3“令人面色好，男子阴疡病。”

剂（jì 劑）

1. 齐，齐平。《尔雅·释言》:“剂，齐也。”伤 111“但头汗出，剂颈而还。”

2. 分剂，一定的分量。《广韵·霁韵》:“剂，分剂。”金 6“空腹酒服一丸，一百丸为剂。”伤 12“若一服汗出病差，停后服，不必尽剂。”

3. 药剂。根据病情，按照一定法度，将多种药物组合在一起的复方。见“至剂”。

4. 量词。中药一帖或一服称一剂。素 40“治之以鸡矢醴，一剂知，二剂已。”灵 71“饮以半夏汤一剂。”

卒（一、zú）

1. 士兵。见“士卒”。

2. 终，完毕。素 78“受师不卒，妄作杂术，谬言为道，更名自功。”张介宾:“受师不卒者，学业未精。”

3. 副词。尽，详尽。灵 10“愿卒闻经脉之始生。”素 71“帝曰：愿卒闻之。”

（二、cù）

1. 急速，仓促。《玉篇·衣部》:“卒，急也。”灵 13“筋急则口目为噼，眦急不能卒视。”素 78“诊病不问其始……不先言此，卒持寸口，何病能中?”又，下文“卒持寸口”作“坐持寸口”。卒为“坐”之讹。徒然。

2. 副词。同“猝”。突然。灵 28“大惊卒恐，则血气分离。”灵 78“镵针者，取法于巾针，去末寸半，卒锐之。”丹波元简:“卒，暴也。”素 32“热争则卒心痛。”张介宾:“卒，猝同。”

3. 指异常。与“常”相对。素 69“故曰：应常不应卒。”

（三、cuì）

通“焠”。烧，灼。灵 19“转筋于阳治

其阳，转筋于阴治其阴，皆卒刺之。”张志聪：“卒，焠同。焠刺者，烧针劫刺以取筋痹。”

【卒$_2$风】 疾风。素 27“卒风暴起，则经水波涌而陇起。”灵 46“卒风暴起，则刚脆之木，枝折杌伤。”

【卒$_2$死】 猝死。突然死亡。灵 49“大气入于藏府者，不病而卒死矣。”灵 77“三虚相抟，则为暴病卒死。”

【卒$_2$疝】 暴发疝痛。灵 10“足厥阴之别……其病气逆则睾肿卒疝。”素 63“邪客于足厥阴之络，令人卒疝暴痛。”

【卒$_2$病】 突然发病；新病。灵 79“然有卒病者，其故何也?”金 1“夫病痼疾加以卒病，当先治其卒病，后乃治其痼疾也。”

【卒$_2$厥】 突然昏厥的病症。金 1“寸脉沉大而滑，沉则为实，滑则为气，实气相搏，血气入藏即死，入府即愈，此为卒厥。”

【卒$_2$然】 突然，同“猝然”。素 39“或卒然痛死不知人，有少间复生者。”灵 50“卒然遇烈风暴雨，或病或不病。”灵 10“脉之卒然动者，皆邪气居之，留于本末。”

【卒$_2$痛】 猝然疼痛。素 39“愿闻人之五藏卒痛，何气使然?”

【卒$_2$暴】 急促。灵 79“其入深，其内极病，其病人也卒暴。”

郊（jiāo）

古代国都城外称郊。此泛指城外。见“郊野”。

【郊野】 泛指城邑之外的地方。素 71“阴凝太虚，埃昏郊野，民乃惨凄。”素 74“岁少阳在泉，火淫所胜，则焰明郊野，寒热更至。”

庚（gēng）

1. 天干的第七位。①与地支相配纪年，用于运气推演，表示金运之气，五行属性为金。素 66“乙庚之岁，金运统之。”素 71“庚辰、庚戌岁，上太阳水，中太商金运，下太阴土。”②纪日。庚辛属金，逢庚之日金气偏旺。素 22“肺主秋，手太阴阳明主治，其日庚辛。”灵 44“肺为牝藏，其色白，其音商，其时秋，其日庚辛。”难 24“足厥阴气绝……庚日笃，辛日死。”③与辛相配，五行属金，标记季节之秋季。素 42“以秋庚辛中于邪者为肺风。”孙鼎宜：“按所云十干，皆统一时言，非仅谓值其日也。”又，张介宾：“秋与庚辛皆金也，故中于肺。”④与辛相配，五行属金，庚为阳金，辛为阴金。难 33“肝者，非为纯木也，乙角也，庚之柔。”难 64“阴井乙木，阳井庚金。”

2. 通“更”。变更。见“庚苍”。

【庚子】 庚子岁。甲子周期第三十七位。庚子之岁，金运太过为中运，少阴君火司天，阳明燥金在泉为岁气。素 71“庚子岁……上少阴火，中太商金运，下阳明金。”

【庚午】 庚午岁。甲子周期第七位。庚午之岁，金运太过为中运，少阴君火司天，阳明燥金在泉为岁气。素 71“庚子同天符，庚午同天符。”

【庚申】 庚申岁。甲子周期第五十七位。庚申之岁，金运太过为中运，少阳相火司天，厥阴风木在泉为岁气。素 71“庚寅、庚申岁，上少阳相火，中太商金运，下厥阴木。”

【庚戌】 庚戌岁。甲子周期第四十七位。庚戌之年，金运太过为中运，太阳寒水司天，太阴湿土在泉为岁气。素 71“庚辰、庚戌岁，上太阳水，中太商金运，下太阴土。”

【庚苍】 变为苍老。素 71“阳明所至为司杀府，为庚苍。”张介宾：“庚，更也；苍，木化也。”

【庚辰】 庚辰岁。甲子周期第十七位。庚辰之岁，金运太过为中运，太阳寒水司天，太阴湿土在泉为岁气。素 71“庚辰、庚戌岁，上太阳水，中太商金运，下太阴土。”

【庚寅】 庚寅岁。甲子周期第二十七位。庚寅之岁，金运太过为中运，少阳相火司天，厥阴风木在泉为岁气。素 71“庚寅、庚申岁，上少阳相火，中太商金运，下厥阴木。”

废（fèi 廢）

1. 坏废不用。素 70“其病支废痈肿疮疡。”灵 10“手太阳之别……实则节弛肘废。”

2. 停止。素 68“出入废则神机化灭，升降息则气立孤危。”

3. 放弃。灵 38“故匠人不能释尺寸而意短长，废绳墨而起平木也。”

净（jìng 淨）

纯净。素 80“是以诊有大方，坐起有常，出入有行，以转神明，必清必净，上观下观，司八正邪，别五中部。”

【净府】 指膀胱。参见“洁净府”。

盲（máng）

失明，瞎。素 52“刺面中溜脉，不幸为盲。”高世栻：“盲，目不明也。”素 81“夫一水不胜五火，故目眦盲。”

放（一、fàng）

扩展，摇大（针孔）。灵 1“泻曰必持内之，放而出之。”

（二、fǎng）

仿效。《广雅·释诂三》：“放，效也。”难 64“余皆放此。”

刻（kè）

计时单位。古代以漏壶计时，一昼夜分为百刻。素 68“甲子之岁，初之气，天数始于水下一刻，终于八十七刻。”灵 76“是故一日一夜，水下百刻，二十五刻者，半日之度也。”

【刻数】 指滴水计时之数。灵 71“营气者……以荣四末，内注五藏六府，以应刻数焉。”

育（yù）

生育，繁育。素 70“岁有胎孕不育……故厥阴司天，毛虫静，羽虫育，介虫不成。”

闷（bì 閟）

通“闭”。闭塞。见“癃闷”、“淋闷”。

郑（zhèng 鄭）

见“郑山”、“郑声”。

【郑山】 地名。指陕西省汉中市南郑。神 2“术味苦，温……生郑山山谷。”

【郑声】 症状名。指语言重复，声音低微，若断若续。伤 210“夫实则谵语，虚则郑声。郑声者，重语也。”张璐：“郑声者，谓虚而声转无力，不相接续，造字出于喉中，若郑声之轻怯也。又重语叠出，说过又说，亦谓郑声。盖因汗下后失其正音，精气衰夺之候。”

卷（一、juǎn）

卷曲难伸。素 16“厥阴终者，中热嗌干，善溺心烦，甚则舌卷卵上缩而终矣。”素 17“心脉搏坚而长，当病舌卷不能言。”

（二、juàn）

书卷，书册。神农本草经卷第一。金匮要略方论卷上。

（三、quán）

1. 弯曲。《说文·卩部》：“卷，膝曲也。”段玉裁注：“引申为凡曲之称。”灵 75“以两手四指挟按颈动脉，久持之，卷而切推，下至缺盆中。”张介宾：“卷，捲同。”

2. 卷缩。素 58“积寒留舍，荣卫不居，卷肉缩筋。”林亿：“全元起本作‘寒肉’。”

丹波元简:“疑是‘搴’讹。搴，亦缩也。”

3. 通“拳”。拳头。灵 64“手少阳之下，血气盛则手卷多肉以温。”《甲乙经》卷一“卷”作“拳”。

【卷柏】 中药名。为卷柏科卷柏属植物卷柏及垫状卷柏的全草。辛，平。入肝、心经。生用活血通经。主治经闭，癥瘕，跌仆损伤。炒炭用化瘀止血。主治吐血、衄血、便血、尿血。神 1“卷柏味辛，温。主五脏邪气，女子阴中寒热痛，癥瘕，血闭，绝子。久服轻身，和颜色。一名万岁。”

【卷$_3$舒】 卷缩和伸展。犹屈伸、往来。素 71“先立其年以明其气……阴阳卷舒，近而无惑。”

单（dān 單）

1. 单独，一个。《玉篇・吅部》:“单，一也；隻也。”见“单行”。

2. 单层的（指衣物等）。见“单布”

3. 单薄的。见“单衣”。

【单布】 单层布。素 16“刺胸腹者，必以布憿著之，乃从单布上刺，刺之不愈复刺。”

【单行】 药物配伍的七情之一。指单用一味药治疗疾病。神 1“药有阴阳配合……有单行者，有相须者，有相使者，有相畏者，有相恶者，有相反者，有相杀者。凡此七情，合和当视之。”

【单衣】 单薄的衣服。素 42“漏风之状，或多汗，常不可单衣。”

炬（jù）

灼热。灵 74“尺肤炬然先热后寒者，寒热也。”

炒（chǎo）

药材加工方法之一。将药材放入锅中加热，并不断翻动。金 2“防已一两，甘草半两（炒）。”

炊（chuī）

1. 烧火。素 14“必以稻米，炊之稻薪。”灵 71“炊以苇薪……徐炊，令竭为一升半。”

2. 烧火煮熟食物。伤 357“相去如炊三斗米顷，令尽，汗出愈。”

炎（一、yán）

热，热极。见“炎暑”、“炎灼”。

（二、yàn）

火光。后作“焰”。见“火炎$_2$”。

【炎火】 火气。素 69“岁金不及，炎火乃行。”素 71“木偃沙飞，炎火乃流。”

【炎光】 暑气。素 70“炎光赫烈，则冰雪霜雹。”

【炎灼】 炙热。素 70“其动炎灼妄扰，其德暄暑郁蒸。”

【炎烁】 灼热，火热。素 67“南方生热……其变炎烁。”高世栻:“炎烁，火热也。”素 69“夏有炎烁燔燎之变。”

【炎热】 气候极热。素 71“风生高远，炎热从之。”

【炎烈】 炽热。素 71“其化暄暑郁燠，其变炎烈沸腾，其病热郁。”素 74“运火炎烈。”

【炎暑】 暑天的酷热。素 69“岁火太过，炎暑流行。”素 70“其候炎暑，其令热。”

【炎赫】 炽热。素 70“上宫与正宫同，萧飂肃杀则炎赫沸腾。”

沫（mò）

1. 浮沫，泡沫。《玉篇・水部》:“沫，水浮沫也。”伤 14“先煮麻黄、葛根，减二升，去上沫，内诸药。”

2. 涎沫，唾沫。素 45“手太阴厥逆，虚满而咳，善呕沫。”姚止庵:“沫，痰水之轻浮白色者。”

3. 停滞于体内的津液。灵 27“风寒湿气，客于外分肉之间，迫切而为沫，沫得寒则聚，聚则排分肉而分裂也。”张介宾：“迫切津液而为汁沫。”

浅（qiǎn 淺）

1. 从上到下或从外到内距离小。与“深”相对。灵 5“气悍则针小而入浅，气涩则针大而入深，深则欲留，浅则欲疾。”灵 40“故刺阴者，深而留之；刺阳者，浅而疾之。”灵 75“正风者，其中人也浅，合而自去。”

2. 浅薄。指学问不深，见识短浅。灵 48“士之才力，或有厚薄，智虑褊浅，不能博大深奥。”

3. 浅显。素 65“少而多，浅而博，可以言一而知百也。”

4. 颜色淡薄。素 15“其色见浅者，汤液主治，十日已；其见深者，必齐主治，二十一日已。”

5. 指浅刺。灵 59“病间者浅之，甚者深之。”张介宾：“间者病轻，故用针宜浅宜小。”

【浅浮】 轻浅。灵 3“针太深则邪气反沉者，言浅浮之病，不欲深刺也。”

【浅深】 深和浅。①人体部位的不同层次。灵 12“夫经水之应经脉也，其远近浅深。”灵 31“请尽言之，谷所从出入、浅深、远近、长短之度。”②指病变部位的不同层次。素 15“揆度者，度病之浅深也。”灵 49“五色各见其部，察其浮沉，以知浅深。”③指针刺的不同深度。素 50“病有浮沉，刺有浅深，各至其理，无过其道。”灵 5“其刺之徐疾、浅深、多少。”④指药力所及的程度。素 74“气味有薄厚，性用有躁静，治保有多少，力化有浅深，此之谓也。”

【浅薄】 薄，不厚。难 73“诸井者，肌肉浅薄，气少，不足使也。”

法（fǎ）

1. 法令，法律。见“执法”、“王法”。

2. 法则，准则。素 3“谨道如法，长有天命。”杨上善：“法，先圣法则。”素 26“凡刺之法，必候日月星辰，四时八正之气，气定乃刺之。”素 76“夫圣人之治病，循法守度。”

3. 规律，常理。素 25“人以天地之气生，四时之法成。”素 19“不治，法三月若六月……传五藏而当死。”金 12“支饮者，法当冒，冒者必呕。”

4. 效法；仿效。素 1“上古之人，其知道者，法于阴阳，和于术数。”张介宾：“法，取法也。”素 5“故治不法天之纪，不用地之理，则灾害至矣。”灵 78“一以法天，二以法地，三以法人，四以法时。”

5. 方法；办法。素 18“当以不病调病人，医不病，故为病人平息以调之为法。”难 22“补泻之法，非必呼吸出内针也。”伤 209“若不大便六七日，恐有燥屎，欲知之法，少与小承气汤，汤入腹中，转失气者，此有燥屎也，乃可攻之。”

6. 历法。素 9“天有十日，日六竟而周甲，甲六复而终岁，三百六十日法也。”王冰：“甲子六周而复始，则终一岁之日，是三百六十日之岁法，非天度之数也。”又，森立之：“太阳历三百六十五日四分之一，大概之言。”

【法式】 法则，模式。灵 38“必有明法，以起度数，法式检押，乃后可传焉。”

【法则】

1. 准则，规则。素 26“用针之服，必有法则焉。”素 77“圣人之术，为万民式，论裁志意，必有法则。”

2. 效法，遵循。素 1“其次有贤人者，法则天地，象似日月。”

【法度】 规律，模式。金 1“五邪中人，各有法度，风中于前，寒中于暮，湿伤于下，雾伤于上。”

【法醋】 即米醋。又名苦酒。伤 233 “和少许法醋，以灌谷道。”

泄（xiè 泄）

1. 宣泄；发散。素 2“夏三月……使气得泄，若所爱在外。”张介宾：“夏气欲其疏泄，泄则肤腠宣通，故若所爱在外。”素 62“腠理闭塞，玄府不通，卫气不得泄越，故外热。”灵 32“上焦泄气，出其精微。”

2. 开泄。素 2“去寒就温，无泄皮肤，使气亟夺，此冬气之应。”王冰：“无泄皮肤，谓勿汗也。”素 64“春者，天气始开，地气始泄，冻解冰释。”

3. 降泄。素 22“肺苦气上逆，急食苦以泄之。”张志聪：“肺主收降之令，故苦气上逆，宜食苦以泄下之。”高世栻：“苦寒注下，故能泄也。”伤 117“所以加桂者，以能泄奔豚气也。”

4. 排出。素 39“炅则腠理开，荣卫通，汗大泄。”灵 1“泻曰必持内之，放而出之，排阳得针，邪气得泄。”灵 69“颃颡者分气之所泄也。“张志聪：“颃颡者，腭之上窍，口鼻之气及涕唾，从此相通，故为分气之所泄，谓气之从此而分出于口鼻者也。”

5. 病症名。①腹泻。灵 29“胃中寒，肠中热，则胀而且泄。”素 23“大肠、小肠为泄。”王冰：“大肠为传道之腑，小肠为受盛之腑，受盛之气既虚，传道之司不禁，故为泄利也。”难 57“泄凡有五，其名不同，有胃泄，有脾泄，有大肠泄，有小肠泄，有大瘕泄。”②指二便泄利不固。素 74“诸厥固泄，皆属于下。”张介宾：“泄，二阴不固也。”吴崑：“泄，溲便泄出不禁也。”③指偏食酸味而筋脉缓弱的病症。金 5“味酸则伤筋，筋伤则缓，名曰泄；咸则伤骨，骨伤则痿，名曰枯。枯泄相搏，名曰断泄。”徐彬：“酸为肝之味，过酸则伤筋，筋所以束骨利机关，伤则缓漫不收，肝气不敛，故名曰泄。”又，赵以德：“泄，即溢也，津液内溢，蓄而成湿，筋得湿，则弛长而缓，故名为泄。”

6. 泄露。素 20“歃血而受，不敢妄泄。”素 69“传非其人，慢泄天宝。”灵 6“置酒马矢煴中，盖封涂，勿使泄。”

7. 漏泄；使排出。素 18“乳之下其动应衣，宗气泄也。”灵 19“邪在胆，逆在胃，胆液泄则口苦。”素 62“无出其血，无泄其气。”

8. 渗出。素 25“夫盐之味咸者，其气令器津泄。”王冰：“润下而苦泄，故能令器中水津液润渗泄焉。”

9. 治法。①泛指祛除邪气的治法。素 25“虚者实之，满者泄之。”灵 3“满则泄之者，气口盛而当泻之也。”②指通里攻下，祛除在里热邪的治法。素 31“其满三日者，可泄而已。”王冰：“《正理伤寒论》曰：脉大浮数，病为在表，可发其汗；脉细沉数，病在里，可下之。”森立之：“大小承气诸汤是也。”又，杨上善：“三日以外，热入脏腑之中，可服汤药泄而去也。”③指利水渗湿的治法。素 71“故岁宜咸辛宜酸，渗之泄之。”张介宾：“渗之泄之，所以去二便之实。”素 74“湿淫于内……以苦燥之，以淡泄之。”王冰：“淡利窍，故以淡渗泄也。”素 74“阳明之复……以苦泄之，以苦下之，以酸补之。”王冰：“泄，谓渗泄，汗及小便、汤浴皆是也。”

10. 指泻下作用。素 5“味厚则泄，薄则通。”王冰：“阴气润下，故味厚则泄利。”

【泄风】 病证名。①风邪开泄腠理所致的病证，临床见多汗、恶风、周身疼痛等症状。素 42“外在腠理，则为泄风……泄风之状，多汗，汗出泄衣上，口中干，上渍，其风不能劳事，身体尽痛则寒。”王冰：“风居腠理，则玄府开通，风薄汗泄，故云泄风。”②风邪外泄所致以皮疹、瘙痒为特征的病证。金 14“风气相搏，风强则为隐疹，身体为痒，痒为泄风，久为痂癞。”徐彬：“然风稍得疏泄，故曰泄风。”

【泄利】 病名。即泄泻。伤318“少阴病，四逆，其人或咳，或悸，或小便不利，或腹中痛，或泄利下重者，四逆散主之。”神3“肶胵里黄皮，主泄利。”

【泄注】 病症名。泻下如注。素19“浆粥入胃，泄注止，则虚者活。”素69“食饮不下，寒中肠鸣，泄注腹痛。”

【泄泻】 祛除，排出。灵7“病大针小，气不泄泻，亦复为败。”张介宾：“针不及病，则病气不泄，故亦为败。”灵81“热胜则腐肉，肉腐则为脓……不当骨空，不得泄泻，血枯空虚，则筋骨肌肉不相荣，经脉败漏，熏于五藏，藏伤故死矣。”

【泄痢】 病名。泄泻；痢疾。神2“龙骨味甘，平。主心腹鬼疰，精物老魅，咳逆，泄痢脓血。”神4“黄芩味苦，平。主诸热，黄疸，肠澼，泄痢。”

【泄澼】 病名。即泄泻。神2“滑石味甘，寒。主身热，泄澼，女子乳难，癃闭。”

【泄利前后】 症状名。大小便失禁。素19“脉细，皮寒，气少，泄利前后，饮食不入，此谓五虚。”

【泄注赤白】 症状名。泄泻赤白黏液。素74“腹满仰息，泄注赤白，疮疡咳唾血。”

河（hé）

1. 黄河。灵12“河以北至漳者为阳中之阴。”

2. 河流的通称。素69“泉涌河衍，涸泽生鱼，风雨大至。”

【河内】 古代指黄河以北的地区。神2“牛膝味苦……生河内川谷。”

【河水】 黄河。灵12“手太阴外合于河水，内属于肺。”

【河东】 黄河以东的山西省的区域。神2“酸枣味酸，平……生河东川泽。”

【河西】 古地名。黄河以西的陕西省区域。神2“矾石味酸，寒……生河西山谷。”

【河间】 古地名。指今河北河间县域。神2“云实味辛，温……生河间川谷。”

【河南】 古地名。指黄河以南的广大地区。神2“槐实味苦，寒……生河南平泽。”

沾（zhān）

1. 浸润。金14“水不沾流，走于肠间。”

2. 浸湿。金14“状如风水，汗沾衣，色正黄如柏汁。”

沮（jǔ）

1. 停止。素3“汗出偏沮，使人偏枯。”吴崑:“沮，止也。身常汗出而偏止者，久久偏枯，半身不遂，此由中于风邪使然。”

2. 败坏。素3“味过于辛，筋脉沮弛，精神乃央。”张介宾:“沮，坏也。”

泪（lèi 淚）

眼泪。五液之一，为肝之液。素22“五藏化液……肝为泪。”灵10“目黄泪出鼽衄。”灵4“心脉……微大为心痹引背，善泪出。”

泆（yì）

1. 放纵，流失。见“淫泆1”。

2. 通“溢”。①水满而外溢。见“泆饮”。②蔓延。见“淫泆2”。

【泆饮】 病名。水饮流溢于肠胃之外，皮肤之中，外症见皮肤粗糙。灵74“尺肤粗如枯鱼之鳞者，水泆饮也。”杨上善:“泆饮，谓是甚渴暴饮，水泆肠胃之外，皮肤之中，名曰泆饮。尺分之肤，粗如鱼鳞者，以为候也。”张介宾:“泆，溢同。”

泝（sù）

疑为“淅”之讹。寒栗貌。见“泝泝”、

“泝然”。

【泝泝】 寒栗貌。素 50“肺动则秋病温疟，泝泝然寒栗。”《甲乙经》卷五“泝泝然”作“淅然”。

【泝然】 寒栗貌。素 56“邪之始入于皮也，泝然起毫毛，开腠理。”张介宾：“泝然，竖起也，寒栗貌。”又，杨上善：“泝，苏护反，流逆上也，谓寒邪逆入腠理也。”

泺（luò 濼）

酸痛无力。见“淫泺”。

泡（pào）

中药制法之一。用水浸泡药物，便于煎取有效成分，或使之柔软，便于切片。金 2“麻黄（去节）半两（汤泡）。”

注（zhù）

1. 流入，灌入。灵 1“所溜为荥，所注为腧，所行为经。”张介宾：“注，灌注也。”灵 16“故气从太阴出，注手阳明，上行注足阳明。”灵 71“营气者，泌其津液，注之于脉，化以为血。”

2. 倾泻。素 69“中央生湿……其令湿，其变骤注，其灾霖溃。”王冰：“骤注，急雨也。”灵 21“骨寒热者，病无所安，汗注不休。”

3. 泄泻。灵 24“病注下血，取曲泉。”马莳：“凡病注下有血者，以肝不能纳血也，当取肝经之曲泉以刺之。”《太素》卷三十“注”作“泄”。

4. 贯通，连接。素 39“其俞注于心，故相引而痛。”王冰：“夫俞者，皆内通于脏，故曰其俞注于心，相引而痛也。”灵 10“其支者，复从胃，别上膈，注心中。”

5. 疑为“狂”之讹。狂乱。素 70“委和之纪……其病摇动注恐。”于鬯：“按注字无义，疑狂字形近之误。”

【注下】 病名。泄下如注。素 69“民病疟，少气，咳喘，血溢，血泄注下。”王冰：“注下，谓水利也。”素 71“民病大热，少气，肌肉萎，足痿，注下赤白。”

【注雨】 大雨。素 71“太阴所至为湿生，终为注雨。”吴崑：“注雨，骤雨。”

【注易】 流注转易。神 4“石下长卿味咸，平……杀百精，蛊毒，老魅注易，亡走。”

【注泄】 即泄泻。素 74“腹中鸣，注泄鹜溏。”

【注下赤白】 即痢疾。素 74“厥阴之胜，肠鸣飧泄，少腹痛，注下赤白。”

【注泄赤白】 即痢疾。素 74“民病注泄赤白，少腹痛，溺赤，甚则血便。”

泣（一、qì）

1. 无声或低声而哭。灵 24“厥头痛，头脉痛，心悲善泣。”素 81“不泣者，神不慈也。”王冰：“泣，谓哭也。”

2. 眼泪。五液之一，为肝所主。素 81“夫泣不出者，哭不悲也。”王冰：“夫泣不出者，谓泪也。”灵 36“天热衣厚则为汗，悲哀气并则为泣。”灵 78“五液：心主汗，肝主泣，肺主涕，肾主唾，脾主涎，此五液所出也。”

（二、sè）

通“涩”。涩滞不畅。素 10“血凝于肤者为痹，凝于脉者为泣。”王冰：“泣，谓血行不利。”素 62“血气者，喜温而恶寒，寒则泣不能流。”灵 81“寒邪客于经络之中则血泣，血泣则不通。”

泮（pàn）

通“判”。分，散。《玉篇·水部》：“泮，散也，破也。”见“泮衍”。

【泮衍】 扩散，弥漫。灵 42“正气横倾，淫邪泮衍。”

泻（一、xiě 寫，同“瀉”，古今字）

1. 移行。段玉裁《说文解字注·宀

部》:“谓去此注彼也。”素 26 “是故天温日明，则人血淖液而卫气浮，故血易泻，气易行。”

2. 输送。《字汇·宀部》:“写，输也。”灵 36 “阴阳气道不通，四海闭塞，三焦不泻，津液不化。”难 35 “大肠者，传泻行道之府也。”

3. 去除，消除。《广雅·释诂三》:“写，除也。”灵 7 “病气不泻，支为大脓。”灵 81 “脓不泻则烂筋。”素 61 “此八者，以泻胸中之热也。”

(二、xiè 寫)

1. 同“瀉”。段玉裁《说文解字注·宀部》:“写，俗作泻。”参见下条。

2. 用同“泄”。①泄漏，外泄。素 11 “所谓五藏者，藏精气而不泻也，故满而不能实。”灵 57 “气不得通，恶血当泻不泻，衃以留止，日以益大。”灵 65 “宦者去其宗筋，伤其冲脉，血泻不复。”②满溢。素 1 “二八，肾气盛，天癸至，精气溢泻，阴阳和，故能有子……肾者主水，受五藏六府之精而藏之，故五藏盛，乃能泻。”张志聪：“男子二八精气满溢，阴阳和合，泻泄其精，故能有子。”

(三、xiè 瀉)

1. 倾倒。伤 233 “又大猪胆一枚，泻汁，和少许法醋，以灌谷道内。”

2. 治法。①祛除邪气的治疗方法，与“补”相对。灵 1 “泻曰必持内之，放而出之，排阳得针，邪气得泄。”素 20 “实则泻之，虚则补之。”素 27 “吸则内针，无令气忤，静以久留，无令邪布，吸则转针，以得气为故，候呼引针，呼尽乃去，大气皆出，故命曰泻。”②用逆五脏特性的药味进行治疗的方法。素 22 “肝欲散，急食辛以散之，用辛补之，酸泻之。”张介宾：“木不宜郁，故欲以辛散用之，顺其性者为补，逆其性者为泻，肝喜散而恶收，故辛为补，酸为泻之味。”

3. 排泄，腹泻。素 74 “阳明在泉，客胜则清气动下，少腹坚满而数便泻。”高世栻:“便泻，大便溏泄也。”

4. 中药名。见“泽泻”、“水泻”、“鹊泻”。

【泻心汤】

1. 方剂名。组成：大黄二两，黄连、黄芩各一两。煎服法：以水三升，煮取一升，顿服之。功用：清热泻火，凉血止血。主治：①热盛吐衄。临床见吐血、衄血，血色鲜红，来势急，面红口渴，神烦便秘，舌红苔黄，脉洪数。金 16 “心气不足，吐血，衄血，泻心汤主之。②霍乱证。金 16 “泻心汤方亦治霍乱。”③胃脘热痞。金 22 “妇人吐涎沫，医反下之，心下即痞，当先治其吐涎沫，小青龙汤主之；涎沫止，乃治痞，泻心汤主之。”又，魏荔彤:“泻心汤，在《伤寒论》中，为方不一，亦当合《伤寒论》中痞证诸条参观之，而求其治法。”

2. 指甘草泻心汤等泻心汤类方剂。伤 159 “伤寒服汤药，下利不止，心下痞鞕，服泻心汤已，复以他药下之，利不止，医以理中与之，利益甚。”

【泻火补水】 治法术语。又称泻南补北法，即清泻心火，滋补肾水的治法。难 75 “经言东方实，西方虚，泻南方，补北方，何谓也……东方肝也，则知肝实；西方肺也，则知肺虚。泻南方火，补北方水。南方火，火者木之子也；北方水，水者木之母也，水胜火。子能令母实，母能令子虚，故泻火补水，欲令金不得平木也。”

【泻者迎之】 刺法术语。针刺泻法是逆着经气运行方向刺入和行针。灵 9 “故泻者迎之，补者随之，知迎知随，气可令和。”

泌（bì）

1. 涓流之泉水。此指人体水液。灵 18 “渗而俱下，济泌别汁，循下焦而渗入膀胱焉。”张介宾:“泌，如狭流也。”

2. 过滤。灵 18“此所受气者，泌糟粕，蒸津液，化其精微。”杨上善：“泌音必……泌去糟粕。”灵 71“营气者，泌其津液，注之于脉，化以为血。”

泥（ní）

1. 泥泞。素 67“风胜则地动，湿胜则地泥。”

2. 像泥状的东西。伤 338“饭熟捣成泥，和药令相得。”

沸（fèi）

1. 水波翻涌貌。见“沸溢”。

2. 把水烧开。灵 71“炊以苇薪火，沸置秫米一升。”伤 106“内芒硝，更上火，微沸下火。”

3. 指水滚沸的次数。伤 23“以水五升，先煮麻黄一二沸，去上沫，内诸药。”伤 70“内芒硝，更煮两沸，顿服。”

【沸汤】 烧开的水。金 13“以沸汤五合，和服方寸匕。”伤 141“以沸汤和一方寸匕服，汤用五合。”

【沸腾】

1. 火热蒸腾貌。素 71“其德暄暑郁蒸，其变炎烈沸腾。”张志聪：“盛之极也。”又，张介宾：“沸腾者，水气之熏蒸也。”

2. 翻涌奔腾。素 71“故风热参布，云物沸腾。”

【沸溢】 翻滚漫出。素 27“天暑地热，则经水沸溢。”高世栻：“沸溢，汛滥也。”

波（bō）

1. 起伏的水面。素 17“春日浮，如鱼之游在波。”素 27“其寒温未相得，如涌波之起也。”

2. 动摇。见“波荡”。

【波荡】 动荡，异常变动。灵 45“五色不明，五藏波荡。”马莳：“五藏在人身者，如水波荡然，紊乱无纪。”素 69“六经波荡，五气倾移。”

泽（zé 澤）

1. 水聚汇处。灵 43“客于脾，则梦见丘陵大泽。”素 71“川泽严凝，寒雰结为霜雪。”

2. 雨露。《汉书·杨雄传》：“泽渗漓而下降。”颜师古注：“泽，雨露也。”素 71“其运阴埃，其化柔润重泽，其变震惊飘骤……湿化乃布，泽流万物。”

3. 津液。素 77“尝富大伤，斩筋绝脉，身体复行，令泽不息。”王冰：“泽者，液也。”张介宾：“泽，精液也。”

4. 湿润。素 69“有忧有丧，有泽有燥，此象之常也。”王冰：“泽，洪润也。”

5. 滋润。灵 30“熏肤充身泽毛，若雾露之溉，是谓气。”

6. 光泽，润泽。灵 10“脉不通则血不流，血不流则髦色不泽。”灵 49“审察泽夭，谓之良工。”素 17“青欲如苍璧之泽，不欲如蓝。”

7. 恩泽，恩惠。灵 29“使百姓无病，上下和亲，德泽下流，子孙无忧。”

【泽兰】 中药名。又名虎兰、龙枣等。为唇形科地笋属植物地笋及毛叶地笋的地上部分。苦、辛，微温。入肝、脾经。活血化瘀，利水消肿，解毒消痈。主治妇女经闭，痛经，产后瘀滞腹痛，癥瘕，身面浮肿，跌打损伤，痈肿疮毒。神 4“泽兰味苦，微温。主乳妇内衄，中风余疾，大腹水肿，身面四肢浮肿，骨节中水，金创，痈肿疮脓。一名虎兰，一名龙枣。”

【泽泻】 中药名。又名水泻、芒芋、鹄泻等。为泽泻科泽泻属植物泽泻的块茎。甘、淡，寒。入肾、膀胱经。利水渗湿，泄热通淋。主治小便不利，热淋涩痛，水肿胀满，泄泻，痰饮眩晕，遗精。组方有泽泻汤、五苓散、猪苓汤、茯苓泽泻汤、当归芍药散、牡蛎泽泻散。神 2“泽泻味甘，寒。

八画

主风寒湿痹，乳难。消水，养五脏，益气力，肥健。久服耳目聪明，不饥，延年轻身，面生光，能行水上。一名水泻，一名芒芋，一名鹄泻。”

【泽漆】 中药名。为大戟科大戟属植物泽漆的全草。辛、苦，微寒，有毒。入肺、大肠、小肠经。利水消肿，化痰止咳，解毒杀虫。主治水气肿满，痰饮喘咳，疟疾，痢疾，瘰疬等。神 4“泽漆味苦，微寒。主皮肤热，大腹水气，四肢面目浮肿，丈夫阴气不足。”

【泽泻汤】 方剂名。组成：泽泻五两，白术二两。煎服法：以水二升，煮取一升，分温再服。功用：补脾利水。主治：支饮冒眩证。临床见心下支撑胀满，头晕有如物蒙蔽而感觉旋转等症。金 12“心下有支饮，其人苦冒眩，泽泻汤主之。”

【泽漆汤】 方剂名。组成：半夏半升，紫参五两（一作紫菀），泽漆三斤（以东流水五斗，煮取一斗五升），生姜五两，白前五两，甘草、黄芩、人参、桂枝各三两。煎服法：上九味，㕮咀，内泽漆汁中，煮取五升，温服五合，至夜尽。功用：利水通阳，止咳平喘。主治：水饮迫肺的咳喘。临床见咳嗽气喘，身肿，小便不利，脉沉等症。金 7“脉沉者，泽漆汤主之。”

泾（jīng 涇）

直流的水。见“泾溲”。

【泾溲】 小便。素 45“厥阴之厥，则少腹肿痛，腹胀泾溲不利。”《太素》卷二十六无“泾”字。丹波元简：“盖泾溲是小溲。《集韵》：‘泾，去挺切，泉也。’刘熙《释名》：‘水直波曰泾。泾，径也。言道径也。’溲，二便之通称……故加泾字，别于大便。《脉要精微论》言小便为水泉，此亦一证。”素 62“形有余则腹胀，泾溲不利，不足则四肢不用。”吴崑：“泾，水行有常也。溲，溺溲也。泾溲不利，言常行之小便不利也。”又，王冰：“泾，大便；溲，小便也。”《新校正》云：“按杨上善云：泾有本作经，妇人月经也。”

治（zhì）

1. 整治，炮制。素 63“鬄其左角之发，方一寸，燔治，饮以美酒一杯。”张介宾：“燔治，烧制为末也。”又，森立之：“谓燔炙之捣治之也。”伤 166“各别捣筛，为散已，合治之，取一钱匕。”神 1“采治时月生熟，土地所出。”

2. 治理。灵 29“治彼与治此，治小与治大。”素 2“夫病已成而后药之，乱已成而后治之。”

3. 诊疗，治疗。素 2“是故圣人不治已病治未病。”素 5“故善治者治皮毛，其次治肌肤，其次治筋脉。”素 65“小大不利治其标，小大利治其本。”

4. 调养，修养。素 5“故治不法天之纪，不用地之理，则灾害至矣。”素 25“凡刺之真，必先治神。”

5. 情况正常。素 3“阴平阳秘，精神乃治。”素 17“夫脉者，血之府也，长则气治，短则气病。”灵 34“五行有序，四时有分，相顺则治，相逆则乱。”

6. 司；主管。素 29“脾者土也，治中央。”素 52“心部于表，肾治于里。”素 70“崇高则阴气治之，污下则阳气治之。”

7. 指主司时令。素 69“五运更治，上应天朞。”素 70“故有胎孕不育，治之不全，此气之常也。”张介宾：“治，谓治岁之气也。”素 74“六气分治，司天地者，其至何如?”

8. 旺盛。素 70“化淳则咸守，气专则辛化而俱治。”王冰：“故辛复生化，与咸俱王也。”素 34“两阳相得而阴气虚少，少水不能灭盛火，而阳独治。”

9. 制作，制造。灵 78“故为之治针，必以大其头而锐其末。”马莳：“以针应数，故制之为九针耳。”

10. 研究。素 74“不治王而然者何也？岐伯曰：悉乎哉问也！不治五味属也。”

【治化】

1. 运气主时的气候变化。素 69“故太过者先天，不及者后天，所谓治化而人应之也。”

2. 主司气化。素 70“坚成之纪，是谓收引，天气洁，地气明，阳气随，阴治化。”王冰：“阳顺阴而变化。”

【治节】 治理调节。指肺协助心对全身的调节作用。素 8“肺者，相傅之官，治节出焉。”马莳：“肺为相傅之官，佐君行令，凡为治之节度。”

【治时】 旺时，当令之时。素 38“故五藏各以治时感于寒则受病。”张志聪：“五脏之气，与四时五行之气相合，故五脏各以所主治之时感于寒则受病。”

【治身】 调养身体。素 5“故寿命无穷，与天地终，此圣人之治身也。”张志聪：“然亦有修身之道，寿命无穷。与天地终始。”素 66“上以治民，下以治身。”

【治国】 治理国家政务。灵 45“夫治国者，夫惟道焉。”

【治保】 治病与保养真气。素 74“气味有薄厚，性用有躁静，治保有多少。”张志聪：“谓治病保真之药食，或宜多用，或宜少用也。”

【治病】 诊治疾病。素 5“治病必求于本。”素 19“凡治病，察其形气色泽，脉之盛衰，病之新故。”素 70“故治病者，必明天道地理，阴阳更胜，气之先后，人之寿夭，生化之期。”

【治未病】

1. 指疾病未发生之前，采取各种措施预防疾病的发生。即“未病先防”。素 2“是故圣人不治已病治未病。”

2. 指疾病发生之后，采取各种措施防止疾病的传变。又称“既病防变”。素 32“肾热病者颐先赤，病虽未发，见赤色者刺之，名曰治未病。”难 77“所谓治未病者，见肝之病，则知肝当传之与脾，故先实其脾气，无令得受肝之邪，故曰治未病焉。”

怯（qiè）

1. 胆小，懦弱。素 21“当是之时，勇者气行则已，怯者则着而为病也。”森立之：“精气强壮者为勇，神气懦弱为怯。”

2. 虚弱。见“怯然”。

【怯士】 胆小的人。灵 50“怯士者，目大而不减，阴阳相失，其焦理纵……虽方大怒，气不能满其胸，肝肺虽举，气衰复下，故不能久怒，此怯士之所由然者也。”

【怯然】 虚弱貌。素 76“怯然少气者，是水道不行，形气消索也。”

怵（chù）

恐惧，害怕。见“怵惕”。

【怵惕】 恐惧，惊惧。灵 8“是故怵惕思虑者则伤神。”灵 47“有其不离屏蔽室内，无怵惕之恐。”伤 221“阳明病……若加温针，必怵惕，烦躁不得眠。”汪苓友：“怵惕者，恐惧之貌也。”

怖（bù）

惧怕。见“惊怖”。

怚（zū）

通“阻”。指月经闭阻。灵 23“男子如蛊，女子如怚，身体腰脊如解，不欲饮食。”《甲乙经》卷八“怚”作“阻”。张志聪：“怚当作阻。女子如怚者，如月经之阻隔也。”又，张介宾：“怚，当作胎。如蛊如胎，无是病而形相似也。”

怳（huǎng）

见“怳然”。

【怳然】 失意貌。灵 3“补者佖然若有

得也，泻则怳然若有失也。”

性（xìng）

1. 事物的性质或性能。素 67“南方生热……其性为暑。”素 70“敷和之纪……其气端，其性随。”素 74“气味有薄厚，性用有躁静。”

2. 指虚实情况。灵 29“肾者主为外，使之远听，视耳好恶，以知其性。”张介宾：“故试使远听及耳之善恶，则肾脏之象可因而知之矣。”

3. 性情。灵 75“凡刺痈邪，无迎陇，易俗移性，不得脓，脆道更行，去其乡。”马莳：“如易风俗，如移性情相似，须缓以待之。”又，杨上善：“易其常行法度之俗，移其先有寒温之性。”

4. 生命。见“性命”、“养性”。

【性命】 生命。灵 47“人之血气精神者，所以奉生而周于性命者也。”

怢（tū）

忽然。见“怢栗”。

【怢栗】 突然怕冷发抖。素 42“其寒也则衰食饮，其热也则消肌肉，故使人怢栗而不能食，名曰寒热。”王冰：“怢栗，卒振寒貌。”又，林亿：“详‘怢栗’，全元起本作‘失味’，《甲乙经》作‘解㑊’。”

怫（fú）

1. 悒郁，心情不舒畅。《说文·心部》：“怫，郁也。”见“怫然 1”。

2. 郁结，滞留。素 71“其病气怫于上，血溢目赤，咳逆头痛血崩。”

3. 指郁积之气。素 71“夜零白露，林莽声悽，怫之兆也。”高世栻：“金气先郁，则夜零白露，林莽声悽，此金气怫郁之先兆。”

4. 隆起貌。素 71“民病寒热疟泄，聋瞑呕吐，上怫肿色变。”

【怫忾】 郁闷。灵 6“卫之生病也，气痛时来时去，怫忾贲响。”丹波元简：“怫忾，盖郁闷之义。”又，杨上善：“怫忾，气盛满貌。”

【怫郁】 郁滞。伤 48“设面色缘缘正赤者，阳气怫郁在表，当解之熏之。若发汗不彻，不足言，阳气怫郁不得越，当汗不汗，其人躁烦。”

【怫热】 郁热。素 74“少阴司天，热淫所胜，怫热至，火行其政。”

【怫然】

1. 悒郁不舒貌。灵 33“血海有余，则常想其身大，怫然不知其所病。”张介宾：“怫，怫郁也，重滞不舒之貌。”

2. 肿胀貌。素 41“同阴之脉令人腰痛，痛如小锤居其中，怫然肿。”黄元御：“怫然，肿貌。”

怪（guài）

惊异，惊奇。灵 80“余私异之，窃内怪之，独瞑独视，安心定气，久而不解。”伤 174“其人如冒状，勿怪，此以附子、术，并走皮内，逐水气未得除，故使之耳。”

学（xué 學）

1. 学习。灵 48“自强于学若细子。”灵 11“夫十二经脉者，人之所以生，病之所以成，人之所以治，病之所以起，学之所始，工之所止也。”

2. 学问。此指医学知识。素 75“病伤五藏，筋骨以消，子言不明不别，是世主学尽矣。”素 80“得阳不得阴，守学不湛。”

宝（bǎo 寶）

1. 珍宝，贵重的东西。素 75“医道论篇，可传后世，可以为宝。”

2. 重要，珍贵。灵 1“持针之道，坚者为宝。”灵 16“营气之道，内谷为宝。”素 77“治病之道，气内为宝。”

3. 珍爱，珍视。见“宝命全形论”。

【宝命全形论】《素问》篇名。本篇指出若欲宝命全形，必须顺应天地四时的阴阳变化，同时论述了五行生克关系与针刺五法，以及针刺行针方法与候气的重要意义。高世栻:“宝命全形者，宝天命以全人形也。”

宗（zōng）

1. 祖庙。古代政权的象征。素 8“以此养生则殃，以为天下者，其宗大危。”王冰：“且人惟邦本，本固邦宁，本不获安，国将何有，宗庙之立，安可不至于倾危乎?”

2. 宗主，本源。金 3“百合病者，百脉一宗，悉致其病也。”魏荔彤:“百脉一宗，言周身之脉，皆一气为之宗主而已。”

3. 宗属。素 74“必清必静，则病气衰去，归其所宗，此治之大体也。”王冰:“宗，属也。调不失理，则余之气自归其所属，少之气自安其所居。”

4. 通“众（衆)”。众多。《广雅·释诂三》:“宗，众也。”《说文通训定声·豊部》:“宗，假借为众。”见“宗脉”、“宗筋”。

【宗气】 聚积于胸中，具有走息道行呼吸、贯心脉行血气、维持嗅觉等功能的气。由水谷精微之气与肺吸入的大气总合而成。灵 4“宗气上出于鼻而为之嗅。”灵 71“故宗气积于胸中，出于喉咙，以贯心脉而行呼吸焉。”素 18“胃之大络，名曰虚里，贯鬲络肺，出于左乳下，其动应衣，脉宗气也。”王冰:“宗，尊也，主也，谓十二经脉之尊主也。”

【宗司】 主宰与从属。指总管全年的中运、岁气以及分别执掌不同节令的运和气。素 71“愿夫子推而次之，从其类序，分其部主，别其宗司，昭其气数。”吴崑:“宗司者，统者为宗，分者为司也。”

【宗兆】 根本，纲领。神 1“此大略宗兆，其间变动枝叶，各宜依端绪以取之。”

【宗脉】 众多的经脉。灵 28“目者，宗脉之所聚也，上液之道也……耳者宗脉之所聚也。”杨上善:“手足六阳及手少阴、足厥阴等诸脉凑目，故曰宗脉所聚。”灵 10“手阳明之别……其别者，入耳合于宗脉。”杨上善:“宗，总也。耳中有手太阳、手少阳、足少阳、足阳明络四脉总会之处，故曰宗脉。”又，马莳:“玩各节，皆腑合于脏，脏合于腑，则此宗脉宜是肺经之大脉，犹言大气为宗气也。”

【宗筋】

1. 众多筋脉。素 44“阳明者，五藏六府之海，主润宗筋，宗筋主束骨而利机关也。”素 45“前阴者，宗筋之所聚，太阴阳明之所合也。”

2. 阴茎。素 44“意淫于外，入房太甚，宗筋弛纵，发为筋痿，及为白淫。”

3. 睾丸。灵 65“宦者去其宗筋，伤其冲脉，血泻不复，皮肤内结，唇口不荣，故须不生。”

【宗精】 肾之阴精。素 81“宗精之水所以不出者，是精持之也。”张介宾:“五液皆宗于肾，故又曰宗精。”杨上善:“宗，本也。水之本是肾之精，至阴者也。”

定（dìng）

1. 安定；平定。《说文·宀部》:“定，安也。”灵 80“独瞑独视，安心定气，久而不解。”灵 18“人有热，饮食下胃，其气未定，汗则出，或出于面，或出于背，或出于身半。”神 2“续绝伤，定五脏，杀蛊毒。”

2. 镇静；宁静。《说文·宀部》:“定，静也。”素 62“持针勿置，以定其意。”神 2“人参味甘，微寒。主补五脏，安精神，定魂魄，止惊悸。”素 26“凡刺之法，必候日月星辰，四时八正之气，气定乃刺之。”张志聪注:“气定乃刺之者，谨候其气之安静而刺之也。”又，王冰:“谓八节之风气静定，乃可以刺经脉调虚实也。”

3. 停止。《尔雅·释诂下》:“定，止

也。”见“定息 1”。

4. 固定。素 27“邪之新客来也，未有定处。”

5. 确定，决定。《字汇・宀部》:“定，决也。”素 22“以知死生，以决成败，而定五藏之气，间甚之时，死生之期也。”素 67“首甲定运，余因论之。”灵 74“审其尺之缓急、小大、滑涩，肉之坚脆，而病形定矣。”

6. 肯定，完全。伤 251“若不大便六七日，小便少者，虽不受食，但初头鞕，后必溏，未定成鞕；须小便利，屎定鞕，乃可攻之。”

7. 成熟。《淮南子・天文》:“秋分蔈定，蔈定而禾熟。”高诱注:“定者，成也。”灵 54“人生十岁，五藏始定……三十岁，五藏大定，肌肉坚固。”

8. 正，正在。素 16“三月四月，天气正方，地气定发，人气在脾。”高世栻:“地气由生而长，发无余蕴，故地气定发。”

【定志】 安定神志。神 3“酸浆味酸，平。主热烦满，定志，益气。”

【定舍】 固定的处所。灵 43“正邪从外袭内，而未有定舍，反淫于藏，不得定处。”灵 66“气有定舍，因处为名，上下中外，分为三员。”

【定息】

1. 呼吸之间的停歇。素 18“人一呼脉再动，一吸脉亦再动，呼吸定息脉五动，闰以太息，命曰平人。”张介宾:“呼吸定息，谓一息既尽，而换息未起之际也。”

2. 指一呼一吸。灵 15“呼吸定息，气行六寸。”张介宾:“凡一呼一吸是为一息，脉气行六寸。”难 1“人一呼脉行三寸，一吸脉行三寸，呼吸定息，脉行六寸。”

【定期】 固定的周期。素 71“凡此定期之纪，胜复正化，皆有常数，不可不察。”张志聪:“谓天干始于甲，地支始于子，子甲相合，三十岁而为一纪，六十岁而成一周。”

宜（yí）

1. 适合，适宜。素 12“其病皆为痈疡，其治宜砭石。”伤 36“太阳与阳明合病，喘而胸满者，不可下，宜麻黄汤”

2. 适宜的事或办法、地位。灵 7“九针之宜，各有所为。”素 14“此得天地之和，高下之宜。”素 54“虚实之要，九针最妙者，为其各有所宜也。”

3. 应该，应当。素 21“五脉气少，胃气不平，三阴也，宜治其下俞。”素 71“用寒远寒，用温远温，食宜同法。”伤 240“脉实者，宜下之；脉浮虚者，宜发汗。”

4. 疑为“数”之讹。素 17“生之有度，四时为宜。”《太素》卷十四“宜”作“数”。丹波元坚:“宜字当从《太素》作数。盖此段分之，有期以下二十四句，每二句押以同韵，度与宜其韵不通，度与数其部则一，乃知《太素》为是。盖四时为数者，言从五行衰旺而为准，度者必就四时为计数。”

5. 疑为“宣”之讹。灵 72“少阳之人……有小小官，则高自宜，好为外交，而不内附。”《甲乙经》卷一“宜”作“宣”。

审（shěn 審）

1. 详细，仔细。《广韵・寝韵》:“审，详审也。”素 20“必审问其所始病，与今之所方病。”素 27“审扪循三部九候之盛虚而调之。”

2. 详究；细察。素 13“治不本四时，不知日月，不审逆从。”王冰:“不审逆从者，谓不审量其病可治与不可治。”素 77“诊病不审，是谓失常。”张介宾:“若不详加审察，必失经常中正之道。”灵 74“审其尺之缓急、小大、滑涩，肉之坚脆，而病形定矣。”

3. 慎重，谨慎。灵 33“审守其输而调其虚实。”灵 72“少阴之人，多阴少阳，小胃而大肠，六府不调，其阳明脉小而太阳脉大，必审调之。”

4. 察知，知道。素 27“察其左右上下相失及相减者，审其病藏以期之。”张介宾：“察三部九候之左右上下，则知其病之所在，脏之所属，阴阳气候皆可期矣。”素 80“气上不下，头痛巅疾，求阳不得，求阴不审。”

5. 明白，清楚。灵 73“寒热淋露，以输异处，审于调气，明于经隧。”

6. 辨别。素 5“审清浊，而知部分。”王冰：“谓察色之青赤黄白黑也。”素 17“夫精明者，所以视万物，别白黑，审短长。”

7. 副词。确实，果真。金 14“病者苦水，面目身体四肢皆肿……审如师言，其脉何类?”

【审平】 运气术语。指金运平气之年清宁平定的气候特征。素 70“金曰审平……审平之纪，收而不争，杀而无犯，五化宣明。”张介宾：“金主杀伐，和则清宁，故曰审平，无妄刑也。”

【审视】 仔细察看。灵 1“神在秋毫，属意病者，审视血脉者，刺之无殆。”

【审谛】 缜密，精细。灵 73“语徐而安静，手巧而心审谛者，可使行针艾，理血气而调诸逆顺。”张介宾：“心审谛者，精思详察无遗。”

【审察】 仔细观察。素 74“审察病机，无失气宜。”灵 64“审察其形气有余不足而调之。”

官（guān）

1. 官职；职位。灵 72“少阳之人，諟谛好自贵，有小小官则高自宜。”又见“君主之官”等。

2. 任用，使用。灵 73“知官九针，刺道毕矣。”张介宾：“官，任也。”

3. 指五官，官窍。灵 37“鼻者，肺之官也；目者，肝之官也……以官何候？岐伯曰：以候五藏。”

4. 法定的，公认的。见“官针”。

5. 通“管”。使主管。灵 49“官五色奈何？黄帝曰：青黑为痛，黄赤为热，白为寒，是谓五官。”张介宾：“官五色，言五色之所主也。”

【官针】

1. 公认的针具和操作方法。灵 7“凡刺之要，官针最妙。”张介宾：“官，法也，公也。制有法而公于人，故曰官针。”

2.《灵枢经》篇名。本篇介绍了九种针具的性能和适应证。篇中详细介绍了为适应不同的病情变化，不同的经脉病患，不同的脏器病患，邪气的深浅程度等而应采取的各种针刺方法。这些方法有适应九变的九种刺法（输刺、远道刺、经刺、络刺、分刺、大泻刺、毛刺、巨刺、焠刺），适应十二经病变的十二节刺法（偶刺、报刺、恢刺、齐刺、扬刺、直针刺、输刺、短刺、浮刺、阴刺、傍针刺、赞刺），适应邪气深浅程度的三刺法和适应五脏疾病的五刺法（半刺、豹文刺、关刺、合谷刺、输刺）等。

【官能】

1. 根据某些特长而分管某种职事。灵 73“愿闻官能奈何？黄帝曰：明目者可使视色，聪耳者可使听音，捷疾辞语者可使传论。”张志聪：“官之为言司也，言各因其能而分任之，为司其事，故曰官能。”

2.《灵枢经》篇名。本篇主要讨论用针的道理，说明根据人的生理和疾病的阴阳、寒热、虚实性质，确定针灸补泻的方法，并对针刺补泻方法作了详细说明。此外，介绍了治病必知天忌及邪气伤人的不同表现，强调了早期治疗的重要性，还介绍了应根据每个人的特长传授不同的技术，才能获得成功。

空（一、kōng）

1. 空虚，内无所有。灵 28“故胃中空则宗脉虚。”灵 47“肝下则逼胃，胁下空，胁下空则易受邪。”素 62“悲则气消，消则脉虚空。”素 80“若居旷野，若伏空室。”

2. 天空。素 71“击石飞空，洪水乃从……阳光不治，空积沉阴。”

3. 副词。不添加他物地。伤 393“以清浆水七升，空煮取四升，内枳实、栀子，煮取二升，下豉，更煮五六沸。”

（二、kǒng）

1. 孔，穴。①指鼻孔。灵 54“使道不长，空外以张，喘息暴疾。”杨上善：“使道短促，鼻空又大，泄气复多。”②指孔穴，穴位。灵 1“刺之微，在速迟，粗守关，上守机，机之动，不离其空，空中之机，清静而微，其来不可逢，其往不可追。”张介宾：“空，孔同。”素 36“刺跗上动脉，开其空，出其血，立寒。”素 60“脊骨下空，在尻骨下空。”

2. 指血脉。素 10“血行而不得反其空，故为痹厥也。”王冰：“空者，血流之道，大经隧也。”

（三、kòng）

1. 亏缺。素 26“月郭空，则肌肉减，经络虚。”灵 79“至其月郭空，则海水东盛，人气血虚。”

2. 虚软无力。灵 64“气少血多则瘦，跟空。”

3. 间隙，间隔。灵 27“周痹之在身也，上下移徙随脉，其上下左右相应，间不容空。”

4. 通“控”。①牵扯，涉及。素 79“交于太阴，伏鼓不浮，上空志心。”王冰：“是心气不足，故上控引于心而为病也。”又，张介宾：“今见浮鼓不浮，则阴盛阳衰矣，当病上焦空虚，而脾肺之志以及心神，为阴所伤，皆致不足，故曰上空志心。”②控制。素 79“二阴一阳，病出于肾，阴气客游于心脘，下空窍堤闭塞不通。”又，姚止庵：“故肾水为病，阴气充斥，上自心脘，下及诸窍，而令闭塞如堤也。”《素问考注》“下”字连上读。森立之：“空窍如堤闭塞不通者，言不啻前后二窍，全身毛孔，亦气闭不通也。”

【空心】 空腹。金 4“煎为丸，如梧子大，空心服七丸。”

【空$_2$穴】 居住的洞穴。灵 58“今有其不离屏蔽，不出空穴之中。”

【空青】 中药名。又名杨梅青。为碳酸盐类孔雀石族矿物蓝铜矿成球形或中空者。甘、酸，寒，有小毒。入肝经。凉肝清热，明目去翳，活血利窍。主治目赤肿痛，青盲，雀目，翳膜内障，中风口歪，手臂不仁，头风，耳聋。神 2“空青味甘，寒。主青盲，耳聋。明目，利九窍，通血脉，养精神。”

【空草】 中药名。为“贝母”的别名。见该条。神 3“贝母味辛，平。主伤寒，烦热，淋沥邪气……一名空草。”

【空$_2$窍】 孔窍。灵 28“液者，所以灌精濡空窍者也……凡此十二邪者，皆奇邪之走空窍者也。”灵 62“胃气上注于肺，其悍气上冲头者，循咽，上走空窍。”杨上善：“空窍，七窍。”

【空虚】 空无，虚无。素 44“大经空虚，发为肌痹，传为脉痿。”马莳：“血脱过多，大经空虚。”灵 30“血脱者，色白，夭然不泽，其脉空虚，此其候也。”伤 221“若下之，则胃中空虚。”

【空腹】 空着肚子。金 6“炼蜜和丸，如弹子大，空腹酒服一丸。”

宛（一、wǎn）

1. 屈曲。灵 75“刺节言解惑……轻重不得，倾侧宛伏。”杨上善：“宛，谓宛转也。”

2. 通“苑”。枯萎貌。灵 5“渎者，皮肉宛膲而弱也。”张介宾：“其皮肉宛膲而弱，即消瘦干枯之谓。”

3. 通“腕”。手腕。见“宛骨”。

（二、yù）

通“郁”。

1. 郁滞。灵 2“使逆则宛，使和则通。”杨上善：“宛，不伸也，塞也。”张介宾：“宛，郁同。”

2. 瘀血。指停蓄郁滞的血液。见“宛陈”。

【宛₂陈】

1. 久积郁滞。灵 64“其宛陈血不结者，则而予之。”马莳：“有气郁陈而血未结者，必侧其针以刺之。”

2. 指瘀血。灵 1“宛陈则除之，邪胜则虚之。”张介宾：“宛，郁同。”灵 3“宛陈则除之者，去血脉也。”杨上善：“宛陈，谓是经及络脉聚恶血也。”

【宛转】 使身体翻来覆去。素 36“肾疟者，令人洒洒然，腰脊痛宛转，大便难。”

【宛骨】 腕骨。灵 26“衄血，取手太阳，不已，刺宛骨下。”马莳：“宛，腕同。”张介宾：“宛骨下，即手太阳之腕骨穴。”

【宛童】 中药名。桑上寄生的别称。见该条。神 2“桑上寄生味苦，平……一名宛童。”

实（shí 實）

1. 满，盈满。与空虚相对。《小尔雅·广诂》：“实，满也。”素 1“丈夫八岁，肾气实，发长齿更。”素 26“月郭满，则血气实，肌肉坚。”素 53“脉实血实，脉虚血虚，此其常也。”

2. 使充满；补益。素 54“刺虚则实之者，针下热也。”灵 3“所谓虚则实之者，气口虚而当补之也。”难 77“见肝之病，则知肝当传之与脾，故先实其脾气，无令得受肝之邪。”徐大椿：“补其脾气，则能御肝，不受克贼也。”

3. 填塞，壅塞。《广雅·释诂三》：“实，塞也。”素 11“所谓五藏者，藏精气而不泻也，故满而不能实。六府者，传化物而不藏，故实而不能满也。”高世栻：“饮食之糟粕充足曰实。”素 35“厥逆上冲，中气实而不外泄。”

4. 脉象名。指脉实，即脉象应指有力。素 18“病脾脉来，实而盈数。”素 28“实而滑则生，实而逆则死。”灵 9“脉实者，深刺之，以泄其气。”

5. 果实，种子。素 70“生而不长，成实而稚……其果李，其实核，其应春。”

6. 结果实。素 2“夏三月，此谓蕃秀，天地气交，万物华实。”素 69“草木茂荣，飘扬而甚，秀而不实，上应岁星。”

7. 病机与证名。①指邪气亢盛，是以邪气盛为矛盾主要方面的病理状态。素 28“邪气盛则实，精气夺则虚。”素 53“夫实者，气入也。虚者，气出也。”素 20“实则泻之，虚则补之。”伤 70“发汗后恶寒者，虚故也。不恶寒，但热者，实也。”难 48“脉之虚实者，濡者为虚，紧牢者为实。”②指经脉气血输注、出入、聚散失衡，气血在不同部位之间的配置呈现出异常聚盛的状态。素 62“气血以并，阴阳相倾，气乱于卫，血逆于经，血气离居，一实一虚……有者为实，无者为虚……络之与孙脉俱输于经，血与气并，则为实焉。”

【实风】

1. 指来自当令方位，与季节相适应的风。灵 77“风从其所居之乡来为实风，主生，长养万物。”张介宾：“所居者，太一所居之乡。如月建居子，风从北方来，冬气之正也……气得其正者，正气王也，故曰实风。”

2. 指剧烈的风。灵 75“正风也，从一方来，非实风，又非虚风也。”张介宾：“然正风、实风，本同一方，而此曰非实风者，以正风之来徐而和，故又曰正气；实风之来暴而烈，故与虚风对言也。”又，杨上善：“风从太一所居乡来向中宫，名为实风。”

【实邪】 指从子脏传至母脏的邪气。难 50“从前来者为实邪……饮食劳倦得之为实邪。”徐大椿：“受我之气者，其力方旺，还而相克，其势必甚，故为实邪。”叶霖：“饮食劳倦得之，脾邪乘心，是前来者，故曰实邪。”

【实实】 用补法治疗实证。难81“假令肺实而肝虚微少气，用针不补其肝，而反重实其肺，故曰实实虚虚，损不足而益有余。”

【实则泻之】 治法术语。对邪气盛实之证，用祛邪的方法加以治疗。素20“必先度其形之肥瘦，以调其气之虚实，实则泻之，虚则补之。”

【实者泻其子】 治法术语。指对五脏的实证通过泻其子脏子经进行治疗的方法。难69“虚者补其母，实者泻其子。”徐大椿：“子，我生之经，如肝实则泻心经也，子气衰，则食其母益甚。”

试（shì 試）

试着，尝试。素78“试言得失之意，所以得之，所以失之。”灵73“手毒者，可使试按龟，置龟于器下而按其上，五十日而死矣。”伤75“师因教试令咳而不咳者，此必两耳聋无闻也。”

戾（lì）

身体屈曲。见“反戾”、“缨戾”。

肩（jiān）

1. 肩膀。上臂和躯干连接的部分。灵13“脊反折，项筋急，肩不举。”素41“解脉令人腰痛，痛引肩。”灵14“肩至肘长一尺七寸。”

2. 肩膀在面部的望色分部。灵49“颧者，肩也。”

【肩甲】 即肩胛。素22“心病者……膺背肩甲间痛。”高世栻：“甲，胛同。”

【肩贞】 穴名。属手太阳小肠经，位于肩部后下方，当腋后纹头直上1寸处。素58“肩贞二穴。”素59“肩贞各一。”王冰：“肩贞，穴名也。在肩曲胛下两骨解间，肩髃后陷者中，手太阳脉气所发。”

【肩胛】 指肩胛骨部位。灵10“小肠手太阳之脉……出肩解，绕肩胛，交肩上。”马莳：“肩解下成片骨为肩胛。”素69“膺背肩胛间及两臂内痛。”

【肩息】 呼吸困难，张口抬肩貌。素28“喘鸣肩息者，脉实大也。”张志聪：“肩息者，呼吸摇肩也。”灵47“肺高则上气肩息咳。”金7“上气，面浮肿，肩息，其脉浮大，不治。”

【肩随】 肩部下垂。素17“背者胸中之府，背曲肩随，府将坏矣。”

【肩解】

1. 指肩关节。灵10“小肠手太阳之脉……出肩解，绕肩胛。”

2. 肩井穴。位于肩上，当大椎穴与肩峰连线的中点。属足少阳胆经。素58“肩解二穴。”王冰：“谓肩井也。在肩上陷解中，缺盆上大骨前，手足少阳阳维之会。”

3. 秉风穴。手三阳与足少阳经交会穴。位于肩胛部，冈上窝中央，天宗直上，举臂有凹陷处。素59“肩解各一。”王冰：“谓秉风二穴也。在肩上小髃骨后，举臂有空，手太阳阳明手足少阳四脉之会，举臂取之。”

【肩膊】 指两肩及肩之偏后部位。灵9“肩膊虚者，取之上。”

【肩髃】

1. 泛指肩关节上方。灵10“其别者，上循肩，乘肩髃。”

2. 穴名。属手阳明大肠经，位于肩部，锁骨肩峰端与肱骨大结节之间，三角肌上部中央凹陷处。灵13“足太阳之筋……其支者，从腋后外廉，结于肩髃。”

【肩髆】 即肩胛部。灵10“还出别下项，循肩髆内，挟脊抵腰中。”素60“督脉者……还出别下项，循肩髆内，侠脊抵腰中，入循膂络肾。”

【肩髓】 为“肩随”之讹。参见该条。

素 19“大骨枯槁，大肉陷下，肩髓内消，动作益衰。”《太素》卷十四作“肩随”。杨上善：“肾府足太阳脉，循肩肩髆内，故肾病肩随内脏消瘦也。又，两肩垂下曰随。”又，张志聪：“肩髓者，大椎之骨髓，上会脑，是以项骨倾者，死不治也。”

房（fáng）

1. 古指正室两旁的房间。引申指性行为。参见“房室”、“入房”。

2. 星名。二十八宿之一，即房星，又叫房宿，为东方苍龙星座中的第 4 星。灵 76“天周二十八宿，而一面七星，四七二十八星，房昴为纬，虚张为经。是故房至毕为阳，昴至心为阴。”

【房木】 中药名。辛夷的别称。参见该条。神 2“辛夷味辛，温……一名房木。”

【房室】 指性生活。金 1“三者，房室、金刃、虫兽所伤。”

【房陵】 古地名。今湖北省房陵县。神 3“紫菀味苦，温……生房陵山谷。”

【房室伤】 房室太过而损伤。金 6“五劳虚极羸瘦……饮伤、房室伤、饥伤、劳伤、经络营卫气伤。”

诚（chéng 誠）

固然，确实。素 69“余诚菲德，未足以受至道。”

视（shì 視）

1. 看。素 3“目盲不可以视，耳闭不可以听。”素 17“夫精明者，所以视万物，别白黑，审短长。”素 54“神无营于众物者，静志观病人，无左右视也。”

2. 观察，审察。素 5“视喘息，听音声，而知所苦。”王冰：“视喘息，谓候呼吸之长短也。”灵 12“审切循扪按，视其寒温盛衰而调之。”灵 47“视其外应，以知其内藏，则知所病矣。”

3. 对待。神 1“凡此七情，合和当视之。”

4. 指眼睛。素 17“头者，精明之府，头倾视深，精神将夺矣。”姚止庵：“视深，眼胞内陷也。”张介宾：“视深者，目陷无光也。”灵 22“癫疾始生，先不乐，头重痛，视举目赤。”

5. 活，生存。见“长生久视”。

【视歧】 症状名。视一物似二物。灵 80“精散则视歧，视歧见两物。”

诛（zhū 誅）

1. 讨伐。见“诛罚”。

2. 除去。指针刺放血。灵 17“盛而血者疾诛之。”张介宾：“诛，除也。”灵 80“先其藏府，诛其小过，后调其气。”

【诛罚】 讨伐。此指攻泻。素 27“诛罚无过，命曰大惑。”张介宾：“不知邪正虚实而妄施攻击，是谓诛伐无过。”

详（xiáng 詳）

1. 审察。《说文・言部》：“详，审议也。”金 1“以此详之，病由都尽。”

2. 详细。灵 25“谨详察间甚，以意调之。”

建（jiàn）

建立，确立。素 10“欲知其始，先建其母。”素 67“临观八极，考建五常。”王冰：“建，谓建立也。”灵 11“外有六府，以应六律，六律建阴阳诸经。”张志聪：“六律建阴阳者，建立六阴六阳以合诸经。”

【建中汤】 方剂名。即小建中汤。参见该条。伤 100“呕家不可用建中汤，以甜故也。”

肃（sù 肅）

1. 静肃，精神专注。素 16“刺针必肃，刺肿摇针。”王冰：“肃，谓静肃，所以候气之存亡。”森立之：“肃者，不言不语，不动身体，一心专诚，神力在针头，则气之至不至，可以知也。”

2. 静，安静。素 67“北方生寒，寒生水……其色为黑，其化为肃。”王冰：“肃，静也。”张志聪：“肃、静也。静者，水之政令也。”

3. 肃杀。素 70“坚成之纪，是谓收引……其气削，其政肃，其令锐切。”林亿：“金之政肃者，肃杀也。”素 71“厥阴所至为风生，终为肃。”张志聪：“肃，肃杀也。”

【肃杀】 严酷肃瑟貌。形容深秋或冬季的天气和景色。素 69“西方生燥，燥生金……其变肃杀，其灾苍陨。”张介宾：“肃杀，气寒肃而杀令行也。”素 70“秋气劲切，甚则肃杀，清气大至，草木雕零。”

居（jū）

1. 居住。素 12“西方者……其民陵居而多风。”素 13“往古人居禽兽之间。”灵 22“治癫疾者，常与之居，察其所当取之处，病至视之，有过者泻之。”

2. 住所，居处。素 9“肝者，罢极之本，魂之居也。”素 68“上下之位，气交之中，人之居也。”素 58“余已知气穴之处，游针之居。”张介宾：“针所游行之处也。”

3. 止，停。灵 2“经渠，寸口中也，动而不居，为经。”杨上善：“居，停也。”张介宾：“居，止也。”灵 27“此各在其处，更发更止，更居更起。”

4. 处在，处于。素 24“令其一隅居上，齐脊大椎。”素 71“地气不足，天气从之，运居其中而常先也。”伤 184“阳明居中，主土也。”

5. 存在。素 26“月郭空，则肌肉减，经络虚，卫气去，形独居。”杨上善：“形独居者，血气与卫虽去，形骸横在，故曰独居。”灵 54“百岁，五藏皆虚，神气皆去，形骸独居而终矣。”

6. 相处。素 35“汗出遇风，及得之以浴，水气舍于皮肤之内，与卫气并居。”

7. 安定，安居。《玉篇·尸部》：“居，安也。”灵 32“五藏安定，血脉和利，精神乃居。”

8. 地位。素 78“不适贫富贵贱之居，坐之薄厚，形之寒温。”张介宾：“察贫富贵贱之常，则情志劳佚可知。”

9. 留居，滞留。素 5“此天地阴阳所不能全也，故邪居之。”王冰：“人之血气亦如是，故随不足则邪气留居之。”素 40“裹大脓血，居肠胃之外。”灵 7“傍针刺者，直刺傍刺各一，以治留痹久居者也。”

10. 治理。引申为正常循行。《逸周书·作雒》：“士居国家，得以诸公大夫。”孔晁注：“居，治也。”素 58“积寒留舍，荣卫不居，卷肉缩筋，肋肘不得伸，内为骨痹，外为不仁。”吴崑：“积寒所在，血气不行，是营卫不居也。”

11. 通“倨”。①端直。与“曲”相对。素 18“死心脉来，前曲后居，如操带钩，曰心死。”杨上善：“心脉来时，指下觉初曲后直，如操捉带钩，前曲后直，曰心死脉。居，直也。”又，张介宾：“后居者，谓重取则牢实而不动。”②强直。灵 22“骨癫疾者，颇齿诸腧分肉皆满，而骨居，汗出烦悗。”《甲乙经》卷十一“居”作“倨”。丹波元简：“骨倨，即强直之义。”

【居止】 居住，停留。素 32“诸治热病，以饮之寒水乃刺之，必寒衣之，居止寒处。”

【居气】 犹间气。由于少阴为君火，故尊之为居气。素 74“少阴司天为热化，在泉为苦化，不司气化，居气为灼化。”林亿：“少阴不曰间气而曰居气者，盖尊君火无所不居，不当间之也。”

【居处】 指居住的地方。素 44“居处相湿，肌肉濡渍，痹而不仁，发为肉痿。”素 62“其生于阴者，得之饮食居处，阴阳喜怒。”素 77“凡欲诊病者，必问饮食居处，暴乐暴苦，始乐后苦。”

屈（qū）

1. 弯曲。素 43“在于筋则屈不伸。”素 45“好卧屈膝。”灵 2“刺犊鼻者，屈不能伸。刺两关者，伸不能屈。”

2. 屈服；消退。素 62“必切而出，大气乃屈。”王冰：“屈，谓退屈也。”素 69“上胜肺金，白气乃屈。”

3. 藏伏。素 74“少阳之胜……暴热消烁，草萎水涸，介虫乃屈。”

【屈人】 中药名。蒺藜子的别称。见该条。神 2“蒺藜子味苦，温……一名屈人。”

【屈伏】

1. 潜藏。素 70“阳气屈伏，蛰虫早藏。”

2. 运气术语。指藏伏未发的复气。素 74“皆随胜气，安其屈伏，无问其数，以平为期。”

【屈折】 弯曲，曲折。灵 71“脉之屈折，出入之处，焉至而出，焉至而止？”

【屈伸】

1. 指肢体的屈伸运动。灵 8“腰脊不可以俯仰屈伸。”灵 30“液脱者，骨属屈伸不利。”

2. 弯曲与直行。灵 73“明于五输，徐疾所在，屈伸出入，皆有条理。”

【屈草】 中药名。后世不详。神 2“屈草味苦，微寒。主胸胁下痛，邪气肠间寒热，阴痹。”

弛（shǐ）

同“弛”。

1. 松弛。《集韵·纸韵》：“弛，或作弛。”素 3“大筋緛短，小筋弛长，緛短为拘，弛长为痿。”素 56“寒多则筋挛骨痛，热多则筋弛骨消。”

2. 毁伤，衰败。《国语·鲁语上》：“文公欲弛孟文子之宅。”韦昭注：“弛，毁也。”素 14“嗜欲无穷，而忧患不止，精气弛坏。”

【弛纵】 松弛。素 44“入房太甚，宗筋弛纵，发为筋痿。”

弥（mí 彌）

更加。伤 141“其热被劫不得去，弥更益烦。”

弦（xián）

1. 弓弦。《说文·弦部》：“弦，弓弦也。”素 17“绵绵其去如弦绝，死。”张介宾：“如弓弦之断绝者，皆真气已竭，故死。”素 41“腰中如张弓弩弦。”

2. 乐器上用以发声的线。素 19“真肝脉至，中外急……如按琴瑟弦。”

3. 弦脉。其象端直而长，指下挺然，如按琴弦。素 18“春胃微弦曰平，弦多胃少曰肝病，但弦无胃曰死。”素 19“春脉者肝也，东方木也……故其气来，软弱轻虚而滑，端直以长，故曰弦。”金 4“疟脉自弦，弦数者多热，弦迟者多寒。”

4. 急，拘急。金 6“夫失精家，少腹弦急，阴头寒。”金 13“淋之为病，小便如粟状，小腹弦急，痛引脐中。”

承（chéng）

1. 承受，接受。《说文·手部》：“承，受也。”素 71“暑令乃薄，承化物生，生而不长。”张志聪：“承土之化气平衡，故物得以生。”

2. 承继，接续。灵 13“手少阴之筋……其病内急，心承伏梁，下为肘网。”张志聪：“心承伏梁，如梁之伏于心下而上承于心也。”

3. 顺从，顺应。素 69“承天而行之，故无妄动，无不应也。”张介宾：“承天而行，谓岁候承乎天运，故气无妄动，而五星之见，则动无不应也。”

4. 承制，承继而制约。素 68“相火之下，水气承之……君火之下，阴精承之。”张志聪：“承者，谓承奉其上而制之也。”

【承山】 穴名。属足太阳膀胱经。位于小腿后面，腓肠肌两肌腹交界处下端，当踝关节伸展时呈“人”字形凹陷处。灵 52“气在胫者，止之于气街，与承山踝上以下。”

【承岁】 运气术语。（主运）与年支五行属性相符。素 66“应天为天符，承岁为岁直。”张介宾：“此以年支与岁，同气相承，故曰岁直，即岁会也。”

【承浆】 穴名。属任脉。位于面部颏唇沟正中凹陷处。灵 10“胃足阳明之脉……还出挟口环唇，下交承浆。”

【承气汤】 方剂名。指大承气汤与小承气汤。伤 208“阳明病……手足濈然汗出者，此大便已鞕也，大承气汤主之。若汗多，微发热恶寒者，外未解也，其热不潮，未可与承气汤。”伤 214“阳明病，谵语发潮热，脉滑而疾者，小承气汤主之。因与承气汤一升，腹中转气者，更服一升。”

孟（mèng）

四季中每季的第一个月。见“孟春”、“孟冬痹”等。

【孟春】 春季第一个月，即夏历正月。素 79“孟春始至，黄帝燕坐，临观八极。”王冰：“孟春始至，谓立春之日也。”

【孟冬痹】 病名。邪气郁结于手心主之经筋，症见此经筋循行部位的疼痛、拘挛、转筋等。灵 13“手心主之筋……其病当所过者支转筋，前及胸痛息贲……名曰孟冬痹也。”

【孟春痹】 病名。邪气郁结于足少阳之经筋，症见此经筋循行部位的疼痛、拘挛、转筋等。灵 13“足少阳之筋……其病小指次指支转筋，引膝外转筋，膝不可屈伸，腘筋急，前引髀，后引尻，即上乘䏚季胁痛，上引缺盆膺乳颈，维筋急……名曰孟春痹也。”

【孟秋痹】 病名。邪气郁结于足太阴之经筋，症见此经筋循行部位的疼痛、拘挛、转筋等。灵 13“足太阴之筋……其病足大指支，内踝痛，转筋痛，膝内辅骨痛，阴股引髀而痛，阴器纽痛，下引脐两胁痛，引膺中脊内痛……命曰孟秋痹也。”

【孟夏痹】 病名。邪气郁结于手阳明之经筋，症见此经筋循行部位的疼痛、拘挛、转筋等。灵 13“手阳明之筋……其病当所过者支痛及转筋，肩不举，颈不可左右视……名曰孟夏痹也。”

孤（gū）

1. 单独，孤单。见“孤之府”。

2. 虚衰。素 14“孤精于内，气耗于外。”王冰：“夫阴精损削于内，阳气耗减于外。”素 68“升降息则气立孤危。”金 4“阴气孤绝，阳气独发。”

3. 指脉无胃气。素 15“脉孤为消气，虚泄为夺血。孤为逆，虚为从。”高世栻：“脉孤而无胃气，则真元内脱，故为逆。”

【孤阳】 病机名。阳气独盛。金 21“以血虚下厥，孤阳上出，故头汗出。”

【孤藏】

1. 独尊之脏。指脾脏。素 19“脾脉者土也，孤藏以灌四傍者也。”杨上善：“孤，尊独也。五行之中，土独为尊。”张介宾：“脾属土，土为万物之本，故运行水谷，化津液以灌溉于肝心肺肾之四藏者也。土无定位，分旺四季，故称为孤藏。”

2. 孤独之脏。素 34“肝一阳也，心二阳也，肾孤藏也。”

【孤之府】 三焦的别称。因三焦为皮里膜外一腔之大腑，包罗诸脏，别无脏腑可配，故称“孤之府”。灵 2“三焦者，中渎之府也，水道出焉，属膀胱，是孤之府也。”

张志聪："三焦归于中胃，为包络之府，故称孤之府也。"

亟（一、jí）

副词。表示时间，相当于"急"、"赶快"。素3"故阳蓄积病死，而阳气当隔，隔者当泻，不亟正治，粗乃败之。"王冰："若不急泻，粗工轻侮，必见败亡也。"素28"春亟治经络，夏亟治经俞，秋亟治六府。"王冰："亟，犹急也。"

（二、qì）

副词。屡次，一再。素2"冬三月，此谓闭藏……无泄皮肤，使气亟夺。"张介宾："亟，数也。"素40"侠胃脘内痈，此久病也，难治。居脐上为逆，居齐下为从，勿动亟夺。"王冰："亟，数也。"素3"阴者，藏精而起亟也；阳者，卫外而为固也。"王冰："亟，数也。"又，姚止庵："亟，注作数解，殊无意味。按字书，亟，一切吉逆，亦切去吏，其音为气，因其音而推其义，疑即气字之讹也。"

降（jiàng）

下降，落下。素68"升已而降，降者谓天；降已而升，升者谓地。"王冰："降，谓下降。"素69"白露早降，收杀气行。"

函（hán）

地名。见"函谷"。

【函谷】 古地名。函谷关，战国时期属秦置地，在今河南省灵宝境内。神2"麦门冬味甘，平……生函谷川谷。"

姑（gū）

中药名。见"姑活"。

【姑活】 中药名。甘，温。又名冬葵子。温里逐寒。主治大风邪气，湿痹寒痛。后世本草书多不载。神2"姑活味甘，温。主大风邪气，湿痹寒痛。久服轻身，益寿，耐老。一名冬葵子。"

姓（xìng）

古代标志家族系统的称号。见"百姓"。

始（shǐ）

1. 开始；开端。与"终"相对。素9"立端于始，表正于中，推余于终。"素66"善言始者，必会于终。"灵45"夫九针者，始于一而终于九。"

2. 先，首先。与"后"相对。素3"故风者，百病之始也。"素77"始乐后苦，皆伤精气。"

3. 治理。素28"夫虚实者，皆从其物类始，故五藏骨肉滑利，可以长久也。"又，高世栻："始，先见也……若夫虚实者，皆从其有形之外合，以先见也。"

4. 根本，根源。素71"水火寒热持于气交而为病始也。"素78"诊病不问其始，忧患饮食之失节，起居之过度。"张介宾："凡诊病之道，必先察其致病之因，而后参合以脉，则其阴阳虚实，显然自明，使不问其始，是不求其本也。"

5. 副词。方才，刚。素1"五七，阳明脉衰，面始焦，发始堕。"素26"月始生，则血气始精，卫气始行。"伤301"少阴病，始得之，反发热，脉沉者，麻黄细辛附子汤主之。"

【始终】 起始与结束。素56"左右上下，阴阳所在，病之始终，愿闻其道。"素68"愿闻其岁，六气始终，早晏何如？"张志聪："始终者，始于一刻，终于八十七刻半也。"

【始春】 立春日。素9"求其至也，皆归始春。"王冰："始春，谓立春之日也。"

弩（nǔ）

用机械发射的弓。又称弓弩。素25"凡刺之真，必先治神……伏如横弩，起如发机。”灵 62“气之离藏也，卒然如弓弩之发。”

虱（shī）

虱子。神 4“草蒿味苦，寒。主疥瘙，痂痒，恶疮，杀虱”

皯（gǎn）

皮肤黧黑枯槁。《说文·皮部》：“皯，面黑气也。”见“黑皯”。

参（一、shēn 參）

中药名。见“人参”、“苦参”等。

（二、sān）

同“三”。数词。后作“叁”。见“参$_2$伍”。

（三、cān）

1. 并，并列。素 76“若夫三藏土木水参居，此童子之所知。”王冰：“三藏皆在鬲下，居止相近也。”素 71“故风热参布，云物沸腾，太阴横流，寒乃时至，凉雨并起。”

2. 配合，参合。灵 79“人与天地相参也，与日月相应也。”灵 66“因于天时，与其身形，参以虚实，大病乃成。”杨上善：“参，合也。”难 13“假令色青，其脉当弦而急……色黑，其脉沉濡而滑。此所谓色之与脉，当参相应也。”叶霖：“此论色与脉当参合相应也。”

3. 间杂，杂乱。素 74“数甚曰病，参见曰病，复见曰病。”王冰：“参，谓参合诸气来见。”

4. 加入；配伍。伤 30“病形象桂枝，因加附子参其间，增桂令汗出。”

5. 考察；研究。灵 68“伍以参禁，以除其内，恬憺无为，乃能行气。”《太素》卷二十六“伍以参禁”作“以参伍禁”。杨上善：“参伍，揣量也。”张介宾：“三相参为参，五相伍为伍。凡食息起居，必参伍宜否，守其禁以除内之再伤。”

（四、cēn）

长短高低不齐。见“参$_4$春”

【参伍】

1. 参（sān）伍。亦作“参五”。或三或五，指变化不定的数。素 20“形气相得者生，参伍不调者病。”张志聪：“参伍不调者，即独大独小独疾独徐之意，此总言不调者病。”

2. 参（cān）伍。相参互证，比较验证。素 26“以日之寒温，月之虚盛，四时气之浮沉，参伍相合而调之。”素 17“切脉动静而视精明，察五色，观五藏有余不足，六府强弱，形之盛衰，以此参伍，决死生之分。”张介宾：“夫参伍之意，以三相校谓之参，以伍相类谓之伍。盖彼此反观，异同互证，而必欲搜其隐微之谓。”

【参$_3$合】 参照结合，综合参考。灵 4“故善调尺者，不待于寸，善调脉者，不待于色。能参合而行之者，可以为上工。”

【参$_4$春】 谓舂杵上下交错。比喻脉象参差不齐。素 20“上下左右之脉相应如参舂者病甚。”张志聪：“如参舂者，言脉之上至下去，左至右去，有如舂者之参差，彼上而此下也。”

艰（jiān 艱）

艰难，不容易。《尔雅·释诂下》：“艰，难也。”见“艰难”。

【艰难】 困难。3 神“爵床……主腰背痛，不得着床，俯仰艰难。”

绀（gàn 紺）

深青透红之色。素 10“生于肝，如以缟裹绀。”张介宾：“绀，青而含赤色也。”

练（liàn 練）

为“涤”之讹。去除。神 4“巴豆……荡练五脏六腑，开通闭塞，利水谷道。”《千金翼》《图经衍义》《品汇》《本草经疏》作

"涤"。

细（xì 細）

1. 微小。①与大相对。《广雅·释诂三》："细，小也。"见"细物"。②与粗相对。灵 81"治之以砭石，欲细而长，踈砭之。"

2. 细密，致密。灵 59"膏者其肉淖，而粗理者身寒，细理者身热。"灵 6"用绵絮一斤，细白布四丈。"

3. 指细脉。脉细如线，指下分明。素 17"细则气少。"高世栻："脉细，乃縈縈如蜘蛛丝，此阳气之少也。"素 20"形盛脉细，少气不足以息者危。"金 2"太阳病，关节疼痛而烦，脉沉而细，此名湿痹。"

4. 声音轻微。金 1"语声啾啾然细而长者，头中病。"

【细子】 谦称。犹小子。灵 10"细子无以明其然也。"杨上善："细子，谦称也。"灵 48"此皆细子之所以通。"

【细末】 细粉、粉末。金 3"右为细末，饮服方寸匕，日三服。"

【细辛】 中药名。又名小辛、少辛等。为马兜铃科细辛属植物北细辛、华细辛及汉城细辛的带根全草。辛，温，小毒。归肺、肾、心经。散寒祛风，止痛，温肺化饮，通窍。主治风寒表证，头痛，牙痛，风湿痹痛，痰饮咳喘，鼻塞，鼻渊，口疮。组方有小青龙汤、麻黄细辛附子汤、乌梅丸、当归四逆汤、当归四逆加吴茱萸生姜汤、侯氏黑散、射干麻黄汤、厚朴麻黄汤、小青龙加石膏汤、大黄附子汤、赤丸、苓甘五味姜辛汤、桂苓五味甘草去桂加干姜细辛半夏汤、苓甘五味加姜辛半夏杏仁汤、苓甘五味加姜辛半杏大黄汤、桂枝去芍药加麻黄细辛附子汤。神 2"细辛味辛，温。主咳逆，头痛，脑动，百节拘挛，风湿痹痛，死肌。久服明目，利九窍，轻身，长年。一名小辛。"

【细物】 微小的东西。灵 60"余以小针为细物也。"

【细草】 中药名。远志的别称。见该条。神 2"远志味苦，温。主咳逆，伤中。补不足，除邪气。利九窍，益智慧……一名细草。"

驹（jū 駒）

幼马，亦泛指牲畜。见"驹驹"、"土驹"。

【驹驹】 形容病色如幼马奔跑无定，散而不聚的样子。灵 49"其色散，驹驹然未有聚，其病散而气痛，聚未成也。"张介宾："稚马曰驹，驹驹然者，如驹无定，散而不聚之谓，故其为病尚散。"

终（zhōng 終）

1. 极；穷尽；达到事物的最大限度。《广雅·释诂一》："终，极也。"素 16"愿闻十二经脉之终奈何？"张介宾："终者，气尽之谓。"素 66"夫子之言，上终天气，下毕地纪，可谓悉矣。"素 71"故知其要者，一言而终，不知其要，流散无穷。"

2. 结局；终止。与"始"相对。素 9"立端于始，表正于中，推余于终，而天度毕矣。"素 20"天地之至数，始于一，终于九焉。"素 74"其始则同，其终则异。"

3. 指人死。素 16"中热嗌干，善溺心烦，甚则舌卷卵上缩而终矣。"灵 54"百岁，五藏皆虚，神气皆去，形骸独居而终矣。"

4. 整个，自始至终的。见"终日"。

5. 副词。①表示时间，相当于"常"、"久"。灵 1"令终而不灭，久而不绝。"素 71"请陈其道，令终不灭，久而不易。"金 11"积者，藏病也，终不移。"②相当于"终究"。伤 336"厥终不过五日，以热五日，故知自愈。"

6. 介词。表示时间或方向的终止，相当于"到"、"至"。素 1"故能形与神俱，而尽终其天年，度百岁乃去。"素 74"初气终三气，天气主之，胜之常也。”灵54“其不能终寿而死者，何如?”

7. 为“参”之讹。即三。灵14“发以下至颐长一尺，君子终折。”《太素》卷十三、《甲乙经》卷二“终”均作“参”。杨上善:“一尺面分中分为三，三分谓天地人。君子三分齐等，与众人不同也。参，三也。”

【终日】 整天。灵24“厥心痛，色苍苍如死状，终日不得太息。”灵79“终日北风，大病死者十有六。”

【终气】 运气术语。六气的第六步。即“终之气”。素74“四气尽终气，地气主之。”

【终身】 一生。素77“守数据治，无失俞理，能行此术，终身不殆。”

【终始】

1. 开头到结局；事物发生演变的全过程。素2“故四时阴阳者，万物之终始也。”素77“凡诊者，必知终始。”灵3“调气在于终始一者，持心也。”

2. 开始与终止。素68“位有终始，气有初中。”素71“天地之数，终始奈何……数之始，起于上而终于下。”

3. 开始到结束的区间。指经脉的起止循行部位。灵2“凡刺之道，必通十二经络之所终始。”张志聪:“按经络之终始，手之三阳从手走头，足之三阳从头走足，足之三阴从足走腹，手之三阴从腹走手，始于肺而终于肝，常荣无已，终而复始，此血气循行之终始也。”灵5“九针之玄，要在终始，故能知终始，一言而毕，不知终始，针道咸绝。”

4. 指终而复始的循环。灵9“终始者，经脉为纪。”张介宾:“人身血气，有十二经脉为之纪，循环无端，终而复始，故曰终始。”

5.《灵枢经》篇名。该篇主要介绍脏腑阴阳、经脉气血运行的起止及脉象变化，并据此确定补泻刺法。同时指出针刺效果应以针下得气、脉象调和为标准。还论述了上病取下、下病取上、局部取穴等，都应根据体质、季节的不同，采取相应的治法，以及针刺十二禁和各经所见死证。

6. 古经书。已亡。灵9“凡刺之道，毕于终始，明知终始，五藏为纪，阴阳定矣。”马莳:“终始，本古经篇名，而伯乃述之，故名篇。”又，张介宾:“终始，本篇名，详载阴阳针刺之道。”

【终朞】 历尽一周年。素9“五运相袭而皆治之，终朞之日，周而复始，时立气布，如环无端，候亦同法。”张志聪:“终期，年之三百六十日。”

【终之气】 运气术语。六气的第六步。素71“终之气，地气正，湿令行，阴凝太虚。”

【终而复始】 不断地循环往复。素5“故能以生长收藏，终而复始。”灵16“精专者行于经隧，常营无已，终而复始，是谓天地之纪。”灵62“此所谓如环无端，莫知其纪，终而复始。”

驼（tuó 駝）

骆驼。见“骆驼毛”。

绌（chù 絀）

通“诎”。屈缩。见“绌急”。

【绌急】 屈曲拘急。素39“缩踡则脉绌急，绌急则外引小络。”张介宾:“绌，屈曲也……绌，音屈。”森立之:“‘绌’是‘屈’假借……与《说文》‘绌，绛也’之本义不相涉。”

绍（shào 紹）

紧紧地缠绕。《说文·糸部》:“绍，紧纠也。”段玉裁注:“紧者，缠丝急也；纠者，三合绳也。”灵52“知六府之气街者，能知解结契绍于门户。”又，杨上善:“绍，继也。”

经（jīng 經）

1. 织物的纵线。《说文·系部》："经，织从丝也。"喻太阳经脉直行，犹如经线。素 79"三阳为经，二阳为维，一阳为游部。"喜多村直宽："经是经纬之经，维犹言纬也。太阳之经直行，故曰经；阳明之经旁出，故曰维。"

2. 经线。即北极（子）与南极（午）的连线。灵 76"岁有十二月，日有十二辰，子午为经，卯酉为纬。天周二十八宿，而一面七星，四七二十八星，房昴为纬，虚张为经。"张介宾："天象定者为经，动者为纬。子午当南北二极，居其所而不移，故为经。卯酉常东升西降，列宿周旋无已，故为纬……房在卯中，昴在酉中，故为纬。虚在子中，张在午中，故为经。"

3. 常道。即常行的义理、准则。素 17"微妙在脉，不可不察，察之有纪，从阴阳始，始之有经，从五行生。"吴崑："然始之又有经常之道，阴中有五行，阳中亦有五行，是脉从五行生也。"又，杨上善："阴阳本始有十二经脉也，十二月经脉从五行生也。"素 64"故刺不知四时之经，病之所生，以从为逆，正气内乱，与精相薄。"素 71"反是者，乱天地之经，扰阴阳之纪也。"素 77"循经守数，按循医事，为万民副。"

4. 指常法。灵 10"盛则泻之，虚则补之……不盛不虚，以经取之。"灵 48"不盛不虚，以经取之，名曰经刺……不盛不虚，以经取之。所谓经治者，饮药，亦曰灸刺。"又，杨上善："不盛不虚，正经自病也……宜疗自经，故曰以经取之，名曰经刺也。"素 76"援物比类，化之冥冥，循上及下，何必守经？"吴崑："何必执守经常哉？"又，王冰："经，谓经脉，非经法也。"

5. 经常。灵 27"九者，经巽之理，十二经脉阴阳之病也。"张志聪："九针者，乃经常巽顺之理。"马莳："九针为用最大，故叹九者乃至恒至顺之理。"

6. 对重要典籍的尊称。灵 28"余已闻九针之经，论阴阳逆顺六经已毕。"张志聪："《九针》之经，谓上古之《针经》。"素 9"帝曰：太过不及奈何？岐伯曰：在经有也。"素 35"夫经言有余者泻之，不足者补之。"素 75"别星辰与日月光，以彰经术，后世益明。"

7. 经理，效法。素 25"能经天地阴阳之化者，不失四时。"吴崑："言能经理天地阴阳之造化，则不失四时，而与万物浮沉于生长之门也。"森立之："《太素》傍记云：'经，治也。'可从。盖能经治天地阴阳之化者，所云'提挈天地，把握阴阳'者也。如此之人，何失四时之应之有也。"又，杨上善："故能知天地阴阳变化，理与四时合契，此一能也。"

8. 经过；经历。《小尔雅·广诂》："经，过也。"素 67"丹天之气经于牛女戊分，黅天之气经于心尾己分……玄天之气经于张翼娄胃。"灵 10"诸络脉皆不能经大节之间，必行绝道而出入，复合于皮中。"金 3"百合病，不经吐、下、发汗，病形如初者，百合地黄汤主之。"

9. 在，位于。灵 28"补天柱经侠颈。"张志聪："当补膀胱经之天柱于挟颈间。"

10. 经脉。素 4"天有八风，经有五风。"张介宾："经，经脉也。"素 57"经有常色而络无常变也。"张志聪："夫经脉应五脏，故有常色也。"素 22"肝病者……取其经，厥阴与少阳。"王冰："经，谓经脉也。"又，马莳："当取足厥阴之经穴中封，足少阳之经穴阳辅。"

11. 泛指经脉与络脉。灵 52"其浮气之不循经者为卫气，其精气之行于经者为营气。"灵 78"邪之所客于经，而为痛痹，舍于经络者也。"

12. 指患病经脉。难 69"不实不虚，以经取之者，是正经自病，不中他邪也，当自取其经，故言以经取之。”灵4“邪之中人也，无有常，中于阴则溜于腑，中于阳则溜于经。”马莳:“而中于阳经者，则止流于本经而已。”

13. 指太阳、阳明、少阳、太阴、少阴、厥阴六经之一。《伤寒论》以六经概括脏腑经络气血的生理功能和病理变化，综合归纳外感疾病演变过程的各种证候，为辨证论治的纲领。伤8“若欲作再经者，针足阳明，使经不传则愈。”伤105“伤寒十三日，过经谵语者，以有热也。”伤384“今反不能食，到后经中，颇能食，复过一经能食，过之一日当愈。”

14. 指经脉之气。素34“络脉不得随经上下，故留经而不行。”素74“不知是者，不足以言诊，足以乱经。”素79“一阴独至，经绝，气浮不鼓，钩而滑。”

15. 指经穴。五输穴之一。肺之经穴为经渠，大肠为阳溪，脾为商丘，胃为解溪，心为灵道，小肠为阳谷，肾为复溜，膀胱为昆仑，心包络为间使，三焦为支沟，肝为中封，胆为阳辅。灵2“经渠，寸口中也，动而不居，为经。”素38“治藏者治其俞，治府者治其合，浮肿者治其经。”难68“五藏六府各有井、荥、俞、经、合……所行为经。”

16. 指主要的河流。素64“春者，天气始开，地气始泄，冻解冰释，水行经通，故人气在脉。”森立之:“经者，谓十二经水也。水者，谓凡百水流也。《灵枢·经水》篇云：‘十二经水者，外有源泉而内有所禀，此皆内外相贯，如环无端，人经亦然。’又曰：‘夫经水之应经脉也。’共可以征。”

17. 指妇女的月经。金14“经为血，血不利则为水……去水，其经自下。”金20“妇人宿有癥病，经断未及三月，而得漏下不止。”

18. 为“径”之讹。直接。素29“四肢皆禀气于胃，而不得至经，必因于脾，乃得禀也。”林亿:“按《太素》‘至经’作‘径至’。杨上善云：‘胃以水谷资四肢，不能径至四肢，要因于脾，得水谷津液营卫于四肢。”

19. 为“络”之讹。指络脉。素62“孙络外（原作‘水’）溢，则经有留血……视其血络，刺出其血，无令恶血得入于经，以成其疾。”《甲乙经》卷六“经”作“络”，从之。又，张志聪:“脉内脉外之血气互相交通者也，故曰孙络水溢，则经有留血。”

【经历】经过，流行。难66“三焦者，原气之别使也，主通行三气，经历于五藏六府。”

【经水】

1. 主要河流。《管子·度地》:“水之出于山而流入于海者，命曰经水。”素27“故天有宿度，地有经水，人有经脉。”王冰：“经水者，谓海水、清水、渭水、湖水、沔水、汝水、江水、淮水、漯水、河水、漳水、济水也，以其内合经脉，故名之经水焉。”灵12“夫经水者，受水而行之。”灵33“经水者，皆注于海。”

2. 指月经。伤144“妇人中风，七八日续得寒热，发作有时，经水适断者，此为热入血室。”金14“经水前断，后病水，名曰血分，此病难治；先病水，后经水断，名曰水分，此病易治。”金22“带下经水不利，少腹满痛，经一月再见者，土瓜根散主之。”

3.《灵枢经》篇名。本篇以比喻的方法，以自然界十二经水的大小、深浅、远近来说明人体十二经脉的气血多少和循行情况，并指出十二经脉的针刺深度、留针久暂应结合人体的具体情况灵活处理。

【经气】

1. 经脉之气。素48“脉至浮合，浮合如数，一息十至以上，是经气予不足也。”马莳:“经气者，手足十二经脉之气也。”素27“真气者，经气也，经气太虚，故曰其来不可逢，此之谓也。”素25“经气已至，慎守勿失。”

2. 指循经而传的邪气。灵 37“经气入藏，必当治里。”马莳：“惟外经邪气入脏，必当从里以治之。”灵 79“因立春之日，风从西方来，万民又皆中于虚风，此两邪相搏，经气结代者矣。”张介宾：“邪留而不去，故曰结。当其令而非其气，故曰代。”

【经风】 经脉风证。素 4“八风发邪，以为经风，触五藏，邪气发病。”王冰：“原其所起，则谓八风发邪，经脉受之，则循经而触于五脏。”高世栻：“八风之邪以为人身经俞之风，更触人之五脏也。”

【经汁】 经血。神 3“乌贼鱼骨味咸，微温。主女子漏下赤白经汁，血闭，阴蚀肿痛，寒热，癥瘕，无子。”又，清代王闿运辑《神农本草经》“经汁”作“经枯”。

【经纪】

1. 法度，规律。素 5“四时阴阳，尽有经纪。”张志聪：“言天地之四时阴阳，尽有经纬纪纲。”素 75“外无期，内无正，不中经纪，诊无上下，以书别。”素 77“圣人之治病也，必知天地阴阳，四时经纪。”

2. 条理，秩序。灵 81“阴阳已张，因息乃行，行有经纪，周有道理，与天合同，不得休止。”

3. 人体经络直行者称经，横行者称纪。素 56“余闻皮有分部，脉有经纪，筋有结络，骨有度量，其所生病各异。”高世栻：“周身脉道，有径直之经，横络之纪，故脉有经纪。”张志聪：“经纪，言脉络有径之经，横之纪也。”

【经别】《灵枢经》篇名。本篇主要介绍十二经别的循行路径以及表里相应的阴经与阳经离合出入的配合关系，并结合天人相应的观点，阐述十二经脉在医学上的重要作用。

【经刺】 刺法名。九刺之一。指针刺有病的本经穴位。灵 7“经刺者，刺大经之结络经分也。”张介宾：“刺结络者，因其络聚而直取之，所谓解结也。”灵 48“不盛不虚，以经取之，名曰经刺。”杨上善：“不盛不虚，正经自病也……宜疗自经，故曰以经取之，名曰经刺也。”素 63“审其虚实而调之，不调者经刺之，有痛而经不病者缪刺之。”

【经治】 常规治疗。灵 48“所谓经治者，饮药，亦曰灸刺。”

【经俞】

1. 各经五输穴中的俞穴。素 28“春亟治经络，夏亟治经俞。”马莳：“夏则治其各经之俞穴。”

2. 各经五输穴中的经穴和俞穴。素 61“帝曰：秋取经俞何也?”马莳：“经俞者，据下节井荥推之，则是各经之经穴、俞穴。”

3. 指经脉。素 63“其气无常处，不入于经俞，命曰缪刺。”森立之：“不入于经俞者，言络病未入于经脉。”

【经脉】

1. 气血运行的主要通道，包括十二经脉与奇经八脉。灵 15“日行二十八宿，人经脉上下、左右、前后二十八脉。”灵 17“经脉为里，支而横者为络。”灵 47“经脉者，所以行血气而营阴阳，濡筋骨，利关节者也。”

2. 指十二经脉。素 27“故天有宿度，地有经水，人有经脉。”王冰：“经脉者，谓手足三阴三阳之脉。”素 78“夫经脉十二，络脉三百六十五，此皆人之所明知，工之所循用也。”灵 10“经脉者，所以能决死生，处百病，调虚实，不可不通……经脉十二者，伏行分肉之间，深而不见。”

3.《灵枢经》篇名。本篇主要论述了十二经脉、十五络脉的名称、起止点、循行路线、发病特征及治疗原则等，并阐述了五阴经气绝所出现的特征和预后，指出了经脉对于诊治疾病的重要性。

【经络】

1. 经脉与络脉。灵 4“上下相会，经络之相贯，如环无端。”素 20“经病者治其经，孙络病者治其孙络血，血病身有痛者治其经络。”马莳：“病在经络浅深之间，而痛及于肌肉者，治其经与络也。”素 28“经络俱实何如？何以治之……经络皆实，是寸脉急而尺缓也，皆当治之。”

2. 指各经五输穴中的经穴与络穴。素 21“一阳独啸，少阳厥也，阳并于上，四脉争张，气归于肾，宜治其经络，泻阳补阴。”马莳：“故邪气归之于肾，宜泻足太阳膀胱经之经穴昆仑、络穴飞扬，补足少阴肾经之经穴复溜、络穴大钟。”

3. 指各经五输穴中的络穴。素 28“春亟治经络，夏亟治经俞。”马莳：“春时治病，治其各经之络穴。”

4. 指经络气血。灵 65“冲脉、任脉，皆起于胞中，上循背里，为经络之海。”张志聪：“为经络之海者，胞中之气血，从冲任而半营于脉中也。”

【经候】 指月经。金 22“在下未多，经候不匀，令阴掣痛，少腹恶寒。”

【经渠】 穴名。属手太阴肺经。经穴。位于前臂掌侧，当桡骨茎突内缘，腕横纹上 1 寸处。灵 2“肺出于少商……行于经渠，经渠，寸口中也，动而不居，为经。”

【经筋】

1. 十二经脉在人体浅表筋肉间循行的附属系统，起于爪甲，结于关节，主司一身运动。灵 13“经筋之病，寒则反折筋急，热则筋弛纵不收。”

2.《灵枢经》篇名。主要讨论十二经筋的循行、病候及治疗等，并指出了“以知为度”、“以痛为输”的针刺特征。

【经道】 医学理论与方法。素 77“圣人之治病也，必知天地阴阳，四时经纪……从容人事，以明经道。”

【经溲】 当作“泾溲”。即小便。灵 8“脾气虚则四肢不用，五藏不安，实则腹胀，经溲不利。”张介宾：“经，当作泾。”又，经溲不利，谓经常小便不利。

【经输】 即经穴。灵 21“春取络脉，夏取分腠，秋取气口，冬取经输……经输治骨髓、五藏。”丹波元简：“经输者，总言经穴，非诸经之经穴、俞穴。”张介宾：“此言经输者，总言经穴也，非上文经俞之谓。”

【经腧】 各经五输穴中的俞穴。灵 19“秋取经腧，邪在府，取之合。”马莳：“秋取各经之俞穴，如手太阴肺经太渊为俞之类。”

【经数】 十二条经水之数。灵 81“夫血脉营卫，周流不休，上应星宿，下应经数。”

【经隧】 经脉。为人体气血运行的通道。素 62“五藏之道，皆出于经隧，以行血气，血气不和，百病乃变化而生，是故守经隧焉。”王冰：“遂，潜道也。经脉伏行而不见，故谓之经隧焉。”灵 60“胃之所出气血者，经隧也。经遂者，五藏六府之大络也。”马莳：“是经隧者，诚五脏六腑之大脉络耳。”

【经络论】《素问》篇名。本篇主要论述从经络的色泽变化来测知脏腑经络的病变。马莳：“内论经络所见之色，故名篇。”

【经水不利】 指妇人月经行而不畅或不能按期而至。金 22“带下经水不利，少腹满痛，经一月再见者，土瓜根散主之。”

【经月之病】 指月经病。素 20“所言不死者，风气之病及经月之病，似七诊之病而非也，故言不死。”王冰：“月经之病，脉小以微。”又，《太素》卷十四“月”作“间”。杨上善：“谓风及气并经脉间有轻之病。”

【经脉之海】 经脉气血汇聚与输注之处。素 44“冲脉者，经脉之海也，主渗灌溪谷。”张介宾：“经脉之海者，冲脉为十二经之血海也，故主渗灌溪谷。”

【经脉别论】《素问》篇名。本篇主要讨论经脉在气血津液生化输布过程中的作用，并阐明了独诊寸口以决死生的原理。因其论述内容虽与经脉有关，但又不专论经脉循行等，故名“经脉别论”。

【经络之海】 经络气血汇聚与输注之处。灵 65“冲脉、任脉，皆起于胞中，上循背里，为经络之海。”

绐（dài 紿）

欺诳。见“欺绐”。

贯（guàn 貫）

1. 用绳子穿起来。《广雅·释言》：“贯，穿也。”见“贯珠”。

2. 贯穿，穿过。素 18“胃之大络，名曰虚里，贯鬲络肺，出于左乳下。”灵 70“其中有赤脉，上下贯瞳子。”

3. 连通，连接。灵 4“经络之相贯，如环无端。”灵 62“营卫之行也，上下相贯，如环之无端。”素 43“荣者，水谷之精气也，和调于五藏，洒陈于六府，乃能入于脉也，故循脉上下，贯五藏，络六府也。”

4. 事。《尔雅·释诂上》：“贯，事也。”素 74“所以明善恶之殊贯也。”张志聪：“善恶殊贯，谓药有毒无毒之分。”

【贯节】 中药名。贯众的别名。见“贯众”。神 4“贯众味苦，微寒……一名贯节。”

【贯众】 中药名。又名贯渠、贯节。为鳞毛蕨科植物粗茎鳞毛蕨的根茎及叶柄残基。苦、涩，微寒，有小毒。入肝、胃经。清热解毒，凉血止血，杀虫。主治风热感冒，温热斑疹，吐血，咳血，衄血，便血，崩漏，血痢，带下及钩、蛔、绦虫等肠寄生虫病。神 4“贯众味苦，微寒。主腹中邪热气，诸毒。杀三虫。一名贯节，一名贯渠，一名百头，一名虎卷，一名扁苻。”

【贯珠】 成串的珠子。难 24“绝汗乃出，大如贯珠，转出不流，即气先死。”

【贯渠】 中药名。贯众的别名。见“贯众”。神 4“贯众味苦，微寒……一名贯节，一名贯渠。”

九画

契（qì）

割断。《尔雅·释诂下》：“契，绝也。”郭璞注：“今江东呼刻断为契断。”灵 52“知六府之气街者，能知解结契绍于门户。”又，张介宾：“契，合也；绍，继也……凡脉络之相合相继，自表自内，皆得其要，故曰契绍于门户。”《甲乙经》卷二无“契”字。丹波元简：“《甲乙》为是。解结绍契，诸注未明晰。”

春（chūn）

1. 春季，春天。即农历正月、二月、三月，为四季之首，五行属木，与五脏中肝相应。素 2“春三月，此谓发陈，天地俱生，万物以荣。”素 26“四时者，所以分春秋冬夏之气所在。”灵 41“五行以东方为甲乙木王春。”素 22“肝主春。”王冰：“春属木，肝亦属木，故肝主春。”难 41“肝者东方木也，木者春也。”

2. 喻一日中的早晨。灵 44“以一日分为四时，朝则为春，日中为夏，日入为秋，夜半为冬。”

3. 指春季五行属木的气候特征。素 4“所谓得四时之胜者，春胜长夏，长夏胜冬，冬胜夏，夏胜秋，秋胜春，所谓四时之胜也。”王冰：“春木，夏火，长夏土，秋金，冬水，皆以所克杀而为胜也。”

4. 指春季应时的脉象。素 17“四变之动，脉与之上下，以春应中规，夏应中矩。”姚止庵：“春脉软弱而滑，如规之象，中外皆然，故以春应中规。”素 18“春胃微弦曰平。”难 15“春脉微弦曰平……春以胃气为本。”

【春日】 春季，春天。素 17“春日浮，如鱼之游在波。”

【春气】

1. 春阳生发之气，与肝相应。素 2“春三月，此谓发陈，天地俱生，万物以荣……此春气之应，养生之道也。”王冰：“皆春阳布发生之令，故养生者必谨奉天时也。”素 9“肝者，罢极之本……此为阳中之少阳，通于春气。”素 71“春气以正，万物应荣。”

2. 春季人体之气。素 64“是故春气在经脉……春者，天气始开，地气始泄，冻解冰释，水行经通，故人气在脉。”

3. 春季的时令邪气。素 4“故春气者，病在头。”张志聪：“所谓气者，言四时五藏之气，而为病也。”灵 9“春气在毛，夏气在皮肤，秋气在分肉，冬气在筋骨。刺此病者，各以其时为齐。”张介宾：“此言病邪之中人，随时气而为深浅也。”

【春化】 运气术语。万物春季的正常生化。素 71“风温春化同，热曛昏火夏化同。”王冰：“盖凡气化有风温，则与春之化同。”

【春分】

1. 二十四节气之一。每年在公历 3 月 20 或 21 日。此日太阳直射赤道，南北半球昼夜长短平分，故称春分。灵 77“太一在春分日有变，占在相。”灵 78“左胁应春分，其日乙卯。”

2. 春季宜用的针刺部位。素 16“夏刺春分……秋刺春分。”马莳：“夏当刺心与小肠之络俞矣，若夏刺春分，则取肝胆之经穴也。”

【春令】 春季的节令。素 71“凡此阳明司天之政……五之气，春令反行，草乃生荣，民气和。”

【春秋】

1. 春季和秋季。素 28“春秋则生，冬夏则死。”素 74“夫子言春秋气始于前，冬夏气始于后。”

2. 年纪，年龄。《楚辞·九辩》：“春秋逴逴而日高兮。”注：“年龄已老将晚暮也。”素 1“余闻上古之人，春秋皆度百岁。”

【春脉】 春季应时之脉，指弦脉。有平、病、死脉之分。素 23“长夏得春脉。”素 19“春脉如弦……春脉者肝也，东方木也，万物之所以始生也，故其气来，耎弱轻虚而滑，端直以长，故曰弦。”马莳：“此言五脏有应时之脉……春时东方属木，万物始生，肝亦主木，故脉有始生之义，脉端直以长，其状如弓弦而轻虚而滑，则弦而和也。”难 15“春脉微弦曰平，弦多胃气少曰病，但弦无胃气曰死。”

【春夏养阳】 指适应自然界春生、夏长的规律，依据时序调节人体精气生发、充旺之生理功能的养生原则。后世引申用于指导治疗，指根据四季气机升降浮沉节律，春夏宜顺其升浮生长之气，用少量升浮药，或对阳虚季节性发作或加剧的病证，采用夏季温补阳气的治疗方法。素 2“所以圣人春夏养阳，秋冬养阴，以从其根。”

毒（dú）

1. 毒物。素 78“诊病不问其始，忧患饮食之失节，起居之过度，或伤于毒。”吴崑：“毒，谓草木金石禽虫诸毒也。”

2. 有毒的。见“毒蛇”。

3. 毒性。即药物的偏性或毒副作用。素70“病有久新，方有大小，有毒无毒，固宜常制矣。”神1“上药……主养命以应天，无毒，多服、久服不伤人。”伤314“半夏有毒，不当散服。”

4. 指作用峻猛的药物。素70“大毒治病，十去其六；常毒治病，十去其七；小毒治病，十去其八；无毒治病，十去其九。”灵53“胃厚色黑大骨及肥者，皆胜毒。”

5. 指用峻猛的药物治疗。素71“妇人重身，毒之何如?”吴崑:“毒，谓厉药也。”

6. 剧烈。见“毒痛”。

7. 指邪毒之气。神2“水苏……辟口臭，去毒，辟恶气。”参见“热毒”、“寒毒”、“湿毒”等。

8. 狠；狠毒。见“手毒”、“疾毒”。

【毒中】 中毒。毒物进入体内，产生毒性反应。神3“雄黄……杀精物恶鬼邪气、百虫、毒中。”

【毒气】 邪毒之气。灵70“此皆鼠瘘寒热之毒气也。”丹波元简:“此云毒气，亦以邪恶之气为言。后世寒毒、风毒之类，毒字皆本此。”神2“石胆味酸，寒。主明目……诸邪毒气，令人有子。”神4“雷丸味苦，寒。主杀三虫，逐毒气，胃中热。”

【毒虫】 有毒的昆虫。神3“雌黄味辛，平。主恶疮，头秃，痂疥，杀毒虫虱，身痒，邪气诸毒。”

【毒药】

1. 泛指药物。素12“其病生于内，其治宜毒药。故毒药者，亦从西方来。”张介宾:“毒药者，总括药饵而言，凡能除病者，皆可称为毒药。”素14“必齐毒药攻其中，镵石针艾治其外也。”素22“毒药攻邪，五谷为养，五果为助，五畜为益，五菜为充。”王冰:“药，谓金玉土石草木菜果虫鱼鸟兽之类，皆可以祛邪养正者也。然辟邪安正，惟毒乃能，以其能然，故通谓之毒药也。”

2. 作用峻猛或有毒副作用的药物。灵53“肠胃之厚薄坚脆亦不等，其于毒药何如?”神1“若毒药治病，先起如黍粟，病去即止，不去倍之，不去十之，取去为度。”

3. 指杀虫药。金19“蚘虫之为病，令人吐涎，心痛，发作有时，毒药不止，甘草粉蜜汤主之。”尤怡:“毒药，即锡粉、雷丸等杀虫之药。”

【毒疫】 毒邪所致的疫病。神3“木香味辛，温。主邪气，辟毒疫。”

【毒蛊】 害人的毒虫。《周礼·秋官·庶氏》:“［庶氏］掌除毒蛊。”郑玄:“毒蛊，虫物而病害人者。”神4“戎盐主明目，目痛。益气，坚肌骨，去毒蛊。”

【毒蛇】 有毒的蛇。神4“肤青……主蛊毒，毒蛇，菜、肉诸毒，恶疮。”

【毒痛】 剧烈疼痛。金20“心下毒痛，倍加芎䓖。”

【毒螫】 毒虫螫伤。神4“粉锡味辛，寒。主伏尸，毒螫，杀三虫。”

【毒邪气】 对人体有害的邪恶之气。神4“代赭……杀精物恶鬼，腹中毒邪气，女子赤沃漏下。”

拭（shì）

擦。灵6“汗出以巾拭身。”

挂（guà）

悬挂。灵1“知机之道者，不可挂以发。”灵3“不可挂以发者，言气易失也。”素27“不可挂以发者，待邪之至时而发针泻矣。”张介宾:“不可挂以发者，言丝毫之不可失也。”杨上善:“以毛发挂机，发速而往。”

封（fēng）

1. 帝王以土地、爵位、名号赐人。见“封君”。

2. 密闭，堵塞。《广雅·释宫》:“封，涂也。”灵6“置酒马矢煴中，盖封涂，勿使泄。”

【封君】 受有封邑的贵族。素77“诊有三常，必问贵贱，封君败伤，及欲侯王。”丹波元简：“封君，乃封国之君。”

【封藏】

1. 密闭收藏。指肾藏精的功能特征。素9“肾者主蛰，封藏之本。”

2. 运气术语。水运太过之年天地蛰封，万物闭藏的气运特征。素70“流衍之纪，是谓封藏。”张介宾：“水盛则阴气大行，天地闭而万物藏，故曰封藏。”

持（chí）

1. 握住，拿着。《说文·手部》：“持，握也。”素3“高梁之变，足生大丁，受如持虚。”素21“持重远行，汗出于肾。”素62“持针勿置，以定其意，候呼内针，气出针入。”

2. 掌握；把握。灵64“气有余于上者，导而下之……必明于经隧，乃能持之。”张介宾：“必明经脉之道路，而后能执持之也。”素80“持雌失雄，弃阴附阳，不知并合，诊故不明。”张介宾：“故凡善诊者，见其阴，必察其阳；见其阳，必察其阴。使不知阴阳逆从之理，并合之妙，是真庸庸者耳，诊焉得明。”

3. 掌管；控制。灵3“调气在于终始一者，持心也。”张介宾：“释前文一其形，听其动静，知其邪正者，皆主持于心也。”素81“宗精之水所以不出者，是精持之也。”张介宾：“五液皆宗于肾，故又曰宗精，精能主持水道，则不使之妄行。”

4. 诊；按。素78“不先言此，卒持寸口，何病能中？”高世栻：“持，即诊也。”灵5“持其脉口，数其至也。”灵24“以大针刺之，久持之，虫不动，乃出针也。”

5. 护持；扶持。灵1“右主推之，左持而御之，气至而去之。”张介宾：“右主推之，所以入针也。左持而御之，所以护持也。”

6. 守；保持。灵29“寒温中适，故气将持，乃不致邪僻也。”杨上善：“合适则其真气内守，外邪不入，病无由生。”素1“不知持满，不时御神。”灵81“血气已调，形气乃持。”《太素》卷二十六“形气”作“形神”。杨上善：“故善调者，补泻血气，使形与神相保守也。持，保守也。”又，张介宾：“持，定也。”素81“神不慈则志不悲，阴阳相持，泣安能独来？”杨上善：“神者为阳，志者为阴……今阴阳相持无失，泣安能独来？”

7. 治理，调理。灵47“凡此诸变者，持则安，减则病也。”张介宾：“凡以上诸变，使能因其偏，而善为守持，则可获安。”

8. 相持。素71“凡此少阴司天之政……水火寒热持于气交而为病始也。”

9. 延续，持续。素22“病在肝……甚于秋，秋不死，持于冬，起于春……至其所生而愈，至其所不胜而甚，至于所生而持。”汪机：“执持，坚定也，犹言无加无减而平定也。”

10. 持久，缠绵。素68“中行令者，其病徐而持；中贵人者，其病暴而死。”素71“暴者为病甚，徐者为病持。”张介宾：“持者，进退缠绵，相持延久也。”灵71“其脉滑而盛者，病日进；虚而细者，久以持。”

11. 为“时”之讹。灵75“病有持痈者，有容大者，有狭小者。”《太素》卷二十五“持”作“时”。

【持脉】 诊脉，按脉。素17“是故持脉有道，虚静为保……此六者，持脉之大法。”马莳：“欲知四时五行阴阳内外，在诊脉之精微……故知在内脏腑阴阳之虚实者，按其脉而纪之。”难5“脉有轻重，何谓也？然，初持脉，如三菽之重，与皮毛相得者，肺部也。”伤75“未持脉时，病人手叉自冒心。”

【持诊】 诊脉。素80“是以圣人持诊之道，先后阴阳而持之。”森立之：“持者，持脉之义，仲景书多言尔。”

【持雌失雄】 喻诊法不精，临证时顾此失彼。雌雄，此指阴阳。素 80“持雌失雄，弃阴附阳，不知并合，诊故不明。”张介宾：“雌雄，阴阳之义也。《生气通天论》曰：‘阴阳离决，精气乃绝。’故凡善诊者，见其阴，必察其阳。见其阳，必察其阴。使不知阴阳逆从之理，并合之妙，是真庸庸者耳。”

垣（yuán）

矮墙，围墙。素 30“踰垣上屋，所上之处，皆非其素所能也。”王冰：“踰垣，谓蓦墙也。”素 80“脾气虚则梦饮食不足，得其时则梦筑垣盖屋。”

项（xiàng 項）

1. 脖子的后部。灵 14“项发以下至背骨长二寸半。”灵 20“肩背颈项痛，时眩。”伤 1“太阳之为病，脉浮，头项强痛而恶寒。”

2. 脖子。《广韵·讲韵》：“项，颈项。”灵 10“是动则病冲头痛，目似脱，项如拔。”

【项背】 颈项和背部。素 36“先项背痛者，先刺之。”伤 31“太阳病，项背强几几，无汗，恶风，葛根汤主之。”

【项强】 项部僵硬。素 74“诸痉项强，皆属于湿。”

【项大筋】 指项后斜方肌。灵 2“足太阳挟项大筋之中发际。”杨上善：“两大筋中发际，此太阳输也。”

挟（xié 挾）

1. 夹持，用手指夹持。灵 75“以两手四指挟按颈动脉，久持之。”马莳：“以两手各用大指、食指共四指，挟其颈之动脉按之，即人迎、大迎处也。”

2. 从旁夹着，依傍。灵 2“足阳明挟喉之动脉也。”灵 10“肝足厥阴之脉……挟胃属肝络胆。”灵 49“五藏次于中央，六府挟其两侧。”

挠（náo 撓）

扰动。《广雅·释诂三》：“挠，乱也。”素 71“厥阴所至为挠动，为迎随。”王冰：“风之性也。”

政（zhèng）

1. 主持政事。素 69“岁木太过，风气流行，脾土受邪……化气不政。”王冰：“木余土抑，故不能布政于万物也。”

2. 职能，作用。素 67“东方生风，风生木……其政为散。”素 70“坚成之纪……燥行其政，物以司成。”

3. 法则。素 69“夫五运之政，犹权衡也，高者抑之，下者举之。”素 71“五运宣行，勿乖其政。”

4. 标准。灵 64“故五五二十五人之政，而阴阳之人不与焉。”丹波元简：“马云计有二十五人之式，而彼阴阳和平之人不与也。此政读为式。”又，《甲乙经》卷一“政”作“形”。

【政令】 政策与法令。此喻五运六气对自然万物的规律性作用及其外在表现。素 69“政令者，气之章。”

赵（zhào）

古国名。见“赵国”。

【赵国】 古国名。今河北省邯郸地区。神 3“殷孽……一名姜石。生赵国山谷。”

贲（一、bēn 賁）

1. 横膈。灵 13“手太阴之筋……散贯贲，合贲下，抵季胁。”杨上善：“贲，谓膈也。”素 63“无故善怒，气上走贲上。”林亿：“按《难经》胃为贲门。杨玄操云：贲，鬲也。是气上走鬲上也。”灵 47“肺下则居贲迫肺，善胁下痛。”又，张志聪：“贲乃胃

九画

脘之贲门，在胃之上口，下则肺居贲间，而胃脘迫肺，血脉不通，故胁下痛。”

2. 通“奔”。奔走。见“息贲”。

（二、fèn）

通“坟（墳）”。隆起。《谷梁传·僖公十年》:“覆酒于地而地贲。”范宁注:“贲，沸起也。”灵 4“脉大者，尺之皮肤亦贲而起。”

【贲门】 七冲门之一。胃上口。难 44“胃为贲门，太仓下口为幽门。”

【贲独】 病名。即奔豚病。参见“奔豚”条。神 1“夫大病之主，有……大小便不通，贲独上气，咳逆，呕吐。”

【贲响】 胃肠鸣响。灵 6“卫之生病也，气痛时来时去，怫忾贲响，风寒客于肠胃之中。”张介宾:“贲响，腹鸣如奔也。”又，杨上善:“贲响，腹胀貌也。”灵 10“甚则欲上高而歌，弃衣而走，贲响腹胀。”张志聪:“贲响，肠胃雷鸣也，贲、奔同。”

【贲豚】 病名。亦作奔豚、奔豚气。参见“奔豚”条。难 56“肾之积名曰贲豚，发于少腹，上至心下，若豚状，或上或下无时。久不已，令人喘逆，骨痿，少气。”神 2“独活味苦，平。主风寒所击，金创，止痛，贲豚，痫痓，女子疝瘕。”

哉（zāi）

语气词。①表示感叹，相当于“啊”。素 8“善哉！余闻精光之道，大圣之业。”素 20“妙乎哉问也！此天地之至数。”素 68“呜呼远哉！天之道也，如迎浮云，若视深渊。”②表示肯定语气，相当于“啊”。素 62“用形哉，因四时多少高下。”③表示疑问或反问，相当于“呢”或“吗”。灵 37“如是者，虽平常殆，况加疾哉?”

挺（tǐng）

1. 伸直。灵 10“足厥阴之别……其别者，径胫上睾，结于茎。其病气逆则睾肿卒疝，实则挺长，虚则暴痒。”杨上善:“挺长，阴挺出长也。”又，丹波元简:“《经筋》篇云：足厥阴伤于寒则阴缩入，伤于热则纵挺不收，盖此指睾丸而言。”灵 13“足厥阴之筋……阴器不用，伤于内则不起，伤于寒则阴缩入，伤于热则纵挺不收。”

2. 宽缓。灵 50“怯士者……肝系缓，其胆不满而纵，肠胃挺，胁下空。”张介宾：“肠胃挺者，曲折少也。”

3. 量词。多用于条状物或长形物。伤 303“阿胶三两。一云三挺。”

4. 通“梃”。棍棒。指棒状的药条。伤 233“并手捻作挺，令头锐，大如指，长二寸许。”

5. 通“筳”。小竹枝。灵 78“故为之治针，令尖如挺，其锋微员。”《灵枢经·九针十二原》“挺”作“梃”。杨上善注:“大针之状，尖如筳，筳如平（草）筳，其锋微圆，以通关节也。”

垢（gòu）

1. 污秽物。灵 48“近者编绝，久者简垢。”张介宾:“垢，尘污也。”

2. 污浊。灵 9“少阴终者，面黑齿长而垢。”

指（zhǐ）

1. 手指。素 10“掌受血而能握，指受血而能摄。”灵 1“持针之道，坚者为宝，正指直刺，无针左右。”灵 13“手太阴之筋，起于大指之上，循指上行。”

2. 足趾。灵 10“脾足太阴之脉，起于大指之端，循指内侧白肉际。”灵 13“足阳明之筋，起于中三指，结于跗上，邪外上加于辅骨。”

3. 指向；指着。灵 11“手少阳之正，指天，别于巅。”灵 49“其色有邪，聚散而不端，面色所指者也。”

4. 意思上所指。素 15“余闻揆度奇恒，所指不同。”

5. 指示，指点。素 20“三候者，有天有地有人也，必指而导之，乃以为真。”

按（àn）

1. 用手向下压。灵 4“已发针，疾按其痏，无令其血出。”灵 19“以锐针针其处，按出其恶气，肿尽乃止。”素 62“实者外坚充满，不可按之，按之则痛。”

2. 指切诊。①切脉。即用手指触按脉搏，以了解脉象变化的诊断方法。素 5“善诊者，察色按脉，先别阴阳。”灵 4“按其脉，知其病，命曰神。”灵 64“按其寸口人迎，以调阴阳。”②按诊。即医者用手和指端的感觉，对病人体表某些部位进行触摸按压的检查方法。灵 4“余愿闻见而知之，按而得之，问而极之，为之奈何?”灵 12“审切循扪按，视其寒温盛衰而调之。”灵 57“以手按其腹，随手而起，如裹水之状，此其候也。”

3. 安抚。素 5“其慓悍者，按而收之。”王玉川:“按，抚也。收，收敛也。按抚阳气，收敛肌表，以达止汗之目的，故曰按而收之。”又，张介宾:“慓，急也。悍，猛利也。按，察也。此兼表里而言，凡邪气之急利者，按得其状，则可收而制之也。”森立之:“按、收并是针法，盖谓针后指按，令气不散也。”

4. 按摩。素 19“当是之时，可按若刺耳。”灵 1“鍉针者，锋如黍粟之锐，主按脉勿陷，以致其气。”灵 73“爪苦手毒，为事善伤者，可使按积抑痹。”

5. 考察，查验。《字汇·手部》:“按，考也；验也。”灵 48“必审按其本末，察其寒热，以验其藏府之病。”素 74“谨按四维，斥候皆归。”素 77“圣人之术，为万民式，论裁志意，必有法则，循经守数，按循医事，为万民副。”

6. 按照，依照。伤 30“证象阳旦，按法治之而增剧。”

7. 疑为“不”之讹。灵 26“心痛，当九节刺之，按已刺按之，立已。”《太素》卷二十六“按已”作“不已”。宜从。

【按摩】 治法名。指运用各种手法在人体进行按压和抚摩，舒展筋骨，行气活血，以防治疾病的方法。素 24“形数惊恐，经络不通，病生于不仁，治之以按摩醪药。”素 62“按摩勿释，著针勿斥，移气于不足，神气乃得复。”

【按跻】 按摩导引。素 4“冬不按跻，春不鼽衄。”王冰:“按，谓按摩。跻，谓如跻捷者之举动手足，是所谓导引也。”素 12“故其病多痿厥寒热，其治宜导引按跻。”

欫（qū）

同“呿”。张口。见“欠欫”。

甚（shèn）

1. 过分。素 18“妇人手少阴脉动甚者，妊子也。”素 61“勇而劳甚则肾汗出。”灵 7“病小针大，气泻太甚，疾必为害。”

2. 严重；厉害。素 65“谨察间甚，以意调之，间者并行，甚者独行。”张介宾:“间者言病之浅，甚者言病之重也。”素 68“气相得则微，不相得则甚。”灵 24“真头痛，头痛甚，脑尽痛，手足寒至节，死不治。”

3. 加重。素 22“病在肝，愈于夏，夏不愈，甚于秋，秋不死，持于冬。”素 42“昼日则差，暮则甚，诊在眉上。”灵 44“是必以藏气之所不胜时者甚，以其所胜时者起也。”

4. 盛，亢盛。素 31“诸遗者，热甚而强食之，故有所遗也。”素 69“芒而大倍常之一，其化甚。”张介宾:“甚，气化之盛也。”素 74“乘年之虚，则邪甚也；失时之和，亦邪甚也。”

5. 大。灵 47“甚寒大热，不能伤也。”

6. 多。素 36“热多汗出甚，刺足少阳。”素 71“多少而差其分，微者小差，甚者大差。”

7. 超过。《广韵·寝韵》：“甚，剧过也。”灵 75“乍反乍复，颠倒无常，甚于迷惑。”

8. 副词。很；极。素 46“诊此者当候胃脉，其脉当沉细，沉细者气逆，逆者人迎甚盛，甚盛则热。”灵 74“故寒甚则热，热甚则寒。”伤 233“如一食顷，当大便出宿食恶物，甚效。”

【甚而】 甚至。素 69“化气不政，生气独治，云物飞动，草木不宁，甚而摇落。”

【甚者从之】 治法术语。指针对病重而复杂的病证，采用药物的性质、作用趋向顺从疾病表象而治的方法。素 74“寒者热之，热者寒之，微者逆之，甚者从之。”张介宾：“病之甚者，如热极反寒，寒极反热，假证难辨，其病则甚，故当从之，从即下文之反治也。”

荆（jīng）

见“荆山”等。

【荆山】 山名。今湖北省南漳县西南的荆山。神 4“楝实味苦，寒……生荆山山谷。”

【荆州】 地名。今湖北省。神 4“蛇蜕味咸，平……一名弓皮。生荆州川谷。”

【荆楚】 地名。今湖南、湖北省境。神 3“酸浆味酸，平……一名醋浆。生荆楚川泽。”

革（一、gé）

1. 皮肤。见“肤革”、“皮革”。

2. 改变，变革。素 62“按摩勿释，出针视之，曰我将深之，适人必革，精气自伏，邪气散乱。”杨上善：“革，改也。”素 70“火见燔焫，革金且耗……土用革。”王冰：“革……亦谓革易也。”

3. 脉象。革脉。即脉浮而搏指，中空外坚，如按鼓皮。金 6“脉弦而大，弦则为减，大则为芤，减则为寒，芤则为虚，虚寒相搏，此名为革。”徐中可：“革者，如鼓之革状，浮外之邪实也，于是内气虚。”

（二、jí）

通“亟”。迅急。素 17“浑浑革至如涌泉，病进而色弊。”《甲乙经》卷四、《脉经》卷一“革”下并重“革”字。丹波元简：“革，《集韵》‘音殛，急也’。”

茜（qiàn）

中药名。见“茜根”。

【茜根】 中药名。茜草的别名，又名藘茹、蒨草、血见愁、地苏木、活血丹等。为茜草科茜草属植物茜草的根及根茎。苦，寒。入肝、心经。凉血止血，活血化瘀。主治血热咯血、吐血、衄血、尿血、便血、崩漏，经闭，产后瘀阻腹痛，跌打损伤，风湿痹痛，黄疸，疮痈，痔肿。神 2“茜根味苦，寒。主寒湿风痹，黄疸，补中。久服益精气，轻身。”

荐（jiàn 薦）

细草编的席子。素 12“其民不衣而褐荐。”王冰：“荐，谓细草。”吴崑：“荐，草茵也。”又，森立之：“褐荐，盖谓以褐布不成裁缝只如荐席，以缠绕其身也。”

巷（xiàng）

1. 街巷。灵 81“民不往来，巷聚邑居。”

2. 喻经脉。灵 4“中气穴则针染于巷。”张介宾：“巷，道也。”又，杨上善：“巷，谓街巷，空穴之处也。”

荚（jiá 莢）

即荚果。见“榆荚”。

荑（yí）

中药名。见“芜荑”。

荛（yáo 蕘）

中药名。见“荛花”。

【荛花】 中药名。为瑞香科荛花属植物荛花的花蕾。辛、苦，寒，有毒。泻水逐饮，消坚破积。主治痰饮咳逆上气，水肿，咽喉肿闭，癥瘕痃癖。神 4“荛花味苦，寒。主伤寒，温疟。下十二水，破积聚，大坚癥瘕。荡涤肠胃中留癖，饮食，寒热邪气，利水道。”

茈（chái）

中药名。见“茈胡”。

【茈胡】 中药名。即柴胡。又名地薰。参见“柴胡”。神 2“茈胡味苦，平。主心腹、去肠胃中结气，饮食积聚，寒热邪气……一名地薰。”

带（dài 帶）

1. 用来约束衣服的带子。灵 10“肾足少阴之脉，起于小指之下……灸则强食生肉，缓带披发，大杖重履而步。”素 41“解脉令人腰痛如引带，常如折腰状。”

2. 携带。金 11“肾着之病……腰以下冷痛，腹重如带五千钱，甘姜苓术汤主之。”

3. 指带脉。难 27“脉有奇经八脉者……有冲，有督，有任，有带之脉。”难 29“带之为病，腹满腰溶溶若坐水中。”

【带下】

1. 泛指妇科病症。金 22“妇人之病……奄忽眩冒，状如厥癫，或有忧惨，悲伤多嗔，此皆带下，非有鬼神。”尤怡：“带下者，带脉之下，古人列经脉为病，凡三十六种，皆谓之带下病，非今人所谓赤白带下也。”金 22：“带下经水不利，少腹满痛，经一月再见者，土瓜根散主之。”徐彬：“带下，即前所谓此皆带下，非专指赤白带也。盖古人列妇人因经致病，凡三十六种，皆谓之带下病，故此节冠以带下二字。”

2. 病名。指妇女阴道流出黏性液体，连绵不断，其状如带。神 1“女子带下，崩中，血闭，阴蚀。”神 2“牡蛎味咸，平……除拘缓，鼠瘘，女子带下赤白。”

【带钩】 束腰革带上的钩。一端曲首，背有圆纽。多用铜制，亦有用铁或玉等制作者。古代医家以其质地坚硬，前屈后直之形，比喻来盛去衰，坚硬不柔和之脉象。素 18“死心脉来，前曲后居，如操带钩，曰心死。”王冰：“钩，谓革带之钩。”难 15“其脉来累累如环，如循琅玕曰平；来而益数，如鸡举足者曰病；前曲后居，如操带钩曰死。”

【带脉】

1. 奇经八脉之一。带脉起于季胁，环行腰间，横束如带，有总束诸脉，固护胎儿及主司妇女带下的作用。难 28“带脉者，起于季胁，回身一周。”素 44“故阳明虚则宗筋纵，带脉不引，故足痿不用也。”王冰：“带脉者，起于季胁，回身一周，而络于督脉也。”

2. 经穴名。属足少阳胆经，足少阳、带脉的交会穴。位于侧腰部，第 11 肋游离端直下，与脐相平处。灵 22“脉癫疾者……灸带脉于腰，相去三寸，诸分肉本输。”马莳：“灸足少阳胆经之带脉穴，此穴相去于腰，计三寸许。”

【带下十二病】 指包括带下在内的多种妇科病症。神 4“地榆味苦，微寒。主妇人乳痓痛，七伤，带下十二病。”据《唐本草》注：“主带下十二病。孔氏《音义》云：一曰多赤，二曰多白，三曰月水不通，四曰阴蚀，五曰子脏坚，六曰子门僻，七曰合阴阳患痛，八曰小腹寒痛，九曰子门闭，十曰子宫冷，十一曰梦与鬼交，十二曰五脏不定。”

【带下十二疾】 指包括带下在内的多种

妇科病症。神 3“牡狗阴茎味咸，平。主伤中，阴痿不起，令强热大，生子。除女子带下十二疾。”森立之:“《千金》卷四云女人腹中十二疾，一曰经水不时，二曰经来如清水，三曰经水不通，四曰不周时，五曰生不乳，六曰绝无子，七曰阴阳减少，八曰腹苦痛如刺，九曰阴中寒，十曰子门相引痛，十一曰经来冻如葵汁状，十二曰腰急痛。”又，《诸病源候论》卷三十八“带下三十六候”记载:“十二瘕者，是所下之物，一者如膏，二者如青血，三者如紫汁，四者如赤肉，五者如脓痂，六者如豆汁，七者如葵羹，八者如凝血，九者如清血，十者如米汁，十一者如月浣，十二者经度不应期也。”

草（cǎo）

草本植物的总称。素 9“草生五色，五色之变，不可胜视。”张志聪:“草者，五谷五菜概及果木而言也。”灵 71“地有四时不生草，人有无子。”灵 26“哕，以草刺鼻，嚏，嚏而已。”

【草木】

1. 指草本植物与木本植物。素 69“岁木不及……草木晚荣。”素 70“清气大至，草木雕零。”

2. 比喻肝脏柔和条达之性。素 4“东方青色，入通于肝……其类草木。”素 70“敷和之纪，木德周行……其类草木。”王冰:“性柔脆而曲直。”

【草苏】 草叶。素 13“治以草苏草荄之枝。”马莳:“苏者，叶也。”

【草荄】 草根。素 13“治以草苏草荄之枝。”马莳:“苏者，叶也；荄者，根也；枝者，茎也。”王冰:“草荄，谓草根也。”

【草兹】 死草，其色青而带白。素 10“五藏之气，故色见青如草兹者死。”张志聪:“兹，蓐席也。兹草者，死草之色，青而带白也。”

【草萓】 疑为“草蓂”之讹。灵 81“水道流溢，草萓不成，五谷不殖。”《甲乙经》卷十一作“草蓂”，马莳、张志聪注本同。丹波元简:“按《玉篇》萓荑，本作宜男，鹿葱也。然《邪客篇》‘地有草蓂’，此‘萓’当‘蓂’误。”又，《太素》卷二十六“蓂”作“蘆”，杨上善注:“蘆，草名也，亦节枯也。”《集韵·姥韵》:“草死曰蘆。”

【草蒿】

1. 中药名。青蒿的异名，又名方溃。见“青蒿”。神 4“草蒿味苦，寒……一名青蒿，一名方溃。

2. 中药名。青葙子的异名。见该条。神 4“青葙子味苦，微寒……一名草蒿，一名萋蒿。”

【草蓂】 丛生的野草。灵 71“地有草蓂，人有毫毛。”丹波元简:“草蓂，乃对下文林木，谓地上众草也。”

【草决明】 中药名。青葙子的异名。见“青葙子”。神 4“青葙子味苦，微寒……其子，名草决明。”

【草续断】 中药名。石龙蒭的别名，又名龙须、龙珠。见“石龙蒭”。神 2“石龙蒭味苦，微寒……一名龙须，一名草续断，一名龙珠。”

茧（jiǎn 繭）

蚕茧。金 22“以水四升，煮取半升，以绵缠筯如茧，浸汤沥阴中。”

茵（yīn）

中药名。见“茵陈”。

【茵芋】 中药名。为芸香科茵芋属植物茵芋或乔木茵芋的茎叶。辛、苦，温，有毒。入肝、肾经。祛风胜湿。主治风湿痹痛，四肢挛急，两足软弱。神 4“茵芋味苦，温。主五脏邪气，心腹寒热，羸瘦如疟状，发作有时。诸关节风湿痹痛。”

【茵陈】 中药名。即茵陈蒿。见该条。伤 236“先煮茵陈，减六升，内二味。”

【茵陈汤】 方剂名。即茵陈蒿汤。见该条。金 15“黄疸病，茵陈五苓散主之。一本云茵陈汤及五苓散并主之。”

【茵陈蒿】 中药名。又名茵陈。为菊科蒿属植物猪毛蒿或茵陈蒿的地上部分。微苦、微辛，微寒。入脾、胃、膀胱经。清热利湿退黄。主治黄疸，小便不利，湿疮瘙痒。组方有茵陈蒿汤、茵陈五苓散等。神 2“茵陈蒿味苦，平。主风、湿、寒、热邪气，热结黄疸。久服轻身，益气，耐老。”

【茵陈蒿汤】 方剂名。组成：茵陈蒿六两，栀子十四枚（擘），大黄二两（去皮）。煎服法：以水一斗二升，先煮茵陈，减六升，内二味，煮取三升，去滓，分三服。功用：清热利湿退黄。主治：湿热黄疸及谷疸湿热证。伤 236“阳明病，发热汗出者，此为热越，不能发黄也。但头汗出，身无汗，剂颈而还，小便不利，渴引水浆者，此为瘀热在里，身必发黄，茵陈蒿汤主之。”伤 260“伤寒七八日，身黄如橘子色，小便不利，腹微满者，茵陈蒿汤主之。”金 15“谷疸之为病，寒热不食，食即头眩，心胸不安，久久发黄为谷疸，茵陈蒿汤主之。”

【茵陈五苓散】 方剂名。组成：茵陈蒿末十分，五苓散五分。煎服法：上二物和，先食饮方寸匕，日三服。功用：利湿退黄，化气行水。主治：黄疸湿重于热者。临床见形寒发热，食欲减退，小便短少或不利，苔腻不渴。金 15“黄疸病，茵陈五苓散主之。”

茱（zhū）

中药名。见“吴茱萸”、“茱萸汤”。

【茱萸汤】 方剂名。即吴茱萸汤。见该条。金 17“呕而胸满者，茱萸汤主之。”

茯（fú）

中药名。见“茯苓”。

【茯苓】 中药名。又称茯菟、云苓、松苓等。为多孔菌科卧孔属植物茯苓的菌核。甘、淡，平。入心、脾、肺、肾经。渗利水湿，健脾和胃，宁心安神。主治小便不利，水肿胀满，痰饮咳逆，呕哕，脾虚食少，泄泻，心悸不安，失眠健忘，遗精，淋浊等。组方有茯苓甘草汤、茯苓四逆汤、茯苓戎盐汤、茯苓泽泻汤、茯苓杏仁甘草汤、茯苓桂枝甘草大枣汤、茯苓桂枝五味甘草汤、茯苓桂枝白术甘草汤、桂枝去桂加茯苓白术汤、五苓散、真武汤、柴胡加龙骨牡蛎汤、猪苓汤、附子汤、麻黄升麻汤、侯氏黑散、肾气丸、薯蓣丸、酸枣仁汤、赤丸、甘姜苓术汤、木防己去石膏加茯苓芒硝汤、小半夏加茯苓汤、桂苓五味甘草去桂加干姜细辛半夏汤、苓甘五味加姜辛半夏杏仁汤、苓甘五味加姜辛半杏大黄汤、栝蒌瞿麦丸、防己茯苓汤、桂枝茯苓丸、当归芍药散、葵子茯苓散、半夏厚朴汤。神 2“茯苓味甘，平。主胸胁逆气，忧恚，惊邪恐悸，心下结痛，寒热，烦满，咳逆，止口焦舌干，利小便。久服安魂魄，养神，不饥，延年。一名茯菟。”

【茯菟】 中药名。茯苓的别称。见该条。神 2“茯苓味甘，平……一名茯菟。”

【茯苓甘草汤】 方剂名。组成：茯苓二两，桂枝二两（去皮），甘草一两（炙），生姜三两（切）。煎服法：上四味，以水四升，煮取二升，去滓，分温三服。功用：温中化饮，通阳利水。主治：①伤寒水停中焦，汗出不渴。伤 73“伤寒汗出而渴者，五苓散主之；不渴者，茯苓甘草汤主之。”②伤寒水停，厥而心下悸。伤 356“伤寒厥而心下悸，宜先治水，当服茯苓甘草汤，却治其厥。”

【茯苓四逆汤】 方剂名。组成：茯苓四两，人参一两，附子一枚（生用，去皮，破八片），甘草二两（炙），干姜一两半。煎服法：上五味，以水五升，煮取三升，去滓，温服七合，日二服。功用：益气温阳，利水除湿。主治：伤寒汗下后，阴阳俱虚，烦躁之证。伤69“发汗，若下之，病仍不解，烦躁者，茯苓四逆汤主之。”

【茯苓戎盐汤】 方剂名。组成：茯苓半斤，白术二两，戎盐弹丸大一枚。煎服法：以水先煎茯苓、白术，后再入戎盐再煎。功用：健脾利湿，益肾清热。主治：脾肾亏虚的小便不利。金13“小便不利，蒲灰散主之；滑石白鱼散、茯苓戎盐汤并主之。”

【茯苓泽泻汤】 方剂名。组成：茯苓半斤，泽泻四两，甘草二两，桂枝二两，白术三两，生姜四两。煎服法：上六味，以水一斗，煮取三升，内泽泻，再煮取二升半，温服八合，日三服。功用：利水化饮，降逆和胃。主治：饮阻气逆的呕渴证。金17“胃反，吐而渴欲饮水者，茯苓泽泻汤主之。”

【茯苓杏仁甘草汤】 方剂名。组成：茯苓三两，杏仁五十个，甘草一两。煎服法：上三味，以水一斗，煮取五升，一升，日三服。不差，更服。功用：宣肺化饮。主治：胸痹轻证。临床见胸痛不甚，胸中气塞，短气，多兼见咳逆，吐涎沫，小便不利等。金9“胸痹，胸中气塞，短气，茯苓杏仁甘草汤主之。”

【茯苓桂枝五味甘草汤】 方剂名。又名桂苓五味甘草汤。参见该条。金12“青龙汤下已，多唾口燥，寸脉沉，尺脉微，手足厥逆，气从小腹上冲胸咽，手足痹，其面翕热如醉状，因复下流阴股，小便难，时复冒者，与茯苓桂枝五味甘草汤。”

【茯苓桂枝甘草大枣汤】 方剂名。组成：茯苓半斤，甘草二两（炙），大枣十五枚，桂枝四两。煎服法：上四味，以甘烂水一斗，先煮茯苓，减二升，内诸药，煮取三升，去滓，一升，日三服。（甘烂水法：取水二斗，置大盆内，以杓扬之，水上有珠子五六千颗相逐，取用之）。功用：温阳利水，降逆平冲。主治：心阳不足，水气妄动，欲作奔豚，脐下悸动。伤65“发汗后，其人脐下悸者，欲作奔豚，茯苓桂枝甘草大枣汤主之。”

【茯苓桂枝白术甘草汤】 方剂名。简称苓桂术甘汤。组成：茯苓四两，桂枝三两（去皮），白术、甘草（炙）各二两。煎服法：以水六升，煮取三升，去滓，分温三服。功用：温阳化饮，健脾利水。主治：①痰饮停于中焦证。伤寒吐下后心下逆满，气上冲胸，起则头眩，脉沉紧。金12“心下有痰饮，胸胁支满，目眩，苓桂术甘汤主之……夫短气有微饮，当从小便去之，苓桂术甘汤主之。”②伤寒误用吐下，脾胃气虚，水气上冲证。伤67“伤寒，若吐若下后，心下逆满，气上冲胸，起则头眩，脉沉紧，发汗则动经，身为振振摇者，茯苓桂枝白术甘草汤主之。”

荄（gāi）

1. 草根。《尔雅·释草》:“荄，根。”见“草荄”。

2. 指茎。灵75“热则滋雨而在上，根荄少汁。”《甲乙经》卷七“荄”作“茎”。杨上善:“荄，茎也。”

茺（chōng）

中药名。见“茺蔚子”。

【茺蔚子】 中药名。别名益母、益明、大札。为唇形科益母草属植物益母草细叶益母草的果实。辛、甘，微温，有小毒。入肝、脾经。活血调经，清肝明目。主治月经不调，痛经，闭经，产后瘀血腹痛，目赤肿痛等。神2“茺蔚子味辛，微温。主明目，益精，除水气。久服轻身。茎，主瘾疹痒，可作浴汤。一名益母，一名益明，一名大札。”

垩（è 堊）

中药名。见“白垩”。

荡（dàng 蕩）

1. 摇动，摆动。见“飘荡”。

2. 动荡。灵 8“恐惧者，神荡惮而不收。”

3. 洗涤，清除。《释名·释言语》:“荡，盪也，排盪去秽垢也。”神 2“滑石味甘，寒……利小便，荡胃中积聚寒热，益精气。”

【荡涤】 洗涤，清除。神 4“大黄味苦，寒……荡涤肠胃，推陈致新。”神 4“荛花味苦，寒……荡涤肠胃中留癖，饮食，寒热邪气，利水道。”

荣（róng 榮）

1. 繁茂，茂盛。素 2“春三月，此谓发陈，天地俱生，万物以荣。”素 69“岁土不及，风乃大行，化气不令，草木茂荣。”素 71“暑反至，阳乃化，万物乃生乃长荣。”

2. 光华，荣华。素 10“心之合脉也，其荣色也……肺之合皮也，其荣毛也……此五藏所生之外荣也。”森立之:“荣者，脏气之所灌注外见，故看其处之气色，而卜其脏病也。”王冰:“荣，美色也。”素 32“荣未交，曰今且得汗，待时而已。”于鬯:“交当从林校作夭。荣即色，荣未夭即色未夭。”

3. 显现。素 32“太阳之脉，色荣颧骨，热病也。”张介宾:“荣，发见也。”又，王冰:“荣，饰也。谓赤色见于颧骨如荣饰也。”素 81“夫心者，五藏之专精也……华色者，其荣也。”

4. 富贵。灵 72“见人有荣，乃反愠怒。”张介宾:“阴性残忍也，心多忌刻，忧人富贵。”

5. 通“营”。①指营气。素 43“荣者，水谷之精气也，和调于五藏，洒陈于六府，乃能入于脉也，故循脉上下，贯五藏，络六府也。”素 58“荣卫稽留，卫散荣溢，气竭血著。”伤 53“以荣行脉中，卫行脉外。”②营养。灵 10“故气不荣则皮毛焦。”灵 65“冲任之脉，不荣口唇，胡须不生焉。”灵 71“营气者，泌其津液，注之于脉，化以为血，以荣四末。”③运行，运转。灵 16“阴气太盛，则阳气不能荣也，故曰关。”灵 57“寒气客于肠外，与卫气相搏，气不得荣。”难 30“荣周不息，五十而复大会。”④指血脉。素 26“补必用员，员者，行也，行者，移也，刺必中其荣，复以吸排针也。”王冰:“针入至血，谓之中荣。”张志聪:“必中荣者，刺血脉也。”

6. 为“荥”之讹。①指荥穴。灵 28“补足太阳荣、眉本。”杨上善:“太阳荣在通谷，足指外侧本节前陷中。”②小水。见“荣然”。

【荣卫】 营气和卫气。素 34“荣卫俱虚则不仁且不用。”灵 54“血气已和，荣卫已通，五藏已成。”伤 53“复发其汗，荣卫和则愈。”

【荣气】 即营气。指流动于脉中的精气，具有化生血液、营养全身的作用。素 34“荣气虚则不仁，卫气虚则不用。”伤 53“病常自汗出者，此为荣气和，荣气和者，外不谐，以卫气不共荣气谐和故尔。”

【荣化】 运气术语。万物趋向繁荣。素 71“少阴所至为荣化。”

【荣华】

1. 草木茂盛。素 49“三月一振荣华，万物一俯而不仰也。”高世栻:“三月之时，振动发生，草木向荣而华秀，故三月一振荣华。”

2. 喻美好容颜。《楚辞·离骚》“及荣华之未落兮。”注:“荣华，喻颜色也。”灵 54“荣华颓落，发颇斑白。”

【荣血】 即营血。素 62“肌肉坚紧，荣血泣，卫气去，故曰虚。”

【荣秀】 茂盛秀美。素 70“涸流之纪，是谓反阳……草木条茂，荣秀满盛。”

【荣然】 为“荥然”之讹。水聚貌。灵 75“津液内溢，乃下留于睾……此病荣然有水，不上不下。”《太素》卷二十二、《甲乙经》卷九“荣”作“荥”。杨上善:“荥然，水聚也。”

荥（xíng 滎）

井、荥、输、经、合五输穴之一。为经气流动转输处。灵 1“所出为井，所溜为荥，所注为腧，所行为经，所入为合。”素 44“各补其荥而通其俞。”难 68“五藏六府各有井、荥、俞、经、合。”

【荥输】

1. 指五输穴中荥穴。灵 34“不知，取足太阳荥输。”

2. 泛指井、荥、输、经、合五输穴。素 27“以上调下，以左调右，有余不足，补泻于荥输。”灵 4“余闻五藏六府之气，荥输所入为合。”张介宾：“五脏六腑，皆有五腧，五腧之所入为合，即各经之合穴也。”又，孙鼎宜：“荥输二字涉下文衍。”

荧（yíng 熒）

微光。见“荧惑星”。

【荧惑】　即荧惑星。又称火星。素 69“复则炎暑流火……上应荧惑、太白。”张志聪：“荧惑，火星也。”

【荧惑星】　火星。因隐现不定，令人迷惑，故名。素 4“南方赤色……其应四时，上为荧惑星。”

故（gù）

1. 原因，缘故。素 6“今三阴三阳，不应阴阳，其故何也？”灵 76“是故人之所以卧起之时有早晏者，奇分不尽故也。”伤 100“呕家不可用建中汤，以甜故也。”

2. 事情。指大积大聚的病证。《广雅·释诂三》：“故，事也。”素 71“有故无殒，亦无殒也。”

3. 常法；准则。素 27“静以久留，无令邪布，吸则转针，以得气为故。”吴崑：“故，常法也。”素 55“刺大者多血，小者深之，必端内针为故止。”素 74“病有远近，证有中外，治有轻重，适其至所为故也。”

4. 指旧的、过去的事物。素 13“去故就新，乃得真人。”森立之：“色脉以应四时阴阳，时时刻刻无有不新，能不失其要，谓之去故就新。”高世栻：“必去其逆从倒行之故疾，就色脉神变之日新。”灵 28“今有故寒气与新谷气，俱还入于胃，新故相乱，真邪相攻。”

5. 旧识。灵 72“夫五态之人者，相与毋故，卒然新会，未知其行也。”

6. 过去；从前。素 3“如是则内外调和，邪不能害，耳目聪明，气立如故。”素 31“十日太阴病衰，腹减如故。”素 77“故贵脱势，虽不中邪，精神内伤，身必败亡。”

7. 副词。①一定。灵 4“此故伤其藏乎？”丹波元简：“故、固通。”②犹却，乃。素 30“阳盛则使人妄言骂詈不避亲踈而不欲食，不欲食故妄走也。”

8. 连词。①因此，所以。素 27“不知三部九候，故不能久长。”素 39“炅则腠理开，荣卫通，汗大泄，故气泄。”灵 44“朝则人气始生，病气衰，故旦慧。”②犹则。灵 10“肉软却故齿长而垢。”素 35“疟气随经络沉以内薄，故卫气应乃作。”

9. 助词。用于句首，相当于“夫”。素 3“故阳气者，一日而主外，平旦人气生，日中而阳气隆，日西而阳气已虚，气门乃闭。”素 5“故积阳为天，积阴为地。”素 66“故物生谓之化，物极谓之变。”

10. 为“快”之讹。轻快。灵 9“适虽言故，病未去也。”《太素》卷十四“故”作“快”。

【故邪】　体内旧有的邪气。又称“宿邪”。灵 58“其开而遇风寒，则血气凝结，与故邪相袭，则为寒痹。”

【故病】　旧有的疾病。素 13“故病未已，新病复起。”素 17“有故病五脏发动，因伤脉色，各何以知其久暴至之病乎？”

荩（jìn 荩）

草名。见“荩草”。

【荩草】 中药名。为禾本科荩草属植物荩草的全草。苦，平。止咳定喘，解毒杀虫。主治久咳气喘，恶疮，疥癣，白秃等。神 4“荩草味苦，平。主久咳，上气喘逆，久寒，惊悸，痂疥，白秃，疡气。杀皮肤小虫。”

胡（hú）

古代称北方和西方的少数民族，又指来自少数民族的。见“胡麻”等。

【胡麻】 中药名。黑脂麻的别称。又名巨胜、乌麻等。为胡麻科胡麻属植物芝麻的黑色种子。甘，平。入肝、脾、肾经。养血益精，润肠通便。主治肝肾精血不足所致的头晕耳鸣，腰脚痿软，须发早白，肌肤干燥，肠燥便秘，妇人乳少等。神 2“胡麻味甘，平。主伤中，虚羸。”

【胡菓】 中药名。苍耳的别称。见“菓耳实”。神 3“菓耳实味甘，温……一名胡菓。”

【胡盐山】 甘肃秦岭山脉。神 4“戎盐主明目，目痛……生胡盐山。”

【胡王使者】 中药名。白头翁的别称。见该条。神 4“白头翁味苦，温……一名胡王使者。”

茹（rú）

本义为“吃”，也指菜蔬。见“茹根”、“藘茹”。

【茹根】 中药名。茅根的别名。见该条。神 3“茅根味甘，寒……一名藺根，一名茹根。”

南（nán）

1. 方位名。与“北”相对。灵 12“漳以南者为阳”。素 67“所谓面南而命其位，言其见也。”

2. 南方。素 69“火不及……则不时有埃昏大雨之复，其眚南。”王冰：“南方，火也。”

3. 向南，朝南的方向。素 6“圣人南面而立，前曰广明，后曰太冲。”素 71“冬气南行。”

4. 运气术语。指南政。见“南北 2”。

【南山】 指终南山，属秦岭山脉。神 2“青石……生南山之阳。”神 3“橘柚……生南山山谷。”

【南风】 南方刮来的风。素 4“南风生于夏，病在心。”

【南方】

1. 方位名。与“北方”相对。五行属性为火，与五脏中的心相应。素 4“南方赤色，入通于心，开窍于耳，藏精于心。”素 19“南方，火也，万物之所以盛长也。”灵 79“正月朔日，风从南方来，命曰旱乡。”

2. 泛指我国南方地区。素 12“南方者，天地所长养，阳之所盛处也……故九针者，亦从南方来。”

3. 指心。心的五行属性为火，应于南方。难 75“泻南方，补北方，何谓也……南方火，火者木之子也。”

【南北】

1. 南方与北方。灵 75“倾侧宛伏，不知东西，不知南北。”

2. 运气术语。指南政与北政。素 74“视岁南北，可知之矣。”马莳：“视岁有南北之政可知之矣。”

【南阳】 地名。今河南省南阳地区。神 3“栀子……生南阳川谷。”

【南极】 南方极远之地。素 71“凡此太阴司天之政……白埃四起，云奔南极。”

【南政】 运气术语。指南方、阳气主政。在地支为辰巳午未申酉，在天干为壬癸甲乙丙。素 74“南政之岁，三阴在天，则寸不应。”黄元御：“一岁之中，天气夏南而冬北，是一岁之南北政也。”又，王冰：“土运之岁，面南行令。”张志聪：“五运之中，戊癸化火，以戊癸年为南政，甲乙丙丁己庚辛为北政。”

【南海】 古地名。指广东广州一带。神2“龙眼……生南海山谷。”神3“龟甲……生南海池泽。”

药（yào 藥）

1. 药物。素36“疟脉缓大虚，便宜用药，不宜用针。”素21“厥气留薄，发为白汗，调食和药，治在下俞。”素70“无积者求其藏，虚则补之，药以袪之，食以随之。”

2. 治疗。素2“夫病已成而后药之，乱已成而后治之。”素19“当此之时，可按可药可浴。”

【药力】 药物的效力。伤12“服已须臾，歠热稀粥一升余，以助药力。”金5“以方寸匕，已摩疾上，令药力行。”

【药气】 即药性。素40“夫热气慓悍，药气亦然。”

【药性】 药物的性质与功能。神1“药有宜丸者，宜散者，宜水煮者……并随药性不得违越。”

【药熨】 用药物温熨患处。素62“病在骨，焠针药熨。”灵6“药熨奈何……则用之生桑炭炙巾，以熨寒痹所刺之处，令热入至于病所。”

【药实根】 中药名。基源为何物，不甚明了。神3“药实根味辛，温。主邪气，诸痹疼酸。续绝伤，补骨髓。一名连木。”

标（biāo 標）

1. 末梢。引申为事物的次要方面。与“本”相对，比喻事物的元始本体与效应现象、先发与后继、上与下、内与外、病与医等两方面的先后轻重缓急。①指事物的效应现象。素65“有其在本而求之标，有其在标而求之于本。”张介宾：“标，末也；本，原也。犹树木之有根枝也。”素74“夫标本之道，要而博，小而大，可以言一而知百病之害，言标与本，易而勿损；察本与标，气可令调。”②指十二经脉脉气在人体上部的止点。灵52“足太阳之本，在跟以上五寸中，标在两络命门。”张志聪：“盖以经脉所起之处为本，所出之处为标……谓本在下而标出于上也。”③指医生及治疗方法。素14“病为本，工为标，标本不得，邪气不服。”杨上善：“风寒暑湿所生之病，以为本也；工之所用针石汤药，以为标也。”④病之先成为本（病因、病机先成于病证，原发疾病先成于继发疾病），后成为标。素65“病有标本，刺有逆从……先热而后生中满者治其标。”马莳：“标者病之后生，本者病之先成。”⑤水肿病的病机中，肾的失常为本，肺的功能障碍为标。素61“故其本在肾，其末在肺，皆积水也……故水病下为胕肿大腹，上为喘呼，不得卧者，标本俱病。”王冰：“标本者，肺为标，肾为本。”⑥运气术语。风寒暑湿燥火六气为本，其三阴三阳属性为标。素68“所谓本也，本之下，中之见也，见之下，气之标也……言天者求之本，言地者求之位，言人者求之气交。”张介宾：“盖上之六气，为三阴三阳之本；下之三阴三阳，为六气之标。”素74“少阳太阴从本，少阴太阳从本从标。”⑦精能化气，故精为本，气为标。灵29“春夏先治其标，后治其本；秋冬先治其本，后治其标。”张介宾：“春夏发生，宜先养气以治标；秋冬收藏，宜先固精以治本。”

2. 表。与中（里）相对。素71“夏气始于中，冬气始于标。”高世栻：“冬藏之气，从表而归于内，故冬气始于标。标，犹表也。”

3. 始。与“终”相对。用十二地支标记年份时，始于“子午”标记的少阴君火热气司天年份，终于“巳亥”厥阴风木司天的年份。素66“少阴所谓标也，厥阴所谓终也。”张介宾：“标，首也。终，尽也。六十年阴阳之序，始于子午，故少阴为标；终于巳亥，故厥阴为终。”

【标本】

1. 十二经脉脉气的起点与止点。本在四肢末端（下），标在头面或胸背（上）。灵52“能知六经标本者，可以无惑于天下……足少阳之本在窍阴之间，标在窗笼之前，窗笼者，耳也。”张志聪：“标者，犹树之梢杪，杪绝而出于络外之径路也；本者，犹木之根干，经脉之血气从此而出也。”

2. 指肺与肾。水肿病的病机中，肾的失常为本，肺的功能障碍为标。素61“故其本在肾，其末在肺，皆积水也……故水病下为胕肿大腹，上为喘呼，不得卧者，标本俱病。”王冰：“标本者，肺为标，肾为本，如此者是肺肾俱水为病也。”

3. 病证的先成和后生。病因、病机如风寒暑湿燥火、脏腑阴阳虚实等，以及引起他病的原发病证为本；因病因病机变化引起的病症，以及因原发疾病引起的继发疾病为标。素65“病有标本，刺有逆从……前后相应，逆从得施，标本相移……知标本者万举万当，不知标本是谓妄行，夫阴阳逆从，标本之为道也，小而大，言一而知百病之害。”马莳：“标者，病之后生；本者，病之先成，此乃病体之不同也。”

4. 医生与病人。素13“标本已得，邪气乃服。”王冰：“标本已得，邪气乃服者，言工人与病主疗相应，则邪气率服而随时顺也。”素14“病为本，工为标，标本不得，邪气不服，此之谓也。”杨上善：“标，末也。风寒暑湿所生之病以为本也，工之所用针石汤药以为标也。”

5. 运气术语。指事物的本体和效应标记。本，本元，本体；标，本元和本体产生的效应。六气（风热湿燥寒暑）为本，其效应可见之于气候的变化，也可见之于疾病证候的变化。六气的效应根据气候证候表现的阴阳多少及盛衰推移，分别可分为三阴三阳（太阴、少阴、厥阴、太阳、少阳、阳明），故三阴三阳为六气之标，六气为三阴三阳之本。六气（本）与其效应（标）性质可以相同。如火为阳，标为阳（少阳）；也可以不相同，如寒为阴，其标为阳（太阳）。用六气及三阴三阳标本可以说明及推测六气及其所致气候、证候的变化规律。素74“六气标本，所从不同，奈何？岐伯曰：气有从本者，有从标本者，有不从标本者也……夫标本之道，要而博，小而大，可以言一而知百病之害。言标与本，易而勿损，察本与标，气可令调。”王冰：“少阳之本火，太阴之本湿，本末同，故从本也。少阴之本热，其标阴；太阳之本寒，其标阳，本末异，故从本从标。”

【标本病传论】《素问》篇名。该篇所论内容一为病有标本，治有逆从；二是疾病传变规律及据此以预测疾病转归预后。因其重点讨论了标本与病传，故名篇。

枯（kū）

1. 草木枯槁。灵4“此亦本末根叶之出候也，故根死则叶枯矣。”

2. 干涸；干枯。素34“太阳气衰，肾脂枯不长。”灵5“血气皆尽，五藏空虚，筋骨髓枯。”难24“肉濡而却，故齿长而枯。”

3. 干瘦；憔悴。灵18“老者之气血衰，其肌肉枯，气道涩。”灵54“七十岁，脾气虚，皮肤枯。”

4. 指瘫痪。见“偏枯”。

5. 病名。即骨痿。指骨枯痿弱不任。金5“咸则伤骨，骨伤则痿，名曰枯。”

【枯鱼】干鱼。灵74“尺肤粗如枯鱼之鳞者，水泆饮也。”

【枯骨】死者的朽骨。素10“白如枯骨者死。”高世栻：“枯骨，枯朽之骨，白兼青也。”

【枯悴】 憔悴，干枯。灵 64“血气皆少则无毛，有则稀枯悴，善痿厥足痹。”

【枯槁】

1. 草木枯萎。灵 5“阴气盛而阳气衰，故茎叶枯槁。”难 14“树之有根，枝叶虽枯槁，根本将自生。”

2. 干枯。素 19“大骨枯槁，大肉陷下，胸中气满，喘息不便。”

【枯燥】

1. 干枯，干燥。素 74“少阳之复，大热将至，枯燥燔爇，介虫乃耗。”

2. 指身体消瘦，皮毛不泽，伤 111“盛则欲衄，阴虚小便难。阴阳俱虚竭，身体则枯燥。”

相（一、xiāng）

1. 互相；交互；共同。素 29“脾与胃以膜相连耳。”素 74“气之相守司也，如权衡之不得相失也。”伤 337“凡厥者，阴阳气不相顺接，便为厥。”

2. 递相；先后。素 9“五运相袭，而皆治之，终春之日，周而复始。”难 20“谓阴阳更相乘，更相伏也。脉居阴部，而反阳脉见者，为阳乘阴也。虽阳脉，时沉涩而短，此谓阳中伏阴也。”

3. 表示一方对另一方有所动作。素 22“夫邪气之客于身也，以胜相加。”灵 59“众人皮肉脂膏不能相加也，血与气不能相多。”马莳:“此言人之众者，其形不大不小，必其皮肉脂膏血气之不加多也。”

4. 形质。《说文解字注 · 目部》:“相，《毛传》云，相，质也。质为物之质，与物相接者也，此亦引申之义。”素 10“五藏相音，可以意识。”又，森立之:“相音者，五脏所出，宜相视占诊之音也。”马莳:“人有相与音，虽见于外，而脏主于其中，可以意会而识之。”

5. 通“瀼”。水淤。《集韵 · 养韵》:“瀼，水淤也。”素 44“有渐于湿，以水为事，若有所留，居处相湿，肌肉濡渍，痹而不仁，发为肉痿。”又,《甲乙经》卷十“相”作“伤”。

（二、xiàng）

1. 审视，察看。《说文 · 目部》:“相，省视也。”素 10“凡相五色之奇脉。”灵 1“言上工知相五色于目。”灵 49“故相气不微，不知是非，属意勿去，乃知新故。”

2. 古代辅佐帝王的大臣。后专指宰相。灵 36“目为之候，肺为之相，肝为之将。”灵 77“太一在冬至之日有变，占在君；太一在春分之日有变，占在相。”

【相干】

互相干扰，彼此触犯。灵 34“清浊不相干……清浊相干，乱于胸中，是谓大悗。”素 42“散于分肉之间，与卫气相干。”

【相与】

1. 相互交往。灵 72“夫五态之人者，相与毋故。”

2. 相似，相同。灵 79“夫风之与疟也，相与同类。”《素问 · 疟论》:“夫风之与疟也，相似同类。”

【相反】

1. 互相对立或排斥。灵 9“阴阳易居，逆顺相反。”素 11“敢问更相反。”

2. 药物配伍关系之一。指两种药物同时运用时可能产生毒性或副作用。神 1“有相畏者，有相恶者，有相反者。”

【相从】 伴随，跟随。素 70“衰盛不同，损益相从。”素 81“夫人涕泣俱出而相从者，所属之类也。”

【相$_2$火】 运气术语。六气之少阳暑气。素 66“君火以明，相火以位……少阳之上，相火主之。”素 71“上少阳相火，中太羽水运，下厥阴木火化二。”

【相引】

1. 相互吸引。灵 28“阳引而上，阴引而下，阴阳相引，故数欠。”

2. 互相牵引抽掣。素 19“肾传之心，病筋脉相引而急。”素 38“咳则腰背相引而痛。”

3. 指引邪深入。灵 54“真邪相攻，乱而相引，故中寿而尽也。”张介宾:“然正本拒邪，正气不足，邪反随之而入，故曰相引。”又，杨上善:“真邪相攻，引乱真气。”

【相击】

1. 彼此攻打。素 17“长虫多则梦相击毁伤。”

2. 碰撞。金 14“风气相击，身体洪肿，汗出乃愈。”

【相去】 相距。灵 14“两颧之间相去七寸。”难 35“大肠、小肠，传阴气而下，故居在下，所以相去而远也。”

【相平】 互相平衡。难 75“金木水火土，当更相平。”难 81“肝者木也，肺者金也，金木当更相平，当知金平木。”

【相失】

1. 互不应合，不一致。灵 4“夫色脉与尺之相应也，如桴鼓影响之相应也，不得相失也。”素 8“凡此十二官者，不得相失也。”素 20“三部九候皆相失者死……上下左右相失不可数者死。”

2. 相违背。素 2“天地四时不相保，与道相失，则未央绝灭。”张介宾:“不保其常，是皆与道相违。”

3. 分离；不相逢。素 35“邪气与卫气客于六府，而有时相失，不能相得，故休数日乃作也。”素 62“故气并则无血，血并则无气，今血与气相失，故为虚焉。”张介宾：“相失者，不相济。”

【相生】 互相资生。灵 4“得其相生之脉则病已矣。”

【相代】 互相替代。素 3“四维相代，阳气乃竭。”

【相召】 彼此感召。素 66“上下相召而损益彰矣。”素 68“故高下相召，升降相因，而变作矣。”

【相过】 互相超过。素 7“阴阳相过曰溜。”素 69“往来小大，不能相过也。”

【相同】 彼此无差异。素 58“微针所及，与法相同。”

【相因】 互为因果，相互承继。素 68“升降相因，而变作矣。”

【相当】 相遇，相逢。灵 60“故两军相当，旗帜相望。”

【相成】 互相补充，互相成全。素 6“气里形表而为相成也。”素 9“气和而生，津液相成，神乃自生。”

【相传】 递相传授，相互传变。灵 42“诸病以次相传。”素 65“诸病以次相传，如是者，皆有死期，不可刺。”金 1“四肢九窍，血脉相传。”

【相任】 相称，相当。灵 6“形与气相任则寿，不相任则夭。”张介宾:“任，相当也……故表里相称者寿。”

【相似】 相类；相像。素 35“夫风之与疟也，相似同类。”

【相会】 互相交会。灵 4“上下相会，经络之相贯，如环无端。”

【相杀】

1. 相互残害、杀伤。素 17“阴阳俱盛则梦相杀毁伤。”

2. 药物配伍关系之一。指一种药物能消除另一种药物的毒性作用。神 1“药有阴阳配合……有相杀者。”

【相合】

1. 结合。素 31“两热相合，故有所遗也。”素 35“卫气之所在，与邪气相合，则病作。”

2. 配合。素 54“补泻之时者，与气开阖相合也。”素 66“五六相合，而七百二十气为一纪。”

【相交】 交叉。灵 13“命曰维筋相交。”灵 21“阴跻、阳跻，阴阳相交，阳入阴，阴出阳。”

【相并】 合并；聚集。素 23“五精所并：精气并于心则喜……虚而相并者也。”

九画

森立之："五脏之精气……乘虚而合并于一脏也。"素79"六脉者，乍阴乍阳，交属相并。"张志聪："谓六经之气，属阴属阳，交相合并。"

【相乱】 作乱。灵28"今有故寒气与新谷气，俱还入于胃，新故相乱，真邪相攻。"灵35"上越中肉，则卫气相乱，阴阳相逐。"

【相近】 邻近，接近。难35"五藏各有所，府皆相近。"

【相应】

1. 彼此呼应，互相应和。灵4"夫色脉与尺之相应也，如桴鼓影响之相应也，不得相失也。"素20"九候之相应也，上下若一。"素74"论言人迎与寸口相应，若引绳小大齐等。"

2. 相符合。灵6"谨度病端，与时相应。"伤317"病皆与方相应者，乃服之。"

3. 相适应，相宜。灵71"此人与天地相应者也。"素33"今脉不与汗相应，此不胜其病也。"

【相使】

1. 相互役使，相互联系与作用。素8"愿闻十二藏之相使，贵贱何如?"

2. 药物配伍关系之一。指两种以上药物同时运用时，其中的一种或两种药物为主，其余的药物为辅，共同提高其整体药物疗效。神1"药有阴阳配合……有相须者，有相使者。"

【相受】 相继，交替。素76"五藏消烁，传邪相受。"

【相参】 彼此参证，参照比验。素38"人与天地相参。"灵79"人与天地相参也，与日月相应也。"

【相贯】 彼此连接贯通。灵4"上下相会，经络之相贯，如环无端。"灵12"此皆内外相贯，如环无端。"

【相持】 互相扶持、依存。素81"神不慈则志不悲，阴阳相持，泣安能独来?"

【相荣】

1. 彼此营运相交。灵17"阴阳俱盛，不得相荣，故曰关格。"

2. 一起滋养。灵81"血枯空虚，则筋骨肌肉不相荣。"

【相畏】 药物配伍关系之一。利用药物的互相抑制作用，减少或抑制某一药物的有害成分，并发挥其相应的功效。神1"药有阴阳配合……有相使者，有相畏者。"

【相保】

1. 互相维系。素2"天地四时不相保，与道相失。"

2. 彼此贴近。素14"形不可与衣相保……故精自生，形自盛，骨肉相保，巨气乃平。"杨上善："皮肤不仁，不与衣相近……保，近也。"

【相临】 相互交会，相遇。素66"上下相临，阴阳相错，而变由生也。"素67"上下相遘，寒暑相临，气相得则和，不相得则病。"张介宾："临，遇也。"

【相顺】 彼此顺应、一致。灵34"五行有序，四时有分，相顺则治，相逆则乱。"

【相须】 药物配伍关系之一。指两种性能相类似的药物同用，以互相增强效能。神1"药有阴阳配合……有相须者。"

【相胜】

1. 相互制约。灵6"形气之相胜……病而形肉脱，气胜形者死，形胜气者危矣。"灵64"其形色相胜之时。"素27"因不知合之四时五行，因加相胜。"

2. 指克胜己者。灵4"反得其相胜之脉则死矣，得其相生之脉则病已矣。"

3. 相当，彼此相符。素69"气相胜者和，不相胜者病。"张介宾："相胜，相当也。谓人气与岁气相当，则为比和而无病；不相当，则邪正相干而病生矣。"

【相亲】 相近。灵10"骨肉不相亲则肉软却。"

【相逆】

1. 逆乱，乖和。灵 28“阴阳相逆，卫气稽留。”杨上善:“令阴阳之气乖和，卫气不行。”灵 34“是非有余不足也，乱气之相逆也。”

2. 相反。灵 29“胃欲寒饮，肠欲热饮，两者相逆，便之奈何?”灵 55“无刺病与脉相逆者。”杨上善:“逆，反也。”张介宾:“病与脉相逆，形证阴阳不合也。”

3. 违背，背离。灵 34“五行有序，四时有分，相顺则治，相逆则乱。”

【相类】 相近似。素 76“此二者不相类也。”

【相恶】

1. 彼此憎恶而抵触。素 49“水火相恶。”

2. 药物配伍关系之一。指一种药物能减弱另一种药物的性能。神 1“药有阴阳配合……有相恶者。”

【相逐】

1. 互相追逐，接连不断。伤 65“水上有珠子五六千颗相逐，取用之。”金 14“营卫不利，则腹满肠鸣相逐。”

2. 指争逐排斥。灵 35“上越中肉，则卫气相乱，阴阳相逐。”

【相乘】 彼此乘袭叠加。难 3“脉有太过，有不及，阴阳相乘，有覆有溢。”徐大椿:“阴乘阳，则阴过而犯阳；阳乘阴，则阳过而犯阴。”

【相称】 相符，相配。灵 9“形肉血气必相称也，是谓平人。”灵 64“上下相称。”

【相值】 相遇，相逢。素 68“寒湿相遘，燥热相临，风火相值，其有间乎?”

【相逢】 相遇。灵 66“两实相逢，众人肉坚。”灵 67“故针入而气出，疾而相逢也。”

【相离】

1. 彼此分开。灵 10“六阳气绝，则阴与阳相离。”灵 59“皮肉不相离者，肉。”素 35“卫气相离，故病得休。”

2. 彼此失调。灵 39“因而泻之，则阴阳俱脱，表里相离。”

3. 相附；附拢。素 18“平脾脉来，和柔相离。”灵 47“皮肉不相离者大肠结。”

【相营】 交互滋养。难 37“阴阳俱盛，不得相营也，故曰关格。”

【相袭】

1. 因循，先后沿袭。素 66“论言五运相袭而皆治之。”

2. 相连，重叠。灵 58“其开而遇风寒，则血气凝结，与故邪相袭，则为寒痹。”

3. 彼此干扰。灵 45“若是则内外相袭。”

【相控】 互相牵引。素 58“背与心相控而痛。”灵 24“厥心痛，与背相控，善瘛。”

【相随】 相互依存。灵 34“营卫相随，阴阳已和。”灵 35“阴阳相随，乃得天和。”灵 52“阴阳相随，外内相贯。”

【相得】

1. 相配；相称。素 19“形气相得，谓之可治。”灵 64“形色相得者，富贵大乐。”

2. 相互协调、适应。灵 47“膺腹好相得者肝端正。”金 14“阴阳相得，其气乃行，大气一转，其气乃散。”赵以德:“然后阴阳和，荣卫布，邪气乃从下焦而散也。”

3. 相遇，相逢。素 34“四肢者阳也，两阳相得而阴气虚少。”灵 63“血与咸相得则凝。”灵 66“两虚相得，乃客其形；两实相逢，众人肉坚。”

4. 犹自得。素 62“邪气散乱，无所休息，气泄腠理，真气乃相得。”张介宾:“邪气散乱，无所止息，而泄于外，故真气得其所矣。”

5. 彼此投合，谓得心应手。灵 75“见而取之，神明相得者也。”

6. 和合，调匀。伤 303“内鸡子黄，搅令相得，温服七合。”伤 338“饭熟捣成泥，和药令相得。”

7. 运气术语。①指运气之间的相生关系。素 67“上下相遘，寒暑相临，气相得则和，不相得则病。”张介宾：“所遇之气彼此相生者，为相得而安。”素 71“夫五运之化……或相得，或不相得。”王冰：“胜制为不相得，相生为相得。”②指运气变化正常。素 69“岁运太过，则运星北越，运气相得，则各行以道。”张介宾：“无强弱胜负之气，故各守其当行之道。”③指主气与客气相同。素 74“同者逆之，异者从之……治寒以热，治热以寒，气相得者逆之，不相得者从之。”张志聪：“同者逆之，谓气之相得者，宜逆治之，如主客之同司火热，则当治以咸寒……异者从之，谓不相得者，当从治之，如寒水司天，加临于二火主气之上，客胜当从二火之热以治寒，主胜当从司天之寒以治热。”

【相移】

1. 相互传递、转移。素 37“五藏六府，寒热相移者何？”

2. 相互移易、转换。素 35“阴阳上下交争，虚实更作，阴阳相移也。”素 64“标本相移。”

【相望】 对峙，相向。灵 60“故两军相当，旗帜相望。”

【相维】 互相维系。难 29“阳维维于阳，阴维维于阴，阴阳不能自相维，则怅然失志。”

【相遇】 遭遇，相逢。素 40“夫热气慓悍，药气亦然，二者相遇，恐内伤脾。”

【相等】 相同。金 18“以药散与鸡黄相等。”

【相遘】 相遇，相逢。素 67“上下相遘，寒暑相临，气相得则和，不相得则病。”张介宾：“遘，交也。”素 68“寒湿相遘，燥热相临，风火相值，其有间乎？”

【相搏】

1. 互相争斗。灵 4“邪气不出，与其真相搏。”灵 21“暴瘅内逆，肝肺相搏，血溢鼻口。”

2. 交结；结合。灵 8“故生之来谓之精，两精相搏谓之神。”灵 30“两神相搏，合而成形，常先身生，是谓精。”金 2“风湿相搏，一身尽疼痛，法当汗出而解。”

【相错】

1. 交错。素 66“上下相临，阴阳相错，而变由生也。”

2. 错乱。素 26“阴阳相错，真邪不别，沉以留止，外虚内乱，淫邪乃起。”

【相感】

1. 相互感应，彼此影响。灵 4“天地相感，寒暖相移。”素 66“形气相感而化生万物矣。”

2. 相互协同，共同作用。素 26“以身之虚，而逢天之虚，两虚相感，其气至骨，入则伤五藏。”素 43“两气相感，故汗出而濡也。”

【相慕】 仰慕。素 1“高下不相慕，其民故曰朴。”

【相薄】

1. 相互搏击、交争。素 49“阳气与阴气相薄，水火相恶，故惕然而惊也。”素 69“寒暑迎随，真邪相薄，内外分离。”素 68“变化之相薄，成败之所由也。”

2. 相互迫近、并合。素 31“病已衰而热有所藏，因其谷气相薄，两热相合，故有所遗也。”素 45“酒气与谷气相薄，热盛于中。”素 71“溽暑湿热相薄，争于左之上，民病黄瘅而为胕肿。”

【相$_2$傅之官】 官名，如相国、宰相、太傅、少傅等辅助君主而治国者。此指肺主治节，朝百脉，协助心脏完成调节全身功能活动的作用，犹如辅佐君主治理国家的宰相一样。素 8“肺者，相傅之官，治节出焉。”张介宾：“位高近君，犹之宰辅，故称相傅之官。”姚止庵：“肺之为藏，上通呼吸，下复诸脉，亦犹宰傅之职，佐一人以出治，而为百僚之师表也。”

柚（yòu）

指橘子。见“橘柚”。

枳（zhǐ）

中药名。见“枳实”。

【枳实】 中药名。为芸香科柑橘属植物酸橙及其栽培变种或甜橙的幼果。苦、辛，微寒。入脾、胃、大肠经。破气消积，化痰除痞。主治积滞内停，痞满胀痛，大便秘结，泻痢后重，结胸，胸痹，胃下垂，子宫脱垂，脱肛。组方有栀子厚朴汤、大柴胡汤、大承气汤、小承气汤、麻子仁丸、四逆散、枳实栀子豉汤、枳实薤白桂枝汤、橘枳姜汤、桂枝生姜枳实汤、厚朴七物汤、厚朴三物汤、厚朴大黄汤、枳术汤、栀子大黄汤、排脓散、枳实芍药散。素 10“黄如枳实者死。”神 3“枳实味苦，寒。主大风在皮肤中，如麻豆苦痒。除寒热热结，止痢，长肌肉，利五脏，益气，轻身。”

【枳术汤】 方剂名。组成：枳实七枚，白术二两。煎服法：以水五升，煮取三升，分温三服，腹中软，即当散也。功用：行气散结，健脾利水。主治：脾虚气滞的水气病之气分病。金 14“心下坚，大如盘，边如旋盘，水饮所作，枳术汤主之。”

【枳实芍药散】 方剂名。组成：枳实（烧令黑，勿太过）、芍药等分。煎服法：上二味，杵为散，服方寸匕，日三服，并主痈脓，以麦粥下之。功用：行气散滞，和血止痛。主治：气血郁滞的产后腹痛。金 21“产后腹痛，烦满不得卧，枳实芍药散主之。”

【枳实栀子豉汤】 方剂名。组成：枳实三枚（炙），栀子十四个（擘），豉一升（绵裹）。煎服法：以清浆水七升，空煮取四升，内枳实、栀子，煮取二升，下豉，更煮五六沸，去滓，温分再服，覆令微似汗。若有宿食者，内大黄如博棋子大五六枚，服之愈。功用：清热除烦，行气消痞。主治：大病瘥后劳复，热郁胸膈，气机痞塞之证。临床可见心烦或心中懊侬，发热，心下痞塞，或脘腹胀满等症。伤 393“大病差后，劳复者，枳实栀子豉汤主之。”

【枳实薤白桂枝汤】 方剂名。组成：枳实四枚，厚朴四两，薤白半斤，桂枝一两，栝蒌一枚（捣）。煎服法：以水五升，先煮枳实、厚朴，取二升，去滓，内诸药，煮数沸，分温三服。功用：通阳散结，泄满降逆。主治：痰阻气滞的胸痹。临床见胸背疼痛，喘息咳唾，短气，心下痞塞，胁下气逆上冲心胸，兼腹胀，大便不畅，舌苔厚腻，脉弦紧。金 9“胸痹心中痞，留气结在胸，胸满，胁下逆抢心，枳实薤白桂枝汤主之。”

柏（一、bǎi）

柏科植物的泛称。见“柏实”、“柏叶”。

（二、bò 蘗）

黄柏。见“柏汁”、“柏皮”。

【柏叶】 中药名。即侧柏叶。为柏科侧柏属植物侧柏的枝梢及叶。苦、涩，微寒。入肺、肝、大肠经。凉血止血，祛痰止咳，祛风解毒。主治吐血、衄血、尿血、血痢、肠风，崩漏，咳嗽痰多，风湿痹痛，脱发，丹毒，痄腮等。组方有柏叶汤。金 16“柏叶汤方：柏叶、干姜各三两，艾三把。”

【柏$_2$汁】 黄柏汁。金 14“黄汗之为病……汗沾衣，色正黄如柏汁，脉自沉。”

【柏$_2$皮】 中药名。即黄柏。见“黄柏”。金 21“白头翁加甘草阿胶汤方：白头翁二两，甘草、阿胶各二两，秦皮、黄连、柏皮各三两。”

【柏实】 中药名。即柏子仁。为柏科侧柏属植物侧柏的种仁。甘、平。入心、肾、大肠经。养心安神，敛汗，润肠通便。主治惊悸怔忡，失眠健忘，盗汗，肠燥便秘。金 21“竹皮大丸方……烦喘者，加柏实一分。”神 31“柏实味甘，平。主惊悸，安五脏，益气，除风湿痹，久服令人润泽美色，耳目聪明，不饥不老，轻身延年。”

【柏叶汤】 方剂名。组成：柏叶、干姜各三两，艾三把。煎服法：上三味，以水五升，取马通汁一升，合煮，取一升，分温再服。功用：温中止血。主治：虚寒吐血证。临床见吐血不止，血色淡红或黯红，面色萎黄或苍白，神疲体倦，舌淡苔白，脉虚无力。金16“吐血不止者，柏叶汤主之。”

栀（zhī 栀）

中药名。见“栀子”。

【栀子】 中药名。又名枝子、木丹、山栀等。为茜草科栀子属植物栀子的果实。苦，寒。入心、肝、肺、胃、三焦经。泻火除烦，清热利湿，凉血解毒。主治热病心烦，肝火目赤，头痛，湿热黄疸，淋证，吐血、衄血，血痢，尿血，口舌生疮，疮疡肿度，扭伤肿痛。组方有栀子豉汤、栀子甘草豉汤、栀子生姜豉汤、栀子厚朴汤、栀子干姜汤、茵陈蒿汤、栀子柏皮汤、枳实栀子豉汤、栀子大黄汤、大黄硝石汤等。伤80“伤寒，医以丸药大下之，身热不去，微烦者，栀子干姜汤主之。栀子十四个（擘），干姜二两。”

【栀子汤】 方剂名。即栀子豉汤。见该条。伤81“凡用栀子汤，病人旧微溏者，不可与服之。”

【栀子豉汤】 方剂名。组成：栀子十四个（擘），香豉四合（绵裹）。煎服法：以水四升先煮栀子，得二升半，内豉，煮取一升半，去滓，分为二服，温进一服，得吐者，止后服。功用：清宣郁热，除烦透邪。主治：①伤寒发汗吐下后，火郁不伸，热扰胸膈证。伤76“发汗吐下后，虚烦不得眠，若剧者，必反复颠倒，心中懊侬，栀子豉汤主之。”伤77“发汗，若下之，而烦热，胸中窒者，栀子豉汤主之。”伤78“伤寒五六日，大下之后，身热不去，心中结痛者，未欲解也，栀子豉汤主之。”②阳明病下之，余热未尽，留扰胸膈证。伤221“阳明病……若下之，则胃中空虚，客气动膈，心中懊侬，舌上胎者，栀子豉汤主之。”伤228“阳明病，下之，其外有热，手足温，不结胸，心中懊侬，饥不能食，但头汗出者，栀子豉汤主之。”伤375“下利后更烦，按之心下濡者，为虚烦也，宜栀子豉汤。”

【栀子干姜汤】 方剂名。组成：栀子十四个（擘），干姜二两。煎服法：以水三升半，煮取一升半，去滓，分二服，温进一服，得吐者，止后服。功用：清热除烦，温中散寒。主治：热扰胸膈兼中寒下利证。临床以烦热、下利为主症。伤80“伤寒，医以丸药大下之，身热不去，微烦者，栀子干姜汤主之。”

【栀子大黄汤】 方剂名。组成：栀子十四枚，大黄一两，枳实五枚，豉一升。煎服法：以水六升，煮取二升，分温三服。功用：清心除烦，通腑泄热，利胆退黄。主治：酒疸热盛证。金15“酒黄疸，心中懊侬或热痛，栀子大黄汤主之。”

【栀子柏皮汤】 方剂名。组成：肥栀子十五个（擘），甘草一两（炙），黄柏二两。煎服法：以水四升，煮取一升半，去滓，分温再服。功用：清热利胆，除湿退黄。主治：伤寒身黄发热证。伤261“伤寒，身黄，发热者，栀子柏皮汤主之。”

【栀子厚朴汤】 方剂名。组成：栀子十四个（擘），厚朴四两（炙，去皮），枳实四枚（水浸，炙令黄）。煎服法：以水三升半，煮取一升半，去滓，分二服，温进一服，得吐者，止后服。功用：清热除烦，消痞宽中。主治：伤寒下后，热扰胸膈，心烦腹满证。伤79“伤寒下后，心烦腹满，卧起不安者，栀子厚朴汤主之。”

【栀子甘草豉汤】 方剂名。组成：栀子十四个（擘），甘草二两（炙），香豉四合（绵裹）。煎服法：以水四升，先煮栀子、甘草，取二升半，内豉，煮取一升半，去滓，分二服，温进一服，得吐者，止后服。功用：清宣郁热，益气和中。主治：热郁胸膈，兼中气受损证。临床以胸中烦热，懊侬少气为主症。伤76“发汗吐下后，虚烦不得眠……若少气者，栀子甘草豉汤主之。”

【栀子生姜豉汤】 方剂名。组成：栀子十四个（擘），生姜五两，香豉四合（绵裹）。煎服法：以水四升，先煮栀子、生姜，取二升半，内豉，煮取一升半，去滓，分二服，温进一服，得吐者，止后服。功用：清宣郁热，和胃止呕。主治：热郁胸膈，兼胃气上逆证。临床以胸中烦热，懊侬呕吐为主症。伤76“发汗吐下后，虚烦不得眠……若呕者，栀子生姜豉汤主之。”

枸（gǒu）

中药名。见“枸杞”。

【枸杞】 中药名。又名苟起子、枸杞红实、甜菜子、地骨、地辅、苟忌等。为茄科枸杞属植物枸杞，根、茎、叶、果实皆可入药。枸杞子味甘，平。入肝、肾、肺经。养肝，滋肾，润肺。主治肝肾亏虚，头晕目眩，视力减退，腰膝酸软，阳痿遗精，消渴引饮，虚劳咳嗽。神2“枸杞味苦，寒。主五内邪气，热中，消渴，周痹。久服坚筋骨，轻身，耐老。一名杞根，一名地骨，一名苟忌，一名地辅。”

柳（liǔ）

1. 柳树。素79“冬三月之病，在理已尽，草与柳叶皆杀。”

2. 星宿名。二十八宿之一。南方朱雀七宿的第三星。素60“苍天之气经于危室柳鬼。”

【柳华】 中药名。又名柳花、扬花、柳蕊、柳椹等。为杨柳科柳属植物垂柳的花序。苦，寒。祛风利湿，止血散瘀。主治风水，黄疸，咳血，吐血，便血，血淋，经闭，疮疥，齿痛。神4“柳华味苦，寒。主风水，黄疸，面热黑。一名柳絮。叶，主马疥痂疮。实，主溃痈，逐脓血。子汁，疗渴。”

【柳絮】 中药名。柳华的别名。见该条。神4“柳华味苦，寒……一名柳絮。”

柱（zhù）

1. 支柱。见“柱骨”。

2. 柱状物。指丰满隆起的肌肉。灵59“皮有部，肉有柱，血气有输，骨有属。”张介宾:“柱者，䐃之属也。”张志聪:“以臂胫之肉为主，犹屋宇之有四柱也。”

【柱骨】 颈椎骨。素59“柱骨上陷者各一。”高世栻:“柱骨，项骨也。”灵14“角以下至柱骨长一尺。”张志聪:“肩胛上之颈骨为柱骨。”

【柱骨之会】

1. 肩胛骨上颈骨隆起处。即大椎穴。灵10“大肠手阳明之脉……出髃骨之前廉，上出于柱骨之会上，下入缺盆络肺。”

2. 项与肩相会处。指两天鼎穴。素59“柱骨之会各一。”王冰:“谓天鼎二穴也。”高世栻:“柱骨之会，谓项肩相会之处，两天鼎穴。”

树（shù 樹）

1. 树木。木本植物的总称。素71“金郁之发……草树浮烟，燥气所行。”素80“肝气虚则梦见菌香生草，得其时则梦伏树下不敢起。”

2. 树立。素75“愿得受树天之度，四时阴阳合之。”杨上善:“树，立也。”

【树木】 木本植物的统称。灵43“客于肝，则梦山林树木。”灵79“诸所谓风者，皆发屋，折树木。”

勃（bó）

中药名。见“麻勃”。

要（一、yāo）

1. 约束，禁止。素 17“仓廪不藏者，是门户不要也。”张介宾：“要，约束也。”王冰：“要，谓禁要。”

2. 会合。《礼记·乐记》：“行其缀兆，要其节奏。”郑玄注：“要，犹会也。”灵 1“知其往来，要与之期。”《灵枢经·小针解》：“要与之期者，知气之可取之时也。”

（二、yào）

1. 纲要，关键。灵 73“用针之要，无忘其神。”素 3“凡阴阳之要，阳密乃固。”素 71“故知其要者，一言而终；不知其要，流散无穷。”

2. 重要。灵 42“岐伯曰：要乎哉问。”

3. 扼要，简要。素 74“夫标本之道，要而博，小而大，可以言一而知百病之害。”

【要$_2$会】

1. 重要的会聚之处。难 1“寸口者，脉之大要会，手太阴之动脉也。”

2. 关键，要领。难 15“是谓四时之变，病、死、生之要会也。”

【要$_2$极】 重要之极，关键。素 13“治之要极，无失色脉。”

【要妙】 精深微妙。金 1“此治肝补脾之要妙也。”难 74“针之要妙，在于秋毫者也。”

【要$_2$法】 重要的法则、方法。难 56“此是五积之要法也。”

【要$_2$害】 身体上容易致病的部位。素 52“藏有要害，不可不察。”

【要$_2$道】

1. 重要的理论、方法。素 74“余欲令要道必行，桴鼓相应。”

2. 要领。灵 45“夫九针者，始于一而终于九，然未得其要道也。”

【要$_2$数】 重要的道理。素 39“如此则道不惑而要数极，所谓明也。”

咸（一、xián 鹹）

1. 咸味。五味之一，盐味，五行属水，入通于肾。素 3“味过于咸，大骨气劳，短肌，心气抑。”素 74“咸味涌泄为阴，淡味渗泄为阳。”灵 63“咸走血，多食之，令人渴。”伤 394“海藻（洗，去咸）。”

2. 咸味的药物或食物。素 22“心欲耎，急食咸以耎之，用咸补之，甘泻之。”素 71“其化上咸寒，中咸温，下辛温，所谓药食宜也。”素 74“少阴之复，治以咸寒，佐以苦辛。”

（二、xián）

副词。皆，都。灵 5“不知终始，针道咸绝。”素 66“生生化化，品物咸章。”素 69“蛰虫早附，咸病寒中。”

【咸化】 运气术语。指物品之味从咸变化。素 74“太阳……在泉为咸化。”

【咸$_2$阳】 地名。今陕西省咸阳市，战国末期置郡。神 2“干地黄……生咸阳川泽。”

研（yán）

研磨，研细。伤 131“内杏仁，芒硝，合研如脂，和散。”伤 386“以沸汤数合，和一丸，研碎，温服之。”

厚（hòu）

1. 扁平物体上下两面的距离大。与“薄”相对。灵 4“其气之津液皆上熏于面，而皮又厚，其肉坚。”灵 36“天寒衣薄则为溺与气，天热衣厚则为汗。”灵 47“爪厚色黄者胆厚，爪薄色红者胆薄。”

2. 丰厚。灵 29“唇厚，人中长，以候小肠。”

3. 大，多。见“厚薄”。

4. 增益，补益。神 2“石斛……久服厚肠胃，轻身，延年。”

5. 敦厚，厚道。素 70“敦阜之纪，是谓广化，厚德清静，顺长以盈。”

6. 醇，味浓。素 5“味厚者为阴，薄为阴之阳；气厚者为阳，薄为阳之阴。”素 74“急则气味厚，缓则气味薄。”

7. 胀满。素 3“味过于苦，脾气不濡，胃气乃厚。”张介宾：“脾气不濡，则胃气留滞，故曰乃厚。厚者，胀满之谓也。”

8. 为“好”之讹。谓外形端正匀称。灵 46“背膺厚者肺端正，胁偏疎者肺偏倾也。”《太素》卷六、《备急千金要方》卷十七“厚”并作“好”。

【厚土】 山岳，山陵。素 70“烟埃朦郁，见于厚土，大雨时行。”王冰：“厚土，山也。”

【厚朴】 中药名。又名厚皮、重皮、川朴、紫油厚朴等。为木兰科木兰属植物厚朴或庐山厚朴的树皮、根皮和枝皮。苦、辛，温。入胃、大肠经。行气导滞，燥湿，降逆平喘。主治食积气滞，腹胀便秘，湿阻中焦，脘痞吐泻，痰壅气逆，胸满喘咳。组方有小承气汤、大承气汤、麻子仁丸、桂枝加厚朴杏子汤、厚朴生姜半夏甘草人参汤、厚朴麻黄汤、栀子厚朴汤、鳖甲煎丸、枳实薤白桂枝汤、厚朴七物汤、厚朴三物汤、厚朴大黄汤、王不留行散、半夏厚朴汤。神 3“厚朴味苦，温。主中风，伤寒，头痛，寒热，惊悸气，血痹，死肌。”

【厚药】 气味浓厚的药物。素 70“能毒者以厚药，不胜毒者以薄药。”

【厚薄】

1. 厚与薄。灵 6“肉有坚脆，皮有厚薄。”灵 46“皮之厚薄，汁之多少，而各异耶。”灵 50“其年之长少等也，衣之厚薄均也。”

2. 大小；多少。灵 48“士之才力，或有厚薄。”

【厚朴七物汤】 方剂名。组成：厚朴半斤，甘草、大黄各三两，大枣十枚，枳实五枚，桂枝二两，生姜五两。煎服法：以水一斗，煮取四升，八合，日三服。呕者加半夏五合，下利去大黄，寒多者加生姜至半斤。功用：解表攻里，行气除满。主治：腹满兼表证。金 10“病腹满，发热十日，脉浮而数，饮食如故，厚朴七物汤主之。”

【厚朴三物汤】 方剂名。组成：厚朴八两，大黄四两，枳实五枚。煎服法：以水一斗二升，先煮二味，取五升，内大黄，煮取三升，温服一升，以利为度。功用：行气通便。主治：腹满疼痛，伴有大便秘结。金 10“痛而闭者，厚朴三物汤主之。”

【厚朴大黄汤】 方剂名。组成：厚朴一尺，大黄六两，枳实四枚。煎服法：以水五升，煮取二升，分温再服。功用：行气逐饮，利膈通便。主治：支饮胸满，伴有腑实便秘。金 12“支饮胸满者，厚朴大黄汤主之。”

【厚朴麻黄汤】 方剂名。组成：厚朴五两，麻黄四两，石膏如鸡子大，杏仁半升，半夏半升，干姜二两，细辛二两，小麦一升，五味子半升。煎服方法：九味，以水一斗二升，先煮小麦熟，去滓，纳诸药，煮取三升，温服一升，日三服。功用：宣肺化饮，止咳平喘。主治：寒饮夹热的咳嗽上气证。临床见咳嗽喘逆，胸部满闷，咽喉不利等。金 7“咳而脉浮者，厚朴麻黄汤主之。”

【厚朴生姜半夏甘草人参汤】 方剂名。组成：厚朴半斤（炙，去皮），生姜半斤（切），半夏半升（洗），甘草二两，人参一两。煎服法：以水一斗，煮取三升，去滓，温服一升，日三服。功用：宽中除满，健脾和胃。主治：脾胃虚弱，运化迟滞；或伤寒发汗后出现腹满者。伤 66“发汗后，腹胀满者，厚朴生姜半夏甘草人参汤主之。”

砭（biān）

1. 砭石。难 28“其受邪气，畜则肿热，砭射之也。”

2. 用砭石刺。灵 81“治之以砭石，欲细而长，踈砭之，涂以豕膏。”杨上善：“砭……以石刺病也。”

【砭石】 石针。即刺治疾病的锐石。素12“故东方之域……其治宜砭石，故砭石者，亦从东方来。”王冰：“砭石，谓以石为针也，《山海经》曰：高氏之山有石如玉，可以为针，则砭石也。”灵60“故其已成脓血者，其唯砭石、铍、锋之所取也。”

面（一、miàn）

1. 颜面，脸。素9“心者……其华在面。”素15“色夭面脱，不治，百日尽已。”王冰：“色见大深，兼之夭恶，面肉又脱，不可治也。”灵4“诸阳之会，皆在于面。”

2. 向，对着。素6“圣人南面而立，前曰广明，后曰太冲。”

3. 方向，方位。灵76“天周二十八宿，而一面七星，四七二十八星。”张介宾：“天分四面，曰东西南北，一面七星。”

（二、miàn 麵）

面粉制成的食品。伤12“禁生冷、粘滑、肉面、五辛、酒酪、臭恶等物。”

【面王】 鼻头。灵49“面王以上者，小肠也。”张介宾：“面王，鼻准也。”

【面白】 面色发白不红润。难16“面白，善嚏，悲愁不乐，欲哭。”

【面尘】 面部晦暗如蒙灰尘。灵10“妇人少腹肿，甚则嗌干，面尘脱色。”素71“嗌干面尘色恶。”

【面色】 颜面气色。灵39“血出若多若少而面色苍苍者，何也？发针而面色不变而烦悗者，何也？”

【面赤】 面色呈现红色。主热病与心病。素32“热争则卒心痛，烦闷善呕，头痛面赤无汗。”素45“腹满不得卧，面赤而热，妄见而妄言。”

【面青】 面色呈现青色。素10“面青目黑，面黑目白，面赤目青，皆死也。”

【面皯】 皮肤黧黑枯槁。神2“熊脂味甘，微寒。主……头疡，白秃，面皯，皰。”

【面垢】 面部污秽如蒙油垢。伤219“三阳合病，腹满，身重，难以转侧，口不仁面垢，评语，遗尿。”

【面脂】 润面的油脂。神3“白芷味辛，温……长肌肤润泽，可作面脂。”

【面黄】 面色呈现黄色。主脾病与黄疸。素10“凡相五色之奇脉，面黄目青，面黄目赤，面黄目白，面黄目黑者，皆不死也。”王冰：“凡色见黄，皆为有胃气，故不死也。”金2“湿家病身疼发热，面黄而喘。”难16“假令得脾脉，其外证：面黄，善噫，善思。”

【面黑】 面色呈现黑色。主肾病与瘀血。灵10“脉不通则血不流，血不流则髦色不泽，故其面黑如漆柴者，血先死。”灵9“少阴终者，面黑齿长而垢，腹胀闭塞，上下不通而终矣。”金15“酒疸下之，久久为黑疸，目青面黑。”

【面皯】 病名。即黧黑斑。神2“辛夷味辛，温。主五脏、身体寒风，风头脑痛，面皯。”

耐（nài）

禁得起，受得住。《广韵·代韵》：“耐，忍也。”灵53“其不耐针石之痛者，何以知之？”灵59“膏者多气，多气者热，热者耐寒。”难47“人面独能耐寒者，何也？”

耎（ruǎn）

同“软”。

1. 柔软。素22“心欲耎，急食咸以耎之。”王冰：“以藏气好软，故以咸柔软也。《平人气象论》曰：藏真通于心。言其常欲柔软也。”

2. 使柔软。素71“岁宜咸以耎之。”素74“以酸收之，辛苦发之，以咸耎之。”

3. 指软弱无力的脉象。素17“心脉搏坚而长，当病舌卷不能言；其耎而散者，当消环自已。”森立之:“耎即濡、软等之古字。”素 79“脉耎而动，九窍皆沉。”

【耎弱】 软弱，柔软。素 18“长夏胃微耎弱曰平……平肝脉来，耎弱招招。”张介宾:“耎，软同……耎弱，初生柔和之气也。”高世栻:“耎弱招招，柔和而起伏也。”

奎（kuí）

星名。二十八宿之一，西方白虎七宿之首。素 67“所谓戌已分者，奎壁角轸，则天地之门户也。”

虺（huǐ）

泛指毒蛇。神 3“白兔藿味苦，平。主蛇虺、蜂、虿、猘狗、菜、肉、蛊毒。”

残（cán 殘）

1. 残害。见“残贼”。

2. 残缺，脱落。灵 79“肌肉减，皮肤纵，腠理开，毛发残，膲理薄。”

【残贼】

1. 残害，伤害。素 69“木不及……春有惨凄残贼之胜。”

2. 残忍暴虐。素 25“余念其痛，心为之乱惑反甚……百姓闻之，以为残贼。”王冰:“残，谓残害。贼，谓损劫。言恐涉于不仁，致慊于黎庶也。”

殃（yāng）

1. 灾难，祸患。灵 48“遇岁之虚，救而不胜，反受其殃。”

2. 遭受祸害。素 8“以此养生则殃，以为天下者，其宗大危。”素 74“大凉肃杀，华英改容，毛虫乃殃。”

【殃鬼】 即冤魂。指无辜受灾而死后的灵魂。神 3“升麻味甘，平。解百毒，杀百精老物殃鬼。”

殆（dài）

1. 危险。《说文・歺部》:“殆，危也。”素 5“见微得过，用之不殆。”张志聪:“以此法用之，而不致于危殆矣。”灵 46“夫天之生风者，非以私百姓也，其行公平正直，犯者得之，避者得无殆。”素 8“以此养生则寿，殁世不殆。”

2. 失败；差错。《广雅・释诂三》:“殆，败也。”灵 73“审于本末，察其寒热，得邪所在，万刺不殆。”素 77“守数据治，无失俞理，能行此术，终身不殆。”

3. 疑惑。灵 1“神在秋毫，属意病者，审视血脉者，刺之无殆……阴有阳疾者，取之下陵三里，正往无殆。”涩江抽斋:“《论语》思而不学则殆，谓事无征验，疑不能定也。多闻阙疑，多见阙殆，殆亦疑也……经文‘殆’字，亦当训‘疑’，各家注释为危，非是。篇末‘正往无殆’，亦此义。”

4. 疑为“炱”之讹。炱，黑色。灵 46“其地色殆然，不与其天同色。”《甲乙经》卷八“殆”作“炱”。又，夭而无泽。张志聪:“殆，不与天庭同色，此土气之卑污也。”

枳（zhǐ 枳）

中药名。为连翘的别名。见该条。神 4“连翘……一名异翘，一名兰华，一名折根，一名枳，一名三廉。”

轶（yì）

超过。引申为错位。《广雅・释诂三》:“轶，过也。”见“轶筋”。

【轶筋】 筋肉扭错伤。神 3“蛞蝓味咸，寒。主贼风㖞僻，轶筋及脱肛。”又，森立之:“轶筋，即跌筋，此条偶存古音假字耳……《说文》：胅，骨差也。盖胅、跌古音如佚，故假轶、溢字用之。”

轸（zhěn 軫）

1. 通“疹”。皮肤上所起的小斑点。见“隐轸”、“苛轸鼻”。

2. 星宿名。二十八宿之一，南方朱雀

七宿的最末一宿。素 67“所谓戊己分者，奎壁角轸，则天地之门户也。”

轺（yáo）

中药名。见“连轺”。

轻（qīng 輕）

1. 分量小。与“重”相对。素 19“秋脉者……故其气来，轻虚以浮，来急去散，故曰浮。”又见“轻重”。

2. 灵巧；轻便。素 5“有余则耳目聪明，身体轻强，老者复壮，壮者益治。”素 76“病愈多出血，血止身轻。”

3. 程度浅。指病情轻或好转。素 5“故因其轻而扬之，因其重而减之。”张介宾：“轻者浮于表，故宜扬之。”伤 39“伤寒脉浮缓，身不疼，但重，乍有轻时，无少阴证者，大青龙汤发之。”金 14“若身重，汗出已辄轻者，久久必身瞤。”

4. 轻视，鄙视。素 67“其不及，则己所不胜侮而乘之，己所胜轻而侮之。”灵 64“有气，轻财，少信，多虑。”

5. 为“经”之讹。经典。素 76“明引比类从容，是以名曰诊轻。”林亿：“按《太素》‘轻’作‘经’。”

【轻人】 看不起人。灵 29“且夫王公大人，血食之君，骄恣从欲，轻人，而无能禁之。”

【轻身】 使身体轻爽灵便。神 2“紫芝味甘，温……久服轻身，不老，延年。”

【轻言】 语声轻微。灵 38“瘦人者，皮薄色少，肉廉廉然，薄唇轻言。”张介宾：“薄唇轻言，肉瘦气少也。”

【轻劲】 敏捷有力。灵 33“髓海有余，则轻劲多力。”

【轻轻】 空虚松软貌。灵 35“三焦胀者，气满于皮肤中，轻轻然而不坚。”

【轻重】

1. 程度的深浅。素 71“以寒热轻重少多其制。”

2. 指药物剂量的轻重及作用的峻缓。素 74“证有中外，治有轻重，适其至所为故也。”

3. 肢体感觉异常，左右轻重不相称。灵 75“大风在身，血脉偏虚，虚者不足，实者有余，轻重不得，倾侧宛伏。”

4. 指诊脉指力的大小。难 5“脉有轻重，何谓也？然，初持脉，如三菽之重……故曰轻重也。”

虿（chài 蠆）

蝎子一类的毒虫。《广雅·释虫》：“虿，蝎也。”神 3“白兔藿味苦，平。主蛇虺、蜂、虿、猘狗、菜、肉、蛊毒，鬼疰。”

皆（jiē）

都，全。表示总括。素 10“诸脉者皆属于目，诸髓者皆属于脑。”素 12“医之治病也，一病而治各不同，皆愈何也？”素 74“诸风掉眩，皆属于肝。”

韭（jiǔ）

韭菜。五行属木，味酸，入肝。素 22“心色赤，宜食酸，小豆、犬肉、李、韭皆酸。”灵 56“肝病者，宜食麻、犬肉、李、韭。”

【韭叶】 韭菜叶。此指韭菜叶的宽度。灵 23“取手小指次指爪甲下，去爪甲如韭叶。”素 63“刺手大指次指爪甲上，去端如韭叶各一痏。”

【韭英】 指韭菜开花的时节。素 48“脉至如涌泉，浮鼓肌中，太阳气予不足也，少气味，韭英而死。”森立之：“韭花实以长夏开，至此而死者，乃土克水之义也。”

背（bèi）

1. 脊背，自肩至后腰部分。素 4“故背为阳，阳中之阳，心也。”素 17“背者，胸中之府，背曲肩随，府将坏矣。”金 12“夫心下有留饮，其人背寒冷如掌大。”

2. 后面或反面。素 63“视其手背脉血者去之。”

3. 指背部在面部的望诊部位。灵 49“挟绳而上者，背也。”

4. 指背部腧穴。①指五脏背俞穴。素 55“刺大藏，迫藏刺背，背俞也。”《太素》卷二十三“背俞”作“俞”，连上句读。②泛指足太阳经在背部的腧穴。素 60“膝痛不可屈伸，治其背内。”吴崑：“背内，谓太阳经之气穴，背俞之类也。”

5. 违反，违背。灵 48“有敢背此言者，反受其殃。”

【背骨】 指第 7 颈椎。灵 14“项发以下至背骨，长二寸半。”张介宾：“背骨除项骨之外，以第一节大椎骨为言也。”《太素》卷十三“背骨”作“膂骨”。

【背俞】

1. 背部的腧穴。素 36“风疟，疟发则汗出恶风，刺三阳经背俞之血者。”张志聪：“背俞，太阳之经俞也。”又，张介宾：“三阳经背俞之血，谓足太阳膀胱俞，足阳明胃俞，足少阳胆俞，皆足太阳经穴。”

2. 指脏腑之气输注于背部的一些特定穴位。如肺俞、心俞、脾俞、肝俞、肾俞、膀胱俞等。素 24“欲知背俞，先度其两乳间，中折之，更以他草度去半已，即以两隅相拄也。”张介宾：“背俞，即五脏之俞，以其在足太阳经而出于背，故总称为背俞。”素 55“迫藏刺背，背俞也。”

3. 指大杼穴。在第一胸椎棘突下旁开 1.5 寸。素 58“胸俞十二穴，背俞二穴。”王冰：“大杼穴也。在脊第一椎下两旁，相去各同身寸之一寸半陷者中。”素 36“疟脉满大，急刺背俞。”王冰：“背俞，谓大杼。”

4. 指风门穴。在第二胸椎棘突下旁开 1.5 寸。素 61“大杼、膺俞、缺盆、背俞，此八者，以泻胸中之热也。”王冰：“背俞，即风门热府俞也。”

【背胆】 同“背膂”。脊柱两旁的肌肉。素 65“三日背胆筋痛，小便闭。”

【背痛】 症状名。背部疼痛。素 7“二阳一阴发病，主惊骇背痛，善噫善欠。”金 12“膈上病痰，满喘咳吐，发则寒热，背痛腰疼。”

【背强】 症状名。指背部拘紧僵硬。金 1“腰痛背强不能行，必短气而极也。”金 2“湿家，其人但头汗出，背强，欲得被覆向火。”

【背腧】

1. 背部的腧穴。灵 9“膺腧中膺，背腧中背。”马莳：“背内有腧，如督脉经诸穴居脊之中，膀胱之经穴居脊之四行之类。”灵 22“取之下胸二胁咳而动手者，与背腧以手按之立快者是也。”

2. 指肾俞。当第二腰椎棘突下旁开 1.5 寸处。灵 52“足少阴之本……标在背腧与舌下两脉也。”张介宾：“背腧，肾腧也。”

3. 指肝俞。当第九胸椎棘突下旁开 1.5 寸处。灵 52“足厥阴之本，在行间上五寸所，标在背腧也。”张介宾：“背腧，即肝腧。”

4. 指脾俞。当第 11 胸椎棘突下旁开 1.5 寸处。灵 52“足太阴之本……标在背腧与舌本也。”张介宾：“背腧，脾俞也。”

5. 指心俞。当第五胸椎棘突下旁开 1.5 寸处。灵 52“手少阴之本，在锐骨之端，标在背腧也。”张介宾：“背腧，心腧也。”

6. 第 11 椎之上，足太阳经的诸脏之俞。灵 52“气在胸者，止之膺与背腧。”张介宾：“谓自十一椎膈膜之上，足太阳经诸脏之腧，皆为胸之气街也。”

7. 第 11 椎之下，足太阳经的诸脏之俞。灵 52“气在腹者，止之背腧与冲脉于脐左右之动脉者。”张介宾：“腹之背腧，谓自十一椎膈膜以下，太阳经诸脏之腧皆是也。”

8.《灵枢经》篇名。本篇主要论述了背部五脏腧穴的部位及灸治的补泻方法。马莳："论五藏之腧在背，故名篇。"

【背膂】 脊柱两旁的肌肉。灵 47 "肾高则苦背膂痛，不可以俯仰。"

【背俞之脉】 足太阳膀胱经脉。因其行于背部有五脏六腑之腧穴，故名。素 39 "寒气客于背俞之脉则脉泣。" 张志聪："背腧之脉者，足太阳之脉也。"

【背痛彻心】 症状名。指背部疼痛牵引到心窝部。金 9 "心痛彻背，背痛彻心，乌头赤石脂丸主之。"

战（zhàn 戰）

1. 战斗。素 80 "得其时则梦见兵战。"

2. 发抖。见"战慓"。

【战慓】

为"战慄"之讹。即"战栗"。指因恐惧、寒冷而颤抖。素 71 "少阴所至为惊惑，恶寒，战慓谵妄。" 王冰："今详慓字当作慄字。"

虐（nüè）

残暴。见"暴虐"。

临（lín 臨）

1. 居上视下；察视。素 79 "黄帝燕坐，临观八极，正八风之气。" 灵 6 "必明乎此立形定气，而后以临病人，决死生。" 素 13 "余欲临病人，观死生，决嫌疑。"

2. 降临，来到。素 71 "天气肃，地气静，寒临太虚，阳气不令……四之气，畏火临。"

3. 统治，掌管。见"临朝"。

4. 靠近。灵 38 "临深决水，不用功力，而水可竭也。"

5. 面对。素 25 "如临深渊，手如握虎。" 灵 29 "入国问俗，入家问讳，上堂问礼，临病人问所便。"

6. 碰上，遇着。素 81 "临事以适道术。" 素 67 "上下相遘，寒暑相临，气相得则和，不相得则病。" 素 68 "木运临卯，火运临午，土运临四季，金运临酉，水运临子，所谓岁会，气之平也。"

7. 运气术语。五运与六气相配合，岁运对司天之气而言称为临。素 71 "己丑己未少宫上临太阴，如是者三。除此二十四岁，则不加不临也……临者何谓？岐伯曰：太过不及，皆曰天符。" 张介宾："上临者，以下临上也，谓以中运而临于司天也……无论太过不及，上临司天者，皆谓之天符。"

8. 大。见"临临"。

9. 副词。正当，将要。金 4 "温疟加蜀漆半分，临发时服一钱匕。"

【临死】 即将死亡。神 2 "玉泉味甘，平……人临死服五斤，死三年色不变。"

【临泣】 穴名。又名足临泣，属足少阳胆经，八脉交会穴之一。位于足背部，当第四、五跖骨结合部之前方凹陷处。灵 2 "胆出于窍阴……注于临泣。临泣，上行一寸半陷者中也，为腧。"

【临视】 亲临省视。素 69 "小常之二，是谓临视，省下之过与其德也。"

【临临】

1. 高大貌。《广雅·释诂》："临，大也。" 灵 72 "太阴之人，其状黮黮然黑色，念然下意，临临然长大。" 马莳："临临然，长大之貌也。"

2. 厚大貌。灵 38 "广肩，腋项肉薄，厚皮而黑色，唇临临然。" 张介宾："临临，下垂貌，唇厚质浊之谓。"

【临淄】 地名。今山东省临淄。神 1 "防葵味辛，寒……生临淄川谷。"

【临朝】 临御朝廷。灵 29 "今夫王公大人，临朝即位之君而问焉。"

【临御】 谓皇帝坐朝或临幸至某地。此指六气各有司天（上临），各有在泉（下御）而言。素 71 "先立其年以明其气，金木水火土运行之数，寒暑燥湿风火临御之化。”张志聪：“六气有司天之上临，有在泉之下御，有四时之主气，有加临之客气也。”

览（lǎn 覽）

阅览。素 76“臣览《太始天元册》文。”灵 22“余受九针于夫子，而私览诸方。”

【览观】 博览。素 76“汝受术诵书者，若能览观杂学，及于比类，通合道理。”

竖（shù 豎）

1. 直立。灵 4“阳陵泉者，正竖膝予之齐，下至委阳之阳取之。”

2. 暴起。灵 4“两跗之上脉竖陷者足阳明病，此胃脉也。”又，“竖陷”，《甲乙经》卷四、《太素》卷十一并作“坚若陷”。丹波元简：“《甲乙》作‘脉坚若陷者’是。”张介宾：“竖者坚而实，陷者弱而虚，皆足阳明胃脉之病。”

省（xǐng）

1. 察看，检查。《说文·眉部》：“省，视也。”《尔雅·释诂下》：“省，察也。”素 21“太阴藏搏者，用心省真。”素 69“以道留久，逆守而小，是谓省下。”王冰：“省下谓察天下人君之有德有过者也。”

2. 探望，问候。见“省客”。

【省客】 前来探望的客人。比喻来去不定的异常脉象。素 48“脉至如省客，省客者，脉塞而鼓。”张介宾：“省客，如省问之客，或去或来也。”又，森立之：“省客，宜从《太素》作‘省容’为是。省容，谓瘠瘦之容，其脉状如以手触近于瘠骨上是也。”

削（xiāo 旧读 xuē）

1. 一种有柄而微弯的两刃小刀。灵 46“匠人磨斧斤，砺刀削，斲材木。”

2. 消除，攻除。素 70“故消之削之，吐之下之。”张介宾：“消以去滞，削以攻坚。”

3. 削减，减少。《广雅·释诂二》：“削，减也。”素 3“此谓自伤，气之削也。”素 70“坚成之纪……其化成，其气削，其政肃。”王冰：“削，减也。”

尝（cháng 嘗）

1. 辨别滋味。《说文·旨部》：“尝，口味之也。”素 26“视之无形，尝之无味。”

2. 副词。表示动作行为已经发生，相当于“曾经”。素 77“凡未诊病者，必问尝贵后贱……尝富后贫，名曰失精。”灵 58“此皆尝有所伤于湿气，藏于血脉之中。”灵 72“余尝闻人有阴阳，何谓阴人，何谓阳人？”

昧（mèi）

1. 昏暗。素 74“岁厥阴在泉，风淫所胜，则地气不明，平野昧，草乃早秀。”王冰：“昧，谓暗也。”

2. 目昏不明。《左传·僖公廿四年》：“目不别五色之章为昧。”素 74“妇人少腹痛，目昧眦。”

是（shì）

1. 正确。与“非”相对。素 11“敢问更相反，皆自谓是。”

2. 表示肯定判断。素 13“欲知其要，则色脉是矣。”伤 180“阳明之为病，胃家实是也。”伤 101“伤寒中风，有柴胡证，但见一证便是，不必悉具。”

3. 代词。此，这。素 9“气之不袭，是谓非常，非常则变矣。”素 17“水泉不止者，是膀胱不藏也。”伤 185“汗出濈濈然者，是转属阳明也。”

【是以】 连词。因此，所以。素 74“治其王气，是以反也。”素 75“夫二火不胜三水，是以脉乱而无常也。”灵 10“不与众同，是以知其何脉之动也。”

【是动】 此经的异常变动。灵 10“是动则病肺胀满膨膨而喘咳，缺盆中痛，甚则交两手而瞀，此为臂厥。”张介宾：“动，言变也，变则变常而为病也。”

【是非】 正确与错误。灵 49“故相气不微，不知是非。”灵 72“举措不顾是非，为事如常自用。”

【是故】 连词。因此；所以。素 3“阳气者，若天与日……是故阳因而上，卫外者也。”素 19“是故风者百病之长也。”灵 64“是故五形之人二十五变者，众之所以相欺者是也。”

眇（miǎo）

偏盲。神 3“长石味辛，寒，主身热，四肢寒厥……明目，去翳眇。”

盼（pàn）

通“眄（miàn）”。斜视貌。朱骏声《说文通训定声·屯部》：“盼，假借为眄。”灵 50“夫怯士之不忍痛者，见难与痛，目转面盼，恐不能言。”又，《类经》“盼”并作“盻”。张介宾：“怯而不忍痛者，见难与痛则目转眩旋，面盻惊顾。”丹波元简：“盻，音系。《说文》：‘恨观貌。’于义难叶，疑是眄讹。眄，音面，邪视也。”

昜（yáng）

疑为“易”之讹。见“狂昜”。

显（xiǎn 顯）

1. 光明；明显。《尔雅·释诂下》：“显，光也。”邢昺疏：“显者，光明也。”素 66“幽显既位，寒暑弛张。”素 67“其性为暑，其德为显。”

2. 显露。素 70“赫曦之纪，是谓蕃茂……其令鸣显。”王冰：“显，露也。”

3. 见。素 70“其主毛显狐狢，变化不藏。”王冰：“毛显，谓毛虫麋鹿麞……显见。”

【显明】 指东方卯正之位，在节气为春分节。素 68“显明之右，君火之位也。”张介宾：“显明者，日出之所，卯正之中，天地平分之处也。”

冒（mào）

1. 蒙覆，覆盖。《玉篇·冃部》：“冒，覆也。”素 2“阳气者闭塞，地气者冒明。”素 70“太阴司天，湿气下临……埃冒云雨，胸中不利。”

2. 按压。伤 64“发汗过多，其人叉手自冒心，心下悸，欲得按者，桂枝甘草汤主之。”

3. 指头目眩晕，神识昏蒙。素 69“病反腹满肠鸣，溏泄食不化，渴而妄冒，神门绝者死不治。”伤 93“太阳病，先下而不愈，因复发汗，以此表里俱虚，其人因致冒，冒家汗出自愈。”钱潢：“冒者，蒙瞀昏眩，若以物覆冒之状也。”金 12“支饮者，法当冒，冒者必呕。”

【冒眩】 头晕眼花。金 12“心下有支饮，其人苦冒眩，泽泻汤主之。”尤怡：“冒者，昏冒而神不清，如有物冒蔽之也；眩者，目眩转而乍见玄黑也。”

【冒家】 指平素患有头目眩晕的人。伤 93“太阳病，先下而不愈，因复发汗，以此表里俱虚，其人因致冒，冒家汗出自愈。”金 21“血虚而厥，厥而必冒。冒家欲解，必大汗出。”

星（xīng）

1. 宇宙中能发光或反射光的天体，一般指夜空中闪亮的天体。见“列星”、“星辰”。

2. 指二十八宿。《玉篇·日部》：“星，列宿也。”灵 76“天周二十八宿，而一面七星，四七二十八星。”

3. 指北斗七星。素 54“五音、六律、七星、八风、九野……人齿面目应星。”王冰：“人面应七星者，所谓面有七孔应之也。”杨上善：“应七星，谓北斗七星。”灵 78“七以法星……七者星也，星者，人之七窍。”

4. 指天蓬、天芮、天冲等九星。见“九星”。

5. 指木星、火星、土星、金星、水星。见“五星”。

【星辰】

1. 星的通称。素 1“其次有贤人者，法则天地，象似日月，辩列星辰。”王冰：“辩列者，谓定内外星官座位之所，于天三百六十五度远近之分次也。”素 75“别星辰与日月光，以彰经术。”

2. 指二十八宿。素 20“上应天光星辰历纪，下副四时五行。”素 26“凡刺之法，必候日月星辰，四时八正之气，气定乃刺之……星辰者，所以制日月之行也。”王冰：“星辰者，谓先知二十八宿之分，应水漏刻者也。”吴崑：“星，谓二十八宿。辰，躔度之次也。”

【星宿】 指列星。灵 81“夫血脉营卫，周流不休，上应星宿，下应经数。”

昳（dié）

太阳偏西。《集韵·屑韵》：“昳，日侧。”见“日昳”。

昴（mǎo）

星宿名。二十八宿之一，西方白虎七星的第四宿。《说文·日部》：“昴，白虎宿星。”素 67“素天之气经于亢氐昴毕。”灵 76“天周二十八宿，而一面七星，四七二十八星，房昴为纬，虚张为经。”

昭（zhāo）

1. 明白。灵 42“道，昭乎其如日醒，窘乎其如夜瞑。”素 71“别其宗司，昭其气数，明其正化。”

2. 高明。素 9“昭乎哉问也，请遂言之。”张志聪：“昭，明也。”素 66“昭乎哉问！明乎哉道！”

【昭昭】

1. 日月光亮。灵 45“昭昭之明不可蔽。”

2. 指日月天道。素 74“愿闻上合昭昭，下合冥冥奈何？”张志聪：“昭昭，合天道之明显。”素 79“上合昭昭，下合冥冥。”吴崑：“昭昭，天之阳也。”

【昭著】 彰明，明了。素 66“上以治民，下以治身，使百姓昭著。”

【昭然】 明白貌。素 26“昭然独明，若风吹云，故曰神。”

畏（一、wèi）

1. 恐惧，害怕。素 23“五精所并，精气并于心则喜……并于脾则畏。”王冰：“畏，谓畏惧也。”素 69“妄行无征，示畏侯王。”金 11“心气虚者，其人则畏，合目欲眠。”

2. 厌恶，憎恶。《广雅·释诂三》：“畏，恶也。”灵 75“热于怀炭，外畏绵帛近。”素 70“肝其畏清，其主目。”

（二、wēi）

通“威”。《广雅·释言》：“畏，威也。”威烈。见“畏火”。

【畏$_2$火】 运气术语。指少阳相火。其性威烈，故称“畏火”。素 71“四之气，畏火临，溽蒸化，地气腾。”张介宾：“少阳相火用事，其气尤烈，故曰畏火。”

【畏星】 运气术语。所克制的星。素 69“故岁运太过，畏星失色而兼其母。”张介宾：“畏星，即所制之星，如木运太过，则镇为畏星。”

胃（wèi）

1. 六腑之一。①居于中焦，与脾以膜相连，上口为贲门，下口为幽门。素 4

"胆、胃、大肠、小肠、膀胱、三焦六府皆为阳。"素 29"脾与胃以膜相连耳。"难 44"胃为贲门，太仓下口为幽门。"灵 31"胃纡曲屈，伸之，长二尺六寸，大一尺五寸，径五寸，大容三斗五升。"灵 32"胃……其中之谷常留二斗，水一斗五升而满。"难 42"胃重二斤二两，纡曲屈伸，长二尺六寸，大一尺五寸，径五寸，盛谷二斗，水一斗五升。"②主受纳水谷，以化生精气，故称之为太仓、水谷之海、水谷气血之海、五脏之本、五脏六腑之海，与脾同称为仓廪之官。灵 35"胃者，太仓也。"素 11"胃者，水谷之海，六府之大源也。五味入口，藏于胃以养五藏气。"素 19"五藏者皆禀气于胃，胃者五藏之本也。"素 52"胃为之市。"灵 33"胃者水谷之海，其输上在气街，下至三里。"灵 56"胃者，五藏六府之海也，水谷皆入于胃，五藏六府皆禀气于胃。"灵 60"谷之所注者，胃也。胃者，水谷气血之海也。"素 8"脾胃者，仓廪之官，五味出焉。"③胃气主降，以下行为顺。素 34"胃者六府之海，其气亦下行，阳明逆不得从其道，故不得卧也。"④在脏合脾，纳运相协，肌肉为其外在表象。难 35"胃者，脾之府……胃者，谓黄肠。"素 47"夫五味入口，藏于胃，脾为之行其精气。"灵 47"脾合胃，胃者，肉其应……肉䐃坚大者胃厚，肉䐃么者胃薄。肉䐃小而么者胃不坚；肉䐃不称身者胃下，胃下者下管约不利。"杨上善："脾以合胃，故以肉䐃候于胃也。"⑤经脉为足阳明经，与足太阴脾经为表里。素 29"太阴阳明为表里，脾胃脉也。"灵 10"胃足阳明之脉……入缺盆，下膈属胃络脾。"

2. 指与胃连属的消化道。灵 35"胃之五窍者，闾里门户也。"张介宾："胃之五窍，为闾里门户者，非言胃有五窍，正以上自胃脘，下至小肠大肠，皆属于胃，故曰闾里门户。"

3. 指肠。伤 215"阳明病，谵语，有潮热，反不能食者，胃中必有燥屎五六枚也……宜大承气汤下之。"徐灵胎："燥屎当在肠中，今云胃中，何也？盖邪气结成糟粕，未下则在胃中，欲下则在肠中，已结者，即谓之燥屎，言胃则肠已该矣。"伤 238"阳明病，下之，心中懊憹而烦，胃中有燥屎者，可攻。"灵 2"大肠、小肠，皆属于胃，是足阳明也。"黄载华："大肠、小肠，受盛胃府水谷之余，济泌别汁，而生津液，故皆属于胃。"

4. 指足阳明胃经。难 66"胃之原出于冲阳。"黄竹斋："胃，足阳明经也，冲阳在足跗上五寸骨间动脉。"灵 4"胃合于三里。"张介宾："胃，足阳明也。三里，本经所入为合也。"

5. 指足阳明胃经经气。灵 2"胃出于厉兑，厉兑者，足大指内次指之端也，为井金。"

6. 指脉之胃气。即脉象呈现柔和、从容和缓之象。素 18"春胃微弦曰平，弦多胃少曰肝病，但弦无胃曰死。"马莳："春时肝脉必主于弦，然春有胃气，则脉斯微弦，夫是之谓平。微者，和也。若弦脉甚多，而胃气甚少，则弦而不微，是不和也，肝脏当有病矣。"张志聪："胃气者，中土柔和之气也。弦乃东方春木之象，微乃胃气之和，故春得胃气而脉微弦曰平。弦多而少柔和之气曰肝病。"

7. 胃的脉象。素 48"胃脉沉鼓涩，胃外鼓大。"吴崑："凡脉贵于中和，胃脉沉鼓涩，偏于阴也，外鼓大，偏于阳也。"马莳："胃脉沉矣，而又鼓指带涩，从外而鼓击于指者，则鼓为不和，涩为有伤，大为热盛。"

8. 胃在面部的望诊部位，即鼻的外方，颧骨的内方。灵 49"下极者，心也；直下者，肝也；肝左者，胆也；下者，脾也；方上者，胃也。"

9. 指胃病。灵 4"大肠病者……当脐而痛，不能久立，与胃同候，取巨虚上廉。”张志聪：“大肠属胃，故与胃同候取胃经之巨虚上廉。”

10. 指阳明胃腑实证。伤 248“太阳病三日，发汗不解，蒸蒸发热者，属胃也，调胃承气汤主之。”伤 265“少阳不可发汗，发汗则谵语，此属胃。”尤怡：“云此属胃者，谓少阳邪气，并干阳明胃腑也。”

11. 星宿名。二十八宿之一。西方白虎七宿的第三宿。素 67“玄天之气，经于张翼娄胃。”

【胃口】

1. 胃之上口贲门和下口幽门。灵 10“肺手太阴之脉，起于中焦，下络大肠，还循胃口，上膈属肺。”丹波元简：“滑氏《十四经发挥》云：胃口，胃上下口也。胃上口，在脐上五寸上脘穴；下口，在脐上二寸下脘穴之分也。”又，马莳：“胃口，胃之上脘，在脐上五寸。”素 46“人迎者，胃脉也，逆而盛，则热聚于胃口而不行，故胃脘为痈也。”又，张介宾：“阳明气逆而盛，则热邪聚于胃脘，故留结为痈。”

2. 指胃下口幽门。灵 10“胃足阳明之脉……其支者，起于胃口，下循腹里。”张介宾：“胃口，胃之下口，当下脘之分，《难经》谓之幽门者是也。”

【胃气】

1. 胃的精气，是胃的功能活动的物质基础，反映于脉象，则呈现为柔和、从容和缓之象。素 19“五藏者，皆禀气于胃，胃者，五藏之本也；藏气者，不能自致于手太阴，必因胃气，乃至于手太阴也。”灵 28“谷入于胃，胃气上注于肺。”马莳：“人之谷气入于胃，胃得谷气而化之，遂成精微之气，以上注于肺，而行之五脏六腑。”素 19“脉弱以滑，是有胃气。”素 18“人无胃气曰逆，逆者死。”张志聪：“胃气者，中土柔和之气也。”张介宾：“无太过，无不及，自有一种雍容和缓之状者，便是胃气之脉。”难 15“春脉微弦曰平，弦多胃气少曰病，但弦无胃气曰死，春以胃气为本。”素 19“故病甚者，胃气不能与之俱至于手太阴，故真藏之气独见。”

2. 指胃的功能活动。伤 29“若胃气不和，谵语者，少与调胃承气汤。”成无已：“其有胃燥谵语，少与调胃承气汤，微溏以和胃气。”伤 208“若腹大满不通者，可与小承气汤，微和胃气，勿令至大泄下。”灵 19“邪在胆，逆在胃……胃气逆则呕苦，故曰呕胆。”

3. 指胃中阳热之气。金 11“趺阳脉浮而涩，浮则胃气强，涩则小便数。”徐彬：“趺阳，脾胃脉也……浮者阳气强也，涩者阴气无余。”

【胃反】

1. 病名。因脾胃虚寒，不能腐熟运化水谷所致，临床以朝食暮吐，或暮食朝吐为主症。治宜和胃降逆，补虚润燥，方用大半夏汤。金 17“趺阳脉浮而涩，浮则为虚，涩则伤脾，脾伤则不磨，朝食暮吐，暮食朝吐，宿谷不化，名曰胃反……胃反呕吐者，大半夏汤主之。”黄元御：“胃反者，饮食倒上，是反顺而为逆也。”

2. 症状名。指胃失和降所致的反复呕吐。神 3“铅丹，味辛，微寒，主咳逆胃反，惊痫，癫疾，除热，下气。”属饮邪内阻所致者，治以温胃止呕，化饮利水，方用茯苓泽泻汤。金 17“胃反，吐而渴欲饮水者，茯苓泽泻汤主之。”

【胃风】 病名。风邪侵袭于胃，胃的功能失常所导致的疾病。临床见颈部多汗，怕风，食饮不下，鬲塞不通，时易腹满，受寒则胀，饮食寒冷则泄泻，或伴形瘦腹大等症状。素 42“胃风之状，颈多汗恶风，食饮不下，鬲塞不通，腹善满，失衣则䐜胀，食寒则泄，诊形瘦而腹大。”

【胃胀】

1. 证候名。脏腑胀证之一。临床主要

见腹胀，胃脘痛，嗅觉异常，饮食、大便异常等症状。灵 35“胃胀者，腹满，胃脘痛，鼻闻焦臭，妨于食，大便难。”

2. 病机名。指胃脘胀满。灵 50“酒者……其气慓悍，其入于胃中，则胃胀，气上逆，满于胸中，肝浮胆横。”张介宾：“酒之性热气悍，故能胀胃浮肝，上气壮胆。”

【胃疟】 证候名。脏腑疟证之一。因疟邪犯胃，临床见善饥不食，腹部胀大等症状。素 36“胃疟者，令人且病也，善饥而不能食，食而支满腹大，刺足阳明太阴横脉出血。”

【胃泄】 证候名。因胃的腐熟消化功能失常所导致的泄泻。临床见饮食不化，泻下物色黄，带有未消化的食物。难 57“泄凡有五，其名不同。有胃泄，有脾泄……胃泄者，饮食不化，色黄。”黄竹斋：“胃泄者，胃阳不足而伤于寒湿，致胃之下口不固，饮食入内不待脾气运化即径传入大肠而出……所谓飧泄也。”

【胃实】

1. 病机名。指阳明腑实，腑气不通。金 21“病解能食，七八日更发热者，此为胃实，大承气汤主之。”

2. 指胃中充实。素 11“所以然者，水谷入口，则胃实而肠虚；食下，则肠实而胃虚。”

【胃咳】 证候名。脏腑咳证之一。指胃气上逆而致咳，临床见呕吐而咳，甚则吐蛔等症。素 38“脾咳不已，则胃受之。胃咳之状，咳而呕，呕甚则长虫出。”张介宾：“胃不能容，则气逆为呕。长虫，蛔虫也。居肠胃之中，呕甚则随气而上出。”马莳：“按李东垣治胃咳用乌梅丸。”

【胃脉】

1. 足阳明胃经。素 30“阳明者，胃脉也。”灵 2“胃出于厉兑……大肠属上，小肠属下，足阳明胃脉也。”素 33“身重难以行者，胃脉在足也。”张介宾：“胃主肌肉，其脉行于足，水气居肉中，故身重不能行。”

2. 指足阳明胃经的动脉，可以诊候胃的病变。素 46“人病胃脘痈者，诊当何如？岐伯对曰：诊此者当候胃脉……人迎者，胃脉也。”张志聪：“人迎者，胃之动脉也，故胃气逆则人迎脉盛。”素 17“胃脉搏坚而长，其色赤，当病折髀……胃脉实则胀，虚则泄。”

【胃络】 指循行于胃的络脉。神 2“麦门冬味甘，平。主心腹结气，伤中，伤饱，胃络脉绝，羸瘦，短气。”

【胃热】 病机名。胃中实热，以消谷善饥为其临床表现特点。灵 80“热气留于胃，胃热则消谷，谷消故善饥。”金 12“若面热如醉，此为胃热上冲熏其面，加大黄以利之。”

【胃鬲】 胃脘与横膈部位。素 74“厥阴之胜，耳鸣头眩，愦愦欲吐，胃鬲如寒。”王冰：“胃鬲，谓胃脘之上及大鬲之下，风寒气生也。”

【胃胳】 为“胃络”之讹。指胃经的别络穴丰隆。灵 23“热病体重，肠中热……索气于胃胳，得气也。”胳，《太素》卷二十五、《脉经》卷七并作“络”。张介宾：“得气者，阳明之络曰丰隆，别走太阴，故取此，可以得脾气。”

【胃病】 指胃的病症。临床常见饮食不下，食而脘腹胀满，或呕吐等症状。灵 4“胃病者，腹䐜胀，胃脘当心而痛，上支两胁，膈咽不通，食饮不下，取之三里也。”素 65“胃病胀满，五日少腹腰脊痛，䯒痠，三日背脂筋痛，小便闭，五日身体重。六日不已死。冬夜半后，夏日昳。”

【胃疸】 病名。临床以已食仍觉饥饿为主症。素 18“已食如饥者，胃疸。”杨上善：“胃中热消食，故已食饥，胃疸病。”丹波元简：“按疸、瘅同，即前篇所谓消中，后世所称中消渴也。”

【胃家】

1. 指胃、小肠、大肠。伤 180“阳明之为病，胃家实是也。”灵 2“大肠、小肠，皆属于胃。”

2. 指胃。金 14“后重吐之，胃家虚烦，咽燥欲饮水，小便不利，水谷不化。”尤怡：“医乃不知而复吐之，胃气重伤，胃液因尽，故咽燥欲饮水，而小便不利，水谷不化。”

【胃虚】 指胃内空虚。素 11“水谷入口，则胃实而肠虚；食下，则肠实而胃虚。”

【胃脘】

1. 指胃腑。可分为上、中、下脘，即胃上口贲门部为上脘，胃体部为中脘，下口幽门部为下脘。素 7“所谓阳者，胃脘之阳也。”素 59“任脉之气所发者二十八穴……胃脘五寸，胃脘以下至横骨六寸半一。”张志聪：“胃脘者，言上脘、中脘、下脘，皆胃之脘也。”灵 19“邪在胃脘，在上脘则刺抑而下之，在下脘则散而去之。”

2. 指中脘穴。胃经之募穴。别名太仓，位于腹部正中线脐上四寸，属任脉。素 58“上纪者，胃脘也。”张介宾：“胃脘，即中脘，胃之募也。”张志聪：“胃脘，中脘也。”

【胃痹】 证候名。脏腑痹证之一。指胃气闭阻，导致食欲不振、厌食等症。神 2“苦菜，味苦，寒。主五脏邪气，厌谷，胃痹。”

【胃满】

1. 指胃内饮食充满。灵 32“胃满则肠虚，肠满则胃虚，更虚更满，故气得上下，五藏安定。”

2. 指胃脘胀满。素 74“独胜则湿气内郁，寒迫下焦……胃满。”姚止庵：“胃属土，不能制湿，则为胀满。”

【胃精】 胃的精气。素 48“脉至如丸泥，是胃精予不足也，榆荚落而死。”马莳：“脉来如似手丸泥，有乖戾而无和平也，是胃土之精气不足。”

【胃燥】 病机名。指胃肠津液耗伤而致阳明燥结。金 21“亡津液，胃燥，故大便难。”

【胃上口】 贲门。灵 18“上焦出于胃上口，并咽以上贯膈。”杨上善：“咽胃之际名曰胃上口。”又，马莳：“其宗气受水谷精微之气，出于胃之上口，即上脘也。”

【胃心痛】 病名。厥心痛的一种，因胃病邪上乘心所致的心痛病，临床以胸腹胀满、心窝处疼痛为主症。灵 24“厥心痛，腹胀胸满，心尤痛甚，胃心痛也。取之大都、太白。”马莳：“有厥心痛者，腹胀胸满，心尤痛甚，乃胃经有邪，而心因以痛，谓之胃心痛也。”

【胃脘痈】 病名，又名胃痈。因血气壅塞，聚于胃所致的痈疡。素 46“人病胃脘痈者，诊当何如……逆而盛，则热聚于胃口而不行，故胃脘为痈也。”丹波元简：“胃脘痈者，由寒气隔阳，热聚胃口，寒热不调，故血肉腐坏……令人寒热如疟，身皮甲错，或咳或呕，或唾脓血。观伏梁之病，亦有侠胃脘内痈者，以其裹大脓血，居肠胃之外故也。”

【胃之大络】 络脉之一，由胃直接分出，上行贯通横膈，连络肺，出于左乳之下的虚里，即心尖搏动处，可候人体宗气的盛衰。素 18“胃之大络，名曰虚里，出于左乳下，其动应衣，脉宗气也。”

【胃脘之阳】 胃的精气。素 7“所谓阳者，胃脘之阳也。”张志聪：“所谓二十五阳者，乃胃脘所生之阳也。胃脘者，中焦之分，主化水谷之精气，以滋养五脏者也。夫四时之脉……皆得微和之胃气，故为二十五阳也。”

贵（guì 貴）

1. 物价高。灵 79“天寒而风，籴贵，民多病。”

2. 社会地位高。《玉篇・贝部》：“贵，高也，尊也。”素 77“凡来诊病者，必问尝贵后贱。”王冰：“贵之尊荣，贱之屈辱。”

3. 珍贵，重要。素 25“天覆地载，万物悉备，莫贵于人。”素 79“五中所主，何藏最贵？”

4. 重视，珍重。素 13“夫色之变化，以应四时之脉，此上帝之所贵，以合于神明也。”素 27“如待所贵，不知日暮。”素 69“此上帝所贵，先师传之。”

5. 指五行衰旺变化中的旺时。素 22“五行者，金、木、水、火、土也，更贵更贱，以知死生，以决成败。”张介宾：“五行之道，当其王则贵，当其衰则贱。”

【贵人】

1. 显贵之人。素 28“甘肥贵人，则高梁之疾也。”

2. 运气术语。即太一天符之年。因其气运岁势在天符、岁会和太一天符三者中，作用最盛，故喻作“贵人”。素 68“天符为执法，岁位为行令，太一天符为贵人。”冈本为竹：“贵人犹言君主，君主统率上下，为万方之主，任意施威于天下，其气甚盛。”

【贵贱】

1. 富贵与贫贱。指地位的尊卑。素 77“诊有三常，必问贵贱。”

2. 犹言主次。素 8“愿闻十二脏之相使，贵贱何如？”张介宾：“贵贱者，君臣上下之分。”灵 30“其贵贱善恶，可为常主。”灵 79“虚邪之风，其所伤贵贱何如？”

3. 指四时之气的衰与旺。素 20“下副四时五行，贵贱更立。”王冰：“夫四时五行之气，以王者为贵，相者为贱也。”

4. 运气术语。指气运的盛衰。素 68“其贵贱何如？”

【贵倨】 尊贵傲慢。难 59“狂之始发，少卧而不饥，自高贤也，自辨智也，自贵倨也。”

界（jiè）

边际，边界。灵 75“视其所在迎之界，远近尽至其不得外。”杨上善：“界，畔际也。”张介宾：“迎之界者，迎其气行之所也。”

虾（há 蝦）

青蛙和蟾蜍的统称。见“虾蟆”。

【虾蟆】 中药名。又名蟆、蛤、蛤蟆。为蛙科蛙属动物泽蛙的全体。甘，寒。入心、脾经。清热解毒，健脾消积。主治痈肿，疔疖，口疮，乳痈，瘰疬，小儿疳积，热痢。神 4“虾蟆味辛，寒。主邪气，破癥坚血，痈肿，阴疮。”

【虾蟆蓝】 中药名。天名精的别称。见“天名精”。神 2“天名精味甘，寒……一名虾蟆蓝。”

虻（méng 蝱）

昆虫名。成虫像蝇，生活在草丛，吮吸人畜的血液。《说文·虫部》：“虻，啮人飞虫。”灵 1“补曰随之，随之意若妄之，若行若按，如蚊虻止。”灵 78“故为之治针，令尖如蚊虻喙。”

【虻虫】 中药名。又名蜚虻、牛虻、牛蚊子、绿头猛钻、牛苍蝇、牛蝱等。为虻科虻属动物华虻及其同属多种昆虫和黄虻属双斑黄虻的雌性全体。苦、微寒，凉，有毒。入肝经。破血通经，逐瘀消癥。主治血瘀经闭，产后恶露不尽，干血痨，少腹蓄血，癥瘕积块，跌打伤痛，喉痹。组方有抵当汤、抵当丸、大黄䗪虫丸。伤 124“（抵当汤）水蛭（熬）、虻虫（去翅足，熬）各三十个……大黄三两（酒洗）。”

思（sī）

1. 思考，思虑。为脾之志。灵 8“因志而存变谓之思，因思而远慕谓之虑。”张介宾：“因志而存变，谓意志虽定，而复有反复计度者曰思。”素 5“在藏为脾……在志为思。”

2. 想，思慕。素 31“十日太阴病衰，腹减如故，则思饮食。”金 1“病者素不应食，而反暴思之，必发热也。”金 17“呕吐而病在膈上，后思水者，解，急与之。思水者，猪苓散主之。”

3. 过度的思虑，为七情致病因素之一。素 5“思伤脾，怒胜思。”张介宾:“脾志为思，过则伤脾。”素 39“劳则气耗，思则气结。”

【思仙】 中药名。杜仲的别名，见该条。神 2“杜仲味辛……一名思仙。”

【思虑】 过度思索考虑。素 10“思虑而心虚，故邪从之。”灵 8“是故怵惕思虑者则伤神。”

【思想】 思念，欲望。素 1“外不劳形于事，内无思想之患。”素 44“思想无穷，所愿不得。”张介宾:“思想无穷，所愿不得，欲不遂也。”

虽（suī 雖）

1. 连词。表示让步关系。犹虽然。素 1“此虽有子，男不过尽八八，女不过尽七七。”素 31“人之伤于寒也，则为病热，热虽甚不死。”伤 365“脉微弱数者，为欲自止，虽发热，不死。”

2. 连词。表示假设关系。犹即使、纵然。素 67“天地动静，五行迁复，虽鬼臾区其上候而已，犹不能遍明。”灵 1“刺虽久，犹可拔也；污虽久，犹可雪也；结虽久，犹可解也；闭虽久，犹可决也。”灵 64“愿闻二十五人之形……虽伯高犹不能明之也。”

【虽然】 犹即使。素 40“虽然其病且已，时故当病，气聚于腹也。”

九画

品（pǐn）

1. 众多。《说文 · 品部》:“品，众庶也。”见“品物”。

2. 种类，类别。素 71“其耗白甲品羽。”张介宾:“品羽，火虫品类也。”素 77“从容人事，以明经道，贵贱贫富，各异品理。”

3. 等级，级别。见“三品”。

【品物】 万物。素 66“寒暑弛张，生生化化，品物咸章。”

咽（一、yān）

1. 消化和呼吸的通道，位于鼻腔、口腔的后方，喉的上方，分为鼻咽、口咽和喉咽三部分。素 29“故喉主天气，咽主地气。”灵 47“肝大则逼胃迫咽，迫咽则苦膈中，且胁下痛。”金 22“妇人咽中如有炙脔，半夏厚朴汤主之。”

2. 指食管。灵 18“上焦出于胃上口，并咽以上，贯膈而布胸中。”

（二、yàn）

吞食。伤 202“阳明病，口燥，但欲漱水不欲咽者，此必衄。”金 16“病人胸满，唇痿舌青，口燥，但欲漱水不欲咽。”

（三、yè）

同“噎”。咽喉梗塞。《广韵 · 屑韵》:“噎，食塞。又作咽。”金 1“阴病十八，何谓也？师曰：咳、上气、喘、哕、咽、肠鸣、胀满、心痛、拘急。”

【咽干】 症状名。咽喉干燥。伤 263“少阳之为病，口苦，咽干，目眩也。”伤 320“少阴病，得之二三日，口燥，咽干者，急下之，宜大承气汤。”

【咽门】 咽部。灵 31“咽门重十两，广一寸半，至胃长一尺六寸。”张介宾:“咽门，即食喉也。”

【咽肿】 症状名。咽喉肿胀。素 38“心咳之状，咳则心痛，喉中介介如梗状，甚则咽肿喉痹。”灵 10“是主肾所生病者，口热舌干，咽肿上气，嗌干及痛。”

【咽喉】

1. 咽与喉的并称。灵 65“其浮而外者，循腹右上行，会于咽喉。”金 4“阳毒之为病，面赤斑斑如锦纹，咽喉痛，唾脓血。”

伤83“咽喉干燥者，不可发汗。”

2. 指咽。灵35“咽喉小肠者，传送也。”灵69“咽喉者，水谷之道也。喉咙者，气之所以上下者也。”

3. 指咽喉在面部的望诊部位。灵49“阙上者，咽喉也。”

【咽痛】 症状名。咽喉疼痛。伤311“少阴病，二三日，咽痛者，可与甘草汤，不差与桔梗汤。”

【咽燥】 症状名。咽喉干燥。金7“风舍于肺，其人则咳，口干喘满，咽燥不渴。”

骂（mà 罵）

以恶言相加。见“骂詈”。

【骂詈】 骂，斥骂。素30“其妄言骂詈不避亲踈而歌者何也？岐伯曰：阳盛则使人妄言骂詈不避亲踈而不欲食，不欲食故妄走也。”

哕（yuě 噦）

病症名。呃逆。素5“在藏为脾……在变动为哕。”张介宾：“哕，于决切，呃逆也。”灵26“哕，以草刺鼻，嚏，嚏而已。”伤194“阳明病，不能食，攻其热必哕，所以然者，胃中虚冷故也。以其人本虚，攻其热必哕。”

【哕逆】 病症名。即呃逆。金17“哕逆者，橘皮竹茹汤主之。”

响（xiǎng 響）

1. 回声。素25“若夫法天则地，随应而动，和之者若响。”素66“如鼓之应桴，响之应声也。”王冰：“响，应声也。”张介宾：“发者为声，应者为响。”灵4“如桴鼓影响之相应也。”

2. 发出声音。见“贲响”。

咳（ké 欬）

病症名。咳嗽。素5“在藏为肺……在变动为咳。”王冰：“咳，谓咳嗽。”素23“心为噫，肺为咳，肝为语。”素38“五藏六府皆令人咳，非独肺也。”

【咳论】《素问》篇名。本篇主要讨论咳嗽的病因、病机、症状、分类、传变规律及治疗原则。马莳：“内论五脏六腑之咳，各有形状治法，故名篇。”

【咳逆】 咳嗽气逆。素69“胠胁不可反侧，咳逆甚而血溢。”素71“故民病咳逆，心胁满引少腹。”金7“咳逆上气，时时吐浊，但坐不得眠，皂荚丸主之。”

【咳家】 久患咳嗽之人。金12“咳家其脉弦，为有水，十枣汤主之。”

【咳唾】

1. 病症名。咳嗽吐涎液。素19“其不及则令人烦心，上见咳唾，下为气泄。”素74“咳唾则有血，心如悬，病本于肾。”金9“胸痹之病，喘息咳唾，胸背痛，短气，寸口脉沉而迟，关上小紧数，栝蒌薤白白酒汤主之。”

2. 病症名。咳吐。金7“咳即胸中隐隐痛，脉反滑数，此为肺痈，咳唾脓血。”

【咳喘】 病症名。咳嗽气喘。素69“民病疟，少气，咳喘，血溢。”素74“饮发于中，咳喘有声。”

【咳满】 病症名。咳嗽胸满。金12“冲气即低，而反更咳，胸满者，用桂苓五味甘草汤去桂加干姜、细辛，以治其咳满。”

【咳嗽】 病症名。咳嗽。素5“秋伤于湿，冬生咳嗽。”素76“咳嗽烦冤者，是肾气之逆也。”

【咳逆倚息】 病症名。咳嗽气喘，不得平卧，倚床呼吸。金12“咳逆倚息，短气不得卧，其形如肿，谓之支饮。”

【咳唾引痛】 咳嗽并牵引胁下作痛。金9“饮后水流在胁下，咳唾引痛，谓之悬饮。”

炭（tàn）

1. 木炭。素3“体若燔炭，汗出而散。”

灵6“则用之生桑炭炙巾，以熨寒痹所刺之处。”

2. 指炭火。素47“身热如炭，颈膺如格，人迎躁盛，喘息气逆，此有余也。”马莳：“身热如炭，热如火也。”

罚（fá 罰）

1. 处罚。素2“春三月……以使志生，生而勿杀，予而勿夺，赏而勿罚。”

2. 讨伐。《广雅·释诂四》：“罚，伐也。”见“诛罚”。

3. 杀，伤害。素70“故生而勿杀，长而勿罚。”

贱（jiàn 賤）

1. 价格低廉。灵79“正月朔，天和温不风，籴贱，民不病。”

2. 地位低下。《论语·里仁》：“贫与贱，是人之所恶也。”疏：“无位曰贱。”素77“凡未诊病者，必问尝贵后贱。”

3. 指五行之气不当令时。素22“五行者，金木水火土也，更贵更贱，以知生死，以决成败。”吴崑：“五行之道，当其旺时则贵，非其旺时则贱。”

骨（gǔ）

1. 骨骼。五体之一，为肾所主，是髓之府。又属奇恒之腑。素10“肾之合骨也。”灵10“骨为干，脉为营。”素17“骨者，髓之府也，不能久立，行则振掉，骨将惫矣。”素11“脑、髓、骨、脉、胆、女子胞，此六者，地气之所生也，皆藏于阴而象于地，故藏而不泻，名曰奇恒之府。”

2. 指肾。灵80“骨之精为瞳子。”杨上善：“肾精主骨，骨之精气为目之瞳子。”

【骨气】 疑为“气骨”之讹。谓阳气至骨。素3“骨正筋柔，气血以流，腠理以密，如是则骨气以精。”胡本、赵本、藏本、熊本等“骨气”均作“气骨”，《太素》卷三同。森立之：“《太素》作‘气骨’可从，《素问》恐误倒。言阳气之所至骨节之所解，无不精细通利也，非谓骨中之气也。”又，森立之：“云骨则筋在中，云气则血、腠理在中，此二字总括前文而言耳。”高世栻：“诚如是也，则有形之骨，无形之气，皆以精粹。”

【骨节】

1. 骨关节。灵71“邪气恶血……伤筋络骨节机关，不得屈伸，故拘挛也。”神3“萆薢……主腰脊痛，强骨节。”伤305“少阴病，身体痛，手足寒，骨节痛，脉沉者，附子汤主之。”

2. 泛指骨骼。灵14“先度其骨节之大小广狭长短，而脉度定矣。”灵81“上焦出气，以温分肉，而养骨节。”

【骨会】 八会穴之一。古人认为骨之精气会聚于大抒，大抒即为治疗骨病的主要穴位。难45“髓会绝骨，血会鬲俞，骨会大抒。”

【骨围】 骨的周长。灵14“头之大骨围二尺六寸……故骨围大则太过。”张介宾：“围，周围也。”

【骨空】

1. 两骨间的空隙。素60“臂骨空在臂阳，去踝四寸两骨空之间。”灵81“骨伤则髓消，不当骨空，不得泄泻。”张志聪：“骨空，节之交也。”

2. 骨髓腔。灵36“五谷之津液和合而为膏者，内渗入于骨空，补益脑髓。”张介宾：“精液和合为膏，以填补于骨空之中，则为脑为髓，为精为血。”

3. 骨上的孔隙。素59“面鼽骨空各一，大迎之骨空各一。”

【骨枯】 骨骼干枯。素44“肾气热，则腰脊不举，骨枯而髓减，发为骨痿。”杨上善：“肾在腰中，所以肾气热，腰脊不举，骨干热煎。”灵10“足少阴气绝则骨枯。”

【骨蚀】 病名。因脓毒内陷，骨被侵蚀

九画

的病变。灵 75“热胜其寒，则烂肉腐肌为脓，内伤骨，内伤骨为骨蚀。”张介宾:“其最深者，内伤于骨，是谓骨蚀，谓侵蚀及骨也。”

【骨度】

1. 古时以骨节作标志定出度数，测量人体各部长短、大小的一般数值，作为确定经脉长短的尺度及循经定穴的依据。素 28“形度、骨度、脉度、筋度，何以知其度也?”

2.《灵枢经》篇名。本篇以常人为例，详述了人的头围、胸围、腰围的尺寸，以及头面、颈项、胸腹、四肢等各部位骨的长短，可以测知经脉的长短和脏腑的大小，为针灸取穴提供依据。马莳:“此言人身之骨，皆有度数，故名篇。”

【骨病】 泛指骨的病变。素 23“苦走骨，骨病无多食苦。”灵 23“骨病不食，啮齿耳青，索骨于肾。”素 55“病在骨，骨重不可举，骨髓酸痛。”

【骨疽】 病名。骨部所生的阴疽。即附骨疽。灵 75“有所结，深中骨，气因于骨，骨与气并，日以益大，则为骨疽。”《外台秘要》卷二十四:“久疮不差，差而复发，骨从孔中出，名为骨疽。”又，丹波元简:“骨疽不言有脓，此似指骨瘤而言。陈氏云：骨瘤者，形色紫黑，坚硬如石，疙瘩高起，推之不移，昂昂坚贴于骨。”

【骨疼】 症状名。骨节疼痛。灵 75“久留而内著，寒胜其热，则骨疼肉枯。”

【骨厥】 病证名。因足少阴肾经经气逆乱所致，临床见饥不思食，面色黧黑无泽，咳唾血，气喘，头晕目眩，易惊恐等症状。灵 10“肾足少阴之脉……是动则病饥不欲食，面如漆柴，咳唾则有血，喝喝而喘，坐而欲起，目䀮䀮如无所见，心如悬若饥状，气不足则善恐，心惕惕如人将捕之，是为骨厥。”张志聪:“此少阴肾脏之生气厥逆于下，而为此诸病，故为骨厥也。”

【骨痛】 症状名。骨节疼痛。素 32“热病先身重骨痛，耳聋好瞑，刺足少阴。”灵 20“邪在肾，则病骨痛阴痹。”

【骨痠】 症状名。骨节酸楚。灵 8“恐惧而不解则伤精，精伤则骨痠痿厥。”灵 22“骨痠体重，懈惰不能动，补足少阴。”

【骨属】 骨关节。灵 30“谷入气满，淖泽注于骨，骨属屈伸……液脱者，骨属屈伸不利。”

【骨解】 骨缝。灵 78“内舍于骨解腰脊节腠理之间，为深痹也。”

【骨痹】 病证名。因风寒湿邪内搏于骨所致，临床以骨及关节沉重、酸痛、拘挛，全身寒冷等为主症。素 43“以冬遇此者为骨痹。”素 55“病在骨，骨重不可举，骨髓酸痛，寒气至，名曰骨痹。”灵 21“骨痹举节不用而痛，汗注烦心，取三阳之经补之。”

【骨痿】 病证名。由肾气内热，或邪热伤肾，阴精耗损，骨枯髓虚所致，临床见腰脊酸软，不能伸举，下肢痿弱，不能行动等症状。素 44“肾气热，则腰脊不举，骨枯而髓减，发为骨痿……有所远行劳倦，逢大热而渴……热舍于肾，肾者水藏，今水不胜火，则骨枯而髓虚，故足不任身，发为骨痿。”难 14“五损损于骨，骨痿不能起于床。”

【骨骶】 即骶骨。指长强穴处。灵 22“以法取之，灸骨骶二十壮。”《太素》卷三十、《甲乙经》卷二十一“骨骶”作“骶骨”。张介宾:“灸督脉之长强穴二十壮。”

【骨繇】 症状名。骨节弛缓不收，摇动不定。灵 5“枢折即骨繇而不安于地……骨繇者节缓而不收也。所谓骨繇者，摇故也，当穷其本也。”马莳:“所谓骨繇者，正以其骨缓而不能收，即骨之动摇者也。”

【骨髓】

1. 骨腔内的膏状物质。素 3“筋脉和同，骨髓坚固。”素 5“肾生骨髓。”灵 10“少阴者，冬脉也，伏行而濡骨髓者也。”

2. 指内心深处。素 20“余愿闻要道，以属子孙，传之后世，著之骨髓，藏之肝肺。”

【骨空论】《素问》篇名。本篇主要论述风病、痛证、水病、寒热病等多种疾病的针灸治疗方法与取穴部位，以及任、冲、督三脉循行部位、病候与治疗。因针灸治疗取穴多与骨孔相关，故名“骨空论”。高世栻：“空，作孔。骨空，周身骨节肢之穴孔也。”马莳：“骨必有空，空即穴也，故名篇。”

【骨寒热】 病证名。指以发寒热、汗出不止为主症的疾病，为少阴肾经的病证。灵 21“骨寒热者，病无所安，汗注不休，齿未槁，取其少阴于阴股之络，齿已槁，死不治。”张志聪：“骨寒热者，病少阴之气也。”

【骨癫疾】 病证名。指病邪深在骨的癫病。临床见汗出烦闷，呕吐涎沫等症。灵 4“肾脉急甚为骨癫疾。”灵 22“骨癫疾者，顑齿诸腧分肉皆满而骨居，汗出烦悗。呕多沃沫，气下泄，不治。”张介宾：“骨癫疾者，病深在骨也。”

幽（yōu）

1. 昏暗。素 66“幽显既位，寒暑弛张。”张介宾：“阳主昼，阴主夜，一日之幽显也；自晦而朔，自弦而望，一月之幽显也；春夏主阳而生长，秋冬主阴而收藏，一岁之幽显也。”

2. 指少阴（秋）太阴（冬）两阴交尽。素 74“两阴交尽故曰幽，两阳合明故曰明。”王冰：“两阴交尽于戌亥，两阳合明于辰巳，《灵枢·系日月》论云：亥十月左足之厥阴，戌九月右足之厥阴，此两阴交尽，故曰厥阴。辰三月左足之阳明，巳四月右足之阳明，此两阳合于前，故曰阳明。然阴交则幽，阳合则明，幽明之象，当由是也。”

3. 微弱。见“幽幽”。

【幽门】 胃与十二指肠相连接的部分。难 44“胃为贲门，太仓下口为幽门。”

【幽幽】 形容声音微弱。神 3“桔梗味辛，微温。主胸胁痛如刀刺，腹满，肠鸣幽幽。”

钜（jù）

中药名。见“邛钜”。

钟（zhōng 鐘）

古代乐器。素 30“闻木音则惕然而惊，钟鼓不为动。”

钩（gōu 鈎、鉤）

1. 钩子。用于钩取、连接或悬挂器物的工具。素 19“夏脉如钩，何如而钩？”

2. 钩挂，牵引。灵 13“以白酒和桂，以涂其缓者，以桑钩钩之。”马莳：“以桑木为钩，钩而架之。”

3. 脉象名。①钩脉。即洪脉。脉来搏指有力，来盛去衰，势如曲钩。素 18“夏胃微钩曰平。”素 20“其脉代而钩者，病在络脉。”王冰：“钩为夏脉，又夏气在络，故病在络脉也。”又，高世栻：“代者，乍疏之象也。代而钩者，乍数之象也。承上文乍疏乍数而言，若其脉代而钩者，乃经络内外不通，故病在络脉，不死也。”素 23“肝脉弦，心脉钩，脾脉代，肺脉毛，肾脉石，是谓五藏之脉。”②指沉脉。“钩”当作“旬”。素 18“平肾脉来，喘喘累累如钩。”《太素》卷十五“钩”作“旬”。郭霭春：“‘旬’古与‘营’通。‘营’为‘莹’之假字。‘莹’石似玉也。‘如莹’含有沉滑之义，故为平脉。”③指弦脉。“钩”为“弦”之讹。素 7“鼓一阳曰钩，鼓一阴曰毛。”张志聪：“钩，当作弦。”

【钩吻】 中药名。又名野葛、毒根、断肠草等。为马钱科胡蔓藤属植物胡蔓藤的全草。辛、苦，温，有大毒。祛风攻毒，散结，止痛。外用主治痈肿，疔疮，麻风，瘰疬，跌打肿痛，风湿痹痛，疥癣，湿疹。禁止内服。神 4“钩吻味辛，温。主金创，乳痓，中恶风，咳逆上气，水肿。杀鬼疰、蛊毒。一名野葛。”

拜（bài）

古代表示敬意的一种礼节。行礼时两膝跪地，低头与腰平，两手至地。素 58“岐伯稽首再拜对曰：窘乎哉问也。”素 60“取膝上外者使之拜，取足心者使之跪。”灵 43“厥气……客于股肱，则梦礼节拜起。”

矩（jǔ）

1. 画方形或直角的工具。灵 38“工人不能置规而为圆，去矩而为方。”

2. 比喻夏季洪大的脉象。素 17“以春应中规，夏应中矩，秋应中衡，冬应中权。”张介宾：“矩者，所以为方之器。夏气茂盛，盛极而止，故应中矩，而人脉应之，所以洪大方正也。”

矧（shěn）

中药名。见“辛矧”。

选（xuǎn 選）

中药名。苦菜的别称。见该条。神 2“苦菜味苦，寒。主五脏邪气，厌谷，胃痹。久服安心，益气，聪察，少卧，轻身，耐老。一名荼草，一名选。”

适（shì 適）

1. 往，至。《尔雅·释诂上》：“适，往也。”素 62“曰我将深之，适人必革。”张介宾：“适，至也……适人必革者，谓针之至人，必变革前说而刺乃浅也。”素 70“故适寒凉者胀，之温热者疮。”高世栻：“适，往也。”素 74“病有远近，证有中外，治有轻重，适其至所为故也。”王冰：“令药气至病所为故，勿太过与不及也。”

2. 指针刺气至。素 25“静意视义，观适之变。”吴崑：“适，针气所至也。变，形气改易也。”张介宾：“适，至也。变，虚实之变也。”又，杨上善：“视其义利，观其适当，知气之行变动者也。”

3. 视，观察。素 11“凡治病必察其下，适其脉，观其志意。”张介宾：“适，测也。”素 71“适气同异，多少治之。”素 74“适其寒温，同者逆之，异者从之。”素 78“不适饮食之宜，不别人之勇怯。”

4. 顺从，顺应。素 1“从八风之理，适嗜欲于世俗之间。”灵 8“故智者之养生也，必顺四时而适寒暑，和喜怒而安居处。”灵 12“视其寒温盛衰而调之，是谓因适而为之真也。”张志聪：“适，从也。”张介宾：“而因其情，适其宜，必出于心，应于手。”

5. 适合，符合。素 74“薄之劫之，开之发之，适事为故。”素 81“群下通使，临事以适道术。”

6. 调适。素 27“其气以至，适而自护。”王冰：“适，调适也。”伤 12“适寒温，服一升。”

7. 适宜。灵 3“言寒温不适，饮食不节，而病生于肠胃。”灵 29“食饮衣服，亦欲适寒温。”

8. 调节；节制。灵 47“志意者，所以御精神，收魂魄，适寒温，和喜怒者也。”灵 58“卒然喜怒不节，饮食不适，寒温不时。”灵 68“喜怒不适，食饮不节，寒温不时。”

9. 副词。①刚刚，方才。灵 9“坚如其故者，适虽言故，病未去也。”马莳：“苟坚如其初，则适才虽言病去复旧，其病尚未去也。”素 26“俱视独见，适若昏，昭然独明。”难 14“一呼三至，一吸三至，为适得病，前大后小，即头痛、目眩。”金 1“适中经络，未流传脏腑，即医治之。”②恰好，正。灵 71“微内而徐端之，适神不散，邪气得去。”伤 144“妇人中风，七八日续得寒热，发作有时，经水适断者，此为热入血室。”难 56“肺病传于肝，肝当传脾，脾季夏适王，王者不受邪。”

秬（jù）

黑黍。此指黑。《尔雅・释草》:“秬，黑黍也。”素 69“藏气不政，肾气不衡，上应辰星，其谷秬”。素 70“太阳在泉……其谷黅秬。”

香（xiāng）

1. 气味芬芳。与“臭”相对。素 4“中央黄色，入通于脾……其臭香。”伤 310“熬香，和令相得。”

2. 有香味之物。见“香豉”。

【香臭】

1. 气味。难 37“故肺气通于鼻，鼻和则知香臭矣。”难 40“心主臭，故令鼻知香臭。”

2. 指好闻的气味。难 49“入脾为香臭，入肝为臊臭。”

【香豉】 中药名。即淡豆豉。又名豉、淡豉、大豆豉。为豆科大豆属植物大豆黑色的成熟种子经蒸罨发酵等加工而成。苦、辛，平。入肺、胃经。解肌发表，宣郁除烦。主治外感表证，寒热头痛，心烦，胸闷，虚烦不眠。组方有栀子豉汤、栀子甘草豉汤、栀子生姜豉汤、瓜蒂散、枳实栀子豉汤、栀子大黄汤等。伤 76“（栀子豉汤）栀子十四个（擘），香豉四合（绵裹）。”

【香蒲】 中药名。又名睢、甘蒲、蒲黄草、水蜡烛、蒲包草等。为香蒲科香蒲属植物长苞香蒲、狭叶香蒲、宽叶香蒲或其同属多种植物的全草。甘，平。入心、小肠经。利尿通便，消痈。主治关格，大小便不利，乳痈。神 2“香蒲味甘，平。主五脏、心下邪气，口中烂臭。坚齿，明目，聪耳。久服轻身，耐老。”

种（zhǒng）

量词。表示类别。灵 6“用淳酒二十升，蜀椒一升，干姜一斤，桂心一斤，凡四种。”金 22“妇人六十二种风，及腹中血气刺痛，红蓝花酒主之。”神 1“上药一百二十种，为君。”

秭（zǐ）

见“秭归”。

【秭归】 地名。今湖北省秭归县。神 4“黄芩味苦，平……生秭归川谷。”

秔（jīng）

一种黏性较小的稻类。《说文・禾部》:“秔，稻属。”段玉裁注：“稻有至黏者，稬（糯）是也；有次黏者，稉（粳、秔）是也；有不黏者，稴是也。”见“秔米”。

【秔米】 即粳米。一种黏性较小的大米。五行属土，味甘，入脾。灵 56“秔米甘……脾病者，宜食秔米饭、牛肉、枣、葵。”

秋（qiū）

1. 秋季，秋天。即农历七月、八月、九月，五行属金，与五脏中的肺相应。素 2“秋三月，此为容平。”素 26“四时者，所以分春秋冬夏之气所在。”灵 44“肺为牝藏，其色白，其音商，其时秋，其日庚辛。”

2. 喻一日中的黄昏。灵 44“以一日分为四时，朝则为春，日中为夏，日入为秋，夜半为冬”。

3. 指秋季五行属金的气候特征。素 4“所谓得四时之胜者，春胜长夏，长夏胜冬，冬胜夏，夏胜秋，秋胜春，所谓四时之胜也。”王冰:“春木，夏火，长夏土，秋金，冬水，皆以所克杀而为胜也。”

4. 指秋季应时的脉象。素 17“秋应中衡，冬应中权。”姚止庵:“秋脉浮毛，轻涩而散，如秤衡之象，高下必平，故以秋应中衡。”素 18“秋胃微毛曰平。”难 15“秋脉微毛曰平……秋以胃气为本。”

【秋日】 秋季，秋天。素 17“秋日下肤，蛰虫将去”。

【秋气】

1. 秋季收敛肃杀之气，与肺相应。素 2“秋三月，此谓容平……此秋气之应，养收之道也。”王冰：“皆秋气正收敛之令，故养生者必谨奉天时也。”素 9“肺者，气之本……为阳中之太阴，通于秋气。”素 70“秋气劲切，甚则肃杀。”

2. 秋季人体之气。素 64“秋气在皮肤……秋者，天气始收，腠理闭塞，皮肤引急。”森立之：“肺主皮肤，故秋人气在皮肤也。”

3. 秋季的时令邪气。素 4“故秋气者，病在肩背。”灵 9“春气在毛，夏气在皮肤，秋气在分肉，冬气在筋骨。刺此病者，各以其时为齐。”张介宾：“此言病邪之中人，随时气而为深浅也。”

【秋化】 运气术语。万物秋季的正常生化。素 71“燥清烟露秋化同。”

【秋分】

1. 二十四节气之一。每年在公历 9 月 23 或 24 日。此日南北半球昼夜等长。灵 77“太一在秋分之日有变。”

2. 秋季宜用的针刺部位。指皮肤。素 16“春刺秋分，筋挛逆气，环为咳嗽。”张介宾：“春刺皮肤，是刺秋分也。”

【秋令】 秋季的节令。素 71“四之气……则白露阴布，以成秋令。”

【秋刑】 秋季肃杀之气对万物的摧折。素 2“使志安宁，以缓秋刑。”张介宾：“故欲神志安宁，以避肃杀之气。”王冰：“志气躁则不慎其动，不慎其动则助秋刑急，顺杀伐生，故使志安宁缓秋刑也。”

【秋脉】 秋季应时之脉，指浮脉。有平、病、死脉之分。素 19“秋脉如浮……秋脉者肺也，西方金也，万物之所以收成也，故其气来，轻虚以浮，来急去散，故曰浮。”张志聪：“秋气降收，外虚内实，内实故脉来急，外虚故浮而散也。如榆荚而旁虚，中央实，此肺之平脉。”难 15“秋脉微毛为平，毛多胃气少曰病，但毛无胃气曰死。”

【秋毫】 鸟兽在秋天新长出来的细毛。喻细微之物。素 25“能达虚实之数者，独出独入，呿吟至微，秋毫在目。”王冰：“秋毫在目，言细必察也。”难 74“针之要妙，在于秋毫者也。”

【秋冬养阴】 指适应自然界秋收、冬藏的规律，依据时序调节人体精气敛降、伏藏之生理功能的养生原则。后世引申用于指导治疗，指根据四季气机升降浮沉节律，秋冬宜顺其沉降收藏之势，用少量沉降药。素 2“所以圣人春夏养阳，秋冬养阴，以从其根。”

重（一、zhòng）

1. 分量大。与“轻”相对。灵 10“缓带披发，大杖重履而步。”

2. 沉重。素 1“故发鬓白，身体重，行步不正。”素 32“脾热病者，先头重颊痛。”素 43“痹在于骨则重。”

3. 重量。灵 31“舌重十两……咽门重十两。”难 5“初持脉，如三菽之重。”

4. 重物。素 21“持重远行，汗出于肾。”素 41“衡络之脉令人腰痛……得之举重伤腰。”

5. 重坠。见“下重”、“后重”。

6. 严重，程度深。素 5“故因其轻而扬之，因其重而减之。”灵 59“重者，鸡足取之。”伤 12“若病重者，一日一夜服，周时观之。”

7. 浓重，浓厚。见“重漆色”。

8. 大，盛。素 40“阳气重上，有余于上。”素 71“其化柔润重泽，其变震惊飘骤。”伤 46“服药已微除，其人发烦目瞑，剧者必衄，衄乃解。所以然者，阳气重故也。”

9. 珍贵。见“重宝”。

10. 迟缓。灵 38“此人重则气涩血浊……劲则气滑血清。”张介宾:“若坚肉缓节，不好动而安重者，必气涩血浊。”

(二、chóng)

1. 重复。见“重语”。

2. 副词，表示动作行为的重复，相当于“再次”、“又”。《尔雅·释言》:“重，再也。”灵 35“冬日重感于寒，则飧泄不化。”素 21“阳明藏独至，是阳气重并也。”金 7“又被快药下利，重亡津液。”

【重$_2$方】 用奇方治病不愈，再使用偶方治疗的方法。素 74“奇之不去则偶之，是谓重方。”张志聪:“所谓重方者，谓奇偶之并用也。”

【重$_2$台】 中药名。为玄参的别名。参见该条。神 3“玄参味苦，微寒……补肾气，令人目明。一名重台。”

【重$_2$舌】 舌下血脉胀起，形如舌下又长小舌。灵 9“重舌，刺舌柱以铍针也。”马莳:“舌下生舌，谓之重舌。”

【重$_2$阳】

1. 阳上加阳。①指属阳的季节感受阳邪。见“重阳必阴”。②指男子病色见于左。素 15“男子左为逆，右为从，易，重阳死。”森立之:“男子为阳，色见于左，左亦为阳，故曰重阳也。”③指寸口之尺寸部位俱见阳脉。难 20“重阳者狂，重阴者癫。”黄竹斋:“尺寸皆阳，谓之重阳。”

2. 谓阳气隆盛。灵 18“日中而阳陇为重阳，夜半而阴陇为重阴。”马莳:“平旦者，天之阳也，至日中则为阳之阳，乃阳气之隆盛也，谓之曰重阳。”

【重$_2$阴】

1. 阴上加阴。①指属阴的季节感受阴邪。见“重阴必阳”。②女子病色见于右。素 15“女子右为逆，左为从……易，重阳死，重阴死。”马莳:“女子色见于右，则女子属阴，而右亦属阴……乃重阴也，故曰死。”③指寸口之尺寸部位俱见阴脉。难 20“重阳者狂，重阴者癫。”黄竹斋:“尺寸皆阴，谓之重阴。”④指肺病传肾。素 7“肺之肾谓之重阴。”王冰:“肺之肾，亦母子也，以俱为阴气，故曰重阴。”又，森立之:“盖重阴者，阴病、虚病之重甚者。”

2. 谓阴气隆盛。灵 18“夜半而阴陇为重阴。”马莳:“夜者，阴也，至夜半则为阴之阴，乃阴气之隆盛也，谓之曰重阴。”

【重$_2$身】 怀孕。素 47“人有重身，九月而瘖，此为何也?”王冰:“重身，谓身中有身，则怀妊者也。”素 71“妇人重身，毒之何如?”

【重$_2$言】 口吃。灵 69“其厌大而厚，则开阖难，其气出迟，故重言也。”张志聪:“重言者，口吃而期期也。”

【重宝】 贵重的宝物。灵 60“请著之玉版，以为重宝。”

【重$_2$实】

1. 症状与脉象皆属实。素 28“所谓重实者，言大热病，气热脉满，是谓重实。”

2. 血气盛而用补法治疗。素 26“月满而补，血气扬溢，络有留血，命曰重实。”张志聪:“月满则血气充溢于形身之外，若重补之，则络有留血，是谓重实。”

【重$_2$语】 语言重复。伤 210“郑声者，重语也。”张璐:“重语者，字语重叠，不能转出下语，真气夺之征也。”

【重$_2$虚】

1. 多种虚象同时出现。素 28“何谓重虚? 岐伯曰：脉气上虚、尺虚，是谓重虚。”王冰:“重虚，尺寸脉俱虚。”马莳:“脉虚、气虚、尺虚，谓之重虚。”

2. 虚证误用泻法。灵 9“虚而泻之，是谓重虚，重虚病益甚。”素 52“刺足少阴脉，重虚出血，为舌难以言。”马莳:“肾既虚而刺之出血，则为重虚。”

【重痛】 沉重疼痛。灵 22“癫疾始生，先不乐，头重痛，视举目赤。”

【重滞】 沉重不舒。金1“四肢才觉重滞，即导引、吐纳、针灸、膏摩。”

【重强】 症状名。指感觉困重而不柔和。素19“其不及则令人九窍不通，名曰重强。”杨上善：“不行气于身，故身重而强也。”张介宾：“不柔和貌，沉重拘强也。”又，森立之：“重强，盖谓身重体强也。重强二字乃形容水肿之义。又案：重强者，胀之缓言，谓水胀也。”素74“太阴之胜……少腹满，腰脽重强，内不便。”王冰：“谓腰重内强直，屈伸不利也。”

【重$_2$竭】 重复耗竭。五脏阴精内竭。误刺阳经合穴补阳，阳气益盛而阴精愈竭。灵1“五藏之气已绝于内，而用针者反实其外，是谓重竭，重竭必死。”

【重漆色】 浓重的漆色。素17“黑欲如重漆色，不欲如地苍。”

【重阳之人】 体质类型之一。指阳气隆盛之人。灵67“重阳之人，熇熇高高，言语善疾，举足善高，心肺之藏气有余，阳气滑盛而扬，故神动而气先行。”

【重$_2$阳必阴】 阳上加阳，阳气盛极则转化为阴。素5“故重阴必阳，重阳必阴。故曰……春伤于风，夏生飧泄；夏伤于暑，秋必痎疟。”张志聪：“春夏，时之阳也；风暑，气之阳也。春伤风而夏伤暑，谓之重阳。春伤风而飧泄，夏伤暑而秋病痎疟，乃重阳而变阴病也。”灵74“四时之变，寒暑之胜，重阴必阳，重阳必阴，故阴主寒，阳主热，故寒甚则热，热甚则寒。”

【重$_2$阴必阳】 阴上加阴，阴气盛极则转化为阳。素5“故重阴必阳，重阳必阴。故曰：冬伤于寒，春必温病……秋伤于湿，冬生咳嗽。”张志聪：“秋冬，时之阴也；寒湿，气之阴也。冬伤寒，秋伤湿，谓之重阴。冬伤寒而春必温，秋伤湿而冬咳嗽，乃重阴而变阳病也。”灵74“四时之变，寒暑之胜，重阴必阳，重阳必阴，故阴主寒，阳主热，故寒甚则热，热甚则寒。”

【重$_2$热则寒】 热上加热，阳热盛极则转化为寒象。素5“阳胜则热，阴胜则寒，重寒则热，重热则寒。”

【重$_2$寒则热】 寒上加寒，阴寒盛极则转化为热象。素5“阳胜则热，阴胜则寒，重寒则热，重热则寒。”

复（一、fù 復）

1. 还，返回。《尔雅·释言》：“复，返也。”素5“老者复壮，壮者益盛。”素74“饮食不入，入而复出。”灵46“循毫毛而入腠理，或复还，或留止。”

2. 反复，重复。素9“甲六复而终岁，三百六十日法也。”灵75“乍上乍下，乍反乍复，颠倒无常。”

3. 恢复。素14“温衣，缪刺其处，以复其形。”素62“移气于不足，神气乃得复。”灵23“益其不足，损其有余，乃可复也。”

4. 复发。素31“热病少愈，食肉则复。”王冰：“复，谓复旧病也。”金12“复与不愈者，宜木防己汤去石膏加茯苓芒硝汤主之。”

5. 报复。素69“化者应之，变者复之。”素70“微者复微，甚者复甚，气之常也。”王冰：“复，报复也。”素74“有胜之气，其必来复也。”

6. 运气术语。①复气，报复之气。素69“夏有炎烁燔燎之变，则秋有冰雹霜雪之复。”素71“胜与复同……无翼其胜，无赞其复。”素74“夫所复者，胜尽而起，得位而甚，胜有微甚，复有少多。”②指复气所致的病证。素74“太阳之复，治以咸热，佐以甘辛。”

7. 止。《淮南子·时则》：“规之为度也，转而不复，员而不垸。”高诱注：“复，遏也。”素71“动复则静，阳极反阴。”又，高世栻：“复，犹伏也。”

8. 副词。①表示重复或继续，相当于

“再”。素16“刺之不愈，复刺。”素68“初之气，复始于一刻，常如是无已。”灵1“刺之而气至，乃去之，勿复针。”②表示频度，相当于“又”。素17“言而微，终日乃复言者，此夺气也。”素43“故骨痹不已，复感于邪。”金3“意欲食复不能食。”伤148“此为阳微结，必有表，复有里也。”

9. 通“覆”。①覆盖。素6“天复地载，万物方生。”素16“十一十二月，冰复，地气合，人气在肾。”灵14“发所复者，颅至项尺二寸。”②倾覆。见“复杯”。

10. 为“并”之讹。拘挛。素69“筋骨繇复。”林亿：“按《至真要大论》云：‘筋骨繇并。’疑此复字，并字之误也。”

11. 疑当为“福”。福分，幸福。素74“流水不冰，热气大行，介虫不复。”胡本、吴本“复”并作“福”。吴崑：“热气大行，介虫属金，不福宜矣。”

（二、fù 複）

1. 夹层的。见“复巾”。

2. 重复，重叠。灵6“并用滓与绵絮，复布为复巾。”张介宾：“复布为复巾者，重布为巾，如今之夹袋，所以盛贮棉絮药滓也。”

【复$_2$巾】 用于熨治痹证的夹层药袋。灵6“并用滓与绵絮，复布为复巾。”

【复气】 运气术语。报复之气。六气胜复中，受制者的子气，以报复其受制之仇。素74“所谓胜至，报气屈伏而未发也，复至则不以天地异名，皆如复气为法也。”

【复发】 原来的病证再次发作。素40“其时有复发者何也?”金11“胁下痛，按之则愈，复发为馨气。”

【复杯】 翻转杯子。比喻时间短暂。灵71“故其病新发者，复杯则卧，汗出则已矣。”

【复骨】 骨名。枕骨。素60“一在项后中复骨下。”森立之：“复骨，盖谓枕骨，枕骨在头盖骨下，正相重复，故名复骨。”又，张介宾：“即大椎上骨节空也。复，当作伏。盖项骨三节不甚显。”

【复留】 穴名。即复溜穴。灵2“肾出于涌泉……一行于复留，复留上内踝二寸，动而不休，为经。”

【复溜】 穴名。属足少阴肾经，为经穴。位于内踝尖与跟腱水平连线中点直上2寸，当跟腱前缘处。素62“志有余则泻然筋血者，不足则补其复溜。”杨上善：“复溜足少阴经，在足内踝上三寸。”

【复脉汤】 方剂名。又名炙甘草汤。见该条。伤177“炙甘草汤主之……一名复脉汤。”

竿（gān）

竹竿。素18“平肝脉来，耎弱招招，如揭长竿末梢。”

笃（dǔ 篤）

重；危。灵4“补泻反则病益笃。”灵10“毛折者，则毛先死，丙笃丁死，火胜金也。”张介宾：“肺金畏火，故危于丙丁。”难24“戊日笃，已日死。”

【笃重】 十分严重。灵61“淫而夺形，身热，色夭然白，及后下血衃，血衃笃重，是谓四逆也。”

便（biàn）

1. 宜，适宜。灵29“临病人问所便……夫中热消瘅则便寒，寒中之属则便热。”杨上善：“便，宜也。”张介宾：“便者，相宜也。有居处之宜否，有动静之宜否，有阴阳之宜否，有寒热之宜否，有情性之宜否，有气味之宜否，临病人而失其宜，施治必相左矣。”

2. 使适宜，顺从。灵29“便其相逆者奈何？岐伯曰：便此者，食饮衣服，亦欲适寒温，寒无凄怆，暑无出汗。”

3. 顺畅。灵19“肠中不便，取三里。”

素 19“胸中气满，喘息不便。”

4. 敏捷，灵活。素 5“故其耳目不聪明而手足便也。”

5. 粪尿。①尿液。金 1“清便自调者，急当救表也。”②粪便。金 16“下血，先便后血，此远血也，黄土汤主之。”伤 384“下利后当便鞕。”

6. 排泄大小便。①排尿。素 36“小便不利如癃状，非癃也，数便。”②排泄大便。素 17“泄及便脓血。”素 74“少腹坚满而数便泻。”难 57“小肠泄者，溲而便脓血，少腹痛……数至圊而不能便。”

7. 副词。就，即。素 36“疟脉缓大虚，便宜用药，不宜用针。”素 75“坐不得起，卧者便身全。”伤 101“伤寒中风，有柴胡证，但见一证便是，不必悉具。”

【便血】 病症名。大便下血。素 7“结阴者便血一升。”素 28“肠澼便血何如?”灵 60“腹胀便血，其脉大，时绝，是二逆也。”

【便利】 病症名。泄泻。伤 280“太阴为病，脉弱，其人续自便利。”

【便溲】 排泄大便、小便。素 74“便溲不时。”灵 26“心痛引小腹满，上下无常处，便溲难，刺足厥阴。”

贷（dài 貸）

见“僦贷季”。

顺（shùn 順）

1. 顺理，合乎事理。灵 29“治国与治家，未有逆而能治之也，夫惟顺而已矣。”

2. 顺从，顺应。与“逆”相对。《广韵·稕韵》:“顺，从也。”素 3“苍天之气，清净则志意治，顺之则阳气固。”灵 44“顺天之时，而病可与期，顺者为工，逆者为粗。”灵 34“五行有序，四时有分，相顺则治，相逆则乱。”

3. 调顺，顺畅。素 1“形劳而不倦，气从以顺，各从其欲。”

4. 柔顺。素 70“备化之纪……其性顺。”张志聪:“顺，柔顺，土之性也。”

5. 正常状态。①人体生理态。灵 6“形充而脉坚者顺也，形充而脉小以弱者气衰，衰者微。”张介宾:“形充脉大者，表里如一，故曰顺。”灵 33“凡此四海者……得顺者生，得逆者败。”②气候正常变化。素 68“至而不至，未至而至如何? 岐伯曰：应则顺，否则逆，逆则变生，变则病……君位臣则顺，臣位君则逆……顺则其病远，其害微。”张介宾:“当期为应，愆期为否，应则顺而生化之气正。”王冰:“君火居相火，是君居臣位，君临臣位，故顺也。”③指经气来复。灵 1“往者为逆，来者为顺，明知逆顺，正行无问。”张介宾:“来，气之至也，故为之顺。”《灵枢经·小针解》:“来者为顺者，言形气之平，平者顺也。”④指脉时相应的正常次序。素 18“脉得四时之顺，曰病无他。”马莳:“此言脉当与时相顺也。”高世栻:“顺者，春弦夏钩秋毛冬石也。”

6. 疾病的顺证。灵 60“其白眼青，黑眼小，是一逆也……除此五者为顺。”金 17“下利，手足厥冷……少阴负趺阳者，为顺也。”灵 23“热病而汗且出，及脉顺可汗者。”张介宾:“阳证得阳脉者，脉之顺也。”

7. 循，沿着。灵 34“营气顺脉，卫气逆行。”

8. 顺行。包括星辰向东运行以及经脉从躯干向四肢循行。见“逆顺 5”。

9. 依循次序。伤 337“凡厥者，阴阳气不相顺接，便为厥。”

10. 指治法。①指正治法。即治疗用药的性质逆病证的表象而治。素 74“逆，正顺也。”张介宾:“病热而治以寒，病寒而治以热，于病似逆，于治为顺，故曰逆，正顺也。”②指从治法。即治疗用药的性质顺从病证的表象而治。素 74“若顺，逆也。”张介宾:“病热而治以热，病寒而治以寒，于病若顺，于治为反，故曰若顺，逆也。”③指失治、误治。见“逆顺4”。

【顺传】 疾病按正常次序传变。素19“五藏相通，移皆有次，五藏有病，则各传其所胜……是顺传所胜之次。”张介宾：“此言顺者，言病之传，凡传所胜，必循次序，故曰顺传。”

【顺气一日分为四时】《灵枢经》篇名。本篇根据时间异级同构的思想，将一日分为朝、日中、日入、夜半四个时间段，论述了人体之气与疾病在一日之内的变化规律，同时阐述了脏、色、时、音、味等五变的意义以及五变主病与刺治五腧的相应关系，以作为临床治疗的参考。马莳：“内有一日分为四时，故名篇。”

修（xiū 脩）

1. 美，善。素70“备化之纪，气协天休，德流四政，五化齐修，其气平。”

2. 整洁。《荀子·修身》：“见善，修然必以自存也。”杨倞注：“修然，整饰貌。”见“修明”。

【修明】 整洁鲜明。素9“五气入鼻，藏于心肺，上使五色修明，音声能彰。”王冰：“故气藏于心肺，上使五色修洁分明。”

保（bǎo）

1. 养，保养。《说文·人部》：“保，养也。”素71“食岁谷以全其真，食间谷以保其精。”素74“气味有薄厚，性用有躁静，治保有多少，力化有浅深。”神2“紫芝味甘，温。主耳聋，利关节，保神益精气。”

2. 保持。素69“愿夫子保于无穷，流于无极。”

3. 安。《广韵·皓韵》：“保，安也。”素2“天地四时不相保，与道相失，则未央绝灭。”

4. 亲近。素14“形不可与衣相保……骨肉相保，巨气乃平。”杨上善：“皮肤不仁，不与衣近，脾伤也竭。保，近也……精生则形盛，形精既盛，则骨肉相亲。”

5. 通“宝”。①宝物。素8“乃择吉日良兆，而藏灵兰之室，以传保焉。”于鬯：“保，读为宝。”②喻其重要。素17“持脉有道，虚静为保。”《甲乙经》卷四“保”作“宝”。

促（cù）

1. 急迫，急促。《说文·人部》：“促，迫也。”素18“寸口脉中手促上击者，曰肩背痛。”姚止庵：“促上击者，洪大急数之脉也，阳盛火炽之候。”伤21“太阳病，下之后，脉促胸满者，桂枝去芍药汤主之。”钱天来：“脉促者，非脉来数时一止，复来之促也。即急促亦可谓之促也。”又，成无己：“脉来数，时一止复来者，名曰促。”

2. 短，短促。金1“在上焦者，其吸促，在下焦者，其吸远，此皆难治。”尤怡：“促，犹短也。”

3. 缩短。《字汇·人部》：“促，短也。”伤6“一逆尚引日，再逆促命期。”伤12“又不汗，后服小促其间。”

4. 脉象名。指脉来急数，时有一止，止无定数。伤349“伤寒脉促，手足厥逆，可灸之。”汪苓友：“促脉者，脉来数时一止，复来是也。本阳极之脉，殊不知阴寒之极，迫其阳气欲脱，脉亦见促。”

侮（wǔ）

1. 欺凌。素67“气有余，则制己所胜而侮所不胜；其不及，则己所不胜侮而乘之，己所胜轻而侮之。”王冰：“侮，谓侮慢而凌忽之也。”

2. 指五行生克关系中“所不胜”的一方。素67“侮反受邪，侮而受邪，寡于畏也。”张志聪：“此言乘侮而反受其复也。如岁木不及，则所不胜之金气侮而乘之，而金反自虚其位矣，至秋令之时，金气虚而反受木之子气来复，则火热烁金，所谓侮反受邪也。”

俗（sú）

风俗，习俗。素 1“故美其食，乐其俗，高下不相慕，其民故曰朴。”灵 29“入国问俗，入家问讳，上堂问礼，临病人问所便。”

信（xìn）

1. 诚实，守信用。《说文·言部》：“信，诚也。”灵 64“火形之人……有气，轻财，少信，多虑，见事明，好颜，急心，不寿暴死。”张介宾：“少信者，火性不常也。”

2. 确实。素 5“外内之应，皆有表里，其信然乎？”

3. 应验。《广韵·震韵》：“信，验也。”灵 1“刺之要，气至而有效，效之信，若风之吹云，明乎若见苍天。”

4. 凭借，任用。《广韵·震韵》：“信，用也。”难 78“知为针者，信其左；不知为针者，信其右。”徐大椿：“信其左，谓其法全在善用其左手，如下文所云是也。信其右，即上呼吸出内针也。持针以右手，故曰信其右。”

皇（huáng）

帝王。见“二皇”。

泉（quán）

1. 泉水。素 69“泉涌河衍，涸泽生鱼。”

2. 用于穴位名，比喻人体脉气如同地下水流出之处。见“曲泉”、“涌泉”等。

3. 运气术语。将主下半年岁气变化的终之气称为在泉。见“在泉”。

【泉水】 从地下流出的水。金 3“别以泉水二升煎知母。”

【泉脉】 地层中伏流的泉水。类似人体脉络，故称。灵 71“地有泉脉，人有卫气。”张志聪：“地有泉水，人有卫气。”

昐（pā）

见“昐昐”。

【昐昐】

有序貌。灵 76“常如是无已，天与地同纪，纷纷昐昐，终而复始。”张介宾：“纷纷昐昐，言于纷纭丛杂之中而条理不乱也。”

鬼（guǐ）

1. 迷信者以为人死后离开形体而存在的精灵。伤 212“日晡所发潮热，不恶寒，独语如见鬼状。”神 3“牛黄味苦，平……除邪逐鬼。”

2. 星名。二十八宿之一。南方朱雀七宿的第二宿。素 67“苍天之气经于危室柳鬼。”

3. 通“归”。归宿。《尔雅·释训》：“鬼之为言归也。”见“鬼门”。

【鬼门】 指排泄秽浊之门。素 14“开鬼门，洁净府。”又，张介宾：“鬼门，汗空也。”郭霭春：“‘鬼’疑为‘魄’之坏字。本书《生气通天论》：‘魄汗未尽。’因此汗孔亦称‘魄门’。”

【鬼气】 侵袭人体致使患病死亡的邪气。神 4“石长生味咸，微寒……辟鬼气不祥。”

【鬼击】 古病名。指突然胸腹绞痛或出血的疾患。神 4“白及味苦，平。主……贼风鬼击，痱缓不收。”

【鬼目】 中药名。①石楠草的别名。见该条。神 4“石楠草味辛，平……一名鬼目。”②羊蹄的别称。见该条。神 4“羊蹄味苦，寒……一名鬼目。”

【鬼臼】 中药名。八角莲的别名。又名爵犀、马目毒公、九臼、独叶一枝花等，为小檗科八角莲属植物六角莲或八角莲等的根茎。苦、辛，温，有毒。入肺、肝经。化痰解毒，祛瘀散结。主治咳嗽，咽喉肿痛，瘿瘤，瘰疬，无名肿毒，带状疱疹，毒蛇咬伤，跌打损伤，风湿痹痛。神 4“鬼臼味辛，温。主杀蛊毒，鬼疰精物。辟恶气不祥，逐邪解百毒。一名爵犀，一名马目毒公，一名九臼。”

【鬼物】 鬼怪。泛指所致症状怪异，尤其有神志障碍病证的不明病因。神 2“徐长卿味辛，温。主鬼物百精，蛊毒，疫疾，邪恶气，温疟。”

【鬼疟】 病证名。疟疾之一。神 4“芫花味辛，温。主……鬼疟，疝瘕，痈肿。”《太平圣惠方》卷五十二:“鬼疟者，由邪气所为也。其发作无时节，或一日三两度寒热，或两日一度发动，心神恍惚，喜怒无恒，寒则颤掉不休，热则燥渴不止，或差而复发，或减而更增，经久不痊，连绵岁月令羸瘦也。”

【鬼毒】 鬼怪之毒。神 3“卫矛味苦，寒……除邪，杀鬼毒，蛊疰。”

【鬼神】 鬼怪神灵。素 11“拘于鬼神者，不可与言至德。”灵 58“其所从来者微，视之不见，听而不闻，故似鬼神。”

【鬼桃】 中药名。羊桃的别名。见该条。神 4“羊桃味苦，寒……一名鬼桃，一名羊肠。”

【鬼卿】 中药名。藁本的别称。见该条。神 3“藁本味辛，温……一名鬼卿。”

【鬼疰】 古病名。又称尸注。指发病急剧，病情危重，死后传染他人的一种疾病。神 1“鬼疰、蛊毒以毒药。”神 2“龙骨味甘，平。主心腹鬼疰，精物老魅，咳逆，泄痢脓血。”神 4“蜈蚣味辛，温。主鬼疰，蛊毒。”《太平圣惠方》卷五十六:“人先天地痛，忽被鬼邪所击，当时心腹刺痛，或闷绝倒地，如中恶之类。其得差之后，余气不歇，停住积久，有时发动，连滞停住，乃至于死。死后注易旁人，故谓之鬼疰也。”

【鬼盖】 中药名。人参的别称。见该条。神 2“人参味甘，微寒……一名鬼盖。”

【鬼魅】 病证名。指鬼怪所导致的病证。神 4“黄环味苦，平。主蛊毒，鬼疰，鬼魅，邪气在脏中。”

【鬼精】 病证名。指鬼怪精灵所致的病证。神 3“露蜂房味苦，平。主……癫疾，鬼精，蛊毒，肠痔。”

【鬼箭】 中药名。卫矛的别称。见该条。神 3“卫矛味苦，寒……一名鬼箭。”

【鬼臾区】 传说为黄帝时的名臣。素 66“鬼臾区稽首再拜对曰：昭乎哉问也。”素 67“余闻鬼臾区曰，应地者静。”

【鬼精物】 鬼怪精灵等致病之物。神 2“赤箭味辛，温。主杀鬼精物，蛊毒恶气。”

【鬼督邮】 中药名。①赤箭的别称。见该条。神 2“赤箭味辛，温……一名鬼督邮。”②徐长卿的别称。见该条。神 2“徐长卿味辛，温……一名鬼督邮。”

【鬼蛊毒疰】 古病名。不明原因的邪毒所致的病证。又称毒疰、蛊毒、鬼毒。神 4“巴豆味辛，温……除鬼蛊毒疰邪物。”《诸病源候论·毒注候》:“毒注者，是鬼毒之气，因饮食入人腹内，或上至喉间，状如有物，吞吐不出；或游走体内，痛如锥刀所刺，连滞停久，故谓之毒注。”《诸病源候论·蛊注候》:“注者住也，言其病连滞停住，死又注易旁人也。蛊是聚蛇虫之类，以器皿盛之，令其自相啖食，余有一个存者为蛊也……人中之者，心闷腹痛，其食五脏尽则死……缓者，延引岁月，游走腹内，常气力羸惫，骨节沉重，发则心腹烦懊而痛……死则病流注，染著旁人，故谓之蛊注。”

侵（qīn）

侵袭，侵入。灵 75“其不得外，侵而行之乃自费。”神 3“风头侵目泪出。”

禹（yǔ）

中药名。见“禹余粮”。

【禹余粮】 中药名。为氢氧化物类矿石褐铁矿。甘、涩，微寒。入脾、胃、大肠经。涩肠，止血，止带。主治久泻，久痢，崩漏，便血，带下。组方有禹余粮丸。神 2“禹余粮味甘，寒。主咳逆，寒热，烦满，下利赤白，血闭，癥瘕，大热。炼饵服之，不饥轻身延年。”

【禹余粮丸】 方剂名。原方阙。伤 88“汗家，重发汗，必恍惚心乱，小便已阴疼，与禹余粮丸。”

侯（hóu）

侯，古代爵位名。见“侯王”。

【侯王】 公侯与帝王。素 69“妄行无征，示畏侯王。”素 75“足以治群僚，不足治侯王。”

【侯桃】 中药名。辛夷的别称。见该条。神 2“辛夷味辛，温……一名侯桃。”

【侯氏黑散】 方剂名。组成：菊花四十分，白术十分，细辛三分，茯苓三分，牡蛎三分，桔梗八分，防风十分，人参三分，矾石三分，黄芩五分，当归三分，干姜三分，芎䓖三分，桂枝三分。煎服法：十四味，杵为散，酒服方寸匕，日一服。初服二十日，温酒调服，禁一切鱼肉、大蒜，常宜冷食，六十日止，即药积在腹中不下也，热食即下矣，冷食自能助药力。功用：益气活血，祛风化痰。主治：中风之风邪入中经络证。金 5“侯氏黑散：治大风四肢烦重，心中恶寒不足者。”

追（zhuī）

1. 追逐。引申为攻泻。素 27“故曰候邪不审，大气已过，泻之则真气脱，脱则不复，邪气复至，而病益蓄，故曰其往不可追，此之谓也。”灵 3“其往不可追者，气虚不可泻也。”伤 116“微数之脉，慎不可灸，因火为邪，则为烦逆，追虚逐实，血散脉中。”

2. 寻求，追求。素 66“至数之机，迫迮以微，其来可见，其往可追。”素 80“追阴阳之变，章五中之情。”张介宾：“追阴阳之变者，求阴阳盛衰之变也。”

3. 跟随。灵 1“逆而夺之，恶得无虚；追而济之，恶得无实。”张介宾：“随其气去而济之，补其虚也。”灵 3“追而济之者，补也。”

4. 补益。素 62“近气不失，远气乃来，是谓追之。”王冰：“追，言补也。”

待（dài）

1. 等待，等候。灵 75“故行水者，必待天温，冰释冻解，而水可行，地可穿也。”素 5“病之始起也，可刺而已；其盛，可待衰而已。”素 27“静以久留，以气至为故，如待所贵。”王冰：“喻人事以候气也。”

2. 依靠，依恃。《吕氏春秋·无义》：“行方可贱可羞，而无秦将之重，不穷奚待?”高诱注：“待，恃也。”灵 4“故善调尺者，不待于寸，善调脉者，不待于色，能参合而行之者，可以为上工。”

徇（xùn）

1. 敏捷，迅速。见“徇齐”。

2. 通“眴”。晕眩。见“徇蒙招尤”。

【徇齐】 迅速，敏捷。《史记·五帝本纪》：“幼而徇齐。”裴骃集解：“徇，疾。齐，速也。”素 1“昔在黄帝，生而神灵，弱而能言，幼而徇齐。”王冰：“徇，疾也。”又，丹波元简：“言圣哲遍知而神速也。”张介宾：“徇，顺也。齐，中正也。”

【徇蒙招尤】 目眩头晕，肢体颤动。素 10“徇蒙招尤，目冥耳聋，下实上虚，过在足少阳、厥阴。”俞樾：“徇者，眴之假字；蒙者，矇之假字。”杨上善：“徇蒙，谓眩冒也。招尤，谓目招摇头动战尤也。”森立之：“徇蒙，头眩也。招尤，身战也。”

衍（yǎn）

1. 溢出。素 69“泉涌河衍，涸泽生鱼。”素 70“土乃润，水丰衍。”

2. 蔓延。灵 42“正气横倾，淫邪泮衍，血脉传溜。”

律（lǜ）

1. 音律。古人按乐音的高低分为六律和六吕，合称十二律。灵 78“六者，律也；律者，调阴阳四时合十二经脉。”素 54“夫一天、二地、三人、四时、五音、六律……人声应音，人阴阳合气应律。”

2. 指（春季风动木鸣）音声。素 69“木不及，春有鸣条律畅之化，则秋有雾露清凉之政。”

须（一、xū 須）

1. 要求，需要。《广韵·虞韵》:“须，意所欲也。”素 25“刺实者须其虚，刺虚者须其实。”

2. 等待。素 35“良工不能止，必须其自衰乃刺之，其故何也?”灵 51“以火补者，毋吹其火，须自灭也。以火泻者，疾吹其火，传其艾，须其火灭也。”张介宾:“凡欲以火补者，勿吹其火，致令疾速，必待其从容自灭也。”

3. 必须，应当。素 40“须其气并而治之，可使全也。”张介宾:“故必须其气并，则或阴或阳，随其盛衰，察而调之，可使保全也。”灵 9“补须一方实，深取之，稀按其痏，以极出其邪气。”伤 16“常须识此，勿令误也。”

4. 必要。见“不须”。

（二、xū 鬚）

胡须。灵 64“血气皆少则无须。”灵 65“妇人无须者，无血气乎?”

【须丸】 中药名。代赭的别称。见该条。神 4“代赭味苦，寒……一名须丸。”

【须臾】 片刻。灵 60“能使其民令行禁止，士卒无白刃之难者，非一日之教也，须臾之得也。”伤 12“服已须臾，歠热稀粥一升余，以助药力。”

【须$_2$眉】 胡须和眉毛。神 2“桑上寄生……安胎，充肌肤，坚发齿，长须眉。”素 55“病大风，骨节重，须眉堕，名曰大风……须眉生而止针。”

俞（一、yú）

人名。见“少俞”。

（二、shù）

通“腧”。①指穴位。素 59“委中以下至足小指傍各六俞。”素 61“夫子言治热病五十九俞。”难 28“督脉者，起于极之俞，并于脊里。”②指背俞穴。素 24“欲知背俞……是谓五藏之俞，灸刺之度也。”素 43“六府亦各有俞，风寒湿气中其俞。”王冰:“六腑俞，亦谓背俞也。”素 47“治之以胆募俞。”王冰:“胸腹曰募，背脊曰俞。”③指井、荥、俞、经、合（原）等五输穴。素 58“藏俞五十穴，府俞七十二穴。”王冰:“俞，谓井荥俞经合，非背俞也。”④指五输穴中的俞穴。素 38“治藏者治其俞，治府者治其合。”素 44“各补其荥而通其俞。”素 61“故取俞以泻阴邪，取合以虚阳邪。”⑤指肾俞。素 28“少阴俞去脊椎三寸傍五，用员利针。霍乱，刺俞傍五。”王冰:“少阴俞，谓第十四椎下两傍，肾之俞也……霍乱者，取少阴俞傍志室穴。”

3. 反应。素 4“东风生于春，病在肝，俞在颈项。”周学海:“俞，应也。”

【俞$_2$度】 根据腧穴衡量人体健康状况的法则。素 80“诊有十度，度人脉度、藏度、肉度、筋度、俞度。”张介宾:“俞度，如《气府》《气穴》《本输》等篇是也。”

【俞$_2$窍】 腧穴。素 16“冬刺俞窍于分理。”高世栻:“俞窍，乃俞穴之窍。”

【俞$_2$理】 有关腧穴的理论。素 77“守数据治，无失俞理……不知俞理，五藏菀熟，痈发六府。”张介宾：“俞理，周身俞穴之理也。”

剑（jiàn 劍）

古兵器名。两面有刃，中间有脊，短柄。见“剑锋”。

【剑锋】 剑的尖端。灵 1“铍针者，末如剑锋，以取大脓。”灵 78“五曰铍针，取法于剑锋。”

剉（cuò）

铡切，切碎。灵 81“剉蔆翘草根。”金 2“麻黄杏仁薏苡甘草汤方……右剉麻豆大。”

食（一、shí）

1. 食物。素 1“故美其食，任其服，乐其俗。”素 46“夫食入于阴，长气于阳，故夺其食即已。”素 70“无毒治病，十去其九，谷肉果菜，食养尽之。”

2. 吃，进食。素 10“是故多食咸，则脉凝泣而变色。”素 31“病热少愈，食肉则复，多食则遗。”伤 339“伤寒热少微厥，指头寒，嘿嘿不欲食。”

3. 指食积。神 3“芜荑味辛，平。主五内邪气……去三虫，化食。”

4. 依赖，依靠。素 5“精食气，形食味。”王冰：“气化则精生，味和则形长，故云食之也。”张介宾：“食，如子食母乳之义。”

5. 消耗，亏耗。后作“蚀”。素 5“壮火食气……壮火散气。”

（二、sì）

给人吃，供养。后作“饲”。素 5“气食少火……少火生气。”素 9“天食人以五气，地食人以五味。”高世栻：“食，音饲。”伤 332“食以索饼，不发热者，知胃气尚在，必愈。”

【食气】 指食物。素 21“食气入胃，散精于肝，淫气于筋。食气入胃，浊气归心，淫精于脉。”

【食伤】 饮食所伤。金 6“五劳虚极羸瘦，腹满不能饮食，食伤、忧伤、饮伤、房室伤、饥伤、劳伤、经络营卫气伤。”

【食亦】 病名。即食㑊。指善食而消瘦、疲惫的病症。素 37“大肠移热于胃，善食而瘦入，谓之食亦。胃移热于胆，亦曰食亦。”又，丹波元简：“亦，易也。即跛易、痿易、狂易之易。虽善食而不肥，与平常变易，故曰食易。”

【食饮】

1. 饮食物。灵 4“食饮入而还出。”素 42“其寒也则衰食饮，其热也则消肌肉。”

2. 进食。即吃饭，喝水。素 1“食饮有节，起居有常。”灵 32“故平人不食饮七日而死者，水谷精气津液皆尽故也。”

【食顷】 大约吃一顿饭所用的时间，形容较短时间。素 36“先其发时如食顷而刺之。”张介宾：“食顷，一饭顷也。”伤 234“如一食顷，当大便出宿食恶物。”金 2“汗不出，食顷，啜热粥发之。”

【食痹】 病名。因胃气上逆，表现为胸膈闭阻闷痛、饮食不下的病证。素 74“厥心痛，汗发呕吐，饮食不入，入而复出……甚则入脾，食痹而吐。”王冰：“食痹，谓食已心下痛，阴阴然不可名也，不可忍也，吐出乃止，此为胃气逆而不下流也，食饮不入，入而复出，肝乘脾胃，故令尔也。”高世栻：“痹，闭也，上闭不达，故吐也。”素 17“胃脉搏坚而长……其软而散者，当病食痹。”

【食蜜】 中药名。蜂蜜，又名石蜜、白蜜。见“石蜜”条。伤 233“（蜜煎方）食蜜七合。”

盆（pén）

见“缺盆”。

胠（qū）

人体腋下胁上的部位。素 10“腹满䐜胀，支鬲胠胁。”王冰：“胠，谓胁上也。”素 19“其不及则令人胸痛引背，下则两胁胠满。”杨上善：“胁下至八间之外，胠也。”素 48“肺之雍，喘而两胠满。”

胧（lóng 朧）

中药名。见“蚀胧”。

胪（lú 臚）

肚腹。《广韵》：“腹前曰胪。”见“胪胀”。

【胪胀】 病名。腹胀。《通雅》：“胪胀，谓腹鼓胀。”素 71“民病腠理热，血暴溢，疟，心腹满热，胪胀，甚则胕肿。”神 2“菴䕡子味苦，微寒。主五脏瘀血，腹中水气，胪胀。”

胆（dǎn 膽）

1. 六腑之一，又属奇恒之腑。素 4“胆胃大肠小肠膀胱三焦六府皆为阳。”素 11“脑、髓、骨、脉、胆、女子胞，此六者，地气之所生也，皆藏于阴而象于地，故藏而不泻，名曰奇恒之府。”①附于肝，同居腹部。难 42“胆在肝之短叶间，重三两三铢，盛精汁三合。”②内藏精汁，为中精之府，又称清静之府。灵 2“胆者，中精之府。”难 35“胆者，清净之府也。”③主决断，参与情志活动，为中正之官。素 8“胆者，中正之官，决断出焉。”素 9“凡十一藏，取决于胆也。”④在脏合肝，筋、爪为其外应。灵 47“肝合胆，胆者，筋其应……爪厚色黄者胆厚，爪薄色红者胆薄。爪坚色青者胆急，爪濡色赤者胆缓。”难 35“胆者，肝之府。”⑤经脉为足少阳，与足厥阴肝经互为表里。素 31“少阳主胆，其脉循胁络于耳。”灵 10“胆足少阳之脉……贯膈络肝属胆，循胁里。”

2. 指胆汁。素 44“肝气热，则胆泄口苦筋膜干。”张介宾：“胆附于肝，肝气热则胆汁溢泄，故为口苦。”《灵枢经·四时气》：“邪在胆，逆在胃，胆液泄则口苦。”

3. 指动物的胆汁。神 3“牛黄味苦，平……胆，可丸药。” “牡狗……胆，主明目。”

4. 指胆气。灵 47“爪恶色黑多纹者，胆结也。”张介宾：“结者，胆气不舒之谓。”灵 19“取三里以下胃气逆，则刺少阳血络以闭胆逆。”

5. 指足少阳胆经。难 66“胆之原出于邱墟。”黄竹斋：“胆，足少阳经也，邱墟在足外廉踝下如前陷中。”灵 4“胆合入于阳陵泉。”张介宾：“胆，足少阳也。阳陵泉，即本经之合。”

6. 指足少阳胆经经气。灵 2“胆出于窍阴，窍阴者，足小指次指之端也，为井金。”张介宾：“此胆经之所出为井也。”

7. 胆在面部的望诊部位，即鼻柱之左侧。灵 49“直下者，肝也；肝左者，胆也。”马莳：“肝之左即为胆，则在鼻挟觀之间矣。”

【胆气】 胆中精气。素 48“脉至如横格，是胆气予不足也。”马莳：“脉长而坚，如横格之在指下，是胆之精气不足也。”

【胆汁】

1. 人体精微物质之一，胆囊所贮藏的精汁。灵 54“五十岁，肝气始衰，肝叶始薄，胆汁始灭，目始不明。”素 38“胆咳之状，咳呕胆汁。”张志聪：“胆汁，苦汁也。”

2. 指猪胆汁。伤 315“白通加猪胆汤……去滓，内胆汁、人尿，和令相得。”

【胆胀】 证候名。脏腑胀证之一。临床见胁下胀痛，口苦，善太息等症状。灵 35“胆胀者，胁下痛胀，口中苦，善太息。”

【胆咳】 证候名。脏腑咳证之一。指肝咳日久不愈，传其所合之胆所致，临床以咳而呕吐胆汁为主症。素 38“肝咳不已，则胆受之，胆咳之状，咳呕胆汁。”

【胆病】 指胆的病变。灵 4“胆病者，善太息，口苦，呕宿汁，心下澹澹，恐人将捕之，嗌中吤吤然，数唾。”

【胆虚】 病机名。胆的精气亏虚。素 47“此人者，数谋虑不决，故胆虚气上溢而口为之苦。”张志聪:“谋虑不决，则肝气郁而胆气虚矣。胆之虚气上溢，而口为之苦矣。”又，《甲乙经》卷九无“虚”字，丹波元简:“数谋虑不决，宜胆气怫郁。《甲乙》似是。”

【胆液】 胆汁。灵 19“胆液泄则口苦，胃气逆则呕苦。”

【胆瘅】 病名。因情志所伤，胆气郁滞化热上泛，以口苦为主要症状特点。素 47“有病口苦，取阳陵泉，口苦者，病名为何？何以得之？岐伯曰：病名曰胆瘅……此人者，数谋虑不决，故胆虚气上溢而口为之苦，治之以胆募俞。”

【胆募俞】 胆经的募穴（日月穴）与背俞穴（胆俞）。素 47“此人者，数谋虑不决，故胆虚气上溢而口为之苦，治之以胆募俞。”王冰:“胸腹曰募，背脊曰俞。胆募在乳下二肋外，期门下同身寸之五分。俞在背第十椎下两旁，相去各同身寸之一寸半。”又，杨上善:“胆募，日月穴也。”

胂（shēn）

脊柱两傍的肌肉。素 41“腰痛引少腹控䏚，不可以仰，刺腰尻交者，两髁胂上。”王冰:“两髁胂，谓两髁骨下坚起肉也……髁骨即腰脊两旁起骨也，侠脊两傍腰髁之下，各有胂肉陇起，而斜趋于髁骨之后，内承其髁，故曰两髁胂也。”素 63“刺腰尻之解，两胂之上，是腰俞。”

胛（jiǎ）

肩胛。《玉篇・肉部》:“胛，背胛。”灵 10“膀胱足太阳之脉……别下贯胛。”

胦（yāng）

穴位名。见“脖胦”。

胜（shèng 勝）

1. 能够承受，禁得起。《说文・力部》:“胜，任也。”灵 50“黄色薄皮弱肉者，不胜春之虚风。”素 70“能毒者以厚药，不胜毒者以薄药。”金 5“邪在于经，即重不胜。”

2. 相称，相符。见“相胜 3”。

3. 尽。素 9“草生五色，五色之变，不可胜视，草生五味，五味之美，不可胜极。”王冰:“言物生之众，禀化各殊，目视口味，尚不能尽之。”素 25“万物并至，不可胜量。”

4. 胜利；制胜。与“败”、“负”相反。灵 73“是得天之露，遇岁之虚，救而不胜，反受其殃。”素 33“今邪气交争于骨肉而得汗者，是邪却而精胜也，精胜则当能食而不复热……今汗出而辄复热者，是邪胜也。”素 76“夫二火不胜三水，是以脉乱而无常也。”

5. 胜过；超过。灵 6“血气经络胜形则寿，不胜形则夭。”素 19“故真藏之气独见，独见者病胜藏也，故曰死。”素 74“风司于地，清反胜之，治以酸温，佐以苦甘，以辛平之。”

6. 偏胜。素 5“阴胜则阳病，阳胜则阴病。阳胜则热，阴胜则寒。”张志聪:“用酸苦之味，至于太过，则阴胜矣。阴胜则吾人之阳分，不能敌阴寒，而阳斯病也。用辛甘之味，至于太过，则阳胜矣。阳胜则吾人之阴分，不能敌阳热，而阴斯病也。”素 43“其风气胜者为行痹，寒气胜者为痛痹，湿气胜者为著痹也。”素 74“主胜逆，客胜从，天之道也。”

7. 克制，制约。素 4“所谓得四时之胜者，春胜长夏，长夏胜冬，冬胜夏，夏胜秋，秋胜春，所谓四时之胜也。”王冰:“胜，谓制克之也。”素 5“怒伤肝，悲胜怒。”灵 10“其面黑如漆柴者，血先死，壬笃癸死，水胜火也。”

8. 指克制、制约的一方。素 17“此四时之病，以其胜治之愈也。”王冰:“胜，谓胜克也。如金胜木，木胜土，土胜水，水胜火，火胜金，此则相胜也。”素 58“先巫者，因知百病之胜，先知其病之所从生者，可祝而已也。”张介宾:“胜者，凡百病五行之道，必有所以胜之者……而后以胜法胜之，则可移精变气，祛其邪也。”素 71“时必顺之，犯者治以胜也。”张介宾:“若有所误犯，则当治之以胜，如犯热者胜以咸寒，犯寒者胜以甘热……治以所胜则可解也。”

9. 欺凌。素 79“少阴脉沉，胜肺伤脾，外伤四肢。”杨上善:“少阴脉气上乘于肺，傍及于脾，故使四肢不用也。”森立之:“盖胃肾共病，肾水用事，则其害必至肺金。”

10. 伤，损伤。素 12“鱼者使人热中，盐者胜血，故其民皆黑色疏理，其病皆为痈疡。”王冰:“盐发渴，则胜血之征。”

11. 同“盛”。①旺盛。素 71“故上胜则天气降而下，下胜则地气迁而上，多少而差其分。”王冰:“胜，谓多也。上多则自降，下多则自迁，多少相移，气之常也。”②亢盛。素 34“少水不能灭盛火，而阳独治……独胜而止耳。”王冰:“胜者，盛也。”素 19“故邪气胜者，精气衰也。”灵 3“邪胜则虚之者，言诸经有盛者，皆泻其邪也。”

12. 运气术语。指胜气。也称偏胜之气。素 69“木不及……春有惨凄残贼之胜，则夏有炎暑燔烁之复。”素 71“风温春化同，热曛昏火夏化同，胜与复同。”张志聪:“胜与复同者，谓五运之胜与复气，亦与六气之相同也。”素 74“有胜则复，无胜则否。”

13. 运气术语。指胜气所致病证。素 74“厥阴之胜，治以甘清，佐以苦辛，以酸泻之。”

【胜气】 运气术语。指本运产生的太过之气。素 74“皆随胜气，安其屈伏。”张志聪:“有余者胜气也。”

【胜负】 胜败。素 69“形见有善恶，宿属有胜负，征应有吉凶矣。”高世栻:“五行宿属有已克而胜，受克而负。”

【胜复】

1. 运气术语。太过与报复。素 74“胜复之气，会遇之时，有多少也。”

2. 运气术语。偏胜之气与报复之气。素 67“天地之气，胜复之作，不形于诊也。”素 68“气有胜复，胜复之作，有德有化，有用有变。”

3. 运气术语。指胜气与复气所致的病证。素 74“治诸胜复，寒者热之，热者寒之，温者清之，清者温之……归其所宗，此治之大体也。”

胕（一、fú）

浮肿。《集韵·虞韵》:“胕，肿也。”素 33“有病肾风者，面胕痝然壅，害于言。”张介宾:“胕，浮肿也。”《素问·风论》:“肾风之状，多汗恶风，面痝然浮肿。”又，马莳:“胕，足面也。”

（二、fǔ）

同“腐”。

1. 腐烂。素 42“疠者，有荣气热胕，其气不清，故使其鼻柱坏而色败，皮肤疡溃。”森立之:“‘胕’即‘腐’之异构，王注亦以‘胕’为胕坏，则为腐而读也。”

2. 指发酵后的食物。素 12“南方者，天地所长养……其民嗜酸而食胕。”张介宾：“胕，腐也。物之腐者，如豉鲊曲酱之属是也。”

（三、fù）

通“附”。附着。见“胕髓病”。

【胕肿】

1. 病症名。浮肿。素 61“上下溢于皮肤，故为胕肿。胕肿者，聚水而生病也。”素 71“湿胜则濡泄，甚则水闭胕肿。”素 74“太阴司天，客胜则首面胕肿，呼吸气喘。”

2. 症状名。肿胀。素 74“诸病胕肿，疼酸惊骇，皆属于火。”

【胕$_3$髓病】 病名。邪气深附于髓而造成的疾病。素 36“骱酸痛甚，按之不可，名曰胕髓病。”高世栻：“髓藏于骨，故曰胕髓病。”张介宾：“其邪深伏，故名曰胕髓病。”

胗（zhěn）

1. 嘴唇溃疡。见“唇胗”。

2. 通“疹”。皮肤上所起的小斑点。素 69“病寒热疮疡疿胗痈痤。”张介宾：“胗，疹同。”素 71“少阴所至为疡胗身热。”

胝（zhī）

1. 手脚上因摩擦而生的硬皮。见“胝胊”。

2. 为“唇”之讹。灵 49“女子在于面王……其随而下至胝，为淫。”张志聪：“胝者，面王之下部也。”郭霭春：“‘胝’疑为‘脤’之误字。‘脤’则为‘唇’之借字。”又，《甲乙经》卷一“胝”作“骶”。张介宾：“胝，当作骶，音底，尻臀之间也。”

【胝胊】 皮肤变厚而皱缩。素 10“多食酸，则肉胝胊而唇揭。”张介宾：“胝，皮厚也，手足胼胝之谓。”丹波元简：“胝胊，敛缩之义。”

脉（zhěn）

通“诊”。病证。灵 35“其于胀也，必审其脉。”《太素》卷二十九、《甲乙经》卷八“脉”并作“诊”。又，张介宾：“脉，胗同。唇疡曰脉，盖胀之微甚，必见于唇，故当审之于此，以察其虚实。然胗字未妥，必脉字之误也。”

朐（qú）

地名。见“齐朐”。

胊（zhòu）

通“皱”。打皱，皮肤因松弛而起纹路。见“胝胊”。

胞（一、bāo）

1. 子宫。又称女子胞。产生月经，孕育胎儿。素 47“人有重身，九月而瘖，此为何也？岐伯对曰：胞之络脉绝也。”吴崑：“胞，子宫也。”难 36“命门者……男子以藏精，女子以系胞。”灵 57“石瘕生于胞中，寒气客于子门，子门闭塞……月事不以时下。”

2. 指子宫与男性精室。灵 65“冲脉、任脉，皆起于胞中。”张介宾：“胞者，子宫也。此男女藏精之所，皆得称为子宫，唯女子于此受孕，因名曰胞。”素 37“胞移热于膀胱。”吴崑：“胞，阴胞也。在男则为精室，在女则为血室。”

3. 心包。见“胞络”。

（二、pāo）

同“脬”。指膀胱。灵 43“客于胞脏，则梦溲便。”张介宾：“胞，溲脬也。”灵 63“膀胱之胞薄以懦。”张介宾：“此节云膀胱之胞者，以溲脬为言也。盖胞有二，而字则相同，恐人难辨，故在本篇，特加膀胱二字，以明此非子宫，正欲辨其疑似耳。”杨上善：“膀胱皮薄而又软。”

【胞门】 子宫口。又称子门。金 22“血寒积结，胞门寒伤，经络凝坚。”

【胞$_2$气】 膀胱之气。素 28“暴痈筋緛，随分而痛，魄汗不尽，胞气不足，治在经俞。”杨上善：“胞气不足者，谓膀胱之胞气不足也。”丹波元简：“胞，脬同。所谓阴胞，盖指膀胱。”

【胞系】 连系膀胱的脉络等。金 22

“以胞系了戾，故致此病，但利小便则愈，宜肾气丸主之。”

【胞阻】 病名。临床以妊娠下血伴腹痛为主症。由冲任亏损，阴血失守，寒气凝滞所致，治以养血和血，温经止血，方用胶艾汤。金 20“有妊娠下血者，假令妊娠腹中痛，为胞阻，胶艾汤主之。”

【胞脉】 分布于胞宫上的脉络。素 33“月事不来者，胞脉闭也。胞脉者，属心而络于胞中，今气上迫肺，心气不得下通，故月事不来也。”张介宾:“胞，即子宫。”

【胞络】

1. 分布于胞宫上的脉络。素 47“胞络者系于肾。”吴崑:“胞络，谓子室中之支络也。”

2. 指心包络。素 44“悲哀太甚，则胞络绝，胞络绝则阳气内动。”杨上善:“胞络者，心上胞络之脉。”

【胞$_2$痹】 病名。脏腑痹证之一。即膀胱痹。因风寒湿邪久客膀胱，使膀胱气化失常所致，临床见小腹部按之热痛、小便不利等症状。素 43“胞痹者，小腹膀胱按之内痛，若沃以汤，涩于小便，上为清涕。”高世栻:“胞痹，即膀胱痹也。”

【胞精】 指心包的精气。素 48“脉至如弦缕，是胞精予不足也，病善言，下霜而死。”森立之:“胞精，谓心包膈幕也……云心精、云胞精者，以心、胞共藏精血也。《经脉篇》云：‘心主手厥阴心包络之脉，起于胸中，出属心包络，下膈历络三焦。’而心主是动则病喜笑不休，与此云‘病善言’同理。盖心包主血脉，今胞精不足，血脉乏少，其害及于心家，故令妄言妄笑也。”

九画

脉（mài）

1. 血脉。属奇恒之府，是血液汇聚之处，为心所主。素 11“脑、髓、骨、脉、胆、女子胞，此六者……名曰奇恒之府。”素 17“夫脉者，血之府也。”灵 30“壅遏营气，令无所避，是谓脉。”灵 78“心主脉。”

2. 经脉。包括经脉和络脉，是气血运行的通道。素 31“厥阴脉循阴器而络于肝。”灵 17“跻脉有阴阳，何脉当其数。”灵 71“脉之屈折，出入之处，焉至而出，焉至而止?”

3. 脉搏；脉象。素 5“善诊者，察色按脉，先别阴阳。”灵 4“按其脉，知其病，命曰神。”素 10“夫脉之小大滑涩浮沉，可以指别。”伤 369“伤寒下利，日十余行，脉反实者，死。”

4. 切脉；诊脉。伤 332“后三日脉之，而脉数，其热不罢者，此为热气有余，必发痈脓也。”金 7“病咳逆，脉之何以知此为肺痈。”

5. 指诊病。素 4“善为脉者，谨察五藏六府，一逆一从，阴阳表里雌雄之纪。”吴崑:“脉，犹言诊也。”素 77“善为脉者，必以比类奇恒从容知之。”张介宾:“凡善诊者，必比类相求，故能因阴察阳，因表察里，因正察邪，因此察彼，是以奇恒异常之脉证，皆自从容之法而知之矣。”

6. 物体内的脉络，支络。素 70“升明之纪……其物脉。”张志聪:“脉，物之络脉也。”

7. 通“眽”。视。《广雅・释诂一》:“眽，视也。”素 25“众脉不见，众凶弗闻。”孙鼎宜:“脉，应从目。《尔雅》：‘脉，视也。’”

【脉口】 即寸口。又称气口。指两手桡骨头内侧桡动脉诊脉部位，属手太阴肺经。素 28“络气不足，经气有余者，脉口热而尺寒也。”高世栻:“脉口，寸口也。”灵 9“持其脉口人迎，以知阴阳有余不足。”灵 49“切其脉口滑小紧以沉者，病益甚，在中。”张介宾:“脉口者，太阴脏脉也。”

【脉气】

1. 脉中的精气。素 21“食气入胃，浊气归心，淫精于脉，脉气流经，经气归于肺。”张志聪：“脉气者，水谷之精气，而行于经脉中也。”

2. 经气。指运行于经脉中之气。灵 28“此厥逆走上，脉气辈至也。”素 59“手少阳脉气所发者三十二穴。”素 80“形气有余，脉气不足死；脉气有余，形气不足生。”

3. 为“脉虚”之讹。素 28“脉气上虚尺虚，是谓重虚。”林亿：“《甲乙》作脉虚、气虚、尺虚，是谓重虚。”

【脉风】 病名。同疠风。因风邪入侵于血脉，留而不去所致。素 17“久风为飧泄，脉风成为疠。”张介宾：“风寒客于血脉，久而不去，则肤肉败坏，其病为疠。”

【脉出】 指脉突然显现，浮而散大无根。金 14“脉得诸沉，当责有水，身体肿重。水病脉出者，死。”尤怡：“出与浮迥异，浮者盛于上而弱于下，出则上有而下绝无也。”沈明宗：“阴盛阳郁，脉必沉极，若陡见浮起，是真气离根外脱之象。”

【脉会】 八会穴之一。古人认为脉之精气会聚于太渊，太渊即为治疗脉病的主要穴位。难 45“骨会大抒，脉会太渊。”

【脉色】

1. 脉象与面色。素 10“能合脉色，可以万全。”吴崑：“五脏有病，各显其脉，各见其色，能以脉色二者合而酌之，则治之万全而无失矣。”又，森立之：“脉色者，统脉象音色之四者而言也。”素 17“因伤脉色，各何以知其久暴至之病乎……征其脉小色不夺者，新病也。”

2. 络脉的颜色。灵 10“凡诊络脉，脉色青则寒且痛，赤则有热。”张介宾：“此诊络脉之色，可以察病，而手鱼之络，尤为显浅易见也。”

【脉胀】 病名。因卫气在脉外逆行所致的疾病。灵 35“营气循脉，卫气逆为脉胀。”张介宾：“故必由卫气之逆，而后病及于营则为脉胀。”

【脉法】

1. 切脉诊病的方法。素 4“夏暑汗不出者，秋成风疟。此平人脉法也。”杨上善：“平人之脉法，要须知风寒暑湿四气为本，然后候知弦钩毛沉四时脉也。”又，吴崑：“脉法，犹诊法也。”

2. 古医籍名。素 67“《脉法》曰：天地之变，无以脉诊。”

【脉经】 古医籍名。素 76“雷公曰：臣请诵《脉经》上下篇，甚众多矣。”张介宾：“古有《脉经》，意即《脉要精微》《平人气象》等论之义。”

【脉孤】 指脉象缺少胃气，但见弦、钩、毛、石等时脏之象。素 15“脉孤为消气。”高世栻：“孤，谓弦钩毛石少胃气也。”

【脉要】 古医籍名。素 74“《脉要》曰：春不沉，夏不弦，冬不涩，秋不数，是谓四塞。”

【脉度】

1. 经脉长短的度数。灵 14“先度其骨节之大小、广狭、长短，而脉度定矣。”张志聪：“此言经脉之长短，从骨节之大小、广狭、长短，而定其度数。”素 28“形度、骨度、脉度、筋度，何以知其度也。”

2.《灵枢经》篇名。该篇论述了手足三阴三阳经脉、跻脉、督脉、任脉的长度，对脏腑经脉的生理病理情况以及由于阴阳偏盛形成的关格，作了简要叙述。由于重点论述经脉的长度，故名篇。

【脉络】 指络脉。金 14“沉则脉络虚，伏则小便难。”徐彬：“寸口阳气沉而在下，则络脉虚。”

【脉绝】

1. 脉搏停止跳动。素 18“脉绝不至曰死，乍踈乍数曰死。”素 19“其脉绝不来，若人一息五六至，其形肉不脱，真藏虽不见，犹死也。”

2. 指脉沉伏不现。金 17“下利后脉绝，手足厥冷，晬时脉还，手足温者生，脉不还者死。”神 3“白马茎味咸，平。主伤中，脉绝，阴不起。”

【脉萎】 指血脉枯萎。素 74“渴引水浆，色变黄赤，少气脉萎。”张志聪：“少气脉萎者，气血皆伤也。”

【脉脱】 指脉搏突然伏而不见。素 80“脉脱不具，诊无常行。”森立之：“言脉不击动，或结，或绝，不具其脉形，故其诊法无以常局可律也。”金 1“脉脱，入脏即死，入腑即愈，何谓也？”尤怡：“脉脱者，邪气乍加，正气被遏，经遂不通，脉绝似脱，非真脱也，盖暴脱之属。”又，唐宗海：“正与脉沉滑相反，言脉细微散涣也。”

【脉道】 气血运行的通道。灵 10“脉道以通，血气乃行。”灵 28“大惊卒恐，则气血分离，阴阳破败，经络厥绝，脉道不通。”

【脉解】《素问》篇名。该篇主要论述了三阴三阳六经脉配合月份各有主时，且讨论了四时阴阳盛衰的变化而致不同经脉发生病变，故名《脉解》。

【脉痹】 病证名。因风寒湿邪阻滞脉络，气血凝涩不通而致的病证。素 43“风寒湿三气杂至合而为痹也……以夏遇此者为脉痹……在于脉则血凝而不流。”素 64“阳明有余则病脉痹，身时热。”

【脉痿】 病证名。由于心气热，脉气上逆而下部血脉空虚，或因失血脉失濡养，导致四肢关节弛缓痿废的病证。素 44“心气热，则下脉厥而上，上则下脉虚，虚则生脉痿，枢折挈，胫纵而不任地也。”张介宾：“脉痿者，凡四肢关节之处，如枢纽之折而不能提挈，足胫纵缓而不能任地也。”

【脉偏痛】 外邪入侵人体较浅的部位，血脉不和而致的半身偏痛。灵 75“虚邪偏客于身半……其邪气浅者脉偏痛。”

【脉癫疾】 病证名。因病邪入侵于脉而致的癫病。灵 22“脉癫疾者，暴仆，四肢之脉皆胀而纵。”张介宾：“脉癫疾者，病在血脉也。”

【脉要精微论】《素问》篇名。该篇主要讨论了四诊的内容。篇中反复申述了脉诊的具体方法和色脉合参以决生死的诊法原则。由于论述的脉理精深微妙，故名《脉要精微论》。

胫（jìng 脛）

1. 小腿。灵 81“发于胫，名曰兔啮。”张介宾：“胫，足胫也。”伤 30“夜半阳气还，两足当热，胫尚微拘急，重与芍药甘草汤，尔乃胫伸。”

2. 指小腿在面部的色诊部位。灵 49“循牙车以下者，股也。中央者，膝也。膝以下者，胫也。当胫以下者，足也。”

【胫气】 胫部之气。灵 52“请言气街，胸气有街，腹气有街，头气有街，胫气有街。”张志聪：“胫气有街，经气上下之出入也。”又，《太素》卷十“胫”作“胻”。杨上善：“胸腹头胻四种，身之要也，四处气行之道，谓之街也。”

【胫肿】 小腿肿胀。素 18“足胫肿曰水。”素 49“故胫肿而股不收也。”

【胫骨】 小腿内侧的长形骨。灵 10“脾足太阴之脉……循胫骨后，交出厥阴之前。”

【胫少阴】 足少阴的古称。素 36“疟脉小实，急灸胫少阴，刺指井。”张志聪“此言经脉之气虚陷者，宜灸足少阴也……故当灸少阴胫下之太溪。”又，王冰：“胫少阴，是谓复溜……足少阴经也。”

胎（tāi）

1. 人和哺乳动物孕于体内的幼体。金 20“妊娠六月动者，前三月经水利时，胎也。”又见“胎孕”。

2.（舌面上的）垢腻。后作“苔”。金 2“湿家……舌上如胎者，以丹田有热，胸上有寒。”伤 129“舌上白胎滑者，难治。”伤 221“心中懊侬，舌上胎者，栀子豉汤主之。”

【胎孕】 犹怀孕。素 70“岁有胎孕不育。”

【胎病】 胎儿时期所受的疾病。素 47“人生而有病颠疾者……病名为胎病，此得之在母腹中时，其母有所大惊，气上而不下，精气并居，故令子发为颠疾也。”

匍（pú）

爬行。见“匍匐”。

【匍匐】 爬行。灵 80“中阶而顾，匍匐而前则惑。”

狭（xiá 狹）

1. 窄。与“宽”、“广”相对。灵 14“过则回肠广长，不满则狭短。”

2. 小。见“狭小”。

【狭小】 微小。灵 75“病有持痈者，有容大者，有狭小者。”

【狭然】 紧敛不舒坦貌。灵 33“血海不足，亦常想其身小，狭然不知其所病。”张介宾：“狭，隘狭也，索然不广之貌。”

独（dú 獨）

1. 仅仅一个。见“独使”。

2. 单独，独自。素 26“目明心开而志先，慧然独悟，口弗能言，俱视独见，适若昏，昭然独明，若风吹云。”素 65“间者并行，甚者独行。”灵 66“风雨寒热，不得虚，邪不能独伤人。”

3. 特别。灵 1“血脉者，在腧横居，视之独澄，切之独坚。”

4. 副词。①表示范围，相当于“仅仅”、“唯独”。素 44“论言治痿独取阳明何也？”素 38“五藏六府皆令人咳，非独肺也。”素 48“五藏菀熟，寒热独并于肾也。”杨上善：“寒热之气，唯并于肾。”②表示反问，相当于“难道”、“岂”。素 81“且子独不诵不念夫经言乎？”③表示转折，犹“却”。难 38“藏唯有五，府独有六者，何也？”

5. 通“浊”。混浊。素 2“逆冬气，则少阴不藏，肾气独沉。”《甲乙经》卷一、《太素》卷二“独”作“浊”。胡澍：“独与浊，古字通。”森立之：“少阴不藏者，即冬不藏精之义。其弊也，遂令肾气沉而不发，浊而不清。盖肾主水，肾气不足，则水道不利，为淋沥、白浊等证，是亦沉浊之一端耳。”张介宾：“肾气不蓄，则注泄沉寒等病生矣。”

6. 犹其，或。灵 80“余私异之，窃内怪之，独瞑独视，安心定气，久而不解。独博独眩，披发长跪，俯而视之，后久之不已也。”

【独立】 超然独处。素 1“余闻上古有真人者……呼吸精气，独立守神，肌肉若一。”张介宾：“有道独存，故能独立。”

【独使】 专使，唯一的联系者。素 79“三阴为母，二阴为雌，一阴为独使。”张介宾：“使者，交通终始之谓。阴尽阳生，惟厥阴主之，故为独使。”又，马莳：“一阴者，即厥阴也。厥阴为里之游部，将军谋虑，所以为独使也。”

【独活】 中药名。别名胡王使者、独摇草、长生草等。为伞形科当归属植物重齿当归的根。辛、苦，温。入肾、膀胱经。祛风胜湿，散寒止痛。主治风寒湿痹，腰膝酸痛，手足挛痛，感冒头痛等。神 2“独活味苦，平。主风寒所击，金创。止痛，贲豚，痫痓，女子疝瘕。久服轻身，耐老。一名羌活，一名羌青，一名护羌使者。”

【独语】 症状名。自言自语。伤 212“日晡所发潮热，不恶寒，独语如见鬼状。”金 5“治病如狂状，妄行，独语不休，无寒热，其脉浮。”

【独出独入】 谓针刺补泻运用自如。素 25“能达虚实之数者，独出独入。”张志聪：“独出独入者，言能存心于八动五胜，明达于虚实之数，而出入补泻之有独见也。”

【独来独往】 同“独出独入”。素 25“和之者若响，随之者若影，道无鬼神，独来独往。”马莳：“独往独来，此乃用针之法，可谓至神，实非众人所能知也。”森立之：“往来，谓虚实也。独者，工独有之也。《灵枢·九针十二原第一》云：‘知其往来，要与之期，粗之暗乎。妙哉！工独有之。’与此同义。”

狢（hé）

同“貉”。兽名。外形似狐，毛棕灰色。穴居河、山边和田间，昼伏夜出，食鱼、鼠、蛙、虾蟹和野果。素 70“其主毛显狐狢，变化不藏。”

怨（yuàn）

埋怨，责备。76“子务明之，可以十全，即不能知，为世所怨，”素 78“坐持寸口，诊不中五脉，百病所起，始以自怨，遗师其咎。”

急（jí）

1. 急速。《广韵·缉韵》：“急，急疾。”素 36“疟脉满大，急刺背俞……疟脉小实，急灸胫少阴。”灵 5“形气不足，病气有余，急泻之。”伤 253“阳明病，发热，汗多者，急下之，宜大承气汤。”难 48“病之虚实者……缓者为虚，急者为实。”黄竹斋：“急，谓病势之来也骤。”

2. 急迫。素 74“气有多少，病有盛衰，治有缓急，方有大小。”

3. 急躁。见“急心”。

4. 突然，猛烈。素 19“急虚身中卒至，五藏绝闭，脉道不通，气不往来，譬于堕溺，不可为期。”森立之：“今据杨、王二氏之说考之，则急虚身中卒至者，谓急剧令人虚之邪气，卒至于身内也。”

5. 劲急。素 2“秋三月，此谓容平，天气以急，地气以明。”杨上善：“天气急者，风清气凉也。”张介宾：“风气劲疾曰急。”素 71“凡此阳明司天之政……天气急，地气明。”

6. 危急，紧急。素 81“夫涕之与泣者，譬如人之兄弟，急则俱死，生则俱生。”金 9“胸痹缓急者，薏苡附子散主之。”周扬俊：“胸痹缓急者，痹之急证也。”又，吴谦：“缓急者，谓胸痹痛而时缓时急也。”

7. 紧，紧敛。素 19“真肝脉至，中外急，如循刀刃责责然，如按琴瑟弦。”森立之：“中外急，谓浮沉共急劲也。”灵 47“皮缓腹里大者大肠大而长，皮急者大肠急而短。”灵 50“皮肤之薄厚，肌肉之坚脆缓急之分也。”

8. 拘急挛缩。素 19“肾传之心，病筋脉相引而急，病名曰瘛。”张志聪：“火热盛，则筋脉燥缩，而手足拘急也。”素 39“寒气客于肠胃之间，膜原之下，血不得散，小络急引故痛。”灵 7“浮刺者，傍入而浮之，以治肌急而寒者也。”

9. 指筋脉挛急。素 62“燔针劫刺其下及与急者。”森立之：“急者，谓筋急也。”灵 13“阳急则反折，阴急则俯不伸。焠刺者，刺寒急也，热则筋纵不收，无用燔针。”

10. 指肿胀拘急。素 14“形不可与衣相保，此四极急而动中。”张介宾：“四肢者，诸阳之本，阳气不行，故四肢多阴而胀急。”

11. 指脉象。①指脉来急速。伤 4“伤寒一日，太阳受之，脉若静者，为不传；颇欲吐，若躁烦，脉数急者，为传也。”方有执：“急，燥疾也。”汪琥：“急，疾也。”②指紧脉。灵 4“调其脉之缓、急、小、大、滑、涩，而病变定矣……诸急者多寒，缓者多热。”素 28“喘鸣肩息者，脉实大也，缓则生，急则死。”王冰：“缓，谓如纵缓。急，谓如弦张之急。非往来之缓急也。”素 18“脉急者，曰疝瘕少腹痛。”《金匮要略·腹满寒疝宿食病脉证治》：“寒疝绕脐痛，若发则白汗出，手足厥冷，其脉沉紧者，大乌头煎主之。”

12. 指急方。由气味纯厚的药物组成，作用迅速的方剂。素 74“补上治上制以缓，补下治下制以急。急则气味厚，缓则气味薄。”王冰：“制急方而气味薄，则力与缓等。制缓方而气味厚，则势与急同。”

13. 犹先。谓时间或次序在前。灵 50“帝问何急?”张介宾：“急，先也。”伤 91“伤寒，医下之，续得下利清谷不止，身疼痛者，急当救里；后身疼痛，清便自调者，急当救表。”

14. 痞硬。伤 103“呕不止，心下急，郁郁微烦者，为未解也，与大柴胡汤下之则愈。”伊藤馨：“注家释急字，皆失其义，急当训坚……心下坚者，即言痞硬也。”汪苓友：“心下者，正当胃腑之中，急则满闷已极。”

15. 指肝的特性与病变特征。①指肝性劲急。素 61“春者木始治，肝气始生，肝气急，其风疾。”张志聪：“风木之气其性急疾而直达于络脉分肉之间。”②指肝病暴怒或筋脉拘急。素 22“肝苦急，急食甘以缓之。”张介宾：“肝谓将军之官，其志怒，其气急，急则自伤，反为所苦，故宜食甘以缓之，则急者可平。”又，森立之：“肝主诸筋，肝盛则筋急，故凡食物多用甘味以缓之也。”张琦：“木性柔耎，有余则急，故以甘缓之，且调中以实脾也。”

【急心】 性急或急躁。灵 64“火形之人……急心，不寿暴死。”“金形之人……身清廉，急心，静悍，善为吏。”张介宾：“火性急也……金性刚也。”马莳：“急心者，金性至急也。”

【急脉】 穴名。属足厥阴肝经。位于大腿内侧，当髂前上棘与耻骨连线中点稍下方的凹陷处。素 59“厥阴毛中急脉各一。”马莳：“此言肝经有脉气所发之穴也。按急脉，灸书中亦无穴名，当在睾丸直冲于上，即归来等穴之所。”

【急疾】 指药性骤至急行，作用迅速。素 40“夫芳草之气美，石药之气悍，二者其气急疾坚劲。”张志聪：“芳草者，其气急疾于磬散。石药者，其动坚动下沉。”又，王冰：“言其芳草石药之气，坚定固久，刚烈而不歇灭，此二者是也。”

【急痛】 拘急疼痛。灵 10“脾足太阴之脉……心下急痛。”灵 23“热病挟脐急痛。”

【急者缓之】 治法术语。拘急筋挛的病症，用舒展弛缓的方法治疗。素 74“燥者润之，急者缓之。”

饵（ěr 餌）

食物。引申为养生的药物。神 2“石胆味酸，寒……炼饵服之不老，久服增寿神仙……术味苦，温……止汗，除热，消食，作煎饵。”

蚀（shí 蝕）

1. 侵蚀，腐蚀。金 3“狐惑之为病……蚀于喉为惑，蚀于阴为狐。”又见“骨蚀”。

2. 日月食。见“薄蚀”。

【蚀胧】 中药名。桑螵蛸的别名。见“桑螵蛸”。神 3“桑螵蛸味咸，平……一名蚀胧。”

【蚀疮】 病名。又名阴蚀。多由湿热下注，郁蒸生虫，腐蚀阴中所致。金 22“阴中蚀疮烂者，狼牙汤洗之。”神 4“桐叶味苦，寒。主恶蚀疮著阴。”

饼（bǐng 餅）

面制食品。见“索饼”。

将（一、jiāng 將）

1. 调养。《广雅 · 释诂一》：“将，养也。”灵 9“补阳则阴竭，泻阴则阳脱，如是者，可将以甘药。”

2. 顺从，随从。素 1“其次有贤人

者……将从上古合同于道。”张介宾：“将，随也。”

3. 副词。①将要，就要。素 16“夏刺秋分，病不愈，令人心中欲无言，惕惕如人将捕之。”素 17“头倾视深，精神将夺矣。”素 62“出针视之，曰我将深之。”②方，始。《经传释词补》：“将，甫始词也。”素 61“秋者金始治，肺将收杀，金将胜火。”③想要，打算。《广雅·释诂一》：“将，欲也。”灵 1“凡将用针，必先诊脉。”伤 175“（甘草附子汤）初服得微汗则解，能食，汗止复烦者，将服五合，恐一升多者，宜服六七合为始。”④必，必定。难 14“枝叶虽枯槁，根本将自生。”⑤乃，这才。《经传释词》：“将，犹乃也。”灵 29“寒温中适，故气将持，乃不致邪僻也。”

4. 连词。抑，或。素 1“人年老而无子者，材力尽耶？将天数然也？”灵 27“在血脉之中邪，将在分肉之间乎？”马莳：“但不知痛在血脉之中，抑在分肉之间？”灵 42“可独守耶，将尽行之乎？”

（二、jiàng 將）

1. 统领，统属。灵 2“三焦者，足少阳太阴之所将……少阳属肾，肾上连肺，故将两藏。”张介宾：“将，领也。”

2. 将军之官，喻肝在人体的特性。灵 29“肝者主为将，使之候外。”张志聪：“肝乃将军之官，故主为将。”素 47“夫肝者，中之将也，取决于胆。”张介宾：“肝者将军之官，谋虑出焉……故肝为中之将。”

【将息】 调养休息。指服药后的护理调摄之法。伤 14“余如桂枝法将息及禁忌。”伊藤磬：“凡言将息者，皆谓摄养也。”

【将军之官】 官名。比喻人体肝的特性勇而能谋，犹如官职中的将军。素 8“肝者，将军之官，谋虑出焉。”恽铁樵：“肝主怒，拟其似者，故曰将军，怒则不复有谋虑，是肝之病也。从病之失职，以测不病时之本能，故谋虑归诸肝。”

哀（āi）

1. 怜悯，同情。《说文·口部》：“哀，闵也。”素 69“然而众子哀其不终。”灵 1“余哀其不给，而属有疾病。”

2. 悲伤，悲痛。灵 28“人之哀而泣涕出者，何气使然？”

亭（tíng）

见“亭亭”。

【亭亭】 长久貌。灵 52“阴阳相随，外内相贯，如环之无端，亭亭淳淳乎，孰能穷之？”

度（一、dù）

1. 计算长短的标准。《玉篇·又部》：“度，尺曰度。”《汉书·律历志上》：“度者，分、寸、尺、丈、引也。”后泛指按一定计量标准划分的单位。①指躔度，即日月星辰运行的度数。古人把周天分为 365.25 度，认为太阳每天移动 1 度。素 9“夫六六之节，九九制会者，所以正天之度，气之数也……日行一度，月行十三度而有奇焉。”高世栻：“天度，周天三百六十五度也。”王冰：“日行迟，故昼夜行天之一度，而三百六十五日一周天，而犹有度之奇分矣。月行速，故昼夜行天之十三度余，而二十九日一周天也。”灵 76“从房至毕一十四舍，水下五十刻，日行半度。”张介宾：“从房到毕十四舍为阳，主一昼之度，水下当五十刻……昼夜百刻，日行共少天一度。故此一昼五十刻，日行于天者半度也。”神 1“三品合三百六十五种，法三百六十五度。一度应一日，以成一岁。”②指刻数，刻度。古人用漏壶滴水计时，一昼夜滴水漏下一百刻。一刻，即一个刻度。《礼记·乐记》：“百度得数而有常。”注：“百度，百刻也。”灵 76“是故一日一夜，水下百刻，二十五刻者，半日之度也。”③指以人体两乳之距的二分之一为边，构成的等边三角形的高为一度。素24“令其一隅居上，齐脊大椎，两隅在下，当其下隅者，肺之俞也。复下一度，心之俞也。复下一度，左角肝之俞也，右角脾之俞也。”张介宾：“复下一度，谓以上隅齐三椎，即肺俞之中央，其下两隅，即五椎之间，心之俞也。”

2. 长短大小等的程度。灵14“愿闻众人之度，人长七尺五寸者，其骨节之大小长短各几何?”张介宾：“众人者，众人之常度也，常人之长多以七尺五寸为率。”灵2“五脏之所溜处，阔数之度，浅深之状。”

3. 法度；准则。《广韵·暮韵》：“度，法度。”《字汇·广部》：“度，法也，则也。”素76“夫圣人之治病，循法守度，援物比类。”张介宾：“循法守度，遵古人之绳墨也。”又，森立之：“度，谓增减有节也。”素79“三阳脉至手太阴，弦浮而不沉，决以度，察以心。”王冰：“今弦浮不沉，则当约以四时高下之度而断决之。”素24“是谓五藏之俞，灸刺之度也。”

4. 常规；规律。灵4“邪气之中人高也……高下有度乎?”灵81“经脉留行不止，与天同度，与地合纪。”杨上善：“此言天有度数，地有经纪。”灵54“营卫之行，不失其常，呼吸微徐，气以度行。”杨上善：“气以度行，谓呼吸定息，气行六寸，以循度数，日夜百刻。”

5. 常度；标准。灵12“其可为度量者，取其中度也……若失度之人，痟瘦而形肉脱者，恶可以度量刺乎?”丹波元简：“与中度相反，文脉贯穿。”

6. 限度。灵33“髓海有余，则轻劲多力，自过其度。”素74“唾吐清液，甚则入肾，窍泻无度。”金10“内大黄，煮取三升，温服一升，以利为度。”

7. 度过；超过。素1“故能形与神俱，而尽终其天年，度百岁乃去。”高世栻：“度，越也。”

8. 日。素68“所谓步者，六十度而有奇也，故二十四步积盈百刻而成日也。”王冰：“度，一日也。”张介宾：“一日一度，度即日也。周岁共三百六十五日二十五刻，以六步分之，则步得六十日又八十七刻半，故曰有奇也。”素74“差有数乎?岐伯曰：又凡三十度也。”王冰：“度者，日也。”

9. 量词。①次，回。伤23“发热恶寒，热多寒少，其人不呕，清便欲自可，一日二三度发。”②指周次。营卫之气在人身循行环绕一周为一度。灵18“卫气行于阴二十五度，行于阳二十五度，分为昼夜……故五十度而复大会于手太阴矣。”难1“脉行五十度周于身，漏水下百刻，荣卫行阳二十五度，行阴亦二十五度，为一周也，故五十度复会于手太阴。”

10. 通“渡”。横过水面。素21“度水跌仆，喘出于肾与骨。”森立之：“渡水则水气浸淫伤肾。”

（二、duó）

1. 度量，测量。唐玄应《一切经音义》卷二十六：“度，测也。”《广韵·铎韵》：“度，度量也。”素9“天至广不可度，地至大不可量。”王冰：“言天地广大，不可度量而得之。”灵14“先度其骨节之大小广狭长短，而脉度定矣。”素24“欲知背俞，先度其两乳间。”王冰：“度，谓度量也。”

2. 诊察，观测。灵6“谨度病端，与时相应。”张介宾：“谨度病端者，谓察其风因木化，热因火化，湿因土化，燥因金化，寒因水化，故与时相应也。”素20“必先度其形之肥瘦，以调其气之虚实。”素46“《揆度》者，切度之也……度者，得其病处，以四时度之也。”

3. 推测；估计。素27“其行无常处，在阴与阳，不可为度。”素64“是故邪气者，常随四时之气血而入客也，至其变化不可为度。”素80“诊必上下，度民君卿。”高世栻：“民不得同于卿，卿不得同于君，就其心志而揆度之。”

【度量】

1. 度（dù）量。指事物的长短、大小等特征。素 56“余闻皮有分部，脉有经纪，筋有结络，骨有度量。”杨上善：“骨有长短大小度量。”灵 48“凡刺之理，经脉为始，营其所行，知其度量。”张介宾：“知其度量，脉度有短长也。”

2. 度（duó）量。即测量。素 8“恍惚之数，生于毫氂，毫氂之数，起于度量。”王冰：“毫厘虽小，积而不已，命数乘之，则起至于尺度斗量之绳准。”森立之：“度、量共起于毫，一毫一厘一分一寸谓之度，一毫一厘一分一钱谓之量。量者，谓量轻重，即谓权量也。”灵 12“外可度量切循而得之，其死可解剖而视之……其可为度量者，取其中度也。”

【度数】

1. 法则；标准。《周礼 · 天官》：“令国民族葬，而掌其禁令。正其位，掌其度数。”郑玄注：“度数，爵等之大小。”素 27“夫圣人之起度数，必应于天地。”杨上善：“起于人身法度，以应天地也。”灵 38“圣人之为道者……必有明法，以起度数，法式检押，乃后可传焉。”

2. 长短数量。难 23“手足三阴三阳脉之度数，可晓以不……此所谓十二经脉长短之数也。”

庭（tíng）

1. 庭院，院子。素 2“春三月……夜卧早起，广步于庭。”

2. 人体颜面的候诊部位。指额部。灵 49“庭者，颜也……庭者，首面也。”张介宾：“庭者，颜也，相家谓之天庭。”灵 37“五官已辨，阙庭必张，乃立明堂。”

3. 腧穴名。见“内庭”。

疬（lì）

见“瘰疬”。

疣（yóu）

肉瘤。也作“肬”。《玉篇 · 疒部》：“疣，结病也，今疣赘之肿也。”神 4“冬灰味辛，微温。主黑子，去疣，息肉。”

疩（shuì）

1. 水肿。《广韵 · 至韵》：“疩，肿病。”灵 19“徒疩，先取环谷下三寸，以铍针针之。”马莳：“疩，即水症，故加疾之首。”

2. 指潴留体内的水液。灵 19“已刺而筩之，而内之，入而复之，以尽其疩……间日一刺之，疩尽乃止。”马莳：“间日一刺之，候水去尽而止针。”

疥（jiè）

病名。疥疮。是一种传染性瘙痒性皮肤病。灵 10“虚则生肬，小者如指痂疥。”神 4“柳华味苦，寒……叶，主马疥痂疮。”

【疥虫】 引起疥疮的寄生虫。神 3“羖羊角味咸，温。主青盲，明目。杀疥虫，止寒泄。”

【疥疡】 即疥疮。神 4“楝实味苦，寒……杀三虫，疥疡，利小便水道。”

【疥瘙】 即疥疮。神 2“水银味辛，寒。主疥瘙，痂疡，白秃。”

疭（zòng 瘲）

筋脉弛缓。见“瘛疭”。

疮（chuāng 瘡）

1. 创伤；创口。也作“创”。金 18“若身有疮，被刀斧所伤，亡血故也。”

2. 病名。即疮疖，溃疡。《集韵 · 唐韵》：“疮，疡也。”素 70“汗之则疮已。”素 74“诸痛痒疮，皆属于心。”伤 312“少阴病，咽中伤，生疮，不能语言，声不出者，苦酒汤主之。”

3. 生疮。素 70“故适寒凉者胀，之温热者疮。”马莳:“温热之地，腠理开多而闭少，邪气易感，体必生疮。”

【疮疡】 病名。痈疽疖疔等疾患的通称。素71“温病乃作，身热头痛呕吐，肌腠疮疡。”素74“火气内郁，疮疡于中。”神3“枝子味苦，寒。主……酒皰皶鼻，白癞，赤癞，疮疡。”

【疮药】 指治疗痈肿疮疡的药物。神1“痈肿疮瘤以疮药。”

【疮疥】 病名。即疥疮。神233“鮀鱼甲味辛，微温。主心腹癥瘕……疮疥，死肌。”

【疮家】 指久患疮疡的人。伤85“疮家，虽身疼痛，不可发汗，汗出则痓。”钱潢:“疮家，非谓疥癣之疾也。盖指大脓大血，痈疽溃疡，杨梅结毒，臁疮痘疹，马刀侠瘿之属也。”

【疮痈肠痈浸淫病脉证并治】《金匮要略》篇名。篇中论述了痈肿、肠痈、金疮、浸淫疮四种病证及治法，故名篇。

疫（yì）

瘟疫。流行性急性传染病的通称。见“疫疾”。

【疫疾】 疫病。即流行性急性传染病的通称。神2“徐长卿味辛，温。主鬼物百精，蛊毒疫疾。”

疢（chèn）

病。《广雅·释诂》:“疢，病也。”见“疢难”。

【疢难】 疾病。金1“千般疢难，不越三条。”

亲（qīn 親）

1. 感情深厚，关系密切。素66“使百姓昭著，上下和亲，德泽下流，子孙无忧。”

2. 亲人。见“亲戚”。

3. 宠爱；亲近。难41“万物始生，其尚幼小，意无所亲。”又见“亲踈”。

4. 接触，依附。灵10“骨不濡则肉不能著也，骨肉不相亲则肉软却。”灵75“剽其通，针其邪，肌肉亲。”杨上善:“亲，附也。”

5. 亲自。灵45“余闻九针九篇，余亲受其调，颇得其意。”

【亲戚】 亲属，家人。素14“亲戚兄弟远近，音声日闻于耳，五色日见于目。”

【亲踈】 同“亲疏”。指关系或感情上距离的远近。此偏义指疏远的一方。素17“衣被不敛，言语善恶，不避亲踈者，此神明之乱也。”素30“阳盛则使人妄言骂詈不避亲踈而不欲食。”

音（yīn）

1. 声音。素25“弦绝者，其音嘶败。”素34“不得卧而息有音者，是阳明之逆也。”灵73“聪耳者可使听音。”

2. 音律。即宫、商、角、徵、羽五个音阶。灵44“音主长夏，长夏刺经。”张介宾:“五音繁盛，气应长夏，经穴正盛，亦应长夏。”素5“在藏为肝，在色为苍，在音为角。”素70“其味辛，其音商，其物外坚。”

3. 通“荫”。遮盖，隐藏。素10“五藏相音，可以意识；五色微诊，可以目察。”又，张介宾:“相，形相也。音，五音也。相音，如《阴阳二十五人》篇所谓木形之人，比于上角之类。又如肝音角，心音徵，脾音宫，肺音商，肾音羽。若以胜负相参，臧否自见，五而五之，二十五变，凡耳聪心敏者，皆可意会而识也。”

【音声】 声音。素14“亲戚兄弟远近，音声日闻于耳。”灵69“舌者，音声之机也。”

【音嘶】 声音嘶哑。灵60“音嘶色脱，是五逆也。”

帝（dì）

1. 帝王。见“上帝”。

2. 指黄帝。参见“黄帝”。素 1“帝曰：人年老而无子者，材力尽邪？”素 19“帝瞿然而起，再拜而稽首曰。”灵 71“帝之所问，针道毕矣。”

施（shī）

1. 散布，施布。素 70“升明之纪，正阳而治，德施周普。”素 71“杀气施化，霜乃降，名草上焦。”

2. 施行，实施。素 65“凡刺之方，必别阴阳，前后相应，逆从得施，标本相移。”

3. 给予，施舍。《广雅·释诂三》：“施，予也。”素 2“交通不表，万物命故不施，不施则名木多死。”

4. 用。灵 7“九针之宜，各有所为，长短大小，各有所施也。”素 4“皆视其所在，为施针石也。”

5. 施加，作用。素 71“故太阴雨化，施于太阳；太阳寒化，施于少阴。”

6. 张大，肿胀。素 14“形不可与衣相保，此四极急而动中，是气拒于内，而形施于外。”王冰：“言如是者，皆水气格拒于腹膜之内，浮肿施张于身形之外。”

闻（wén 聞）

1. 听，听见。素 6“愿闻三阴三阳之离合也。”素 26“请言神，神乎神，耳不闻，目明心开而志先。”灵 17“肾气通于耳，肾和则耳能闻五音矣。”

2. 听说，知道。素 9“余闻天以六六之节，以成一岁。”素 25“百姓闻之，以为残贼。”灵 4“余闻之，见其色，知其病，命曰明，按其脉，知其病，命曰神。”

3. 接受，遵照。灵 48“雷公再拜而起曰：请闻命于是也。”

4. 传布。灵 75“刺其听宫，中其眸子，声闻于耳，此其输也。”

5. 嗅，嗅到。素 40“病至则先闻腥臊臭。”素 49“所谓恶闻食臭者，胃无气，故恶闻食臭也。”伤 338“蛔闻食臭出，其人常自吐蛔。”

6. 闻诊法。四诊方法之一，包括通过听声音和嗅气味两个途径诊察疾病的内容。难 61“闻而知之谓之圣……闻而知之者，闻其五音，以别其病。”

闾（lǘ 閭）

民户聚居处。见“闾里”。

【闾里】 里巷，平民聚居之处。灵 35“胃之五窍者，闾里门户也。”张介宾：“闾，巷门也。里，邻里也。《周礼》：‘五家为比，五比为闾。’盖二十五家为闾也。《风俗通》曰：‘五家为轨，十轨为里。’盖五十家为里也。”

差（一、chā）

差别，不同。素 71“帝曰：差有数乎？岐伯曰：后皆三十度而有奇也……微者小差，甚者大差。”马莳：“所谓差者，乃相去不同之义，非过差之差。”素 74“春夏秋冬，各差其分。”

（二、chài）

病愈，病退。后作“瘥”。《方言》卷三：“差，愈也。”素 42“肺风之状……昼日则差，暮则甚。”伤 393“大病差后，劳复者，枳实栀子豉汤主之。”金 17“若一服汗出病差，停后服。”

【差夏】 夏末秋初。素 71“寒雨数至，物成于差夏。”高世栻：“差夏，夏之终，秋之交也。”

养（yǎng 養）

1. 供养。《说文·食部》：“养，供养也。”素 3“阳气者，精则养神，柔则养筋。”灵 1“余子万民，养百姓。”

2. 养育，长养。灵 77“风从其所居之乡来为实风，主生，长养万物。”难 18“此皆五行子母更相生养者也。”

3. 补养。素 22“五谷为养，五果为助，五畜为益。”素 11“五味入口，藏于胃以养五藏气。”神 2“大枣味甘，平。主心腹邪气，安中养脾。”

4. 保养。素 5“惟贤人上配天以养头，下象地以养足，中傍人事以养五藏。”素 25“一曰治神，二曰知养身。”素 26“血气者，人之神，不可不谨养。”

5. 调养，调治。素 70“无毒治病，十去其九，谷肉果菜，食养尽之。”伤 152“得快下利后，糜粥自养。”

【养长】 培养积蓄夏季长养之气。素 2“夏三月……养长之道也。”

【养生】

1. 保养摄生。素 8“以此养生则寿，殁世不殆。”灵 8“故智者之养生也，必顺四时而适寒暑，和喜怒而安居处，节阴阳而调刚柔。”

2. 培养积蓄春季生发之气。素 2“春三月……养生之道也。”

【养收】 培养积蓄秋季收敛之气。素 2“秋三月……养收之道也。”

【养命】 保养性命。神 1“上药一百二十种，为君。主养命以应天。”

【养性】 调养身体。神 1“中药一百二十种，为臣。主养性以应人。”

【养胎】 养护胎儿。金 20“妊娠养胎，白术散主之。”神 3“紫葳味酸，微寒。主妇人产乳余疾……寒热羸瘦，养胎。”

【养神】 保养精神。素 26“故养神者，必知形之肥瘦，荣卫血气之盛衰。”神 2“茯苓味甘，平。主胸胁逆气，忧恚，惊邪恐悸……久服安魂魄，养神。”

【养藏】 培养积蓄冬季收藏之气。素 2“冬三月……养藏之道也。”

美（měi）

1. 味道可口。《说文 · 羊部》:“美，甘也。”段玉裁注:“甘者五味之一，而五味之美皆曰甘。”素 9“草生五味，五味之美，不可胜极。”素 40“夫芳草之气美，石药之气悍。”灵 13“以膏熨急颊，且饮美酒，噉美炙肉。”

2. 指美味的食物。素 47“有病口甘者，病名为何……肥美之所发也，此人必数食甘美而多肥也。”

3. 形貌好看。素 70“万物以荣，其化生，其气美。”王冰:“木化宣行，则物容端美。”又，张介宾:“美，芳美也。”灵 47“毫毛美而粗者三焦膀胱直。”灵 64“其为人，黄色，圆面，大头，美肩背，大腹，美股胫，小手足，多肉。”

4. 称美，赞美。素 1“故美其食，任其服，乐其俗，高下不相慕，其民故曰朴。”

5. 喜欢。金 3“欲卧不能卧，欲行不能行，欲饮食，或有美时，或有不用闻食臭时。”

6. 茂盛。素 70“风寒并兴，草木荣美。”素 69“凝惨而甚，则阳气不化，乃折荣美。”

7. 丰收。灵 77“太一移日，天必应之以风雨，以其日风雨则吉，岁美民安少病矣。”

【美色】 色泽明润美好。灵 64“足太阳之上……血气和则美色。”

【美恶】

1. 指滋味的甘美与否。灵 75“饮食不让美恶。”张介宾:“饮食不让美恶，滋味不能辨也。”

2. 指脏腑形质的好坏。灵 47“厚薄美恶皆有形，愿闻其所病。”

【美酒】 美味的酒。素 63“尸厥……燔治，饮以美酒一杯。不能饮者灌之，立已。”

姜（jiāng 薑）

生姜。草本植物，根茎辛辣，用于调味，亦可入药。灵 63“上焦者，受气而营诸阳者也，姜韭之气熏之。”

【姜石】 中药名。又名殷孽。为黄土层或风化红土层中钙质结核。清热解毒消肿。主治疔疮痈肿，乳痈，瘰疬，发背恶疮等。神 3“殷孽味辛，温。主烂伤，瘀血，泄痢，寒热，鼠瘘，癥瘕，结气。一名姜石。”

送（sòng）

转输，输送。灵 35“咽喉小肠者，传送也。”

类（lèi 類）

1. 种类。许多相似或相同事物的综合。《玉篇·犬部》:“类，种类也。”灵 4“阴之与阳也，异名同类。”素 31“今夫热病者，皆伤寒之类也。”素 61“肾者，胃之关也，关门不利，故聚水而从其类也。”王冰:“气水同类，故云关门不利聚水而从其类也。”

2. 指五行类属。素 4“中央黄色，入通于脾……其味甘，其类土。”杨上善:“五行各别多类，故五行中各称类也。”素 70“敷和之纪，木德周行……其类草木。”

3. 类似，类同。素 76“此二者不相类也。”素 81“是以水流而涕从之者，其行类也。”

【类序】 类属与次序。素 71“愿夫子推而次之，从其类序，分其部主，别其宗司，昭其气数，明其正化。”张介宾:“类分六元，序其先后。”

【类推】 比照某一事物的道理推出跟它同类的其他事物的道理。素 10“五藏之象，可以类推。”王冰:“象法傍通者，可以同类而推之尔。”

迷（mí）

困惑，迷乱。素 74“同气异形，迷诊乱经，此之谓也。”张介宾:“粗工昧此，未有不迷乱者矣。”素 80“是以少气之厥，令人妄梦，其极至迷。”张介宾:“若其至极，乃令人迷乱昏昧也。”灵 80“是故间者为迷，甚者为惑。”

【迷惑】 神志惶惑迷乱。灵 8“盛怒者，迷惑而不治。”张介宾:“怒则气逆，甚者必乱，故至昏迷皇惑而不治。”灵 75“不知东西，不知南北，乍上乍下，乍反乍复，颠倒无常，甚于迷惑。”

娄（lóu 婁）

星宿名。二十八宿之一，西方白虎七宿的第二宿。素 67“玄天之气经于张翼娄胃。”

前（qián）

1. 前进，往前走。《广雅·释诂二》:“前，进也。”素 27“此邪新客，溶溶未有定处也，推之则前，引之则止。”灵 43“客于胫，则梦行走而不能前。”金 19“病趺蹶，其人但能前，不能却。”

2. 表示方位。与“后”相对，谓正面的或位次在头里的。素 6“圣人南面而立，前曰广明，后曰太冲。”素 17“前以候前，后以候后。”灵 7“偶刺者，以手直心若背，直痛所，一刺前，一刺后，以治心痹。”①指寸口脉关前，即寸脉。难 14“前大后小，即头痛、目眩；前小后大，即胸满短气。”叶霖:“前谓寸，后谓尺。”又，滑寿:“前后非言寸、尺，犹《十五难》前屈后居之前后，以始末言也。”②指南方。素 71“春气始于左，秋气始于右，冬气始于后，夏气始于前。”张介宾:“火气自南而北也。”③指五行中我生之子脏。难 50“从后来者为虚邪，从前来者为实邪。”徐大椿:“前，我生者也。”

3. 表示时间。与“后”相对，指过去的或较早的。灵 3“察后与先，若亡若存者，言气之虚实，补泻之先后也。”素18“死心脉来，前曲后居，如操带钩。”素71“岁半之前，天气主之，岁半之后，地气主之。”

4. 指立夏、立冬前。素74“夫子言春秋气始于前，冬夏气始于后。”王冰：“以分至明六气分位，则初气、四气，始于立春、立秋前各一十五日为纪法，三气、六气，始于立夏、立冬后各一十五日为纪法……故曰春秋气始于前，冬夏气始于后也。”

5. 先；提前。素71“气后则后，气前则前。”金14“阳前通则恶寒，阴前通则痹不仁。”尤怡：“阳先行而阴不与俱行，则阴失阳而恶寒；阴先行而阳不与俱行，则阳独滞而痹不仁也。”又，李金庸：“前乃‘剪’之本字……义训为‘齐断’……为文之作‘阳前通’、‘阴前通’者，是上文‘阳气不通’、‘阴气不通’之变文也。”

6. 指小便。见“前闭”。

【前后】

1. 用于空间，指事物的前面与后面。灵7“豹文刺者，左右前后针之，中脉为故。”灵15“人经脉上下、左右、前后二十八脉。”灵24“厥头痛，头痛甚，耳前后脉涌有热。”

2. 表示时间的先后。素65“凡刺之方，必别阴阳，前后相应，逆从得施，标本相移。”张志聪：“前后相应者，有先病后病也。”素71“阳光不治，空积沉阴，白埃昏暝，而乃发也，其气二火前后。”

3. 向前与向后。灵7“恢刺者，直刺傍之，举之前后，恢筋急，以治筋痹也。”

4. 指大小便。灵4“肾脉急甚为骨癫疾，微急为沉厥奔豚，足不收，不得前后。”素19“腹胀，前后不通。”伤381“伤寒哕而腹满，视其前后，知何部不利，利之即愈。”

【前闭】 症状名。尿闭，亦称“癃闭”。素45“厥阴厥逆……虚满前闭。”

【前阴】 男女外生殖器。为宗筋所聚之处，属足厥阴肝经。素45“前阴者，宗筋之所聚，太阴阳明之所合也。”马莳：“前阴者，阴器也。”

【前谷】 穴名。属手太阳小肠经，荥（水）穴。位于手小指尺侧，第五掌指骨前方，掌指横纹端凹陷处。灵2“前谷在手外廉本节前陷者中也，为荥，注于后溪。”

【前廉】 前缘。灵10“大肠手阴阳之脉……上肩，出髃骨之前廉。”

【前后血】 病证名。指尿血和大便下血。素40“时时前后血。”

首（shǒu）

1. 头。素3“因于湿，首如裹。”素45“巨阳之厥，则肿首头重。”杨上善：“首，头也。”灵43“厥气……客于项，则梦斩首。”

2. 上部，顶端。素70“政暴变则名木不荣，柔脆焦首。”素74“生菀于下，草焦上首。”

3. 指阴茎头部。灵49“男子色在于面王，为小腹痛，下为卵痛，其圜直为茎痛，高为本，下为首。”李中梓：“在人中上半者曰高，为茎根痛；在人中下半者为茎头痛。”

4. 第一。见“首甲”。

5. 初始，开端。素79“上合昭昭，下合冥冥，诊决死生之期，遂合岁首。”

6. 量词。篇。素80“奇恒之势乃六十首。”

【首风】 病名。头部感受风邪所致的病证。素42“新沐中风，则为首风……首风之状，头面多汗恶风，当先风一日则病甚，头痛不可以出内，至其风日则病少愈。”

【首甲】 甲子年。素67“首甲定运。”王冰：“首甲，谓六甲之初，则甲子年也。”

【首面】

1. 泛指头面部。灵4“首面与身形也，属骨连筋，同血合于气耳。”素74“太阴司天，客胜则首面胕肿。”

2. 诊法术语。指头面部在面部的望诊部位，即额部。灵 49“首面上于阙庭……庭者，首面也。”

逆（nì）

1. 迎，相对着。《尔雅・释言》：“逆，迎也。”灵 1“逆而夺之，恶得无虚；追而济之，恶得无实。”《甲乙经》卷五、覆刻《太素》卷二等“逆”作“迎”。《灵枢经・小针解》“迎而夺之者，泻也。追而济之者，补也。”素 27“此邪新客……逆而刺之，温血也。”吴崑：“逆，迎也。”

2. 反，倒着。灵 29“治国与治家，未有逆而能治之也，夫惟顺而已矣。”灵 34“何谓逆而乱……清气在阴，浊气在阳，营气顺脉，卫气逆行，清浊相干。”灵 55“无刺病与脉相逆者。”杨上善：“形病脉不病，脉病形不病，名曰相反逆。逆，反也。”素 62“气乱于卫，血逆于经。”

3. 天文上指星向西运行。《汉书・天文志》：“天文以东行为顺，西行为逆。”素 69“以道留久，逆守而小，是谓省下。”

4. 指经脉循行从手走脏。灵 71“手太阴之脉……此顺行逆数之屈折也。”杨上善：“其屈折从手向身，故曰逆数也。”

5. 违背；拂逆。灵 29“禁之则逆其志，顺之则加其病。”灵 66“当补则补，当泻则泻，毋逆天时，是谓至治。”素 2“从阴阳则生，逆之则死；从之则治，逆之则乱。反顺为逆，是谓内格。”素 19“所谓逆四时者，春得肺脉，夏得肾脉，秋得心脉，冬得脾脉，其至皆悬绝沉涩者，命曰逆四时。”素 18“脉从阴阳，病易已；脉逆阴阳，病难已。”王冰：“脉病相应谓之从，脉病相反谓之逆。”

6. 排斥；拒绝。灵 29“胃欲寒饮，肠欲热饮，两者相逆，便之奈何？”

7. 失常；反常。灵 33“凡此四海者……得顺者生，得逆者败。”素 80“气之多少，何者为逆，何者为从。”王冰：“从者为顺，反者为逆。”素 68“应则顺，否则逆，逆则变生……君位臣则顺，臣位君则逆。逆则其病近，其害速。”

8. 指人体气机失调。①指人体之气上逆。素 16“呕则逆，逆则面赤。”张介宾：“呕则气逆于上，故为面赤。”灵 19“邪在胆，逆在胃，胆液泄则口苦，胃气逆则呕苦。”金 9“胸满，胁下逆抢心，枳实薤白桂枝汤主之。”尤怡：“胁下逆抢心，气逆不降，将为中之害也。”素 74“诸逆冲上，皆属于火。”②指人体气机升降失常。素 28“黄疸暴痛，巅疾厥狂，久逆之所从也。”张琦：“阴不升，阳不降，则为逆。”灵 25“先病而后逆者，治其本。先逆而后病者，治其本。”张志聪：“人之形体先病，而后致气之厥逆，故当先治其本病。”③指人体之气逆行。灵 35“营气循脉，卫气逆为脉胀。”

9. 逆证。与顺证相对而言，指病情较重、病势反常、预后较差的情况。素 14“病成名曰逆，则针石不能治，良药不能及也。”①病色向上移者。素 15“色见上下左右，各在其要，上为逆，下为从。”马莳：“色见于上，病势方炎，故为逆。”灵 49“其色上行者，病益甚。”②病色见于女右男左者。素 15“女子右为逆，左为从；男子左为逆，右为从。”王冰：“左为阳，故男子右为从而左为逆；右为阴，故女子右为逆而左为从。”③脏病见其所不胜之脏相应脉象者。素 15“行所不胜曰逆，逆则死。”王冰：“木见金脉，金见火脉，火见水脉，水见土脉，土见木脉，如是皆行所不胜，故曰逆。”④病证寒热性质与四季阴阳不相应者。素 28“络气不足，经气有余者，脉口热而尺寒也，秋冬为逆，春夏为从。”马莳：“惟经气有余，故脉口热，惟络气不足，故尺部寒。春夏属阳，合经与寸，秋冬属阴，合络与尺，惟脉口热而尺部寒，故时逢秋冬则阴气盛，而脉口不宜热，热为逆而死。”⑤病性与脉象、症状不一致者。素 28“所谓从者，手足温也；所谓逆者，手足寒也。”张介宾：“四支为诸阳之本，故阳邪盛者，手足当温为顺。若手足寒冷，则以邪盛于外，气虚于内，正不胜邪，所以为逆也。”⑥脉证不相应者。素 28“所谓重实者……故曰滑则从，涩则逆也。”吴昆：“言有重实之病，脉滑利者为顺，涩者逆也。”灵 62“故阳病而阳脉小者为逆，阴病而阴脉大者为逆。”⑦指脉无胃气者。素 18“人无胃气曰逆，逆者死。”素 15“脉孤为消气，虚泄为夺血。孤为逆，虚为从。”高世栻：“脉孤而无胃气，真元内脱，故为逆。”⑧指脏病而脉沉细小者。灵 49“病之在藏，沉而大者，易已，小为逆。”张介宾：“病在脏者……若沉而细小，则真阴衰而为逆矣。”⑨指脉呈涩象。素 28“实而滑则生，实而逆则死。”王冰：“逆谓涩也。”又林亿：“详王氏从逆为涩，大非。古文简略，辞多互文，上言滑而下言逆，举滑则从可知，言逆则涩可见，非谓逆为涩也。”⑩伏梁居于脐上者。素 40“（伏梁）居脐上为逆，居齐下为从。”王冰：“若裹大脓血居脐上，则渐伤心脏，故为逆。”

10. 指经气衰去。与来复相对。灵 1“往者为逆，来者为顺，明知逆顺，正行无问。”张介宾：“往，气之去也，故为之逆；来，气之至也，故为之顺。”《灵枢经·小针解》：“往者为逆者，言气之虚而小，小者逆也。来者为顺者，言形气之平，平者顺也。”

11. 肢体厥冷。见“四逆”。

12. 逆治。①指所用方药的性质与疾病表象相反的一种治法。如用寒治热、用热治寒等。素 74“逆者正治，从者反治……逆而从之，从而逆之。”王冰：“逆，谓逆病气以正治。”②用与司天、在泉之气性质相反的药物进行治疗。素 70“补上下者从之，治上下者逆之，以所在寒热盛衰而调之。”王冰：“司天地气太过，则逆其味以治之。”张介宾：“逆之谓反其气，如以苦治肺、以酸治脾之类是也。”③指六气客主加临，主客之气相同时，用与六气性质相反的药物治疗。素 74“必安其主客，适其寒温，同者逆之，异者从之……治寒以热，治热以寒，气相得者逆之，不相得者从之。”张志聪：“同者逆之，谓气之相得者宜逆治之，如主客同司火热，则当治以咸寒……此逆治之法也。”吴昆：“同者逆之，谓主客同气，用逆治也。”④逆治法。指标病治本，本病治标的方法。素 65“有逆取而得者，有从取而得者。故知逆与从，正行无问。”高世栻：“有逆取而得者，即在本求标，在标求本也。”

13. 指失治，误治。素 65“治反为逆，治得为从。”伤 16“观其脉证，知犯何逆，随证治之。”金 20“设有医治逆者，却一月加吐下者，则绝之。”尤怡：“正当恶阻之时，设不知而妄治，则病气反增，正气反损，而呕泻有加矣。”①指治法与病机不符。素 32“其刺之反者，三周而已；重逆则死。”吴昆：“重逆，谓反之又反。”伤 90“本发汗，而复下之，此为逆也；若先发汗，治不为逆。”金 3“见阳攻阴，复发其汗，此为逆；见阴攻阳，乃复下之，此亦为逆。”②指违逆天时而治。灵 44“顺天之时，而病可与期。顺者为工，逆者为粗。”③指针刺不知避五藏与膈膜。见“逆从”。

【逆上】

1. 指气逆上行。灵 35“寒气逆上，真邪相攻，两气相搏，乃合为胀也。”灵 80“胃气逆上，则胃脘寒。”

2. 直立。灵 74“婴儿病，其头毛皆逆上者，必死。”

【逆气】

1. 上逆之气。素 5“暴气象雷，逆气象阳。”

2. 即气逆。素 60“冲脉为病，逆气里急。”森立之：“逆气，即气逆。是下不通则必逆于上，血证往往有心胸妨闷气逆之候。”

3. 指肺气上逆。灵 47“肺大则多饮，善病胸痹喉痹逆气。”素 22“肺病者，喘咳逆气。”

【逆从】

1. 指络脉分布的正、反走向。素 5“分部逆从，各有条理。”张志聪：“分部者，皮之分部也。皮部中之浮络，分三阴三阳，有顺有逆，各有条理也。”

2. 指病证的逆证与顺证。素 13“治不本四时，不知日月，不审逆从。”王冰：“不审逆从者，谓不审量其病可治与不可治。”

3. 指正治与反治的法则。素 74“帝曰：何谓逆从？岐伯曰：逆者正治，从者反治。”素 65“病有标本，刺有逆从……故知逆与从，正行无问。”

4. 正常与反常。①运气中主客二气的关系，主气胜为逆，客气胜为从。素 74“帝曰：其逆从何如？岐伯曰：主胜逆，客胜从，天之道也。”②指治疗的正确与失误。素 16“刺避五藏者，知逆从也。所谓从者，鬲与脾肾之处，不知者反之。”张介宾：“知而避之者为从，不知者为逆。”

5. 违逆与顺应。素 78“诊不知阴阳逆从之理，此治之一失矣。”森立之：“阴阳逆从者，谓人天一气，顺之则生，逆之则死之理也。”

6. 迎合依随，顺从。素 1“其次有贤人者，法则天地，象似日月，辨列星辰，逆从阴阳，分别四时。”张介宾：“阳主生，阴主死；阳主长，阴主消；阳主升，阴主降，故贤人逆从之。”

7. 违逆；不顺。素 5“此阴阳反作，病之逆从也。”吴崑：“逆从，不顺也。”素 31“视其虚实，调其逆从，可使必已矣。”张介宾：“实则泻之，虚则补之，虚实不失，则逆从可调，病必已矣。”素 19“四时之序，逆从之变异也。”高世栻：“言春夏秋冬四时之序，逆其所从，而有脉病之变异也。”

【逆冷】 症状名。即手足寒冷。金 2“小便已，洒洒然毛耸，手足逆冷。”金 10“寒疝腹中痛，逆冷，手足不仁。”伤 295“少阴病，恶寒，身蜷而利，手足逆冷者，不治。”

【逆治】 错误的治法。灵 60“诸病皆有逆顺……工不察此者而刺之，是谓逆治。”张介宾：“病不可治而强治之，非惟无益，适以资害，是谓逆治。”

【逆顺】

1. 反常与正常。灵 36“此津液五别之逆顺也。”张介宾：“阴阳和，则五液皆精而充实于内；阴阳不和，则五精皆液而流溢于外，此其所谓逆顺也。”难 19“经言脉有逆顺，男女有常……故男脉在关上，女脉在关下。”灵 55“气之逆顺者，所以应天地、阴阳、四时、五行也。”张介宾：“人与天地相参，与日月相应，其阴阳升降盛衰之气，当其位而和者为顺，不当其位而乖者为逆。”

2. 逆证与顺证。灵 60“愿闻逆顺？岐伯曰：以为伤者，其白眼青，黑眼小，是一逆也……除此五者为顺矣。”素 67“先立其年，以知其气，左右应见，然后乃可以言死生之逆顺。”难 4“各以其经所在名病逆顺也。”

3. 指逆治与正治。素 74“知标与本，用之不殆，明知逆顺，正行无问，此之谓也。”

4. 指误治与正确治疗。灵 5“故曰刺不知逆顺，真邪相搏。”张介宾：“补泻反施，乃为之逆。”灵 64“审察其形气有余不足而调之，可以知逆顺矣。”马莳：“审察其形之有余不足，而盛则泻之，虚则补之，可以知当补而补、当泻而泻之为顺，而反此则为逆矣。”

5. 逆行与顺行。①指星辰的逆行与顺行。天文上指星向西运行为逆，向东运行为顺。《汉书·天文志》：“天文以东行为顺，西行为逆。”素 69“其行之徐疾逆顺何如……

凌犯有逆顺，留守有多少。”王冰：“五星……东行凌犯为顺，灾轻；西行凌犯为逆，灾重。”②指人体经脉循行的不同方向。灵 38“脉行之逆顺奈何？岐伯曰：手之三阴，从藏走手，手之三阳，从手走头，足之三阳，从头走足，足之三阴，从足走腹。”杨上善：“脉从身出向四肢为顺，从四肢上身为逆也。”灵 9“阴阳易居，逆顺相反，沉浮异处。”张志聪：“逆顺者……经脉之血气，从指井而行于手腕之后，病则逆顺相反矣。”难 72“所谓迎随者，知荣卫之流行，经脉之往来也，随其逆顺而取之，故曰迎随。”③指四时之气的逆行与顺行。素 71“帝曰：四时之气至有早晏高下左右，其候何如？岐伯曰：行有逆顺，至有迟速。”张志聪：“顺者，春气西行，夏气北行，秋气东行，冬气南行。逆者，反顺为逆也。”④指营卫之气的运行状态。灵 16“此营气之所行也，逆顺之常也。”张志聪：“逆顺者，谓经脉内外之血气交相逆顺而行也。”灵 35“卫气之在身也，常然并脉循分肉，行有逆顺，阴阳相随，乃得天和。”马莳：“卫气之行于人身，昼行于阳经，夜行于阴经，并脉循分肉而行，出入之间，自有逆顺。”

6. 指经气的离去与来复。灵 1“往者为逆，来者为顺，明知逆顺，正行无问。”

7. 指不顺或反常的状态。素 44“各补其荥而通其俞，调其虚实，和其逆顺。”丹波元简：“《阴阳应象大论》：‘阴阳反作，病之逆从也。’吴注：‘逆从，不顺也。’盖此言逆顺，亦是不顺之谓，义始通。”灵 5“形气之逆顺奈何？岐伯曰：形气不足，病气有余，是邪盛也，急泻之；形气有余，病气不足，急补之。”

8.《灵枢经》篇名。本篇以“气有逆顺，脉有盛衰”为理论依据，论述病之可刺、不可刺以及已不可刺等不同情况，提出了上工治未病的诊疗原则。马莳：“内论气有逆顺，用针者当顺治，不可逆治，故名篇。”

【逆息】 呼吸不利。灵 59“使人支胁胃中满，喘呼逆息者，何以去之？”

【逆厥】 指阴阳离决而致四肢厥冷。灵 1“五脏之气已绝于外，而用针者反实其内，是谓逆厥，逆厥则必死。”张介宾：“脏气已绝于外，阳虚也。反实其内，误补阴也。助阴则阳气愈竭，故致四逆而厥逆。”《灵枢经·小针解》：“所谓五脏之气已绝于外者……有留针以致其阴气，阴气至则阳气反入，入则逆，逆则死矣。”

【逆调论】《素问》篇名。本篇主要论述了阴阳水火、营卫之气以及经脉脏器失调所导致的不同疾病，故名篇。高世栻：“调，调和也。逆调，逆其寒热水火荣卫之气不调和也。寒热逆调则为烦为痹，水火逆调则为肉烁为挛节，荣卫逆调则为肉苛，脏气逆调则为息喘也。”

【逆顺肥瘦】《灵枢经》篇名。本篇讨论了对不同年龄、体质的人，应分别采用不同的针刺方法，并论述了十二经脉的走向规律和气血上下的逆顺原则，以作为临证施针，调理阴阳的指导。马莳：“首节有行之逆顺，后分肥瘦壮幼等刺法，故名篇。”

兹（zī）

同“兹”。草席。《尔雅·释器》：“蓐谓之兹。”此指死草。见“草兹”。

炳（bǐng）

光明。见“炳明”。

【炳明】 光明，明亮。素 69“火不及，夏有炳明光显之化。”

炼（liàn 煉）

用加热等方法使物质溶化并趋于纯净。神 2“消石味苦，寒……炼之如膏，久服轻身。”神 3“雌黄味辛，平……炼食之，轻身，神仙。”

【炼蜜】 熬炼蜂蜜。金 6“炼蜜和丸，

如弹子大。”

烁（shuò 爍）

1. 炎热，灼热。素 69“岁金不及，炎火乃行……燥烁以行，上应荧惑星。”高世栻:“燥烁，火热之气也，火气盛故上应荧惑星。”

2. 通“铄”。①熔化。素 70“少阴司天，热气下临……金烁石流。”②消损，损伤。素 3“魄汗未尽，形弱而气烁。”王冰：“汗出未止，形弱气消。”素 35“因遇大暑，脑髓烁，肌肉消。”

炮（páo）

中药制法之一。把生药放在铁锅里炒，使其焦黄爆裂。伤 20“附子一枚（炮，去皮，破八片）。”伤 318“腹中痛者，加附子一枚，炮令坼。”

烂（làn 爛）

1. 食物熟透后的松软状态。金 4“着鳖甲于中，煮令泛烂如胶漆。”

2. 烧伤。神 2“逐血气，伤热，火烂，堕胎。”神 3“凝水石味辛，寒。主身热，腹中积聚邪气，皮中如火烧烂。”

3. 溃烂，腐烂。灵 23“舌本烂，热不已者死。”伤 335“厥应下之，而反发汗者，必口伤烂赤。”

4. 使腐烂。灵 75“热胜其寒，则烂肉腐肌为脓。”

5. 为“澜”之讹。水波，波纹。见“甘烂水”。

【烂伤】 指汤火灼伤溃烂。神 3“殷孽味辛，温。主烂伤，瘀血，泄痢，寒热，鼠瘘，癥瘕，结气。”

炲（tái 炱）

1. 烟气凝积而成的黑灰。素 10“黑如炲者死，赤如衃血者死。”

2. 黑色。素 42“肾风之状……其色炲，隐曲不利，诊在肌上，其色黑。”张志聪：“炲，烟煤，黑色也。”素 74“甚则色炲，渴而欲饮，病本于心。”

洁（jié 潔）

1. 清洁，干净。素 71“金郁之发，天洁地明。”素 70“审平之纪……其气洁。”高世栻:“洁，清洁。”

2. 德行操守清白。见“洁洁”。

【洁洁】

1. 操守清白貌。灵 64“众之为人，比于右足太阳，太阳之下洁洁然。”张志聪：“洁洁，如水之清洁也。”

2. 空豁貌。金 11“脾死脏，浮之大坚，按之如覆杯洁洁，状如摇者，死。”李彣：“覆杯则内空，洁洁者，此中毫无所有之象，重按脉体似之，言其外实中空，里气不足也。”

【洁净府】 治法术语。即利小便。净府，指膀胱。素 14“开鬼门，洁净府。”王冰:“洁净府，谓泻膀胱水也。”

洪（hóng）

1. 大水。见“洪水”。

2. 脉象之一。脉来如洪水汹涌，来盛去衰。金 14“脉浮而洪，浮则为风，洪则为气。”

【洪大】 脉象名。即洪脉。灵 61“病泄，脉洪大，是二逆也。”素 18“太阳脉至，洪大以长。”伤 26“服桂枝汤，大汗出后，大烦渴不解，脉洪大者，白虎加人参汤主之。”

【洪水】 大水。多指因暴雨而引起暴涨的水流。素 71“洪水乃从，川流漫衍。”

【洪肿】 症状名。严重的水肿。金 14“风气相击，身体洪肿，汗出乃愈。”

洒（一、sǎ）

散发，布散。素 43“荣者，水谷之精

气也，和调于五藏，洒陈于六府。”

（二、xiǎn）

寒栗貌。见“洒$_2$洒”、“洒$_2$淅”。

【洒$_2$洒】 寒栗貌。素16“秋刺冬分，病不已，令人洒洒时寒。”王冰：“洒洒，寒貌。”灵10“是动则病洒洒振寒。”金2“小便已，洒洒然毛耸，手足逆冷。”

【洒$_2$淅】 寒栗貌。素62“邪客于形，洒淅起于毫毛。”王冰：“洒淅，寒貌。”灵4“虚邪之中身也，洒淅动形。”金18“诸浮数脉，应当发热，而反洒淅恶寒。”

【洒$_2$然】 寒冷貌。素42“腠理开则洒然寒。”王冰：“洒然，寒貌。”

浊（zhuó 濁）

1. 液体混浊。与“清”相对。灵38“其血黑以浊，其气涩以迟。”灵40“受谷者浊，受气者清。”灵72“太阴之人，多阴而无阳，其阴血浊，其卫气涩。”

2. 浊气，混浊之物。灵3“浊气在中者，言水谷皆入于胃，其精气上注于肺，浊溜于肠胃。”金7“咳逆上气，时时吐浊，但坐不得眠，皂荚丸主之。”

3. 浓稠的。见“浊涕”、“浊唾”。

4. 脏，不干净。见“浊阴4”、“浊气2”。

5. 晦暗不明。灵49“常候阙中，薄泽为风，冲浊为痹，在地为厥。”素71“太虚苍埃，天山一色，或气浊色，黄黑郁若。”

6. 指刚悍滑疾。灵18“谷入于胃，以传与肺，五藏六府，皆以受气，其清者为营，浊者为卫。”唐容川：“清浊以刚柔言，阴气柔和为清，阳气刚悍为浊。”

【浊气】

1. 浓厚的水谷精气。素21“食气入胃，浊气归心，淫精于脉。”王冰：“浊气，谷气也。”张介宾：“浊，言食气之厚者也。”灵1“夫气之在脉也，邪气在上，浊气在中，清气在下。”张介宾：“浊气在中者，水谷之气也。”灵3“浊气在中者，言水谷皆入于胃，其精气上注于肺，浊留于肠胃。”

2. 秽浊之气。素5“清气在下，则生飧泄，浊气在上，则生䐜胀。”素11“夫胃、大肠、小肠、三焦、膀胱……此受五藏浊气，名曰传化之府。”

3. 指刚悍滑疾的卫气。灵34“清气在阴，浊气在阳。”杨上善：“清气在于脉内为营为阴也，浊气在脉外为卫为阳也。”

4. 指肺所肃降的精气。灵40“肺之浊气，下生于经，内积于海。”张介宾：“清中有浊，故肺之浊气下注于诸经，以为血脉营卫。”

5. 邪气。①指寒邪。灵69“人卒然无音者，寒气客于厌……两泻其血脉，浊气乃辟。”张志聪：“浊气者，寒水之浊气也。”②指湿热之邪。金15“谷气不消，胃中苦浊，浊气下流。”尤怡：“湿热相合，其气必归脾胃。”

【浊邪】 指水湿之邪。金1“清邪居上，浊邪居下。”

【浊阴】

1. 重浊属阴的物质。素5“故清阳为天，浊阴为地。”马莳：“阴气之至浊者为地也。”

2. 指阴血精津。素5“清阳发腠理，浊阴走五藏。”张志聪：“言清阳之气，通会于腠理，而浊阴之精血，走于五藏，五藏之藏精者也。”

3. 指饮食物及其残渣。素5“清阳实四支，浊阴归六府。”张志聪：“此言饮食所化生之清阳充实于四支，而混浊者归于六府也。”

4. 粪便。素5“故清阳出上窍，浊阴出下窍。”马莳：“有属浊阴者焉，如污秽溺之类，则出于下窍。”

【浊沫】 指稠痰。金7“咽燥不渴，多唾浊沫，时时振寒。”

【浊涕】 稠厚的鼻涕。素37“鼻渊者，

浊涕下不止也。”金 11“肺中寒，吐浊涕。”尤怡：“五液在肺为涕，寒气闭肺窍而畜脏热，则浊涕从口出也。”

【浊唾】 指稠痰。金 7“寸口脉数，其人咳，口中反有浊唾涎沫者何？”

洞（dòng）

1. 急流。《说文·水部》：“洞，疾流也。”见“鼻洞”。

2. 指洞泄。灵 4“微缓为洞，洞者，食不化，下嗌还出。”丹波元简：“洞……其为洞泄、洞下明矣。”马莳：“若得缓脉而微，则肾气无束，当为洞泄不止。”

3. 空虚。素 2“逆夏气，则太阳不长，心气内洞。”马莳：“内洞者，空而无气也。”吴崑：“心气内虚，而无火之症生矣。”

【洞心】 心中空虚感。灵 63“辛走气，多食之，令人洞心。”张介宾：“洞心，透心若空也。”

【洞泄】 病名。指食后即泄，完谷不化。素 3“是以春伤于风，邪气留连，乃为洞泄。”《诸病源候论》卷十七：“洞泄者，痢无度也。”素 4“长夏善病洞泄寒中，秋善病风疟。”灵 4“小甚为洞泄，微小为消瘅。”

测（cè 測）

1. 测量，度量。素 68“视深渊尚可测，迎浮云莫知其极。”

2. 猜度。《礼记·少仪》：“毋测未至。”郑玄注：“测，意度也。”素 66“阴阳不测谓之神。”

3. 度，节度。灵 60“病之生时，有喜怒不测，饮食不节。”杨上善：“测，度也。喜怒无度，争气聚生痈一也。”

洗（一、xǐ）

1. 用水或其他溶剂涤除污垢。伤 141“身热皮粟不解，欲引衣自覆，若以水潠之洗之，益令热却不得出。”

2. 药物的炮制方法。①用水冲洗，以除去泥沙、异味或减弱毒性。伤 33“半夏半升，洗。”伤 378“吴茱萸一升，汤洗七遍。”伤 395“蜀漆，暖水洗，去腥。”②用酒渍洗，以增其行窜之力。伤 29“大黄四两，去皮，清酒洗。”

3. 治法。即药浴。金 3“百合洗方……洗已，食煮饼，勿以盐豉也。”

（二、xiǎn）

同“洒”。寒貌。见“洗$_2$洗$_2$”。

【洗$_2$洗$_2$】 寒栗貌。神 3“秦皮……主风寒湿痹，洗洗寒气。”神 4“当归味甘，温。主咳逆上气，温疟，寒热洗洗在皮肤中。”

活（huó）

生命存活。与“死”相对。素 15“行所不胜曰逆，逆则死；行所胜曰从，从则活。”素 19“浆粥入胃，泄注止，则虚者活；身汗得后利，则实者活。”

涎（xián）

1. 唾沫，口水。为脾之液。素 23“脾为涎，肾为唾。”灵 21“舌纵涎下，烦悗，取足少阴。”灵 28“胃中有热则虫动，虫动则胃缓，胃缓则廉泉开，故涎下。”

2. 指痰涎。素 38“肾咳之状，咳则腰背相引而痛，甚则咳涎。”丹波元坚：“又按此涎，即今之稠痰也。”张介宾：“盖肾为水脏，主涎饮也。”

【涎沫】 唾液，口水。伤 378“干呕，吐涎沫，头痛者，茱萸汤主之。”金 7“口中反有浊唾涎沫者何？”金 12“水在肺，吐涎沫，欲饮水。”

【涎唾】 唾液，或清稀的痰液。金 7“此为肺中冷，必眩，多涎唾，甘草干姜汤以温之。”金 22“在上呕吐涎唾，久成肺痈。”

洽（qià）

湿润，浸润。指土之湿气。《说文・水部》:“洽，霑也。”素 70“坚成之纪，是谓收引……收气繁布，化洽不终。”

染（rǎn）

为“游”之讹。游行。灵 4“中气穴则针染于巷。”《甲乙经》卷五“染”作“游”。丹波元简:“作‘游’为是。”

洛（luò）

1. 见“新洛”、“阴洛”。

2. 通“落”。见“生铁洛”。

济（一、jǐ 濟）

1. 古水名。见“济水”。

2. 过滤。灵 18“济泌别汁，循下焦而渗入膀胱焉。”张介宾:“济，泲同，犹酾滤也。”

（二、jì 濟）

补益，补养。灵 1“追而济之，恶得无实。”灵 3“追而济之者，补也。”

【济水】 古水名。灵 12“手少阴外合于济水。”杨上善:“济水，出河东恒县，至王屋山东北流入于河。”

浑（一、hún 渾）

1. 浑浊，污浊。见“浑浊”。

2. 副词。表述范围，相当于“皆”、“都”。灵 45“然余愿杂之毫毛，浑束为一，可乎?”

（二、gǔn 渾）

见“浑浑 2”。

【浑浊】（水）不明澈，不清洁。素 74“诸转反戾，水液浑浊，皆属于热。”

【浑浑】

1. 浑浑（hún hún）。模糊不清貌。素 74“耳聋浑浑焞焞。”灵 10“是动则病耳聋浑浑焞焞。”张介宾:“浑浑焞焞，耳聋声也。”

2. 浑浑（gǔn gǔn）。同“滚滚”。水流不绝貌。喻脉来急疾无绪。素 17“浑浑革至如涌泉，病进而色弊。”森立之:“浑浑革革者，其脉涌起有进无退之貌。”素 35“无刺浑浑之脉，无刺漉漉之汗。”王冰:“浑浑，言无端续也。”素 20“其应疾，中手浑浑然者病。”

【浑然】 大概。灵 46“䐃肉不坚而无分理……此言其浑然者。”又，丹波元简:“浑然，即无分理之谓。”

津（jīn）

1. 水。《一切经音义》:“津，液汁也。”素 71“火郁之发……山泽燔燎，材木流津。”

2. 指人体体液中清稀的部分。灵 30“余闻人有精、气、津、液、血、脉……腠理发泄，汗出溱溱，是谓津。”张介宾:“津者阳之液，汗者津之泄也。”灵 36“故三焦出气，以温肌肉，充皮肤，为其津。”

3. 渗漏；败坏。素 25“夫盐之味咸者，其气令器津泄。”素 3“是故味过于酸，肝气以津，脾气乃绝。”又，张介宾:“津，溢也。”

4. 指渗出水液。素 74“炎暑至，木乃津，草乃萎。”

【津液】

1. 津与液的合称。是对人体正常水液的总称。素 34“肾者水藏主津液。”灵 32“故平人不食饮七日而死者，水谷精气津液皆尽故也。”灵 71“五谷入于胃也，其糟粕、津液、宗气分为三隧。”灵 81“津液和调，变化而赤为血。”灵 36“五谷之津液和合而为膏者，内渗入于骨空，补益脑髓。”伤 58“凡病，若发汗，若吐，若下，若亡血，亡津液，阴阳自和者，必自愈。”

2. 指水谷精气。素 29“今脾病不能为胃行其津液，四肢不得禀水谷气。”灵 4“其气之津液皆上熏于面。”张介宾：“凡诸气之津液，皆上熏于面，如《脉度篇》曰五脏常内阅于上七窍也。”灵 54“六府化谷，津液布扬，各如其常。”

3. 泛指一切体液及其代谢产物。灵 47“六府者，所以化水谷而行津液者也。”杨上善：“津液，即泣、汗、涎、涕、唾也。”灵 36“水谷皆入于口，其味有五，各注其海，津液各走其道。”①指唾液。灵 35“廉泉玉英者，津液之道也。”杨上善：“廉泉乃是涎唾之道……故名津液之道也。”②指尿液。灵 75“茎垂者，身中之机，阴精之候，津液之道也。”素 8“膀胱者，州都之官，津液藏焉，气化则能出矣。”

4. 指水湿邪气。素 14“津液充郭，其魄独居。”王冰：“津液者，水也。”素 47“津液在脾，故令人口甘也。”王冰：“津液在脾，是脾之湿。”

5. 当作“津”。灵 10“大肠手阳明之脉……是主津液所生病者，目黄口干，鼽衄。”《太素》卷八、《脉经》卷六无“液”字，液为手太阳所主。

【津液之府】 指膀胱。膀胱是贮藏水液的器官，故称。灵 2“膀胱者，津液之府也。”张志聪：“膀胱者，州都之官，津液藏焉，故为津液之府。”杨上善：“膀胱盛尿，故曰津液之府也。”

洳（rù）

潮湿；低湿的地方。《广雅·释诂一》：“洳，湿也。”见“渐₂洳”。

恇（kuāng）

虚弱。灵 1“取五脉者死，取三脉者恇。”灵 21“精泄则病甚而恇，致气则生为痈疽也。”

【恇然】 虚弱貌。素 28“尺虚者行步恇然。”灵 3“取三阳之脉者，唯言尽泻三阳之气，令病人恇然不复也。”

恒（héng 恆）

1. 长久，固定。素 71“五气不行，生化收藏，政无恒也。”

2. 寻常，普通。素 46“所谓奇者，使奇病不得以四时死也；恒者，得以四时死也。”森立之：“其诸正证可以理推之者，谓之恒；其诸变证不可以常论律者，谓之奇也。”又见“奇恒之府”。

3. 指守恒。素 70“不恒其德，则所胜来复，政恒其理，则所胜同化。”

4. 副词。经常，常常。难 19“是以男子尺脉恒弱，女子尺脉恒盛，是其常也。”

【恒山】 中药名。为常山的别名，又名互草、鸡骨常山、翻胃木等。为虎耳草科黄常山属植物常山的根。苦、辛，寒，有小毒。入肝、脾经。截疟，劫痰。主治疟疾，胸中痰饮积聚。神 4“恒山味苦，寒。主伤寒寒热，热发温疟，鬼毒，胸中痰结，吐逆。一名互草。”

【恒常】 常规。灵 4“邪之中人，或中于阴，或中于阳，上下左右，无有恒常。”

恢（huī）

1. 扩展，使宽阔。见“恢刺”。

2. 恢刺针法治疗。灵 7“恢筋急，以治筋痹也。”张介宾：“筋急者，不刺筋而刺其傍，必数举其针，或前或后以恢其气，则筋痹可舒也。”

【恢刺】 古刺法名。十二节刺之一。指在疼痛拘急的筋肉及其附近针刺，以舒缓拘挛的刺法。灵 7“恢刺者，直刺傍之，举之前后，恢筋急，以治筋痹。”杨上善：“恢，宽也。筋痹病者，以针直刺，傍举之前后，以宽筋急之病，故曰恢刺。”张介宾：“恢，恢廓也。”

恍（huǎng）

模糊；迷离。见“恍乱”、“恍惚”。

【恍乱】 迷乱不清。灵 8“魂魄飞扬，志意恍乱。”张介宾:“恍，恍惚也。”

【恍惚】

1. 迷离，难以捉摸。素 8“恍惚之数，生于毫氂。”王冰:“恍惚者，谓似有似无也。”灵 45“恍惚无穷，流溢无极。”

2. 心神不宁。伤 88“汗家，重发汗，必恍惚心乱。”钱潢:“恍惚者，心神摇荡而不能自持。”神 4“啼哭悲伤，恍惚。”

恬（tián）

安静。见“恬惔”、“恬憺”。

【恬惔】 清静淡泊。素 1“恬惔虚无，真气从之。”王冰:“恬惔虚无，静也。”素 13“此恬惔之世，邪不能深入也。”

【恬愉】 清静快乐。素 1“其次有圣人者……以恬愉为务。”王冰:“恬，静也；愉，悦也。”

【恬憺】 清静淡泊。素 5“是以圣人为无为之事，乐恬憺之能。”张介宾:“恬憺者，自然之乐也。”灵 68“恬憺无为，乃能行气。”

侬（náo 憹）

心中烦乱。灵 24“心肠痛，侬作痛，肿聚，往来上下行，痛有休止。”张志聪:“侬者，懊侬不安也。”

举（jǔ 舉）

1. 双手向上托物。素 24“即以两隅相拄也，乃举以度其背。”又见“举重”。

2. 托举，托浮。素 67“地为人之下，太虚之中者也……大气举之也。”

3. 提起，拿起。灵 7“恢刺者，直刺傍之，举之前后，恢筋急。”

4. 升起，升提。素 39“悲则心系急，肺布叶举，而上焦不通，荣卫不散。”姚止庵:“布者，胀也；举者，起也。”灵 50“怒则气盛而胸张，肝举而胆横。”素 69“高者抑之，下者举之。”

5. 仰起；抬起。伤 392“热上冲胸，头重不欲举。”素 60“视背俞陷者灸之，举臂肩上陷者灸之。”灵 22“癫疾始生，先不乐，头重痛，视举目赤。”

6. 活动，运动。素 41“如折不可以俯仰，不可举，刺足太阳。”素 44“肾气热，则腰脊不举。”素 55“病在骨，骨重不可举。”

7. 言行，举动。素 1“行不欲离于世……举不欲观于俗。”王冰:“圣人举事行止，虽常在时俗之间，然其见为，则与时俗有异尔。”

8. 施行，办理。素 65“知标本，万举万当；不知标本，是谓妄行。”灵 49“用阴和阳，用阳和阴，当明部分，万举万当。”

9. 兴起，发动。素 69“上临太阴，则大寒数举，蛰虫早藏。”素 70“涸流之纪，是谓反阳，藏令不举，化气乃昌。”素 74“阳明之复，清气大举，森木苍干。”

10. 突起。灵 47“无髑骬者心高，髑骬小短举者心下。”

11. 全，整个。灵 21“骨痹，举节不用而痛，汗注烦心。”

【举足】 抬脚。素 18“病脾脉来，实而盈数，如鸡举足，曰脾病。”灵 67“重阳之人，熇熇高高，言语善疾，举足善高。”

【举事】 行事，主事。素 69“藏气举事，蛰虫早附，咸病寒中。”

【举重】 举起重物。灵 4“有所用力举重，若入房过度，汗出浴水，则伤肾。”素 41“衡络之脉令人腰痛，不可以俯仰……得之举重伤腰。”

【举措】 举止行动。灵 72“举措不顾是非，为事如常自用。”灵 47“五藏皆高者，好高举措。”

【举痛论】《素问》篇名。该篇主要阐述了各种疼痛发生的原因、病机以及临床特征，阐述了问诊、望诊、切诊在临床的具体应用，同时还论述了怒、喜、思、悲、恐、惊、寒、热、劳等因素导致气病的机理与临床表现。

觉（jué 覺）

感知，感觉。金 1“四肢才觉重滞，即导引、吐纳、针灸、膏摩，勿令九窍闭塞。”金 14“沉紧相搏，结在关元，始时尚微，年盛不觉。”

宣（xuān）

1. 传播，宣扬。见“宣明 1”。

2. 宣行，施布。素 70“伏明之纪，是谓胜长，长气不宣，藏气反布……从革之纪，是谓折收，收气乃后，生气乃扬，长化合德，火政乃宣，庶类以蕃。”王冰：“宣，行也。”

3. 布散。灵 30“上焦开发，宣五谷味，熏肤，充身，泽毛，若雾露之溉，是谓气。”张介宾：“宣，布散也。”

4. 协调。见“宣摄”。

【宣平】 宣行而平和。素 70“敷和之纪，木德周行，阳舒阴布，五化宣平。”王冰：“故五气之化，各布政令于四方，无相干犯。”张介宾：“故凡生长化收藏之五化，无不由此而宣行其和平之气也。”

【宣布】 宣发布散。素 70“涸流之纪……化气乃昌，长气宣布。”

【宣发】 宣扬升发。素 67“东方生风，风生木……其政为散，其令宣发。”王冰：“阳和之气，舒而散也。”张介宾：“宣扬升发，春木令也。”

【宣行】 布化运行。素 71“五运宣行，勿乖其政。”张志聪：“调和五运之气，宣行德化，勿乖其政令也。”

【宣明】

1. 宣扬，显扬。素 8“余闻精光之道，大圣之业，而宣明大道。”

2. 宣发畅明。素 70“审平之纪，收而不争，杀而无犯，五化宣明。”

【宣摄】 协调统摄。指组方中药物分别发挥统摄或协调的作用。神 1“药有君、臣、佐、使，以相宣摄合和。”

【宣明五气】《素问》篇名。本篇根据病因、病情、脉象、药物性味、饮食宜忌，阐明五脏功能的变化规律及其在临证诊疗中的运用。马莳：“此篇宣明五藏之气，故名篇。”

宦（huàn）

1. 阉人。灵 65“宦者去其宗筋，伤其冲脉。”

2. 为“官”之讹。通“痯”，疲病。见“伸宦”。

室（shì）

1. 堂后之正室。古人房屋内部，前叫堂，堂后以墙隔开，后部中央叫室，室的东西两侧叫房。素 17“冬日在骨，蛰虫周密，君子居室。”杨上善：“冬日阳气闭伏……君子去堂居室。”又见“灵兰之室”。

2. 房屋。素 80“若居旷野，若伏空室，绵绵乎属不满日。”灵 47“有其不离屏蔽室内，无怵惕之恐，然犹不免于病。”

3. 处所。灵 35“泻虚补实，神去其室……补虚泻实，神归其室。”灵 71“凡此八虚者，皆机关之室。”张志聪：“两肘、两腋、两髀、两腘，乃关节交会之处。”

4. 指男女同房。见“房室”。

5. 星名。二十八宿之一，北方玄武七宿的第六宿。素 67“苍天之气经于危室柳鬼。”

宫（gōng）

1. 古代房屋、居室的统称。特指帝王之宫。见“宫城”。

2. 指贮藏精血的地方，即五脏。见“五宫”。

3. 古代划分星空的区域。灵 79“太一居天留之宫，其日西北风。”

4. 古代五声音阶的第一音。五行属土，在脏为脾。素 5“在藏为脾，在色为黄，在音为宫。”王冰:“宫，谓土音大而和也。”灵 44“其音宫，其味甘。”①指代体质类型中土形之人。见“左宫之人”、“少宫之人”、“大宫”、“加宫”等。②运气术语。指代土运之气。见“上宫”、“正宫”等。

【宫城】 围绕宫室院落的城垣。比喻外围的组织器官。灵 35“膻中者，心主之宫城也。”

【宫脂】 中药名。麋脂的别称。见该条。神 4“麋脂味辛，温……一名宫脂。”

突（tū）

见“天突”、“扶突”。

穿（chuān）

开凿，挖掘。《字汇·穴部》:“穿，凿也。”素 2“乱已成而后治之，譬犹渴而穿井。”灵 75“善穿地者，不能凿冻。”

窃（qiè 竊）

1. 偷。见“窃然”。

2. 谦词。私自，私下。灵 80“余私异之，窃内怪之。”

【窃然】 偷偷摸摸貌。灵 72“少阴之人，其状清然窃然，固以阴贼，立而躁崄，行而似伏，此少阴之人也。”张介宾:“窃然者，行如鼠雀也。”

客（kè）

1. 客人，宾客。见“省客”。

2. 自外而入，侵犯。素 19“今风寒客于人，使人毫毛毕直，皮肤闭而为热。”王冰:“客，谓客止于人形也。”张介宾:“客者，如客之自外而至，居非其常也。”素 37“肺寒则外内合邪，因而客之，则为肺咳。”素 39“寒气……客于脉外则血少，客于脉中则气不通。”

3. 指邪气。灵 3“神客者，正邪共会也。神者，正气也；客者，邪气也。”

4. 寄居，留舍。灵 4“故邪入于阴经，则其脏气实，邪气入而不能客，故还之于腑。”素 34“夫不得卧，卧则喘者，是水气之客也。”素 56“络盛则入客于经。”

5. 指次要的。与“主”相对。素 79“此六脉者……先至为主，后至为客。”

6. 指有某种嗜好或从事某种活动的人。见“酒客”。

7. 指客气。素 74“主胜逆，客胜从，天之道也。”张志聪:“客，客气……在天之六气也。”

8. 疑为“逆”之讹。上逆。素 34“夫不得卧，卧则喘者，是水气之客也。”森立之:“水气之客，据前后文例考之，则‘客’恐‘逆’之误，盖古音相近而字误欤?”

【客气】

1. 指邪气。①指外感六淫等邪气。素 65“人有客气，有同气。”吴崑:“客气者，风寒暑湿燥火六气，感人随经而客，谓之客气。”伤 221“若下之，则胃中空虚，客气动膈，心中懊憹。”成无己:“表中客邪之气，乘虚陷于上焦。”②指胃虚上逆之气。伤 158“此非结热，但以胃中虚，客气上逆，故使鞕也。”钱潢:“客气者，非外入之邪也，乃胃阳已虚，下焦之阴气上逆，以非本经之气，故为客气。”

2. 运气术语。指相对于主气（地气）而言的天气，即加临于主气的司天、在泉及左右间气的三阴三阳之气，每年分六步，而且随纪年的地支而变化，如客来往不息，六年一个循环周期，故称客气。素 71“所谓主气不足，客气胜也。”张介宾:“客气者，天气也。在天为气，动而不息乃为天之阴阳，分司天在泉、左右四间气之六者是也。”

【客热】 指假热。伤 122“数为客热，不能消谷，以胃中虚冷，故吐也。”尤怡：“浮热不能消谷，为虚冷之气逼而上浮，如客之寄，不久即散，故曰客热。”又，方有执：“客热以邪气言。”

【客主人】 穴名，即今上关穴。素52“刺客主人内陷中脉，为内漏，为聋。”王冰：“客主人，穴名也，今名上关。”灵10“循颊车，上耳前，过客主人，循发际，至额颅。”

【客者除之】 治法术语。指针对外来邪气客于人体，治以祛除邪气的方法。素74“坚者削之，客者除之，劳者温之。”

冠（guān）

形状像帽子或在顶端的东西。见“鸡冠”。

语（一、yǔ 語）

1. 说话，谈论。金2“口噤不得语，欲作刚痉，葛根汤主之。”

2. 话语，语言。素78“是以世人之语者，驰千里之外。”灵73“语徐而安静，手巧而心审谛者，可使行针艾。”

3. 多言，妄言。素23“心为噫，肺为咳，肝为语，脾为吞。”高世栻：“语，多言也。”森立之：“今肝气郁屈不伸之证，必为多言妄语。”素52“刺中肝，五日死，其动为语。”张介宾：“语，谓无故妄言也。”

（二、yù 語）

1. 告诉。灵29“告之以其败，语之以其善，导之以其所便。”灵73“余司诵之，子听其理，非则语余，请其正道。”素75“语子至道之要。”

2. 通“悟”。醒悟，理解。素58“此所谓圣人易语，良马易御也。”杨上善：“帝言岐伯以有圣德，言其实理，虽非圣帝，亦可知矣。”张介宾：“圣人者闻声知情，无所不达，故圣人易语。”

【语声】 说话的声音。金1“病人语声寂然喜惊呼者，骨节间病。”

【语言】

1. 言语。伤4“鼻息必鼾，语言难出。”伤217“下之若早，语言必乱。”

2. 说话。伤312“少阴病，咽中伤，生疮，不能语言，声不出者，苦酒汤主之。”

扁（biǎn）

平而薄。难42“脾……扁广三寸，长五寸。”

【扁青】 中药名。又名白青、石青、碧青。为碳酸盐类孔雀石族矿物蓝铜矿的矿石。酸、咸，平，有小毒。入肝经。吐风痰，明目，益精，消癥，解毒。主治癫痫、惊风，目翳，男子不育，癥瘕，痈肿。神2“扁青味甘，平。主目痛，明目，折跌，痈肿，金创不瘳，破积聚，解毒气，利精神。久服轻身，不老。”

【扁苻】 中药名。贯众的别名。见该条。神4“贯众味苦，微寒……一名扁苻。”

【扁骨】 薄而平的板状骨。素60“扁骨有渗理凑，无髓孔，易髓无空。”张介宾：“扁骨者，对圆骨而言，凡圆骨内皆有髓，有髓则有髓空，但若扁骨，则有血脉渗灌之理凑，而内无髓。”

祛（qū）

除去。素70“药以祛之，食以随之。”

神（shén）

1. 天神。即天地万物的创造者、主宰者和原动力。《说文·示部》：“神，天神，引出万物者也。”徐灏注笺：“天地生万物，物有主之者曰神。”素70“根于中者，命曰神机，神去则机息。”王冰：“诸有形之类，根于中者，生源系天，其所动静，皆神气为机发之主，故其所为也，物莫之知，是以神舍去，则机发动用之道息矣。”

2. 人体生命的创造者、主宰者和原动

力。灵 8“故生之来谓之精，两精相搏谓之神。”张介宾：“凡万物生成之道，莫不阴阳交而后神明见。故人之生也，必合阴阳之气，构父母之精，两精相搏，形神乃成，所谓天地合气，命之曰人也。”灵 30“两神相搏，合而成形，常先身生，是谓精。”杨上善：“雌雄二灵之别，故曰两神。阴阳二神相得，故谓之薄。”张介宾：“两神，阴阳也。”灵 54“以母为基，以父为楯，失神者死，得神者生也。”马莳：“方其始生，赖母以为之基，坤道成物也；赖父以为之楯，阳气以为捍卫也。故失父母之神气则死，若守神气则生矣。”张介宾：“夫地者基也，种者楯也，阴阳精气者神也，知乎此则知人生之所以然矣。”

3. 事物运动变化的规律。素 19“神转不回，回则不转，乃失其机。”张介宾：“神即生化之理，不息之机也。五气循环，不愆其序，是为神转不回。”

4. 指人体的生命活动，包括生理功能与心理活动。素 1“故能形与神俱，而尽终其天年。”吴崑：“形，骸体也。神，真气也。”素 14“帝曰：形弊血尽而功不立者何？岐伯曰：神不使也。”张介宾：“凡治病之道，攻邪在乎针药，行药在乎神气……若以药剂治其内而脏气不应，针艾治其外而经气不应，此其神气已去，而无可使矣。”素 74“天地之大纪，人神之通应也。”素 26“血气者，人之神。”

5. 指人的意识、心理活动。后者包括认知、情感与意志等活动。素 1“上古有真人者，提挈天地，把握阴阳，呼吸精气，独立守神……积精全神，游行天地之间。”素 77“医不能严，不能动神，外为柔弱，乱至失常。”素 81“夫水之精为志，火之精为神，水火相感，神志俱悲……神不慈则志不悲，阴阳相持，泣安能独来。”

6. 心所藏之神，涉及人的精神、意识、思维活动。素 23“五藏所藏：心藏神，肺藏魄，肝藏魂，脾藏意，肾藏志。”素 39“惊则心无所倚，神无所归，虑无所定，故气乱矣。”灵 42“道，昭乎其如日醒，窘乎其如夜瞑，能被而服之，神与俱成，毕将服之，神自得之，生神之理，可著于竹帛，不可传于子孙。”马莳：“所谓‘神与俱成’、‘神自得之’、‘生神之理’，乃就医工之精神、心法、针法而统言之。”①指医生的注意力。素 25“凡刺之真，必先治神……手如握虎，神无营于众物。”王冰：“专其精神，寂无动乱，刺之真要，其在斯焉。”《素问·针解》：“神无营于众物者，静志观病人，无左右视也。”灵 1“持针之道，坚者为宝，正指直刺，无针左右，神在秋毫，属意病者，审视血脉者，刺之无殆。”灵 9“毋闻人声，以收其精，必一其神，令志在针。”②指病人的意念活动等。素 13“闭户塞牖，系之病者，数问其情，以从其意，得神者昌，失神者亡。”杨上善：“得神，谓问病得其意也。”又，森立之：“得神、失神之神，盖为病人、工人两家之神可也。言工人善收专己神思，则病人之神思亦可得知之也。工人己神思不收专，则病人之神思亦不能得而失之也，必矣。”素 54“必正其神者，欲瞻病人目，制其神，令气易行也。”灵 27“痛则神归之，神归之则热，热则痛解。”张介宾：“痛则心注其处，故神归之。”灵 67“重阳之人，其神易动，其气易往也。”

7. 指人体的正气。灵 1“小针之要，易陈而难入，粗守形，上守神。”灵 3“上守神者，守人之血气有余不足，可补泻也……神者，正气也。”灵 35“泻虚补实，神去其室，致邪失正，真不可定，粗之所败，谓之夭命。”素 27“外引其门，以闭其神……推阖其门，令神气存，大气留止，故命曰补。”杨上善：“疾出针已，引皮闭门，使神气不出。神气，正气。”①指水谷精气。灵 32“故神者，水谷之精气也。”杨上善：“水谷精气，资成五神，故水谷竭，神乃亡也。”

②指脉气。素 16“秋刺皮肤，循理，上下同法，神变而止。”王冰:“神变，谓脉气变易，与未刺时异也。脉者神之用，故而言之。”森立之:“神气即卫气，谓肌表之阳气也。卫气郁滞者，循环流通而复常，谓之神变。”

8. 神灵。素 11“拘于鬼神者，不可与言至德。”素 26“视之无形，尝之无味，故谓冥冥，若神髣髴。”

9. 神奇，玄妙。素 5“化生五味，道生智，玄生神。神在天为风，在地为木。”张介宾:“玄冥之中，无有而无不有也，神神奇奇，所从生矣。”素 66“阴阳不测谓之神，神用无方谓之圣。”王冰:“神，无期也……无期禀候故曰神。”灵 48“囊满而弗约，则输泄，方成弗约，则神与弗俱。”张介宾:“方成弗约则不切于用，盖杂而不精也……不得其精，焉能入神？有方无约，即无神也。”

10. 指灵感。素 26“何谓神？岐伯曰：请言神，神乎神，耳不闻，目明心开而志先，慧然独悟，口弗能言，俱视独见，适若昏，昭然独明，若风吹云，故曰神。”

11. 指代心。素 62“神有余不足何如……神有余则笑不休，神不足则悲。”王冰:“心之藏也。《针经》曰：心藏脉，脉舍神。心气虚则悲，实则笑不休也。”

12. 指具有高超医疗技术的人。灵 4“按其脉，知其病，命曰神；问其病，知其处，命曰工……故知一则为工，知二则为神，知三则神且明矣。”难 61“经言望而知之谓之神，闻而知之谓之圣，问而知之谓之工，切脉而知之谓之巧。”

【神门】 手少阴心经神门穴处动脉，三部九候诊脉部位之一。素 69“神门绝者，死不治。”王冰:“神门，心脉也。”素 74“神门绝，死不治。”张介宾:“神门，手少阴心脉也，在手掌后锐骨之端，动脉应手。”

【神气】

1. 人体的生命活动，包括生理功能与心理活动。灵 54“百岁，五藏皆虚，神气皆去，形骸独居而终矣。”灵 18“营卫者精气也，血者神气也。”灵 80“目者，五藏六府之精也，营卫魂魄之所常营也，神气之所生也。”张介宾:“脏腑营卫魂魄所至者皆神气也，故目为神气之所生。”

2. 人的意识、情感、意志等精神活动。素 2“秋三月……使志安宁，以缓秋刑，收敛神气，使秋气平，无外其志。”灵 69“横骨者，神气所使，主发舌者也。”难 34“藏者，人之神气所舍藏也。故肝藏魂，肺藏魄，心藏神，脾藏意与智，肾藏精与志也。”

3. 人的情感活动。素 81“是以俱悲则神气传于心。”

4. 人体的正气。①指心之血气。素 62“神有余，则泻其小络之血，出血，勿之深斥，无中其大经，神气乃平。神不足者，视其虚络，按而致之，刺而利之，无出其血，无泄其气，以通其经，神气乃平。”张志聪:“血者，神气也。泻其小络之血出其血，则有余之神气自平。”②指经脉之气。灵 1“所言节者，神气之所游行出入也。”张志聪:“神气者，真气也，所受于天，与谷气并而充身者也……三百六十五会，总属血气之流行。”素 27“推阖其门，令神气存，大气留止，故命曰补。”杨上善:“平按：‘神气’，《甲乙》作‘真气’。”③指阳气。素 3“因于寒，欲如运枢，起居如惊，神气乃浮。”张志聪:“神气，神脏之阳气也。”又，姚止庵:“惊则气乱，精神浮越于外矣。”

【神化】 神异的变化。神 4“发髲味苦，温。主治五癃，关格不通。利小便水道，治小儿痫，大人痓，仍自还神化。”

【神仙】 神话传说中指一些具有特殊能力，并且可以长生不老的人。神 2“玉泉味甘，平……久服耐寒暑，不饥渴，不老神仙。”

【神机】 生命活动的原动力和主宰。素 68“出入废则神机化灭，升降息则气立孤危。”王冰：“夫毛羽倮鳞介，及飞走蚑行，皆生气根于身中，以神为动静之主，故曰神机也。”张介宾：“凡物之动者，血气之属也，皆生气根于身之中，以神为生死之主，故曰神机。”素70“根于中者，命曰神机，神去则机息。”

【神农】 传说古帝名。古史又称炎帝。相传始教民为耜以兴农业，尝百草为医药以治疾病。素75“以彰经术，后世益明，上通神农，著至教疑于二皇。”

【神志】 指心所藏之神与肾所藏之志。素81“夫水之精为志，火之精为神，水火相感，神志俱悲，是以目之水生也。”张介宾：“志藏于肾，肾属水也。神藏于心，心属火也。目为上液之道，故神志相感则水生于目。”

【神灵】

1. 聪慧、聪明之极。素1“昔在黄帝，生而神灵。”张介宾：“神灵，聪明之至也。”

2. 神的总称。金3“得药则剧吐利，如有神灵者。”

【神明】

1. 事物运动变化的动力。素5“阴阳者，天地之道也，万物之纲纪，变化之父母，生杀之本始，神明之府也……是故天地之动静，神明为之纲纪。”王冰：“言所以生杀变化之多端者，何哉？以神明居其中也。下文曰：天地之动静，神明为之纲纪。故《易·系辞》曰：阴阳不测谓之神。亦谓居其中也。”张介宾：“神明者，阴阳之情状也。天地动静，阴阳往来，即神明之纲纪也。”

2. 事物运动变化的规律。素3“故圣人传精神，服天气，而通神明。”张介宾：“惟圣人者，能得天之精神，服天之元气，所以与天为一，而神明可与天通矣。”素13“夫色之变化，以应四时之脉，此上帝之所贵，以合于神明也。”素69“善言化言变者，通神明之理。”

3. 意识、思维、情感、意志等精神活动。素8“心者，君主之官，神明出焉。”张介宾：“心为一身之君主，禀虚灵而含造化，具一理以应万几，脏腑百骸，惟所是命，聪明智慧，莫不由之，故曰神明出焉。”素17“衣被不敛，言语善恶，不避亲踈者，此神明之乱也。”张志聪：“神明者，五脏之神气也。”素80“是以诊有大方，坐起有常，出入有行，以转神明，必清必净。”张志聪：“转神明者，运己之神，以候彼之气也。”

4. 玄妙，神妙。灵75“此刺之大约，针之极也，神明之类也。”

5. 指日月星辰。素67“天地之动静，神明为之纪，阴阳之升降，寒暑彰其兆。”张志聪：“神明者，日月斗星也。”

6. 指血气运行正常。素21“毛脉合精，行气于府。府精神明，留于四臟，气归于权衡。”《素问·八正神明论》：“血气者，人之神。”

7. 指神仙。神2“丹砂味甘，微寒……久服通神明，不老。”森立之：“《吴氏本草》云：空青久服，有神仙玉女来侍。盖是久服通神明之谓也。”

【神物】 神奇的东西。神3“丹雄鸡味甘，微温……鸡子，主除热，火疮，治痫，痓。可作虎魄神物。”

【神屋】 中药名。龟甲的别名。见该条。神3“龟甲味咸，平……一名神屋。”

【神精】 精神。神4“萤火味辛，微温。主明目，小儿火疮。伤热气，蛊毒，鬼疰，通神精。”

【神藏】 指五脏。因心、肝、脾、肺、肾五脏皆能藏神，故谓之神脏。素9“形藏四，神藏五。”王冰：“神藏五者：一肝，二心，三脾，四肺，五肾也。神藏于内，故以名焉。”

【神农本草经】 书名。我国现存最早的药物学专著。简称《本草经》或《本经》，约成书于东汉，是秦汉时期众多医学家总结、搜集、整理当时药物学经验成果的专著，是对我国中草药的第一次系统总结。其中阐述的大部分药物学理论和配伍规则以及提出的“七情合和”原则，在几千年的用药实践中发挥了巨大作用，被誉为中药学经典著作。

祝（zhù）

1. 发誓。灵 48“黄帝亲祝曰：今日正阳，歃血传方，有敢背此言者，反受其殃。”

2. 祝由治病法。灵 58“先巫者，因知百病之胜，先知其病之所从生者，可祝而已也。”张介宾：“祝者，巫咒之属，即祝由也。”

【祝由】 用符咒和语言祈祷治病的方法。素 13“故毒药不能治其内，针石不能治其外，故可移精祝由而已。”王冰：“祝说病由，不劳针石而已。”

谵（zhān 譫）

同“谵”。见“谵语”。

【谵语】 同“谵语”。见该条。伤 29“若胃气不和，谵语者，少与调胃承气汤。”伤 210“夫实则谵语，虚则郑声。”

误（wù 誤）

1. 错误。《说文・言部》：“误，谬也。”灵 54“八十岁，肺气衰，魄离，故言善误。”灵 80“心有所喜，神有所恶，卒然相惑，则精气乱，视误故惑。”伤 29“反与桂枝欲攻其表，此误也。”

2. 失误。伤 16“常须识此，勿令误也。”

鸩（zhèn 鴆）

传说中的一种毒鸟。以羽浸酒，饮之立死。见“鸩羽”。

【鸩羽】 鸩鸟的羽毛。神 3“犀角味苦，寒。主百毒蛊疰，邪鬼，瘴气。杀钩吻、鸩羽、蛇毒。”

说（shuō 説）

1. 叙述，讲述。灵 75“口说书卷，犹不能及也。”

2. 解释。素 75“臣治踈愈，说意而已。”

3. 道理，缘由。灵 1“或言久疾之不可取者，非其说也。”素 11“不知其道，愿闻其说。”

诵（sòng 誦）

朗读，念。素 75“诵而未能解，解而未能别。”素 81“且子独不诵不念夫经言乎?”

退（tuì）

1. 后退。见“退行”。

2. 衰减。伤 342“寒多热少，阳气退，故为进也。”

【退行】 倒退运行。五运六气理论中主气六步运转方向是自右而左，故自左而右即为退行。素 68“君火之右，退行一步，相火治之。”

【退辟】 退却。素 71“阴专其政，阳气退辟。”

既（jì）

1. 确定。见“既位”。

2. 连词。①既然。难 28“其奇经八脉者，既不拘于十二经，皆何起何继也?”②与“且”、“又”等呼应，组成并列关系，表示两种情况兼而有之。伤 389“既吐且利，小便复利而大汗出。”

【既位】 确定一定的位次。素 66“幽显既位，寒暑弛张。”王冰：“幽显既位，言人神各得其序。”张志聪：“阳主昼，阴主夜，幽显既位者，阴阳定位也。”

屋（wū）

房屋，屋舍。素 18“死脾脉来……如屋之漏。”素 80“得其时则梦筑垣盖屋。”

昼（zhòu 晝）

1. 白天。灵 18“营卫之行不失其常，故昼精而夜瞑。”难 14“沉细夜加，浮大昼加，不大不小，虽困可治。”

2. 指中午。《广韵·去宥》:“昼，日中。”灵 44“夫百病者，多以旦慧、昼安、夕加、夜甚。”

【昼日】 白天。灵 71“昼日行于阳，夜行于阴。”灵 80“夫卫气者，昼日常行于阳，夜行于阴。”

【昼夜】 白日与黑夜。灵 18“故太阴主内，太阳主外，各行二十五度，分为昼夜。”灵 71“天有昼夜，人有卧起。”

屏（píng）

屏障之物。见“屏蔽”。

【屏蔽】 屏障。指遮蔽之物。灵 47“有其不离屏蔽室内，无怵惕之恐，然犹不免于病，何也?”灵 58“今有其不离屏蔽，不出空穴之中。”

屎（shǐ）

粪便。伤 251“须小便利，屎定鞕，乃可攻之。”

【屎白】 中药名。即鸡屎白。为雉科动物家鸡粪便上的白色部分。苦、咸，凉。入膀胱经。利水，泄热，祛风，解毒。主治臌胀积聚，黄疸，淋病，风痹，破伤中风，筋脉挛急。神 3“屎白，主消渴，伤寒寒热。”

费（fèi 費）

耗损，损伤。灵 75“其不得外，侵而行之乃自费。”杨上善:“费，损也。”

㵎（gē）

中药名。见“牂㵎”。

眉（méi）

眉毛。《说文·眉部》:“眉，目上毛也。”灵 59“色起两眉薄泽者，病在皮。”灵 64“血气盛则眉美以长，耳色美。”

【眉上】

1. 指攒竹穴。灵 28“补足太阳荣眉本，一曰眉上也。”张介宾:“补足太阳之荣于眉本者，其名攒竹，一曰眉上，亦即此穴。”

2. 两眉之间的上部，为肺病色诊部位。素 42“肺风……昼日则差，暮则甚，诊在眉上，其色白。”王冰:“眉上，谓两眉间之上阙庭之部，所以外司肺候。”

【眉本】 穴名。即攒竹穴。属足太阳膀胱经，又名眉上。位于目内眦上方，眉毛内侧端凹陷处。灵 28“阳气和利满于心，出于鼻，故为噫，补足太阳荣眉本，一曰眉上也。”素 58“眉本二穴。”王冰:“眉本即攒竹穴也。在眉头陷者中，足太阳脉气所发。”

【眉头】 指攒竹穴。素 59“两眉头各一。”王冰:“谓攒竹穴也。”

陨（yǔn 隕）

坠落。素 67“其变摧拉，其眚为陨。”王冰:“陨，坠也。大风暴起，草泯木坠。”素 69“草木敛，苍干雕陨。”

除（chú）

1. 去掉，清除。素 54“菀陈则除之者，出恶血也。”王冰:“除，去也。”素 47“治之以兰，除陈气也。”神 10“朴消味苦，寒。主百病，除寒热邪气。”

2. 驱除。神 3“石膏味辛，微寒。主中风寒热……除邪鬼。”

3. 治疗。《战国策·秦策二》:“武王示之病，扁鹊请除之。”高诱注:“除，治也。”

九画

素25“余欲针除其疾病。”金5“风引汤：除热瘫痫。”

4. 痊愈。《广雅·释诂一》：“除，愈也。”金14“医以为留饮而大下之，气击不去，其病不除。”

5. 除去，不计算在内。灵60“除此五者为顺矣。”素71“除此二十四岁，则不加不临也。”

6. 消亡，衰竭。素14“精气弛坏，荣泣卫除。”吴崑：“精神既伤，荣卫斯弊，何以能任病邪耶？”

【除中】 证名。指胃气败绝，当不能食而反能食的危重病证。此乃回光返照之象。伤332“伤寒始发热六日，厥反九日而利。凡厥利者，当不能食，今反能食者，恐为除中。”伤333“脉迟为寒，今与黄芩汤复除其热，腹中应冷，当不能食，今反能食，此名除中，必死。”成无己：“除，去也。中，胃气也。言邪气太甚，除去胃气，胃欲引食自救，故暴能食，此欲胜也。”

怒（nù）

1. 生气，愤怒。为五志之一，为肝之情志。素3“阳气者，大怒则形气绝，而血菀于上，使人薄厥。”素5“在藏为肝……在味为酸，在志为怒。怒伤肝，悲胜怒。”高世栻：“怒者，肝之情。”素39“怒则气逆，甚则呕血及飧泄，故气上矣。”

2. 气势强盛。素70“卑监之纪……其主飘怒振发。”王冰：“木之气用也。”

3. 气候严寒。素17“彼春之暖，为夏之暑，彼秋之忿，为冬之怒。”张志聪：“彼秋之忿，为冬之怒，言阴气自清肃而至于凛冽也。”

4. 通“努”。使凸出。素27“必先扪而循之，切而散之，推而按之，弹而怒之，抓而下之。”王冰：“弹而怒之，使脉气膹满也。”丹波元简：“按《七十八难》怒作努。怒、努通用。”

【怒气】 愤怒的情绪。神2“牡蛎，味咸，平。主伤寒寒热，温疟洒洒，惊、恚、怒气。”

【怒狂】 怒极而狂乱。素46“有病怒狂者，此病安生？”张介宾：“怒狂者，多怒而狂也，即骂詈不避亲疏之谓。”

盈（yíng）

1. 满，充满。灵81“血和则孙脉先满溢，乃注于络脉，皆盈，乃注于经脉。”素18“病肝脉来，盈实而滑。”

2. 丰满，饱满。素67“中央生湿，湿生土……其色为黄，其化为盈。”王冰：“盈，满也。土化所及，则万物盈满。”素70“敦阜之纪，是谓广化，厚德清静，顺长以盈。”

3. 胀满。灵8“肺气虚则鼻塞不利少气，实则喘喝胸盈仰息。”

4. 足够，满足。素68“故二十四步积盈百刻而成日也。”素9“故大小月三百六十五日而成岁，积气余而盈闰矣。”

5. 超过。见“盈虚”。

【盈虚】 太过与不及。素71“六位之气盈虚何如？岐伯曰：太少异也。”素74“五气交合，盈虚更作，余知之矣。”

勇（yǒng）

勇敢，勇猛。素21“勇者气行则已，怯者则着而为病也。”素61“勇而劳甚则肾汗出。”

【勇士】 勇敢的人。灵50“勇士者，目深以固，长衡直扬，三焦理横，其心端直，其肝大以坚，其胆满以傍。”

【勇怯】 勇敢与怯弱。素21“诊病之道，观人勇怯骨肉皮肤，能知其情，以为诊法也。”灵50“夫人之忍痛与不忍痛者，非勇怯之分也。”

【勇悍】 勇敢强悍。神2“白芝味辛，平。主咳逆上气，益肺气，通利口鼻，强志意，勇悍，安魄。”

怠（dài）

1. 轻慢，延迟。《说文·心部》："怠，慢也。"素 58 "外为发热，内为少气，疾泻无怠，以通荣卫。"

2. 疲倦，倦怠。见"怠惰"、"怠堕"、"怠憧"。

【怠堕】 同"怠惰"。难 16 "腹胀满，食不消，体重，节痛，怠堕，嗜卧，四支不收。"

【怠惰】 疲倦无力。又作"怠堕"、"怠憧"。灵 4 "肺脉……微急为肺寒热，怠惰。"

【怠憧】 同"怠惰"。素 42 "脾风之状，多汗恶风，身体怠憧，四肢不欲动。"吴崑："憧，惰同。"

癸（guǐ）

天干的第十位。①与地支相配纪年，用于运气推演，表示火运之气，五行属性为火。素 66 "戊癸之岁，火运统之。"素 71 "癸未、癸丑岁，上太阴土，中少徵火运，下太阳水。"②纪日。壬癸属水，逢癸之日水气偏旺。素 22 "肾主冬，足少阴太阳主治，其日壬癸。"灵 44 "肾为牝藏，其色黑，其时冬，其日壬癸。"难 24 "手少阴气绝……壬日笃，癸日死。"③与壬相配五行属水，标记季节之冬季。素 42 "以冬壬癸中于邪者为肾风。"孙鼎宜："按所云十干，皆统一时言，非仅谓值其日也。"又，张介宾："冬与壬癸皆水也，故中于肾。"

【癸巳】 癸巳岁。甲子周期的第三十位。癸巳之岁，火运不及为中运，厥阴风木司天，少阳相火在泉为岁气。素 71 "癸巳……上厥阴木，中少徵火运，下少阳相火。"

【癸丑】 癸丑岁。甲子周期的第五十位。癸丑之岁，火运不及为中运，太阴湿土司天，太阳寒水在泉为岁气。素 71 "癸未、癸丑岁，上太阴土，中少徵火运，下太阳水。"

【癸未】 癸未岁。甲子周期的第二十位。癸未之岁，火运不及为中运，太阴湿土司天，太阳寒水在泉为岁气。素 71 "癸未、癸丑岁，上太阴土，中少徵火运，下太阳水。"

【癸卯】 癸卯岁。甲子周期第四十位。癸卯之岁，火运不及为中运，阳明燥金司天，少阴君火在泉为岁气。素 71 "癸卯岁……上阳明金，中少徵火运，下少阴火。"

【癸亥】 癸亥岁。甲子周期的第六十位。癸亥之岁，火运不及为中运，厥阴风木司天，少阳相火在泉为岁气。素 71 "癸亥……上厥阴木，中少徵火运，下少阳相火。"

【癸酉】 癸酉岁。甲子周期的第十位。癸酉之岁，火运不及为中运，阳明燥金司天，少阴君火在泉为岁气。素 71 "癸酉……上阳明金，中少徵火运，下少阴火。"

蚤（zǎo）

中药名。见"蚤休"。

【蚤休】 中药名。又名蚩休。为百合科重楼属植物华重楼、云南重楼或七叶一枝花的根茎。苦，微寒，小毒。入肝经。清热解毒，消肿，定惊。主治痈肿疮毒，咽肿喉痹，乳痈，蛇虫咬伤，跌打伤痛，肝热抽搐。神 3 "蚤休味苦，微寒。主惊痫，摇头弄舌，热气在腹中，癫疾，痈疮，阴蚀。下三虫，去蛇毒。一名蚩休。"

柔（róu）

1. 柔和，柔软。素 3 "阳气者，精则养神，柔则养筋。"高世栻："柔，柔和也。"灵 75 "津液久留，合而为肠溜，久者数岁乃成，以手按之柔。"灵 81 "如坚石，勿石……须其柔，乃石之者生。"

2. 柔弱。灵 5 "必审五藏变化之病，五脉之应，经络之实虚，皮之柔粗。”杨上善：“柔粗，谓调尺之皮肤柔弱粗强也。”灵 6“余闻人之生也，有刚有柔，有弱有强，有短有长，有阴有阳。”灵 46“夫柔弱者，必有刚强，刚强多怒，柔者易伤也。”

3. 使柔软。神 3“卤碱味苦，寒……除邪及吐下蛊毒，柔肌肤。”

4. 指柔软的植物。69“岁木不及……肃杀而甚，则刚木辟著，柔萎苍干。”王冰：“柔，耎也……柔木之叶，青色不变而干卷也。”

5. 指代阴阳之阴的一方。素 5“审其阴阳，以别柔刚。”张介宾：“形证有柔刚，脉色有柔刚，气味尤有柔刚。柔者属阴，刚者属阳。知柔刚之化者，知阴阳之妙用矣，故必审而别之。”又，李中梓：“审病之阴阳，施药之柔刚。”丹波元简：“按柔剂、刚剂，见《史·仓公传》，此说为是。”素 7“淖则刚柔不和，经气乃绝。”张介宾：“淖，谓寒湿妄行阴气胜也。若阳刚阴柔皆失其和，经气从而败绝矣。”难 64“阳井庚，庚者乙之刚也；阴井乙，乙者庚之柔也。”

6. 润泽，柔润。灵 47“卫气和则分肉解利，皮肤调柔，腠理致密矣。”

【柔化】 运气术语。事物产生柔软的变化。素 74“司气为黅化，间气为柔化。”张介宾：“太阴所临之位，湿化行则庶物柔软也。”

【柔脆】

1. 软弱。灵 5“身体柔脆，肌肉软弱。”

2. 柔而易折。素 69“柔脆草木焦槁，下体再生。”

【柔痉】 病证名。与刚痉相对而言。以身热汗出，颈项强急，头摇口噤，手足抽搐，甚则角弓反张，脉沉迟为主症。金 2“太阳病，发热无汗，反恶寒者，名曰刚痉。太阳病，发热汗出，而不恶寒，名曰柔痉。”

【柔润】

1. 柔和润泽。素 70“敦阜之纪，是谓广化……其德柔润重淖。”高世栻：“其德柔润重淖，土气濡顺，重复灌溉也。”

2. 柔弱润泽。灵 63“甘入于胃，其气弱小……而与谷留于胃中者，令人柔润者也。”

【柔弱】

1. 软弱，不刚劲。灵 75“正风者，其中人也浅，合而自去，其气来柔弱，不能胜真气，故自去。”

2. 虚弱。灵 46“五藏皆柔弱者，善病消瘅。”

3. 柔和谦顺。素 77“医不能严，不能动神，外为柔弱，乱至失常。”王冰：“外为柔弱，委随而顺从也。”

【柔痓】

1. 病证名。指肺热传肾而致筋脉拘挛强直的病证。素 37“肺移热于肾，传为柔痓。”姚止庵：“痓者，筋脉抽掣，木之病也。木养于水，今肾受肺热，水枯不能养筋，故令搐搦不已。但比刚痉少缓，故曰柔也。”丹波元简：“痓字，乃痉之误。盖肺属太阴，肾属少阴，肺移热于肾而发痉，故曰柔痉。”又，王冰：“柔，谓筋柔而无力。痓，谓骨痓而不随。气骨皆热，髓不内充，故骨痓强而不举，筋柔缓而无力也。”

2. 病证名。即柔痉。参见该条。伤 131“结胸者，项亦强，如柔痓状，下之则和，宜大陷胸丸。”

垒（lěi 壘）

蓬虆。植物名。为蔷薇科悬钩子属植物灰白毛莓的果实。灰白毛莓，又名灰绿悬钩子。落叶灌木，高 3～4m。花白色，花期 6—8 月，果期 8—10 月。素 48“脉至如颓土之状，按之不得，是肌气予不足也，五色先见黑白，垒发死。”张志聪：“垒作藟，葛之属。”张介宾：“垒、虆同，即蓬虆之属。虆有五种，而白者发于春，木旺之时，土当败也。”丹波元简：“垒，藟通……《广雅》

云：‘藟，藤也。’《一切经音义》引《集训》云：‘藤，藟也。藟谓草之有枝条蔓延如葛之属也。吴越间谓之藤。”又，森立之：“‘白垒’恐‘白櫐’讹。《太素》《甲乙》作‘白累’，可从。‘白累’盖与‘蓬累’同，以其音同假作‘白累’也，非有一种称‘白累’者也。”郭霭春：“‘壘’疑‘雷’之声误……此言‘雷发死’者，即惊蛰节死。”

结（jié 結）

1. 结扣，绳结。灵 1“今夫五藏之有疾也……犹结也……结虽久，犹可解也。”灵 52“知六府之气街者，能知解结契绍于门户。”

2. 指像结子一样的块状物。神 2“蒺藜子味苦，温。主恶血，破癥结，积聚。”

3. 束，绑。灵 10“胭如结，腨如别。”杨上善：“结，谓束缚也。”

4. 连接。灵 11“与别俱行，上结于咽，贯舌中。”《太素》卷九“结”作“络”。

5. 汇集。灵 10“其别者，径胫上睾，结于茎。”杨上善：“此络上囊聚于阴茎也。”灵 13“足太阳之筋，起于足小指，上结于踝，邪上结于膝。”张介宾：“结，聚也。”

6. 聚积，结聚。灵 79“此两邪相搏，经气结代者矣。”张介宾：“邪留而不去，故曰结。当其令而非其气，故曰代。”灵 19“气盛则厥逆，上冲肠胃，熏肝，散于肓，结于脐。”金 22“此为水与血俱结在血室也，大黄甘遂汤主之。”伤 97“血弱气尽，腠理开，邪气因入，与正气相抟，结于胁下。”

7. 凝结。素 71“水郁……大寒乃至，川泽严凝，寒雰结为霜雪。”素 39“思则气结……思则心有所存，神有所归，正气留而不行，故气结矣。”吴崑：“结，不散也。”伤 144“此为热入血室，其血必结。”

8. 指气血郁结。素 7“结阳者，肿四肢；结阴者，便血一升。”马莳：“结者，气血不疏畅也。”灵 10“故诸刺络脉者，必刺其结上，甚血者虽无结，急取之。”杨上善：“结，聚也。邪客于络，有血聚处，可刺去之。”灵 64“切循其经络之凝涩，结而不通者，此于身皆为痛痹。”

9. 指燥结。因津液亏损，胃肠干燥而致大便秘结。伤 30“厥逆，咽中干，烦躁，阳明内结，谵语烦乱。”

10. 怫郁，抑郁。素 77“离绝菀结，忧恐喜怒。”吴崑：“结，谓怫郁不解也。”王冰：“结，谓结固余怨。”

11. 痞塞，胀闷。伤 78“伤寒五六日，大下之后，身热不去，心中结痛者。”伤 106“外解已，但少腹急结者，乃可攻之，宜桃核承气汤。”伤 139“太阳病，二三日，不能卧，但欲起，心下必结。”成无已：“心下必结者，以心下结满，卧则气壅而愈甚，故不能卧而但欲起也。”

12. 屈曲，弯曲。《广雅 · 释诂一》：“结，曲也。”灵 47“六府亦有小大、长短、厚薄、结直、缓急……诸阳经脉多纡屈者小肠结。”杨上善：“诸阳结之纡屈多者，则知小肠亦纡屈也，纡屈即名为结。”

13. 终止，终结。《广雅 · 释诂四》：“结，终也。”灵 5“太阳根于至阴，结于命门。”马莳：“脉气所起为根，所归为结。”灵 13“其病足下转筋，及所过而结者皆痛及转筋。”

14. 脉象。①结脉。即脉搏缓慢，有不规则的间歇。难 18“结者，脉来去时一止，无常数，名曰结也。”伤 178“脉按之来缓，时一止复来者，名曰结。又脉来动而中止，更来小数，中有还者反动，名曰结。”②指脉来涩滞不畅。灵 9“六经之脉不结动也，本末之寒温之相守司也。”张介宾：“结涩则不足，动疾则有余，皆非平脉也。”伤 125“太阳病身黄，脉沉结，少腹鞕，小便不利者，为无血也。”

【结气】

1. 因情志刺激导致的气分郁结。金 22“妇人之病，因虚、积冷、结气，为诸经水断绝。”

2. 气机郁滞。神 2“茈胡味苦，平。主心腹、去肠胃中结气，饮食积聚，寒热邪气。”神 3“殷孽味辛，温。主烂伤，瘀血，泄痢，寒热，鼠瘘，癥瘕，结气。”

【结肉】 肌肉肿块。神 2“女萎味甘，平。主中风，暴热，不能动摇，跌筋结肉，诸不足。”神 3“营实味酸，温。主痈疽，恶疮结肉，跌筋败疮，热气，阴蚀不瘳。”

【结固】 聚结坚固。神 1“朴消味苦，寒。主百病，除寒热邪气，逐六腑积聚，结固留癖。”

【结络】

1. 瘀阻的络脉。素 41“刺解脉，在郄中结络如黍米，刺之血射以黑，见赤血而已。”高世栻:“结络，则络脉结而不荣。”灵 64“其结络者，脉结血不和，决之乃行。”灵 7“经刺者，刺大经之结络经分也。”

2. 结聚连络。素 56“余闻皮有分部，脉有经纪，筋有结络。”张志聪:“结，系结也。络，连络也。言筋之系于分肉，连于骨节也。”

【结热】

1. 实热内结。伤 158“医见心下痞，谓病不尽，复下之，其痞益甚，此非结热，但以胃中虚，客气上逆，故使鞕也。”

2. 内结之郁热。神 2“天名精味甘，寒……除胸中结热，止烦渴。”

【结胸】 病证名。指以心下痛，按之硬满为主要临床表现的病证。主要由邪气内陷，与有形之物凝结于胸中所致。根据病邪的性质与结聚程度、部位，可分为大结胸证与小结胸证等。伤 128“病有结胸，有藏结，其状何如？答曰：按之痛，寸脉浮，关脉沉，名曰结胸也。”伤 135“伤寒六七日，结胸热实，脉沉而紧，心下痛，按之石鞕者，大陷胸汤主之。”伤 138“小结胸病，正在心下，按之则痛，脉浮滑者，小陷胸汤主之。”伤 141“寒实结胸，无热证者，与三物小陷胸汤，白散亦可服。”

【结喉】 喉结。即喉头甲状软骨隆起处。灵 14“结喉以下至缺盆中长四寸。”

【结寒】 指结聚之寒邪与水饮。金 14“阳衰之后，营卫相干，阳损阴盛，结寒微动，肾气上冲，喉咽塞噎，胁下急痛。”

【结者散之】 治法术语。结聚之证用消散之法治疗。素 74“结者散之，留者攻之。”

绕（rào 繞）

1. 绕行。素 60“督脉者……其络循阴器合篡间，绕篡后，别绕臀。”灵 13“手太阳之筋……其支者，后走腋后廉，上绕肩胛。”

2. 围绕，环绕。伤 239“病人不大便五六日，绕脐痛，烦躁，发作有时者，此有燥屎。”金 2“又以一被绕腰以下，温令微汗，差。”

骄（jiāo 驕）

骄傲。见“骄恣”。

【骄恣】 骄傲自大，恣意妄行。灵 29“夫王公大人，血食之君，骄恣从欲，轻人。”

给（jǐ 給）

供给，供养。灵 1“余哀其不给，而属有疾病。”张志聪:“设有疾病，则不能力田以供余食矣。”又，《太素》卷二十一“给”作“终”。

绛（jiàng）

中药名。见“新绛”。

络（luò 絡）

1. 连接，联络。素 31“阳明主肉，其脉侠鼻，络于目。”素 62“夫十二经脉者，皆络三百六十五节。”灵 33“夫十二经脉者，内属于腑脏，外络于肢节。”

2. 指十二经脉连接其相表里的脏或腑。灵 10“肺手太阴之脉，起于中焦，下络大肠，还循胃口，上膈属肺……大肠手阳明之脉……下入缺盆络肺，下膈属大肠。”

3. 络脉。通常又分为别络、浮络、孙络。灵 17“经脉为里，支而横者为络。”素 57“经有常色而络无常变也。”素 74“血脉凝泣，络满色变。”王冰：“络，络脉也。”难 26“经有十二，络有十五，余三络者，是何等络也？然，有阳络，有阴络，有脾之大络。”

4. 指内行及体内直接连接内脏之脉。见“大络 2”。

5. 指络穴。即十五络脉别出的穴位。灵 21“皮寒热者，不可附席，毛发焦，鼻槁腊，不得汗，取三阳之络，以补手太阴。”马莳：“如不得汗，当取足太阳膀胱经之络穴飞扬以泻之。”

6. 指目眦内血络。灵 80“血之精为络。”张介宾：“络，络脉也。血脉之精主于心，心色赤，故眦络之色皆赤。”

7. 指植物果实上网状的脉络。素 70“其果杏，其实络。”张志聪：“络者，果实之脉络。”

8. 为“结”之讹。灵 13“足太阴之筋，起于大指之端内侧，上结于内踝；其直者，络于膝内辅骨。”《太素》卷十三“络”作“结”。张介宾：“络，当作结。”

【络气】 运行于络脉之气。素 28“络气不足，经气有余者，脉口热而尺寒也。”

【络石】 中药名。为络石藤的异名。又名石鲮、明石、石龙藤等。为夹竹桃科络石属植物络石的带叶藤茎。苦、辛，微寒。入心、肝、肾经。通络止痛，凉血消肿。主治风湿痹痛，腰膝酸痛，筋脉拘急，咽喉肿痛，疔疮肿毒，跌打损伤，外伤出血。神 2“络石味苦，温。主风热，死肌，痈伤，口干舌焦，痈肿不消，喉舌肿，水浆不下。久服轻身，明目，润泽，好颜色，不老延年。一名石鲮。”

【络刺】 针法名。九刺之一。浅刺皮下血络，放血祛邪的针刺方法。灵 7“络刺者，刺小络之血脉也。”张志聪：“络刺者，见于皮肤之小络也。”

【络俞】 浅在络脉之间的俞穴。素 16“夏刺络俞，见血而止。”张介宾：“络俞，谓诸经浮络之穴，以夏气在孙络也。”林亿：“络俞，即孙络之俞也。”

【络脉】

1. 经脉分出的分支，具有网络联系全身、运行气血的作用。灵 10“诸脉之浮而常见者，皆络脉也。”素 17“经脉未盛，络脉调匀，气血未乱。”素 45“酒入于胃，则络脉满而经脉虚。”

2. 指十五别络。灵 1“经脉十二，络脉十五。”张介宾：“十二经各有络脉，如手太阴别络在列缺之类是也。”素 63“邪客于经……必中其经，非络脉也。”张志聪：“络脉者，大络也。”

3. 指浮络。灵 10“诸脉之浮而常见者，皆络脉也……脉之见者皆络脉也。”

骆（luò 駱）

见“骆驼毛”。

【骆驼毛】 中药名。为驼科骆驼属动物双峰驼的毛。镇惊，收涩，解毒。主治惊痫癫狂，赤白带下，崩漏，痔疮等。神 4“六畜毛蹄甲味咸，平。主鬼疰，蛊毒，寒热，惊痫，痓，癫疾狂走。骆驼毛尤良。”

绝（jué 絕）

1. 断，不连属。《说文·糸部》：“绝，断丝也。”灵 48“近者编绝，久者简垢。”素 17“绵绵其去如弦绝，死。”难 8“根绝则茎叶枯矣。”

2. 断绝。素 18“人以水谷为本，故人绝水谷则死。”素70“无致邪，无失正，绝人长命。”灵60“非能绝其命而倾其寿者也。”灵70“请从其本引其末，可使衰去而绝其寒热。”

3. 停止；中止。素18“人一呼脉四动以上曰死，脉绝不至曰死……盛喘数绝者，则病在中。”王冰：“绝，为暂断绝也。”素70“根于外者，命曰气立，气止则化绝。”素74“神门绝，死不治。”

4. 断根，除根。灵52“故石者绝而止之，虚者引而起之。”张介宾：“石，实也。绝而止之，谓实者可泻，当决绝其根而止其病也。”

5. 阻绝，阻隔。素3“阳气者，大怒则形气绝，而血菀于上，使人薄厥。”马莳：“若大怒而不清净，则形气经络阻绝不通。”素28“隔塞闭绝，上下不通，则暴忧之病也。”灵62“故络绝则径通，四末解则气从合，相输如环。”

6. 过，穿过。灵7“先浅刺绝皮，以出阳邪；再刺则阴邪出者，少益深，绝皮致肌肉，未入分肉间也。”张介宾：“绝，透也。”素61“故取盛经分腠，绝肤而病去者，邪居浅也。”

7. 衰竭，虚衰。素3“故阳强不能密，阴气乃绝。”张介宾：“孤阳独用，不能固密，则阴气耗而竭绝矣。”灵28“阴气盛而阳气绝，故为唏。”难12“阳绝补阴，阴绝补阳，是谓实实虚虚，损不足益有余。”徐大椿：“绝者，虚也，不足也。”

8. 尽。素79“三阳为表，二阴为里，一阴至绝作朔晦。”吴崑：“其绝者，有尽阴之义，犹月之晦也。”

9. 遏止；终止。素25“水得土而绝。”金20“妇人得平脉，阴脉小弱，其人渴，不能食，无寒热，名妊娠……设有医治逆者，却一月加吐下者，则绝之。”唐宗海：“绝之二字，究属何义，尚待评求。同年秦鸿仪曰：‘此医治之逆，再一月，反吐下之，则胎动而必堕，是断绝其妊娠也。’其说颇通。”又，黄元御：“此中气之败，不关胎故，则调燮中气，绝其病本也。”魏念庭：“将妊娠中之气血初聚者，易散矣，必绝其医药。”

10. 抛弃，违背。素80“不知此道，失经绝理，亡言妄期，此谓失道。”吴崑：“失经绝理，谓失乎经旨，悖乎常理也。

11. 灭亡，灭绝。《广雅·释诂四》：“绝，灭也。”灵1“令终而不灭，久而不绝。”灵5“九针之玄，要在终始，故能知终始，一言而毕，不知终始，针道咸绝。”

12. 损伤。素25“此皆绝皮伤肉，血气争黑。”

13. 极盛，独盛。伤245“太过者，为阳绝于里，亡津液，大便因鞕也。”程郊倩：“阳绝于里者，孤阳独治，无阴液以和之，大便因硬而成内实证，则不得不用大承气汤矣，咎在过亡津液也。”又，成无己：“汗出多者亡其阳，阳绝于里，肠胃干燥，大便因硬也。”伤246“脉浮而芤，浮为阳，芤为阴，浮芤相搏，胃气生热，其阳则绝。”钱天来：“绝者，非断绝、败绝之绝，言阳邪独治，阴气虚竭，阴阳不相为用，故阴阳阻绝而不相流通也。”

14. 副词。表示程度。相当于“最”、“极”。素7“凡持真脉之藏脉者，肝至悬绝……心至悬绝。”森立之：“悬者，弦强紧急之义……绝者，甚也，非结代止绝之谓也……盖悬绝者，弦紧甚之义。”又，滑寿：“愚谓悬绝，如悬丝之微而欲断也。”素42“心风之状，多汗恶风，焦绝，善怒吓。”又，王冰：“焦绝，谓唇焦而文理断绝也。”吴崑：“绝，唇口裂也。”杨上善：“绝，不通也。言热不通也。”

【绝子】 绝孕，不孕。神2“卷柏味辛，温。主五脏邪气，女子阴中寒热痛，癥瘕，血闭，绝子。”

【绝灭】 灭亡，死亡。素2“天地四时不相保，与道相失，则未央绝灭。”王冰：

“与道相失，则天真之气，未期久远而致灭之。”灵 5“五藏空虚，筋骨髓枯，老者绝灭，壮者不复矣。”

【绝孕】 不孕。神 2“紫石英味甘，温。主心腹咳逆邪气，补不足，女子风寒在子宫，绝孕十年无子。”神 4“锡镜鼻主女子血闭，癥瘕伏肠，绝孕。”

【绝伤】 折伤。神 2“干漆味辛，温。主绝伤。”神 3“栝楼味苦，寒。主消渴，身热，烦满大热。补虚安中，续绝伤。”

【绝汗】 症状名。病人真气败绝，临终时的汗出现象。其特征是汗暴出如珠，着身不流；或暴出如油，兼见喘而不休。素 16“太阳之脉……其色白，绝汗乃出，出则死矣。”王冰：“绝汗，谓汗暴出如珠而不流，旋复干也。”张介宾：“绝汗者，暴出如油，不能收也。”灵 10“绝汗乃出，故旦占夕死，夕占旦死。”难 24“阴阳相离则腠理泄，绝汗乃出，大如贯珠，转出不流，即气先死。”

【绝骨】

1. 穴名。即阳辅穴。属足少阳胆经。位于小腿前外侧，足外踝尖上 4 寸，腓骨前缘，当趾长伸肌与腓骨短肌之间凹陷处。素 36“按之不可，名曰胕髓病，以镵针针绝骨出血，立已。”王冰：“绝骨，阳辅穴也。”丹波元简：“王以为阳辅，张以为悬钟。考《甲乙》阳辅在足外踝上四寸，辅骨前，绝骨端，如前二分。悬钟在足踝上三寸。而按《经》中无悬钟穴。如阳辅，则见《本输》篇。当从王注。”

2. 人体部位名。指外踝直上 3 寸许腓骨的凹陷处。腓骨至此尽，故称绝骨。灵 10“胆足少阳之脉……直下抵绝骨之端。”张介宾：“绝骨，外踝上骨际曰绝骨。”

【绝筋】 断筋。神 2“干地黄味甘，寒。主折跌绝筋，伤中。”

【绝道】 别的通道。灵 10“诸络脉皆不能经大节之间，必行绝道而出入，复合于皮中。”张志聪：“绝道者，别道也。盖胃腑所出之血气，行于经别者，从经别而出于络脉，复合于皮中。”又，张介宾：“绝道，间道也……络脉所行，乃不经大节，而于经脉不到之处，出入联络以为流通之用。”

绞（jiǎo 絞）

1. 扭结。见“绞痛”。

2. 挤压。伤 155“以麻沸汤二升渍之，须臾，绞去滓，内附子汁，分温再服。”金 5“浸之一宿，绞取汁……更绞地黄汁，和，分再服。”

【绞痛】 扭结疼痛剧烈。素 74“少阴之复，燠热内作，烦躁，鼽嚏，少腹绞痛。”

骇（hài 駭）

惊惧。见“惊骇”。

统（tǒng 統）

统摄，主管。《汉书・董贤传》集注：“统，领也。”素 66“甲己之岁，土运统之。”张志聪：“统者，五运相袭而皆治之。”

十 画

耗（一、hào）

1. 消耗，耗损。素 14“精孤于内，气耗于外。”素 39“劳则气耗。”素 70“火见燔焫，革金且耗。”

2. 衰败。素 70“鳞虫耗，倮虫不育。”

（二、mào）

通“眊”。乱。《荀子·修身》：“少而理曰治，多而乱曰耗。”素 1“以欲竭其精，以耗散其真。”又，林亿：“按《甲乙经》‘耗’作‘好’。”胡澍：“耗，读嗜好之‘好’，好亦欲也。”

挈（qiè）

1. 提起，悬持。素 44“心气热则下脉厥而上，上则下脉虚，虚则生脉痿，枢折挈，胫纵而不任地也。”王冰：“膝腕枢纽如折去而不相提挈。”

2. 掌握。素 1“余闻上古有真人者，提挈天地，把握阴阳。”

泰（tài）

山名。泰山的省称。见“泰山”。

【泰山】 五岳之一，位于山东省的中部。神 2“青芝味酸，平……生泰山。”

秦（qín）

古部落名，后指该部落所辖之地。见“秦亭”等。

【秦艽】 中药名。又称秦胶、西秦艽等。为龙胆科龙胆属植物大叶秦艽、粗茎秦艽、麻花艽的根。辛、苦，微寒。入胃、肝、胆经。祛风湿，清虚热，退黄。主治风湿痹痛，筋骨拘挛，手足不遂，骨蒸潮热，小儿疳热，湿热黄疸。神 3“秦艽味苦，平。主寒热邪气，寒湿风痹，肢节痛，下水，利小便。”

【秦皮】 中药名。为木犀科白蜡树属植物大叶梣、尖叶梣、白蜡树和宿柱梣的树皮。苦、涩，寒。入肝、胆、大肠经。清热燥湿，清肝明目。主治湿热泻痢，带下阴痒，目赤肿痛，目生翳障，肺热气喘咳嗽。组方有白头翁汤、白头翁加甘草阿胶汤。神 3“秦皮味苦，微寒。主风寒湿痹，洗洗寒气。除热，目中青翳瞖，白膜。”

【秦亭】 古地名。秦人的发祥地。故址在今甘肃省天水市清水县东北秦亭铺乡（秦亭乡）秦子铺村。神 4“狼毒味辛，平……生秦亭山谷。”

【秦椒】 中药名。为花椒的别名。为芸香科花椒属植物青椒或花椒的果皮。辛，温，有小毒。入脾、胃、肾经。温中止痛，燥湿止泻，杀虫止痒。主治脾胃虚寒的脘腹冷痛，蛔虫腹痛，呕吐泄泻，肺寒咳喘，龋齿牙痛，阴痒带下，湿疹皮肤瘙痒。神 2“秦椒味辛，温。主风邪气，温中，除寒痹，坚齿发，明目。”

珠（zhū）

1. 玉珠。喻脉象圆滑流利。见“连珠”。

2. 有光泽的圆粒。难 24“绝汗乃出，大如贯珠，转出不流，即气先死。”

【珠子】 有光泽的圆粒。伤 65“以杓

十画

扬之，水上有珠子五六千颗相逐。”

素（sù）

1. 白色。素 70“阳明在泉……其治辛苦甘，其谷丹素。”

2. 根本，本质。《广雅·释诂三》:“素，本也。”见“素问”。

3. 平素，向来。素 30“所上之处，皆非其素所能也。”王冰:“素，本也。”素 34“是人者，素肾气胜。”高世栻:“是人有寒者，平素肾气胜。”金 12“其人素盛今瘦，水走肠间，沥沥有声，谓之痰饮。”

4. 广博。《方言》卷十三:“素，广也。”《广雅·释诂四》:“素，博也。”灵 19“疠风者，素刺其肿上。”又，《太素》卷二十三、《甲乙经》卷十一“素”并作“索”。杨上善:“索，苏作反，散也。”

【素化】 运气术语。指五色以白色变化为主的景象。素 74“司气为素化。”张介宾:“金运司气则色化素白，乙庚年是也。”高世栻:“乙庚化金，本于天之素气，故司气为素化。”

【素问】 又称《黄帝内经素问》。书名最早见于张仲景《伤寒杂病论·序》，晋代皇甫谧《甲乙经·序》认为是《汉书·艺文志》所载《黄帝内经》的一部分。著录于《隋书·经籍志》。全书 9 卷，81 篇。历经传抄，《隋书》所载仅八卷，已缺第七卷，至唐代已见“世本纰缪，篇目重叠，前后不伦，文义悬隔”。经王冰次注整理，并补入七篇大论，详论运气。宋代林亿校正刊行，流传至今，仍缺《刺法论》《本病论》二篇(现行本《刺法论》《本病论》，经历代学者考证，为宋代人所作)。素，本始，本质；问，询问。黄帝问于岐伯，以问答形式讨论人体生命与疾病之理，故名“素问”。一说为平素问答之作，故名。

【素天之气】 白色的金气。素 67“素天之气经于亢氐昴毕。”张介宾:“素，白色，金之气也。”

匿（nì）

隐藏。《广雅·释诂四》:“匿，藏也。”素 2“早卧晚起，必待日光，使志若伏若匿，若有私意，若已有得。”灵 75“铍石所取，形不可匿，常不得蔽，故命曰去爪。”难 20:“经言脉有伏匿，伏匿于何藏而言伏匿耶?”

蚕（cán 蠶）

昆虫名。蚕蛾科和天蚕科昆虫的通称。素 18“目裹微肿如卧蚕起之状，曰水。”金 14“视人之目窠上微拥，如蚕新卧起状。”

盏（zhǎn 盞）

酒、水等的计量单位。金 4“水一盏半，煎至八分。”

恚（huì）

愤怒；怨恨。素 21“凡人之惊恐恚劳动静，皆为变也。”神 2“牡蛎味咸，平。主伤寒寒热，温疟洒洒，惊恚怒气。”

【恚怒】 愤怒，生气。难 49“形寒饮冷则伤肺，恚怒气逆上而不下则伤肝。”

【恚嗔】 怨怒。素 1“有圣人者……适嗜欲于世俗之间，无恚嗔之心。”

捕（bǔ）

捕捉，捉拿。素 22“善恐如人将捕之。”灵 10“心惕惕如人将捕之。”

振（zhèn）

1. 振作；奋起。素 49“三月一振荣华，万物一俯而不仰也。”高世栻:“三月之时，振动发生，草木向荣而华秀。”吴崑:“振，物性鼓动也。”

2. 摇动。素 70“胁痛目赤，掉振鼓栗，筋痿不能久立。”

3. 抖动，振颤。伤 87“亡血家，不可发汗，发汗则寒栗而振。”伤 101“复与柴胡汤，必蒸蒸而振，却复发热汗出而解。”

4. 拂试。见“振埃 2”。

【振发】 怒发。素 69“东方生风……其令风，其变振发。”王冰：“振，怒也。发，出也。”

【振拉】 摇动拔折。素 69“四维发埃昏骤注之变，则不时有飘荡振拉之复。”

【振振】 振颤动摇貌。伤 67“发汗则动经，身为振振摇者，茯苓桂枝白术甘草汤主之。”伤 82“太阳病，发汗，汗出不解，其人仍发热，心下悸，头眩，身瞤动，振振欲擗地者，真武汤主之。”

【振埃】

1. 刺法名。五节刺法之一。指刺外经，去阳病的方法。灵 75“一曰振埃……振埃者，刺外经，去阳病也。”

2. 拂去尘埃。灵 75“请言振埃，尚疾于振埃。”张介宾：“振埃者，犹振落尘埃。”

【振栗】 颤抖。素 71“振栗谵妄，少气嗌干引饮。”伤 94“太阳病未解，脉阴阳俱停，必先振栗汗出而解。”方有执：“振，鼓战；栗，悚缩。”

【振掉】 振颤动摇。素 17“骨者髓之府，不能久立，行则振掉，骨将惫矣。”

【振凓】 颤抖。素 71“民病咳嗌塞，寒热发，暴振凓癃闷。”

【振寒】 恶寒战栗。灵 28“寒气客于皮肤，阴气盛，阳气虚，故为振寒寒慄。”张介宾：“振寒者，身怯寒而振栗也。”伤 60“下之后，复发汗，必振寒，脉微细。”

【振慄】 颤抖。素 74“郁冒不知人，乃洒淅恶寒，振慄谵妄。”

【振拉摧拔】 毁坏拔除。素 70“发生之纪……其变振拉摧拔。”王冰：“振，谓振怒。拉，谓中折。摧，谓仆落。拔，谓出本。”素 71“其运风鼓……其变振拉摧拔。”张介宾：“摧，败折也。”

载（zài 載）

承载，负载。素 67“地者，所以载生成之形类也。”素 25“天覆地载，万物悉备，莫贵于人。”

起（qǐ）

1. 起立；站起。灵 4“微滑为骨痿，坐不能起，起则目无所见。”素 58“岐伯再拜而起曰：臣请言之。”素 75“坐不得起，卧者便身全。”

2. 耸立，竖起。素 56“邪之始入于皮也，泝然起毫毛，开腠理。”王冰：“起，谓毛起竖也。”灵 50“肝举而胆横，眦裂而目扬，毛起而面苍，此勇士之由然者也。”

3. 起床。素 2“春三月，此谓发陈……夜卧早起，广步于庭。”灵 57“目窠上微肿，如新卧起之状。”灵 71“天有昼夜，人有卧起。”

4. 醒悟。灵 18“卫气行于阴二十五度，行于阳二十五度，分为昼夜，故气至阳而起，至阴而止。”张志聪：“故气至阳则卧起而目张，至阴则休止而目瞑。”

5. 扶持。灵 52“故石者绝而止之，虚者引而起之。”张介宾：“引而起之，谓虚者宜补，当导助其气而振其衰也。”

6. 凸出；高起。灵 6“若形充而颧不起者骨小，骨小则夭矣。”灵 54“三部三里起，骨高肉满，百岁乃得终。”马莳：“面之三里，即三部也，皆已耸起。”素 41“成骨在膝外廉之骨独起者。”

7. 治愈；好转。灵 44“是必以藏气之所不胜时者甚，其所胜时者起也。”灵 72“气脱而疾，中气不足，病不起也。”素 22“病在肝，愈于夏，夏不愈，甚于秋，秋不死，持于冬，起于春，禁当风。”

8.（使死者）复活。灵 60“能杀生人，不能起死者也。”

9. 物体自下而上的动作。①升腾，升

浮。素 3“阴者，藏精而起亟也。”森立之：“起者，自内赴表也。”素 71“白埃四起，云趋雨府。”②涌起。素 27“卒风暴起，则经水波涌而陇起。”③浮起，鼓起。灵 57“以手按其腹，随手而起，如裹水之状……按其腹，窅而不起。”④勃起。灵 13“阴器不用，伤于内则不起，伤于寒则阴缩入。”灵 65“士人有伤于阴，阴气绝而不起。”素 70“阴痿气大衰而不起不用。”⑤肿胀。灵 4“脉大者，尺之皮肤亦贲而起。”

10. 怒张，过度充盈。灵 57“色苍黄，腹筋起。”灵 74“耳间青脉起者，掣痛。”灵 59“血气之输，输于诸络，气血留居，则盛而起。”

11. 引动；兴起。素 25“伏如横弩，起如发机。”素 26“阴阳相错，真邪不别，沉以留止，外虚内乱，淫邪乃起。”素 70“少阳司天，火气下临，肺气上从，白起金用。”

12. 兴盛，旺盛。素 71“炎暑将起，中外疮疡。”金 1“甲子夜半少阳起。”

13. 发生，产生。素 5“病之始起也，可刺而已。”灵 7“故用针者，不知年之所加，气之盛衰，虚实之所起，不可以为工也。”灵 46“卒风暴起，则刚脆之木，枝折杌伤。”

14. 创建，制定。灵 78“夫圣人之起天地之数也，一而九之，故以立九野。”灵 38“圣人之为道者……必有明法，以起度数，法式检押，乃后可传焉。”

15. 开始，起始。灵 10“肺手太阴之脉，起于中焦，下络大肠。”素 60“冲脉者，起于气街。”素 8“毫氂之数，起于度量。”

16. 源起，起因于。素 21“故春秋冬夏，四时阴阳，生病起于过用。”灵 44“夫百病之所始生者，必起于燥湿寒暑风雨。”素 80“起所有余，知所不足。”张介宾：“起，兴起也。”吴崑：“起，病之始也。”

17. 动，搏动。素 79“秋三月之病，三阳俱起，不治自已。”森立之：“三阳脉俱起动者，秋湿正去，阳气方应之兆也。”

18. 显现。灵 59“色起两眉薄泽者，病在皮。”

19. 用在动词后。①表示向上。灵 24“厥头痛，面若肿起而烦心。”②多与“从”配合，表述动作开始。金 8“奔豚病，从少腹起，上冲咽喉。”

20. 用在形容词后，比较形状和程度的差异。素 58“脉满起斜出尻脉，络胸胁支心贯鬲。”

21. 介词。放在时间或处所词的前面，表示始点，相当于“从”、“自”。灵 4“微大为石水，起脐已下至小腹腄腄然。”

【起止】 举动。神 3“湿痹死肌，不可屈伸，起止行步。”

【起步】 起身步行，散步。灵 6“起步内中，无见风。”

【起居】

1. 举动，行动。素 5“年四十，而阴气自半也，起居衰矣。”

2. 指日常活动。素 1“食饮有节，起居有常，不妄作劳。”灵 66“起居不节，用力过度，则络脉伤。”

盐（yán 鹽）

中药名。食盐。为海水或盐井、盐池、盐泉中的盐水经煎、晒而成的结晶体。咸，寒。入胃、肾、大小肠经。涌吐，凉血，解毒，软坚。主治食停上脘，心腹胀痛，胸中痰癖，二便不通，气淋，尿血，齿龈出血，喉痛，牙痛，疮疡，毒蛇螫伤。组方有头风摩散方。素 12“鱼者使人热中，盐者胜血。”

【盐池】 产盐的沼泽。神 4“卤碱味苦，寒……除邪及吐下蛊毒，柔肌肤。生河东盐池。”

损（sǔn 損）

1. 减少；亏损。《玉篇·手部》：“损，减少也。”素45“阳气衰，不能渗营其经络，阳气日损，阴气独在。”难6“浮之损小，沉之实大，故曰阴盛阳虚。”金14“阳衰之后，营卫相干，阳损阴盛。”

2. 减轻，病情好转。灵49“人迎沉而滑者，病日损。”张介宾：“损，减也。”

3. 损伤。难14“一损损于皮毛，皮聚而毛落……损其肺者，益其气。”

4. 治法。即攻泻。素47“无损不足，益有余，以成其疹，然后调之。”灵23“益其不足，损其有余，乃可复也。”

5. 损失。灵38“瘦人者……易脱于气，易损于血。”

6. 虚损性病证。见“损者温之”。

7. 指损脉。难14“何谓损？一呼一至曰离经，二呼一至曰夺精，三呼一至曰困，四呼一至曰命绝，此谓损之脉也。”

【损脉】 脉搏次数少于正常人的脉象。难14“何谓损？一呼一至曰离经，二呼一至曰夺精，三呼一至曰困，四呼一至曰命绝，此谓损之脉也。至脉从下上，损脉从上下也。”丁锦：“夫损脉者，迟脉也。”

【损益】

1. 太过与不及。素66“上下相召而损益彰矣。”张志聪：“上下相感，而太过不及之气，昭然彰著矣。”素69“其德化政令之动静损益皆何如？”

2. 攻泻与补益。难81“将病自有虚实耶？其损益奈何？”

【损者温之】 治法术语。虚损性病证，用温养补益的方药治疗。素74“散者收之，损者温之。”

都（一、dū）

1. 水停聚之处。《水经注·文水》：“水泽所聚谓之都。”素3“溃溃乎若坏都，汩汩乎不可止。”又，王履：“都，犹堤防也……若堤防之崩坏，而所储之水奔散滂流，莫能以遏之矣。”杨上善：“若国都亡坏不可止也。”

2. 总，总共。《汉书·西域传》：“都护之起，自吉置也。”颜师古：“都，犹总也。”灵17“凡都合一十六丈二尺。”

3. 大。《广雅·释诂一》：“都，大也。”伤231“阳明中风，脉弦浮大而短气，腹都满，胁下及心痛。”又，钱潢：“腹都满，言遍腹皆满也。”

（二、dōu）

副词。①全，全部。伤174“半日许复服之，三服都尽，其人如冒状，勿怪。”金1“以此详之，病由都尽。”②起强调语气的作用。金20“妇人有漏下者，有半产后因续下血都不绝者，有妊娠下血者。”

耆（qí）

中药名。见“黄耆”。

热（rè 熱）

1. 温度高。与“冷”相对。素18“尺热曰病温，尺不热脉滑曰病风。”素35“至病之发也，如火之热，如风雨不可当也。”灵29“食饮者，热无灼灼，寒无沧沧。”素54“刺虚则实之者，针下热也，气实乃热也。”

2. 炎热的天气。素27“天暑地热，则经水沸溢。”素69“南方生热，热生火……其政明曜，其令热。”素70“地不满东南，右热而左温。”

3. 温热之气。灵68“已刺必熨，令热入中，日使热内，邪气益衰，大痈乃溃。”

4. 使温热。素34“人有身寒，汤火不能热，厚衣不能温。”

5. 温养。灵65“血气盛则充肤热肉。”

6. 热邪。素5“热伤气……热胜则肿。”素31“若此者，皆病已衰而热有所藏，因其谷气相薄，两热相合，故有所遗也。”灵81“热胜则腐肉，肉腐则为脓。”

7. 症状名。发热。素19“皮肤闭而为

热，当是之时，可汗而发也。”素35“疟先寒而后热者何也?”伤7“病有发热恶寒者，发于阳也；无热恶寒者，发于阴也。”

8. 病证名。以发热为主症的一类疾病或证候。素31“人之伤于寒也，则为病热。”张志聪:“言本寒邪而反为热病。”素70“治热以寒，温而行之。”灵1“刺诸热者，如以手探汤。”

9. 治法名。包括温法、补阳、祛寒等。素74“寒者热之……有病寒者，热之而寒。”

10. 指药物的性质之一。即热性。素74“寒热温凉，衰之以属。”神1“药……又有寒、热、温、凉四气。”

11. 指热性的药物或食物。素70“治寒以热，凉而行之。”素71“发表不远热，攻里不远寒。”素74“湿淫于内，治以苦热，佐以酸淡。”

12. 体质类型之一。阳热偏盛。灵59“膏者多气，多气者热，热者耐寒。”

13. 运气术语。指六气中少阴君火之气。素71“阳明、少商、少阴，热寒胜复同。”素74“少阴司天，其化以热。”

【热中】 病证名。由多种原因导致人体阳气偏亢，热邪内聚而出现疮疡、发热、发黄、多饮多食多尿等症状的病证。素40“夫子数言热中消中，不可服高梁芳草石药。”王冰:“多饮数溲，谓之热中。”素42“其人肥则风气不得外泄，则为热中而目黄。”素71“民病热中，聋瞑血溢，脓疮咳呕，鼽衄渴嚏欠，喉痹目赤，善暴死。”灵20“阳气有余，阴气不足，则热中善饥。”

【热气】

1. 炎热的天气。素70“热气妄行，寒乃复霜。”素74“热气大行，介虫不复。”

2. 运气术语。六气之一，即少阴热气。素66“少阴之上，热气主之。”素70“少阴司天，热气下临，肺气上从。”

3. 人体阳热之气。素5“寒气生浊，热气生清。”森立之:“寒气者，谓阴气、营气之属。热气者，谓阳气、卫气之属。”素39“按之则热气至，热气至则痛止矣。”灵39“热气因于针则针热，热则肉著于针，故坚焉。”

4. 指热邪。包括外感及内生的邪热之气。素35“此皆得之夏伤于暑，热气盛，藏于皮肤之内。”素39“热气留于小肠，肠中痛，瘅热焦渴则坚干不得出，故痛而闭不通矣。”素62“胃气热，热气熏胸中，故内热。”灵81“热气淳盛，下陷肌肤，筋髓枯。”

【热化】

1. 运气术语。天气炎热的变化。素71“夫六气之用，各归不胜而为化……少阴热化。”素74“少阴司天为热化。”马莳:“子午之岁，少阴司天而为热化，阳火耀耀，炎暑流行也。”

2. 用热药治疗，使疾病从热而变化。素71“同寒者以热化，同湿者以燥化。”高世栻:“同太阳之寒者，以气味之热而制化之。”

【热邪】 病因之一。引起阳热实证的病邪。灵75“凡刺热邪，越而苍，出游不归。”张志聪:“热邪者，阳气盛而留于肌腠之间，故为热也。”

【热汤】 热水，开水。伤166“用热汤七合，煮作稀糜。”

【热论】

1.《素问》篇名。本篇讨论了热病的概念、成因、主证、六经辨证、传变规律、治疗大法、预后及饮食宜忌等。由于专论热病，故名篇。

2.《黄帝内经》引用的古文献名。素33“且夫《热论》曰：汗出而脉尚躁盛者死。”

【热利】 病证名。指湿热痢疾。以身热，腹痛，下重，下利赤白为主症。主要由于湿热壅滞，熏灼肠道，损伤脉络所致。伤

371“热利下重者，白头翁汤主之。”

【热证】 证名。感受温热邪气，或寒邪入里化热，致使机体阳亢而有热象特点的证。伤141“寒实结胸，无热证者，与三物小陷胸汤。”

【热府】 运气术语。指气候炎热的时节。素71“少阳所至为热府、为行出。”高世栻:“少阳主热，故少阳所至为热府。”

【热毒】 火热病邪郁结成毒。素70“太阳在泉，热毒不生。”

【热药】 热性的药物。金12“咳满即止，而更复渴，冲气复发者，以细辛、干姜为热药也。”神1“治寒以热药，治热以寒药。”

【热俞】 治疗热病的一类腧穴。俞，通“腧”。素58“热俞五十九穴。”高世栻:“热俞，《水热穴论》治热之俞也。”

【热结】 病机名。热邪结聚的病理变化。神2“防葵味辛，寒。主疝瘕，肠泄，膀胱热结，溺不下。”神3“枳实味苦，寒。主大风在皮肤中，如麻豆苦痒。除寒热，热结。”

【热病】

1. 病名。①泛指一切外感热性病。素31“今夫热病者，皆伤寒之类也。”张志聪:“盖论外因之热病也。”②泛指一切热性疾病。包括外感、内伤等所致的热性病证。素32“诸治热病，以饮之寒水乃刺之，必寒衣之，居止寒处，身寒而止也。”③指感受热邪所致的疾病。难58“伤寒有五：有中风，有伤寒，有湿温，有热病，有温病，其所苦各不同。”

2.《灵枢经》篇名。本篇重点论述各种热病的不同病机、证候、治法和预后；同时还介绍了偏枯、痱病的症状和治法，以及热病五十九刺的腧穴；最后对胸满、心疝、喉痹、目中赤痛、风痉、如蛊、如怚等症状、治法和针刺腧穴等进行了阐述。马莳:“篇内所言诸病，而论热病更多，故名篇。”

【热淫】 热邪过盛。素74“岁少阴在泉，热淫所胜，则焰浮川泽，阴处反明。”张介宾:“淫，邪胜也，不务其德，是谓之淫。”

【热厥】 病证名。因醉酒或饱食后行房事，导致阴虚阳盛，以手足热为特点的病证。素45“热厥何如而然也……此人必数醉若饱以入房，气聚于脾中不得散，酒气与谷气相薄，热盛于中，故热遍于身，内热而溺赤也。夫酒气盛而慓悍，肾气有衰，阳气独胜，故手足为之热也。”灵9“刺热厥者，留针反为寒。”

【热痛】 灼热疼痛。金15“酒黄疸，心中懊侬或热痛，栀子大黄汤主之。”

【热粥】 亦作“热稀粥”。用于服药后的辅助治疗。服药后啜热稀粥少许，可借助水谷之力温脾胃，益津液，滋汗源，祛寒气，增强药物疗效，使邪去而正不伤。伤141“病在膈上必吐，在膈下必利，不利进热粥一杯，利过不止，进冷粥一杯。”伤386“饮热粥一升许，微自温，勿发揭衣被。”金2“汗不出，食顷，啜热粥发之。”

【热痹】 病名。因阴气虚而阳气盛，复感风寒湿邪化热所致，以关节红肿热痛，或发热，口渴等为主要表现。素64“厥阴有余病阴痹，不足病生热痹。”

【热入血室】 病证名。妇女在经期或产后感受外邪，邪热乘虚侵入血室，与血相结所出现的病证。临床见下腹部或胸胁下硬满，寒热往来，白天神志清醒，夜晚则胡言乱语，神志异常等。伤145“妇人伤寒，发热，经水适来，昼日明了，暮则谵语，如见鬼状者，此为热入血室，无犯胃气及上二焦，必自愈。”伤142“妇人中风，发热恶寒，经水适来，得之七八日，热除而脉迟身凉。胸胁下满，如结胸状，谵语者，此为热入血室也，当刺期门，随其实而取之。”金22“妇人中风，七八日续来寒热，发作有时，经水适断，此为热入血室。”

【热无犯热】 因时用药方法之一。指在炎热的季节，一般不用热性药物。素 71“热无犯热，寒无犯寒，从者和，逆者病，不可不敬畏而远之。”

【热因热用】 反治法之一。指用热性的方药治疗表象为热的病证的治法。素 74“热因热用，寒因寒用。”

【热则疾之】 治法术语。指热证针刺用速刺少留针的方法治疗。灵 10“为此诸病，盛则泻之，虚则补之，热则疾之，寒则留之。”杨上善：“热盛冲肤，闭而不通者，刺之摇大其穴，泻也。”马莳：“热则泻者，疾去其针。”

【热极生寒】 病机术语。热性病证发展到极点向寒性病证转化的病理过程。素 5“寒极生热，热极生寒。”张志聪：“热极生寒，阳变为阴也。”

【热者寒之】 治法术语。指热性病证用寒凉的方药治疗。素 74“寒者热之，热者寒之。”

【热胜则肿】 病机术语。邪热过盛，出现痈肿的变化。素 5“热胜则肿。”王冰：“热胜则阳气内郁，故洪肿暴作，甚则荣气逆于肉理，聚为痈脓之肿。”

【热结膀胱】 证名。伤寒太阳病不解，化热入里，与血相搏，结于膀胱，临床见下腹硬满，拘急不舒，小便自利，发热而不恶寒，神志如狂等。伤 106“太阳病不解，热结膀胱，其人如狂，血自下，下者愈。”

恐（kǒng）

1. 害怕，畏惧。五志之一，与肾相应。素 5“恐伤肾，思胜恐。”素 22“肝病者……善恐如人将捕之。”王冰：“恐，谓恐惧，魂不安也。”灵 78“精气并肝则忧，并心则喜，并肺则悲，并肾则恐，并脾则畏。”

2. 担心，恐怕。灵 48“细子恐其散于后世，绝于子孙。”素 40“夫热气慓悍，药气亦然，二者相遇，恐内伤脾。”伤 332“今反能食者，恐为除中。”

【恐畏】 畏惧，惧怕。灵 43“心气盛则梦善笑恐畏。”

【恐惧】 惧怕。灵 8“恐惧者，神荡惮而不收。心怵惕思虑则伤神，神伤则恐惧自失。”素 17“是知阴盛则梦涉大水恐惧。”

【恐悸】 惊悸，惊慌。神 2“茯苓味甘，平。主胸胁逆气，忧恚，惊邪恐悸，心下结痛。”

捣（dǎo 擣）

捶，舂。神 4“梓白皮……叶，擣傅猪疮，饲猪肥大三倍。”伤 71“右五味，擣为散，以白饮和服方寸匕。”金 19“以苦酒渍乌梅一宿，去核，蒸之五升米下，饭熟擣成泥，和药令相得。”

壶（hú 壺）

盛液体的圆形器具。见“瓠壶”。

埃（āi）

1. 灰尘。素 70“涸流之纪……其主埃郁昏翳。”素 71“太虚苍埃，天山一色。”素 74“少阳之复……面如浮埃。”

2. 指土湿之气。素 69“复则埃郁，大雨且至，黑气乃辱。”张介宾：“火衰水亢，土则复之。”

【埃云】 土湿之气形成的云雾。素 69“土不及，四维有埃云润泽之化，则春有鸣条鼓拆之政。”

【埃昏】

1. 浑浊不清。素 71“木郁之发，太虚埃昏，云物以扰，大风乃至。”素 74“风淫所胜，则太虚埃昏，云物以扰。”

2. 土湿之气形成乌云。素 69“夏有惨凄凝冽之胜，则不时有埃昏大雨之复。”

【埃烟】 烟尘。灵 75“大气逆上，喘喝坐伏，病恶埃烟。”

【埃雾】 土湿之气形成的云雾。素 69

“岁水太过……大雨至，埃雾朦郁，上应镇星。”

【埃溽】 土气湿润。素 71“太阴所至为埃溽，少阳所至为炎暑。”高世栻：“埃，犹土也；溽，湿热也。”

聂（一、niè 聶）

轻小。见“聂聂 1”。

（二、zhé 聶）

通“襵”，褶皱。见“聂辟”。

（三、yè 聶）

同“擛”。木叶动貌。见“聂聂 2”。

【聂聂】

1. 聂聂（niè niè）。轻虚平和貌。素 18“平肺脉来，厌厌聂聂，如落榆荚，曰肺平。”张志聪：“聂聂，轻小也。”

2. 聂聂（yè yè）。微动貌。金 14“皮水为病，四肢肿，水气在皮肤中，四肢聂聂动者，防己茯苓汤主之。”

【聂$_2$辟】 通“襵襞”。肌肤褶皱。素 62“虚者聂辟气不足，按之则气足以温之，故快然而不痛。”王冰：“聂，谓聂皱。辟，谓辟叠也。”丹波元简：“聂辟，襵襞也。”又，森立之：“聂，慑弱也。辟，辟易也。即正气衰弱之谓也，不能拒攘外邪也。”姚止庵：“聂辟，怯弱也。”

莽（mǎng）

丛生的草。《小尔雅·广言》“莽，草也。”见“林莽”。

【莽草】 中药名。又名芒草、鼠莽等。为八角科八角茴香属植物狭叶茴香的叶。辛，温，有毒。祛风止痛，消肿，杀虫。主治头风，皮肤麻痹，痈肿，乳痈，瘰疬，喉痹，疝瘕，癣疥，秃疮，风虫牙痛，狐臭。神 4“莽草味辛，温。主风头，痈肿，乳痈，疝瘕。除结气，疥瘙。杀虫鱼。”

莫（mò）

1. 代词。没有什么；没有谁。素 25“天覆地载，万物悉备，莫贵于人。”素 69“肖者瞿瞿，莫知其妙。”灵 29“人之情，莫不恶死而乐生。”

2. 副词。①表示否定。不，不能。素 26“正邪者……其中人也微，故莫知其情，莫见其形。”素 68“迎浮云莫知其极。”②表示劝诫。不要，不能。伤 213“若一服谵语止者，更莫复服。”③对动作变化完成情况的否定，相当于“未”、“没有”。素 62“身形有痛，九候莫病，则缪刺之。”

荼（tú）

草名。见“荼草”。

【荼草】 中药名。苦菜的别称。见该条。神 2“苦菜味苦，寒……一名荼草，一名选。”

莝（cuò）

铡碎的草。见“去宛陈莝”。

晋（jìn 晉）

古代侯国名。见“晋地”等。

【晋山】 先秦地名。今山西太行山脉。神 3“芜荑味辛，平……生晋山川谷。”

【晋地】 地名。指山西省境。神 2“龙齿，主小儿、大人惊痫……生晋地川谷。”

【晋阳】 先秦地名。今山西省太原。神 3“淮木味苦，平……生晋阳平泽。”

恶（一、è 惡）

1. 害，祸患。灵 24“头痛不可刺者，大痹为恶。”丹波元简：“此谓大痹为患。”

2. 坏，不好。灵 46“如此则肠胃恶，恶则邪气留止，积聚乃伤。”马莳：“恶者，犹俗云不好也。”张介宾：“肠胃薄恶，气禀之有亏也。”灵 47“爪恶色黑多纹者，胆结也。”①指颜色枯槁无光泽。素 71“嗌干面尘色恶。”灵 64“血气皆少则耳焦恶色。”②指病脉。素 19“善者不可得见，恶者可见。”杨上善：“恶者，病脉也。”

3. 腐败。神 4“诸恶疮疡，金创，煮饮之。”见“恶肉”。

4. 丑陋。灵 64“血气盛则髭美，血少气多则髭恶。”

5. 古人指不正之气。如邪恶鬼祟之类。见“中恶”。

6. 秽浊肮脏的。见“恶物”。

7. 粗俗，凶狠。素 17“衣被不敛，言语善恶，不避亲踈者，此神明之乱也。”

（二、wù 恶）

1. 讨厌，憎恶。素 11“恶于针石者，不可与言至巧。”素 23“五藏所恶：心恶热，肺恶寒，肝恶风，脾恶湿，肾恶燥，是谓五恶。”金 1“五脏病各有所恶，各随其所不喜者为病。”

2. 惧怕。灵 29“人之情，莫不恶死而乐生。”灵 75“大气逆上，喘喝坐伏，病恶埃烟。”素 30“故闻木音而惊者，土恶木也。”吴崑：“恶其克贼也。”

3. 忌，不宜。素 24“刺太阳出血恶气，刺少阳出气恶血。”吴崑：“恶，去声。出者，由其天数之多；恶者，由其天数之少也。”

4. 毁伤。素 49“阳气与阴气相薄，水火相恶，故惕然而惊也。”

（三、wū）

疑问代词。相当于“何”、“怎么”。《广韵·模韵》：“恶，安也。”灵 1“未睹其疾，恶知其原……逆而夺之，恶得无虚；追而济之，恶得其实。”灵 35“当泻则泻，当补则补，如鼓应桴，恶有不下者乎？”灵 49“明堂润泽以清，五官恶得无辨乎？”

【恶$_2$水】 厌恶水。金 12“水在心，心下坚筑，短气，恶水不欲饮。”

【恶气】

1. 灾害性气候。素 2“恶气不发，风雨不节。”王冰：“恶，谓害气也。”

2. 致病的邪气。神 2“水苏……辟口臭，去毒，辟恶气。”

3. 指瘀血、败血、脓毒等病理产物。灵 19“疠风者，素刺其肿上，已刺，以锐针针其处，按出其恶气，肿尽乃止。”张志聪：“恶气者，恶疠之邪。”灵 57“因有所系，癖而内著，恶气乃起，瘜肉乃生。”

【恶风】

1. 恶（è）风。暴疠之风。素 17“来徐去疾，上虚下实，为恶风也。故中恶风者，阳气受也。”高世栻：“恶风，疠风也。”神 3“防风……主大风，头眩痛，恶风，风邪。”

2. 恶（wù）风。①症状名。怕风。素 36“疟发则汗出恶风。”金 2“风湿，脉浮身重、汗出恶风者，防己黄芪汤主之。”伤 2“太阳病，发热，汗出，恶风，脉缓者，名为中风。”②肝的生理特性。肝与风气相通，风易伤肝，肝病又多动风，故有畏惧风邪的特性。素 23“五藏所恶……肝恶风。”

【恶火】

1. 恶（è）火。伤害人体的火热之气。灵 12“灸而过此者得恶火，则骨枯脉涩。”张介宾：“灸过其度，非惟无益，反以害之，是恶火也。”杨上善：“火无善恶，火壮伤多，故名恶火。”

2. 恶（wù）火。症状名。怕火。即怕热喜冷，素 30“邪客之则热，热甚则恶火。”

【恶灰】 中药名。石灰的别称。见该条。神 4“石灰味辛，温。主疽疡疥瘙，热气恶疮，癞疾，死肌，堕眉……一名恶灰。”

【恶虫】 泛指人体内的寄生虫。神 3“通草味辛，平。主去恶虫，除脾胃寒热。”本药《名医别录》文作“去三虫”，《诸病源候论》卷十八统称为“九虫”。

【恶肉】

1. 指腐肉。神 3“葈耳实，味甘，温。主风头寒痛……去恶肉死肌。”神 4“地榆味苦，微寒……止痛，除恶肉。”

2. 指赘疣及瘢痕疙瘩一类病证。神 3“鳖甲味咸，平。主心腹癥瘕，坚积，寒热。

去痞、息肉、阴蚀、痔、恶肉。”神 4“䕡茹味辛，寒。主蚀恶肉，败创死肌，杀疥虫，排脓恶血。”

【恶血】 瘀血。指血液运行不畅，或体内残存的离经之血。素 54“菀陈则除之者，出恶血也。”王冰:“言络脉之中血积而久者，针刺而除去之也。”灵 4“有所堕坠，恶血留内。”神 4“水蛭味咸，平。主逐恶血，瘀血月闭。”

【恶色】 枯槁晦暗之色。灵 64“血气皆少则耳焦恶色。”

【恶言】 无礼的言语。灵 4“肝脉急甚者为恶言。”张介宾:“肝强者，多怒少喜，故言多嗔恶也。”又，马莳:“盖肝生怒，肝气有余，则听言而恶也。”

【恶物】 肠中腐垢污秽之物。伤 233“当大便出宿食恶物，甚效。”

【恶疡】 即恶疮。神 4“羊桃味苦，寒。主熛热，身暴赤色，风水，积聚，恶疡。”

【恶毒】 指毒邪。神 2“石龙蒭……主心腹邪气，小便不利，淋闭，风湿，鬼疰，恶毒。”神 4“羊踯躅味辛，温。主贼风在皮肤中，淫淫痛，温疟，恶毒，诸痹。”

【恶鬼】 凶恶的鬼魅。神 2“朱砂……杀精魅邪恶鬼。”神 3“雄黄味苦，平……杀精物恶鬼邪气。”

【恶疮】 疮疡病情严重，溃烂浸淫不休，经久不愈者。金 14“发热不止者，必生恶疮。”神 4“连翘味苦，平。主寒热，鼠瘘，瘰疬，痈肿，恶疮。”

【恶$_2$热】

1. 症状名。怕热，是阳明病的主要症状。伤 182“身热，汗自出，不恶寒，反恶热也。”伤 183“虽得之一日，恶寒将自罢，即自汗出而恶热也。”伤 220“发热汗出，不恶寒反恶热，身重。”

2. 心的生理特性。心为阳脏属火，火热之邪伤人，易扰神明，故心具有憎恶火热的特性。素 23“五藏所恶：心恶热。”

【恶疾】 疑为“恶肉”之讹。指疣赘及瘢痕疙瘩等病。神 3“梅实味酸，平……去青黑痣，恶疾。”又，大风恶疾，即麻风病。

【恶$_2$湿】 怕湿。脾的生理特性。湿邪伤人，易犯脾土而致脾失健运，故脾忌讳湿。素 23“脾恶湿。”

【恶$_2$寒】

1. 症状名。怕冷。素 66“汗出头痛，身重恶寒，治在风府。”伤 1“太阳之为病，脉浮，头项强痛而恶寒。”伤 353“大汗出，热不去，内拘急，四肢疼，又下利厥逆而恶寒者，四逆汤主之。”

2. 忌讳寒凉的特性。①肺的生理特性。肺为娇脏，易被寒邪所伤，故忌讳寒。素 23“肺恶寒。”②气血的生理特性。寒性收引凝滞，妨碍气血运行，故憎恶寒凉。素 62“血气者喜温而恶寒，寒则涩不能流，温则消而去之。”

【恶$_2$燥】 怕燥。肾的生理特性。燥邪易使肾所藏的阴精受损，故肾忌讳燥。素 23“肾恶燥。”

【恶露】 产妇在分娩后，由阴道排出的瘀血、黏液，称为恶露。产后 3 周左右恶露即净，若超过 3 周恶露仍不净，则为病理现象，称为恶露不绝。金 21“产后七八日，无太阳证，少腹坚痛，此恶露不尽。”

【恶蚀疮】 病情严重的阴蚀疮。神 3“桐叶味苦，寒。主恶蚀疮著阴。”

【恶疮疡】 即恶疮。神 4“诸恶疮疡，金创。”

【恶疡疮】 即恶疡。神 4“狼牙味苦，寒。主邪气热气，疥瘙，恶疡疮，痔。”

蒡（qióng 藭）

中药名。见“芎蒡”。

茛（làng）

中药名。见“茛菪子”。

【莨菪子】 中药名。天仙子之别名，又名行唐、莨蔄子、牙痛子、熏牙子等。为茄科天仙子属植物莨菪、小天仙子的成熟种子。苦、辛，温，有大毒。入心、肝、胃经。镇痛，镇痉，定痫，平喘，止泻。主治脘腹疼痛，风湿痹痛，风虫牙痛，跌打伤痛，喘嗽不止，泻痢脱肛，癫狂，惊痫，痈肿疮毒。神 3“莨菪子味苦，寒。主齿痛出虫，肉痹拘急。使人健行，见鬼，多食令人狂走。久服轻身，走及奔马。强志，益力，通神。一名行唐。”

莳（shí）

中药名。见“苦莳”。

真（zhēn 眞）

1. 未经人为的东西。指本原、本性等。《汉书·杨王孙传》:“欲裸葬，以反吾真。”颜师古注:“真者，自然之道也。”见“天真”。

2. “修道成真”之人。《说文·匕部》:“真，仙人变形而登天也。”《字汇·目部》:“真，真人。”见“真人”。

3. 真实。《古今韵会举要·真韵》:“真，实也，伪之反也。”素 25“一曰治神，二曰知养身，三曰知毒药为真。”张志聪:“毒药所以攻邪者也，如知之不真，用之不当，则反伤其正气矣。”素 20“三候者，有天有地有人也，必指而导之，乃以为真。”又，王冰:“《礼》曰：疑事无质，质，成也。”据此，则王注“真”作“质”。神 1“土地所出，真伪陈新，并各有法。”

4. 真诚。指诚心学习的人。素 4“非其人勿教，非其真勿授。”张志聪:“故非学道之人勿教，非真诚之人勿传。”又，《太素》卷三“真”作“人”。

5. 正。指正确的方法。素 25“凡刺之真，必先治神。”灵 12“视其寒温盛衰而调之，是谓因适而为之真也。”张志聪:“真，正也。”素 46“有病颈痈者，或石治之，或针灸治之，而皆已，其真安在?”吴昆:“真，正治之法也。”《甲乙经》“真”作“治”。

6. 身。《淮南子·本经》:“神明藏于无形，精神反于至真。”高诱注:“真，身也。”素 2“逆其根，则伐其本，坏其真矣。”

7. 指人体正气，又称真气。素 1“以欲竭其精，以耗散其真。”张志聪:“真者，元真之气也。”素 26“阴阳相错，真邪不别，沉以留止，外虚内乱。”张志聪:“正不胜邪，则邪留不去，而正气反错乱矣。”素 71“凡此太阴司天之政……食岁谷以全其真……凡此少阴司天之政……食岁谷以全真气。”

8. 指五脏的精气。见“藏真”。

9. 指真脏脉。素 21“太阴藏搏者，用心省真。”王冰:“见太阴之脉伏鼓，则当用心省察之，若是真脏之脉，不当治也。”

10. 实在；的确。素 76“公何年之长而问之少，余真问以自谬也。”

【真人】 修道成真之人。此指掌握了天地阴阳变化规律，使精神形体完全适应自然的要求而达到养生最高标准的人。素 1“余闻上古有真人者，提挈天地，把握阴阳，呼吸精气，独立守神，肌肉若一，故能寿敝天地，无有终时，此其道生。”王冰:“真人，谓成道之人也。”张介宾:“真人，不假修为故曰真人。”

【真牙】 智齿。即生长最迟的第三臼齿，俗称尽头牙。素 1“故真牙生而长极。”王冰:“真牙，谓牙之最后生者。”

【真气】

1. 先天之元气。灵 75“真气者，所受于天，与谷气并而充身也。”马莳:“真气者，与生俱生，受之于天日。”张介宾:“真气，即元气也。”

2. 正气。素 35“夫疟之未发也，阴未并阳，阳未并阴，因而调之，真气得安，邪气乃亡。”张志聪:“邪气未发则正气未乱，因而谓之真气得安，邪气乃去，所谓治未病也。”灵5“无所止息者，真气稽留，邪气居之也。”马莳:“所谓气无止息者，正气稽留，而邪气反居之也。”灵27“独居分肉之间，真气不能周，故命曰周痹。”张志聪:“真气者，五脏元真之气，三焦通会于肌腠之间，所受于天，与谷气并而充身者也。”

3. 经脉之气。素27“真气者，经气也。”张志聪:“真气者，荣卫血气也。”

4. 指心火之气。素33“真气上逆，故口苦舌干，卧不得正偃，正偃则咳出清水也。”张志聪:“真气者，藏真之心气也。心属火而恶水邪，水气上乘，则迫其心气上逆，是以口苦舌干。”又，森立之:“水中有邪，则津液不润上部。唯是真阳之气为上逆，故口苦舌干也。”

【真朱】 中药名。朱砂的异名。为硫化物类辰砂族矿物辰砂。甘，凉，有毒。入心经。重镇降逆。组方为赤丸，主治寒饮上逆的腹痛呕逆、头眩、心悸等。金10“寒气厥逆，赤丸主之……内真朱为色，炼蜜丸如麻子大。”

【真色】 正常的五色。灵49“真色以致，病色不见。”张介宾:“惟五藏和平而安于胸中，则其正色自致，病色不见。”

【真灵】 即化生宇宙万物的元气。素66“布气真灵，揔统坤元。”张介宾:“布者，布天元之气，无所不至也。气有真气，化机是也。物有灵明，良知是也。”

【真定】 地名。汉置，今河北正定。神3“革薢味苦，平。主腰脊痛，强骨节，风寒湿周痹……生真定山谷。”

【真要】 真谛要义。素66“谨奉天道，请言真要。”王冰:“乃明言天道，至真之要旨也。”

【真数】 精要的理论。素58“世言真数开人意，今余所访问者真数。”张介宾:“真数，格物穷理之数也。”张志聪:“真数者，脉络之穴数。”

【真藏】

1. 本真之脏。指未经胃气补养的脏。素19“故病甚者，胃气不能与之俱至于手太阴，故真藏之气独见……故曰死。”

2. 真藏脉。素7“所谓阴者，真藏也，见则为败，败必死也。”素19“大骨枯槁，大肉陷下……真藏脉见，乃予之期日……真藏见，乃予之期日。”高世栻:“真藏者，脉无胃气也。”

3. 肺藏。素76“夫伤肺者……经气不为使，真藏坏决。”张介宾:“真藏，言肺藏也。”

【真心脉】 心的真脏脉。其脉象短实劲急坚硬，为心气败绝的危候。素19“真心脉至，坚而搏，如循薏苡子累累然。”

【真心痛】 病名。临床见心痛剧烈，手足逆冷，汗出，甚则昏厥。灵24“真心痛，手足清至节，心痛甚，旦发夕死，夕发旦死。”

【真头痛】 病名。临床见头痛剧烈，伴手足逆冷，呕吐等。预后不良。灵24“真头痛，头痛甚，脑尽痛，手足寒至节，死不治。”

【真肝脉】 肝的真脏脉。其脉象浮取、沉取皆弦细坚劲急，为肝气败绝的危候。素19“真肝脉至，中外急，如循刀刃责责然，如按琴瑟弦。”

【真武汤】 方剂名。组成：茯苓、芍药、生姜（切）各三两，白术二两，附子一枚（炮，去皮，破八片）。煎服法：以水八升，煮取三升，去滓，温服七合，日三服。功用：温阳利水。主治：阳虚水泛证。临床见四肢沉重疼痛或肢体浮肿，腹痛或腰痛，下利，心悸，头晕目眩，小便不利或小便利，舌淡，苔白，脉沉弱。伤82“太阳病，发汗，汗出不解，其人仍发热，心下悸，头眩，身瞤动，振振欲擗地者，真武汤主之。”伤316“少阴病，二三日不已，至四五日，腹痛，小便不利，四肢沉重疼痛，自下利者，此为有水气。其人或咳，或小便利，或下利，或呕者，真武汤主之……若咳者，加五味子半升、细辛一两，干姜一两；若小便利者，去茯苓；若下利者，去芍药，加干姜二两；若呕者，去附子，加生姜，足前成半斤。”

【真肾脉】 肾的真脏脉。其脉象搏指坚硬如弹石，为肾气败绝的危候。素 19“真肾脉至，搏而绝，如指弹石辟辟然。”

【真肺脉】 肺的真脏脉。其脉象浮大而软弱无力、无根，为肺气败绝的危候。素 19“真肺脉至，大而虚，如以毛羽中人肤。”

【真脾脉】 脾的真脏脉。其脉象软弱无力，忽数忽疏，快慢不匀，为脾气败绝的危候。素 19“真脾脉至，弱而乍数乍疏。”

【真藏脉】 无胃气而真脏之气独见的脉象，如但弦无胃，但钩无胃等，属于胃气衰竭，五脏真气败露的反映。素 18“所谓无胃气者，但得真藏脉，不得胃气也。”素 19“真藏脉见，乃予之期日。”杨上善：“云无余物和杂，故名真也。”

【真藏之脉】 即真藏脉。难 3“故曰覆溢，是其真藏之脉，人不病而死也。”

【真脉之藏脉】 为“真脏之脉”之讹。素 7“凡持真脉之藏脉者。”《太素》卷三作“真藏之脉者”。

桂（guì）

1. 中药名。肉桂。灵 13“其急者，以白酒和桂以涂。”

2. 中药名。桂枝。金 2“若大便坚，小便自利者，去桂加白术汤主之。”金 12“心下有痰饮，胸胁支满，目眩，苓桂术甘汤主之。”

【桂心】 中药名。桂树皮的里层。即肉桂。灵 6“药熨奈何……干姜一斤，桂心一斤。”张志聪：“桂为百木之长，用桂心者，使肝肾之相通也。”

【桂阳】 地名。今广东连县。神 4“锡镜鼻，主女子血闭，癥瘕伏肠，绝孕。生桂阳山谷。”

【桂林】 地名。秦置，汉改为郁林郡。相当于今广西及广东西南部一带。神 2“箘桂……生交趾、桂林山谷。”

【桂枝】

1. 中药名。为樟科植物肉桂的嫩枝。辛、甘，温。入肺、心、膀胱经。发汗解肌，温经通阳，平冲降逆。主治风寒感冒，风湿痹痛，脘腹冷痛，痛经，闭经，痰饮咳喘，胸痹心悸，奔豚，水肿，小便不利等。组方有桂枝汤、桂枝加葛根汤、桂枝二麻黄一汤、桂枝麻黄各半汤、桂枝二越婢一汤、桂枝加附子汤、桂枝加黄芪汤、桂枝加桂汤、桂枝去芍药汤、桂枝去芍药加附子汤、桂枝去芍药加麻辛附子汤、桂枝加厚朴杏子汤、桂枝加龙骨牡蛎汤、葛根汤、葛根加半夏汤、麻黄汤、麻黄加术汤、大青龙汤、小青龙汤、小青龙加石膏汤、桂枝加芍药生姜各一两人参三两新加汤、桂枝甘草汤、桂枝甘草龙骨牡蛎汤、茯苓桂枝甘草大枣汤、茯苓桂枝五味甘草汤、茯苓桂枝白术甘草汤、五苓散、茯苓甘草汤、茯苓泽泻汤、小建中汤、桃核承气汤、柴胡加龙骨牡蛎汤、桂枝去芍药加蜀漆牡蛎龙骨救逆汤、柴胡桂枝汤、柴胡桂枝干姜汤、桂枝人参汤、黄连汤、桂枝附子汤、甘草附子汤、炙甘草汤、桂枝加芍药汤、桂枝加大黄汤、半夏散及汤、乌梅丸、当归四逆汤、当归四逆加吴茱萸生姜汤、麻黄升麻汤、栝蒌桂枝汤、防己地黄汤、防己茯苓汤、鳖甲煎丸、白虎加桂枝汤、侯氏黑散、风引汤、桂枝芍药知母汤、黄芪桂枝五物汤、天雄散、小建中汤、肾气丸、薯蓣丸、泽漆汤、枳实薤白桂枝汤、桂枝生姜枳实汤、厚朴七物汤、乌头桂枝汤、木防己汤、木防己汤去石膏加茯苓芒硝汤、黄芪芍药桂枝苦酒汤、蜘蛛散、桂枝茯苓丸、竹叶汤、竹皮大丸、温经汤、土瓜根散等。伤 175：“甘草附子汤……桂枝四两。”

2. 指桂枝汤。伤 16“桂枝本为解肌，若其人脉浮紧，发热汗不出者，不可与之也。”

【桂枝汤】 方剂名。又名阳旦汤。组成：桂枝三两（去皮），芍药三两，甘草二两（炙），生姜三两（切），大枣十二枚（擘）。前服法：㕮咀三味，以水七升，微火煮取三升，去滓，适寒温，服一升。服已须臾，啜热稀粥一升余，以助药力。温覆令一时许，遍身漐漐微似有汗者益佳，不可令如水流漓，病必不除。若一服汗出病差，停后服，不必尽剂。若不汗，更服依前法。又不汗，后服小促其间。半日许，令三服尽。若病重者，一日一夜服，周时观之。服一剂尽，病证犹在者，更作服。若汗不出，乃服至二三剂。禁生冷、粘滑、肉面、五辛、酒酪、臭恶等物。功用：祛风解肌，调和营卫。主治：①太阳中风证（风寒表虚证）。伤12“太阳中风，阳浮而阴弱，阳浮者，热自发；阴弱者，汗自出。啬啬恶寒，淅淅恶风，翕翕发热，鼻鸣干呕者，桂枝汤主之。”伤13“太阳病，头痛，发热，汗出，恶风，桂枝汤主之。”伤95“太阳病，发热汗出者，此为荣弱卫强，故使汗出，欲救邪风者，宜桂枝汤。”②太阳病发汗、攻下后，表证仍在者。伤57“伤寒发汗已解，半日许复烦，脉浮数者，可更发汗，宜桂枝汤。”伤15“太阳病，下之后，其气上冲者，可与桂枝汤，方用前法。若不上冲者，不得与之。”伤45“太阳病，先发汗不解，而复下之，脉浮者不愈。浮为在外，而反下之，故令不愈。今脉浮，故在外，当须解外则愈，宜桂枝汤。”③伤寒邪在太阳，外证未解者。伤42“太阳病，外证未解，脉浮弱者，当以汗解，宜桂枝汤。”伤56“伤寒不大便六七日，头痛有热者，与承气汤。其小便清者，知不在里，仍在表也，当须发汗。若头痛者，必衄，宜桂枝汤。”④表里同病，表证为主者。伤234“阳明病，脉迟，汗出多，微恶寒者，表未解也。可发汗，宜桂枝汤。”伤240“病人烦热，汗出则解，又如疟状，日晡所发热者，属阳明也。脉实者，宜下之；脉浮虚者，宜发汗。下之与大承气汤，发汗宜桂枝汤。”伤276“太阴病，脉浮者，可发汗，宜桂枝汤。”⑤表里同病，里和表未解者。伤372“下利腹胀满，身体疼痛者，先温其里，乃攻其表。温里宜四逆汤，攻表宜桂枝汤。”伤387“吐利止，而身痛不休者，当消息和解其外，宜桂枝汤小和之。”⑥营卫不和自汗证。伤53“病常自汗出者，此为荣气和，荣气和者，外不谐，以卫气不共荣气谐和故尔。以荣行脉中，卫行脉外。复发其汗，荣卫和则愈。宜桂枝汤。”伤54“病人藏无他病，时发热，自汗出而不愈者，此卫气不和也，先其时发汗则愈，宜桂枝汤。”⑦产后外感风寒。金21“产后风，续之数十日不解，头微痛，恶寒，时时有热，心下闷，干呕汗出。虽久，阳旦证续在耳，可与阳旦汤。”⑧妊娠恶阻轻证。金20“妇人得平脉，阴脉小弱，其人渴，不能食，无寒热，名妊娠，桂枝汤主之。”

【桂枝证】 指桂枝汤主治的太阳中风证。伤34“太阳病，桂枝证，医反下之，利遂不止。”成无已：“桂枝证者，邪在表也，而反下之，虚其肠胃，为热所乘，遂利不止。”伤166“病如桂枝证，头不痛，项不强，寸脉微浮。”成无已：“病如桂枝证，为发热汗出恶风，言邪在表也，头痛项强，为桂枝汤证具；若头不痛，项不强，则邪不在表而传里也。”

【桂枝法】 指桂枝汤的煎煮与服用方法。参见“桂枝汤”条。伤31“覆取微似汗，余如桂枝法将息及禁忌。”伤35“覆取微似汗，不须啜粥，余如桂枝法将息。”

【桂枝人参汤】 方剂名。组成：桂枝四两（别切），甘草四两（炙），白术三两，人参三两，干姜三两。煎服法：以水九升，先煮四味，取五升，内桂，更煮取三升，去滓，温服一升，日再夜一服。功用：温中解表。主治：太阴虚寒兼表证下利。伤 163 “太阳病，外证未除，而数下之，遂协热而利，利下不止，心下痞硬，表里不解者，桂枝人参汤主之。”

【桂枝甘草汤】 方剂名。组成：桂枝四两（去皮），甘草二两（炙）。煎服法：以水三升，煮取一升，去滓，顿服。功用：补益心阳。主治：心阳不足的心悸。伤 64 “发汗过多，其人叉手自冒心，心下悸，欲得按者，桂枝甘草汤主之。”

【桂枝加桂汤】 方剂名。组成：桂枝五两（去皮），芍药三两，生姜三两（切），甘草二两（炙），大枣十二枚（擘）。煎服法：以水七升，煮取三升，去滓，温服一升。功用：温通心阳，平冲降逆。主治：心阳虚奔豚证。伤 117 “烧针令其汗，针处被寒，核起而赤者，必发奔豚。气从少腹上冲心者，灸其核上各一壮，与桂枝加桂汤，更加桂二两也。”

【桂枝附子汤】 方剂名。组成：桂枝四两（去皮），附子三枚（炮，去皮，破），生姜二两（切），大枣十二枚（擘），甘草二两（炙）。煎服法：以水六升，煮取二升，去滓，分温三服。功用：温经散寒，祛风除湿。主治：风寒湿痹兼表阳虚证。伤 174 “伤寒八九日，风湿相搏，身体疼烦，不能自转侧，不呕，不渴，脉浮虚而涩者，桂枝附子汤主之。”

【桂枝茯苓丸】 方剂名。组成：桂枝、茯苓、牡丹（去心）、桃仁（去皮尖，熬）、芍药各等分。煎服法：末之，炼蜜和丸，如兔屎大，每日食前服一丸。不知，加至三丸。功用：活血化瘀，消癥散结。主治：妇人宿有癥块，妊娠胎动，漏下不止。金 20 “妇人宿有癥病，经断未及三月，而得漏下不止，胎动在脐上者，为癥痼害……当下其癥，桂枝茯苓丸主之。”

【桂枝救逆汤】 方剂名。即桂枝去芍药加蜀漆牡蛎龙骨救逆汤。见该条。金 16 “桂枝救逆汤方：桂枝三两（去皮），甘草二两（炙），生姜三两…… 蜀漆三两（洗去腥）。”

【桂枝去芍药汤】 方剂名。组成：桂枝三两（去皮），甘草二两（炙），生姜三两（切），大枣十二枚（擘）。煎服法：以水七升，煮取三升，去滓，温服一升。功用：解肌祛风，宣通胸阳。主治：太阳中风兼胸阳不振证。临床可见发热恶风寒，汗出，胸闷，气短，脉促等。伤 21 “太阳病，下之后，脉促胸满者，桂枝去芍药汤主之。”

【桂枝加大黄汤】 方剂名。组成：桂枝三两（去皮），大黄二两，芍药六两，生姜三两（切），甘草二两（炙），大枣十二枚（擘）。煎服法：以水七升，煮取三升，去滓，温服一升，日三服。功用：温阳益脾，活血泻实。主治：太阴气滞络瘀重症。伤 279 “本太阳病，医反下之，因尔腹满时痛者，属太阴也，桂枝加芍药汤主之，大实痛者，桂枝加大黄汤主之。”

【桂枝加芍药汤】 方剂名。组成：桂枝三两（去皮），芍药六两，甘草二两（炙），大枣十二枚（擘），生姜三两（切）。煎服法：以水七升，煮取三升，去滓，温分三服。功用：温阳益脾，活血通络。主治：太阴气滞络瘀轻症。参见“桂枝加大黄汤”条。

【桂枝加附子汤】 方剂名。组成：桂枝三两（去皮），芍药三两，甘草三两（炙），生姜三两（切），大枣十二枚（擘），附子一枚（炮，去皮，破八片）。煎服法：以水七升，煮取三升，去滓，温服一升。功用：解肌祛风，扶阳固表。主治：太阳中风兼阳虚汗漏。伤 20 “太阳病，发汗，遂漏不止，其人恶风，小便难，四肢微急，难以屈伸者，桂枝加附子汤主之。”

【桂枝加黄芪汤】 方剂名。组成：桂枝三两，芍药三两，甘草二两，生姜三两，大枣十二枚，黄芪二两。煎服法：以水八升，煮取三升，温服一升，须臾饮热稀粥一升余，以助药力，温服取微汗；若不汗，更服。功用：调和营卫，益气除湿。主治：①黄汗病。金 14“黄汗之病，两胫自冷……又从腰以上必汗出，下无汗，腰髋弛痛，如有物在皮中状，剧者不能食，身疼重，烦躁，小便不利，此为黄汗，桂枝加黄芪汤主之。”②黄疸表虚证。金 15“诸病黄家，但利其小便；假令脉浮，当以汗解之，宜桂枝加黄芪汤主之。”

【桂枝加葛根汤】 方剂名。组成：葛根四两，麻黄三两（去节），芍药二两，生姜三两（切），甘草二两（炙），大枣十二枚（擘），桂枝二两（去皮）。煎服法：以水一斗，先煮麻黄、葛根，减二升，去上沫，纳诸药，煮取三升，去滓。温服一升，复取微似汗，不须啜粥，余如桂枝法将息及禁忌。功用：解肌祛风，升津舒筋。主治：太阳中风经气不利证。伤 14“太阳病，项背强几几，反汗出恶风者，桂枝加葛根汤主之。”

【桂苓五味甘草汤】 方剂名。又名茯苓桂枝五味甘草汤。组成：茯苓四两，桂枝四两（去皮），甘草三两（炙），五味子半升。煎服法：以水八升，煮取三升，去滓，分温三服。功用：降气平冲，通阳化饮。主治：阳虚停饮，冲气上逆。金 12“青龙汤下已，多唾口燥，寸脉沉，尺脉微，手足厥逆，气从小腹上冲胸咽，手足痹，其面翕热如醉状，因复下流阴股，小便难，时复冒者，与茯苓桂枝五味甘草汤。”

【桂枝二麻黄一汤】 方剂名。组成：桂枝一两十七铢（去皮），芍药一两六铢，麻黄十六铢（去节），生姜一两六铢（切），杏仁十六个（去皮尖），甘草一两二铢（炙），大枣五枚（擘）。煎服法：以水五升，先煮麻黄一二沸，去上沫，纳诸药，煮取二升，去滓，温服一升，日再服。功用：辛温解表，微发其汗。主治：太阳病汗后正虚邪微之证。临床见发热恶寒，一日发作两次，形似疟疾，头痛，汗出，苔薄，脉浮等。伤 25“服桂枝汤，大汗出，脉洪大者，与桂枝汤，如前法。若形似疟，一日再发者，汗出必解，宜桂枝二麻黄一汤。”

【桂枝二越婢一汤】 方剂名。组成：桂枝（去皮）、芍药、麻黄、甘草（炙）各十八铢，大枣四枚（擘），生姜一两二铢（切），石膏二十四铢（碎，绵裹）。煎服法：以水五升，煮麻黄一二沸，去上沫，纳诸药，煮取二升，去滓，温服一升。功用：微汗解表，兼清里热。主治：太阳邪郁兼里热轻证。临床见发热恶寒，热多寒少，头痛，口渴心烦，苔薄黄，脉浮数等。伤 27“太阳病，发热恶寒，热多寒少，宜桂枝二越婢一汤。脉微弱者，此无阳也，不可发汗。”

【桂枝生姜枳实汤】 方剂名。组成：桂枝、生姜各三两，枳实五枚。煎服法：以水六升，煮取三升，分温三服。功用：通阳化饮，降气消痞。主治：痰饮气逆的心痛轻证。临床见胃脘部痞闷不通，气逆抢心，干呕气塞，牵引心窝部疼痛。金 9“心中痞，诸逆，心悬痛，桂枝生姜枳实汤主之。”

【桂枝芍药知母汤】 方剂名。组成：桂枝四两，芍药三两，甘草二两，麻黄二两，生姜五两，白术五两，知母四两，防风四两，附子二枚（炮）。煎服法：以水七升，煮取二升，温服七合，日三服。功用：祛风除湿，温经宣痹，滋阴清热。主治：风湿痹病化热伤阴证。临床见肢节疼痛，关节肿大，两脚肿胀，麻木不仁，头眩气短，心中郁闷欲吐等。金 5“诸肢节疼痛，身体魁羸，脚肿如脱，头眩短气，温温欲吐，桂枝芍药知母汤主之。”

【桂枝麻黄各半汤】 方剂名。组成：桂枝一两十六铢（去皮），芍药、生姜（切）、甘草（炙）、麻黄（去节）各一两，大枣四枚（擘），杏仁二十四枚（汤浸，去皮尖及两仁者）。煎服法：以水五升，先煮麻黄一二沸，去上沫，纳诸药，煮取一升八合，去滓，温服六合。功用：辛温轻剂，小发其汗。主治：太阳伤寒轻证。伤23“太阳病，得之八九日，如疟状，发热恶寒，热多寒少，其人不呕，清便欲自可，一日二三度发。脉微缓者，为欲愈也；脉微而恶寒者，此阴阳俱虚，不可更发汗、更下、更吐也；面色反有热色者，未欲解也，以其不能得小汗出，身必痒，宜桂枝麻黄各半汤。”

【桂枝加龙骨牡蛎汤】 方剂名。组成：桂枝、芍药、生姜各三两，甘草二两，大枣十二枚，龙骨、牡蛎各三两。煎服法：以水七升，煮取三升，分温三服。功用：调和阴阳，潜阳固涩。主治：虚劳梦交失精证。临床见少腹弦急，阴头寒，头晕目眩，脱发，心悸心烦，男子失精，女子梦交，脉虚芤迟。金6“夫失精家，少腹弦急，阴头寒，目眩，发落，脉极虚芤迟，为清谷亡血，失精。脉得诸芤动微紧，男子失精，女子梦交，桂枝加龙骨牡蛎汤主之。”

【桂枝加厚朴杏子汤】 方剂名。组成：桂枝三两（去皮），甘草二两（炙），生姜三两（切），芍药三两，大枣十二枚（擘），厚朴二两（炙，去皮），杏仁五十枚（去皮尖）。煎服法：以水七升，微火煮取三升，去滓，温服一升，覆取微似汗。功用：解肌祛风，降气平喘。主治：①太阳中风引发宿疾喘息。临床见喘息，发热，恶风，汗出，头痛，脉浮缓等。伤18“喘家作，桂枝汤加厚朴、杏子佳。”②太阳中风兼肺寒气逆证。伤43“太阳病，下之微喘者，表未解故也，桂枝加厚朴杏子汤主之。”

【桂枝甘草龙骨牡蛎汤】 方剂名。组成：桂枝一两（去皮），甘草二两（炙），牡蛎二两（熬），龙骨二两。煎服法：以水五升，煮取二升半，去滓，温服八合，日三服。功用：补益心阳，潜镇安神。主治：心阳虚烦躁证。临床见心烦，心悸，汗出，乏力，或失眠，或精神萎靡，舌淡，苔薄，脉虚弱等。伤118“火逆下之，因烧针烦躁者，桂枝甘草龙骨牡蛎汤主之。”

【桂枝去芍药加附子汤】 方剂名。组成：桂枝三两（去皮），甘草二两（炙），生姜三两（切），大枣十二枚（擘），附子一枚（炮，去皮，破八片）。煎服法：以水七升，煮取三升，去滓，温服一升。本云，桂枝汤今去芍药加附子。功用：解肌祛风，温经复阳。主治：太阳中风兼胸阳不振证。临床见发热恶风寒，汗出，胸满，气短，舌淡，苔薄白，脉弱。伤22“太阳病，下之后，脉促胸满……若微寒者，桂枝去芍药加附子汤主之。”

【桂枝去桂加茯苓白术汤】 方剂名。组成：芍药三两，甘草二两（炙），生姜（切）、白术、茯苓各三两，大枣十二枚（擘）。煎服法：以水八升，煮取三升，去滓，温服一升。小便利则愈。功用：调和营卫，健脾利水。主治：脾虚水停兼表证不解。伤28“服桂枝汤，或下之，仍头项强痛，翕翕发热，无汗，心下满微痛，小便不利者，桂枝去桂加茯苓白术汤主之。”

【桂枝去芍药加麻辛附子汤】 方剂名。即桂枝去芍药加麻黄细辛附子汤。参见该条。金14“气分，心下坚，大如盘，边如旋杯，水饮所作，桂枝去芍药加麻辛附子汤主之。”

【桂枝去芍药加麻黄细辛附子汤】 方剂名。组成：桂枝三两，生姜三两，甘草二两，大枣十二枚，麻黄二两，细辛二两，附子一枚（炮）。煎服法：以水七升，煮麻黄，去上沫，纳诸药，煮取二升，分温三服，当汗出，如虫行皮中，即愈。功用：温阳散寒，化饮解凝。主治：阳虚饮寒凝结气分之证。临床见心下坚硬，按之有物如盘状，界限清楚，或浮肿，恶寒，四肢厥冷，腹胀满，小便不利，舌淡，苔白滑腻，脉沉紧。金14“气分，心下坚，大如盘，边如旋杯，水饮所作……桂枝去芍药加麻黄细辛附子汤方。”

【桂枝去芍药加蜀漆牡蛎龙骨救逆汤】 方剂名。后世也简称救逆汤。组成：桂枝三两（去皮），甘草二两（炙），生姜三两（切），大枣十二枚（擘），牡蛎五两（熬），蜀漆三两（洗去腥），龙骨四两。煎服法：以水一斗二升，先煮蜀漆，减二升，纳诸药，煮取三升，去滓，温服一升。功用：补益心阳，镇惊安神。主治：心阳虚惊狂证。临床见心悸，烦躁，胸闷，多梦，易惊如狂，卧起不安，汗出，舌淡，脉虚弱等。伤112“伤寒脉浮，医以火迫劫之，亡阳，必惊狂，卧起不安者，桂枝去芍药加蜀漆牡蛎龙骨救逆汤主之。”

【桂苓五味甘草去桂加干姜细辛半夏汤】 方剂名。组成：茯苓四两，甘草、细辛、干姜各二两，五味子、半夏各半升。煎服法：以水八升，煮取三升，去滓，温服半升，日三。功用：温化寒饮，降逆止呕。主治：支饮所致的眩冒、呕逆。临床见胸满，头昏眩，呕吐，口渴不欲饮水，或咳痰清稀色白，舌淡，苔薄白，脉迟或紧。金12“咳满即止，而更复渴，冲气复发者，以细辛、干姜为热药也。服之当遂渴，而渴反止者，为支饮也。支饮者，法当冒，冒者必呕，呕者复内半夏以去其水。桂苓五味甘草去桂加干姜细辛半夏汤方。”

【桂枝加芍药生姜各一两人参三两新加汤】 方剂名。又名桂枝新加汤。组成：桂枝三两（去皮），芍药四两，甘草二两（炙），人参三两，大枣十二枚（擘），生姜四两。煎服法：以水一斗二升，煮取三升，去滓，温服一升。功用：调和营卫，益气生血。主治：太阳中风兼营血不足，身体疼痛；或营血亏虚的身体疼痛。伤62“发汗后，身疼痛，脉沉迟者，桂枝加芍药生姜各一两人参三两新加汤主之。”

桔（jié）

中药名。见“桔梗”。

【桔梗】 中药名。为桔梗科桔梗属植物桔梗的根。苦、辛，平。入肺、胃经。宣肺祛痰，利咽排脓。主治咳嗽痰多，咽喉肿痛，肺痈吐脓，胸满胁痛，痢疾腹痛，小便癃闭。组方有桔梗汤、白散、侯氏黑散、薯蓣丸、排脓散、排脓汤、竹叶汤。神3“桔梗味辛，微温。主胸胁痛如刀刺，腹满，肠鸣幽幽，惊恐，悸气。”

【桔梗汤】 方剂名。组成：桔梗一两，甘草二两。煎服法：以水三升，煮取一升，去滓，温分再服。功用：宣肺利咽，排脓解毒。主治：①少阴客热咽痛。伤311“少阴病，二三日，咽痛者，可与甘草汤，不差与桔梗汤。”②肺痈成脓。金7“咳而胸满，振寒脉数，咽干不渴，时出浊唾腥臭，久久吐脓如米粥者，为肺痈，桔梗汤主之。”

桓（huán）

见“檀桓”。

桎（zhì）

即桎羽。羽音分众羽、桎羽、上羽、大羽、少羽五类，分别指代水形之人的一种类型。灵64“桎之为人，比于左足太阳，太阳之上安安然。”张志聪：“桎之为人者……手足如桎梏而安然不动矣。”

【桎羽】 体质类型之一，水形之人的一种。灵65“桎羽与众羽，调右足太阳下。”

桐（tóng）

木名。有多个品种，此指梧桐。见“桐子”。

【桐子】 梧桐子。金9“蜜丸如桐子大。”

【桐叶】 中药名。为大戟科石栗属植物油桐的叶。苦，寒。清热消肿，解毒杀虫。主治热毒疮疡，尤善于治疗妇女阴部溃疡。神4“桐叶味苦，寒。主恶蚀疮著阴。皮，主五痔，杀三虫。”

【桐柏】 古地名。即“桐柏山”。神 4“地榆……生桐柏山谷。”

【桐柏山】 古地名。今河南省南阳地区。神 3“丹参……生桐柏山山谷。”

梃（tǐng）

通“筳”。小竹枝。灵 1“大针者，尖如梃，其锋微员。”杨上善注：“大针之状，尖如筳，筳如平（草）筳，其锋微圆，以通关节也。”

栝（一、guā）

见“栝蒌”。

（二、kuò）

木名。即桧。《广雅·释木》：“桧，栢也。”见“栝$_2$栝$_2$”。

【栝$_2$栝$_2$】 方正挺直的样子。灵 64“判角之人，比于左足少阳，少阳之下栝栝然。”张介宾：“栝栝，方正貌……皆所以表木形之象。”张志聪：“栝栝，正直之态，如木体之挺直也。”

【栝蒌】 中药名。即“栝楼实”。见该条。其组方有栝蒌牡蛎散、栝蒌薤白白酒汤、栝蒌薤白半夏汤、栝蒌瞿麦丸、栝蒌桂枝汤。金 9“栝蒌一枚（捣）。”

【栝楼】 中药名。即“栝楼实”。又名地楼。见“栝楼实”。神 3“栝楼味苦，寒。主消渴，身热，烦满大热。补虚安中，续绝伤。一名地楼。”

【栝蒌实】 中药名。即“栝楼实”。见该条。金 9“栝蒌薤白白酒汤方：栝蒌实一枚（捣），薤白半斤，白酒七升。”

【栝楼实】 中药名。为葫芦科栝楼属植物栝楼的果实。甘、苦，微寒。入肺、胃、大肠经。清热化痰，宽胸散结，润燥滑肠。主治痰热咳嗽，胸痹，结胸，消渴，便秘，痈肿疮毒。其组方有小陷胸汤。素 10“生于脾，如以缟裹栝楼实。”张志聪：“栝楼实，红黄色也。”伤 96“若胸中烦而不呕者，去半夏、人参，加栝楼实一枚。”

【栝蒌根】 中药名。即“栝楼根”。见该条。金 2“栝蒌根二两。”

【栝楼根】 中药名。即天花粉。为葫芦科栝楼属植物栝楼的根。甘、微苦，微寒。入肺、胃经。清热生津，润肺化痰，消肿排脓。主治热病口渴，消渴多饮，肺热燥咳，疮疡肿毒。组方有柴胡桂枝干姜汤、牡蛎泽泻散。伤 40“若渴，去半夏，加栝楼根三两。”

【栝蒌牡蛎散】 方剂名。组成：栝蒌根、牡蛎（熬）等分。煎服法：为细末，饮服方寸匕，日三服。功用：益阴潜阳，润燥止渴。主治：百合病口渴甚者。金 3“百合病，渴不差者，用后方主之。栝蒌牡蛎散方。”

【栝蒌桂枝汤】 方剂名。组成：栝蒌根二两，桂枝三两，芍药三两，甘草二两，生姜三两，大枣十二枚。煎服法：上六味，以水九升，煮取三升，分温三服，取微汗。汗不出，食顷，啜热粥发之。功用：解肌祛风，滋养筋脉。主治：太阳病之柔痉。金 2“太阳病，其证备，身体强，几几然，脉反沉迟，此为痉，栝蒌桂枝汤主之。”

【栝蒌瞿麦丸】 方剂名。组成：栝蒌根二两，茯苓三两，薯蓣三两，附子一枚（炮），瞿麦一两。煎服法：上五味，末之，炼蜜丸梧子大，饮服三丸，日三服；不知，增至七八丸，以小便利，腹中温为知。功用：助阳化气，利水润燥。主治：上燥下寒之小便不利证。金 13“小便不利者，有水气，其人若渴，栝蒌瞿麦丸主之。”

【栝蒌薤白白酒汤】 方剂名。组成：栝蒌实一枚（捣），薤白半斤，白酒七升。煎服法：上三味，同煮，取二升，分温再服。功用：通阳散结，豁痰下气。主治：胸痹病。金 9“胸痹之病，喘息咳唾，胸背痛，短气，寸口脉沉而迟，关上小紧数，栝蒌薤白白酒汤主之。”

【栝蒌薤白半夏汤】 方剂名。组成：栝蒌实一枚（捣），薤白三两，半夏半升，白酒一斗。煎服法：上四味，同煮，取四升，一升，日三服。功用：通阳宽胸，化痰降逆。主治：胸痹重证。金 9“胸痹不得卧，心痛彻背者，栝蒌薤白半夏汤主之。”

桃（táo）

1. 桃子。为蔷薇科桃属植物桃或山桃的果子。五行属金，味辛，入肺。素 22“肾色黑，宜食辛，黄黍、鸡肉、桃、葱皆辛。”素 70“其藏肺……其谷稻，其果桃，其实壳，其应秋。”灵 56“五果：枣甘，李酸，栗咸，杏苦，桃辛。”

2. 形状像桃的其他果实。见“羊桃”、“侯桃”等。

【桃毛】 中药名。为蔷薇科桃属植物桃或山桃的果实上的毛。辛、平，微毒。活血，行气。主治血瘕，崩漏，带下。神 4“桃毛，主下血瘕，寒热，积聚，无子。”

【桃仁】 中药名。为蔷薇科桃属植物桃或山桃的种子。苦、甘，小毒。入心、肝、大肠经。活血祛瘀，润肠通便。主治痛经，血滞经闭，产后瘀滞腹痛，癥瘕痞块，跌仆损伤，瘀血肿痛，肺痈，肠痈，肠燥便秘。组方有桃核承气汤、抵当汤、抵当丸、鳖甲煎丸、大黄䗪虫丸、大黄牡丹汤、桂枝茯苓丸、下瘀血汤。伤 124“（抵当汤）水蛭（熬）、虻虫（去翅足，熬）各三十个，桃仁二十个（去皮尖），大黄三两（酒洗）。”

【桃花】 中药名。为蔷薇科桃属植物桃或山桃的花。苦，平。入心、肝、大肠经。利水通便，活血化瘀。主治小便不利，水肿，痰饮，脚气，砂石淋，便秘，癥瘕，经闭，癫狂，疮疹，面䵟。神 4“桃花，杀疰恶鬼，令人好颜色。”

【桃枭】 中药名。为碧桃干的别名，又名桃奴、阴桃干等，是蔷薇科桃属植物桃或山桃未成熟而干瘪的果子。苦，微温。敛汗，止血，止痛。主治自汗，盗汗，内伤出血，妊娠下血，胃痛，疝痛等。神 4“桃枭，微温。主杀百鬼精物。”

【桃核】 中药名。指桃仁。见该条。神 4“桃核味苦，平。主瘀血，血闭，癥瘕，邪气。杀小虫。”

【桃蠹】 中药名。为蔷薇科桃属植物桃或山桃果实或树上孳生的蠹虫。苦，平。破除瘀积。神 4“桃蠹，杀鬼辟邪恶不祥。”

【桃花汤】 方剂名。组成：赤石脂一斤（一半全用，一半筛末），干姜一两，粳米一升。煎服法：以水七升，煮米令熟，去滓，温服七合，内赤石脂末方寸匕，日三服。若一服愈，余勿服。功用：温中涩肠。主治：久痢不愈，便脓血，色暗不鲜，小便不利，腹痛喜温喜按等。伤 306“少阴病，下利，便脓血者，桃花汤主之。”

【桃核承气汤】 方剂名。组成：桃核（去皮尖）五十个，大黄四两，桂枝二两，甘草（炙）二两，芒硝二两。煎服法：以水七升，煮去二升半，去滓，内芒硝，更上火，微沸，下火，先食，温服五合，日三服，当微利。功用：破血下瘀。主治：邪在太阳经不解，随经入府化热，以及血搏结于下焦所致之蓄血证。伤 106“太阳病不解，热结膀胱，其人如狂，血自下，下者愈。其外不解者，尚未可攻，当先解其外；外解已，但少腹急结者，乃可攻之，宜桃核承气汤。”

格（gé）

1. 树木的长枝条。比喻脉象坚硬而长。素 47“身热如炭，颈膺如格，人迎躁盛。”森立之：“盖如格者，谓颈膺之间其气不通，不能柔软，如树木之竖立也。”素 48“脉至如横格，是胆气予不足也。”王冰：“脉长而坚，如横木之在指下也。”

2. 推究。《字汇·木部》：“格，穷究。”素 80“度事上下，脉事因格。”吴昆：“格者，穷至其理也。”

3. 指阴阳偏胜，相互格拒的病证。灵17“阴气太盛，则阳气不能荣也，故曰关；阳气太盛，则阴气弗能荣也，故曰格；阴阳俱盛，不得相荣，故曰关格。”难37“阳气太盛，则阴气不得相营也，故曰格。”

4. 指格拒不通的病机。素69“阴厥且格，阳反上行，头脑户痛，延及囟顶发热。”素74“心痛发热，格中而呕。”伤359“寒格更逆吐下，若食入口即吐。”

5. 指阴阳之气阻隔不通的脉象。关前阳动太过之脉为外关内格，关后阴动太过之脉为内关外格。难3“脉有太过，有不及，有阴阳相乘，有覆有溢，有关有格……遂上鱼为溢，为外关内格，此阴乘之脉也……遂入尺为覆，为内关外格，此阳乘之脉也。”

【格阳】 指阳盛极而阻隔不通的病机及病证。素9“人迎……四盛以上为格阳。”王冰:“阳盛之极，故格拒而食不得入也。”张介宾:“以阳脉盛极而阴无以通，故曰格阳。”

核（hé）

1. 果实中心坚硬并包含果仁的部分。素70“其虫倮毛，其物肌核。”王冰:“核，木化也。”伤338“以苦酒渍乌梅一宿，去核，蒸之五斗米下。”

2. 有核的果实。素70“其果李，其实核。”王冰:“中有坚核者。”

3. 皮肉凸起质硬如果核状物。伤117“烧针令其汗，针处被寒，核起而赤者，必发奔豚……灸其核上各一壮。”神4“海藻味苦，寒。主瘿瘤气，颈下核。”

【核骨】 第一跖趾关节内侧凸出的圆骨，因形如果核，故名。灵10“足太阴之脉，起于大指之端，循指内侧白肉际，过核骨后。”《太素》卷八“核”作“覈”。杨上善:“核骨，人足大指本节后骨，名覈骨也。”张介宾:“核骨，即大指本节后内侧圆骨也。”

【核核】 诚实可信的样子。灵64“火形之人……能春夏不能秋冬，秋冬感而病生，手少阴核核然。”张志聪:“核核，真实之义，如火之神明正直也。”又，《甲乙经》卷一“核”作“窍”。丹波元简:“案疑是窍窍误字，形相似。”

根（gēn）

1. 植物生长于土或水中吸收养分的部分。灵4“故根死则叶枯矣。”灵46“秋霜疾风，则刚脆之木根摇而叶落。”灵75“热则滋雨而在上，根荄少汁。”

2. 物体的基部，根蒂。素40“病有少腹盛，上下左右皆有根。”

3. 事物的本源、缘由、依据。素2“所以圣人春夏养阳，秋冬养阴，以从其根。”难8“此五藏六府之本，十二经脉之根。”

4. 始，起始。指经脉之气运行起始的腧穴。灵5“阳明根于厉兑，结于颡大。”素6“阳明根起于厉兑。”

5. 指脉之“根”。言尺脉沉取有力。金11“肺死藏，浮之虚，按之弱如葱叶，下无根者，死。”

6. 根植，根源。素70“根于外者亦五……根于中者，命曰神机。”金22“或引腰脊，下根气街，气冲急痛。”

【根本】

1. 植物的根主。素67“形精之动，犹根本之与枝叶也。”难14“枝叶虽枯槁，根本将自生。”

2. 根蒂。难55“聚者阳气也，其始发无根本。”

3. 事物的本源，基础，最主要的部分。素2“夫四时阴阳者，万物之根本也。”难8“所谓生气之原者，谓十二经之根本也，谓肾间动气也……故气者，人之根本也。”难52“府藏发病，根本等不……故以此知藏府根本不同也。”

4. 指脉之“根”。言尺脉沉取有力。难

14“脉有根本，人有元气，故知不死。”

【根叶】 植物的根和叶。比喻事物本质和现象之间的关系。灵4“此亦本末根叶之出候也，故根死则叶枯矣。”

【根结】

1. 经脉之气的循行部位名。经气在四肢末端的起点为根，在头面胸腹的归结之处为结，用以解释四肢与头面胸腹之间生理功能和穴位主治的联系。素5“不知根结，五藏六府，折关败枢。”马莳：“脉气所起为根，所归为结。”

2.《灵枢经》篇名。该篇主要论述了各经根结部位及穴位名称，各经枢、开、合的作用及所主病证，以及因人制宜的针法运用。马莳：“内有阴阳诸经，根结于某穴，故名篇。”

索（suǒ）

1. 绳索。《小尔雅·广器》：“大者谓之索，小者谓之绳。”素18“死肾脉来，发如夺索，辟辟如弹石。”难15“来如解索，去如弹石曰死。”金11“肝死藏，浮之弱，按之如索不来。”

2. 探求，寻找。《小尔雅·广言》：“索，求也。”素20“上实下虚，切而从之，索其结络脉，刺出其血。”素26“问其所病，索之于经。”

3. 取，选取。《小尔雅·广诂》：“索，取也。”灵4“取之委阳者，屈伸而索之。”《甲乙经》卷四“索”作“取”。灵23“索脉于心，不得索之水，水者肾也。”

4. 消散。素62“卫气得复，邪气乃索。”王冰：“索，散尽也。”

5. 尽，竭尽。《广雅·释诂一》：“索，尽也。”灵22“短气，息短不属，动作气索，补足少阴，去血络也。”张志聪：“若有动作，则气更消索矣。”

【索泽】 指皮肤甲错，失去润泽。素7“三阳为病发寒热……其传为索泽。”王冰：“热甚则精血枯涸，故皮肤润泽之气皆散尽也。”森立之：“索泽，即皮肤甲错之义。”

【索饼】 面条。伤332“食以索饼，不发热者，知胃气尚在，必愈。”钱璜：“索饼者，疑即今之条子面及馓子之类，取其易化也。”张志聪：“夫索饼，麦饼也。”

速（sù）

1. 迅速。素68“中执法者，其病速而危。”素69“岁水不及，湿乃大行，长气反用，其化乃速。”灵1“刺之微，在速迟，粗守关，上守机。”

2. 召，招请。素70“故乘危而行，不速而至。”王冰：“乘彼孤危，恃乎强盛，不召而往，专肆威刑，怨祸自招，又谁咎也。”

鬲（gé）

1. 通“隔”。阻隔。素37“膀胱移热于小肠，鬲肠不便，上为口糜。”王冰：“故受热已，下令肠隔塞而不便，上则口生疮而糜烂也。”素42“胃风之状，颈多汗恶风，食饮不下，鬲塞不通。”素48“胃脉沉鼓涩，胃外鼓大，心脉小坚急，皆鬲偏枯。”森立之：“鬲者，谓血气隔绝也。”

2. 通“膈”。横膈。素16“所谓从者，鬲与脾肾之处。”素18“胃之大络，名曰虚里，贯鬲络肺。”

【鬲中】 即膈上，胸中。素10“心烦头痛，病在鬲中。”张介宾：“鬲中，鬲上也。”素32“四椎下间主鬲中热。”素74“病在鬲中头痛，甚则入肝。”

【鬲肓】 即膈膜。素52“鬲肓之上，中有父母。”张介宾：“鬲，鬲膜也。肓，心之下，鬲之上也。”

【鬲咽】 因消化道阻塞而下咽困难。素74“食饮不下，鬲咽不通，食则呕……注下赤白，甚则呕吐，鬲咽不通。”王冰：“鬲咽，谓食饮入而复出也。”

【鬲俞】 穴名。即膈腧。属足太阳膀胱

经，八会穴之血会穴。位于背部第七颈椎棘突下旁开 1.5 寸处。难 45“血会鬲俞，骨会大杼。”

【鬲消】 病证名。因膈上有热所致，临床见烦渴、多饮症状的病证。素 37“心移热于肺，传为鬲消。”张介宾：“鬲消者，鬲上焦烦，饮水多而善消也。”

栗（lì）

1. 果名。栗子，五行属水，味咸，入肾。素 22“脾色黄，宜食咸，大豆、豕肉、栗、藿皆咸。”素 70“静顺之纪，藏而勿害……其果栗。”张志聪：“栗，肾之果。”高世栻：“栗壳紫形象肾。”

2. 通“慄”。因寒冷而发抖。素 5“阴胜则身寒汗出，身常清，数栗而寒。”杨上善：“数数战慄也。”

酌（zhuó）

选取。见“斟酌”。

配（pèi）

1. 配合。灵 60“夫子之言针甚骏，以配天地。”素 74“幽明之配，寒暑之异也。”

2. 法象；比拟。素 5“惟贤人上配天以养头，下象地以养足，中傍人事以养五藏。”素 78“道之大者，拟于天地，配于四海。”

【配合】 即配伍。神 1“药有阴阳配合……有相须者，有相使者，有相畏者，有相恶者，有相反者，有相杀者。”

翅（chì）

鸟类、昆虫的翅膀。伤 126“虻虫二十个（去翅足，熬）。”

辱（rǔ）

抑制。素 69“复则埃郁，大雨且至，黑气乃辱。”张志聪：“辱，下也。土气复而水气乃伏也。”素 70“清气乃用，生政乃辱。”王冰：“金气行，则木气屈。”高世栻：“辱，犹屈也。”

唇（chún）

口唇。为脾之外候，又称为飞门。灵 10“唇舌者，肌肉之本也。”素 10“脾之合肉也，其荣唇也。”王冰：“口为脾之官，故荣于唇，唇谓四际白色之处，非赤色也。”难 44“唇为飞门。”

【唇口】

1. 即口唇。灵 65“有气无血，唇口不荣。”金 1“唇口青，身冷，为入脏，即死。”

2. 口与唇。金 22“手掌烦热，唇口干燥。”

【唇反】 口唇外翻。灵 10“人中满则唇反，唇反者肉先死。”难 24“口唇者，肌肉之本也……肉满则唇反，唇反则肉先死。”

【唇胗】 病名。即唇疮。灵 10“是主血所生病者，狂疟温淫汗出，鼽衄，口㖞唇胗。”张介宾：“胗，疮也。”

【唇揭】 口唇皴裂掀起。素 10“多食酸，则肉胝䐢而唇揭。”马莳：“脾之荣在唇，唇则揭举而枯薄矣。”

【唇痿】 口唇干瘪而无泽。金 16“病人胸满，唇痿舌青，口燥……为有瘀血。”

【唇四白】 口唇周围的肌肉。素 9“脾……其华在唇四白。”王冰：“四白，谓唇四际之白色肉也。”

夏（xià）

1. 夏季，夏天。即农历四月、五月、六月，五行属火，与五脏中心相应。素 2“夏三月，此为蕃秀。”素 26“四时者，所以分春秋冬夏之气所在。”素 22“心主夏。”灵 44“心为牡藏，其色赤，其时夏，其日丙丁。”

2. 喻一日中的中午。灵 44“以一日分为四时，朝则为春，日中为夏。”

3. 指夏季五行属火的气候特征。素 4“所谓得四时之胜者，春胜长夏，长夏胜冬，冬胜夏，夏胜秋，秋胜春，所谓四时之胜也。”王冰:“春木，夏火，长夏土，秋金，冬水，皆以所克杀而为胜也。”

4. 指夏季应时的脉象。素 17“四变之动，脉与之上下，以春应中规，夏应中矩。”姚止庵:“夏脉洪大，兼之滑数，如距之象，可正平之，故以夏应中矩也。”素 18“夏胃微钩曰平。”难 15“夏脉微钩曰平……夏以胃气为本。”

【夏日】 夏季，夏天。素 17“夏日在肤，泛泛乎万物有余。”灵 78“经言夏日伤暑，秋病疟。”

【夏气】

1. 夏季阳长之气，与心相应。素 2“夏三月……此夏气之应，养长之道也。”王冰:“皆夏气扬蕃秀之令，故养生者必敬顺天时也。”素 9“心者，生之本……为阳中之太阳，通于夏气。”

2. 夏季人体之气。素 64“夏气在孙络……夏者，经满气溢，入孙络受血，皮肤充实。”森立之:“夏之人气在孙络者，与天气在木梢草末生花叶同理。”

3. 夏季的时令邪气。素 4“故夏气者，病在脏。”灵 9“春气在毛，夏气在皮肤，秋气在分肉，冬气在筋骨。刺此病者，各以其时为齐。”张介宾:“此言病邪之中人，随时气而为深浅也。”

【夏化】 运气术语。万物夏季的正常生化。素 71“愿闻同化何如……热曛昏火夏化同。”

【夏分】 夏季宜用的针刺部位。指孙络。素 16“春夏秋冬，各有所刺，法其所在。春刺夏分，脉乱气微。”张介宾:“春刺孙络，是春刺夏分也。”又，马莳:“春当刺肝胆之散俞分理矣。若刺夏分，则取心与小肠之络俞也。”

【夏月】 夏季。金 2“太阳中暍，身热疼重，而脉微弱，此以夏月伤冷水，水行皮中所致也。”

【夏至】 二十四节气之一。每年在公历 6 月 21 或 22 日。此日太阳经过夏至点，北半球昼最长，夜最短，南半球则相反。素 17“夏至四十五日，阴气微上，阳气微下。”素 31“先夏至日者为病温。”灵 77“太一在夏至之日有变。”

【夏脉】 夏季应时之脉，指洪脉，又称钩脉。有平、病、死脉之分。素 19“夏脉如钩……夏脉者心也，南方火也，万物之所以盛长也，故其气来盛去衰，故曰钩。”素 23“秋得夏脉。”难 15“夏脉微钩曰平，钩多胃气少曰病，但钩无胃气曰死。”

【夏枯草】 中药名。又名夕句、乃东。为唇形科夏枯草属植物夏枯草或长冠夏枯草的果穗。苦、辛，寒。入肝、胆经。清肝明目，散结解毒。主治目赤羞明，目珠疼痛，头痛眩晕，耳鸣，瘰疬瘿瘤，乳痈，痈疖肿毒等。神 4“夏枯草，味苦、辛，寒。主寒热，瘰疬，鼠瘘，头疮，破癥，散瘿结气，脚肿湿痹。轻身。一名夕句，一名乃东。”

砺（lì 礪）

磨。灵 46“匠人磨斧斤，砺刀削。”

破（pò）

1. 破裂；碎裂。素 35“头痛如破，渴欲冷饮。”神 3“蛴螬……主恶血，血瘀痹气，破折，血在胁下坚满痛。”

2. 毁坏，损毁。《广雅·释诂一》:“破，坏也。”神 3“破胎堕子，下闭血。”

3. 破败，消损。素 19“大骨枯槁，大肉陷下……身热脱肉破䐃，真藏见，十月之内死。”王冰:“脾主肉，故肉如脱尽，䐃如破败也。”素 58“必将为脓，内销骨髓，外破大䐃。”

4. 破亡；衰败。见“破散”。

5. 破除，攻除。素 74“可使破积，可

十画

使溃坚，可使气和，可使必已。”灵 75“坚紧者，破而散之，气下乃止。”神 2“蒺藜子…… 主恶血，破癥结，积聚，喉痹，乳难。”

6. 劈开，剖开。金 21“颈项强，用大附子一枚，破之如豆大。”

【破败】 败坏。指阴阳失衡而逆乱。灵 28“大惊卒恐，则血气分离，阴阳破败，经络厥绝，脉道不通。”

【破散】

1. 衰败散失。素 7“是故刚与刚，阳气破散，阴气乃消亡。”

2. 破除消散。神 4“海藻味苦，寒。主瘿瘤气，颈下核。破散结气，痈肿，癥瘕。”

原（yuán）

1. 本原，根本。素 8“至道在微，变化无穷，孰知其原?”素 26“三部九候为之原，九针之论不必存也。”王冰:“以三部九候经脉为之本原，则可通神悟之妙用。”难 8“所谓生气之原者，谓十二经之根本也，谓肾间动气也。”

2. 原穴。脏腑经气所留止的穴位，十二经各有一原穴。灵 1“五藏有六府，六府有十二原，十二原出于四关。”灵 2“京骨，足外侧大骨之下，为原。”难 66“经言肺之原出于太渊，心之原出于太陵，肝之原出于太冲，脾之原出于太白，肾之原出于太溪。”

3. 三焦之称谓。难 66“原者，三焦之尊号也，故所止輒为原。”

4. 宽广平坦之地。见“平原”。

【原气】 由先天之精所化，赖后天精气滋养，通过三焦输布全身，推动脏腑功能活动之气。难 36“命门者，诸神精之所舍，原气之所系也。”难 66“三焦者，原气之别使也，主通行三气，经历于五藏六府。”

【原野】 平原旷野。素 71“地气上腾，原野昏霿，白埃四起。”

逐（zhú）

1. 追逐。伤 65“水上有珠子五六千颗相逐。”

2. 驱逐，祛除。灵 7“始刺浅之，以逐邪气而来血气。”伤 174“此以附子、术，并走皮内，逐水气未得除，故使之耳。”

3. 竞争。灵 35“卫气相乱，阴阳相逐。”

烈（liè）

1. 火势猛。《说文 · 火部》:“烈，火猛也。”见“赫烈”

2. 猛烈。见“烈风”。

【烈风】 暴风。素 71“太阴所至，为雷霆骤注烈风。”灵 50“卒然遇烈风暴雨，或病或不病。”

殊（shū）

不同。素 74“帝曰：三品何谓? 岐伯曰：所以明善恶之殊贯也。”马莳:“殊贯者，异等也。”

顾（gù 顧）

1. 回头看。《说文 · 页部》:“顾，还视也。”灵 26“不可以顾，刺手太阳也。”素 41“阳明令人腰痛，不可以顾，顾如有见者，善悲。”高世栻:“顾，犹视也。”

2. 看，观望。灵 80“余尝上于清泠之台，中阶而顾，匍匐而前则惑。”

3. 顾虑，顾忌。灵 72“举措不顾是非，为事如常自用，事虽败而无常悔。”

顿（dùn 頓）

量词。一次称一顿。见“顿服”。

【顿服】 谓一次性服食。伤 62“以水三升，煮取一升，去滓，顿服。”伤 208“温顿服之，以调胃气。”金 2“以水一升，煮取五合，去滓，顿服。”

致（一、zhì）

1. 送达，输送。素 22“肾苦燥，急食辛以润之，开腠理，致津液，通气也。”张志聪：“谓辛能开腠理，使津液行而能通气，故润。”

2. 到达。《玉篇・攵部》：“致，至也。”素 19“藏气者，不能自致于手太阴，必因于胃气，乃至于手太阴也。”灵 7“再刺则阴邪出者，少益深，绝皮致肌肉，未入分肉间也。”

3. 达到。素 74“疎其血气，令其调达，而致和平。”灵 44“诸原安合，以致六输?”

4. 施行。灵 69“至其开阖不致，故无音。”张介宾：“不致，不能也……开阖俱有不便，故卒然失音。”又，《甲乙经》卷十二“不致”作“不利”。

5. 招引；招致。素 62“神不足者，视其虚络，按而致之。”素 70“无致邪，无失正，绝人长命。”

6. 引导。灵 1“鍉针者，锋如黍粟之锐，主按脉勿陷，以致其气。”灵 64“凝涩者，致气以温之，血和乃止。”灵 75“凡刺寒邪，日以温，徐往徐来致其神。”

7. 导致，致使。灵 42“大气入藏，腹痛下淫，可以致死，不可以致生。”素 40“裹大脓血，居肠胃之外，不可治，治之每切按之致死。”金 16“夫酒客咳者，必致吐血，此因极饮过度所致也。”

8. 积累，使聚集。灵 21“凡刺之害……不中而去则致气……致气则生为痈疽也。”杨上善：“气聚不散为痈为疡也。”

9. 求取。难 70“春夏温，必致一阴者，初下针，沉之至肾肝之部，得气，引持之阳也。”徐大椿：“致，取也，谓用针以取其气也。”

10. 表达，呈现。灵 49“五藏安于胸中，真色以致，病色不见。”张志聪：“五藏安居于胸中，而藏真之色致见于外。”

11. 事理，深奥微妙的道理。素 70“气始而生化，气散而有形，气布而蕃育，气终而象变，其致一也。”

（二、zhì 緻）

细密。灵 46“粗理而皮不致者，腠理踈。”灵 75“寒则地冻水冰，人气在中，皮肤致，腠理闭，汗不出。”

【致斋】 古代在举行祭祀典礼前清心洁身的仪式。素 79“雷公致斋七日，旦复侍坐。”

【致$_2$理】 腠理固密。素 12“其民嗜酸而食胕，故其民皆致理而赤色。”王冰：“酸味收敛，故人皆肉理密致。”

【致$_2$密】 细致固密。灵 47“卫气和则分肉解利，皮肤调柔，腠理致密矣。”素 62“上焦不通利，则皮肤致密，腠理闭塞，玄府不通。”

柴（chái）

小木散材。《说文・木部》：“柴，小木散材。”见“漆柴”。

【柴胡】

1. 中药名。别名地熏、茈胡、山菜、柴草。为伞形科柴胡属植物柴胡或狭叶柴胡的根。苦、辛，微寒。入肝、胆经。解表退热，疏肝解郁，升举阳气。主治外感寒热往来、胸满胁痛、口苦耳聋、头痛目眩，以及疟疾，月经不调，胃下垂，脱肛，子宫下垂等。组方有小柴胡汤、大柴胡汤、柴胡加龙骨牡蛎汤、柴胡桂枝汤、柴胡桂枝干姜汤、柴胡加芒硝汤、四逆散、鳖甲煎丸、薯蓣丸等。伤 96“小柴胡汤主之。柴胡半斤，黄芩三两，人参三两……”

2. 指小柴胡汤。伤 149“但满而不痛者，此为痞，柴胡不中与之，宜半夏泻心汤。”

【柴胡汤】 方剂名。指小柴胡汤。见“小柴胡汤”。伤 97“服柴胡汤已，渴者属阳明，以法治之。”伤 98“本渴饮水而呕者，柴胡汤不中与也，食谷者哕。”

【柴胡证】 方证名。指小柴胡汤主治的少阳病脉证。亦称“柴胡汤证”。伤 101“伤寒中风，有柴胡证，但见一证便是，不必悉具。”伤 103“太阳病，过经十余日，反二三下之，后四五日，柴胡证仍在者，先与小柴胡。”

【柴胡汤证】 方证名。指小柴胡汤主治的少阳病脉证。伤 149“伤寒五六日，呕而发热者，柴胡汤证具，而以他药下之，柴胡证仍在者，复与柴胡汤。”伤 267“若已吐下发汗温针，谵语，柴胡汤证罢，此为坏病，知犯何逆，以法治之。”

【柴胡桂枝汤】 方剂名。组成：桂枝一两半（去皮），黄芩一两半，人参一两半，甘草一两（炙），半夏二合半（洗），芍药一两半，大枣六枚（擘），生姜一两半（切），柴胡四两。煎服法：以水七升，煮取三升，去滓，温服一升。功用：和解少阳，兼以解表。主治：伤寒六七日，发热微恶寒，支节烦疼，微呕，心下支结，外证未去者。伤 146“伤寒六七日，发热微恶寒，支节烦疼，微呕，心下支结，外证未去者，柴胡桂枝汤主之。”

【柴胡加芒硝汤】 方剂名。组成：柴胡二两十六铢，黄芩一两，人参一两，甘草一两（炙），生姜一两（切），半夏二十铢（本云五枚，洗），大枣四枚（擘），芒硝二两。煎服法：以水四升，煮取二升，去滓，内芒硝，更煮微沸，分温再服，不解更作。功用：和解少阳，通便泻热。主治：伤寒病少阳未解，阳明燥结，胸胁满而呕，日晡所发潮热。伤 104“伤寒十三日不解，胸胁满而呕，日晡所发潮热，已而微利，此本柴胡证，下之以不得利，今反利者，知医以丸药下之，此非其治也。潮热者，实也。先宜服小柴胡汤以解外，后以柴胡加芒硝汤主之。”

【柴胡桂枝干姜汤】 方剂名。组成：柴胡半斤，桂枝三两（去皮），干姜二两，栝楼根四两，黄芩三两，牡蛎二两（熬），甘草二两（炙）。煎服法：以水一斗二升，煮取六升，去滓，再煎取三升，温服一升，日三服，初服微烦，复服汗出便愈。功用：和解少阳，温化寒饮。主治：寒热往来，胸胁满微结，心烦口渴，小便不利等。伤 147“伤寒五六日，已发汗而复下之，胸胁满微结，小便不利，渴而不呕，但头汗出，往来寒热，心烦者，此为未解也，柴胡桂枝干姜汤主之。”

【柴胡加龙骨牡蛎汤】 方剂名。组成：柴胡四两，龙骨、黄芩、生姜（切）、铅丹、人参、桂枝（去皮）、茯苓各一两半，半夏二合半（洗），大黄二两，牡蛎一两半（熬），大枣六枚（擘）。煎服法：以水八升，煮取四升，内大黄，切如棋子，更煮一两沸，去滓，温服一升。功用：和解少阳，通阳泻热，重镇安神。主治：伤寒误下，病邪内陷，弥漫全身，胸胁烦惊，小便不利，谵语，一身尽痛，不能转侧。伤 107“伤寒八九日，下之，胸满烦惊，小便不利，谵语，一身尽重，不可转侧者，柴胡加龙骨牡蛎汤主之。”

虑（lǜ 慮）

1. 谋划，计议。《尔雅·释诂上》：“虑，谋也。”灵 8“因思而远慕谓之虑。”素 39“惊则心无所倚，神无所归，虑无所定，故气乱矣。”

2. 思考，考虑。见“思虑”。

3. 忧虑，担忧。《增韵·御韵》：“虑，忧也。”素 25“形之疾病，莫知其情，留淫日深，著于骨髓，心私虑之。”灵 64“有气，轻财，少信，多虑。”

监（一、jiān 監）

通“坚”。坚固。见“监监 1”。

（二、jiàn）

通“鉴”。明察。见“监监 2”。

【监监】

1. 监监（jiān jiān）。壮实貌。灵 38 “刺壮士真骨，坚肉缓节，监监然。”张介宾：“监监，坚固貌。”张志聪：“真骨坚肉缓节监监者，筋骨和而肌肉充也。”又，《灵枢经校释》：“似应作‘刺壮士者，骨坚肉缓，节监监然’。”意谓骨节明显外露。

2. 监监（jiàn jiàn）。明察貌。灵 64 “阳明之上监监然。”张志聪：“监监，如金之鉴而明察也。”张介宾：“监监，多察貌。”

紧（jǐn 緊）

1. 脉象名。脉来应指紧张有力，状如转索。灵 48 “盛则为热，虚则为寒，紧则为痛痹。”素 47 “切其脉大紧，身无痛者，形不瘦，不能食。”王冰：“大紧，谓如弓弦也。”伤 287 “少阴病，脉紧，至七八日，自下利，脉暴微，手足反温，脉紧反去者，为欲解也，虽烦下利，必自愈。”

2. 坚实。见“坚紧”。

3. 紧缩，收缩。素 69 “其德清洁，其化紧敛。”王冰：“紧，缩也。”

4. 指坚束有力的感觉。灵 9 “邪气来也紧而疾，谷气来也徐而和。”马莳：“盖邪气之来，其针下必紧而疾。”又，《太素》卷二十二“紧”作“坚”。杨上善：“针下得气坚疾者，邪气也。”

逞（chěng）

速，迅速。灵 81 “痈发四五日，逞焫之。”张介宾：“逞，疾也……谓宜速灸以除之也。”

眩（xuàn）

症状名。视物昏花伴有头晕的症状。灵 28 “故上气不足，脑为之不满，耳为之苦鸣，头为之苦倾，目为之眩。”灵 52 “凡候此者，下虚则厥，下盛则热；上虚则眩，上盛则热痛。”素 65 “肝病头目眩，胁支满。”

【眩仆】 症状名。突然头晕目眩而跌倒。素 74 “太阳司天，寒淫所胜……善悲，时眩仆。”灵 20 “邪在心，则病心痛喜悲，时眩仆，视有余不足而调之其输也。”灵 35 “乱于头，则为厥逆，头重眩仆。”

【眩转】 症状名。视物昏花而旋转。素 71 “木郁之发……甚则耳鸣眩转，目不识人，善暴僵仆。”

【眩冒】 症状名。视物昏花不明而烦闷。灵 33 “髓海不足，则脑转耳鸣，胫酸眩冒，目无所见，懈怠安卧。”素 19 “春脉……太过则令人善忘，忽忽眩冒而巅疾。”王冰：“眩，谓目眩，视如转也。冒，谓冒闷也。”

眠（mián）

睡觉。素 16 “令人欲卧不能眠，眠而有见。”金 11 “心气虚者，其人则畏，合目欲眠。”

【眠睡】 犹睡眠。伤 268 “三阳合病，脉浮大，上关上，但欲眠睡，目合则汗。”

晓（xiǎo 曉）

1. 天亮，拂晓。见“晓暮”。

2. 明白，了解。难 23 “手足三阴三阳脉之度数，可晓以不？”金 1 “中工不晓相传。”

【晓知】 明白，通晓。难 34 “五藏各有声、色、臭、味、液，可晓知以不？”

【晓暮】 犹朝夕。素 71 “寒风晓暮，蒸热相薄。”

鸭（yā 鴨）

鸭子。见“鸭溏”。

【鸭溏】 指大便溏泄如鸭粪。金 14 “肺水者，其身肿，小便难，时时鸭溏。”徐彬：“鸭溏者，如鸭粪之清而不实也。”

哽（gěng ）

噎。食物堵塞喉咙，难以下咽。见“哽

噎”。

【哽噎】 病证名。又名噎膈。指食物堵塞喉咙，难以下咽的病证。神 4 “蝼蛄味咸，寒……溃痈肿，下哽噎，解毒。”

晏 (yàn)

晚，迟。素 35 “其作日晏与其日早者，何气使然？”杨上善：“晏，晚也。”

【晏食】 晚饭时分，约当酉时之初。素 65 “冬人定，夏晏食。”丹波元简：“晏，晚也。《淮南・天文训》：‘日至于桑野，是谓晏食。’”

【晏晡】 傍晚，黄昏。素 65 “冬大晨，夏晏晡。”王冰：“晏晡，谓申后九刻，向昏之时也。”

晕 (yùn 暈)

模糊的部分。见“晕黄”。

【晕黄】 目睛昏黄，视物不清。金 16 “夫脉浮，目睛晕黄，衄未止。”

蚖 (yuán)

中药名。见“蚖青”。

【蚖青】 中药名。为地胆的别名。见该条。神 4 “地胆味辛，寒。主鬼疰，寒热鼠瘘，恶疮死肌，破癥瘕，堕胎。一名蚖青。”

蚑 (qí)

1. 动物徐行。见“蚑行喘息”。

2. 小儿鬼。神 2 “蓝实味苦，寒。主解诸毒。杀蛊蚑，疰鬼，螫毒。”

【蚑行喘息】 谓动物徐行舒气。又作“蚑行喙息”。难 63 “万物之始生，诸蚑行喘息。”

蚘 (huí)

同“蛔”。蛔虫。伤 89 “病人有寒，复发汗，胃中冷，必吐蚘。”伤 326 “厥阴之为病，消渴，气上撞心，心中疼热，饥而不欲食，食则吐蚘。”

【蚘虫】 即蛔虫。金 19 “腹中痛，其脉当沉，若弦，反洪大，有蚘虫。”

【蚘厥】 病名。即蛔厥。金 19 “蚘厥者，当吐蚘。”

畔 (pàn)

界限。《广雅・释诂三》：“畔，界也。”见“畔界”。

【畔界】 界限，疆界。灵 35 “故五藏六府者，各有畔界，其病各有形状。”

蚣 (gōng)

见“蜈蚣”。

蚳 (chí)

中药名。见“蚳母”。

【蚳母】 中药名。知母的别称。见该条。神 3 “知母味苦，寒……一名蚳母。”

蚊 (wén 蟁)

蚊子。灵 78 “七者，星也……故为之治针，令尖如蚊虻喙。”

哭 (kū)

因悲伤痛苦而流泪出声。素 5 “西方生燥……在声为哭。”王冰：“肺声哀，故为哭。”素 17 “肝气盛则梦怒，肺气盛则梦哭。”

【哭泣】 悲痛而声泪俱出。灵 43 “肺气盛则梦恐惧、哭泣、飞扬。”素 76 “哭泣悲哀，水所从行。”

㖞 (wāi 喎)

嘴歪。见“口㖞”。

【㖞僻】 病症名。口眼歪斜。金 5 “邪气反缓，正气即急，正气引邪，㖞僻不遂。”

唏 (xī)

哀叹。《说文・口部》：“唏，哀痛不泣曰

唏。”灵 28“阴气盛而阳气绝，故为唏。”张志聪：“唏者，欷歔悲咽也。”

【唏然】 恶寒唏嘘貌。灵 22“风逆暴四肢肿，身漯漯，唏然时寒。”丹波元简：“唏，盖‘唏嘘’之‘唏’，又惧貌，故状寒栗也。”

恩（ēn）

恩情，灵 72“心疾而无恩，此少阴之人也。”

罢（一、bà 罷）

去，停止。伤 48“若太阳病证不罢者，不可下。”伤 183“恶寒将自罢，即自汗出而恶热也。”

（二、pí 罷）

疲软。见“罢极”。

【罢极】 犹刚柔、弛张。即形容肝为将军之官及肝主筋的功能特点。素 9“肝者，罢极之本，魂之居也。”又，罢极，劳困之义。吴崑：“动作劳甚，谓之罢极。肝主筋，筋主连动，故为罢极之本。”

崄（xiǎn 嶮）

同“险”。指行为怪僻。灵 72“少阴之人，其状清然窃然，固以阴贼，立而躁崄，行而似伏，此少阴之人也。”

圆（yuán 圓）

1. 圆形。灵 38“工人不能置规而为圆，去矩而为方。”灵 71“天圆地方，人头圆足方以应之。”

2. 丰满，饱满。素 70“其化圆，其气丰，其政静，其令周备。”

峻（jùn）

劲急。素 69“收气峻，生气下，草木敛，苍干雕陨。”张介宾：“金胜木衰，则收气峻速。”

贼（zéi 賊）

1. 害，伤害。灵 75“邪气者，虚风之贼伤人也，其中人也深，不能自去。”素 50“病有浮沉，刺有浅深……浅深不得，反为大贼。”王冰：“贼，谓私害。”张志聪：“不得其浅深之法，反为大害矣。”

2. 祸害。素 27“用针无义，反为气贼，夺人正气。”

3. 狡黠。灵 72“少阴之人，其状清然窃然，固以阴贼，立而躁崄。”

4. 邪辟不正的。见“贼风”、“贼心”。

5. 残暴。素 25“百姓闻之，以为残贼。”王冰：“贼，谓损劫。”

6. 制约。伤 256“负者，失也，互相克贼，名为负也。”

【贼风】

1. 四时不正之气。素 1“夫上古圣人之教下也，皆谓之虚邪贼风，避之有时。”高世栻：“凡四时不正之气，皆谓之虚邪贼风。”灵 79“贼风邪气之中人也，不得以时……乘年之衰，逢月之空，失时之和，因为贼风所伤，是谓三虚。”素 29“故犯贼风虚邪者，阳受之。”

2.《灵枢经》篇名。本篇讨论了贼风中人所造成的损害，以及与“故邪”相搏而发病的机理，并论述了“祝由”治病的道理。

【贼心】 害人之心。灵 72“少阴之人，小贪而贼心，见人有亡，常若有得，好伤好害。”

【贼邪】

1. 四时不正之气。素 3“虽有贼邪，弗能害也。”金 5“浮者血虚，络脉空虚，贼邪不泻。”

2. 指从克我之脏而来的邪气。难 50“从所不胜来者为贼邪，从所胜来者为微邪……假令心病……伤寒得之为微邪，中湿得之为贼邪。”徐大椿：“脏气本已相制，而邪气挟其力而来，残削必甚，故为贼邪。”

钱（qián 錢）

1. 钱币。金 11“腰以下冷痛，腹重如带五千钱。”

2. 指钱匕。伤 152“强人服一钱匕，羸人服半钱。”

3. 市制重量单位。十分等于一钱，十钱等于一两。金 5“防己一钱，桂枝三钱，防风三钱，甘草二钱。”

【钱匕】 古代量取药末的器具，用五铢铜钱抄取药末，以不撒落为度，一钱匕折合市制五到六分，折合公制 1.5 至 1.8 克。伤 131“别捣甘遂末一钱匕。”金 10“以香豉七合煮取汁，和散一钱匕，温服之。”

钳（qián 鉗）

古刑具。束颈的铁圈，引申为夹持。见“钳上”、“钳耳”。

【钳上】 同“钳耳”。指头维穴。灵 52“手阳明之本……标在颜下合钳上也。”张介宾:“钳上，即《根结》篇钳耳之义，谓脉由足阳明大迎之次，夹耳之两旁也。”又，杨上善:“钳，颈铁也。当此铁处，名为钳上。”

【钳耳】 穴名。指头维穴。灵 5“颡大者，钳耳也。”楼英:“颡大，谓额角入发际头维二穴也。以其钳束于耳上，故名钳耳也。”

铁（tiě 鐵）

1. 铁，五金之一。灵 43“客于肺，则梦飞扬，见金铁之奇物。”

2. 中药名。又名黑金、生铁、乌金等。为赤铁矿、褐铁矿、磁铁矿等冶炼而成的灰黑色金属。辛，凉。入心、肝、肾经。镇心平肝，消痈解毒。主治惊痫，癫狂，疔疮痈肿，跌打瘀血，脱肛。神 3“铁主坚肌，耐痛。”

【铁落】 中药名。又名生铁洛、铁屎、铁屑、铁花、铁蛾。为生铁煅至红赤，外层氧化时被锤落的铁屑。辛，凉。入心、肝经。平肝镇惊，解毒敛疮，补血。主治癫狂，热病谵妄，心悸易惊，风湿痹痛，疮疡肿毒，贫血。神 3“铁落味辛，平。主风热，恶疮疡，疽，疮，痂疥气在皮肤中。生牧羊平泽。”

【铁精】 中药名。又名铁精粉、铁花。为炼铁炉中的灰烬。多是崩落的赤铁矿质细末。辛、苦，平。入心、肝经。镇惊安神，消肿解毒。主治惊悸癫狂，疔疮肿毒，脱肛。神 3“铁精平。主明目，化铜。”

铄（shuò 鑠）

销熔，熔化。《说文·金部》:“铄，销金也。”见“销铄”。

铅（qiān 鉛）

金属元素，符号 Pb。神 2“空青味甘，寒……能化铜、铁、铅、锡作金。”

【铅丹】 中药名。又名黄丹、真丹、丹粉等。为纯铅加工制成的四氧化三铅的粉末。辛，微寒，有毒。入心、肝经。解毒祛腐，收湿敛疮，坠痰镇惊。主治痈疽疮疡，外痔，烧烫伤。神 3“铅丹味辛，微寒。主咳逆胃反，惊痫，癫疾，除热。”

铍（pī 鈹）

铍针。《说文·金部》:“铍，大针也。”灵 60“故其已成脓血者，其唯砭石、铍、锋之所取也。”

【铍石】 铍针、砭石的简称。灵 75“不上不下，铍石所取。”

【铍针】 古针具名。九针之一，针长四寸，宽二分半，针端如剑锋，用以破脓。灵 1“五曰铍针，长四寸，广二分半……铍针者，末如剑锋，以取大脓。”

眚（shěng ）

1. 灾害。素 67“神在天为风，在地为木……其眚为陨。”张介宾:“眚，灾也。”素69“芒而大倍常之一，其化甚；大常之二，其眚即发也。”

2. 败，损坏。素70“少阳司天，火气下临，肺气上从，白起金用，草木眚。”

缺（quē）

破损；残缺。素25“金得火而缺。”灵46“至其交节，而缺斤斧焉。”

【缺盆】

1. 锁骨上窝。灵10“胃足阳明之脉……循喉咙，入缺盆，下膈属胃络脾。”素74“肩背臂臑及缺盆中痛。”

2. 穴名。别名天盖。属足阳明胃经。位于锁骨中点上窝中央，胸正中线旁开4寸处。素52“刺缺盆中内陷，气泄，令人喘咳逆。”素59“耳下牙车之后各一，缺盆各一。”素61“大杼、膺俞、缺盆、背俞，此八者，以泻胸中之热也。”

【缺盆骨】 即锁骨。素60“缺盆骨上切之坚痛如筋者灸之。”

特（tè）

只，唯独。灵79“夫风之与疟也，相与同类，而风常在，而疟特以时休，何也?”

乘（chéng）

1. 乘坐。灵9“乘车来者，卧而休之。”

2. 登，上。《列子·黄帝》:“俱乘高台。”《释文》:“乘，登也。”素49“所谓病至则欲乘高而歌。”灵10“手阳明之别……其别者，上循臂，乘肩髃，上曲颊偏齿。”灵13“其直者，上乘胁季胁。”《太素》卷十三、《千金》卷十一“乘胁”作“胁乘”。

3. 趁。《字汇·丿部》:“乘，趁也，又因也。”素70“故乘危而行，不速而至，暴虐无德。”王冰:“乘彼孤危，恃乎强盛，不召而往。”灵4“中人也方乘虚时，及新用力，若饮食汗出腠理开，而中于邪。”

4. 逢，遇。灵79“乘年之衰，逢月之空，失时之和。”素38“乘秋则肺先受邪，乘春则肝先受之，乘夏则心先受之，乘至阴则脾先受之，乘冬则肾先受之。”素20“其脉乍踈乍数乍迟乍疾者，日乘四季死。”森立之:“言以上诸证而有此脉者，知是脾气衰败，故其死必在辰戌丑未土旺之时刻也。”

5. 欺凌，克制太过。①克其所不胜，即过克。素19“因而喜大虚则肾气乘矣，怒则肝气乘矣，悲则肺气乘矣，恐则脾气乘矣，忧则心气乘矣，此其道也……传，乘之名也。”伤108“伤寒，腹满谵语，寸口脉浮而紧，此肝乘脾也。”②克其所胜，即反克、侮。素9“未至而至，此谓太过，则薄所不胜，而乘所胜也，命曰气淫。”伤109“伤寒发热，啬啬恶寒，大渴欲饮水，其腹必满，自汗出，小便利，其病欲解，此肝乘肺也。”

6. 越过。灵16“从脾注心中……合手太阳，上行乘腋出颇内，注目内眦。”

7. 侵袭，叠加。难3“脉有太过，有不及，有阴阳相乘。”难20“脉居阳部，而反阴脉见者，为阴乘阳也。”

【乘袭】 指脏腑色诊部位出现母子相乘，即母之部见子之色。灵49“其色部乘袭者，虽病甚，不死矣。”张志聪:“承（乘）袭者，谓子袭母气也。如心部见黄，肝部见赤，肺部见黑，肾部见青。此子之气色，承（乘）袭于母部。”

秫（shú）

谷物之有黏性者。《说文·禾部》:“秫，稷之黏者。”见“秫米”。

【秫米】 黄黏米。灵71“饮以半夏汤一剂……其汤方以流水千里以外者八升，扬之万遍，取其清五升煮之，炊以苇薪火，沸置秫米一升，治半夏五合。”张介宾:“秫米，糯小米也，即黍米之类而粒小于黍，可以作酒，北人呼为小黄米，其性味甘黏微凉，能养营补阴。”

租（zū）

田赋。见“租税”。

【租税】 国家征收的田赋和各种税款的总称。灵 1“余子万民，养百姓，而收其租税。”

积（jī 積）

1. 聚积，贮藏。素 1“积精全神，游行天地之间，视听八达之外。”张介宾：“积精全神，聚精会神也。”素 5“积阳为天，积阴为地。”灵 56“其大气之抟而不行者，积于胸中，命曰气海。”

2. 累积，堆叠。素 9“大小月三百六十五日而成岁，积气余而盈闰矣。”素 68“所谓步者，六十度而有奇，故二十四步积盈百刻而成日也。”灵 31“小肠后附脊，左环回周迭积。”

3. 留滞，滞积。灵 39“阴气积于阳，其气因于络。”杨上善：“阴气久积阳络之中。”灵 59“其气积于胸中者，上取之；积于腹中者，下取之。”素 62“厥气上逆，寒气积于胸中而不泻，不泻则温气去，寒独留。”

4. 指“留针”。灵 73“上气不足，推而扬之，下气不足，积而从之。”张介宾：“积而从之，留针随气，以实下也。”又，杨上善：“下气不足，谓肾间动气少者，可补气聚。积，聚也。从，顺也。”

5. 多，众多。《周礼·地官·遗人》：“掌邦之委积，以待施惠。”郑玄注：“少曰委，多曰积。”见“积筋”。

6. 久，长久。素 47“不可灸刺，积为导引服药，药不能独治也。”高世栻：“积，渐次也。”王冰：“积为导引，使气流行，久以药攻，内消瘀稸，则可矣。”

7. 病证名。指胸腹内积块坚硬不移，痛有定处的一类疾病。《难经》有五积之分，即心之积名伏梁，肝之积名肥气，脾之积名痞气，肺之积名息贲，肾之积名奔豚。素 39“血气稽留不得行，故宿昔而成积矣。”灵 66“积之始生，得寒乃生，厥乃成积也……汁沫与血相抟，则并合凝聚不得散，而成积矣。”难 55“积者阴气也，其始发有常处，其痛不离其部，上下有所终始，左右有所穷处。”素 71“大积大聚，其可犯也，衰其太半而止。”

8. 疑为“稽”之讹。查考。素 66“臣积考《太始天元册》文曰。”

【积水】

1. 指津液与阴精等正常阴液汇聚。素 81“水宗者积水也，积水者至阴也，至阴者肾之精也。”杨上善：“宗，本也。水之本是肾之精至阴者也。”

2. 病理性水液积聚。素 61“故其本在肾，其末在肺，皆积水也。”

【积气】 郁积的病气。素 10“诊曰有积气在中，时害于食，名曰心痹。”王冰：“积，谓病气积聚。”难 18“诊在右胁有积气，得肺脉结。”

【积饮】 水饮停蓄体内所致的病证。素 71“太阴所至为积饮否隔。”刘完素：“积饮，留饮积蓄而不散也。”

【积冷】 病因。寒冷凝结不散。金 22“妇人之病，因虚、积冷、结气，为诸经水断绝。”

【积结】 凝聚。金 22“至有历年，血寒积结，胞门寒伤，经络凝坚。”

【积筋】 诸筋，宗筋。灵 63“阴者，积筋之所终也。”杨上善：“人阴器，一身诸筋终聚之处。”张介宾：“积筋者，宗筋之所聚也。”

【积聚】

1. 团聚，滞留。灵 68“虫寒则积聚，守于下管。”张介宾：“虫寒不行，则聚于下管。”神 2“茈胡……去肠胃中结气，饮食积聚，寒热邪气。”

2. 病名。积病与聚病的合称。难 55“病有积有聚，何以别之？然，积者，阴气也；聚者，阳气也……故积者，五藏所生；聚者，六府所成也。积者阴气也，其始发有常处，其痛不离其部，上下有所终始，左右有所穷处。聚者阳气也，其始发无根本，上下无所留止，其痛无常处，谓之聚。故以是别知积聚也。”灵 46“人之善病肠中积聚者，何以候之？”神 4“大黄味苦，寒。主下瘀血，血闭，寒热，破癥瘕，积聚，留饮，宿食。”

【积雪草】 中药名。为伞形科积雪草属植物积雪草的全草。苦、辛，寒。入肺、脾、肾、膀胱经。清热利湿，活血止血，解毒消肿。主治发热，咳喘，咽喉肿痛，暑泻，痢疾，湿热黄疸，水肿，淋证，尿血，衄血，痛经，崩漏，丹毒，瘰疬，疔疮肿毒，带状疱疹，跌打肿痛等。神 3“积雪草味苦，寒。主大热，恶疮，痈疽，浸淫，赤熛皮肤赤，身热。”

称（一、chēng 稱）

称为；叫做。金 1“此为有阳无阴，故称厥阳。”素 14“今良工皆称曰：病成名曰逆。”

（二、chèn）

适宜；符合。灵 9“本末之寒温之相守司也，形肉血气必相称也，是谓平人。”灵 59“故其形不小不大，各自称其身，命曰众人。”

【称$_2$身】 合身，与身体相协调。灵 47“肉䐃不称身者胃下，胃下者下管约不利。”

秘（mì）

1. 不公开的。见“灵兰秘典论”。

2. 保密，不使外传。素 9“此上帝所秘，先师传之也。”灵 64“此先师之秘也。”

3. 闭藏。见“阴平阳秘”。

笑（xiào）

笑声。①指生理状态的笑声。显露愉悦的表情，发出欣喜的声音。素 5“在藏为心……在声为笑。”张介宾：“喜则发笑，心之声也。”②症状。病理状态下心神失常而无端喜笑。素 62“神有余则笑不休，神不足则悲。”灵 8“心气虚则悲，实则笑不休。”灵 22“狂言、惊、善笑、好歌乐、妄行不休者，得之大恐。”

值（zhí）

遇到。素 68“寒湿相遘，燥热相临，风火相值。”金 2“风湿相搏，一身尽疼痛，法当汗出而解，值天阴雨不止。”

倚（yǐ）

1. 依靠。《说文·人部》：“倚，依也。”见“倚息”。

2. 依附。素 39“惊则心无所倚，神无所归。”

3. 偏斜，偏侧。灵 47“此人之所以具受于天也，无愚智贤不肖，无以相倚也……髑骬倚一方者，心偏倾也。”张介宾：“倚，偏也。一曰当作异。”

4. 乏力。灵 23“热病先身涩，倚而热，烦悗。”张介宾：“倚，身无力也。”又，《甲乙经》卷七“倚”作“烦”。杨上善：“倾倚不安，烦闷。”

【倚伏】 谓成败相因，互相依存，互相转化。倚，依托；伏，隐藏。素 68“成败倚伏生乎动，动而不已，则变作矣。”

【倚息】 谓凭靠物体而呼吸。形容气喘不能平卧。金 12“咳逆倚息不得卧，小青龙汤主之。”

倾（qīng 傾）

1. 偏斜，倾斜。素 17“头倾视深，精神将夺矣。”灵 28“耳为之苦鸣，头为之苦倾。”灵 62“故阴阳俱静俱动，若引绳相倾者病。”

2. 倾危；死亡。素 33“病而留者，其寿可立而倾也。”灵 60“非能绝其命而倾其寿者也。”

3. 相胜，失衡。素 62“气血以并，阴阳相倾，气乱于卫，血逆于经。”高世栻：“倾，欹也，不平也。”又，张介宾：“倾，倾陷也。”

4. 损伤。灵 42“正气横倾，淫邪泮衍，血脉传溜，大气入藏。”

5. 倾易。灵 9“故阴阳不相移，虚实不相倾，取之其经。”马莳：“虚之实之，法有攸当，不得倾易。”又，张介宾：“倾，相伤也。”

【倾侧】 倾斜转侧。灵 75“倾侧宛伏，不知东西，不知南北，乍上乍下，乍反乍复，颠倒无常，甚于迷惑。”

【倾移】

1. 偏倾，失衡。素 27“此皆荣卫之倾移，虚实之所生。”张介宾：“营卫倾移，谓阴阳偏胜，则虚实内生而为病。”

2. 转移，传变。灵 42“今余已闻阴阳之要，虚实之理，倾移之过，可治之属。”

3. 调理使平衡。灵 75“解惑者，尽知调阴阳，补泻有余不足，相倾移也。”张介宾：“调其虚实，可以移易其病也。”

倒（dào）

违逆，相反。素 14“逆从倒行，标本不得，亡神失国。”

俳（pái）

废，废萎。见“瘖俳”。

俱（jù）

1. 共同；一起。《说文·人部》：“俱，偕也。”素 2“春三月，此谓发陈，天地俱生，万物以荣。”素 38“小肠咳状，咳而失气，气与咳俱失。”素 81“夫涕之与泣者，譬如人之兄弟，急则俱死，生则俱生，其志以早悲，是以涕泣俱出而横行也。”

2. 相同，一致。素 20“一候后则病，二候后则病甚，三候后则病危。所谓后者，应不俱也。”王冰：“俱，犹同也，一也。”

3. 副词。表示范围，相当于“都”、“全”。素 31“病一日，则巨阳与少阳俱病。”灵 20“阴阳俱有余，若俱不足，则有寒有热，皆调于三里。”素 26“是故工之所以异也，然而不形见于外，故俱不能见也。”

4. 具有，具备。素 1“饮食有节，起居有常，不妄作劳，故能形与神俱，而尽终其天年，度百岁乃去。”张志聪：“故能与形俱存，而尽终其天年。”灵 48“方成弗约，则神与弗俱。”

倮（luǒ）

同“裸”。赤体。《玉篇·人部》：“倮，赤体也。”素 67“中央生湿……其虫倮。”王冰：“倮露皮革，无毛介也。”

【倮虫】 身无羽毛鳞甲的动物。古代常用以指人。素 70“厥阴司天，倮虫静。”王冰：“倮虫，谓人及虾蟆之类也。”

候（hòu）

1. 望，视。灵 36“耳为之听，目为之候。”

2. 观察，观测。素 9“谨候其时，气可与期。”素 26“凡刺之法，必候日月星辰，四时八正之气。”灵 79“候之奈何……候此者，常以冬至之日。”

3. 探测，诊察。灵 19“气口候阴，人迎候阳也。”灵 29“鼻隧以长，以候大肠。唇厚，人中长，以候小肠。”素 17“前以候前，后以候后。”灵 55“脉之盛衰者，所以候血气之虚实有余不足。”

4. 等待。素 62“候呼内针，气出针入。”灵 76“病在于三阴，必候其气在阴分而刺之。”金 4“候酒尽一半，着鳖甲于中。”

5. 守护，护卫。灵 29“肝者主为将，使之候外。”张介宾：“肝者将军之官，其气刚强，故能捍御而使之候外。”

6. 时间的计量单位。五天为一候。素 9“五日谓之候，三候谓之气。”

7. 气候；时节。素 9“失时反候，五治不分，邪僻内生。”素 67“夫候之所始，道之所生，不可不通。”张介宾：“即气候之所始，天道之所生也。”素 71“寒乃去，候乃大温，草木早荣。”

8. 征候，征象。①指疾病的症状、体征。素 46“阳明者常动，巨阳少阳不动，不动而动大疾，此其候也。”灵 30“血脱者，色白，夭然不泽，其脉空虚，此其候也。”②指针刺的反应。素 54“近远如一者，深浅其候等也。”张介宾：“远近虽不同，以得气为候则如一也。”王冰：“言气虽近远不同，然其测候，皆以气至而有效也。”③指运气变化之气候、物候及病候等现象。素 69“夫气之动变，固不常在，而德化政令灾变，不同其候也。”素 70“三气之纪，愿闻其候。”素 74“司天同候，间气皆然。”

9. 指切脉的部位及脉象。素 20“中部之候虽独调，与众藏相失者死。”素 74“尺候何如?”

10. 指随时变化着的情状。灵 4“夫色脉与尺之相应也……此亦本末根叶之出候也，故根死则叶枯矣。”

【候气】 针法术语。①观测经气运行状态，以及邪正之气的盛衰变化予以治疗的针刺方法。素 27“候气奈何…… 故曰方其来也，必按而止之，止而取之。”王冰：“谓候可取之气也。”②观测时令气候变化来判断卫气运行状态而进行相应刺治的方法。灵 76“候气而刺之奈何……是故谨候气之所在而刺之，是谓逢时。”

俾（bǐ）

补益，补充。素 33“不能食者，精无俾也。”高世栻：“俾，补益也。”

俯（fǔ）

1. 低头，面向下。灵 80“披发长跪，俯而视之。”

2. 屈身。灵 13“故阳病者腰反折不能俯，阴病者不能仰……阳急则反折，阴急则俯不伸。”

3. 卧伏。素 49“万物一俯而不仰也。”

【俯仰】

1. 屈伸。灵 8“腰脊不可以俯仰屈伸。”灵 47“肾高则苦背膂痛，不可以俯仰。”素 45“项不可以顾，腰不可以俯仰。”

2. 形容呼吸困难而致身体前俯后仰。即指气喘。灵 34“乱于肺，则俯仰喘喝，接手以呼。”素 5“喘粗为之俯仰。”素 33“以救俯仰。”森立之：“‘俯仰’二字，指喘而言矣。”

【俯首】 低头。灵 34“故气乱于心，则烦心密嘿，俯首静伏。”

倍（bèi）

1. 增加跟原数相等的数。素 43“饮食自倍，肠胃乃伤。”灵 6“藏先病而形乃应者，刺之倍其日。”

2. 照原数成倍增加。素 9“人迎与寸口俱盛四倍已上为关格。”灵 48“寸口大于人迎一倍，病在足厥阴。”

3. 增强，添加。神 2“远志味苦，温……强志，倍力。”

4. 更加。金 21“不大便，烦躁发热，切脉微实，再倍发热，日晡时烦躁者，不食，食则谵语，至夜即愈，宜大承气汤主之。”

【倍加】 用量加倍。金 20“心下毒痛，倍加芎䓖。”

倦（juàn）

1. 疲倦。素 1“是以志闲而少欲，心安而不惧，形劳而不倦。”

2. 通“蜷”。蜷曲。灵 22“筋癫疾者，身倦挛急大。”

健（jiàn）

1. 强有力。见“健行”。

2. 健康，健壮。见“肥健”。

【健行】 谓行走快而有力。神 3“莨菪子……使人健行。”神 4“天雄……强筋骨，轻身健行。”

臭（一、chòu）

秽恶之气。与“香”相对。神 3“橘柚味辛，温……久服去臭。”金 19“禁生冷滑臭等食。”神 2“香蒲味甘，平。主五脏、心下邪气，口中烂臭。”

（二、xiù）

1. 气味。素 4“其臭臊……其臭焦。”张介宾：“臭，气之总名也。”金 1“欲饮食，或有美时，或有不用闻食臭时。”伤 338“蛔闻食臭出。”

2. 嗅觉。灵 4“其宗气上出于鼻而为臭。”马莳：“伯言十二经三百六十五络，凡曰空窍，曰睛、曰听、曰闻臭。”

【臭气】 秽浊难闻之气。神 205“干姜味辛，温……久服去臭气。”

【臭香】 即香臭，泛指气味。灵 17“肺和则鼻能闻臭香矣。”马莳：“故鼻为肺之窍，必肺和而后鼻能知香臭矣。”

【臭食】 腐败变质，气味难闻的食物。伤 338“禁生冷、滑物、臭食等。”

【臭恶】 气味难闻。伤 12“禁生冷、粘滑、肉面、五辛、酒酪、臭恶等物。”

射（shè）

射出，喷射。灵 39“血出而射者，何也?”素 41“刺之血射以黑，见赤血而已。”

【射干】 中药名。又名乌扇、乌蒲、黄远、夜干、乌吹、草姜、鬼扇等。为鸢尾科射干属植物射干的根茎。苦、辛，寒，有毒。入肺、肝经。清热解毒，祛痰利咽，消瘀散结。主治咽喉肿痛，痰壅咳喘，瘰疬结核，疟母癥瘕，痈肿疮毒。组方有射干麻黄汤。神 4“射干味苦，平。主咳逆上气，喉痹，咽痛，不得消息。散结气，腹中邪逆，食饮大热。一名乌扇，一名乌蒲。”

【射罔】 中药名。为毛茛科乌头属植物草乌（野生种）和北乌头等的汁制成的膏剂。苦，热，大毒。祛风止痛，解毒消肿，软坚散结。主治风寒痹痛，头风头痛，瘰疬结核，癥瘕，热毒疮痈，毒蛇咬伤。神 4“乌头味辛，温……其汁煎之，名射罔，杀禽兽。”

【射干麻黄汤】 方剂名。组成：射干十三枚（一法三两），麻黄四两，生姜四两，细辛三两，紫菀、款冬花各三两，五味子半升，大枣七枚，半夏大者八枚（洗，一法半升）。煎服法：上九味，以水一斗二升，先煮麻黄两沸，去上沫，内诸药，煮取三升，分温三服。功用：宣肺散寒，降逆化饮。主治：寒饮郁肺的咳嗽上逆证。金 7“咳而上气，喉中水鸡声，射干麻黄汤主之。”

息（xī）

1. 呼吸。一呼一吸谓之一息。素 18“呼吸定息脉五动，闰以太息，命曰平人。”张介宾：“出气曰呼，入气曰吸，一呼一吸，总名一息。”素 20“形盛脉细，少气不足以息者危。”灵 15“十息气行六尺，日行二分。”

2. 叹息。见“太息”。

3. 滋息；生长。素 67“南方生热……在气为息。”王冰：“息，长也。”素 77“尝富大伤，斩筋绝脉，身体复行，令泽不息。”张介宾：“息，生长也。”

4. 停止。《广韵·职韵》:“息，止也。”素 66“应天之气，动而不息。”素 68“出入废则神机化灭，升降息则气立孤危。”灵 66“在络之时，痛于肌肉，其痛之时息。”

5. 留滞，结聚。素 46“夫痈气之息者，宜以针开除去之。”张介宾:“息，止也。痈有气结而留止不散者，治宜用针以开除其气，气行则痈愈矣。”又，王冰:“息，瘜也，死肉也。”灵 66“稽留而不去，息而成积。”

6. 调养，休息。见“将息”。

7. 通“瘜”。指人体上的赘生物。见“鼻息肉”。

8. 疑为“悉”字之讹。尽，全。灵 11“此粗之所过，上之所息也。”《甲乙经》卷二“息”作“悉”。又，张介宾:“息如止息，谓必所留心也。”

【息肉】 赘肉。增生组织的团块或肉瘤。神 3“鳖甲味咸，平。主心腹癥瘕，坚积，寒热。去痞、息肉、阴蚀、痔、恶肉。”

【息贲】 病名。肺之积。症见气急上奔，右胁下有块如覆杯状，发热恶寒，胸闷呕逆，咳吐脓血，日久可发为肺痈。素 7“其传为息贲者，死不治。”高世栻:“息贲，精虚气逆，而喘息奔迫也。”灵 13“手太阴之筋……其病当所过者支转筋痛，甚成息贲，胁急吐血。”难 56“肺之积名曰息贲，在右胁下，覆大如杯。久不已，令人洒淅寒热，喘咳，发肺壅。”

【息积】 病名。也称“息贲”。参见该条。素 47“病胁下满气逆，二三岁不已，是为何病？岐伯曰：病名曰息积，此不妨于食，不可灸刺，积为导引服药，药不能独治也。”森立之:“病胁下满气逆，为喘息之状。二三岁不已者，是后世所云哮喘也。《五十六难》谓之‘息贲’，此谓之‘息积’，一也。盖息贲者，气息奔迫之义。其沉久不愈渐逾岁月者，谓之息积，即息贲不愈留结为积之义。”

【息高】 症状名。呼吸表浅，喘促息短。伤 299“少阴病，六七日，息高者死。”程应旄:“息高者，生气已绝于下而不复纳，故游息仅呼于上而无所吸也。”

【息道】 呼吸道。灵 75“其上者走于息道。”

倨（jù）

傲慢。见“贵倨”。

衃（pēi）

凝结的败血。《说文·血部》:“衃，凝血也。”灵 57“恶血当泻不泻，衃以留止，日以益大，状如怀子。”

【衃血】 凝固呈赤黑色的败血。素 10“赤如衃血者死。”王冰:“衃血，谓败恶凝聚之血，色赤黑也。”灵 26“衃血，取手太阳；不已，刺宛骨下。”

衄（nǜ）

1. 鼻出血。《说文·血部》:“衄，鼻出血也。”素 37“鼻渊者，浊涕下不止也，传为衄衊瞑目。”高世栻:“鼻血曰衄，血污曰衊。”灵 26“衄而不止，衃血流，取足太阳。”伤 46“服药已微除，其人发烦目瞑，剧者必衄，衄乃解。”

2. 泛指人体各部位的非外伤性出血。素 48“脉至而搏，血衄身热者死。”张介宾:“凡诸失血、鼻衄之疾，其脉搏而身热，真阴脱败也，故当死。”神 4“泽兰味苦，微温。主乳妇内衄。”

【衄血】 非外伤性的体表及上窍出血证。包括眼衄、耳衄、鼻衄、齿衄、舌衄、肌衄等，以鼻衄为多见。灵 66“阳络伤则血外溢，血外溢则衄血；阴络伤则血内溢，血内溢则后血。”难 17“病若吐血，复鼽衄血者，脉当沉细，而反浮大而牢者，死也。”金 16“心气不足，吐血，衄血，泻心汤主之。”

【衄家】 鼻中经常出血的人。伤 86

“衄家，不可发汗，汗出必额上陷脉急紧，直视不能眴，不得眠。”

徒（tú）

1. 独。灵 19“徒𤸎，先取环谷下三寸，以铍针针之。”

2. 副词。只，仅仅。灵 19“饮闭药，方刺之时徒饮之。”灵 48“盛则徒泻之，虚则徒补之，紧则灸刺且饮药，陷下则徒灸之。”张介宾：“徒，但也。”又，《甲乙经》卷四“徒”作“从”。

【徒居】 独居，闲居静养。灵 24“厥心痛，卧若徒居，心痛间，动作痛益甚。”马莳：“有厥心痛者，卧若独居，其心觉痛。”

徐（xú）

1. 缓慢。与“疾”相对。灵 28“阴气疾而阳气徐，阴气盛而阳气绝，故为唏。”灵 73“语徐而安静，手巧而心审谛者，可使行针艾。”素 68“中行令者，其病徐而持。”①指脉象缓。灵 9“邪气来也紧而疾，谷气来也徐而和。”素 17“来疾去徐，上实下虚，为厥巅疾。来徐去疾，上虚下实，为恶风也。”②指针刺手法的慢进针、慢出针等。灵 3“徐而疾则实者，言徐内而疾出也。疾而徐则虚者，言疾内而徐出也。”灵 5“刺布衣者深以留之，刺大人者微以徐之。”马莳：“刺大人者，气之滑且悍者也，可以针小而入浅，又当徐以纳之也。”素 53“徐而疾则实者，徐出针而疾按之。疾而徐则虚者，疾出针而徐按之。”

2. 柔缓，舒缓。与“暴”相对。素 66“太过者暴，不及者徐。暴者为病甚，徐者为病持。”

3. 中药名。见“徐长卿”。

【徐徐】 迟缓无力状。素 20“中手徐徐然者病。”张介宾：“徐徐，迟缓也。”

【徐疾】

1. 慢和快。素 69“其行之徐疾逆顺何如?”灵 71“其余脉出入屈折，其行之徐疾，皆如手少阴心主之脉行也。”

2. 指针刺补泻手法，即通过进针出针的快慢变化，以产生补泻作用的方法。灵 3“刺之微在数迟者，徐疾之意也……知气之虚实，用针之徐疾也。”灵 73“明于五输，徐疾所在……是故工之用针也，知气之所在，而守其门户，明于调气，补泻所在，徐疾之意，所取之处。”马莳：“徐疾者，针法也。《九针十二原》《小针解》云：‘徐而疾则实，疾而徐则虚’。”

【徐长卿】 中药名。又名石下长卿、鬼督邮、别仙踪等。为萝藦科白前属植物徐长卿的根茎或带根全草。辛，温。入肝、胃经。祛风除湿，行气活血，去痛止痒。主治风湿痹痛，腰痛，脘腹疼痛，牙痛，跌仆伤痛，小便不利，泄泻，痢疾，湿疹，荨麻疹，毒蛇咬伤。神 2“徐长卿味辛，温。主鬼物百精，蛊毒疫疾，邪恶气，温疟。久服强悍，轻身。一名鬼督邮。”神 4“石下长卿味咸，平……一名徐长卿。”

【徐往徐来】 针刺补泻手法，即缓慢进针、出针。灵 70“审其道以予之，徐往徐来以去之。”张介宾：“徐往徐来，即补泻之法，所谓徐而疾则实，疾而徐则虚也。”

殷（一、yīn）

多，众多。素 75“肾且绝，惋惋日暮，从容不出，人事不殷。”王冰：“不出者，当人事萎弱，不复殷多。”森立之：“从容不出门户，慵懒不得起居，人事自不殷盛，谓精神不了慧也。”

（二、yǐn）

雷声。见“雷殷”。

【殷孽】 中药名。为碳酸盐类方解石族矿物方解石的钟乳状集合体的附着于石上的粗大根盘。辛、咸，温。温肾壮骨，散瘀解毒。主治筋骨痿弱，腰膝冷痛，癥瘕，痔瘘，痈疮。神 3“殷孽味辛，温。主烂伤，瘀血，泄痢，寒热，鼠瘘，癥瘕，结气。一名姜石。”

般（bān）

样，种类。金 1“千般疢难，不越三条。”

釜（fǔ）

古炊器。敛口，圆底，或有两耳。灵 81“坐于釜上，令汗出至足已。”

耸（sǒng 聳）

竖立，直立。金 2“小便已，洒洒然毛耸。”

爱（ài 愛）

喜爱。素 2“夏三月……使气得泄，若所爱在外。”

豺（chái）

中药名。见“豺漆”。

【豺漆】 中药名。五加皮的别名。见“五加”条。神 3“五加味辛，温……一名豺漆。”

豹（bào）

豹子。见“豹文刺”。

【豹文刺】 刺法名。五刺法之一。针刺患部前后左右血脉放血的刺法，因针刺部位较多，形如豹皮斑纹之点，故名豹文刺。灵 7“豹文刺者，左右前后针之，中脉为故，以取经络之血者，此心之应也。”杨上善：“左右前后针痏，状若豹文，故曰豹文刺。”张介宾：“豹文者，言其多也。”

奚（xī）

中药名。见“奚毒”。

【奚毒】 中药名。乌头的别称。见该条。神 4“乌头味辛，温……一名奚毒。”

颁（bān 頒）

通“斑”。见“颁白”。

【颁白】 头发黑白相杂。素 1“六八，阳气衰竭于上，面焦，发鬓颁白。”

颂（sòng 頌）

通“诵”。朗读。素 79“臣悉尽意，受传经脉，颂得从容之道。”王冰：“颂，今为诵也。”

翁（wēng）

男性老人。见“白头翁”。

胵（chī）

鸟胃。《说文·肉部》：“胵，鸟胃也。”见“肶胵”。

胱（guāng）

见“膀胱”。

胆（lǚ）

同“膂”。见“背胆”、“中胆”。

胻（héng）

1. 胫部。《广雅·释亲》：“胻，胫也。”素 22“汗出，尻阴股膝髀腨胻足皆痛。”素 50“髓伤则销铄胻酸。”

2. 泛指下肢。灵 4“夫臂与胻，其阴皮薄，其肉淖泽，故俱受于风，独伤其阴。”

【胻骨】 胫骨。灵 2“下陵，膝下三寸，胻骨外三里也，为合。”

脆（cuì）

1. 脆弱，容易折断破碎。灵 46“木之阴阳，尚有坚脆，坚者不入，脆者皮弛。”

2. 柔弱，不壮实。灵 6“形充而大肉无分理不坚者肉脆，肉脆则夭矣。”灵 12“其藏之坚脆，府之大小。”灵 53“肠胃之厚薄坚脆亦不等。”

3. 虚弱，虚损。见“脆者坚之”。

4. 疑为“诡”之讹。变易，变换。灵75“凡刺痈邪，无迎陇，易俗移性，不得脓，脆道更行，去其乡。”《太素》卷二十二“脆”作“诡”。杨上善：“易其常行法度之俗，移其先为寒温之性，更量脓之所在，上下正傍，以得为限，故曰去其乡。”又，张介宾：“脆，柔脆溃坚之谓。凡痈毒不化则不得脓，故或托其内，或温其外，或刺以针，或灸以艾，务化其毒，皆脆道更行也。”

【脆者坚之】 治法术语。指正气虚弱的病证采用固本法治疗。素74“坚者耎之，脆者坚之。”

脂（zhī）

1. 脂肪。素12“其民华食而脂肥，故邪不能伤其形体。”

2. 用油膏涂物。灵74“尺肤滑而泽脂者，风也。”马莳：“欲知有风，必其滑而润泽如脂膏者，真为风也。”

3. 指阴精。素34“素肾气胜，以水为事，太阳气衰，肾脂枯不长。”张志聪：“太阳气衰则孤阴不长矣……肾藏之精枯不长。”

4. 人体类型之一。指肥胖而肌肉坚实的人。灵59“脂者其肉坚，细理者热，粗理者寒……脂者，其血清，气滑少，故不能大。”

【脂人】 体质类型之一。其表现为形体肥胖，肌肉坚实，皮下脂肪多，但不显臃肿的人。灵59“故膏人纵腹垂腴，肉人者上下容大，脂人者虽脂不能大者。”

【脂膏】 脂肪。灵59“众人皮肉脂膏不能相加也。”

胸（xiōng 胷）

1. 身体前面颈与腹之间的部分。素16“凡刺胸腹者，必避五藏。”灵8“肺气虚则鼻塞不利少气，实则喘喝胸盈仰息。”金11“肝着，其人常欲蹈其胸上，先未苦时，但欲饮热，旋覆花汤主之。”

2. 心中。见“心胸2”。

【胸中】 胸腔内。素22“心病者，胸中痛，胁支满，胁下痛，膺背肩甲间痛，两臂内痛。”灵10“心主手厥阴心包络之脉，起于胸中，出属心包络，下膈，历络三膲。”灵56“其大气之抟而不行者，积于胸中，命曰气海。”伤355“病在胸中，当须吐之，宜瓜蒂散。”

【胸气】 胸部之气。灵52“胸气有街，腹气有街……气在胸者，止之膺与背腧。”

【胸围】 胸部两乳平齐部位的周长。灵14“胸围四尺五寸。”

【胸胁】 前胸及两胁部。素4“南风生于夏，病在心，俞在胸胁。”素32“热病先眩冒而热，胸胁满，刺足少阴少阳。”伤96“伤寒五六日，中风，往来寒热，胸胁苦满，嘿嘿不欲饮食，心烦喜呕……小柴胡汤主之。”

【胸胀】 症状名。胸部胀满。神4“半夏味辛，平。主……头眩，胸胀，咳逆，肠鸣，止汗。”

【胸俞】 穴名。胸部腧穴，包括俞府、彧中、神藏、灵墟、神封、步廊左右共十二穴。素58“胸俞十二穴。”

【胸烦】 症状名。心胸烦扰不宁。伤153“复加烧针，因胸烦，面色青黄，肤瞤者，难治。”汪琥：“心烦者，即胸烦。”

【胸痛】 症状名。胸部疼痛。素49“所谓胸痛少气者，水气在藏府也。”素69“岁金太过……胸痛引背，两胁满且痛引少腹。”灵75“其咳上气穷诎胸痛者，取之奈何？”

【胸痹】 病名。因痰浊、瘀血等邪凝结，胸阳失宣，气机闭阻所致脉络不通，症见胸部窒塞疼痛，甚则喘息，不得平卧，痛引彻背等症状的病证。灵47“肺大则多饮，善病胸痹喉痹逆气。”金9“胸痹之病，喘息咳唾，胸背痛，短气，寸口脉沉而迟，关上小紧数，栝蒌薤白白酒汤主之。”

【胸满】 症状名。自觉胸部满闷阻塞。灵24“厥心痛，腹胀胸满，心尤痛甚，胃心痛也。”金17“呕而胸满者，茱萸汤主之。”伤36“太阳与阳明合病，喘而胸满者，不可下，宜麻黄汤。”

【胸膈】

1. 泛指胸部。素74“太阳之复……心胃生寒，胸膈不利，心痛否满。”张介宾：“其病心胃生寒，故胸中不利也。心痛否满，寒在膈间也。”

2. 指横膈。神1“病在胸膈以上者，先食后服药。”

【胸中大腧】 大杼穴。属足太阳膀胱经，位于第一胸椎棘突下，旁开1.5寸。灵51“胸中大腧在杼骨之端。”马莳：“大腧者，大杼也，去中行督脉经大椎穴左右各开一寸半。”

【胸中之府】 背部。素17“背者胸中之府，背曲肩随，府将坏矣。”马莳：“胸在前，背在后，而背悬五脏，实为胸中之府。”

【胸痹心痛短气病脉证治】《金匮要略》篇名。主要讨论了胸痹、心痛病证的病因、病机和辨证治疗。胸痹、心痛均有疼痛症状，亦可合并发生，都与阳虚阴盛的病机有关；短气，是指呼吸短促不能接续，即呼吸困难，为胸痹证的常见临床表现。故而将胸痹、心痛、短气合篇讨论。

胳（gē）

为“络”之讹。见“胃胳”。

脏（zàng）

指人体内脏。见“五脏”。

脐（qí 臍）

1. 肚脐。素40“肓之原在脐下，故环脐而痛也。”灵20“三结交者，阳明、太阴也，脐下三寸关元也。”伤65“发汗后，其人脐下悸者，欲作奔豚，茯苓桂枝甘草大枣汤主之。”

2. 指脐在面部的望色部位，在两颊肾部之下。灵49“挟大肠者，肾也；当肾者，脐也。”

胶（jiāo 膠）

1. 黏性物质。以动物的皮、角等或树脂制成。灵26“嗌干，口中热如胶，取足少阴。”马莳：“口中甚热，其津液如胶之稠。”

2. 指阿胶。见“胶艾汤”。

【胶饴】 中药名。即饴糖。为高粱、米、大麦、小麦、粟、玉米等含淀粉质的粮食经发酵糖化制成的食品。甘、温。入脾、胃、肺经。缓中补虚，生津润燥。主治劳倦伤脾，里急腹痛，肺燥咳嗽，吐血，口渴，咽痛，便秘。组方有小建中汤、大建中汤、黄芪建中汤。金6“去滓，内胶饴，更上微火消解。”

【胶艾汤】 方剂名。又名芎归胶艾汤。组成：芎䓖、阿胶、甘草各二两，艾叶、当归各三两，芍药四两，干地黄六两（一方加干姜一两）。煎服法：以水五升，清酒三升，合煮取三升，去滓，内胶，令消尽，温服一升，日三服。不差，更作。功用：补血调经，安胎止崩。主治：崩漏不止，月经过多，或妊娠下血，腹中痛，胎动不安，或产后下血，淋漓不断。金20“妇人有漏下者，有半产后因续下血都不绝者，有妊娠下血者。假令妊娠腹中痛，为胞阻，胶艾汤主之。”

【胶姜汤】 方剂名。其方药组成未见。据其方名，药物组成似为阿胶、干姜。后世多认为是胶艾汤。功用：温补冲任，养血止血。主治：妇人陷经。症见妇人漏下黑不解。金22“妇人陷经，漏下黑不解，胶姜汤主之。”

脑（nǎo 腦）

1. 奇恒之腑之一。指颅腔中髓质，下通脊髓，由精髓上聚而成，又称为髓海。素 11“脑、髓、骨、脉、胆、女子胞，此六者……藏而不泻，名曰奇恒之府。”灵 33“脑为髓之海，其输上在于其盖，下在风府。”素 10“诸髓者，皆属于脑。”

2. 头颅。素 60“髓空在脑后三分，在颅际锐骨之下。”神 2“细辛……主咳逆，头痛，脑动，百节拘挛。”

3. 指白色如脑髓状的物质。见“石脑”。

【脑风】 病名。风邪侵入脑部而致的病证。素 42“风气循风府而上，则为脑风。”吴崑:“脑风，脑痛也。”

【脑户】

1. 指头后部，枕骨部位。素 74“热反上行，头项囟顶脑户中痛。”素 69“阴厥且格，阳反上行，头脑户痛，延及囟顶发。”

2. 穴名。属督脉，位于头正中线，风府穴直上 1.5 寸，当枕骨粗隆上缘凹陷处。素 52“刺头，中脑户，入脑立死。”王冰:“脑户，穴名也。在枕骨上，通于脑中。”神 3“风入脑户，头肿痛，多涕泪出。”

【脑转】 指头目眩转。灵 33“髓海不足，则脑转耳鸣，胫痠眩冒。”张介宾:“脑转，以脑空而运，似旋转也。”灵 80“故邪中于项……入于脑则脑转，脑转则引目系急。”

【脑逆】 指邪气上逆于脑。素 47“当有所犯大寒，内至骨髓，髓者以脑为主，脑逆故令头痛，齿亦痛，病名曰厥逆。”张志聪:“诸髓皆属于脑，故以脑为主髓，邪上逆则入于脑，是以头痛数岁不已。”

【脑烁】 病名。阳热之气入脑，消烁脑髓而致的病证。灵 81“阳留大发，消脑留项，名曰脑烁。其色不乐，项痛而如刺以针，烦心者死不可治。”张志聪:“故阳气大发，留于项，名曰脑烁，此甚阳之气，消烁脑髓也。”

【脑痛】 头颅内疼痛。灵 23“热病面青，脑痛，手足躁。”神 2“辛夷味辛，温。主五脏、身体寒风，风头脑痛。”

【脑髓】 脑与脊髓的合称。灵 10“人始生，先成精，精成而脑髓生。”灵 30“补益脑髓，皮肤润泽，是谓液。”灵 36“五谷之津液和合而为膏者，内渗入于骨空，补益脑髓，而下流于阴股。”

脓（nóng 膿）

疮疡溃烂所化的黏液。灵 60“阴阳不通，两热相搏，乃化为脓。”灵 81“热胜则腐肉，肉腐则为脓，脓不泻则烂筋，筋烂则伤骨。”金 18“诸痈肿，欲知有脓无脓，以手掩肿上，热者为有脓，不热者为无脓。”

【脓血】 脓和血的混合物。素 28“肠澼下脓血何如?”灵 60“夫痈疽之生，脓血之成也，不从天下，不从地出，积微之所生也。”金 17“下利，便脓血者，桃花汤主之。”

【脓胕】 腐烂聚脓。素 79“浮为血瘕，沈为脓胕。”

【脓疮】 化脓性疮疡。素 71“民病热中，聋瞑血溢，脓疮咳呕。”

狼（láng）

动物名。素 70“其主败折虎狼，清气乃用，生政乃辱。”张志聪:“虎狼，西方之兽也。”神 3“羖羊角味咸，温……辟恶鬼、虎狼。”

【狼牙】 中药名。鹤草芽的别名，又名牙子、狼齿等。为蔷薇科龙牙草属植物龙牙草带短小根茎的冬芽。苦、涩，凉。驱虫，解毒消肿。主治绦虫病，阴道滴虫病，疮疡疥癣，疖肿，赤白痢疾。神 3“狼牙味苦，寒。主邪气热气，疥瘙，恶疡疮，痔。去白虫。一名牙子。”

【狼毒】 中药名。又名红狼毒、绵大戟、续毒。为瑞香科狼毒属植物瑞香狼毒的根。辛，平，有毒。入肝、脾经。泻水逐饮，破积杀虫。主治水肿腹胀，痰食虫积，心腹疼痛，癥瘕积聚，结核，疥癣。神 4“狼毒味辛，平。主咳逆上气。破积聚，饮食，寒热，水气，恶疮，鼠瘘，疽蚀，鬼精蛊毒。杀飞鸟走兽。一名续毒。”

【狼牙汤】 方剂名。组成：狼牙三两。用法：以水四升，煮取半升，以绵缠筋如茧，浸汤沥阴中，日四遍。功用：清热燥湿，杀虫止痒。主治：下焦湿热而阴中生疮。症见阴中糜烂成疮，伴阴中灼热，痒痛不适，带下，少阴脉滑而数。金 22“少阴脉滑而数者，阴中即生疮，阴中蚀疮烂者，狼牙汤洗之。”

卿（qīng）

古代高级官职名称。周制卿在公之下，大夫之上。此泛指臣僚。素 80“诊必上下，度民君卿。”

逢（一、féng）

1. 遇到，碰上。素 27“卒然逢之，早遏其路。”王冰:“逢，谓逢遇。”素 34“逢风而如炙如火者，是人当肉烁也。”灵 79“逢年之盛，遇月之满，得时之和。”

2. 迎合。灵 76“是故谨候气之所在而刺之，是谓逢时。”张介宾:“逢时者，逢合阴阳之气候也。”

3. 迎着。灵 1“其来不可逢，其往不可追。”素 27“无逢其冲而泻之。”《甲乙经》卷十“逢”作“迎”。

（二、péng）

见“逢$_2$逢$_2$”。

【逢$_2$逢$_2$】 盛大貌。灵 55“无迎逢逢之气，无击堂堂之阵。”马莳:“逢逢之气，势来迫而盛甚者也。”

留（liú）

1. 停留；滞留。灵 17“阳脉不和则气留之，气留之则阳气盛矣。”灵 80“卫气留于阴，不得行于阳。”难 22“气留而不行者，为气先病也。”

2. 存留，遗留。素 63“夫邪之客于形也，必先舍于皮毛，留而不去，入舍于孙脉；留而不去，入舍于络脉；留而不去，入舍于经脉。”灵 70“此皆鼠瘘寒热之毒气也，留于脉而不去者也。”素 33“病而留者，其寿可立而倾也。”森立之:“言其邪气流连者，其寿命可立至倾绝也。”

3. 保存，容纳。灵 32“胃……其中之谷常留二斗，水一斗五升而满。”灵 75“宗气留于海，其下者注于气街，其上者走于息道。”

4. 久，日久。见“留瘦”。

5. 指留针。针刺手法之一。灵 10“足阳明刺深六分，留十呼。”灵 73“知其气所在，先得其道，稀而疏之，稍深以留。”马莳:“留者，久留其针也。”灵 81“留则先后，从实去虚，补则有余。”马莳:“若久留其针，先后如一，斯则从实之之法。”

6. 通“流”。流动，流注。素 21“毛脉合精，行气于府，府精神明，留于四藏。”李中梓:“留，当作流，流其精于四脏。”灵 36“水下留于膀胱，则为溺与气。”《甲乙经》卷一、马注本“留”并作“流”。灵 71“肺心有邪，其气留于两肘；肝有邪，其气流于两腋；脾有邪，其气留于两髀；肾有邪，其气留于两腘。”马莳:“前四留字，俱当作流。”

7. 天文学名词。由于地球和行星都绕太阳运动，所以从地球上看来，有时行星在天空中的位置好像停留不动，称之为“留”。素 69“以道留久，逆守而小，是谓省下。”吴崑:“留久，稽留迟久也。”

8. 为“气”之讹。灵 81“阳留大发，消脑留项，名曰脑灼。”《甲乙经》卷十一、《太素》卷二十六“留”并作“气”。张介宾：“阳气大发，邪热之甚也。”

9. 为“囟”之讹。素 74“寒迫下焦，痛留顶，互引眉间。”于鬯：“按‘留’字于义可疑，或当‘囟’字之形误。痛囟顶，犹下文言头顶囟顶脑户中痛也。”

【留止】

1. 停留，滞留。灵 57“恶血当泻不泻，衃以留止。”灵 75“宗气不下，脉中之血，凝而留止。”难 55“聚者阳气也，其始发无根本，上下无所留止，其痛无常处，谓之聚。”

2. 存留。素 27“推阖其门，令神气存，大气留止，故命曰补。”王冰：“大气不泄，补之为义，断可知焉。”

【留气】 滞留之气。金 9“胸痹心中痞，留气结在胸，胸满，胁下逆抢心。”

【留血】 瘀血。素 26“月满而补，血气扬溢，络有留血。”吴崑：“留血，留止瘀血也。”素 62“孙络外（原作‘水’）溢，则经有留血。”神 3“鹿茸味甘，温。主漏下恶血……逐邪恶气，留血在阴中。”

【留行】 流行，运行。灵 81“经脉留行不止，与天同度，与地合纪。”《甲乙经》卷十一、马注本“留”并作“流”。可从。

【留守】 指行星在一定时间内，从地球上看相对停留的状态。素 69“时至有盛衰，凌犯有逆顺，留守有多少。”

【留连】 滞留。素 3“陷脉为瘘，留连肉腠。”素 43“其入藏者死，其留连筋骨间者痛久。”素 77“尝富后贫，名曰失精。五气留连，病有所并。”

【留针】 针刺手法。指针刺得气后，根据病情，将针留置于穴位内至预定时间再予出针。素 54“刺实须其虚者，留针，阴气隆至，乃去针也。”灵 3“有留针以致阳气……有留针以致其阴气。”

【留饮】 病证名。痰饮之一。指水饮留滞而不散所导致的病证。金 12“夫心下有留饮，其人背寒冷如掌大。留饮者，胁下痛引缺盆，咳嗽则辄已。胸中有留饮，其人短气而渴，四肢历节痛。脉沉者，有留饮。”

【留淫】 浸淫，积久漫衍。素 25“形之疾病，莫知其情，留淫日深，著于骨髓。”王冰：“留而不去，淫衍日深。”

【留痹】 病名。指日久而留着不去的痹证。灵 7“傍针刺者，直刺傍刺各一，以治留痹久居者也。”灵 46“余闻百疾之始期也，必生于风雨寒暑，循毫毛而入腠理……或为寒热，或为留痹。”

【留瘦】 久病而形瘦。素 20“奇邪之脉则缪刺之。留瘦不移，节而刺之。”王冰：“病气淹留，形容减瘦，证不移易，则消息节级，养而刺之。”

【留癖】 病症名。水饮停留于两胁之间的病症。神 2“朴消味苦，寒。主百病，除寒热邪气，逐六腑积聚，结固留癖。”又，森立之：“结固留癖者，乃结胸固瘕留饮癖食之约言耳。”神 4“荛花……荡涤肠胃中留癖，饮食，寒热邪气，利水道。”《诸病源候论·癖病诸候》：“因饮水浆过多，便令停滞不散，更遇寒气，积聚而成癖。癖者，谓僻侧在于两胁之间，有时而痛是也。”

【留者攻之】 治法术语。凡积聚留滞的病证（如气、血、痰、水），用攻逐邪气药物治疗的方法。素 74“结者散之，留者攻之。”

凌（líng）

1. 结冰。灵 4“天寒则裂地凌冰。”

2. 侵犯。见“凌犯”。

【凌犯】 侵犯，侵扰。素 69“故时有盛衰，凌犯有逆顺。”素 71“寒热凌犯而争于中。”

【凌泉】 中药名。黄环的别名。见“黄环”。神 4“黄环味苦，平……一名凌泉。”

凄（qī 淒）

1. 寒冷，阴凉。见“凄沧”。

2. 凄凉悲伤。见“凄鸣”。

【凄沧】 严寒貌。素 70“凄沧数至，木伐草萎。”王冰：“凄沧，大凉也。”素 35“因遇夏气凄沧之水寒。”

【凄怆】 寒冷。灵 29“食饮衣服，亦欲适寒温，寒无凄怆，暑无出汗。”

【凄鸣】 悲凉的啼鸣。素 71“阳明所至为烟埃，为霜，为劲切，为凄鸣。”

栾（luán 欒）

木名。见“栾华”。

【栾华】 中药名。为无患子科栾树属植物栾树的花。苦，寒。清肝明目。主治目赤肿痛，多泪。神 4“栾华味苦，寒。主目痛，泪出，伤眦。消目肿。”

挛（luán 攣）

1. 抽搐，痉挛。素 44“筋膜干则筋急而挛，发为筋痿。”灵 21“暴挛痫眩，足不任身，取天柱。”张介宾：“挛，拘挛也。”

2. 卷曲不能伸展。素 45“厥阴厥逆，挛腰痛。”素 74“胸腹满，手热肘挛掖肿。”

【挛节】 骨节拘挛。素 34“一水不能胜二火，故不能冻栗，病名曰骨痹，是人当挛节也。”张志聪：“病名曰骨痹，病在髓枯而骨痛也，故其人当骨节拘挛。”

【挛急】 痉挛，拘急。灵 10“心主手厥阴心包之脉……是动则病手心热，肘臂挛急。”灵 22“筋癫疾者，身倦挛急。”伤 29“伤寒，脉浮，自汗出，小便数，心烦，微恶寒，脚挛急。”

【挛筋】 即筋挛，肢体筋脉拘急，活动受限。灵 8“肝悲哀动中则伤魂，魂伤则狂忘不精，不精则不正，当人阴缩而挛筋，两胁骨不举。”

【挛痹】 病名。以筋脉拘挛，痹痛麻木为主症。素 12“故其民皆致理而赤色，其病挛痹，其治宜微针。”姚止庵：“挛痹者，湿热盛而病在筋骨也。”马莳：“湿气内满，热气内薄，故其病为筋挛湿痹。”

【挛缩】 肢体拘急蜷缩。神 3“蛞蝓味咸，寒。主贼风㖞僻，轶筋及脱肛，惊痫，挛缩。”

浆（jiāng 漿）

1. 古代一种酿制的微带酸味的饮料。《说文·水部》：“浆，酢浆也。”素 1“今时之人不然也，以酒为浆，以妄为常。”

2. 水液。素 37“水气客于大肠，疾行则鸣濯濯，如囊裹浆，水之病也。”

【浆水】 一种饮料。类似米酒而味酸。又名酸浆。金 4“杵为散，未发前以浆水服半钱。”金 17“杵为散，取方寸匕，浆水一升半，煎取七合。”《本草纲目·水·浆水》引陈嘉谟云：“炊粟米熟，投冷水中，浸五六日，味酸，生白花，色类浆，故名。”又引朱震亨曰：“浆水，性凉善走，故解烦渴而化滞物。”

【浆粥】 粥。素 19“浆粥入胃，泄注止，则虚者活。”

衰（一、shuāi）

1. 衰弱，虚衰。素 5“壮火之气衰，少火之气壮。”素 19“故邪气胜者，精气衰也。”金 14“趺阳脉伏，水谷不化，脾气衰则鹜溏，胃气衰则身肿。”

2. 衰老。素 1“余闻上古之人，春秋皆度百岁，而动作不衰；今时之人，年半百而动作皆衰者，时世异耶？”素 5“不知用此，则早衰之节也。”

3. 衰退；减退。素 14“中古之世，道德稍衰，邪气时至，服之万全。”素 33“有病温者，汗出辄复热，而脉躁疾不为汗衰。”素 35“方其盛时必毁，因其衰也，事必大昌。”

4. 枯萎，凋谢。素 49“九月万物尽衰，草木毕落而堕。”

5. 指疾病减退、好转。素 31“七日巨阳病衰，头痛少愈。”王冰：“邪气渐退，经气渐和，故少愈。”素 36“一刺则衰，二刺则知，三刺则已。”高世栻：“衰，邪气少去也。”素 49“故曰得后与气则快然如衰也。”

6. 使衰退。素 71“大积大聚，其可犯也，衰其太半而止，过者死。”素 74“寒热温凉，衰之以属。”

7. 指脉细弱无力。见“盛衰”。

（二、cuī）

1. 按照一定的标准递减。灵 6“病九日者，三刺而已；病一月者，十刺而已，多少远近，以此衰之。”马莳：“然刺之法，病有九日，则三次刺之而病可已……其间人之感病不同，日数各有多少远近，以此大略，病三日而刺一次者之法，等而杀之。”

2. 减少。素 40“病名血枯，此得之年少时，有所大脱血，若醉入房中，气竭肝伤，故月事衰少不来也。”素 42“其寒也则衰食饮，其热也则消肌肉。”灵 56“故谷不入，半日则气衰，一日则气少矣。”

【衰竭】 衰弱竭尽。素 1“六八，阳气衰竭于上，面焦，发鬓颁白。”

【衰者补之】 治则术语。即虚者补之。虚弱的病证用补益的方法治疗。素 74“衰者补之，强者泻之。”

高（gāo）

1. 由下至上距离大；离地面远。灵 12“天至高，不可度。”素 69“是以象之见也，高而远则小，下而近则大。”素 71“故至高之地，冬气常在。”

2. 高度。灵 12“此天之高，地之广，非人力之所能度量而至也。”

3. 高处。素 30“阳盛则四肢实，实则能登高也。”素 49“所谓病至则欲乘高而歌。”素 71“故有余宜高，不及宜下，有余宜晚，不及宜早。”张介宾：“本年寒政太过，故谷气有余者，宜高宜晚，以其能胜寒也。”

4. 高山，山陵。素 71“埃昏黄黑，化为白气，飘骤高深。”高世栻：“飘骤高深，言高山深谷之间，白气飘聚，不安宁也。”

5. 指人体上部。灵 1“疾高而内者，取之阴之陵泉；疾高而外者，取之阳之陵泉。”灵 9“病在上者下取之，病在下者高取之。”张介宾：“疾高者，在上者也。”素 80“知上不知下，知先不知后，故治不久……知病知不病，知高知下。”①指头。灵 10“虚则头重，高摇之，挟脊之有过者，取之所别也。”②指人中的上半部分。灵 49“男子色在于面王，为小腹痛，下为卵痛，其圜直为茎痛，高为本，下为首。”

6. 上升，升高。素 20“瞳子高者太阳不足，戴眼者太阳已绝。”张介宾：“瞳子高者，目上视也。”素 35“其气上行，九日出于缺盆之中，其气日高。”素 70“升明之纪……其气高，其性速。”

7. 抬高。灵 64“行则善高举足。”灵 67“言语善疾，举足善高。”

8. 隆起，丰满。灵 49“明堂骨高以起，平以直。”灵 54“骨高肉满，百岁乃得终。”灵 37“明堂广大，蕃蔽见外，方壁高基，引垂居外。”

9. 亢盛。灵 46“先立其年，以知其时，时高则起，时下则殆。”张介宾：“凡病遇生王，则时之高也，故可以起。”又见“高者抑之”。

10. 尊贵，地位显要。见“高下 5”。

11. 在一般标准或平均程度之上。灵 47“高耳者肾高，耳后陷者肾下……五藏皆高者，好高举措；五藏皆下者，好出人下。”灵 72“有小小官，则高自宜。”

12. 声音响亮。伤 299“少阴病，六七日，息高者死。”

13. 比高，争胜。见“好高”。

14. 通“膏”。油脂。见“高梁”。

15. 为"蒿"之讹。气蒸发貌。见"高高"。

【高下】

1. 上和下；高和低。灵 48"大小无极，高下无度。"素 69"六者高下异乎？岐伯曰：象见高下，其应一也。"素 71"四时之气，至有早晏高下左右……故春气始于下，秋气始于上。"

2. 地势的高低。素 14"此得天地之和，高下之宜，故能至完。"素 70"阴阳之气，高下之理……地有高下，气有温凉。"王冰："高下，谓地形。"

3. 超过或不及正常标准。灵 47"五藏者，固有小大高下坚脆端正偏倾者。"

4. 指天地阴阳之气。素 68"天气下降，气流于地；地气上升，气腾于天。故高下相召，升降相因而变作矣。"

5. 地位的尊贵与卑贱。素 1"故美其食，任其服，乐其俗，高下不相慕。"

6. 指高度。灵 13"即以生桑灰置之坎中，高下以坐等。"

【高山】 高峻的山。灵 71"地有高山。"素 71"松吟高山。"

【高远】 地势高峻之处。素 71"凡此厥阴司天之政……风生高远。"

【高贤】 尊贵贤达。灵 22"狂始发，少卧不饥，自高贤也，自辩智也，自尊贵也。"

【高明】 亢盛。素 70"火气高明，心热烦，嗌干善渴。"

【高骨】

1. 腰椎骨。素 3"因而强力，肾气乃伤，高骨乃坏。"王冰："高骨，谓腰高之骨也。"

2. 指骨骼隆起处。灵 71"地有山石，人有高骨。"张介宾："高骨者，颧肩膝踝之类。"

【高夏】 古地名。神 2"紫芝味甘，温……生高夏山谷。"尚志钧："陶隐居注：'按郡县无高夏名。'西汉《淮南子》云：'巫山之上，顺风纵火，膏夏、紫芝与焦艾并死。'东汉高诱注：'膏夏，乔木。'则膏夏（高夏）是植物名，非地名。"

【高高】 为"蒿蒿"之讹。气盛貌。灵 67"重阳之人，熇熇高高，言语善疾，举足善高。"《太素》卷二十三、《甲乙经》卷一"高高"并作"蒿蒿"。又，张介宾："高高，不屈之谓。"

【高梁】 通"膏粱"。指肥甘厚味的食物。素 3"高梁之变，足生大丁。"王冰："高，膏也；梁，粱也。"素 28"凡治消瘅仆击，偏枯痿厥，气满发逆，甘肥贵人，则高梁之疾也。"素 40"夫子数言热中消中，不可服高梁芳草石药。"张志聪："高梁，厚味也。"

【高明焰】 阳光灿烂。喻气候温热。素 71"少阴所至为高明焰，为曛。"王冰："焰，阳焰也。"张介宾："高明焰，阳光也。"

【高者抑之】

1. 治法术语。气逆于上的病证，应当用降逆的方法予以抑制。素 74"治之奈何？岐伯曰：高者抑之，下者举之，有余折之，不足补之。"

2. 运气术语。指气运太过亢盛时会有复气予以抑制。素 69"夫五运之政，犹权衡也，高者抑之，下者举之，化者应之，变者复之。"

郭（guō）

1. 外城，古代在城的外围加筑的一道城墙。引申为外护。灵 35"夫胸腹，藏府之郭也。"

2. 物体的外围、外壳。见"月郭"、"耳郭"。

3. 皮肤。素 14"津液充郭，其魄独居。"王冰："郭，皮也。"又，张介宾："郭，形体胸腹也。"

4. 扩张。灵 5"满而补之，则阴阳四

溢，肠胃充郭。”灵 35“夫胀者，皆在于藏府之外，排藏府而郭胸胁。”

席（xí）

1. 席子。用芦苇、竹篾、蒲草等或编成的坐卧铺垫用具。灵 21“皮寒热者，不可附席。”金 2“痉为病，胸满口噤，卧不着席，脚挛急，必齘齿，可与大承气汤。”

2. 座位。见“避席”。

准（zhǔn 準）

依照。金 1“经曰虚虚实实，补不足，损有余。是其义也。余藏准此。”

疳（gān）

疳疾，指小儿脾胃虚弱，运化失常，以致干枯羸瘦的疾患。见“小儿疳虫蚀齿方”。

病（bìng）

1. 疾病。素 2“夫病已成而后药之。”灵 49“以色言病之间甚奈何？”伤 1“太阳之为病，脉浮，头项强痛而恶寒。”

2. 患病。素 2“是故圣人不治已病治未病。”素 17“心脉搏坚而长，当病舌卷不能言。”金 12“病痰饮者，当以温药和之。”

3. 损害，使生病。素 21“是以夜行则喘出于肾，淫气病肺。”灵 6“风寒伤形，忧恐忿怒伤气。气伤藏，乃病藏。”灵 50“四时之风，病人如何？”

4. 指脉症，各种临床表现。灵 13“足太阳之筋……其病小指支跟肿痛，腘挛，脊反折，项筋急，肩不举。”素 11“适其脉，观其志意，与其病也。”伤 317“病皆与方相应者，乃服之。”

5. 指病位。即疾病发生的部位。灵 9“手屈而不伸者，其病在筋，伸而不屈者，其病在骨。”素 25“病深者其声哕。”素 50“病有浮沉，刺有浅深。”

6. 指病邪。素 38“五藏各以其时受病，非其时各传以与之。”素 43“其寒者，阳气少，阴气多，与病相益，故寒也。”金 15“病随大小便去。”

7. 指女子月经不行。素 40“何以知怀子之且生也？岐伯曰：身有病而无邪脉也。”

8. 指病传。即疾病传变。素 19“肾因传之心，心即复反传而行之肺……此病之次也。”

9. 灾害。灵 77“太一居五宫之日，病风折树本，扬沙石。”素 68“害则败乱，生化大病。”

【病人】

1. 患病的人。素 18“常以不病调病人。”素 54“欲瞻病人目制其神。”灵 29“临病人问所便。”

2. 使人患病。素 71“感于寒，则病人关节禁固，腰脽痛”

【病气】

1. 病邪。灵 7“病深针浅，病气不写，发为大脓。”灵 44“朝则人气始生，病气衰，故旦慧。”素 43“病气胜，阳遭阴，故为痹热。”马莳：“故邪气胜，则风气为阳，阳与营气相遭，而阴气不能胜之，故为痹热也。”

2. 指疾病状态下盛衰变化的正气。灵 5“形气不足，病气有余，是邪胜也，急泻之。形气有余，病气不足，急补之。”张志聪：“病气之有余不足者，阴阳血气之实虚也。”又，张介宾：“貌虽不足，而神气病气皆有余。”素 47“二不足者，亦病气之不足也。”《太素》卷三十“病气之不足”作“二病之气不足”。张介宾：“二病者，正气不足也。”杨上善：“人有病一日数十溲，肾气不足也；手太阴脉如发，肺气不足也。”

【病本】

1. 病因，病源。素 43“此亦其食饮居处，为其病本也。”

2.《灵枢经》篇名。本篇主要论述疾病治疗的标本先后问题，强调要先解决主要问题，而不应主次混淆，轻重倒置，并举例予以说明之。

【病由】 病因，引起疾病的缘由。金 1“以此详之，病由都尽。”

【病处】 患病的部位。素 7“别于阳者，知病处也。”灵 49“视色上下，以知病处。”张志聪：“视其色之上下，以知病之所在。”

【病机】 疾病发生、发展、变化的机理，包括疾病、病因、病位、病性的概括。素 74“谨候气宜，无失病机……谨守病机，各司其属。”张介宾：“机者，要也，变也。病变之所由也。”又，疾病之先兆。

【病传】

1. 疾病的转移变化。素 65“夫病传者，心病先心痛。”

2.《灵枢经》篇名。主要论述疾病由外而内逐步侵入脏腑的层次，脏腑疾病的传变规律，以及不同传变方式对疾病预后的影响。

【病危】 病情危重，预后凶险。素 20“三候后则病危。”素 74“重感于邪，则病危矣。”

【病名】 病证的名称。素 17“病名曰关格。”素 47“故令头痛，齿亦痛，病名曰厥逆。”素 55“病在少腹，腹痛不得大小便，病名曰疝。”

【病色】 疾病反映在体表的色泽。灵 49“真色以致，病色不见。”

【病形】 疾病的外在征象。又称“病能”。素 17“诊得心脉而急，此为何病？病形何如？”张志聪：“病形，病气见于形证也。”素 31“其脉应与其病形何如？”

【病证】 指证候。伤 13“服一剂尽，病证犹在者，更作服。”伤 48“若太阳病证不罢者，不可下。”

【病势】 指疾病发展的时机。神 1“若病已成，可得半愈。病势已过，命将难全。”

【病所】 患病部位。灵 6“以熨寒痹所刺之处，令热入至于病所。”灵 7“取以员针于病所。”素 74“病所远，而中道气味之者，食而过之。”

【病变】 病情。灵 4“臣请言五藏之病变也。”马莳：“此详言五藏之病异脉变。”

【病脉】 反映疾病的异常脉象。与“平脉”相对。素 20“必先知经脉，然后知病脉。”素 27“刺不知三部九候病脉之处。”难 7“是平脉邪？将病脉邪？”

【病差】 病愈。金 17“若一服汗出病差，停后服。”

【病能2】 即病态。疾病临床表现。素 42“愿闻其诊，及其病能。”素 45“愿闻六经脉之厥状病能也。”

【病情】 疾病发生、发展变化的情况。素 77“良工所失，不知病情……愚医治之，不知补泻，不知病情。”

【病瘳】 病愈。素 43“各随其过，则病瘳也。”

【病能论】《素问》篇名。该篇论述了胃脘痈、卧不安、不能正偃、厥腰痛、颈痈、阳厥、酒风等病的症状、脉象及治疗等问题，因文中以论述病证的形态为主，故名篇。姚止庵：“能，犹言情状，盖言病之情状也。”

疸（dǎn）

1. 黄疸病。《说文·疒部》：“疸，黄病也。”疸病临证分为黄疸、黑疸、瘅疸、酒疸、谷疸、女劳疸、湿疸、胞疸、风黄疸等。金 15“疸而渴者，其疸难治；疸而不渴者，其疸可治。”神 2“术味苦，温。主风寒湿痹，死肌，痉，疸。”

2. 通“瘅”。热。见“胃疸”。

疽（jū）

病名。疮疡的一种，病位深在，易伤筋骨，表面皮肤色黯坚厚。灵 81“热气淳盛，下陷肌肤，筋髓枯，内连五藏，血气以竭，当其痈下，筋骨良肉皆无余，故命曰疽。疽者，上之皮夭以坚，上如牛领之皮。”

疾（jí）

1. 病，疾病。《说文·疒部》:“疾，病也。”段玉裁注:“析言之则病为疾加，浑言之则疾亦病也。”灵 7“疾浅针深，内伤良肉，皮肤为痈。病深针浅，病气不泻，支为大脓。”灵 46“余闻百疾之始期也，必生于风雨寒暑。”素 28“凡治消瘅仆击，偏枯痿厥，气满发逆，甘肥贵人，则高梁之疾也。”

2. 病害，邪气。素 10“诊曰有积气在中，时害于食，名曰心痹，得之外疾，思虑而心虚，故邪从之。”张介宾:“外疾，外邪也。思虑心虚，故外邪从而居之矣。”

3. 嫉妒。灵 72“见人有荣，乃反愠怒，心疾而无恩，此少阴之人也。”马莳:“好伤人，好害人，其心忌嫉而无恩者如此。”张介宾:“心存嫉妒，故无恩也。”

4. 急剧而猛烈。素 81“夫火疾风生乃能雨。”《甲乙经》卷十二无“火”字。又见“疾风”。

5. 急速，快速。《广雅·质韵》:“疾，急也。”《说文解字注·疒部》:“疾，经传多训为急也，速也。此引申之义，如病之来多无期无迹也。”素 5“邪风之至，疾如风雨。”素 46“夫生铁洛者，下气疾也。”灵 29“胃中热，肠中寒，则疾饥，小腹痛胀。”

6. 敏捷。见“捷疾”。

7. 脉象名。指脉动急速，超过常数，包括数脉与疾脉。素 20“察九候独小者病，独大者病，独疾者病，独迟者病。”张志聪:“疾迟者，脉之气数也。”灵 60“咳，脱形身热，脉小以疾，是谓五逆也。”素 33“有病温者，汗出辄复热，而脉躁疾不为汗衰。”伤 214“阳明病，谵语发潮热，脉滑而疾者，小承气汤主之。”

8. 针刺方法。①指快速出针。素 54“疾而徐则虚者，疾出针而徐按之。”灵 10“热则疾之，寒则留之。”张志聪:“热则疾出其针以泻其热。”灵 39“故刺阴者，深而留之；刺阳者，浅而疾之。”②指出针后快速按压针孔。素 54“徐而疾则实者，徐出针而疾按之。”③指快速进针。灵 3“疾而徐则虚者，言疾内而徐出也。”

9. 疑为“结”之讹。灵 75“有所疾前筋，筋屈不得伸，邪气居其间而不反，发于筋溜。有所结，气归之，卫气留之。”“前筋”当为“中于筋”。

【疾风】 急剧而猛烈的风。素 5“阳之气，以天地之疾风名之。”素 75“病起疾风，至如礔砺。”灵 46“秋霜疾风，则刚脆之木，根摇而叶落。”

【疾心】 谓性急。灵 64“行安地，疾心，行摇。”张介宾:“火性速也。”

【疾行】 快步行走。素 37“水气客于大肠，疾行则鸣濯濯如囊裹浆，水之病也。”金 6“脉沉小迟，名脱气，其人疾行则喘喝。”

【疾走】 快跑。素 21“疾走恐惧，汗出于肝。”

【疾苦】 病痛。金 20“妊娠常服即易产，胎无疾苦。”

【疾毒】 狠毒。灵 73“疾毒言语轻人者，可使唾痈咒病。”张介宾:“人之恶口毒舌者，亦由禀赋，诸无所利，而独利于唾咒疾病。”

【疾徐】 快慢，缓急。灵 71“故本腧者，皆因其气之虚实疾徐以取之。”

【疾病】 泛指病。素 25“形之疾病，莫知其情……余欲针除其疾病，为之奈何?”

【疾痛】

1. 疾病痛苦。金 22“妇人腹中诸疾痛，当归芍药散主之。”

2. 疼痛。素 55“在头头疾痛，为藏针之。”森立之:“头疾痛，即谓头痛也。《周礼》‘痟首疾’，亦谓头痛也。盖‘疾痛’二字熟语，《礼·内则》‘问疾痛苛痒’是也。”

斋（zhāi 齋）

斋戒。古人在祭祀或举行其他典礼前清心寡欲，净身洁食，以示庄敬。素 79“雷公致斋七日，旦复侍坐。”王冰：“悟非，故斋以洗心。”灵 48“子若欲得之，何不斋乎？”

【斋戒】 古人在祭祀前沐浴更衣，整洁心身，以示虔诚。素 8“非斋戒择吉日，不敢受也。”素 71“非斋戒不敢示，慎传也。”

【斋室】 斋戒时的居室。灵 48“黄帝乃与俱入斋室，割臂歃血。”

【斋宿】 在祭祀或典礼前，先一日斋戒独宿，表示虔诚。灵 48“乃斋宿三日而请曰。”

疹（一、zhěn）

皮肤上发出的红色小点。见“隐疹”。

（二、chèn）

同“疢”。疾病。素 47“无损不足，益有余，以成其疹。”吴崑：“疹，病也。”

【疹$_{2}$筋】 病证名。临床见尺脉数疾，筋脉及腹部拘急等。素 47“人有尺脉数甚，筋急而见，此为何病？岐伯曰：此所谓疹筋，是人腹必急，白色，黑色见则病甚。”张介宾：“疹筋者，病在筋也。”森立之：“疹筋，犹云筋病，是肾虚火动，脉数，小腹里急之证也。《金匮》虚劳里急，用小建中汤，或肾气丸是也。‘白色’二字，属上句读。此证失血甚多，当色白也。若黑色见者，其病尤甚也。所云黑色者，见肾水本色，是为虚极，故曰病甚也。”

痈（yōng）

1. 病名。为急性化脓性疾病的总称。多由外感六淫，饮食失宜，外伤染毒等，导致营卫不和，邪热凝聚，气血凝滞，热胜肉腐而成。因发病部位不同，而有内痈、外痈、肺痈、肠痈等不同名称。灵 7“疾浅针深，内伤良肉，皮肤为痈。”素 46“人迎……逆而盛，则热聚于胃口而不行，故胃脘为痈也。”金 18“诸浮数脉，应当发热，而反洒淅恶寒，若有痛处，当发其痈。”

2. 指疮面浅，局部有红肿、发热、疼痛，易溃破，脓液黏稠，易敛口，预后好的疮疡。灵 81“营卫稽留于经脉之中，则血泣而不行，不行则卫气从之而不通，壅遏而不得行，故热。大热不止，热胜则肉腐，肉腐则为脓，然不能陷，骨髓不为燋枯，五藏不为伤，故命曰痈……痈者，其皮上薄以泽。”

3. 肿胀。灵 74“视人之目窠上微痈，如新卧起状。”杨上善：“痈，微肿起也。”张介宾：“痈，壅也。即新起微肿状。”

4. 壅滞。灵 17“五藏不和则七窍不通，六府不和则留为痈。”又，张介宾：“六腑属阳主表，故其不利则肌腠留为痈疡。”

5. 患痈。素 70“甚则胕肿身后痈。”又，林亿：“详‘身后痈’，当作‘身后难’。”

【痈邪】 痈疮毒邪。灵 75“凡刺痈邪，无迎陇，易俗移性不得脓。”

【痈伤】 为“痈疡”之讹。神 4“青琅玕味辛，平。主身痒，火疮，痈伤，疥瘙，死肌。”《本草纲目》卷八“伤”作“疡”。

【痈肿】 痈疮肿胀。素 3“营气不从，逆于肉理，乃生痈肿。”灵 81“血泣则不通，不通则卫气归之，不得复反，故痈肿。”金 18“诸痈肿，欲知有脓无脓，以手掩肿上，热者为有脓，不热者为无脓。”

【痈疡】 痈肿疮疡。素 12“故其民皆黑色疏理，其病皆为痈疡。”森立之：“痈疡者，统言诸疮也。”素 74“血变于中，发为痈疡。”灵 1“精泄则病益甚而恇，致气则生为痈疡。”

【痈疮】 痈肿疮疡。神 4“蚤休味苦，微寒。主惊痫，摇头弄舌，热气在腹中，癫疾，痈疮，阴蚀。”

【痈脓】 已化脓之痈。灵 78“寒与热

争，两气相搏，合为痈脓者也。”金 7“热之所过，血为之凝滞，蓄结痈脓，吐如米粥。”伤 376“呕家有痈脓者，不可治呕，脓尽自愈。”

【痈疽】

1. 病名。泛指化脓性疾病。灵 21“此五部有痈疽者死……精泄则病甚而恇，致气则生为痈疽也。”灵 60“夫痈疽之生，脓血之成也。”

2. 指痈和疽。大而浅者为痈，属阳证；深而恶者为疽，属阴证。灵 81“夫子言痈疽，何以别之……热胜则肉腐，肉腐则为脓，然不能陷，骨髓不为燋枯，五藏不为伤，故命曰痈。黄帝曰：何谓疽？岐伯曰：热气淳盛，下陷肌肤，筋髓枯，内连五藏，血气竭，当其痈下，筋骨良肉皆无余，故命曰疽。疽者，上之皮夭以坚，上如牛领之皮。痈者，其皮上薄以泽。”

3.《灵枢经》篇名。本篇专论痈疽，首先概述痈疽的成因，进而根据发病部位的不同，列举并说明了各种痈疽的名称、证治和预后，最后指出了痈与疽在病机和症状上的主要鉴别。

疴（jū）

曲脊。见“疴挛”。

【疴挛】 拘急挛缩。灵 71“邪气恶血，固不得住留，住留则伤筋络骨节机关，不得屈伸，故疴挛也。”丹波元简：“疴，《说文》：‘曲脊也。’即拘挛之义。”

疼（téng）

痛。《广雅·释诂二》：“疼，痛也。”素 31“故身热目疼而鼻干。”素 43“其留连筋骨间者疼久。”金 2“病者一身尽疼，发热，日晡所剧者，名风湿。”

【疼痛】 痛。伤 62“发汗后，身疼痛，脉沉迟者，桂枝加芍药生姜各一两人参三两新加汤主之。”金 5“病历节不可屈伸，疼痛，乌头汤主之。”

【疼痹】 病证名。又称痛痹。指风寒湿邪所致痹证中寒邪偏盛，以肢节疼痛为特点的痹证。神 3“防风味甘，温。主大风，头眩痛，恶风，风邪，目盲无所见，风行周身，骨节疼痹，烦满。”

【疼酸】 症状名。即酸痛。素 74“诸病胕肿，疼酸惊骇，皆属于火。”神 3“王孙味苦，平。主……寒湿痹，四肢疼酸，膝冷痛。”

疰（zhù）

1. 指具有传染性和病程长的慢性病。《广雅·释诂一》：“疰，病也。”王念孙疏证：“《释名》：‘注病，一人死，一人复得，气相灌注也。’‘注’与‘疰’通。”神 4“桃花，杀疰恶鬼，令人好颜色。”

2. 指流注。为多发性深部脓肿，以其流窜不定，随处可生而得名。素 70“其动暴折疡疰。”

【疰鬼】 即鬼疰。指具有传染性和病程长的慢性病。神 2“蓝实味苦，寒。主解诸毒，杀……疰鬼，螫毒。”

疿（fèi）

病名。痱子。素 3“汗出见湿，乃生痤疿。”张介宾：“疿，暑疹也。”素 69“病寒热疮疡，疿胗痈痤。”素 71“火郁之发……疡疿呕逆。”

痂（jiā）

痂皮，痂壳。《急就篇》：“痂疕疥疠痴聋盲。”注：“痂，疮上甲也。”《广韵·麻韵》：“痂，疮痂。”神 2“水银味辛，寒。主疥瘙，痂疡，白秃。”神 3“蜀羊泉味苦，微寒。主头秃，恶疮，热气，疥瘙痂，癣虫。”

【痂疥】 病证名。犹干疥。皮肤作痒，搔之起皮的一类皮肤病。神 3“莨草味苦，平。主久咳，上气喘逆，久寒，惊悸，痂疥。”《诸病源候论·干疥候》:“干疥但痒，搔之皮起作干痂。”

【痂癞】 病证名。指隐疹不愈，因痒抓破而化脓或结痂之类的皮肤病。金 14“风气相搏，风强则为隐疹，身体为痒，痒为泄风，久为痂癞。”吴谦:“痂癞，疥癣、疠癞之类是也。”

疲(pí)

疲乏；困倦。见“疲劳”。

【疲劳】 劳苦困乏。金 6“夫尊荣人，骨弱肌肤盛，重困疲劳汗出。”

痉(jìng 痙)

病名。即痉病。素 74“诸痉项强，皆属于湿。”张介宾:“痉，风强病也。”灵 13“病在此者，主痫瘛及痉。”金 2“痉为病，胸满口噤，卧不着席，脚挛急，必齘齿，可与大承气汤。”

【痉病】 病名。以颈项强急，四肢抽搐，甚则口噤，角弓反张为主要临床表现。《金匮要略》分为柔痉、刚痉、阳明痉。金 2“病者身热足寒，颈项强急，恶寒，时头热，面赤，目赤，独头动摇，卒口噤，背反张者，痉病也。”

【痉湿暍病脉证治】《金匮要略》篇名。本篇论述痉、湿、暍三种疾病的脉证和治疗。痉、湿、暍三病均由外感而起，病变始于太阳，具有太阳表证，故合为一篇论述。

脊(jǐ)

1. 脊椎骨。素 52“刺脊间中髓，为伛。”王冰:“脊间，谓脊骨节间也。”灵 10“膀胱足太阳之脉……循肩髆内，挟脊抵腰中。”张介宾:“中行椎骨曰脊。”素 35“二十六日入于脊内，注于伏膂之脉。”

2. 泛指脊背部。素 42“肾风之状，多汗恶风，面痝然浮肿，脊痛不能正立。”

3. 指脊椎两旁的肌肉。素 4“中央为土，病在脾，俞在脊。”杨上善:“脊膂当脾。”王冰:“以脊应土，言居中尔。”

4. 为“积”之讹。灵 31“广肠傅脊，以受回肠，左环叶脊上下，辟大八寸。”《甲乙经》卷二、《太素》卷十三、《素问·奇病论》王冰注并作“积”。

【脊背】 背脊，背部。灵 79“此其先客于脊背也，故每至于风府则腠理开，腠理开则邪气入，邪气入则病作。”

【脊骨】 脊椎骨。素 60“一在脊骨上空在风府上。脊骨下空，在尻骨下空。”

【脊脉】 指足少阴肾脉。此宜作“腹”。素 19“脊脉痛而少气不欲言。”王冰:“肾少阴脉，自股内后廉贯脊属肾络膀胱……故病如是也。”又，《太素》卷十四“脊脉”作“腹”。

【脊椎】 脊椎骨。素 28“少阴俞去脊椎三寸傍。”

【脊强】 脊柱强直。素 60“督脉为病，脊强反折。”难 29“督之为病，脊强而厥。”

【脊椎法】 根据脊椎骨节寻找穴位的方法。素 59“至骶下凡二十一节，脊椎法也。”

效(xiào)

效果，效验。灵 1“刺之要，气至而有效，效之信，若风之吹云，明乎若见苍天，刺之道毕矣。”伤 233“以灌谷道内，如一食顷，当大便出宿食恶物，甚效。”

离(一、lí 離)

1. 失去。《广雅·释诂二》:“离，去也。”素 54“若得若失者，离其法也。”杨上善:“失其正法，故得失难定也。”

2. 分开。灵 10“六阳气绝，则阴与阳相离，离则腠理发泄，绝汗乃出。”素 62“血气离居，一实一虚。”素 35“卫气相离，故病得休。”杨上善:“疟气不与卫气聚，故得休止。”灵 59“皮肉不相离者，肉。”张介宾："皮肉连实而上下相应者曰肉。"

3. 分散。《广雅·释诂三》："分，散也。"灵41"故数之可十，离之可百，散之可千，推之可万，此之谓也。"又，《素问·五运行大论》作"推之可百"。

4. 离开，脱离。素1"去世离俗，积精全神。"素25"人生有形，不离阴阳。"灵58"今有不离屏蔽，不出空穴之中。"灵64"天地之间，六合之内，不离于五，人亦应之。"

5. 离别。素77"离绝菀结，忧恐喜怒，五藏空虚，血气离守。"张介宾："离者失其亲爱，绝者断其所怀。"王冰："离，离间亲爱。"

6. 背离，违背。素13"合之金木水火土四时八风六合，不离其常。"吴崑："合之五行、四时、八方之风、六合一理，不异其常。"灵60"夫至使身被痈疽之病，脓血之聚者，不亦离道远乎。"

7. 躲避，避开。灵58"卒然病者，非不离贼风邪气，其故何也?"张介宾："言虽避风邪而亦有病者何?"

8. 历，经历。灵57"久者离岁，按之益坚。"杨上善："离，历也。久者或可历于年岁。"灵52"然其分别阴阳，皆有标本虚实所离之处。"杨上善："夫阴阳之气，在于身也，即有标有本，有虚有实，有所历之处。"

9. 距离，相距。难16"脉有三部九候，有阴阳，有轻重，有六十首，一脉变为四时，离圣久远，各自是其法，何以别之?"难41"去太阴尚近，离太阳不远。"

10. 八卦之一，属南方火。灵77"夏至，离，上天。"

11. 通"罹"。遭遇，侵入。《玉篇·隹部》："离，遇也。"灵5"奇邪离经，不可胜数。"又，杨上善："风寒暑湿，百端奇异，侵经络为病，万类千殊，故不可胜数也。离，历也。"马莳："感此入彼，谓之离经。"

（二、lì 離）

通"丽"。①附着。《玉篇·隹部》："离，丽也。"灵47"皮肉不相离者大肠结。"又，张介宾："不相离者，坚实之谓。"②形容脉来有根。素18"平脾脉来，和柔相离，如鸡践地，曰脾平。"森立之："离，非别离之离，宜为附丽之义而看。"又，张介宾："相离，匀净分明也。"王冰："言脉来动数相离，缓急和而调。"

【离丹】 中药名。赤箭的别名。见"赤箭"条。神"赤箭……一名离丹，一名鬼督邮。"

【离合】

1. 分合。即分离与合并。素6"愿闻三阴三阳之离合也……是故三阳之离合也，太阳为开，阳明为阖，少阳为枢。"张介宾："分而言之为离，阴阳各有其经也；并而言之为合，表里同归一气也。"高世栻："离则有三，合则为一，从三而十百千万，皆离也；三阳归于一阳，三阴归于一阴，皆合也。"

2. 偏指会合。灵67"其阴阳之离合难，故其神不能先行也。"《太素》卷二十三无"离"字。

【离决】 分离。素3"阴阳离决，精气乃绝。"张介宾："有阳无阴则精绝，有阴无阳则气绝，两相离绝，非病则亡。"

【离经】 偏离正常。难14"至之脉，一呼再至曰平，三至曰离经……何谓损？一呼一至曰离经。"滑寿："离经者，离其经常之度也。"

【离散】 涣散。金11"心气虚者，其人则畏，合目欲眠，梦远行而精神离散，魂魄妄行。"

【离合真邪论】《素问》篇名。该篇讨论了外邪入侵人体，若未与真气相结合，应及早泻去其邪；若外邪与正气相合，应依据三部九候诊法进行诊察，及时进行调治。文中又讨论了针刺补泻方法和宜忌，以及候气的重要意义。吴崑："真，正气也；邪，外邪也。外邪入于正气名曰合，刺之泻去其邪名曰离。"

紊（wěn）

为"璺"之讹。裂痕，缝隙。素 71"其运风，其化鸣紊启拆。"孙诒让："'紊'是'璺'的讹字。"又，张介宾："紊，繁盛也。"吴崑："紊，乱也。"

唐（táng）

中药名。见"行唐"。

颃（háng 頏）

咽喉。见"颃颡"。

【颃颡】

1. 咽喉。灵 38"其上者，出于颃颡，渗诸阳，灌诸精。"灵 52"足阳明之本，在厉兑，标在人迎颊挟颃颡也。"

2. 咽部上腭与鼻孔相通处。灵 10"肝足厥阴之脉……循喉咙之后，上入颃颡，连目系。"张介宾："颃颡，咽颡也。"张志聪："颃颡，腭上窍也……是颃颡在会厌之上，上腭与鼻相连通之窍是也。"灵 69"颃颡者，分气之所泄也。"

资（zī 資）

1. 资助，扶助。素 71"必折其郁气，先资其化源，折其运气，扶其不胜。"素 74"佐以所利，资以所生，是谓得气。"

2. 凭借，利用。素 66"太虚寥廓，肇基化元，万物资始，五运终天。"张介宾："资始者，万物借化元而始生。"

恣（zī）

肆意。见"骄恣"。

凉（一、liáng 涼）

1. 微寒。素 70"是以地有高下，气有温凉。"素 71"庚辰、庚戌，其运凉。"

2. 清凉。素 67"西方生金……在藏为肺，其性为凉。"王冰："凉，清也，肺之性也，金以清凉为德化。"

3. 中药性能之一，即次于寒的药性。神 1"药有酸、咸、甘、苦、辛五味，又有寒、热、温、凉四气。"素 74"寒热温凉，衰之以属，随其攸利。"张志聪："至于气之寒热温凉，味之咸酸辛苦，皆调以和平，随其攸利。"

4. 指性质微寒的方药。素 70"气寒气凉，治以寒凉，行水渍之。"素 71"用寒远寒，用凉远凉。"张介宾："言用寒药者，当避岁气之寒；用凉药者，当避岁气之凉。"素 74"风淫于内，治以辛凉，佐以苦，以甘缓之。"

5. 指体温正常，扪之不热。伤 143"妇人中风，发热恶寒，经水适来，得之七八日，热除而脉迟身凉。"

（二、liàng 涼）

把热东西放一会儿，使温度降低。素 70"治寒以热，凉而行之。"吴崑："热药凉服也。"

【凉风】 凉爽的风。灵 50"春温风，夏阳风，秋凉风，冬寒风。"

【凉雨】 秋雨。素 69"岁木不及，燥乃大行……凉雨时至，上应太白星。"素 70"收令乃早，凉雨时降。"王冰："凉，金化也。"

剖（pōu）

破开，分割开。见"解剖"。

部（bù）

1. 主司，统领。素 52"心部于表，肾治于里。"姚止庵："心为牡藏，属阳而主表，凡诸动作，皆其所部署焉。"森立之："心火阳气充足于皮肤，故曰心部于表也。"

2. 类，类别。金 8"病有奔豚，有吐

胀，有惊怖，有火邪，此四部病，皆从惊发得之。”灵 66“喜怒不节则伤藏，藏伤则病起于阴也；清湿袭虚，则病起于下；风雨袭虚，则病起于上，是谓三部。”

3. 部位，分部。素 80“司八正邪，别五中部。”张介宾：“候八节八风之正邪，以察其表；审五脏五行之部位，以察其里。”①三部九候的上、中、下三部。素 20“故人有三部，部有三候，以决死生。”张介宾：“以人身而言上中下，谓之三部。于三部中而各分其三，谓之三候。三而三之，是谓三部九候。”②脏腑肢节在颜面的色诊部位。灵 49“此五藏六府肢节之部也。”素 32“热病从部所起者，至期而已。”素 39“五藏六府，固尽有部。”张志聪：“五藏六府之气色，皆见于面，而各有所主之部位。”③十二经脉在皮肤的络脉分区。灵 59“然皮有部。”素 56“凡十二经络脉者，皮之部也。”④指寸口脉的寸、关、尺三部。难 18“脉有三部，部有四经……三部者，寸关尺也。”⑤病变部位。灵 46“黄帝曰：痹之高下有处乎？少俞答曰：欲知其高下者，各视其部。”张志聪：“夫皮、脉、肉、筋、骨，五藏之分部也……故各视其部，则知痹之高下。”伤 381“伤寒哕而腹满，视其前后，知何部不利，利之即愈。”朱肱：“前部不利猪苓汤，后部不利调胃承气汤。”

【部分】 部位。①病变所居脏腑之位置。素 5“审清浊而知部分。”王冰：“部分，谓藏府之位，可占候处。”②脏腑肢节在面部的色诊部位。灵 49“此五藏六府肢节之部也，各有部分……当明部分，万举万当。”

【部主】

1. 运气术语。谓主气、客气各自所主的六步时段。素 71“从其类序，分其部主。”张介宾：“部主者，凡天地左右，主气静，客气动，各有分部，以主岁时。”王冰：“部主，谓分六气所部主者也。”

2. 指分主的部位。灵 30“六气者，各有部主也。”张志聪：“各有部主者，谓精之藏于肾，血之主于心，气之主于皮肤，津之发于腠理……各有所主之部。”

旁（páng）

近侧，旁边。灵 10“胃足阳明之脉……旁纳太阳之脉。”伤 167“病胁下素有痞，连在脐旁。”

【旁通】 中药名。蒺藜子的别称。见该条。神 2“蒺藜子味苦，温……一名旁通。”

畜（一、chù）

人类饲养的禽兽。素 4“其畜鸡。”灵 56“五畜：牛甘，犬酸，猪咸，羊苦，鸡辛。”

（二、xù）

1. 积聚。后作“蓄”。难 28“其受邪气，畜则肿热，砭射之也。”又见“畜$_2$积”。

2. 通“嗅”。见“畜$_2$门”。

【畜$_2$门】 鼻孔。灵 16“入颃颡之窍，究于畜门。”杨上善：“畜门，鼻孔也。”

【畜$_2$积】 积聚，蕴结。素 3“故阳畜积病死，而阳气当隔，隔者当泻。”灵 46“怒则气上逆，胸中畜积，血气逆留。”张志聪：“血蓄积则脉道不行，血气留积。”

阅（yuè 閱）

1. 察看。灵 29“五脏之气，阅于面者，余已知之矣，以肢节知而阅之奈何？”张介宾：“此欲以体貌之形，察其脏腑之候也。”

2. 外候，外在表征。灵 37“余闻刺有五官五阅，以观五气……五官者，五藏之阅也。”张介宾：“阅，外候也。”

3. 通达。灵 17“五藏常内阅于上七窍也。”张介宾：“阅，历也。五脏位次于内，而气达于外，故阅于上之七窍。”

羖（gǔ）

公羊。见“羖羊角”。

【羖羊角】 中药名。为牛科山羊属动物雄性山羊或绵羊属动物雄性绵羊的角。苦、咸，寒。入肝、心经。清热镇惊，明目，解毒。主治风热头痛，温病发热神昏，烦闷，吐血，小儿惊痫，青盲内障，痈肿疮毒。神3“羖羊角味咸，温。主青盲，明目。杀疥虫，止寒泄，辟恶鬼、虎狼，止惊悸。久服安心，益气，轻身。”

恲（pēng）

同“怦”。满闷。灵24“恲腹憹痛，形中上者。”张介宾:“恲，满也。”

粃（bǐ）

瘪谷。谷实中空或不饱满。素70“草木荣美，秀而不实，成而粃也。”王冰:“化气不满，故物实中空，是以粃恶。”

粉（fěn）

1. 细末。见“温粉”。

2. 米粉。金19“甘草粉蜜汤方：甘草二两，粉一两，蜜四两。”丹波元简:“诸注以为铅粉……然古单称粉者，米粉也。”又，尤怡:“分，即铅粉，能杀三虫。”

3. 擦粉。伤38“汗多者，温粉粉之。”

【粉锡】 中药名。即铅粉，又名解锡、铅华、胡粉、光粉、白粉、官粉等。为用铅加工制成的碱式碳酸铅。辛，寒，有毒。入脾、肾经。消积，杀虫，解毒，生肌，燥湿止痒。主治疳积，虫积腹痛，疟疾，癥瘕，疥癣，痈疽溃疡，湿疹，口疮，丹毒，烫伤，狐臭等。神4“粉锡味辛，寒。主伏尸，毒螫，杀三虫。一名解锡。”

益（yì）

1. 增加。《广雅·释诂二》:“益，加也。”素1“此盖益其寿命而强者也。”灵38“刺此者，深而留之，多益其数也。”伤386“腹中未热，益至三四丸。”

2. 补助，补益。素22“五谷为养，五果为助，五畜为益，五菜为充，气味合而服之，以补精益气。”灵23“益其不足，损其有余。”金1“夫肝之病，补用酸，助用焦苦，益用甘味之药调之。”

3. 益处，效用。素39“或按之而痛止者，或按之无益者。”素81“若问此者，无益于治也。”

4. 指病情加重。灵1“针太深则邪气反沉，病益。”灵81“初如小指发，急治之，去其黑者，不消辄益。”

5. 副词。①更加。素5“老者复壮，壮者益治。”灵9“补则益实，实者脉大如其故而益坚也。”伤12“温覆令一时许，遍身漐漐微似有汗者益佳。”②逐渐。素19“大骨枯槁，大肉陷下，肩髓内消，动作益衰。”素35“邪气入则病作，以此日作稍益晏也。”高世栻:“益者，渐次之谓。”灵68“已刺必熨，令热入中，日使热内，邪气益衰，大痈乃溃。”

6. 为“液”之讹。灵59“骨之属者，骨空之所以受益而益脑髓者也。”《甲乙经》卷六“受益”作“受液”。丹波元简:“属者，跌属之属，两骨相交之处，十二关节皆是，是所以受液而溢脑髓者。”

【益气】 补益人体之气。神2“牡桂味辛，温……利关节，补中益气。”神3“巴戟天……强筋骨，安五脏，补中，增志，益气。”

【益母】 中药名。茺蔚子的别名。见该条。神2“茺蔚子味辛，微温。主明目，益精，除水气……一名益母，一名益明。”

【益州】 地名。今四川省。神2“朴消……炼饵服之，轻身神仙。生益州山谷。”

【益寿】 增延寿命。神2“姑活味甘，温……久服轻身，益寿，耐老。”

【益明】 中药名。茺蔚子的别名。见该条。神2“茺蔚子味辛，微温。主明目，益精，除水气……一名益母，一名益明。”

【益智】

1. 增益智慧。神 2“人参味甘，微寒……明目，开心益智。”

2. 中药名。龙眼的别名。见该条。神 2“龙眼味甘，平……久服强魂魄，聪察，轻身，不老，通神明。一名益智。”

【益精】 补益精气。神 2“茈胡味苦，平……久服轻身，明目，益精。”

兼（jiān）

1. 同时具有或涉及几种事物或若干方面。素 67“中央生湿，湿生土……其性静兼。”王冰：“兼，谓兼寒热暄凉之气也。”灵 73“理血气而调诸逆顺，察阴阳而兼诸方。”神 1“药有宜丸者，宜散者，宜水煮者，宜酒渍者，宜膏煎者，亦有一物兼宜者。”

2. 副词。同时。金 17“吐后，渴欲得水而贪饮者，文蛤汤主之。兼主微风，脉紧，头痛。”金 22“温经汤……亦主妇人少腹寒，久不受胎，兼取崩中去血。”

【兼并】 指五运某气不及时，其所胜与所不胜之气同时乘、侮的现象。素 69“太过不及专胜兼并。”王冰：“兼并，谓主岁不及也。”《素问·五运行大论》：“主岁何如……其不及，则己所不胜侮而乘之，己所胜轻而侮之。”

朔（shuò）

1. 月相名。农历每月初一，月球运行到太阳和地球之间，跟太阳同时出没，地球上看不到月光，这种月相叫朔。借指“阳生”。素 79“三阳为表，二阴为里，一阴至绝作朔晦。”张介宾：“然阴阳消长之道，阴之尽也如月之晦，阳之生也如月之朔，既晦而朔则绝而复生，此所谓一阴至绝作朔晦也。”

2. 朔日，农历每月初一日。灵 79“正月朔，天和温不风。”

【朔日】 农历每月的初一日。素 71“夫六气者，行有次，止有位，故常以正月朔日平旦视之。”张志聪：“朔为月之首。”灵 79“正月朔日，太一居天留之宫。”

郸（dān 鄲）

见“邯郸”。

烦（fán 煩）

1. 烦躁。素 3“因于暑，汗，烦则喘喝，静则多言。”王冰：“烦，谓烦躁。”素 41“热甚生烦。”伤 80“伤寒，医以丸药大下之，身热不去，微烦者，栀子干姜汤主之。”

2. 劳苦。《广雅·释诂一》：“烦，劳也。”见“烦劳”。

【烦心】 心中烦乱不宁。素 17“夫脉者，血之府也，长则气治，短则气病，数则烦心。”素 65“先中满而后烦心者治其本。”灵 23“喉痹舌卷，口中干，烦心头痛。”

【烦劳】 劳累，过劳。素 3“阳气者，烦劳则张，精绝，辟积于夏，使人煎厥。”

【烦乱】 心烦意乱。金 21“妇人乳中虚，烦乱呕逆。”伤 30“阳明内结，评语烦乱。”

【烦闷】 烦躁郁闷。素 32“心热病者……热争则卒心痛，烦闷善呕，头痛面赤，无汗。”灵 10“足少阴之别……其病气逆则烦闷。”

【烦咳】 虚烦咳嗽。阴虚有热，灼伤心肺所致。金 16“烦咳者，必吐血。”

【烦重】 烦闷重坠。金 11“形如醉人，腹中烦重。”

【烦逆】 指热郁而火气上逆。伤 116“微数之脉，慎不可灸，因火为邪，则为烦逆……名火逆也。”

【烦热】 发热而胸中烦躁。素 74“少阴司天……民病胸中烦热，嗌干。”金 22“妇人病，饮食如故，烦热不得卧。”伤 77“发汗，若下之，而烦热。”

【烦悗】 烦躁郁闷。灵 21“振寒洒洒，鼓颔，不得汗出，腹胀烦悗，取手太阴。”灵 39“发针而面色不变而烦悗者何也?”张志聪:“心主脉而包络主血，阴藏之血脱，故烦闷也。”

【烦冤】 即烦闷。素 35“阴气先绝，阳气独发，则少气烦冤。”素 76“肝虚肾虚脾虚，皆令人体重烦冤。”马莳:“烦冤者，烦闷也。”

【烦寃】 烦躁郁闷。素 5“阳胜则身热，腠理闭，喘粗为之俯仰，汗不出而热，齿干以烦寃腹满死。”

【烦喘】 虚烦而气喘。金 21“烦喘者，加柏实一分。”

【烦渴】 心烦口渴。伤 26“服桂枝汤，大汗出后，大烦渴不解。”伤 72“发汗已，脉浮数，烦渴者，五苓散主之。”

【烦满】 烦躁胀闷。素 3“有病身热汗出烦满，烦满不为汗解。”素 43“肺痹者，烦满喘而呕。”伤 339“若厥而呕，胸胁烦满者，其后必便血。”

【烦躁】 心中发烦，躁扰不宁。素 74“少阴之复，燠热内作，烦躁鼽嚏。”伤 239“病人不大便五六日，绕脐痛，烦躁，发作有时者，此有燥屎。”伤 309“少阴病，吐利，手足逆冷，烦躁欲死者，吴茱萸汤主之。”

烧（shāo 燒）

焚烧，燃烧。伤 392“妇人中裈，近隐处，取烧作灰。”金 3“筒瓦二枚合之，烧，向肛熏之。”神 4“贝子味咸，平……烧用之良。”

【烧针】 针刺法之一。又称火针、燔针、焠针。用火烧红的针尖迅速刺入穴内，以治疗疾病的一种方法。伤 117“烧针令其汗，针处被寒，核起而赤者，必发奔豚。”

【烧裈散】 方剂名。组成：妇人中裈近隐处，取烧作灰。用法：每服一方匕，日三服。妇人病，取男子裈烧服。功用：导出阴中邪热。主治：阴阳易。伤 392“伤寒阴阳易之为病，其人身体重，少气，少腹里急，或引阴中拘挛，热上冲胸，头重不欲举，眼中生花，膝胫拘急者，烧裈散主之。”

【烧灰存性】 中药炮制法之一。把植物药烧至枯黑，里面焦黄，使药物一部分碳化，另一部分还能尝出原有的气味，即存性。金 18“上九味，桑根皮以上三味烧灰存性。”

烟（yān 煙）

1. 物体燃烧时产生的烟雾。素 71“火郁之发……广厦腾烟。”

2. 指烟状物，如云、雾等。素 71“蒸热相薄，草木凝烟，湿化不流。”

【烟火】 烟雾火光。灵 43“厥气客于心，则梦见丘山烟火。”

【烟垢】 垢腻如烟熏。灵 79“皮肤致，毛发坚，腠理郄，烟垢著。”张介宾:“烟垢，垢腻如烟也，血实则体肥，故腻垢着于肌肤。”

【烟埃】 云烟雾气。素 70“烟埃朦郁，见于厚土。”素 71“阳明所至为烟埃，为霜为劲切。”

烙（lào）

高温烧灼。金 22“小儿疳虫蚀齿方……以槐枝绵裹头四五枚，占药烙之。”黄树曾:“猪脂槐枝能调和气血，且直熏齿，收效自速。”

烊（yáng）

熔化。伤 177“内胶烊消尽，温服一升。”

浦（pǔ）

地名。见“合浦”。

酒（jiǔ）

用粮食、水果等发酵制成的一种饮料。可作药用，其性辛热走窜，具有通经活络的作用。灵 50“酒者，水谷之精，熟谷之液也，其气慓悍，其入于胃中则胃胀，气上逆，满于胸中，肝浮胆横。”灵 10“饮酒者，卫气先行皮肤，先充络脉。”素 1“今时之人不然也，以酒为浆，以妄为常，醉以入房。”

【酒气】 酒的作用及性质。素 45“酒气与谷气相薄，热盛于中……夫酒气盛而慓悍。”

【酒风】 病名。又名漏风。饮酒感风所致，以身热，倦怠无力，汗出，怕风，少气为主要症状。素 46“有病身热解墯，汗出如浴，恶风少气……病名曰酒风。”王冰：“饮酒中风者也。《风论》曰饮酒中风，则为漏风，是亦名漏风也……因酒而病，故曰酒风。”

【酒客】 嗜酒之人。伤 17“若酒客病，不可与桂枝汤，得之则呕，以酒客不喜甘故也。”

【酒疸】 病名。又名酒黄疸。多因饮酒过度，湿热郁蒸，胆热液泄所致。以黄疸伴有心中懊侬或热痛，腹满欲吐，小便不利为主症。金 15“心中懊侬而热，不能食，时欲吐，名曰酒疸。”

【酒悖】 饮酒后出现妄作妄为的反常状态。灵 50“怯士之得酒，怒不避勇士者……名曰酒悖也。”张介宾：“是因酒之所使，而作为悖逆，故曰酒悖。”

【酒皶】 病名。即酒糟鼻。神 4“木兰味苦，寒……去面热赤皰，酒皶，恶风，癫疾。”

【酒头痛】 饮酒过量所致头痛。神 4“腐婢味辛，平。主痎疟，寒热邪气，泄利，阴不起，病酒头痛。”

【酒黄疸】 病名。即“酒疸”。金 15“夫病酒黄疸，必小便不利，其候心中热，足下热，是其证也……酒黄疸，心中懊侬或热痛，栀子大黄汤主之。”

【酒皰皶鼻】 病名。即酒糟鼻。神 3“枝子味苦，寒。主五内邪气，胃中热气，面赤，酒皰皶鼻，白癞，赤癞，疮疡。”

涉（shè）

徒步过水。灵 43“阴气盛则梦涉大水而恐惧。”

消（xiāo）

1. 消失，不复存在。《说文·水部》：“消，尽也。”见“消亡”。

2. 除去，使消失。素 70“故消之削之，吐之下之。”张介宾：“消以去滞，削以攻坚。”灵 81“急治之，去其黑者，不消辄益，不治，百日死。”神 2“蒲黄味甘，平……止血，消瘀血。”

3. 减削；消损。素 62“悲则气消，消则脉虚空。”灵 30“液脱者，骨属屈伸不利，色夭，脑髓消。”素 17“反四时者，有余为精，不足为消。应太过，不足为精；应不足，有余为消。”杨上善：“人之失强，得不足者，则五脏消损……气过有余则热，故五脏消损之也。”又，森立之：“有余、太过一事，并脉实大也。不足者，脉虚小也。精者，病盛甚也。消者，病轻微也。”

4. 消散。素 62“寒则泣不能流，温则消而去之。”张介宾：“寒则凝泣而留滞，温则消散而运行。”

5. 消化。灵 80“热气留于胃，胃热则消谷，谷消故善饥。”金 15“谷气不消，胃中苦浊。”难 16“腹胀满，食不消，体重。”

6. 病名。又作“痟”。消渴病。素 7“二阳结谓之消，三阳结谓之隔。”张介宾：“阳邪留结肠胃，则消渴善饥，其病曰消。”

7. 通“硝”。见“消石”。

8. 通“销”。①熔解，消融。伤 223

"内阿胶烊消。"金 15"乱发如鸡子大三枚。右二味，和膏中煎之，发消药成。"②引申为热灼干枯、瘦削。素 35"因遇大暑，脑髓烁，肌肉消。"素 75"病伤五藏，筋骨以消。"灵 46"热则消肌肤，故为消瘅。"灵 81"阳气大发，消脑留项，名曰脑烁。"

9. 为"肖"之讹。道象。素 8"窘乎哉，消者瞿瞿，孰知其要。"《新校正》:"按《太素》作'肖者濯濯'……与《气交变大论》文重，彼'消'作'肖'。"张志聪:"消者，消息其道之微。"又，森立之:"肖者，盖与宵人同，谓小人也。"

【消亡】

1. 消散，衰竭。素 7"是故刚与刚，阳气破散，阴气乃消亡。"素 43"阴气者，静则神藏，躁则消亡。"

2. 亡失，失传。素 80"是以切阴不得阳，诊消亡。"马莳:"诊消亡，诊法灭亡也。"

【消中】 病名。以多食善饥为主症的疾病。素 40"夫热中消中者，皆富贵人也。"素 17"风成为寒热，瘅成为消中。"王冰:"消中之证，善食而瘦。"《新校正》:"当云'善食而溲数'。"

【消气】 正气消损。素 15"脉孤为消气。"高世栻:"脉孤则阳气内损，故为消气。"张介宾:"脉孤者，孤阴孤阳也。孤阳者洪大之极，阴气必消，孤阴者微弱之甚，阳气必消，故脉孤为消气也。"

【消化】 肠胃把食物变成人体可利用物质的过程。金 6"腹满，甚则溏泄，食不消化也。"

【消石】 中药名。芒硝的别名。又名硝石、赤硝、火硝、烟硝、水石等。见该条。神 2"消石味苦，寒。主五脏积热，胃胀闭……一名芒硝。"

【消灭】 消除，除掉。灵 75"瘅热消灭，肿聚散亡。"

【消谷】 消化食物。灵 29"胃中热则消谷。"灵 36"中热则胃中消谷，消谷则虫上下作。"伤 122"数为客热，不能消谷，以胃中虚冷，故吐也。"

【消食】 消化积食。神 2"术……除热，消食。"

【消烁】 熔化。喻火热灼伤身形。素 35"令人消烁脱肉，故命曰瘅疟。"素 70"火纵其暴，地乃暑，大热消烁，赤沃下。"

【消索】

1. 消散，衰竭。素 76"怯然少气者，是水道不行，形气消索也。"王冰:"肺脏被冲，故形气消散。索，尽也。"

2. 犹飘忽浮散。难 15"按之消索，如风吹毛曰死。"

【消息】

1. 斟酌，思量。伤 387"吐利止，而身痛不休者，当消息和解其外，宜桂枝汤小和之。"方有执:"消息，犹言斟酌也。"

2. 呼吸。神 4"射干……主咳逆上气，喉痹，咽痛，不得消息。"森立之:"不得消息者，谓咽喉闭塞，不得通气也。"

3. 调理。金 4"弦数者风发也，以饮食消息止之。"

【消渴】

1. 病名。以多饮、多食、多尿为特点的疾病。素 47"肥者令人内热，甘者令人中满，故其气上溢，转为消渴。"金 13"男子消渴，小便反多，以饮一斗，小便一斗，肾气丸主之。"

2. 症状名。口渴多饮而渴不解。伤 71"微热消渴者，五苓散主之。"伤 326"厥阴之为病，消渴，气上撞心。"

3. 指《金匮要略·消渴小便利淋病脉证并治第十三》。金 14"方见消渴中。"

【消解】 熔解，熔化。伤 100"更上微火消解。"金 7"内胶饴，更上微火消解。"

【消瘅】

1. 病名。因五脏柔弱，气机刚强而致身热消瘦，消谷善饥，刚躁易怒，眼球突出，目光闪露有神等症状的疾病。灵 46“五脏皆柔弱者，善病消瘅……柔弱者必有刚强，刚强多怒，柔者易伤也……此人薄皮肤而目坚固以深者，长衡直扬，其心刚，刚则多怒，怒则气上逆，胸中畜积，血气逆留……血脉不行，转而为热，热则消肌肤，故为消瘅。”

2. 病名。指消渴类疾病。灵 4“心脉……微小为消瘅。”灵 47“心坚则脏安守固，心脆则善病消瘅热中……脾脆则善病消瘅易伤。”

【消瘦】 消减变瘦。难 14“三损损于肌肉，肌肉消瘦，饮食不为肌肤。”

【消谷善饥】 食欲亢进，容易饥饿。灵 10“其有余于胃，则消谷善饥。”伤 257“合热则消谷善饥。”

【消渴小便利淋病脉证并治】《金匮要略》篇名。论述了消渴、小便不利和淋病的辨证论治及其处方用药。由于这三种病证都有口渴和小便异常的临床表现，病变均与肾和膀胱失常有关，故纳入同一篇论述。

海（hǎi）

1. 百川会聚之处。灵 12“故海以北者为阴，湖以北者为阴中之阴。”灵 33“经水者，皆注于海，海有东西南北，命曰四海。”灵 60“海之所行云气者，天下也。”

2. 同类物质会聚之处。灵 29“六府者，胃为之海。”灵 33“膻中者为气之海……脑为髓之海。”

3. 指气海。在上为胸中，又称膻中，在下为丹田。灵 40“肺之浊气，下注于经，内积于海。”张介宾：“故肺之浊气下注于经，以为血脉营卫，而其积气之所，乃在气海间也。上气海在膻中，下气海在丹田。”灵 75“宗气留于海，其下者注于气街，其上者走于息道。”杨上善：“肺之宗气留积气海，乃胸间动气也。”

4. 指五脏及气、血、髓、水谷之海。灵 36“水谷皆入于口，其味有五，各注其海。”杨上善：“五味走于五脏四海，肝心二脏主血，故酸苦二味走于血海。脾主水谷之气，故甘味走于水谷海。肺主于气，故辛走于膻中气海。肾主脑髓，故咸走髓海也。”

【海水】

1. 大海。灵 12“足阳明外合于海水，内属于胃。”张介宾：“海，即四海也。”杨上善：“按海包地外，地在海中，海水周流，实一而已，今云四海者，以东西南北而分言之也。”

2. 海洋中水。灵 79“故月满则海水西盛。”

【海西】 古地名。今江苏省东海县南。神 3“王孙味苦，平……生海西川谷。”

【海论】《灵枢经》篇名。本篇主要讨论了人的胃、冲脉、膻中、脑四处是水谷、血、气、髓所汇聚之处，称为人之四海。并论述了四海的生理作用、有余不足的证候表现及针治方法等。

【海蛤】 中药名。即蛤壳，又名海蛤壳。为帘蛤科文蛤属动物文蛤或青蛤属动物青蛤等的贝壳。咸，微寒。入肺、胃、肾经。清肺化痰，软坚，利水，制酸，敛疮。主治痰热咳嗽，瘿瘤，痰核，胁痛，湿热水肿，淋浊带下，胃痛泛酸，臁疮湿疹。神 3“海蛤味苦，平。主咳逆，上气，喘息，烦满，胸痛，寒热。”李时珍：“海蛤者，海中诸蛤烂壳之总称，不专指蛤也。”

【海滨】 近海之处。素 12“鱼盐之地，海滨傍水，其民食鱼而嗜咸。”

【海藻】 中药名。为马尾藻科马尾藻属植物羊栖菜或海蒿子的藻体。咸，寒。入肝、胃、肾经。消痰软坚，利水退肿。主治瘿瘤，瘰疬，脚气浮肿，睾丸肿痛等。组方有牡蛎泽泻散。神 4“海藻味苦，寒。主瘿瘤气，颈下核。破散结气，痈肿，癥瘕，坚气，腹中上下鸣。下十二水肿。一名落首。”

涂（tú 塗）

1. 涂抹。灵 13“以白酒和桂，以涂其缓者。”灵 81“涂以豕膏，六日已，勿裹之。”神 3“大豆黄卷，味甘，平……生大豆，涂痈肿。”

2. 泥。引申为用泥堵塞。灵 6“盖封涂，勿使泄。”张介宾：“涂，盐泥封固也。”

浴（yù）

1. 洗澡。《说文·水部》：“浴，洒身也。”素 35“汗出遇风，及得之以浴。”灵 4“若入房过度，汗出浴水，则伤肾。”金 14“以汗出入水中浴，水从汗孔入得之，宜芪芍桂酒汤主之。”

2. 治法。用药液浸洗。素 19“当此之时，可按可药可浴。”素 74“摩之，浴之。”张志聪：“浴者，用汤液浸渍也。”神 2“茺蔚子……茎，主瘾疹痒，可作浴汤。”

浮（fú）

1. 飘浮。与沉相对。素 18“死肺脉来，如物之浮，如风吹毛。”难 33“肝得水而沉，木得水而浮；肺得水而浮，金得水而沉。”

2. 向上向外；浮越。素 26“是故天温日明，则人血淖液而卫气浮。”高世栻：“浮，外行也。”难 55“故阴沉而伏，阳浮而动。”素 3“起居如惊，神气乃浮。”王冰：“若起居暴卒，驰骋荒佚，则神气浮越，无所绥宁矣。”素 49“诸阳气浮，无所依从，故呕咳上气喘也。”

3. 显现。素 71“土浮霜卤。”张志聪：“土浮霜卤者，水湿之气，受郁热上蒸而成如霜之卤也。”

4. 鲜明。素 19“色泽以浮，谓之易已。”张介宾：“浮，明也。颜色明润者，病必易已也。”

5. 浮浅，浅表。灵 10“诸脉之浮而常见者，皆络脉也。”灵 14“是故视其经脉之在于身也，其见浮而坚，其见明而大者，多血。”

6. 指气逆上浮。素 49“所谓浮为聋者，皆在气也。”高世栻：“是逆气上浮而为聋，皆在气也。”丹波元简：“马云：‘脉浮则聋。’非。”森立之：“此云‘浮’、云‘在气’，谓阳气逆于上也。”灵 50“酒者……其气慓悍，其入于胃中，气上逆，满于胸中，肝浮胆横。”

7. 诊脉时抬指轻按，称为浮取。素 48“偃刀者，浮之小急，按之坚大急。”马莳：“故其脉举指浮之则小急，重指而按之则坚大且急。”难 6“浮之损小，沉之实大，故曰阴盛阳虚。”金 11“肺死藏，浮之虚，按之弱如葱叶，下无根者，死。”

8. 脉象，即浮脉。脉浮于肌表，轻按即得，沉取无力的脉象。素 17“春日浮，如鱼之游在波。”素 19“轻虚以浮，来急去散，故曰浮。”难 3“浮者阳也，沉者阴也。”

9. 比喻盛、长。见“沉浮”。

10. 指动作轻。灵 64“土形之人……上下相称，行安地，举足浮。”又，“浮”为“孚”之讹，“孚”有“信”义，“举足孚”言行事足以取信于人。

11. 为“沰”之讹。“沰”，同“冱”。凝聚。《篇海类编·地理类·水部》：“沰，寒凝也。与冱同。”素 5“寒胜则浮，湿胜则濡泻。”又，《太素》卷三“浮”作“胕”。《素问·至真要大论》王冰注：“胕，谓皮肉俱肿，按之陷下泥而不起也。”张介宾：“寒胜者，阳气不行，为胀满浮虚之病。”郭霭春：“‘浮’疑作‘疛’。‘浮’、‘府’二字古通。‘府’与‘疛’形近易误……‘寒胜则浮’，即寒气偏胜，小腹绞痛，义甚明显。”

【浮云】 飘动的云彩。素 68“若迎浮云，若视深渊，视深渊尚可测，迎浮云莫知其极。”

【浮气】

1. 上行于头部的经气。素 59“其浮气在皮中者，凡五行。”张介宾:“言脉气之浮于巅也。”又，森立之:“浮气，犹云浮脉。此二十五穴，脉气浮在皮中，故曰浮气。”

2. 行于浅表部位的气。即卫气。灵 52“其浮气之不循经者，为卫气。”马莳:“卫气阳性慓悍，行于皮肤分肉之间，乃浮而在外者也。”

【浮白】 穴名。属足少阳胆经。位于颞骨乳突后上方，当天冲穴与完骨穴间平行耳后发际弧形连线的上 1/3 与中 1/3 交点处。素 58“目瞳子浮白二穴。”王冰:“浮白在耳后入发际，同身寸之一寸，足太阳少阳二脉之会。”

【浮舟】 行船。金 1“如水能浮舟，亦能覆舟。”

【浮沉】

1. 浅表与深在；表与里。素 20“视其经络浮沉。”素 50“病有浮沉，刺有浅深。”

2. 指外露与隐沉。灵 49“五色各见其部，察其浮沉，以知深浅。”

3. 升降。灵 67“其气逆与其数刺病益甚者，非阴阳之气，浮沉之势也。”徐振公:“阴阳有离有合，气之有浮有沉，粗工不知浮沉离合之道而失之。”素 26“先知日之寒温，月之虚盛，以候气之浮沉，而调之于身。”森立之:“气之浮沉者，后文所云‘四时气之浮沉’是也。盖春夏之日为温，春夏之气为浮，秋冬之日为寒，秋冬之气为沉。”

4. 指浮脉与沉脉。素 5“按尺寸，观浮沉滑涩而知病所生。”灵 49“脉之浮沉及人迎与寸口小大等者，病难已。”

【浮刺】 刺法名。十二节刺之一。在患处侧傍斜针浅刺的刺法。灵 7“浮刺者，傍入而浮之，以治肌急而寒者也。”张介宾:“浮，轻浮也。”

【浮肿】 虚肿，水肿。素 38“使人多涕唾而面浮肿气逆也。”金 14“小便不利，水谷不化，面目手足浮肿。”神 4“瓜蒂……主大水，身面四肢浮肿。”

【浮泽】 浮浅明润。灵 49“沉浊为内，浮泽为外。”又，《甲乙经》卷一“泽”作“清”，与“浊”为对文。

【浮络】 浅表而位于皮肤的络脉。素 56“视其部中有浮络者。”杨上善:“浮谓大小络见于皮者也。”

【浮埃】 附着于物体表面的尘土。素 74“厥气上行，面如浮埃。”

【浮烟】 飘动的烟气或云雾。素 71“大凉乃革，草树浮烟。”

【浮虚】 浮肿。素 71“阳明所至为浮虚。”王冰:“浮虚，薄肿，按之复起也。”

【浮游】 同“蜉蝣”。昆虫名。朝生夕死的小虫。素 71“云横天山，浮游生灭，怫之先兆。”张介宾:“浮游，蜉蝣也。朝生暮死，其出以阴。此言大者为云横天山，小者为蜉蝣生灭，皆湿化也。”又，吴崑:“浮游，浮云游气也，或生或灭。”

【浮痹】 病证名。邪在肌肤浅表部位的痹证。灵 7“毛刺者，刺浮痹皮肤也。”

涤（dí）

去除。《广韵·锡韵》:“涤，除也，净也。”神 2“消石味苦，寒……涤去蓄结饮食，推陈致新，除邪气。”

流（liú）

1. 水或其他液体移动。难 37“气之所行也，如水之流，不得息也。”素 3“是故谨和五味，骨正筋柔，气血以流。”素 71“肉溃皮拆而水血交流。”

2. 移动；运行。素 21“脉气流经，经气归于肺。”森立之:“脉气流行十二经中，日夜不休，故曰流经。”金 15“浊气下流，小便不通，阴被其寒，热流膀胱。”难 52“府病者，仿佛贲响，上下行流，居处无常。”

3. 流注。灵 36 “其流而不行者，为液。”张志聪:“流者，淖泽注于骨，补益脑髓，灌精而濡空窍者也。”张介宾:“故周流于血脉之间，而不散行于外，注于脏腑，益于精髓，而为之液。”灵 68 “寒温不时，则寒汁流于肠中，流于肠中则虫寒。”金 1 “雾伤皮肤，湿流关节，食伤脾胃。”

4. 流行，盛行。素 70 “大火流，炎烁且至，蔓将槁，邪伤肺也。”素 71 “风乃暴举，木偃沙飞，炎火乃流。”姚止庵:“此风木在泉，相火司天之化。”

5. 流传，传布。素 66 “上下和亲，德泽下流，子孙无忧，传之后世，无有终时。”素 69 “愿夫子保于无穷，流于无极。”

6. 蔓延，扩散。金 18 “浸淫疮，从口流向四肢者，可治；从四肢流来入口者，不可治。”

7. 流失。见“流散”。

【流水】

1. 流动的水，活水。素 69 “岁土不及……上临厥阴，流水不冰，蛰虫来见。”灵 71 “其汤方以流水千里之外者八升，扬之万遍，取其清五升煮之。”

2. 流清稀的脓水。素 69 “岁水不及……民病腹满身重，寒疡流水。”

【流火】 火热之气流行。素 69 “岁木不及，燥乃大行……复则炎暑流火。”王冰:“火气复金，夏生大热。”

【流传】 传播，传入。金 1 “适中经络，未流传脏腑，即医治之。”

【流行】

1. 盛行，流布。素 69 “岁木太过，风气流行。”素 70 “大暑流行，甚则疮疡燔灼，金烁石流。”素 74 “少阳司天，火淫所胜，则温气流行。”

2. 运行，流动。灵 47 “是故血和则经脉流行，营复阴阳，筋骨劲强，关节清利矣。”难 72 “所谓迎随者，知荣卫之流行，经脉之往来也。”金 12 “饮水流行，归于四肢，当汗出而不汗出，身体疼重，谓之溢饮。”

【流泄】 谓大小便失禁。素 71 “太阳所至为流泄禁止。”张介宾:“寒气下行，能为泻利，故曰流泻。”又，高世栻:“流泄者，汗流外泄。”

【流注】

1. 流布灌注。素 70 “流衍之纪……其令流注。”高世栻:“其令流注，水之滋灌也。”

2. 流出如注。素 71 “血溢流注，精液乃少。”

【流衍】 水流衍溢。指水运太过。素 70 “水曰流衍……流衍之纪，是谓封藏。”王冰:“衍，泮衍也，溢也。”高世栻:“水运太过，曰流衍。”

【流津】 流出汁液。素 71 “炎火行，大暑至，山泽燔燎，材木流津。”

【流淫】

1. 阴精流泄。灵 8 “神伤则恐惧流淫而不止。”张介宾:“流淫，谓流泄淫溢，如下文所云‘恐惧而不解则伤精，精伤自下者’是也。”

2. 妄行横溢。灵 9 “不开则血脉闭塞，气无所行，流淫于中，五藏内伤。”杨上善:“气无所行，淫溢反流，内伤五脏。”

【流散】

1. 流失散乱。比喻纷乱无章，抓不住事物的要领。素 74 “知其要者，一言而终；不知其要，流散无穷。”

2. 传布和散发。素 74 “太阴之胜，火气内郁，疮疡于中，流散于外。”

【流漓】 即淋漓。汗水下滴貌。伤 12 “温覆令一时许，遍身漐漐微似有汗者益佳，不可令如水流漓，病必不除。”

【流溢】

1. 漫溢；流出。灵 81 “地经失纪，水道流溢。”伤 111 “太阳病中风，以火劫发汗，邪风被火热，血气流溢。”

2. 传注，传变。素 63“今邪客于皮毛……不得入于经，流溢于大络而生奇病焉。”高世栻：“流溢，传注也。”灵 78“淫邪流溢于身，如风水之状。”

3. 传布。灵 45“夫九针者，小之则无内，大之则无外，深不可为下，高不可为盖，恍惚无穷，流溢无极。”

4. 敷布，流注。灵 16“谷入于胃，乃传之肺，流溢于中，布散于外。”灵 17“其流溢之气，内溉藏府，外濡腠理。”

【流演】 流动不息。素 70“静顺之纪……其类水，其政流演。”王冰：“井泉不竭，河流不息，则流演之义也。”

润（rùn 潤）

1. 滋润，使不干枯。素 22“肾苦燥，急食辛以润之。”素 67“风以动之，湿以润之。”素 74“以苦坚之，以辛润之。”

2. 滋养。素 44“阳明者，五藏六府之海，主润宗筋。”张志聪：“宗筋为诸筋之会，阳明所生之气血，为之润养。”

3. 潮湿。《广雅·释诂一》：“润，湿也。”素 70“土润水泉减，草木条茂。”

4. 细腻光滑。灵 49“有润如膏状，为暴食不洁。”

【润泽】

1. 滋润，使不干枯。素 69“四维有埃云润泽之化。”

2. 形容有光泽。灵 30“补益脑髓，皮肤润泽，是谓液。”灵 49“明堂润泽以清。”难 24“发无润泽，无润泽者，骨先死。”

涕（tì）

1. 鼻涕。五液之一，为肺所主。灵 69“故人之鼻洞涕出不收者，颃颡不开，分气失也。”素 23“五藏化液：心为汗，肺为涕，肝为泪。”杨上善：“肺通于鼻，鼻中之液，谓之涕也。”

2. 指黏痰。素 33“唾出若涕，恶风而振寒。”丹波元简：“古无‘痰’字，此云唾出若涕，谓吐黏痰也。”

浸（一、jìn）

1. 浸泡。伤 79“枳实四枚，水浸，炙令黄。”伤 23“杏仁二十四枚，汤浸，去皮尖及两仁者。”金 5“以浆水一斗五升，煎三五沸，浸脚良。”

2. 渗入。金 4“取锻灶下灰一斗，清酒一斛五斗，浸灰。”

（二、qīn）

1. 渐进。《集韵·侵韵》：“浸，浸淫，渐渍。”见“浸₂淫”。

2. 眼生翳膜的疾病。见“目浸₂”。

【浸₂淫】 即浸淫疮。因其搔破流黄水，蔓延迅速，浸淫成片，故名。素 19“夏脉……太过则令人身热而肤痛，为浸淫。”张志聪：“浸淫，肤受之疮，火热盛也。”高世栻：“热伤肌表，故为浸淫而成疮。”素 69“岁火太过，炎暑流行……身热骨痛而为浸淫。”

【浸₂淫疮】 病名。一种瘙痒性湿疮。初起形如粟米，瘙痒不止，搔破流黄水，浸淫成片，甚者身热。金 1“譬如浸淫疮，从口起流向四肢者可治，从四肢流来入口者不可治。”

涩（sè 澀、濇）

1. 不光滑，干燥粗糙。灵 23“热病先身涩，倚而热，烦悗，干唇口嗌。”张介宾：“涩，燥涩也。”灵 74“尺肤涩者，风痹也。”素 18“尺涩脉滑，谓之多汗。”

2. 指药食性味的收敛、滞涩作用。灵 63“酸入于胃，其气涩以收，上之两焦，弗能出入也。”杨上善：“酸味性为涩收，故上行两焦，不能与营俱出而行。”

3. 阻滞不畅，流通困难。素 40“不可动之，动之为水溺涩之病。”张志聪：“水溢于上，则小便为之不利矣。”素 43“其不痛不仁者，病久入深，荣卫之行涩。”灵 5 “气滑即出疾，其气涩则出迟，气悍则针小而入浅，气涩则针大而入深。”

4. 涩脉。指脉搏往来艰涩，迟滞不畅的脉象。素 10 “夫脉之小大滑涩浮沉，可以指别。”素 17 “细则气少，涩则心痛。”王冰：“涩脉者，往来时不利而蹇涩也。”马莳：“脉来如刀刮竹，而往来甚难者曰涩。”素 28 “脉浮而涩，涩而身有热者死。”

涌（yǒng）

1. 水向上冒。素 69 “泉涌河衍，涸泽生鱼。”

2. 水奔涌、翻腾。素 27 “卒风暴起，则经水波涌而陇起。”

3. 涌流。素 70 “其动疡涌分溃痈肿。”又，张琦：“肌肉之病，‘涌分’字衍。”

4. 满溢。素 70 “流衍之纪……其令流注，其动漂泄沃涌。”王冰：“沃，沫也。涌，溢也。”

5. 呕吐；使呕吐。素 71 “少阳所至为喉痹、耳鸣、呕涌。”王冰：“涌，谓溢食不下也。”素 74 “辛甘发散为阳，酸苦涌泄为阴，咸味涌泄为阴。”王冰：“涌，吐也。”

6. 胀满，盛满。灵 24 “厥头痛，头痛甚，耳前后脉涌有热。”

【涌水】 病名。因肺移寒于肾，水气停留大肠，症见腹部胀满，按之不甚坚硬，快走时肠中濯濯鸣响的病症。素 37 “涌水者，按腹不坚，水气客于大肠，疾行则鸣濯濯，如囊裹浆，水之病也。”

【涌波】 水奔流形成的波澜。素 27 “其寒温未相得，如涌波之起也。”

【涌泉】

1. 水向上喷出的泉。素 17 “浑浑革至如涌泉，病进而色弊。”素 48 “脉至如涌泉，浮鼓肌中。”

2. 穴名。属足少阴肾经，井穴。位于足掌心，第二三跖骨间，当蜷足时呈凹陷处。灵 2 “肾出于涌泉，涌泉者，足心也，为井木。”灵 5 “少阴根于涌泉，结于廉泉。”

浚（jùn）

中药名。见“水浚”。

悖（bèi）

惑乱。见“酒悖”。

悟（wù）

领会，明白。素 26 “慧然独悟，口弗能言。”王冰：“悟，犹了达也。慧然独悟，口弗能言者，谓心中清爽而了达，口不能宣吐以写心也。”

悍（hàn）

1. 勇猛，勇敢。灵 64 “身清廉，急心，静悍，善为吏。”张志聪：“急心静悍者，金质静而性锐利也。”

2. 猛烈，峻猛。灵 18 “酒者熟谷之液也，其气悍以清，故后谷而入，先谷而液出焉。”素 40 “夫芳草之气美，石药之气悍。”

3. 迅疾。见“悍气”。

4. 为“滑”之讹。滑利。灵 5 “气滑即出疾，其气涩则出迟，气悍则针小而入浅，气涩则针大而入深。”

【悍气】 浮盛迅疾之气。素 43 “卫者，水谷之悍气也。”王冰：“悍气，谓浮盛之气也。以其浮盛之气，故慓疾滑利，不能入于脉中也。”张介宾：“卫气者，阳气也。阳气之至，浮盛而疾，故曰悍气。”灵 62 “胃气上注于肺，其悍气上冲头者，循咽，上走空窍。”灵 71 “卫气者，出其悍气之慓疾，而先行于四末分肉、皮肤之间而不休者也。”

悒（yì）

见“悒悒”。

【悒悒】 气机郁滞不畅貌。素 36 “足厥阴之疟……数便，意恐惧气不足，腹中悒悒。”王冰：“悒悒，不畅之貌。”又，森立之：“‘腹中悒悒’，宜从《太素》作‘肠中邑邑’……邑邑者，谓水走肠间之貌也，与漉漉相似而自异。漉漉者，其声大可闻；邑邑者，其声小，虽有不可听，如囊中盛水状，不转移也。”

悔（huǐ）

1. 悔恨。见“悔怒”。

2. 后悔，懊悔。灵 50“当是之时，固比于勇士气衰则悔。”

【悔怒】 犹愤恨。灵 47“悔怒不起，五藏不受邪矣。”

悗（mán）

1. 烦闷。灵 24“风痹淫泺，病不可已者……头痛，时呕时悗。”灵 26“痿厥，为四末束悗，乃疾解之。”朱永年：“悗，闷也。为四末束悗者，束缚其手足，使满闷而疾解之，导其气之通达也。”《太素》卷三十作“四束悗”，杨上善：“四束，四肢如束。悗，烦也。”灵 47“心高则满于肺中，悗而善忘，难开以言。”

2. 滞重。灵 66“厥气生足悗，悗生胫寒，胫寒则血脉凝涩。”张介宾：“寒逆于下，故生足悗，谓肢节痛滞不便利也。”

【悗心】 心中烦闷。灵 63“甘走肉，多食之令人悗心……虫动则令人悗心。”张介宾：“悗，闷也。”

【悗乱】 烦闷心乱。灵 8“脾忧愁而不解则伤意，意伤则悗乱，四肢不举。”

悦（yuè）

使美好。神 3“藁本……除风头痛，长肌肤，悦颜色。”

【悦好】 美好。神 2“翘根……令人面悦好，明目。”

【悦泽】 光润悦目。神 2“白瓜子味甘，平。主令人悦泽，好颜色。”

害（hài）

1. 损害，伤害。素 5“天之邪气，感则害人五藏；水谷之寒热，感则害于六府；地之湿气，感则害皮肉筋脉。”

2. 灾祸，危害。素 68“逆则其病近，其害速；顺则其病远，其害微。”素 74“夫标本之道，要而博，小而大，可以言一而知百病之害。”灵 1“刺之害，中而不去，则精泄。”

3. 妨碍。素 10“诊曰有积气在中，时害于食，名曰心痹。”素 33“有病肾风者，面胕痝然壅，害于言。”

4. 病证。灵 1“五藏有疾也，应出十二原，而原各有所出，明知其原，睹其应，而知五藏之害矣。”

5. 通“阖”。见“害肩”。

6. 为“不”之讹。灵 1“害中而去，则致气。”《灵枢经·寒热病》、《太素》卷二十六“害”并作“不”。张介宾：“此与《寒热病》篇文同，但彼云‘不中而去则致气’者是，此云‘害中’者误也。”丹波元简：“害，当作‘不’，张注为是。”

【害肩】 通“阖梋”。门上置枢之处。喻手厥阴经为关的作用。素 56“心主之阴，名曰害肩。”丹波元简：“吴（崑）云‘害，阖同，盖言阖聚阴气于肩腋之分，所谓厥阴为阖’是也……盖肩，梋同，枅也。《说文》：‘枅，屋栌也。’徐锴云：‘柱上横木承栋者，横之似笄也。’……《集韵》：‘枅或作梋。’阖梋者，谓阖扉上容枢之枅欤。”

【害蜚】 通“阖扉”。门扇。喻阳明经为里为阖的作用。素 56“阳明之阳，名曰害蜚。”丹波元简：“吴（崑）云‘害与阖同，所谓阳明为阖’是也……盖害、盍、阖古通用。《尔雅·释宫》：‘阖，谓之扉。’疏：‘阖，扇也。’《说文》曰：‘阖，门扇也。一曰闭也。’蜚，音扉。害蜚，即是阖扉，门扇之谓。《离合真邪论》云：‘阳明为阖’，义相通。”

家（一、jiā）

1. 人居住的地方，住房。灵 60“窥门而刺之者，死于家中。”

2. 家庭；家族。灵 29“治国与治家，未有逆而能治之者。”

3. 掌握某种专门知识或从事某种专门活动的人。素 55“刺家不诊，听病者言。”

4. 患有某种疾病的人。伤 168“诸亡血虚家亦不可与。”金 12“夫有支饮家，咳烦胸中痛者，不卒死。”

（二、jia）

后缀。用在某些名词后，表示属于那一类。见“胃家”、“脾家”。

窍（qiào 竅）

1. 孔；洞。《说文·穴部》：“窍，空也。”段玉裁注：“空、孔，古今字。”灵 16“上循喉咙，入颃颡之窍，究于畜门。”

2. 指人眼耳口鼻前后二阴等孔道，常常是相关内脏功能表达的关键之处。素 4“中央黄色，入通于脾，开窍于口。”素 5“肺主鼻……在窍为鼻。”素 81“夫心者，五藏之专精也，目者，其窍也。”

【窍阴】 穴名。属足少阳胆经，井（金）穴。位于第四趾外侧，趾甲根角旁约 0.1 寸处。灵 2“胆出于窍阴，窍阴者，足小指次指之端也，为井金。”素 6“少阳根起于窍阴，名曰阴中之少阳。”

【窍泻】 即泄泻。素 74“太阴之复，湿变乃举……甚则入肾，窍泻无度。”

【窍堤】 指膀胱。素 79“下空窍堤，闭塞不通。”周学海：“窍堤者，窍以为通，堤以为束，即膀胱也。”

窅（yǎo）

凹陷。灵 57“按其腹，窅而不起。”灵 74“按其手足上，窅而不起者，风水肤胀也。”杨上善：“窅……深也。”

容（róng）

1. 容纳。灵 31“齿以后至会厌，深三寸半，大容五合。”灵 29“六府者，胃为之海，广骸大颈张胸，五谷乃容。”

2. 事物的形状或气象。素 74“大凉肃杀，华英改容。”

3. 宽。灵 59“肉者，身体容大。脂者，其身收小。”灵 75“病有持痈者，有容大者，有狭小者。”

4. 允许。素 25“至其当发，间不容瞚。”张介宾：“言针发有期，或迟或速，在气机之顷，不可以瞬息误。”

5. 通“镕”。铸造器物的模具。引申指法式，标准。见“从容”

6. 通“庸”。用，使用。即随意运动。《释名·释姿容》：“容，用也。”素 3“有伤于筋，纵，其若不容。”森立之：“因考‘其若不容’者，筋纵之分解，而谓其状如此不成用也。”

7. 为“客”之讹。侵入。灵 71“心者，五藏六府之大主也，精神之所舍也，其藏坚固，邪弗能容也。”《太素》卷九“容”作“客”。

【容平】 万物成实饱满，不再成长的状态。素 3“秋三月，此谓容平。”张志聪：“容，盛也。万物皆盛实而平定也。”

【容仪】 容貌仪态。灵 72“谨诊其阴阳，视其邪正，安容仪，审有余不足。”

【容色】 为“客色”之讹。素 15“容色见上下左右，各在其要。”森立之：“容色，全本作‘客色’。则王氏所据《素问》，‘客’误作‘容’也。古书‘客’‘容’多互讹。”杨上善：“客色见面上下左右，各当正色所乘要处者，有病也。”

窌（jiào）

地窖。灵 43“客于胫，则梦行走而不

能前，及居深地窌苑中。”张介宾：“窌，窖同。”

窈（yǎo）

深远，幽深。《说文·穴部》：“窈，深远也。”见“窈冥”。

【窈冥】 深远渺茫貌。素76“吾问子窈冥，子言上下篇以对，何也?”吴崑：“窈冥者，义理玄渺，非书传之陈言也。”又，王冰：“窈冥，谓不可见者，则形气荣卫也。”灵73“法于往古，验于来今，观于窈冥，通于无穷。”

【窈窈冥冥】 微妙精深貌。素78“呜呼!窈窈冥冥，熟知其道?”王冰：“窈窈冥冥，言玄远也。”

请（qǐng 請）

1. 请求。《广雅·释诂三》：“请，求也。”素9“请夫子发蒙解惑焉。”灵73“岐伯稽首再拜曰：请听圣王之道。”

2. 询问。《玉篇·言部》：“请，问也。”灵48“乃斋宿三日而请曰：敢问今日正阳，细子愿以受盟。”素81“黄帝在明堂，雷公请曰。”

3. 邀请。素67“黄帝坐明堂，始正天纲，临观八极，考建五常。请天师而问之曰。”

4. 敬辞。①表示自己愿意做某件事情而请求对方允许。素8“岐伯对曰：悉乎哉问也!请遂言之。”灵1“臣请推而次之，令有纲纪，始于一，终于九焉。请言其道。”灵4“岐伯曰：臣请言五藏之病变也。”②希望对方做某件事情。灵60“黄帝曰：善乎方!明哉道!请著之玉版，以为重宝，传之后世。”灵75“黄帝曰：善。请藏之灵兰之室，不敢妄出也。”

【请问】 敬辞。用于请求对方解答问题。素71“帝曰：请问其所谓也?”灵4“黄帝曰：请问脉之缓、急、小、大、滑、涩之病形何如?”灵11“请问其离合出入奈何?”

朗（lǎng）

明亮。《说文·月部》：“朗，明也。”素66“九星悬朗，七曜周旋。”

【朗陵】 地名。今河南省确山县南。神4“乌头味辛，温……生朗陵川谷。”

诸（zhū 諸）

1. 众；各个。《广雅·释诂三》：“诸，众也。”素30“四肢者，诸阳之本也。”素39“凡此诸痛，各不同形，别之奈何?”灵42“诸方者，众人之方也，非一人之所尽行也。”

2. 凡，凡是。素10“诸脉者皆属于目，诸髓者皆属于脑。”素19“诸真藏脉见者，皆死不治也。”素74“诸风掉眩，皆属于肝。”

3. 代词。相当于“其”。灵73“理气血而调诸逆顺。”素71“此厥阴司天之政，气化运行后天，诸同正岁，气化运行同天。”

【诸阳会】 指足太阳膀胱经的金门穴。难28“故阳维起于诸阳会也，阴维起于诸阴交也。”

【诸阴交】 指足少阴肾经的筑宾穴。难28“故阳维起于诸阳会也，阴维起于诸阴交也。”

【诸阳之会】 指头面部。手足阳经均会聚于头面部，故称。灵4“诸阳之会，皆在于面。”张介宾：“手足六阳，俱会头面，故为诸阳之会。”

读（dú 讀）

诵读，阅读。素19“著之玉版，藏之藏府，每旦读之。”素69“乃择良兆而藏之灵室，每旦读之。”

扇（shàn）

门扇。喻出入之门户。灵69“口唇者，

音声之扇也。”

被（一、bèi）

1. 被子。金 2“从腰下如冰，后坐被上，又以一被绕腰以下，温令微汗，差。”伤 289“少阴病，恶寒而踡，时自烦，欲去衣被者，可治。”

2. 波及。素 62“节有病，必被经脉。”张介宾：“被，及也。”

3. 遭受。灵 60“夫至使身被痈疽之病，脓血之聚者，不亦离道远乎?”伤 111“太阳病中风，以火劫发汗，邪风被火热，血气流溢，失其常度。”金 6“夫尊荣人，骨弱肌肤盛，重困疲劳汗出，卧不时动摇，加被微风，遂得之。”

4. 领受，领会。灵 42“能被而服之，神与俱成。”马莳：“果能佩而服之，则神自生，而与道俱成。”

5. 介词。表示被动。犹让，为。灵 65“其有天宦者，未尝被伤。”伤 6“若被下者，小便不利，直视失溲。若被火者，微发黄色，剧则如惊痫。”金 18“若身有疮，被刀斧所伤，亡血故也。”

（二、pī）

后作“披”。披散。素 2“被发缓形，以使志生。”

（三、pì）

同“帔”。下裳，裙。素 17“衣被不敛，言语善恶，不避亲踈者，此神明之乱也。”

祥（xiáng）

1. 吉祥。素 69“德化者气之祥。”王冰：“祥，善应也。”

2. 凶兆。素 71“水郁之发……寒雰结为霜雪，甚则黄黑昏翳，流行气交，乃为霜杀，水乃见祥。”王冰：“祥，妖祥。”张介宾：“祥，灾异也，凡吉凶之兆皆曰祥。”

冥（míng）

1. 昏暗。《说文·冥部》：“冥，幽也。”《广雅·释训》：“冥，暗也。”见“目冥”。

2. 幽深。见“冥冥”。

【冥视】 视物不清。素 33“其为病也，使人强上冥视。”杨上善：“冥视，谓合眼视不明也。”

【冥冥】

1. 幽深难明。素 25“手动若务，针耀而匀，静意视义，观适之变，是谓冥冥，莫知其形。”王冰：“冥冥，言血气变化之不可见也。”张介宾：“冥冥，幽隐也。”素 26“观于冥冥者，言形气荣卫之不形于外，而工独知之。”

2. 指幽暗之处。素 79“上合昭昭，下合冥冥，诊决死生之期。”王冰：“冥冥，谓至阴之内，幽暗之所也。”素 74“愿闻上合昭昭，下合冥冥奈何?”张介宾：“冥冥者，合造化之隐微。”

谁（shuí 誰）

疑问代词。相当于“何”、“哪个”、“什么人”。素 25“从见其飞，不知其谁。”灵 29“今夫王公大人、临朝即位之君而问焉，谁可扪循之而后答乎?”

调（一、tiáo 調）

1. 和谐，协调。《说文·言部》：“调，和也。”灵 72“少阴之人，多阴少阳，小胃而大肠，六府不调。”灵 9“凡刺之道，气调而止。”张志聪：“凡刺之道，气调而止，谓阴阳之气偏盛，刺之调和则止矣。”灵 75“六经调者，谓之不病，虽病，谓之自已也。”

2. 调适，顺应。素 1“和于阴阳，调于四时。”王冰：“调，谓调适。言至人动静……参同于阴阳寒暑升降之宜。”

3. 调和，调配。素 21“调食和药，治在下俞。”张介宾：“调和药食，欲其得宜。”金 5“初服二十日，温酒调服。”

4. 调理，治疗。素 62“病在脉，调之血；病在血，调之络；病在气，调之卫。”素 74“从内之外者，调其内；从外之内者，治其外。”难 14“损其心者，调其荣卫；损其脾者，调其饮食，适其寒温。”

（二、diào 調）

1. 诊察。灵 4“调其脉之缓、急、小、大、滑、涩，而病变定矣。黄帝曰：调之奈何？”张介宾：“调，察也。”素 18“常以不病调病人，医不病，故为病人平息以调之为法。”素 27“调之中府，以定三部。”森立之：“中府，胃也。言诊凡脉皆参合胃气有无多少，以决病平死生也。”

2. 言辞，内容。灵 45“余闻九针九篇，余亲授其调，颇得其意。”又，张介宾：“调，法度也。”

【调中】 调理中焦气机。神 4“大黄味苦，寒……荡涤肠胃，推陈致新。通利水谷，调中化食，安和五脏。”

【调气】 调理气机。素 74“调气之方，必别阴阳。”灵 75“用针之类，在于调气。”难 72“调气之方，必在阴阳者，知其内外表里，随其阴阳而调之。”

【调匀】 和调。素 17“经脉未盛，络脉调匀，气血未乱。”吴崑：“调匀，和也。”

【调达】 调和通畅。素 74“疏其血气，令其调达，而致和平。”

【调和】

1. 协调，平和。素 3“如是则内外调和，邪不能害，耳目聪明，气立如故。”伤 105“若小便利者，大便当鞕，而反下利，脉调和者，知医以丸药下之，非其治也。”

2. 调治，调理。灵 75“治厥者，必先熨调和其经。”

【调经论】《素问》篇名。全篇论述神、血、气、形、志有余不足，以及外感、内伤诸因素导致脏腑经络发生的虚实变化和针刺补泻手法，强调结合病人体质、四时气候、病变所在以及病变虚实，采取相应的刺法，以调治其经脉。高世栻：“经，经脉也。十二经脉，内通五脏六腑，外络三百六十五节，相并为实，相失为虚，寒热阴阳，血气虚实，随其病之所在而调之，是为《调经论》也。”

【调胃承气汤】 方剂名。组成：大黄四两（去皮，清酒洗），芒硝半升，甘草二两（炙）。煎服法：以水三升，煮二物至一升，去滓，内芒硝，更上微火一二沸，顿服。功用：通便软坚，和胃泄热。主治阳明病，热邪结胃，口渴，心烦或谵语，腹满便秘，苔黄脉滑数者。伤 29“若胃气不和，谵语者，少与调胃承气汤。”伤 207“阳明病，不吐，不下，心烦者，可与调胃承气汤。”伤 248“太阳病三日，发汗不解，蒸蒸发热者，属胃也，调胃承气汤主之。”

冤（yuān）

通“宛”（yǔn）。

1. 蓄积。《方言》卷十三：“宛，蓄也。”见“冤热”。

2. 郁闷。见“烦冤”。

【冤热】 郁热。素 19“脾传之肾，病名曰疝瘕，少腹冤热而痛，出白。”高世栻：“冤热，热极无伸也。”

展（zhǎn）

转动。见“展转”。

【展转】 移动迁徙。金 11“聚者，府病也，发作有时，展转痛移，为可治。”

剧（jù 劇）

1. 甚。表示程度深。素 38“甚则不可以动，动则咳剧。”伤 6“若被火者，微发黄色，剧则如惊痫，时瘛疭。”金 6“劳之为病，其脉浮大，手足烦，春夏剧，秋冬瘥。”

2. 剧烈。金 3“诸药不能治，得药则剧吐利。”

3. 繁多。引申为盛实。灵 1“凡将用针，必先诊脉，视气之剧易，乃可以治也。”

【剧草】 中药名。蠡实的别名。见“蠡实”。神 3“蠡实味甘，平……一名剧草。”

屑（xiè）

中药名。见“寄屑”。

弱（ruò）

1. 软弱；松弛。灵 46“此言其人暴刚而肌肉弱者也。”灵 53“人之骨强筋弱肉缓皮肤厚者耐痛。”金 6“夫尊荣人，骨弱肌肤盛。”

2. 弱小，不强壮。灵 6“余闻人之生也，有刚有柔，有弱有强。”素 80“是以形弱气虚死；形气有余，脉气不足死。”灵 47“胸胁好者肝坚，胁骨弱者肝脆。”

3. 虚，不足。灵 38“婴儿者，其肉脆血少气弱。”素 61“脉瘦气弱，阳气留溢。”伤 95“太阳病，发热汗出者，此为荣弱卫强，故使汗出，欲救邪风者，宜桂枝汤。”伤 97“血弱气尽，腠理开。”

4. 脉象名。①指脉象柔和。素 19“脉弱以滑，是有胃气。”杨上善:“四时之脉皆柔弱滑者，谓之胃气。”②指脉象虚弱无力。素 18“脉小弱以涩，谓之久病。”素 19“真脾脉至，弱而乍数乍疏，色黄青不泽，毛折，乃死。”伤 113“形作伤寒，其脉不弦紧而弱……弱者发热脉浮，解之，当汗出愈。”

5. 年幼。素 1“昔在黄帝，生而神灵，弱而能言，幼而徇齐。”森立之:“盖谓在怀抱而能言，异于常人也。”

6. 指气候温和湿润。相对于水土刚强而言。素 12“南方者……其地下，水土弱，雾露之所聚也。”王冰:“地下则水流归之，水多故土弱而雾露聚。”

【弱人】 体质虚弱的人。金 10“强人服七合，弱人服五合。”

【弱小】

1. 细小。灵 47“髑骬弱小以薄者心脆。”

2. 力量单薄。灵 63“甘入于胃，其气弱小，不能上至于上焦。”

【弱风】 八风之一。指从东南方刮来的柔和之风。灵 77“风从东南方来，名曰弱风，其伤人也，内舍于胃，外在肌肉，其气主体重。”张介宾:“气暖则风柔，故曰弱风。”

陵（líng）

大土山。素 12“西方者金石之域……其民陵居而多风。”张志聪:“大陆曰阜，大阜曰陵。依山陵而居，故多风。”

【陵游】 中药名。龙胆的别名。见“龙胆”。神 2“龙胆味苦，寒……一名陵游。”

【陵蠡】 中药名。蛞蝓的别名。见“蛞蝓”。神 3“蛞蝓味咸，寒……一名陵蠡。”

牂（zāng）

见“牂牁”

【牂牁】 古郡名。今贵州凯里西北。神 3“露蜂房味苦，平。主惊痫，瘈疭，寒热邪气，癫疾，鬼精，蛊毒，肠痔……生牂牁山谷”

蚩（chī）

见“蚩休”。

【蚩休】 中药名。为蚤休的别名。见“蚤休”。神 4“蚤休味苦，微寒……一名蚩休。”

陷（xiàn）

1. 凹陷。素 20“目内陷者死。”灵 2“太渊，鱼后一寸陷者中也。”难 31“玉堂下一寸六分，直两乳间陷者是。”金 14“按其手足上，陷而不起者，风水。”

2. 陷入，深入。灵 81“肉腐则为脓，然不能陷，骨髓不为焦枯。”伤 134“心中懊憹，阳气内陷，心下因鞕，则为结胸。”灵 10“不动则热，不坚则陷且空，不与众同。”

3. 刺入。灵 1“鍉针者，锋如黍粟之锐，主按脉勿陷，以致其气。”灵 35“此言陷于肉肓而中气穴者也。”马莳：“故针之者，必当中于气穴肉肓可也。”灵 78“故为之治针，必大其身而员其末，令可以按脉勿陷。”

4. 指脉沉伏不起。灵 4“两跗之上脉竖陷者足阳明病。”孙鼎宜：“竖，从《太素》《甲乙》作坚义长。曰陷，谓其脉隐而不见。”金 16“衄家不可汗，汗出必额上陷。”尤怡：“额上陷者，额上两旁之动脉因血脱于上而陷下不起也。”

5. 为“满”之讹。灵 71“行于阳则阳气盛，阳气盛则阳跻陷。”《太素》卷十二、《甲乙经》卷十二“陷”并作“满”。

【陷下】

1. 凹陷，下陷。素 54“巨虚……下廉者，陷下者也。”王冰：“欲知下廉穴者，骱外两筋之间独下者，则其处也。”

2. 指（邪气）内陷，传入。素 56“其入客于经也，则感虚乃陷下。”张介宾：“感虚乃陷下，言邪所客者，必因虚乃深也。”

3. 塌陷，瘦削。素 19“大骨枯槁，大肉陷下。”张介宾：“尺肤既削，臀肉必枯，大肉之陷下也。”灵 73“厥而寒甚，骨廉陷下，寒过于膝，下陵三里。”

4. 指脉沉伏不起。素 20“察九候独小者病……独陷下者病。”张志聪：“陷下者，沉陷而不起也。”灵 10“盛则泻之，虚则补之……陷下则灸之。”张介宾：“陷下则灸之，阳气内虚，脉不起也。”灵 48“陷下者，脉血结于中，中有著血，血寒，故宜灸之。”

5. 指运气异常变化不利于人体。灵 46“先立其年，以知其时，时高则起，时下则殆，虽不陷下。”张介宾：“先立其年，则五运六气，各有所主……虽非衰克陷下之时。”又，涩江抽斋：“立年知时，即《阴阳二十五人篇》年加、年忌，《岁露论篇》年之盛衰，月之满空，时之和否，三虚三实，并此之谓。”

【陷谷】 穴名。属足阳明胃经，输穴。位于足背第 2、3 跖骨结合部之前方凹陷处。灵 2“注于陷谷，陷谷者，上中指内间，上行二寸陷者中也，为腧。”

【陷经】 病证名。指经血下陷，漏下不止的病证。金 22“妇人陷经，漏下黑不解，胶姜汤主之。”吴谦等：“谓经血下陷，即今之漏下崩中病也。”

【陷脉】

1. 指凹陷处的动脉。伤 86“衄家，不可发汗，汗出必额上陷脉急紧。”吴谦等：“额角上陷中之脉，为热缩灼，故紧且急也。”尤怡：“额上两旁之动脉陷伏不起或紧急不柔也。”

2. 指筋骨肌肉凹陷处的腧穴。灵 3“针陷脉则邪气出者，取之上。”张介宾：“诸经孔穴，多在陷者之中，如《刺禁论》所谓刺缺盆中内陷之类是也。”素 60“腨下陷脉灸之，外踝后灸之。”杨上善：“承山等穴。”

3. 深入于脉。素 3“开合不得，寒气从之，乃生大偻，陷脉为瘘。”张介宾：“陷脉，寒气自经络而陷入脉中也。”

娠（shēn）

怀孕。见“妊娠”。

恕（shù）

宽容，宽恕。见“仁恕”。

娘（niáng）

中药名。见“蜣娘”。

皰（pào）

面疮。神 2“熊脂味甘，微寒。主风

痹……头疡，白秃，面皯，皰。”

通（tōng）

1. 到达；通到。灵 17“肺气通于鼻……心气通于舌。”素 75“上通神农，著至教疑于二皇。”灵 81“上焦出气，以温分肉，而养骨节，通腠理。”

2. 通利，畅通。素 1“二七天癸至，任脉通，太冲脉盛，月事以时下，故有子。”王冰:“肾气全盛，冲任流通，经血渐盈，应时而下。”灵 18“壮者之气血盛，其肌肉滑，气道通，营卫之行，不失其常。”灵 54“人生十岁，五藏始定，血气已通。”

3. 通过。灵 21“足太阳有通项入于脑者，正属目本。”

4. 疏通；宣通。素 5“味厚则泄，薄则通。”高世栻:“通，宣通也。”灵 1“欲以微针通其经脉，调其血气。”伤 233“当须自欲大便，宜蜜煎导而通之。”

5. 贯通。素 5“端络经脉，会通六合。”难 23“经脉者，行血气，通阴阳，以荣于身者也。”

6. 通应，关联。素 4“东方青色，入通于肝，开窍于目。”素 5“风气通于肝，雷气通于心，谷气通于脾，雨气通于肾。”张介宾:“雨为水气，肾为水脏，故相通。”素 9“嗜欲不同，各有所通。”张志聪:“言人之嗜欲不同，而五味各归所喜。”

7. 连通。灵 11“足阳明之正……属胃，散之脾，上通于心。”素 19“五藏相通，移皆有次。”素 79“交属相并，缪通五藏。”

8. 通晓，通达。《释名·释言语》:“通，洞也，无所不洞贯也。”素 26“虚实之应，冥冥之期，其非夫子孰能通之。”素 27“九九八十一篇，余尽通其意矣。”素 69“善言化言变者，通神明之理。”

9. 全部，整个。灵 64“足少阳之上，气血盛则通髯美长。”马莳:“所谓通髯者，乃连鬓而生者也。”

10. 副词。共，皆。素 81“群下通使，临事以适道术。”

11. 指实邪所致的泄泻、通利类病症。见“通因通用”。

12. 指疏通类治疗方法。见“通因通用”。

13. 为“痛”之讹。见“不通”。

【通天】

1.（人类）与自然界相关联、相通应。素 3“夫自古通天者，生之本，本于阴阳。”素 46“《上经》者，言气之通天也。”

2.《灵枢经》篇名。本篇根据人体禀赋的不同，将人划分为太阴、少阴、太阳、少阳、阴阳和平等五种不同的体质类型，并分别描述了五类人在体质、性格、形态方面的特征，提出了因人施治的原则。马莳:“内言人有五等，皆禀于天，故名篇。”

【通气】 宣通气机。素 22“肾苦燥，急食辛以润之，开腠理，致津液，通气也。”

【通合】 贯通融合。素 76“若能览观杂学，及于比类，通合道理，为余言子所长。”

【通行】

1. 通过，循行。难 32“血为荣，气为卫，相随上下，谓之荣卫，通行经络，营周于外。”

2. 运行。难 66“三焦者，原气之别使也，主通行三气，经历于五藏六府。”

【通里】 穴名。为手少阴心经的络穴。位于前臂掌侧，当尺侧腕屈肌腱桡侧缘，腕横纹上 1 寸处。灵 10“手少阴之别，名曰通里，去腕一寸半。”

【通利】

1. 通畅流利。素 39“喜则气和志达，荣卫通利，故气缓矣。”金 14“不恶风者，小便通利，上焦有寒，其口多涎，此为黄汗。”

2. 疏浚，使通畅流利。难 27“圣人图设沟渠，通利水道，以备不然。”

【通应】 相互感应。素 74“天地之大纪，人神之通应也。”

【通谷】 穴名。属足太阳膀胱经。位于第五跖趾关节前缘，赤白肉际。灵 2“膀胱出于至阴……溜于通谷。通谷，本节之前外侧也。”杨上善：“《明堂》：通谷者，小指外侧，本节前陷中也。”

【通畅】 流利畅通。金 1“若五脏元真通畅，人即安和。”

【通使】 古代对外使臣。此指引药。神 2“箘桂味辛，温……为诸药先聘通使。”

【通草】 中药名。又名附支、寇脱、离南等。为五加科通脱木属植物通脱木的茎髓。甘、淡，微寒。入肺、胃经。清热利水，通乳。主治淋证涩痛，小便不利，水肿，黄疸，湿温病，小便短赤，产后乳少，经闭，带下。组方有当归四逆汤、当归四逆加吴茱萸生姜汤。神 3“通草味辛，平。主去恶虫，除脾胃寒热，通利九窍、血脉、关节，令人不忘。一名附支。”

【通脉】 手阳明经脉。素 63“耳聋，刺手阳明，不已，刺其通脉出耳前者。”王冰：“耳前通脉，手阳明脉，正当听会之分。”又，《甲乙经》卷五“通脉”作“过脉”。

【通神】 通于神灵，即使人神情清爽。神 2“牡桂味辛，温……补中益气。久服通神，轻身，不老。”

【通因通用】 治法术语。指用通利药物治疗具有泄泻等通利症状的实性病证的治法。素 74“帝曰：反治何谓？岐伯曰：热因热用，寒因寒用，塞因塞用，通因通用，必伏其所主，而先其所因。”

【通调水道】 指肺对机体水液的输布、运行和排泄有疏通和调节作用。素 21“脾气散精，上归于肺，通调水道，下输膀胱。”

【通评虚实论】《素问》篇名。本篇全面评论了虚实的概念，论述了五脏、经络虚实病证和治法，故名“通评虚实论”。马莳：“内评论病有虚实之义，故名篇。”

【通脉四逆汤】 方剂名。组成：甘草二两（炙），附子大者一枚（生用，去皮，破八片），干姜三两（强人可四两）。煎服法：以水三升，煮取一升二合，去滓，分温再服，其脉即出者愈。功用：回阳通脉，通达内外。主治：少阴病，阴盛格阳，寒厥下利证。伤 317“少阴病，下利清谷，里寒外热，手足厥逆，脉微欲绝，身反不恶寒，其人面色赤，或腹痛，或干呕，或咽痛，或利止脉不出者，通脉四逆汤主之。”伤 370“下利清谷，里寒外热，汗出而厥者，通脉四逆汤主之。”

【通脉四逆加猪胆汤】 方剂名。组成：甘草二两（炙），干姜三两（强人可四两），附子大者一枚（生，去皮，破八片），猪胆汁半合。煎服法：以水三升，煮取一升二合，去滓，内猪胆汁，分温再服，其脉即来。无猪胆，以羊胆代之。功用：回阳救逆，益阴助阳。主治：霍乱吐利，阳亡阴竭证。伤 390“吐已下断，汗出而厥，四肢拘急不解，脉微欲绝者，通脉四逆加猪胆汤主之。”

能（一、néng）

1. 才能，技能。《广韵·代韵》：“能，技能。”灵 60“著之竹帛，使能者踵而传之后世。”灵 73“各得其能，方乃可行，其名乃彰。”

2. 能够。素 1“是以嗜欲不能劳其目，淫邪不能惑其心。”难 75“子能令母实，母能令子虚。”伤 190“阳明病，若能食，名中风；不能食，名中寒。”

（二、tài）

1. 通“胎”。始。见“能$_2$始”。

2. 通“态”。形态，状态。素 5“是以圣人为无为之事，乐恬憺之能。”又见“病能”、“形能”。

（三、nài）

通“耐”。经受得住。素 5“阴胜则身

寒汗出，身常清……能夏不能冬。”张介宾：“能，耐同。”素 42“漏风之状……不能劳事。”素 70“能毒者以厚药，不胜毒者以薄药。”

【能$_2$始】 胎始，元始。素 5“阴阳者，万物之能始也。”森立之：“堀川未济曰：能始，犹云本始也。能，亦始也。《尔雅·释诂》：‘胎，始也。’《释文》：‘胎，本作台。台与能同。’”

难（一、nán 難）

困难，不容易。素 18“脉从阴阳，病易已；脉逆阴阳，病难已。”素 19“形气相失，谓之难治；色夭不泽，谓之难已。”伤 195“阳明病，脉迟，食难用饱，饱则微烦头眩，必小便难，此欲作谷瘅。”

（二、nàn 難）

灾难，祸患。灵 50“夫勇士之忍痛者，见难不恐，遇痛不动。”灵 60“士卒无白刃之难者，非一日之教也。”金 1“千般疢难，不越三条。”

【难经】 医书名。又称《八十一难经》《黄帝八十一难经》，托名秦越人撰，约成书于秦汉之际。

逡（qūn）

退让。见“逡巡”。

【逡巡】 谦让后退，恭顺貌。素 58“帝捧手逡巡而却曰。”高世栻：“逡巡，退让貌。”

预（yù）

事先。见“预见”

【预见】 事先呈现。金 3“其证或未病而预见。”尤怡：“此病多于伤寒热病前后见之，其未病而预见者，热气先动也。”

桑（sāng）

桑树。见“桑枝”、“桑根皮”等。

【桑耳】 中药名。又名桑菌、木麦、桑上寄生、桑檽、桑上木耳、桑鸡等。为银耳科银耳属和木耳科木耳属寄生于桑上的可食用真菌的子实体。甘，平。入肝、脾经。凉血止血，活血散结。主治衄血，尿血，便血，痔血，崩漏，喉痹，癥瘕积聚。神 3“桑耳，黑者，主女子漏下赤白汁，血病癥瘕积聚，腹痛，阴阳寒热无子。”

【桑枝】 桑树枝条。神 3“桑螵蛸……一名蚀胧。生桑枝上，采蒸之。”

【桑炭】 用桑木烧制的木炭。灵 6“则用之生桑炭炙巾，以熨寒痹所刺之处，令热入至于病所。”

【桑钩】 用桑枝作成的钩子。灵 13“以白酒和桂，以涂其缓者，以桑钩钩之。”

【桑东根】 中药名。桑白皮的别名。见“桑根皮”。金 18“如风寒，桑东根勿取之。”

【桑根皮】 桑白皮的别名。又名桑根白皮、桑皮、白桑皮、桑东根。为桑科桑属植物桑的干燥根皮。甘，辛，寒。入肺、脾经。泻肺平喘，利水消肿。主治肺热或水饮停肺的胸满喘咳，咳血，水肿，脚气，小便不利。组方有王不留行散。金 18“王不留行散方：王不留行十分（八月八日采），蒴藋细叶十分（七月七日采），桑东南根白皮十分（三月三日采），甘草十八分，川椒三分（除目及闭口，去汗）……上九味，桑根皮以上三味烧灰存性。”

【桑螵蛸】 中药名。又名蜱蛸、蚀胧、桑蛸、螵蛸等。为螳螂科大刀螂属动物大刀螂、小刀螂属动物小刀螂、螳螂属动物南方刀螂、巨斧螳螂属动物巨斧螳螂的卵鞘。甘、咸，性平。入肝、肾、膀胱经。固精缩尿，补肾助阳。主治遗精，早泄，阳痿，遗尿，尿频，小便失禁，白浊，带下。神 3“桑螵蛸味咸，平。主伤中，疝瘕，阴痿。益精，生子，女子血闭，腰痛。通五淋，利小便水道。一名蚀胧。”

【桑上寄生】 中药名。桑寄生的别名。又名寓木、宛童、寄屑、寄生树、寄生草等。为桑寄生科钝果寄生属植物桑寄生、四川寄生、毛叶钝果寄生的枝叶。苦、甘，平。入肝、肾经。补肝肾，强筋骨，祛风湿，安胎。主治腰膝酸痛，筋骨痿弱，肢体偏枯，风湿痹痛，头晕目眩，便血，胎动不安，崩漏下血，产后乳汁不下。神 2“桑上寄生味苦，平。主腰痛，小儿背强，痈肿。安胎，充肌肤，坚发齿，长须眉。其实，明目，轻身，通神。一名寄屑，一名寓木，一名宛童。”

【桑根白皮】 中药名。桑白皮的别名。见“桑根皮”。神 3“桑根白皮味甘，寒。主伤中，五劳六极，羸瘦，崩中，脉绝。补虚益气。叶，主除寒热，出汗。”

【桑东南根白皮】 中药名。桑白皮的别名。见“桑根皮”。因“三月三日采东南根”，故名。组方有王不留行散方。金 18“王不留行散方：王不留行十分（八月八日采），蒴藋细叶十分（七月七日采），桑东南根白皮十分（三月三日采）……上九味，桑根皮以上三味烧灰存性。”

验（yàn 驗）

1. 验证，证实。素 26“验于来今者，先知日之寒温，月之虚盛。”素 39“余闻善言天者，必有验于人。”

2. 检验，察验。灵 45“合而察之，切而验之，见而得之，若清水明镜之不失其形也。”灵 48“必审按其本末，察其寒热，以验其藏府之病。”

3. 效验。素 26“调之于身，观其立有验也。”

继（jì 繼）

疑为“止”之讹。难 28“其奇经八脉者，既不拘于十二经，皆何起何继也?”孙鼎宜:“继，疑当作止。”又，《脉经》卷二作“系”。

骏（jùn 駿）

大。《尔雅·释诂》:“骏，大也。”灵 60“夫子之言针甚骏，以配天地。”张介宾：“骏，大也。”

十 一 画

舂（chōng）

把东西放在石臼或乳钵里捣掉皮壳或捣碎。见“参舂”。

理（lǐ）

1. 调理，治疗。灵 73“手巧而心审谛者，可使行针艾，理气血而调诸逆顺。”伤 160“理中者，理中焦。”

2. 区分，辨别。素 13“上古使僦贷季，理色脉而通神明。”张介宾:“理色脉，察内外之精微也；通神明，色脉辨而神明见也。”

3. 纹理。灵 64“血多气少则恶眉，面多少理。”张志聪:“面多小理者，多细小之纹理。”

4. 腠理。即皮肤肌肉之纹理。金 1“理者，是皮肤脏腑之纹理也。”灵 42“折毛发理，正气横倾，淫邪泮衍。”马莳:“其毛发折，腠理开。”灵 47“赤色小理者心小，粗理者心大。”杨上善：“理，肉之文理。”灵 18“此外伤于风，内开腠理，毛蒸理泄，卫气走之。”

5. 有条理，清晰。素 78“所以不十全者，精神不专，志意不理。”王冰：“精神不专于循用，志意不从于条理。”张介宾：“志意不分条理者，以心不明而纷乱也。”

6. 理解，领会。素 75“阳言不别，阴言不理，请起受解，以为至道。”森立之：“阳言不别，阴言不理者，为阴阳之义，口虽能言之，未能辨别之，未能理解之。”

7. 道理，事理。灵 42“今余已闻阴阳之要，虚实之理。”素 46“所谓揆者，方切求之也，言切求其脉理也。”素 25“知十二节之理者，圣智不能欺也。”

8. 法则，规律。灵 10“凡刺之理，经脉为始，营其所行，制其度量，内次五藏，外别六府，愿尽闻其道。”灵 6“审知阴阳，刺之有方，得病所始，刺之有理。”素 78“是故治不能循理，弃术于市，妄治时愈，愚心自得。”

9. 指五行化成之理。素 5“故治不法天之纪，不用地之理，则灾害至矣。”杨上善：“为家为国之道，不依天之八纪，地之五理，国有亡破之灾，身有夭丧之害矣。”

10. 通“里”。指肾气。素 79“冬三月之病，在理已尽，草与柳叶皆杀，春阴阳皆绝，期在孟春。”王冰：“里，谓二阴，肾之气也。然肾病而正月脉有死征者，以枯草尽青，柳叶生出而皆死也。理，里也。”森立之：“言冬三月之病，在里之阳气已尽。”又，张介宾：“在理已尽，谓察其脉证之理，已无生意也。”

【理中】 方剂名。即理中丸。伤 159“复以他药下之，利不止，医以理中与之，利益甚。”

【理石】 中药名。别名立制石。为硫酸盐类石膏族矿物石膏与硬石膏的集合体。辛、甘，寒。入胃经。清热散结，除烦止渴。主治身热心烦，消渴，积聚等。神 3“理石味辛，寒。主身热，利胃，解烦，益精，明目，破积聚，去三虫。一名立制石。”

【理中丸】 方剂名。又称人参汤。组成：人参、干姜、甘草（炙）、白术各三两。煎服法：共捣筛，蜜和为丸，如鸡子黄许大，以沸汤数合，和一丸，研碎，温服之，日三四，夜二服。功用：温中散寒，调理中焦。主治：太阴虚寒证。①霍乱，邪在阴分，中焦虚寒。症见头痛发热，身疼痛，寒多不用水。伤 386“霍乱，头痛，发热，身疼痛……寒多不用水者，理中丸主之。”②大病瘥后，胸上有寒。症见喜唾，久不了了。伤 396“大病差后，喜唾，久不了了，胸上有寒，当以丸药温之，宜理中丸。”

琅（一、láng）

即琅玕。见“琅玕”。

（二、làng）

见“琅邪”。

【琅$_2$邪】 地名。今山东省诸城县东南海滨。神 4“柳华味苦，寒……生琅邪川泽。”

【琅玕】 似珠玉的美石。素 18“夫平心脉来，累累如连珠，如循琅玕。”张志聪：“琅玕，美石之似珠者，取其温润而柔滑也。”

捧（pěng）

两手承托。见“捧手”。

【捧手】 拱手。表示敬意。素 58“帝捧手逡巡而却曰：夫子之开余道也，目未见其处，耳未闻其数，而目以明，耳以聪矣。”杨上善：“捧手，端拱也。”

措（cuò）

安置；处置。《说文・手部》：“措，置也。”见“举措”。

域（yù）

地域，区域。素 12“故东方之域，天地之所始生也。”灵 35“藏府之在胸胁腹里之内也……一域之中，其气各异。”

掩（yǎn）

抚摸，轻按。金 18“以手掩肿上，热者为有脓，不热者为无脓。”

捷（jié）

迅速。见“捷疾”。

【捷疾】 敏捷，迅速。灵 73“捷疾辞语者可使传论。”

排（pái）

1. 推开，排开。灵 1“必持内之，放而出之，排阳得针，邪气得泄。”张介宾:“放而出之，谓因其气来，出之疾而按之徐也，故可排开阳道以泄邪气。”

2. 推挤，挤压。灵 27“沫得寒则聚，聚则排分肉而分裂也。”灵 35“夫胀者，皆在于藏府之外，排藏府而郭胸胁，胀皮肤，故命曰胀。”

3. 排除，清除。神 3“黄耆味甘，微温。主痈疽，久败疮，排脓，止痛。”

【排针】 刺法。即针刺入穴位后以提插推运其针。素 26“刺必中其荣，复以吸排针也。”张志聪:“排，推也，候其吸而推运其针。”

【排脓汤】 方剂名。组成：甘草二两，桔梗三两，生姜一两，大枣十枚。煎服法：以水三升，煮取一升，温服五合，日再服。功用：解毒排脓，益气扶正。主治：各种痈证成脓者。金 18“排脓汤方。”

【排脓散】 方剂名。组成：枳实十六枚，芍药六分，桔梗二分。煎服法：三味杵为散，取鸡子黄一枚，以药散与鸡黄相等，揉和令相得，饮和服之，日一服。功用：化瘀行滞，排脓去腐。主治：肠痈、胃痈。金 18“排脓散方：枳实……桔梗。”

焉（yān）

1. 疑问代词。相当于“怎么”、“哪里”。灵 18“人焉受气，阴阳焉会……营安从生，卫于焉会?”灵 35“胀者焉生? 何因而有?”灵 62“气之过于寸口也，上十焉息? 下八焉伏?”

2. 兼有介词加代词的功能，相当于“于是”、“于此”。素 8“心者，君主之官也，神明出焉。”灵 2“三焦者，中渎之府也，水道出焉。”灵 38“夫冲脉者，五藏六府之海也，五藏六府皆禀焉。”

3. 指示代词，相当于“之”。素 8“黄帝乃择吉日良兆，而藏灵兰之室，以传保焉。”

4. 语气词。①用于句尾，表示陈述或肯定。素 9“日行一度，月行十三度有奇焉。”素 26“用针之服，必有法则焉。”灵 60“夫大于针者，惟五兵者焉。”②用于句尾，表示疑问，相当于“乎”。素 58“其非圣帝，孰能穷其道焉?”

5. 助词，后缀，表示状态，相当于“然”、“如此”。灵 45“非独针道焉，夫治国亦然……日与月焉，水与镜焉，鼓与响焉。”

掉（diào）

摇动，颤动。素 70“发生之纪……其令条舒，其动掉眩巅疾。”王冰:“掉，摇动也。”素 71“风乃时举，民病泣出耳鸣掉眩。”素 74“诸风掉眩，皆属于肝。”

推（tuī）

1. 推移，推动。①触诊检查方法。用手推动身体某部位以获得疾病资料。灵 57“至其成如怀子之状，久者离岁，按之则坚，推之则移。”②切脉方法。诊脉时运用指力推按脉搏。素 17“推而外之，内而不外，有心腹积也。推而内之，外而不内，身有热也。”王冰:“脉附臂筋，取之不审，推筋令远，使脉外行，内而不出外者，心腹中有积乃尔。”又，张介宾“此下言察病之法，当推求于脉以决其疑似也。”③进针前沿着腧穴部位用手掌或手指用力移动，以使肌肉松弛。素 27“切而散之，推而按之。”马莳:“推而按之，谓以指推其穴，即推蹙其皮也。”灵 73“补必用方，外引其皮，令当其门，左引其枢，右推其肤，微旋而徐推之。”④进针或行针。灵 1“右主推之，左持而御之，气至而去之。”灵 3“右主推之，左持而御之者，言持针而出入也。”难 78“得气，因推而内之，是谓补。”⑤行针手法之一。灵 73“大热在上，推而下之……寒入于中，推而行之。”张介宾:“寒留于络，而入于经，当用针推散而行之。”

2. 推广，扩大。素 6“阴阳者，数之可十，推之可百，数之可千，推之可万，万之大不可胜数，然其要一也。”素 8“毫氂之数，起于度量，千之万之，可以益大，推之大之，其形乃制。”

3. 迁移。素 71“寒湿推于气交而为疾也。”

4. 推断；推论。素 67“天地阴阳者，不以数推，以象之谓也。”灵 73“余闻九针于夫子，众多矣不可胜数，余推而论之，以为一纪。”

5. 推究。素 66“愿夫子推而次之，令有条理，简而不匮。”灵 1“臣请推而次之，令有纲纪，始于一，终于九焉。”

6. 计算，累计。指历法中将每年所余的 1/4 日退去不计，然后累计至第四年时闰计一日。素 9“推余于终，而天度毕矣。”张志聪:“推而算之，以终一岁之数，以终天道之周，而天度毕矣。”王冰:“推，退位也……由斯推日成闰，故能令天度毕焉。”

【推推】 进取貌。灵 64“钛角之人，比于右足少阳，少阳之上推推然。”张志聪:“推推，上进之态，如枝叶之上达也。”

【推阖】 按压封闭。指针刺时按压所刺针孔，不使经气外泄的手法。素 27“推阖其门，令神气存，大气留止，故命曰补。”

【推陈致新】 排出陈旧的，产生新生的。此指硝石、大黄等中药能促进胃肠排泄，增进饮食。神 2“消石味苦，寒。主五脏积热，胃胀闭。涤去蓄结饮食，推陈致新，除邪气。”

埤（bēi）

通“卑”。低矮，低下。灵 37“小其明堂，蕃蔽不见，又埤其墙。”张介宾:“埤，卑同。”

授（shòu）

1. 给予，付与。《说文·手部》:“授，予也。”灵 48“黄帝乃左握其手，右授之书。”

2. 传授。素 4“非其人勿教，非其真勿授，是谓得道。”杨上善:“教，谓教童蒙；授，谓授久学。”

3. 通“受”。接受。《说文通训定声》:“授，假借为受。”素 81“雷公请曰：臣授业传之，行教以经论。”《太素》卷二十九“授”作“受”。灵 45“余闻九针九篇，余亲授其调，颇得其意。”

捻（niǎn）

用手指搓转。伤 233“食蜜……并手捻作挺，令头锐，大如指，长二寸许。”

【捻衣摸床】 症状名。亦作“循衣摸床”。指病人在神识不清时，两手不自主地抚捻衣被或以手循摸床沿，常与撮空捻线之症并见。多见于邪盛正虚、持续高热或元气将脱的危重病证。伤 111“阴阳俱虚竭……久则评语，甚者至哕，手足躁扰，捻衣摸床。”

教（一、jiào）

教育，训诲。素 1“夫上古圣人之教下也。”灵“能使其民令行禁止，士卒无白刃之难者，非一日之教也。”

（二、jiāo）

1. 传授。素 4“非其人勿教，非其真勿授。”素 69“余闻得其人不教，是谓失道。”

2. 使，令。《集韵·爻韵》：“教，令也。”伤 75“师因教试令咳而不咳者，此必两耳聋无闻也。”

掖（yè）

通“腋”。腋窝。素 52“刺掖下胁间内陷，令人咳。”高世栻：“刺腋下胁间，刺心包之脉也。”素 74“手热肘挛掖肿。”

【掖痈】 病名。腋窝部痈肿。素 28“掖痈大热，刺足少阳五。”张志聪：“腋痈在两旁之腋间，乃足厥阴少阳之分也。”

接（jiē）

1. 交接。《说文·手部》：“接，交也。”见“接内”。

2. 承接，连续。《广雅·释诂二》：“接，续也。”伤 337“凡厥者，阴阳气不相顺接，便为厥。”

3. 疑作“按”。灵 34“乱于肺，则俯仰喘喝，接手以呼。”《甲乙经》卷六“接”作“按”。

【接内】 交媾，性交。灵 43“厥气……客于阴器，则梦接内。”

控（kòng）

牵引，牵掣。素 58“背与心相控而痛。”素 63“令人腰痛，引少腹控䏚。”张介宾：“控，引也。”灵 24“厥心痛，与背相控，善瘛，如从后触其心。”

探（tàn）

试探。《尔雅·释言》：“探，试也。”灵 1“刺诸热者，如以手探汤。”

据（jù 據）

1. 依照，根据。素 77“守数据治，无失俞理，能行此术，终身不殆。”王冰：“据治，谓据穴俞所治之旨而用之也。”

2. 占据，抗拒。灵 38“夫子之道，应若失，而据未有坚然者也。”马莳：“针道毕陈，若有所失，而据守难坚。”

掘（kū）

通“窟”。窟穴。灵 38“临深决水，不用功力，而水可竭也。循掘决冲，而经可通也。”丹波元简：“掘，窟通。《战国策》‘掘门’注：‘掘，即窟。’古字通。”

基（jī）

1. 墙基。喻指人体面部之下颌处。《说文·土部》：“基，墙始也。”灵 37“明堂广大，蕃蔽见外，方壁高基，引垂居外……小其明堂，蕃蔽不见，又埤其墙，墙下无基。”马莳：“四周之壁既方，地角之基又高。”

2. 本，本根。素 66“太虚寥廓，肇基化元，万物资始。”王冰：“肇，始也；基，本也。”

3. 基础。灵 54“愿闻人之始生，何气筑为基，何立而为楯……以母为基，以父为楯。”马莳：“方其始生，赖母以为基，坤道成物也。”

【基墙】 指下颌与面部肌肉。灵 54“使道隧以长，基墙高以方。”马莳：“面之地部为基，耳为蔽为墙。”

聍（níng 聹）

见“耵聍”。

著（一、zhù）

1. 彰明。灵 3“所谓易陈者，易言也。难入者，难著于人也。”张介宾：“常法易言，精微难及。”素 75“以彰经术，后世益明，上通神农，著至教疑于二皇。”吴崑：“著，明也。圣人之教，谓之至教。”

2. 记载，著录。素 19“著之玉版，藏之藏府，每旦读之，名曰《玉机》。”灵 29“余闻先师，有所心藏，弗著于方。”

3. 通“伫”。滞留。灵 66“或著孙脉，或著络脉，或著经脉……凝血蕴里而不散，津液涩渗，著而不去，而积皆成矣。”素 27“真气已失，邪独内著，绝人长命。”

4. 通“贮”。贮藏。素 20“著之骨髓，藏之肝肺。”

（二、zhuó）

1. 依附；附着。素 16“春刺冬分，邪气著藏，令人胀。”森立之：“著藏，谓付著藏匿也。”灵 10“故骨不濡则肉不能著也，骨肉不相亲则肉软却。”灵 39“热气因于针则针热，热则肉著于针，故坚焉。”

2. 留置不动。素 62“按摩勿释，著针勿斥，移气于不足，神气乃得复。”王冰：“著针于病处，亦不推之。”

3. 安放，放置。伤 312“内半夏著苦酒中。”

（三、zhe）

助词。表示状态的持续。伤 233“微火煎，当须凝如饴状，搅之勿令焦著。”

【著$_2$血】 瘀血。灵 48“脉血结于中，中有著血，血寒，故宜灸之。”

【著$_2$痹】 病名。指风寒湿邪侵犯肢节肌肉，以湿邪为甚所致的痹证，症见肌肤顽麻不仁等。素 43“湿气胜者为著痹也。”张介宾：“著痹者，肢体重着不移，或为疼痛，或为顽木不仁，湿从土化，病多发于肌肉。”灵 19“著痹不去，久寒不已，卒取其三里。”

【著至教论】《素问》篇名。本篇指出学医之道，必须对天文、地理、人事作整体的分析和认识。另外以三阳为例，说明经脉循行失去常度所导致的一些病变。

菥（xī）

中药名。见“菥蓂子”。

【菥蓂子】 中药名。又名大蕺、马辛。为十字花科遏蓝菜属植物菥蓂的种子。辛，微温。入肝经。明目，祛风湿。主治目赤肿痛，障翳胬肉，迎风流泪，风湿痹痛。神 2“菥蓂子味辛，微温。主明目，目痛，泪出。除痹，补五脏，益精光。久服轻身，不老。一名蔑菥，一名大蕺，一名马辛。”

勒（lè）

中药名。见“诃梨勒”。

黄（huáng）

1. 黄色。五行属土，五脏应脾。主湿病、脾病、黄疸等。素 5“中央生湿……在藏为脾，在色为黄。”灵 44“脾为牝藏，其色黄，其时长夏，其日戊已。”金 2“湿家之为病，一身尽疼，发热，身色如熏黄也。”灵 65“黄赤者多热气。”

2. 变黄，枯萎。《诗·小雅》：“何草不黄，何日不行。”朱熹注：“草衰则黄。”素 71“霜乃早降，草木黄落。”

3. 黄色的东西。①指黄色谷物。素 69“虫食甘黄，脾土受邪。”王冰：“故甘物黄物，虫蠹食之。”②指黄色的排泄物。素 19“肝传之脾，病名曰脾风，发瘅，腹中热，烦心出黄。”王冰：“出黄色于便泻之所也。”张志聪：“火热下淫则尿黄。”又，森立之：“再案：《甲乙》‘出’下有‘汗’字。据此，则汗出黄者，谓黄汗也。前说非。”灵 29“肠中热，则出黄如糜。”

4. 发黄；肌肤发黄。伤 262“伤寒，瘀热在里，身必黄，麻黄连轺赤小豆汤主之。”金 15“男子黄，小便自利，当与虚劳小建中汤。”周扬俊：“《伤寒论》中云：小便利者，不能发黄，以热从小便去故也。今便利而黄自若，则其黄亦必色淡气虚，非诚有大热也，故从补。”

5. 卵黄。伤312“鸡子一枚，去黄，内上苦酒，着鸡子壳中。”

6. 指五运中的土气。素70“厥阴司天，风气下临，脾气上从，而土且隆，黄起水乃眚。”

7. 为“洪”之讹。见“黄肿”。

【黄土】 浅黄或黄褐色的土壤。素17“黄欲如罗裹雄黄，不欲如黄土。”

【黄气】 运气术语。指五运之土气。素69“黄气乃损，其谷不登。”张志聪：“土主成物，土气伤，故其谷不登。”

【黄石】 中药名。即黄石脂。神2“青石、赤石、黄石、白石、黑石脂等……五石脂，各随五色补五脏。”

【黄耳】 用黄金或黄铜所制的器物之耳。伤162“本云黄耳杯。”

【黄芝】 中药名。黄色芝草，又名金芝。与青芝、赤芝、黄芝、黑芝、紫芝合称为六芝。古代方士视为仙药。神2“黄芝，味甘，平。主心腹五邪，益脾气，安神，忠信，和乐。久食轻身，不老，延年，神仙。一名金芝。”

【黄色】 黄的颜色。五行属土，五脏应脾。素4“中央黄色，入通于脾……其类土。”灵47“黄色小理者脾小，粗理者脾大。”灵74“黄色不可名者，病在胸中。”

【黄汗】

1. 症状名。指历节病关节疼痛处汗出色黄。金5“历节黄汗出，故曰历节……身体羸瘦，独足肿大，黄汗出，胫冷。”

2. 病名。即黄汗病。因水湿外袭，营卫郁滞，湿热交蒸，迫津外泄所致。主要可分为：①湿热交蒸。治宜调和营卫，清泄湿热，方用芪芍桂酒汤。金14“黄汗之为病，身体肿（一作重），发热汗出而渴，状如风水，汗沾衣，色正黄如柏汁，脉自沉……以汗出入水中浴，水从汗孔入得之，宜芪芍桂酒汤主之。”②营卫不和，水湿郁滞。治宜调和营卫，鼓舞卫气，祛散水湿，方用桂枝加黄芪汤。金14“又从腰以上必汗出，下无汗，腰髋弛痛，如有物在皮中状，剧者不能食，身疼重，烦躁，小便不利，此为黄汗，桂枝加黄芪汤主之。”

【黄芩】 中药名。又名腐肠。为唇形科黄芩属植物黄芩的根。苦，寒。入心、肺、肝、胆、大肠经。清热燥湿，泻火解毒，凉血，安胎。主治温病发热，烦渴，肺热咳嗽，肝火头痛，目赤肿痛，湿热泻痢，黄疸，热淋，吐衄，崩漏，胎热不安，痈肿疔疮。组方有葛根黄芩黄连汤、小柴胡汤、大柴胡汤、柴胡加芒硝汤、柴胡加龙骨牡蛎汤、柴胡桂枝汤、柴胡桂枝干姜汤、半夏泻心汤、附子泻心汤、生姜泻心汤、甘草泻心汤、黄芩汤、黄芩加半夏生姜汤、黄连阿胶汤、麻黄升麻汤、干姜黄芩黄连人参汤、鳖甲煎丸、侯氏黑散、泽漆汤、奔豚汤、泻心汤、王不留行散、当归散。神4“黄芩味苦，平。主诸热，黄疸，肠澼，泄痢。逐水，下血闭，恶疮，疽蚀，火疡。一名腐肠。”

【黄芪】 中药名。又名黄耆、戴糁。为豆科黄芪属植物蒙古黄芪和膜荚黄芪的根。甘，温。入肺、脾经。益气升阳，固表止汗，利水消肿，托毒生肌。主治脾胃虚弱，食少倦怠，气虚血脱，崩漏，带下，久泻，脱肛，子宫脱垂，胃下垂，表虚自汗，盗汗，气虚水肿，痈疽难溃或久溃不敛等。组方有防己黄芪汤、防己茯苓汤、乌头汤、黄芪桂枝五物汤、黄芪建中汤、黄芪芍药桂枝苦酒汤、桂枝加黄芪汤。金14“黄芪芍药桂枝苦酒汤方：黄芪五两，芍药三两，桂枝三两。”

【黄连】 中药名。又名王连、支连。为毛茛科黄连属植物黄连、三角叶黄连或云南黄连的根茎。苦，寒。入心、肝、胃、大肠经。清热燥湿，泻火解毒。主治热病高热烦躁，神昏谵语，或热迫血行的吐衄，湿热胸痞，泄泻，痢疾，心火亢盛的心烦失眠，胃热呕吐，消谷善饥，肝火目赤肿痛，以及热毒疮疡，牙龈肿痛，口舌生疮，湿疹，烫伤等。组方有葛根黄芩黄连汤、小陷胸汤、半夏泻心汤、大黄黄连泻心汤、附子泻心汤、生姜泻心汤、甘草泻心汤、黄连汤、泻心汤、黄连阿胶汤、白头翁汤、干姜黄芩黄连人参汤、黄连粉、乌梅丸、白头翁加甘草阿胶汤。神 3“黄连味苦，寒。主热气目痛，眦伤，泣出，明目，肠澼，腹痛，下痢，妇人阴中肿痛。久服令人不忘。一名王连。”

【黄肠】 指胃肠。难 35“胃者谓黄肠，膀胱者谓黑肠。”滑寿:“此以五脏之色分别五腑，而皆以肠名之也。”

【黄环】 中药名。为紫藤的别名。又名凌泉、大就。神 4“黄环味苦，平。主蛊毒，鬼疰，鬼魅，邪气在脏中。除咳逆，寒热。一名凌泉，一名大就。”

【黄肿】 症状名。为“洪肿”之讹。谓肿势甚盛。金 14“里水者，一身面目黄肿，其脉沉，小便不利，故令病水……越婢加术汤主之。”

【黄昏】 傍晚时刻。素 4“日中至黄昏，天之阳，阳中之阴也。”

【黄柏】 中药名。又名黄蘗、檗木。为芸香科黄檗属植物黄皮树或黄檗的树皮。苦，寒。入肾、大肠、膀胱经。清热燥湿，泻火解毒。主治湿热泻痢，黄疸，淋浊，带下，痔疮，湿热痿痹，骨蒸劳热，梦遗滑精，以及口舌生疮，目赤肿痛，痈疽疮毒，皮肤湿疹等。组方有栀子柏皮汤、大黄硝石汤、白头翁汤、乌梅丸等。伤 261“伤寒，身黄，发热者……肥栀子十五个（擘），甘草一两（炙），黄柏二两。”

【黄脉】 指脾的病脉。素 10“黄脉之至也，大而虚，有积气在腹中。”杨上善：“脾脉足太阴属土色黄，故曰黄脉。”又，吴崑:“黄，脾色也。脉来大而虚，大为邪气实，虚为正气衰，故有积气在腹中。”

【黄帝】 古帝名。传说是中原各族的共同祖先。少典之子，姓公孙，居轩辕之丘，故号轩辕氏。又居姬水，因改姓姬。建都于有熊，亦称有熊氏。以土德为主，土色黄，故曰黄帝。《黄帝内经》乃假托黄帝与岐伯等臣问答之作。素 1“昔在黄帝，生而神灵，弱而能言，幼而徇齐，长而敦敏，成而登天。”灵 48“黄帝乃与俱入斋室，割臂歃血。”

【黄耆】 中药名。即黄芪。见“黄芪”。神 3“黄耆味甘，微温。主痈疽，久败疮，排脓，止痛，大风癞疾，五痔，鼠瘘。补虚，小儿百病。一名戴糁。”

【黄疸】

1. 病名。又称黄瘅。指以身黄、目黄、尿黄为主要症状的疾病。素 18“溺黄赤，安卧者，黄疸……目黄者曰黄疸。”张介宾：“疸，黄病也。”灵 74“而色微黄，齿垢黄，爪甲上黄，黄疸也。”金 15“黄疸之病，当以十八日为期，治之十日以上瘥，反剧为难治。”①湿热黄疸，湿邪偏盛。治宜利湿清热，方用茵陈五苓散。金 15“黄疸病，茵陈五苓散主之。”②湿热黄疸，湿热并重。治宜清热利湿并重，方用茵陈蒿汤。金 15“寒热不食，食即头眩，心胸不安，久久发黄为谷疸，茵陈蒿汤主之。”③湿热黄疸，热盛里实。治宜攻下泄热，方用大黄硝石汤。金 15“黄疸腹满，小便不利而赤，自汗出，此为表和里实，当下之，宜大黄硝石汤。”又，参见“谷疸”、“酒黄疸”等。

2. 病名。泛指肌肤发黄的一类疾病。金 15“黄疸病，小便色不变，欲自利，腹满而喘，不可除热，热除必哕。”沈明宗：“小便黄赤如金，则为黄疸，此小便色不变，欲自利者，肌表必是淡黄而不枯燥，乃湿郁热微，气虚之证也。”

【黄家】 素有黄疸病者。金 15“腹满，舌痿黄，燥不得睡，属黄家……诸病黄家，但利其小便；假令脉浮，当以汗解之，宜桂枝加黄芪汤主之。”

【黄黍】 糯小米。又称黄米，味辛，入肺。素 22“黄黍、鸡肉、桃、葱皆辛。”张介宾：“黄黍，即糯小米，北方谓之黄米。”灵 56“肺病者，宜食黄黍、鸡肉、桃、葱。”

【黄瘅】 病名。即黄疸。素 71“民病黄瘅而为胕肿。”

【黄蘗】 中药名。即黄柏。见“黄柏”。神 3“黄蘗味苦，寒。主五脏、肠胃中结气热，黄疸，肠痔。止泄痢，女子漏下赤白，阴阳蚀疮。一名檀桓。”

【黄土汤】 方剂名。组成：甘草、干地黄、白术、附子（炮）、阿胶、黄芩各三两，灶中黄土半斤。煎服法：以水八升，煮取三升，分温二服。功用：温脾摄血。主治：虚寒便血。金 16“下血，先便后血，此远血也，黄土汤主之。黄土汤方亦主吐血、衄血。”

【黄芩汤】 方剂名。组成：黄芩三两，芍药二两，甘草二两（炙），大枣十二枚（擘）。煎服法：以水一斗，煮取三升，去滓，温服一升，日再夜一服。功用：清热止利，和中止痛。主治：太阳与少阳合病，腹痛下利，可伴有发热，里急后重，肛门灼热，口苦，舌红少津，脉弦数等。伤 172“太阳与少阳合病，自下利者，与黄芩汤。”

【黄连汤】 方剂名。组成：黄连三两，甘草三两（炙），干姜三两，桂枝三两（去皮），人参二两，半夏半升（洗），大枣十二枚（擘）。煎服法：以水一斗，煮取六升，去滓，温服，昼三夜二。功用：清上温下，和中降逆。主治：伤寒胸中有热，胃中有寒，腹中痛，欲呕吐者。伤 173“伤寒，胸中有热，胃中有邪气，腹中痛，欲呕吐者，黄连汤主之。”

【黄连粉】 方剂名。组成：黄连。功用：清热燥湿解毒。主治：浸淫疮。金 18“浸淫疮，黄连粉主之。”

【黄钟数】 黄钟，古乐十二律之一，也是古代矫正音律的乐器，用竹制成，长 9 寸，每寸恰当九纵黍长，9 寸合 81 纵黍。故黄钟数的原意指 9 寸 9 黍，九九八十一黍。由于九是个位数之最大者，故此处九针之数与之相应。灵 78“九而九之，九九八十一，以起黄钟数焉，以针应数也。”张介宾：“自一至九，九九八十一而黄钟之数起焉。黄钟为万事之本，故针数亦应之，而用变无穷也。”

【黄食石】 中药名。雄黄的别名。见“雄黄”。神 3“雄黄味苦，平……一名黄食石。”

【黄疸病】 病名。简称黄疸。见“黄疸”。金 15“黄疸病脉证并治第十五。”

【黄帝内经】 我国现存最早的医学典籍，包括《素问》《灵枢经》两部分。非一人一时之作，从其语言文字风格，上可溯至春秋战国，下不晚于东汉。书名最早见于《汉书·艺文志》，言：“《黄帝内经》十八卷。”皇甫谧《甲乙经·序》：“按《七略》《艺文志》：《黄帝内经》十八卷，今有《针经》九卷，《素问》九卷，共十八卷，即《内经》也。”全书言阴阳脏腑、人体经络、疾病病机、治法治则，不仅集中反映了我国古代医学成就，也保留了不少古代自然科学知识，如天文学、地理学、历法运气、物候气象等，是祖国科学文化的宝贵遗产。

【黄芪建中汤】 方剂名。组成：桂枝三两（去皮），甘草三两（炙），大枣十二枚，芍药六两，生姜三两，胶饴一升，黄芪一两半。煎服法：以水七升，煮取三升，去滓，内胶饴，更上微火消解，一升，日三服。功用：温中补气，和里缓急。主治：虚劳里急证。临床见腹中拘急，自汗或盗汗，身重或不仁，脉大而虚等。金 6“虚劳里急，诸不足，黄芪建中汤主之。”

【黄连阿胶汤】 方剂名。组成：黄连四两，黄芩二两，芍药二两，鸡子黄二枚，阿胶三两。煎服法：以水六升，先煮三物，取二升，去滓，内胶烊尽，小冷，内鸡子黄，搅令相得，温服七合，日三服。功用：育阴清火，交通心肾。主治：少阴病得之二三日以上，心中烦，不得卧。伤 303“少阴病，得之二三日，心中烦，不得卧，黄连阿胶汤主之。”

【黄芪桂枝五物汤】 方剂名。组成：黄芪三两，芍药三两，桂枝三两，生姜六两，大枣十二枚。煎服法：以水六升，煮取二升七合，日三服。一方有人参。功用：益气温经，和营通痹。主治：血痹重证。临床见肌肤麻木不仁或酸痛，脉微涩小紧。金 6“血痹，阴阳俱微，寸口关上微，尺中小紧，外证身体不仁，如风痹状，黄芪桂枝五物汤主之。”

【黄疸病脉证并治】《金匮要略》篇名。本章所论黄疸包括湿热发黄、寒湿发黄、火劫发黄、燥结发黄、女劳发黄以及虚黄等，阐述了湿热黄疸、诸黄、萎黄的分证论治，重点讨论了湿热黄疸的病因病机、治则与证治。

【黄芩加半夏生姜汤】 方剂名。组成：黄芩三两，芍药二两，甘草二两（炙），大枣十二枚（擘），半夏半升（洗），生姜一两半（切）。煎服法：以水一斗，煮取三升，去滓，温服一升，日再夜一服。功用：清热止利，和胃止呕。主治：太阳与少阳合病，自下利而呕。伤 172“太阳与少阳合病，自下利者，与黄芩汤；若呕者，黄芩加半夏生姜汤主之。”

【黄芪芍药桂枝苦酒汤】 方剂名。又名芪芍桂酒汤。组成：黄芪五两，芍药三两，桂枝三两。煎服法：上三味，以苦酒一升，水七升，相和，煮取三升，温服一升，当心烦，服至六七日乃解。若心烦不止者，以苦酒阻故也。一方用美酒醯代苦酒。功用：调和营卫，清泄湿热。主治：湿热交蒸的黄汗病。金 14“黄汗之为病，身体肿（一作重），发热汗出而渴，状如风水，汗沾衣，色正黄如柏汁，脉自沉……宜芪芍桂酒汤主之。”

菴（ān）

草名。参见“菴蕳子”。

【菴蕳子】 中药名。为菊科蒿属植物菴蕳的果实。辛、苦，温。活血散瘀，祛风除湿。主治妇女血瘀经闭，产后瘀滞腹痛，跌打损伤，风湿痹痛。神 2“菴蕳子味苦，微寒。主五脏瘀血，腹中水气，胪胀，留热，风寒湿痹，身体诸痛。久服轻身，延年不老。”

萋（qī）

中药名。见“萋蒿”。

【萋蒿】 中药名。青葙子的别名。见该条。神 4“青葙子味苦，微寒……一名萋蒿。”

菲（fěi）

微薄。见“菲德”。

【菲德】 薄德。常用作自谦之词。素 69“余诚菲德，未足以受至道。”

菽（shū）

豆类的总称。难 5“初持脉，如三菽之重，与皮毛相得者，肺部也。”又见“菽藿”。

【菽藿】 豆和豆叶。泛指粗劣的杂粮。灵 5“膏粱菽藿之味，何可同也?”张介宾：“菽，豆也。藿，豆叶也。贵者之用膏粱，贱者之用菽藿，食味有不同，禀质所以不同也。”

菖（chāng）

中药名。见“菖蒲”。

【菖蒲】 中药名。即石菖蒲，又名昌阳、昌本。为天南星科菖蒲属植物石菖蒲的根茎。辛、苦，微温。入心、肝、脾经。豁痰开窍，化湿和胃，宁心益志。主治热病神昏，痰厥，健忘，失眠，耳鸣，耳聋，噤口痢，风湿痹痛等。神 2“菖蒲，味辛，温。主风寒湿痹，咳逆上气。开心孔，补五脏，通九窍，明耳目，出音声。久服轻身，不忘，不迷惑，延年。一名昌阳。”

萌（méng）

1. 植物的芽。见“萌芽”。

2. 萌发；发生。《玉篇・艸部》：“萌，始也。”素 74“夫所胜者，胜至已病，病已愠愠，而复已萌也。”金 7“始萌可救，脓成则死。”

【萌牙】 同“萌芽”。《汉书・金日磾传》：“霍氏有事萌牙。”注：“萌牙者，言始有端绪，若草之始生。”素 26“上工救其萌牙，必先见三部九候之气，尽调不败而救之。”

【萌芽】 草木初生的芽。比喻疾病的初期。灵 73“是故上工之取气，乃救其萌芽。”

萝（luó）

中药名。见“女萝”、“松萝”。

菌（jūn）

气味芳香的树木。素 80“肝气虚，则梦见菌香生草。”林亿：“按全元起本云：菌香是桂。”又，张志聪：“菌香，香蕈之小者。”

萎（wěi）

1. 草木枯死。《广韵・支韵》：“萎，蔫也。”灵 46“遇春霜烈风，则花落而叶萎……枝条汁少而叶萎。”素 74“炎暑至，木乃津，草乃萎。”

2. 萎软无力。见“舌萎”。

3. 枯瘦软弱。素 69“甚则肌肉萎，足痿不收。”素 71“民病大热，少气，肌肉萎，足痿，注下赤白。”

4. 中药名。见“萎蕤”、“女萎”。

【萎蕤】 中药名。即玉竹。又名王马、玉参等。为百合科黄精属植物玉竹的根茎。甘，平。入肺、胃经。滋阴润肺，养胃生津。主治燥咳，劳嗽，热病伤阴，肺胃阴虚，燥热咳嗽，咽干口渴，内热消渴，阴虚外感，头昏眩晕，筋脉挛痛。伤 357“（麻黄升麻汤）麻黄二两半（去节）……知母十八铢，黄芩十八铢，萎蕤十八铢。”

萸（yú）

中药名。见“山茱萸”、“吴茱萸”。

萆（bì）

中药名。见“萆薢”。

【萆薢】 中药名。又名百枝、竹木等。为薯蓣科薯蓣属植物粉背薯蓣的根茎。苦，平。入肝、胃、膀胱经。利湿浊，祛风湿。主治膏淋，白浊，带下，疮疡，湿疹，风湿痹痛。神 3“萆薢味苦，平。主腰脊痛，强骨节，风寒湿周痹，恶疮不瘳，热气。”

菜（cài）

蔬菜。素 70“大毒治病，十去其六……谷肉果菜，食养尽之。”神 4“肤青……主蛊毒，毒蛇、菜、肉诸毒。”

菟（tù）

1. 中药名。见“菟丝子”。

2. 通“兔”。见“伏菟”。

【菟芦】 中药名。菟丝子的别名。见该条。神 2“菟丝子味辛，平。主续绝伤，补不足，益气力，肥健……一名菟芦。”

【菟核】 中药名。白敛的别名。见该条。神 4“白敛味苦，平、微寒。主痈肿、疽疮……女子阴中肿痛。一名菟核。”

【菟奚】 中药名。款冬的别名。见该

条。神 4“款冬味辛，温。主咳逆，上气，善喘，喉痹，诸惊痫，寒热邪气……一名菟奚。”

【菟丝子】 中药名。又名菟丝实、吐丝子、无娘藤米米、无根藤、黄藤子、萝丝子等。为旋花科菟丝子属植物菟丝子的种子。辛、甘，平。入肝、肾、脾经。补肾益精，养肝明目，安胎止泻。主治腰膝酸痛，阳痿，早泄，遗精，遗尿，不育，消渴，淋浊，头眩眼花，视力减退，胎动不安，流产，泄泻。神 2“菟丝子味辛，平。主续绝伤，补不足，益气力，肥健……一名菟芦。”

萄（táo）

葡萄。见“葡萄”。

菊（jú）

植物名。见“菊花”。

【菊花】 中药名。为菊科菊属植物菊的头状花序。甘、苦，微寒。入肺、肝经。疏风清热，平肝明目，解毒消肿。主治外感风热或风温初起，发热头痛，眩晕，目赤肿痛，疔疮肿毒。组方有侯氏黑散。神 2“菊花味苦，平。主风头眩，肿痛，目欲脱，泪出，皮肤死肌，恶风，湿痹。久服利血气，轻身，耐老，延年。一名节华。”

萍（píng）

中药名。见“水萍”。

菪（dàng）

中药名。见“莨菪子”。

萱（yí）

疑为“萓”之讹。见“草萓”。

菀（一、wǎn）

中药名。见“紫菀”。

（二、yùn）

通“蕴”。积聚，郁结。素 2“风雨不节，白露不下，则菀槁不荣。”王冰：“菀，谓蕴积也。”又，杨上善：“菀藁当为宛槁。宛，痿死。槁，枯也。”素 3“阳气者，大怒则形气绝，而血菀于上，使人薄厥。”素 74“名木敛，生菀于下。”王冰：“闭积生气而稸于下也。”

【菀$_2$陈】 陈久之郁积。素 54“菀陈则除之者，出恶血也。”王冰：“菀，积也。陈，久也。”

【菀$_2$结】 郁结。谓思积于中而不得发泄。素 77“离绝菀结，忧恐喜怒，五藏空虚。”

【菀$_2$熟】 为菀热之讹。即郁热。素 48“五藏菀熟，寒热独并于肾也。”王冰：“菀，积也。熟，热也。”素 76“今子所言皆失，八风菀熟，五藏消烁，传邪相受。”

萤（yíng 蛍）

萤火虫。见“萤火”。

【萤火】 中药名。即萤火虫。为萤科萤火虫属动物萤火虫的全虫。辛，微温。入肺、肝经。明目，乌发，解毒。主治青盲目暗，头发早白，水火烫伤。神 4“萤火味辛，微温。主明目，小儿火疮。伤热气，蛊毒，鬼疰。通神精。一名夜光。”

营（yíng 營）

1. 上古时掘地或垒土而成的住所。①比喻冬令肾脉沉伏如深居营窟之中。《礼记·礼运》：“冬则居营窟，夏则居橧巢。”孔颖达疏：“冬则居营窟者，营累其土为窟。”素 19“冬脉如营，何如而营？岐伯曰：冬脉者肾也，北方水也，万物之所以合藏也，故其气来沉以搏，故曰营。”又，森立之：“‘营’，恐是‘罌’（小口大肚的瓶子）之假借，犹‘营实’之‘营’，亦为‘罌’之借字也……此云‘如营’与‘如石’同义，瓦石同坚硬，故得互称也。乃与弦、钩、毛共为物质，且在人家左右常用之器，以为之譬喻耳。”高世栻：“营，犹石也，深藏之义也。”②比喻气血运行之处。灵 10“骨为干，脉为营，筋为刚，肉为墙。”③指腧穴。素 60“鼠瘘寒热，还刺寒府，寒府在附膝外解营。”张介宾：“营，窟也。”丹波元简：“营，窟也，乃外解之穴也。”

2. 居留。灵 80“目者，五藏六府之精也，营卫魂魄之所常营也。”

3. 运行，输布。灵 47“经脉者，所以行血气而营阴阳，濡筋骨，利关节者也。”张介宾：“营，运也。”素 45“精气竭则不营其四肢也。”难 37“阴阳俱盛，不得相营也，故曰关格……故阴脉营于五藏，阳脉营于六府。”

4. 周次。见“五十营”。

5. 谋求。灵 1“调其血气，营其逆顺出入之会。”

6. 度量，测度。《广雅·释诂一》：“营，度也。”灵 48“凡刺之理，经脉为始，营其所行，知其度量。”

7. 惑乱。《淮南子·本经》：“目不营于色，耳不淫于声。”高诱注：“营，惑。”素 25“手如握虎，神无营于众物。”

8. 营养物质。素 9“脾胃大肠小肠三焦膀胱者，仓廪之本，营之居也。”灵 8“脾藏营，营舍意。”

9. 指营气。灵 18“人受气于谷，谷入于胃，以传与肺，五藏六府，皆以受气，其清者为营，浊者为卫，营在脉中，卫在脉外。”素 62“取血于营，取气于卫。”王冰：“营主血，阴气也；卫主气，阳气也。”

10. 病位名。营分。金 7“风中于卫，呼气不入；热过于营，吸而不出。”

【营卫】 营气与卫气。灵 18“愿闻营卫之所行，皆何道从来?”灵 81“夫血脉营卫，周流不休，上应星宿，下应经数。”金 14“营卫不利，则腹满肠鸣相逐。”

【营气】

1. 指水谷所化生的精气，行于脉中，有化生血液，营养形体与神志的功用。灵 18“中焦亦并胃中，出上焦之后，此所受气者，泌糟粕，蒸津液，化其精微，上注于肺脉，乃化而为血，以奉生身，莫贵于此。故独得行于经隧，命曰营气。”灵 71“营气者，泌其津液，注之于脉，化以为血，以荣四末，内注五藏六府，以应刻数焉。”

2.《灵枢经》篇名。本篇主要讨论了营气的形成和循行，其输布起始于手太阴肺经，流注次序与十二经脉一致，最后由肝入肺。其支别者，行于督任二脉后，也注肺中，再从肺发出，如前继续循行。故马莳谓：“此篇论营气运行，故名篇。”

【营周】 循环。灵 18“营在脉中，卫在脉外，营周不休，五十而复大会。”

【营实】 中药名。又名蔷薇、蔷麻、牛棘等。为蔷薇科蔷薇属植物野蔷薇的果实。酸，凉。入肝、肾、胃经。清热解毒，利水消肿。主治疮痈肿毒，风湿痹痛，关节不利，月经不调，水肿，小便不利。神 3“营实味酸，温。主痈疽，恶疮结肉，跌筋败疮，热气，阴蚀不瘳，利关节。一名蔷薇，一名蔷麻，一名牛棘。”

【营输】 指经脉与腧穴。灵 48“必审察其本末之寒温，以验其藏府之病，通其营输，乃可传于大数。”张介宾：“营，经脉也。输，荥输也。”

【营卫生会】《灵枢经》篇名。本篇主要介绍营卫的生成、循行、分布和作用，并以老年人夜不眠为例，说明营卫协调的重要性，同时叙述了三焦的部位及生理活动。张志聪谓：“此章论营卫之生始会合，因以名篇。”

乾（qián）

八卦之一。象征天，属阳，代表西北方。灵 77“立冬，乾，新洛。”

萧（xiāo 蕭）

冷落，凄凉。见“萧飋”。

【萧飋】 凋零凄凉，比喻秋天气象。素70“其德雾露萧飋，其变肃杀雕零。”

梦（mèng 夢）

做梦，梦见。素17“是知阴盛则梦涉大水恐惧，阳盛则梦大火燔灼，阴阳俱盛则梦相杀毁伤。”素80“肾气虚则使人梦见舟船溺人，得其时则梦伏水中，若有畏恐。”金11“心气虚者，其人则畏，合目欲眠，梦远行而精神离散，魂魄妄行。”

【梦交】 症状名。梦中性交。金6“脉得诸芤动微紧，男子失精，女子梦交，桂枝加龙骨牡蛎汤主之。”

【梦寤】 半睡半醒，似梦非梦，恍惚如有所见的状态。神3“木香味辛，温……久服不梦寤魇寐。”

梗（gěng）

阻塞。素38“喉中介介如梗状”。《太素》卷二十九“梗”作“哽”。

梧（wú）

植物名。见“梧子”。

【梧子】 即梧桐树的种子。金4“如梧子大，空心服七丸，日三服。”

【梧桐子】 梧桐树的种子。金20“如梧桐子大，饮服十丸，日三服。”

梅（méi）

中药名。见“梅实”。

【梅实】 中药名。乌梅的别名。见该条。神3“梅实味酸，平。主下气，除热烦满，安心，肢体痛，偏枯，不仁，死肌。去青黑痣，恶疾。”

检（jiǎn 檢）

法式，法度。见“检押”。

【检押】 同“检柙”。法度，规矩。灵38“必有明法，以起度数，法式检押，乃后可传焉。”张介宾：“检押，规则也。”

桴（fú）

鼓槌。素66“如鼓之应桴。”灵4“如桴鼓影响之相应也。”杨上善：“桴，伏留反，击鼓槌也。”

梓（zǐ）

梓树。见“梓白皮”。

【梓白皮】 中药名。为紫葳科梓树属植物梓的根皮或树皮的韧皮部。苦，寒。入胆、胃经。清热利湿，降逆止呕，杀虫止痒。主治湿热黄疸，胃逆呕吐，疮疥，湿疹，皮肤瘙痒。组方有麻黄连轺赤小豆汤。神4“梓白皮味苦，寒。主热，去三虫。叶，捣傅猪疮，饲猪肥大三倍。”

救（jiù）

1. 阻止，制止。“以身之虚，而逢天之虚，两虚相感，其气至骨，入则伤五脏，工候救之，弗能伤也。”王冰：“救，止也。”又见“救火”。

2. 解救，救助。见“自救”。

3. 治疗。素26“上工救其萌芽……下工救其已成，救其已败。”伤95“欲救邪风者，宜桂枝汤。”金3“百合病见于阴者，以阳法救之。”

4. 报复。素70“长气斯救，大火流，炎烁且至，蔓将槁，邪伤肺也。”高世栻：“救，犹复也。”张介宾：“金不务德而暴害乎木，火必报复而金反受伤，故其为病则邪害于肺。”

【救火】 灭火。素80“心气虚则梦救火阳物，得其时则梦燔灼。”

啬（sè 嗇）

1. 不足。见“啬啬1”

2. 通“涩”。阻塞不通。见“啬啬2”。

【啬啬】

1. 肌体畏寒收缩貌。伤 12“啬啬恶寒，淅淅恶风，翕翕发热，鼻鸣干呕者，桂枝汤主之。”成无己：“啬啬者，不足也，恶寒之貌也。”金 10“寸口脉弦者，即胁下拘急而痛，其人啬啬恶寒也。”

2. 涩滞貌。灵 26“心痛，腹胀啬啬然，大便不利，取足太阴。”张介宾：“啬啬，涩滞貌。”又，杨上善：“啬啬，恶寒之貌也。”

匮（一、guì 匱）

藏物之器。后作柜。见“金匮 1”

（二、kuì 匱）

缺乏，短缺。素 66“令有条理，简而不匮，久而不绝。”王冰：“匮，乏也。”

副（fù）

1. 辅助。素 77“循经守数，按循医事，为万民副。”杨上善：“副，助也。”

2. 应合，配合。素 20“上应天光星辰历纪，下副四时五行。”灵 37“五气者，五藏之使也，五时之副也。”张介宾：“副，配合也。”灵 47“五藏者，所以参天地，副阴阳，而连四时。”

3. 全，完备。素 77“审于分部，知病本始，八正九候，诊必副矣。”吴崑：“副，全也。”又，张介宾：“副，称也。”

豉（chǐ）

中药名。豆豉。见“香豉”。

戚（qī）

亲属。《广韵・锡韵》：“戚，亲戚。”见“亲戚”。

瓠（hù）

葫芦。见“瓠壶”。

【瓠壶】 用葫芦剖制而成的盛器。灵 22“置其血于瓠壶之中。”张志聪：“瓠壶，葫芦也。”

爽（shuǎng）

损伤。见“口爽”。

聋（lóng 聾）

听力明显减弱或丧失。素 28“暴厥而聋，偏塞闭不通，内气暴薄也。”素 52“刺客主人，内陷中脉，为内漏为聋。”神 3“王瓜味苦，寒。主消渴……益气，愈聋。”

袭（xí 襲）

1. 承袭，继承。素 9“五运相袭，而皆治之，终期之日，周而复始。”王冰：“袭，谓承袭，如嫡之承袭也。言五行之气，父子相承，主统一周之日。”

2. 侵犯，侵袭。灵 43“正邪从外袭内，而未有定舍，反淫于藏。”张志聪：“正邪之中人也微。”灵 66“清湿袭虚，则病起于下；风雨袭虚，则病起于上。”

3. 重叠，重合。灵 58“其开而遇风寒，则血气凝结，与故邪相袭，则为寒痹。”张介宾：“故邪在前，风寒继之，二者相值，则血气凝结，故为寒痹。”

4. 干扰。灵 45“五藏波荡，若是则内外相袭，若鼓之应桴，响之应声。”

殒（yǔn 殞）

损伤。素 71“有故无殒，亦无殒也。”张介宾：“殒，伤也。”

盛（一、shèng）

1. 旺盛。素 19“南方火也，万物之所以盛长也。”素 45“秋冬则阴气盛而阳气衰。”素 70“五类衰盛，各随其气之所宜也。”吴崑：“气之所宜，则各以类蕃育，见其生生之盛。”

2. 使旺盛。素 70“六气五类，有相胜制也，同者盛之，异者衰之。”

3. 充盛，盛满。素 1“肾者主水，受五藏六府之精而藏之，故五藏盛，乃能泻。”素 31“阳明者，十二经脉之长也，其血气盛。”素 56“其人于络也，则络脉盛色变。”王冰：“盛，谓盛满。”

4. 壮实，强壮。素 1“四七，筋骨坚，发长极，身体盛壮。”

5. 盛实；亢盛。素 28“邪气盛则实，精气夺则虚。”素 34“是人者，阴气虚，阳气盛……少水不能灭盛火。”素 35“方其盛时必毁，因其衰也，事必大昌。”

6. 指邪气盛的实证。素 45“盛则泻之，虚则补之，不盛不虚，以经取之。”

7. 胖大。素 20“形盛脉细，少气不足以息者危。”吴崑：“若人形体肥盛，而脉反细，气反少不足以息……故危。”

8. 脉象名。指脉实大有力。素 18“安卧脉盛，谓之脱血。”王冰：“盛，谓数急而大鼓也。”素 53“脉盛血少，此谓反也；脉少血多，此谓反也。”张志聪：“盛者，实也……脉盛者，脉大也。”灵 23“热病已得汗而脉尚躁盛，此阴脉之极也，死。”

9. 多，众多。灵 24“心痛不可刺者，中有盛聚，不可取于腧。”张介宾：“中有盛聚，谓有形之癥，或积或血，停聚于中。”

10. 胀大。素 40“病有少腹盛，上下左右皆有根，此为何病？”

11. 指（月）圆。素 26“以日之寒温，月之虚盛，四时气之浮沉，参伍相合而调之。”

12. 指运气太过。素 70“五运回薄，衰盛不同。”张志聪：“盛衰，太过不及也。”

13. 为“戍”之讹。素 49“少阳所谓心胁痛者，言少阳盛也，盛者心之所表也。”《太素》卷八“盛”作“戍”。杨上善：“戍为九月，九月阳少，故曰少阳也。戍少阳脉散络心包，故为心之所表。”

（二、chéng）

1. 以器装物。金 5“以韦囊盛之，取三指撮。”又见“受盛之府”、“受盛之官”。

2. 容纳。难 42“心重十二两，中有七孔三毛，盛精汁三合，主藏神。”

【盛人】 指体虚肥胖之人。金 5“盛人脉涩小，短气，自汗出，历节痛，不可屈伸。”

【盛水】

1. 指雨水较多的季节。素 79“二阴独至，期在盛水。”孙鼎宜：“盛水，谓夏大雨时行之时也。阴阳不可偏废，故阳盛死于冬，阴盛死于夏。”又，王冰：“盛水，谓雨雪皆解为水之时，则止谓正月中气也。”森立之：“案：全本作‘三阴’似是……三阴脉独至，阳脉不至者也。是为脾肾肝经，有湿邪所为，死期方在九十月间也。‘盛水’，恐是九月、十月之名。”

2. 水气旺盛。素 61“肾者，至阴也。至阴者，盛水也。”杨上善：“至，极也。肾者，阴之极也。阴气舍水，故曰盛水。”张介宾：“水王于冬而肾主之，故曰盛水也。”又，高世栻：“盛，音成……肾所以主水者，以至阴者盛水也。”

【盛冬】 隆冬，严冬。难 15“盛冬之时，水凝如石，故其脉之来，沉濡而滑，故曰石。”

【盛$_2$血】 瘀积之血。素 27“此攻邪也，疾出以去盛血，而复其真气。”

【盛经】

1. 气血盛满的经脉。素 36“刺郄中盛经出血。”张志聪：“盛经者，谓血气盛于此经也。”素 62“血有余，则泻其盛经出其血。”王冰：“脉盛满则血有余，故出之。”又，张志聪：“盛经，冲脉也。冲脉为经络之海，故曰盛经。”

2. 阳经的经脉。素 61“夏取盛经分腠何也……所谓盛经者，阳脉也。”马莳：“故盛经者，人身阳经之脉也。”又，张志聪：“阳脉谓浮见于皮肤之脉，阳盛于外，故曰盛经。”

【盛怒】 大怒。灵 8“盛怒者，迷惑而

不治。”

【盛络】 血气盛满的络脉。灵 5“此所谓十二经者，盛络皆当取之。”杨上善:“循此十二正经，旁有络脉血之盛者，皆当其部内量而取之。”

【盛夏】 夏季最炎热的时候。金 1“以得甲子，而天温如盛夏五六月时，此为至而太过也。”

【盛衰】

1. 旺盛与衰弱。素 26“故养神者，必知形之肥瘦，荣卫血气之盛衰。”灵 54“其气之盛衰，以至其死，可得闻乎?”

2. 强与弱。素 66“气有多少，形有盛衰。”素 69“胜复盛衰，不能相多也。”王冰:“胜盛复盛，胜微复微……故曰不能相多也。”灵 12“视其寒温盛衰而调之。”

3. 实大有力与细小无力。素 19“凡治病，察其形气色泽，脉之盛衰，病之新故。”灵 55“脉之盛衰者，所以候血气之虚实，有余不足。”灵 71“必先明知十二经脉之本末，皮肤之寒热，脉之盛衰滑涩。”

4. 实证与虚证。素 74“病有盛衰，治有缓急，方有大小。”

5. 运气术语。指运气的主时变化。素 68“因天之序，盛衰之时。”张介宾:“天既有序，则气之王者为盛，气之退者为衰。”素 69“故时至有盛衰，凌犯有逆顺。”张介宾:“五星之运，当其时则盛，非其时则衰。”王冰:“五星之至，相王为盛，囚死为衰。”

6. 运气术语。太过与不及。素 71“气用有多少，化治有盛衰。”张志聪:“化治有盛衰者，谓五运之化有太过不及也。”

【盛虚】

1. 实证与虚证。灵 3“知气之逆顺盛虚也。”素 27“审扪循三部九候之盛虚而调之。”张志聪:“盛者邪气盛，虚者正气虚。”

2. 指四时阳气的消长变化。素 26“因天之序，盛虚之时，移光定位，正立而待之。”

3. 指五运的太过与不及。素 9“五气更立，各有所胜，盛虚之变，此其常也。”

【盛椹】 中药名。旋覆花的别名。见“旋覆花”。神 4“旋覆花味咸，温……一名盛椹。”

【盛则泻之】 治法术语。指实证或体质强壮者用泻法治疗。灵 10“为此诸病，盛则泻之，虚则补之，热则疾之，寒则留之。”灵 72“审有余不足，盛则泻之，虚则补之，不盛不虚，以经取之。”

【盛者夺之】 治法术语。对邪气亢盛之证，应用攻逐邪气的方法治疗。素 74“微者调之，其次平之，盛者夺之，汗之下之。”

【盛者泻之】 治法术语。对邪气亢盛的证候，采用祛邪的方法治疗。素 74“经言盛者泻之，虚者补之。”灵 17“盛者泻之，虚者饮药以补之。”灵 72“古之善用针艾者，视人五态乃治之，盛者泻之，虚者补之。”

雪（xuě）

1. 从云中降落的白色结晶体，乃气温降到 0℃以下时，空气层中的水蒸气凝结而成。素 69“雨冰雪霜不时降。”素 71“太阳所至为寒雪冰雹白埃。”

2. 洗除，去除。《广雅·释诂三》:“雪，除也。”素 74“余欲令要道必行，桴鼓相应，犹拔刺雪污，工巧神圣，可得闻乎?”灵 1“污虽久，犹可雪也。”

3. 中药名。见“积雪草”。

辄（zhé 輒）

1. 副词。①立即，就。素 33“今汗出而辄复热者，是邪胜也。”金 12“留饮者，胁下痛引缺盆，咳嗽则辄已。”徐彬:“然痛属气郁，咳嗽则少舒，故暂已。”②每，经常。灵 1“重竭必死，其死也静，治之者，辄反其气，取腋与膺。”难 10“五藏各有刚柔邪，故令一脉辄变为十也。”

2. 承接连词。犹则。灵 81“急治之，去其黑者，不消辄益。”金14“若身重，汗出已辄轻者，久久必身瞤。”

辅（fǔ 輔）

1. 辅助。灵71”辅针导气，邪得淫泆，真气得居。”马莳：“助针导气，斯邪气可淫泆而散，真气得在内而居矣。”

2. 护卫。素81“宗精之水所以不出者，是精持之也，辅之裹之，故水不行也。”

3. 指辅骨。素60“骸下为辅，辅上为膕。”张介宾：“连骸下高骨，是为内外辅骨。辅骨上，向膝后曲处为膕。”

【辅骨】

1. 指夹膝两侧之骨。包括股骨下端的内外上髁和胫骨上端的内外侧髁。在内侧者名内辅骨，在外侧者名外辅骨。素60“辅骨上横骨下为楗……侠膝之骨为连骸，骸下为辅，辅上为膕。”张介宾：“辅骨，膝辅骨。”又，森立之：“连骸之下胫骨近下之处谓之‘辅’，辅之上中背谓之‘膕’矣。”灵2“曲泉，辅骨之下，大筋之上也，屈膝而得之。”沈彤《释骨》：“夹膝之骨曰辅骨。”灵13“足太阴之筋……其直者，络于膝内辅骨，上循阴股。”又，杨上善：“膝内下小骨辅大骨者，长三寸半，名内辅骨也。”

2. 指肘关节两侧之骨。包括肱骨下端的内外上髁和尺骨鹰嘴等。灵2“入于曲池，在肘外辅骨陷者中也，屈臂而得之。”沈彤《释骨》：“肘大骨之两起者，曰肘外辅骨。”

颅（lú 顱）

1. 头骨。见“颅际”。

2. 额头。指前额发际处。灵14“发所覆者，颅至项尺二寸。”张介宾：“前发际为额颅，后发际以下为项。”

【颅际】 指颅骨后发际。素60“髓空在脑后三分，在颅际锐骨之下。”马莳：“髓必有空，在脑后三分，颅际锐骨之下，即项后入发际一寸，乃风府穴也。”

虚（xū）

1. 空虚。与“实”、“满”相对。《广雅·释诂三》：“虚，空也。”素11“水谷入口则胃实而肠虚，食下则肠实而胃虚。”素45“酒入于胃，则络脉满而经脉虚。”灵68“人食则虫上食，虫上食则下管虚，下管虚则邪气胜之。”

2. 指中空的器皿。素3“高梁之变，足生大丁，受如持虚。”王冰：“如持虚器，受此邪毒，故曰受如持虚。”

3. 虚衰，不足。素29“阴阳异位，更虚更实，更逆更从。”素34“荣气虚则不仁，卫气虚则不用，荣卫俱虚，则不仁且不用。”素33“邪之所凑，其气必虚。”

4. 使衰减，引申为祛除。灵3“邪胜则虚之者，言诸经有盛者，皆泻其邪也。”素54“邪胜而虚之者，出针勿按。”素61“故取俞以泻阴邪，取合以虚阳邪。”马莳：“故取阴经之合穴，以泻阳经之火邪。”

5. 缺损。素26“先知日之寒温，月之虚盛。”

6. 病机与证名。①指正气不足，是以正气虚损为矛盾主要方面的病理状态。素28“邪气盛则实，精气夺则虚。”素53“夫实者，气入也。虚者，气出也。”素20“实则泻之，虚则补之。”伤70“发汗后恶寒者，虚故也。不恶寒，但热者，实也。”②指经脉气血输注、出入、聚散失衡，气血在不同部位之间的配置呈现出异常空虚的状态。素62“气血以并，阴阳相倾，气乱于卫，血逆于经，血气离居，一实一虚……有者为实，无者为虚，故气并则无血，血并则无气，今血与气相失，故为虚焉。”

7. 脉象名。脉大，按而无力。素10“黄脉之至也，大而虚，有积气在腹中。”高世栻：“大而虚，脉体张大而空虚也。”素15“脉孤为消气，虚泄为夺血。”张介宾：“脉虚兼泄者必亡其阴，阴亡则血虚，故虚泄为夺血也。”灵7“其脉滑而盛者，病日进；虚而细者，久以持。”

8. 指虚邪。素26“以身之虚，而逢天之虚，两虚相感。”张志聪：“天之虚，虚乡之邪气也。”

9. 运气术语。指岁运或岁气不及。素74“乘年之虚，则邪甚也。”张志聪：“主岁之气不及也。”灵73“是得天之露，遇岁之虚，救而不胜，反受其殃。”

10. 太空，又称太虚。素67“七曜纬虚，五行丽地，地者所以载生成之形类也，虚者，所以列应天之精气也。”

11. 星宿名。二十八宿之一，北方玄武星宿的第四宿。灵76“房昴为纬，虚张为经。”

12. 指清静无欲的内心境界。见“虚静”、“虚无”。

13. 副词。①徒然，不起作用。素77“比类形名，虚引其经，心无所对。”②凭空，毫无根据。见“虚说”。

14. 通“嘘”。慢慢地吐气。素10“有积气在胸中，喘而虚，名曰肺痹，寒热。”杨上善：“肺虚故有积气在于胸中，出气多嘘。”又，张介宾：“气在胸中，喘而且虚，病为肺痹者，肺气不行而失其治节也。”又见“喘虚”。

【虚无】 指心境恬惔清静，无欲无求。素1“恬惔虚无，真气从之。”素5“是以圣人为无为之事，乐恬憺之能，从欲快志于虚无之守，故寿命无穷，与天地终。”

【虚乏】 症状名。虚损困倦。神1“男子五劳七伤，虚乏羸瘦；女子带下，崩中，血闭，阴蚀。”

【虚风】 自然界的致病因素之一。①八风之一，与“实风”相对，指时令所见反季节之风。如春应为东风反见西风，夏应为南风反见北风等。灵77“从其冲后来为虚风，伤人者也，主杀，主害者。”灵50“黄色薄皮弱肉者，不胜春之虚风；白色薄皮弱肉者，不胜夏之虚风；青色薄皮弱肉，不胜秋之虚风；赤色薄皮弱肉，不胜冬之虚风也。”张介宾：“虚风者，虚乡不正之邪风也。”灵75“邪气者，虚风之贼伤人也，其中人也深，不能自去。”②指与季节相应之风。素26“正邪者，身形若用力汗出，腠理开，逢虚风，其中人也微。”丹波元简：“正邪，王以为不从虚之乡来；吴因谓八风正气之邪，若逢虚气，则与虚邪无别，故改虚作其。今考经文，正邪，即虚邪之微者。”

【虚邪】

1. 外界致病因素的泛称。因外邪乘虚伤人致病，故名。素13“贼风数至，虚邪朝夕，内至五藏骨髓，外伤空窍肌肤。”素29“故犯贼风虚邪者，阳受之；食饮不节起居不时者，阴受之。”灵66“是故虚邪之中人也，始于皮肤，皮肤缓则腠理开，开则邪从毛发入。”

2. 指反当令季节的风向而致病的邪气，与“正邪”相对。素26“虚邪者，八正之虚邪气也。”王冰：“八正之虚邪，谓八节之虚邪也。以从虚之乡来，袭虚而入为病，故谓之八正虚邪。”灵3“知其邪正者，知论虚邪与正邪之风也。”灵77“谨候虚风而避之，故圣人日避虚邪之道，如避矢石然。”

3. 五邪之一。指五行生我之母脏传来之邪。母在子后，故从母脏传来之邪称为“从后来”之邪。难50“病有虚邪，有实邪，有贼邪，有微邪，有正邪，何以别之……从后来者为虚邪……假令心病，中风得之为虚邪。”徐大椿：“后，谓生我者也。邪挟生气而来，则虽进而易退，故为虚邪。”

【虚汗】 症状名。指身体虚弱引起的出汗。金3“松萝味苦，平……止虚汗，头风。”

【虚劳】 病名。指脏腑气血、阴阳等虚损的慢性虚衰性疾病。金6“虚劳里急，诸不足，黄芪建中汤主之……虚劳腰痛，少腹拘急，小便不利者，八味肾气丸主之。”神2“石斛……补五脏虚劳，羸瘦，强阴。”

【虚里】 诊脉部位之一。位于左乳下，心尖搏动明显处，为胃之大络。素18“胃之大络，名曰虚里，贯膈络肺，出于左乳下，其动应衣，脉宗气也。”

【虚胀】 症状名。指气滞所致的无形胀满。金14“无水虚胀者，为气。”尤怡：“其无水而虚胀者，则为气病，而非水病矣。”

【虚空】 空虚。素62“喜则气下，悲则气消，消则脉虚空。”灵28“阴阳相逆，卫气稽留，经脉虚空，血气不次。”

【虚实】

1. 空虚与充实。灵33“气之多少，脑髓之虚实。”灵27“故刺痹者，必先切循其下之六经，视其虚实。”

2. 虚衰与旺盛。灵10“经脉者常不可见也，其虚实也以气口知之。”灵55“脉之盛衰者，所以候血气之虚实有余不足。”难6“浮之损小，沉之实大，故曰阴盛阳虚。沉之损小，浮之实大，故曰阳盛阴虚。是阴阳虚实之意也。”

3. 实证和虚证。素28“何谓虚实？……邪气盛则实，精气夺则虚。”灵10“经脉者，所以能决死生，处百病，调虚实，不可不通。”难48“病之虚实者，出者为虚，入者为实；言者为虚，不言者为实；缓者为虚，急者为实。”

4. 虚脉与实脉。难61“诊其寸口，视其虚实，以知其病。”

5. 正虚与邪实。灵66“参以虚实，大病乃成。”杨上善：“虚者，形虚也；实者，邪气实也。”

6. 八风中的虚风与实风。灵77“合八风虚实邪正。”

【虚说】 空言大话。灵72“太阳之人，居处于于，好言大事，无能而虚说。”

【虚络】 气血不足的络脉。素62“神不足者，视其虚络，按而致之。”

【虚损】 因病邪损伤所致的脏腑气血、阴阳亏虚。金6“加茯苓一两半，及疗肺虚损不足，补气加半夏三两。”

【虚烦】 症状名。心烦。①指无形邪热所致之心烦。伤76“发汗吐下后，虚烦不得眠。”成无己：“虚烦者，心中郁郁而烦也。”柯琴：“要知阳明虚烦，对胃家实热而言，是空虚之虚，不是虚弱之虚。”②脾胃阳虚，水饮内停所致之心烦。伤160“伤寒吐下后，发汗，虚烦，脉甚微。”尤怡：“虚烦者，正不足而邪扰之，为烦心不宁也。”

【虚家】 体质素虚之人。伤166“诸亡血、虚家，不可与瓜蒂散。”伤168“伤寒若吐、若下后……诸亡血虚家亦不可与。”伤330“诸四逆厥者，不可下之，虚家亦然。”

【虚弱】

1. 疏松瘦弱。素44“故肺热叶焦，则皮毛虚弱急薄。”森立之：“皮毛虚弱者，脱肉羸瘦之谓也。”

2. 正气虚衰微弱。金6“虚弱浮热汗出者，除桂，加白薇、附子各三分，故曰二加龙骨汤。”伤174“附子三枚恐多也，虚弱家及产妇，宜减服之。”

【虚虚】 指用泻法治疗虚证。素70“必先岁气，无伐天和，无盛盛，无虚虚，而遗人夭殃。”难12“阳绝补阴，阴绝补阳，是谓实实虚虚，损不足益有余，如此死者，医杀之耳。”

【虚寒】

1. 指正虚与寒邪。金6“减则为寒，芤则为虚，虚寒相搏，此名为革。”

2. 阳虚阴寒。金10“趺阳脉微弦，法当腹满，不满者必便难，两胠疼痛，此虚寒从下上也，当与温药服之。”

【虚满】 症状名。指自觉胀满，但按之空虚柔软的症状。素45“少阴厥逆，虚满呕变……厥阴厥逆，挛，腰痛，虚满前闭，谵言，治主病者。”灵35“肺胀者，虚满而喘咳。”

【虚静】 宁心静气，心无旁念。素 17“是故持脉有道，虚静为保。”高世栻：“虚，清虚；静，宁静。”

【虚羸】 身体虚弱消瘦。伤 397“伤寒解后，虚羸少气，气逆欲吐，竹叶石膏汤主之。”神 2“蜂子味甘，平。主风头，除蛊毒，补虚羸、伤中。”

【虚之乡】 指与当令季节所主方向相反的方位。又称为冲后。灵 77“此八风皆从其虚之乡来，乃能病人。”马莳：“此八风者，皆从其冲后来为虚风，即虚之乡来也。”

【虚邪之风】 泛指四时不正之气。灵 66“此必因虚邪之风，与其身形，两虚相得，乃客其形。”灵 79“虚邪之风，其所伤贵贱何如?”

【虚邪贼风】 泛指四时不正之气。素 1“虚邪贼风，避之有时。”高世栻：“四时不正之气，皆谓之虚邪贼风。”

【虚则补之】 治法术语。指虚证或体质虚弱者用补法调治。灵 10“为此诸病，盛则泻之，虚则补之，热则疾之，寒则留之。”灵 72“审有余不足，盛则泻之，虚则补之，不盛不虚，以经取之。”

【虚者补之】 治法术语。指虚证或体质虚弱者用补法调治。素 74“经言盛者泻之，虚者补之。”灵 72“视人五态乃治之，盛者泻之，虚者补之。”

【虚者补其母】 治法术语。指对五脏的虚证通过补益其母脏母经进行治疗的方法。难 69“虚者补其母，实者泻其子。”徐大椿：“母，生我之经，如肝虚则补肾经也，母气实，则生之益力。”

虙（fú）

通“伏”。藏伏。见“虙瘕”。

【虙瘕】 古病名。又作伏瘕、虙疝、密疝。因大肠热结，大便秘涩不通而见小腹结块的病症。素 37“小肠移热于大肠，为虙瘕为沈。”《太素》卷二十六“虙瘕”作“密疝”。森立之：“虙瘕者，宿饮伏结而为瘕聚也。”杨上善：“小肠将热气与大肠为病，名曰密疝。大肠得热，密涩沉而不通，故得密沉之名也。”又，王冰：“小肠热已，移入大肠，两热相薄，则血溢而为伏瘕也。血涩不利，则月事沉滞而不行，故云为虙瘕为沉也。虙与伏同。”张介宾：“虙瘕者，谓其隐伏秘匿，深沉不易取也。”

雀（què）

麻雀。见“雀卵”。

【雀卵】 中药名。为文鸟科动物麻雀的卵。甘、酸，温。入肾经。补肾阳，益精血，调冲任。主治男子阳痿，疝气，女子血枯、崩漏、带下。素 40“以四乌鲗骨一藘茹二物并合之，丸以雀卵。”

【雀瓮】 中药名。又名躁舍、雀儿饭瓮、天浆子等。为刺蛾科动物黄刺蛾的虫茧。甘，平。息风止惊，解毒消肿。主治小儿惊风，脐风，癫痫，乳蛾肿痛。神 4“雀瓮味甘，平。主小儿惊痫，寒热，结气，蛊毒，鬼疰。”

【雀瓢】 中药名。女青的别名。见该条。神 4“女青味辛，平……一名雀瓢。”

堂（táng）

1. 建于高台基之上的厅房。古时，整幢房子建筑在一个高出地面的台基上，前面是堂，通常是行吉凶大礼的地方，不住人；堂后面是室，住人。灵 29“入国问俗，入家问讳，上堂问礼，临病人问所便。”灵 60“入门而刺之者，死于堂上。”

2. 面部候诊部位。见“明堂”。

3. 腧穴名。见“玉堂”。

【堂堂】 盛大貌。灵 55“《兵法》曰：无迎逢逢之气，无击堂堂之阵。”杨上善：“堂堂，兵盛貌。”

常（cháng）

1. 同“裳”。裙子。《说文·巾部》：“常，下帬也。裳，常或从衣。”灵75“形不可匿，常不得蔽。”《甲乙经》卷九“常”作“裳”。素42“漏风之状，或多汗……衣常濡，口干善渴。”《太素》卷二十八、金本“常”作“裳”。森立之：“《素问》作‘常’为本字，《太素》作‘裳’为今字，不可读为寻常之义。”

2. 常规；常法。素21“生病起于过用，此为常也。”素54“愿闻其方，令可传于后世，以为常也。”灵37“愿闻其所出，令可为常。”张介宾：“可为常者，常行之法。”

3. 规律，法则。素9“五气更立，各有所胜，盛虚之变，此其常也。”素69“此生长化成收藏之理，气之常也，失常则天地四塞矣。”素70“阳胜者先天，阴胜者后天，此地理之常，生化之道也。”灵12“以心撩之，命曰法天之常。”

4. 永久的，固定不变的。素48“不欲坐卧，行立常听。”杨上善：“心虚耳中如有物声，故恒听。”素42“故风者，百病之长也，至其变化乃为他病也，无常方。”灵16“精专者行于经隧，常营无已，终而复始。”

5. 通常；一般。素17“诊法常以平旦。”素34“人身非常温也，非常热也，为之热而烦满者何也？”张介宾：“非素所有，故曰非常。”又，于鬯：“常本裳字。《说文·巾部》：常，下帬也，或体作裳。是常、裳一字。此言裳，下文言衣，变文耳。”金5“温酒调服，禁一切鱼肉大蒜，常宜冷食。”

6. 经常，常常。素46“阳明者常动，巨阳少阳不动，不动而动大疾。”素71“故至高之地，冬气常在，至下之地，春气常在。”灵10“诸脉之浮而常见者，皆络脉也。”

7. 正常状态或秩序。素69“芒而大倍常之一，其化甚；大常之二，其眚即发也。”灵5“所谓五十动而不一代者，以为常也。”马莳：“正以五十动而不一代者，乃平人之常脉。”灵18“荣卫之行，不失其常。”

8. 正常的；恰当的。素1“以酒为浆，以妄为常。”素70“病有久新，方有大小，有毒无毒，固宜常制矣。”

9. 普通的；中等程度的。见“常毒”。

10. 为“尚”之讹。尚，还。灵3“察其气之已下与常存也。”《太素》卷二十一“常”作“尚”。

【常人】 平常的人。灵38“刺常人奈何？”马莳：“常人者，不肥不瘦之人也。”

【常山】 山名。在河北元氏县境内。原名恒山，因避汉文帝讳，改为常山。神2“黑芝……生常山。”神4“款冬……生常山山谷。”

【常气】 指人的正常脉气，即胃气。素18“平人之常气禀于胃，胃者，平人之常气也。”

【常处】 固定的处所、地方。素63“夫邪客大络者……其气无常处。”灵40“血脉者，盛坚横以赤，上下无常处。”张志聪：“上下无常处者，血气之流行也。”难55“其始发无根本，上下无所留止，其痛无常处，谓之聚。”

【常名】 固定的名称。灵75“凡此数气者，其发无常处，而有常名也。”马莳：“凡此数等邪气，其发虽无一定之处，而各有一定之名。”素69“太过不及，专胜兼并，愿言其始，而有常名。”张介宾：“常名者，纪运气之名义也。”

【常色】 正常气色。灵37“其常色殆者如何？”张介宾：“谓色本如常而身亦危也。”①指五脏经脉所对应的五色。素57“经有常色而络无常变也。帝曰：经之常色何如？岐伯曰：心赤、肺白、肝青、脾黄、肾黑。”②指阳络随四时五行变化之色。素57“阴络之色应其经，阳络之色变无常，随四时而行也……此皆常色，谓之无病。”张志聪："阳络者，六阳经之络，合六腑之阳，随四时之春青夏赤秋白冬黑，并为变易者也。此皆四时五行之常色，谓之无病。"

【常府】 固定的部位、处所。素 35"故风无常府，卫气之所发，必开其腠理，邪气之所合，则其府也。"马莳："故风之所感无常所，则无常府。府者，凡物之所聚，皆可以言府也。"

【常经】

1. 固定不变的法规。灵 59"必先别其三形……而后调之，治无失常经。"

2. 谓常规；惯常的行为方式。灵 80"其非常经也，卒然多卧者，何气使然？"张介宾："非常经者，言其变也。"

【常脉】 指与病证相吻合的脉象。素"血衄身热者死，脉来悬钩浮为常脉。"丹波元简："悬乃悬空无根之象，钩浮乃阳盛阴虚之候，不似脉弦强而搏击于指，此乃亡血家之常脉。"

【常度】 常态。伤 111"血气流溢，失其常度。"

【常毒】 指毒性中等的药物。素 70"大毒治病，十去其六；常毒治病，十去其七；小毒治病，十去其八。"

【常然】 经常，一向如此。灵 35"卫气之在身也，常然并脉循分肉。"又，《太素》卷二十九、《甲乙经》卷八无"然"字。

【常数】

1. 一定之数。素 24"夫人之常数，太阳常多血少气，少阳常少血多气，阳明常多气多血，少阴常少血多气，厥阴常多血少气，太阴常多气少血，此天之常数。"难 18"结者，脉来去时一止，无常数，名曰结也。"灵 38"视其白黑，各为调之，其端正敦厚者，其血气和调，刺此者，无失常数也。"

2. 一定的规律。素 71"五运气行主岁之纪，其有常数乎……凡此定期之纪，胜复正化，皆有常数，不可不察。"张志聪："定期之纪，谓天干始于甲，地支始于子，子甲相合，三十岁为一纪，六十岁而为一周。胜复者不及之年，正化者太过之纪，皆有经常不易之数。"又，指五行生成之数，即天一生水，地六成之；地二生火，天七成之；天三生火，地八成之；地四生金，天九成之；天五生土，地十成之。

眦（zì 眥）

1. 上下眼睑的接合处。近鼻处为内眦，近鬓处为外眦，通称眼角。灵 13"足之阳明，手之太阳，筋急则口目为僻，眦急不能卒视。"灵 22"目眦外决于面者为锐眦，在内近鼻者为内眦。"

2. 泛指眼睛。灵 37"肝病者，眦青。"

3. 指眼睑。灵 50"肝举而胆横，眦裂而目扬。"

4. 指视力。素 81"夫一水不胜五火，故目眦盲。"王冰："眦，视也。"

【眦伤】 病名。指眼角睑缘的炎症性病变。神 3"黄连味苦，寒。主热气目痛，眦伤，泣出，明目。"

【眦疡】 指眼角睑缘的疮疡。素 69"民病两胁下少腹痛，目赤痛眦疡。"素 71"血溢血泄鼽嚏，目赤眦疡。"

眴（一、xuàn）

症状名。视物旋转。《集韵·谆韵》："眴，目眩也。"见"眴仆"。

（二、shùn）

目睛转动。伤 86"衄家，不可发汗，汗出必额上陷脉急紧，直视不能眴，不得眠。"柯琴："目不转，故不能眴；目不合，故不能眠。"又，成无己："眴，瞬，合目也。"

【眴仆】 症状名。突然头晕目眩而跌倒。素 17"沉细数散者，寒热也；浮而散者，为眴仆。"王冰："脉浮为虚，散为不足，气虚而血不足，故为头眩而仆倒也。"

【眴眴】 症状名。视物昏花不清貌。素36“肾疟者……大便难，目眴眴然，手足寒。”张介宾：“眴眴然，眩动貌。目视不明，水之亏也。”

眈（huāng）

见“眈眈”。

【眈眈】 视不明貌。素22“肝病者……虚则目眈眈无所见。”森立之：“眈眈者，目视昏蒙不明之貌也。”素49“久坐起则目眈眈无所见者，万物阴阳不定，未有主也。”

眼（yǎn）

眼睛。灵80“精之窠为眼，骨之精为瞳子。”伤392“热上冲胸，头重不欲举，眼中生花。”

【眼系】 眼球内连于脑的脉络。又名目系。灵21“足太阳有通项入于脑者，正属目本，名曰眼系。”灵62“上走空窍，循眼系，入络脑。”

眸（móu）

瞳仁。亦泛指眼睛。见“眸子”。

【眸子】 瞳仁。此泛指眼睛。灵75“刺此者，必于日中，刺其听宫，中其眸子，声闻于耳，此其输也。”杨上善：“眸子，目中瞳子也……针听宫时按鼻仰卧者，感气合出于耳目，即耳通目明矣。”

悬（xuán 懸）

1. 悬挂。素66“九星悬朗，七曜周旋。”

2. 悬空。引申指心胃有悬空感觉的症状。灵10“心如悬如饥状，气不足则善恐。”素74“咳唾则有血，心如悬，病本于肾。”

3. 指悬浮无根，按之虚无的脉象。属于血脱，气无所附之征象。素48“血衄身热者死，脉来悬钩浮，为常脉。”丹波元简：“悬为悬空无根之象……此乃亡血家之常脉。”素28“乳子而病热，脉悬小者何也？”王冰：“悬，谓如悬物之动也。”又，森立之：“悬小，未详。宜从琦说为‘弦小’，盖产后弦细为血实之脉。”素79“上连人迎，弦急悬不绝，此少阳之病也。”张介宾：“悬，浮露如悬。”

4. 系连，关联。素25“人生于地，悬命于天。”王冰：“命惟天赋，故悬于天。”

5. 公布。素25“故针有悬布天下者五，黔首共余食，莫知之也。”王冰：“言针之道，有若高悬示人，彰布于天下者五矣。”

6. 量度，测知。素46“藏有所伤，及精有所之寄则安，故人不能悬其病也。”森立之：“故他人不能见察其病也。”又，马莳：“悬，绝也。”48“是肾气予不足也，悬去枣华而死。”又，张介宾：“悬者，花之开，去者，花之落。言于枣花开落之时。”

【悬阳】 指鼻部。灵1“方刺之时，必在悬阳，及与两卫，神属勿去，知病存亡。”杨上善：“悬阳，鼻也，悬于衡下。鼻为明堂，五藏六府气色皆见明堂及与眉上两衡之中，故将针者，先观气色，知死生之候，然后刺之。”又，张介宾：“悬，犹言举也。阳，神气也。凡刺之时，必先举神气为主，故曰悬阳。”张志聪：“悬阳，心也。心藏神，方刺之时，得之于心，则神属于病者，而知病之存亡矣。”

【悬饮】 病名。四饮之一。因饮邪停留于胁部而致胁下胀满，咳唾，或呼吸、转身时两胁引痛，兼有干呕、短气等症的病证。金12“夫饮有四……有痰饮，有悬饮，有溢饮，有支饮……饮后水流在胁下，咳唾引痛，谓之悬饮……病悬饮者，十枣汤主之。”

【悬绝】

1. 指脉弦紧不柔和之象。素7“凡持真脉之藏脉者，肝至悬绝急……心至悬绝，九日死；肺至悬绝，十二日死。”森立之：“悬者，弦强紧急之义……绝者，甚也，非结代止绝之谓也……盖悬绝者，弦紧甚之义。”又，滑寿：“悬谓悬绝，如悬丝之微而欲断也。”张志聪：“悬绝者，真脏孤悬而绝，无胃气之阳和也。”素 28“脉悬绝则死，滑大则生。”吴崑：“悬绝，搏而无胃气也，故死。”

2. 指脉浮大无根或断绝不至。素 19“夏得肾脉，秋得心脉，冬得脾脉，其至皆悬绝沉涩者，命曰逆四时。”高世栻：“悬绝无根，或沉涩不起者，是无胃气。”又，王冰：“悬绝，谓如悬物之绝去也。”素 20“九候之脉，皆沉细悬绝者为阴，主冬，故以夜半死。盛躁喘数者为阳，主夏。”杨上善：“来如断绳，故曰悬绝。”

【悬颅】 穴名。属足少阳胆经，位于鬓发中，当头维穴与曲鬓穴沿鬓发弧形连线的中点。灵 21“足阳明有挟鼻入于面者，名曰悬颅，属口，对入系目本。”

【悬雍】 倒悬的瓮，形容浮取而小，稍按即大的脉象。素 48“脉至如悬雍，悬雍者浮揣切之益大，是十二俞之予不足也，水凝而死。”丹波元简：“盖雍，瓮通……《广雅》：‘瓶也。’盖取其大腹小口，而形容浮揣切之益大之象也。”又，《新校正》云：“按全元起本‘悬雍’作‘悬离’。元起注云：‘悬离者，言脉与肉不相得也。”

【悬蹄】 中药名。①马悬蹄。为马科马属动物马足部倒悬不着地的小蹄。甘，平。定惊止痉，止血，止痛。主治惊风，癫痫，衄血，龋齿疼痛。神 3“白马……悬蹄，主惊痫，瘈疭，乳难，辟恶气鬼毒，蛊疰不祥。”②指猪蹄甲。为猪科猪属动物猪的蹄甲。咸，微寒。入胃、大肠经。化痰定喘，解毒生肌。主治咳嗽喘息，肠痈，痔漏，白秃疮，冻疮。神 4“豚卵味甘，温……悬蹄，主五痔，伏热在肠，肠痈，内蚀。”

【悬雍垂】 俗称“小舌”，在口腔中软腭后缘正中悬垂的小圆锥体，肌质结构，表面覆盖黏膜，平时稍向下垂，进食时随同软腭向上收缩，防止食物由口腔窜入鼻腔。灵 69“悬雍垂者，音声之关也。”张介宾：“悬雍垂者，悬而下垂，俗谓之小舌，当气道之冲，为喉间要会，故谓之关。”

野（yě）

1. 郊外。《说文·里部》：“野，郊外也。”见“郊野”。

2. 旷野，荒野。素 12“其民乐野处而乳食。”

3. 指九州之分野。素 54“人九窍三百六十五络应野。”张志聪：“《阴阳应象大论》曰：地有九野，人有九窍。九野者，九州之分野也。人之三百六十五络，犹地之百川流注，通会于九州之间。”灵 78“七以法星，八以法风，九以法野。”

4. 田园。见“田野”。

【野兰】 中药名。为漏芦的别名。见该条。神 2“漏芦味苦，寒。主皮肤热，恶疮，疽，痔，湿痹……一名野兰。”

【野葛】 中药名。为钩吻的别名。参见该条。神 4“钩吻味辛，温。主金创，乳痓，中恶风，咳逆上气，水肿……一名野葛。”

【野蓼】 中药名。为知母的别名。见该条。神 3“知母味苦，寒……一名蚳母，一名连母，一名野蓼，一名地参。”

【野丈人】 中药名。为白头翁的别名。见该条。神 4“白头翁味苦，温。主温疟，狂易，寒热，癥瘕，积聚，瘿气……一名野丈人。”

圊（qīng）

1. 厕所。《广雅·释宫》：“圊，厕也。”难 43“故平人日再至圊。”难 57“数至圊而不能便。”

2. 排泄。金 17“下利脉数而渴者，今自愈；设不差，必圊脓血，以有热故也。”

晦（huì）

1. 月尽，因指农历每月的最后一日。借指“阴尽”。《说文·日部》：“晦，月尽也。”素 79“一阴至绝作朔晦。”张介宾：“然阴阳消长之道，阴之尽也如月之晦，阳之生也如月之朔，既晦而朔则绝而复生，此所谓一阴至绝作朔晦也。”

2. 昏昧不明。素 78“汝不知道之谕，受以明为晦。”王冰：“晦，暗也。”

【晦暝】 昏暗，阴沉。素 71“太阴所至为沉阴，为白埃，为晦暝。”

晚（wǎn）

迟，比规定的或合适的时间靠后。素 2“早卧晚起，必待日光。”素 71“有余宜晚，不及宜早。”素 74“阳明司天，燥淫所胜，则木乃晚荣，草乃晚生。”

啄（zhuó）

鸟用嘴取食。形容脉来尖锐断续。难 15“来如雀之啄，如水之下漏，是脾之衰见也。”

【啄啄】 禽鸟取食貌。形容脉象短促搏指。难 15“啄啄连属，其中微曲曰病。”

趺（fū）

同“跗”。脚背。见“趺阳”等。

【趺阳】 诊脉部位之一。即足背胫前动脉搏动处，为冲阳穴所在部位，故又称冲阳脉。伤 362“少阴负趺阳者，为顺也。”

【趺蹶】 古病名。指足背僵硬，运动障碍的疾病。金 19“病趺蹶，其人但能前，不能却。”黄元御：“足趺硬直，能前走而不能后移也。”

【趺阳脉】 三部九候脉之一。属足阳明胃经，位于足背胫前动脉搏动处。伤 247“趺阳脉浮而涩，浮则胃气强，涩则小便数，浮涩相抟，大便则鞕，其脾为约，麻子仁丸主之。”钱潢：“趺阳，足趺上动脉也。又名冲阳，胃脉也。”金 5“趺阳脉浮而滑，滑则谷气实，浮则汗自出。”

【趺蹶手指臂肿转筋阴狐疝蚘虫病脉证治】《金匮要略》篇名。本篇论述了趺蹶、手指臂肿、转筋、阴狐疝、蚘虫等五种病证的临床诊断以及治疗，其中以蚘虫病为重点。

距（jù）

指鸟腿后面突出像脚趾的部分。比喻脾的死脉细而坚硬，无柔和之象。素 18“死脾脉来，锐坚如乌之喙，如鸟之距，如屋之漏，如水之流，曰脾死。”王冰：“乌喙鸟距，言坚锐也。”

趾（zhǐ）

地名。见“交趾”。

跃（yuè 躍）

1. 升腾，上升。《广雅·释诂一》：“跃，上也。”素 49“所谓耳鸣者，阳气万物盛上而跃，故耳鸣也。”

2. 跛行。素 49“所谓甚则跃者，九月万物尽衰，草木毕落而堕，则气去阳而之阴，气盛而阳之下长，故谓跃。”又，王冰：“跃，谓跳跃也。”

啮（niè 齧）

咬。素 60“犬所啮之处灸之三壮。”灵 28“人之自啮舌者，何气使然？”

【啮齿】 咬牙，磨牙。灵 23“骨病不食，啮齿，耳青，索骨于肾。”张志聪：“啮齿者，热盛而切牙也。”

略（lüè）

约略，大概。灵 72“非徒一阴一阳而已也，而略言耳，口弗能偏明也……愿略闻其意。”

蛄（gū）

见“蝼蛄”。

蛎（lì 蠣）

牡蛎。见“蛎蛤”。

【蛎蛤】 中药名。牡蛎的别名。见“牡蛎”。神 2“牡蛎味咸，平……一名蛎蛤。”

蛆（qū）

蝇类的幼虫。素 70“其主飞蠹蛆雉。”张介宾：“蛆者，蝇之子。”

蛊（gǔ 蠱）

1. 人体内的寄生虫。神 2“蓝实味苦，寒。主解诸毒，杀蛊。”

2. 病名。①泛指因虫毒结聚，络脉淤塞引起胀满、积块的疾患。灵 23“男子如蛊，女子如怚。”②因病邪传入于肾引起的疝瘕，小腹热痛及小便混浊的病证。素 19“脾传之肾，病名曰疝瘕，少腹冤热而痛，出白，一名曰蛊。”

【蛊注】 谓虫之流窜走注。金 11“心中寒者，其人苦病心如噉蒜状，剧者心痛彻背，背痛彻心，譬如蛊注。”尤怡：“如蛊注者，言其自心而背，自背而心，如虫之往来交注也。”

【蛊毒】 病名。症状复杂，变化不一，病情较重。可见于如蛲虫病、急慢性血吸虫病、重症肝炎、肝硬化、重症痢疾、阿米巴痢疾等病。神 4“大戟味苦，寒。主蛊毒，十二水。”

【蛊疰】 古病名。又作蛊注。指由虫类所致，病情缠绵，死后可传染他人的疾患。神 2“猪苓味甘，平。主痎疟，解毒，辟蛊疰不祥，利水道。”巢元方：“注者，住也。言其病连滞停住，死又注易傍人也。”

蚱（zhà）

中药名。见“蚱蝉”。

【蚱蝉】 中药名。又名鸣蝉等。为蝉科黑蚱属动物黑蚱的全体。咸、甘，寒。入肝、肺经。清热，息风，镇惊。主治小儿惊风，癫痫，夜啼，偏头痛。神 3“蚱蝉味咸，寒。主小儿惊痫，夜啼，癫病，寒热。”

蛇（shé）

爬行动物。体圆而细长，有鳞，无四肢。神 1“虫蛇蛊毒所伤。”神 4“蜈蚣……主鬼疰，蛊毒。啖诸蛇、虫、鱼毒”。

【蛇行】 像蛇一样蜿蜒曲折地前进。比喻死肝脉曲折之象。金 11“肝死脏，浮之弱，按之如索不来，或曲如蛇行者，死。”

【蛇米】 中药名。蛇床子的别名。见该条。神 2“蛇床子味苦，平……一名蛇粟，一名蛇米。”

【蛇含】 中药名。又名蛇衔、威蛇、小龙牙、紫背龙牙、紫背草等。为蔷薇科委陵菜属植物蛇含委陵菜的带根全草。苦、辛，微寒。入肝、肺经。清热，解毒，消肿，止咳。主治高热惊风，疟疾，肺热咳嗽，百日咳，咽喉肿痛，痢疾，目赤肿痛，疮疖肿毒，风湿麻木。神 4“蛇含味苦，微寒。主惊痫，寒热邪气。除热，金创，疽，痔，鼠瘘，恶疮，头疡。一名蛇衔。”

【蛇毒】 指毒蛇从毒腺中分泌出来的一种液体。神 3“犀角味苦，寒。主百毒蛊疰，邪鬼，瘴气。杀钩吻、鸩羽、蛇毒。”

【蛇符】 中药名。蛇蜕的别名。见该条。神 4“蛇蜕味咸，平……一名龙子衣，一名蛇符，一名龙子单衣，一名弓皮。”

【蛇衔】 中药名。蛇含的别名。见该条。神 4“蛇含味苦，微寒……一名蛇衔。”

【蛇粟】 中药名。蛇床子的别名。见该条。神 2“蛇床子味苦，平……一名蛇粟，一名蛇米。”

【蛇痫】 病名。小儿惊痫之一。临床可见小儿身软，头举，吐舌等症状。神 4“蛇蜕味咸，平。主小儿百二十种惊痫，瘈疭，癫疾，寒热，肠痔，虫毒，蛇痫。”

【蛇蜕】 中药名。又名龙子衣、蛇符、龙子单衣、弓皮、龙皮、龙单皮、蛇皮等。为游蛇科锦蛇属动物王锦蛇、红点锦蛇、黑眉锦蛇等多种蛇蜕下的皮膜。咸、甘，平。入肝经。祛风，定惊，退翳，止痒，解毒消肿。主治惊痫抽搐，目翳，风疹瘙痒，喉痹，口疮，痈疽，疔毒，瘰疬，恶疮，烧烫伤。神 4“蛇蜕味咸，平。主小儿百二十种惊痫，瘈疭，癫疾，寒热，肠痔，虫毒，蛇痫。火熬之良。一名龙子衣，一名蛇符，一名龙子单衣，一名弓皮。”

【蛇瘕】 病名。瘕生腹内，摸之如蛇状者。神 4“白颈蚯蚓味咸，寒。主蛇瘕，去三虫。”《诸病源候论·癥瘕病诸候》：“人有食蛇不消，因腹内生蛇瘕也。亦有蛇之精液误入饮食内，亦令病之。其状常若饥而食则不下，喉噎塞，食至胸内即吐出，其病在腹，摸揣亦有蛇状，谓蛇瘕也。”

【蛇床子】 中药名。又名蛇粟、蛇米、蛇珠、蛇床实等。为伞形科蛇床属植物蛇床的干燥成熟果实。辛、苦，温，有小毒。入脾、肾经。温肾壮阳，燥湿杀虫，祛风止痒。主治男子阳痿，女子宫寒不孕，湿痹腰痛，寒湿带下，阴囊湿痒，风湿痹痛，湿疹，疥癣。组方有蛇床子散。神 2“蛇床子味苦，平。主妇人阴中肿痛，男子阴痿，湿痒。除痹气，利关节。癫痫，恶疮。久服轻身。一名蛇粟，一名蛇米。”

【蛇床子散】 方剂名。组成：蛇床子仁。用法：上一味，末之，以白粉少许，和令相得，如枣大，绵裹内之，自然温。功用：暖宫祛湿，杀虫止痒。主治：阴冷寒湿带下。金 22“蛇床子散方，温阴中坐药。”

累（一、léi 纍）

连缀。灵 47“肉䐃无小里累者胃急，肉䐃多少里累者胃结。”《太素》卷六“里”作“果”。杨上善：“果音颗。谓肉䐃无小颗段连累。”

（二、lèi 纍）

拖累。引申为祸害。素 13“内无眷慕之累，外无伸宦之形。”

【累累】 连贯成串貌。素 18“夫平心脉来，累累如连珠，如循琅玕，曰心平。”素 19“真心脉至，坚而搏，如循薏苡子累累然。”素 41“刺厥阴之脉，在腨踵鱼腹之外，循之累累然，乃刺之。”

患（huàn）

1. 忧虑。素 1“外不劳形于事，内无思想之患。”

2. 祸殃，灾难。灵 73“令可久传，后世无患。”素 68“无形无患。”

3. 指生病。神 4“服之不患热病。”

唾（tuò）

1. 唾液，为肾所主。《说文·口部》：“唾，口液也。”素 23“脾为涎，肾为唾。”灵 78“心主汗，肝主泣，肺主涕，肾主唾，脾主涎。”

2. 吐唾沫。灵 4“胆病者……嗌中吤吤然，数唾。”

3. 吐。素 33“劳风……唾出若涕，恶风而振寒。”丹波元简：“古无‘痰’字，此云唾出若涕，谓吐黏痰也。”灵 13“其成伏梁唾血脓者，死不治。”

【唾血】 吐痰带血或咳血。素 40“有病胸胁支满者，妨于食，病至则先闻腥臊臭，出清液，先唾血，四支清，目眩。”素 38“肺咳之状，咳而喘息有音，甚则唾血。”张介宾：“唾血者，随咳而出，其病在肺，与呕血者不同。”

【唾沫】 唾出泡沫状痰液。金 1“息张口短气者，肺痿唾沫。”

【唾痈】 古代祝由治病方法。用啐唾诅咒疾病。灵 73“疾毒言语轻人者，可使唾痈咒病。”张介宾：“人之恶口毒舌者，亦由禀赋，诸无所利而独利于唾咒疾病。”

唯（wéi）

副词。仅有，只有。素 2“唯圣人从之，故身无奇病。”灵 58“卒然而病者，其故何也？唯有因鬼神之事乎？”

【唯独】 仅仅，只有。灵 80“余唯独为东苑劳神乎？”

啖（dàn）

吃。神 4“蜈蚣味辛，温。主鬼疰，蛊毒。啖诸蛇、虫、鱼毒，杀鬼物老精，温疟。”

啘（yè）

干呕。难 16“心痛，掌中热而啘。”滑寿：“啘，干呕也。心病则火盛，故啘。”

啸（xiào 嘯）

1. 鸟兽长声吼叫。见“虎啸”。

2. 盛。素 21“一阳独啸，少阳厥也。”张介宾：“独啸，独炽之谓。”又，森立之：“啸，去声。萧，平声，其音相通。盖‘独啸’即‘独萧’，谓其脉独至也，乃其脉独自搏击骚盛之义也。”

啜（chuò）

饮，喝。伤 14“复取微似汗，不须啜粥。”金 2“汗不出，食顷，啜热粥发之。”

崩（bēng）

1. 倒塌。见“崩溃”。

2. 破溃。素 44“胞络绝则阳气内动，发则心下崩数溲血也。”杨上善：“阳气内动有伤，心下崩损，血循手少阳脉下，尿血。”神 2“阿胶味甘，平。主心腹内崩，劳极。”

3. 病名。指血崩。即妇女阴道大出血。素 7“阴虚阳搏谓之崩。”杨上善：“崩，下血也。”

【崩中】 病名。指阴道突然大量出血的疾病。金 22“温经汤……兼取崩中去血。”神 1“女子带下，崩中，血闭，阴蚀。”

【崩溃】 倒塌溃散。素 69“风雨大至，土崩溃。”素 70“其变震惊飘骤崩溃。”

崇（chóng）

高。见“崇高”。

【崇山】 先秦时地名，今湖南大庸县。神 3“藁本味辛……生崇山山谷。”

【崇高】 地势高。素 70“崇高则阴气治之，污下则阳气治之。”

婴（yīng 嬰）

1. 颈饰。似现代的项链。《说文・女部》：“婴，颈饰也。”见“婴筋”。

2. 初生的小孩。见“婴儿”。

【婴儿】 初生的幼儿。灵 23“老人婴儿，热而腹满者死。”灵 38“婴儿者，其肉脆血少气弱。”灵 74“婴儿病，其头毛皆逆上者，必死。”

【婴筋】 颈侧的筋脉。灵 21“人迎，足阳明也，在婴筋之前。”张介宾：“颈侧之筋曰婴筋。”

【婴儿风】 八风之一。指东风。灵 77“风从东方来，名曰婴儿风，其伤人也，内舍于肝，外在于筋纽，其气主为身湿。”

铜（tóng 銅）

金属铜。神 2“水银味辛，寒。主……杀金、银、铜、锡毒。”

【铜芸】 中药名。防风的别称。见该条。神 3“防风味甘，温……一名铜芸。”

【铜器】 铜制的器皿。伤 233“于铜器内，微火煎。”金 5“以铜器盛其汁。”

铢（zhū 銖）

古代衡制中的重量单位。为一两的二十四分之一。伤 25“桂枝一两十铢（去皮），芍药一两六铢，麻黄十六铢。”

银（yín）

白银。又称白金。神 2“石胆……炼饵服之不老，久服增寿神仙。能化铁为铜，成金银。”

甜（tián）

像糖或蜜的味道。伤 100“呕家不可用建中汤，以甜故也。”

梨（lí）

为“黧”之讹。黧，黄黑色。难 24“手少阴气绝……血不流则色泽去，故面黑如梨，此血先死。”《难经本义》、《甲乙经》卷二“梨”并作“黧”。

秽（huì 穢）

肮脏。见“腐秽”。

移（yí）

1. 转移；迁徙。灵 9“必一其神，令志在针，浅而留之，微而浮之，以移其神，气至乃休。”素 38“五藏之久咳，乃移于六府。”灵 66“故往来移行肠胃之间。”

2. 移动。灵 57“按之则坚，推之则移。”素 67“不当其位者病，迭移其位者病。”金 10“其脉数而紧乃弦，状如弓弦，按之不移。”

3. 变易，转化。素 35“阴阳上下交争，虚实更作，阴阳相移也。”灵 5“天地相感，寒暖相移。”灵 75“凡刺痈邪，无迎陇，易俗移性不得脓。”

4. 去，消除。素 77“医不能严，不能动神，外为柔弱，乱至失常，病不能移。”灵 7“九针之宜，各有所为……不得其用，病弗能移。”

【移日】 太一从一宫转向下一宫的第 1 天，即节气交替的日期。灵 77“太一移日，天必应之以风雨。”张介宾：“移日，交节过宫日也。”

【移易】 转移改变。素 63“邪客于经，左盛则右病，右盛则左病，亦有移易者，左痛未已而右脉先病。”

【移徙】 移动。灵 27“周痹之在身也，上下移徙随脉。”

【移精】 即移精变气。参见该条。素 13“故毒药不能治其内，针石不能治其外，故可移精祝由而已。”杨上善：“是以有病以祝为由，移精变气去之，无假于针药也。”

【移光定位】 根据日光的变化，确定人体气所在的部位。素 26“因天之序，盛虚之时，移光定位，正立而待之。”王冰：“候日迁移，定气所在。”姚止庵：“光，日光也。日随时而移，气随日而至，春夏日行南陆，秋冬日转北陆，春夏之日长，秋冬之日短。位，气之所在也……言用针者，当随日之长短，而定气之所在。”又，森立之：“移光定位者，谓日月光移，则人亦随之，定其坐位，《九宫八风》是也。”

【移精变气】 一种转移、改变患者精神状态，以治疗疾病的方法。素 13“余闻古之治病，惟其移精变气，可祝由而已。”王冰：“移谓移易，变谓变改，皆使邪不伤正，精神复强而内守也。”吴崑：“移易精神，变化脏气，如悲胜怒，恐胜喜，怒胜思，喜胜悲，思胜恐，导引营卫，皆其事也。”

【移精变气论】《素问》篇名。本篇主要论述了由于人们生活环境的不同，情志活动的差异，因而得病轻重各异，治疗方法也有所不同，其中突出了早期治疗，以及临证时运用色诊、脉诊和问诊的重要性，强调了神的得失对疾病预后的意义。由于篇首论上古用祝由方法，移精变气以治疗疾病，故名篇。

笼（lóng 籠）

见“窗笼”。

符（fú）

地名。见“符陵”。

【符陵】 古地名。今四川省涪陵。神 2 “丹砂味甘，微寒……生符陵山谷。”

第（dì）

表数序的词头。《素问·上古天真论篇第一》，《神农本草经卷第一》，伤 142 “心下痞鞕者，当刺大椎第一间。”

【第一针】 指九针中的第一种，即镵针。灵 23 “热病先肤痛窒鼻充面，取之皮，以第一针，五十九。”马莳：“用第一针名镵针者，以刺五十九穴之皮。”

【第三针】 指九针中的第三种，即鍉针。灵 23 “热病头痛……厥热病也，取之以第三针。”马莳：“取之以第三针曰鍉针者，以刺之。”

【第六针】 指九针中的第六种，即员利针。灵 23 “热病嗌干多饮，善惊，卧不能起，取之肤肉，以第六针，五十九。”马莳：“用第六针名曰员利针者，以刺五十九穴之肉。”

【第四针】 指九针中的第四种，即锋针。灵 23 “热病面青脑痛，手足躁，取之筋间，以第四针。”马莳：“用第四针名曰锋针者，以刺四肢之厥逆。”

偃（yǎn）

1. 仰，仰卧。《说文》段注：“凡仰仆曰偃，引申为凡仰之称。”见“偃卧”。

2. 倒伏。素 69 “复则大风暴发，草偃木零。”素 71 “长川草偃，柔叶呈阴。”王冰：“草偃，谓无风而自低。”

3. 通“歋”。闭口努腹。灵 75 “刺邪以手坚按其两鼻窍而疾偃，其声必应于针也。”丹波元简：“志云：‘疾偃其声，闭其口窍也。’简案：志注近是。盖偃、歋通。歋，怒腹也。又作躽。《巢源》有小儿躽啼候。《玉篇》：‘躽体，怒腹也。’”

【偃刀】 刀刃向上卧置的刀。喻脉象浮取细而坚硬，重按坚大急。素 48 “脉至如偃刀，偃刀者，浮之小急，按之坚大急。”张介宾：“偃刀，卧刀也。浮之小急，如刀口也；按之坚大急，如刀背也。”

【偃卧】 仰卧。素 46 “人之不得偃卧者何也?”王冰：“谓不得仰卧也。”灵 75 “因其偃卧，居其头前，以两手四指挟按颈动脉。”

偶（ǒu）

1. 双数。灵 5 “阴道偶，阳道奇。”

2. 方剂名。即偶方。由偶数药物组成的复方。素 74 “君二臣四，偶之制也……君二臣六，偶之制也。”王冰：“偶，谓古之复方也。”

3. 用偶方治病。素 74 “奇之不去则偶之，是谓重方。”

【偶刺】 古刺法名。十二节刺之一，指用两针分别从前心、后背同时针刺来治疗心痹等病的刺法。灵 7 “偶刺者，以手直心若背，直痛所，一刺前，一刺后，以治心痹。”

停（tíng）

1. 静，静止。此指脉象伏匿不现。伤 94 “太阳病未解，脉阴阳俱停，必先振栗汗出而解。”

2. 停止。伤 12 “若一服汗出病差，停后服，不必尽剂。”

3. 停留。金 12 “先渴后呕，为水停心下，此属饮家，小半夏加茯苓汤主之。”

偻（lǚ 僂）

腰背弯曲。灵 72 “太阴之人，其状黮黮然黑色，念然下意，临临然长大，腘然未偻。”张介宾：“腘然未偻，言膝腘若曲，而实非佝偻之疾也。”

【偻附】 屈身低头。素 17 “膝者筋之府，屈伸不能，行则偻附，筋将惫矣。”林亿:“按别本附一作俯。”丹波元简:“马‘附’读为‘俯’，为是。《左传·昭公七年》‘正考父一命而偻，再命而伛，三命而俯。’杜注：‘俯共于伛，伛共于偻。’”又，张志聪：“偻，曲其身。附，依附而行。”

偏（piān）

1. 不居中；倾斜。灵 10“手阳明之别……其别者，上循臂，乘肩髃，上曲颊偏齿。”丹波元简:“此盖谓本经偏止于曲颊之处，而非言遍循上下齿也。”灵 47“唇偏举者，脾偏倾也……耳偏高者，肾偏倾也。”杨上善:“偏，一厢独高为偏。”

2. 旁侧；半。灵 23“偏枯，身偏不用而痛，言不变，志不乱。”灵 61“著痹不移，䐃肉破，身热，脉偏绝，是三逆也。”马莳:“盖偏则一手全无，绝则二手全无也。”素 49“所谓偏虚者，冬寒颇有不足者，故偏虚为跛也。”杨上善:“人身亦尔，半阳不足，故偏虚。”

3. 局部。灵 4“膀胱病者，小腹偏肿而痛。”杨上善:“偏肿者，大腹不肿也。”

4. 专，侧重。素 75“合而病至，偏害阴阳。”又，森立之:“偏，半颇也。偏害阴，斥伤寒表实；偏害阳，斥表虚中风也。”

5. 副词。①表示程度，相当于“甚”。灵 75“大风在身，血脉偏虚。”②表示范围，相当于“单”。灵 75“虚邪偏客于身半，其入深，内居荣卫，荣卫稍衰，则真气去，邪气独留，发为偏枯。”

6. 疑为“满”之讹。满闷。素 58“胸胁痛而不得息，不得卧，上气短气，偏痛。”林亿:“按别本，‘偏’一作‘满’。”

【偏历】

1. 手阳明大肠别络名。灵 10“手阳明之别，名曰偏历，去腕三寸，别入太阴。”

2. 穴名。属手阳明大肠经，手阳明经的络穴。位于前臂背面桡侧，阳溪穴与曲池穴连线上，距阳溪穴 3 寸处。灵 5“手阳明根于商阳，溜于合谷，注于阳溪，入于扶突、偏历也。”

【偏风】

1. 病症名。即偏枯。因风邪侵袭而致的半身不遂。素 42“风中于五藏六府之俞，亦为藏府之风，各入其门户所中，则为偏风。”丹波元简:“《神巧万全方》云：经有偏风候，又有半身不遂候，又有风偏枯候。此三者，大要同，而古人别为之篇目，盖指风则谓之偏风，指疾则谓之半身不遂，其肌肉偏小者，呼为偏枯。”

2. 为“漏风”之讹。指风邪侵袭所致的多汗。灵 4“肺脉……微缓为痿瘘，偏风，头以下汗出不可止。”丹波元简:“《脉经》注云：一作‘漏风’。据汗出不可止，作‘漏风’近是。”

【偏沮】 症状名。半身不得汗出。素 3“汗出偏沮，使人偏枯。”

【偏弦】 指左手或右手一侧寸口脉弦。金 12“脉偏弦者，饮也。”

【偏枯】 病症名。又名偏风，即半身不遂。灵 23“偏枯，身偏不用而痛，言不变，志不乱，病在分腠之间，巨针取之。”张介宾:“偏枯者，半身不随，风之类也。”素 28“凡治消瘅仆击，偏枯痿厥，气满发逆，甘肥贵人，则高梁之疾也。”

【偏倾】 偏斜，倾斜。灵 47“五藏者，故有小大高下坚脆端正偏倾者。”

【偏有小大】 症状名。指阴囊一侧时有肿大，时而变小。金 19“阴狐疝气者，偏有小大，时时上下，蜘蛛散主之。”

躯（qū 軀）

身体。见“躯形”。

【躯形】 身体形态。素 77“医工诊之，不在藏府，不变躯形。”吴崑:“不变躯形，以形躯中无证可验也。”

䴵（pěng）

淡白色。素42“肺风之状，多汗恶风，色䴵然白。”王冰：“䴵，谓薄白色也。”

假（jiǎ）

假象。①指春反凉，夏反寒，秋反温，冬反热等反常的气候变化。如夏季反见冬季的寒冷气候。素71“用寒远寒，用凉远凉，用温远温，用热远热……有假者反常……假者何如？岐伯曰：有假其气，则无禁也。所谓主气不足，客气胜也。”王冰：“正气不足，临气胜之，假寒热温凉，以资四证之气，则可以热犯热，以寒犯寒，以温犯温，以凉犯凉也。”张介宾：“假，假借也。气有假借者，应热反寒，应寒反热也，则亦当假以治之。”②指假寒证、假热证。素70“气寒气凉，治以寒凉，行水渍之。气温气热，治以温热，强其内守。必同其气，可使平也，假者反之。”张介宾：“然西北未必无假热，东南未必无假寒，假者当反治。”

【假令】 连词。表示假设。假使，如果。金50“假令尺中迟者，不可发汗。”难10“假令心脉急甚者，肝邪干心也。”伤148“假令纯阴结，不得复有外证，悉入在里，此为半在里半在外也。”

【假如】 连词。表示假设。如果。金14“假如小便自利，此亡津液，故令渴也。”

【假苏】 中药名。荆芥的别名。又名鼠蓂。为唇形科裂叶荆芥属植物裂叶荆芥和多裂叶荆芥的茎叶和花穗。辛、微苦，微温。入肺、肝经。祛风，解表，透疹，止血。主治感冒发热，头痛，目痒，咳嗽，咽喉肿痛，麻疹，风疹，痈肿，疮疥，衄血，吐血，便血，崩漏，产后血晕。神4“假苏味辛，温。主寒热，鼠瘘，瘰疬，生疮。破结聚气，下瘀血，除湿痹。一名鼠蓂。”

徙（xǐ）

迁移。《广雅·释言》：“徙，移也。”灵78“是故太一入徙立于中宫。”

得（一、dé）

1. 得到，获得。与“失”相对。《玉篇·彳部》：“得，获也。”灵1“凡用针者……为虚与实，若得若失。”马莳：“泻之而虚，恍然若有所失；补之而实，佖然若有所得。”灵48“子若欲得之，何不斋乎？”灵72“少阴之人，小贪而贼心，见人有亡，常若有得。”

2. 使用；饮用。灵73“各得其能，方乃可行，其名乃彰。”杨上善：“各用其能，以有所当，故曰得人。”伤17“若酒客病，不可与桂枝汤，得之则呕。”金3“诸药不能治，得药则剧吐利。”

3. 相遇，遇到。素25“木得金而伐，火得水而灭，土得木而达，金得火而缺，水得土而绝，万物尽然，不可胜竭。”灵66“两虚相得，乃客其形，两实相逢，众人肉坚。”灵39“阴阳之气，其新相得而未和合。”杨上善：“得，遇也。”灵79“逢年之盛，遇月之满，得时之和。”

4. 结合，会合。素27“夫邪去络入于经也……其寒温未相得，如涌波之起也。”张志聪：“寒温欲相得者，真邪未合也。”《太素》卷二十四“得”作“和”。金1“夫诸病在藏，欲攻之，当随其所得而攻之，如渴者，与猪苓汤。余皆仿此。”尤怡：“无形之邪入结于脏，必有所据，水血痰食，皆邪薮也……若无所得，则无形之邪，岂攻法所能去哉！”又，唐宗海：“得者，合也，古训相得为相合，《内经》云：五脏各有所合，此云病在脏者，当随其所合之腑而攻治耳。”又，高学山：“随其所得而攻之者，因所喜之气味，而各寓以攻病之药，则直走其脏。”

5. 混合，搅匀。伤339“饭熟捣成泥，和药令相得”。伤304“内鸡子黄，搅令相得。”

6. 符合，相应。《字汇·彳部》：“得，又合也。”素13“标本已得，邪气乃服……逆从倒行，标本不得，亡神失国。”王冰：“言工人与病主疗相应，则邪气率服而随时顺也。”素19“形气相得，谓之可治。”王冰：“气盛形盛，气虚形虚，是相得也。”灵64“形色相得者，富贵大乐。”

7. 协调；对称。灵47“膺腹好相得者，肝端正。”灵80“精神魂魄，散不相得。”灵75“轻重不得，倾侧宛伏。”张介宾：“故为轻重倾侧等病。”

8. 适宜，得当。素3“开阖不得，寒气从之，乃生大偻。”王冰：“然开阖失宜，为寒所袭……则筋络拘緛，形容偻俯矣。”素65“治反为逆，治得为从。”高世栻：“识得标本，治之得宜，始为从。”金1“五藏病各有所得者愈……各随其所不喜者为病。”高学山：“各有得，心病得肝气，肝病得肾气……脾病得心气者，一也。五脏各乘其旺时，二也。心肝脾肺肾之各有所喜者，三也。此系单指所喜者而言，得其所喜者而愈，《伤寒论》谓：渴欲饮水者，少少与之，令胃气和则愈，是其义也。”又，黄树曾：“得，合也。各有所得，谓各有所合。如肝病苦急者，得甘缓之剂则愈。”

9. 知晓，掌握。素17“得一之情，以知死生。”王冰：“晓天地之道，补泻不差，既得一之情，亦可知生死之准的。”素80“是以切阴不得阳，诊消亡，得阳不得阴，守学不湛。”灵1“言不可治者，未得其术也。”

10. 主，主管。难2“故阴得尺内一寸，阳得寸内九分，尺寸终始，一寸九分，故曰尺寸也。”

11. 满足，得意。《礼记·王制》：“地邑民居，必参相得也。”郑玄注：“得，犹足也。”素1“各从其欲，皆得所愿。”素78“是故治不能循理，弃术于市，妄治时愈，愚心自得。”

12. 成功。引申为治愈。素65“故治有取标而得者，有取本而得者，有逆取而得者，有从取而得者。”马莳：“故治有取标而愈，有取本而愈，有逆取而愈，有顺取而愈。”素54“若得若失者，离其法也。”马莳：“言医工自离其法，误施补泻，若有所得，其实若有所失也。”又，王冰：“妄为补泻，离乱大经，误补实者，转令若得，误泻虚者，转令若失，故曰若得若失。”

13. 到，到达。素80“是以肺气虚，则使人梦见白物……得其时则梦见兵战。”王冰：“得时，谓秋三月也。”金1“以未得甲子，天因温和，此为未至而至也。”灵9“痛而以手按之不得者阴也，深刺之。”张介宾：“按之不得者，隐藏深处也。”

14. 待，等到。伤59“小便不利者，亡津液故也。勿治之，得小便利，必自愈。”森立之：“以其脉阴阳自和，故曰勿治之也，俟其小便自利而必自愈也。”

15. 伤害。灵44“气合而有形，得藏而有名。”马莳：“邪气相合于脏，而病形成。”灵73“四时八风，尽有阴阳，各得其位，合于明堂，各处色部。”

16. 罹患。素10“名曰心痹，得之外疾，思虑而心虚。”伤23“太阳病，得之八九日，如疟状。”伤181“问曰：何缘得阳明病？”

17. 用在动词前表示能够。素7“二阳之病发心脾，有不得隐曲。”王冰：“是以隐蔽委曲之事不能为也。”灵33“审守其输而调其虚实，无犯其害，顺者得复，逆者必败。”马莳：“其顺者可复，否则逆而为败矣。”

18. 有。①表示存在。素17“得强则生，失强则死。”森立之：“有强固不失守之机，则治之可活。”素62“五藏者，故得六府与为表里。”灵35“合之于真，三合而得。”丹波元简：“即上文三者皆存焉之义。”②表示出现，见。灵23“热病已得汗而脉尚躁盛……其得汗而脉静者，生。”灵4

"见其色而不得其脉，反得其相胜之脉则死矣，得其相生之脉则病已矣。"伤 134"内甘遂末，温服一升，得快利，止后服。"

19. 指客气与主气加临相生或客主同气，或司天之气与岁运之气相生或五行同为一行。素 67"上下相遘，寒暑相临，气相得则和，不相得则病。"王冰:"木火相临，金水相临，水木相临，火土相临，土金相临为相得也。"素 71"夫五运之化……或相得，或不相得。"王冰:"相生为相得。"素 74"同者逆之，异者从之……气相得者逆之，不相得者从之。"王冰:"同，谓寒热温清，气相比和者。异，谓水火木金土，不比和者。"

20. 犹以。素 71"昭其气数，明其正化，可得闻乎?"灵 19"四时之气，各有所在，灸刺之道，得气穴为定。"灵 73"各得其人，任之其能，故能明其事。"

21. 疑为"出"之讹。灵 1"泻曰必持内之，放而出之，排阳得针，邪气得泄。"《甲乙经》卷五、《太素》卷二十一"得"并作"出"。

(二、děi)

需要。伤 71"胃中干……欲得饮水者，少少与饮之。"

(三、de)

助词。①用在动词后面，表示可能，能够。灵 4"以手按之，即欲小便而不得。"素 43"肠痹者，数饮而出不得。"②用在动词后面，连接表示结果的补语。素 17"诊得心脉而急，此为何病?"

【得气】

1. 指针刺感应。即针下沉紧，局部出现酸、麻、胀、重等感觉。灵 9"男内女外，坚拒勿出，谨守勿内，是谓得气。"灵 3"空中之机，清静以微者，针以得气，密意守气勿失也。"素 27"吸则转针，以得气为故。"

2. 指治病用药符合六气所宜。素 74"佐以所利，资以所生，是谓得气。"张介宾:"自补泻正味之外，而复佐以所利，兼其所宜也。资以所生，助其化源也，是得六气之和平矣。"

3. 祛除邪气。灵 23"热病体重，肠中热，取之以第四针，于其腧及下诸指间，索气于胃络，得气也。"马莳:"此其索气于胃之经络，则邪气必因之而泄矣。"

【得失】

1. 成功与失败。素 78"夫子所通书受事众多矣，试言得失之意，所以得之，所以失之。"

2. 旺盛与衰败。灵 8"是故用针者，察观病人之态，以知精神魂魄之存亡得失之意。"

3. 正确与错误。素 22"合人形以法四时五行而治，何如而从? 何如而逆? 得失之意，愿闻其事。"张志聪:"反逆为从谓之得，反顺为逆谓之失。"

【得时】 符合时令，顺应天时。素 26"月生无泻，月满无补，月郭空无治，是谓得时而调之。"素 14"伐取得时，故能至坚也。"

【得位】 运气术语。指居于本气运应时之位。素 69"岁土太过，雨湿流行，肾水受邪……变生得位，藏气伏，化气独治之。"张介宾:"详太过五运，独此言变生得位者，盖土无定位，凡在四季中土邪为变，即其得位之时也。"素 74"夫所复者，胜尽而起，得位而甚。"姚止庵:"胜尽复起，复气得令，循致于甚。"

【得神】 谓有神气。表现为面色光泽，脉息平和等。素 13"得神者昌，失神者亡。"

【得病】 患病，生病。灵 46"一时遇风，同时得病，其病各异，愿闻其故。"伤 48"二阳并病，太阳初得病时，发其汗，汗先出不彻，因转属阳明。"伤 98"得病六七日，脉迟浮弱，恶风寒，手足温。"

【得道】

1. 道家谓顺应自然、与天合一的境界。素2“故阴阳四时者……逆之则灾害生，从之则苛疾不起，是谓得道。”王冰：“谓得养生之道。”

2. 知晓事理。素4“非其人勿教，非其真勿授，是谓得道。”杨上善：“如是行者，可谓上合先圣人道也。”

衔（xián 銜）

中药名。见“麋衔”、“人衔”、“蛇衔”等。

盘（pán 盤）

1. 一种敞口扁浅的盛器。难56“脾之积名曰痞气，在胃脘，覆大如盘。”金14“心下坚，大如盘，边如旋盘，水饮所作，枳术汤主之。”

2. 盘曲，盘绕。见“盘结”。

【盘结】 盘踞。金22“在中盘结，绕脐寒疝。”

船（chuán）

水上主要运输工具的总称。素80“肾气虚则使人梦见舟船溺人。”神2“云母……中风，寒热，如在车船上。”

斜（xié）

1. 向偏离正中或正前方移动。灵10“其支者……至目内眦，斜络于颧。”素58“上肩加天突，斜下肩交十椎下。”

2. 通“邪”。指邪气。素7“阴阳结斜，多阴少阳曰石水，少腹肿。”马莳：“阴经阳经为邪所结，阴气多而阳气少，即阴盛阳虚也。”又，涩江全善：“斜恐纠字之讹……结纠，即结聚缠合之谓，于经文始觉妥帖。”

敛（liǎn 斂）

1. 收聚，收敛。素67“西方生燥……其化为敛。”王冰：“敛，收也。”素70“委和之纪……其气敛。”张志聪：“收敛，金之气也。”

2. 整洁，齐整。素17“衣被不敛，言语善恶，不避亲踈者，此神明之乱也。”吴崑：“衣被不敛，去其衣被无有羞恶也。”

悉（xī）

1. 详尽。《说文·采部》：“悉，详尽也。”素8“悉乎哉问也。”素66“夫子之言，上终天气，下毕地纪，可谓悉矣。”

2. 知道，了解。灵38“余闻针道于夫子，众多毕悉矣。”

3. 副词。表述范围，相当于“尽”、“全”。素25“万物悉备，莫贵于人。”伤101“伤寒中风，有柴胡证，但见一证便是，不必悉具。”金20“产后百病悉主之。”

欲（yù）

1. 贪欲；情欲。素1“以欲竭其精，以耗散其真……是以志闲而少欲。”王冰：“乐色曰欲。”灵29“血食之君，骄恣从欲。”

2. 欲望；愿望。素5“是以圣人为无为之事，乐恬憺之能，从欲快志于虚无之守。”

3. 喜好，爱好。素10“故心欲苦，肺欲辛，肝欲酸，脾欲甘，肾欲咸。”

4. 想，想要。素13“余欲临病人，观死生，决嫌疑，欲知其要。”素25“君王众庶，尽欲全形。”伤202“阳明病，口燥，但欲漱水，不欲咽者，此必衄。”

5. 要；需要。素17“赤欲如白裹朱，不欲如赭。”素54“必正其神者，欲瞻病人目，制其神，令气易行也。”灵71“持针之道，欲端以正，安以静，先知虚实，而行疾徐。”

6. 将；将要。素48“肾肝并沉为石水……并小弦欲惊。”伤9“太阳病欲解时，从巳至未上。”伤271“伤寒三日，少阳脉小者，欲已也。”

领（lǐng 領）

领会。素 61“余论其意，未能领别其处，愿闻其处。”又，《太素》卷十一无“领”字，疑为衍文。

脚（jiǎo）

1. 小腿。《说文·肉部》:“脚，胫也。”素 61“三阴之所交结于脚也。”伤 29“伤寒，脉浮，自汗出，小便数，心烦，微恶寒，脚挛急。”金 2“痉为病，胸满口噤，卧不着席，脚挛急。”

2. 足。灵 10“项背腰尻腘踹脚皆痛，小指不用。”灵 13“其病足中指支，胫转筋，脚跳坚。”金 5“以浆水一斗五升，煎三五沸，浸脚良。”

3. 为“胠”之讹。素 48“肾雍，脚下至少腹满。”林亿:“按《甲乙经》脚下作胠下，脚当作胠，不得言脚下至少腹也。”

【脚气】 病名。因外感湿邪风毒，或饮食厚味所伤，积湿生热，流注腿脚而成。其症先见腿脚麻木，酸痛，软弱无力，或挛急，或肿胀，或萎枯，或发热，进而入腹攻心，小腹不仁，呕吐不食，心悸，胸闷，气喘，神志恍惚，言语错乱等。治宜宣壅逐湿，祛风清热。金 5“治脚气疼痛，不可屈伸。”

脖（bó）

穴位名。见“脖胦”。

【脖胦】 穴位名。气海穴的别称。位于腹中线脐下 1.5 寸处。灵 1“肓之原，出于脖胦。脖胦一。”马莳:“肓之原出于脖胦，其穴一，一名下气海，一名下肓，在脐下一寸半宛宛中。”又，丹波元简:“案《玉篇》:脖胦，脐也。犹天枢即脐，而其穴则在侠脐两旁各一寸邪。”

豚（tún）

小猪。难 56“肾之积名曰贲豚，发于少腹，上至心下，若豚状。”

【豚肝】 猪肝。金 21“新血下如豚肝。”

【豚卵】 中药名。又名豚颠、猪石子、猪睾丸、猪外肾等。为猪科猪属动物猪的睾丸。甘、咸，温。入肾经。温肾纳气，散寒止痛。主治哮喘，少腹急痛，疝气痛，阴茎痛，癃闭。神 4“豚卵味甘，温。主惊痫，癫疾，鬼疰，蛊毒。除寒热，贲豚，五癃，邪气挛缩。一名豚颠。”

【豚颠】 中药名。豚卵的别称。见该条。神 4“豚卵味甘，温……一名豚颠。”

脱（一、tuō）

1. 明显消瘦。《说文·肉部》:“脱，消肉臞也。”素 15“色夭面脱，不治。”素 20“形肉已脱，九候虽调，犹死。”

2. 脱出，突出。《广雅·释诂三》:“脱，离也。”灵 10“膀胱足太阳之脉……是动则病冲头痛，目似脱，项如拔。”金 7“咳而上气，此为肺胀，其人喘，目如脱状，脉浮大者，越婢加半夏汤主之。”

3. 散失，流失。素 27“泻之则真气脱，脱则不复。”素 64“冬刺经脉，血气皆脱，令人目不明。”灵 30“精脱者，耳聋；气脱者，目不明。”

4. 失去，丧失。灵 9“脱其五味，是谓失气。”张志聪:“犯此禁者，则脱其五味所生之神气，是谓失气也。”又见“脱势”。

5. 解除，使病愈。灵 27“痛从下上者，先刺其上以过之，后刺其下以脱之。”

（二、tuì）

舒缓。见“脱$_2$脱$_2$”。

【脱气】

1. 病证名。指虚劳病元气虚衰之证。金 6“脉沉小迟，名脱气，其人疾行则喘喝，手足逆寒，腹满，甚则溏泄，食不消化也。”

2. 病机。气脱，气无所依附而散失。

灵39“脉气盛而血虚者，刺之则脱气，脱气则仆。”素63“针过其日数则脱气。”

【脱肉】 显著消瘦。素20“是以脱肉身不去者死。”灵8“神伤则恐惧自失，破䐃脱肉，毛悴色夭，死于冬。”

【脱血】 失血。素40“病名血枯，此得之年少时，有所大脱血。”王冰：“出血多者，谓之脱血。漏下、鼻衄、呕吐出血皆同焉。”素19“脱血而脉实，病在中脉实坚。”

【脱色】 失去正常色泽，即色泽夭败无华。素52“刺郄中大脉，令人仆脱色。”灵10“甚则嗌干，面尘脱色。”

【脱阳】 病证名。阳气严重受损而虚脱的病证。难20“脱阳者见鬼。”

【脱阴】 病证名。阴精严重损耗而脱失的病证。难20“脱阴者目盲。”

【脱形】 肌肉极度消瘦，失去原形。灵60“咳且溲血脱形，其脉小劲，是四逆也。”

【脱肛】 病名。直肠或直肠黏膜从肛门脱出的疾病。神3“蛞蝓味咸，寒。主贼风㖞僻，轶筋及脱肛，惊痫，挛缩。”

【脱势】 失去权势。素77“故贵脱势，虽不中邪，精神内伤，身必败亡。”

【脱痈】 病名。又名脱疽。指皮肤肢节溃烂坏死的疾病。灵81“发于足指，名曰脱痈，其状赤黑，死不治。”《太素》卷三十二、《甲乙经》卷十一“脱痈”并作“脱疽”。

【脱营】 病名。因情志不遂而致血脉虚损的病证。素77“凡未诊病者，必问尝贵后贱，虽不中邪，病从内生，名曰脱营。”王冰：“神屈故也……血脉气减，故名曰脱营。”

【脱$_2$脱$_2$】 潇洒貌。灵64“右商之人，比于左手阳明，阳明之下脱脱然。”张介宾：“脱脱，潇洒貌。”

脘（wǎn）

胃的内腔，亦泛指胃。《说文·肉部》：“脘，胃府也。”素79“阴气客游于心，脘下空窍，堤闭塞不通。”又见“胃脘”、“下脘”。

匐（fú）

仆倒，伏。见“匍匐”。

象（xiàng）

1. 形象，有形可见之物。①天象。即天空日、月、星辰、云、霞等景象。素67“夫变化之用，天垂象，地成形……仰观其象，虽远可知也。”素69“是以象之见也，高而远则小……象见高下，其应一也，人亦应之。”②自然界的气象及物候变化之象等。素68“本标不同，气应异象。”素70“其象春……其象夏。”③天地万物之形象、征象。素67“天地阴阳者，不以数推，以象之谓也。”素70“气始而生化，气散而有形，气布而蕃育，气终而象变。”④脏腑功能活动显现于外的气象。素10“五藏之象，可以类推。”素17“五色精微象见矣，其寿不久矣。”吴崑：“精微象见，言真元精微之气，化作色相毕见于外，更无藏蓄，是真气脱也，故寿不久。”⑤脉象。素21“阳明藏何象？岐伯曰：象大浮也。”素23“五脉应象：肝脉弦，心脉钩。”

2. 效法，仿效。《广雅·释诂三》：“象，效也。”素5“惟圣人上配天以养头，下象地以养足，中傍人事以养五藏。”吴崑：“下象地以养足，法地之静也，静则不妄作劳，不病四肢。”素1“其次有贤人者，法则天地，象似日月。”

3. 类似，好像。素5“暴气象雷，逆气象阳。”素11“脑、髓、骨、脉、胆、女子胞……皆藏于阴而象于地。”伤30“证象阳旦，按法治之而增剧。”

逸（yì）

安逸。见“逸者行之”。

【逸者行之】 治法术语。指对过度安逸

所导致的气血运行不畅的疾病，采用行气活血等方法使其运行畅通。素 74“逸者行之，惊者平之。”李中梓：“逸，即安逸也……过于逸，则气脉凝滞，故须行之。”

猪（zhū）

1. 猪，五畜之一。神 4“桐叶味苦，寒……华，主傅猪疮，饲猪肥大三倍。”

2. 指猪肉，味咸，入肾。灵 56“五畜：牛甘，犬酸，猪咸，羊苦，鸡辛。”

【猪肉】 猪肉。味咸，入肾。灵 56“肾病者，宜食大豆黄卷、猪肉、栗、藿。”

【猪苓】 中药名。又名猳猪矢。为多孔菌科多孔菌属真菌猪苓的菌核。甘、淡，平。入脾、肾、膀胱经。利水渗湿。主治小便不利，水肿胀满，泄泻，淋浊，带下，脚气浮肿。组方有五苓散、猪苓汤。神 2“猪苓味甘，平。主痎疟，解毒，辟蛊疰不祥，利水道。久服轻身，耐老。一名猳猪矢。”

【猪肤】 中药名。为猪科猪属动物猪的皮肤。甘，凉。入肺、肾经。清热养阴，利咽，养血止血。主治少阴客热下痢，咽痛，吐血、衄血，便血，崩漏，紫癜。组方有猪肤汤。伤 310“少阴病，下利，咽痛，胸满，心烦，猪肤汤主之。猪肤一斤。”

【猪胆】 中药名。即猪胆汁。参见该条。伤 233“又大猪胆一枚，泻汁，和少许法醋，以灌谷道内，如一食顷，当大便出宿食恶物，甚效。”

【猪脂】 即猪油。金 22“末之，取腊月猪脂镕。”

【猪膏】 中药名。又名猪脂膏。为猪科猪属动物猪的脂肪油。甘，微寒。补虚，润燥，解毒。主治虚劳羸瘦，肺虚咳嗽，便秘，皮肤皲裂，烫火伤。组方有猪膏发煎。金 15“诸黄，猪膏发煎主之……猪膏半斤，乱发如鸡子大三枚。”

【猪苓汤】 方剂名。组成：猪苓（去皮）、茯苓、泽泻、阿胶、滑石（碎）各一两。煎服法：以水四升，先煮四味，取二升，去滓，内阿胶烊消，温服七合，日三服。功用：育阴清热利水。主治：①阳明津伤，水热互结证。伤 223“若脉浮发热，渴欲饮水，小便不利者，猪苓汤主之。”伤 224“阳明病，汗出多而渴者，不可与猪苓汤，以汗多胃中燥，猪苓汤复利其小便故也。”②少阴病，阴虚有热，水气不利证。伤 319“少阴病，下利六七日，咳而呕渴，心烦不得眠者，猪苓汤主之。”

【猪苓散】 方剂名。组成：猪苓、茯苓、白术各等分。煎服法：上三味，杵为散，饮服方寸匕，日三服。功用：健脾利水。主治：停饮呕吐，口渴思水。金 17“呕吐而病在膈上，后思水者，解，急与之。思水者，猪苓散主之。”

【猪肤汤】 方剂名。组成：猪肤一斤。煎服法：以水一斗，煮取五升，去滓，加白蜜一升，白粉五合，熬香，和令相得，温分六服。功用：滋阴润燥，清热利咽。主治：少阴阴虚，临床见下利，咽痛，胸满心烦等。伤 310“少阴病，下利，咽痛，胸满，心烦，猪肤汤主之。”

【猪胆汁】 中药名。为猪科猪属动物猪的胆汁。苦，寒。入肝、胆、肺、大肠经。清热，止咳，明目，通便，解毒。主治咳嗽，百日咳，哮喘，目赤，目翳，便秘，泻痢，黄疸，喉痹，痈疽疔疮，鼠瘘，湿疹，头癣。组方有白通加猪胆汁汤、通脉四逆加猪胆汤。伤 233“若土瓜根及大猪胆汁，皆可为导……又大猪胆一枚，泻汁，和少许法醋，以灌谷道内，如一食顷，当大便出宿食恶物，甚效。”

【猪膏发煎】 方剂名。组成：猪膏半斤，乱发如鸡子大三枚。煎服法：上二味，和膏中煎之，发消药成，分再服，病从小便出。功用：补虚润燥，逐瘀通便。主治：黄疸胃肠燥瘀证。临床可见少腹急痛，大便秘结，肤色萎黄，饮食不消等。金 15“诸黄，猪膏发煎主之。”

猫（māo）

中药名。见“斑猫”。

猘（zhì）

狗疯狂。见“猘狗”。

【猘狗】 疯狗。神3“白兔藿……主蛇虺、蜂、虿、猘狗、菜、肉、蛊毒，鬼疰。”

斛（hú）

1. 量词。十斗为一斛。金4“清酒一斛五斗。”

2. 中药名。见“石斛”。

猛（měng）

凶暴，凶恶。《玉篇・犬部》：“猛，恶也。”见“猛疽”。

【猛疽】 发生于咽喉部的病势凶暴的痈疮。灵81“痈发于嗌中，名曰猛疽，猛疽不治，化为脓，脓不泻，塞咽，半日死。”

饲（yē 餲）

同“噎”。食物等堵塞喉咙。《玉篇・食部》：“饲，或噎字。食不下也。”《说文・口部》：“噎，饭窒也。”灵75“喘喝坐伏，病恶埃烟，饲不得息。”

凑（còu 湊）

1. 会合，聚集。《广韵・候韵》：“凑，水会也。”《玉篇・水部》：“凑，聚也。”灵66“故往来移行肠胃之间，水凑渗注灌，濯濯有音。”素81“志与心精，共凑于目也。”

2. 奔赴，侵入。素33“邪之所凑，其气必虚，阴虚者，阳必凑也。”

3. 充塞。灵47“脾大则苦凑胗而痛。”张介宾：“凑，塞也。”

4. 通“腠”。肌腠。素60“扁骨有渗理凑，无髓孔，易髓无孔。”张志聪：“然于骨外之筋膜理腠间，而津液亦互相灌渗。”又，《太素》卷十一“理”下无“凑”字。

5. 会合连接之处。《文选・吴都赋》：“果布辐凑而常然。”注：“凑，会处也。”见“节凑”。

【凑理】 同“腠理”。指皮肤、肌肉、脏腑的纹理。素70“此凑理开闭之常，太少之异耳。”高世栻：“西北寒凉，腠理多闭少开，东南温热，腠理多开少闭，故曰此腠理开闭之常，其中有太少之异耳。”

减（jiǎn 減）

1. 减少，减去。《广雅・释诂三》：“减，少也。”素69“脾土受邪，民病飧泄食减。”伤14“以水一斗，先煮麻黄、葛根，减二升。”伤280“设当行大黄芍药者，宜减之，以其人胃气弱，易动故也。”

2. 减轻。《玉篇・水部》：“减，轻也。”素31“十日太阴病衰，腹减如故，则思饮食。”伤255“腹满不减，减不足言，当下之，宜大承气汤。”

3. 减弱。素20“中部之候，相减者死。”王冰：“减，谓偏少也。”素27“察其左右上下相失及相减者，审其病藏以期之。”

4. 指阳气衰减。金6“脉弦而大，弦则为减，大则为芤，减则为寒。”尤怡：“脉弦者阳不足，故为减为寒。”

5. 削减。引申为消瘦。素26“月郭空，则肌肉减。”素77“身体日减，气虚无精。”张介宾：“其病渐深，则体为瘦减。”灵4“脉小者，尺之皮肤亦减而少气。”

6. 不足，未达正常范围或标准。难3“关之前者，阳之动，脉当见九分而浮。过者，法曰太过；减者，法曰不及。”李駉：“减者，脉不及九分。”

7. 耗损。灵47“凡此诸变者，持则安，减则病也。”张介宾：“若少有损减，则不免于病矣。”素44“肾气热，则腰脊不举，骨枯而髓减，发为骨痿。”

8. 治法。指对疾病深重的患者，根据病势，采用逐步攻泻消减病邪的方法。素 5 “因其轻而扬之，因其重而减之。”

9. 为“感”之讹。感受，伤及。灵 47 “虽有深忧大恐，怵惕之志，犹不能减也。”《太素》卷六、《甲乙经》卷一“减”作“感”。丹波元简：“王冰注《至真要》‘感邪而生病’云：‘外有其气而内恶之，中外不喜，因而遂病，是谓感也。”又，张介宾：“减，损也。”

10. 为“缄”之讹。封藏，引申为藏神。灵 50 “怯士者，目大而不减。”张介宾：“减当作缄，封藏之谓，目大不减者，神气不坚也。”又，朱永年：“目大不减者，目虽大而不深固也。”

11. 疑为“紧”之讹。金 22 “寸口脉弦而大，弦则为减，大则为芤，减则为寒，芤则为虚，寒虚相搏，此名曰革。”《妇人大全良方·崩中漏血生死脉方论》“减”作“紧”。

【减化】 运气术语。谓物化之气减少。素 70 “卑监之纪，是谓减化。”王冰：“谓化气减少。”张介宾：“化气不令，是谓减化。”

毫（háo）

1. 极细微。见“毫毛”。

2. 量词。长度单位。寸的千分之一。见“毫厘”。

【毫毛】

1. 人或动物身上的细毛。素 19 “今风寒客于人，使人毫毛毕直”。灵 47 “毫毛美而粗者三焦膀胱直，稀毫毛者三焦膀胱结也。”灵 71 “地有草蓂，人有毫毛。”

2. 细长的眉毛。灵 64 “血气盛则美眉，眉有毫毛。”

3. 指胡、须、髯等长毛。灵 65 “血气盛则充肤热肉，血独盛则澹渗皮肤，生毫毛。今妇人之生，有余于气，不足于血，以其数脱血也，冲任之脉，不荣口唇，胡须不生焉。”

4. 指人体浅表部位。素 14 “其有不从毫毛而生，五藏阳以竭也。”素 35 “疟之始发也，先起于毫毛，伸欠乃作。”灵 46 “余闻百疾之始期也，必生于风雨寒暑，循毫毛而入腠理。”

【毫针】 九针之一。尖细如蚊虻之喙，长三寸六分，以治邪客于经络所致的痹痛等病证。灵 1 “七曰毫针，长三寸六分……毫针者，尖如蚊虻喙，静以徐往，微以久留之而养，以取痛痹。”灵 7 “病痹气痛而不去者，取以毫针。”灵 78 “七曰毫针，取法于毫毛，长一寸六分，主寒热痛痹在络者也。”

【毫厘】 比喻极细微。灵 38 “明于日月，微于毫厘，其非夫子，孰能道之也。”

【毫氂】 同“毫厘”。比喻极微小。素 8 “恍惚之数，生于毫氂，毫氂之数，起于度量。”马莳：“毫氂者，至小也，度量从此而起。”张介宾：“毫氂者，有象之初，即至道在微之征也。”

孰（shú）

疑问代词。相当于“谁”、“哪个”。素 8 “至道在微，变化无穷，孰知其原？”王冰：“孰，谁也。”素 9 “天地之运，阴阳之化，其于万物，孰少孰多，可得闻乎？”灵 60 “夫针之与五兵，其孰小乎？”

庶（shù）

1. 众多。见“庶物”。

2. 平民，百姓。见“众庶”。

3. 为“以”之讹。用。素 20 “以左手足上，上去踝五寸按之，庶右手足当踝而弹之。”林亿：“《甲乙经》及全元起注本并云：‘以左手足上去踝五寸而按之，右手当踝而弹之。’全元起注云：‘内踝之上，阴交之出，通于膀胱，系于肾，肾为命门，是以取之，以明吉凶。’今文少一‘而’字，多一‘庶’字及‘足’字。王注以手足皆取为解，殊为穿凿。当从全元起注旧本及《甲乙经》为正。”森立之：“又以右手当内踝上而弹之，则其脉自应。”

【庶物】 众物，万物。素 69“生气乃用，长气专胜，庶物以茂。”

【庶类】 万物，万类。素 70“火政乃宣，庶类以蕃。”素 71“天政布，大火行，庶类蕃鲜。”

麻（má）

1. 古代专指大麻，俗称火麻。为桑科草本一年生草本植物。见“麻子”。

2. 麻丝。素 71“太虚深玄，气犹麻散，微见而隐。”王冰：“气似散麻。”又，高世栻：“其气凝聚而欲散，犹麻散也，言犹麻绳之紧，将有散意也。”

3. 谷物名。芝麻，又名胡麻。五行属木，味酸，入肝。素 70“敷和之纪……其谷麻。”灵 56“五谷：秔米甘，麻酸，大豆咸，麦苦，黄黍辛。”张介宾：“麻，芝麻也。”

4. 指麻黄。见“桂枝去芍药加麻辛附子汤”。

【麻子】 中药名。即火麻仁，又名麻仁、麻子仁。为桑科大麻属植物大麻的种仁。甘，平。入脾、胃、大肠经。润燥滑肠，通淋，活血。主治肠燥便秘，消渴，热淋，风痹，痢疾，月经不调，疥疮，癣癞。组方有麻子仁丸、炙甘草汤。神 2“麻子味甘，平。主补中益气。久服肥健，不老。”

【麻仁】 中药名。为“火麻仁”的别名。见“麻子”。伤 177“炙甘草汤主之……阿胶二两，麦门冬半升（去心），麻仁半升。”

【麻豆】

1. 指芝麻与豆子。金 2“右剉麻豆大，每服四钱匕。”又，后藤幕庵《金匮要略方析义》：“麻，大麻子；豆，大豆。”

2. 疑为“丸豆”。金 11“心死藏，浮之实如麻豆，按之益躁疾者，死。”古今医统正脉全书本作“丸豆”。程林：“《内经》曰：真心脉至，坚而搏，如循薏苡子累累然。即浮之实如丸豆，按之益躁疾之脉。”

3. 即麻痘，指麻疹的皮肤损害。神 2“枳实味苦，寒。主大风在皮肤中，如麻豆苦痒。”

【麻勃】 中药名。为“麻蕡”的别名。见“麻蕡”。神 2“麻蕡味辛，平……一名麻勃。”又，李时珍《本草纲目·谷一·大麻》：“谨按：吴普《本草》云：麻勃一名麻花，味辛无毒。麻蓝一名麻蕡，一名青葛，味辛甘有毒。麻叶有毒，食之杀人。麻子中仁无毒，先藏地中者，食之杀人。据此说则麻勃是花，麻蕡是实，麻仁是实中仁也。普三国时人，去古未远，说甚分明。”

【麻黄】 中药名。又名龙沙。为麻黄科麻黄属植物草麻黄、木贼麻黄或中麻黄的草质茎。辛、苦，温。入肺、膀胱经。发汗解表，宣肺平喘，利水消肿。主治伤寒表实，发热恶寒无汗，头痛鼻塞，骨节疼痛；咳嗽气喘；风水浮肿，小便不利；风邪顽痹，皮肤不仁，风疹瘙痒。组方有麻黄汤、麻黄附子甘草汤、麻黄附子汤、麻黄加术汤、麻黄连轺赤小豆汤、麻黄升麻汤、麻黄细辛附子汤、麻黄杏仁甘草石膏汤、麻黄杏仁薏苡甘草汤、麻黄杏子甘草石膏汤、桂枝加葛根汤、桂枝麻黄各半汤、桂枝二麻黄一汤、桂枝二越婢一汤、葛根汤、葛根加半夏汤、大青龙汤、小青龙汤、桂枝芍药知母汤、乌头汤、射干麻黄汤、厚朴麻黄汤、越婢汤、越婢加半夏汤、小青龙加石膏汤、甘草麻黄汤、桂枝去芍药加麻黄细辛附子汤、半夏麻黄丸、文蛤汤。神 4“麻黄味苦，温。主中风，伤寒，头痛，温疟，发表出汗。去邪热气，止咳逆上气，除寒热，破癥坚积聚。一名龙沙。”

【麻蕡】 中药名。又名麻勃。为桑科大麻属植物大麻的雌花序及幼嫩果序。辛、平，有毒。祛风，止痛，镇惊。主治痛风，痹证，癫狂，失眠，咳喘。神 2“麻蕡味辛，平。主五劳七伤，利五脏，下血寒气。多食令人见鬼，狂走。久服通神明，轻身。一名麻勃。”

【麻子仁】 中药名。为“火麻仁”的别名。参见“麻子”。金 11“麻子仁丸方：麻子仁二升，芍药半斤，枳实一斤……杏仁一升。”

【麻沸汤】 即沸水。伤 154“大黄黄连泻心汤主之……以麻沸汤二升渍之，须臾，绞去滓，分温再服。”伤 155“以麻沸汤二升渍之，须臾，绞去滓，内附子汁，分温再服。”汪琥:“麻沸汤者，熟汤也。汤将熟时，其面沸泡如麻，以故云麻。”

【麻黄汤】 方剂名。组成：麻黄三两(去节)，桂枝二两（去皮），甘草一两(炙)，杏仁七十个（去皮尖)。煎服法：以水九升，先煮麻黄，减二升，去上沫，内诸药，煮取二升半，去滓，温服八合。覆取微似汗，不须啜粥，余如桂枝法将息。功用：发汗解表，宣肺平喘。主治：①太阳伤寒证(风寒表实证)。伤 35“太阳病，头痛，发热，身疼，腰痛，骨节疼痛，恶风，无汗而喘者，麻黄汤主之。”②太阳伤寒不解，表证仍在者。伤 37“太阳病，十日以去，脉浮细而嗜卧者，外已解也。设胸满胁痛者，与小柴胡汤。脉但浮者，与麻黄汤。”伤 51“脉浮者，病在表，可发汗，宜麻黄汤。”③太阳伤寒不解，阳气郁闭太重者。伤 46“太阳病，脉浮紧，无汗，发热，身疼痛，八九日不解，表证仍在，此当发其汗。服药已微除，其人发烦目瞑，剧者必衄，衄乃解。所以然者，阳气重故也。麻黄汤主之。”伤 55“伤寒脉浮紧，不发汗，因致衄者，麻黄汤主之。”④太阳伤寒行将化热而表邪不解者。伤 52“脉浮而数者，可发汗，宜麻黄汤。”⑤太阳与阳明合病，喘而胸满者。伤 36“太阳与阳明合病，喘而胸满者，不可下，宜麻黄汤。”⑥阳明中风刺后，表邪未解者。伤 232“脉但浮，无余证者，与麻黄汤。若不尿，腹满加哕者，不治。”⑦阳明病兼表实者。伤 235“阳明病，脉浮，无汗而喘者，发汗则愈，宜麻黄汤。”

【麻子仁丸】 方剂名。又名脾约麻仁丸、脾约丸。组成：麻子仁二升，芍药半斤，枳实一斤，大黄一斤（去皮)，厚朴一尺（去皮)，杏仁一升（去皮尖熬，别作脂)。煎服法：末之，炼蜜和丸梧子大，饮服十丸，日三服，渐加，以知为度。功用：润肠通便。主治：胃肠燥热，脾津不足之脾约证。伤 247“趺阳脉浮而涩，浮则胃气强，涩则小便数，浮涩相抟，大便则硬，其脾为约，麻子仁丸主之。”金 11“趺阳脉浮而涩，浮则胃气强，涩则小便数，浮涩相搏，大便则坚，其脾为约，麻子仁丸主之。”

【麻黄升麻汤】 方剂名。组成：麻黄二两半（去节)，升麻一两一分，当归一两一分，知母十八铢，黄芩十八铢，萎蕤十八铢，芍药六铢，天门冬六铢（去心)，桂枝六铢（去皮)，茯苓六铢，甘草六铢（炙)，石膏六铢（碎，绵裹)，白术六铢，干姜六铢。煎服法：以水一斗，先煮麻黄一两沸，去上沫，内诸药，煮取三升，去滓，分温三服。相去如炊三斗米顷，令尽，汗出愈。功用：清上温下，扶正益阴，调和营卫，发越郁阳。主治：伤寒误下，寒热错杂证。伤 357“伤寒六七日，大下后，寸脉沉而迟，手足厥逆，下部脉不至，喉咽不利，唾脓血，泄利不止者，为难治，麻黄升麻汤主之。”

【麻黄加术汤】 方剂名。组成：麻黄三两（去节)，桂枝二两（去皮)，甘草一两(炙)，杏仁七十个（去皮尖)，白术四两。煎服法：以水九升，先煮麻黄，减二升，去上沫，内诸药，煮取二升半，去滓，温取八合，覆取微似汗。功用：散寒除湿。主治：寒湿在表证。临床见发热，恶寒，无汗，全身疼痛，烦躁不宁。金 2“湿家身烦疼，可与麻黄加术汤，发其汗为宜，慎不可以火攻之。”

【麻黄附子汤】 方剂名。组成：麻黄三两，甘草二两，附子一枚（炮）。煎服法：以水七升，先煮麻黄，去上沫，内诸药，煮取二升半，温服八分，日三服。功用：温阳发汗。主治：肾阳不足，水气犯肺之正水。临床见身面浮肿，脐腹部肿满，小便不利，气喘，脉沉小。金 14“水之为病，其脉沉小，属少阴……脉沉者，宜麻黄附子汤。”

【麻黄附子甘草汤】 方剂名。组成：麻黄二两（去节），甘草二两（炙），附子一枚（炮，去皮，破八片）。煎服法：以水七升，先煮麻黄一两沸，去上沫，内诸药，煮取三升，去滓，温服一升，日三服。功用：温经解表，微发其汗。主治：少阴中寒二三日无证，须微汗者。伤 302“少阴病，得之二三日，麻黄附子甘草汤微发汗。以二三日无证，故微发汗也。”

【麻黄细辛附子汤】 方剂名。又名麻黄附子细辛汤。组成：麻黄二两（去节），细辛二两，附子一枚（炮，去皮，破八片）。煎服法：以水一斗，先煮麻黄，减二升，去上沫，内诸药，煮取三升，去滓，温服一升，日三服。功用：温经解表。主治：少阴阳虚，外感风寒证。伤 301“少阴病，始得之，反发热，脉沉者，麻黄细辛附子汤主之。”

【麻黄连轺赤小豆汤】 方剂名。组成：麻黄二两（去节），连轺二两，杏仁四十个（去皮尖），赤小豆一升，大枣十二枚（擘），生梓白皮一升（切），生姜二两（切），甘草二两（炙）。煎服法：以潦水一斗，先煮麻黄再沸，去上沫，内诸药，煮取三升，去滓，分温三服，半日服尽。功用：解表清热，利湿退黄。主治：伤寒瘀热在里，小便不利，身黄者。伤 262“伤寒，瘀热在里，身必黄，麻黄连轺赤小豆汤主之。”

【麻黄杏子甘草石膏汤】 方剂名。又名麻黄杏仁甘草石膏汤。参见“麻黄杏仁甘草石膏汤”。伤 162“下后不可更行桂枝汤，若汗出而喘，无大热者，可与麻黄杏子甘草石膏汤。”

【麻黄杏仁甘草石膏汤】 方剂名。又名麻黄杏子甘草石膏汤。组成：麻黄四两（去节），杏仁五十个（去皮、尖），甘草二两（炙），石膏半斤（碎，绵裹）。煎服法：以水七升，煮麻黄，减二升，去上沫，内诸药，煮取二升，去滓，温服一升。功用：宣泄郁热，清肺平喘。主治：太阳病汗下后，风寒入里化热，邪热壅肺证。伤 63“发汗后，不可更行桂枝汤，汗出而喘，无大热者，可与麻黄杏仁甘草石膏汤。”

【麻黄杏仁薏苡甘草汤】 方剂名。组成：麻黄（去节），半两（汤泡），甘草一两（炙），薏苡仁半两，杏仁十个（去皮尖，炒）。煎服法：右剉麻豆大，每服四钱匕，水盏半，煮八分，去滓，温服，有微汗，避风。功用：发汗解表，祛风利湿。主治：风湿在表，湿郁化热证。金 2“病者一身尽疼，发热，日晡所剧者，名风湿。此病伤于汗出当风，或久伤取冷所致也。可与麻黄杏仁薏苡甘草汤。”

痔（zhì）

病名。痔疮。素 3“因而饱食，筋脉横解，肠澼为痔。”灵 10“是主筋所生病者，痔疟狂癫疾。”

【痔虫】 引起痔疮的虫子。古人认为痔疮为虫所食。《释名・释疾病》：“痔，食也，虫食之也。”神 4“石灰……杀痔虫，去黑子、息肉。”

痏（wěi）

1. 针刺的痕迹，亦指针孔。灵 4“已发针，疾按其痏，无令其血出。”灵 9“补须一方实，深取之，稀按其痏，以极出其邪气。”

2. 针刺的次数。素 41 “刺之三痏……以月生死为痏数，发针立已。” 王冰：“三刺其处，腰痛乃除。”

3. 指穴位。灵 19 “温疟汗不出，为五十九痏。” 灵 23 “所谓五十九刺者，两手外内侧各三，凡十二痏。” 马莳：“手有六经，计六井穴，左右手共十二痏也。曰痏者，盖刺疮曰痏，故即痏为数也。” 素 63 “刺手大指次指爪甲上，去端如韭叶各一痏。”

痓（chì）

病名。即痉病。《本草纲目·百病主治药上·痉风》：“痉风，即痓病，属太阳督脉二经，其症发热，口噤如痫，身体强直，角弓反张，甚则搐搦。” 素 37 “肺移热于肾，传为柔痓。” 王冰：“痓，谓骨痓而不随。气骨皆热，髓不内充，故骨痓强而不举，筋柔缓而无力也。” 素 45 “手阳明、少阳厥逆，发喉痹，嗌肿，痓，治主病者。” 素 70 “赫曦之纪……其收齐，其病痓。”

疵（cī）

疮痈。见“败疵”、“疵痈”。

【疵痈】

1. 病名。发于肩部及上臂部位的肿疡。灵 81 “发于肩及臑，名曰疵痈，其状赤黑，急治之，此令人汗出至足，不害五藏。” 张志聪：“此痈浮浅如疵，在皮毛而不害五藏。”

2. 为“疵疽”之讹。病名。发于膝部的肿疡。灵 81 “发于膝，名曰疵痈，其状大痈，色不变，寒热，如坚石。”《甲乙经》卷十一作“疵疽”。丹波元简：“《甲乙》《巢源》《千金翼》作疵疽……《薛氏心法》云：膝痈生膝盖，色红焮肿疼痛，属气血实。疵疽亦生在膝盖，肿大如痈，其色不变，寒热往来，属气血虚，和软为顺，坚硬如石者逆。”

痎（jiē）

泛指疟疾。见“痎疟”。

【痎疟】 病名。疟疾的通称。素 3 “夏伤于暑，秋为痎疟。” 素 35 “夫痎疟皆生于风，其蓄作有时者，何也？” 丹波元简：“《甲乙》《千金》无痎字。马（莳）云：痎音皆。后世从瘖，误也。痎疟者，疟之总称也。王（冰）以为老疟，不必然。痎疟皆生于风，则皆之一字，凡寒疟、温疟、瘅疟，不分每日、间日、三日，皆可称为痎疟也。” 难 56 “肝之积名曰肥气……久不愈，令人发咳逆、痎疟，连岁不已。”

痒（一、yáng）

痈疮。《说文·疒部》：“痒，疡也。” 素 74 “诸痛痒疮，皆属于心。” 又，王冰：“痛痒疮疡，生于心也。”

（二、yǎng 癢）

瘙痒。灵 9 “痒者，阳也，浅刺之。” 灵 75 “搏于皮肤之间，其气外发，腠理开，毫毛摇，气往来行，则为痒。” 金 5 “邪气中经，则身痒而瘾疹。”

康（kāng）

1. 健康。素 69 “藏气不用，白乃不复，上应岁星，民乃康。”

2. 康复。素 70 “其久病者，有气从不康，病去而瘠，奈何？”

【康平】 健康，安康。素 71 “阳气布，候反温，蛰虫来见，流水不冰，民乃康平。”

鹿（lù）

鹿科动物。见“鹿茸”。

【鹿肠】 中药名。败酱的别名。见“败酱”。神 4 “败酱味苦，性平……一名鹿肠。”

【鹿茸】 中药名。为鹿科鹿属动物梅花鹿、马鹿等雄体未骨化而带茸毛的幼角。

甘、咸，温。入肝、肾经。壮肾阳，补精血，强筋骨，调冲任，托疮毒。主治肾阳虚衰，阳痿滑精，宫冷不孕，虚劳羸瘦，神疲畏寒，眩晕，耳鸣耳聋，腰背酸痛，筋骨痿软，小儿五迟，女子崩漏带下，阴疽。神 3“鹿茸味甘，温。主漏下恶血，寒热，惊痫。益气，强志，生齿，不老。角，主恶疮，痈肿。逐邪恶气，留血在阴中。”

【鹿韭】 中药名。牡丹皮的别名。见“牡丹”。神 4“牡丹味辛，寒……一名鹿韭，一名鼠姑。”

【鹿藿】 中药名。又名老鼠豆、野黄豆、鹿豆等。为豆科鹿藿属植物鹿藿的茎叶。苦、辛，平。入脾、肝经。祛风，止痛，活血，解毒。主治风湿痹痛，牙痛，腰脊疼痛，产后瘀血腹痛，产褥热，瘰疬，痈肿疮毒，跌打损伤。神 4“鹿藿味苦，平。主蛊毒，女子腰腹痛，不乐，肠痈，瘰疬，疡气。”

【鹿角胶】 中药名。又名白胶。为鹿科鹿属动物梅花鹿或马鹿的角煎熬而制成的胶块。甘、咸，温。入肝、肾经。温肾益精，养血安胎，止血。主治虚劳羸瘦，头晕耳鸣，腰膝酸软，阳痿滑精，宫寒不孕，胎动不安，崩漏带下，吐血，咯血，尿血，阴疽。神 2“白胶味甘，平。主伤中，劳绝，腰痛，羸瘦。补中益气，妇人血闭，无子。止痛，安胎。久服轻身，延年。一名鹿角胶。”

盗（dào 盜）

偷窃。灵 47“五藏皆偏倾者，邪心而善盗。”

【盗汗】 病证名。指睡中出汗，醒后即止。伤 134“头痛，发热，微盗汗出，而反恶寒者，表未解也。”金 6“男子平人，脉虚弱细微者，喜盗汗也。”金 14“食已汗出，又身常暮盗汗出者，此劳气也。”

章（zhāng）

1. 篇章。灵 1“异其章，别其表里，为之终始。”

2. 法规。素 69“政令者气之章，变易者复之纪。”王冰：“章，程也，式也。”

3. 条目。灵 75“凡刺五邪之方，不过五章。”张介宾：“五章，五条也。”

4. 盛；显著。素 66“寒暑弛张，生生化化，品物咸章。”灵 3“声章者，则言声与平生异也。”

5. 显露。素 80“诊故不明，传之后世，反论自章。”王冰：“章，露也。以不明而授于人，反古之迹，自然章露也。”

6. 辨明。素 80“诊合微之事，追阴阳之变，章五中之情。”张介宾：“章，明也。”

7. 花纹。素 1“行不欲离于世，被服章，举不欲观于俗。”又，林亿：“详被服章三字疑衍，此三字上下文不属。”

竟（jìng）

尽，终了。素 9“天有十日，日六竟而周甲，甲六复而终岁。”张介宾：“竟，尽也。”素 17“上竟上者，胸喉中事也，下竟下者，少腹腰股膝胫足中事也。”张介宾：“竟，尽也。言上而尽于上，在脉则尽于鱼际，在体则应于胸喉。”难 53“是母子相传，竟而复始，如环无端，故言生也。”

翊（yì）

古地名。见“冯翊”。

商（shāng）

五音之一。五行属金，在时配秋。《黄帝内经》还用于主运五步的推演，以及人的分类。素 5“在藏为肺，在色为白，在音为商。”灵 44“肺为牝藏，其色白，其音商，其时秋。”

【商丘】 穴名。属足太阴脾经，经穴。

位于足内踝前下方凹陷处，适当舟骨结节与内踝尖连线之中点。灵 2“脾出于隐白……行于商丘，商丘，内踝之下，陷者之中也，为经。”

【商阳】 穴名。属手阳明大肠经，井（金）穴。位于食指末节桡侧，距指甲根根角约 0.1 寸处。灵 2“大肠上合手阳明，出于商阳，商阳，大指次指之端也，为井金。”

【商陆】 中药名。又名募根、夜呼、当陆、白昌等。为商陆科商陆属植物商陆和垂序商陆的根。苦，寒，有毒。入肺、肾、大肠经。逐水消肿，通利二便，解毒散结。主治水肿胀满，二便不通，癥瘕，痃癖，瘰疬，疮毒。神 4“商陆味辛，平。主水胀，疝瘕，痹。熨除痈肿，杀鬼精物。一名募根，一名夜呼。”

【商陆根】 即商陆。见该条。组方有牡蛎泽泻散。伤 395“牡蛎（熬）……商陆根（熬）、海藻（洗，去咸）、栝楼根各等分。”

旋（xuán）

1. 旋转，转动。灵 73“右推其肤，微旋而徐推之，必端以正，安以静。”张志聪：“微旋转其针而徐推之，其针必端以正。”

2. 圆。见“旋盘“。

3. 中药名。见“旋花”、“旋覆花”。

【旋花】 中药名。又名筋根花、金沸、鼓子花、篱天剑、打碗花。为旋花科打碗花属植物篱旋花的花。甘，温。入肺、肾经。益气，养颜，涩精。主治面皯，遗精，遗尿。神 2“旋花味甘，温。主益气，去面皯黑色，媚好。其根，味辛，主腹中寒热邪气，利小便。久服不饥，轻身。一名筋根花，一名金沸。”

【旋杯】 疑为“覆杯”。倒扣的杯子。金 14“气分，心下坚，大如盘，边如旋杯，水饮所作，桂枝去芍药加麻辛附子汤主之。”

【旋盘】 圆盘。金 14“心下坚，大如盘，边如旋盘，水饮所作，枳术汤主之。”

【旋覆花】 中药名。又名金沸草、盛椹、戴椹、金钱花等。为菊科旋覆花属植物旋覆花或欧亚旋覆花的花序。苦、辛、咸，微温。入肺、胃、大肠经。消痰行水，降气止呕。主治咳嗽痰黏，呕吐噫气，胸痞胁痛。组方有旋覆代赭汤、旋覆花汤。神 4“旋覆花味咸，温。主结气，胁下满，惊悸。除水，去五脏间寒热，补中，下气。一名金沸草，一名盛椹。”金 11“（旋覆花汤）旋覆花三两，葱十四茎，新绛少许。”

【旋覆花汤】 方剂名。组成：旋覆花三两，葱十四茎，新绛少许。煎服法：以水三升，煮取一升，顿服之。功用：疏肝通络，化瘀行气。主治：①肝着证。金 11“肝着，其人常欲蹈其胸上，先未苦时，但欲饮热，旋覆花汤主之。”②妇人半产瘀血漏下证。金 22“寸口脉弦而大，弦则为减，大则为芤，减则为寒，芤则为虚，寒虚相搏，此名曰革，妇人则半产漏下，旋覆花汤主之。”

【旋覆代赭汤】 方剂名。组成：旋覆花三两，人参二两，生姜五两，代赭一两，甘草三两（炙），半夏半升（洗），大枣十二枚（擘）。煎服法：以水一斗，煮取六升，去滓，再煎取三升。温服一升，日三服。功用：和胃降逆，化痰下气。主治：中虚痰阻的痞证。伤 161“伤寒发汗，若吐若下，解后，心下痞鞕，噫气不除者，旋覆代赭汤主之。”

望（wàng）

1. 远视，遥望。灵 60“故两军相当，旗帜相望，白刃陈于中野者，此非一日之谋也。”

2. 望诊。四诊之一，通过观察病人的神、色、形、态等获取与疾病有关辨证资料的方法。难 61“经言望而知之谓之神……望而知之者，望见其五色，以知其病。”

率（shuài）

副词。一概，都。灵 7“阴刺者，左右

率刺之，以治寒厥。”张介宾：“率，统也。”

着（一、zhuó）

1. 接触，挨上。金 2“痉为病，胸满口噤，卧不着席，脚挛急。”

2. 附着，留滞。素 21“当是之时，勇者气行则已，怯者则着而为病也。”金 21“此为腹中有干血着脐下，宜下瘀血汤主之。”

（二、zhāo）

放置。金 4“候酒尽一半，着鳖甲于中，煮令泛烂如胶漆。”

【着床】 卧床不起。难 14“人虽能行，犹当着床。所以然者，血气皆不足故也。”丁锦：“苟因其能行而不治，必至着床不起。”

羚（líng）

羚羊。见“羚羊角”。

【羚羊角】 中药名。为牛科羚羊属动物赛加羚羊的角。咸，寒。入肝、心经。平肝息风，清肝明目，凉血解毒。主治肝风内动，惊痫抽搐，筋脉拘挛；肝阳头痛，眩晕，肝火目赤肿痛，以及血热出血，温病发斑，痈肿疮毒。神 3“羚羊角味咸，寒。主明目，益气，起阴。去恶血，注下。辟蛊毒、恶鬼、不祥，安心气，常不魇寐。久服强筋骨轻身。”

盖（gài 蓋）

1. 器物上部有遮蔽作用的东西。如：车盖。①喻肺居高位，犹如覆盖于五脏六腑之上的盖子。灵 29“五藏六府者，肺为之盖。”灵 78“肺者，五藏六府之盖也。”素 46“肺者，藏之盖也。”②喻形体有保护内脏作用。灵 29“身形支节者，藏府之盖也。”

2. 遮盖；覆盖。《玉篇·皿部》：“盖，掩也，覆也。”灵 6“置酒马矢煴中，盖封涂，勿使泄。”灵 73“推其皮，盖其外门，真气乃存。”素 64“冬者盖藏，血气在中，内著骨髓。”

3. 指头顶部的百会穴。灵 33“脑为髓之海，其输上在于其盖，下在风府。”张志聪：“盖，谓督脉之百会。”张介宾：“盖，脑盖骨也，即督脉之囟会。”

4. 顶限。灵 45“深不可为下，高不可为盖……故远者司外揣内，近者司内揣外，是谓阴阳之极，天地之盖。”

5. 搭盖，建造。素 80“得其时则梦筑垣盖屋。”

6. 副词。表述揣测，推断。相当于“大概”。素 1“此盖益其寿命而强者也。”灵 72“盖有太阴之人，少阴之人，太阳之人，少阳之人，阳明和平之人。”

7. 连词。承接上文，表示原因和理由。灵 66“卒然逢疾风暴雨而不病者，盖无虚，故邪不能独伤人。”素 68“此所谓气之标，盖南面而待也。”金 2“盖发其汗，汗大出者，但风气去，湿气在，是故不愈也。”

眷（juàn）

爱恋。见“眷慕”。

【眷慕】 爱恋思慕。素 13“内无眷慕之累，外无伸宦之形。”高世栻：“眷慕，眷恋思慕也。”

粘（nián）

同“黏”。指胶黏不易消化的食物。伤 12“禁生冷、粘滑、肉面、五辛、酒酪、臭恶等物。”

粗（cū 麤）

1. 粗糙，不光滑。灵 5“必审五藏变化之病……皮之柔粗，而后取之也。”灵 74“尺肤粗如枯鱼之鳞者，水泆饮也。”

2. 粗疏；不精细。《正字通·米部》：“粗，疏也。”灵 47“赤色小理者心小，粗理者心大。”张志聪：“小理者，肌肉之纹理致密；粗理者，肉理粗疏。”灵 46“粗理而肉不坚者，善病痹。”马莳：“理也，肌肉之纹理，如理疏而不致密，则邪留而为痹。”金 5“杵，粗筛，以韦囊盛之。”

3. 粗壮。与细小相对。灵 47“毫毛美而粗者，三焦膀胱直。”

4. 指粗工。亦称下工。素 3“不亟正治，粗乃败之。”王冰：“若不急泻，粗工轻侮，必见败亡也。”灵 1“小针之要，易陈而难入，粗守形，上守神。”马莳：“粗工者，下工也。下工泥于形迹，徒守刺法，上工则守人之神。”灵 35“泻虚补实，神去其室，致邪失正，真不可定，粗之所败。”

5. 粗心，粗疏。素 78“妄言作名，为粗所穷，此治之四失也。”张介宾：“盖粗疏不精所致，此四失也。”

6. 显著，显露。灵 49“其色粗以明，沉夭者为甚。”张介宾：“粗，显也。”李中梓：“粗者，明爽之义。”

7. 为“廉”之讹。灵 74“肘后粗以下三四寸热者，肠中有虫。”《甲乙经》卷四“粗”作“廉”。

【粗工】 医疗技能低劣的医生。灵 9“粗工勿察，是谓伐身。”素 13“粗工凶凶，以为可攻，故病未已，新病复起。”张介宾：“粗工，学不精而庸浅也。”

【粗大】 指脉洪大。素 17“粗大者，阴不足阳有余，为热中也。”王冰：“粗大，谓脉洪大也。”

粕（pò）

糟粕，已漉过酒的渣滓。见“糟粕”。

断（duàn 斷）

1. 断绝，停止。伤 144“妇人中风，七八日续得寒热，发作有时，经水适断者，此为热入血室。”金 14“经水前断，后病水，名曰血分，此病难治。”伤 390“吐已下断，汗出而厥……通脉四逆加猪胆汤主之。”

2. 判断。见“决断”。

【断泄】 病名。指筋肉萎缩弛缓不用与骨伤软弱不能行立。金 5“味酸则伤筋，筋伤则缓，名曰泄；咸则伤骨，骨伤则痿，名曰枯。枯泄相搏，名曰断泄。”徐彬：“肾不荣而肝不敛，根消源断，故曰断泄。”尤怡：“曰断泄者，言其生气不续，而精神时越也。”

【断绝】

1. 失去原有的联系。此指失去气血的充养。金 5“营气不通，卫不独行，营卫俱微，三焦无所御，四属断绝，身体羸瘦。”尤怡：“故营卫微则三焦无气，而四属失养也。”

2. 停止。金 22“妇人之病，因虚、积冷、结气，为诸经水断绝。”

敝（bì）

1. 疲惫，衰竭。素 1“形体不敝，精神不散。”王冰：“敝，疲敝也。”

2. 尽。素 1“故能寿敝天地，无有终时。”王冰：“敝，尽也。”

焫（ruò，又读 rè）

1. 同“爇”。焚烧。见“燔焫”。

2. 治法名。①火针之类的治法。灵 42“或有导引行气、乔摩、灸、熨、刺、焫、饮药之一者，可独守耶，将尽行之乎？”《甲乙经》卷六“焫”作“爇”。②指艾灸法。灵 81“痈发四五日，逞焫之。”张介宾：“焫，艾炷也，谓宜速灸以除之。”

焥（āi）

烧。《广雅·释诂二》：“焥，爇也。”素 22“禁犯焠焥热食温炙衣。”张介宾：“焠焥，烧爆之物也。”又，森立之：“焠焥，盖谓焠刺也。”

清（qīng）

1. 水纯净透明。与“浊”相对。亦指

其他液体或气体清澈不浑。灵 71“以流水千里以外者八升，扬之万遍，取其清五升煮之。”灵 40“受谷者浊，受气者清。清者注阴，浊者注阳……气之大别，清者上注于肺，浊者下走于胃。”张介宾:“浊气者，谷气也，故曰受谷者浊；清气者，天气也，故曰受气者清。”伤 56“其小便清者，知不在里，仍在表也。”

2. 清澈的水。素 45“少阴厥逆，虚满呕变，下泄清。”森立之:“下泄清者，即下利清水，谓单下水不交粪汁也……其为少阴肾经不治事，则全身之津液一齐下奔之证，无疑则此为下水之义可知。”又，吴崑:“泄清，下泄澄澈清冷也。”

3. 洁净，纯净。素 2“无外其志，使肺气清，此秋气之应。”杨上善:“使肺气之无杂，以应秋气。”又，吴崑:“皆所以顺秋金收敛清肃之令也。”素 42“疠者，有荣气热胕，其气不清。”素 67“其性为凉，其德为清，其用为固。”林亿:“按《气交变大论》云：其德清洁。”

4. 指清阳之气。素 5“寒气生浊，热气生清。清气在下，则生飧泄；浊气在上，则生䐜胀。”张介宾:“寒气凝滞，故生浊阴。热气升散，故生清阳。”

5. 单纯，单一。见“下利清谷”。

6. 清闲，清静。素 80“必清必净，上观下观。”

7. 安定，平静。素 74“各安其气，必清必静，则病气衰去。”素 76“夫伤肺者，脾气不守，胃气不清。”

8. 寂静，冷清。见“清泠”。

9. 高洁。见“清然”。

10. 廉洁，不贪求。见“清廉”。

11. 治理，治疗。灵 13“治在行水清阴气。”张介宾:“清，理也。此言当以药治之，在通行水脏而调阴气。”

12. 光洁，鲜明。灵 49“真色以致，病色不见，明堂润泽以清，五官恶得无辨乎？”

13. 寒凉，冷。素 5“阴胜则身寒汗出，身常清，数栗而寒。”《太素》卷三“清”作“凊”。杨上善:“凊，冷也。”素 10“腰痛足清头痛。”王冰:“清，亦冷也。”素 74“阴之动，始于清，盛于寒。”王冰:“清，薄寒也。”

14. 指寒凉性质的病证。灵 22“暖取足少阴，清取足阳明，清则补之，温则泻之。”素 70“治清以温，热而行之。”素 74“清者温之。”

15. 指寒凉性质的药物。素 70“治温以清，冷而行之。”素 74“厥阴之胜，治以甘清，佐以苦辛。”

16. 指用寒凉药物清除邪气的治法。素 74“温者清之。”素 71“汗之，清之，散之。”

17. 指运气中燥金之气。素 70“其藏肝，肝其畏清。”王冰:“清，金令也。”张介宾“清者，金气也。”素 71“丁酉，其运风清热。”素 74“阳明司天，清复内余，则咳衄，嗌塞。”

18. 清稀，不黏稠。灵 39“血出清而半为汁者，何也？”灵 59“脂者，其血清，气滑少。”

19. 指性质柔和。灵 18“其清者为营，浊者为卫。”唐容川:“清浊以刚柔言，阴气柔和为清，阳气刚悍为浊。”又，张介宾:“清者水谷之精气也，浊者水谷之悍气也。诸家以上下焦言清浊者，皆非。清者属阴，其性精专，故化生血脉而周行于经隧之中，是为营气。”

20. 急，滑疾。灵 18“酒者熟谷之液也，其气悍以清，故后谷而入，先谷而液出焉。”《太素》卷十二、《甲乙经》卷一“清”并作“滑”。

21. 厕所。后作“圊”。引申为排泄。见“清血”。

22. 当作“精”。精，神情清爽。灵 80“留于阴也久，其气不清，则欲瞑，故多卧矣。”《甲乙经》卷十二、《太素》卷二十七“清”并作“精”。马莳:“所以阳气不精，惟欲瞑目而多卧也。”

【清切】 寒凉而风急。素 70“审平之纪……其政劲肃，其候清切，其令燥。”王冰:“清，大凉也。切，急也，风声也。”素 71“其化雾露清切，其变肃杀雕零。”

【清水】

1. 澄澈的水。灵 45“若清水明镜之不失其形也。”

2. 古代水名。位于河南省北部。灵 12“足太阳外合清水，内属膀胱，而通水道焉。”

3. 冷水；凉水。素 10“得之沐浴清水而卧。”张志聪:“清水，冷水也。”素 36“心疟者，令人烦心甚，欲得清水，反寒多，不甚热。”

4. 指清稀的痰液。素 33“正偃则咳出清水也。”森立之:“咳而吐出清水者，即是水饮之所为而非黏痰也。”素 74“唾出清水，及为哕噫。”

5. 纯水。伤 321“少阴病，自利清水，色纯青，心下必痛，口干燥者，可下之，宜大承气汤。”周扬俊:“热邪传至少阴，往往自利，至清水而无渣滓，明系旁流之水可知。”

【清气】

1. 水谷精微之气或清阳之气。灵 62“胃为五藏六府之海，其清气上注于肺。”灵 40“胃之清气，上出于口；肺之浊气，下注于经，内积于海。”素 5“清气在下，则生飧泄。”张介宾:“清阳言升，阳衰于下而不能升，故为飧泄。”

2. 外感寒湿邪气。灵 1“夫气之在脉也，邪气在上，浊气在中，清气在下。”灵 3“清气在下者，言清湿地气之中人也，必从足始，故曰清气在下也。”

3. 运气术语。指秋令燥凉肃杀之气。素 70“秋气劲切，甚则肃杀，清气大至，草木雕零，邪乃伤肝。”素 74“清气大来，燥之胜也，风木受邪，肝病生焉。”

【清化】 运气术语。天气从秋令燥凉的变化。素 71“燥化四，清化四，热化二，正化度也。”素 74“阳明司天为燥化……间气为清化。”王冰:“风生高劲，草木清冷，清之化也。”张介宾:“阳明所临之位，燥化行而清凉至也。”

【清邪】 风邪及雾露之气。金 1“清邪居上，浊邪居下。”尤怡:“清邪，风露之邪，故居于上。”

【清阳】

1. 自然界轻清的阳气。素 5“故清阳为天，浊阴为地。”

2. 人体向上向表布散的阳气。素 5“故清阳出上窍，浊阴出下窍；清阳发腠理，浊阴走五藏；清阳实四支，浊阴归六府。”

【清血】 即圊血，指便血。伤 114“到经不解，必清血，名为火邪。”方有执:“清血，便血也。”沈明宗:“清，同圊也。”

【清利】 利落，灵便。灵 47“是故血和则经脉流行，营复阴阳，筋骨劲强，关节清利矣。”又，《太素》卷六“清”作“滑”。宜从。

【清谷】 即下利清谷。金 6“脉极虚芤迟，为清谷，亡血，失精。”程林:“芤主亡血，迟主下利清谷。”

【清饮】 冷水，冷饮。灵 26“齿痛，不恶清饮。恶清饮，取手阳明。”

【清冷】 清稀寒凉。素 74“诸病水液，澄彻清冷，皆属于寒。”金 6“男子脉浮弱而涩，为无子，精气清冷。”

【清劲】 寒凉而风急。素 71“阳明所至为清劲。”

【清明】 寒凉晴朗的自然景象。素 71“金发而清明。”吴谦:“清明，冷肃也。”

【清净】

1. 清洁纯净。素 2“天气，清净光明者也。”又，《太素》卷二“净”作“静”。杨上善："天道之气，清虚不可见，安静不可为，故得三光七曜光明者也。"难35"又诸府者，皆阳也，清净之处。今大肠、小肠、胃与膀胱皆受不净，其意何也？然，诸府者谓是，非也。"

2. 天气晴朗宁静。素3"苍天之气，清净则志意治。"吴崑："清净，谓上下天光，无疾风骤雨之意。"

【清冷】 清凉寒冷。灵80"余尝上于清冷之台。"张介宾："台之高者其气寒，故曰清冷之台。"

【清毒】 暴烈的寒凉之气。素70"厥阴在泉，清毒不生。"王冰："夫毒者，皆五行标（借为熛）盛暴烈之气所为也。"

【清便】 指大便。伤23"其人不呕，清便欲自可。"伤91"伤寒，医下之，续得下利清谷不止，身疼痛者，急当救里；后身疼痛，清便自调者，急当救表。"山田正珍："清便者，通泄大便之谓。清与圊，古字通用。"

【清洁】 运气术语。清明洁净。指秋行燥令，其气肃杀，天地万物清明洁净。素69"西方生燥，燥生金，其德清洁，其化紧敛，其政劲切。"

【清浊】

1. 清澈与浑浊。灵40"余闻十二经脉，以应十二经水者，其五色各异，清浊不同。"

2. 清稀与稠厚。灵5"血之清浊，气之滑涩，脉之长短。"

3. 人体正气中的清气和浊气。清气具有向上向外运行，以及运行滑利的特征，属性为阳；浊气具有向内向下运行，以及运行相对迟滞的特性，属性为阴。灵34"阴阳已和，清浊不相干，如是则顺之而治。"灵40"愿闻人气之清浊。岐伯曰：受谷者浊，受气者清。清者注阴，浊者注阳。"

4. 指代谢产物的清稀与稠浊。难31"下焦者，在齐下，当膀胱上口，主分别清浊，主出而不内，以传导也。"

5. 指面色的明润与晦暗。素5"审清浊，而知部分。"吴崑："色清而明，病在阳分；色浊而暗，病在阴分。"

【清病】 寒凉性质的病证。素71"热病生于上，清病生于下。"

【清凉】 凉爽。素69"春有鸣条律畅之化，则秋有雾露清凉之政。"

【清酒】 即今之米酒。甘、辛、苦，温，有毒。入心、肝、胃经。通经脉，和气血，散寒凝，行药物，助药力。伤70"大黄四两（去皮，清酒洗）。"金4"取锻灶下灰一斗，清酒一斛五斗，浸灰。"

【清涕】 清稀的鼻涕。素43"涩于小便，上为清涕。"素74"太阳司天，客胜则胸中不利，出清涕。"

【清液】 清稀的痰涎。素40"病至则先闻腥臊臭，出清液。"素74"呕而密默，唾吐清液。"

【清厥】 症状名。四肢逆冷。素22"清厥意不乐。"素69"民病腹痛，清厥，意不乐。"王冰："清厥，谓足逆冷也。"张介宾："清厥，四肢厥冷也。"

【清然】 清高貌。灵72"少阴之人，其状清然窃然。"马莳："清然者，言貌似清也。"

【清湿】 外感邪气中的寒邪和湿邪，属性为阴。灵66"夫百病之始生也，皆生于风雨寒暑，清湿喜怒……清湿则伤下。"

【清谧】 寒冷宁静。素69"北方生寒，寒生水，其德凄沧，其化清谧。"

【清廉】 清白廉洁。灵64"身清廉，急心静悍。"张介宾："金性洁也。"

【清静】

1. 天气晴朗宁静。素74"夫阴阳之气，清静则生化治，动则苛疾起。"

2. 心境纯正恬静，不受外扰。素3"清静则肉腠闭拒，虽有大风苛毒，弗之能害。"王冰："夫嗜欲不能劳其目，淫邪不能惑其心，不妄作劳，是为清静。"

3. 安静，宁静。素 70“敦阜之纪，是谓广化，厚德清静，顺长以盈。”王冰：“土性顺用，无与物争，故德厚而不躁，顺火之长育，使万物化气盈满也。”

4. 同“清净”。精纯。灵 1“空中之机，清静而微，其来不可逢，其往不可追。”《灵枢经·小针解》“清静”作“清净”。

【清浆水】 即酸浆水。甘、酸，凉。入脾、胃经。调中和胃，解渴除烦。用于枳实栀子豉汤中。伤 393“以清浆水七升，空煮取四升，内枳实、栀子，煮取二升，下豉。”喻昌：“浆水，味甘酸而性凉善走，故解烦渴，化滞物。其法以炊粟米，热投冷水中五六日，味酸生白花，色类浆故名。”

【清则补之】 治法术语。指对寒凉性质的病证用补益阳气的方法治疗。灵 22“清则补之，温则泻之。”

【清者温之】 治法术语。指对寒凉性质的病证应用温性药物治疗。素 74“温者清之，清者温之。”

【清净之府】 指胆。因胆在六腑中唯一贮藏精微之胆汁，故称之。难 35“胆者，清净之府也。”

渍（zì 漬）

1. 浸泡。①药物炮制方法之一。灵 6“渍酒中……曝干之，干复渍。”伤 338“以苦酒渍乌梅一宿，去核。”②煎服法之一。伤 154“大黄二两，黄连一两……以麻沸汤二升渍之。”③外治法之一。用药液浸泡以治疗疾病。素 5“其有邪者，渍形以为汗。”张志聪：“渍，浸也，古者用汤液浸渍，取汗以去其邪。”素 71“气寒气凉，治以寒凉，行水渍之。”

2. 浸润。伤 356“不尔，水渍入胃，必作利也。”

3. 湿润。素 42“泄风之状，多汗，汗出泄衣上，口中干，上渍。”王冰：“上渍，谓皮上湿如水渍也。”

鸿（hóng 鴻）

大雁。素 76“譬以鸿飞，亦冲于天。”

淋（一、lín）

浇，液体自上落下。见“淋漓”。

（二、lìn）

1. 病名。临床主要表现为小便急迫，量少频数，淋沥不尽，尿道涩痛。素 71“寒气时至，民乃和，其病淋。”金 13“淋之为病，小便如粟状，小腹弦急，痛引脐中。”

2. 小便涩痛的症状。金 2“太阳中暍，发热恶寒……加温针，则发热甚；数下之，则淋甚。”

【淋$_2$闭】 病名。指排尿困难，点滴而下，或闭而不通。神 2“石龙蒭味苦，微寒。主心腹邪气，小便不利，淋闭。”

【淋沥】 症状名。谓小便急迫短数，点滴而下。神 3“白鲜味苦，寒。主头风，黄疸，咳逆，淋沥。”

【淋$_2$秘】 病名。小便淋沥涩痛，闭塞不通。金 11“热在下焦者，则尿血，亦令淋秘不通。”

【淋$_2$病】 病名。临床主要表现为小便急迫，量少频数，淋沥不尽，尿道涩痛。金 13“消渴小便利淋病脉证并治第十三。”

【淋$_2$家】 指久患淋病的人。伤 84“淋家，不可发汗，发汗必便血。”陈修园：“素有淋病，名曰淋家。”

【淋$_2$闷】 病名。同“淋闭”。素 71“血溢血泄，淋闷之病生矣。”

【淋漓】 沾湿或流滴貌。金 17“遍身漐漐微似有汗者，益佳，不可令如水淋漓。”

【淋露】 谓疾病经久不止。灵 73“审其所在，寒热淋露，以输异处。”丹波元简：“盖淋露与淋沥同义，谓如淋下露滴，病经久不止。”又，莫枚士：“淋露，即羸露，古者以为疲困之称。”缪希雍：“淋露者，肾气与带脉冲任俱虚所致也……淋露虽属下焦为病，然多因胃家湿热下流，此为下血淋露不已也。”灵 77“两实一虚，病则为淋露寒热。”

淅（xī）

寒凉。见“淅然”。

【淅淅】 恶风怕冷貌。灵 26“淅淅身时寒热。”张介宾：“淅淅，寒肃貌。”伤 12“啬啬恶寒，淅淅恶风，翕翕发热。”成无己：“淅淅，洒淅也，恶风之貌也。”

【淅然】 寒冷貌。素 32“肺热病者，先淅然厥，起毫毛。”高世栻：“淅然，如水洒身之意。”灵 66“毛发立则淅然，故皮肤痛。”金 3“若溺时头不痛，淅然者，四十日愈。”

渎（dú 瀆）

1. 沟渠。《说文・水部》：“渎，沟也。”灵 18“下焦如渎。”张介宾：“渎者，水所注泄。”

2. 通“殰”。坏，败坏。灵 5“故开折则肉节渎而暴病起矣……渎者皮肉宛膲而弱也。”《太素》卷十“渎”作“殰”。杨上善：“殰音独，胎生内败曰殰。”张介宾：“渎者，其皮肉宛膲而弱，即消瘦干枯之谓。”

涯（yá）

边际。引申为终尽。素 71“少阳中治，时雨乃涯……炎暑至，少阳临上，雨乃涯。”张介宾：“涯言其际，凡雨之起止，皆得云也。”

渠（qú）

人工开凿的水道。见“沟渠”。

渐（一、jiàn 漸）

1. 逐渐。素 63“月生一日一痏，二日二痏，渐多之。”伤 247“渐加，以知为度。”

2. 指上侠颐。即大迎穴。素 60“其病上冲喉者治其渐，渐者上侠颐也。”王冰：“阳明之脉，渐上颐而环唇，故以侠颐名为渐也，是谓大迎。”

（二、jiān 漸）

浸渍，浸泡。素 44“有渐于湿，以水为事。”杨上善：“渐，渍也。”

【渐$_2$洳】 低湿之地。灵 75“下有渐洳，上生苇蒲。”张志聪：“渐洳，濡湿之地也。”

淖（nào）

1. 烂泥。《说文・水部》：“淖，泥也。”见“淖泽 4”。

2. 滋润，濡润。素 26“是故天温日明，则人血淖液而卫气浮。”张介宾：“淖，濡润也。”森立之：“淖液即淖泽，同音相通用。盖淖液之急呼为泽，谓滋润也。”素 70“敦阜之纪……其德柔润重淖。”林亿：“按《六元正纪大论》云：其化柔润重泽。”

3. 喻阴气太过。素 7“是故刚与刚，阳气破散，阴气乃消亡。淖则刚柔不和，经气乃绝。”吴崑：“淖，谓阴气太过而潦淖也。”张介宾：“淖，谓寒湿妄行，阴气胜也。”又，杨上善：“淖，乱也，音浊。”

4. 柔润。灵 59“膏者，其肉淖。”张介宾：“淖，柔而润也。”

【淖泽】

1. 湿润，润泽。素 57“寒多则凝泣，凝泣则青黑；热多则淖泽，淖泽则黄赤。”王冰：“淖，湿也；泽，润液也。谓微湿润也。”素 27“暑则气淖泽，虚邪因而入客。”灵 67“阴阳和调而血气淖泽滑利。”

2. 柔润。灵 4“夫臂与胻，其阴皮薄，其肉淖泽，故俱受于风，独伤其阴。”张介宾：“淖泽，柔润也。”灵 74“尺肤滑其淖泽者，风也。”杨上善：“淖泽，光泽也。”

3. 稠浊的精微物质。灵 30“谷入气满，淖泽注于骨，骨属屈伸，泄泽补益脑髓。”

又，张介宾："淖泽，濡润也。"

4. 稀泥浆状。①喻脉象按之如泥柔软模糊。灵 75 "脉淖泽者，刺而平之。坚紧者，破而散之。"②喻肌肉柔软按之如泥。灵 46 "皮肤薄而不泽，肉不坚而淖泽。"马莳："淖泽者，推之则移也。"

涸（hé）

水枯竭。素 69 "火燔焫，水泉涸，物焦槁。"素 74 "暴热消烁，草萎水涸，介虫乃屈。"

【涸泽】 干涸的湖泊。素 69 "泉涌河衍，涸泽生鱼。"

【涸流】 运气术语。指水运不及。水运不及之年，雨水衰少的特征。素 70 "其不及奈何？水曰涸流……涸流之纪，是谓反阳，藏令不举。"

渑（shéng 澠）

古水名。见"渑水"。

【渑水】 古河流名。源出今山东省淄博市东北，西北流至博兴县东南入时水。今已淤塞。灵 12 "足厥阴外合于渑水，内属于肝。"张志聪："渑水出于清州之临淄，而西入于淮。"

淮（huái）

即淮河。见"淮水"。

【淮木】 中药名。又称百岁城中木。久废无考。神 3 "淮木味苦，平。主久咳上气，伤中虚羸，女子阴蚀，漏下赤白沃。一名百岁城中木。"

【淮水】 即淮河。源出河南桐柏山，东流经安徽、江苏入洪泽湖，其下游经淮阴、连山入海。宋以后淮河自洪泽湖以下，主流合于运河。灵 12 "手太阳外合于淮水。"

【淮阳】 古地名。今河南淮阳。神 2 "苋实味甘，寒……生淮阳川泽。"

【淮南】 古地名。淮河以南，长江以北地区。今特指安徽省的中部。神 4 "狼牙味苦，寒……生淮南川谷"

【淮源】 古地名。今河南省信阳。神 4 "芫花味辛，温……生淮源川谷。"

渊（yuān 淵）

深潭。灵 43 "客于肾，则梦临渊，没居水中。"

【渊刺】 刺法名。又名关刺、岂刺。指在关节肌腱附着部直刺而避免出血的刺法，用于治疗筋痹等。灵 7 "关刺者，直刺左右，尽筋上，以取筋痹，慎无出血，此肝之应也，或曰渊刺，一曰岂刺。"

【渊腋】 穴名。属足少阳胆经。位于侧胸部腋中线上，腋下 3 寸，当第 5 肋间隙处。灵 10 "脾之大络，名曰大包，出渊腋下三寸。"

【渊源】 本原，根源。素 71 "此天地之纲纪，变化之渊源。"

淫（yín）

1. 浸淫；浸渍。见"浸淫疮"。

2. 侵淫，侵犯。素 16 "春刺夏分，脉乱气微，入淫骨髓。"素 74 "上淫于下，所胜平之，外淫于内，所胜治之。"张介宾："淫，太过为害也。上淫于下，谓天以六气而下病六经也；外淫于内，谓地以五味而内伤五官也。"灵 43 "正邪从外袭内，而未有定舍，反淫于藏，不得定处。"

3. 蔓延。灵 42 "愿闻病之变化，淫传绝败而不可治者，可得闻乎?"又，张介宾："淫邪传变，未必即危，正气绝败，则不可治矣。"素 25 "形之疾病，莫知其情，留淫日深，著于骨髓。"王冰："留而不去，淫衍日深，邪气袭虚，故着于骨髓。"

4. 输注，输布。素 21 "食气入胃，浊气归心，淫精于脉。"

5. 久雨。素 67 "其变动注，其眚淫溃。"王冰："淫，久雨也。"

6. 放纵。素 44“意淫于外，入房太甚，宗筋弛纵，发为筋痿。”高世栻：“意淫于外者，其意淫纵于外，不静存也。”

7. 乱，紊乱。见“淫气 1”。

8. 指带下、遗精之类的病症。灵 49“其随而下至胝为淫。”马莳：“若其色随而下行，至于尾骶，则其病之在下者，当有淫浸之物，《素问·痿论》谓之白淫。”灵 61“淫而夺形，身热，色夭然白……是四逆也。”周学海：“淫，谓肠澼沃沫，精遗淋漓盗汗之类皆是。”

【淫气】

1. 逆乱之气。素 43“淫气喘息，痹聚在肺；淫气忧思，痹聚在心。”吴崑：“气失其平，谓之淫气。”素 21“有所堕恐，喘出于肝，淫气害脾。”

2. 侵淫损伤人体之气。素 3“风客淫气，精乃亡，邪伤肝也。”森立之：“风客淫气，谓风邪客于身，而淫渍阳气也。”

【淫邪】

1. 邪恶。素 1“是以嗜欲不能劳其目，淫邪不能惑其心。”

2. 指邪气。素 26“外虚内乱，淫邪乃起。”灵 42“正气横倾，淫邪泮衍。”灵 78“淫邪流溢于身，如风水之状，而溜不能过于机关大节者也。”

【淫雨】 久雨。素 70“其主骤注雷霆震惊，沉霒淫雨。”灵 46“久阴淫雨，则薄皮多汁者，皮溃而漉。”张介宾：“淫，久雨也。”

【淫泆】

1. 紊乱流失。灵 8“血脉营气精神，此五藏之所藏也，至其淫泆离藏则精失。”

2. 蔓延扩散。灵 9“四时不得，稽留淫泆。”灵 66“邪气淫泆，不可胜论。”

3. 为“淫泺”之讹。酸痛无力。灵 9“形体淫泆，乃消脑髓。”《甲乙经》卷五“淫泆”作“淫泺”。

【淫泺】 痛痒游走不定。素 60“淫泺胫痠，不能久立。”森立之：“淫泺，谓皮肤不论痛痒，移动无常处也。”又，王冰：“淫泺，谓似酸痛无力也。”杨上善。“淫泺，膝胻痹痛无力也。”灵 24“风痹淫泺，病不可已者，足如履冰，时如入汤中，股胫淫泺，烦心头痛。”又，张介宾：“淫泺者，浸淫日深之谓。”

【淫淫】 移行貌。神 3“芫荑味辛，平。主五内邪气，散皮肤骨节中淫淫行毒。”神 4“羊踯躅……主贼风在皮肤中，淫淫痛，温疟。”

【淫溢】 蔓延传变。灵 46“奇邪淫溢，不可胜数。”素 58“其小痹淫溢，循脉往来。”

【淫羊藿】 中药名。又名刚前、仙灵脾等。为小檗科淫羊藿属植物淫羊藿、箭叶淫羊藿、巫山淫羊藿等的茎、叶。辛、甘，温。入肾、肝经。补肾壮阳，强筋健骨，祛风除湿。主治阳痿遗精，虚冷不育，尿频失禁，肾虚喘咳，腰膝酸软，风湿痹痛，半身不遂，四肢不仁。神 3“淫羊藿味辛，寒。主阴痿绝伤，茎中痛。利小便，益气力，强志。一名刚前。”

【淫邪发梦】《灵枢经》篇名。本篇讨论因邪气的干扰及脏腑虚实等原因所引起的不同梦境，提示分析梦境以丰富诊断资料的具体方法。

淳（chún）

1. 厚，浓厚。素 70“化淳则咸守，气专则辛化而俱治。”张介宾：“醇，厚也。”又，王冰：“淳，和也。”

2. 敦厚，淳朴。见“淳德”。

3. 平和，和缓。见“淳风”。

4. 流动。见“淳淳”。

【淳化】 淳厚化生。素 70“阳和布化，阴气乃随，生气淳化，万物以荣。”张介宾：“木气有余，故能淳化以荣万物。”

【淳风】 和缓之风。素 71“凡此阳明

司天之政……炎暑大行，物燥以坚，淳风乃治。”

【淳酒】 气味浓厚纯正的酒。灵 6“用淳酒二十升，蜀椒一升，干姜一斤，桂心一斤。”

【淳盛】 旺盛，亢盛。灵 81“热气淳盛，下陷肌肤。”

【淳淳】 流行貌。《庄子·则阳》：“时有终始，世有变化，祸福淳淳。”郭象注：“淳淳，流行貌。”灵 52“阴阳相随，外内相贯，如环之无端，亭亭淳淳乎，孰能穷之？”

【淳德】 淳朴敦厚的德行。素 1“中古之时，有至人者，淳德全道，和于阴阳，调于四时。”张介宾：“至极之人，其德厚，其道全也。”

液（yè）

1. 液体，水液。灵 18“酒者，熟谷之液也。”灵 39“新饮而液渗于络，而未合和于血也。”

2. 指人体体液中浊而稠的部分。由水谷化生，经三焦布散，流行于关节、脑髓、孔窍等处，润滑关节，补益脑髓，濡润目、耳、口、鼻。灵 30“谷入气满，淖泽注于骨，骨属屈伸，泄泽，补益脑髓，皮肤润泽，是谓液。”灵 36“故三焦出气……其流而不行者，为液。”灵 28“液者，所以灌精濡空窍者也。”

3. 泛指一切体液及其代谢产物。素 23“五藏化液：心为汗，肺为涕，肝为泪，脾为涎，肾为唾，是为五液。”灵 28“目者，宗脉之所聚也，上液之道也。”张介宾：“如涎出于口，涕出于鼻，泣出于目，是皆上液之属也。”灵 36“水谷入于口，输于肠胃，其液别为五。”

4. 滋润。素 26“是故天温日明，则人血淖液而卫气浮。”丹波元坚：“《行针篇》：‘阴阳和调，而血气淖泽滑利。’盖淖液、淖泽，其义相同。”森立之：“淖液即淖泽，同音相通用。盖淖液之急呼为泽，谓滋润也。”

5. 疑为“涕”之讹。鼻涕。素 40“病至则先闻腥臊臭，出清液，先唾血。”《甲乙经》卷十一“液”作“涕”。又，张介宾：“吐清液也。”

【液门】 穴名。属手少阳三焦经。荥穴。位于手背侧第 4、5 指缝间，当掌指关节前方赤白肉际处。灵 2“液门，小指次指之间也，为荥。”

【液道】 液体流出的通道。灵 28“宗脉感则液道开，液道开故泣涕出焉。”

淡（一、dàn）

1. 五味之一。滋味淡薄。《说文·水部》：“淡，薄味也。”素 71“甘苦辛咸淡先后，余知之矣。”素 74“咸味涌泄为阴，淡味渗泄为阳。”

2. 指淡味的药物。素 70“太阳在泉，热毒不生，其味苦，其治淡咸。”素 74“湿淫于内，治以苦热，佐以酸淡，以苦燥之，以淡泄之。”

（二、tán）

通“痰”。见“淡澼”。

【淡淡】 同“澹澹”。水波动貌。比喻动摇不定。素 32“肾热病者……足下热，不欲言，其逆则项痛员员淡淡然。”杨上善：“淡，动也，谓不安动也。”又，张介宾：“淡淡，精神短少貌。”

【淡$_2$澼】 病名。即“痰癖”。指水饮酿痰，流聚胸胁而成的癖病。《诸病源候论·痰癖候》：“痰癖者，由饮水未散，在胸腹之间，因遇寒热之气相搏，沉滞而成痰也。痰又停聚流移于胁肋之间，有时而痛，即谓之痰癖。”神 4“巴豆味辛，温……破癥瘕，结聚坚积，留饮淡澼，大腹水胀。”

深（shēn）

1. 从水面到水底的距离大。与“浅”相对。难 28“比于圣人图设沟渠，沟渠满溢，流于深湖。”又见“深渊”。

2. 泛指从上到下或从外到内的距离大。灵 38“临深决水，不用功力，而水可竭也。”灵 43“客于胫，则梦行走而不能前，及居深地窌苑中。”

3. 从上到下或从外到内的距离。灵 12“足阳明刺深六分，留十呼。足太阳深五分，留七呼。”灵 31“齿以后至会厌，深三寸半。”

4. 指人体内部深处。素 43“其不痛不仁者，病久入深。”素 55“治寒热深专者，刺大藏。”张介宾：“深专者，邪气深而专在一脏也。”灵 66“皮肤缓则腠理开，开则邪从毛发入，入则抵深，深则毛发立。”

5. 凹陷。素 17“头倾视深，精神将夺矣。”张介宾：“视深者，目陷无光也。”

6. 高突，突出。指眼球高突。《礼记·觐礼》：“为坛深四尺。”注：“深，谓高也，从上曰深。”灵 46“此人薄皮肤，而目坚固以深者，长衡直扬，其心刚，刚则多怒，怒则气上逆。”灵 50“勇士者，目深以固，长衡直扬，三焦理横。”

7. 高深玄奥。灵 45“夫九针者，小之则无内，大之则无外，深不可为下，高不可为盖。”

8. 隐藏。灵 10“经脉十二者，伏行分肉之间，深而不见。”

9. 向下；深入。素 46“所谓深之细者，其中手如针也，”高世栻：“深，沉也。”灵 3“针太深则邪气反沉者，言浅浮之病，不欲深刺也，深则邪气从之入，故曰反沉也。”又见“深入”。

10. 指深刺。素 55“刺大分小分，多发针而深之。”素 62“按摩勿释，出针视之，曰我将深之。”灵 38“刺此者，深而留之，多益其数也。”

11. 深重；严重。灵 47“虽有深忧大恐，怵惕之志，犹不能减也。”素 77“病深者，以其外耗于卫，内夺于荣。”伤 335“厥深者热亦深，厥微者热亦微。”

12. 颜色浓（深）。素 15“其色见浅者，汤液主治，十日已；其见深者，必齐主治，二十一日已。”张介宾：“色深则病深，故当以齐主治而愈稍迟。”

13. 历时久，时间长。素 25“形之疾病，莫知其情，留淫日深，著于骨髓，心私虑之。”

14. 远。《玉篇·水部》：“深，远也。”见“深玄”。

15. 用力向下。素 39“寒气客于侠脊之脉，则深按之不能及，故按之无益矣。”

【深入】 进入到内部。素 13“此恬惔之世，邪不能深入也。”素 61“其气少，不能深入，故取络脉分肉间。”

【深玄】 高远而黑暗。素 71“太虚深玄，气犹麻散，微见而隐，色黑微黄，怫之先兆也。”王冰：“深玄，言高远而黯黑也。”又，张介宾：“深玄，黑色也。”

【深师】 书名。即《深师方》，又名《僧深药方》《僧深集方》，原书已佚。金 6“酸枣仁汤方：酸枣仁二升……深师有生姜二两。”

【深谷】 幽深的山谷。灵 71“地有高山，人有肩膝。地有深谷，人有腋腘。”

【深浅】

1. 指水的深浅程度。灵 12“夫十二经水者，其有大小、深浅、广狭、远近各不同。”

2. 喻事物的深奥与浅显。灵 45“夫治国者，夫惟道焉。非道，何可小大深浅，杂合而为一乎？”

3. 指针刺深度的深或浅。素 54“深浅在志者，知病之内外也。近远如一者，深浅其候等也。”

4. 指病位的深与浅。灵 59“夫病变化，浮沉深浅，不可胜穷，各在其处。”灵 68“察其沉浮，以为深浅。”

【深渊】 深潭。常用以比喻危险境地。

素 25“经气已至，慎守勿失，深浅在志，远近若一，如临深渊，手如握虎，神无营于众物。”素 54“如临深渊者，不敢墮也。”素 68“天之道也，如迎浮云，若视深渊，视深渊尚可测，迎浮云莫知其极。”

【深奥】 精深奥妙。灵 48“智虑褊浅，不能博大深奥。”

【深痹】 病证名。邪气深入于内的痹证。灵 78“八风伤人，内舍于骨解腰脊节腠理之间，为深痹也。”

梁（liáng）

1. 屋梁。见“伏梁”。

2. 通“粱”。见“高梁”。

【梁山】 地名。今陕西省大荔县。神 3“孔公孽味辛，温……生梁山山谷。”

【梁州】 地名。今陕西省及四川北部。神 2“石龙蒭味苦，微寒……生梁州山谷。”

渗（shèn 滲）

1. 液体慢慢透入或漏出。《说文·水部》:“渗，下漉也。”素 60“扁骨有渗理湊，无髓孔，易髓无空。”灵 18“下焦者，别回肠，注于膀胱而渗入焉。”灵 36“五谷之津液和合而为膏者，内渗入于骨空，补益脑髓。”

2. 指使人体多余的水液缓和地排出体外。素 71“故岁宜咸辛宜酸，渗之泄之，渍之发之。”张介宾:“渗之泄之，所以去二便之实。”

【渗泄】

1. 渗透泄下。素 70“其气滞，其用渗泄。”张介宾:“水不蓄也。”

2. 利尿。素 74“咸味涌泄为阴，淡味渗泄为阳。”张介宾:“渗泄，利小便及通窍也。”

【渗灌】 渗透灌溉。素 44“冲脉者，经脉之海也，主渗灌溪谷。”灵 3“节之交三百六十五会者，络脉之渗灌诸节者也。”

淄（zī）

地名。见“临淄”。

情（qíng）

1. 常情，常理。灵 29“人之情，莫不恶死而乐生。”

2. 实情；病情。素 12“故治所以异而病皆愈者，得病之情，知治之大体也。”素 21“诊病之道，观人勇怯骨肉皮肤，能知其情，以为诊法也。”素 26“正邪者……其中人也微，故莫知其情，莫见其形。”

3. 道理；情理。素 17“补泻勿失，与天地如一，得一之情，以知死生。”王冰:“晓天地之道，补泻不差，既得一情，亦可知生死之准的。”素 19“余闻虚实以决死生，愿闻其情。”

悽（qī）

凄凉。素 71“夜零白露，林莽声悽，怫之兆也。”

惧（jù 懼）

1. 恐惧。见“惧惧”。

2. 忧虑，焦虑。素 1“是以志闲而少欲，心安而不惧，形劳而不倦。”王冰:“内机息故少欲，外纷静故心安。”

3. 动心，动情。素 1“智愚贤不肖，不惧于物，故合于道。”

【惧惧】 恐惧貌。灵 72“阴阳和平之人，居处安静，无为惧惧，无为欣欣。”

惕（tì）

1. 畏惧，恐惧。伤 212“循衣摸床，惕而不安，微喘直视。”汪苓友:“惕而不安者，胃热冲膈，心神为之不宁也。”

2. 颤动，跳动。伤 160“眩冒，经脉动惕者，久而成痿。”尤怡:“血液……不能布散诸经，譬如鱼之失水，能不为之时时动惕耶?”

【惕惕】 惶恐不安。灵10“气不足则善恐，心惕惕如人将捕之。”素36“恶见人，见人心惕惕然。”

【惕然】 惶恐貌。灵10“闻木声则惕然而惊。”素49“闻木音则惕然而惊者，阳气与阴气相薄，水火相恶，故惕然而惊也。”

悸（jì）

1. 心慌心跳。素69“岁水太过，寒气流行，邪害心火。民病身热、烦心、躁悸。”王冰:“悸，心跳动也。”伤264“吐下则悸而惊。”金6“虚劳里急，悸，衄，腹中痛，梦失精，四肢酸疼，手足烦热，咽干口燥，小建中汤主之。”

2. 跳动。伤102“伤寒二三日，心中悸而烦者，小建中汤主之。”金8“发汗后，脐下悸者，欲作奔豚，茯苓桂枝甘草大枣汤主之。”

【悸气】 即心悸。神3“桔梗……主胸胁痛如刀刺，腹满，肠鸣幽幽，惊恐，悸气。”森立之:“凡惊悸二证，多是水饮寒结迫于心窍之所为，故用辛苦温散之桔梗驱逐饮结，则惊悸自定也。”

惟（wéi）

副词。同“唯”，只有，只是。素5“惟贤人上配天以养头。”素68“与道合同，惟真人也。”灵45“夫治国者，夫惟道焉。”

惚（hū）

见“恍惚”。

惊（jīng 驚）

1. 惊骇，惊惧。七情之一。素39“悲则气消，恐则气下……惊则气乱。”素47“此得之在母腹中时，其母有所大惊。”灵28“夫百病之始生也，皆生于风雨寒暑，阴阳喜怒，饮食居处，大惊卒恐。”

2. 使……惊惧。灵26“哕…… 大惊之，亦可已。”

3. 病症名。指心神慌乱，惊惕不宁。素16“春刺秋分，筋挛，逆气环为咳嗽，病不愈，令人时惊。”张志聪:“东方肝木，其病发惊骇。”素32“热争则狂言及惊，胁满痛，手足躁。”伤119“太阳伤寒者，加温针必惊也。”

4. 惊动；震动。见“震惊”。

【惊气】 即惊慌不安的病症。神3“沙参味苦，微寒。主血积，惊气。”

【惊邪】 惊恐导致的心神不安类病症。神1“夫大病之主，有中风……癥瘕，惊邪，癫痫。”森立之:“此云惊邪者，后世所谓惊风之类也。急卒得病不知所因，故云邪云风。其实内因，而为心肝二脏疾，中有虚实，其治不同。”神2“茯苓味甘，平。主胸胁逆气，忧恚，惊邪恐悸。”

【惊狂】 病症名。即神志失常，惊恐狂乱。素62“血并于阴，气并于阳，故为惊狂。”伤112“伤寒，脉浮，医以火迫劫之，亡阳，必惊狂，卧起不安者，桂枝去芍药加蜀漆牡蛎龙骨救逆汤主之。”

【惊呼】 吃惊地叫喊。金1“病人语声寂然喜惊呼者，骨节间病。”

【惊怖】 惊恐的症状。金1“病有奔豚，有吐脓，有惊怖，有火邪，此四部病，皆从惊发得之。”

【惊骇】 惊惧不安。素74“诸病胕肿，疼酸惊骇，皆属于火。”素48“肝脉骛暴，有所惊骇，脉不至若瘖，不治自已。”

【惊恐】

1. 惊吓恐惧。素21“人之居处动静勇怯，脉亦为之变乎……凡人之惊恐恚劳动静，皆为变也。”灵78“形数惊恐，经络不通，病生于不仁。”

2. 惊恐不安的症状。神3“桔梗……主胸胁痛如刀刺，腹满，肠鸣幽幽，惊恐，悸气。”

【惊悸】 病症名。即惊恐不安，心中悸动。神 2“柏实味甘，平。主惊悸，安五脏。”神 4“旋覆花味咸，温。主结气，胁下满，惊悸。”

【惊惑】 病症名。即惊惧惶惑。素 71“少阴所至为惊惑，恶寒，战栗谵妄。”

【惊痫】

1. 指小儿惊风。金 5“（风引汤）治大人风引，少小惊痫瘈疭。”神 2“龙骨味甘，平。主……小儿热气，惊痫。”

2. 指痫证。神 2“龙齿，主小儿、大人惊痫，癫疾，狂走。”神 2“龙胆味苦，寒。主骨间寒热，惊痫邪气。”

【惊者平之】 治法术语。指惊悸不安的病证用重镇安神或养心安神的方法治疗。素 74“逸者行之，惊者平之。”

【惊悸吐衄下血胸满瘀血病脉证治】《金匮要略》篇名。本篇论述了惊悸、吐血、衄血、便血、胸满、瘀血等疾病的证治，这些疾病皆与心和血有密切关系，故合为一篇讨论。

悴（cuì）

憔悴，枯萎。灵 8“破䐃脱肉，毛悴色夭。”张介宾：“毛悴者，皮毛憔悴也。”

惮（一、dàn 憚）

通“啴”。喜乐貌。《说文·口部》：“啴，喜也。”灵 8“喜乐者，神惮散而不藏。”杨上善：“喜乐志达气散，伤于肺魄，故精不守藏也。”

（二、dá）

通“怛”。惊恐，惊骇。《广雅·释诂一》：“怛，惊也。”灵 8“恐惧者，神荡惮而不收。”杨上善：“右肾命门藏精气，恐惧惊荡，则精气无守而精自下，故曰不收。”

惔（dàn）

通“憺”。安静。见“恬惔”。

惋（wǎn）

1. 郁结烦闷。素 30“阳明厥则喘而惋，惋则恶人。”丹波元简：“按《集韵》惋、惐、宛、惌同，音郁，心所郁积也。”《甲乙经》卷七“惋”作“闷”，《太素》卷八“惋”作“悗”。素 62“血并于上，气并于下，心烦惋善怒。”

2. 哀戚。素 81“夫志悲者惋，惋则冲阴。”吴崑：“惋，凄惨意气也。”张介宾：“惋，惨郁也。”

【惋惋】 郁闷。素 75“肾且绝，惋惋日暮，从容不出，人事不殷。”孙诒让：“惋惋，闷也。言肾脏将绝之候，犹日暮之凄凉寂寂，心中愦闷，不可譬也。”

惨（cǎn 慘）

1. 忧愁，悲惨。《尔雅·释诂下》：“惨，忧也。”见“忧惨”。

2. 寒冷。素 69“岁火不及，寒乃大行……凝惨而甚，则阳气不化。”张志聪：“凝惨，阴寒之气也。”素 70“流衍之纪，是谓封藏，寒司物化……其德凝惨寒雰，其变冰雪霜雹。”素 71“二之气，大凉反至，民乃惨，草乃遇寒。”张志聪：“民乃惨者，寒凉之气，在于气交之中。”

3. 肃杀。素 71“五之气，惨令已行，寒露下，霜乃早降，草木黄落。”高世栻：“五之客气，阳明燥金，金气肃杀，故惨令以行。”

【惨凄】

1. 悲惨凄凉。素 69“终之气，地气正，湿令行，阴凝太虚，埃昏郊野，民乃惨凄。”张介宾：“故湿令行，阴凝太虚，埃昏郊野，民情喜阳恶阴，故惨悽。”

2. 寒冷。素 69“夏有惨凄凝冽之胜，则不时有埃昏大雨之复。”高世栻：“夏有惨凄凝冽之胜，水胜火矣。”

3. 指肃杀，凋零。素 69“春有惨凄残贼之胜，则夏有炎暑燔烁之复。”张介宾：“若春见金气，而有惨凄残贼之胜……火来克金，而有炎暑燔烁之复矣。”

【惨慄】 寒极貌。素 74“岁太阳在泉，寒淫所胜，则凝肃惨慄。”王冰：“惨慄，寒甚也。”

寅（yín）

地支的第三位。①与天干相配纪年，用于运气推演，表示少阳相火之气，五行属性为火。素 66“寅申之岁，上见少阳。”素 71“少阳之政奈何？岐伯曰：寅申之纪也。”②纪月，为夏历正月的月建。素 49“正月太阳寅，寅太阳也。”王冰：“正月三阳生，主建寅，三阳谓之太阳，故曰寅太阳也。”灵 41“寅者，正月之生阳也，主左足之少阳。”难 19“男子生于寅，寅为木，阳也。”《说文·包部》：“元气起于子，子，人所生也。男左行三十，女右行二十，俱立于巳为夫妇。裹妊于巳，巳为子，十月而生，男起巳至寅，女起巳至申。故男年始寅，女年始申也。”③纪日。灵 78“左足应立春，其日戊寅己丑。”④纪时。十二时辰之一，寅时相当于凌晨三时至五时。伤 272“少阳病欲解时，从寅至辰上。”

寄（jì）

1. 寄托，委托。素 29“脾者土也，治中央，常以四时长四藏，各十八日寄治。”

2. 居藏。素 46“藏有所伤，及精有所之寄则安。”马莳：“寄，藏也。如肝藏魂，肺藏魄之类。”又，《甲乙经》卷十二作“情有所倚，则卧不安”；《太素》卷三十四作“精有所乏，倚则不安”。

【寄屑】 中药名。桑上寄生的别名。见该条。神 2“桑上寄生……一名寄屑。”

寂（jì）

寂静，冷落。素 71“凡此太阴司天之政……其政肃，其令寂。”

【寂然】 寂静貌。金 1“病人语声寂然，喜惊呼者，骨节间病。”

宿（一、sù）

1. 住宿。灵 48“乃斋宿三日而请曰。”

2. 素常，积久。《广韵·屋韵》：“宿，素也。”金 20“妇人宿有癥病，经断未及三月，而得漏下不止。”

3. 隔夜的。见“宿汁”。

（二、xiǔ）

量词。用以计算夜。见“一宿”。

（三、xiù）

星宿，我国古代指某些星的集合体。灵 15“天周二十八宿，宿三十六分。”灵 76“常以日之加于宿上也。”

【宿汁】 隔夜的陈腐液汁。灵 4“胆病者，善太息，口苦，呕宿汁。”马莳：“胆病者，善太息，口苦，呕宿胆汁。”

【宿谷】 指滞留于胃肠中未消化的食物。金 17“脾伤则不磨，朝食暮吐，暮食朝吐，宿谷不化，名曰胃反。”

【宿昔】 日久，经久。素 39“寒气客于小肠膜原之间，络血之中，血泣不得注于大经，血气稽留不得行，故宿昔而成积矣。”张志聪：“宿昔，稽留久也。”

【宿食】

1. 未消化的食物。伤 231“当大便出宿食恶物，甚效。”方有执：“宿食，陈宿之积食也。”伤 241“所以然者，本有宿食故也，宜大承气汤。”金 10“脉紧，头痛风寒，腹中有宿食不化也。”

2. 指食积证。金 10“人病有宿食，何以别之……尺中亦微而涩，故知有宿食，大承气汤主之。”伤 256“脉滑而数者，有宿食也，当下之，宜大承气汤。”

【宿$_3$度】 周天二十八宿的度数，分为三百六十五度。素 27“故天有宿度，地有经水，人有经脉。”王冰：“宿，谓二十八宿。

度，谓天之三百六十五度也。"

【宿$_3$属】 星宿所行十二位次的五行属性。素69"时至有盛衰，凌犯有逆顺，留守有多少，形色有善恶，宿属有胜负，征应有吉凶矣。"张介宾："宿属，谓二十八宿及十二辰位，各有五行所属之异。"

窒（zhì）

阻塞不通。《尔雅·释言》："窒，塞也。"灵23"热病先肤痛，窒鼻充面。"金14"身肿而冷，状如周痹，胸中窒，不能食。"

密（mì）

1. 隐秘，奥秘。灵3"粗之暗者，冥冥不知气之微密也。"

2. 闭藏，固密。素3"凡阴阳之要，阳密乃固……故阳强不能密，阴气乃绝。"森立之："阳密乃固，谓阳气闭密，则阴气亦坚固也。"

3. 细密，不粗疏。素3"气血以流，腠理以密。"灵47"密理厚皮者三焦膀胱厚，粗理薄皮者三焦膀胱薄。"

4. 安静；静默。《尔雅·释诂上》："密，静也。"《集韵·质韵》："密，默也。"灵3"空中之机，清静以微者，针以得气，密意守气勿失也。"

【密嘿】 静默不欲言。灵34"故气乱于心，则烦心密嘿，俯首静伏。"杨上善："密嘿烦心，不欲言也。"

【密默】 安静独处。素74"呕而密默，唾吐清液。"王冰："呕而密默，欲静密也。"张志聪："密默者，欲闭户牖而独居也。"

谋（móu 謀）

1. 谋虑，谋划。灵60"故两军相当，旗帜相望，白刃陈于中野者，此非一日之谋也。"灵73"行之逆顺，出入之合，谋伐有过。"

2. 计议，商议。《广雅·释诂四》："谋，议也。"素7"谨熟阴阳，无与众谋。"

【谋风】 八风之一。指从西南方来的致病风气，常可内伤脾脏，外侵肌肉，导致人体虚弱。灵77"风从西南方来，名曰谋风，其伤人也，内舍于脾，外在于肌，其气主为弱。"张介宾："西南方，坤土宫也。阴气方生，阳气犹盛，阴阳去就，若有所议，故曰谋风。"

【谋虑】 谋划，思虑。素8"肝者，将军之官，谋虑出焉。"素47"此人者，数谋虑不决，故胆虚气上溢而口为之苦。"

谐（xié 諧）

和谐，协调。伤53"病常自汗出者，此为荣气和，荣气和者，外不谐。"

【谐和】 和顺。伤53"以卫气不共荣气谐和故尔。"

裈（kūn）

有裆的裤子。伤392"妇人病，取男子裈烧服。"

祸（huò 禍）

灾难；祸害。素69"故大则喜怒迩，小则祸福远。"

谌（dì 諟）

审谛。见"谌谛"。

【谌谛】 审慎。灵72"少阳之人，谌谛好自贵。"张介宾："谌谛，审而又审也。"

谓（wèi 謂）

1. 告诉。素1"夫上古圣人之教下也，皆谓之虚邪贼风，避之有时。"

2. 说。《广雅·释诂二》："谓，说也。"素71"夫子之言，可谓悉矣。"

3. 意思指，说的是。素67"《脉法》曰：天地之变，无以脉诊。此之谓也。"素68"故曰：无形无患，此之谓也。"灵5

“故曰有余者泻之，不足者补之，此之谓也。”

4. 称为，叫做。灵 8“故生之来谓之精，两精相搏谓之神。”素 9“五日谓之候，三候谓之气，六气谓之时，四时谓之岁。”素 66“故物生谓之化，物极谓之变，阴阳不测谓之神。”

5. 认为，以为。素 11“敢问更相反，皆自谓是。”伤 158“医见心下痞，谓病不尽，复下之。”

6. 意义，意思。素 74“非上下三品之谓也。”素 4“天有八风，经有五风，何谓?”素 70“帝曰：太过何谓?”

7. 推论。素 67“天地阴阳者，不以数推，以象之谓也。”张志聪:“若夫天地之阴阳者……难以数推，止可以象推之。”

8. 通“为（wéi)”。介词，表示原因，相当于“因为”。素 66“形有盛衰，谓五行之治，各有太过不及也。”

9. 通“为（wéi)”。相当于“是”。素 3“因而和之，是谓圣度。”素 19“形气相得，谓之可治；色泽以浮，谓之易已。”素 65“不知标本，是谓妄行。”

谕（yù 諭）

明示，教诲。素 78“汝不知道之谕，受以明为晦。”王冰:“然不能晓谕于道，则受明道而成暗昧也。”又，张介宾:“不知道之谕，不得其旨也。”

谚（yàn 諺）

谚语。见“谚言”。

【谚言】 谚语，俗语。素 81“故谚言曰：心悲名曰志悲。”

谛（dì 諦）

1. 细查，详审。见“谡谛”。

2. 确凿，确实。伤 125“小便自利，其人如狂者，血证谛也，抵当汤主之。”汪琥:“谛，审也。犹言精审而无差也。”

敢（gǎn）

1. 谓有勇气、有胆量做某事。素 8“非斋戒择吉日，不敢受也。”素 20“余愿闻要道，以属子孙，著之骨髓，藏之肝肺，歃血而受，不敢妄泄。”灵 48“有敢背此言者，反受其殃。”

2. 谦辞，自言冒昧。《仪礼·士虞礼》:“敢用絜牲刚鬣。”贾公彦疏:“敢，昧冒之辞者，凡言敢者，皆是以卑触尊不自明之意。”素 25“万物并至，不可胜量，虚实呿吟，敢问其方?”灵 78“敢问九针焉生? 何因而有名?”

弹（一、dàn 彈）

用弹弓发射的弹子。见“弹丸”。

（二、tán 彈）

1. 弹击；叩打。素 20“以左手足上，上去踝五寸按之，庶右手足当踝而弹之。”素 27“推而按之，弹而怒之，抓而下之。”张志聪:“又以指弹其穴，欲其意有所注，则气必随之。”难 78“当刺之时，必先以左手压按所针荥俞之处，弹而努之，爪而下之。”

2. 搏击。形容坚劲有力，如弹击应指。素 10“青脉之至也，长而左右弹，有积气在小腹与阴。”张介宾:“弹，搏击之义。”又，高世栻:“左右两手之脉，如弦之弹指也。”

【弹丸】 供弹弓发射用的圆形的泥丸、石丸、铁丸。素 33“咳出青黄涕，其状如脓，大如弹丸。”伤 132“右四味，捣筛二味，内杏仁，芒硝，合研如脂，和散，取如弹丸一枚。”金 3“内杏仁，芒硝，合研如脂，和散，代赭石如弹丸大一枚。”

【弹子】 即弹丸。金 6“右二十一味，末之，炼蜜和丸，如弹子大。”金 7“熬令黄色，捣丸如弹子大。”金 21“右五味，末之，枣肉和丸弹子大。”

【弹₂石】 弹击石头。比喻指下脉象坚硬如石不柔和。素 18“死肾脉来，发如夺索，辟辟如弹石。”素 19“其气来如弹石者，此谓太过，病在外。”杨上善:“弹石，谓令石脉上来弹手，如石击手。”

堕（一、duò 墮）

1. 跌落，坠落。《广韵·果韵》:“堕，落也。”灵 43“上盛则梦飞，下盛则梦堕。”马莳:“足部属阴，故下部邪盛，则梦堕坠。”素 19“譬于堕溺，不可为期。”

2. 脱落。素 1“五七阳明脉衰，面始焦，发始堕。”素 55“病大风，骨节重，须眉堕，名曰大风。”神 4“石灰味辛，温。主疽疡疥瘙，热气恶疮，癞疾，死肌，堕眉。”

3. 通“惰”。懈怠，疲困。见“解堕”。

（二、huī）

同“隳”。毁坏。《字汇·土部》:“堕，俗作隳。”素 49“九月万物尽衰，草木毕落而堕。”又，森立之:“落者，零落于其物也……堕者，离其处而此至也。”

【堕坠】 跌落，落下。灵 4“有所堕坠，恶血留内。”素 63“人有所堕坠，恶血留内，腹中满胀，不得前后。”

【堕胎】 胎儿堕落，流产。神 2“水银味辛，寒……杀皮肤中虱，堕胎。”神 2“牛膝……逐血气，伤热，火烂，堕胎。”神 4“石蚕味咸，寒。主五癃，破石淋，堕胎。”

随（suí 隨）

1. 跟从，伴随。《说文·辵部》:“随，从也。”素 25“若夫法天则地，随应而动，和之者若响，随之者若影，道无鬼神，独来独往。”素 66“有余而往，不足随之，不足而往，有余从之，知迎知随，气可与期。”张介宾:“随者，随其去也。”灵 8“随神往来者谓之魂，并精而出入者谓之魄。”

2. 顺着；沿着。灵 27“周痹者，在血脉之中，随脉以上，随脉以下，不能左右，各当其所。”灵 80“故邪中于项，因逢其身之虚，其入深，则随眼系以入于脑。”素 35“疟气随经络沉以内薄，故卫气应乃作。”

3. 依从，顺应。素 74“夫气之胜也，微者随之，甚者制之。”素 70“坚成之纪，是谓收引，天气洁，地气明，阳气随，阴治化。”王冰:“阳顺阴而生化。”神 1“药有宜丸者，宜散者……并随药性不得违越。”

4. 依据，根据。素 63“用针者，随气盛衰，以为痏数。”灵 76“随日之长短，各以为纪而刺之。”神 2“五石脂，各随五色补五脏。”

5. 柔顺。素 70“敷和之纪……其性随。”张志聪:“随，柔顺也。”

6. 针刺方法。顺着经脉循行方向针刺。灵 1“补曰随之。”张介宾:“随者，因其气去，追而济之也。”灵 9“故泻者迎之，补者随之，知迎知随，气可令和。”

7. 下垂。见“肩随”。

8. 为“治”之讹。治疗。素 43“循脉之分，各有所发，各随其过，则病瘳也。”《太素》卷二十八、《甲乙经》卷十“随”并作“治”。

【随手】 随即，立刻。灵 57“以手按其腹，随手而起，如裹水之状，此其候也。”

【随随】 随和，顺从貌。灵 64“少阳之下，随随然。”张介宾:“随随，从顺貌。”

【随而济之】 针刺手法之一。指根据五行母子相生关系，在属母穴的穴位施行补法的针刺方法。难 79“随而济之者，补其母也。假令心病……补手心主井，是谓随而济之者也。”

【随证治之】 根据病证的表现而辨治。伤 16“观其脉证，知犯何逆，随证治之。”金 3“其证或未病而预见，或病四五日而出，或病二十日，或一月微见者，各随证治之。”

隅（yú）

1. 角，夹角。素 24“令其一隅居上，齐脊大椎，两隅在下，当其下隅者，肺之俞也。”

2. 方，部分。灵 12“漯以南至江者为阳中之太阳，此一隅之阴阳也。”

3. 三角形的边。素 24“欲知背俞，先度其两乳间，中折之，更以他草度去半已，即以两隅相拄也。”

4. 面，边。灵 1“锋针者，刃三隅，以发痼疾。”

颛（zhuō 䪼）

颧骨。素 74“目瞑齿痛颛肿。”杨上善：“颛，谓面颧秀高骨也。”灵 10“其支者，别颊上颛抵鼻，至目内眦。”

隆（lóng）

1. 丰大，粗壮。见“隆盛 1”。

2. 盛，旺盛。素 3“平旦人气生，日中而阳气隆，日西而阳气已虚，气门乃闭。”王冰：“隆，犹高也，盛也。”素 54“刺实须其虚者，留针阴气隆至，乃去针也；刺虚须其实者，阳气隆至，针下热，乃去针也。”

【隆盛】

1. 强壮，强健。素 1“四八，筋骨隆盛，肌肉满壮。”

2. 充盛，充盈。难 28“而人脉隆盛，入于八脉而不环周，故十二经亦不能拘之。”

隐（yǐn 隱）

隐藏。素 60“坐而膝痛如物隐者，治其关。”高世栻：“隐，犹藏也。膝痛如物隐者，痛而高肿，如物内藏也。”灵 10“其常见者，足太阴过于外踝之上，无所隐故也。”

【隐白】 穴名。属足太阴脾经，井穴。位于踇趾内侧，趾甲根角旁约 0.1 寸处。灵 2“隐白者，足大指之端内侧也，为井木。”

【隐处】 前阴部位。伤 392“妇人中裈，近隐处，取烧作灰。”

【隐曲】 隐秘之处。①指阴部。素 74“湿客下焦，发而濡泻，及为肿隐曲之疾。”王冰：“隐曲之疾，谓隐蔽委曲之处病也。”②指房事。素 7“二阳之病发心脾，有不得隐曲，女子不月。”王冰：“隐曲，谓隐蔽委曲之事也……味不化则男子少精，是以隐蔽委曲之事，不能为也。”张介宾：“不得隐曲，阳道病也。”③指大小便。素 42“肾风之状，多汗恶风……隐曲不利，诊在肌上。”杨上善：“六曰隐曲不利，谓大小便不得通利。”张介宾：“隐曲，阴道也……肾开窍于二阴，故为隐曲不利。”

【隐轸】 病名。即隐疹。参见该条。素 64“少阴有余病皮痹、隐轸。”张介宾：“隐轸，即瘾疹也。”

【隐疹】 病名。又名风瘙瘾疹、风疹块。相当于荨麻疹。金 14“风气相搏，风强则为隐疹，身体为痒。”

【隐隐】 隐约不分明貌。金 7“咳即胸中隐隐痛。”

婢（bì）

见“越婢汤”。

婚（hūn）

男女结为夫妻。此比喻辛商金（指肺）与丙火（指心）之间的阴阳关系。难 33“肺者，非为纯金也。辛商也，丙之柔。大言阴与阳，小言夫与妇。释其微阴，婚而就火。”

婉（wǎn）

顺从，温顺。见“婉然”。

【婉婉】 和顺貌。灵 64“大宫之人……阳明之上婉婉然。”张志聪：“婉婉，和顺之态，土之德也。”

【婉然】 和顺貌。灵 72“阴阳和平之

人……婉然从物，或与不争，与时变化。”

颇（pō 頗）

1. 偏，偏重。素 80“脉动无常，散阴颇阳，脉脱不具，诊无常行。”森立之：“言脉击动应手，其状无常形，或散见阴脉，沉涩弱弦微之类，或颇发阳脉，大浮数动滑之类。”

2. 偏近。素 47“病在太阴，其盛在胃，颇在肺，病名曰厥。”

3. 副词。表示程度。①稍微，略微。灵 45“余闻九针九篇，余亲授其调，颇得其意……然未得其要道也。”灵 67“多阳者多喜，多阴者多怒，数怒者易解，故曰颇有阴。”②甚，很。灵 23“阳热甚，阴颇有寒者，热在髓，死不可治。”素 49“所谓偏虚者，冬寒颇有不足者，故偏虚为跛也。”伤 4“颇欲吐，若躁烦，脉数急者，为传也。”

4. 为“鬓”之讹。灵 54“荣华颓落，发颇斑白。”《太素》卷二“颇”作“鬓”。

颈（jǐng 頸）

1. 颈项，即脖子。灵 13“其病当所过者支痛及转筋，肩不举，颈不可左右视。”伤 111“但头汗出，剂颈而还。”难 47“诸阴脉皆至颈、胸中而还，独诸阳脉皆上至头耳，故令面耐寒也。”

2. 脖子的前面。灵 10“大肠手阳明之脉……其支者，从缺盆上颈贯颊，入下齿中。”杨上善：“颈，项前也。”素 40“有病膺肿颈痛胸满腹胀。”王冰：“颈，项前也。”伤 99“伤寒四五日，身热，恶风，颈项强，胁下满。”

3. 指咽喉部位。素 47“身热如炭，颈膺如格。”张介宾：“颈言咽喉，膺言胸臆，如格者，上下不通，若有所格也。”

4. 为“项”之讹。灵 2“七次脉颈中央之脉，督脉也，名曰风府。”《太素》卷十一“颈”作“项”。马莳：“颈之中央，即后项也。后项之下，乃督脉一经。”

【颈肿】 颈部肿胀。灵 10“是动则病齿痛颈肿。”灵 13“颈筋急则为筋瘘颈肿。”

【颈脉】 颈部的动脉，即人迎脉。素 18“颈脉动喘疾咳，曰水。”王冰：“颈脉，谓耳下及结喉傍人迎脉者也。”灵 57“水始起也，目窠上微肿，如新卧起之状，其颈脉动，时咳。”

【颈痈】 颈部的痈疮。素 46“有病颈痈者，或石治之，或针灸治之，而皆已。”

【颈动脉】 颈部的动脉。灵 75“以两手四指挟按颈动脉，久持之。”马莳：“挟其颈之动脉而按之，即人迎、大迎处也。”

绪（xù 緒）

1. 开端，起源。素 74“故治病者，必明六化分治，五味五色所生，五藏所宜，乃可以言盈虚病生之绪也。”

2. 末。《广雅·释诂一》：“绪。末也。”见“余绪”。

续（xù 續）

1. 连接。神 2“干漆味辛，温。主绝伤。补中，续筋骨，填髓脑，安五脏。”

2. 继续，延续。伤 48“因转属阳明，续自微汗出。”伤 315“服汤脉暴出者死，微续者生。”金 12“利反快，虽利，心下续坚满，此为留饮欲去故也，甘遂半夏汤主之。”

3. 接着。伤 91“伤寒，医下之，续得下利清谷不止，身疼痛者，急当救里。”伤 144“妇人中风，七八日续得寒热，发作有时。”

【续毒】 中药名。狼毒的别称。见该条。神 4“狼毒味辛，平……一名续毒。”

【续断】 中药名。又名川断、山萝卜、龙豆、属折等。为川续断科川续断属植物川续断的根。苦、辛，微温。入肝、肾经。补肝肾，强筋骨，调血脉，止崩漏。主治肝肾不足之腰背酸痛，肢节痿痹，跌打创伤，损筋折骨，胎动漏血，血崩，遗精，带下，痈疽疮肿。神 3“续断味苦，微温。主伤寒，补不足。金创痈伤，折跌，续筋骨，妇人乳难。久服益气力。一名龙豆，一名属折。”

绳（shéng 繩）

1. 绳子。素 74“论言人迎与寸口相应，若引绳小大齐等，命曰平。”灵 62“故阴阳俱静俱动，若引绳相倾者病。”

2. 木工用以测定直线的墨线。见“绳墨”。

3. 指耳边。灵 49“挟绳而上者，背也。”蒋示吉:“绳，耳边也。耳边如绳突起，故曰绳……挟，近也。故近耳边直上之部分，所以候背之病。”

【绳墨】

1. 木工画直线用的工具。灵 38“故匠人不能释尺寸而意短长，废绳墨而起平木也。”

2. 喻规矩或法度。素 74“论言治寒以热，治热以寒，而方士不能废绳墨而更其道也。”

维（wéi 維）

1. 维系，维护。难 28“阳维、阴维者，维络于身”。难 29“阳维维于阳，阴维维于阴，阴阳不能相维。”又见“维筋”。

2. 角落。《广雅・释言》:“维，隅也。”见“四维 1”。

3. 指四肢。见“维厥”。

4. 通“纬”，织物的横线。喻阳明经脉横行旁出犹如纬线。素 79“三阳为经，二阳为维，一阳为游部。”喜多村直宽:“‘经’是经纬之经，‘维’犹言纬也。太阳之经直行，故曰经；阳明之经旁出，故曰维；少阳为半表半里，出表入里，故曰游部。部字轻讲，不必有深意，诸注恐凿。”又，王冰:“维，谓维持，所以系天真。”张介宾:“维，维络也。阳明经上布头面，下循胸腹，独居三阴之中，维络于前，故曰维。”

5. 为“络”之讹。指络穴。素 60“淫泺胫酸，不能久立，治少阳之维，在外上五寸。”林亿:“按《甲乙经》外踝上五寸，乃足少阳之络，此云维者，字之误也。”张介宾:“维，络也。足少阳之络穴光明，在外踝上五寸。”

【维厥】 四肢厥冷。灵 4“心脉……微涩为血溢，维厥，耳鸣，颠疾。”张介宾:“维厥者，四维厥逆也，以四肢为诸阳之本而血衰气滞也。”

【维筋】 在人体左右交互联系的经筋。灵 13“足少阳之筋……上引缺盆膺乳颈，维筋急，从左之右，右目不开，上过右角，并跻脉而行，左络于右，故伤左角，右足不用，命曰维筋相交。”张志聪:“盖维者为一身之纲维，从左之右，右之左，下而上，上而下，左右上下交维，故命曰筋维相交。”又，张介宾:“维者，牵系之谓……伤左角之筋而右足不用，则其从右之左者亦然，盖筋之维络相交如此也。”

绵（mián 綿）

1. 丝绵。伤 76“栀子豉汤方，栀子十四个（擘），香豉四合（绵裹）。”又见“绵帛”、“绵絮”。金 22“以白粉少许，和令相得，如枣大，绵裹内之。”

2. 细弱，软弱。见“绵绵”。

【绵帛】 丝绵绢帛的总称。灵 75“内热相搏，热于怀炭，外畏绵帛近，不可近身。”

【绵绵】

1. 指脉动细微欲绝。素 17“绵绵其去如弦绝，死。”王冰:“绵绵，言微微似有，而不甚应手也。”

2. 指呼吸微弱。素 80“绵绵乎属不满日。”王冰:“绵绵乎，谓动息微也。”高世栻:“绵绵一息之微，属望其生，若不能满此一日矣。"

【绵絮】 弹松的丝绵或棉花。灵 6"用绵絮一斤，细白布四丈，并内酒中。"

十 二 画

琴（qín）

古琴。弦乐器的一种。素 19"真肝脉至，中外急，如循刀刃责责然，如按琴瑟弦。"

斑（bān）

1. 斑点。见"斑斑"。
2. 头发花白。见"斑白"。

【斑白】 头发黑白相杂。灵 54"荣华颓落，发颇斑白。"

【斑猫】 中药名。即斑蝥。又名龙尾、斑毛等。为芫青科斑芫菁属动物南方大斑蝥或黄黑小斑蝥的全虫。辛，温，有大毒。入肝、胃、肾经。攻毒蚀疮，逐瘀散结。主治痈疽，瘰疬，顽癣，经闭，癥瘕，癌肿。神 4"斑猫味辛，寒。主寒热，鬼疰，蛊毒，鼠瘘，恶疮疽，蚀死肌，破石癃。一名龙尾。"

【斑斑】 斑点众多貌。金 3"阳毒之为病，面赤斑斑如锦纹，咽喉痛，唾脓血。"

款（kuǎn）

中药名。见"款冬"、"款冬花"。

【款冬】 中药名。别名冬花、款花。为菊科款冬属植物款冬的花蕾。辛、微甘，温。入肺经。润肺下气，化痰止咳。主治咳嗽，气喘，肺痿，咳吐痰血。组方为射干麻黄汤。神 4"款冬味辛，温。主咳逆，上气，善喘，喉痹，诸惊痫，寒热邪气。一名橐吾，一名颗东，一名虎须，一名菟奚。"

【款冬花】 中药名。款冬的别名。见该条。金 7"紫菀、款冬花各三两。"

堪（kān）

忍受。素 32"热争则喘咳，痛走胸膺背，不得大息，头痛不堪，汗出而寒。"

揩（kǎi）

摩擦。《广雅·释诂三》："揩，磨也。"见"揩摩"。

【揩摩】 按摩，摩擦。灵 1"员针者，针如卵形，揩摩分间，不得伤肌肉，以泻分气。"

越（yuè）

1. 移行。素 69"岁运太过，则运星北越。"王冰："北越，谓北而行也。"
2. 指行为超越常规。见"狂越"。
3. 超出。金 1"千般疢难，不越三条。"
4. 违背。素 74"食而过之，无越其制度也。"又见"违越"。
5. 指升散，涌吐。素 5"其高者，因而越之。"张介宾："越，发扬也，谓升散之，吐涌之。"
6. 发散；外泄。素 39"劳则喘息汗出，外内皆越，故气耗矣。"素 61"头上五行行五者，以越诸阳之热逆也。"伤 49"阳气怫郁不得越，当汗不汗，其人躁烦。"

【越婢汤】 方剂名。组成：麻黄六两，

石膏半斤，生姜三两，大枣十五枚，甘草二两。煎服法：上五味，以水六升，先煮麻黄，去上沫，内诸药，煮取三升，分温三服。恶风者，加附子一枚，炮。风水，加术四两。功用：发越水气，兼清郁热。主治：水肿风水夹热证。金 14“风水恶风，一身悉肿，脉浮不渴，续自汗出，无大热，越婢汤主之。”

【越婢加术汤】 方剂名。组成：越婢加术汤方，内加白术四两。煎服法：同越婢汤方。功用：发越水气，兼清郁热。主治：水肿表实无汗有热者，表现为一身面目黄肿，小便不利，脉沉。金 14“里水者，一身面目黄肿，其脉沉，小便不利，故令病水。假如小便自利，此亡津液，故令渴也，越婢加术汤主之。”

【越婢加半夏汤】 方剂名。组成：麻黄六两，石膏半斤，生姜三两，大枣十五枚，甘草二两，半夏半升。煎服法：上六味，以水六升，先煮麻黄，去上沫，内诸药，煮取三升，分温三服。功用：宣肺清热，降逆平喘。主治：肺胀饮热郁肺证。金 7“咳而上气，此为肺胀，其人喘，目如脱状，脉浮大者，越婢加半夏汤主之 。”

趋（qū 趨）

1. 疾行；奔跑。灵 54“二十岁，血气始盛，肌肉方长，故好趋。”

2. 奔向，奔赴。素 71“云趋雨府，湿化乃敷。”

【趋翔】 疾行及腾跃。灵 75“肢胫者，人之管以趋翔也。”

堤（dī）

堤障。见“窍堤”。

提（tí）

悬持，拎着。见“提挈”。

【提挈】 用手提着。引申为掌握。素 1“余闻上古有真人者，提挈天地，把握阴阳。”

博（bó）

1. 宽广。灵 37“平博广大，寿中百岁。”

2. 深广，深奥。素 65“夫阴阳逆从标本之为道也……少而多，浅而博，可以言一而知百也。”素 74“夫标本之道，要而博，小而大，可以言一而知百病之害。”

3. 广泛。见“博大 2”。

4. 指脉搏洪大。素 46“所谓深之细者，其中手如针也，摩之切之，聚者坚也，博者大也。”森立之：“博者，谓脉状散漫洪大不紧实也。”

5. 为“转”之讹。眩转。灵 80“久而不解，独博独眩。”《太素》卷二十七“博”作“转”。周学海：“‘博’义难通，当是‘转’之讹也。”

【博大】

1. 广博。素 20“余闻九针于夫子，众多博大，不可胜数。”灵 48“士之才力，或有厚薄，智虑褊浅，不能博大深奥。”

2. 广泛。灵 7“扬刺者……以治寒气之博大者也。”

【博棋子】 围棋子。伤 393“内大黄如博棋子大五六枚，服之愈。”

揭（jiē）

1. 高举。素 18“平肝脉来，软弱招招，如揭长竿末梢。”张介宾：“揭，高举也。”

2. 掀起，揭开。素 71“阳明所至为皴揭。”高世栻：“掀起曰揭。”伤 386“服汤后如食顷，饮热粥一升许，微自温，勿发揭衣被。”

3. 向上反。灵 47“揭唇者脾高，唇下纵者脾下。”

喜（一、xǐ）

1. 快乐，喜悦。七情之一。素 5“人有五藏化五气，以生喜怒悲忧恐。”素 39“喜则气和志达，荣卫通利，故气缓矣。”素 67“在藏为心……其志为喜。喜伤心，恐胜喜。”王冰:“喜，悦乐也。悦以和志。”

2. 爱好，喜好。灵 64“不喜权势，善附人也。”素 36“热去汗出，喜见日月光火气乃快然。”

3. 适宜。某物适宜于什么环境。素 62“血气者，喜温而恶寒。”灵 56“五味各走其所喜，谷味酸，先走肝。”难 74“喜酸者肝也。”

4. 容易。容易发生某种变化。灵 8“肾盛怒而不止则伤志，志伤则喜忘其前言。”灵 64“血气皆少则喜转筋，踵下痛。”金 21“新产血虚，多汗出，喜中风，故令病痉。”

（二、xī）

笑貌。见“喜₂笑不休”。

【喜乐】

1. 欢乐，高兴。素 8“膻中者，臣使之官，喜乐出焉。”

2. 指过分的欢乐。灵 8“喜乐者，神惮散而不藏。”张介宾:“喜发于心，乐散于外，暴喜伤阳，故神气惮散而不藏。”

【喜呕】 症状名。指呕吐时作。素 74“民病喜呕，呕有苦，善太息。”伤 96“伤寒五六日，中风，往来寒热，胸胁苦满，嘿嘿不欲饮食，心烦喜呕。”

【喜忘】 症状名。即健忘，记忆力减退。素 62“气并于上，乱而喜忘。”灵 22“狂始生，先自悲也，喜忘、苦怒、善恐者，得之忧饥。”伤 237“阳明证，其人喜忘者，必有蓄血。所以然者，本有久瘀血，故令喜忘。”尤怡:“喜忘，即善忘。”

【喜怒】

1. 欢喜与愤怒。灵 71“天有风雨，人有喜怒。”

2. 泛指情志活动。素 5“故喜怒伤气，寒暑伤形。”灵 8“故智者之养生也，必顺四时而适寒暑，和喜怒而安居处。”

3. 症状名。易怒，多怒。灵 26“喜怒而不欲食，言益少，刺足太阴；怒而多言，刺足少阳。”《甲乙经》卷九“喜”作“善”。灵 78“阴出之于阳，病喜怒。”马莳:“喜，当作善……阴气之邪出之于阳，则其病也多怒。”

【喜恐】 症状名。易恐，善恐。灵 24“悲以喜恐，短气不乐。”

【喜唾】 症状名。指时时泛吐唾液或痰涎。伤 396“大病差后，喜唾，久不了了，胸上有寒，当以丸药温之，宜理中丸。”

【喜惊】 症状名。易惊，善惊。灵 9“阳明终者，口目动作，喜惊妄言。”灵 66“留而不去，传舍于经，在经之时，洒淅喜惊。”

【喜悲】 症状名。善悲，容易悲伤。灵 5“合折即气绝而喜悲。”灵 20“邪在心，则病心痛喜悲。”

【喜溺₂】 症状名。多尿，小便频数。灵 9“厥阴终者，中热嗌干，喜溺心烦，甚则舌卷卵上缩而终矣。”

【喜₂笑不休】 症状名。不由自主地嬉笑不止。灵 10“心主手厥阴心包络之脉……是动则病……喜笑不休。”

揣（chuǎi）

1. 推测，估量。灵 45“故远者，司外揣内，近者，司内揣外。”张介宾:“揣，推测也。”杨上善:“揣，度也。”

2. 触摸，切按。素 48“揣切之益大。”灵 66“其著于伏冲之脉者，揣之应手而动。”马莳:“又其著于伏冲之脉，以手揣摹其积应手而动。”

煮（zhǔ）

煎煮。灵 71“取其清五升煮之，炊以苇薪。”灵 81“剉蔆翘草根各一升，以水一斗六升煮之。”伤 14“先煮麻黄、葛根，减二升，去上沫，内诸药，煮取三升。”

【煮饼】 犹汤面。金 3“洗已，食煮饼，勿以盐豉也。”

揄（一、yú）

牵引。灵 4“取诸外经者，揄伸而从之。”杨上善：“揄，与朱反，引也。”

（二、yáo）

摇动。素 60“失枕在肩上横骨间，折使揄臂齐肘正。”王冰：“揄，读为摇。摇谓摇动也。”

援（yuán）

引用，引证。素 76“循法守度，援物比类。”

揔（zǒng）

同“总”。①统领。见“揔统”。②总括。素 44“阴阳揔宗筋之会，会于气街。”

【揔统】 统摄，统领。素 66“布气真灵，揔统坤元。”王冰：“揔统坤元，言天元气常司地气，化生之道也。”

蛰（zhé 蟄）

1. 潜藏，贮藏。素 9“肾者主蛰，封藏之本，精之处也。”

2. 指冬季藏伏起来的动物。素 71“寒乃始，蛰复藏。”高世栻：“蛰，藏虫也。”

【蛰虫】 藏在泥土中过冬的动物。素 17“秋日下肤，蛰虫将去。”素 70“藏令不举，化气乃昌，长气宣布，蛰虫不藏。”

裁（cái）

1. 裁断，裁决。伤 27“本云：当裁为越婢汤、桂枝汤，合之饮一升。”

2. 裁减，节制。《尔雅·释言》：“裁，节也。”灵 78“口嗜而欲食之，不可多也，必自裁也，命曰五裁。”杨上善：“裁，禁也。”

搅（jiǎo 攪）

搅拌，搅动。金 19“以水三升，先煮甘草，取二升，去滓，内粉、蜜，搅令和，煎如薄粥。”伤 303“内鸡子黄，搅令相得，温服七合。”

握（wò）

1. 握持，执持。灵 48“黄帝乃左握其手，右授之书。”素 10“掌受血而能握，指受血而能摄。”

2. 屈指成拳。引申为抽搐拘挛。素 5“在声为呼，在变动为握。”张介宾：“握同搐搦，筋之病也。”

揆（kuí）

度量，测度。素 46“所谓揆者，方切求之也，言切求其脉理也。”杨上善：“揆者，方将求病所在，揆量之也。”

【揆度】

1. 揣度，估量。素 15“揆度者，度病之浅深也。”张介宾：“揆度，揣度也。”素 19“五色脉变，揆度奇恒，道在于一。”

2. 古经篇名。已佚。素 46“《金匮》者，决死生也；《揆度》者，切度之也。”马莳：“《金匮》《揆度》《奇恒》，俱古经篇名，今皆失之。”

搔（sāo）

用指甲轻轻抓挠。灵 10“实则腹皮痛，虚则痒搔。”

揉（róu）

混合。见“揉和”。

【揉和】 混合。金 18“取鸡子黄一枚，以药散与鸡黄相等，揉和令相得。”

朞（jī）

周期。指一周年。《广韵·之韵》：“朞，

周年。又复时也。”素 9“终朞之日，周而复始。”素 66“应天之气，动而不息，故五岁而右迁，应地之气，静而守位，故六朞而环会。”王冰：“故六年而环会，所谓周而复始也。”

斯（sī）

1. 代词。此，这。素 66“臣斯十世，此之谓也。”

2. 连词。乃，即。素 66“不及太过，斯皆见矣。”素 70“政暴变则名木不荣，柔脆焦首，长气斯救。”

期（qī）

1. 一定的时日；期限。素 7“别于阳者，知病处也；别于阴者，知死生之期。”素 68“帝曰：有期乎？岐伯曰：不生不化，静之期也。”金 15“黄疸之病，当以十八日为期。”

2. 限度，天寿。灵 17“关格者，不得尽期而死。”杨上善：“阴阳脉有关格，即以其时与之短期，不可极乎天寿者也。”

3. 相合，一致。素 17“阴阳有时，与脉为期。”

4. 际会，机运。素 26“合人形于阴阳四时，虚实之应，冥冥之期，其非夫子孰能通之？”灵 3“要与之期者，知气之可取之时也。”

5. 预期，预知。素 19“胸中气满，喘息不便，其气动形，期六月死。”素 27“察其左右上下相失及相减者，审其病藏以期之。”高世栻：“期者，计其死生之时日也。”伤 332“后日脉之，其热续在者，期之旦日夜半愈。”

6. 指死亡的日期。又称“短期”。素 19“譬于堕溺，不可为期。”王冰：“譬于堕坠没溺，不可与为死日之期也。”素 79“请问短期……春三月之病，曰阳杀，阴阳皆绝，期在草干。”王冰：“但阴阳之脉皆悬绝者，死在于霜降草干之时也。”

7. 当，适合。此指用于诊断的外候。素 75“外无期，内无正，不中经纪，诊无上下，以书别。”王冰：“外无色气可期，内无正经常尔。”又，森立之：“外无期，谓皮毛受邪无有常期，但是有阳气亏者，则邪来入表也。”

8. 准则，目标。素 20“必先去其血脉而后调之，无问其病，以平为期。”王冰：“要以脉气平调为之期准尔。”素 74“谨察阴阳所在而调之，以平为期。”

9. 常，常规。灵 76“卫气之在于身也，上下往来不以期。”张介宾：“不以期，谓或上或下，或阴或阳，而期有不同也。”

【期门】 经穴名。属足厥阴肝经。肝之募穴。足太阴、厥阴、阴维脉的会穴。位于乳头直下，当第 6 肋间隙处。伤 108“伤寒，腹满谵语，寸口脉浮而紧，此肝乘脾也，名曰纵，刺期门。”

【期日】 预测病情加重或死亡的时间。素 19“见其真藏，乃予之期日。”杨上善：“肾气衰甚，真脏即见，故与之死日之期也。”

欺（qī）

1. 欺骗。见“欺绐”。

2. 遮蔽，难辨。灵 64“是故五形之人二十五变者，众之所以相欺者是也。”马莳：“有二十五等之异者，乃众人之难辨而易欺者也。”又，张介宾：“形分为五，而又分为二十五，禀赋既偏，则不免强弱胜负之相欺。”

3. 超过。素 25“知十二节之理者，圣智不能欺也。”杨上善：“欺，加也。”又，王冰：“能知十二节气之所迁至者，虽圣智亦不欺侮而奉行之也。”

【欺绐】 欺骗。灵 64“水形之人……不敬畏，善欺绐人。”

蕡（fèi ）

大麻的子实。见“麻蕡”。

葙（xiāng）

中药名。见“青葙子”。

散（一、sàn）

1. 分散，由聚集而分离。与“聚”相对。素 39“寒气客于肠胃之间，膜原之下，血不得散，小络急引故痛，按之则血气散，故按之痛止。”素 70“病在中，而不实不坚，且聚且散。”灵 49“察其散抟，以知远近。”

2. 散布。①指精气的散布。素 17“诊法常以平旦，阴气未动，阳气未散。”王冰：“散，谓散布而出也。”素 43“熏于肓膜，散于胸腹。”王冰：“以其浮盛，故能布散于胸腹之中。”素 70“气始而生化，气散而有形，气布而蕃育。”王冰：“散，谓流散于物中。”②指经络的布散。灵 10“脾足太阴之脉……连舌本，散舌下……任脉之别，名曰尾翳，下鸠尾，散于腹。”素 60“冲脉者，起于气街，并少阴之经，侠脐上行，至胸中而散。”③指针刺时针具的分布。素 16“冬刺俞窍于分理，甚者直下，间者散下。”张介宾：“间者散下，或左右上下，散布其针而稍宜缓也。”

3. 发散，升散。素 67“东方生风……其政为散，其令宣发。”王冰：“发散生气于万物。”张介宾：“按：散义有二：一曰升散，木气之升也；一曰散落，金气之杀也。”素 70“发生之纪……其气美，其政散。”张介宾：“布散和气，风之象也。”素 22“肝欲散，急食辛以散之。”

4. 散发；散播。灵 28“寒气客于胃，厥逆从下上散，复出于胃，故为噫。”又见“流散 2”。

5. 散落。素 48“脉至如散叶，是肝气予虚也。”高世栻：“散叶，木叶飘散之义。”张介宾：“如散叶者，浮泛无根也。”

6. 耗散。素 5“壮火散气，少火生气。”王冰：“以壮火食气，故气得壮火则耗散。”素 64“秋刺筋骨，血气内散，令人寒慄。”素 80“脉动无常，散阴颇阳。”张介宾：“言阴气散失者，脉颇类阳也。”

7. 消散；消除。灵 49“其色下行如云彻散者病方已。”素 3“体若燔炭，汗出而散。”金 14“分温三服，腹中软，即当散也。”

8. 亡失，散亡。《国语·齐语》：“其畜散无育。”韦昭注：“散，谓失亡也。”灵 48“细子恐其散于后世，绝于子孙。”

9. 停止。素 71“时雨乃涯，止极雨散，还于太阴。”

10. 治法。①发散，宣散。素 22“肝欲散，急食辛以散之。”王冰：“以脏气常散，故以辛发散也。”素 70“西北之气散而寒之，东南之气收而温之，所谓同病异治也。”张介宾：“西北气寒，气固于外，则热郁于内，故宜散其外寒，清其内热。”素 74“风淫于内，治以辛凉，佐以苦，以甘缓之，以辛散之。”②消散。灵 19“在上脘则刺抑而下之，在下脘则散而去之。”张介宾：“散而去之，谓温下脘以散其停积之寒滞也。”灵 20“取血脉以散恶血。”神 4“射干味苦，平……散结气，腹中邪逆，食饮大热。”

11. 指散行（经络）。灵 76“其散者，别于目锐眦。”张介宾：“散者，散行者也。”

（二、sǎn）

1. 松散，缓散。素 19“轻虚以浮，来急去散，故曰浮。”

2. 指气机涣散不收。见“散者收之”。

3. 错乱；散乱。素 71“太虚深玄，气犹麻散，微见而隐。”张介宾：“麻散，如麻散乱可见，微见而隐也。”灵 9“魂魄不散，专意一神。”伤 116“追虚逐实，血散脉中。”

4. 脉象之一。散脉，即脉搏散而不聚，稍按有分散零乱之感。素 17“沉细数散者，寒热也，浮而散者为眴仆。”灵 23“热病七日八日，脉不躁，躁不散数，后三日中有汗。”难 49“心痛，其脉浮大而散。”

5. 指药性气杂而不专。素 74“帝曰：非司岁物何谓也？岐伯曰：散也，故质同而异等也。”王冰：“非专精则散气，散气则物不纯也。”

6. 散剂。剂型之一。把药材粉碎后均匀混合而制成的干燥粉末。伤 167“各别捣筛，为散已，合治之……取汁和散，温顿服之。”神 1“药有宜丸者，宜散者，宜水煮者，宜酒渍者。”

【散亡】 消散，散失。灵 75“肿聚散亡，寒痹益温。”

【散发】 用发散的方法治疗。素 17“其软而散者，当病灌汗，至今不复散发也。”吴崑：“不能更任发散也。”张介宾：“汗多亡阳，故不可更为发散也。”

【散乱】

1. 消散。素 62“精气自伏，邪气散乱，无所休息，气泄腠理，真气乃相得。”王冰：“精气潜伏，邪无所据，故乱散而无所休息，发泄于腠理也。”

2. 逆乱。素 27“以从为逆，荣卫散乱，真气已失。”

【散复】 耗散与恢复。灵 1“睹其色，察其目，知其散复。”

【散俞】 指间散之穴，与“本输”相对而言。素 16“故春刺散俞，及与分理，血出而止。”丹波元坚：“按散俞对本输而言，譬若太阴肺经，除少商、鱼际、太渊、经渠、尺泽之外，共为间散之穴，谓之散俞。”王冰：“散俞，谓间穴。”又，《新校正》：“按《四时刺逆从论》云：‘春气在经脉。’此散俞即经脉之俞也。”

【散脉】 足太阴之别络。素 41“散脉令人腰痛而热，热甚生烦，腰下如有横木居其中，甚则遗溲。”王冰：“散脉，足太阴之别也，散行而上，故以名焉。”又，吴崑：“散脉，阳明别络之散行者也。”

【散落】 衰落，分散零落。素 69“东方生风……其令风，其变振发，其灾散落。”张介宾：“散落，飘零散落也。”王冰：“散，谓物飘零而散落也。”素 70“审平之纪……其气洁，其性刚，其用散落。”王冰：“金用则万物散落。”

十二画

【散$_2$膏】 松散的膏状组织，相当于解剖学之胰脏。难 42“脾重二斤三两，扁广三寸，长五寸，有散膏半斤，主裹血，温五藏，主藏意。”

【散$_2$者收之】 治法术语。指对气机涣散的病证用收敛的方法治疗。素 74“散者收之，抑者散之。”

葽（yǎo）

中药名。见“葽绕”。

【葽绕】 中药名。为远志的别名。见“远志”。神 2“远志味苦，温……叶，名小草，一名棘菀，一名葽绕，一名细草。”

葳（wēi）

中药名。见“紫葳”。

募（mù）

1. 穴位类名。即募穴。脏腑之气结聚处，分布在胸腹者为募穴，分布在背脊者为俞穴。素 28“腹暴满，按之不下，取手太阳经络者，胃之募也。”《难经·六十七难》：“五藏募皆在阴，而俞皆在阳者，何谓也?”滑寿：“募，犹募结之募，言经气之聚于此也。”

2. 通“膜”。见“募原”。

【募原】 同“膜原”。指肠胃外之肓膜。素 35“其间日发者，由邪气内薄于五藏，横连募原也。”林亿：“按全元起本‘募’作‘膜’。《太素》、巢元方并同。《举痛论》亦作‘膜原’。”灵 66“传舍于肠胃之外，募原之间，留著于脉……或著于肠胃之募原，上连于缓筋。”张志聪：“募原者，肠胃之膏膜。”

【募筋】 筋膜。灵 71“地有林木，人有募筋。”《太素》卷五作“幕筋”。杨上善：“幕当为膜，亦幕覆也。膜筋，十二经筋及十二经筋之外裹膜分肉者，名膜筋也。”

蔼（tāng）

中药名。见“蔼根”。

【蔼根】 中药名。商陆的别名。见该条。神 4“商陆味辛，平……一名蔼根，一名夜呼。”

葛（gě）

1. 多年生草本植物。见“葛根”、“生葛”。

2. 指葛藤。素 18“病肾脉来，如引葛，按之益坚，曰肾病。”

【葛谷】 中药名。为豆科植物葛或甘葛藤的种子。甘、平。解酒毒，治痢疾。神 3“葛谷，主下痢十岁已上。”

【葛根】 中药名。又名鸡齐根。为豆科葛属植物野葛或甘葛藤的块根。甘、辛、平。入脾、胃经。解肌退热，透疹，生津，止泻。主治发热恶寒，头痛，麻疹透发不畅，热病烦渴，泄泻，痢疾，项背强痛等。组方有桂枝加葛根汤、葛根汤、葛根黄芩黄连汤、葛根加半夏汤、竹叶汤、奔豚汤。神 3“葛根味甘，平。主消渴，身大热，呕吐，诸痹。起阴气，解诸毒……一名鸡齐根。”

【葛根汤】 方剂名。组成：葛根四两，麻黄三两（去节），桂枝二两（去皮），生姜三两（切），甘草二两（炙），芍药二两，大枣十二枚（擘）。煎服法：以水一斗，先煮麻黄、葛根，减二升，去白沫，内诸药，煮取三升，去滓，温服一升。覆取微似汗，余如桂枝法将息及禁忌。功用：发汗解表，升津舒筋。主治：①太阳伤寒经气不利重症。伤 31“太阳病，项背强几几，无汗，恶风，葛根汤主之。”②太阳病刚痉口噤证。金 2“太阳病，无汗而小便反少，气上冲胸，口噤不得语，欲作刚痉，葛根汤主之。”③伤寒太阳与阳明合病自下利证。伤 32“太阳与阳明合病者，必自下利，葛根汤主之。”

【葛根加半夏汤】 方剂名。组成：葛根四两，麻黄三两（去节），甘草二两（炙），芍药二两，桂枝二两（去皮），生姜二两（切），半夏半升（洗），大枣十二枚（擘）。煎服法：上八味，以水一斗，先煮葛根、麻黄，减二升，去白沫，内诸药，煮取三升，去滓，温服一升。覆取微似汗。功用：发汗解表，降逆止呕。主治：伤寒表实证伴有呕吐者。伤 33“太阳与阳明合病，不下利但呕者，葛根加半夏汤主之。”

【葛根黄芩黄连汤】 方剂名。又名葛根芩连汤。组成：葛根半斤，甘草二两（炙），黄芩三两，黄连三两。煎服法：上四味，以水八升，先煮葛根，减二升，内诸药，煮取二升，去滓，分温再服。功用：清热止利，兼以解表。主治：里热夹表邪下利证。临床见下利，发热，喘而汗出，苔黄，口苦，尿赤等。伤 34“太阳病，桂枝证，医反下之，利遂不止，脉促者，表未解也；喘而汗出者，葛根黄芩黄连汤主之。”

葆（bǎo）

通“宝”。珍贵。素 78“治数之道，从容之葆。”张志聪：“葆，宝同。言治诊之道，惟天理人事之为葆也。”

葡（pú）

葡萄。见“葡萄”。

【葡萄】 中药名。为葡萄科葡萄属植物葡萄的果实。甘、酸，平。入肺、脾、肾经。补气血，舒筋络，利小便。主治气血虚弱，肺虚咳嗽，心悸盗汗，烦渴，风湿痹痛，淋病，水肿，痘疹不透。神2“葡萄味甘，平。主筋骨湿痹，益气倍力，强志，令人肥健，耐饥，忍风寒。久食轻身，不老延年。可作酒。”

敬（jìng）

1. 恭敬。见“敬畏”。

2. 不敢怠慢，郑重对待。《荀子·疆国》：“王者敬日。”注：“敬，谓不敢慢也。”素66“敬之者昌，慢之者亡，无道行私，必得夭殃。”

【敬畏】

1. 恭敬而害怕。灵64“水形之人……不敬畏，善欺绐人，戮死。”

2. 谨慎，戒慎。素71“热无犯热，寒无犯寒，从者和，逆者病，不可不敬畏而远之。”

葱（cōng 蔥）

1. 植物名。味辛，性散。五菜之一，五行属金。素22“肾色黑，宜食辛，黄黍、鸡肉、桃、葱皆辛。”灵56“肺病者，宜食黄黍、鸡肉、桃、葱。”灵56“五菜：葵甘，韭酸，藿咸，薤苦，葱辛。”

2. 指葱白。伤317“面色赤者，加葱九茎；腹中痛者，去葱。”王肯堂：“若面色赤者，四逆汤加葱白。”

【葱叶】 为百合科植物葱的叶。比喻脉象如葱叶中空无根。金11“肺死脏，浮之虚，按之弱如葱叶，下无根者，死。”李珥臣：“脉弱如葱叶，有似芤脉之状。但芤脉中间无，浮沉有。”

【葱白】 中药名。葱的近根处。为百合科葱属植物葱的鳞茎。辛，温。入肺、胃经。发表，通阳，散结。主治风寒感冒，阴寒腹痛，腹泻，小便不通，蛔虫性急腹痛等。组方有白通汤、白通加猪胆汤、旋覆花汤。伤315“白通加猪胆汤……葱白四茎，干姜一两，附子一枚（生，去皮，破八片），人尿五合，猪胆汁一合。”金11“旋覆花汤方……旋覆花三两，葱十四茎，新绛少许。”

【葱苒】 中药名。藜芦的异名。见“藜芦”。神4“藜芦味辛，寒。主蛊毒，咳逆，泄痢，肠澼，头疡，疥瘙，恶疮……一名葱苒。”

【葱实】 中药名。又名葱子。为百合科葱属植物葱的种子。辛，温。温肾，明目，解毒。主治阳痿，遗精，带下，目眩，疮痈。神3“葱实味辛，温。主明目，补中不足。其茎可作汤，主伤寒寒热，出汗，中风，面目肿。”

葶（tíng）

植物名。见“葶苈”。

【葶苈】 中药名。即葶苈子。见该条。神4“葶苈味辛、苦，寒。主癥瘕，积聚，结气，饮食寒热。破坚逐邪，通利水道。一名大室，一名大适。生藁城平泽。”

【葶苈丸】 方剂名。《金匮要略》原书阙，有名无药物组成。金14“又与葶苈丸下水。”

【葶苈子】 中药名。又名大室、大适、丁历。为十字花科独行菜属植物葶苈、琴叶葶苈和播娘蒿属植物播娘蒿的种子。辛、苦，寒。入肺、膀胱、大肠经。泻肺平喘，利水消肿。主治痰涎壅肺之喘咳痰多，肺痈，水肿，胸腹积水，痈疽恶疮，瘰疬结核。组方有大陷胸丸、牡蛎泽泻散、鳖甲煎丸、葶苈大枣泻肺汤、己椒苈黄丸、小儿疳虫蚀齿方。伤131“结胸者……宜大陷胸丸。大黄半斤，葶苈子半升（熬），芒硝半升，杏仁半升（去皮尖，熬黑）。”

【葶苈大枣泻肺汤】 方剂名。组成：葶苈子（熬令色黄，捣丸如弹子大），大枣十二枚。煎服法：先以水三升煮枣，取二升，去枣，内葶苈，煮去一升，顿服。功用：泻肺行水，下气平喘。主治：肺痈痰涎壅盛，邪实气闭证。金7“肺痈，喘不得卧，葶苈大枣泻肺汤主之。”

蕳（lǘ 蕳）

中药名。见“蕳茹”。

【蕳茹】 中药名。白狼毒的异名。为大戟科植物月腺大戟和狼毒大戟的根。辛，寒，小毒。入脾、胃、大肠经。破积，杀虫，拔毒，祛腐，除湿，止痒。主治癥瘕，瘰疬，结核，痈疽，流痰，疥疮，顽癣，慢性咳喘，阴囊湿痒。神 4“蕳茹味辛，寒。主蚀恶肉，败疮，死肌。杀疥虫，排脓恶血，除大风热气，善忘不乐。”

落（luò）

1. 脱落，掉落。灵 46“夫木之早花先生叶者，遇春霜烈风，则花落叶萎。”素 10“多食甘则骨痛而发落。”素 49“所谓甚则跃者，九月万物尽衰，草木毕落而堕。”

2. 通“络”。连接。灵 10“三焦手少阳之脉……入缺盆，布膻中，散落心包。”《甲乙经》卷二、《太素》卷八“落”均作“络”。张介宾：“下布膻中，散络心包。”

【落首】 中药名。为海藻的别名。见“海藻”。神 4“海藻味苦，寒。主瘿瘤气，颈下核。破散结气，痈肿，癥瘕，坚气，腹中上下鸣。下十二水肿。一名落首。”

萹（biān）

中药名。见“萹蓄”。

【萹蓄】 中药名。又名萹竹、粉节草等。为蓼科蓼属植物萹蓄的全草。苦，微寒。入膀胱、大肠经。利水通淋，杀虫止痒。主治淋证，黄疸，带下，泻痢，蛔虫病，蛲虫病，钩虫病，妇女阴蚀，皮肤湿疮，疥癣，痔疮。神 4“萹蓄味苦，平。主浸淫，疥瘙，疽，痔，杀三虫。”

朝（一、zhāo）

早晨。灵 44“朝则为春……朝则人气始生。”

（二、cháo）

1. 会聚，朝会。《礼记・王制》：“耆老皆朝于庠。”注：“朝，犹会也。”素 21“脉气流经，经气归于肺，肺朝百脉，输精于皮毛。”王冰：“肺为华盖，位复居高，治节由之，故受百脉之朝会也。”张志聪：“是以百脉之气，皆朝会于肺也。”难 23“别络十五……转相灌溉，朝于寸口、人迎。”

2. 对，向。谓人或物正对某个方向。灵 77“是故太一入徙立于中宫，乃朝八风，以占吉凶也。”素 71“云朝北极。”

3. 朝廷。《礼记・曲礼下》：“在朝言朝。”注：“朝，谓君臣谋政事之处也。”灵 29“今夫王公大人，临朝即位之君而问焉。”

4. 通“潮”。见“朝夕 2”。

【朝夕】

1. 朝（zhāo）夕。时时，经常。素 13“贼风数至，虚邪朝夕。”

2. 朝（cháo）夕。即潮汐。素 10“此四肢八溪之朝夕也。”张介宾：“朝夕，即潮汐之义。言人身血气往来，如海潮之消长。”又，高世栻：“凡此血气周时环转，朝夕出入，故为四肢八溪之朝夕也。人之朝夕，即天之昼夜。”

【朝阳】 初升的太阳。素 71“云奔雨府，霞拥朝阳。”

【朝$_2$鲜】 地名。今之朝鲜平壤。西汉置，后汉、晋因之。神 2“菟丝子……生朝鲜川泽。”

【朝食暮吐】 症状名。早晨食入之物，黄昏时吐出。金 17“脾伤则不磨，朝食暮吐，暮食朝吐，宿谷不化，名曰胃反。”

葈（xǐ）

中药名。见“葈耳实”。

【葈耳实】 中药名。苍耳的别称。又名卷耳、葹、苓耳、地葵、枲耳、白胡荽等。为菊科苍耳属植物苍耳或蒙古苍耳的全草。

苦、辛，微寒，小毒。入肺、脾、肝经。祛风散热，除湿解毒。主治感冒，头风，头晕，鼻渊，目赤，目翳，风温痹痛，拘挛麻木，风癞，疔疮，疥癣，皮肤瘙痒，痔疮，痢疾。神3“葈耳实味甘，温。主风头寒痛，风湿周痹，四肢拘挛痛，恶肉死肌。久服益气，耳目聪明，强志，轻身。一名胡葈，一名地葵。”

葵（kuí）

即冬葵。味甘，入脾。素22“肝色青，宜食甘，粳米、牛肉、枣、葵皆甘。”灵56“五菜：葵甘，韭酸，藿咸，薤苦，葱辛。”

【葵子】 中药名。即冬葵子。参见该条。组方为葵子茯苓散。金20“葵子茯苓散方：葵子一斤，茯苓三两。”

【葵子茯苓散】 方剂名。组成：葵子一斤，茯苓三两。煎服法：上二味，杵为散，饮服方寸匕，日三服，小便利则愈。功用：滑利通窍，利水通阳。主治：妊娠水气证。金20“妊娠有水气，身重，小便不利，洒淅恶寒，起即头眩，葵子茯苓散主之。”

棋（qí 棊）

围棋子。见“棋子”。

【棋子】 娱乐活动中博弈的子，又称“博棋子”。后来成为围棋子。伤107“内大黄，切如棋子。”

森（sēn）

树木高耸繁密貌。见“森木”。

【森木】 高耸繁茂的树木。素74“阳明之复，清气大举，森木苍干，毛虫乃厉。”

椒（jiāo）

花椒。见“椒目”。

【椒目】 中药名。为芸香科花椒属植物花椒或青椒的种子。苦、辛，温，小毒。入脾、肺、膀胱经。利水消肿，祛痰平喘。主治水肿胀满，痰饮喘息。组方有己椒苈黄丸。金12“已椒苈黄丸方：防已、椒目、葶苈（熬）、大黄各一两。”

椎（一、chuí）

捶击的器具。后作“槌”。素27“故曰知其可取如发机，不知其取如扣椎。”张介宾：“椎，木椎也。”

（二、zhuī）

椎骨。素60“大风颈项痛，刺风府，风府在上椎。”杨上善：“在上椎者，大椎上入发际一寸。”又见“脊椎”等。

楗（jiàn）

关门的木闩。此指股骨部髀关穴处。《老子》第二十七章：“善闭，无关楗不可闭。”朱谦之校释：“范应元曰：拒门木也。横曰关，竖曰楗。”素60“蹇膝伸不屈治其楗……辅骨上，横骨下为楗。”王冰：“楗，谓髀辅骨上，横骨下，股外之中，侧立摇动取之筋动应手。”张介宾：“股骨为楗……盖指股中足阳明髀关等穴。”森立之：“髀关之穴为胃经，盖关中通气之处谓之楗，即关楗二字之义可寻，应知所以关之为关者，因有楗之通于关内者也。”

敕（chén）

同“陈”。见“启敕”。王冰：“敕，古陈字。”

惑（huò）

1. 惑乱，迷乱。素13“治之要极，无失色脉，用之不惑，治之大则。”王冰：“惑，谓惑乱。”素71“火郁之发……风行惑言，湿化乃后。”张介宾：“热极风生，风热交炽，而人言惑乱也。”

2. 疑惑；怀疑。灵42“明于阴阳，如惑之解，如醉之醒。”素39“如此则道不惑而要数极，所谓明也。”王冰：“夫如此者，是知道要数之极，悉无疑惑，深明至理而乃能然矣。”素 75“不知合至道以惑师教。”

3. 蛊惑。素 1“嗜欲不能劳其目，淫邪不能惑其心。”

4. 病症名。①头昏目眩。灵 80“余尝上于清泠之台，中阶而顾，匍匐而前则惑……是故间者为迷，甚者为惑。”素 70“其病昏惑悲忘。”②狐惑病中，湿热损害喉部之证。金 3“蚀于喉为惑，蚀于阴为狐。”

5. 为“感”之讹。感受。灵 80“心有所喜，神有所恶，卒然相惑，则精气乱。”《太素》卷二十七“惑”作“感”。

逼（bī）

迫，压迫。《尔雅·释言》:“逼，迫也。”灵 47“肝大则逼胃迫咽……肝下则逼胃。”

蕈（xùn）

通“蕈”。见“肠蕈”。

粟（sù）

1. 谷子。去壳后称小米。灵 1“鍉针者，锋如黍粟之锐。”

2. 指细小如粟粒之物。金 13“淋之为病，小便如粟状，小腹弦急，痛引脐中。”神 1“若毒药治病，先起如黍粟，病去即止。”

3. 指肌肤上起的粟粒样疹。伤 141“其热被劫不得去，弥更益烦，肉上粟起。”伤 142“身热皮粟不解。”

棘（jí）

见“棘菀”、“棘针”。

【棘针】 中药名。白棘的别名。见该条。神 3“白棘味辛，寒。主心腹痛，痈肿溃脓，止痛。一名棘针。”

【棘菀】 中药名。远志的别名。见该条。神 2“远志味苦，温……一名棘菀。”

酥（sū）

酥油。为牛羊乳所制成之油。金 7“皂荚丸方：皂荚八两（刮去皮，用酥炙）。”

厦（shà）

房屋。见“广厦”。

硝（xiāo）

中药名。即硝石。金 15“去滓，内硝。”

【硝石】 中药名。芒硝的别名。参见该条。组方有调胃承气汤、柴胡加芒硝汤、桃核承气汤、大陷胸丸、大陷胸汤、大承气汤、鳖甲煎丸、木防己汤去石膏加茯苓芒硝汤、硝石矾石散、大黄硝石汤、大黄牡丹汤等。金 15“硝石、矾石（烧）等分。”

【硝石矾石散】 方剂名。组成：硝石、矾石（烧）等分。煎服法：二味为散，以大麦粥汁和服方寸匕，日三服。病随大小便去，小便正黄，大便正黑。功用：活血化瘀，清利湿热。主治：女劳疸之肝胆湿热瘀血证。金 15“黄家日晡所发热，而反恶寒，此为女劳得之。膀胱急，少腹满，身尽黄，额上黑，足下热，因作黑疸。其腹胀如水状，大便必黑，时溏，此女劳之病，非水也。腹满者难治。硝石矾石散主之。”

雁（yàn）

鸟纲鸭科，雁亚科各种类的通称。见“雁喙实”。

【雁喙实】 中药名。为鸡头实的别名。参见该条。神 2“鸡头实味甘，平……一名雁喙实。”

厥（jué）

1. 上逆。素 74“阴气上厥，胸中不便，饮发于中，咳喘有声。”吴崑:“阴气上逆，则胸中膜胀不便。”

2. 气逆。素 5“寒则厥，厥则腹满死，能夏不能冬。”王冰：“厥，谓气逆。”素 17“瘅成为消中，厥成为巅疾。”王冰：“厥，谓气逆也。气逆上而不已，则变为上巅之疾也。”灵 66“积之始生，得寒乃生，厥乃成积也。”素 79“是以气多少逆皆为厥。”金 21“血虚而厥，厥而必冒……以血虚下厥，孤阳上出，故头汗出。”

3. 病症名。①指人体气机逆乱所导致的突然昏倒，不省人事，手足寒热感觉异常的一类病症。素 45“厥之寒热者何也？岐伯对曰：阳气衰于下，则为寒厥；阴气衰于下，则为热厥……厥或令人腹满，或令人暴不知人，或至半日远至一日乃知人者何也？”张介宾：“厥者，逆也。气逆则乱，故忽为眩仆脱绝，是名为厥。愚按：厥证之起于足者，厥发之始也。甚至猝倒暴厥，忽不知人，轻则渐苏，重则即死，最为急候。后世不能详察，但以手足寒热为厥，又有以脚气为厥者，谬之甚也。”素 74“诸厥固泄，皆属于下。”②指四肢寒冷的病症。伤 337“凡厥者，阴阳气不相顺接，便为厥。厥者，手足逆冷者是也。”伤 335“伤寒，一二日至四五日，厥者必发热，前热者后必厥，厥深者热亦深，厥微者热亦微。”素 31“三日则少阳与厥阴俱病，则耳聋囊缩而厥。”灵 75“治厥者，必先熨调和其经，掌与腋、肘与脚、项与脊以调之，火气已通，血脉乃行。”③指足冷的病症。素 10“血凝于肤者为痹……凝于足者为厥。”王冰：“厥，谓足逆冷也。”④指肝痹。由肺病传肝，肝气上逆所致。主要表现为胁痛，食入即吐。素 19“肺即传而行之肝，病名曰肝痹，一名曰厥，胁痛出食。”王冰：“肝气通胆，胆善为怒，怒者气逆，故一名厥也。”森立之：“厥者，厥逆之义。邪在心下，阻隔上下之气，其气逆行，故名曰厥。”⑤指癃证之危重者。素 47“有癃者，一日数十溲，此不足也，身热如炭，颈膺如格，人迎躁盛，喘息气逆，此有余也。太阴脉微细如发者，此不足也……病在太阴，其盛在胃，颇在肺，病名曰厥，死不治。”张介宾：“阴不入阳，故其盛在胃。阳不入阴，故太阴细微。病名曰厥者，阴阳皆逆也。故死不可治。”王冰：“病因气逆，证不相应，故病名曰厥。”

4. 指脉动异常。素 45“愿闻六经脉之厥状病能也……巨阳之厥，则肿首头重，足不能行，发为眴仆……太阴厥逆，胻急挛，心痛引腹，治主病者。”《诸病源候论》：“诊其脉，足太阴脉厥逆，胻急挛，心痛引于腹也。”

5. 尽。见“厥阴”。

6. 乃。灵 28“阴阳破败，经络厥绝，脉道不通。”又，《太素》卷二十七“厥”作“决”。

7. 为“疾”之讹。灵 9“少气而脉又躁，躁厥者，必为缪刺之。”丹波元简：“《甲乙》躁厥者，注云：‘一作疾字。’……躁厥，作躁疾是。”

【厥气】

1. 逆乱之气。素 5“厥气上行，满脉去形。”王冰：“厥，气逆也。逆气上行，满于经络。”素 43“厥气上则恐。”王冰：“若是逆气上乘于心，则恐畏也。”灵 61“厥气生足悗，悗生胫寒。”

2. 厥阴寒气。素 74“太阳之复，厥气上行，水凝雨冰，羽虫乃死。”马莳：“太阳之复，则寒气上行，水凝雨冰，羽虫乃死。”又，张志聪：“厥气上行者，郁逆之气上行。”

3. 逆冷之气。神 4“蔓椒味苦，温。主风寒湿痹，历节疼痛。除四肢厥气，膝痛。”

【厥论】《素问》篇名。该篇论述寒厥、热厥的病因病机、症状、证候要点，以及六经厥逆的症状和治疗。并总括地说明厥证的形成是由于阴阳失调所致。马莳：“详论寒热厥之分，及手足十二经之各有其厥，故名篇。”

【厥阳】 亢逆之阳气。金 1“经云：厥

阳独行，何谓也？师曰：此为有阳无阴，故称厥阳。”吴谦：“厥，逆也。逆阳独行，此为有阳无阴，故称厥阳也。”

【厥阴】

1. 阴气将尽。灵 41“此两阴交尽，故曰厥阴。”张介宾：“然则一岁之阴，会于下半年之戌亥两月，是为两阴交尽，故曰厥阴。厥者，尽也，阴极于是也。”

2. 指手厥阴心包经与足厥阴肝经。素 24“少阴常少血多气，厥阴常多血少气。”马莳：“厥阴者，手厥阴心包经、足厥阴肝经。”素 6“是故三阴之离合也，太阴为开，厥阴为阖，少阴为枢。”素 16“厥阴终者，中热嗌干，善溺心烦，甚则舌卷卵上缩而终矣。”森立之：“手厥阴心主，足厥阴肝也。”

3. 指足厥阴肝经。灵 10“脾足太阴之脉……循胫骨后，交出厥阴之前，上膝股内前廉……厥阴者，肝脉也。”素 45“厥阴厥逆，挛腰痛，虚满前闭谵言。”高世栻：“厥阴经厥气逆，则筋挛腰痛。肝气郁则虚满而前阴闭结。肝木不生心火，故谵言。”

4. 指足厥阴肝经的诊脉部位。灵 9“三脉动于足大指之间……其动也，阳明在上，厥阴在中，少阴在下。”

5. 指运气六气中厥阴风气的标象及效应。有客气、主气之分。素 67“巳亥之上，厥阴主之。”素 70“厥阴司天，风气下临。”

6. 指冬至之后第六个甲子周期时间段的脉象。难 7“少阴之至，紧细而微……冬至之后，得甲子少阳王，复得甲子阳明王，复得甲子太阳王，复得甲子太阴王，复得甲子少阴王，复得甲子厥阴王。”滕万卿：“在人经脉，冬至后六十日，少阳王气至，以次逮乎阳明太阳，自里出表，气之升而浮也。夏至后六十日，太阴王气至，以次迁于少阴厥阴，自外之内，气之降而沉也。”

7. 指厥阴经腧穴。伤 343“伤寒六七日，脉微，手足厥冷，烦躁，灸厥阴，厥不还者，死。”

【厥冷】 症状名。即手足逆冷。伤 354“大汗，若大下利，而厥冷者，四逆汤主之。”金 10“寒疝绕脐痛，若发则白汗出，手足厥冷，其脉沉紧者，大乌头煎主之。”

【厥疝】 病名。指腹中有积气上逆的病症。素 10“黄脉之至也，大而虚，有积气在腹中，有厥气，名曰厥疝。”杨上善：“腹中厥气，名曰厥疝。”

【厥逆】

1. 指气上逆。素 39“寒气客于肠胃，厥逆上出，故痛而呕也。”王冰：“肠胃客寒留止，则阳气不得下流而反上行。”素 45“少阴厥逆，虚满呕变，下泄清。”张志聪：“少阴气厥，以致中焦虚满而变为呕逆，上下水火之气不交，故下泄清冷也。”灵 19“气盛则厥逆，上冲肠胃，熏肝，散于肓，结于脐。”

2. 病证名。①指因气逆所致，临床表现为胸膺肿、颈痛、胸胁腹部胀满症状的病证。素 40“有病膺肿，颈痛胸满腹胀……名厥逆。”王冰：“气逆所生，故名厥逆。”②指由寒邪所伤，气机上逆不顺，以头痛为主症的病证。素 47“人有病头痛以数岁不已，此安得之，名为何病？岐伯曰：当有所犯大寒，内至骨髓，髓者以脑为主，脑逆故令头痛，齿亦痛，病名曰厥逆。”马莳：“此病气逆而然，故亦名之曰厥逆耳。”张志聪：“此下受之寒，上逆行巅顶，故名曰厥逆。”③指由足少阴经气逆乱所致胸腹剧痛如刀割，足冷，烦躁，不能食，脉涩等症状的病证。灵 22“厥逆为病也，足暴清，胸若将裂，肠若将以刀切之，烦而不能食，脉大小皆涩。”张志聪：“此足少阴之本气厥逆而为病也。”④指气逆上冲而致头重脚轻，眩晕欲仆的病证。灵 34“乱于头，则为厥逆，头重眩仆。”

3. 症状名。即手足厥冷。70“当其时反腰脽痛，动转不便也，厥逆。”张志聪：“肾气大衰，故阳气不起不用，阳气不起，则手足为之厥逆。”伤 344“伤寒发热，下利，厥逆，躁不得卧者，死。”

4. 指上逆之气。灵 28“此厥逆走上，脉气辈至也。”素 30“厥逆连藏则死，连经则生。”吴昆：“逆气连于经脉，则未至大伤，故生；连于五脏，则伤其真也，故死。”

【厥病】《灵枢经》篇名。该篇概述因经气上逆所引起的头痛、心痛等证治，兼论虫瘕、蛟蛔等肠寄生虫病证，以及风痹、耳鸣、耳聋的刺法。丹波元简：“马云：‘篇内所论，不止厥病，然首节有厥头痛、厥心痛等病，故名篇。’然此厥之为义，乃气逆而以此连彼之谓，实与《素问》之《厥论》不同。”

【厥痛】 因气逆所致的疼痛。难 60“头心之病，有厥痛，有真痛。”黄竹斋：“厥，逆也。厥痛，气逆而痛也。”

【厥痹】 病名。痹病而兼气机上逆之证。灵 21“厥痹者，厥气上及腹，取阴阳之络，视主病也，泻阳补阴经也。”马莳：“痹病在内，厥气上逆以及于腹。”

【厥心痛】 病名。因气逆而致心痛彻背，如有物从后触其心，或痛如锥刺，动剧息减，伴手足逆冷症状的病证。灵 24“厥心痛，与背相控，善瘛，如从后触其心……痛如锥刺其心……色苍苍如死状……心痛，间动作，痛益甚。”张介宾：“五脏逆气，上干于心而为痛者，谓之厥心痛。”

【厥头痛】 病名。因气逆所致以头痛为主症的病证。灵 24“厥头痛，面若肿起而烦心……头脉痛，心悲善泣……贞贞头重而痛……意善忘，按之不得……项先痛，腰脊为应……头痛甚，耳前后脉涌有热。”马莳：“厥头痛者，邪气逆于他经，上干于头而痛也。”

【厥阴脉】

1. 指足厥阴肝经。素 31“六日厥阴受之，厥阴脉循阴器而络于肝，故烦满而囊缩。”

2. 指厥阴病脉象。素 32“与厥阴脉争见者，死期不过三日。”马莳：“若外见太阳之赤色，内应厥阴之弦脉。”森立之：“厥阴脉者，《伤寒例》所云‘尺寸俱微缓者，厥阴受病也’是也。”

【厥阴病】

1. 病名。指厥阴经病变。素 31“十二日厥阴病衰，囊纵少腹微下。”

2. 病名。六经病之一。指以寒热错杂为主要临床表现的病证。伤 328“厥阴病欲解时，从丑至卯上。”伤 329“厥阴病，渴欲饮水者，少少与之愈。”

【厥热病】 病名。邪热上逆，导致头痛，颞部与眼眶筋脉抽掣作痛，鼻出血等症状的疾病。灵 23“热病头痛，颞颥目瘈脉痛，善衄，厥热病也。”张介宾：“厥热病，热逆于上也。”

【厥阴中风】 证名。指厥阴本经感受风寒之邪的病证。伤 327“厥阴中风，脉微浮为欲愈，不浮为未愈。”张志聪：“厥阴中风者，风伤厥阴之气也。”

尰（zhǒng）

足部水肿。神 2“甘草味甘，平……坚筋骨，长肌肉，倍力，金创，尰，解毒。”

殖（zhí）

孳生，繁殖。灵 81“天宿失度……五谷不殖。”

裂（liè）

1. 开裂。素 67“寒胜则地裂。”灵 50“肝举而胆横，眦裂而目扬。”

2. 割裂，分割。灵 10“腘如结，踹如裂。”灵 22“胸若将裂，肠若将以刀切之。”

雄（xióng）

1. 动物中的雄性，与雌相对。见“丹雄鸡”。

2. 喻事物阴阳属性中的阳。素 80“受师不卒，使术不明，不察逆从，是为妄行，持雌失雄，弃阴附阳，不知并合，诊故不明，传之后世，反论自章。”

【雄黄】 中药名。又名黄食石、石黄、黄石、熏黄、天阳石。为简单硫化物类雄黄族矿物雄黄。辛、温，有毒。入肝、大肠经。解毒，杀虫，燥湿，祛风痰。主治痈肿疔疮，疥癣，丹毒，湿疮，痔疮，蛇虫咬伤，喉风喉痹，癫痫，疟疾，急聚痞块，鼻中息肉，咳喘。组方有雄黄熏方、升麻鳖甲汤、小儿疳虫蚀齿方。神 3“雄黄味苦，平。主寒热，鼠瘘，恶疮，疽，痔，死肌。杀精物恶鬼邪气、百虫、毒中，胜五兵。炼食之，轻身，神仙。一名黄食石。”金 3“蚀于肛者，雄黄熏之。”

【雄黄熏方】 方剂名。组成：雄黄一味。用法：雄黄为末，筒瓦二枚合之，烧，向肛熏之。功用：解毒燥湿，杀虫祛邪。主治：湿毒下注，肛门瘙痒或溃疡。金 3“蚀于肛者，雄黄熏之。”

颊（jiá 頰）

1. 面颊。指耳前、颧下之颜面部分。素 22“气逆，则头痛耳聋不聪颊肿。”素 32“肺热病者右颊先赤。”灵 49“蕃者，颊侧也。”

2. 通“愜”。心意畅快。见“颊颊”。

【颊车】 穴名。属足阳明胃经。位于面部下颌角前上方一横指，咬肌附着部，用力咬牙时，当咬肌隆起处。灵 10“胃足阳明之脉……循颊车。”张介宾：“颊车，本经穴，在耳下。”

【颊颊】 得意貌。灵 64“大羽之人，比于右足太阳，太阳之上颊颊然。”张介宾：“颊颊，得色貌。”又，张志聪：“颊，侠辅也。颊颊然者，谓太阳在上，有如侠辅而尊贵也。”

暂（zàn 暫）

短时间，片刻。《说文·日部》：“暂，不久也。”伤 336“伤寒脉微而厥，至七八日肤冷，其人躁无暂安时者，此为藏厥，非蛔厥也。”

翘（qiào 翹）

中药名。见“翘根”。

【翘根】 中药名。即连翘根，又名连轺。为木犀科连翘属植物连翘的根。苦，寒。入肺、心、胆经。清热解毒，利湿退黄。主治黄疸，发热。神 2“翘根味甘，寒。主下热气，益阴精。令人面悦好，明目。久服轻身。”

辈（bèi 輩）

类，同类。《玉篇·车部》：“辈，类也。”伤 277“自利不渴者，属太阴，以其藏有寒故也，当温之，宜服四逆辈。”

【辈至】 一批一批地连续到达。灵 28“此厥逆走上，脉气辈至也。”杨上善：“辈，类也。”《甲乙经》卷十二“辈”作“皆”。

悲（bēi）

伤心，哀痛。为肺之志。素 23“精气并于心则喜，并于肺则悲。”素 39“喜则气缓，悲则气消，恐则气下。”素 81“夫泣不出者，哭不悲也。”

【悲伤】 悲痛忧伤。金 22“妇人藏躁，喜悲伤欲哭，象如神灵所作，数欠伸，甘麦大枣汤主之。”神 4“石下长卿味咸，平。主……啼哭悲伤，恍惚。”

【悲哀】 伤心，痛苦。灵 8“肝悲哀动中则伤魂。”张志聪：“悲哀，肺之情也。”灵 28“故悲哀愁忧则心动。”

【悲愁】 悲伤忧愁。难 16“面白，善嚏，悲愁不乐，欲哭。”

龂（yín 龂）

同“龈”。牙床。见“龂交”、“龂基”。

【龂交】 穴名。属督脉、阳明之会。位于口腔前庭上唇与齿龈之间，上唇系带与齿龈相接处。素 59“任脉之气所发者二十八穴……龂交一。”王冰：“龂交，穴名也。”

【龂基】 下齿牙床。素 60“一在龂基下。”张介宾：“唇内上齿缝中曰龂交，则下齿缝中当为龂基。”

齘（xiè 齘）

牙齿相摩切。灵 23“腰折，瘛疭，齿噤齘也。”杨上善：“齘，故介反，开口难，齿相切也。”

【齘齿】 咬紧牙齿。金 2“痉为病，胸满口噤，卧不着席，脚挛急，必齘齿，可与大承气汤。”

紫（zǐ）

紫色物品。素 10“生于肾，如以缟裹紫。”

【紫丹】 中药名。紫草的别名。见该条。神 3“紫草味苦，寒。主心腹邪气，五疸……一名紫丹，一名紫芺。”

【紫芝】 中药名。紫色芝草，又名木芝。与青芝、赤芝、黄芝、黑芝、白芝合称为六芝。古代方士视为仙药。神 2“紫芝味甘，温。主耳聋，利关节，保神益精气，坚筋骨，好颜色。久服轻身，不老，延年。一名木芝。”

【紫芺】 中药名。紫草的别名。见该条。神 3“紫草味苦，寒。主心腹邪气，五疸……一名紫丹，一名紫芺。”

【紫参】 中药名。其植物所属有争议。苦、辛，寒。逐水通阳，清热祛湿，行气止痛。组方有紫参汤、泽漆汤。神 4“紫参味苦、辛，寒。主心腹积聚，寒热邪气，通九窍，利大小便。一名牡蒙。”

【紫草】 中药名。又名紫丹、紫芺。为紫草科假紫草属植物软紫草、黄花软紫草和紫草属植物紫草的根。苦，寒。入心、肝经。凉血活血，解毒透疹。主治吐血，衄血，尿血，紫癜，斑疹，麻疹，黄疸，痈疽，烫伤。神 3“紫草味苦，寒。主心腹邪气，五疸。补中益气，利九窍，通水道。一名紫丹，一名紫芺。”

【紫菀】 中药名。为菊科紫菀属植物紫菀的根和根茎。苦、辛，温。入肺经。润肺下气，化痰止咳。主治咳嗽，肺虚劳嗽，肺痿肺痈，咳吐脓血，小便不利。组方有射干麻黄汤。神 3“紫菀味苦，温。主咳逆上气，胸中寒热、结气，去蛊毒，痿蹶，安五脏。”

【紫葳】 中药名。为紫葳科植物凌霄的花。味酸，微寒。入肝经。清热凉血，化瘀散结，祛风止痒。主治血滞经闭，痛经，癥瘕，崩中漏下，血热风痒，疮疥隐疹。组方有鳖甲煎丸。神 3“紫葳味酸，微寒。主妇人产乳余疾，崩中，癥瘕，血闭，寒热羸瘦，养胎。”

【紫石英】 中药名。为卤素化合物氟化物类萤石族矿物萤石。甘、辛，温。入心、肝、肺、肾经。镇心定惊，温肺降逆，散寒暖宫。主治心悸怔忡，惊痫，肺寒咳逆上气，女子宫寒不孕。组方有风引汤。神 2“紫石英味甘，温。主心腹咳逆邪气，补不足，女子风寒在子宫，绝孕十年无子。久服温中，轻身，延年。”

【紫参汤】 方剂名。组成：紫参半斤，甘草三两。煎服法：以水五升，先煮紫参，取二升，内甘草，煮取一升半，分温三服。功用：清热祛湿，利气止痛。主治：下利肺痛证。临床见下利，呼吸则胸内作痛。金 17“下利肺痛，紫参汤主之。”

凿（záo 鑿）

开凿，挖掘。灵 75“善穿地者，不能

凿冻。”

赏（shǎng 賞）

赐予。素 2“春三月，此谓发陈……予而勿夺，赏而勿罚。”

掌（zhǎng）

手掌。素 10“足受血而能步，掌受血而能握。”灵 10“取之掌后一寸。”杨上善：“腕前为掌，腕后为臂。”灵 64“血气盛则掌肉充满，血气皆少则掌瘦以寒。”

【掌中】 手心。灵 10“手太阴之别……并太阴之经直入掌中，散入于鱼际。”灵 74“掌中热者，腹中热；掌中寒者，腹中寒。”

暑（shǔ）

1. 炎热。《说文·日部》：“暑，热也。”素 13“往古人居禽兽之间，动作以避寒，阴居以避暑。”素 74“夫百病之生也，皆生于风寒暑湿燥火。”灵 36“天暑衣厚则腠理开，故汗出。”

2. 六淫之一。暑热之邪。素 3“因于暑，汗，烦则喘喝，静则多言。”素 5“夏伤于暑，秋必痎疟。”素 27“夫邪之入于脉也，寒则血凝泣，暑则气淖泽。”

3. 发热。素 60“立而暑解，治其骸关。”王冰：“暑，热也……一经云：起而引解。言膝痛起立，痛引膝骨解之中也。”又，森立之：“‘暑’与‘弛’同，为审母同位之上声字，盖音通假借用‘暑’字也。‘暑解’即‘弛解’.‘立而弛解’者，言起立即膝骨弛解痿弱不能正立也。”

4. 病名。指夏季的发热性疾病。素 31“凡病伤寒而成温者，先夏至日者为病温，后夏至日者为病暑，暑当与汗皆出，勿止。”王冰：“阳热大盛，寒不能制，故为病曰暑。然暑病者，当与汗之。”

5. 运气术语。①指五运之热气。素 66“天有五行御五位，以生寒暑燥湿风。”②指六气中少阳相火之气。素 67“燥以干之，暑以蒸之，风以动之，湿以润之，寒以坚之，火以温之。”素 71“先立其年以明其气，金木水火土运行之数，寒暑燥湿风火临御之化。”

【暑令】 暑热之气发挥作用。素 70“伏明之纪……化令乃衡，寒清数举，暑令乃薄。”王冰：“火气不用故。”

最（zuì）

副词。表示某种属性超过所有同类的人或事物。素 54“虚实之要，九针最妙者，为其各有所宜也。”素 79“五中所主，何藏最贵？”

【最后】 时间上或次序上在所有别的之后。灵 7“始刺浅之……最后刺极深之，以下谷气。”

量（liáng）

度量，测量。素 9“天至广，不可度；地至大，不可量。”灵 12“天至高，不可度；地至广，不可量。”

【量度】 测量，度量。灵 12“夫经脉之小大，血之多少，肤之厚薄，肉之坚脆，及䐃之大小，可为量度乎？”

瞤（shùn 瞤）

1. 眼皮跳动。金 11“肝中风者，头目瞤，两胁痛，行常伛，令人嗜甘。”

2. 掣动，抽动。素 69“体重腹痛，筋骨繇复，肌肉瞤酸。”张志聪：“瞤，跳动也。”素 71“少阳所至为暴注瞤瘛、暴死。”伤 153“面色青黄，肤瞤者，难治。”

【瞤动】 肌肉掣动。伤“心下悸，头眩，身瞤动，振振欲擗地者，真武汤主之。”吴谦：“身瞤动者，蠕蠕然瞤动，阳虚液涸，失养于经也。”

【瞤瘛】 抽搐跳动。素 69“筋骨并辟，肉瞤瘛。”张志聪：“瞤瘛，动掣也。”素 74“厥气上行，面如浮埃，目乃瞤瘛。”

【瞤瞤】 肌肉掣动。金 11“脾中风者……腹中烦重，皮目瞤瞤而短气。”金 19“病人常以手指臂肿动，此人身体瞤瞤者，藜芦甘草汤主之。”陈修园：“泛泛无以制群动也，以藜芦甘草汤主之。”

遇（yù）

1. 遇到，相逢。灵 73“是得天之露，遇岁之虚。”灵 79“逢年之盛，遇月之满，得时之和。”素 71“故圣人遇之，和而不争。”

2. 遭遇，感受。灵 46“一时遇风，同时得病，其病各异，愿闻其故。”灵 58“其开而遇风寒，则血气凝结，与故邪相袭，则为寒痹。”灵 79“当是之时，遇贼风则其入深，其病人也卒暴。”

遏（è）

1. 阻止，抑制。素 27“三部九候，卒然逢之，早遏其路。”神 1“欲遏病补虚羸者，本中经。”

2. 遮拦。灵 30“壅遏营气，令无所避，是谓脉。”张介宾“壅遏者，堤防之谓……俾营气无所回避而必行其中，是谓脉。”

3. 阻塞。灵 81“血泣而不行，不行则卫气从之而不通，壅遏而不得行，故热。”

景（jǐng）

中药名。见“景天”。

【景天】 中药名。又名戒火、慎火。为景天科景天属植物八宝的全草。苦、酸，寒。入心、肝经。清热解毒，活血止血。主治烦热惊狂，吐血，咯血，目赤肿痛，疔疮痈疖，风疹，漆疮，烧烫伤等。神 3“景天味苦、酸，平。主大热，火疮，身热烦，邪恶气。花，主女人漏下赤白。轻身，明目。一名戒火，一名慎火。”

晬（zuì）

周，满一周期。灵 6“五日五夜，出布绵絮，曝干之，干复渍，以尽其汁。每渍必晬其日，乃出干。”杨上善：“晬，祖类反。一日周时也。”

【晬时】 一周时，一整天。灵 68“虫为下膈，下膈者，食晬时乃出。”张介宾：“晬时，周时也。”伤 368“下利后脉绝，手足厥冷，晬时脉还，手足温者生。”

践（jiàn 踐）

踩，踏。素 18“平脾脉来，和柔相离，如鸡践地。”

跌（diē）

摔，摔倒。《淮南子·缪称训》：“故若眯而抚，若跌而捞。”高诱注：“跌，仆也。”神 2“干地黄味甘，寒。主折跌绝筋，伤中。”神 3“续断味苦，微温。主伤寒，补不足。金创痈伤，折跌，续筋骨。”

【跌仆】 跌倒，摔跟头。素 21“度水跌仆，喘出于肾与骨。”

跗（fū）

脚背。灵 4“取之三里者，低跗……两跗之上脉竖陷者足阳明病，此胃脉也。”张介宾：“足面为跗，两跗之上，即冲阳也。”灵 16“下行至跗上，复从跗注大指间。”

【跗上】

1. 脚背。灵 10“足厥阴之正，别跗上，上至毛际，合于少阳。”

2. 指足背上冲阳穴处，足背动脉搏动处。素 36“足阳明之疟，令人先寒……刺足阳明跗上。”王冰：“冲阳穴也。在足跗上同身寸之五寸骨间动脉，上去陷谷同身寸之三寸，阳明之原。”

3. 指足背动脉。灵 38“故别络结则跗上不动，不动则厥，厥则寒矣。”杨上善：

“冲脉之络结约不通，则跗上动脉不动。”

【跗肿】 症状名。脚背肿胀。素 70“脚下痛，甚则跗肿。”

【跗属】 踝关节。灵 14“膝腘以下至跗属长一尺六寸，跗属以下至地长三寸。”张介宾:“足面曰跗。跗属，言足面前后皆跗之属也。”

跛（bǒ）

足瘸。《说文·足部》:“跛，行不正也。”素 49“所谓偏虚者，冬寒颇有不足者，故偏虚为跛也。”素 52“刺膝髌出液，为跛。”

遗（一、yí 遺）

1. 遗漏，缺失。素 69“以道而去，去而速来，曲而过之，是谓省遗过也。”张介宾:“谓省察有未尽，而复省其所遗过失也。”素 74“司岁备物，则无遗主矣。”张介宾:“因司气以备药物，则主病者无遗矣。”

2. 遗留。素 31“热病已愈，时有所遗者何也?”素 78“谬言为道，更名自功，妄用砭石，后遗身咎……始以自怨，遗师其咎。”张介宾:“乃始知自怨其无术，而归咎于师传之未尽。”

3. 指热病后期的遗热。素 31“治遗奈何? 岐伯曰：视其虚实，调其逆从，可使必已矣。”

4. 排泄。灵 10“小便遗数，取之去腕半寸。”

（二、wèi 遺）

加给，造成。《广韵·脂韵》:“遗，加也。”素 70“无盛盛，无虚虚，而遗人天殃。”金 1“服食节其冷、热、苦、酸、辛、甘，不遗形体有衰。”

【遗失】 大便失禁。素 38“大肠咳状，咳而遗失。”《甲乙经》卷九、《太素》卷二十九“失”并作“矢”。吴崑:“肺与大肠合，邪移于大肠，故咳而遗矢。矢，屎也，古字。”

【遗尿】 小便失禁。金 7“其人不渴，必遗尿，小便数。”金 14“实则失气，虚则遗尿，名曰气分。”

【遗$_2$ 遗$_2$】 从容不迫貌。灵 64“大角之人，比于左足少阳，少阳之上遗遗然。”

【遗溲】 小便失禁。素 41“解脉令人腰痛，痛引肩……时遗溲。”

【遗溺】 即遗尿。灵 2“实则闭癃，虚则遗溺，遗溺则补之，闭癃则泻之。”素 23“膀胱不利为癃，不约为遗溺。”

蛣（jié）

见“蛣蜣”。

【蛣蜣】 中药名。为蜣娘的别名。见“蜣娘”。神 4“蜣娘味咸，寒……一名蛣蜣。”

蛕（huí）

同“蛔”。蛔虫。灵 4“微滑为虫毒蛕蝎腹热。”

蛲（náo 蟯）

蛲虫。见“蛲虫”。

【蛲虫】 肠寄生虫。神 4“雚菌……蛲虫，蛇螫毒，癥瘕，诸虫。”

蛭（zhì）

水蛭。见“蛭虫”。

【蛭虫】 水蛭。俗称蚂蟥。神 3“马蓼，去肠中蛭虫，轻身。”

蛔（huí）

蛔虫。伤 338“蛔上入其膈，故烦……蛔闻食臭出，其人常自吐蛔。”

【蛔厥】 病证名。指因蛔虫窜扰而致的手足厥冷。伤 338“蛔厥者，其人当吐蛔……蛔厥者，乌梅丸主之。”王肯堂:“蛔厥者，其人手足冷而吐蛔也。”

蛛（zhū）

见“蜘蛛”。

蛞（kuò）

中药名。见“蛞蝓”。

【蛞蝓】 中药名。又名陵蠡、土蜗、蜒蚰、鼻涕虫。为蛞蝓科蛞蝓属动物黄蛞蝓、野蛞蝓属动物野蛞蝓的全体。咸，寒。入肝、肺、大肠经。祛风定惊，清热解毒。主治中风歪僻，筋脉拘挛，惊痫，喘息，喉痹，痈肿，瘰核，痔疮肿痛，脱肛。神 3“蛞蝓味咸，寒。主贼风㖞僻，轶筋及脱肛，惊痫，挛缩。一名陵蠡。”

蛜（yī）

中药名。见“蛜蝛”。

【蛜蝛】 中药名。为鼠妇的别名。见该条。神 4“鼠妇味酸，温……一名负蟠，一名蛜蝛。”

蛤（gé）

中药名。见“文蛤”、“海蛤”。

蛴（qí 蛴）

中药名。见“蛴螬”。

【蛴螬】 中药名。又名蟦、蟦蛴、核桃虫等。为鳃金龟科齿爪鳃角金龟属动物东北大黑鳃金龟及其近缘动物的幼虫。咸，微温，有毒。入肝经。破瘀，散结，止痛，解毒。主治血瘀经闭，癥瘕，折伤瘀痛，痛风，破伤风，喉痹，痈疽，丹毒。神 3“蛴螬味咸，微温。主恶血，血瘀痹气，破折，血在胁下坚满痛，月闭，目中淫肤，青翳白膜。一名蟦蛴。”

蛟（jiāo）

古代传说中的一种动物。见“蛟蛕”。

【蛟蛕】 泛指蛔虫之类的肠道寄生虫。灵 24“肠中有虫瘕及蛟蛕，皆不可取以小针……痛有休止，腹热喜渴涎出者，是蛟蛕也。”

喝（一、hè）

1. 嘘气作声。《素问·生气通天论》王冰注：“喝，谓大呵出声也。”见“喘喝”、“喝喝”。

2. 为“嗌”之讹。咽。灵 78“形苦志苦，病生于咽喝，治之以甘药。”马莳：“喝，当作嗌。按《素问·血气形志论》与此节同，但彼云曰‘病生于咽嗌’者为是。”

（二、yè）

声音嘶哑。《玉篇·口部》：“喝，嘶声也。”金 3“蚀于上部则声喝（一作嗄），甘草泻心汤主之。”

【喝喝】 喘息中的呼呵声。灵 10“肾足少阴之脉……咳唾则有血，喝喝而喘。”灵 26“喘息喝喝然，取足少阴。”张介宾：“喝喝，喘急貌。”

喘（chuǎn）

1. 病症名。呼吸急促，甚则伴有张口抬肩，鼻翼扇动，不能平卧。《说文·口部》：“喘，疾息也。”素 74“诸痿喘呕，皆属于上。”灵 10“喝喝而喘，坐而欲起。”伤 35“太阳病，头痛，发热，身疼，腰痛，骨节疼痛，恶风，无汗而喘者，麻黄汤主之。”

2. 急促。形容脉象躁动急促。素 10“赤脉之至也，喘而坚。”张志聪：“喘，急疾也。”王冰：“喘谓脉至如卒喘状也。”素 18“寸口脉沉而喘，曰寒热。”张介宾：“急促也。脉沉而喘，热在内也。”素 20“九候之脉……盛躁喘数者为阳。”

3. 转。《广雅·释诂》：“喘，转也。”素 43“肠痹者，数饮而出不得，中气喘争，时发飧泄。”姚止庵：“大小肠者，脾肺之下流也。人之饮食，上入必下出。今邪入二肠，气痹不行，不能下达，中气壅闭，喘急争乱。”吴崑“寒在肠中，故中气喘争。”

4. 通“蝡”。动，搏动。素 39“寒气客则脉不通，脉不通则气因之，故喘动应手矣。”丹波元简：“盖此指腹中筑动而言。《灵·百病始生》篇云：‘其著于伏冲之脉者，揣之应手而动。’是也。喘或是与蝡通，蝡音软，《说文》‘动也’。”丹波元坚：“《广雅》‘揣、蝡，动也。’……此说足以证喘、蝡之相通。揣、喘、蝡并同韵。”森立之：“喘动应手者，为水饮之候。《太阳中篇》三十五条云：‘发汗后，其人脐下悸者，欲作奔豚，茯苓甘草桂枝大枣汤主之。’乃此类证也。”

【喘呼】 喘息急呼。素 29“入六府则身热不时卧，上为喘呼。”素 61“故水病下为胕肿大腹，上为喘呼，不得卧者，标本俱病，故肺为喘呼，肾为水肿。”王冰：“水下居于肾则腹至足而肿，上入于肺则喘息贲急而大呼也。”

【喘鸣】 呼吸喘急，喉间痰鸣。素 28“喘鸣肩息者，脉实大也。”素 7“魄汗未藏，四逆而起，起则熏肺，使人喘鸣。”张志聪：“起则上熏于肺，而使人喘急喉鸣。”

【喘冒】 呼吸急促而头目昏瞆。伤 242“病人小便不利，大便乍难乍易，时有微热，喘冒不能卧者，有燥屎也。”程应旄：“浊气乘肺，故喘。浊气乘心，故冒。冒者，昏瞆也。”

【喘咳】 气喘咳嗽。素 22“肺病者，喘咳逆气，肩背痛。”灵 35“肺胀者，虚满而喘咳。”

【喘逆】 喘息气逆，即气喘而呼吸不顺畅。素 17“因血在胁下，令人喘逆。”素 52“刺膺中陷中肺，为喘逆仰息。”马莳：“刺膺中，误中肺经云门、中府，则肺气上泄，故为病喘急而逆，仰首而息也。”

【喘息】

1. 呼吸。素 5“善诊者……视喘息，听音声，而知所苦。”王冰：“视喘息，谓候呼吸之长短也。”

2. 病症名。即呼吸急促，甚者张口抬肩，鼻翼扇动，不能平卧。素 19“胸中气满，喘息不便，其气动形。”王冰：“胸中气满，喘息不便，是肺无主也，肺司治节，气息由之。”灵 37“故肺病者，喘息鼻胀。”马莳：“鼻为肺之官，故肺病者，当病喘息，其鼻乃张也。”金 9“胸痹之病，喘息咳唾，胸背痛，短气。”

【喘家】 素有喘疾的人。伤 18“喘家作，桂枝汤加厚朴、杏子佳。”吴谦：“喘家，素有喘病之人。”

【喘虚】 即喘嘘。喘吁吁。素 21“太阳藏独至，厥喘虚气逆，是阴不足阳有余也。”森立之：“窃谓‘喘虚’二字熟语，虚即嘘古字。喘嘘，谓喘息嘘吸。”

【喘粗】 喘急气粗，呼吸困难。素 5“阳胜则身热，腠理闭，喘粗为之俯仰。”

【喘喝】 呼吸急促，喝喝有声。素 3“因于暑，汗，烦则喘喝。”王冰：“喝谓大呵出声也。”灵 8“肺气虚则鼻塞不利少气，实则喘喝胸盈仰息。”张介宾：“喘喝者，气促声粗也。”金 6“脉沉小迟，名脱气，其人疾行则喘喝。”

【喘喘】

1. 急促貌。素 18“病心脉来，喘喘连属。”吴崑：“言脉来如喘人之息，急促之状也。”又，森立之：“‘喘喘’之‘喘’，亦与‘缨’同，缩短之义。”

2. 喻脉搏圆转连贯。素 18“平肾脉来，喘喘累累如钩。”张志聪：“喘喘累累，沉石生动之象也。”森立之：“喘喘，犹冉冉、耎耎也，谓软弱也。”

【喘渴】 为“喘喝”之讹。灵 10“是主肺所生病者，咳，上气喘渴，烦心胸满。”《甲乙经》卷二、《脉经》卷六“渴”作“喝”。张介宾：“渴当作喝，声粗急也。”又，张志聪：“是主肺所生之病，故咳喘上气，渴而烦心。”

【喘满】 呼吸急促而胀满。伤 210“夫实则谵语……直视谵语，喘满者死。”伤 218“伤寒四五日，脉沉而喘满。”金 12“夫病人饮水多，必暴喘满。”

啾（jiū）

象声词。细碎。《说文·口部》:“啾，小儿声也。”见“啾啾”。

【啾啾】 象声词。语声细碎悠长貌。金 1“语声啾啾然细而长者，头中病。”

喉（hóu）

1. 人体器官名。呼吸道的前端部分，上通咽，下接气管。素 5“故喉主天气，咽主地气。”素 18“上竟上者，胸喉中事也。”素 79“出入不知，喉咽干燥，病在土脾。”

2. 指喉结部位。灵 2“足阳明挟喉之动脉也。”素 59“喉中央二。”王冰:“谓廉泉、天突二穴也。廉泉在颔下结喉上舌本下……天突在颈结喉下同身寸之四寸。”

【喉中】 穴名。廉泉穴的别称。灵 59“积于上，泻人迎、天突、喉中。”马莳:“任脉经之天突。”

【喉吤】 症状名。喉中如有物梗塞的症状。灵 4“心脉……大甚为喉吤。”丹波元简:“吤，芥，古通，乃芥蒂之芥，喉间有物，有妨碍之谓。”

【喉咙】 咽喉。灵 10“胃足阳明之脉……下人迎，循喉咙。”灵 69“喉咙者，气之所以上下者也。”

【喉鸣】 症状名。指喉中有哮鸣声。神 4“芫花味辛，温。主咳逆上气，喉鸣，喘，咽肿，短气。”

【喉痹】 病名。以咽喉肿痛，吞咽困难为特征的疾病。素 7“一阴一阳结谓之喉痹。”张介宾:“四经皆从热化，其脉并络于喉，热邪内结，故为喉痹。痹者，闭也。”灵 26“喉痹不能言，取足阳明；能言，取手阳明。”灵 47“肺大则多饮，善病胸痹喉痹逆气。”

喑（yīn）

哑。见“喑喑”。

【喑喑】 语声低微而不清澈貌。金 1“语声喑喑然不彻者，心膈间病。”

啼（tí）

哭泣，哭叫。神 3“蚱蝉味咸，寒。主小儿惊痫，夜啼，癫病，寒热。”

【啼呼】 哭叫，叫喊。灵 22“癫疾始作而引口啼呼喘悸者，候之手阳明、太阳。”

【啼哭】 放声哭。神 4“石下长卿味咸，平。主……注易，亡走，啼哭悲伤，恍惚。”

喧（xuān）

声大。见“正喧”。

喙（huì）

1. 鸟兽虫鱼的嘴。素 18“死脾脉来，锐坚如乌之喙，如鸟之距。”灵 1“毫针者，尖如蚊虻喙。”

2. 疑为“啄”之讹。素 19“其来如水之流者，此谓太过，病在外；如鸟之喙者，此谓不及，病在中。”《新校正》:“又别本‘喙’作‘啄’。”森立之:“此与《平人气象论》自不同，彼五脏共举平、病、死三脉，此特举病之过、不及脉。故此所云如水流者，脾气尤盛，谓往来流利尤滑疾也，为太过也；所云如鸟啄者，脾气大衰，谓往来流利尤迟涩也，为不及也。作‘喙’恐非是。”

詈（lì）

诟骂。见“骂詈”。

黑（hēi）

1. 黑色。五行属水，五脏应肾。主痛

证、痹证、肾病及水气等。素 5“北方生寒……在藏为肾，在色为黑。”灵 44“肾为牝藏，其色黑，其时冬。”灵 49“青黑为痛，黄赤为热，白为寒。”灵 74“多黑为久痹。”金 1“鼻头色微黑者，有水气……色黑为劳。”

2. 指暗黑色血液。金 22“妇人陷经，漏下黑不解，胶姜汤主之。”黄树曾:“黑不解，谓先下鲜红，继下黑块或黑水，而仍不止也。”

3. 指五运之水气。素 70“太阴司天，湿气下临，肾气上从，黑起水变。”

4. 为“异”之讹。素 25“此皆绝皮伤肉，血气争黑。”《太素》卷十九“黑”作“异”。森立之:“血气争黑，宜从《太素》作‘血气争异’。杨注云：‘血气各不相得。’是也。滑氏曰：‘争黑，当作争异。’其说与《太素》暗合。”又，王冰:“以恶血久与肺气交争，故当血见而色黑也。”

【黑子】 即黑痣。神 4“石灰味辛，温……杀痔虫，去黑子、息肉。”

【黑气】 指五运之水气。素 69“岁火不及……复则埃郁，大雨且至，黑气乃辱。”王冰:“黑气，水气也。”

【黑芝】 中药名。黑色芝草，又名玄芝。与青芝、赤芝、黄芝、白芝、紫芝合称为六芝。古代方士视为仙药。神 2“黑芝味咸，平。主癃，利水道，益肾气，通九窍，聪察。久食轻身，不老，延年，神仙。一名玄芝。”

【黑色】 黑色。五行属水，五脏应肾。素 4“北方黑色，入通于肾。”灵 47“黑色小理者肾小。”

【黑肠】 指膀胱。难 35“膀胱者谓黑肠。”滑寿:“此以五脏之色分别五腑，而皆以肠名之也。”

【黑皯】 病症名。同“面皯”。即黧黑斑。神 3“白殭蚕……去三虫，灭黑皯，令人面色好。”

【黑脉】 指肾脉。素 10“黑脉之至也，上坚而大，有积气在小腹与阴，名曰肾痹。”杨上善:“肾脉足少阴属水色黑，故曰黑脉。”又，吴崑:“黑，肾之色也。脉至上坚而大，肾邪有余也。”

【黑帝】 五天帝之一，指北方之神。灵 64“水形之人，比于上羽，似于黑帝。”

【黑疸】 病名。黄疸的一种。临床主要见肤色黄中带黑，兼目青面黑，大便黑，肌肤麻木不仁，脉象浮数。治宜消瘀化湿，方用硝石矾石散或合栀子大黄汤加减。金 15“酒疸下之，久久为黑疸，目青面黑，心中如噉蒜齑状，大便正黑，皮肤爪之不仁，其脉浮弱，虽黑微黄，故知之……膀胱急，少腹满，身尽黄，额上黑，足下热，因作黑疸。”

【黑眼】 黑睛。灵 80“筋之精为黑眼……是故瞳子黑眼法于阴，白眼赤脉法于阳也。”张介宾:“黑眼，黑珠也。”

【黑鼾】 病症名。即黧黑斑。神 2“女萎……久服去面黑鼾，好颜色，润泽。”

【黑石脂】 中药名。五色石脂之一。神 2“青石、赤石、黄石、白石、黑石脂等味甘，平。主黄疸，泄痢肠澼脓血，阴蚀，下血赤白，邪气痈肿，疽，痔，恶疮，头疡，疥瘙。久服补髓益气，肥健不饥，轻身延年。五石脂，各随五色补五脏。”

【黑雌鸡】 中药名。为雉科动物家鸡中黑色羽毛的母鸡。甘、酸，温。主治风寒湿痹，五缓六急，安胎定志。神 3“黑雌鸡，主风寒湿痹，五缓六急，安胎。”

骭（gàn）

胫骨。灵 10“骭外廉、足跗上皆痛。”灵 13“足阳明之筋……其直者，上循骭，结于膝。”张介宾:“骭，足胫骨也。”

【骭骨】 胫骨。灵 38“冲脉者……伏行骭骨内。”张介宾:“骭，音干，胫骨也。”

【骭厥】 病证名。足阳明胃经经气厥逆

所导致的病证。灵10“是动则病洒洒振寒，善呻数欠颜黑，病至则恶人与火，闻木声则惕然而惊，心欲动，独闭户塞牖而处，甚则欲上高而歌，弃衣而走，贲响腹胀，是为骭厥。”

骬（yú）

见“髑骬”。

铸（zhù 鑄）

铸造。素2“譬犹渴而穿井，斗而铸锥，不亦晚乎?”

铿（kēng 鏗）

象声词。咳嗽的声音。素70“其动铿禁瞀厥。”王冰:“铿，咳声也。”

销（xiāo 銷）

1. 熔化。见“销烁”。

2. 消损，耗损。素58“必将为脓，内销骨髓。”

【销烁】 燔灼。素69“其令热，其变销烁，其灾燔焫。”吴崑:“销烁，热盛物变，如火销烁也。”

【销铄】 燔灼。引申为枯槁。素50“刺骨无伤髓，髓伤则销铄胻酸。”吴崑:“销铄者，骨髓日减，如五金遇火而销铄也。”

锋（fēng 鋒）

1. 针具的尖端。灵1“鍉针者，锋如黍粟之锐……大针者，尖如梃，其锋微员。”

2. 使尖锐、锋利。灵78“故为之治针，必长其身，锋其末，可以取深邪远痹。”

3. 指锋针。灵60“故其已成脓血者，其唯砭石、铍、锋之所取也。”张介宾:“故惟砭石及铍针、锋针，皆可以取痈疽之脓血。”

【锋针】 针具之一，长1寸6分，其端锋利，用以治疗顽疾或痈脓。灵1“锋针者，刃三隅，以发痼疾。”灵75“刺痈者用铍针，刺大者用锋针，刺小者用员利针。”灵78“四曰锋针，取法于絮针，筩其身，锋其末，长一寸六分，主痈热出血。”张介宾:“上文《九针十二原》篇云：刃三隅，以发痼疾。盖三棱者也。本篇言筩其身者，似或有误。”

【锋利】 锐利。灵1“长针者，锋利身薄，可以取远痹。”

锐（ruì 鋭）

1. 锋利，锐利。《广雅·释诂二》:“锐，利也。”灵1“镵针者，头大末锐，去泻阳气。”素18“死脾脉来，锐坚如乌之喙。”

2. 使锋利。灵78“故为之治针，必以大其头而锐其末。”

3. 指用锐利的针具刺治。灵13“其为肿者，复而锐之。”张介宾:“刺而肿不退者，复刺之，当用锐针即镵针也。”

4. 尖，上小下大。灵49“其色上锐，首空上向，下锐下向，在左右如法。”张志聪:“锐，尖也。”伤233“并手捻作挺，令头锐，大如指。”

5. 小，细小。灵1“鍉针者，锋如黍粟之锐，主按脉勿陷，以致其气。”灵64“火形之人……锐面小头。”

6. 急切。见“锐切”。

【锐切】 劲强急切。素70“坚成之纪……其令锐切。”王冰:“锐切者，气用不屈，劲而急也。”高世栻:“其令锐，金之刚劲也。”

【锐发】 鬓角的头发。素59“足少阳脉气所发者六十二穴……锐发下各一。”高世栻:“锐发，即鬓发。下各一，和髎二穴也。”

【锐针】 锋利的针。灵19“以锐针针其处。”

【锐骨】

1. 枕外隆凸。素60“髓空在脑后三分，在颅际锐骨之下。”马莳：“颅际锐骨之下，即项后入发际一寸，乃风府穴也。”

2. 豌豆骨高起处。素63“少阴锐骨之端各一痏。”张介宾：“手腕下踝为锐骨，神门穴也。”灵13“手少阴之筋，起于小指之内侧，结于锐骨。”灵71“其外经病而藏不病，故独取其经于掌后锐骨之端。”

3. 腕后尺骨茎突。灵2“手太阳小肠者……行于阳谷，阳谷，在锐骨之下陷者中也，为经。”

4. 肱骨内上髁。灵13“手太阳之筋，起于小指之上，结于腕，上循臂内廉，结于肘内锐骨之后。”

【锐疽】 病名。因疽发尾骨尖端，故名锐疽。灵81“发于尻，名曰锐疽，其状赤坚大，急治之，不治，三十日死。”

【锐眦】 目外眦。灵22“目眦外决于面者，为锐眦，在内近鼻者为内眦。”灵10“胆足少阳之脉……其支者，别锐眦，下大迎。”

【锐掌】 手掌近臂端。灵10“手太阴之别……并太阴之经直入掌中，散入于鱼际。其病实则手锐掌热。”

掣（chè）

1. 牵引，牵掣。灵20“恶血在内，行善掣……取耳间青脉，以去其掣。”张介宾：“行善牵掣其关节。”金5“少阴脉浮而弱，弱则血不足，浮则为风，风血相搏，即疼痛如掣。”

2. 疾行。引申为悸动不安。见“心掣”。

【掣痛】 牵引性疼痛，即疼痛伴有牵拉拘急之感。灵74“耳间青脉起者，掣痛。”马莳：“今耳间青脉起，则少阳阳明诸经有寒，故为身中牵掣而痛也。”伤175“风湿相抟，骨节疼烦，掣痛不得屈伸。”

掣（shì）

为“掣”之讹。见“掣引”。

【掣引】 为“掣引”之讹。升提。素5“血实宜决之，气虚宜掣引之。”《太素》卷三、《甲乙经》卷六“掣”并作“掣”。李中梓：“提其上升，如手掣物也。”又，森立之：“掣引者，工人以手掣引病人皮肉也，是为阖掩其针窍也。”王冰：“掣，读为导，导引则气行条畅。”

短（duǎn）

1. 两端距离小。与“长”相对。《玉篇·矢部》：“短，不长也。”①指空间。素17“以长为短，以白为黑，如是则精衰矣。”灵64“血多气少则胫毛美短，外踝皮坚而厚。”灵47“皮薄而脉冲小者，小肠小而短。”②指时间不长。见“短长2”。

2. 指身材低矮。灵6“余闻人之生也，有刚有柔，有弱有强，有短有长，有阴有阳。”

3. 短促，不足。灵22“短气，息短不属，动作气索。”

4. 缩短；使缩短。灵37“心病者，舌卷短，颧赤。”素3“味过于咸，大骨气劳，短肌，心气抑。”王冰：“咸多食之，令人肌肤缩短。”

5. 指短脉。即不及本位的脉象。素17“夫脉者，血之府也，长则气治，短则气病。”难4“此言者，非有六脉俱动也，谓浮、沉、长、短、滑、涩也……短者阴也。”伤211“脉短者死，脉自和者不死。”

【短气】 呼吸短促，难以接续。灵22“短气，息短不属，动作气索。”灵26“心痛，但短气不足以息，刺手太阴。”金1“息张口短气者，肺痿唾沫。”

【短长】

1. 短与长；矮与高。素17“夫精明者，所以视万物，别白黑，审短长。”灵38“故匠人不能释尺寸而意短长，废绳墨而起平木也。”

2. 长久与短暂。素25“月有小大，日

有短长。”

【短叶】 小叶。难 42“胆在肝之短叶间，重三两三铢，盛精汁三合。”

【短虫】 即蛲虫。《说文·虫部》：“蛲，腹中短虫也。”素 17“短虫多则梦聚众，长虫多则梦相击毁伤。”

【短针】 毫针。素 25“人有此三者，是谓坏府，毒药无治，短针无取。”森立之：“短针，即小针，谓毫针也。比余八针则短小故名耳。”

【短刺】 刺法名。十二节刺之一。指缓慢进针，不断摇动针体，使针尖接近骨部的针刺方法。灵 7“八曰短刺：短刺者，刺骨痹，稍摇而深之，致针骨所，以上下摩骨也。”张介宾：“短者，入之渐也。故稍摇而深，致针骨所，以摩骨痹。”

【短期】 指死期。灵 5“五藏无气，予之短期。”张介宾：“短期，死期也。言五脏无气，可与之定死期矣。”灵 9“人迎与太阴脉口俱盛四倍以上，命曰关格，关格者，与之短期。”

智（zhì）

1. 智慧；聪明。素 5“智者察同，愚者察异。”灵 8“因虑而处物谓之智。”灵 22“狂始发，少卧不饥，自高贤也，自辩智也。”

2. 有智慧的人。素 1“愚智贤不肖不惧于物，故合于道。”素 25“知十二节之理者，圣智不能欺也。”

3. 神志。灵 23“痱之为病也，身无痛者，四肢不收，智乱不甚，其言微知。”张介宾：“智乱不甚，其言微有知者，神气未为全去，犹可治也。”

【智虑】 智慧与谋虑。灵 8“志意恍乱，智虑去身者，何因而然乎？”灵 48“士之才力，或有厚薄，智虑褊浅，不能博大深奥。”

【智慧】 聪明才智。神 2“远志味苦，温……利九窍，益智慧。”

犊（dú 犢）

见“犊鼻”。

【犊鼻】 经穴名。别名外膝眼。属足阳明胃经。位于膝关节外侧，髌骨下缘，髌韧带外侧凹陷处。素 58“犊鼻二穴……凡三百六十五穴，针之所由行也。”灵 2“刺犊鼻者，屈不能伸。”灵 26“膝中痛，取犊鼻，以员利针，发而间之。”

鹄（hú 鵠）

中药名。见“鹄泻”。

【鹄泻】 中药名。泽泻的别称。见该条。神 2“泽泻味甘，寒……一名鹄泻。”

犍（jiān）

见“犍为”。

【犍为】 西汉时地名。今四川省乐山市犍为县。神 3“干姜味辛，温……生犍为川谷。”

鹅（é 鵝）

家禽。羽毛多白色。素 17“白欲如鹅羽，不欲如盐。”马莳：“白欲如鹅羽，色白而明润。”

稍（shāo）

1. 副词。表示时间状态，相当于“逐渐”、“渐渐”。灵 57“其始生也，大如鸡卵，稍以益大。”灵 75“荣卫稍衰，则真气去。”伤 338“先食饮服十丸，日三服，稍加至二十丸。”

2. 副词。表示程度轻微，相当于“稍微”、“略微”。灵 7“短刺者，刺骨痹，稍摇而深之。”

稀（xī）

1. 稀疏。与“密”相反。灵 47“稀毫毛者三焦膀胱结也。”灵 64“血气皆少则无毛，有则稀枯悴。”

2. 少，不多。灵 7“输刺者，直入直出，稀发针而深之。”灵 73“先得其道，稀而疏之，稍深以留，故能徐入之。”马莳：“稀者，针之少也。”灵 75“补足手太阴以去其汗，热去汗稀。”又，《甲乙经》卷七“稀”作“晞”。

3. 浓度小，含水量多。伤 166“煮作稀糜，去滓。”

4. 缓。灵 9“补须一方实，深取之，稀按其痏，以极出其邪气。”《太素》卷二十二“稀”作“希”。杨上善:“希，迟也。按其痏者，迟按针伤之处，使气泄也。”

【稀粥】 浓度小、水分多的稀饭。伤 12“歠热稀粥一升余，以助药力。”

黍（shǔ）

黍子。子实淡黄色，去皮后北方通称黄米。《说文·黍部》:“黍，禾属而黏者也。”段玉裁:“禾属而黏者黍，禾属而不黏者穈。对文异，散文则通称黍。”素 4“南方赤色，入通于心……其畜羊，其谷黍。”张介宾：“黍之色赤，糯小米也。”素 70“涸流之纪……其果枣杏，其实濡肉，其谷黍稷。”灵 65“上商与右商同，谷黍，畜鸡，果桃。”

【黍米】 黍子碾成的米。素 41“刺解脉，在郄中结络如黍米。”

税（shuì）

赋税。见“租税”。

等（děng）

1. 相同，齐等。《淮南子·主术》:“有法者而不用，与无法等。”高诱注：“等，同。”素 62“神有余有不足，气有余有不足，血有余有不足，形有余有不足，志有余有不足，凡此十者，其气不等也。”灵 49“脉之浮沉及人迎与寸口气小大等者，病难已。”难 52“府藏发病，根本等不？然，不等也……故以此知藏府根本不同也。”

2. 等级。素 74“帝曰：非司岁物何谓也？岐伯曰：散也，故质同而异等也。”王冰:“形质则同，力用则异，故不尚之。”

3. 类。《广韵·等韵》:“等，类也。”素 46“有病颈痈者，或石治之，或针灸治之，而皆已，其真安在？岐伯曰：此同名异等者也。”高世栻:“等，类也。颈痈之名虽同，而在气在血则异类也。”

4. 样，样子。见“何等”。

5. 助词。表示列举未尽。伤 13“禁生冷、粘滑、肉面、五辛、酒酪、臭恶等物。”金 19“禁生冷滑臭等食。”神 2“青石、赤石、黄石、白石、黑石脂等，味甘，平。”

【等分】 使分量或数额多少相同。伤 153“右三味等分，各别捣为散。”金 12“十枣汤方，芫花（熬）、甘遂、大戟各等分。”

筑（zhù 築）

1. 建造。素 80“脾气虚，则梦饮食不足，得其时则梦筑垣盖屋。”

2. 构成。灵 54“何气筑为基，何立而为楯？”

3. 捣动，动悸。伤 386“若脐上筑者，肾气动也。”金 12“水在心，心下坚筑，短气，恶水不欲饮。”

筛（shāi 篩）

用筛子筛选东西。伤 306“赤石脂一斤，一半全用，一半筛末。”金 5“上十二味，杵，粗筛，以韦囊盛之。”

筒（tǒng）

管筒状器物。见“筒瓦”。

【筒瓦】 半圆形的屋瓦。金 3“雄黄，右一味为末，筒瓦二枚合之，烧，向肛熏之。”

答（dá）

回答。《正字通·竹部》：“答，应辞也。”素80“黄帝答曰：阳从左，阴从右。”灵12“岐伯答曰：此人之所以参天地而应阴阳也。”伤182“问曰：阳明病外证云何？答曰：身热，汗自出，不恶寒，反恶热也。”

筋（jīn）

1. 肌腱、韧带的总称。五体之一，为肝所主。素10“诸筋者，皆属于节。”素23“肝主筋。”灵10“肝者筋之合也。”素17“膝者筋之府，屈伸不能，行则偻附，筋将惫矣。”

2. 指肌肉。见“转筋”。

3. 指静脉血管。见“腹筋”。

4. 指经筋。灵13“足太阳之筋，起于足小指，上结于踝。”杨上善：“十二经筋起处与十二经脉流注并起于四末，然所起处有同有别。”

5. 指肝。灵80“筋之精为黑眼。”张介宾：“筋之精，主于肝，肝色青，故其色浅于瞳子。”素5“肝生筋，筋生心。”姚止庵：“即木生火之义也。”

6. 指阴茎。素1“七八，肝气衰，筋不能动。”森立之：“此云筋不能动者，盖专谓阴茎也。阴茎宗筋，固为肝之所属。故肝气衰，则阴茎临事而不劲强隆盛，非全不启动，但不能为强盛之起动也。”

【筋会】 八会穴之一。古人认为，筋之精气会聚于阳陵泉，阳陵泉即为治疗筋病的主要穴位。难45“筋会阳陵泉。”

【筋纽】 筋会聚之处。灵77“风从东方来，名曰婴儿风，其伤人也，内舍于肝，外在于筋纽。”丹波元简：“筋纽，筋所束也。”

【筋骨】

1. 筋与骨骼。素29“今脾病不能为胃行其津液……筋骨肌肉，皆无气以生，故不用焉。”灵81“血枯空虚，则筋骨肌肉不相荣。”

2. 指身体。素3“是故暮而收拒，无扰筋骨，无见雾露。”

【筋脉】

1. 筋与血脉。素3“是以圣人陈阴阳，筋脉和同，骨髓坚固，气血皆从。”素5“地之湿气，感则害皮肉筋脉。”素44“筋脉骨肉，各以其时受月，则病已矣。”

2. 指筋。灵28“胃不实则诸脉虚，诸脉虚则筋脉懈惰，筋脉懈惰则行阴用力。”《太素》卷二十七“筋脉”作“筋肉”。张志聪：“夫阳明主润宗筋，阳明虚则宗筋纵，是以筋脉懈惰。”

3. 指经络。灵78“形数惊恐，筋脉不通，病生于不仁。”《素问·血气形志》“筋脉”作“经络”。丹波元简：“‘筋脉’，《素问》作‘经络’，似是。”又，马莳：“数被惊恐，筋与血脉皆不相通，则病生为不仁。”

【筋急】 症状名。指筋脉拘急不柔，屈伸不利。素10“多食辛，则筋急而爪枯。”马莳：“肝之合在筋，筋则紧急而不柔。”灵10“故脉弗荣则筋急，筋急则引舌与卵。”

【筋度】 筋的长短、强弱等度数。素28“形度、骨度、脉度、筋度，何以知其度也。”张志聪：“此言五藏之外合，各有度数……脉者心之合，筋者肝之合，然皆有浅深俞穴之度数。”素80“诊有十度度人，脉度、藏度、肉度、筋度、俞度。”张介宾：“筋度，如《经筋篇》是也。”

【筋络】 即筋，指肌腱与韧带。素71“民病血溢，筋络拘强，关节不利。”灵71“邪气恶血，固不得住留，住留则伤筋络骨节，机关不得屈伸。”

【筋绝】 为“筋缩”之讹。灵10“足厥阴气绝则筋绝……故脉弗荣则筋急，筋急则引舌与卵，故唇青舌卷卵缩则筋先死。”《难经》二十四难、《脉经》卷三“筋绝”并作“筋缩”。丹波元简：“据下文卵缩，《难经》似是。”

【筋挛】 症状名。指筋脉拘急挛缩，活动不利。素 11“春刺秋分，筋挛，逆气环为咳嗽。”素 55“病在筋，筋挛节痛，不可以行，名曰筋痹。”

【筋部】 筋所在的部位。灵 59“筋部无阴无阳，无左无右，候病所在。”

【筋緛】 症状名。筋脉挛缩。素 28“暴痈筋緛，随分而痛。”王冰：“痈若暴发，随脉所过，筋怒緛急，肉分中痛。”

【筋缓】 症状名。筋脉弛缓，不能随意运动。难 14“四损损于筋，筋缓不能自收持。”

【筋痹】 病证名。因风寒湿邪入侵于筋所致，临床见筋脉拘挛、关节疼痛、行走不便等症。素 55“病在筋，筋挛节痛，不可以行，名曰筋痹。”灵 7“恢刺者，直刺傍之，举之前后，恢筋急，以治筋痹也。”

【筋痿】 病证名。由于肝热阴血不足，筋膜干枯所致。临床见筋急拘挛，渐至痿弱不能运动，伴有口苦、爪枯等。素 44“肝气热，则胆泄口苦筋膜干，筋膜干则筋急而挛，发为筋痿。”素 70“筋痿不能久立。”

【筋溜】 为“筋瘤”之讹。筋瘤，病名。多由筋挛所致，相当于浅表静脉瘤、静脉曲张等。灵 75“筋屈不得伸，邪气居其间而不反，发于筋溜。”《甲乙经》卷十一“溜”作“瘤”。张介宾：“筋瘤者，有所流注而结聚于筋也，即赘瘤之属。”丹波元简：“刘熙《释名》云：瘤，流也。血气聚所生瘤肿也。陈氏《外科正宗》云：筋瘤者，坚而色紫，垒垒青筋，盘曲甚者，结若蚯蚓。”

【筋膜】 指肌腱、韧带、鞘膜等组织。素 18“肝藏筋膜之气也。”素 44“肝主身之筋膜……筋膜干则筋急而挛，发为筋痿。”林亿：“按全元起本云：‘膜者，人皮下肉上筋膜也。’”又，张介宾：“盖膜犹幕也，凡肉里脏腑之间，其成片联络薄筋，皆谓之膜，所以屏障血气者也。”

【筋瘘】 病名。即瘰疬。灵 13“颈筋急则为筋瘘颈肿。”张介宾：“筋瘘颈肿，即鼠瘰之属。”

【筋缩】 症状名。指筋脉挛急。难 24“足厥阴气绝，即筋缩引卵与舌卷。”

【筋躄】 病名。临床以筋痿足不能行为特征。灵 23“筋躄目浸，索筋于肝。”张介宾：“筋躄者，足不能行也。”

【筋根花】 中药名。为旋花的别名。见“旋花”。神 2“旋花味甘，温……久服不饥，轻身。一名筋根花。”

【筋癫疾】 病证名。为癫疾病及于筋，以身体倦怠、筋脉挛急、脉大为主症。灵 22“筋癫疾者，身倦挛急大，刺项大经之大杼脉。呕多沃沫，气下泄，不治。”马莳：“筋癫疾者，癫病成于筋也。其身倦怠拘挛，其脉急大，当刺足太阳膀胱经之大抒穴。”

【筋惕肉瞤】 症状名。指筋肉跳动。伤 38“服之则厥逆，筋惕肉瞤，此为逆也。”

傅（一、fù）

1. 辅佐。《说文·人部》：“傅，相也。”见“相$_2$傅之官”。

2. 通“附”。附着。灵 31“广肠傅脊，以受回肠，左环叶脊。”马莳：“广肠附脊，以受回肠之物。”

（二、fū）

通“敷”。涂搽，涂抹。神 4“桐叶味苦，寒……华，主傅猪疮。”

【傅高】 古地名。神 265“钩吻味辛，温……一名野葛。生傅高山谷。”

【傅致胶】 中药名。阿胶的别称。见该条。神 2“阿胶味甘，平……一名傅致胶。”

集（jí）

聚集，会合。素 35“卫气相离，故病得休；卫气集，则复病也。”姚止庵：“集，谓邪气复与卫合也。”素 45“阴脉者集于足下而聚于足心。”

焦（一、jiāo）

1. 物体经火烧后变成黄黑色，并发脆、发硬。伤116“火气虽微，内攻有力，焦骨伤筋。”程应旄：“盖气主煦之，血主濡之，筋骨失其所濡，而火所到处，其骨必焦，其筋必损。”伤233“微火煎，当须凝如饴状，搅之勿令焦著。”金14“蜘蛛十四枚（熬焦）。”

2. 物体烧焦所产生的气味。《广雅·释器》：“焦，臭也。”素4“南方赤色，入通于心……其臭焦。”马莳：“凡物火变则为焦，故其臭焦。”金1“夫肝之病，补用酸，助用焦苦，益用甘味之药调之。”

3. 干枯；干燥。素16“不通则面黑皮毛焦而终矣。”灵21“肌寒热者，肌痛，毛发焦而唇槁腊。”灵75“舌焦唇槁，腊干嗌燥。”

4. 枯竭。灵54“九十岁肾气焦，四藏经脉空虚。”张介宾：“肾气焦者，真阴亏竭也。”

5. 热。素2“逆秋气，则太阴不收，肺气焦满。”森立之：“焦满，即热满之谓，肺胀喘满咳逆之证是也。”张介宾：“故逆秋气，则太阴之令不收，而肺热叶焦，为胀满也。”又，《黄帝内经素问校注》：“按作‘烦满’是……即躁闷。”

6. 三焦，六腑之一。分上、中、下三部分，分别称为上焦、中焦、下焦。灵63“酸入于胃，其气涩以收，上之两焦，弗能出入也。”伤145“此为热入血室，无犯胃气及上二焦。”

7. 为“椎”之讹。见“五焦”、“七焦”、“九焦”等。张介宾：“焦，即椎之义，指脊骨之节间也。古谓之焦，亦谓之顀，后世作椎。”

（二、qiáo）

通“憔”。憔悴。素1“女子……五七，阳明脉衰，面始焦，发始堕。”素42“心风之状，多汗恶风，焦绝，善怒嚇。”又，王冰：“焦绝，谓唇焦而文理断绝也。”姚止庵：“焦绝者，心主火，心病则火炽而焦急。”

【焦枯】 干枯。素71“山泽焦枯，土凝霜卤。”灵59“耳焦枯受尘垢，病在骨。”

【焦臭】 物体被烧焦的气味。灵35“胃胀者，腹满，胃脘痛，鼻闻焦臭，妨于食。”难49“故知心病伤暑得之也，当恶焦臭。”

【焦理】 即腠理。灵50“怯士者……其焦理纵。”丹波元简：“其焦理纵，马云‘肉之三焦纹理则纵’。今考焦理即腠理，亦作膲理。而上文有‘三焦理横’之语，盖三焦理亦是腠理之谓。张以肉理横释之，似是。”张志聪：“焦理纵者，三焦之理路纵弛也。”

【焦黄】 干枯而发黄。素71“火郁之发……蔓草焦黄。”

【焦渴】 当作“焦竭”。干涸，枯竭。素39“热气留于小肠，肠中痛，瘅热焦渴，则坚干不得出。”《太素》卷二十七“渴”作“竭”。

【焦槁】 干枯，枯槁。素69“水泉涸，物焦槁……复则炎暑流火，湿性燥，柔脆草木焦槁。”素74“寒极反热，嗌络焦槁，渴引水浆，色变黄赤。”

傍（一、bàng）

1. 邻近。《说文·人部》：“傍，近也。”素12“鱼盐之地，海滨傍水。”

2. 依，依照。素5“惟贤人上配天以养头，下象地以养足，中傍人事以养五藏。”

（二、páng）

1. 同“旁”。①侧，旁边。《广韵·唐韵》：“傍，侧也。”素17“尺内两傍，则季胁也。”素59“项中大筋两傍各一，风府两傍各一。”灵81“发于足傍，名曰疠痈。”②偏。素76“真藏坏决，经脉傍绝，五藏漏泄。”张介宾:“肺藏损坏，则治节不通，以致经脉有所偏绝。”③大。《广雅·释诂一》:“旁，大也。”灵 50“勇士者……其肝大以坚，其胆满以傍。”张介宾:“傍，即傍开之谓，过于人之常度也。”

2. 通“方（fáng）”。逆。素 48“脉至如交漆，交漆者，左右傍至也。”王冰:“左右傍至，言如沥漆之交，左右反戾。”

【傍$_2$针刺】 刺法名。十二节刺之一。在患处正中刺一针，旁边又斜刺一针的刺法。灵 7“傍针刺者，直刺傍刺各一，以治留痹久居者也。”张介宾:“傍针刺者，一正一傍也，正者刺其经，傍者刺其络。”

储（chǔ 儲）

见“储储”。

【储储】 骄傲自满的样子。灵 72“太阳之人，其状轩轩储储。”张介宾:“储储，畜积貌，盈盈自得也。”

街（jiē）

街道。此指气街，即气行的道路。素 61“伏兔上各二行行五者，此肾之街也。”王冰:“街，谓道也。”张志聪:“街，气街也。气街者，气之径路也。”灵 52“请言气街，胸气有街，腹气有街，头气有街，胫气有街。”

御（一、yù）

1. 驾驭车马。《说文·彳部》:“御，使马也。”素 58“良马易御也。”

2. 统摄。灵 47“志意者，所以御精神，收魂魄，适寒温，和喜怒者也。”张介宾:“御，统御也。”金 5“营卫俱微，三焦无所御，四属断绝，身体羸瘦。”徐彬:“御者，摄也。四属之气，不相统摄而断绝。”

3. 调摄，调养。素 1“不知持满，不时御神。”

4. 主宰。素 66“天有五行御五位，以生寒暑燥湿风。”

5. 控制。灵 3“右主推之，左持而御之者，言持针而出入也。”

（二、yù 禦）

抵挡。《小尔雅·广言》:“禦，抗也。”素 71“必赞其阳火，令御甚寒。”

循（xún）

1. 顺着，沿着。《说文·彳部》:“循，行顺也。”素 16“秋刺皮肤，循理，上下同法。”素 31“厥阴脉循阴器而络于肝。”素 35“邪气客于风府，循膂而下。”

2. 遵从，遵守。素 76“夫圣人之治病，循法守度，援物比类。”素 77“循经守数，按循医事，为万民副。”素 78“工之所循用也……是故治不能循理，弃术于市。”张介宾:“循，依顺也。”

3. 依次，按次序。《玉篇·彳部》:“循，次序也。”灵 10“三焦手少阳之脉……下膈，循属三焦。”又，《脉经》卷六、《太素》卷八“循”并作“遍”。

4. 抚摩；触按。素 18“夫平心脉来，累累如连珠，如循琅玕。”素 20“视其经络浮沉，以上下逆从循之。”森立之:“言以上下部位之浮沉，知其逆从。循之者，即上文所云‘切循其脉’之义。”素 27“不足者补之奈何？岐伯曰：必先扪而循之。”杨上善:“先上下扪摸，知病之所在。”素 80“按脉动静，循尺滑涩，寒温之意。”

5. 探寻，探究。素 77“治病之道，气内为宝，循求其理。”

6. 省察，察看。素 77“按循医事，为万民副。”张介宾:“按循之循，察也。”

7. 伴随。《淮南子·原道训》:“循天者，与道游者也。”注:“循，随也。”素 34“夫水者，循津液而流也。”灵 3“在门者，邪循正气之所出入也。”

8. 通“巡”。巡行。《说文通训定声·屯部》:“循，假借为巡。”灵 10“肺手太阴之脉，起于中焦，下络大肠，还循胃口，上膈属肺，从肺系横出腋下，下循臑内，行少阴心主之前，下肘中，循臂内上骨下廉。”张介宾：“循，巡绕也。”灵 65“冲脉任脉，皆起于胞中，上循背里，为经络之海。”

9. 为“修”之讹。整洁。见“循明”。

【循序】 按着一定的时序。灵 35“四时循序，五谷乃化。”

【循明】 为“修明”之讹。整洁鲜明。灵 3“所以察其目者，五藏使五色循明，循明则声章。”《素问·六节藏象论》：“五气入鼻，藏于心肺，上使五色修明，音声能彰。”

【循循】

1. 顺动貌。素 27“经之动脉，其至也亦时陇起，其行于脉中循循然。”王冰：“循循然，顺动貌。言随顺经脉之动息，因循呼吸之往来，但形状或异耳。循循，一为辐辐。”高世栻：“循循，次序貌。”

2. 迟滞貌。素 41“少阳令人腰痛，如以针刺其皮中，循循然不可以俯仰，不可以顾。”张介宾：“循循，迟滞貌，谓其举动不便也。”又，吴崑：“循循，渐也，言渐次不可以俯仰也。”

【循衣摸床】 症状名神识不清，不自主地摸弄衣被床帐，多为热扰神明所致。伤 212“若剧者，发则不识人，循衣摸床，惕而不安，微喘直视，脉弦者生，涩者死。”

舒（shū）

1. 伸展。见“卷舒”。

2. 布散。素 70“敷和之纪，木德周行，阳舒阴布，五化宣平。”

3. 舒畅。素 71“五之气，阳复化，草乃长，乃化乃成，民乃舒。”

【舒启】 舒展开放。素 69“东方生风……其化生荣，其政舒启，其令风。”王冰：“舒，展也；启，开也。”

【舒荣】 舒展荣美。素 71“少阴所至为火府为舒荣。”张志聪：“舒荣，舒展而荣华也。”

翕（xī）

闭合，收敛。《尔雅·释诂上》：“翕，合也。”见“翕翕”、“翕热”。

【翕热】 轻微发热。金 12“其面翕热如醉状，因复下流阴股，小便难，时复冒者，与茯苓桂枝五味甘草汤。”

【翕翕】 和合貌。比喻发热轻微。伤 12“啬啬恶寒，淅淅恶风，翕翕发热，鼻鸣干呕者，桂枝汤主之。”程应旄：“翕翕发热者，肌得热翕合欲扬也。”成无己：“翕翕者，熇熇然而热也。若合羽所复，言热在表也。”

番（fán）

通“蕃”。茂盛。《说文通训定声·乾部》：“番，假借为蕃。”见“番鲜”。

【番鲜】 茂盛而清新明润。素 71“少阳所至为长，为番鲜。”

释（shì 釋）

1. 消溶，化解。素 64“冻解冰释，水行经通，故人气在脉。”

2. 放开，松开。素 62“按摩勿释，著针勿斥，移气于不足，神气乃得复。”王冰：“按摩其病处，手不释散。”

3. 释放。难 33“释其微阳，而吸其微阴之气。”

4. 舍弃；废弃。素 27“释邪攻正，绝人长命。”灵 22“狂始发……视之盛者，皆取之，不盛，释之也。”灵 38“故匠人不能释尺寸而意短长，废绳墨而起平木也。”

禽（qín）

鸟类的通称。见“禽兽”。

【禽兽】 鸟兽的总称。素 13“往古人居禽兽之间，动作以避寒，阴居以避暑。”金 1“更能无犯王法，禽兽灾伤。”

腊（一、xī）

1. 干肉。引申为干燥。见“槁腊”。马莳：“腊者，干也。”

2. 指肌肉。灵 75“舌焦唇槁，腊干嗌燥。”张介宾：“腊干，肌肉干燥也。”

（二、là 臘）

农历十二月。见“腊月”。

【腊$_2$月】 农历十二月。金 22“取腊月猪脂镕。”

膣（zhí）

大肠。灵 43“客于胞膣，则梦溲便。”张介宾：“膣，大肠也。”

腓（féi）

小腿肚，腓肠肌部分，亦称腨。灵 21“腓二，腓者，腨也。”李中梓：“腓者，足肚也。”

腘（guó 膕）

1. 腘窝。膝盖后面的腿弯。灵 2“委中，腘中央。”灵 10“髀不可以曲，腘如结，踹如裂，是为踝厥。”素 60“骸下为辅，辅上为腘，腘上为关。”

2. 指委中穴。灵 9“病在足者取之腘。”素 60“膝痛，痛及拇指，治其腘。”王冰：“腘，谓膝解之后，曲脚之中委中穴。”

3. 指腘窝处的经筋。灵 13“其病小指支，跟肿痛，腘挛，脊反折。”

4. 为“䐃”之讹。突起的肌肉。灵 12“肉之坚脆，及腘之大小，可以度量乎?”《太素》卷五、《甲乙经》卷一“腘”并作“䐃”。灵 46“何以候肉之不坚也? 少俞答曰：腘肉不坚而无分理。”《甲乙经》卷十“腘”作“䐃”。丹波元简：“《甲乙》作‘䐃’为是。以䐃肉候通身之肌肉，见《本脏》等论，诸家以腘释之，非也。”灵 59“腘肉坚，皮满者，肥。腘肉不坚，皮缓者，膏。”《甲乙经》卷六“腘”作“䐃”。

【腘然】 屈膝貌。灵 72“太阴之人……念然下意，临临然长大，腘然未偻，此太阴之人也。”张介宾：“腘然未偻，言膝若屈，而实非伛偻之疾。”

䐃（jùn）

肌肉的突起部分。素 19“身热脱肉破䐃，真藏见，十月之内死。”王冰：“䐃，谓肘膝后肉如块者。”素 58“内销骨髓，外破大䐃。”灵 47“肉䐃坚大者胃厚，肉䐃么者胃薄。”

【䐃肉】 即肌肉的突起部分。灵 29“《本藏》以身形支节䐃肉，候五藏六府之小大焉。”灵 71“地有聚邑，人有䐃肉。”

腄（chuí）

通“垂”。见“腄腄”。

【腄腄】 通“垂垂”。下垂貌。灵 4“微大为石水，起脐已下至小腹腄腄然，上至胃脘，死不治。”《太素》卷十五、《甲乙经》卷四“腄腄”并作“垂垂”。杨上善：“垂垂，少腹垂也。”张介宾：“腄，音垂，重坠也。”

腴（yú）

腹下的肥肉。灵 59“膏者，多气而皮纵缓，故能纵腹垂腴。”张介宾：“腴，脂肥也。”

脽（shuí）

尾椎骨。见“腰脽”。

脾（pí）

1. 五脏之一，即脾脏。①位于膈下中焦，居五藏中央，与胃以膜相连。素 4“中央为土，病在脾，俞在脊。”王冰：“以脊应土，言居中尔。”难 4“脾者中州，故其脉在中。”素 29“脾与胃以膜相连耳。”难 42

“脾重二斤三两，扁广三寸，长五寸，有散膏半斤。”②主运化水谷，化生转运精气津液，故言藏营，为仓廪之官。素 8“脾胃者，仓廪之官，变化出焉。”张志聪：“脾胃运纳五谷，故为仓廪之官，五味入胃脾为转输，以养五脏气，故五味出焉。”素 47“夫五味入口，藏于胃，脾为之行其精气。”素 45“脾主为胃行其津液者也。”素 9“脾胃大肠小肠三焦膀胱者，仓廪之本，营之居也，名曰器，能化糟粕，转味而入出者也。”素 52“脾为之使。”马莳：“脾所以运化水谷，以灌五脏，故脾为之使。”③主统血。难 42“脾……主裹血，温五藏。”④主肌肉、四肢，护卫身体。素 44“脾主身之肌肉。”素 29“四肢皆禀气于胃，而不得至经，必因于脾，乃得禀也。”灵 36“脾为之卫。”张介宾：“脾主运化水谷，以长肌肉，五脏六腑皆赖其养，故脾主为卫。卫者，脏腑之护卫也。”⑤合胃，开窍于口，食欲和味觉与之相关；其华在唇，在液为涎。灵 2“脾合胃，胃者，五谷之府。”难 35“胃者，脾之府。”灵 37“口唇者，脾之官也。”素 9“脾……其华在唇四白，其充在肌。”灵 17“脾气通于口，脾和则口能知五谷矣。”灵 29“脾者主为卫，使之迎粮，视唇舌好恶，以知吉凶。”难 40“脾主味。”素 10“脾之合肉也，其荣唇也。”灵 47“揭唇者脾高，唇下纵者脾下。唇坚者脾坚，唇大而不坚者脾脆。唇上下好者脾端正，唇偏举者脾偏倾也。”灵 78“脾主涎。”⑥藏意主回想，情志为思。素 23“五藏所藏……脾藏意。”张介宾：“心有所注者也。《本神篇》曰：‘心有所忆谓之意。’”素 5“在藏为脾……在志为思，思伤脾。”灵 8“脾愁忧而不解则伤意，意伤则悗乱，四肢不举，毛悴色夭，死于春……脾藏营，营舍意。”难 34“脾藏意与智。”滕万卿：“意者心之发也，智者志之化也……脾者中州心肾二气之枢，故藏意与智。”⑦经脉为足太阴，与足阳明胃经为表里。灵 10“脾足太阴之脉……入腹属脾络胃。”素 29“太阴阳明为表里，脾胃脉也。”⑧为阴中之至阴，又称为牝脏。灵 1“阴中之至阴，脾也。”素 4“肝心脾肺肾五藏皆为阴……腹为阴，阴中之至阴脾也。”王冰：“脾为阴藏，位居中焦，以太阴居阴，故谓阴中之至阴也。”灵 44“脾为牝脏。”张介宾：“脾属土，为阴中之至阴，故曰牝脏。”⑨五行属土，五方应中央，季节应长夏，气候应湿，五星为镇星，五化为化，五色为黄，五味为甘，五音为宫，五声为歌，五臭为香，变动为哕。素 4“中央黄色，入通于脾……其味甘，其类土，其畜牛，其谷稷，其应四时，上为镇星，是以知病之在肉也，其音宫，其数五，其臭香。”素 5“中央生湿，湿生土，土生甘，甘生脾……其在天为湿，在地为土，在体为肉，在藏为脾，在色为黄，在音为宫，在声为歌，在变动为哕……在味为甘。”素 22“脾主长夏，足太阴阳明主治，其日戊己。”⑩位居中央，主宰四方，主时为四季之末各 18 日，故称之为孤藏。素 29“脾者土也，治中央，常以四时长四藏，各十八日寄治，不得独主于时也。”素 19“夫子言脾为孤藏，中央土以灌四傍。”王冰：“纳水谷，化津液，溉灌于肝心肺肾也，以不正主四时，故谓之孤藏。”⑪特性畏风、恶湿。素 70“脾其畏风。”灵 78“脾恶湿。”素 74“诸湿肿满，皆属于脾。”素 22“脾苦湿，急食苦以燥之。”

2. 指足太阴脾经。灵 10“是主脾所生病者，舌本痛……足大指不用。”难 66“脾之原出于太白。”黄竹斋：“脾，足太阴也，太白在足内侧核骨下陷中。”

3. 指足太阴脾经经气。灵 2“脾出于隐白，隐白者，足大指之端内侧也，为井木。”

4. 指脾的精气。素 5“脾生肉。”王冰：“脾之精气生养肉也。”难 15“来如雀之啄，如水之下漏，是脾之衰见也。”金 1“四季脾王不受邪，即勿补之。”

5. 指脾的脉象。①指脾的病脉。素 76“夫脾虚浮似肺，肾小浮似脾。”马莳：“今脾脉虚浮似肺。”素 19“然则脾善恶，可得见之乎……善者不可得见，恶者可见。”杨上善：“善，谓平和不病之脉也……然则脾脉以他为善，自更无善也，故曰善者不可见也。恶者病脉也，脾受邪气，脉见关中，诊之得知，故曰可见也。”②指脾的死脉，即脾的真脏脉。素 18“脾见甲乙死……是谓真藏见皆死。”马莳：“脾之真脏脉见，而全无胃气，则至甲乙日而死，以木克土也。”素 7“凡持真脉之藏脉者……脾至悬绝，四日死。”

6. 指脾病。素 19“脾传之肾，病名曰疝瘕，少腹冤热而痛，出白。”张志聪：“在脾弗治，则土邪乘肾。”难 16“其病腹胀满，食不消，体重……四支不收。有是者脾也，无是者非也。”

7. 指脾在面部的望诊部位，即鼻准头。灵 49“下极者，心也；直下者，肝也；肝左者，胆也；下者，脾也。”

8. 疑为“痹”之讹。素 7“二阳之病发心脾，有不得隐曲，女子不月；其传为风消，其传为息贲者，死不治。”《太素》卷三“脾”作“痹”。杨上善：“二阳者，阳明也。阳明，谓手阳明大肠脉也，足阳明胃脉也。阳明所发，心痹等病也。”森立之：“《太素》作‘心痹’，宜从……肠胃有病，灾及心，及心则血乱，结为不月，络为息贲也，皆于心肺胸上之病。”

【脾土】 即脾。脾属土，故称脾为脾土。素 69“岁木太过，风气流行，脾土受邪，民病飧泄食减，体重烦冤，肠鸣腹支满。”姚止庵：“木胜则克土，故脾脏受邪。”

【脾水】 病证名。为脾虚不能运化水湿所引起的水肿病。临床见腹部胀满，四肢肿重，少气，小便量少等。金 14“脾水者，其腹大，四肢苦重，津液不生，但苦少气，小便难。”徐彬：“有因脾虚而致者，水自脾，即为脾水。”

【脾气】

1. 脾脏的精气，是脾主运化与统血等功能活动的物质基础。灵 8“脾藏营，营舍意，脾气虚则四肢不用，五脏不安。”难 37“脾气通于口，口和则知谷味矣。”神 2“黄芝，味甘，平……益脾气。”

2. 指脾的功能活动。素 21“饮入于胃，游溢精气，上输于脾，脾气散精，上归于肺。”

3. 指脾脏的邪气。素 19“恐则脾气乘矣。”灵 43“脾气盛则梦歌乐，身体重不举。”马莳：“脾之邪盛，则梦歌乐及体重不能举，以脾之声为歌，而其体主肉也。”

【脾风】

1. 病名。风邪侵袭于脾，脾的功能失常所导致的疾病。临床见不欲食，肢体倦怠，多汗恶风，面色黄等。素 42“以季夏戊己伤于邪者为脾风……脾风之状，多汗恶风，身体怠堕，四肢不欲动，色薄微黄，不嗜食，诊在鼻上，其色黄。”

2. 病名。肝病传脾，导致湿热蕴脾，临床见黄疸，腹中发热，心烦，小便色黄等症状。素 19“肝传之脾，病名曰脾风，发瘅，腹中热，烦心出黄，当此之时，可按可药可浴。”森立之：“风者，表热之名，此为邪入于脾之证，然有发热、发黄等之表热证，故名曰脾风……腹中热者，《金匮·黄疸篇》所云‘一身尽发热而黄，肚热，热在里，当下之’是也。烦心者，同书所云‘心中懊侬而热，不能食，时欲吐，名曰酒疸’……出黄者，小便出黄水也。茵陈蒿汤方后云：‘小便当利，尿如皂角汁状，色正赤，一宿腹减，黄从小便去也。’消石矾石散方后云：‘病随小便去，小便正黄，大便正黑，是候也。’……脾风者，谷疸之类也，亦茵陈蒿汤之类。按、浴唯散表邪耳。”另，王冰：“肝气应风，木胜脾土，土受风气，故曰脾风。盖为风气通肝而为名也。”

【脾色】 脾脏的本色。金 15“四肢苦烦，脾色必黄，瘀热以行。”徐彬：“脾属土，土色黄，故曰脾色必黄。”尤怡：“脾者四运之轴也，脾以其所瘀之热，转输流布，而肢体面目尽黄矣，故曰瘀热以行。”

【脾约】 证候名。因太阳表病误治失治，病邪入里，胃热肠燥，损伤津液，约束脾土的转输功能所致。临床以大便秘结为主症，而腹无硬满疼痛等征象。治以润肠通便，方用麻子仁丸。伤 179“太阳阳明者，脾约是也。”陈修园：“本太阳不解，太阳之标热合阳明之燥热，并于太阴脾土之中，脾之津液为其所灼而穷约，所谓脾约是也。”伤 247“趺阳脉浮而涩，浮则胃气强，涩则小便数，浮涩相抟，大便则鞕，其脾为约，麻子仁丸主之。”成无已：“约者，俭约之约，又约束之约……今胃强脾弱，约束津液，不得四布，但输膀胱，致小便数，大便难，与脾约丸通肠润燥。”

【脾胀】

1. 证候名。脏腑胀证之一。临床主要见呃逆，四肢胀闷不舒，身体重滞，睡眠不佳等。灵 35“脾胀者，善哕，四肢烦悗，体重，不能胜衣，卧不安。”

2. 为“肺胀”之讹。参见“肺胀”。金 14“咳而喘，不渴者，此为脾胀，其状如肿，发汗即愈。”吴谦：“其状如水肿，咳喘不渴，此为肺胀也。”《金匮要略·肺痿肺痈咳嗽上气病脉证治》：“上气，喘而躁者，属肺胀，欲作风水，发汗则愈。”

【脾疟】 证候名。脏腑疟证之一。因疟邪伤脾，临床见寒战，腹中痛，发热，肠鸣，汗出等。素 36“脾疟者，令人寒，腹中痛，热则肠鸣，鸣已汗出，刺足太阴。”

【脾泄】 证候名。因脾虚不运所导致的泄泻。临床见腹部胀满，泻下物稀薄如水注，食入即吐，逆气上冲等。难 57“泄凡有五，其名不同。有胃泄，有脾泄……脾泄者，腹胀满，泄注，食即呕吐逆。”黄竹斋：“脾泄者，脾虚受邪，不能消化水谷并散胃之精气于五脏六腑，水谷停留于胃中，故腹胀满而注泻。”

【脾胃】 即脾与胃，同居中焦而属土，经脉相互络属，共同主管饮食物的受纳、运化，称之为“仓廪之官”。素 8“脾胃者，仓廪之官，五味出焉。”伤 398“脾胃气尚弱，不能消谷，故令微烦。”金 1“雾伤皮肤，湿流关节，食伤脾胃。”灵 20“邪在脾胃，则病肌肉痛。”

【脾咳】 证候名。脏腑咳证之一。因邪气犯肺及脾，临床见咳嗽，右胁下痛牵引到肩背，动则咳嗽加剧。素 38“脾咳之状，咳则右胁下痛，阴阴引肩背，甚则不可以动，动则咳剧。”

【脾脉】

1. 脾的应时脉象，即脉来和缓而稍弱。素 18“平脾脉来，和柔相离，如鸡践地，曰脾平。”王冰：“言脉来动数相离，缓急和而调。”素 23“五脉应象……脾脉代……是谓五藏之脉。”

2. 指足太阴脾经的动脉，可以诊候脾的病变。素 17“脾脉搏坚而长，其色黄，当病少气。”灵 4“脾脉急甚为瘛疭，微急为膈中。”马莳：“此言脾经之脉异病变也。”

3. 当指脾。素 19“脾脉者土也，孤藏以灌四傍者也。”《太素》卷十四、《脉经》卷三“脾”下均无“脉”字。杨上善：“五行之中，土独为尊，以王四季，脾为土也。”

【脾病】 指脾的病证。素 22“脾病者，愈在庚辛，庚辛不愈，加于甲乙，甲乙不死，持于丙丁，起于戊己。脾病者，日昳慧，日出甚，下晡静……脾病者，身重善肌肉痿，足不收行，善瘛，脚下痛，虚则腹满肠鸣，飧泄食不化。”素 29“今脾病不能为胃行其津液，四肢不得禀水谷气，气日以衰，脉道不利，筋骨肌肉，皆无气以生，故不用焉。”素 65“脾病身痛体重，一日而胀，二日少腹腰脊痛，胫痠，三日背胎筋痛，小便闭。十日不已死。冬人定，夏晏食。”灵 37“脾病者，唇黄。”灵 56“脾病者，宜食秫米饭、牛肉、枣、葵。”

【脾部】 脾脏的诊脉部位。难 5“如九菽之重，与肌肉相得者，脾部也。”李駉：“脾主肌肉，故次心，如九豆之重。凡诊脾脉，要不轻不重，手以按之。”

【脾家】 指脾。伤 278“伤寒脉浮而缓，手足自温者，系在太阴……至七八日，虽暴烦下利，日十余行，必自止，以脾家实，腐秽当去故也。”成无己：“下利烦躁者死，此以脾气和，逐邪下泄，故虽暴烦，下利日十余行，而利必自止。”

【脾虚】 脾的精气亏虚。素 76“肝虚、肾虚、脾虚，皆令人体重烦冤。”

【脾腧】 穴名。属足太阳膀胱经。位于背部，第 11 胸椎棘突下旁开 1.5 寸处。灵 51“脾腧在十一焦间。”

【脾痹】 证候名。脏腑痹证之一。由风寒湿邪内伤于脾，临床见四肢懈怠乏力，甚或咳嗽，呕吐，上焦痞塞等症状。素 43“脾痹者，四肢解堕，发咳呕汁，上为大塞。”素 64“太阴……不足病脾痹。”

【脾瘅】 病名。因过食肥甘，湿热蕴脾，脾失健运所致，以口中甜腻为主症，日久可转为消渴。素 47“帝曰：有病口甘者，病名为何？何以得之？岐伯曰：此五气之溢也，名曰脾瘅。夫五味入口，藏于胃，脾为之行其精气，津液在脾，故令人口甘也，此肥美之所发也，此人必数食甘美而多肥也，肥者令人内热，甘者令人中满，故其气上溢，转为消渴。治之以兰，除陈气也。”叶天士：“舌上白苔粘腻，吐出浊厚涎沫，口必甜味也，为脾瘅病，乃湿热气聚与谷气相搏，土有余也。”

【脾精】 脾的精气。素 76“四肢解墯，此脾精之不行也。”马莳：“若夫所谓四肢懈惰者，正以脾主四肢，而脾之精气不行于四肢也。”

【脾藏】 即脾。参见“脾”。素 29“脾藏者常著胃土之精也。”高世栻：“胃土水谷之精，昭著于外，由脾脏之气运行，故脾脏者常著胃土之精也。”

【脾中风】 病名。为风热内伤于脾，气滞湿阻所导致的疾病。临床见翕翕发热，面红、四肢倦怠如醉酒，腹中沉重满闷，胞睑跳动，胸满短气等。金 11“脾中风者，翕翕发热，形如醉人，腹中烦重，皮目瞤瞤而短气。”

【脾风疝】 病名。因脾脏功能失调，水湿不能运化而下注，发为癞疝之病。素 64“太阴……滑则病脾风疝。”张介宾：“脾风疝者，即癞肿重坠之属，病在湿也。”

【脾心痛】 病名。厥心痛的一种，因脾气厥逆上犯于心所致的心痛病，临床以心痛剧烈，痛如针刺为特点，可伴有腹胀、大便不利等。灵 24“厥心痛，痛如以锥针刺其心，心痛甚者，脾心痛也。”张介宾：“脾之支脉，注于心中。若脾不能运，而逆气攻心，其痛必甚，有如锥刺者，是为脾心痛也。”

【脾死藏】 指脾病危候的真脏脉。金 11“脾死藏，浮之大坚，按之如覆杯洁洁，状如摇者，死。”吴谦：“脾中风之邪，若脉见浮之大坚，失其和缓，按之状如覆杯，高章明洁，有力如摇，乃脾脏之死脉也。”

【脾热病】 证候名。五脏热证之一。临床见发热，头重颊痛，心烦，欲呕，甚则腰痛难以俯仰，腹胀满，泄泻，两颔痛等。素 32“脾热病者，先头重颊痛，烦心颜青，欲呕身热，热争则腰痛不可用俯仰，腹满泄，两颔痛，甲乙甚，戊己大汗，气逆则甲乙死，刺足太阴阳明……脾热病者，鼻先赤。”

【脾之大络】 十五络之一，名大包，为脾经别出的大络，出渊腋下三寸，布散于胸胁。灵 10“脾之大络，名曰大包，出渊腋下三寸，布胸胁。”

腋（yè）

胳肢窝。即人体上臂与胸壁连接的凹陷部位。灵 10“循胸出胁，下腋三寸，上抵腋。”滑寿:“胁上际为腋。”灵 14“腋以下至季胁长一尺二寸。”灵 21“腋下动脉，臂太阴也，名曰天府。”

【腋骨】 腋窝上部的骨骼。灵 77“风从东北方来，名曰凶风，其伤人也……外在于两胁腋骨，下及肢节。”又，《素问·移精变气论》王冰注引作“外在于掖胁”。

腑（fǔ）

六腑，即胆、胃、大肠、小肠、膀胱、三焦。灵 4“中于阴则溜于腑，中于阳则溜于经。”

腕（wàn）

手臂与手掌相连的部分。灵 14“肘至腕长一尺二寸半，腕至中指本节长四寸。”张介宾:“臂掌之节曰腕。”灵 10“小肠手太阳之脉，起于小指之端，循手外侧上腕。”

【腕骨】

1. 构成手腕部的骨头，每只手有 8 块。灵 2“腕骨，在手外侧腕骨之前。”

2. 穴名。属手太阳小肠经，原穴。位于手掌尺侧缘，当第 5 掌骨后端与钩骨所构成关节部上方的凹陷处。灵 2“过于腕骨，腕骨……为原。”

3. 指第 1 跖趾关节骨突。灵 2“太白，腕骨之下也。”马莳:“注于太白，在内踝前核骨下陷中。”

鲁（lǔ 魯）

地名。见“鲁地”。

【鲁山】 地名。今山东鲁山。神 4“葱实味辛，温……生鲁山平泽。”

【鲁地】 地名。先秦时地名。今山东南部。神 3“王瓜味苦，寒……一名土瓜。生鲁地平泽。”

【鲁果能】 中药名。石龙芮的别名。见“石龙芮”。神 2“石龙芮味苦，平……一名鲁果能。”

颍（yǐng 潁）

地名。见“颍川”。

【颍川】 地名。今河南省中部及南部。神 2“榆皮味甘，平……一名零榆。生颍川山谷。”

猳（jiā）

见“猳猪矢”。

【猳猪矢】 中药名。猪苓的别名。见该条。神 2“猪苓味甘，平……一名猳猪矢。”

惫（bèi 憊）

衰竭。素 17“转摇不能，肾将惫矣……屈伸不能，行则偻附，筋将惫矣。”

飧（sūn）

水泡饭。《玉篇·食部》:“飧，水和饭也。”见“飧泄”。

【飧泄】 病名。指泄泻清稀，并有未消化的食物。素 2“逆之则伤肺，冬为飧泄。”王冰:“飧泄者，食不化而泄出也。”素 22“脾病者……虚则腹满肠鸣，飧泄食不化。”灵 29“肠中寒，则肠鸣飧泄。”

然（rán）

1. “燃”的古字。燃烧。素 48“脉至如火薪然，是心精之予夺也。”张介宾:“如火薪然者，来如焰之锐，去如灭之速，此火脏无根之脉。”

2. 代词。如此；这样。《玉篇·火部》:“然，如是也。”灵 8“志意恍乱，智虑去身者，何因而然乎?”灵 12“此皆内外相贯，如环无端，人经亦然。”素 70“高下之理，地势使然也。”

3. 犹言所以然。灵 10“细子无以明其然也。”

4. 是；对。表示同意对方。《广韵·先韵》:“然，是也。”灵 38“少阴之脉独下行何也？岐伯曰：不然。”

5. 连词。①表示转折关系。相当于“然而”、“但是”。素 6“万之大不可胜数，然其要一也。”素 71“夫子之言可谓悉矣，然何以明其应乎？”灵 47“其有不离屏蔽室内，又无怵惕之恐，然不免于病者，何也？”②表示承接关系。相当于“于是”。素 67“夫数之可数者，人中之阴阳也，然所合，数之可得者也。”

6. 助词。作形容词或副词的词尾。表示状态。灵 4“微大为石水，起脐已下至小腹腄腄然。”素 19“太过则令人逆气而背痛，愠愠然。”素 20“其应疾，中手浑浑然者病。”

7. 叹词。表示应答。难 2“脉有尺寸，何谓也？然，尺寸者，脉之大要会也。”

8. 为“知”之讹。见“不然 4”。

【然而】 连词。连接分句，表示转折。相当于“如此，不过”、“如此，但是”。素 26“工常先见之，然而不形于外，故曰观于冥冥焉。”灵 4“天寒则裂地凌冰，其卒寒或手足懈惰，然而其面不衣何也？”

【然则】 承接连词。连接句子，表示连贯关系。相当于“如此，那么”、“那么”。素 6“外者为阳，内者为阴，然则中为阴，其冲在下，名曰太阴。”素 19“帝曰：然则脾善恶，可得见之乎？”

【然后】

1. 顺承连词。表示接着某种动作或情况之后。素 20“察其府藏，以知死生之期，必先知经脉，然后知病脉，真藏脉见者胜死。”灵 38“以言导之，切而验之，其非必动，然后乃可明逆顺之行也。”素 67“先立其年，以知其气，左右应见，然后乃可以言死生之逆顺。”

2. 为“然而”之讹。转折连词。灵 35“四时循序，五谷乃化。然后厥气在下，营卫留止。”《甲乙经》卷八“然后”作“然而”。

【然谷】 穴名。属足少阴肾经，荥穴。位于足内侧缘，舟骨粗隆下缘凹陷处。灵 24“心痛甚者，脾心痛也，取之然谷太溪。”灵 2“溜于然谷，然谷，然骨之下者也，为荥。”马莳:“流于然谷，在然骨之下为荥穴，一名龙渊，足内踝起大骨一寸下陷中。”

【然骨】 足内踝前下方的大骨。相当于舟骨结节。素 63“胸胁支满，无积者，刺然骨之前出血。”灵 17“跻脉者，少阴之别，起于然骨之后。”杨上善:“然骨，跟中陷下稍前大起骨也。”

【然筋】 为“然谷”之讹。参见该条。素 62“志有余则泻然筋血者。”张介宾:“然筋，当作然谷，足少阴荥穴也。”又，杨上善:“然筋，足少阴营，在足内踝之下，名曰然谷。足少阴经无然筋，当是然谷下筋也。”

溧（lì）

寒冷。《说文·仌部》:“溧，寒也。”素 74“太阳之胜，凝溧且至，非时水冰。”

【溧冽】 寒冷。素 69“北方生寒……其变溧冽，其灾冰雪霜雹。”王冰:“溧冽，甚寒也。”

脔（luán 挛）

肉块。见“炙脔”。

就（jiù）

1. 趋，趋向。素 2“去寒就温，无泄皮肤，使气亟夺。”素 13“去故就新，乃得真人。”

2. 求取，吸取。难 33“释其微阴，婚而就火，其意乐火，又行阳道多，故令肺得水而浮也。”

敦（一、dūn）

1. 厚。见“敦阜”。

2. 质朴，厚道。见“敦敦”、“敦厚”。

3. 疑为“紧”之讹。难 7“厥阴之至，沉短而敦。”《脉经》卷五“敦”作“紧”。《脉经·扁鹊阴阳脉法第二》:“厥阴之脉，沉短以紧，动摇三分。十一月、十二月甲子王。”又，《难经集注》:“敦者，沉重也。”

（二、duì）

古代食器。上下稍小，圆腹。金 22“妇人少腹满如敦状，小便微难而不渴。”

【敦阜】 厚而高。指土运太过。素 70“太过何谓……木曰发生，火曰赫曦，土曰敦阜，金曰坚成，水曰流衍。”王冰:“敦，厚也；阜，高也。土余故高而厚。”素 70“敦阜之纪，是谓广化。”张志聪:“土气盛而化气布于四方，故曰广化。”

【敦厚】 诚朴宽厚。灵 38“其端正敦厚者，其血气和调。”

【敦敏】 笃实敏捷。素 1“幼而徇齐，长而敦敏，成而登天。”高世栻:“敦，诚信也；敏，通达也。”

【敦敦】

1. 诚实忠厚。灵 64“土形之人……春夏感而病生，足太阴敦敦然。”张志聪:“敦敦然者，有敦厚之道也。”

2. 坚定。灵 64“金形之人……春夏感而病生，手太阴敦敦然。”张介宾:“敦敦，坚实貌，手足太阴，皆曰敦敦，而义稍有不同，金坚土重也。”

痣（zhì）

病名。皮肤所生的有色的斑点或小疙瘩。神 3“梅实味酸，平……去青黑痣，恶疾”

痞（pǐ）

1. 腹内结块。即痞块。《玉篇·疒部》:“痞，腹内结病。”素 71“故民病寒客心痛……痞坚腹满。”神 3“鳖甲……主心腹癥瘕，坚积，寒热。去痞、息肉、阴蚀、痔、恶肉。”神 4“蜚虻……主逐瘀血，破下血积，坚痞，癥瘕。”

2.（胸腹）胀满。素 71“民病寒湿，腹满身䐜愤胕肿，痞逆寒厥拘急。”金 9“心中痞，诸逆，心悬痛，桂枝生姜枳实汤主之。”金 17“呕而肠鸣，心下痞者，半夏泻心汤主之。”

3. 病名。指胸腹部痞满，按之不痛的疾病。伤 131“病发于阴，而反下之，因作痞也。”伤 151“脉浮而紧，而复下之，紧反入里，则作痞，按之自濡，但气痞耳。”方有执:“痞，言气隔不通而痞塞也。”①邪热壅滞痞证。治宜泻热消痞，方用大黄黄连泻心汤。伤 154“心下痞，按之濡，其脉关上浮者，大黄黄连泻心汤主之。”②邪热壅滞，表阳虚弱痞证。治宜泻热消痞，扶阳固表，方用附子泻心汤。伤 155“心下痞，而复恶寒汗出者，附子泻心汤主之。”③寒热错杂，升降失常痞证。治宜寒热并用，开结消痞，方用半夏泻心汤。伤 149“但满而不痛者，此为痞，柴胡不中与之，宜半夏泻心汤。”金 17“呕而肠鸣，心下痞者，半夏泻心汤主之。”④寒热互结，水饮食滞痞证。治宜寒热并用，和胃散水消痞，方用生姜泻心汤。伤 157“伤寒汗出，解之后，胃中不和，心下痞鞕，干噫食臭，胁下有水气，腹中雷鸣下利者，生姜泻心汤主之。”⑤寒热互结，胃气虚弱痞证。治宜寒热并用，补中消痞，方用甘草泻心汤。伤 158“伤寒中风，医反下之，其人下利日数十行，谷不化，腹中雷鸣，心下痞鞕而满，干呕，心烦不得安……复下之，其痞益甚，此非结热，但以胃中虚，客气上逆，故使鞕也，甘草泻心汤主之。”⑥胃虚痰阻气逆痞证。治宜补中化痰，和胃降逆，方用旋覆代赭汤。伤 161“伤寒发汗，若吐若下，解后，心下痞鞕，噫气不除者，旋覆代赭汤主之。”

【痞气】 古病名。指脾积。难 56“脾之积名曰痞气，在胃脘，覆大如盘。”严用和：“痞气之状，留于胃脘，大如复杯，痞塞不通，是谓脾积。诊其脉微大而长，其色黄，其病饥则减，饱则见，腹满呕泄，足肿肉削。久不愈，令人四肢不收。”

【痞饮】 指水饮内停的痞满。治宜蠲饮降逆，和胃止呕，方用小半夏加茯苓汤。素 71“其病体重胕肿痞饮。”《金匮要略·痰饮咳嗽病脉证并治》：“卒呕吐，心下痞，膈间有水，眩悸者，小半夏加茯苓汤主之。”

【痞鞕】 症状名。指胃脘或胁下胀闷不舒，如有硬物堵塞之状。伤 142“时如结胸，心下痞鞕者，当刺大椎第一间、肺俞、肝俞。”伤 96“或腹中痛，或胁下痞鞕。”

痝（máng）

肿起。见“痝然”。

【痝然】 肿起貌。素 33“有病肾风者，面胕痝然壅，害于言。”王冰：“痝然，肿起貌。”素 42“肾风之状，多汗，恶风，面痝然浮肿。”

痟（xiāo）

1. 酸痛。神 3“磁石味辛，寒。主……洗洗酸痟。”

2. 通“消”。见“痟瘦”。

【痟瘦】 即身体消减瘦弱。灵 12“若失度之人，痟瘦而形肉脱者，恶可以度量刺乎？”

痟（yuān）

酸痛。素 7“三阳为病发寒热，下为痈肿，及为痿厥腨痟。”王冰：“痟，痠痛也。”素 21“一阴至，厥阴之治也，真虚痟心。”

痢（lì）

泄泻。神 3“枳实味苦，寒……除寒热热结，止痢。”

痤（cuó）

疖子。《说文·疒部》：“痤，小肿也。”素 3“劳汗当风，寒薄为皶，郁乃痤。”王冰：“痤谓色赤䐜愤，内蕴血脓，形小而大如酸枣，或如按（豌）豆，此皆阳气内郁所为。”素 74“热气大行，介虫不复，病痱胗疮疡，痈疽痤痔。”

痫（xián 癇）

病名。即癫痫，俗称羊痫风，是一种发作性神志异常的疾病。灵 21“暴挛痫眩，足不任身，取天柱。”张介宾：“痫者，癫痫也。”神 3“发髲味苦，温……治小儿痫，大人痓。”

【痫痉】 病症名。癫痫发作时筋脉拘挛强直。神 2“石胆味酸，寒。主……诸痫痉。”

【痫痓】 病症名。癫痫发作时筋脉抽搐痉挛。神 2“独活味苦，平。主……痫痓，女子疝瘕。”

痛（tòng）

1. 疼痛。素 5“寒伤形，热伤气，气伤痛，形伤肿。”素 39“寒气入经而稽迟，泣而不行，客于脉外则血少，客于脉中则气不通，故卒然而痛。”

2. 痛苦，身体或精神感到非常难受。素 25“余念其痛，心为之乱惑反甚，其病不可更代。”森立之：“其痛者，谓百姓疾病痛苦尤多也。”素 62“病不知所痛，两跻为上。”

【痛痹】 病证名。又名寒痹。指风寒湿邪所致痹证中，以阴寒邪气偏盛、疼痛剧烈为主症的痹证。素 43“风寒湿三气杂至，合而为痹也……寒气胜者为痛痹。”

痠（suān）

人体肌肉出现酸痛无力的感觉。《广

雅·释诂二》:"痠，痛也。"王念孙疏证:"今俗语犹云酸痛矣。"素32"肾热病者，先腰痛骺痠。"素65"三日腰脊少腹痛，胫痠。"

【痠疼】 同"痠痛"。金6"虚劳里急，悸，衄，腹中痛，梦失精，四肢痠疼。"

【痠痛】 痛时且觉酸软。素36"先足胫痠痛者，先刺足阳明十指间出血。"

童（tóng）

儿童，小孩。见"童子"。

【童子】 儿童，未成年的人。素76"若夫三藏土木水参居，此童子之所知。"

阑（lán 闌）

门前栅栏。《说文·门部》:"阑，门遮也。"段玉裁注:"谓门之遮蔽也。"见"阑门"。

【阑门】 七冲门之一。指大、小肠交界部位。比喻此处如门阑，故名。难44"大肠小肠会为阑门。"

阔（kuò 闊）

宽广。见"阔数"。

【阔数】 宽窄。灵2"阔数之度，浅深之状，高下所至，愿闻其解。"张志聪:"阔数，宽窄也。"

善（shàn）

1. 美好。素80"知丑知善，知病知不病。"

2. 好处，优点。灵29"告之以其败，语之以其善。"

3. 完好，正常。素19"善者不可得见，恶者可见。"杨上善:"善，谓平和不病之脉也。"

4. 擅长，善于。素5"善诊者，察色按脉，先别阴阳。"素39"余闻善言天者，必有验于人；善言古者，必有合于今；善言人者，必有厌于己。"灵4"故善调尺者，不待于寸；善调脉者，不待于色。"

5. 喜爱，喜好。灵64"金形之人……身清廉，急心，静悍，善为吏。"

6. 表示赞同。素9"帝曰：善。余闻气合而有形，因变以正名。"灵49"雷公曰：善乎！愿卒闻之。"

7. 多，容易。素4"故春善病鼽衄，仲夏善病胸胁。"张志聪:"所谓善病者，言五脏之经俞在外，风伤肌腠，则易入于经也。"素16"太阴终者，腹胀闭不得息，善噫善呕。"素49"肝气当治而未得，故善怒，善怒者名曰煎厥。"

【善气】 症状名。常太息。素7"二阴一阳发病，善胀心满善气。"张志聪:"善气者，太息也。"

【善饥】 症状名。容易饥饿。素36"胃疟者，令人且病也，善饥而不能食。"灵80"精气并于脾，热气留于胃，胃热则消谷，谷消故善饥。"

【善忘】 健忘。指记忆力减退，遇事易忘。素19"春脉太过与不及，其病皆何如……太过则令人善忘。"灵80"上气不足，下气有余，肠胃实而心肺虚，虚则营卫留于下，久之不以时上，故善忘也。"

【善哉】 赞叹之辞。灵8"黄帝曰：善哉！"灵12"岐伯答曰：善哉问也！"

【善恶】

1. 好与坏。素69"留守有多少，形见有善恶。"王冰:"星喜润则为见善，星怒燥忧丧则为见恶。"

2. 正常与异常。素19"然则脾善恶，可得见之乎？"杨上善:"善，谓平和不病之脉也……恶者，病脉也。"灵30"六气者，各有部主也，其贵贱善恶，可为常主。"张介宾:"贵贱善恶，以衰旺邪正言……六气之得正者为善，而太过不及者为恶也。"

3. 指药性之有毒无毒。素74"三品何谓？岐伯曰：所以明善恶之殊贯也。"张志聪:"善恶殊贯，谓药有有毒无毒之分。"

4. 偏义复词。谓语言错乱。素 17“衣被不敛，言语善恶，不避亲踈者，此神明之乱也。”

翔（xiáng 翔）

腾跃。见“趋翔”。

普（pǔ）

全，遍。见“周普”。

尊（zūn）

地位高贵。与“卑”相对。灵 72“尊则谦谦，谭而不治。”

【尊号】 尊贵的称谓。难 66“原者，三焦之尊号也。”

【尊贵】 高贵。灵 22“狂始发，少卧不饥，自高贤也，自辩智也，自尊贵也。”

【尊荣人】 尊贵荣显的人。金 6“夫尊荣人，骨弱肌肤盛，重困疲劳汗出。”

道（一、dào）

1. 道路，通道，路径。《说文・辵部》：“道，所行道也。”素 69“以道留久，逆守而小，是为省下。”张志聪：“道，五星所行之道路也。”神 4“青葙子……生平谷道旁。”灵 35“廉泉玉英者，津液之道也。”

2. 指经脉。灵 34“有道以来，有道以去。”马莳：“道者，脉路也。”

3. 路程。素 35“由邪气内薄于五藏，横连募原也，其道远，其气深。”灵 12“手之阴阳，其受气之道近，其气之来疾。”

4. 指孔穴。素 62“以出其疾，摇大其道，如利其路。”吴崑：“纳针在内，左右摇之者，乃大其孔穴之道，召利邪之出路也。”灵 35“三而不下，必更其道”。杨上善：“必须更取余穴，以行补泻。”素 55“皮者，道也。”张介宾：“皮肉为入针之道耳。”

5. 指呼吸排泄等孔窍。神 4“未知从何道出，或从口鼻，或从目出者。”

6. 方法。①养生方法。素 1“上古之人，其知道者，法于阴阳，和于术数。”王冰：“知道，谓知修养之道也。”素 2“从之则苛疾不起，是谓得道。”王冰：“谓得养生之道。”②传授方法。素 4“非其人勿教，非其真勿授，是谓得道。”吴崑：“得师道也。”王冰：“随其所能而与之，是谓得师资教授之道也。”③诊病方法。素 15“请言道之至数。”素 77“善为脉者，必以比类奇恒从容知之，为工而不知道，此诊之不足贵。”④治病方法。素 14“针石，道也。”吴崑：“言用针石者，乃治病之道。道，犹法也。”素 71“用热远热，用温远温，用寒远寒，用凉远凉，食宜同法，此其道也。”

7. 宇宙创生的本原，万物发展变化的生机和动力。《庄子・大宗师》：“夫道，有情有信，无为无形；可传而不可受，可得而不可见。自本自根，未有天地，自古以固存。神鬼神帝，生天生地。在太极之上而不为高，在六极之下而不为深，先天地生而不为久，长于上古而不为老。”素 1“余闻上古有真人者，提挈天地，把握阴阳，呼吸精气，独立守神，肌肉若一，故能寿敝天地，无有终时，此其道生……中古之时，有至人者，淳德全道。”王冰：“体同于道，寿与道同，故能无有终时，而寿尽天地也……惟至道生，乃能如是。”

8. 法则、规律。素 5“阴阳者，天地之道也……在人为道。”张志聪：“道者，阴阳五行不易之理也。”灵 45“夫治国者，夫惟道焉。”灵 42“道，昭乎其如日醒，窘乎其如夜瞑，能被而服之，神与俱成，毕将服之，神自得之。”①指四时阴阳变化的规律。素 2“天地四时不相保，与道相失，则未央绝灭。”素 67“夫候之所始，道之所生，不可不通也。”②诊疗的准则、法则。灵 9“敬之者昌，慢之者亡，无道行私，必得夭殃。”

9. 道理，事理。《礼记・中庸》：“道也者，不可须臾离也。”朱熹注：“道者，日用事物当行之理。”素 11“敢问更相反，皆自谓是，不知其道，愿闻其说。”灵 29“虽有无道之人，恶有不听者乎?”

10. 指医道，即医学理论及方法。素 39“如此则道不惑而要数极。”素 78“道之大者，拟于天地，配于四海。”素 75“雷公曰：请受道，讽诵用解。”

11. 主张，学说。素 71“至哉圣人之道。”马莳：“此帝赞此论之妙而藏之也。”

12. 说，讲。《广雅・释诂》：“道，说也。”灵 28“论不在经者，请道其方。”灵 38“其非夫子，孰能道之也。”

13. 实行，施行。《荀子・王霸》：“故古之人有大功名者，必道是者也。”注：“道，行也。”素 3“谨道如法，长有天命。”素 74“寒热温凉，衰之以属，随其攸利，谨道如法，万举万全。”

14. 量词。支，条。灵 11“足太阳之正……其一道下尻五寸，别入于肛。”

15. 疑为“者”之讹。灵 2“行于间使，间使之道，两筋之间，三寸之中也。”《太素》卷十一《本输》“道”上无“之”字。

(二、dǎo)

同“导”。传递，传导。难 35“大肠者，传泻行道之府也。”

【道术】 医学理论与技术。素 81“群下通使，临事以适道术。”

【道者】 掌握天地规律或养生之道的人。素 69“夫道者，上知天文，下知地理，中知人事，可以长久。”素 1“夫道者，能却老而全形，身年虽寿，能生子也。”王冰：“是所谓得道之人也。”

【道理】

1. 循行的路径。素 9“日为阳，月为阴，行有分纪，周有道理。”张志聪：“周有道理者，谓日月之周天，有南道北道之理路也。”

2. 医学理论。素 76“汝受术诵书者，若能览观杂学，及于比类，通合道理，为余言子所长。”马莳：“此帝言雷公未能知经比类之理，而公果以不明自对也。”

【道路】 运行的路径、通路。素 5“左右者，阴阳之道路也。”张志聪：“在天地六合东南为左，西北为右，阴阳二气，于上下四旁，昼夜环转，而人之阴阳，亦同天地之气，昼夜循环，故左右为阴阳之道路。”难 31“三焦者，水谷之道路，气之所终始也。”

【道德】 社会道德风尚。素 14“中古之世，道德稍衰，邪气时至，服之万全。”杨上善：“上古行于道德，建德既衰，下至伏羲，故曰稍衰也。”

遂（suì）

1. 如愿，称心。《玉篇・辵部》：“遂，称也。”见“半身不遂”。

2. 尽，完全。素 9“请遂闻之。”王冰：“遂，尽也。”素 71“请遂言之。”

3. 副词。①于是，就。素 71“大凉反至，民乃惨，草乃遇寒，火气遂抑。”素 79“诊决死生之期，遂合岁首。”伤 20“太阳病，发汗，遂漏不止。”②仍然。伤 153“太阳病，医发汗，遂发热恶寒。”

曾（céng）

尝；曾经。灵 23“未曾汗者，勿腠刺之。”灵 80“余每之东苑，未曾不惑，去之则复。”

【曾青】 中药名。为碳酸盐类孔雀石族蓝铜矿的具层壳结构的结核状集合体。酸，寒，小毒。入肝经。凉肝明目，祛风定惊。主治目赤疼痛，涩痒，眵多赤烂，头风，惊痫，风痹。神 2“曾青味酸，小寒。主目痛，止泪出，风痹，利关节，通九窍，破癥坚积聚。久服轻身不老。能化金铜。”

【曾经】 表示从前经历过。金 22“曾经半产，瘀血在少腹不去。”

焰（yàn）

火焰，火光。素 74“岁少阴在泉，热淫所胜，则焰浮川泽，阴处反明……岁少阳在泉，火淫所胜，则焰明郊野。”

【焰阳】 犹阳气。素 71“华发水凝，山川冰雪，焰阳午泽，怫之先兆也。”张介宾:“于南面之泽而焰阳气见，则火郁将发之先兆也。”

焞（tūn）

见“焞焞”。

【焞焞】 声音盛大貌。素 74“耳聋浑浑焞焞。”灵 10“是动则病耳聋，浑浑焞焞，嗌肿喉痹。”

焠（cuì）

烧，灼。灵 6“刺布衣者，以火焠之。”张介宾:“以火焠之，即近世所用雷火针及艾蒜蒸灸之类。焠，灼也。”素 22“禁犯焠烪热食温炙衣。”

【焠针】 火针。素 62“病在骨，焠针药熨。”王冰:“焠针，火针也。”

【焠刺】 刺法名。九刺之一。即用火针刺治。灵 7“焠刺者，刺燔针则取痹也。”张介宾:“谓烧针而刺也，即后世火针之属，取寒痹者用之。”灵 13“焠刺者，刺寒急也。”

湛（zhàn）

深邃。素 80“是以切阴不得阳，诊消亡，得阳不得阴，守学不湛。”

【湛湛】 深貌。喻深藏险恶之心。灵 72“太阴之人，贪而不仁，下齐湛湛，好内而恶出。”马莳:“下齐湛湛者，内存阴险，外假谦虚，貌似下抑整齐。”

滞（zhì 滯）

1. 凝聚。《说文・水部》:“滞，凝也。”素 70“其发濡滞，其藏脾。”

2. 滞涩，不灵便。见“重滞”。

湖（hú）

1. 积水的大泊。难 28“比于圣人图设沟渠，沟渠满溢，流于深湖，故圣人不能拘通也。”

2. 指“湖水”。灵 12“湖以北者为阴中之阴。”

【湖水】 十二经水之一。一说为太湖，另说为洞庭湖。灵 12“足太阴外合于湖水，内属于脾。”丹波元简:“湖水与五湖各异，《水经》注：湖水出桃林塞之夸父山。”

湿（shī 濕）

1. 潮湿。与“干”相对。素 3“汗出见湿，乃生痤疿。”素 12“中央者，其地平以湿。”金 14“阴下湿如牛鼻上汗，其足逆冷。”

2. 湿邪。六淫之一，属性为阴，入通于脾，易伤及人体下部。素 3“因于湿，首如裹……秋伤于湿，上逆而咳，发为痿厥。”素 5“寒胜则浮，湿胜则濡泻。”素 29“故伤于风者，上先受之；伤于湿者，下先受之。”素 74“诸湿肿满，皆属于脾……诸痉项强，皆属于湿。”金 1“湿伤于下，雾伤于上。”金 15“然黄家所得，从湿得之。”

3. 水湿。灵 36“天寒则腠理闭，气湿不行，水下留于膀胱，则为溺与气。”张介宾:“腠理闭密则气不外泄，故气化为水。”又，《太素》卷二十九、《甲乙经》卷一“湿”并作“涩”。

4. 运气术语。①六气之一。太阴湿土之气。素 66“寒暑燥湿风火，天之阴阳也，三阴三阳上奉之。”素 71“寒暑燥湿风火临御之化……太阴所至为湿生。”②五运之一。湿土之运。素 69“岁水不及，湿乃大行，长气反用。”素 70“备化之纪……其候溽蒸，其令湿，其藏脾。”

5. 为“涩”之讹。不光滑。灵 80“此人肠胃大而皮肤湿，皮肤湿则分肉不解。”《太素》卷二十七、《甲乙经》卷十二“湿”并作“涩”。

6. 为“温”之讹。指温性药物。素 74“燥淫所胜，平以苦湿，佐以酸辛，以苦下之。”张介宾:“苦湿误也，当作苦温。”

【湿气】

1. 湿邪。六淫之一。素 5“地之湿气，感则害人六府。”素 43“湿气胜者为著痹也。”灵 58“此皆尝有所伤于湿气，藏于血脉之中，分肉之间。”

2. 运气术语。①六气中的太阴湿土之气。素 66“太阴之上，湿气主之。”②五运中土运所主的气候特征。素 70“敦阜之纪……大雨时行，湿气乃用，燥政乃辟。”

【湿化】 运气术语。以湿为特征的气候变化。素 71“云朝北极，湿化乃布。”素 74“太阴司天为湿化。”

【湿令】 运气术语。湿气所产生的作用。素 71“湿令行，阴凝太虚，埃昏郊野。”

【湿地】 低洼潮湿之处。素 22“病在脾，愈在秋……禁温食饱食湿地濡衣。”素 44“肉痿者，得之湿地也。”

【湿毒】 湿气郁积成毒。素 70“阳明在泉，湿毒不生。”

【湿热】

1. 潮湿炎热的气候。素 71“四之气，溽暑湿热。”

2. 湿邪与热邪。素 3“湿热不攘，大筋緛短，小筋弛长。”

【湿病】 指“痉湿暍病脉证治第二”篇有关内容。金 14“（防己黄芪汤方）方见湿病中。”

【湿家】 久患湿病之人。金 2“湿家之为病，一身尽疼，发热，身色如熏黄也。”

【湿温】 病名。指好发于夏秋季节，湿热合邪所导致的一种热性病。难 58“伤寒有五：有中风，有伤寒，有湿温，有热病，有温病，其所苦各不同。”

【湿痹】 病名。因湿邪流注关节，闭阻筋脉气血而致关节疼痛的疾病。金 2“太阳病，关节疼痛而烦，脉沉而细，此名湿痹。”神 2“酸枣味酸，平。主心腹寒热，邪结气，四肢酸疼，湿痹。”

【湿胜则濡泻】 病机术语指湿气偏胜易使脾失健运而导致泄泻。素 5“寒胜则浮，湿胜则濡泄。”张介宾:“脾恶湿而喜燥，湿胜者必侵脾胃，为水谷不分濡泻之病。”

温（一、wēn）

1. 温暖，不冷不热。素 26“是故天温日明，则人血淖液，而卫气浮。”素 28“手足温则生，寒则死。”素 74“阳之动，始于温，盛于暑。”

2. 使暖和。素 34“汤火不能热，厚衣不能温。”素 62“虚者聂辟气不足，按之则气足以温之。”灵 64“凝涩者，致气以温之，血和乃止。”

3. 温煦，温养。灵 10“太阴者行气温于皮毛者也。”灵 36“故三焦出气，以温肌肉，充皮肤，为其津。”难 37“人气内温于藏府，外濡于腠理。”

4. 病证名。①热性病证的总称。灵 74“尺肤热甚，脉盛躁者，病温也。”灵 22“清则补之，温则泻之。”素 70“治温以清，冷而行之。”②指春季发生的热性病。素 31“凡病伤寒而成温者，先夏至日者为病温，后夏至日者为病暑。”素 4“故藏于精者，春不病温。”

5. 指药物或食物偏于温的性质。素 71“其化上咸寒，中咸温，下辛温，所谓药食宜也。”神 1“又有寒、热、温、凉四气。”

6. 温性的药物。素 70“治清以温，热而行之。”素 74“燥淫于内，治以苦温，佐以甘辛。”

7. 指温补。①用温性药物补养正气。

素5“形不足者温之以气，精不足者补之以味。”素70“西北之气散而寒之，东南之气收而温之，所谓同病异治也。”素74“劳者温之。”②用温热的药物或艾灸、温针等温里散寒。伤325“当温其上，灸之。”伤396“大病差后，喜唾，久不了了，胸上有寒，当以丸药温之，宜理中丸。”

8. 为“溢”之讹。外溢。素48“肾脉小搏沉，为肠澼下血，血温身热者死。”周学海《医学读书记》:“按‘温’当作‘溢’……血既流溢，复见身热，则阳过亢而阴受逼，有不尽不已之势，故死。”

（二、yùn）

1. 通“蕴”。蕴蓄，积藏。素27“逆而刺之，温血也。”张琦:“温疑作蕴，蓄血也。”又，杨上善:“温，热也。邪之新入，未有定处，有热血，刺去痛愈。”灵1“按而引针，是谓内温，血不得散，气不得出也。”

2. 通“愠”。忧郁。见“温温”。

【温中】

1. 温煦内脏。神2“紫石英味甘，温……久服温中。”

2. 温煦中焦脾胃。神3“干姜味辛，温。主胸满，咳逆上气，温中，止血，出汗。”

【温气】

1. 人体阳气。素62“厥气上逆，寒气积于胸中而不泻，不泻则温气去，寒独留……故中寒。”王冰:“温气，谓阳气也。阴逆内满，则阳气去于皮外也。”灵66“温气不行，凝血蕴里而不散。”

2. 温热之气。素74“少阳司天，火淫所胜，则温气流行，金政不平。”

【温厉】 病名。即瘟疫，是因感受疫疠之气，造成流行的急性传染病的总称。素71“其病温厉大行，远近咸若。”高世栻:“温厉大行，火热病也。”

【温衣】 增添衣服，温暖其身。素14“平治于权衡，去宛陈莝，微动四极，温衣，缪刺其处。”张介宾:“温衣，欲助其肌表之阳而阴凝易散也。”

【温里】 治法名。运用具有温阳散寒作用的药物，治疗寒邪内侵或阳虚内寒病证的方法。伤372“下利腹胀满，身体疼痛者，先温其里，乃攻其表。温里宜四逆汤，攻表宜桂枝汤。”

【温针】 针法名。以毫针刺入穴位后，在针柄上裹以艾绒点燃，使针温热的针刺方法。伤16“若吐、若下、若温针，仍不解者，此为坏病。”

【温和】 温暖平和，不冷不热。素27“天地温和，则经水安静。”素70“敷和之纪……其候温和。”王冰:“温和，和春之气也。”

【温服】 乘药液温热时服用。金2“温服一升，覆取微似汗，不须啜粥。”金4“温服，汗出愈。”

【温食】 温热的食物。素22“禁温食热衣……禁温食、饱食、湿地、濡衣。”

【温疟】 病名。疟疾的一种，以先热后寒，热多寒少，定时发作为特征。素35“此先伤于风而后伤于寒，故先热而后寒也，亦以时作，名曰温疟。”金4“温疟者，其脉如平，身无寒但热，骨节疼烦，时呕，白虎加桂枝汤主之。”

【温药】 温热性质的方药。①温阳散寒作用的方药。金10“此虚寒从下上也，当与温药服之。”②性温而能攻下寒邪内结的方药。金10“胁下偏痛，发热，其脉紧弦，此寒也，以温药下之，宜大黄附子汤。”③温补脾肾，消痰化饮作用的方药。金12“病痰饮者，当以温药和之。”

【温鬼】 指能引起温热暴病，且病情严重预后凶险的病邪。神3“木香味辛，温。主邪气，辟毒疫，温鬼，强志，主淋露。”

【温疫】 病名。即瘟疫。感染疫疠之气所致的急性传染性疾病的总称。神3“升麻味甘，平。解百毒，杀百精老物殃，辟温疫、瘴气、邪气、蛊毒。”

【温热】

1. 指温热性质的药物或食物。素 70“气温气热，治以温热，强其内守。”马莳：“东南温热者，其气温热而人多用寒，当治之以温热，皆当内守强固。”素 71“同地气者以温热化。”

2. 指温热的气候环境。素 70“故适寒凉者胀，之温热者疮。”

【温病】

1. 外感热病的总称。素 71“初之气，地气迁，气乃大温，草乃早荣，民乃厉，温病乃作。”

2. 指春季发生的热性病。素 3“冬伤于寒，春必温病。”

3. 外感温热邪气所致的发热性疾病。难 58“伤寒有五：有中风，有伤寒，有湿温，有热病，有温病，其所苦各不同。”伤 6“太阳病，发热而渴，不恶寒者为温病。若发汗已，身灼热者，名风温。”

【温疾】 即温病。外感温热邪气所致的发热性疾病。神 4“楝实味苦，寒。主温疾，伤寒，大热烦狂。杀三虫，疥疡，利小便水道。”

【温粉】 外用扑身止汗的药粉。伤 38“汗出多者，温粉粉之。”丹波元简：“案温粉未详。《总病论》载《肘后》川芎、苍术、白芷、藁本、零陵香，和米粉粉身……吴氏《医方考》有扑粉方，龙骨、牡蛎、糯米各等分为末，服发汗药，发汗过多者，以此粉扑之……又《孝慈备览》扑身止汗法，麸皮、糯米粉二合，牡蛎、龙骨二两，右共为极细末，以疏绢包裹，周身扑之，其汗自止，免致亡阳而死，亦良法也。”

【温酒】 加温的酒。金 5“侯氏黑散……温酒调服。”

【温淫】 温热邪气过盛。灵 10“是主血所生病者，狂疟温淫汗出。”杨上善：“淫，过也。谓伤寒热病，温热过甚而热汗出也。”

【温温】 心中郁结不舒貌。伤 123“太阳病，过经十余日，心下温温欲吐，而胸中痛。”金 5“头眩短气，温温欲吐，桂枝芍药知母汤主之。”

【温经汤】 方剂名。组成：吴茱萸三两，当归二两，芎劳二两，芍药二两，人参二两，桂枝二两，阿胶二两，生姜二两，牡丹皮二两（去心），甘草二两，半夏半升，麦门冬一升（去心）。煎服法：十二味，以水一斗，煮取三升，分温三服。功用：温经散寒，祛瘀养血。主治：冲任虚寒而有瘀滞的月经不调，痛经，崩漏等证。以月经不调，小腹冷痛，经有瘀块，时发烦热为证治要点。金 22“其证唇口干燥，故知之。当以温经汤主之……亦主妇人少腹寒，久不受胎；兼取崩中去血，或月水来过多，及至期不来。”

【温则泻之】 治法术语。指对温性病证用清泻热邪的方法治疗。灵 22“清则补之，温则泻之。”

【温者清之】 治法术语。指温性病证用凉性的方药治疗。素 74“温者清之，清者温之。”

渴（kě）

1. 口干想喝水。素 2“乱已成而后治之，譬犹渴而穿井。”素 17“溢饮者渴暴多饮。”伤 6“太阳病，发热而渴，不恶寒者为温病。”

2. 为“喝”之讹。气喘声。见“喘渴”。

渭（wèi）

水名。见“渭水”。

【渭水】 亦名渭河。流经甘肃陕西，汇入黄河。灵 12“足少阳外合于渭水，内属于胆。”杨上善：“渭水出陇西首阳县乌鼠同穴山，东北至华阴入河，过郡四，行一千八百七十里，雍州浸也。”

溃（一、kuì 潰）

1. 水冲破堤防。见“溃溃”。

2. 溃烂。素 70“其动疡涌分溃痈肿。”王冰：“溃，烂也。”灵 46“久阴淫雨，则薄皮多汁者，皮溃而漉。”张介宾：“溃，音会，坏烂也。”

3. 消散，破散。灵 68“邪气益衰，大痈乃溃。”张介宾：“气温于内而邪自溃散也。”素 74“可使破积，可使溃坚。”

（二、huì）

（疮）溃烂。见“溃脓”。

【溃$_2$脓】 溃烂化脓。神 3“白棘味辛，寒。主心腹痛，痈肿溃脓。”

【溃溃】 水奔流貌。素 3“目盲不可以视，耳闭不可以听，溃溃乎若坏都，汩汩乎不可止。”王履：“积水之奔散曰溃，都犹堤防也……若堤防之崩坏，而所储之水奔散滂流，莫能以遏之矣。”又，高世栻：“溃溃，乱貌。”张介宾：“溃溃，坏貌。”

湍（tuān）

急流的水。素 69“水不及，四维有湍润埃云之化，则不时有和风生发之应。”

滑（huá）

1. 光滑，滑溜。灵 47“皮滑者大肠直。”灵 80“皮肤滑以缓，分肉解利。”难 24“脉不荣，则肌肉不滑泽。”

2. 流利。灵 38“其血清气滑，易脱于气。”灵 40“清者其气滑，浊者其气涩，此气之常也。”

3. 指脉象。脉搏往来流利，应指圆滑，如盘走珠。素 10“夫脉之小大滑涩浮沉，可以指别。”王冰：“滑者，往来流利。”素 18“脉滑浮而疾者，谓之新病。”

4. 尺肤诊的征象。光滑润泽。灵 4“脉滑者，尺之皮肤亦滑。”灵 74“尺肤滑，其淖泽者，风也。”素 80“按脉动静，循尺滑涩，寒温之意。”

5. 指舌苔湿润。伤 129“舌上白胎滑者，难治。”

6. 指黏滑、滑腻之物。伤 12“禁生冷、粘滑、肉面、五辛、酒酪、臭恶等物。”金 19“禁生冷滑臭等食。”

【滑石】 中药名。为硅酸盐类滑石族矿物滑石。甘、淡，寒。入胃、膀胱经。利尿通淋，清热解暑。主治膀胱湿热，小便不利，尿淋涩痛，水肿，暑热烦渴，泄泻，湿疹，湿疮，痱子。组方有滑石代赭汤、百合滑石散、风引汤、滑石白鱼散、猪苓汤。神 2“滑石味甘，寒。主身热，泄澼，女子乳难，癃闭。”

【滑利】

1. 流利。灵 67“阴阳和调而血气淖泽滑利。”素 43“其气慓疾滑利，不能入于脉也。”

2. 顺畅，无滞碍。素 28“故五藏骨肉滑利，可以长久也。”

【滑物】 指性质滑利能引起滑泻的食物。伤 338“禁生冷、滑物、臭食等。”

【滑疾】 滑利迅速。灵 18“此气慓悍滑疾，见开而出，故不得从其道。”

【滑石代赭汤】 方剂名。组成：百合七枚（擘），滑石三两（碎，绵裹），代赭石如弹丸大一枚（碎，绵裹）。煎服法：先以水洗百合，渍一宿，当白沫出，去其水，更以泉水二升，煎取一升，去滓；别以泉水二升煎滑石、代赭，取一升，去滓；后合和重煎，取一升五合，分温服。功用：滋阴除热，和胃降逆。主治：百合病误下伤阴所致的呕吐、呃逆、尿少色赤等。金 3“百合病，下之后者，滑石代赭汤主之。”

【滑石白鱼散】 方剂名。组成：滑石二分，乱发二分（烧），白鱼二分。煎服法：杵为散，饮服方寸匕，日三服。功用：化瘀止血，清泄湿热。主治：湿热血淋。临床见小便不利，尿血，小腹胀痛。金 13“小便不利，蒲灰散主之；滑石白鱼散、茯苓戎盐汤并主之。”

溲（sōu）

1. 小便。素 41“解脉令人腰痛，痛引肩，目𥆨𥆨然，时遗溲。”金 13“气盛则溲数，溲数即坚。”难 57“小肠泄者，溲而便脓血，少腹痛。”滑寿:“溲，小便也。”

2. 排尿。素 37“肺消者，饮一溲二，死不治。”素 47“有癃者，一日数十溲。”

【溲血】 尿血。素 44“发则心下崩，数溲血也。”灵 60“咳，溲血，形肉脱，脉搏，是三逆也。”

【溲便】 大小便。素 74“胕肿不能久立，溲便变。”灵 43“客于胞䐈，则梦溲便。”

【溲疏】 中药名。又名巨骨、空木、卯花等。为虎耳草科溲疏属植物溲疏的果实。苦、辛，寒，小毒。清热，利尿。主治发热，小便不利，遗尿。神 4“溲疏味辛，寒。主身皮肤中热，除邪气，止遗溺。”

游（一、yóu）

1. 在水中浮行。素 17“春日浮，如鱼之游在波。”

2. 流动。素 74“脐下反动，气游三焦。”

3. 运行，循行。灵 71“凡此八虚者，皆机关之室，真气之所过，血络之所游。”灵 77“太一日游，以冬至之日，居叶蛰之宫。”

4. 移行。素 58“余已知气穴之处，游针之居。”张介宾:“游针之居，针所游行之处也。”又，森立之:“‘游’当为‘由’。由，用也。”

5. 同“遊”。遨游。见“游行 1”。

6. 通“蝣”。见“浮游”。

(二、liú)

同“斿”。古代旌旗上的飘带。见“游部”。

【游行】

1. 遨游，游荡。素 1“积精全神，游行天地之间，视听八达之外。”素 67“故风寒在下，燥热在上，湿气在中，火游行其间。”

2. 运行。灵 1“所言节者，神气之所游行出入也，非皮肉筋骨也。”

【游$_2$部】 喻躯体两侧的少阳经脉犹旗帜两旁的飘带。素 79“三阳为经，二阳为维，一阳为游部。”又，张介宾:“少阳在侧，前行则会于阳明，后行则会于太阳，出入于二阳之间，故曰游部。”喜多村直宽:“经，是经纬之经；维，犹言纬也。太阳之经直行故曰经，阳明之经旁行故曰维，少阳为半表半里，出表入里，故曰游部。‘部’字轻讲，不必有深意。”

【游溢】 流动布散。素 21“饮入于胃，游溢精气，上输于脾。”

滋（zī）

1. 生长。素 74“大风数举，倮虫不滋。”

2. 滋养，补益。素 81“阴阳刺灸，汤药所滋。”

3. 生成。灵 75“热则滋雨在上，根荄多汁。”

4. 滋味。见“滋味”。

【滋味】 味道。素 76“针石之败，毒药所宜，汤液滋味，具言其状。”

溉（gài）

灌溉，灌注。灵 17“其流溢之气，内溉藏府，外濡腠理。”灵 30“上焦开发，宣五谷味，熏肤充身泽毛，若雾露之溉，是谓气。”灵 32“下焦下溉诸肠。”

愤（fèn 憤）

满闷，懑闷。见“愤䐜”。

【愤䐜】 肿胀。素 42“其道不利，故

十二画

使肌肉愦膜而有疡。”吴崑：“愦膜，肿起也。”

【愦瞋】 为“愦膜”之讹。胀满。灵75“阳气大逆，上满于胸中，愦瞋肩息，大气上逆，喘喝坐伏。”《甲乙经》卷九“瞋”作“膜”。马莳：“气愦而胀，竦肩而息。”

惰（duò）

困倦。见“体惰”。

愠（一、yùn）

怨恨。见“愠怒”。

（二、yǔn）

郁结。见“愠愠”。

【愠怒】 恼怒。灵72“好伤好害，见人有荣，乃反愠怒。”

【愠₂愠₂】

1. 郁闷不舒貌。素19“太过则令人逆气而背痛，愠愠然。”张志聪：“愠愠，忧郁不舒畅之貌。”

2. 郁积。素74“夫所胜者，胜至已病，病已愠愠，而复已萌也。”张介宾：“愠，音酝，又上声，蕴积貌。”

愦（kuì 憒）

昏乱。《说文·心部》：“愦，乱也。”见“愦愦”。

【愦愦】 烦乱貌。素74“厥阴之胜，耳鸣头眩，愦愦欲吐，胃鬲如寒。”张介宾：“愦，音贵，心乱也。”金17“病人胸中似喘不喘，似呕不呕，似哕不哕，彻心中愦愦然无奈者，生姜半夏汤主之。”

愉（yú）

和悦。见“愉愉”。

【愉愉】 和悦貌。灵72“阴阳和平之人，其状委委然，颙颙然，愉愉然。”张介宾：“愉愉，悦乐也。”

割（gē）

用刀切割。见“割臂歃血”。

【割臂歃血】 指庄重的盟誓。用刀在胳膊上划割出血，涂在口旁，以示盟誓的决心。灵48“此先师之所禁，坐私传之也，割臂歃血之盟也。”

寒（hán）

1. 寒冷。素13“动作以避寒，阴居以避暑。”素26“天寒日阴，则人血凝泣而卫气沉。”灵29“食饮者，热无灼灼，寒无沧沧。”

2. 感到冷。素5“阴胜则身寒汗出，身常清，数栗而寒，寒则厥。”素16“秋刺冬分，病不已，令人洒洒时寒。”素28“手足温则生，寒则死。”素54“满而泄之者，针下寒也，气虚乃寒也。”

3. 寒冷的季节。素71“余欲不远寒，不远热奈何……攻里不远寒。”素26“是以天寒无刺，天温无疑。”

4. 指寒邪。六淫之一。素3“因于寒，欲如运枢，起居如惊，神气乃浮。”素35“夫寒者阴气也，风者阳气也。”素43“风寒湿三气杂至，合而为痹也。”

5. 指寒性病证。素70“治寒以热，凉而行之。”灵10“热则疾之，寒则留之。”灵48“盛则为热，虚则为寒，紧则为痛痹。”素74“诸病水液，澄彻清冷，皆属于寒。”

6. 指药物的性质之一。即寒性。素74“寒热温凉，衰之以属。”神1“药……又有寒、热、温、凉四气。”

7. 指寒性的药物或食物。素70“治热以寒，温而行之。”素71“发表不远热，攻里不远寒。”素74“热淫于内，治以咸寒，佐以甘苦。”

8. 治法名。指用寒凉的药物治疗。素70“西北之气散而寒之……所谓同病异治也。”素74“热者寒之……有病热者，寒之而热。”

9. 使寒凉。素35“其热，冰水不能寒也。”素36“疟发身方热，刺跗上动脉，开其空，出其血，立寒。”

10. 体质类型之一。阴寒偏盛。灵59“脂者其肉坚，细理者热，粗理者寒。”

11. 单薄的。素22“禁寒饮食寒衣。”素32“诸治热病……必寒衣之，居止寒处。”

12. 运气术语。①指五运之寒气。素66“天有五行御五位，以生寒暑燥湿风。”素71“太阳之政……其运寒。”②指六气中太阳寒水之气。素71“先立其年以明其气，金木水火土运行之数，寒暑燥湿风火临御之化。”素74“太阳司天，其化以寒。”

13. 指痰饮。伤166“胸中痞鞕，气上冲喉咽，不得息者，此为胸有寒也。当吐之，宜瓜蒂散。”喻昌:“寒者，痰也。”尤怡:“此痰饮类伤寒证。寒为寒饮，肺寒邪也。”伤396“大病差后，喜唾，久不了了，胸上有寒，当以丸药温之，宜理中丸。”方有执:“寒以痰寒，痰，内证也。内者为虚，故曰寒也。”

【寒下】 病证名。阴寒泄泻。素71“少阴之政……其变冰雪霜雹，其病寒下。”伤359“伤寒本自寒下，医复吐下之，寒格更逆吐下，若食入口即吐，干姜黄芩黄连人参汤主之。”

【寒中】 病证名。寒邪侵犯中焦脾胃所致的里寒病证。素4“长夏善病洞泄寒中。”素71“民病寒中，外发疮疡，内为泄满。”灵20“阳气不足，阴气有余，则寒中，肠鸣，腹痛。”

【寒水】 冷水，凉水。素32“诸治热病，以饮之寒水乃刺之。”

【寒气】

1. 寒冷气候。素69“岁水太过，寒气流行，邪害心火。”素71“寒气霜雪冰冬化同。”

2. 运气术语。六气之一，即太阳寒水之气。素66“太阳之上，寒气主之。”素70“太阳司天，寒气下临。”

3. 人体阴寒之气。素5“寒气生浊，热气生清。”王冰:“言正气也。”森立之:“寒气者，谓阴气、营气之属。热气者，谓阳气、卫气之属。”又，杨上善:“阴浊生地，寒气所以起，阳清为天，热气所以生也。”

4. 指寒邪。包括外感及内生的阴寒邪气。灵28“寒气客于皮肤，阴气盛，阳气虚，故为振寒寒慄。”素43“寒气胜者为痛痹……痛者，寒气多也。”素62“因寒饮食，寒气熏满，则血泣气去，故曰虚矣。”

5. 病证名。寒邪所致的病证。灵7“以治寒气之博大者也……以治寒气之浅者也。”

【寒化】

1. 运气术语。天气寒冷的变化。素71“夫六气之用，各归不胜而为化……太阳寒化。”素74“太阳司天为寒化。”王冰:“辰戌之岁，严肃峻整，惨栗凝坚，寒之化也。”

2. 用寒凉药治疗，使疾病从寒而变化。素71“同风热者多寒化，异风热者少寒化。”高世栻:“同在泉、司天风热之气者，则多寒凉之剂以制化之。”张志聪:“运气与司天在泉之风热相同者，多用寒凉以清之……运气与司天在泉之气异者，则少之，食药同法。”

【寒分】 指水饮之邪。伤139“太阳病，二三日，不能卧，但欲起，心下必结，脉微弱者，此本有寒分也。”汪琥:“寒分者，痰饮也。以痰饮本寒，故曰寒分。”又，尤怡:“寒分者，病属于寒，故谓寒分。”

【寒风】

1. 四时风之一。指冬季寒冷气候。灵50“春青风，夏阳风，秋凉风，冬寒风。”

2. 运气术语。即太阳寒水之气。素71“寒风以至，反者泻乃死……寒风晓暮，蒸热相薄。”张志聪:“寒风，太阳寒水之气也。”

【寒心】 病证名。指寒邪犯胃，或脾胃虚寒所致的病证。神 4“杏核味甘，温。主……寒心，贲豚。”

【寒邪】 六淫之一，寒性之邪。属性为阴，有收引、凝滞、主痛的性质和致病特点。灵 75“凡刺寒邪，日以温，徐往疾来致其神。”灵 81“寒邪客于经络之中则血泣。”

【寒衣】 不能御寒的单衣。素 32“诸治热病，以饮之寒水乃刺之，必寒衣之。”

【寒汗】 症状名。冷汗。灵 23“肤胀口干，寒汗出，索脉于心。”

【寒饮】

1. 寒凉的饮食物。灵 4“形寒寒饮则伤肺。”灵 29“胃欲寒饮，肠欲热饮，两者相逆，便之奈何?”

2. 指水饮。伤 324“若膈上有寒饮，干呕者，不吐也，当温之，宜四逆汤。”汪琥：“寒饮者，似痰而清，得辛热之药，即时便能消散。”

3. 病证名。阳虚水饮之证。金 12“脉弦数者，有寒饮，冬夏难治。”

【寒冷】

1. 病机。阳虚阴寒内盛。伤 380“所以然者，胃中寒冷故也。”

2. 感觉温度低。金 12“夫心下有留饮，其人背寒冷如掌大。”

【寒泄】 病证名。又名寒泻、鹜溏。指脾胃寒盛泄泻。神 3“羖羊角味咸，温。主青盲，明目。杀疥虫，止寒泄。”

【寒变】 寒性病证。素 2“逆之则伤肝，夏为寒变，奉长者少。”张介宾：“寒变者，变热为寒也。”又，杨上善：“夏为伤寒热病变也。”森立之：“寒变者，热之谓，寒变则为热是也。”喻昌：“寒变者，夏月得病之总名。缘肝木弗荣，不能生其心火，至夏心火当旺反衰，得食则饱闷，遇事则狐疑，下利奔迫，惨然不乐，甚者战栗如丧神守。”

【寒府】

1. 穴名。指膝阳关穴，属足少阳胆经，位于腓骨小头前下方凹陷上 3 寸，股骨外上髁边缘凹陷中。因在膝外骨间，屈伸之处，寒气易伤，故名寒府。素 60“鼠瘘寒热，还刺寒府，寒府在附膝外解营。”马莳：“膝外有阳陵泉，膝内有阴陵泉之类，故风门为热府，而阳关为寒府也。”

2. 运气术语。指气候寒冷的季节。素 71“太阴所至为寒府，为归藏。”马莳：“风府、大火府、雨府、热府、司杀府、寒府，言六气各有所司也。”

【寒疟】 病证名。疟疾之一。临床主要见寒热交替发作，先寒后热，寒多热少，或但寒不热。素 35“先伤于寒而后伤于风，故先寒而后热也，病以时作，名曰寒疟。”

【寒疝】 病名。因寒气攻冲引起的以阴寒性腹部拘急疼痛为主症的疾病。金 10“腹痛，脉弦而紧，弦则卫气不行，即恶寒，紧则不欲食，邪正相搏，即为寒疝。寒疝绕脐痛，若发则白汗出，手足厥冷，其脉沉紧者，大乌头煎主之……寒疝腹中痛，及胁痛里急者，当归生姜羊肉汤主之。”金 21“妇人之病……在中盘结，绕脐寒疝。”

【寒疡】 病证名。阴寒性疮疡。素 69“岁水不及……民病腹满身重，濡泄寒疡流水。”张介宾：“寒疡流水，阴蚀阴疽之类也。”

【寒毒】 寒性盛冽之邪气。素 70“故少阳在泉，寒毒不生……少阴在泉，寒毒不生。”

【寒政】 运气术语。寒气主令行使职权发挥作用。素 71“太阳司天之政……寒政大举，泽无阳焰。”

【寒药】 寒性的药物。神 1“治寒以热药，治热以寒药。”

【寒格】 病机名。寒热邪气相互格拒的病机。伤 359“伤寒本自寒下，医复吐下之，寒格，更逆吐下，若食入口即吐，干姜黄芩黄连人参汤主之。”汪琥：“寒格者，两寒格拒其热，为上寒下热。”

【寒热】

1. 寒凉与温热。素 5“水谷之寒热，感则害人六府。”素 74“岁少阳在泉，火淫所胜，则焰明郊野，寒热更至。”灵 71“天有冬夏，人有寒热。”

2. 症状名。①指恶寒发热。灵 6“营之生病也，寒热少气，血上下行。”灵 20“邪在肺，则病皮肤痛，寒热，上气喘，汗出，咳动肩背。”素 10“有积气在胸中，喘而虚，名曰肺痹，寒热，得之醉而使内也。”②指寒热往来。素 36“足少阴之疟，令人呕吐甚，多寒热，热多寒少。”素 70“寒热如疟，甚则心痛。”伤 144“妇人中风，七八日续得寒热，发作有时，经水适断者，此为热入血室。”

3. 指病证性质的寒或热。灵 48“必审按其本末，察其寒热，以验其藏府之病。”素 45“厥之寒热者何也?”素 70“故曰：补上下者从之，治上下者逆之，以所在寒热盛衰而调之。”

4. 指寒邪与热邪。灵 66“风雨寒热不得虚，邪不能独伤人。”灵 73“审于本末，察其寒热，得邪所在，万刺不殆。”张志聪：“寒热，阴阳之邪也。”素 71“不发不攻而犯寒犯热何如? 岐伯曰：寒热内贼，其病益甚。”

5. 病证名。①指以恶寒发热为主症的疾病。素 3“因于露风，乃生寒热。”素 42“风者善行数变，腠理开则洒然寒，闭则热而闷，其寒也则衰食饮，其热也则消肌肉，故使人怢栗而不能食，名曰寒热……风之伤人也，或为寒热，或为热中，或为寒中，或为疠风，或为偏枯，或为风也。”高世栻：“因风而有寒热之病。”②指以寒热往来为主症的病证。灵 74“尺肤炬然先热后寒者，寒热也。尺肤先寒，久大之而热者，亦寒热也。”素 74“民病寒热，嗌干黄疸。”王冰：“寒热，疟也。”③指瘰疬鼠瘘之类病证。灵 13“寒热在颈者，治在燔针劫刺之。”杨上善：“筋瘘颈肿者，皆是寒热之气也。”灵 70“寒热瘰疬在于颈腋者，皆何气使生? 岐伯曰：此皆鼠瘘寒热之毒气也。”④指虚劳寒热病。灵 46“小骨弱肉者，善病寒热。”丹波元简：“寒热，谓虚劳寒热。”素 48“五藏菀熟，寒热独并于肾也。”森立之：“五脏为之郁而生寒热，即虚劳之证。”⑤指寒热相兼的病证。素 56“黄赤则热，多白则寒，五色皆见，则寒热也。”

6. 运气术语。①指岁运和岁气的寒气和热气。素 71“以寒热轻重少多其制。”②指少阳相火暑热之气与太阳寒水之气。素 71“水火寒热持于气交而为病始也。”

7.《灵枢经》篇名。本篇主要讨论瘰疬鼠瘘的病因、病机、治疗和预后等，因其病因主要是寒热毒气留于经脉，久而不去所致，其病多见恶寒发热的症状，故以寒热名篇。马莳：“凡有瘰疬，其病必发寒热，故名篇。”

【寒栗】 恶寒战栗。素 35“疟之始发也，先起于毫毛，伸欠乃作，寒栗鼓颔，腰脊俱痛。”

【寒病】 病证名。寒性病证。素 74“言热未已，寒病复始，同气异形，迷诊乱经。”

【寒凉】

1. 寒冷，清冷。素 70“故适寒凉者胀，之温热者疮。”

2. 指寒性的药物。素 70“气寒气凉，治以寒凉。”

【寒清】

1. 寒冷之气。素 70“太阳司天，寒气下临……寒清时举，胜则水冰。”

2. 指寒邪。素 74“民病左胠胁痛，寒清于中，感而疟。”高世栻：“寒清之金气客于中，则感而为疟。”

3. 指阴寒凝滞的病证。灵 1“刺寒清

十二画

者，如人不欲行。”张介宾：“阴寒凝滞，得气不易，故宜留针若此。”

4. 寒凉的药物。素 71“同天气者以寒清化。”高世栻：“同天热火之气者，以寒清之气味制化之。”

【寒淫】 指寒邪。素 74“太阳司天，寒淫所胜。”王冰：“太阳司天，寒气布化。”

【寒厥】

1. 病证名。指因阳虚阴盛而致，以手足厥冷为特点的病证。灵 9“刺寒厥者，留针反为热。”素 45“阳气衰于下则为寒厥……寒厥之为寒也，必从五指而上于膝者何也?”杨上善：“下，谓足也，足之阳气虚也，阴气乘之足冷，名曰寒厥。”

2. 症状名。逆冷。素 80“一上不下，寒厥到膝。”神 3“长石味辛，寒，主身热，四肢寒厥，利小便。”

3. 病机名。寒气上逆。素 71“凡此少阴司天之政……寒厥入胃，心痛。”

【寒雰】

1. 寒雾。素 70“其德凝惨寒雰，其变冰雪霜雹。”素 71“川泽严凝，寒雰结为霜雪。”王冰：“寒雰，白气也，其状如雾而不流行，坠地如霜雪，得日晞也。”

2. 泛指寒冷。素 71“阳明所至为清劲，太阳所至为寒雰。”

【寒暑】

1. 寒气与暑气。素 69“五运更治，上应天朞，阴阳往复，寒暑迎随。”灵 74“四时之变，寒暑之胜。”神 1“久服耐寒暑，不饥渴。”

2. 四季气候的冷暖变化。灵 8“故智者之养生也，必顺四时而适寒暑。”素 66“幽显既位，寒暑弛张。”

3. 病因。①指寒邪与暑邪。灵 44“夫百病之所始生者，必起于燥湿寒暑风雨。”②泛指外感邪气。素 5“故喜怒伤气，寒暑伤形……喜怒不节，寒暑过度，生乃不固。”张志聪：“外淫之邪，由皮毛而入于肌络脏腑，故寒暑伤形。马氏曰……举寒暑而凡燥湿风可知矣。”

4. 运气术语。泛指风、寒、暑、湿、燥、火六气。素 67“上下相遘，寒暑相临，气相得则和，不相得则病……故风寒在下，燥热在上，湿气在中，火游行其间，寒暑六入，故令虚而生化也。”姚止庵：“寒暑者，六气之二也。不言六气而只言寒暑者，盖特举其显而易见者也。”

【寒湿】

1. 寒邪和湿邪。灵 49“厥逆者，寒湿之起也。”灵 64“感于寒湿则善痹，骨痛爪枯也。”素 55“病在肌肤，肌肤尽痛，名曰肌痹，伤于寒湿。”

2. 病证名。寒湿邪气所致的一类病证。素 71“凡此太阴司天之政……民病寒湿，腹满。”

3. 运气术语。指六气中的太阳寒水之气和太阴湿土之气或五运中的寒气与湿气。素 68“寒湿相遘，燥热相临，风火相值，其有间乎?”素 71“同寒湿者燥热化，异寒湿者燥湿化。”

【寒温】

1. 冷暖。素 26“验于来今者，先知日之寒温。”灵 47“所以御精神，收魂魄，适寒温，和喜怒者也。”灵 58“卒然喜怒不节，饮食不适，寒温不时，腠理闭而不通。”

2. 指偏寒、偏热的体质。灵 12“审切循扪按，视其寒温盛衰而调之。”灵 59“人之肥瘦、大小、寒温，有老壮少小，别之奈何?”

3. 病证性质的寒或热。灵 73“察其所痛，左右上下，知其寒温，何经所在。”

4. 运气术语。指运气之寒气和热气。素 74“必安其主客，适其寒温，同者逆之，异者从之。”

【寒痹】 病证名。又称痛痹。风寒湿邪侵袭肢节、经络，以寒邪为主的痹证。临床见四肢关节疼痛，痛势较剧，遇寒尤甚，得热减轻，可兼见手足拘挛。灵 6“寒痹之为病也，留而不去，时痛而皮不仁。”灵 58“其开而遇风寒，则血气凝结，与故邪相袭，则为寒痹。”马莳：“即《痹论》之所谓寒气胜者为痛痹。”神 3“芎䓖味辛，温。主中风入脑头痛，寒痹筋挛。”

【寒慄】 症状名。同“寒栗”。恶寒颤栗。灵 28“寒气客于皮肤，阴气盛，阳气虚，故为振寒寒慄。”

【寒露】 严寒的露水。素 71“五之气，惨令已行，寒露下，霜乃早降。”

【寒水石】 中药名。又名凝水石、白水石。为硫酸盐类石膏族矿物石膏或碳酸盐类矿物方解石族矿物方解石。辛、咸，寒。入心、胃、肾经。清热泻火，利窍，消肿。主治时行热病，壮热烦渴，咽喉肿痛，口舌生疮，牙龈出血，丹毒，烫伤，水肿，尿闭。组方有风引汤。金 5“寒水石、滑石、赤石脂、白石脂、紫石英、石膏各六两。

【寒热俞】 疑为“寒俞”之讹。即治疗寒病的腧穴。素 58“热俞在气穴，寒热俞在两骸厌中二穴。”《太素》卷十一“寒”下无“热”字。

【寒热病】

1. 寒热交作的病证。素 20“是故寒热病者，以平旦死。”吴崑：“盖平旦之际，昏明始判之时，阴阳交会之期也，故寒热交作之病以斯时死。”

2.《灵枢经》篇名。本篇着重讨论了皮寒热、肌寒热、骨寒热以及骨痹、体解、厥痹、热厥、寒厥等多种杂病的症状和针刺方法，介绍了天牖五部等五个腧穴的位置和主治，以及“五藏身有五部”与痈疽预后的关系，并对四时取穴的常规和中病而止的针刺原则作了说明。马莳：“篇内所论诸证，不止寒热，然首节所论在寒热，故名篇。”

【寒湿痹】 病证名。以寒湿邪气所伤为主导致的痹证。神 3“山茱萸味酸，平……逐寒湿痹，去三虫。”

【寒无犯寒】 因时用药方法之一。指在寒冷的季节，一般不用寒性药物。素 71“热无犯热，寒无犯寒，从者和，逆者病，不可不敬畏而远之。”

【寒风湿痹】 病证名。因风寒湿邪所致的痹证。神 4“麋脂味辛，温。主……寒风湿痹，四肢拘缓不收。”

【寒因寒用】 反治法之一。指用寒性的方药治疗表象为寒的病证的治法。素 74“反治何谓？岐伯曰：热因热用，寒因寒用……必伏其所主，而先其所因。”

【寒则留之】 治法术语。指寒证针刺用久留针的方法治疗。灵 10“为此诸病，盛则泻之，虚则补之，热则疾之，寒则留之。”杨上善：“有寒痹等在分肉间者，留针经久，热气当集，此为补也。”马莳：“寒则补者，久留其针。”

【寒极生热】 病机术语。寒性病证发展到极点向热性病证转化的病理过程。素 5“寒极生热，热极生寒。”张志聪：“寒极生热，阴变为阳也。”

【寒者热之】 治法术语。指寒性病证用温热的方药治疗。素 74“寒者热之，热者寒之。”

【寒胜则浮】 病机术语。阴寒偏盛，出现气血凝结阻滞的变化。素 5“寒胜则浮。”又，张介宾：“寒胜者阳气不行，为胀满虚浮之病。”

【寒湿风痹】 病证名。因风湿寒邪所致的痹证。神 3“秦艽味苦，平。主寒热邪气，寒湿风痹，肢节痛。”

富（fù）

1. 盛，丰富。《说文·宀部》：“富，厚也。”灵 9“太阳（阴）主胃，大富于谷气。”

2. 财物多。与“贫”、“穷”相对。素 77“始富后贫，虽不伤邪，皮焦筋屈，痿躄为挛。”

【富贵】 财富充足，地位显贵。素 40“夫热中、消中者，皆富贵人也。”素 81“卑贱富贵，人之形体所从。”灵 64“形色相得者，富贵大乐。”

寓（yù）

见“寓木”。

【寓木】 中药名。为桑上寄生的别名。参见该条。神 2“桑上寄生味苦，平……一名寄屑，一名寓木，一名宛童。”

窝（wō）

动物的巢穴。见“蜂窝”。

窗（chuāng）

见“窗笼”。

【窗笼】 指耳部的听宫穴。灵 5“少阳根于窍阴，结于窗笼，窗笼者，耳中也。”马莳：“窗笼者，耳中也，谓听宫穴也。”张志聪：“窗笼者，耳中也，如窗之通气于上也。”灵 52“足少阳之本，在窍阴之间，标在窗笼之前。窗笼者，耳也。”

窘（jiǒng）

1. 困迫，穷迫。《说文·穴部》：“窘，迫也。”素 8“窘乎哉，消者瞿瞿，孰知其要！”张志聪：“窘乎哉者，叹其至道之难明而窘极也。”森立之：“窘者，穷迫之谓也。‘窘乎哉’，谓其尤穷迫也。”又，王冰：“窘，要也。”

2. 急迫，窘急。灵 4“小肠病者，小腹痛，腰脊控睾而痛，时窘之后。”马莳：“痛时窘甚，而欲往去后也。”

3. 切要，重要。素 58“窘乎哉问也！其非圣帝，孰能穷其道焉。”森立之：“此以为窘迫切当之义。”《灵枢经·病传》：“要乎哉问。”灵 38“窘乎哉！圣人之为道也。”

4. 困惑，不明白。灵 42“道，昭乎其如日醒，窘乎其如夜瞑。”马莳：“道之有要，明者为醒，而暗者为瞑。”又，张介宾：“昭乎如醒，道之明也，窘乎如瞑，察之难也。”

【窘迫】 急迫。难 57“大肠泄者，食已窘迫，大便色白，肠鸣切痛。”黄竹斋：“食讫即欲利，窘迫不可止也。窘迫，急也。”

【窘急】 困难急迫。灵 4“三焦病者，腹气满，小腹尤坚，不得小便，窘急。”

寐（mèi）

睡，睡着。《说文·㝱部》：“寐，卧也。”段玉裁注：“俗所谓睡着也。”伤 300“自利，复烦躁，不得卧寐者死。”难 46“故昼日不能精，夜不能寐也。故知老人不得寐也。”

颏（é 頞）

鼻梁。灵 10“胃足阳明之脉，起于鼻之交颏中。”素 37“胆移热于脑，则辛颏鼻渊。”张介宾：“颏，音遏，鼻梁，亦名下极，即山根也。”

遍（biàn）

1. 普遍；周遍。素 45“故热遍于身，内热而溺赤也。”素 67“虽鬼臾区其上候而已，犹不能遍明。”灵 21“臂阳明有入頄遍齿者。”

2. 量词。相当于“次”。灵 6“寒复炙巾以熨之，三十遍而止。”灵 71“其汤方以流水千里以外者八升，扬之万遍。”金 22“狼牙汤……浸汤沥阴中，日四遍。”

【遍身】 全身。伤 13“遍身漐漐微似有汗者益佳。”

谦（qiān 謙）

谦虚。见“谦谦”。

【谦谦】 谦逊貌。灵 72“尊则谦谦，谭而不治，是谓至治。”

谧（mì 謐）

宁静，安静。素 67“中央生湿……其

政为谧。”王冰:“谧，静也。土性安静。”素70“流衍之纪，是谓封藏……其政谧。”

犀（xī）

犀牛。见“犀角”。

【犀角】 中药名。即犀牛角。为犀科动物印度犀、爪哇犀、苏门犀等的角。酸、咸，寒。入心、肝经。清热，凉血，定惊，解毒。主治伤寒温疫热入血分，惊狂，烦躁，谵妄，斑疹，发黄，吐血，衄血，下血，痈疽肿毒。神3“犀角味苦，寒。主百毒蛊疰，邪鬼，瘴气。杀钩吻、鸩羽、蛇毒。”

属（一、zhǔ 屬）

1. 连接，相连。《说文·尾部》:“属，连也。”素5“溪谷属骨，皆有所起。”灵2“三焦者，中渎之府也，水道出焉，属膀胱，是孤之府也。”灵10“脾足太阴之脉……入腹属脾络胃。”

2. 连续，接续。《广雅·释诂二》:“属，续也。”素18“病心脉来，喘喘连属。”灵1“余哀其不给，而属有疾病。”灵22“短气，息短不属，动作气索，补足少阴，去血络也。”

3. 跟随。灵1“去如弦绝，令左属右，其气故止。”张介宾:“右手出针，左手随而按扪之，是令左属右也。”

4. 聚集，会集。素31“巨阳者，诸阳之属也。”张志聪:“属，会也。”

5. 专注。灵1“方刺之时，必在悬阳，及与两衡，神属勿去，知病存亡。”

6. 指关节。灵38“伏行骭骨内，下至内踝之后属而别。”杨上善:“胫骨与跗骨相连之处曰属也。”灵59“肉有柱，血气有输，骨有属。”丹波元简:“属者，跗属之属，两骨相交之处，十二关节皆是。”

7. 通“嘱”。托付。素20“余愿闻要道，以属子孙，传之后世。”张介宾:“属，付也。”

（二、shǔ 屬）

1. 类别，种类。素7“死阴之属，不过三日而死。”素74“诸寒之而热者取之阴，热之而寒者取之阳，所谓求其属也。”张志聪:“属，类也。”灵9“凡刺之属，三刺至谷气。”

2. 归属，隶属。素74“谨守病机，各司其属。”素81“夫人涕泣俱出而相从者，所属之类也。”伤97“服柴胡汤已，渴者属阳明，以法治之。”

3. 系，是。伤383“病发热头痛，身疼恶寒，吐利者，此属何病?”金7“上气，喘而躁者，属肺胀。”

【属于】

1. 属（zhǔ）于。连接到。灵11“足太阳之正……别入于肛，属于膀胱，散之肾。”灵19“连睾系，属于脊，贯肝肺，络心系。”灵33“夫十二经脉者，内属于府藏，外络于肢节。”

2. 属（shǔ）于。归某一方面或为某方所有。素10“诸脉者皆属于目，诸髓者皆属于脑。”素74“诸风掉眩，皆属于肝。”灵2“大肠小肠，皆属于胃，是足阳明也。”

【属折】 中药名。为续断的别名。参见该条。神3“续断味苦，微温……久服益气力。一名龙豆，一名属折。”

【属意】 着意，专注。灵1“神在秋毫，属意病者，审视血脉者，刺之无殆。”灵49“故相气不微，不知是非，属意勿去，乃知新故。”

强（一、qiáng）

1. 健壮；有力。与“弱”相对。灵6“余闻人之生也，有刚有柔，有弱有强。”素17“夫五藏者，身之强也……得强则生，失强则死。”又，王冰:“强，谓中气强固以镇守也。”灵53“人之骨强筋弱肉缓皮肤厚者耐痛。”

2. 强盛，旺盛。灵 75“皮肤致，腠理闭，汗不出，血气强，肉坚涩。”伤 95“太阳病，发热汗出者，此为荣弱卫强。”伤 246“趺阳脉浮而涩，浮则胃气强，涩则小便数。”

3. 亢盛。素 3“故阳强不能密，阴气乃绝。”张介宾:“强，亢也。”金 14“风强则为隐疹，身体为痒……气强则为水。”

4. 加强，增强。素 70“气温气热，治以温热，强其内守。”神 2“白芝味辛，平……强志意，勇悍，安魄。”神 2“牡蛎……久服强骨节，杀邪鬼，延年。”

5. 坚硬，坚挺。神 3“牡狗阴茎味咸，平。主伤中，阴痿不起，令强热大，生子。”

(二、qiǎng)

1. 勉力，勤勉。《尔雅·释诂下》:“强，勤也。”灵 48“士之才力，或有厚薄，智虑褊浅，不能博大深奥，自强于学若细子。”

2. 勉强；强迫。素 31“诸遗者，热甚而强食之，故有所遗也。”灵 13“不饮酒者，自强也。”伤 294“少阴病，但厥无汗，而强发之，必动其血。”

(三、jiàng)

僵硬，不柔和。素 31“伤寒一日，巨阳受之，故头项痛腰脊强。”素 49“所谓强上引背者，阳气大上而争，故强上也。”王冰:“强上，谓颈项痉强也。”伤 131“结胸者，项亦强，如柔痓状，下之则和，宜大陷胸丸。”

【强人】 身体健壮的人。伤 92“强人可大附子一枚，干姜三两。”伤 152“强人服一钱匕，羸人服半钱。”

【强$_2$力】

1. 勉强用力。难 49“久坐湿地，强力入水则伤肾。”

2. 指强力入房。素 3“因而强力，肾气乃伤，高骨乃坏。”王冰:“强力，谓强力入房也。”

【强$_3$直】 症状名。肢体僵直不能屈伸。素 74“诸暴强直，皆属于风。”张介宾:“强直，筋病强劲不柔和也。”

【强$_3$急】 症状名。僵硬而拘急。金 2“病者身热足寒，颈项强急，恶寒。”

【强悍】 健壮勇猛。神 2“徐长卿味辛，温……久服强悍，轻身。”

【强弱】

1. 刚强与柔弱。灵 53“筋骨之强弱，肌肉之坚脆。”

2. 病证之虚与实。素 17“观五藏有余不足，六府强弱，形之盛衰。”

【强者泻之】 治法术语。指邪气盛实之证用祛除邪气的方法治疗。素 74“衰者补之，强者泻之，各安其气。”

粥（zhōu）

稀饭。伤 35“覆取微似汗，不须啜粥。”伤 141“不利进热粥一杯，利过不止，进冷粥一杯。”

【粥饮】 粥汤。金 17“诃梨勒十枚……为散，粥饮和，顿服。”

巽（xùn）

1. 卦名。八卦之一。卦位东南方，主立夏，主风。灵 77“立夏，巽，阴洛。”

2. 顺，符合。灵 27“九者，经巽之理，十二经脉阴阳之病也。”马莳:“故叹九者乃至恒至顺之理，凡十二经之病不可不用者也。”又，张介宾:“巽者，具也。言其意其法，在乎九针，而经具其理。”丹波元简:“巽训顺，见于《易》疏。‘巽，具也’，出《说文》。”

疏（shū）

分条陈述。见“疏五过论”。

【疏五过论】《素问》篇名。本篇分条陈述了医生在治疗疾病方面的五种过失，指出医生忽视对病人情志变化的了解，是造成五种过失的主要原因。同时进一步提出医师诊治疾病时必须结合天时、人事、藏象、脉色等方面综合分析的原则。马莳："疏，陈也。内有五过，故名篇。"

隔（gé）

1. 阻隔。素 3"故阳畜积病死，而阳气当隔，隔者当泻。"素 37"食不下者，胃脘隔也。"素 80"求阳不得，求阴不审，五部隔无征。"张介宾："盖以五脏隔绝，无征可验。"又，王冰："隔，谓隔远。"

2. 病证名。指饮食不下，或和二便不通的病证。素 7"一阳发病，少气，善咳，善泄。其传为心掣，其传为隔……三阳结谓之隔。"张介宾："以木乘土，脾胃受伤，乃为隔证。"王冰："三焦内结，中热故隔塞不便……小肠结热则血脉燥，膀胱热则津液涸，故隔塞而不便泻。"杨上善："隔，便溲不通也。"

3. 通"膈"。横膈。灵 10"手阳明之别……虚则齿寒痹隔，取之所别也。"《太素》卷九"痹"作"痺"。杨上善："五阳之脉皆贯于膈，故阳虚膈中痺热之病如此也。"又，马莳："正气不足而虚，则止为齿寒，为内痹，为隔塞不便。"

【隔中】 隔塞不通。素 37"肝移寒于心，狂，隔中。"森立之："邪迫于心则为狂，不迫于心则为隔塞不通，食饮吐逆之证。"

【隔肠】 病证名。肠道气机阻隔不通，大便闭结不下的病证。素 74"寒已而热，渴而欲饮，少气骨痿，隔肠不便。"王冰："隔肠，谓肠如隔绝而不便泻也，寒热甚则然。"

【隔塞】 阻塞。素 28"隔塞闭绝，上下不通，则暴忧之病也。"

絮（xù）

1. 粗丝绵或弹松的棉花。见"绵絮"。

2. 指绵被。素 34"人之肉苛者，虽近衣絮，犹尚苛也。"

3. 称白色易扬而轻柔似絮者。见"柳絮"。

【絮针】 缝衣被的针。灵 78"二曰员针，取法于絮针……四曰锋针，取法于絮针。"孙鼎宜："絮针，古者缝絮之针也。"

媚（mèi）

美好，娇艳。《小尔雅・广诂》："媚，美也。"见"媚好"。

【媚好】 美好，娇美。神 2"面生光华，媚好，常如童子。"

登（dēng）

1. 升；上。《玉篇・癶部》："登，升也。"素 30"病甚则弃衣而走，登高而歌……阳盛则四肢实，实则能登高也。"

2. 成熟；丰收。《淮南子・主术训》："岁登谷丰，乃始悬钟鼓，陈干戚。"高诱注："登，成也。岁谷丰熟也。"素 69"黄气乃损，其谷不登，上应岁星。"

【登天】 指登帝位。素 1"昔在黄帝……长而敦敏，成而登天。"俞樾："成而登天，谓登天位也。"

皴（cūn）

肌肤粗糙或受冻开裂。见"皴揭"。

【皴揭】 皮肤粗糙脱屑。素 71"阳明所至皴揭"王冰："身皮麸象。"张介宾："皮肤甲错而起为皴揭。"

骛（wù 鶩）

迅急。素 48"肝脉骛暴，有所惊骇，脉不至若瘖，不治自已。"王冰："骛，谓驰骛，言其迅急也。"张琦："骛暴，迅急鼓动之意。"

续（ruǎn 緛）

缩短。《玉篇・糸部》："续，缩也。"素 28"暴痈筋续，随分而痛。"

十二画

【缧戾】 纠结绞缠以致缩短。素 70“其动缧戾拘缓。”王冰:“缧，缩短也；戾，了戾也。”素 71“厥阴所至为缧戾。”

【缧短】 缩短。素 3“大筋缧短，小筋弛长，缧短为拘，弛长为痿。”王冰:“缧，缩也。”

彘（zhì）

猪。《方言》卷八:“豬……关东西或谓之彘，或谓之豕。”素 4“北方黑色，入通于肾……其畜彘。”王冰:“彘，豕也。”

缓（huǎn 緩）

1. 宽松。灵 19“来（束）缓则烦悗，来（束）急则安静。”

2. 舒缓。素 2“被发缓形……使志安宁，以缓秋刑。”素 40“其气急疾坚劲，故非缓心和人，不可以服此二者。”张志聪:“故非中心和缓之人，服之则中气易于虚散。”

3. 缓慢。见“缓急 2”。

4. 松弛，弛缓。灵 5“骨繇者节缓而不收也。”灵 13“有热则筋弛纵缓，不胜收故僻……以白酒和桂，以涂其缓者。”灵 28“虫动则胃缓，胃缓则廉泉开，故涎下。”

5. 柔和。灵 6“形充而皮肤缓则寿。”灵 73“缓节柔筋而心和调者，可使导引行气。”

6. 从容和缓。灵 47“五藏皆大者，缓于事，难使以忧。”

7. 涣散。素 39“喜则气缓。”张介宾:“然甚喜则气过于缓而渐至涣散。”素 22“心苦缓，急食酸以收之。”

8. 放松。灵 10“缓带披发，大杖重履而步。”

9. 脉象名。①指缓脉。主湿、主虚。灵 4“调其脉之缓、急、小、大、滑、涩，而病变定矣。”伤 2“太阳病，发热，汗出，恶风，脉缓者，名为中风。”金 5“寸口脉迟而缓，迟则为寒，缓则为虚。”②指脉象和缓。为平脉或疾病转愈之象。素 28“喘鸣肩息者，脉实大也，缓则生，急则死。”

10. 治法。①使和缓。素 22“肝苦急，急食甘以缓之……脾欲缓，急食甘以缓之。”王冰:“甘性和缓，顺其缓也。”②使舒缓。见“急者缓之。”

11. 指缓方。指药力和缓的方剂。素 74“补上治上制以缓……缓则气味薄。”

【缓急】

1. 指松弛与紧张。灵 6“何谓形之缓急……形充而皮肤缓者则寿，形充而皮肤急者则夭。”灵 47“六府亦有小大、长短、厚薄、结直、缓急。”灵 74“审其尺之缓急、小大、滑涩。”

2. 指迟缓与迅速。灵“虽平居，其腠理开闭缓急，其故常有时也。”素 74“治有缓急，方有大小。”

3. 偏义复词。即急。①指病势急迫。金 9“胸痹缓急者，薏苡附子散主之。”又，吴谦等:“缓急者，或缓而痛暂止，或急而痛复作也。”尤怡:“阳痹不用，则筋失养而或缓或急。”②指拘急。神 3“狗脊味苦，平。主腰背强，机关缓急，周痹寒湿。”

【缓筋】

1. 指腹内之筋。灵 66“其著于缓筋也，似阳明之积，饱食则痛，饥则安。其著于肠胃之募原也，痛而外连于缓筋，饱食则安，饥则痛。”张志聪:“缓筋者，循于腹内之筋也。”又，丹波元简:“盖缓筋，即宗筋也。”

2. 筋脉弛缓。灵 72“阴阳不和，缓筋而厚皮，不之疾泻，不能移之。”

【缓中补虚】 治法术语。指用峻药以丸剂之作用和缓者平稳攻邪，缓攻中兼以滋补，以达到祛瘀而不伤正，扶正而不留邪目的的治法。金 6“缓中补虚，大黄䗪虫丸主之。”程林:“与大黄䗪虫丸以下干血，干血去则邪除正王，是以谓之缓中补虚。”

缕（lǚ 縷）

线。《说文·糸部》:“缕，线也。”素 48

“脉至如弦缕，是胞精予不足也。”

编（biān 编）

穿连竹简的皮条或绳子。灵 48“旦暮勤服之，近者编绝，久者简垢。”

缘（yuán 緣）

1. 缠绕。引申困扰。素 13“忧患缘其内，苦形伤其外。”森立之：“缘，缠绕也。”

2. 依据。素 10“此皆卫气之所留止，邪气之所客也，针石缘而去之。”吴崑：“缘，因也。”

3. 原故。伤 181“问曰：何缘得阳明病？”

【缘缘】 持续不断。伤 48“设面色缘缘正赤者，阳气怫郁在表，当解之熏之。”吴谦：“缘缘，接连不已也。”

十 三 画

瑟（sè）

一种弦乐器，有二十五根弦。素 19“真肝脉至，中外急，如循刀刃责责然，如按琴瑟弦。”

遘（gòu）

遇见，相逢。《尔雅·释诂下》：“遘，遇也。”素 67“上下相遘，寒暑相临，气相得则和，不相得则病。”素 68“寒湿相遘，燥热相临，风火相值，其有闻乎？”张志聪：“遘，谓六气之遇合。”

魂（hún）

神活动的一部分，指人的意识活动，包括感性、觉性、知性、悟性。灵 8“随神往来者谓之魂。”张介宾：“魂之为言，如梦寐恍惚，变化游行之境皆是也。”汪昂：“魂属阳，肝藏魂，人之知觉属焉。”素 9“肝者，罢极之本，魂之居也。”

【魂常】 中药名。木虻的别称。见该条。神 4“木虻，味苦，平……一名魂常。”

【魂魄】 指肝与肺所主的人体精神活动。灵 8“察观病人之态，以知精神魂魄之存亡得失之意。”灵 47“志意者，所以御精神，收魂魄，适寒温，和喜怒者也。”灵 54“神气舍心，魂魄毕具，乃成为人。”张介宾注引孔颖达云：“魂魄，神灵之名，初生时耳目心识手足运动，此魄之灵也；又其精神性识渐有知觉，此则气之神也。”

摄（shè 攝）

1. 捏持。《集韵·帖韵》：“摄，持也。”素 10“掌受血而能握，指受血而能摄。”

2. 辅助。难 71“刺阴者，先以左手摄按所针荥俞之处，气散乃内针。”

摸（mō）

用手接触或轻轻抚摩。见“捻衣摸床”。

填（tián）

补益使之充满。神 2“干地黄……逐血痹，填骨髓，长肌肉。”神 2“胡麻……长肌肉，填髓脑。”

搏（bó）

1. 搏击，争斗。灵 4“邪气不出，与其真相搏。”素 17“当病坠若搏，因血在胁下。”森立之：“搏者，触物而伤身也。”灵 35“真邪相攻，两气相搏，乃合为胀也。”

2. 交结；结合。灵 8“两精相搏谓之神。”张介宾：“搏者，交结也。凡万物生长之道，莫不阴阳交而后神明见。”灵 30“两神相搏，合而成形，常先身生，是谓精。”金 11“趺阳脉浮而涩，浮则胃气强，涩则小便数，浮涩相搏，大便则坚，其脾为约。”

3. 指脉搏跳动。素 6“搏而勿浮，名曰一阳。”森立之：“搏，脉动之义。”素 7“阴搏阳别谓之有子。”王冰：“搏，谓搏触于手也。”

4. 指脉象坚硬搏指。灵 60“咳，溲血，形肉脱，脉搏，是三逆也。”张介宾：“脉搏者，真脏也，败在胃气。”又，《甲乙经》卷四“脉搏”作“喘”。素 21“太阴藏搏者……太阴藏搏，言伏鼓也。”张介宾：“搏，坚强之谓。”素 48“脉至而搏，血衄身热者死。”张介宾：“搏脉弦强，阴虚者最忌之。”

5. 通“傅”。附着，滞留。灵 75“虚邪之中人也……内搏于骨，则为骨痹；搏于筋，则为筋挛。”灵 81“发于股胫，名曰股胫疽……而痈脓搏骨。”素 23“搏阳则为巅疾，搏阴则为瘖。”杨上善：“阳邪入于阳脉，聚为巅疾。”

6. 为“抟”之讹。聚结不散。灵 49“察其散搏，以知远近……散为痛，搏为聚。”马莳：“察其色之散，而可以知病之近，若抟聚则久矣。抟，团同。”

7. 疑为“濡”之讹。柔软。素 19“冬脉者肾也……故其气来沉以搏。”《甲乙经》卷四“搏”作“濡”。林亿：“按《甲乙经》搏字为濡，当从《甲乙经》为濡。何以言之？脉沉而濡，濡古软字，乃冬脉之平调脉。若沉而搏击于手，则冬脉之太过脉也。故言当从《甲乙经》濡字。”

【搏脉】 指两种脉象交结一起。素 15“搏脉痹躄，寒热之交。”杨上善：“脉动之时，二脉相搏。”森立之：“搏脉者，其脉不专一而二脉相搏之谓也。”又，张介宾：“搏脉者，搏击于手也，为邪盛正衰，阴阳怪乱之脉。”

鼓（gǔ）

1. 打击乐器之一。灵 4“夫色脉与尺之相应也，如桴鼓影响之相应也，不得相失也。”

2. 鼓声。素 30“闻木音则惕然而惊，钟鼓不为动。”

3. 凸起，胀大。见“鼓胀”。

4. 叩击。素 74“诸病有声，鼓之如鼓。”

5. 振动；摇动。素 71“其运风鼓，其化鸣紊启坼”素 74“恶寒鼓慄，寒极反热。”

6. 动。指脉搏跳动，或脉动太过。素 7“鼓一阳曰钩，鼓一阴曰毛……三阳俱搏且鼓，三日死。”杨上善：“鼓，脉鼓动也。”素 43“心痹者，烦则心下鼓，暴上气而喘。”高世栻：“鼓，犹动也。”

【鼓拆】 发动开裂。喻风动万物升发，草木萌芽。素 69“春有鸣条鼓拆之政。”马莳：“鸣条鼓拆，木之政令也。”

【鼓胀】 病名。①指腹部胀大，皮色青黄，青筋暴露，甚或全身肿胀的病证。灵 57“鼓胀何如？岐伯曰：腹胀身皆大，大与肤胀等也，色苍黄，腹筋起，此其候也。”②指腹部胀气。灵 10“厥气上逆则霍乱，实则肠中切痛，虚则鼓胀。”

【鼓栗】 症状名。鼓颔战栗。素 70“掉振鼓栗，筋痿不能久立。”

【鼓颔】 症状名。因寒栗而下颔鼓动。素 35“寒栗鼓颔。”王冰：“鼓，谓振动。”灵 21“振寒洒洒，鼓颔，不得汗出，腹胀烦悗，取手太阴。”素 35“疟之始发也，先起于毫毛，欠乃作，寒栗鼓颔，腰脊俱痛……阳明虚则寒栗鼓颔也。”王冰：“故气不足则恶寒战栗，而颐颔振动也。”

【鼓慄】 症状名。同“鼓栗”。素 74“诸禁鼓慄，如丧神守，皆属于火。”吴崑：“鼓，鼓颔也。慄，战也。”

摇（yáo）

1. 摆动；晃动。《说文·手部》：“摇，动也。”素 16“刺肿摇针，经刺勿摇。”素 62“外门不闭，以出其疾，摇大其道，如利其路。”素 71“风胜乃摇。”

2. 动摇，扰动。灵 28“心动则五藏六府皆摇，摇则宗脉感。”

3. 活动，运动。素 21“摇体劳苦，汗出于脾。”吴崑：“摇体劳苦，用力勤作也。”灵 54“四十岁，五藏六府十二经脉，皆大盛以平定……发颇斑白，平盛不摇，故好坐。”

4. 疑为“伸”之讹。灵 2“中封，内踝之前一寸半，陷者之中，使逆则宛，使和则通，摇足而得之。”《甲乙经》卷三、《备急千金要方》卷二十九“摇”并作“伸”。杨上善：“《明堂》内踝前一寸，仰足而取之，陷者中，伸足乃得之也。”

【摇动】 摇摆，晃动。素 70“其病摇动注恐。”

搐（chù）

为“稸”之讹。见“搐积”。

【搐积】 为“稸积”之讹。郁积，停留。灵 59“卫气之留于腹中，搐积不行。”《甲乙经》卷九“搐”作“稸”。涩江抽斋：“原本‘稸’误‘搐’，坊本、古抄本及张氏《类经》同，今正。”

聘（pìn）

犹遣使访问。神 2“箘桂……为诸药先聘通使。”

斟（zhēn）

推敲，考虑。见“斟酌”。

【斟酌】 反复考虑，择善而定。神 1“无毒、有毒，斟酌其宜。”

蓍（shī）

蓍草。见“蓍实”

【蓍实】 中药名。为菊科蓍属植物高山蓍的果实。酸、苦，平。益气，明目。主治气虚体弱，视物昏花。神 2“蓍实味苦，平。主益气，充肌肤，明目，聪慧先知。久服不饥，不老，轻身。”

勤（qín）

尽心尽力。灵 48“细子得受业，通于九针六十篇，旦暮勤服之。”

靳（jìn）

中药名。见“水靳”。

藘（lǘ 藘）

中药名。见“藘茹”。

【藘茹】 中药名。即茜草，亦名茹藘。素 40“以四乌鲗骨一藘茹二物并合之。”张介宾：“藘茹，亦名茹藘，即茜草也。气味甘寒无毒，能止血治崩，又能益精气，活血通经脉。”

蓝（lán 藍）

蓼蓝。蓼科。一年生草本。叶形似蓼而味不辛，干后变暗蓝色，可加工成靛青，作染料。素 17“青欲如苍璧之泽，不欲如蓝。”吴谦：“蓝，蓝靛叶也。”

【蓝田】 地名。今陕西省蓝田。神 4“别羁味苦，微温……生蓝田川谷。”

【蓝实】 中药名。又名蓝子、大青子。为蓼科蓼属植物蓼蓝的果实。甘、苦，寒。

入肝经。清热，凉血，解毒。主治温病高热，吐衄，发斑，咽喉肿痛，疖肿，痄蚀疮，无名肿毒。神 2“蓝实味苦，寒。主解诸毒。杀蛊蚑，疰鬼，螫毒。久服头不白，轻身。”

蓟（jì）

中药名。见“山蓟”。

蓬（péng）

中药名。见“蓬虆”。

【蓬虆】 中药名。又名覆盆。为蔷薇科悬钩子属植物灰白毛莓的果实。甘、酸，温。入肝、肾经。补肾益精，缩尿。主治头目眩晕，多尿，阳痿，不育，须发早白。神 2“蓬虆味酸，平。主安五脏，益精气，长阴令坚，强志，倍力。一名覆盆。”

蒭（chú）

中药名。见“石龙蒭”。

蒿（hāo）

中药名。见“白蒿”、“茵陈蒿”等。

蒺（jí）

中药名。见“蒺藜子”。

【蒺藜子】 中药名。即刺蒺藜。别名旁通、屈人、止行、豺羽、升推。为蒺藜科蒺藜属植物蒺藜和大花蒺藜的果实。苦、辛，平。入肝、肺经。平肝，解郁，明目，祛风。主治头痛，眩晕，胸胁胀痛，乳房胀痛，癥瘕，目赤翳障，风疹瘙痒，白癜风，痈疽，瘰疬。神 2“蒺藜子味苦，温。主恶血，破癥结，积聚，喉痹，乳难。久服长肌肉，明目，轻身。一名旁通，一名屈人，一名止行，一名豺羽，一名升推。”

蓄（xù）

1. 聚积，加重。素 27“邪气复至，而病益蓄。”王冰：“邪气复侵，经气大虚，故病弥蓄积。”张介宾：“邪必乘虚，复至而益甚矣。”

2. 潜伏。素 35“夫痎疟皆生于风，其蓄作有时者何也?”吴崑：“蓄，病息邪伏也。”李中梓：“蓄者，伏也；作者，发也。”

3. 中药名。见“萹蓄”。

【蓄血】 蓄积之血，即瘀血。伤 237“阳明证，其人喜忘者，必有蓄血。”

【蓄结】 积聚。金 7“热之所过，血为之凝滞，蓄结痈脓，吐如米粥。”神 2“消石味苦，寒……涤去蓄结饮食。”

蒴（shuò）

中药名。见“蒴藋细叶”。

【蒴藋细叶】 中药名。陆英的别名。为忍冬科植物陆英的茎叶。甘、微苦，平。祛风除湿，舒筋活血。主治风湿痹痛，腰腿痛，水肿，黄疸，跌打损伤，产后恶露不行，风疹瘙痒，丹毒，疮肿。组方有王不留行散。金 18“王不留行散方……蒴藋细叶十分（七月七日采）。”

蒲（pú）

蒲草。即香蒲。灵 75“下有渐洳，上生苇蒲，此所以知形气之多少也。”

【蒲灰】 中药名。蒲黄的别称。参见该条。金 13“蒲灰散方，蒲灰七分，滑石三分。”

【蒲黄】 中药名。又名蒲灰、蒲厘花粉、蒲花、蒲棒花粉、蒲草黄、毛蜡等。为香蒲科香蒲属植物狭叶香蒲、宽叶香蒲、东方香蒲和长苞香蒲的花粉。甘、微辛，平。入肝、心、脾经。止血，祛瘀，利尿。主治吐血，咯血，衄血，血痢，便血，崩漏，外伤出血，心腹疼痛，经闭腹痛，产后瘀痛，痛经，跌仆肿痛，血淋涩痛，带下，重舌，口疮，阴下湿痒等。组方有蒲灰散。神 2“蒲黄味甘，平。主心、腹、膀胱寒热，利小便。止血，消瘀血。”

【蒲灰散】 方剂名。组成：蒲灰七分，滑石三分。煎服法：二味，杵为散，饮服方寸匕，日三服。功用：凉血化瘀，清泄湿热。主治：①湿热夹瘀的淋证。临床见小便不利，小腹急胀，尿道疼痛等。金 13“小便不利，蒲灰散主之。”②皮水厥逆证。临床见手足逆冷，浮肿，按之没指，其腹如鼓，不恶风，脉浮等。金 14“厥而皮水者，蒲灰散主之。”

蓉（róng）

中药名。见“肉苁蓉”。

蒙（méng）

1. 愚昧；无知。见“发蒙”。

2. 同“矇”。目昏不明。见“气蒙”。

【蒙愚】 蒙昧愚笨。素 77“臣年幼小，蒙愚以惑，不闻五过与四德。”

蓂（míng）

古代传说中的瑞草。见“草蓂”、“菥蓂子”。

颐（yí 頤）

口腔的下部。俗称下巴。《方言·卷三》：“颔、颐，颌也。”素 32“肾热病者颐先赤。”灵 14“发以下至颐长一尺。”马莳：“颔下为颐。”

【颐颐】 怡然自得的样子。灵 64“太阳之下，支支颐颐然。”张介宾：“颐颐，自得貌。”

蔆（líng）

见“蔆翹”。

【蔆翹】 为“山陵翘”之讹。又名鼠尾草。灵 81“剉蔆翹草根各一升，以水一斗六升煮之。”《吴普本草》：“鼠尾，一名葝，一名山陵翘。”又，马莳：“蔆翹，今之连翘也。”张介宾：“蔆，芰（即菱角）也。翘，连翘也。”

蒸（zhēng）

1. 水气上升；蒸发。灵 18“此外伤于风，内开腠理，毛蒸理泄……此所受气者，泌糟粕，蒸津液，化其精微。”素 67“燥以干之，暑以蒸之，风以动之。”

2. 热，热气。素 69“中央生湿，湿生土，其德溽蒸。”王冰：“蒸，热也。”素 71“湿蒸相薄，雨乃时降。”

3. 利用水蒸气的热力使物熟。金 5“蒸之如斗米饭久，以铜器盛其汁。”伤 338“蒸之五斗米下，饭熟捣成泥。”

【蒸热】 指热气。素 71“寒风晓暮，蒸热相薄，草木凝烟。”

【蒸蒸】 热气升腾貌。伤 101“凡柴胡汤病证而下之，若柴胡证不罢者，复与柴胡汤，必蒸蒸而振，却复发热汗出而解。”伤 248“太阳病三日，发汗不解，蒸蒸发热者，属胃也，调胃承气汤主之。”成无己：“蒸蒸者，如热熏蒸，言甚热也。”

【蒸溽】 湿热。素 71“少阳所至为火生，终为蒸溽。”

蓣（yù 蕷）

中药名。见“薯蓣”。

椹（zhēn）

中药名。见“地椹”。

楠（nán）

中药名。见“石楠草”。

禁（jìn）

1. 禁忌，避忌。素 22“病在心……禁温食热衣。”灵 56“肝病禁辛，心病禁咸。”伤 12“禁生冷、粘滑、肉面、五辛、酒酪、臭恶等物。”

2. 禁止，控制。素 27“虽有大过且至，工不能禁也。”王冰：“禁，谓禁止也。”素 9“谨候其时，气可与期，失时反候，五治不分，邪僻内生，工不能禁也。”素 71“其病关闭不禁，心痛，阳气不藏而咳。”高世栻：“禁，犹止也。”

3. 禁忌的事项。灵 9“凡刺之禁，新内勿刺……已刺勿渴。”灵 68“伍以参禁，以除其内。”张介宾：“凡食息起居，必参伍宜否，守其禁以除内之再伤。”灵 78“六府膈下三藏应中州，其大禁，大禁太一所在之日及诸戊己。”

4. 禁令。见“令行禁止”。

5. 约束，限制。灵 29“且夫王公大人，血食之君，骄恣从欲，轻人，而无能禁之，禁之则逆其志，顺之则加其病。”

6. 隐秘不传。灵 48“此先师之所禁，坐私传之也。”

7. 声不出。素 70“从革之纪，是谓折收……其动铿禁瞀厥。”张介宾：“禁，声不出也。”又，王冰：“禁，谓二阴禁止也。”

8. 通“噤”。口噤不开。素 74“诸禁鼓栗，如丧神守，皆属于火。”张介宾：“禁，噤也，寒厥咬牙曰噤。”

【禁止】 二便不通，汗孔闭塞。素 71“太阳所至为流泄、禁止。”张介宾：“阴寒凝结，阳气不化，能使二便不通，汗窍不解，故曰禁止。”

【禁忌】 应禁止或避免同时使用的饮食或药物。伤 31“覆取微似汗，余如桂枝法将息及禁忌。”

【禁固】 活动不便。素 71“感于寒，则病人关节禁固，腰脽痛。”张志聪：“关节禁固，骨节不利也。”

【禁服】《灵枢经》篇名。本篇说明针刺治疗必须懂得经脉的循行规律及其与卫气的关系；同时阐明通过人迎、寸口脉象的变化，可以测知人体经脉脏腑的病变，以此为依据确定补泻治则及灸、刺、饮药等不同治法。张志聪：“篇名禁服者，诫其佩服而禁其轻泄也。”又，马莳：“服，事也……内论脉有关格，宜用灸刺药法，故名篇。”

【禁脉】 为“禁服”之讹。即《灵枢经·禁服》篇。灵 10“禁脉之言，凡刺之理，经脉为始。”张介宾：“脉当作服，即本经《禁服》篇名也。”

【禁器】 贵重的东西。灵 35“藏府之在胸胁腹里之内也，若匣匮之藏禁器也。”丹波元简：“禁器，盖禁秘之器。”杨上善：“禁器，比脏腑也。”

楚（chǔ）

古国名。见“楚地”。

【楚山】 山名。泛指楚地之山，在今湖北省境内。神 3“蝟皮……生楚山山谷。”

【楚地】 先秦时地名。古楚国所辖之地，在今湖北省境内。《战国策·楚策一》：“楚地西有黔中巫郡，东有夏州海阳，南有洞庭苍梧，北有汾陉之塞郇阳，地方五千里。”神 3“茅根……生楚地山谷。”

楝（liàn）

楝树，落叶乔木。见“楝实”。

【楝实】 中药名。川楝子的别名。又名金铃子。为楝科楝属植物川楝的果实。苦，寒，有小毒。入肝、胃、小肠经。疏肝泄热，行气止痛，杀虫。主治肝胃气痛，胁痛，疝痛，痛经，虫积腹痛，头癣。神 4“楝实味苦，寒。主温疾，伤寒，大热烦狂。杀三虫，疥疡，利小便水道。”

想（xiǎng）

1. 思考。《玉篇·心部》：“想，思也。”见“思想”。

2. 自我感觉。灵 33“血海有余，则常想其身大……血海不足，亦常想其身小。”杨上善：“血多脉盛，故神想见身大也。”

槐（huái）

槐树。见“槐实”。

【槐里】 古地名。今陕西省兴平县西南。神 4“半夏味辛，平……生槐里川谷。”

【槐枝】 中药名。又名槐嫩蘖。为豆科槐属植物槐的嫩枝。苦，平。止血，祛风，燥湿。主治崩漏，赤白带下，胃痛，皮肤瘙痒，疥癣，痔疮。金 22“取腊月猪脂镕，以槐枝绵裹头四、五枚，点药烙之。”

【槐实】 中药名。又名槐角、槐豆、槐连灯、槐连豆。为豆科槐属植物槐的果实。苦，寒。入肝、大肠经。凉血止血，清肝明目。主治肠风下血，血痢，崩漏，血淋，吐血，衄血，外用可治烫伤。神 2“槐实味苦，寒。主五内邪气热，止涎唾，补绝伤，治五痔，火疮，妇人乳瘕，子脏急痛。”

楯（shǔn）

栏杆的横木。喻父亲的阳精对初生人体的捍卫作用。灵 54“愿闻人之始生，何气筑为基，何立而为楯……以母为基，以父为楯。”马莳:“方其始生，赖母以为之基，坤道成物也。赖父以为之楯，阳气以为捍卫也。”倪洙龙:“楯，干楯之属。”又，张介宾:“父得乾之阳，母得坤之阴，阳一而施，阴两而承，故以母为基，以父为楯。譬之稼穑者，必得其地，乃施以种。”

榆（yú）

榆树。见“榆荚”等。

【榆叶】 榆树叶。难 15“气来厌厌聂聂，如循榆叶曰平。”

【榆皮】 中药名。又名榆白皮、榆根白皮。为榆科榆属植物榆树的树皮、根皮。甘，微寒。入肺、脾、膀胱经。利水通淋，消肿解毒。主治淋证，水肿，痈疽发背，瘰疬，秃疮，疥癣。神 2“榆皮味甘，平。主大小便不通，利水道，除邪气。久服轻身，不饥。其实尤良。一名零榆。”

【榆荚】 榆树的果实。初春时先于叶而生，联缀成串，形似铜钱，俗称榆钱。素 18“平肺脉来，厌厌聂聂，如落榆荚。”灵 49“其色亦大如榆荚。”

楼（lóu）

中药名。见“地楼”、“栝楼”。

剽（piāo）

砭刺。灵 75“凡刺大邪，日以小，泄夺其有余，乃益虚，剽其通，针其邪。”张介宾:“剽，砭刺也。”

酪（lào）

动物乳汁制成的食品。伤 12“禁生冷、粘滑、肉面、五辛、酒酪、臭恶等物。”

感（一、gǎn）

1. 感应，相互影响。素 43“两气相感，故汗出而濡也。”素 66“形气相感而化生万物矣。”素 81“水火相感，神志俱悲，是以目之水生也。”

2. 感受，感触。素 5“故天之邪气，感则害人五藏；水谷之寒热，感则害于六府。”素 38“故五藏各以治时感于寒则受病。”素 43“筋痹不已，复感于邪，内舍于肝。”

3. 疑为“盛”之讹。素 56“其入客于经也，则感虚乃陷下。”《甲乙经》卷二“感”作“盛”并上读。又，张介宾:“感虚乃陷下，言邪所客者，必因虚乃深也。”

（二、hàn）

通“撼”。动，摇动。《尔雅·释诂下》:“感，动也。”灵 28“心动则五藏六府皆摇，摇则宗脉感，宗脉感则液道开。”杨上善:“以其心动即心脏及余四脏并六腑亦皆摇动，脏腑既动，脏腑之脉皆动，脏腑宗脉摇动，则目鼻液道并开。”

碎（suì）

1. 破碎，打碎。伤 26“石膏一斤，碎，绵裹。”

2. 使破碎。伤 397“以沸汤数合，和一丸，研碎，温服之。”

雷（léi）

雷声。素 5“暴气象雷，逆气象阳。”

【雷丸】 中药名。又名竹苓、雷实、主令芝。为多孔菌科植物雷丸菌的菌核。苦，寒，有小毒。入胃、大肠经。杀虫消积。主治绦虫病、钩虫病、蛔虫病、脑囊虫病，小儿疳积。神 4“雷丸味苦，寒。主杀三虫，逐毒气，胃中热。利丈夫，不利女子。作膏摩，除小儿百病。”

【雷气】 雷火之气。素 5“风气通于肝，雷气通于心，谷气通于脾。”张介宾：“雷为火气，心为火藏，故相通。”

【雷公】 人名。相传上古黄帝之臣，善医。旧说黄帝与雷公论医药而创制医学。素 71“雷公避席再拜曰。”灵 49“雷公问于黄帝曰。”

【雷电】 打雷和闪电。素 71“天有雷电，人有声音。”张介宾：“雷为电之声，电为雷之形。”

【雷鸣】 雷声轰鸣。此比喻肠鸣漉漉作响，如雷鸣一般。金 10“腹中寒气，雷鸣切痛，胸胁逆满，呕吐，附子粳米汤主之。”伤 157“伤寒汗出解之后……胁下有水气，腹中雷鸣下利者，生姜泻心汤主之。”

【雷泽】 地名。今河南省濮阳。神 4“水蛭味咸，平……生雷泽池泽。”

【雷殷】 雷声隆隆。素 71“土郁之发，岩谷震惊，雷殷气交。”王冰：“土虽独怒，木尚制之，故但震惊于气交之中，而声尚不能高远也。”

【雷霆】 震雷，迅猛的雷声。素 71“其主聚注雷霆震惊。”素 70“乃为雷霆。”高世栻：“震为雷，雷迅曰霆。雷霆，木郁而火发也。”

零（líng）

1. 降；落。《广韵·青韵》：“零，落也。”素 69“岁金不及……复则寒雨暴至，乃零冰雹，霜雪杀物。”素 71“云趋雨府，风不胜湿，雨乃零，民乃康。”

2. 凋落，凋零。素 69“复则大风暴发，草偃木零，生长不鲜。”

【零陵】 先秦地名。今湖南宁远县。神 3“营实味酸，温……生零陵川谷。”

【零榆】 中药名。榆皮的别名。见“榆皮”。神 2“榆皮味甘，平……一名零榆。”

雾（wù 霧）

1. 雾气。素 2“云雾不精，则上应白露不下。”

2. 指雾邪。即轻清之湿邪。金 1“风中于前，寒中于暮，湿伤于下，雾伤于上……雾伤皮肤，湿流关节。”

【雾露】

1. 雾气与露水。素 12“其地下，水土弱，雾露之所聚也。”素 69“春有鸣条律畅之化，则秋有雾露清凉之政。”

2. 指雾气。灵 30“上焦开发，宣五谷味，熏肤，充身泽毛，若雾露之溉，是谓气。”

雹（báo）

冰雹。《说文·水部》：“雹，雨冰也。”素 69“夏有炎烁燔燎之变，则秋有冰雹霜雪之复。”素 71“其化凝惨溧冽，其变冰雪霜雹。”

输（shū 輸）

1. 运送，输布。素 4“此皆阴阳表里内外雌雄相输应也。”张介宾：“输应，转输相应也。”素 21“肺朝百脉，输精于皮毛。”

灵5“故开折则仓廪无所输膈洞。”张介宾：“输，运行也。”

2. 指输送气血的经脉。又作“输脉”。灵66“留而不去，传舍于输，在输之时，六经不通四肢，则肢节痛，腰脊乃强。”张志聪：“输者，转输血气之经脉，即脏腑之经隧也。”灵59“然皮有部，肉有柱，血气有输，骨有属。”

3. 通“腧”。腧穴。灵13“治在燔针劫刺，以知为数，以痛为输。”杨上善：“输，谓孔穴也。”张介宾：“以痛为输，即其痛处是穴也。”灵33“胃者水谷之海，其输上在气街，下至三里。”灵81“发于内踝，名曰走缓，其状痈也，色不变，数石其输，而止其寒热。”

4. 指特定穴位“五输穴”。即井（木）、荥（火）、俞（土）、经、原（金）、合（水）。见“本输”。

5. 指五输穴中的俞穴。灵34“气在于心者，取之手少阴、心主之输。”张介宾：“手少阴之输，神门也。心主之输，手厥阴大陵也。”灵44“病在藏者，取之井；病变于色者，取之荥；病时间时甚者，取之输。”杨上善：“输，土也。”

6. 泄露。见“输泄”。

【输刺】

1. 九刺之一。针刺本经中五输穴和背部的脏腑俞穴来进行治疗的方法。灵7“输刺者，刺诸经荥输藏腧也。”

2. 十二节刺之一。取穴宜少，针直入直出地深刺，治疗实热证的方法。灵7“输刺者，直入直出，稀发针而深之，以治气盛而热者也。”张介宾：“输，委输也，言能输泻其邪，非上文荥输之谓。”又，张志聪：“输刺者，直入直出如转输也。”

3. 五刺之一。针直入直出地深刺，治疗骨痹的方法。灵7“输刺者，直入直出，深内之至骨，以取骨痹，此肾之应也。”杨上善：“依于输穴，深内至骨，以去骨痹，故曰输刺也。”又，马莳：“此输刺，乃上文十二节中之第八刺法（短刺）也。”

【输泄】 外漏。灵48“囊满而弗约，则输泄。”

【输泻】 转运排泄。素11“此受五藏浊气，名曰传化之府，此不能久留输泻者也。”吴崑：“输泻，转输而泻出也。”

【输脉】 指足太阳膀胱经。灵66“或著络脉，或著于经脉，或著于输脉。”杨上善：“输脉者，足太阳脉，以管五脏六腑之输，故曰输脉。”张志聪：“输脉者，脏腑之大络，转输水谷之血气者也。”

督（dū）

督脉。《说文解字注·目部》：“督，督者以中道察视之，人身督脉在一身之中。”难27“有阳维，有阴维，有阳跻，有阴跻，有冲，有督，有任，有带之脉……故曰奇经八脉也。”难29“督之为病，脊强而厥。”

【督脉】 奇经八脉之一。其循行路线为起于胞中，下出会阴部向后，沿脊柱里面上行，至项后风府穴处进入颅内，络脑，并由项沿头部正中线，经头顶、额部、鼻部、上唇，到上唇系带处。前后与任脉、冲脉相通，又与足太阳、足少阴相合，联系心、肾、脑等脏。督脉有“阳脉之海”之称，能够调节阳经气血，反映脑、髓、肾的功能。素60“督脉者，起于少腹以下骨中央，女子入系廷孔，其孔，溺孔之端也，其络循阴器合篡间，绕篡后，别绕臀，至少阴与巨阳中络者，合少阴上股内后廉，贯脊属肾，与太阳起于目内眦，上额交巅上，入络脑，还出别下项，循肩髆内，侠脊抵腰中，入循膂络肾；其男子循茎下至篡，与女子等；其少腹直上者，贯脐中央，上贯心入喉，上颐环唇，上系两目之下中央”难28“督脉者，起于下极之俞，并于脊里，上至风府，入属于脑。”

【督脉之别】 十五别络之一，从长强穴

别出，挟脊柱两旁，沿背膂上行到项部，散于头上，又返转回来向下行于肩胛部的左右，别行走入足太阳膀胱经，入于深部贯脊柱两旁。灵 10“督脉之别，名曰长强，挟膂上项，散头上，下当肩胛左右，别走太阳，入贯膂。”

虞（yú）

地名。见“上虞”。

睛（jīng）

1. 眼珠。伤 252“伤寒六七日，目中不了了，睛不和，无表里证。”钱潢：“睛，目瞳子也。”

2. 视力。灵 4“其精阳气上走于目而为睛，其别气走于耳而为听。”

睹（dǔ）

见；察看。《说文・目部》：“睹，见也。”灵 1“未睹其疾，恶知其原。”灵 3“睹其色，察其目，知其散复。”

睡（shuì）

睡眠。金 15“腹满，舌痿黄，燥不得睡，属黄家。”

睢（suī）

中药名。香蒲的别名。见该条。神 2“香蒲味甘，平……久服轻身，耐老。一名睢。”

嗜（shì）

爱好，喜欢。素 12“其民食鱼而嗜咸。”灵 80“胃气逆上，则胃脘寒，故不嗜食也。”

【嗜欲】

1. 嗜好与欲望。素 1“是以嗜欲不能劳其目，淫邪不能惑其心。”张介宾：“嗜欲，人欲也。”

2. 喜好。素 9“嗜欲不同，各有所通。”张介宾：“五脏嗜欲不同，各有所喜。”

【嗜卧】

1. 嗜睡，多睡。素 16“秋刺夏分，病不已，令人益嗜卧，又且善梦。”难 16“腹胀满，食不消，体重，节痛，怠堕，嗜卧，四支不收。”

2. 喜欢卧床休息。伤 37“太阳病，十日以去，脉浮细而嗜卧者，外已解也。”

嗔（chēn）

生气，发怒。见“恚嗔”。

暍（yē）

1. 伤暑。金 2“太阳中热者，暍是也。”尤怡：“中热亦即中暑，暍即暑之气也。”

2. 热。见“暍暍”。

【暍暍】 形容热盛。素 36“先寒后热，熇熇暍暍然。”王冰：“暍暍，亦热盛也。”

愚（yú）

1. 愚昧；愚笨。素 1“愚智贤不肖，不惧于物，故合于道。”素 5“智者察同，愚者察异，愚者不足，智者有余”灵 60“故圣人自治于未有形也，愚者遭其已成也。”

2. 自称之谦词。素 76“而愚诊之，以为伤肺，切脉浮大而紧，愚不敢治。”

【愚心】 愚拙之心。素 78“是故治不能循理，弃术于市，妄治时愈，愚心自得。”

【愚医】 指诊疗水平低劣的医生。素 77“愚医治之，不知补泻，不知病情。”

嗄（shà）

声音嘶哑。《玉篇・口部》：“嗄，声破。”金 3“蚀于上部则声喝（一作嗄），甘草泻心汤主之。”

暖（nuǎn）

温暖。素 74“彼春之暖，为夏之暑，

彼秋之忿，为冬之怒。”灵 5“天地相感，寒暖相移，阴阳之道，孰少孰多?”

【暖水】 温热的水。伤 387“多饮暖水，汗出愈。”伤 396“蜀漆，暖水洗，去腥。”

盟（méng）

古代诸侯在神前誓约、结盟。《释名·释言语》:“盟，明也，告其事于神明也。”灵 9“传之后世，以血为盟，敬之者昌，慢之者亡。”灵 48“此先师之所禁，坐私传之也，割臂歃血之盟也。”

暗（àn）

昏昧，不明白。灵 1“粗之暗乎，妙哉工独有之。”灵 3“粗之暗者，冥冥不知气之微密也。”

暄（xuān）

1. 温暖。素 67“东方生风，风生木……在藏为肝，其性为暄。”王冰:“暄，温也，肝木之性也。”张介宾:“暄，温暖也。”

2. 热。素 71“其运炎暑，其化暄曜郁燠……少阴所至为暄。”高世栻:“暄，温热也。”

【暄暑】 暑热。素 70“赫曦之纪，是谓蕃茂……其德暄暑郁蒸，其变炎烈沸腾。”张介宾:“热化所行，其德应夏。”素 71“其运热，其化暄暑郁燠，其变炎烈沸腾。”

暇（xiá）

为“谓”之讹。素 14“亦何暇不早乎?”林亿:“按别本‘暇’一作‘谓’。”又，高世栻:“亦何其闲暇之甚，而不早为之计，以至病成而逆乎?”

跻（qiāo 蹻）

1. 同“跷”。举足。素 54“巨虚者，跻足骱独陷者。”王冰:“跻，谓举也。”

2. 古代一种治疗方法，即活动手足以导引。见“按跻”。

3. 指跻脉所通的申脉穴。素 41“刺直阳之脉上三痏，在跻上郄下五寸横居，视其盛者出血。”王冰:“跻为阳跻所生申脉穴，在外踝下也。”

4. 阳跻脉。素 21“少阳藏独至，是厥气也。跻前卒大，取之下俞。”王冰:“跻，谓阳跻也。”

5. 指跻脉。素 62“病不知所痛，两跻为上。”王冰:“两跻，谓阴阳跻脉，阴跻之脉，出于照海，阳跻之脉，出于申脉。”灵 73“不知所苦，两跻之下，男阴女阳，良工所禁，针论毕矣。”张介宾:“当灸两跻之下，即足太阳申脉、足少阴照海二穴也。”

【跻脉】 奇经八脉之一。有阴跻、阳跻之分。灵 17“跻脉有阴阳，何脉当其数?”难 23“人两足跻脉，从足至目。”①指阴跻脉。灵 17“跻脉者，少阴之别，起于然骨之后，上内踝之上……属目内眦。合于太阳。”马莳:“此言阴跻之起止也。”②指阳跻脉。灵 13“足少阳之筋……并跻脉而行。”

跳（tiào）

跳动。灵 13“其病足中指支胫转筋，脚跳坚。”张介宾:“跳者，跳动。”金 11“心中痛而自烦，发热，当脐跳，其脉弦。”

跪（guì）

屈膝，单腿或双腿着地，臀部抬起。素 60“取膝上外者使之拜，取足心者使之跪。”杨上善:“屈膝至地，身不伏为跪也。”灵 80“披发长跪，俯而视之。”

路（lù）

通路，路径。素 27“卒然逢之，早遏其路。”素 62“外门不闭，以出其疾，摇大其道，如利其路，是谓大泻。”灵 63“注之则胃中竭，竭则咽路焦，故舌本干而善渴。”杨上善：“咽为下食，又通于涎，故为路也。”

跟（gēn）

脚后跟。灵 10“肾足少阴之脉……别入跟中，以上踹内。”灵 13“足太阳之筋……上循跟，结于腘。”灵 52“足太阳之本，在跟以上五寸中。”

【跟骨】 足跟骨。素 2“昆仑在外踝之后，跟骨之上，为经。”

蜈（wú）

中药名。见“蜈蚣”。

【蜈蚣】 中药名。又名吴公、百足虫、千足虫、金头蜈蚣、百脚等。为蜈蚣科蜈蚣属动物少棘蜈蚣和多棘蜈蚣的全体。辛，温，有毒。入肝经。祛风，定惊，攻毒，散结。主治中风，惊痫，破伤风，风湿顽痹，疮疡，瘰疬，毒蛇咬伤。神 4“蜈蚣味辛，温。主鬼疰，蛊毒。啖诸蛇、虫、鱼毒，杀鬼物老精，温疟。”

蜎（xuān）

通“翾”。见“蜎飞”。

【蜎飞】 飞翔。借指能飞翔的昆虫。难 63“万物之始生，诸蚑行喘息，蜎飞蠕动。”

蜂（fēng）

昆虫名。为膜翅类昆虫，种类很多。多有毒刺，喜群居。神 3“白兔藿……主蛇虺、蜂、虿、猘狗、菜、肉、蛊毒、鬼疰。”

【蜂子】 中药名。蜜蜂子的别名。为蜜蜂科蜜蜂属昆虫中华蜜蜂等的未成熟幼虫。甘，平。祛风，解毒，杀虫，通乳。主治头风，麻风，丹毒，风疹，虫积腹痛，带下，产后乳少。神 103“蜂子味甘，平。主风头，除蛊毒，补虚羸、伤中。”

【蜂肠】 中药名。露蜂房的别称。见该条。神 3“露蜂房……一名蜂肠。”

【蜂窝】 中药名。又名露蜂房、蜂巢、马蜂窝、黄蜂窝等。为胡蜂科胡蜂属昆虫大黄蜂或同属近缘昆虫的巢。甘，平，小毒。入肝、胃、肾经。祛风止痛，攻毒消肿，杀虫止痒。主治风湿痹痛，风虫牙痛，痈疽恶疮，瘰疬，喉舌肿痛，痔漏，瘾疹瘙痒，皮肤顽癣。组方有鳖甲煎丸。金 4“鳖甲煎丸方……蜂窝四分（炙）。”

蜣（qiāng）

中药名。见“蜣螂”。

【蜣娘】 中药名。蜣螂的别称。见该条。神 4“蜣娘味咸，寒。主小儿惊痫，瘈疭，腹胀，寒热；大人癫疾，狂易。一名蛣蜣。”

【蜣螂】 中药名。又名蜣娘、蛣蜣等。为金龟子科蜣螂属动物屎壳螂的全虫。咸，寒，有毒。入肝、胃、大肠经。破瘀，定惊，通便，攻毒。主治癥瘕，惊痫，噎膈反胃，腹胀便秘，痔漏，疔肿，恶疮。组方有鳖甲煎丸。金 4“鳖甲煎丸方……蜣螂六分（熬）。”

嗌（yì）

咽喉。素 5“天气通于肺，地气通于嗌。”张介宾：“嗌，咽也。”素 31“太阴脉布胃中络于嗌，故腹满而嗌干。”灵 81“痈发于嗌中，名曰猛疽，猛疽不治，化为脓，脓不泻，塞咽，半日死。”

【嗌干】 症状名。咽喉干燥。素 49“所谓甚则嗌干热中者，阴阳相薄而热，故嗌干也。”灵 26“嗌干，口中热如胶，取足少阴。”

【嗌肿】 症状名。咽喉肿胀。灵 10“是动则病耳聋浑浑焞焞，嗌肿喉痹。”

【嗌痛】 症状名。咽喉疼痛。灵 10“是动则病嗌痛颔肿，不可以顾。”素 63“邪客于足少阴之络，令人嗌痛不可内食。”

【嗌塞】 症状名。咽喉阻塞不畅。素

71“民病咳嗌塞，寒热发。”

署（shǔ）

题字，题名。素 66“请著之玉版，藏之金匮，署曰《天元纪》。”张介宾:“署，表识也。”素 71“请藏之灵兰之室，署曰《六元正纪》。”

置（zhì）

1. 废弃。灵 38“工人不能置规而为圆，去矩而为方。”灵 48“旦暮勤服之，近者编绝，久者简垢，然尚讽诵弗置，未尽解于意矣。”难 76“当泻之时，何所置气……当泻之时，从荣置气。”黄竹斋:“置者，弃置其气而不用也。”

2. 搁置；停下。素 62“持针勿置，以定其意，候呼内针，气出针入。”吴崑:“言持针勿使放置也。”金 20“病虽愈，服之勿置。”

3. 安置，放入。灵 22“置其血于瓠壶之中。”灵 71“沸，置秫米一升，治半夏五合。”

4. 设立。难 62“府者阳也，三焦行于诸阳，故置一俞名曰原。”

瞏（qióng）

眼睛直视。见“目瞏”。

罪（zuì）

归罪，责备。灵 8“志意恍乱，智虑去身者，何因而然乎？天之罪与？人之过乎？”

蜀（shǔ）

四川省的别称。见“蜀中”、“蜀椒”。

【蜀中】 地名。今四川省。神 2“曾青味酸，小寒。主目痛，止泪出……生蜀中山谷。”

【蜀枣】 中药名。即山茱萸。见该条。神 3“山茱萸味酸，平。主心下邪气，寒热……一名蜀枣。”

【蜀郡】 秦时地名，今四川成都。神 3“铅丹味辛，微寒……生蜀郡平泽。”

【蜀椒】 中药名。为花椒的别名。因产于蜀地而名，又称巴椒、川椒。为芸香科花椒属植物青椒或花椒的果皮。辛，温，有小毒。入脾、胃、肾经。温中止痛，燥湿止泻，杀虫止痒。主治脾胃虚寒的脘腹冷痛，蛔虫腹痛，呕吐泄泻，肺寒咳喘，龋齿牙痛，阴痒带下，湿疹皮肤瘙痒。组方有乌梅丸、升麻鳖甲汤、乌头赤石脂丸、大建中汤、白术散。灵 6“用淳酒二十升，蜀椒一升，干姜一斤，桂心一斤。”

【蜀漆】 中药名。又名鸡尿草、鸭尿草、七叶。苦、辛，温，有毒。除痰，截疟。主治癥瘕积聚，疟疾。组方有桂枝去芍药加蜀漆牡蛎龙骨救逆汤、牡蛎泽泻散、蜀漆散。神 4“蜀漆味辛，平。主疟及咳逆，寒热，腹中癥坚，痞结积聚，邪气蛊毒，鬼疰。”

【蜀羊泉】 中药名。又名羊泉、羊饴、漆姑、野茄等。为茄科茄属植物青杞的全草或果实。苦，寒，有小毒。清热解毒。主治咽喉肿痛，乳腺炎，疥癣瘙痒，视物不清。神 4“蜀羊泉味苦，微寒。主头秃，恶疮，热气，疥瘙痂，癣虫。”

【蜀漆散】 方剂名。组成：蜀漆（洗去腥）、云母（烧二日夜）、龙骨等分。煎服法：上三味，杵为散。未发前以浆水服半钱，临发时服一钱匕。加减：温疟加蜀漆半分。功用：祛痰通阳截疟。主治：牝疟。症见寒热往来，寒多热少。金 4“疟多寒者，名曰牝疟，蜀漆散主之。”

嵩（sōng）

嵩山。见“嵩山”、“嵩高”。

【嵩山】 山名。在河南登封县北。神 4“白头翁味苦，温。主温疟，狂易……生嵩山山谷。”

【嵩高】 山名。即嵩山。神 2“薯蓣味甘，温。主伤中，补虚羸……生嵩高山谷。”

错（cuò 錯）

1. 交错，相合。素 66“动静相召，上下相临，阴阳相错，而变由生也。”

2. 乱，错乱。《书・微子》:“殷既错天命。”孔传:“错，乱也。”素 26“阴阳相错，真邪不别，沉以留止，外虚内乱，淫邪乃起。”灵 5“肝肺内䐜，阴阳相错。”

锡（xī 錫）

1. 金属之一，化学元素符号 Sn。神 2“水银 味辛，寒……杀金、银、铜、锡毒。”

2. 通“赐”。赏赐，赐给。素 74“经言盛者泻之，虚者补之，余锡以方士。”张介宾:“锡，赐也。”

【锡镜鼻】 中药名。为粉锡的副品药。参见该条。神 4“粉锡味辛，寒……锡镜鼻主女子血闭，癥瘕伏肠，绝孕。”森立之：“黑字云：锡铜镜鼻……陶云：此物与胡粉（粉锡）异类，而今共条，当以其非正成具一药，故以附见锡品中也。古无纯以锡作镜者，皆用铜杂之。”

锤（chuí 鍾）

锤子。素 41“同阴之脉，令人腰痛，痛如小锤居其中”。

锥（zhuī 錐）

1. 锥子。灵 24“厥心痛，痛如以锥针刺其心。”

2. 疑为“鍭”之讹。箭镞，指代兵器。素 2“譬犹渴而穿井，斗而铸锥，不亦晚乎。”又，《太素》卷二“锥”作“兵”。

锦（jǐn 錦）

有彩色花纹的丝织品。见“锦纹”。

【锦纹】 丝织品上的彩色花纹或条纹。金 3“阳毒之为病，面赤斑斑如锦纹，咽喉痛，唾脓血。”

雉（zhì）

野鸡。素 70“委和之纪……所谓复也，其主飞蠹蛆雉。”

辞（cí 辭）

言词。见“辞语”。

【辞语】 言辞，语言。灵 73“捷疾辞语者可使传论。”

歃（shà）

见“歃血”。

【歃血】 古代盟会中的一种仪式。盟约宣读后，参加者用口微吸所杀牲之血，以示诚意。一说，以指蘸血，涂于口旁。素 20“歃血而受，不敢妄泄。”王冰:“歃血，饮血也。”灵 48“黄帝亲祝曰：今日正阳，歃血传方，有敢背此言者，反受其殃。”张介宾：“盟者以血涂口傍曰歃血。”

稚（zhì）

细小。《广韵・至韵》:“稚，亦小也。”素 70“生而不长，成实而稚。”

颓（tuí 頽）

1. 崩塌。素 48“脉至如颓土之状，按之不得，是肌气予不足也。”张介宾:“颓土之状，虚大无力，而按之即不可得。”

2. 衰败。见“颓落”。

3. 通“㿉”。阴肿之义。见“颓疝”。

【颓疝】 病名。即㿉疝，以阴囊肿痛为主症的疾病。素 7“三阳为病……其传为颓疝。”王冰:“下坠则筋缓，故睾垂纵缓，内作颓疝。”张志聪:“颓疝者，小腹控卵肿痛，所谓膀胱疝也。”

【颓落】 衰败。灵 54“四十岁，五藏六府十二经脉，皆大盛以平定，腠理始疏，荣华颓落，发颇斑白。”

愁（chón）

忧虑，忧愁。见“愁忧”。

【愁忧】 忧愁。灵 4“愁忧恐惧则伤心。”灵 8“愁忧者，气闭塞而不行。”灵 28“故悲哀愁忧则心动。”

筯（zhù ）

同“箸”。筷子。灵 39“小者如针，大者如筯。”《甲乙经》卷一“筯”作“箸”。

简（jiǎn 簡）

1. 竹简。古代记载文字的竹片。灵 48“旦暮勤服之，近者编绝，久者简垢。”

2. 简要。素 66“愿夫子推而次之，令有条理，简而不匮，久而不绝。”王冰：“简，省要也。”

筩（tǒng）

1. 管状的器物。此指中空如筒的针。灵 19“徒瘀，先取环谷下三寸，以铍针针之，已刺筩之，而内之，入而复之，以尽其瘀。”张志聪：“筩，筒也。以如筒之针而内之，入而复出，以尽其瘀。”楼英《医学纲目》：“筩针，针中有空窍，如筩出水也。”

2. 使（针身）如竹管状。灵 78“故为之治针，必筩其身而锋其末。”

毁（huǐ）

1. 毁坏，破坏。见“毁折”。

2. 损伤，伤害。素 35“方其盛时必毁，因其衰也，事必大昌。”高世栻：“毁，伤也。”

【毁伤】

1. 损坏，伤害。素 17“阴阳俱盛则梦相杀毁伤……当病毁伤不见血。”

2. 指攻伐。灵 55“方其盛也，勿敢毁伤，刺其已衰，事必大昌。”

【毁折】 毁坏。素 71“土发而飘骤，木发而毁折。”

【毁沮】 毁坏。素 77“精气竭绝，形体毁沮。”张介宾：“沮，坏也。”

鼠（shǔ）

老鼠。素 70“从革之纪……其主鳞伏彘鼠。”

【鼠仆】 为“鼠鼷”之讹。小鼠。比喻横骨尽处去中行五寸之肉核。素 52“刺气街中脉，血不出，为肿鼠仆。”林亿：“按别本‘仆’一作‘鼷’，《气府论》注：‘气街在脐下横骨两端鼠鼷上一寸也。’”张介宾：“仆当作鼷。刺气街者，不中穴而旁中其脉，若血不出，当为肿于鼠鼷也。”又，王冰：“气街之中……今刺之而血不出，则血脉气并聚于中，故内结为肿，如伏鼠之形。”

【鼠妇】 中药名。又名伊威、蟠、鼠负、负蟠、鼠姑、鼠黏、鼠赖虫等。为卷甲虫科平甲虫属动物普通卷甲虫或潮虫科鼠妇属动物鼠妇的全虫。酸、咸，凉。入肝、肾经。破瘀消癥，通经，利水，解毒，止痛。主治癥瘕，疟母，血瘀经闭，小便不通，惊风撮口，牙齿疼痛，鹅口诸疮。组方有鳖甲煎丸。神 4“鼠妇味酸，温。主气癃，不得小便。妇人月闭，血瘕，痫痓，寒热。利水道。一名负蟠，一名蛜蝛。”

【鼠李】 中药名。又名牛李、鼠梓、椑、山李子、牛李子等。为鼠李科鼠李属植物冻绿的果实。苦、甘，凉。入肝、肾经。清热利湿，消积通便。主治水肿腹胀，疝瘕，瘰疬，疮疡，便秘。神 4“鼠李主寒热，瘰疬疮。”

【鼠法】 中药名。天鼠屎的别名。见该条。神 4“天鼠屎味辛……一名鼠法。”

【鼠姑】 中药名。牡丹的别名。见该条。神 4“牡丹味辛，寒。主寒热，中风瘈疭……一名鼠姑。”

【鼠蓂】 中药名。假苏的别名。见该

条。神 4“假苏味辛，温。主寒热……一名鼠蓂。”

【鼠瘘】 病名。瘰疬溃破后所形成的经久不愈的瘘管，因其状如鼠之洞穴，故名。灵 70“寒热瘰疬在于颈腋者，皆何气使生？岐伯曰：此皆鼠瘘寒热之毒气也，留于脉而不去者也。”张介宾：“瘰疬者，其状累然而历贯上下也，故于颈腋之间，皆能有之。因其形如鼠穴，塞其一，复穿其一，故又名鼠瘘。”素 60“鼠瘘寒热，还刺寒府，寒府在附膝外解营。”

魁（kuí）

大。见“魁羸”。

【魁蛤】 中药名。海蛤的别名。见该条。神 3“海蛤味苦，平。主咳逆，上气，喘息，烦满，胸痛，寒热。一名魁蛤。”

【魁羸】 关节肿大，身体瘦弱。金 5“诸肢节疼痛，身体魁羸，脚肿如脱，头眩短气，温温欲吐，桂枝芍药知母汤主之。”

微（wēi）

1. 精妙，深奥。素 8“至道在微，变化无穷，孰知其原！”素 80“诊合微之事，追阴阳之变。”灵 1“刺之微，在速迟……空中之机，清静而微，其来不可逢，其往不可追。”

2. 细小。《广雅·释诂二》：“微，小也。”素 10“五色微诊，可以目察。”灵 38“明于日月，微于毫厘。”

3. 轻微，轻浅。素 14“夫病之始生也，极微极精。”高世栻：“微，犹轻也。”素 67“气相得则微，不相得则甚。”伤 335“厥深者热亦深，厥微者热亦微。”

4. 指微病。即病之轻浅者。素 62“邪客于形，洒淅起于毫毛，未入于经络也，故命曰神之微……刺微奈何？”马莳：“然方其血未并于气，气未并于血……尚未入于大经与大络也，故名曰神之微病耳。”

5. 指六淫邪气侵入六腑的病证。金 1“人又有六微，微有十八病，合为一百八病。”周扬俊：“故邪之在腑者，合外于经，其受患为浅，而欲散不难，不若五脏之深且甚焉，故曰微也。”

6. 微弱。素 17“言而微，终曰乃复言者，此夺气也。”素 19“其气来不实而微，此谓不及。”灵 62“其余气衰散以逆上，故其行微。”

7. 衰微，衰弱。素 16“脉乱气微，入淫骨髓。”金 5“营气不通，卫不独行，营卫俱微。”

8. 脉象名。指脉搏极细而软，按之欲绝，若有若无。素 48“微见九十日死。”素 80“三阳绝，三阴微，是为少气。”王冰：“三阳之脉悬绝，三阴之诊细微，是为少气之候也。”金 17“寸口脉微而数，微则无气。”

9. 细致，仔细。灵 49“故相气不微，不知是非。”马莳：“故相视气色不能至于精微者，不知病之为是为非。”

10. 始，初。素 48“脉至浮合，浮合如数，一息十至以上，是经气予不足也，微见九十日死。”张介宾：“微见，始见也。言初见此脉，便可期九十日而死。”

11. 副词。表示程度，相当于“稍微”、“微微”。素 14“平治于权衡，去宛陈莝，微动四极，温衣。”素 17“故冬至四十五日，阳气微上，阴气微下；夏至四十五日，阴气微上，阳气微下。”金 1“鼻头色微黑者，有水气。”

【微风】

1. 病证名。脾虚被风木之邪所乘，以肌肉蠕动主症的病证。素 62“血气未并，五藏安定，肌肉蠕动，命曰微风。”张介宾：“脾土畏风木，风主动，故命微风。”又，杨上善：“濡动者，以体虚受风，腠理内动，命曰微风。”

2. 症状名。微微恶风。金 17“吐后，渴欲得水而贪饮者，文蛤汤主之。兼主微风，脉紧，头痛。”

3. 病因名。轻微的风邪。金 6“卧不时动摇，加被微风，遂得之。”

【微火】 小火。伤 12“以水七升，微火煮取三升。”金 10“内胶饴一升，微火煎取一升半。”

【微邪】 五邪之一。指依据五行相克关系，从我克之脏来的邪气。难 50“从所不胜来者为贼邪，从所胜来者为微邪。”叶霖：“病有微邪者，如心属火，其邪从肺金传来，火克金，金受克而火能胜，脏气既受制于我，则邪气亦不能深入，故曰从所胜来者，微邪也。”

【微针】 古针具名。指细小的针具。素 12“其病挛痹，其治宜微针。”张志聪：“微针者，其锋微细，浅刺之针也。”灵 1“欲以微针通其经脉，调其血气。”

【微饮】 证名。病情较轻的水饮内停之证。金 12“夫短气有微饮，当从小便去之，苓桂术甘汤主之。”

【微妙】 精深奥妙。素 17“微妙在脉，不可不察。”

【微热】 症状名。轻微发热。伤 30“寸口脉浮而大，浮为风，大为虚，风则生微热。”伤 71“若脉浮，小便不利，微热消渴者，五苓散主之。”

【微弱】

1. 病机。虚弱，衰弱。金 1“脾能伤肾，肾气微弱，则水不行。”

2. 脉象。应指虚弱无力。金 21“产妇郁冒，其脉微弱。”伤 27“脉微弱者，此无阳也。”

【微微】 轻微，稍微。金 2“若治风湿者，发其汗，但微微似欲出汗者，风湿俱去也。”

【微者逆之】 治法术语。指针对病轻而单纯的病证，采用药物的性质、作用趋向逆疾病表象而治的方法。素 74“寒者热之，热者寒之，微者逆之，甚者从之。”张介宾：“病之微者，如阳病则热，阴病则寒，故可逆之，逆即上文之正治也。”

【微者调之】 治法术语。病情轻微之证，用调和的方法治疗。素 74“微者调之，其次平之。”

【微者随之】 治法术语。郁气发作轻微时所发生的病证，应用顺应胜气性质的药物治疗。素 74“治之何如？岐伯曰：夫气之胜也，微者随之，甚者制之。”

愆（qiān）

错过。素 70“长气整，雨乃愆，收气平。”

愈（yù）

病好，痊愈。素 12“故治所以异而病皆愈者，得病之情，知治之大体也。”素 22“病在肝，愈于夏，夏不愈，甚于秋。”灵 9“邪气独去者，阴与阳未能调，而病知愈也。”

遥（yáo）

通“摇”。摇动。灵 73“泻必用员……遥大其穴，气出乃疾。”《太素》卷十九、《甲乙经》五“遥”并作“摇”。《素问·调经论》：“泻实者……摇大其道，如利其路。”张介宾：“遥，摇同。”

颔（hàn 頜）

指人体颈的前上方，颏的下方，结喉上方的部位。素 32“脾热病者……腹满泄，两颔痛。”素 74“民病少腹控睾，引腰脊，上冲心痛，血见，嗌痛颔肿。”王冰：“颔，颊车前牙之下也。”灵 10“胆足少阳之脉……是主骨所生病者，头痛颔痛，目锐眦痛。”《太素》卷八“颔”作“颇”。杨上善：“颇，谓牙车骨上抵颅以下者，名为颇骨。”

【颔脉】 循行于颔部的经脉。灵 76

“别者以上至耳前，合于颔脉，注足阳明。”

腠（còu）

1. 腠理。金 1“腠者，是三焦通会元真之处，为血气所注。”另见“腠理”、“肌腠”。

2. 为“庸”之讹。用之义。灵 23“未曾汗者，勿腠刺之。”《甲乙经》卷七、《太素》卷二十五“腠”作“庸”。杨上善：“虽未刺之，不须刺也。”又，马莳：“未曾汗出，勿刺其肤腠，刺之无益也”。

【腠理】 亦称膲理。即皮肤肌肉之纹理。腠理内通于脏腑，外发于肌肤，是元气、卫气、津液运行流通宣散的通道，为汗孔、毛窍所在之处，亦是外邪侵入人体的门户通道，邪气停留的场所。金 1“病则无由入其腠理。腠者，是三焦通会元真之处，为血气所注；理者，是皮肤藏府之文理也。”程云来：“腠理一作膲理，三焦出气以温肌肉，元真之所凑会，元气之所灌渗也；理者有粗理、有小理、有密理、有分理、有肉理，此皮肤之理也；府之环回周叠，脏之厚薄结直，此脏腑之理也”。素 5“清阳发腠理，浊阴走五藏。”王冰：“腠理为渗泄之门，故清阳可以散发。”素 50“病有在毫毛腠理者。”王冰：“皮之文理曰腠理”。灵 17“气之不得无行也……内溉藏府，外濡腠理。”张志聪：“腠理者，皮肤肌肉之文理，五藏募原之肉理也”。

膹（fèn 膹）

通“愤”。积满。见“膹郁”。

【膹郁】 胸满胀闷。素 74“诸气膹郁，皆属于肺。”王冰：“膹，谓膹满。郁谓奔迫也。”又，张介宾：“膹，喘急也。郁，痞闷也。”

腰（yāo）

身体胯上胁下的部分。为肾之府。素 17“腰者，肾之府，转摇不能，肾将惫矣。”素 45“项不可以顾，腰不可以俯仰。”灵 9“从腰以上者，手太阴阳明皆主之；从腰以下者，足太阴阳明皆主之。”

【腰围】 腰部周围的长度。灵 14“腰围四尺二寸。”杨上善：“当二十一椎，腰输之中围也。”

【腰重】 腰部沉重。素 74“主胜则腰重，腹痛，少腹生寒。”

【腰俞】 穴名。属督脉。位于第四骶椎下，骶管裂孔正中。素 63“邪客于足太阴之络，令人腰痛……刺腰尻之解，两胂之上，是腰俞。”吴崑：“腰尻之解，腰俞一穴也，两胂之上，脾俞二穴也。”

【腰疼】 症状名。腰部疼痛。金 12“发则寒热，背痛腰疼，目泣自出。”

【腰脊】 腰椎骨。素 31“巨阳受之，故头项痛腰脊强。”素 36“肾疟者，令人洒洒然，腰脊痛宛转。”灵 43“肾气盛则梦腰脊两解不属。”

【腰脽】 腰部与臀部。素 49“正月阳气出在上，而阴气盛，阳未得自次也，故肿腰脽痛也。”王冰：“脽，臀肉也。”素 71“关节禁固，腰脽痛。”

【腰痛】 症状名。腰部疼痛。素 41“足太阳脉令人腰痛，引项脊尻背如重状。”素 46“故肾为腰痛之病也。”灵 10“足少阴之别……实则闭癃，虚则腰痛。”

【腰髋】 犹腰胯。腰部。金 14“腰髋弛痛，如有物在皮中状。”

腥（xīng）

腥气，腥味。素 4“西方白色，入通于肺……其数九，其臭腥。”伤 112“蜀漆三两（洗去腥）。”

【腥臭】

1. 腥气，腥味。难 49“入脾为香臭，入肝为臊臭，入肾为腐臭，入肺为腥臭。”

2. 又腥又臭的气味。金 7“咽干不渴，时出浊唾腥臭。”

【腥臊】 腥臭的气味。素40“有病胸胁支满者，妨于食，病至则先闻腥臊臭。”

腨（shuàn）

又称“腓”，小腿肚。素60“腨下陷脉灸之。”素74“腘如结，腨如别。”王冰：“腨，胻后软肉处也。”灵21“腓者，腨也。”

【腨肠】

1. 即腓肠，小腿肚。灵2“别入贯腨肠，出于委阳。”马莳：“腨肠，即足腹也。”

2. 指腓肠部的承筋穴。素52“刺腨肠内陷，为肿。”马莳：“腨肠，足鱼腹中承筋穴。”又，张介宾：“腨肠，足肚也。”

腹（fù）

腹部，肚子。与背相对，属阴。素4“言人身之阴阳，则背为阳，腹为阴。”素33“腹者，至阴之所居。”①指腹部的皮肤。灵57“腹色不变。”②指腹胀的症状。素31“十日太阴病衰，腹减如故，则思饮食。”伤236“小便当利，尿如皂荚汁状，色正赤，一宿腹减，黄从小便去也。”

【腹大】 症状名。腹部胀大隆起。素22“肾病者，腹大胫肿，喘咳身重，寝汗出憎风。”素42“胃风之状……诊形瘦而腹大。”灵57“腹大，身尽肿，皮厚。”

【腹气】 腹部之气。灵52“请言气街，胸气有街，腹气有街，头气有街，胫气有街。”

【腹里】

1. 腹内。灵35“藏府之在胸胁腹里之内也。”

2. 指腹部。灵47“皮缓腹里大者，大肠缓而长。”素60“任脉者……循腹里，上关元至咽喉。”

【腹鸣】 症状名。即肠鸣。灵60“腹鸣而满，四肢清，泄，其脉大，是二逆也。”

【腹肿】 症状名。腹部肿胀。素49“阳明并于上，上者则其孙络太阴也，故头痛、鼻鼽、腹肿也。”

【腹胀】 病症名。腹部胀满不适。素62“形有余则腹胀，泾溲不利。”灵8“脾气虚则四肢不用，五藏不安，实则腹胀，经溲不利。”灵29“胃中寒，则腹胀。”

【腹筋】

1. 分布于腹部的经筋。灵13“足阳明之筋……腹筋急，引缺盆及颊，卒口僻，急者目不合。”

2. 腹壁静脉。灵57“鼓胀何如……腹胀身皆大，大与肤胀等也，色苍黄，腹筋起，此其候也。”

【腹痛】 病症名。腹部疼痛。素32“肝热病者，小便先黄，腹痛多卧，身热。”素55“病在少腹，腹痛不得大小便，病名曰疝，得之寒。”灵20“阳气不足，阴气有余，则寒中肠鸣腹痛。”

【腹满】 症状名。腹部胀满不适。素5“阳盛则身热……齿干以烦冤，腹满死，能冬不能夏。”素38“三焦咳状，咳而腹满，不欲食饮。”灵33“水谷之海有余，则腹满。”

【腹中论】《素问》篇名。主要论述了臌胀、血枯、伏梁、热中、消中、厥逆等病证的病因、症状及治疗，由于这些病证均生于腹内，故名《腹中论》。吴崑：“篇内所议者，皆腹中之事，故以名篇。”

【腹脉法】 腹部取穴的方法。素59“鸠尾下三寸，胃脘五寸，胃脘以下至横骨六寸半一，腹脉法也。”素59“冲脉气所发者二十八穴……腹脉法也。”张志聪：“冲脉之侠脐下两旁，各开五分，每穴相去一寸，此取腹脉之法。”

【腹满寒疝宿食病脉证治】《金匮要略》篇名。主要论述了腹满、寒疝、宿食病证的脉、因、证、治。这三种病证均属于胃肠道病变，都有腹部胀满或疼痛症状，故合为一篇讨论。

腧（shù）

1. 腧穴。灵 2“足阳明挟喉之动脉也，其腧在膺中”。灵 24“心痛不可刺者，中有盛聚，不可取于腧。”

2. 指五输穴中的输穴。灵 1“所出为井，所溜为荥，所注为腧，所行为经，所入为合。”灵 2“肺出于少商……注于太渊，太渊，鱼后一寸陷者中也，为腧。”灵 71“手少阴之脉独无腧，何也?”

腾（téng 騰）

1. 升。素 68“地气上升，气腾于天。”素 71“天气下降，地气上腾。”

2. 水涌貌。见“沸腾”。

鲍（bào 鮑）

即鲍鱼。见“鲍鱼”。

【鲍鱼】 鳆鱼的别名。即石决明。素 40“饮以鲍鱼汁，利肠中及伤肝也。”王冰:“鲍鱼味辛臭，温平，无毒，主治瘀血、血痹在四肢不散者。”又，盐渍鱼。高世栻:“鲍鱼，腌鱼也，味酸气臭。”

鮀（tuó 鮀）

鱼名。见“鮀鱼甲”。

【鮀鱼甲】 中药名。又名鼍、土龙、鼍龙、猪婆龙、扬子鳄。为鼍科动物扬子鳄的鳞甲。辛，微温。逐瘀，消积，杀虫。主治癥瘕积聚，崩漏，带下，疮疥，恶疮。神 3“鮀鱼甲味辛，微温。主心腹癥瘕，伏坚积聚，寒热，女子崩中，下血五色，小腹阴中相引痛。疮疥，死肌。”

触（chù 觸）

1. 撞，顶撞。《说文·角部》:“触，抵也。”灵 24“厥心痛……如从后触其心。”

2. 接触。金 10“心胸中大寒痛……上下痛而不可触近。”

3. 犯，触犯。《篇海类编·角部》:“触，犯也。”素 4“八风发邪……触五藏，邪气发病。”素 69“夫气之动乱，触遇而作。”

解（一、jiě）

1. 用刀分解动物或人的肢体。见“解剖”。

2. 分割，分开。灵 23“身体腰脊如解。”马莳:“其身体腰脊俱如解分，不相连属。”灵 43“肾气盛则梦腰脊两解不属。”

3. 涣散，离散。《广雅·释诂三》:“解，散也。”素 3“失之则内闭九窍，外壅肌肉，卫气散解，此谓自伤，气之削也。”

4. 融化。素 49“正月阳气冻解，地气而出也。”素 64“春者，天气始开，地气始泄，冻解冰释，水行经通。”灵 75“必待天温冰释冻解，而水可行。”

5. 溶解，稀释。金 10“右一味，以蜜二斤，煎减半，去滓，以桂枝汤五合解之。”

6. 解除，消除。素 33“汗出而烦满不解者厥也。”伤 42“太阳病，外证未解，脉浮弱者，当以汗解，宜桂枝汤。”神 2“扁青……破积聚，解毒气，利精神。”

7. 指发汗解表。伤 48“设面色缘缘正赤者，阳气怫郁在表，当解之熏之。”

8. 指疾病解除。即病愈。伤 116“欲自解者，必当先烦，烦乃有汗而解。”金 4“病疟以月一日发，当以十五日愈；设不差，当月尽解。”金 12“呕家本渴，渴者为欲解。”

9. 解开。灵 1“结虽久，犹可解也。”灵 26“痿厥为四末束悗，乃疾解之。”难 15“来如解索，去如弹石曰死。”

10. 理解，晓悟。素 75“诵而颇能解，解而未能别。”灵 12“余闻之，快于耳，不解于心，愿卒闻之。”金 1“中工不晓相传，见肝之病，不解实脾，惟治肝也。”

11. 解释，讲解。《玉篇·角部》:“解，释也。”素 31“不知其解，愿闻其故。”素 54“愿闻九针之解。”素 78“循经受业，皆言十全，其时有过失者，请闻其事解也。”

12. 滑利。灵 80“此人肠胃大而皮肤湿，而分肉不解焉。肠胃大则卫气留久，皮肤湿则分肉不解，其行迟。”张介宾：“解，利也。”

13. 指解结的针法。灵 75“请言解论，与天地相应，与四时相副，人参天地，故可为解。”张介宾：“解论，解结之论也。人与天地相参应，必知其道，斯可与方解结矣。”

（二、xiè）

1. 骨骼连接处。素 60“寒府在附膝外解营。”王冰：“解，谓骨解。”素 63“邪客于足太阴之络，令人腰痛……刺腰尻之解。”高世栻：“解，骨缝也。”素 58“内解泻于中者十脉。”王冰：“解，谓骨解之中经络也。”

2. 通“懈”。懈怠，松懈。灵 73“必端以正，安以静，坚心无解。”张志聪：“其针必端以正，安静以候气至，坚心而无懈惰。”素 3“因而饱食，筋脉横解。”

【解肌】 治法名。解表法之一。指用桂枝汤调和营卫，以解除肌表之邪的治疗方法。伤 16“桂枝本为解肌，若其人脉浮紧，发热汗不出者，不可与之也。”尤怡：“解肌者，解散肌表之邪。”

【解利】 舒缓滑利。灵 47“卫气和则分肉解利，皮肤调柔，腠理致密矣。”灵 54“五藏坚固，血脉和调，肌肉解利。”张介宾：“解利者可无留滞。”

【解表】 治法名。指通过发汗以解除在表之邪的治疗方法。伤 164“伤寒大下后，复发汗，心下痞，恶寒者，表未解也，不可攻痞，当先解表，表解乃可攻痞。解表宜桂枝汤，攻痞宜大黄黄连泻心汤。”

【解$_2$㑊】 病证名。身体感觉困倦，懈怠无力，懒于行动的病症。素 18“尺缓脉涩，谓之解㑊。”高世栻：“解㑊，犹懈怠。”张介宾：“解㑊者，困倦难状之名也。”素 64“夏刺经脉，血气乃竭，令人解㑊。”灵 74“尺肉弱者，解㑊。”

【解毒】 清除毒邪。神 2“甘草……坚筋骨，长肌肉，倍力，金创，尰，解毒。”神 4“蝼蛄……溃痈肿，下哽噎，解毒，除恶疮。”

【解脉】 足太阳经别行之脉。素 41“解脉令人腰痛，痛引肩……刺解脉，在膝筋肉分间郄外廉之横脉出血，血变而止。”王冰：“解脉，散行脉也，言不合而别行也。”马莳：“解脉者，膀胱经之脉也。足太阳之脉，起于目内眦，上额交巅上，循肩髆侠脊，抵腰中，入循膂络肾属膀胱，下入腘中，又其支别者，从髆内别下贯胛，循髀外后廉，而下合于腘中两脉，如绳之解散，故名解脉。解者，散行意也，言不合而别行也。”

【解结】

1. 解开绳结。灵 1“夫善用针者，取其疾也……犹解结也。”

2. 指消除郁结的治法。灵 75“坚紧者，破而散之，气下乃止，此所谓以解结者也……此必有横络盛加于大经，令之不通，视而泻之，此所谓解结也。”张介宾：“结者邪之所聚，刺去其邪，即解结之谓也。”

【解离】 中药名。为防己的别名。见“防己”。神 4“防己味辛，平。主风寒，温疟，热气，诸痫……一名解离。”

【解剖】 用刀、剪剖开人体或动物。灵 12“若夫八尺之士，皮肉在此……其死可解剖而视之。”

【解散】 离散，分散。素 77“粗工治之，亟刺阴阳，身体解散，四肢转筋，死日有期。”

【解惑】

1. 解除疑惑。素 39“令验于已而发蒙解惑。”王冰：“言如发开童蒙之耳，解于疑惑之心。”

2. 五节刺法之一。用以治疗大风在身，

血脉偏虚，阴阳失调，神志迷惑的病症。灵75“五曰解惑……解惑者，尽知调阴阳，补泻有余不足，相倾移也。”马莳：“解惑者，如解其迷惑也，其法尽知调阴阳诸经之虚实，以移其病也。”

【解锡】 中药名。为粉锡的别名。见“粉锡”。神4“粉锡味辛，寒。主伏尸，毒螫，杀三虫。一名解锡。”

【解溪】 穴名。属足阳明胃经。经穴。位于足背踝关节前横纹中点，当拇长伸肌腱和趾长伸肌腱之间凹陷处。灵2“胃出于厉兑……行于解溪，解溪，上冲阳一寸半陷者中也，为经。”

【解$_2$堕】 通“懈惰”。倦怠无力。素1“今五藏皆衰，筋骨解堕，天癸尽矣。”高世栻：“解堕，同懈惰。”

【解$_2$㥚】 通“懈惰”。倦怠无力。素43“脾痹者，四肢解㥚。”《太素》卷三“解堕”作“懈惰”。素16“夏刺春分，病不愈，令人解㥚。”

【解蠡】 中药名。为薏苡人的别名。见“薏苡人”。神2“薏苡人味甘，微寒……一名解蠡。”

【解精微论】《素问》篇名。本篇主要阐述了哭泣涕泪的产生与精神情感、水火阴阳的关系。马莳：“内言工之所知，自有至道，然涕泣等义，其理精微，故名篇。”

酱（jiàng）

中药名。见“败酱”。

禀（bǐng 稟）

1. 给予，供给。《广雅·释诂三》：“禀，予也。”灵1“十二原者，五藏之所以禀三百六十五节气味也。”

2. 承受，接受。灵38“夫冲脉者，五藏六府之海也，五藏六府皆禀焉。”素18“平人之常气禀于胃。”难15“胃者，水谷之海也，主禀，四时故皆以胃气为本。”

瘃（zhú）

冻疮。《说文·疒部》：“瘃，中寒肿核。”灵64“血少气多，则肉而善瘃。”

痱（féi）

病名。即中风，偏瘫。灵23“痱之为病也，身无痛者，四肢不收，智乱不甚，其言微知，可治，甚则不能言，不可治也。”神4“白及……贼风鬼击，痱缓不收。”

痹（bì）

1. 病证名。指风寒湿邪侵袭经络，痹阻气血，引起关节肌肉疼痛、麻木、屈伸不利为主症的疾病。素43“风寒湿三气杂至，合而为痹也……痹，或痛，或不痛，或不仁，或寒，或热，或燥，或湿，其故何也？”高世栻：“痹，闭也，血气凝涩不行也。”①指皮痹。素10“卧出而风吹之，血凝于肤者为痹。”王冰：“谓瘰痹也。”丹波元简：“志（张志聪）以痹为血痹，王则为瘰痹，义互相发焉。”②指寒痹。灵7“焠刺者，刺燔针则取痹也。”张介宾：“谓烧针而刺也，即后世火针之属，取寒痹者用之。”③指周痹。灵27“周痹……厥则他痹发，发则如是。”

2. 病证名。指气机升降出入受阻的一类病证。见“食痹”、“水瘕痹”。

3. 罹患痹病。素23“邪入于阳则狂，邪入于阴则痹。”王冰：“邪入于阴脉之内，则六经凝泣而不通，故为痹。”

4. 风寒湿等致痹之邪。素43“凡痹之客五藏者……淫气喘息，痹聚在肺；淫气忧思，痹聚在心。”吴崑：“痹聚者，风寒湿三气凝聚也。”

5. 闭塞，阻塞。灵10“实则龋聋，虚则齿寒痹隔。”伤334“咽中痛者，其喉为痹。”

6. 症状名。肢体麻木。伤174“去桂加白术汤方……初一服，其人身如痹。”金 2“白术附子汤……一服觉身痹，半日许，再服，三服都尽。”金 12“气从小腹上冲胸咽，手足痹。”

7. 疑为“瘅”之讹。热。金 15“寸口脉浮而缓，浮则为风，缓则为痹。痹非中风，四肢苦烦，脾色必黄，瘀热以行。”多纪元坚：“缓则为痹之痹字，盖是瘅字之讹，始与文义相叶。缓瘅烦三字韵，黄行二字韵。顾以其讹作痹，后人不辨，遂补痹非中风一句也。”

【痹气】

1. 气机闭阻。素 34“是人多痹气也，阳气少，阴气多。”张志聪：“痹气，气闭也。”吴崑：“痹气者，气不流畅而痹著也。”神 3“蛴螬味咸，微温。主恶血，血瘀痹气。”

2. 病证名。指痹证。灵 7“病痹气暴发者，取以员利针。”丹波元简：“虚邪客于经络而为暴痹者也。”神 2“蛇床子味苦，平……除痹气，利关节。”

【痹论】《素问》篇名。本篇系统地论述了痹证的病因、病机、证候分类以及治法和预后等，故名篇。

【痹热】 痹病发热。素 43“其热者，阳气多，阴气少，病气胜，阳遭阴，故为痹热。”

【痹厥】 病证名。①指痹证。素 4“秋善病风疟，冬善病痹厥。”王冰：“血象于水，寒则水凝，以气薄流，故为痹痛。”又，吴崑：“痹、厥不同，此所谓痹，寒痹也；此所谓厥，寒厥也。”②指痹证与厥证。素 10“卧出而风吹之，血凝于肤者为痹，凝于脉者为泣，凝于足者为厥，此三者，血行而不得反其空，故为痹厥也。”

【痹侠背行】 症状名。指脊柱两旁麻木。金 6“人年五六十，其病脉大者，痹侠背行。”

痼（gù）

1. 久治不愈的病。《玉篇·病部》：“痼，久病也。”见“痼病”等。

2. 久。金 20“胎动在脐上者，为癥痼害。”

【痼病】 久治不愈的疾病。灵 78“令可以泻热出血，而痼病竭。”

【痼疾】 久治不愈的疾病。灵 1“锋针者，刃三隅，以发痼疾。”金 1“夫病痼疾加以卒病，当先治其卒病，后乃治其痼疾也。”

【痼痹】 经久不愈的痹证。灵 7“病在经络痼痹者，取以锋针。”

廓（kuò）

大。《尔雅·释诂上》：“廓，大也。”见“寥廓”。

痿（wěi）

1. 病名。指身体某一部分萎缩或失去机能，不能行动的疾病。亦称痿疾、痿躄。按其发病原因和部位不同，又可分为骨痿、筋痿、脉痿、肉痿等。素 44“论言治痿者独取阳明何也？”素 74“诸痿喘呕，皆属于上。”灵 77“犯其雨湿之地，则为痿。”

2. 衰竭。素 47”肾风而不能食善惊，惊已心气痿者死。”王冰：“肾水受风，心火痿弱，水火俱困，故必死。”

3. 用同“萎”。①枯萎。见“痿黄”。②萎缩。素 22“脾病者，身重善肌肉痿。”

【痿论】《素问》篇名。全篇以肺热叶焦、五脏热盛、津液损伤立论，分述痿躄、脉痿、筋痿、肉痿、骨痿等辨证，提出治痿者重视阳明，分经辨证施治等治法。

【痿易】 病名。即痿病。临床以肢体痿弱无力为特征。素 7“三阴三阳发病，为偏枯痿易，四肢不举。”王冰：“易谓变易，常用而痿弱无力也”。张志聪：“痿易者，委弃而不能如常之动作也。”

【痿疾】 病名。即痿病。灵 5“阖折则气无所止息，而痿疾起矣，故痿疾者取之阳明。”

【痿黄】 症状名。又称“萎黄”。指肤色枯黄而无光泽。金 10“病者痿黄，躁而不渴，胸中寒实，而利不止者，死。”

【痿厥】 病名。以四肢痿弱寒冷为主症的疾病。素 2“逆之则伤肾，春为痿厥。”素 7“三阳为病发寒热，下为痈肿，及为痿厥腨痟。”王冰:“痿，无力也。厥，足冷即气逆也。”灵 2“痿厥者，张而刺之，可令立快也。”

【痿痹】 病名。以四肢痿弱无力、痹痛、不能运动为主症的疾病。素 69“暴挛痿痹，足不任身。”

【痿蹶】 足胫痿弱不能行。神 3“紫菀味苦，温。主咳逆上气，胸中寒热结气。去蛊毒，痿蹶，安五脏。”森立之:“痿蹶者，谓足胫痿弱不能行也。《说文》云：‘蹶，僵也。’即此义。或以厥逆之厥为之解则迂。”

【痿躄】 病名。以下肢痿软、挛急，行动困难为主症的疾病。素 44“故肺热叶焦，则皮毛虚弱急薄，著则生痿躄也。”王冰:“躄，谓挛躄，足不得伸以行也。”又，张介宾:“躄者，足弱不能行也……五痿之证虽异，总皆谓之痿躄。”素 77“皮焦筋屈，痿躄为挛。”灵 10“足少阳之别……实则厥，虚则痿躄，坐不能起。”

瘁（cuì）

为“卒”之讹。突然。灵 10“足阳明之别……其病气逆则喉痹瘁瘖。”《太素》卷九“瘁”作“卒”。张志聪:“其病气逆则喉痹卒瘖。”

瘀（yū）

1. 血液凝积。见“瘀血”。

2. 郁积，停滞。见“瘀热”。

【瘀血】 血液运行受阻而滞留经脉，或溢出脉外而郁积于体内。伤 237“所以然者，本有久瘀血，故令喜忘。”金 16“但欲漱水不欲咽，无寒热，脉微大来迟，腹不满，其人言我满，为有瘀血。”

【瘀热】

1. 邪热郁滞。伤 236“此为瘀热在里，身必发黄，茵陈蒿汤主之。”伤 262“伤寒，瘀热在里，身必黄，麻黄连轺赤小豆汤主之。”

2. 指瘀血与热邪。伤 124“所以然者，以太阳随经，瘀热在里故也，抵当汤主之。”

瘅（一、dàn 𤻮）

1. 热。素 17“病成而变何谓……风成为寒热，瘅成为消中。”丹波元简:“马云：‘瘅者，热也。’吴云：‘瘅，热邪也。积热之久，善食而饥，名曰消中。’简按：王注《奇病论》云：瘅，谓热也。此章冠湿字，非是。”灵 21“暴瘅内逆，肝肺相搏，血溢鼻口，取天府。”杨上善:“热盛为瘅。”又，张介宾:“瘅，热病也。”

2. 盛。见“瘅热”。

（二、dǎn 𤻮）

通“疸”。黄疸病。素 19“肝传之脾，病名脾风，发瘅，腹中热，烦心出黄”。王冰:“脾之为病，善发黄瘅，故发瘅也。”森立之:“发瘅，即发黄。疸、瘅古通用。”

【瘅疟】 病名。疟疾但热不寒者。因平素心肺阳盛有热，又感受风寒而得病。素 35“其但热而不寒者，阴气先绝，阳气独发，则少气烦冤，手足热而欲呕，名曰瘅疟……其气不及于阴，故但热而不寒，气内藏于心，而外舍于分肉之间，令人消烁脱肉，故命曰瘅疟。”王冰:“瘅，热也，极热为之也。”金 4“阴气孤绝，阳气独发，则热而少气烦冤，手足热而欲呕，名曰瘅疟。”

【瘅热】

1. 热盛。素 39“热气留于小肠，肠中痛，瘅热焦渴则坚干不得出，故痛而闭不通矣。”灵 75“瘅热消灭，肿聚散亡。”

2. 温热病。灵 74“冬伤于寒，春生瘅热。”张介宾：“瘅，音丹，即温热之病。”

【瘅$_2$病】 黄疸病。灵 79“四月巳不暑，民多瘅病。”

痰（tán）

1. 肺系分泌并排出的黏液。金 12“膈上病痰，满喘咳吐。”

2. 指体内水湿不化所形成的病理产物。神 4“恒山味苦，寒。主伤寒寒热，热发温疟，鬼毒，胸中痰结，吐逆。”

【痰饮】

1. 病证名。四饮之一，是指饮邪停留于肠胃所致的病证。金 12“夫饮有四……有痰饮，有悬饮，有溢饮，有支饮……其人素盛今瘦，水走肠间，沥沥有声，谓之痰饮。”

2. 病名。水湿不化所形成的病理产物及其病证，包括痰饮、悬饮、溢饮、支饮。见“痰饮咳嗽病脉证并治”。

【痰饮咳嗽病脉证并治】《金匮要略》篇名。主要论述了痰饮和咳嗽，因咳嗽为痰饮病证的主要临床表现，故篇内以痰饮为重点，对其所致四饮诸证的命名、病因病机、临床表现，以及治疗方药均有论述。

廉（lián）

1. 侧边。灵 33“其输上在于大杼，下出于巨虚之上下廉。”灵 73“厥而寒甚，骨廉陷下，寒过于膝。”

2. 廉洁。《玉篇·广部》：“廉，清也。”见“廉廉 2”。

3. 洁净。见“清廉”。

4. 为“广”之讹。灵 64“水形之人……大头，廉颐。”《甲乙经》卷一“廉”作“广”。

5. 为“膝”之讹。灵 10“胃足阳明之脉……其支者，下廉三寸而别，下入中指外间。”《太素》卷八、《甲乙经》卷二、《脉经》卷六“廉”并作“膝”。

【廉泉】 穴名。属任脉。位于结喉上方，当舌骨上缘凹陷处。素 36“舌下两脉者，廉泉也。”王冰：“廉泉，穴名，在颔下结喉上舌本下，阴维任脉之会。”灵 35“廉泉玉英者，津液之道也。”杨上善：“廉泉乃是涎唾之道。”

【廉廉】

1. 消瘦貌。灵 38“瘦人者皮薄色少，肉廉廉然。”丹波元简：“廉廉然，瘦臞而见骨骼，廉，棱也。”张志聪：“廉廉，瘦洁貌。”

2. 廉洁貌。灵 64“钛商之人……廉廉然。”张志聪：“廉廉，如金石之洁而不污。”又，张介宾：“廉廉，棱角貌。”

靖（jìng）

静，安静。见“靖言了了”。

【靖言】 安静地。言，助词。见“靖言了了”。

【靖言了了】 安静而（神识）清楚。金 15“酒黄疸者，或无热，靖言了了，腹满欲吐，鼻燥。”又，赵以德：“酒入胃而不伤心，则无心热，故神不昏而其言清朗也。”李克光《金匮要略》：“故病者神情安静，语言清楚不乱。”

新（xīn）

1. 初次出现的，与“旧”相对。素 19“凡治病，察其形气色泽，脉之盛衰，病之新故。”素 71“病有久新，方有大小，有毒无毒，固宜常制矣。”伤 391“吐利，发汗，脉平，小烦者，以新虚不胜谷气故也。”

2. 新的事物等。①新病，刚患的疾病。灵 49“属意勿去，乃知新故。”马莳：“唯属意专心，而无所摇夺，则凡病之为新为故者洞然也。”素 70“故消之削之，吐之下之，补之泻之，久新同法。”②新谷气。灵 28“今有故寒气与新谷气，俱还入于胃，新故相乱，真邪相攻，气并相逆，复出于胃，故为哕。”③新的知识。素 13“去故就新，乃得真人。”④刚刚采制的药物。神 1“药有……采治时月、生熟，土地所出，真伪陈新，并各有法。”

3. 副词。新近，刚刚。素 18“死肝脉来，急益劲，如新张弓弦，曰肝死。”灵 9“凡刺之禁，新内勿刺，新刺勿内……新怒勿刺，已刺勿怒；新劳勿刺，已刺勿劳。”素 27“此邪新客，溶溶未有定处也。”

4. 用作药名。见“新绛”、“地新”。

【新血】 刚排出的瘀血。金 21“新血下如豚肝。”

【新产】 刚刚分娩。灵 61“新产及大血之后，是五夺也。”金 21“新产妇人有三病，一者病痉，二者病郁冒，三者大便难。”

【新洛】 九宫之一。乾宫，位处西北方，主立冬、小雪、大雪三个节气。灵 77“明日居新洛四十五日。”张介宾:“新洛，乾宫也，主立冬、小雪、大雪三节，共四十五日。”

【新绛】 中药名。为茜草的别称，又称茜根。见“茜根”条。组方有旋覆花汤。金 11“旋覆花汤方：旋覆花三两，葱十四茎，新绛少许。”

【新病】 刚患不久的疾病，初患的疾病。素 13“故病未已，新病复起。”素 17“征其脉小色不夺者，新病也；征其脉不夺其色夺者，此久病也；征其脉与五色俱不夺者，新病也。”

意（yì）

1. 意向，愿望。素 2“若有私意，若已有得。”素 13“闭户塞牖，系之病者，数问其情，以从其意。”难 33“释其微阴，婚而就火，其意乐火。”

2. 感知。见“意识”。

3. 意义，意思。灵 3“刺之微在数迟者，徐疾之意也。”灵 48“然尚讽诵弗置，未尽解于意矣。”素 27“九九八十一篇，余尽通其意矣。”

4. 心神，神志。素 80“故诊之，或视息视意，故不失条理。”吴崑:“视意者，视其志趣远近苦乐忧思也。”灵 1“神在秋毫，属意病者，审视血脉者，刺之无殆。”《素问·针解》:“神无营于众物者，静志观病人，无左右视也。”王冰:“目绝妄视，心专一务，则用之必中，无惑误也。”灵 25“谨详察间甚，以意调之，间者并行，甚为独行。”

5. 意见，见解。灵 30“余闻人有精、气、津、液、血、脉，余意以为一气耳。”

6. 猜测。灵 38“故匠人不能释尺寸而意短长。”

7. 内心，心中。素 36“数便，意恐惧气不足。”素 69“民病腹痛，清厥，意不乐。”难 59“癫疾始发，意不乐，直视僵仆。”

8. 回忆，记忆。灵 8“心有所忆谓之意，意之所存谓之志。”素 23“脾藏意。”王冰:“记而不忘者也。”

9. 情态，情状。灵 8“察观病人之态，以知精神魂魄之存亡得失之意。”灵 27“余已得其意矣，亦得其事也。”张介宾:“意者，病之情也。事者，治之法也。”素 22“得失之意，愿闻其事。”

10. 价值，意义。灵 60“余以小针为细物也，夫子乃言上合之于天，下合之于地，中合之于人，余以为过针之意矣。”

11. 气势。灵 72“太阴之人，其状黮黮然黑色，念然下意。”张介宾:“念然下意，意念不扬也。”

【意识】 感知。素 10“五藏相音，可以意识。”

【意者】 表示测度。相当于大概，也许。灵 46“意者天之为人生风乎，何其异也?”

【意欲】 想要。伤 141“意欲饮水，反不渴者，服文蛤散。”金 33“意欲食复不能食。”

【意不存人】 犹旁若无人。灵 8“肺喜乐无极则伤魄，魄伤则狂，狂者意不存人。”

雍（yōng）

通“壅”。壅滞不畅。素 48“肺之雍，喘而两胠满。肝雍，两胠满，卧则惊，不得小便。”丹波元简：“此雍，断宜作壅，盖言气之壅滞也。吴、张并云雍、壅同。”

【雍州】 地名。今陕西、甘肃一带。神 2“菊花……一名节华。生雍州川泽。”

阖（hé 闔）

1. 门扇。比喻阳明、厥阴经脉为人体气血、神气出入之处。素 6“是故三阳之离合也，太阳为开，阳明为阖，少阳为枢……是故三阴之离合也，太阴为开，厥阴为阖，少阴为枢。”杨上善：“夫为门者具有三义……二者门阖，谓是门扉，主关（开）闭也。胃足阳明脉令真气止息，复无留滞，故名为阖也……三阳为外门，三阴为内门……二者门阖，主开闭者也。肝脏足厥阴脉主守神气出入通塞悲乐，故为阖也。”

2. 关闭，闭合。素 27“推阖其门，令神气存，大气留止，故命曰补。”

3. 指经气已过或未至之时。素 54“补泻之时者，与气开阖相合也。”王冰：“气当时刻谓之开，已过未至谓之阖。”

阙（què 闕）

两眉之间的部位。又称阙中、印堂。取义于古代宫门外两边的楼台，中间有道路之建筑格式。灵 49“阙者，眉间也。庭者，颜也……阙上者，咽喉也。阙中者，肺也。”

粳（jīng）

一种黏性较小的稻。见“粳米”。

【粳米】 中药名。又作“秔米”。为禾本科稻属植物稻（粳稻）去壳的种仁。甘，平。入脾、胃、肺经。补气健脾，除烦渴，止泻痢。主治脾胃气虚，食少纳呆，倦怠乏力，心烦口渴，泻下痢疾。组方有白虎汤、白虎加人参汤、白虎加桂枝汤、竹叶石膏汤、桃花汤、麦门冬汤、附子粳米汤等。素 22“肝色青，宜食甘，粳米牛肉枣葵皆甘。”

粮（liáng 糧）

粮食，泛指各种食物。灵 29“脾者，主为卫，使之迎粮。”

数（一、shǔ 數）

1. 计算，点数。素 6“阴阳者，数之可十，推之可百，数之可千，推之可万，万之大不可胜数，然其要一也。”素 20“上下左右相失不可数者死。”灵 5“持其脉口，数其至也。”

2. 数说，一一了解。灵 66“黄帝曰：余固不能数，故问先师，愿卒闻其道。”

3. 分辨。灵 60“夫子之言针甚骏，以配天地，上数天文，下度地纪。”

（二、shù 數）

1. 数目；数量。素 8“恍惚之数，生于毫厘，毫厘之数，起于度量。”素 74“大则数少，小则数多。多则九之，少则二之。”伤 7“发于阳，七日愈，发于阴，六日愈。以阳数七阴数六故也。”

2. 定量。素 41“以月生死为痏数。”素 60“先灸项大椎，以年为壮数。”灵 13“治在燔针劫刺，以知为数，以痛为输。”张介宾：“以知为数，知其气至为度也。”

3. 犹几。表示不定的少数。素 30“病甚则弃衣而走，登高而歌，或至不食数日。”素 41“刺之在郄阳、筋之间，上郄数寸。”伤 168“欲饮水数升者，白虎加人参汤主之。”

4. 指五行生成数。素 4“东方青色，入通于肝……其音角，其数八。”王冰：“木生数三，成数八。”素 71“太过不及，其数何如……太过者其数成，不及者其数生。”

5. 指黄钟数。灵 78“九而九之，九九八十一，以起黄钟数焉，以针应数也。”张介宾：“黄钟为万事之本，故针数亦应之而用变无穷也。”

6. 指司天在泉之数。素 71“数之始，起于上而终于下。”

7. 规律；定数。素 25“能达虚实之数者，独出独入，呿吟至微，秋毫在目。”灵 39“故无失数矣，失数而反，各如其度。”杨上善：“数，理也。”又，马莳：“故毋失上文刺血络之术数也。”灵 41“今乃以甲为左手之少阴，不合于数何也?”

8. 方法，法则。素 63“凡刺之数，先视其经脉……因视其皮部有血络者，尽取之，此缪刺之数也。”杨上善：“数，法也”素 77“循经守数，按循医事，为万民副。”灵 40“清浊相干者，以数调之也。”

9. 技术，技艺。《广雅·释言》：“数，术也。”素 14“今良工皆得其法，守其数。”素 52“黄帝问曰：愿闻禁数。”又，张志聪：“数，几也，言所当禁刺之处有几也。”素 78“治数之道，从容之葆。”

（三、shuò 數）

1. 疾速。《尔雅·释诂下》：“数，疾也。”灵 3“刺之微在数迟者，徐疾之意也。”难 15“夏脉钩……来而益数。”

2. 屡次，频频。素 2“贼风数至，暴雨数起，天地四时不相保。”吴崑：“数，音朔。”素 42“风者善行而数变。”伤 325“少阴病，下利，脉微涩，呕而汗出，必数更衣，反少者，当温其上，灸之。”

3. 密。与“疏”相对。素 19“真脾脉至，弱而乍疏乍数。”杨上善：“数，谓连动也。”素 20“其脉乍踈乍数乍迟乍疾者，日乘四季死。”

4. 脉象名。数脉，脉跳迅疾，一息五至以上，与迟脉相对。素 7“脉有阴阳……迟者为阴，数者为阳。”伤 122“数为客热，不能消谷，以胃中虚冷，故吐也。”金 7“脉数虚者为肺痿，数实者为肺痈。”

煎（jiān）

1. 煮，煎煮。伤 323“以水一升，煎七沸，内散两方寸匕，更煮三沸。”金 18“以水六升，煮取一升，去滓，内芒硝，再煎沸。”

2. 加热熔炼。伤 233“食蜜七合……于铜器内，微火煎。”金 4“绞取汁，内诸药，煎为丸，如梧子大。”

3. 方剂名。见“鳖甲煎丸”、“膏发煎”等。

【煎厥】 病名。因平素阴精亏损，阳气亢盛，煎熬阴精，阴虚阳亢，逢夏季之盛阳，亢阳无制所致阳气上逆的病证。症见耳鸣、耳聋、目盲，甚则突然昏仆等。素 3“阳气者，烦劳则张，精绝，辟积于夏，使人煎厥。目盲不可以视，耳闭不可以听，溃溃乎若坏都，汩汩乎不可止。”王冰：“以煎迫而气逆，因以煎厥为名。”

慈（cí）

慈爱，爱怜。《说文·心部》：“慈，爱也。”素 81“不泣者，神不慈也。神不慈则志不悲。”

煴（yūn）

无焰的火。见“马矢煴”。

煨（wēi）

药物的炮制方法之一。将生的药物放在带火的灰里烘烤至外焦黄，或者去油的加工过程。金 17“诃梨勒十枚（煨）。”

溱（zhēn）

见“溱溱”。

【溱溱】 汗出貌。灵 30“腠理发泄，汗出溱溱，是谓津。”张介宾：“溱溱，滋泽貌。”

满（一、mǎn 满）

1. 充满，充盈。素 11“所谓五藏者，藏精气而不泻也，故满而不能实。”张介宾：“精气质清，藏而不泻，故但有充满而无所积实。”素 34“肾者水也，而生于骨，肾不生则髓不能满。”灵 48“夫约方者，犹约囊也，囊满而弗约，则输泄。”

2. 使充满，素 5“厥气上行，满脉去形。”王冰：“逆气上行，满于经络，则神气浮越，去离形骸矣。”

3. 丰满。素 70“草木条茂，荣秀满盛。”灵 54“三部三里起，骨高肉满，百岁乃得终。”灵 64“疾心，行摇，肩背肉满。”

4. 盛实；有余。①指邪气盛实。素 25“今末世之刺也，虚者实之，满者泄之。”张志聪：“止知泻有余，补不足，此粗工之所共知也。”素 54“满而泄之者，针下寒也，气虚乃寒也。”灵 3“满则泄之者，气口盛而当泻之也。”②指脉气盛实。素 28“经虚络满者，尺热满，脉口寒涩也。”杨上善：“满，盛也。”素 39“寒气客于经脉之中，与炅气相薄则脉满，满则痛而不可按也。”

5. 充塞；壅滞。灵 35“三焦胀者，气满于皮肤中，轻轻然而不坚。”灵 47“心高则满于肺中，悗而善忘，难开以言。”素 63“邪客于手阳明之络，令人气满胸中，喘息而支胠。”

6. 胀满。素 40“有病心腹满，旦食则不能暮食，此为何病？”高世栻：“满，胀满也。”素 48“肝满肾满肺满皆实，即为肿。”张介宾：“满，谓邪气壅滞而为胀满也。”又，王冰：“满，谓脉气满，实也。”伤 137“从心下至少腹鞕满而痛不可近者，大陷胸汤主之。”

7. 达到某一限度。素 31“其未满三日者，可汗而已；其满三日者，可泄而已。”灵 5“不满十动一代者，五藏无气。”灵 14“过则肺大，不满则肺小。”

8. 指月圆。素 26“月廓满，则气血实，肌肉坚。”灵 79“故月满则海水西盛，人血气积，肌肉充。”

9. 为“脏”之讹。素 62“因寒饮食，寒气熏满，则血泣气去。”《太素》卷二十四“满”作“脏”。《新校正》云：“按《甲乙经》作‘动脏’。”

（二、mèn 满）

通“懑”。烦闷。《说文通训定声·乾部》：“满，又假借为懑。”素 3“味过于甘，心气喘满。”王冰：“甘多食之，令人心闷。”伤 264“少阳中风，两耳无所闻，目赤，胸中满而烦者，不可吐下。”又见“烦满”。

【满急】 胀满结硬。金 22“妇人经水不利下，抵当汤主之。亦治男子膀胱满急有瘀血者。”

【满病】 胀满类疾患。素 12“北方者……其民乐野处而乳食，藏寒生满病。”张介宾：“脏寒多滞，故生胀满等病。”

【满喘】 胸闷喘促。金 12“膈上病痰，满喘咳吐，发则寒热，背痛腰疼，目泣自出，其人振振身瞤剧，必有伏饮。”

【满痛】 胀满疼痛。金 10“按之心下满痛者，此为实也，当下之，宜大柴胡汤。”金 22“带下经水不利，少腹满痛，经一月再见者，土瓜根散主之。”

漠（mò）

幽暗。灵 42“瘖乎其无声，漠乎其无形。”张介宾：“漠乎其无形，不可得而见也。”

溽（rù）

湿润。见“溽暑”、“埃溽”。

【溽暑】 指盛夏气候潮湿闷热。素 71“四之气，溽暑至，大雨时行。”

十三画

【溽蒸】 湿热。素 69“中央生湿，湿生土，其德溽蒸。”王冰:“溽，湿也。蒸，热也。”素 71“凡此太阴司天之政……四之气，畏火临，溽蒸化。”高世栻:“溽蒸化，犹言湿热相蒸，湿化为热也。”

源（yuán）

来源，根源。素 11“胃者，水谷之海，六府之大源也。”金 22“其虽同病，脉各异源。”神 1“凡欲治病，先察其源，先候病机。”

【源泉】 有源之水。引申为事物的根源。灵 12“凡此五藏六府，十二经水者，外有源泉而内有所禀。”

溪（xī 豀）

1. 指肌肉之间相互连接的缝隙及凹陷处。素 58“肉之大会为谷，肉之小会为溪。”素 4“北方黑色，入通于肾……故病在溪。”王冰:“溪，谓肉之小会也。”

2. 泛指穴位部位。素 10“人有大谷十二分，小溪三百五十四名。”

3. 指大关节处。见“八溪”。

【溪谷】

1. 肌肉之间相互接触的缝隙或凹陷部位。大者称谷或大谷，小者称溪或小溪。素 58“愿闻溪谷之会也。岐伯曰：肉之大会为谷，肉之小会为溪，肉分之间，溪谷之会，以行荣卫，以会大气。”素 69“其病内舍腰脊骨髓，外在溪谷踹膝。”灵 81“中焦出气如露，上注豀谷，而渗孙脉。”

2. 泛指肌肉。素 5“溪谷属骨，皆有所起。”张志聪:“溪谷者，大小之分肉，连于骨而生起也。”

溜（liù）

1. 流注，流布。灵 1“以上下所出为井，所溜为荥。”马莳:“水从此而流，则为荥穴，荥者，《释文》为小水也。”《难经·六十八难》:“所流为荥。”灵 2“五脏之所溜处，阔数之度，浅深之状，高下所至。”灵 5“足太阳根于至阴，溜于京骨。”《太素》卷十、《甲乙经》卷二并作“流”。

2. 流传。灵 4“中于阴则溜于腑，中于阳则溜于经。”《灵枢注证发微》“溜”作“流”。灵 42“正气横倾，淫邪泮衍，血脉传溜。”张志聪:“若夫病之变化淫传绝败而不可治者，乃淫邪泮衍，血脉流传，大气入脏，不可以致生也。”

3. 指溜脉。喻脉来如水流淌滑利无阻之象。素 7“鼓阳至而绝曰石，阴阳相过曰溜。”王冰:“阴阳之气相过，无能胜负，则脉如水溜也。”张介宾:“阴阳相过，谓流通平顺也，脉名曰溜，其气来柔缓而和，应脾脉也。”又，张志聪:“溜，滑也。阴阳相遇，其脉则滑，长夏之时，阳气微下，阴气微上，阴阳相过，故脉滑也。”

4. 通“留”。留滞。灵 3“浊溜于肠胃，言寒温不适，饮食不节，而病生于肠胃，故命曰浊气在中也。”张介宾:“若寒温失宜，饮食过度，不能运化，则必留滞肠胃之间而为病，此浊气在中也。”又，丹波元简:“溜，张读为留，非也。所溜为荥，《难经》作流，知溜、流古通。”

5. 为“瘤”之讹。见“筋溜”、“肠溜”。《甲乙经》卷十一“溜”作“瘤”。周学海:“‘溜’，宜作‘瘤’。”

【溜脉】 指与目相流通的血脉。素 52“刺面中溜脉，不幸为盲。”张介宾:“溜，流也。凡血脉之通于目者，皆为溜脉。”

漓（lí 灕）

水渗入地。见“淋漓”。

溏（táng）

1. 糊状的，稀薄不成形。灵 66“多寒则肠鸣飧泄，食不化；多热则溏出糜。”丹波元简:“溏出糜，盖谓肠垢赤白滞下之属。”

209“若不转失气者，此但初头鞕，后必溏。”伤229“阳明病，发潮热，大便溏，小便自可，胸胁满不去者，与小柴胡汤。”

2. 泻下如糊状的粪便。伤30“以承气汤微溏，则止其评语，故知病可愈。”伤81“凡用栀子汤，病人旧微溏者，不可与服之。”

【溏泄】

1. 腹泻稀薄而不成形。素69“病腹满溏泄肠鸣。”素74“阳明之胜，清发于中，左胠胁痛，溏泄。”金6“腹满，甚则溏泄，食不消化也。”

2. 疑为“飧泄”之讹。素69“湿气变物，病反腹胀，肠鸣溏泄，食不化。”林亿：“按《藏气法时论》云：‘脾虚则腹满，肠鸣飧泄，食不化。’”

滂（pāng）

旺盛，充溢。见“滂溢”。

【滂溢】 盈溢。素75“阳气滂溢，干嗌喉塞。”王冰：“言六阳重并，洪盛莫当，阳愤郁惟盛，是为滂溢无涯。”

溢（yì）

1. 外溢，溢出。素49“所谓食则呕者，物盛满而上溢，故呕也。”素61“上下溢于皮肤，故为胕肿。”灵66“阳络伤则血外溢，血外溢则衄血。”

2. 满，充盈。素44“心热者，色赤而络脉溢。”灵81“血和则孙脉先满溢，乃注于络脉。”

3. 旺盛。《广雅·释诂二》：“溢，盛也。”素61“阳气留溢，热熏分腠。”素58“邪溢气壅，脉热肉败，荣卫不行，必将为脓。”

4. 流布，流注。素40“其气溢于大肠而著于肓。”素58“孙络三百六十五穴会，亦以应一岁，以溢奇邪，以通荣卫。”灵39“阴阳相得而合为痹者，此为内溢于经，外注于络。”

5. 指溢脉。即寸脉超过九分，溢于鱼际的脉象。难3“遂上鱼为溢，为外关内格，此阴乘之脉也。”滑寿：“溢，如水外溢，由内而出乎外也。”

6. 通“胅”。骨肉突出。见“溢筋”。

【溢志】 犹言尽情。素58“然余愿闻夫子溢志尽言其处，令解其意。”杨上善：“惟愿夫子纵志言之。”

【溢阳】 谓阳气盈溢。灵9“人迎四盛，且大且数，名曰溢阳，溢阳为外格。”杨上善：“阳气盈溢在外，格拒阴气，不得出外，故曰外格也。”

【溢阴】 谓阴气盈溢。灵9“脉口四盛，且大且数者，名曰溢阴，溢阴为内关。”杨上善：“阴气盈溢在内，关闭阳气，不得复入，名曰内关。”

【溢饮】 病证名。由水饮内盛外溢所致，以四肢肿而无汗，身体疼痛为主症。素17“其耎而散色泽者，当病溢饮。溢饮者，渴暴多饮，而易入肌皮肠胃之外也。”金12“饮水流行，归于四肢，当汗出而不汗出，身体疼重，谓之溢饮。”

【溢意】 犹言尽情。素58“因请溢意尽言其处。”杨上善：“溢意，纵志也。”

【溢筋】 筋肉错位。神“竹叶味苦，平。主咳逆上气，溢筋急，恶疮，杀小虫。”

溓（lián）

恬静貌。《集韵·忝韵》：“溓，恬靖皃。”见“溓水”。

【溓水】 水清明静。比喻秋季。素79“阴阳交，期在溓水。”杨上善：“水静也。七月水生之时也。”又，吴崑：“溓水，仲秋水寒之时也。”

滨（bīn 濱）

水边。见“海滨”。

溶（róng）

1. 动，摇动。见“溶溶 1”。

2. 倦怠乏力。见“溶溶 2”。

【溶溶】

1. 流动貌。素 27“此邪新客，溶溶未有定处也。”张介宾:“溶溶，流动貌。”

2. 倦怠乏力貌。难 29“阴阳不能自相维，则怅然失志，溶溶不能自收持。”滑寿:“溶溶，无力貌。”叶霖:“溶溶，懈怠浮荡貌。”

滓（zǐ）

渣滓。指药渣。灵 6“用淳酒二十升，蜀椒一升，干姜一斤，桂心一斤……并用滓与绵絮，复布为复巾。”马莳:“复布为复巾，重布为之，如今之夹袋，所以入药滓与绵絮也。”灵 71“去其滓，饮汁一小杯。”伤 14“内诸药，煮取三升，去滓。”

溺（一、nì）

淹没。《广雅·释诂一》:“溺，没也。”素 19“急虚身中卒至，五藏绝闭，脉道不通，气不往来，譬于堕溺，不可为期。”素 80“肾气虚则使人梦见舟船溺人。”

（二、niào）

1. 同尿。小便。灵 10“气虚则肩背痛寒，少气不足以息，溺色变。”杨上善:“溺，音尿。”素 18“溺黄赤安卧者，黄疸。”素 38“膀胱咳状，咳而遗溺。”

2. 排小便。灵 9“厥阴终者，中热嗌干，喜溺心烦，甚则舌卷卵上缩而终矣。”金 22“此名转胞不得溺也。”

【溺$_2$孔】 尿道外口。素 60“督脉者，起于少腹以下骨中央，女子入系廷孔，其孔，溺孔之端也。”

【溺$_2$白】 症状名。小便混浊不清。素 74“少阳在泉，客胜则腰腹痛而反恶寒，甚则下白、溺白。”张志聪:“溺白者，气不化而溺不清也。”

【溺$_2$血】 症状名。小便带血。素 37“胞移热于膀胱则癃，溺血。”

【溺$_2$赤】 病症名。小便色红赤。素 45“热盛于中，故热遍于身，内热而溺赤也。”素 74“民病注泄赤白，少腹痛，溺赤，甚则血便。”

粱（liáng）

精美的主食。见“膏粱”。

慎（shèn）

1. 谨慎；慎重。《说文·心部》:“慎，谨也。”灵 48“黄帝乃左握其手，右授之书，曰：慎之慎之，吾为子言之。”素 25“经气已至，慎守勿失。”灵 5“下工不可不慎也。”

2. 副词。与“无”、“不”等连用，表示警戒。相当于“务必”、“千万”等。灵 7“关刺者，直刺左右，尽筋上，以取筋痹，慎无出血。”伤 209“不转矢气者，慎不可攻也。”金 2“湿家身烦疼，可与麻黄加术汤，发其汗为宜，慎不可以火攻之。”

【慎火】 中药名。景天的别名。见该条。神 3“景天味苦，酸，平……一名戒火，一名慎火。”

慄（lì）

战栗。素 74“诸禁鼓慄，如丧神守，皆属于火。”马莳:“鼓动战栗，如丧失守神，皆属于火。”

慆（tāo）

喜悦。见“慆慆”。

【慆慆】 喜悦貌。灵 64“少徵之人，比于右手太阳，太阳之下慆慆然。”张志聪:“慆慆，喜悦之态。”又，张介宾:“慆慆，不反貌，又多疑也。”

慉（xù）

蓄积，积聚。见“慉痛”。

【慉痛】 聚积疼痛，即集中在一个部位的疼痛。灵 27“其痛之移也，间不及下针，其慉痛之时，不及定治，而痛已止矣。”丹波元简：“盖慉痛，谓聚痛也。”

塞（sāi 又读 sè）

1. 关闭。素 13“闭户塞牖，系之病者，数问其情，以从其意。”

2. 堵塞，灵 81“猛疽不治，化为脓，脓不泻，塞咽，半日死。”

3. 阻塞，阻隔。素 71“隔塞闭绝，上下不通，则暴忧之病也。”素 28“民病咳，嗌塞。”

4. 闭塞，滞塞。素 43“脾痹者，四肢解惰，发咳呕汁，上为大塞。”灵 19“饮食不下，膈塞不通，邪在胃脘。”金 10“胸痹，胸中气塞，短气，茯苓杏仁甘草汤主之。”

5. 实，充实。《玉篇·土部》：“塞，实也，满也。”素 48“脉至如省客。省客者，脉塞而鼓，是肾气予不足也。”张志聪：“脉塞而鼓，谓脉始来，充塞于指下，旋即鼓动而去。”又，张介宾“塞者或无而止，鼓者或有而搏，是肾原不固，而无所主持也。”

6. 补充，弥补。灵 35“补虚泻实，神归其室，久塞其空，谓之良工。”马莳：“久塞其空，虚则补之，其穴空皆正气充塞。”

7. 指虚满不通的病证及补益收敛的治法。见“塞因塞用”。

【塞噎】 阻塞，哽噎。金 14“阳损阴盛，结寒微动，肾气上冲，喉咽塞噎，胁下急痛。”

【塞因塞用】 反治法之一。指对本虚标实之满胀不通的病证，用补益收涩的方法治疗。素 74“热因热用，寒因寒用，塞因塞用，通因通用，必伏其所主。”

窠（kē）

窝穴，此指眼窝。灵 80“五藏六府之精气，皆上注于目而为之精，精之窠为眼。”张介宾：“窠者，窝穴之谓。”又，张志聪：“窠，藏也。”又，《太素》卷二十七“窠”作“果”。

寑（qǐn 寢）

通“寝”。同“浸”。见“寑汗”。

【寑汗】 津液浸渍汗出而身体濡湿。素 22“肾病者，腹大胫肿，喘咳身重，寑汗出憎风。”素 69“岁水太过……甚则腹大胫肿，喘咳，寑汗出憎风。”影印本“寑”作“寝”。素 71“太阳所至为寝汗、痉。”又，王冰：“寝汗，谓睡中汗发于胸嗌颈掖之间也。俗误呼为盗汗。”

谨（jǐn 謹）

1. 慎重，小心。《说文·言部》：“谨，慎也。”素 4“故善为脉者，谨察五藏六府，一逆一从，阴阳、表里、雌雄之纪。”素 3“是故谨和五味，骨正筋柔，气血以流。”灵 76“是故谨候气之所在而刺之。”

2. 恭敬。《玉篇·言部》：“谨，敬也。”素 3“谨道如法，长有天命。”素 66“谨奉天道，请言真要。”

福（fú）

1. 幸福，福气。素 52“七节之傍，中有小心，从之有福，逆之有咎。”

2. 赐福，保佑。《说文·示部》：“福，佑也。”素 69“德者福之，过者伐之。”王冰：“若有德则天降福以应之，有过者天降祸以淫之。”

谬（miù 謬）

谬误；荒谬。《说文·言部》：“谬，狂者之妄言也。”《广雅·释诂三》：“谬，误也。”

素 76“公何年之长而问之少，余真问以自谬也。”

【谬言】 妄言。素 78“受师不卒，妄作杂术，谬言为道，更名自功。”

群（qún 羣）

众多。见“群僚”。

【群下】 犹言大众，众人。素 81“请问其所以然者，卑贱富贵，人之形体所从，群下通使，临事以适道术。”丹波元坚：“故所从群下，所谓百官、百姓也，即通言上文卑贱高贵人也。”

【群僚】 百官。素 75“足以治群僚，不足治侯王。”

辟（一、bì）

1. 除去，消除。灵 69“两泻其血脉，浊气乃辟。”灵 73“用针之服，必有法则，上视天光，下司八正，以辟奇邪。”神 2“水苏味辛，微温。主下气，杀谷，除饮食，辟口臭，去毒，辟恶气。”

2. 退避。素 70“大雨时行，湿气乃用，燥政乃辟。”素 71“凡此太阴司天之政，气化运行后天，阴专其政，阳气退辟。”

3. 遣开，屏除。灵 28“黄帝闲居，辟左右而问于岐伯曰。”素 58“帝乃辟左右而起，再拜曰。”

4. 躲避，避开。素 71“食岁谷以全真气，食间谷以辟虚邪。”

5. 通“襞”。《说文通训定声·解部》：“辟，假借为襞。”重复，反复多次。素 3“阳气者，烦劳则张，精绝，辟积于夏，使人煎厥。”高世栻：“辟积，重复也。”又见“聂辟”。

（二、pì）

1. 刑罚。引申为伤害。素 69“肃杀而甚，则刚木辟著。”高世栻：“金气肃杀而甚，则刚木受刑。辟，刑也。著，受也。”

2. 打开。灵 75“为开通辟门户，使邪得出。”杨上善：“辟，开也。”

3. 周围。灵 31“广肠傅脊，以受回肠，左环叶脊上下，辟大八寸。”又，张介宾：“辟，闢同。以其最广，故云辟大八寸。”

4. 偏倚。素 69“面色时变，筋骨并辟，肉瞤瘛。”张介宾：“并，拘挛也。辟，偏欹也。”

5. 通“澼”。指垢腻黏滑似脓的液体。见“肠辟”。

6. 通“擗”。拍打，拍击。见“辟$_2$辟$_2$”。

（三、bò）

通“擘”。分开。见“辟$_3$辟$_3$”。

【辟阴】 阴气叠积。素 7“肾之脾谓之辟阴，死不治。”杨上善：“辟，重叠。至阴，太阴重也。”又，森立之：“辟，邪僻之辟，阴病之僻戾者。”

【辟除】 祛除。素 64“然必从其经气，辟除其邪，除其邪则乱气不生。”

【辟辟】

1. 辟辟（pì pì）。拍击貌。形容脉来拍击指下之急促而坚硬貌。素 18“死肾脉来，发如夺索，辟辟如弹石。”森立之：“辟辟者，盖辟之为言拍也。于指下动拍甚剧，如弹石上。”王冰：“辟辟如弹石，言促又坚也。”素 19“真肾脉至，搏而绝，如指弹石辟辟然。”杨上善：“如石弹指辟打指者。”

2. 辟辟（bò bò）。干燥貌。金 7“若口中辟辟燥，咳即胸中隐隐痛。”浅田宗伯：“辟，擘同，折裂也。辟辟，干燥貌。”又，李彣：“辟辟者，燥咳脓血之声。”黄树曾：“口中辟辟而发空响，谓之燥咳。”

嫌（xián）

疑惑。《说文·女部》：“嫌，疑也。”见“嫌疑”。

【嫌疑】 疑惑难明的病情。素 13“余欲临病人，观死生，决嫌疑，欲知其要。”

叠（dié）

重叠，累积。难 42“小肠……左回叠积十六曲，盛谷二斗四升。”

缟（gǎo 縞）

细白的生绢。素 10“生于心，如以缟裹朱……生于肾，如以缟裹紫。”张介宾：“缟，素帛也。”

缠（chán 纏）

盘绕。金 22“以绵缠筋如茧。”

十 四 画

静（jìng）

1. 静止，不动。与动相对。素 68“不生不化，静之期也。”高世栻：“静，止也，息也。”素 71“动复则静，阳极反阴，湿令乃化乃成。”

2. 安静，宁静。素 43“阴气者，静则神藏，躁则消亡。”灵 71“持针之道，欲端以正，安以静，先知虚实，而行疾徐。”金 19“蚘厥者，当吐蚘，今病者静而复时烦，此为藏寒。”

3. 静默。素 23“阳入之阴则静，阴出之阳则怒。”

4. 恬淡；平和。《广韵·静韵》：“静，和也。”素 70“养之和之，静以待时，谨守其气。”又见“清静”。

5. 倦怠。见“静伏”。

6. 清净，洁净。素 67“北方生寒，寒生水……其政为静。”王冰：“水性澄澈而清静。”林亿：“水之静，清净也。”

7. 指事情无变化。素 22“肝病者，平旦慧，下晡甚，夜半静。”素 70“故厥阴司天，毛虫静，羽虫育，介虫不成。”王冰：“静，无声也，亦谓静退，不先用事也。”伤 4“伤寒一日，太阳受之，脉若静者，为不传。”

8. 指脉象和缓平静。灵 23“热病三日，而气口静，人迎躁者，取之诸阳……脉盛躁得汗静者，生。”素 7“静者为阴，动者为阳。”森立之：“静者，缓涩软弱也；动者，紧滑疾弦也。”素 18“风热而脉静，泄而脱血脉实。”

9. 通“精（jīng）”。精明。见“静悍”。

【静处】 静居。灵 9“深居静处，占神往来。”

【静伏】 倦怠无力地倚伏。灵 34“故气乱于心，则烦心密嘿，俯首静伏。”

【静志】 使心神安定、平静。素 54“神无营于众物者，静志观病人，无左右视也。”

【静定】 平静凝滞。土运不及之年的化气特点。素 70“卑监之纪……其气散，其用静定。”

【静顺】 运气术语。清净柔顺，为水运平气之年的物象。素 70“木曰敷和，火曰升明，土曰备化，金曰审平，水曰静顺……静顺之纪，藏而勿害，治而善下，五化咸整。”王冰：“水体清静顺于物也。”张志聪：“水体清静，性柔而顺……水之平运，是曰静顺。”

【静悍】 精明强干。《汉书·游侠传·郭解》:“解为人静悍，不饮酒。”王念孙《读书杂志·汉书十四》:“静与精同，故《史记》作‘精悍’。”灵64“身清廉，急心，静悍，善为吏。”又，马莳:“静悍者，金之性不动则静，动之则悍也。”张志聪:“急心静悍者，金质静而性锐利也。”

【静意】 安定心意。素25“静意视义，观适之变。”

熬（áo）

1. 中药炮制方法之一。干煎，即微火烘烤。《说文·火部》:“熬，干煎也。”伤40“若微利，去麻黄，加荛花，如一鸡子，熬令赤色。”伤166“水蛭（熬）、虻虫（去头足，熬）各三十个。”

2. 文火慢煮。伤310“以水一斗，煮取五升，去滓，加白蜜一升，白粉五合，熬香，和令相得。”

髦（máo）

头发。《说文·髟部》:“髦，发也。”灵10“血不流则髦色不泽。”张介宾:“髦，音毛，发也。”

髣（fǎng）

仿佛。隐约可见的样子。见“髣髴”。

【髣髴】 隐约，依稀。素26“视之无形，尝之无味，故谓冥冥，若神髣髴。”丹波元简:“按《说文》作仿佛。曰：仿，相似也。佛，见不审也。”

墙（qiáng 牆）

1. 用土筑或砖石等砌成的屏障或外围。喻指肌肉。灵10“骨为干，脉为营，筋为刚，肉为墙，皮肤坚而毛发长。”

2. 指面颊外围。灵37“蕃蔽不见，又埤其墙，墙下无基。”

【墙基】 诊法术语。指面颊及下颌部位的骨骼。灵6“墙基卑，高不及其地者，不满三十而死。”张介宾:“墙基者，面部四旁骨骼也。”

墟（xū）

土丘。用于穴名。见“丘墟”。

摧（cuī）

折断，毁坏。《说文·手部》:“摧，折也。”见“摧拉”。

【摧拉】 摧折，毁坏。素67“东方生风……其变摧拉，其眚为陨。”张介宾:“摧拉，损折败坏也。”

赫（hè）

炎热炽盛貌。素70“萧飋肃杀则炎赫沸腾。”

【赫烈】 炽烈，猛烈。素70“从革之纪……炎光赫烈。”

【赫曦】 运气术语。指火运太过。火运太过之年火气炽盛的特征。素70“火曰赫曦……赫曦之纪，是谓蕃茂。”

榖（gǔ）

构树。又称“楮”。《说文·木部》:“榖，楮也。”见“榖实”。

【榖实】 构树的果实，即“楮实”。灵81“发于膺，名曰甘疽，色青，其状如榖实菰䔢。”丹波元简:“考《本草》，楮实亦名榖实，大如弹丸，青绿色，至六七月，渐深红色乃成熟……殊不知榖、縠字自别也。”

縠（hú）

象声词。见“縠縠”。

【縠縠】 水声。形容肠鸣作响。灵26“厥而腹向向然，多寒气，腹中縠縠，便溲难，取足太阴。”张介宾:“縠縠然，水谷不分之声也。”

綦（qí 棋）

针具名。见“綦针”。

【綦针】 古代缝纫用的长针。灵 78“八曰长针者，取法于綦针，长七寸，主取深邪远痹者也。”张介宾：“按巾针、絮针、綦针等制，必古针名也，未详其义。”

聚（jù）

1. 村落。《说文·㐺部》：“聚，邑落云聚。”段玉裁注：“邑落，谓邑中村落。”见“聚邑”。

2. 会合，聚集。灵 28“目者，宗脉之所聚也。”素 12“南方者……其地下，水土弱，雾露之所聚也。”素 45“阴脉者，集于足下而聚于足心。”

3. 聚敛。《玉篇·㐺部》：“聚，敛也。”素 70“物秀而实，肤肉内充，其气敛，其用聚。”王冰：“不布散也。”

4. 并拢。灵 24“腹热喜渴涎出者，是蛟蛕也，以手聚按而坚持之，无令得移。”

5. 皱缩。难 14“一损损于皮毛，皮聚而毛落……从下上者，皮聚而毛落者死。”徐大椿：“皮聚者，枯而缩也。”丁锦：“真气损则皮皴而毛发枯，故曰皮聚而毛落。”

6. 蓄积，储集。素 39“寒气客于小肠不得成聚，故后泄腹痛。”素 43“淫气喘息，痹聚在肺。”素 61“关门不利，故聚水而从其类也……胕肿者，聚水而生病也。”

7. 凝聚。灵 27“沫得寒则聚，聚则排分肉而分裂也。”

8. 抟结。指脉紧而不散。素 46“所谓深之细者，其中手如针也，摩之切之，聚者坚也，博者大也。”孙鼎宜：“其脉聚而不散，故曰坚也。”

9. 病证名。①指腹中积块而聚散无常的病证。素 71“大积大聚，其可犯也，衰其太半而止。”难 55“病有积有聚，何以别之……气之所积名曰积，气之所聚名曰聚……聚者阳气也，其始发无根本，上下无所留止，其痛无常处，谓之聚。”金 11“病有积、有聚……聚者，腑病也，发作有时，展转痛移，为可治。”②泛指积聚之类的病证。灵 24“心痛不可刺者，中有盛聚，不可取于腧。”张介宾：“中有盛聚，谓有形之癥，或积或血，停聚于中。”灵 49“女子在于面王，为膀胱子处之病，散为痛，抟为聚。”张介宾：“色抟为聚，血凝有积也。”

【聚邑】 人们聚居的地方。《史记·五帝本纪》：“一年而所居成聚，二年成邑，三年成都。”灵 43“厥气……客于小肠，则梦聚邑冲衢。”灵 71“地有聚邑，人有䐃肉。”丹波元简：“聚邑者，聚落邑里也。”

十四画

蔷（qiáng 墙）

蔷薇。见“蔷薇”。

【蔷麻】 药名。营实的别称。见该条。神 3“营实味酸，温……一名蔷麻。”

【蔷薇】 中药名。营实的别称。见该条。神 3“营实味酸，温……一名蔷薇。”

慕（mù）

1. 羡慕。素 1“故美其食，任其服，乐其俗，高下不相慕，其民故曰朴。”

2. 贪婪。灵 58“此亦有故邪，留而未发，因而志有所恶，及有所慕，血气内乱。”张介宾：“慕者，慕其所好也。”

3. 思慕。《广韵·暮韵》：“慕，思慕。”见“眷慕”。

4. 思虑，谋划。《玉篇·心部》：“慕，思也。”灵 8“因思而远慕谓之虑。”

暮（mù）

1. 傍晚，日落时分。素 3“是故暮而收拒，无扰筋骨。”素 40“有病心腹满，旦食则不能暮食，此为何病？”金 1“五邪中人，各有法度，风中于前，寒中于暮。”

2. 夜。《广雅·释诂四》：“暮，夜也。”

素 42“肺风之状，多汗恶风……昼日则差，暮则甚。”伤 145“妇人伤寒，发热，经水适来，昼日明了，暮则谵语。”金 14“食已汗出，又身常暮盗汗出者，此劳气也。”

3. 指时间靠后。见“暮世”。

4. 迟，晚。见“早暮”。

【暮世】 晚近之世。素 13“中古之治病……暮世之治病也则不然，治不本四时，不知日月，不审逆从。”

【暮食朝吐】 症状名。指傍晚所进食物，到第二天早晨吐出。金 17“朝食暮吐，暮食朝吐，宿谷不化，名曰胃反。”

蔓（màn）

草本蔓生植物的细长不能直立的枝茎。素 70“大火流，炎烁且至，蔓将槁，邪伤肺也。

【蔓草】 蔓生的野草。素 71“蔓草焦黄，风行惑言，湿化乃后。”

【蔓椒】 中药名。为入地金牛的别名，又名豕椒、狗椒、豨椒、金椒、山椒等。为芸香科植物两面针的根或枝叶。辛、苦，温，有小毒。祛风通络，胜湿止痛，消肿解毒。主治风湿痹痛，筋骨疼痛，跌打损伤，疝痛，咽喉疼痛，胃痛，牙痛，疮痈瘰疬，烫伤。神 4“蔓椒味苦，温。主风寒湿痹，历节疼痛。除四肢厥气，膝痛。一名豕椒。”

【蔓荆实】 中药名。蔓荆子的别名。又名荆子、万荆子、蔓青子等。为马鞭草科牡荆属植物单叶蔓荆和蔓荆的果实。辛、苦，微寒。入肺、肝、胃经。疏散风热，清利头目。主治外感风热，头昏头痛，偏头痛，齿龈肿痛，目赤肿痛多泪，目睛内痛，昏暗不明，湿痹拘挛。神 2“蔓荆实味苦，微寒。主筋骨间寒热，湿痹拘挛。明目，坚齿，利九窍，去白虫。久服轻身，耐老。”

蔂（lěi）

中药名。见“蓬蔂”。

菰（guā）

【菰蓏】 即栝楼。灵 81“发于膺，名曰甘疽，色青，其状如榖实菰蓏，常苦寒热。”

蔹（liǎn 蘞）

中药名。见“白蔹”。

蔽（bì）

1. 遮盖，遮掩。灵 75“形不可匿，常不得蔽。”

2. 蒙蔽。灵 45“昭昭之明不可蔽。”

3. 屏障。见“屏蔽”

4. 指耳门。灵 49“蔽者，耳门也。”

蔼（ǎi 藹）

茂盛貌。见“蔼蔼”

【蔼蔼】 浮大貌。形容脉象浮大轻盈。难 15“秋脉毛……其脉来蔼蔼如车盖。”

蔚（wèi）

中药名。见“茺蔚子”。

蓼（liǎo）

见“蓼实”。

【蓼实】 中药名。又名蓼子。为蓼科蓼属植物水蓼的果实。辛，温。入脾、肝经。化湿利水，破瘀消积。主治吐泻腹痛，水肿，小便不利，癥积痞胀，痈肿疮疡，瘰疬。神 3“蓼实味辛，温。主明目，温中，耐风寒，下水气，面目浮肿，痈疡。”

皻（zhā）

病名。面部所生的粉刺。素 3“劳汗当风，寒薄为皻，郁乃痤。”王冰：“皻刺长于皮中，形如米，或如针，久者上黑，长一分，余色白黄而瘦于玄府中，俗曰粉刺。”

槁（gǎo）

1. 干枯。素 10“多食苦，则皮槁而毛拔。”素 70“大火流，炎烁且至，蔓将槁，邪伤肺也。”灵 75“舌焦唇槁，腊干嗌燥。”

2. 疑为“稾”之讹。禾苗。素 2“恶气不发，风雨不节，白露不下则菀槁不荣。”《太素》卷二“槁”作“稾”。森立之:“菀稾与名木对称，而专谓草谷也。”

【槁腊】 干燥。灵 21“皮寒热者，不可附席，毛发焦，鼻槁腊，不得汗。”马莳：“鼻孔枯腊，腊者，干也。”

歌（gē）

1. 歌唱。素 30“病甚则弃衣而走，登高而歌。”灵 10“足阳明之脉……甚则欲上高而歌。”

2. 歌声。素 5“中央生湿……在声为歌。”张志聪:“脾志思，思而得之，则发声为歌。”又，王冰:“歌，叹声也。”

【歌乐】 歌唱娱乐。灵 22“狂言、惊、善笑、好歌乐、妄行不休者，得之大恐。”灵 43“脾气盛则梦歌乐，身体重不举。”

遭（zāo）

逢，遇到。素 43“阳气多，阴气少，病气胜，阳遭阴，故为痹热。”王冰:“遭，遇也。”灵 60“故圣人自治于未有形也，愚者遭其已成也。”

酸（suān）

1. 酸味。五味之一，五行属木，入通于肝。素 3“是故味过于酸，肝气以津，脾气乃绝。”素 5“气味辛甘发散为阳，酸苦涌泄为阴。”素 22“辛散，酸收，甘缓，苦坚，咸耎。”

2. 酸味的药物或食物。素 22“肺欲收，急食酸以收之，用酸补之，辛泻之。”素 74“湿淫于内，治以苦热，佐以酸淡。”

3. 酸水。素 74“诸呕吐酸，暴注下迫，皆属于热。”王冰:“酸，酸水及味也。”

4. 通“痠”。痠痛。素 50“刺骨无伤髓，髓伤则销铄胻酸。”素 69“民病飧泄霍乱，体重腹痛，筋骨繇复，肌肉瞤酸，善怒。”张介宾:“酸，酸疼也。”

【酸化】 运气术语。指物品味从酸化。素 74“厥阴司天为风化，在泉为酸化。”王冰：“寅申之岁，木司地气，故物化从酸。”

【酸枣】 中药名。即“酸枣仁”。见该条。神 2“酸枣味酸，平。主心腹寒热，邪结气，四肢酸疼，湿痹。久服安五脏，轻身，延年。”

【酸削】 酸痛之极。金 6“劳之为病，其脉浮大，手足烦，春夏剧，秋冬瘥，阴寒精自出，酸削不能行。”

十四画

【酸浆】 中药名。又名葴、寒浆、醋浆、酸浆草等。为茄科酸浆属植物酸浆及挂金灯的全草。酸、苦，寒。入肺、脾经。清热利咽，通利二便。主治咽喉肿痛，肺热咳嗽，黄疸，痢疾，水肿，小便淋涩，大便不通，黄水疮，湿疹，丹毒。神 3“酸浆味酸，平。主热烦满，定志，益气，利水道，产难，吞其实立产。”

【酸疼】 同“酸痛”。神 2“酸枣味酸，平。主心腹寒热，邪结气，四肢酸疼，湿痹。”

【酸痛】 疼痛伴有酸软感觉。素 55“病在骨，骨重不可举，骨髓酸痛，寒气至，名曰骨痹。”

【酸枣仁】 中药名。又名枣仁、酸枣核。为鼠李科枣属植物酸枣的种子。甘，平。入肝、心经。宁心安神，养肝，敛汗。主治虚烦不眠，惊悸怔忡，体虚自汗，盗汗。组方有酸枣仁汤。金 6“（酸枣仁汤）酸枣仁二升，甘草一两……芎䓖二两。”

【酸枣仁汤】 方剂名。组成：酸枣仁二升，甘草一两，知母二两，茯苓二两，芎䓖二两。煎服法：以水八升，煮酸枣仁，得六升，内诸药，煮取三升，分温三服。功用：养血安神，清热除烦。主治：虚劳虚烦不得眠。金 6“虚劳虚烦不得眠，酸枣仁汤主之。”

碱（jiǎn）

见“卤碱”。

碹（niè）

矾石。《玉篇·石部》:“碹，矾石也。”见“羽碹”。

磁（cí）

石名。见“磁石”。

【磁石】 中药名。又名玄石。为氧化物类尖晶石族矿物磁铁矿。咸，寒。入肾、肝、肺经。潜阳纳气，镇惊安神，聪耳明目。主治眩晕，目昏，耳鸣，耳聋，惊悸，失眠，虚喘。神 3“磁石味辛，寒。主周痹风湿，肢节中痛，不可持物，洗洗酸痟。除大热，烦满及耳聋。一名玄石。”

十四画

愿（yuàn 願）

1. 愿意，情愿。灵 48“敢问今日正阳，细子愿以受盟。”

2. 希望。素 19“余闻虚实以决死生，愿闻其情。”素 68“愿夫子溢志尽言其事，令终不灭。”素 74“愿闻其道也。”

3. 祈求，欲求。素 1“各从其欲，皆得所愿。”素 44“思想无穷，所愿不得。”

霆（tíng）

劈雷，霹雳。见“雷霆”。

蜚（一、fěi）

昆虫名。见“蜚虻”、“蜚蠊”。

（二、fēi）

通“扉”。门扉。丹波元简:“蜚，音扉。”见“害蜚”。

【蜚虻】 中药名。虻虫的别称。见该条。神 4“蜚虻味苦，微寒。主逐瘀血，破下血积，坚痞，癥瘕，寒热。通利血脉及九窍。”

【蜚零】 中药名。蜂子的别称。见该条。神 2“蜂子味甘，平……一名蜚零。”

【蜚蠊】 中药名。蟑螂的别名。为蜚蠊科大蠊属动物美洲大蠊、澳洲蜚蠊及蜚蠊属动物东方蜚蠊的全体。咸，寒。散瘀，化积，解毒。主治癥瘕积聚，小儿疳积，喉痹，乳蛾，痈肿疮毒，虫蛇咬伤。神 4“蜚蠊味咸，寒。主血瘀，癥坚，寒热。破积聚，喉咽痹，内寒无子。”

雌（cí）

1. 雌性。与“雄”相对。喻指阴阳之阴。素 80“持雌失雄，弃阴附阳。”张志聪:“雌雄，谓阴阳之配合。”

2. 喻内守在里。素 79“三阴为母，二阴为雌，一阴为独使。”马莳:“二阴者，即少阴也。少阴为里之维，生由此始，所以为雌也。”张介宾:“少阴属水，水能生万物，故曰雌，亦上文二阴为里之义。”

【雌黄】 中药名。又名黄金石、昆仑黄。为硫化物类雌黄族矿物雌黄矿石。辛，平，有毒。燥湿，解毒，杀虫。主治疥癣，恶疮，蛇虫螫伤，癫痫，寒痰咳喘，虫积腹痛。神 3“雌黄味辛，平。主恶疮，头秃，痂疥，杀毒虫虱，身痒，邪气诸毒。炼之久服轻身，增年不老。”

【雌雄】 雌性与雄性。表示阴阳属性相对的事物。素 75“此皆阴阳表里上下雌雄相输应也。”张志聪:“雌雄，阴阳之相合也。”素 4“此皆阴阳表里内外雌雄相输应也，故以应天之阴阳也。”杨上善:“牝脏牡脏，即雌雄阴阳也。”又，张志聪:“雌雄，脏腑也。”素 77“故圣人之治病也，必知……五藏六府，雌雄表里。”吴崑:“六阴为雌，六阳为雄，阳脉行表，阴脉行里。”

颗（kē）

量词，指圆形或粒状的物体，相当于“粒”。伤 66“以杓扬之，水上有珠子五六千颗相逐，取用之。”

【颗东】 中药名。即款冬花。见“款冬”。神 4“款冬味辛，温。主咳逆……一名橐吾，一名颗东，一名虎须，一名菟奚。”

嗽（sòu）

咳嗽。《玉篇·口部》：“嗽，咳嗽也。”见“咳嗽”。

瞑（míng）

昏暗。素 74“燥淫所胜，则霿雾清瞑。”王冰：“言雾起霿暗，不辨物形而薄寒也。”

踈（shū）

同“疏。”

1. 疏通。《说文·𠫓部》：“疏，通也。”素 74“踈其血气，令其调达，而致和平，此之谓也。”

2. 分开，裂开。素 69“岁水不及……物踈璺，肌肉胗发。”马莳：“在物则为风所裂而为踈璺。”

3. 稀疏，稀少。与“密”相对。素 19“真脾脉至，弱而乍数乍踈，色黄青不泽，毛折乃死。”杨上善：“踈，谓动稀也。”灵 47“胁偏踈者肺偏倾也。”灵 81“治之以砭石，欲细而长，踈砭之。”张介宾：“欲长者，用在深也，故宜疏不宜密。”

4. 疏远。见“亲踈”。

5. 疏松，空疏。素 12“故其民皆黑色踈理，其病皆为痈疡。”高世栻：“疏理，血弱而腠理空疏也。”素 35“此令人汗空踈，腠理开。”灵 46“肉不坚，腠理踈，则善病风。”

6. 空虚。素 43“荣卫之行涩，经络时踈，故不痛，皮肤不营，故为不仁。”张介宾：“疏，空虚也。”

7. 粗疏，疏浅。素 75“雷公曰：臣治踈愈，说意而已。”孙诒让：“盖雷公自言臣之治疾为术疏浅，但苟且取说己意而已。”又，张介宾：“言臣之治病鲜愈者，正如帝之所教。”王冰：“雷公言，臣之所治，稀得痊愈。”

8. 为“躁”之讹。脉象躁动不安。灵 9“人迎一盛，泻足少阳而补足厥阴，二泻一补，日一取之，必切而验之，踈取之上，气和乃止。”《太素》卷十四“疏”作“躁”。张志聪：“踈，当作‘躁’，谓一盛而躁，二盛而躁，当取手之阴阳也。”

【踈泄】 疏通宣泄。素 70“发生之纪，是谓启敕，土踈泄，苍气达。”张介宾：“木气动，生气达，故土体疏泄而通。”

【踈涤】 疏通荡涤郁积。素 14“开鬼门，洁净府，精以时服，五阳已布，踈涤五藏。”

蜡（là 蠟）

动物、植物或矿物所产生的油质。见“蜜蜡”。

蜥（xī）

中药名。见“蜥蜴”。

【蜥蜴】 中药名。为石龙子的别名。见该条。神 3“石龙子味咸，寒。主五癃，邪结气，破石淋。下血，利小便水道。一名蜥蜴。”

蜴（yì）

中药名。见“蜥蜴”。

蜘（zhī）

中药名。见“蜘蛛”。

【蜘蛛】 中药名。为圆蛛科圆网蛛属动物大腹圆蛛的全体。苦，寒，有毒。入肝经。祛风解毒，消肿散结。主治狐疝偏坠，中风口㖞；小儿慢惊，口噤，疳积；喉风肿闭，牙疳，痈肿疔毒，瘰疬，恶疮，痔漏，脱肛，虫蛇咬伤。组方有蜘蛛散。

【蜘蛛散】 方剂名。组成：蜘蛛十四枚（熬焦），桂枝半两。煎服法：上二味，为散，取八分一匕，饮和服，日再服。蜜丸亦可。功用：辛温散寒，通利气机。主治：阴狐疝气。临床见阴囊偏大偏小，时上时下，严重时由阴囊牵引少腹出现剧痛，轻则少腹有重坠感。金 19“阴狐疝气者，偏有小大，时时上下，蜘蛛散主之。”

蜷（quán）

十四画

卷曲。伤 295“少阴病，恶寒，身蜷而利，手足逆冷者，不治。”

【蜷卧】 肢体卷曲躺卧。伤 288“若利自止，恶寒而蜷卧，手足温者，可治。”

蝉（chán 蟬）

昆虫，种类很多，雄性能连续不断发出尖锐的声音。见“蚱蝉”。

螂（liáng）

中药名。见“蜣螂”。

噉（dàn）

同“啖”。吃。灵 13“治之以膏熨急颊，且饮美酒，噉美炙肉。”金 15“酒疸下之，久久为黑疸，目青面黑，心中如噉蒜齏状，大便正黑。”

骶（dǐ）

骶骨。腰椎下部五块椎骨合成，上与第五腰椎相连，下与尾骨相连。素 32“七椎下间主肾热，荣在骶也。”王冰：“脊节之谓椎，脊穷之谓骶。”素 59“大椎以下至尻尾及傍十五穴，至骶下凡二十一节，脊椎法也。”

【骶上】 指尾脊骨端的长强穴。灵 22“内闭不得溲，刺足少阴太阳与骶上以长针。”张介宾：“骶上，即督脉尾骶之上，穴名长强。”

【骶骨】

1. 尾脊骨。素 35“其出于风府，日下一节，二十五日下至骶骨，二十六日入于脊内。”

2. 指尾脊骨端的长强穴。灵 22“灸穷骨二十壮。穷骨者，骶骨也。”马莳：“宜灸脊尽之骶骨长强穴二十壮。”

鍉（dī 鍉）

通“镝”。箭镞。见“鍉针”。

【鍉针】 针具名。九针之一。长 3.5 寸，尖如黍粟之锐。灵 1“三曰鍉针，长三寸半……锋如黍粟之锐，主按脉勿陷，以致其气。”丹波元简：“鍉，音时，又音低，镝也，箭镞也。”灵 7“病在脉，气少当补之者，取以鍉针于井、荥、分输。”灵 78“三曰鍉针，取法于黍粟之锐，长三寸半，主按脉取气，令邪出。”

锻（duàn 鍛）

锻造。见“锻灶下灰”。

【锻灶下灰】 中药名。锻铁灶下的灰。金 4“取锻灶下灰一斗，清酒一斛五斗。”

熏（xūn）

1. 熏灼。素 61“夏者火始治，心气始长，脉瘦气弱，阳气留溢，热熏分腠。”

2. 熏炙；熏蒸。灵 63“姜韭之气熏之。”素 62“胃气热，热气熏胸中，故内热。”金 2“湿家之为病，一身尽疼，发热，身色如熏黄也。”

3. 温养。素 43“卫者，水谷之悍气也……故循皮肤之中，分肉之间，熏于肓膜，散于胸腹。”灵 30“熏肤，充身泽毛，若雾露之溉，是谓气。”灵 4“其气之津液皆上熏于面。”

4. 治法。用药物之烟火热气熏炙的方法。伤 48 “设面色缘缘正赤者，阳气怫郁在表，当解之熏之。”金 4 “蚀于肛者，雄黄熏之。”

5. 上逆。素 62 “因寒饮食，寒气熏满，则血泣气去。”森立之:“熏者，上逆之谓。满者，留滞之义。”又，《太素》卷二十四“满”作“脏”。《新校正》:“按《甲乙经》作‘动脏’。”

6. “动”之讹。伤。素 7 “阴争于内，阳扰于外，魄汗未藏，四逆而起，起则熏肺，使人喘鸣。”《太素》卷三“熏”作“动”，杨上善:“寒气因人，四肢逆冷，内伤于肺。”灵 19 “气盛则厥逆，上冲肠胃，熏肝，散于肓，结于脐。”灵 81 “经脉败漏，熏于五藏，藏伤故死矣。”

箘（qūn）

桂的一种。见“箘桂”。

【箘桂】 中药名。为桂的一种。神 1 “箘桂味辛，温。主百疾，养精神，和颜色，为诸药先聘通使。久服轻身，不老，面生光华，媚好，常如童子。”森立之:“箘桂，即今桂枝也。”

管（guǎn）

1. 管状物的统称。见“竹管”。

2. 掌管，主管。灵 75 “肢胫者，人之管以趋翔也。”又，《太素》卷二十二“管”作“所”。丹波元简:“《荀子·效儒》篇:‘圣人也者，道之管也。’注:‘管，枢要也。’”

3. 通“脘”。指胃脘部。灵 68 “其痈在管内者，即而痛深。”《甲乙经》卷十一“管”作“脘”。丹波元简:“管之内外，即言下脘也。”

僚（liáo）

官吏。素 75 “足以治群僚，不足治侯王。”

颧（chuí 顀）

同“椎”。脊椎骨。《字汇·页部》:“颧，脊骨。”见“十四颧”。

僦（jiù）

见“僦贷季”。

【僦贷季】 传说为上古神农时人，岐伯之祖师，医家之祖。素 13 “上古使僦贷季，理色脉而通神明。”《素问·六节藏象论》王冰注:“先师，岐伯祖之师僦贷季，上古理色脉者也。”

鼻（bí）

1. 五官之一，内通于肺，为肺之窍。司嗅觉，是呼吸的门户。又称明堂。灵 17 “故肺气通于鼻，肺和则鼻能知臭香矣。”灵 28 “口鼻者，气之门户也。”灵 49 “明堂者，鼻也。”

2. 器物上类似于鼻的部分。见“锡镜鼻”。

【鼻干】 症状名。即鼻燥，指鼻腔干燥。素 31 “身热目疼而鼻干。”伤 231 “鼻干，不得汗，嗜卧。”

【鼻孔】 鼻腔与外界相通的孔道。灵 10 “大肠手阳明之脉……还出挟口，交人中，左之右，右之左，上挟鼻孔。”灵 29 “鼻孔在外，膀胱漏泄。”

【鼻头】 鼻尖。又称鼻准、面王，为脾病的诊察部位。金 1 “鼻头色青，腹中痛……鼻头色微黑者，有水气。”

【鼻鸣】 症状名。指病人鼻塞呼吸气粗而似鸣。伤 12 “鼻鸣干呕者，桂枝汤主之。”

【鼻空】 鼻孔。素 59 “鼻空外廉，项上各二。”高世栻:“鼻孔外廉，迎香穴也。”

【鼻柱】 鼻梁。素 42 “故使其鼻柱坏而色败。”灵 29 “鼻柱中央起，三焦乃约。”

【鼻洞】 病名。即鼻渊。鼻流涕不止。灵69“故人之鼻洞涕出不收者，颃颡不开，分气失也。”丹波元简：“鼻洞，即鼻渊。”张介宾：“鼻洞者，涕液流泄于鼻也。”

【鼻息】 指呼吸。伤6“身重，多眠睡，鼻息必鼾，语言难出。”

【鼻窍】 鼻孔。灵75“刺邪以手坚按其两鼻窍而疾偃。”张介宾：“刺其穴，以手坚按鼻孔而疾为偃卧。”

【鼻渊】 病名。又名鼻洞、脑漏。临床主要表现为鼻流浊涕不止，或兼有酸痛感。素37“胆移热于脑，则辛频鼻渊。鼻渊者，浊涕下不止也。”王冰：“脑液下渗，则为浊涕，涕下不止，如彼水泉，故曰鼻渊也。”

【鼻窒】 症状名。即鼻塞不通。素70“大暑以行，咳嚏鼽衄鼻窒。”

【鼻塞】 症状名。即鼻腔塞滞不通，呼吸不利。灵8“肺气虚则鼻塞不利少气，实则喘喝胸盈仰息。”金2“头痛鼻塞而烦……故鼻塞，内药鼻中则愈。”

【鼻隧】 鼻道。灵29“鼻隧以长，以候大肠。”

【鼻鼽】 症状名。鼻流清涕。素49“所谓客孙脉则头痛、鼻鼽、腹肿者，阳明并于上……故头痛、鼻鼽、腹肿也。”

【鼻燥】 症状名。鼻腔干燥。金15“腹满欲吐，鼻燥。”伤227“脉浮发热，口干鼻燥。”

【鼻槁】 症状名。即鼻干，指鼻腔干燥。难58“皮寒热者，皮不可近席，毛发焦，鼻槁，不得汗。”

【鼻息肉】 病名。又名鼻痔。指鼻内有赘生物，呼吸不畅，甚或不闻香臭。灵4“若鼻息肉不通。”马莳：“又鼻中有息肉不通，皆肺气不足，风邪有余所致也。”

魄（pò）

1. 谓一些与生俱来的、本能的、较低级的神经心理活动，如新生儿啼哭、吮吸、非条件反射动作和四肢运动，以及耳听、目视、冷热痛痒等感知觉。为人体神的内容之一，由肺所主。《左传·昭公七年》曰：“人生始化曰魄，既生魄，阳曰魂。”孔颖达疏：“人之生也始变化为形，形之灵者名之曰魄也。……附形之灵为魄，附气之神为魂也。附形之灵者，谓初生之时，耳目心识，手足运动，啼哭为声，此则魄之灵也。”灵8“故生之来谓之精，两精相搏谓之神，随神往来者谓之魂，并精而出入者谓之魄。”素9“肺者，气之本，魄之处也。”

2. 糟粕。后作“粕”。此指水液。素14“津液充郭，其魄独居，精孤〔守〕于内，气耗于外。”张介宾：“魄者阴之属，形虽充而气则去，故其魄独居也。”又见“魄门”。

【魄门】 肛门。素11“魄门亦为五藏使，水谷不得久藏。”王冰：“谓肛之门也。内通于肺，故曰魄门。”难44“大肠小肠会为阑门，下极为魄门。”

【魄汗】 体汗。素3“魄汗未尽，形弱而气烁，穴俞以闭，发为风疟。”杨上善：“魄，肺之神也，肺主皮毛腠理，人之汗者，皆是肺之魄神所营，因名魄汗。”又，森立之：“‘白’‘魄’古多通用。盖白之为言迫也。阳气不堪苦恼，迫切而出之汗，故名曰‘白汗’。白汗出而不止，则阳气渐亡厥逆等证叠起。”素7“阴争于内，阳扰于外，魄汗未藏，四逆而起，起则熏肺。”

魅（mèi）

传说中的鬼怪。见“老魅”。

睾（gāo）

1. 睾丸。灵4“小肠病者，小腹痛，腰脊控睾而痛。”灵10“足厥阴之别……径胫上睾结于茎。”张志聪：“睾，睾丸，即阴子也。”

2. 指阴囊。灵75“故饮食不节，喜怒不时，津液内溢，乃下留于睾，血道不通，日大不休，俯仰不便，趋翔不能。”张志聪：“津液内溢，乃下留于睾囊。”丹波元简：“楼氏云……此篇文所谓铍石取睾囊中水液者是也，其法今世人亦多能之。睾丸囊大如斗者，中藏秽液，必有数升。”

【睾系】 指男性外生殖器系统。灵 19“邪在小肠者，连睾系，属于脊，贯肝肺，络心系。”

𧼯

为“残”之讹。残害。灵 79“此所谓候岁之风，𧼯伤人者也。”张介宾：“𧼯，残同。”又，《太素》卷二十八“𧼯”作“贼”。涩江抽斋：“依《太素》则‘𧼯’即‘贼’字之坏。”

膜（mó）

人体内像薄皮的组织。《说文・肉部》：“膜，肉间胲膜也。”素 29“脾与胃以膜相连耳，而能为之行其津液何也？”神 3“秦皮……除热，目中青翳瞖，白膜。”

【膜原】 肠胃外腹腔内的肓膜。又作“募原”。素 39“寒气客于肠胃之间，膜原之下，血不得散，小络急引故痛。”张志聪：“膜原者，连于肠胃之脂膜，亦气分之腠理。”丹波元简：“盖脏腑之间，有膜而相遮隔，有系而相联接，此即膜原也。”又，王冰：“膜，谓鬲间之膜；原，谓鬲肓之原。”

䐜（chēn）

1. 肿胀。素 42“故使肌肉愤䐜而有疡。”吴崑：“愤䐜，肿起也。”森立之：“肌肉愤䐜者，谓肌肉上痦瘰如麻豆肿起也。”

2. 胀满。素 29“入五藏，则䐜满闭塞，下为飧泄。”张志聪：“䐜，胀也。”素 71“故民病心腹胀，肠鸣而为数后，甚则心痛胁䐜，呕吐霍乱。”

【䐜胀】 胀满。素 5“浊气在上，则生䐜胀。”素 10“腹满䐜胀，支鬲胠胁，下厥上冒。”灵 4“胃病者，腹䐜胀，胃脘当心而痛。”

【䐜䐜】 胀满貌。灵 66“有寒则䐜䐜满雷引，故时切痛。”张介宾：“若有寒，则为胀满，及雷鸣相引，时为切痛。”又，《甲乙经》卷八“䐜䐜”作“腹䐜”。

【䐜愤】 胀满。素 71“民病寒湿，腹满身䐜愤胕肿。”

膈（gé）

1. 胸膈，膈膜。灵 10“肺手太阴之脉……上膈属肺。”张介宾：“膈，膈膜也。”灵 73“膈有上下，知其气所在。”素 74“心胃生寒，胸膈不利，心痛否满。”伤 141“病在膈上必吐，在膈下必利。”

2. 通“隔”。阻隔不通。灵 19“饮食不下，膈塞不通，邪在胃脘。”《太素》卷二十三“膈”作“鬲”。又，马莳：“凡饮食不下而膈膜之前齐鸠尾、后齐十一椎者，觉塞不通，此乃邪在胃脘也。”又见“膈中”。

【膈中】 病证名。即噎膈。临床主要表现为饮食咽下困难，或食入即吐。灵 4“脾脉……微急为膈中，食饮入而还出，后沃沫。”马莳：“木邪侮土，其在上为膈中，食饮入而还出，脾气不上通也。”灵 47“肝大则逼胃迫咽，迫咽则苦膈中，且胁下痛。”

【膈气】 指上焦之阳气。伤 122“此以发汗，令阳气微，膈气虚，脉乃数也。”程应旄：“误汗不特虚中下二焦阳气，且能虚上焦之阳。”又，钱潢：“误汗而卫外之阳气败亡，则膈间之宗气，胃中之阳气，悉随汗出之精液而外泄矣。”

【膈洞】 病证名。指上见阻塞不能食，下见飧泄食不化的病证。灵 5“太阴为开……开折则仓廪无所输，膈洞。膈洞者，取之太阴。”张志聪：“膈者，上不开而不受纳；洞者，下关折而飧泄也。”张介宾：“膈，隔塞也；洞，如《邪气藏府病形篇》曰洞者食不化，下嗌还出也。”

【膈腧】 穴名。又名“鬲俞”。属足太阳膀胱经，八会穴之血会穴。位于背部第七颈椎棘突下旁开 1.5 寸处。灵 51“膈腧在七焦之间。”

膀（páng）

见“膀胱”。

【膀胱】

1. 六腑之一。①位居于下腹部，属下焦。素 4“胆、胃、大肠、小肠、膀胱、三焦六府皆为阳。”灵 18“下焦者，别回肠，注于膀胱而渗入焉。”难 31“下焦者，在齐下，当膀胱上口，主分别清浊。”难 42“膀胱重九两二铢，纵广九寸，盛溺九升九合。”②贮藏津液，经气化后排出小便。故称为津液之府，喻为州都之官。素 8“膀胱者，州都之官，津液藏焉，气化则能出矣。”张志聪：“膀胱为水府，乃水液都会之处。”素 23“膀胱不利为癃，不约为遗溺。”素 52“刺少腹中膀胱溺出，令人少腹满。”灵 36“天寒则腠理闭，气湿不行，水下留于膀胱，则为溺与气。”③在脏合肾，腠理皮毛为其外应。灵 2“肾合膀胱，膀胱者，津液之府也。”难 35“膀胱者，肾之府。”灵 47“肾合三焦膀胱，三焦膀胱者，腠理毫毛其应……密理厚皮者三焦膀胱厚，粗理薄皮者三焦膀胱薄。疎腠理者三焦膀胱缓，皮急而无毫毛者三焦膀胱急。”④经脉为足太阳经，与足少阴肾经为表里。灵 10“膀胱足太阳之脉……络肾属膀胱。”

2. 指足太阳膀胱经。难 66“膀胱之原出于京骨。”黄竹斋：“膀胱，足太阳经也，京骨在足外侧大骨下赤白肉际陷中。”灵 4“膀胱合入于委中央。”张介宾：“膀胱，足太阳也。委中，即本经之合。”

3. 足太阳膀胱经的脉气。灵 2“膀胱出于至阴，至阴者，足小指之端也，为井金。”

4. 指膀胱在面部的望诊部位，即人中部位。灵 49“面王以下者，膀胱子处也。”张介宾：“面王以下者，人中也，是为膀胱子处之应。”

【膀胱胀】 证候名。脏腑胀证之一。因膀胱气化排尿功能失常所致，临床以少腹胀满，小便癃闭为主症。灵 35“膀胱胀者，少腹满而气癃。”

【膀胱咳】 证候名。脏腑咳证之一。指肾咳日久不愈，传其所合之膀胱所致，临床以咳而遗尿为主症。素 38“肾咳不已，则膀胱受之；膀胱咳状，咳而遗溺。”

【膀胱病】 即膀胱的病症。灵 4“膀胱病者，小腹偏肿而痛，以手按之，即欲小便而不得，肩上热，若脉陷，及足小指外廉及胫踝后皆热，若脉陷，取委中央。”素 65“膀胱病小便闭，五日少腹胀，腰脊痛，骱痠，一日腹胀，一日身体痛，二日不已死。冬鸡鸣，夏下晡。”

髋（kuān 髖）

同“宽”。扩展。灵 46“怒则气上逆，胸中畜积，血气逆留，髋皮充肌，血脉不行。”张介宾：“髋，宽同。”马莳：“皮肤肌肉为之充塞，而血脉不能通。”

鲖（tóng 鮦）

鱼名。即鳢鱼。见“鲖鱼”。

【鲖鱼】 即鳢鱼。又名蠡鱼。见“蠡鱼”条。神 3“蠡鱼味甘，寒。主湿痹，面目浮肿，下大水。一名鲖鱼。”

鲗（zéi 鰂）

见“乌鲗骨”。

鲛（jiāo 鮫）

见“鲛鲛”。

【鲛鲛】 活跃善动。灵 64“右徵之人，比于右手太阳，太阳之上鲛鲛然。”张介宾：“鲛鲛，踊跃貌。”

鲜（xiān 鮮）

1. 鲜明。素 71“三之气，天政布，大火行，庶类蕃鲜。”

2. 好，旺盛。《方言》卷十：“鲜，好也。”素 69“复则大风暴发，草偃木零，生长不鲜，面色时变。”

【鲜明】 明润而光亮。金 1“色鲜明者有留饮。”

【鲜泽】 鲜明润泽。金 14“夫水病人，目下有卧蚕，面目鲜泽，脉伏，其人消渴。”

疑（yí）

1. 疑惑，不明白。素 74“此道之所主，工之所疑也。”素 77“诊之而疑，不知病名。”

2. 怀疑。灵 80“余疑其然。”

3. 犹豫，迟疑。灵 26“膝中痛，取犊鼻，以员利针，发而间之。针大如氂，刺膝无疑。”素 26“是以天寒无刺，天温无疑。”又，《甲乙经》卷五“疑”作“凝”。

4. 估计，猜度。伤 40“今此语反之，疑非仲景意。”

5. 通“拟”。比拟。素 75“著至教疑于二皇。”《新校正》：“按全元起本及《太素》疑作拟。”

【疑殆】 疑惑不解。素 75“而道上知天文，下知地理，中知人事，可以长久，以教众庶，亦不疑殆。”素 78“所以不十全者，精神不专，志意不理，外内相失，故时疑殆。”

裹（guǒ）

1. 缠绕；包裹。《说文·衣部》：“裹，缠也。”素 3“因于湿，首如裹。”素 10“生于心，如以缟裹朱。”灵 81“治之以砭石，欲细而长，疏砭之，涂以豕膏，六日已，勿裹之。”

2. 统摄，约束。难 42“脾……主裹血，温五藏。”徐大椿：“裹血，谓统之使不散也。”

3. 包裹物。见“目裹”。

【裹撷】 包裹。灵 80“裹撷筋骨血气之精而与脉并为系。”张介宾：“以衣衽收物谓之撷，脾属土，所以藏物，故裹撷筋骨血气四藏之精，而并为目系。”

豪（háo）

通“毫”。见“豪针”。

【豪针】 即毫针。参见该条。灵 38“婴儿者，其肉脆血少气弱，刺此者，以豪针，浅刺而疾发针。”周本、日刻本“豪”作“毫”。

膏（一、gāo）

1. 脂肪。灵 13“以膏熨急颊，且饮美酒。”灵 49“其随而下，至胝为淫，有润如膏状，为暴食不洁。”

2. 指猪油。金 15“猪膏半斤，乱发如鸡子大三枚……和膏中煎之，发消药成。”

3. 肥肉。见“膏粱”。

4. 指膏人。即肥胖而肉不坚的人。灵 59“人有肥、有膏、有肉……䐃肉不坚，皮缓者，膏……膏者，多气而皮纵缓，故能纵腹垂腴。”

5. 浓稠的膏状物。金 6“薯蓣三十分……大枣百枚为膏。”神 2“消石味苦，寒……炼之如膏。”

6. 物之精华。灵 36“五谷之津液和合而为膏者，内渗入于骨空，补益脑髓。”张介宾：“膏，脂膏也。”

7. 丰润。见“膏泽”。

8. 指人体心下部位。见“膏之原”。

（二、gào）

用脂肪涂擦。灵 13“治之以马膏，膏其急者。”

【膏人】 肥胖而肉不坚的人。灵 59“是故膏人，纵腹垂腴。”

十四画

【膏泽】 油润光泽。素 74“阳明在泉……甚则嗌干面尘，身无膏泽。”灵 10“甚则面微有尘，体无膏泽。”

【膏润】 润泽如脂膏。灵 49“黄而膏润为脓。”马莳：“黄色而如膏之泽者为有脓。”

【膏粱】 泛指精美甘肥的食物。灵 5“膏粱菽藿之味，何可同也？”张介宾：“膏，脂肥也；粱，粟类，谷之良者也。”

【膏摩】 用药膏摩擦体表特定部位的治法。金 1“四肢才觉重滞，即导引、吐纳、针灸、膏摩，勿令九窍闭塞。”

【膏之原】 穴名。膏膜的原穴。灵 1“膏之原出于鸠尾，鸠尾一。”丹波元简：“自膈以上，皆心肺清洁之属，自膈以下，皆肠胃污浊之属。而心下有微脂为膏，膈上有薄膜为肓也，《素问》曰鬲肓。”

【膏发煎】 方剂名。即猪膏发煎。参见该条。金 22“胃气下泄，阴吹而正喧，此谷气之实也，膏发煎导之。”

腐（fǔ）

1. 溃烂。灵 81“肉腐则为脓。”

2. 使溃烂。灵 81“热甚则腐肉。”灵 75“热胜其寒，则烂肉腐肌为脓。”

3. 指腐烂之物。见“腐秽”。

4. 腐臭的气味。素 4“北方黑色……其音羽，其数六，其臭腐。”

5. 为“痈”之讹。素 55“治腐肿者刺腐上，视痈深浅刺。”林亿：“按全元起本及《甲乙经》‘腐’作‘痈’。”《甲乙经》卷十一、《太素》卷二十三“腐”并作“痈”。

【腐肠】 中药名。黄芩的别称。见“黄芩”。神 4“黄芩味苦，平。主诸热，黄疸，肠澼，泄痢……一名腐肠。”

【腐肿】 痈肿。素 55“治腐肿者刺腐上。”王冰：“腐肿，谓肿中肉腐败为脓血者。”

【腐臭】 腐烂的气味。难 49“入脾为香臭，入肝为臊臭，入肾为腐臭，入肺为腥臭。”

【腐秽】 指肠中腐败秽浊之物。伤 278“虽暴烦下利，日十余行，必自止，以脾家实，腐秽当去故也。”

【腐婢】 中药名。又名土常山、臭娘子、臭茶等。为马鞭草科豆腐柴属植物豆腐柴的茎、叶。苦、微辛，寒。清热解毒。主治疟疾，泄泻，痢疾，醉酒头痛，痈肿，疔疮，丹毒，蛇虫咬伤，创伤出血。神 4“腐婢味辛，平。主痎疟，寒热邪气，泄利，阴不起，病酒头痛。”

【腐熟】 消化。难 31“中焦者，在胃中脘，不上不下，主腐熟水谷。”

瘈（chì）

筋脉拘急挛缩。素 69“岁土太过……甚则肌肉萎，足痿不收，行善瘈，脚下痛。”

【瘈疭】 病症名。指手足抽动，伸缩交替而作。伤 6“风温为病……若被火者，微发黄色，剧则如惊痫，时瘈疭。”金 5“风引汤……治大人风引，少小惊痫瘈疭。”神 4“牡丹味辛，寒。主寒热，中风瘈疭，痉，惊痫邪气。”

【瘈挛】 筋脉痉挛。灵 4“肝脉……微涩为瘈挛筋痹。”《甲乙经》卷四作“瘈疭挛筋”。

癀（tuí 㿗）

阴部病。常指阴囊肿大的疝气病。《广韵·灰韵》：“癀，阴病。”灵 49“男子色在于面王，为小腹痛，下为卵痛，其圜直为茎痛，高为本，下为首，狐疝癀阴之属也。”

【癀疝】 病名。阴囊肿大，牵引少腹作痛的疝气病。灵 4“肝脉急甚者为恶言……滑甚为癀疝，微滑为遗溺。”灵 10“肝足厥阴之脉……是动则病腰痛不可以俯仰，丈夫癀疝，妇人少腹肿。”

【癀癃】 病名。指阴囊肿大，小便癃闭

之病。灵 4 “脾脉急甚为瘈疭 …… 滑甚为㿉癃。”马莳：“脾得滑脉而甚，则为㿉疝，为癃溺，盖土不胜水则为㿉，土不运水则为癃也。”

瘇（zhǒng）

同“肿”。肿胀。灵 57 “足胫瘇，腹乃大，其水已成矣。”张介宾：“瘇，肿同。”

瘦（shòu）

1. 肌肉不丰满。与“肥”相对。素 20 “形瘦脉大，胸中多气者死。”灵 38 “故其瘦而薄胃者，皆不胜毒也。”金 12 “其人素盛今瘦，水走肠间，沥沥有声，谓之痰饮。”

2. 指脉象沉细。素 18 “春夏而脉瘦，秋冬而脉浮大。”王冰：“春夏脉瘦，谓沉细也。”素 61 “夏者火始治，心气始长，脉瘦气弱。”

【瘦人】 肌肉不丰满的人。灵 38 “瘦人者，皮薄色少，肉廉廉然，薄唇轻言。”金 12 “假令瘦人脐下有悸，吐涎沫而癫眩，此水也，五苓散主之。”

瘖（yīn）

失音，哑。素 23 “搏阳则为巅疾，搏阴则为瘖。”王冰：“邪内搏于阴，则脉不流，故令瘖不能言。”素 47 “人有重身，九月而瘖，此为何也?”王冰：“瘖，谓不得言语也。”素 52 “刺舌下中脉太过，血出不止为瘖。”

【瘖门】 穴名。即哑门穴。属督脉，位于项后正中线入发际 0.5 寸处间。素 58 “肩贞二穴，瘖门一穴，脐一穴。”马莳：“瘖门，一名症门，一名舌厌，又名舌横，在项后风府后一寸，入发际五分，项中央宛宛中，针三分，留三呼，禁灸，令人哑。”

【瘖俳】 病名。又名因瘖痱。肾精亏虚，肾气厥逆而导致音哑，两下肢痿废不用等症状的病。素 49 “内夺而厥，则为瘖俳，此肾虚也。”王冰：“俳，废也……故肾气内夺而不顺，则舌瘖足废。”

瘥（chài）

疾病痊愈。《说文・疒部》：“瘥，愈也。”金 6 “劳之为病，其脉浮大，手足烦，春夏剧，秋冬瘥。”金 15 “黄疸之病，当以十八日为期，治之十日以上瘥，反剧为难治。”

瘘（lòu 瘻）

1. 溃疡经久不愈，漏下脓水的瘘管。素 3 “陷脉为瘘，流连肉腠。”杨上善：“寒热陷脉，以为脓血，流连在肉腠之间，故为瘘。”森立之：“凡为孔之疮，皆谓之瘘，或作‘漏’。”

2. 指鼠瘘。灵 4 “肺脉……微缓为瘘瘘，偏风。”马莳：“若得缓脉而微，则为瘘证，为鼠瘘。”张志聪：“鼠瘘，寒热病也，其本在脏，其末在脉，肺主百脉，是以微缓之有热，微涩之有寒，皆为鼠瘘在颈腋之间。”

3. 指肛瘘。神 1 “夫大病之主，有中风，伤寒……痔瘘，瘿瘤。”

瘕（jiǎ）

病名。①泛指癥瘕。即腹内积块，多由瘀血所致。素 48 “肾脉小急，肝脉小急，心脉小急，不鼓皆为瘕……三阳急为瘕，三阴急为疝。”丹波元简：“盖癥瘕，分而言之，癥，积也；瘕，聚也。然癥积亦可称瘕，《气厥论》‘虙瘕’，《阴阳类论》‘血瘕’，《邪气脏腑病形》篇‘水瘕’，《水胀》篇‘石瘕’，《厥论》篇“虫瘕”，《伤寒论》‘固瘕’，《神农本经》‘蛇瘕’，《仓公传》‘遗积瘕’‘蛲瘕’之类是也。”森立之：“瘕者，即积聚，水血内结之所为。”素 60 “任脉为病，男子内结七疝，女子带下瘕聚。”②指瘕病。即腹内有包块，按之不硬，推之可移，时聚时散者。神 3 “丹参味苦，微寒。

主心腹邪气，肠鸣幽幽如走水，寒热，积聚，破癥除瘕。”《诸病源候论·瘕病候》：“瘕病者，由寒温不适，饮食不消，于脏气相搏，积在腹内，结块瘕痛，随气移动是也。言其虚假不牢，故谓之为瘕也。”③指瘕泄。即痢疾。素 32“颊下逆颧为大瘕。”马莳：“色见于颊之下，而又逆颧而上行，乃大瘕泄之疾也。”又，姚止庵：“瘕，气块也。”森立之：“大瘕者，谓瘕积之大者也。”

【瘕泄】 痢疾。灵 10“是主脾所生病者……溏，瘕泄。”李中梓：“溏者，水泄也；瘕者，痢疾也。”《难经·五十七难》：“大瘕泄者，里急后重，数至圊而不能便。”

瘙（sào）

1. 疥疮。《广雅·释诂一》：“瘙，创也。”见“疥瘙”

2. 皮肤发痒。见“风瘙”。

彰（zhāng）

1. 显著，响亮。素 9“上使五色修明，音声能彰。”灵 9“音气益彰，耳目聪明。”灵 45“五音不彰，五色不明。”

2. 显扬。素 5“因其衰而彰之。”张介宾：“彰之者，补之益之，而使气血复彰也。”灵 73“各得其能，方乃可行，其名乃彰。”

3. 昭示；显现。素 69“善言气者，必彰于物。”王冰：“彰，明也。”素 67“阴阳之升降，寒暑彰其兆。”素 66“气有多少，形有盛衰，上下相召而损益彰矣。”

4. 盛，旺盛。素 3“阳气者，若天与日，失其所则折寿而不彰。”

5. 施行。素 75“别而未能明，明而未能彰。”张介宾：“明者明其精微，彰则利于用矣。”

【彰显】 昭明显著。素 69“南方生热，热生火，其德彰显。”

竭（jié）

1. 穷尽。素 25“万物尽然，不可胜竭。”高世栻：“万物皆有制克之道，故万物尽然，制而复生，无有穷尽，故不可胜竭。”

2. 干涸，枯竭。灵 38“临深决水，不用功力，而水可竭也。”伤 110“胃中水竭，躁烦，必发评语。”

3. 浓缩。灵 71“徐炊，令竭为一升半。”灵 81“以水一斗六升煮之，竭为取三升。”张介宾：“以水一斗六升，煮取三升。”

4. 耗竭。素 1“以酒为浆，以妄为常，醉以入房，以欲竭其精，以耗散其真。”金 1“房室勿令竭乏，服食节其冷、热、苦、酸、辛、甘。”

5. 衰竭。素 45“胃不和则精气竭。”素 77“暴乐暴苦，始乐后苦，皆伤精气，精气竭绝，形体毁沮。”灵 5“虚而泻之，则经脉空虚，血气竭枯。”

6. 亡，亡失。灵 9“补阳则阴竭，泻阴则阳脱。”

7. 祛除。素 5“其下者，引而竭之。”张介宾：“竭，祛除也，谓涤荡之，疏利之。”灵 78“令可以泻热出血，而痼病竭。”

8. 遏止，阻遏。《淮南子·原道训》：“凝竭而不流。”王念孙《读书杂志·淮南内篇一》：“竭之言遏也。《尔雅》曰：‘遏，止也。’”素 14“其有不从毫毛而生，五藏阳以竭也。”又，王冰：“阴气内盛，阳气竭绝，不得入于腹中，故言五藏阳以竭也。”金 11“三焦竭部，上焦竭善噫，何谓也……下焦竭，即遗溺失便，其气不和，不能自禁制，不须治，久则愈。”李今庸：“三焦因阻竭而不能各归其部，不能各司其事，且不能相互为用。”又，李彣：“竭，气尽无余也。”

端（duān）

1. 直，端正。《说文·立部》：“端，直也。”《广雅·释诂一》：“端，正也。”素 55“小者深之，必端内针为故止。”灵 71“持针之道，欲端以正，安以静。”灵 49“色者，青黑赤白黄，皆端满有别乡。”马莳：

"即青黑赤白黄之色，皆端正盈满，各有分部。"李中梓:"端者，正色也。"

2. 使端直。灵 71"因其分肉，左别其肤，微内而徐端之。"马莳:"徐徐端正其针以入之。"

3. 正直。素 70"五化宣平，其气端，其性随"王冰:"端，直也。"高世栻:"其气端，木之正直也。"

4. 边际，尽头。《广雅·释诂》:"端，际也。"素 9"五运相袭，而皆治之，终朞之日，周而复始，时立气布，如环无端，候亦同法。"灵 62"此所谓如环无端，莫知其纪，终而复始，此之谓也。"难 23"别络十五，皆因其原，如环无端，转相灌溉也。"

5. 末梢，末端。素 29"故阴气从足上行至头，而下行循臂至指端。"素 60"女子入系廷孔，其孔，溺孔之端也。"灵 10"小肠手太阳之脉，起于小指之端。"

6. 岁首。即冬至节。素 9"立端于始，表正于中。"王冰:"端，首也……言立首气于初节之日。"森立之:"又曰端，十二节也。中，十二中也。"

7. 缘由，原因。灵 6"谨度病端，与时相应。"张介宾:"谨度病端者，谓察其风因木化，热因火化，湿因土化，燥因金化，寒因水化，故与时相应也。"

8. 审视。《古今韵会举要·寒韵》引《增韵》:"端，审也。"素 5"列别藏府，端络经脉，会通六合，各从其经。"

9. 头绪，种类。《广韵·桓韵》:"端，绪也。"金 22"三十六病，千变万端。"

【端正】

1. 正，不偏斜。灵 47"五藏者，固有小大高下坚脆端正偏倾者……心端正则和利难伤。"张志聪:"心正则精神和利。"

2. 正直。灵 38"其端正敦厚者，其血气和调。"张志聪:"端正敦厚者，坤之德也。"

【端直】

1. 端正，不歪斜。灵 50"勇士者……其心端直，其肝大以坚，其胆满以傍。"马莳:"心则端正而直。"

2. 直，挺直。素 19"故其气来，耎弱轻虚而滑，端直以长，故曰弦。"

【端绪】 谓疾病的发端与演变。神 1"此大略宗兆，其间变动枝叶，各宜依端绪以取之。"森立之:"端绪者，谓始末也。"

旗（qí）

古代画有图案的旗。亦泛指各种旗帜。见"旗帜"。

【旗帜】 各种旗子的总称。灵 60"故两军相当，旗帜相望，白刃陈于中野者，此非一日之谋也。"

膂（lǚ）

1. 脊柱骨。素 35"邪气客于风府，循膂而下。"丹波元简:"张云：'膂，吕同。脊骨曰吕，象形也。一曰夹脊两旁之肉曰膂……'简按《说文》：'吕，脊骨也。'《广雅》：'膂，肉也。'前说本于《说文》，后说及王、马注原于《广雅》。据循膂而下语，其为脊骨者，于义为当。"灵 10"督脉之别，名曰长强，挟膂上项，散头上。"

2. 指脊柱两旁的肌肉。灵 10"膀胱足太阳之脉……循肩髆内，挟脊抵腰中，入循膂，络肾属膀胱。"张介宾:"夹脊两旁之肉曰膂。"灵 47"肾高则苦背膂痛，不可以俯仰。"

【膂骨】 脊椎骨。此指大椎而言。灵 14"膂骨以下至尾骶二十一节，长三尺。"张介宾:"膂骨，脊骨也……膂骨自大椎而下至尾骶，计二十一节，共长三尺。"

【膂筋】 指脊柱两侧的肌腱。灵 66"其著于膂筋在肠后者，饥则积见，饱则积不见。"杨上善:"膂筋，谓肠后脊膂之筋也。"灵 77"内舍于肾，外在于骨与肩背之膂筋。"

精（jīng）

1. 精粹，精华。灵 4“其血气皆上于面而走空窍，其精阳气上走于目而为睛。”张介宾：“精阳气者，阳气之精华也。”灵 50“酒者，水谷之精，熟谷之液也。”

2. 隐微奥妙。素 4“善为脉者……藏之心意，合心于精，非其人勿教。”王冰：“心合精微，则深知通变。”杨上善：“行之于心，合于至妙，然后教于人。”灵 65“若日月之光影，音声鼓响，闻其声而知其形，其非夫子，孰能明万物之精。”

3. 微小。《广雅·释诂三》：“精，小也。”素 14“病之始生也，极微极精。”高世栻：“精，犹细也。”

4. 水谷之精。即经过脾胃运化而成的水谷精微，生成营、卫、气、血、津液及五脏之精，运行于周身，收藏于五脏，是生命之精的后天来源。素 21“食气入胃，散精于肝，淫气于筋。食气入胃，浊气归心，淫精于脉。”张介宾：“精，食气之精华也。”马莳：“谷气入胃，运化于脾，而精微之气，散之于肝，则浸淫滋养于筋矣。”《灵枢经·平人绝谷》：“胃……受水谷三斗五升……上焦泄气，出其精微。”

5. 天地之精。又称气、精气，乃气之精粹者，为天地万物之本原，有阴阳之分，其形精细微妙，处于升降运动变化之中。素 5“东方阳也，阳者其精并于上……西方阴也，阴者其精并于下……故天有精，地有形，天有八纪，地有五里，故能为万物之父母。”王冰：“阳为天，降精气以施化；阴为地，布和气以成形。”杨上善：“天有气之精，成人耳目。”素 69“阴精所奉其人寿，阳精所降其人夭。”素 70“东南方，阳也，阳者其精降于下……西北方，阴也，阴者其精奉于上。”

6. 人体之精。即构成人体与维持人体生命活动的基本物质。素 4“夫精者，身之本也。”素 5“气归精，精归化……精化为气。”素 1“以酒为浆，以妄为常，醉以入房，以欲竭其精，以耗散其真。”从其来源分布和功能又分为：①先天之精。为人体生命的本始，来源于父母的生殖之精，进而生长成为人体各个脏腑器官及气血津液等。灵 8“故生之来谓之精，两精相搏谓之神。”张介宾：“两精者，阴阳之精也……故人之生也，必合阴阳之气，构父母之精，两精相搏，形神乃成，所谓天地合气，命之曰人也。”灵 30“两神相搏，合而成形，常先身生是谓精。”灵 10“人始生，先成精，精成而脑髓生，骨为干，脉为营，筋为刚，肉为墙，皮肤坚而毛发长。”张志聪：“人始生先成精者，本于先天水火之精气。”②脏腑之精气。由先天之精化生，后天水谷精气补充，为构成脏腑及其功能活动的物质基础，藏于五脏，其中最精微者藏于肾。灵 8“是故五藏主藏精者也。”《素问·五脏别论》：“五脏者，藏精气而不泻也。”素 1“肾者主水，受五藏六府之精而藏之。”素 9“肾者，主蛰，封藏之本，精之处也。”灵 5“一日一夜五十营，以营五藏之精。”张介宾：“人之经脉运行于身者，一日一夜，凡五十周，以营五脏之精气。”③生殖之精。藏于肾，随天癸的发育而生成，发挥其繁殖生育的功能。素 1“天癸竭，精少，肾藏衰，形体皆极。”难 39“命门者，谓精神之所舍也，男子以藏精，女子以系胞，其气与肾通。”④阴精，真阴。素 5“精不足者，补之以味。”张志聪：“精，谓五脏之阴精。”杨上善：“五脏精液少者，以药以食五种滋味而补养之。”素 3“阳气者，烦劳则张，精绝辟积，于夏使人煎厥。”吴崑：“火炎则水干，故令精绝。”高世栻：“阳气者由内而外，根于阴精。如烦劳则阳气外张，阴精内绝。”素 3“风客淫气，精乃亡，邪伤肝也。”高世栻：“风为阳邪，风客淫气，则阴精消烁，故精乃亡。”素 14“津液充郭，其魄独居，精孤于内，气耗于外。”王冰：“夫阴精损削于内，阳气耗散于外。”⑤津液。人体生理的水液。素 21“饮入于胃，游溢精气，上输于脾，脾气散精，上归于肺，通调水道，下输膀胱。”灵 28“液者，所以灌精濡空窍者也，故上液之道开则泣……液竭则精不灌，精不灌则目无所见矣，故命曰夺精。”张介宾：“精由液而化，孔窍得液而充，故以灌精濡孔窍也。液去精伤则目昏，以至渐无所见者，是夺其精也。”灵 8“恐惧而不解则伤精，精伤则骨酸痿厥。”杨上善：“精为骨髓之液，故精伤则骨酸疼及骨痿也。”⑥经脉之气。即精气之运行于经脉的部分。灵 7“按绝其脉乃刺之，无令精出，独出其邪气耳。”张介宾：“脉浅者，最易泄气，故先按绝其脉，而后入针，则精气无所伤，独取邪矣。”《灵枢经·终始》：“脉虚者，浅刺之，使精气无得出，以养其脉，独出其邪气。”灵 21“凡刺之害，中而不去则精泄，不中而去则致气。”张介宾：“针已中病即当去针，若中而不去则精气反泄。”⑦与人体生命相应的自然界天地阴阳五行之精气。素 4“东方青色，入通于肝，开窍于目，藏精于肝……南方赤色，入通于心，开窍于耳，藏精于心。”张志聪：“天之五方气色，入通于脏，以养五脏之精……是天气通乎人，而人气通乎天也，其阴精藏于本脏。”⑧与邪气相对，人体的精气即为正气。素 33“今邪气交争于骨肉而得汗者，是邪却而精胜也，精胜则当能食而不复热。”素 64“正气内乱，与精相薄，必审九候，正气不乱，精气不转。”吴昆：“精，真气也。”森立之：“正气与精气原一而末二。”⑨指男子的精液。灵 8“恐惧而不解则伤精……精时自下。”张介宾：“命门不守则精时自下。”金 6“劳之为病……阴寒精自出，酸削不能行。”吴谦：“阴寒精自出，即今之虚劳遗精。”

7. 神气，精神。灵 34“徐入徐出，谓之导气，补泻无形，谓之同精。”孙鼎宜：“《文选·神女赋》‘精，神也。’《淮南子·天文训》注：‘精，九针之妙用也。’《诗·吉日》笺：‘同，聚也。’聚神聚气，凡刺皆然。”灵 9“毋闻人声，以收其精，必一其神，令志在针。”张介宾：“言刺此者，须必清必静，聚精会神，详察秋毫，令志在针。”素 21“惊而夺精，汗出于心。”马莳：“事有惊怖，致夺精神，心神外越，故汗出于心。”

8. 神灵，鬼怪。见“精物”。

9. 明白，清楚。灵 8“魂伤则狂忘不精，不精则不正。”张介宾：“魂伤则为狂为忘而不精明，精明失则邪妄不正。”马莳：“魂伤则善狂善忘而不精爽。”

10. 精神清爽，精力充沛。灵 18“荣卫之行，不失其常，故昼精而夜瞑。”张志聪：“营卫之行，不失其出入之常度，故昼精明而夜瞑合。”难 46“荣卫之行不失于常，故昼日精，夜不寤。”黄竹斋：“精，谓神志清明也。”

11. 最好。此谓健壮。《广韵·清韵》：“精，善也，好也。”素 3“是故谨和五味，骨正筋柔，气血以流，腠理以密，如是则骨气以精，谨道如法，长有天命。”《太素》卷三“骨气”作“气骨”。森立之：“正、柔、流、密之一等善好者，精也……《太素》作‘气骨’可从，《素问》恐误倒。言阳气之所至骨节之所解，无不精细通利也。”素 31“巨阳引，精者三日，中年者五日，不精者七日。”张璐：“精壮之人，亦必服药三日，始得见效；若治中年及不精壮者，更须五七日为期。”

12. 流利，流畅。素 26“月始生则血气始精，卫气始行。”张介宾：“精，正，流利也。”森立之：“精即锐利之义。”张志聪：“精，纯至也。”又，杨上善：“精者，谓月初血气随月新生，故曰精也。”

13. 指日月五星。素 67“虚者，所以列应天之精气也。形精之动，犹根本之与枝叶也，仰观其象，虽远可知也。”张介宾：“故七曜纬于虚，即五行应天之精气也。五行丽于地，即七曜生成之形类也。”

14.（疾病）甚，严重。素 18“反四时者，有余为精，不足为消。应太过，不足为精；应不足，有余为消。”森立之：“精者，病盛甚也；消者，病轻微也。”又，高世栻：“精，精强也。消，消弱也”

15. 通“晴”。晴朗。素 2“云雾不精，则上应白露不下。”森立之：“精，与晴通。盖云雾不晴，谓地气冒明。”

16. 通“睛”。①指眼睛。灵 80“故邪中于项……邪其精，其精所中不相比也则精散，精散则视歧，视歧见两物。”张介宾：“前邪字，邪气也。后邪字，与斜同……目系急则目眩睛斜……视岐失正，则两睛之所中于物者，不相比类而各异其见，是以视一为两也。”②指眼睛的视物作用。灵 80“五藏六府之精气，皆上注于目而为之精。”张介宾：“为之精，为精明之用也。”

17. 通“静”。清静，宁静。《白虎通·性情》：“精者，静也。”素 3“阳气者，精则养神，柔则养筋。”又，王冰：“然阳气者，内化精微，养于神气，外为柔耎，以固于筋。”

【精专】 精纯单一。灵 16“谷入于胃……精专者行于经隧。”

【精气】

1. 生殖之精。素 1“二八，肾气盛，天癸至，精气溢泻，阴阳和，故能有子。”王冰：“男女有阴阳之质不同，天癸则精血之形亦异，阴静海满而去血，阳动应合而泄精，二者通和，故能有子。”张介宾：“男女真阴，皆称天癸，天癸既充，精乃溢泻，阴阳和合，故能生子。”

2. 指自然界的精微物质。①指自然界的清气。素 1“余闻上古有真人者，提挈天地，把握阴阳，呼吸精气，独立守神，肌肉若一，故能寿敝天地。”森立之：“呼吸精气者，即吐纳之谓。”②指天之清气与地之五谷精微。灵 56“天地之精气，其大数常出三入一，故谷不入，半日则气衰。”任谷庵：“天食人以五气，地食人以五味，谷入于胃，化其精微，有五气五味，故为天地之精气。”

3. 指水谷精微。灵 3“水谷皆入于胃，其精气上注于肺。”素 45“胃不和则精气竭，精气竭则不营其四肢也。”马莳：“胃不和则脾气亦衰，谷气不得化为精微之气。”素 47“夫五味入口，藏于胃，脾为之行其精气。”素 21“饮入于胃，游溢精气，上输于脾。”马莳：“然所食之谷有精气，则所饮之水亦有精气，方其饮入于胃，其精微之气，游溢升腾，上输于脾。”

4. 人体精微物质。即构成和维持人体生命的基本物质及功能体现。素 3“阴平阳秘，精神乃治，阴阳离决，精气乃绝。”素 14“嗜欲无穷，而忧患不止，精气弛坏，荣泣卫除，故神去之而病不愈也。”灵 5“故曰用针之要，在于知调阴与阳，调阴与阳，精气乃光。”①脏腑之精气。素 11“所谓五藏者，藏精气而不泻也。”素 23“五精所并：精气并于心则喜，并于肺则悲。”吴崑：“五精，五脏之精气也……五脏精气各藏其脏则不病，若合而并于一脏，则邪气实之，各显其志。”灵 80“五藏六府之精气，皆上注于目而为之精。”②指营卫之气。灵 18“营卫者，精气也。”张介宾：“营卫之气，虽厘清浊，然皆水谷之精华，故曰营卫者精气也。”素 43“荣者，水谷之精气也。”③指肾中精气。素 45“此人者质壮，以秋冬夺于所用，下气上争，不能复，精气溢下。”张介宾：“质壮者有所恃，当秋冬阴胜之时，必多情欲之用，以夺肾中之精气。”④指正气。素 28“邪气盛则实，精气夺则虚。”张介宾：“邪气有盛微，故邪盛则实；正气有强弱，故精夺则虚。”素 19“故邪气胜者，精气衰也。”马莳：“彼邪气胜者，正气必衰。”张介宾：“凡邪气盛而正气竭者，是病胜脏也，故真脏之邪独见。”灵 9“脉虚者，浅刺之，使精气无得出，以养其脉，独出其邪气。”⑤指胎元之气。素 47“此得之在母腹中时，其母有所大惊，气上而不下，精气并居，故令子发为颠疾也。”王冰：“精气，谓阳之精气也。”张志聪：“母受惊而气上，则子之精气亦逆，故令子发为巅疾也。”

5. 本原之阴精阳气。素 9“不能极于天地之精气，则死矣。”森立之：“精，阴精也。气，阳气也……则不能极尽所禀天地之精气，寿命之数，而中道横夭之义。”

6. 指男子精液。金 6“男子脉浮弱而涩，为无子，精气清冷。”

7. 指精神。灵 80“心有所喜，神有所恶，卒然相惑，则精气乱，视误故惑，神移乃复。”杨上善：“夫心者神用，谓之情也。情之所喜，谓之欲也。故情之起欲，是神之所恶；神之所好，心之所恶……斯二者不可并行，并行相感则情乱致惑，若得神移反本，则惑解神复。”《灵枢经・平人绝谷》：“故神者，水谷之精气也。”

8. 指日月星辰。古人认为日月星辰有形来源于天地之精气。素 67“虚者，所以列应天之精气也。”张介宾：“故七曜纬于虚，即五行应天之精气也。”

【精汁】 精纯的液汁。指心与胆分别所藏之血、胆汁，皆为精微物质。难 42“心重十二两，中有七孔三毛，盛精汁三合，主藏神……胆在肝之短叶间，重三两三铢，盛精汁三合。”

【精光】

1. 精微显明。素 8“余闻精光之道，大圣之业，而宣明大道，非斋戒吉日不敢受也。”素 69“所谓精光之论，大圣之业，宣明大道，通于无穷。”

2. 指视力。神 3“决明子……久服益精光，轻身。”

【精华】 即精气。指人体精微物质。素 77“愚医治之，不知补泻，不知病情，精华日脱，邪气乃并。”

【精明】

1. 眼睛。素 17“夫精明者，所以视万物，别白黑，审短长……头者，精明之府，头倾视深，精神将夺矣。”森立之：“头中为主者，唯是眼目，故以头为精明之府，言头者收眼目之府库也。”又，张志聪：“诸阳之神气，上会于头，诸髓之精，上聚于脑，故头为精髓神明之府。”

2. 视力。灵 80“是故瞳子黑眼法于阴，白眼赤脉法于阳也，故阴阳合传而精明也。”张介宾：“故阴阳合传而成精明之用。”

【精物】 妖精怪物。古人所称魑魅魍魉即是。神 2“龙骨味甘，平。主心腹鬼疰，精物老魅。”神 4“代赭味苦，寒。主鬼疰，贼风，蛊毒。杀精物恶鬼。”

【精神】

1. 指人的精气、元神。与形骸相对而言。素 1“形体不敝，精神不散，亦可以百数。”素 3“阴平阳秘，精神乃治；阴阳离决，精气乃绝。”张介宾：“人生所赖，惟精与神，精以阴生，神从阳化，故阴平阳秘，则精神治矣。”素 81“志去则神不守精，精神去目，涕泣出也。”王冰：“夫志去目则光无内照，神失守则精不外明，故曰精神去目。”《灵枢经・本神》：“故生之来谓之精，两精相搏谓之神。”灵 47“志意者，所以御精神，收魂魄，适寒温，和喜怒者也。”素 78“所以不十全者，精神不专，志意不理，外内相失，故时疑殆。”

2. 指心理活动，包括认知活动、情感活动与意志活动等。灵 71“心者，五藏六府之大主也，精神之所舍也。”金 11“心气虚者，其人则畏，合目欲眠，梦远行而精神离散，魂魄妄行。”

【精液】 精血津液等人体正常体液。素 71“火郁之发……注下温疟，腹中暴痛，血溢流注，精液乃少。”

【精微】

1. 精粹，精纯。灵 18“此所受气者，泌糟粕，蒸津液，化其精微，上注于肺脉，乃化而为血。”

2. 精气衰微。素 17“五色精微象见矣，其寿不久也。”于鬯:“微，盖衰微之义。精微者，精衰也。”

3. 精深微妙。见“脉要精微论”。

【精魂】 精神魂魄。即人的心理活动。神 2“青芝味酸，平。主明目，补肝气，安精魂。”

【精魅】 传说山林中害人的怪物。神 2“丹砂味甘，微寒。主身体五脏百病，养精神，安魂魄，益气明目，杀精魅邪恶鬼。”

糁（sǎn）

见“戴糁”。

弊（bì）

1. 衰败。素 14“形弊血尽而功不立者何?”

2. 败坏。素 17“浑浑革至如涌泉，病进而色弊。”张志聪:“夫色出于血，病进于脉，而色亦败恶矣。”

熇（hè）

炽盛。见“熇熇”。

【熇熇】

1. 火热炽盛貌。素 35“经言无刺熇熇之热。”王冰:“熇熇，盛热也。”素 36“先寒后热，熇熇暍暍然。”

2. 阳气旺盛貌。灵 67“重阳之人，熇熇高高，言语善疾，举足善高，心肺之藏气有余，阳气滑盛而扬，故神动而气先行。”张介宾:“熇熇，明盛貌。”

熔（róng）

把固态加热使变成液态。见“熔化”。

【熔化】 固体加热到一定的程度变成液体。神 2“水银味辛，寒……熔化还复为丹。”

漆（qī）

1. 用漆树汁制作的涂料，色黑而黏。金 3“大便当如漆。”金 4“着鳖甲于中，煮令泛烂如胶漆。”又见“交漆”。

2. 黑。见“漆柴”。

【漆柴】 黑瘦如柴。灵 10“是动则病饥不欲食，面如漆柴，咳唾则有血。”

漱（shù）

漱口。见“漱水”。

【漱水】 含水润口。伤 202“阳明病，口燥，但欲漱水，不欲咽者，此必衄。”

漂（piào）

迅疾。素 70“流衍之纪……其动漂泄沃涌。”又，张介宾:“漂，浮于上也。”

漫（màn）

水满溢出。见“漫衍”。

【漫衍】 泛滥。素 71“洪水乃从，川流漫衍，田牧土驹。”

漯（tà）

1. 古水名。亦称漯水。灵 12“漯以南至江者为阳中之太阳。”

2. 汗出貌。见“漯漯 1”。

3. 肿胀貌。见“漯漯 2”。

4. 寒栗貌。见“漯漯 3”。

【漯水】 古水名。灵 12“手少阳外合于漯水。”张介宾:“漯水源出章丘长白山，入小青河归海，今属山东省济南府。”

【漯漯】

1. 汗出貌。《字汇补 · 水部》:“漯，汗貌。”素 41“会阴之脉，令人腰痛，痛上漯漯然汗出。”又，《甲乙经》卷九“漯漯然”作“濈然”。

2. 肿胀貌。灵 22“风逆暴四肢肿，身漯漯，唏然时寒。”森立之:“据《灵枢》‘身漯漯'‘唇漯漯'之言，则漯漯者，形容肿胀之状。"又，张志聪："漯漯，寒湿也。"张介宾："身漯漯，皮毛寒栗也。"灵26“厥胸满面肿，唇漯漯然，暴难言。"张介宾："唇漯漯，肿起貌。"又，马莳："其唇则漯漯然，而有涎出唾下之意。"

3. 寒栗貌。灵22“少气，身漯漯也，言吸吸也。"张介宾："身漯漯，寒栗也。"又，杨上善："漯漯、吸吸，皆虚乏状也。"

漉（lù）

液体渗出。《广雅·释言》："漉，渗也。"灵46“久阴淫雨，则薄皮多汁者，皮溃而漉。"

【漉汗】 汗出不止。灵46“人之善病风厥漉汗者，何以候之?"

【漉漉】 湿貌。形容大汗不止。素35“经言无刺熇熇之热，无刺浑浑之脉，无刺漉漉之汗，故为其病逆未可治也。"王冰："漉漉，言汗大出也。"

漳（zhāng）

水名。漳河。灵12“漳以南者为阳，河以北至漳者为阳中之阴。"

【漳水】 漳河。山西省东部有清漳、浊漳二河，东南流至今河北、河南两省边境，合为漳河。灵12“手心主外合于漳水，内属于心包。"杨上善："漳水，清漳水也，出上党沾县西北少山，东流合浊漳入于海。"

漏（lòu）

1. 古代计时器。即漏壶。壶中盛水，内置有刻度的浮箭，以壶水漏滴的多少，浮箭的升降来计量时间。《说文·水部》："以铜受水刻节，昼夜百刻。"见“漏水”。

2. 渗出，排出。难15“来如雀之啄，如水之下漏，是脾之衰见也。"伤20“太阳病，发汗，遂漏不止，其人恶风，小便难，四肢微急，难以屈伸者，桂枝加附子汤主之。"素18“死脾脉来……如屋之漏，如水之流，曰脾死。"张介宾："如屋之漏，点滴无伦也。"

3. 指泪流不止。素52“刺匡上陷骨中脉，为漏为盲。"马莳："漏者，泪下不止也。"又，森立之："漏者，谓为漏疮也。"

4. 通“陋”。浅陋。素81“请问有毚愚仆漏之问，不在经者，欲闻其状。"张介宾："漏，当作陋。问不在经，故曰毚愚朴漏，自谦之辞也。"吴崑："谓毚弱愚昧，朴野鄙陋也。"又，王冰："漏，脱也。谓经有所未解者也。"

【漏下】

1. 病名。指妇女经血非时而下，量少势缓，淋漓不断。金20“妇人宿有癥病，经断未及三月，而得漏下不止。"金22“妇人陷经，漏下黑不解，胶姜汤主之。"神3“阳起石味咸，微温。主崩中漏下。"

2. 病名。指带下。神3“景天……花，主女人漏下赤白。"神4“马刀味辛，微寒。主漏下赤白，寒热。"

【漏水】 漏壶所漏下的水。灵15“漏水下百刻，以分昼夜。"

【漏风】 病名。又称酒风。饮酒后感受风邪，导致汗出较多的病症。素42“饮酒中风，则为漏风……漏风之状，或多汗，常不可单衣，食则汗出，甚则身汗，喘息恶风，衣常濡，口干善渴，不能劳事。"王冰："热郁腠疏，中风汗出，多如液漏，故曰漏风。《经》具名曰酒风。"张介宾："酒性温散，善开玄府，酒后中风则汗漏不止，故曰漏风。《病能论》谓之酒风。"

【漏芦】 中药名。又名野兰、鬼油麻、鹿骊等。为菊科漏芦属和蓝刺头属植物祈州漏芦或禹州漏芦的根。苦、咸，寒。入胃、大肠经。清热解毒，活血通乳。主治乳痈，乳汁不通，腮腺炎，疖肿，风湿性关节炎，痢疾，痔瘘。神2“漏芦味苦，寒。主皮肤热，恶疮，疽，痔，湿痹。下乳汁。久服轻身，益气，耳目聪明，不老，延年。”

【漏泄】

1. 病名。因感受风邪，腠理开泄，卫气随之外越，而汗出如漏。灵 18“此外伤于风，内开腠理，毛蒸理泄，卫气走之，固不得循其道，此气慓悍滑疾，见开而出，故不得从其道，命故曰漏泄。”张介宾：“出不由度，故曰漏泄。”

2. 指（精气）外泄。素 76“真藏坏决，经脉傍绝，五藏漏泄，不衄则呕。”王冰：“五藏之气上溢而漏泄者，不衄血则呕血也。”

3. 指小便渗漏，遗尿。灵 29“鼻孔在外，膀胱漏泄。”

【漏病】 指二便失禁的病症。素 75“三阳独至者，是三阳并至，并至如风雨，上为巅疾，下为漏病。”张介宾：“漏病者，二阴不禁，凡水谷精血之类皆是也。”

慓（piāo）

1. 急疾。见“慓疾”、“慓悍”。

2. 为“慄”之讹。见“战慓”。

【慓疾】 急疾。素 43“卫者，水谷之悍气也，其气慓疾滑利，不能入于脉也。”张介宾：“慓，急也。”灵 71“卫气者，出其悍气之慓疾，而先行于四末分肉、皮肤之间而不休者也。”

【慓悍】

1. 急速峻猛。素 45“夫酒气盛而慓悍。”灵 18“此气慓悍滑疾，见开而出，故不得从其道，故命曰漏泄。”杨上善：“慓，芳昭反，急也；悍，胡旦反，勇也。”

2. 指卫阳虚弱不固所致的汗出欲脱之证。素 5“其慓悍者，按而收之。”森立之：“慓悍者，其人阳弱欲脱之证。”又，王冰：“慓，疾也；悍，利也。”

慢（màn）

轻视，怠慢。素 66“至数之机，迫迮以微，其来可见，其往可追，敬之者昌，慢之者亡。”张志聪：“忽慢者，必罹夭殃。”素 69“传非其人，慢泄天宝。”

寡（guǎ）

少，缺少。素 67“侮反受邪，侮而受邪，寡于畏也。”

察（chá）

1. 观察，仔细查看。素 5“善诊者，察色按脉，先别阴阳。”素 10“五色微诊，可以目察。”素 17“切脉动静而视精明，察五色，观五藏有余不足。”

2. 详审，细究。《尔雅·释诂下》：“察，审也。”素 74“谨察阴阳所在而调之，以平为期。”

3. 辨别，区分。素 65“谨察间甚，以意调之，间者并行，甚者独行。”素 69“有喜有怒，有忧有丧，有泽有燥，此象之常也，必谨察之。”灵 49“五色各见其部，察其浮沉，以知浅深；察其泽夭，以观成败；察其散抟，以知远近。”

4. 知晓，明了。《广韵·黠韵》：“察，知也。”素 52“藏有要害，不可不察。”素 71“此定期之纪，胜复正化，皆有常数，不可不察。”灵 9“凡此十二禁者……则邪气复生，粗工勿察。”

5. 明晰，清楚。《尔雅·释言》：“察，清也。”邢昺疏：“察，明也。”灵 45“夫日月之明，不失其影；水镜之察，不失其形。”

【察观】 观察，察看。灵 8“是故用针者，察观病人之态，以知精神魂魄之存亡得失之意。”

蜜（mì）

中药名。又称蜂蜜、石蜜、石饴、白蜜等。为蜜蜂科蜜蜂属动物中华蜜蜂或意大利蜜蜂所酿的蜜糖。甘，平。入脾、胃、肺、大肠经。补中，止咳，润燥，解毒。主治脘腹虚痛，肺燥咳嗽，肠燥便秘，疮疡，风疹，烫伤，手足皲裂。组方有大陷胸丸、蜜煎导、麻子仁丸、猪肤汤、乌梅丸、理中丸、乌头汤、肾气丸、薯蓣丸、大黄䗪虫丸、皂荚丸、乌头赤石脂丸、赤丸、大乌头煎、乌头桂枝汤、甘遂半夏汤、己椒苈黄丸、栝蒌瞿麦丸、半夏麻黄丸、大半夏汤、甘草粉蜜汤、桂枝茯苓丸、当归贝母苦参丸、下瘀血汤、矾石丸等。金 5“乌头汤方……以蜜二升，煎取一升，即出乌头。”伤 247“（麻子仁丸）蜜和丸如梧桐子大，饮服十丸。”

【蜜蜡】 中药名。为蜂蜡的别名，又名黄蜡、白蜡、蜡等。为蜜蜂科蜜蜂属动物中华蜜蜂等分泌的蜡质，经人工精制而成的块状物。甘、淡，平。入脾、胃、大肠经。解毒，生肌，止痢，止血。主治痈疽发背，疮疡，痢疾，胎动漏下。神 2“蜜蜡味甘，微温。主下痢脓血，补中，续绝伤金创，益气，不饥，耐老。”

【蜜煎方】 即蜜煎导。参见该条。伤 247“蜜煎方，食蜜七合。”

【蜜煎导】 方剂名。组成：食蜜七合。用法：于铜器内，微火煎，当须凝如饴状，搅之勿令焦著，欲可丸，并手捻作挺，令头锐，大如指，长二寸许。当热时急作，冷则鞕。以内谷道中，以手急抱，欲大便时乃去之。效用：润肠通便。主治：津液或阴血亏虚的便秘。伤 233“阳明病，自汗出，若发汗，小便自利者，此为津液内竭，虽鞕不可攻之，当须自欲大便，宜蜜煎导而通之。”

寤（wù）

1. 睡醒。《小尔雅·广言》：“寤，觉也。”灵 28“阳气尽阴气盛则目瞑，阴气尽而阳气盛则寤矣。”灵 80“故阳气尽则卧，阴气尽则寤。”

2. 通“悟”。明白，明了。灵 78“余闻九针于夫子，众多博大矣，余犹不能寤。”

寥（liáo）

空旷。见“寥廓”。

【寥廓】 空旷深远。古代形容宇宙的元气状态。素 66“太虚寥廓，肇基化元。”马莳：“寥廓者，无有边际之义。”素 70“太虚寥廓，五运回薄，衰盛不同，损益相从。”张介宾：“寥廓，玄远也。”

諠（xī 譆）

叹词。表示感叹。见“譩諠”。

谭（tán 譚）

同“谈”。说服或劝导。灵 72“阴阳和平之人……尊则谦谦，谭而不治，是谓至治。”

肇（zhào）

创始，开始。素 66“太虚寥廓，肇基化元，万物资始，五运终天。”王冰：“肇，始也。”高世栻：“肇基化元，言始基造化之真元也。”

褐（hè）

用兽毛或粗麻制成的衣服。《说文·衣部》：“褐，粗衣。”素 12“西方者金玉之域……其民陵居而多风，水土刚强，其民不衣而褐荐。”王冰：“褐，谓毛布也。”

褊（biǎn）

狭隘。见“褊浅”。

【褊浅】 狭隘肤浅。灵 48“士之才力，或有厚薄，智虑褊浅，不能博大深奥。”

隧（suì）

1. 道路，通道。灵 71“五谷入于胃也，其糟粕、津液、宗气分为三隧。”杨上善：“隧，道也。”

2. 经脉。见“经隧”。

3. 深。灵 54 “使道隧以长，基墙高以方，通调营卫。”张介宾：“隧，深邃貌。”

翠（cuì）

翠鸟。见“翠羽”。

【翠羽】 翠鸟的羽毛。喻青色明润光泽。素 10 “青如翠羽者生。”马莳：“青如翠羽……此皆色之明润者也。”

熊（xióng）

兽名。见“熊脂”。

【熊耳】 地名。即熊耳山。神 4 “陆英味苦，寒……生熊耳川谷。”

【熊脂】 中药名。为熊科动物黑熊或棕熊的脂肪。甘，温。入肺、脾、胃、肝、肾经。补虚损，强筋骨，润肌肤。主治虚损羸瘦，风痹不仁，筋脉挛急，头癣，白秃，臁疮等。神 2 “熊脂味甘，微寒。主风痹，不仁，筋急，五脏腹中积聚，寒热，羸瘦，头疡，白秃，面皯，皰。久服强志，不饥，轻身。”

【熊耳山】 地名。在河南省卢氏县以东。神 3 “松萝味苦，平……生熊耳山川谷。”

瞀（mào）

1. 眩晕。《玉篇·目部》：“瞀，目不明貌。”灵 10 “是动则病……甚则交两手而瞀。”

2. 神识昏蒙。素 74 “诸热瞀瘛，皆属于火。”张介宾：“瞀，昏闷也。”吴崑：“瞀，昏也。”素 70 “其动铿禁瞀厥。”王冰：“瞀，闷也。厥，气上逆也。”

3. 满闷，胀闷。素 69 “民病肩背瞀重。”王冰：“瞀，谓闷也。”素 71 “其变肃杀雕零，其病燥背瞀胸满。”素 74 “主胜则胸腹满，食已而瞀。”吴崑：“湿淫于中上二焦，故胸腹满，食已而瞀闷也。”

4. 郁闷，烦闷。见“瞀闷”。

【瞀闷】 烦闷。素 71 “心热瞀闷，不治者死……目赤心热，甚则瞀闷懊侬，善暴死。”

【瞀郁】 神识昏蒙而郁闷。素 71 “热至则身热吐下霍乱，痈疽疮疡，瞀郁注下。”王冰：“暴瘖冒昧，目不识人，躁扰狂越，妄见妄闻，骂詈惊痫，亦热之病。”

【瞀昧】 昏蒙迷惑，精神错乱。素 71 “少阳所至为惊躁、瞀昧、暴病。”

【瞀热】 郁热。素 74 “少阴司天，客胜则鼽嚏颈项强，肩背瞀热，头痛少气……瞀热以酸，胕肿不能久立。”

鹜（wù 鶩）

鸭子。见“鹜溏”、“鹜肪”。

【鹜肪】 中药名。雁脂肪的别称。见“鴈肪”。神 2 “鴈肪味甘，平……一名鹜肪”

【鹜溏】 症状名。指便下如鸭粪，稀软杂水。素 69 “复则埃郁，大雨且至，黑气乃辱，病鹜溏腹满。”素 74 “主胜则腰重腹痛，少腹生寒，下为鹜溏。”王冰：“鹜，鸭也；言如鸭之后也。”

缨（yīng 纓）

系帽的带子。《说文·糸部》：“缨，冠系也。”见“缨脉”。

【缨脉】 颈两侧帽带结系部位的动脉，属足阳明经。素 28 “刺手太阴傍三痏与缨脉各二。”王冰：“缨脉，亦足阳明脉也，近缨之脉，故曰缨脉。缨，谓冠带也。”

缩（suō 縮）

1. 收缩；卷缩。素 16 “甚则舌卷卵上缩而终矣。”灵 13 “伤于内则不起，伤于寒则阴缩入。”

2. 使收缩。素 58 “积寒留舍，荣卫不居，卷肉缩筋。”张志聪：“寒邪凝滞，又不得正气以和之，以致肉卷而筋缩也。”

【缩急】 收缩挛急。素 41“肉里之脉……咳则筋缩急。”难 24“故脉不荣则筋缩急。”

【缩绻】 收缩而卷曲。灵 63“膀胱之胞薄以懦，得酸则缩绻，约而不通，水道不行，故癃。”

【缩踡】 收缩而卷曲。素 39“寒气客于脉外则脉寒，脉寒则缩踡，缩踡则脉绌急。”

缪（一、jiū 繆）

交错，交互。素 63“缪传引上齿，齿唇寒痛。”张介宾：“缪传者，病在下齿而引及上齿也。”又，杨上善：“足阳明络，左病右痛，右病左痛，可刺上齿足阳明络。”素 79“此六脉者，乍阴乍阳，交属相并，缪通五藏，合于阴阳。”张志聪：“谓六经之气，属阴属阳，交相合并，互通五脏。”

（二、miù 繆）

异，不同。素 63“故络病者，其病与经脉缪处。”杨上善：“缪，异也。”

【缪刺】 刺法名。指针刺络脉，病在右者取之左，病在左者取之右。素 63“愿闻缪刺，以左取右，以右取左奈何……故络病者，其痛与经脉缪处，故命曰缪刺。”丹波元简：“盖左病刺右，右病刺左，交错其处，故曰缪刺。”素 20“奇邪之脉则缪刺之。”

【缪刺论】《素问》篇名。本篇论述了缪刺与巨刺的异同，介绍了各经络脉和邪客五络所发生的病证及针刺治疗方法。由于主要论述各经络脉发病时，运用左病刺右，右病刺左的缪刺法，故名篇。

十 五 画

慧（huì）

1. 聪明，有才智。见“慧智”。

2. 精神清爽。素 22“肝病者平旦慧，下晡甚。”灵 44“夫百病者，多以旦慧、昼安、夕加、夜甚。”

3. 眼睛清明。见“目睛慧了”。

【慧智】 聪慧机智。神 2“赤芝味苦，平……增慧智，不忘。”

【慧然】 清醒貌。素 26“目明心开而志先，慧然独悟。”王冰：“慧然，谓清爽也。”灵 4“心慧然若无病。”

氂（一、máo）

牦牛的尾毛。灵 1“员利针者，大如氂，且员且锐，中身微大，以取暴气。”灵 78“六曰员利针，取法于氂，针微大其末，反小其身，令可深内也。”张介宾：“毛之强者曰氂。取法于氂者，用其细健可稍深也。”

（二、lí）

通“厘”。同“釐”。长度单位。“分”的十分之一。《一切经音义》卷三：“十毫曰氂，今皆作釐。”《新书·六术》：“十氂为分，十分为寸。”见“毫氂”。

髯（rán）

两颊的胡须。也泛指胡须。灵 64“足少阳之上，气血盛则通髯美长，血多气少则通髯美短，血少气多则少髯。”张介宾：“在唇曰须，在颊曰髯。”

髴（fú）

《说文·髟部》："髴，髴若似也。"见"髣髴"。

髲（bì）

《说文·髟部》："髲，鬄也。"见"发髲"。

撷（xié 擷）

用衣襟兜物。引申为包裹。见"裹撷"。

撩（liáo）

揣度，估量。灵 12"其少长大小肥瘦，以心撩之，命曰法天之常。"《甲乙经》卷一"撩"作"料"。杨上善："撩，取也。"

趣（qū）

趋向。伤 358"若转气下趣少腹者，此欲自利也。"

撮（cuō）

量词。以三指一次抓取的量。素 46"以泽泻、术各十分，麋衔五分，合以三指撮为后饭。"张介宾："用三指撮合，以约其数，而为煎剂也。"金 5"粗筛，以韦囊盛之，取三指撮。"

覩（dǔ）

同"睹"。见；察看。《说文·目部》："睹，见也。覩，古文从见。"素 71"故常以正月朔日平旦视之，覩其位而知其所在矣。"

赭（zhě）

1. 红土。素 17"赤欲如白裹朱，不欲如赭。"又，张介宾："赭，代赭也，色赤而紫。"

2. 代赭石。见"旋覆代赭汤"。

【赭阳】 古地名。在今河南省南阳市境内。神 2"滑石味甘，寒。主身热，泄澼，女子乳难，癃闭……生赭阳山谷。"陶弘景："赭阳县先属南阳，汉哀帝置。"

撞（zhuàng）

击，冲击。见"气上撞心"。

漐（zhí）

汗出貌。见"漐漐"。

【漐漐】 微微汗出貌。伤 12"遍身漐漐微似有汗者益佳，不可令如水流漓，病必不除。"钱潢："漐漐，身热汗欲出貌，气蒸肤润之情状也。"伤 220"二阳并病，太阳证罢，但发潮热，手足漐漐汗出，大便难而谵语者，下之则愈，宜大承气汤。"

增（zēng）

加多，加添。素 74"久而增气，物化之常也，气增而久，夭之由也。"金 13"不知，增至七八丸，以小便利，腹中温为知。"

【增年】 加寿。神 2"坚骨齿，炼饵服之，轻身不老，增年。"

【增寿】 加寿，寿命延长。神 2"炼饵服之不老，久服增寿神仙。"

【增剧】 加重。伤 30"证象阳旦，按法治之而增剧。"

瞉（hú）

中药名。为蝼蛄的别名。见该条。神 4"蝼蛄味咸，寒……一名蟪蛄，一名天蝼，一名瞉。"

聪（cōng 聰）

1. 听觉灵敏。素 22"气逆，则头痛耳聋不聪颊肿。"

2. 颖悟，明白。《广韵》："聪，明也，通也。"素 58"夫子之开余道者也，目未见其处，耳未闻其数，而目以明，耳以聪也。"

王冰："目以明，耳以聪，言心志通明。"

【聪耳】

1. 听觉灵敏。灵 73 "明目者可使视色，聪耳者可使听音。"

2. 使听觉灵敏。神 2 "香蒲……坚齿，明目，聪耳。"

【聪明】 视听灵敏。素 3 "如是则内外调和，邪不能害，耳目聪明，气立如故。"素 5 "年五十，体重，耳目不聪明矣。"

【聪察】 聪明；使聪明。神 2 "龙眼……久服强魂魄，聪察，轻身，不老，通神明。"

【聪慧】 聪明而有智慧。神 2 "蓍实味苦，平。主益气，充肌肤，明目，聪慧先知。"

鞍（ān）

套在骡马背上便于骑坐的东西。见"马鞍热气"。

黅（jīn）

黄色。素 70 "其谷黍稷，其味甘咸，其色黅玄。"素 71 "其谷玄黅，其政肃。"王冰："黅，黄也。"

【黅化】 运气术语。自然物从黄色而变化。素 74 "太阴司天为湿化，在泉为甘化，司气为黅化，间气为柔化。"张介宾："土运司气，则色化黅黄，甲己年是也。"

【黅谷】 黄色的谷物。素 69 "岁土不及，风乃大行，化气不令……黅谷乃减。"马莳："谷之黄者，皆以减去。"

【黅天之气】 天空中的黄色光气。素 67 "丹天之气经于牛女戊分，黅天之气经于心尾己分。"吴谦："黅天，色黄者也……黅天之气，土也。"

蕤（ruí）

中药名。见"蕤核"。

【蕤核】 中药名。又名蕤仁。为蔷薇科扁核木属植物单花扁核木的核仁。甘，微寒。入肝、心经。疏风散热，养肝明目，安神。主治目赤肿痛，眦烂多泪，昏暗羞明，夜寐不安。神 2 "蕤核味甘，温。主心腹邪结气。明目，目痛赤伤，泪出。久服轻身，益气，不饥。"

藮（qiào 藮）

中药名。同"翘"。见"蓤藮"。

蕺（jí）

中药名。见"大蕺"。

蕑（jiān）

中药名。见"蕑根"。

【蕑根】 中药名。茅根的别名。见"茅根"。神 3 "茅根味甘，寒……一名蕑根。"

蕃（一、fán）

十五画

1. 茂盛。《说文·艸部》："蕃，艸茂也。"素 70 "火政乃宣，庶类以蕃。"张介宾："庶类蕃盛也。"素 71 "天政布，大火行，庶类蕃鲜。"

2. 繁殖，生息。见"蕃育"。

（二、fān）

通"藩"。藩篱。喻指两颊的外侧。灵 49 "庭者颜也，蕃者颊侧也，蔽者耳门也。"

【蕃秀】 茂盛秀美。素 2 "夏三月，此谓蕃秀。"王冰："蕃，茂也，盛也。秀，华也，美也。"

【蕃茂】 植物生长繁盛。素 69 "南方生热，热生火，其德彰显，其化蕃茂。"素 70 "赫曦之纪，是谓蕃茂。"

【蕃育】 繁衍。素 70 "气布而蕃育。"

【蕃₂蔽】 屏障。喻指面部两颊外侧和耳门部位。灵 37 "明堂广大，蕃蔽见外，方壁高基，引垂居外。"

蕴（yùn 藴）

积聚，凝聚。灵 59 "卫气之留于腹中，搐积不行，苑蕴不得常所。”灵 68“温气不行，凝血蕴里而不散。”

横（一、héng）

1. 横向。与“竖”、“纵”的方向相对。灵 17“经脉为里，支而横者为络。”灵 50“目深以固，长冲直扬，三焦理横。”素 35“其间日发者，由邪气内薄于五藏，横连募原也。”

2. 侧旁，旁突。素 18“结而横，有积矣……寸口脉沉而横，曰胁下有积，腹中有横积痛。”森立之：“是脉横者，中有横积之理，犹树木有横枝者，必有横根之例耳。”丹波元简：“横，盖谓其动横及于右边……横，谓寸口脉位，横斜于筋骨之间。”

3. 充满，遍布。素 71“云横天山，浮游生灭，怫之先兆。”

4. 满溢。灵 29“目下果大，其胆乃横。”灵 50“怒则气盛而胸张，肝举而胆横。”

5. 指五行相乘，又称反克。伤 109“此肝乘肺也，名曰横。”柯琴：“是侮所不胜，寡于畏也，故名曰横。”

6. 通“彍”。拉满（弓弩）。素 25“伏如横弩，起如发机。”丹波元简：“按杜思敬《拔萃方》引经文作彍弩，《孙子·兵势》篇：‘势如彍弩。’《说文》：‘彍，弩满也。’知是横、彍通用。”

（二、hèng）

1. 驰纵，松弛。素 3“因而饱食，筋脉横解，肠澼为痔。”张介宾：“故筋脉弛解，病为肠澼为痔而下痢脓血也。”

2. 横暴。素 71“风燥横运，流于气交。”

【横木】 横置之木。比喻腰部僵硬之状。素 41“腰下如有横木居其中。”

【横行】

1. 犹言横流，言其量多。素 81“是以涕泣俱出而横行也。”

2. 遍行，广行。素 77“决以明堂，审于终始，可以横行。”

【横屈】 盘曲。灵 32“横屈受水谷三斗五升。”难 42“胃大一尺五寸，径五寸，长二尺六寸，横屈受水谷三斗五升。”徐大椿：“胃在腹中，其形盘曲而生，故曰横屈。”

【横骨】

1. 指肩胛部横向的骨骼。素 60“失枕在肩上横骨间。”

2. 耻骨联合。又名下横骨、盖骨。素 59“胃脘以下至横骨六寸半。”灵 14“天枢以下至横骨长六寸半。”张介宾：“横骨，阴毛中曲骨也。”

3. 舌根部的舌骨。灵 69“横骨者，神气所使，主发舌者也。”张介宾：“横骨，即喉上之软骨也。”

4. 指枕骨。素 60“头横骨为枕。”吴崑：“脑后横骨为枕骨。”

【横脉】 横行或斜行之脉。灵 23“汗出太甚，取内踝上横脉以止之。”素 36“刺足阳明太阴横脉出血。”

【横络】 横行的络脉。灵 75“此必有横络盛加于大经，令不通。”杨上善：“络脉傍引，故为横也。”

【横格】 横木。素 48“脉至如横格，是胆气予不足也。”王冰：“脉长而坚，如横木之在指下也。”

【横倾】 外泄，亡失。灵 42“正气横倾，淫邪泮衍，血脉传溜，大气入藏。”

【横流】 肆虐。素 71“太阴横流，寒乃时至，凉雨并起。”

樗（chū）

中药名。见“樗鸡”。

【樗鸡】 中药名。又名红娘子、灰花蛾。为蜡蝉科斑衣蜡蝉属动物樗鸡的成虫。味苦、辛，平。有毒。入肝经。活血破瘀，攻毒散结。主治血瘀经闭，腰伤疼痛，阳痿，不孕，瘰疬结核，狂犬咬伤。神 3“樗鸡味苦，平。主心腹邪气，阴痿，益精，强志，生子。好色，补中，轻身。”

敷（fū）

1. 施布。素 71“寒敷于上，雷动于下……云趋雨府，湿化乃敷。”

2. 通“腐”。腐坏。素 25“弦绝者，其音嘶败；木敷者，其叶发；病深者，其声哕。”张介宾：“敷，内溃也。发，飘堕也……喻言人之肝脾已损，则色夭肉枯也。”又，森立之：“按《太素》云：‘木陈者，其叶落。’于义尤切。”

【敷和】 运气术语。指木运平气。言木运平气之时，阳和之气敷布的特征。素 70“木曰敷和。”张志聪：“敷布阳和之气以生万物。”素 69“东方生风，风生木，其德敷和。”王冰：“敷，布也。和，和气也。”

【敷和之纪】 运气术语。指木运平气的年份。素 70“敷和之纪，木德周行，阳舒阴布，五化宣平。”

飘（piāo 飄）

1. 旋风。见“飘风”。

2. 飞扬。素 69“四维发振拉飘腾之变。”

3. 风势迅猛貌。素 71“厥阴所至为飘怒大凉。”张介宾：“飘怒，木亢之变也。”

【飘风】 旋风，暴风。素 71“少阳所至为飘风燔燎霜凝。”王冰：“飘风，旋转风也。”

【飘扬】 随风摆动或飞扬。素 69“岁土不及，风乃大行，化气不令，草木茂荣，飘扬而甚，秀而不实，上应岁星。”

【飘荡】 在空中随风摆动。素 69“四维发埃昏骤注之变，则不时有飘荡振拉之复。”

【飘骤】 暴风骤雨。素 70“敦阜之纪……其变震惊飘骤崩溃。”王冰：“飘骤，暴风雨至也。”素 71“水发而雹雪，土发而飘骤。”

醋（cù）

酸味。见“醋浆水”。

【醋浆】 酸浆的别名。见“酸浆”。神卷 2“酸浆味酸，平……一名醋浆。”

【醋浆水】 又名浆水、米浆水。为用粟米加工，经发酵而成的白色浆液。甘、酸，凉。调胃和中，化滞止渴。主治呕哕，伤食泻痢，烦渴。金 20“服之后，更以醋浆水服之。若呕，以醋浆水服之。”

醉（zuì）

酒醉。素 40“若醉入房中，气竭肝伤。”素 52“无刺大醉，令人气乱。”灵 42“明于阴阳，如惑之解，如醉之醒。”

【醉人】 喝醉酒的人。金 11“脾中风者，翕翕发热，形如醉人。”

颇（kǎn 顑）

通“颔”。腮部。灵 22“骨癫疾者，颇齿诸腧分肉皆满。”《甲乙经》卷十一、《太素》卷三十“颇”并作“颔”。马莳：“旧释以为饥黄起行，今此篇与本经《杂病》篇有曰‘颇痛’，当有定所，想颔与颇通用。”灵 26“颇痛，刺手阳明与颇之盛脉出血。”灵 62“足之阳明，何因而动……入络脑，出颇，下客主人，循牙车。”

魇（yǎn 魘）

发生梦魇。见“魇寐”。

【魇寐】 做恶梦。神 3“木香味辛，温……久服不梦寤魇寐。”

鴈（yàn）

同“雁”。鸿雁。见“鴈肪”。

【鴈肪】 中药名。为鸭科动物白额雁、鸿雁等的脂肪。祛风通络，补气强身。主治风挛拘急，偏枯等。神 2“鴈肪味甘，平。

主风挛拘急，偏枯，气不通利。久服益气，不饥，轻身，耐老。一名鹜肪。”

震（zhèn）

1. 震动。见“震惊”。

2. 八卦之一。位东方，象征雷震。灵77“春分，震，仓门。”

【震惊】 振动，惊动。素70“其主骤注雷霆震惊。”素71“土郁之发，岩谷震惊，雷殷气交，埃昏黄黑。”

霈（pèi）

大雨。见“雺霈”。

瞋（chēn）

1. 睁大眼睛。参见“瞋目”。

2. 生气；恼火。参见“瞋怒”。

3. 为“膹”之讹。胀满。见“愤瞋”。

【瞋目】 睁大眼睛，瞪着眼睛。灵21“阳气盛则瞋目。”杨上善：“阳跻脉盛，目瞋不合。”

【瞋怒】 十分愤怒，恼火。神3“松萝味苦，平。主瞋怒。”

暴（一、bào）

1. 暴虐，肆虐。素70“火纵其暴，地乃暑，大热消烁。”素70“其气郁，其用暴，其动彰伏变易。”张志聪：“其用暴，火性欲发也。”

2. 急骤；猛烈。素27“卒风暴起，则经水波涌而陇起。”素71“太过者暴，不及者徐，暴者为病甚，徐者为病持。”素74“气之复也，和者平之，暴者夺之。”

3. 急疾，急速。素48“肝脉骛暴，有所惊骇。”张介宾：“暴，急疾也。”

4. 急躁。灵46“此言其人暴刚而肌肉弱者也。”张志聪：“盖肌肉弱则五藏皆柔，暴刚则多怒而气上逆矣。”

5. 显露。灵10“胃中有热，鱼际络赤；其暴黑者，留久痹也。”又，《太素》卷九“其暴”作“鱼”。杨上善：“胃中有痹，亦可候鱼，若邪客处久留成痹，即便诊之。”

6. 副词。表示情态，相当于“突然”。素45“厥，或令人腹满，或令人暴不知人。”王冰：“暴，犹卒也，言卒然冒闷不醒觉也。”素74“诸暴强直，皆属于风。”伤287“少阴病，脉紧，至七八日，自下利，脉暴微，手足反温，脉紧反去者，为欲解也。”

（二、pù）晒。后作“曝”。见“暴干”。

【暴$_2$干】 晒干。神1“药有酸、咸、甘、苦、辛五味，又……阴干、暴干。”

【暴气】

1. 暴躁的脾气。素5“暴气象雷，逆气象阳。”张介宾：“天有雷霆，火郁之发也；人有刚暴，怒气之逆也，故语曰雷霆之怒。”

2. 指突然发生的痹证。灵1“员利针者，大如氂，且员且锐，中身微大，以取暴气。”张介宾：“暴气，痹气之暴发也。”《太素》卷二十二“暴气”作“暴痹”。灵78“虚邪客于经络而为暴痹者也，故为之治针，必令大如氂，且员且锐，中身微大，以取暴气。”

【暴仆】 猝然跌倒。灵22“脉癫疾者，暴仆。”张介宾：“暴仆，猝倒也。”

【暴发】 突然发作。灵7“病痹气暴发者，取以员利针。”

【暴死】

1. 猝死。灵64“火形之人……急心，不寿暴死。”

2. 昏厥。素62“血之与气，并走于上，则为大厥，厥则暴死，气复反则生，不反则死。”

【暴雨】 突然下大雨。喻指突然而至致病力强的邪气。素2“贼风数至，暴雨数起，天地四时不相保。”灵66“卒然逢疾风暴雨而不病者，盖无虚，故邪不能独伤人。”

【暴胀】 症状名。突然脘腹胀满。灵

52“所治者，头痛眩仆，腹痛中满暴胀，及有新积。”素 63“邪客于足少阴之络，令人卒心痛，暴胀，胸胁支满。”

【暴注】 病名。突发如水下注的泄泻。素 74“诸呕吐酸，暴注下迫，皆属于热。”高世栻：“暴注，卒然洞泄也。”素 71“少阳所至为暴注瞤瘛，暴死。”

【暴虐】 凶狠残酷。素 70“故乘危而行，不速而至，暴虐无德，灾反及之。”

【暴怒】 大怒。素 5“暴怒伤阴，暴喜伤阳。”

【暴速】 急速。素 70“少阳司天……心痛胃脘痛，厥逆鬲不通，其主暴速。”

【暴烈】 急骤猛烈。素 70“暴烈其政，藏气乃复。”

【暴病】 突然发作，来势凶猛的疾病。素 71“少阳所至为惊躁、瞀昧、暴病。”灵 5“故开折则肉节渎而暴病起矣，故暴病者取之太阳。”灵 77“三虚相抟，则为暴病卒死。”

【暴疾】

1. 突然。灵 79“三虚者，其死暴疾也。”张志聪：“卫气虚则腠理疏，而邪气直入于内，故为暴病卒死。”

2. 急促。灵 54“使道不长，空外以张，喘息暴疾。”丹波元简：“喘息暴疾，谓喘息之气，卒暴疾速也。”

3. 突发性疾病。神 2“鸡头实味甘，平。主湿痹，腰脊膝痛，补中，除暴疾，益精气。”

【暴聋】 突然发生的耳聋。灵 21“暴聋气蒙，耳目不明，取天牖。”素 37“少阳之厥，则暴聋颊肿而热，胁痛。”

【暴痒】 症状名。剧痒。灵 10“足厥阴之别……实则挺长，虚则暴痒，取之所别也。”

【暴喜】 大喜。素 5“暴怒伤阴，暴喜伤阳。”

【暴厥】

1. 病名。指突然昏厥，不省人事的病证。素 48“脉至如喘，名曰暴厥，暴厥者，不知与人言。”张介宾：“暴厥，谓猝然厥逆而不知人也。”

2. 突然气机逆乱。素 28“暴厥而聋，偏塞闭不通，内气暴薄也。”吴崑：“暴厥，暴气上逆也。”

【暴痛】 症状名。剧痛。灵 23“心疝暴痛，取足太阴、厥阴，尽刺去其血络。”素 71“故民病咳逆，心胁满引少腹，善暴痛，不可反侧。”

【暴痹】 突然发作的痹证。灵 78“虚邪客于经络而为暴痹者也。”

【暴瘖】 病名。指急性音哑不能言的病证。素 69“郁冒 朦昧，心痛暴瘖。”灵 21“暴瘖气鞕，取扶突与舌本出血。”张介宾：“瘖，声哑不能言也……凡言暴者，皆一时之气逆，非宿病也。”

瞑（一、míng）

1. 闭眼。灵 80“独瞑独视，安心定气，久而不解。”杨上善：“瞑，目合也。”

2. 眼睛昏花。素 71“民病寒热疟泄，聋瞑呕吐。”又见“目瞑”。

（二、mián）

通“眠”。睡。《玉篇·目部》：“瞑，寐也。”灵 18“老人之不夜瞑者，何气使然……故昼不精，夜不瞑。”素 32“热病先身重骨痛，耳聋好瞑，刺足少阴。”张介宾：“仲景曰：少阴之为病，但欲寐也。义与此同。”

【瞑目】 闭上眼睛。灵 21“阳气盛则瞋目，阴气盛则瞑目。”素 37“鼻渊者，浊涕下不止也，传为衄衊瞑目。”杨上善：“瞑，开目难也”又，王冰：“瞑，暗也。”

嘻（xī）

笑，喜笑。见“嘻嘻”。

【嘻嘻】 欢悦貌。素 74“粗工嘻嘻，

以为可知。”王冰：“嘻嘻，悦也，言心意怡悦以为知道。”

噎（yē）

咽喉梗塞。伤 40“伤寒表不解，心下有水气，干呕，发热而咳，或渴，或利，或噎，或小便不利。”

嘶（sī）

声音沙哑。素 25“弦绝者，其声嘶败。”张介宾：“嘶音西，破声曰嘶。”灵 60“音嘶色脱，是五逆也。”

颙（yóng 顒）

肃敬貌。见“颙颙”。

【颙颙】 肃敬貌。灵 72“阴阳和平之人，其状委委然，随随然，颙颙然，愉愉然。”张介宾：“颙颙，尊严敬慎也。”

影（yǐng）

人或物体因遮住光线而投下的暗像或阴影。灵 45“若是则内外相袭，若鼓之应桴，响之应声，影之似形。”灵 65“圣人之通万物也，若日月之光影。”素 25“和之者若响，随之者若影。”

【影响】 影子和回声。形容感应迅捷。灵 4“夫色脉与尺之相应也，如桴鼓影响之相应也。”

踝（huái）

1. 踝关节左右两旁凸起的部分。内侧称内踝，外侧称外踝。①内踝。灵 7“阴刺者，左右率刺之，以治寒厥……足踝后少阴也。”灵 10“肝足厥阴之脉，起于大指丛毛之际，上循足跗上廉，去内踝一寸，上踝八寸。”②外踝。灵 2“太阳之别也，上踝五寸。”灵 4“膀胱病者……足小指外廉及胫踝后皆热。”素 28“足阳明一，上踝五寸刺三针。”

2. 指腕关节左右两旁凸起的部分。灵 10“小肠手太阳之脉……循手外侧上腕，出踝中。”杨上善：“手之臂骨之端，内外高骨，亦名为踝也。”素 63“邪客于臂掌之间，不可得屈，刺其踝后。”

【踝厥】 病名。足太阴膀胱经气逆乱所导致的病症。灵 10“膀胱足太阳之脉……是动则病冲头痛，目似脱，项似拔，脊痛，腰似折，髀不可以曲，腘如结，踹如裂，是为踝厥。”

踒（wō）

1. 骨折。见“踒折”。

2. 通“痿”。痿病。神 4“附子……破癥坚，积聚血瘕，寒湿踒躄，拘挛。”

【踒折】 骨折。神 1“夫大病之主，有……金创，踒折，痈肿。”

踯（zhí 躑）

中药名。见“羊踯躅”。

踡（quán）

屈曲；弯曲。素 39“脉寒则缩踡，缩踡则脉绌急。”伤 289“少阴病，恶寒而踡，时自烦，欲去衣被者，可治。”伤 298“少阴病，四逆，恶寒而身踡，脉不至，不烦而躁者，死。”

蟦（fén 蠙）

蛴螬。亦名蟦蛴。见“蟦蛴”。

【蟦蛴】 中药名。蛴螬的别称。见“蛴螬”。神 3“蛴螬味咸，微温……一名蟦蛴。”

蝠（fú）

动物名。见“蝙蝠”。

蝛（wēi）

见“蛜蝛”。

蝭（tí）

中药名。见“蝭母”。

【蝭母】 中药名。知母的别称。见“知母”条。神 3“知母味苦，寒……一名水浚，一名货母，一名蝭母。”

蝎（hé）

木中蛀虫。此指肠道寄生虫。灵 4“脾脉……微滑为虫毒蛕蝎腹热。”杨上善：“蝎，胡竭（渴）反，谓腹中虫如桑蠹也。”

蜎（wèi）

刺猬。后作“猬”。见“蜎皮”。

【蜎皮】 中药名。即刺猬皮，又名仙人衣。为猬科普通刺猬属动物刺猬及刺猬属动物达乌尔猬、大耳猬的皮。苦、平。入胃、大肠、肾经。散瘀，止痛，止血，涩精。主治胃脘疼痛，反胃吐食，疝气腹痛，肠风，痔漏，遗精，遗尿，脱肛，烧烫伤。神 3“蜎皮味苦，平。主五痔，阴蚀，下血赤白五色，血汁不止。阴肿痛引腰背。酒煮杀之。”

蝓（yú）

见“蛞蝓”。

蝼（lóu 蝼）

见“蝼蛄”。

【蝼蛄】 中药名。又名蟪蛄、天蝼、毂、土狗、地狗等。为蝼蛄科蝼蛄属动物非洲蝼蛄和华北蝼蛄的全虫。咸，寒，有小毒。入膀胱、小肠、大肠经。利水通淋，消肿解毒。主治水肿，小便不利，石淋，瘰疬，恶疮。神 4“蝼蛄味咸，寒。主产难，出肉中刺，溃痈肿，下哽噎，解毒，除恶疮。”

蝙（biān）

动物名。见“蝙蝠”。

【蝙蝠】 中药名。又称伏翼、天鼠。为蝙蝠科蝙蝠属动物蝙蝠、鼠蝠属动物大管鼻蝠、伏翼属动物普通伏翼、兔蝠属动物大耳蝠等的干燥全体。咸，平。入肝经。止咳平喘，利水通淋，平肝明目，解毒。主治咳嗽，喘息，淋证，带下，目昏，目翳，瘰疬。神 3“伏翼，味咸，平。主目瞑，明目，夜视有精光。久服令人熹乐，媚好，无忧。一名蝙蝠。”

嘿（mò）

同“默”。静默不语。灵 34“故气乱于心，则烦心密嘿，俯首静伏。”杨上善：“密嘿烦心，不欲言也。”

【嘿嘿】 表情沉默，不欲语言。伤 96“伤寒五、六日，中风，往来寒热，胸胁苦满，嘿嘿不欲饮食，心烦喜呕。”伤 339“伤寒热少微厥，指头寒，嘿嘿不欲食，烦躁。”张锡驹：“默默者，默然无言。”

皯（gǎn）

面部黑斑。《广韵·旱韵》：“皯，面黑。皯，同皯。”见“黑皯”。

墨（mò）

木工用以取直的墨线。见“绳墨”。

骺（guā）

骨端。见“骺骨”

【骺骨】 指胸骨上方锁骨内侧端部分。灵 29“五藏六府，心为之主，缺盆为之道，骺骨有余，以候髑骬。”沈彤《释骨》：“此骺骨乃谓缺盆两旁之端，即肩端骨也。”

骱（héng）

同“胻”。胫骨上部，亦泛指小腿部位。素 40“人有身体髀股骱皆肿。”素 45“少阳之厥……胁痛，骱不可以运。”素 65“肾病少腹腰脊痛骱痠。”

【骱骨】 骨名。即胻骨，胫、腓骨的总称。素 60“骱骨空在辅骨之上端。”

骹（qiāo）

胁骨与胸骨相交处。灵 47“广胸反骹者肝高，合胁兔骹者肝下。”张介宾：“胫骨近足之细处曰骹。今详此反骹、兔骹以候肝，似以胁下之骨为骹也。反骹者胁骨高而张也，兔骹者胁骨低合如兔也。”又，张志聪：“骹者，胸胁交分之扁骨，内膈前连于胸之鸠尾，旁连于胁，后连于脊之十一椎。”

骸（hái）

1. 胫骨。《说文·骨部》：“骸，胫骨也。”素 60“侠膝之骨为连骸，骸下为辅。”

2. 身体。参见“形骸”。

3. 疑为“胲”之讹。胲，面颊肌肉。灵 29“六府者，胃为之海，广骸，大颈，张胸，五谷乃容。”《千金方》卷十六第一“骸”作“胲”。

【骸厌】 膝下外侧阳关穴处。素 58“寒热俞在两骸厌中二穴。”张介宾：“两骸厌中，谓膝下外侧骨厌中，足少阳阳关穴也。”王冰：“骸厌，谓膝外侠膝之骨厌中也。”

【骸关】 膝关节。素 60“侠髋为机，膝解为骸关。”张介宾：“胫骨之上，膝之节解，是为骸关。”

镇（zhèn 鎮）

镇圭。即古代举行朝仪时天子所执的玉制礼器。此喻指人在天地间的重要作用。《周礼·春官·天府》：“凡国之玉镇，大宝器藏焉。”郑玄注：“玉镇、大宝器，玉瑞、玉器之美者。”灵 60“且夫人者，天地之镇也。”张介宾：“夫天地之间，唯人最重，故为天地之镇。”

【镇星】 土星。素 4“其应四时，上为镇星。”张介宾：“镇星，土星也。”素 71“寒临太虚，阳气不令，水土合德，上应辰星镇星。”

镕（róng）

同“熔”。熔化。金 22“雄黄，葶苈，右二味，末之，取腊月猪脂镕。”

稽（一、jī）

停留，延迟。《说文·稽部》：“稽，留止也。”见“稽迟”、“稽留”。

（二、qǐ）

叩头到地。见“稽$_2$首”。

【稽迟】 滞留，迟延。素 39“寒气入经而稽迟，泣而不行。”

【稽$_2$首】 古时一种跪拜礼，叩头至地。素 39“岐伯再拜稽首对曰。”

【稽留】 停留，留滞不行。灵 64“其稽留不至者，因而迎之。”灵 66“留着于脉，稽留而不去，息而成积。”

稷（jì）

谷物名。粟，小米。一说为黍之不黏者或高粱。素 4“中央黄色，入通于脾……其谷稷。”素 70“其谷稷，其果枣，其实肉，其应长夏。”灵 65“谷稷，畜牛，果枣，足太阴，藏脾。”

【稷稷】 象声词。鸟鸣或风声。喻针刺时，针刺者对针下经气的反应，了然在心，虽不见其形，但犹闻其声。素 25“凡刺之真，必先治神……手动若务，针耀而匀，静意视义，观适之变，是谓冥冥，莫知其形，见其乌乌，见其稷稷，从见其飞，不知其谁。”杨上善：“乌乌稷稷，凤凰雄雌声也……譬善用针者，妙见针下气之虚实，了然不乱也。”森立之：“稷稷者，后文所云‘起如发机’是也。言针下气应其貌稷稷然，严利而有力势也。”又，张介宾：“稷稷，言气盛如稷之繁也。”

稻（dào）

植物名。一年生草本植物。五谷之一，

十五画

五行属金。素 4“西方白色，入通于肺……其味辛，其类金，其畜马，其谷稻。”高世栻：“稻，色白而秋成，肺之谷也。”素 70“其令燥，其藏肺，肺其畏热，其主鼻，其谷稻。”

【稻米】 稻谷的米粒。素 14“必以稻米，炊之稻薪，稻米者完，稻薪者坚。”

【稻薪】 稻杆。素 14“必以稻米，炊之稻薪，稻米者完，稻薪者坚。”

黎（lí）

中药名。见“黎盖”。

【黎盖】 中药名。防葵的别名。见“防葵”。神 2“防葵味辛，寒……一名黎盖。”

稿（gǎo）

通“槁”。干枯。素 70“火行于稿，流水不冰。”

稸（xù）

同“蓄”。积聚。《一切经音义》卷十六引《苍颉》：“稸，聚也，积也。”素 70“水饮内稸，中满不食。”

【稸积】 聚积，积蓄。灵 46“脾胃之间，寒温不次，邪气稍至，稸积留止，大聚乃起。”张介宾：“稸，畜同。”灵 79“其道远，其气深，其行迟，不能日作，故次日乃稸积而作焉。”

【稸满】 胀满。素 71“太阴所至为稸满。”张介宾：“太阴主脾，病在中焦，故畜满。稸，音畜。”

箭（jiàn）

中药名。见“鬼箭”、“赤箭”。

篇（piān）

竹简，简册。古时将文献刻写于竹简上，为保证前后完整，用绳子或皮条编辑在一起称为篇。后因称首尾完整的文字为篇。素 27“余闻九针九篇，夫子乃因而九之，九九八十一篇，余尽通其意矣。”

僵（jiāng）

1. 倒下。见“僵仆”

2. 僵硬。见“反僵”。

【僵仆】 身体强直而倒下。素 45“太阳厥逆，僵仆，呕血善衄。”杨上善：“后倒曰僵，前倒曰仆。”素 71“木郁之发……目不识人，善暴僵仆。”王冰：“筋骨强直而不用，卒倒而无所知也。”

牖（yǒu）

窗户。素 49“所谓欲独闭户牖而处者，阴阳相薄也，阳尽而阴盛，故欲独闭户牖而居。”

僻（pì）

1. 歪斜。灵 13“有热则筋驰纵缓，不胜收故僻。”张介宾：“僻，歪斜也。”

2. 邪僻，偏离正道。见“僻邪”。

【僻邪】 不正之气，邪气。灵 8“如是则僻邪不至，长生久视。”

德（dé）

1. 道德，品德。《易·乾》：“君子进德修业。”孔颖达疏：“德，谓德行。”素 70“故乘危而行，不速而至，暴虐无德，灾反及之。”素 69“久留而环，或离或附，是谓议灾与其德也……省下之过与其德也。德者福之，过者伐之。”

2. 恩德，恩惠。见“德泽”

3. “道”的自然纯朴性在人性中的体现。《庄子·刻意》：“夫恬淡寂漠，虚无无为，此天地之平，而道德之质也……虚无恬淡，乃合天德。”《庄子·天地》：“执道者德全，德全者形全，形全者神全，神全者圣人之道也。”素 1“所以能年皆度百岁，而动作不衰者，以其德全不危也……中古之时，有至人者，淳德全道，和于阴阳……亦归于真人。”王冰：“然至人以此淳朴之德，全彼妙用之道。”

4.“道”的生命力在万物中的渗透，是万物得以生长发育的生命力。《管子·心术》：“化育万物谓之德。”素 2“天气，清净光明者也，藏德不止，故不下也。”王冰：“四时成序，七曜周行，天不形言，是藏德也。德隐则应用不屈，故不下也。”

5. 阳光、空气、水、适宜的温度等成就生命的条件或因素。灵 8“天之在我者德也，地之在我者气也，德流气薄而生者也。”杨上善：“未形之分，施于我身，谓之德者，天之道也。故庄子曰：未形之分，物得之以生，谓之德也。阴阳和气，质成我身者，地之道也。”

6. 指运气气化之常规。素 71“欲通天之纪，从地之理，和其运，调其化，使上下合德，无相夺伦。”

7. 运气变化在自然界或人体生命活动中所呈现的气化特性。素 69“东方生风，风生木，其德敷和。”素 67“东方生风，风生木，……其性为暄，其德为和。”王冰：“为和者，以敷布和气于万物，木之德也。”素 70“升明之纪，正阳而治，德施周普，五化均衡。”

8. 通“得”。《释名·释言语》：“德，得也，得事宜也。”素 81“是以人有德也，则气和于目；有亡，忧知于色。”高世栻：“德，犹得也。是以人心有得也，则气和于目。”

【德泽】 恩泽，恩惠。素 66“德泽下流，子孙无忧。”灵 29“上下和亲，德泽下流。”

徵（zhǐ）

五音之一。古代五声音阶的第四音。五行属火，五脏应心，应时在夏。素 5“在藏为心，在色为赤，在音为徵。”素 70“其味苦，其音徵，其物脉，其数七。”

膝（xī）

1. 膝关节。为筋之府。素 17“膝者筋之府。”素 59“膝以下至足小指次指各六俞。”灵 13“其病小指次指支转筋，引膝外转筋，膝不可屈伸。”

2. 指膝在面部的望诊部位，位于两侧牙床的中间。灵 49“中央者，膝也。膝以下者，胫也。”

【膝解】 膝关节的骨缝。素 60“膝解为骸关，侠膝之骨为连骸。”张介宾：“胫骨之上，膝之节解也，是谓骸关。”

【膝膑】

1. 髌骨。即膝盖骨。灵 10“抵伏兔，下膝膑中……膝膑肿痛。”张介宾：“髌，膝之盖骨也。”

2.指膝部在面部的望诊部位，位于颊下的屈骨部位。灵 49“巨屈者，膝膑也。”张介宾：“膝膑，膝盖骨也，此盖统指膝部而言。”

鲤（lǐ）

鲤鱼。见“鲤鱼胆”。

【鲤鱼胆】 中药名。为鲤科鲤属动物鲤的胆。苦，寒，有毒。入肝、心经。清热明目，退翳消肿，利咽。主治目赤肿痛，青盲障翳，咽痛喉痹。神 2“鲤鱼胆味苦，寒。主目热赤痛，青盲，明目。久服强悍，益志气。”

熟（shú）

1. 食物加热到可食用的程度。难 33“肺熟而复沉，肝熟而复浮者，何也？”伤 397“内粳米，煮米熟，汤成去米。”金 19“饭熟捣成泥。”

2. 成熟。素 48“脉至如横格，是胆气予不足也，禾熟而死。”

3. 指经过加工的。见“熟谷”。

4. 熟悉。素 7“谨熟阴阳，无与众谋。”

灵 38“夫子之问学熟乎?”

5. 腐熟，消化。灵 18“人饮酒，酒亦入胃，谷未熟而小便独先下何也?”

6. 同“孰”。疑问代词。相当于“谁”。素 78“呜呼！窈窈冥冥，熟知其道?”王冰:“今详熟当作孰……孰，谁也。”

7. 热。见“菀熟”。

【熟谷】 发酵酿制后的谷物。灵 18“酒者，熟谷之液也。”

摩（mó）

1. 摩擦。《广韵·戈韵》“摩，研磨。”灵 7“短刺者，刺骨痹，稍摇而深之，致针骨所，以上下摩骨也。”

2. 诊法。按摸。素 46“所谓深之细者，其中手如针也，摩之切之。”孙鼎宜:“摩犹推也，推而按之。”

3. 治法。按摩。素 74“逸者行之，惊者平之，上之下之，摩之浴之。”金 5“头风摩散方……已摩疾上，令药力行。”

瘈（chì）

牵引，牵掣。《玉篇·手部》:“瘈，牵也。”灵 23“热病头痛，颞颥目瘈脉痛，善衄，厥热病也。”

瘛（chì）

筋脉拘急挛缩。素 19“肾传之心，病筋脉相引而急，病名曰瘛。”王冰“筋脉受热而自跳掣，故名曰瘛。”素 74“诸热瞀瘛，皆属于火。”灵 24“厥心痛，与背相控，善瘛，如从后触其心。”

【瘛坚】 筋脉收缩拘急而坚劲。灵 27“故刺痹者……其瘛坚，转引而行之。”张志聪:“瘛坚者，络结而掣疭坚实。”

【瘛疭】 病症名。指手足抽动，伸缩交替而作。灵 6“太阳之脉，其终也，戴眼反折瘛疭，其色白。”《素问·诊要经终论》“瘛疭”作“瘈疭”。马莳:“反折瘛疭，谓手足身体反张，而或急为瘛，或缓为疭。”素 74“少阳司天，客胜则丹胗外发……内为瘛疭。”

瘨（diān）

同“癫”。精神错乱。素 40“石药发瘨，芳草发狂。”王冰:“多喜曰瘨，多怒曰狂。”

瘜（xī）

息肉。见“瘜肉”。

【瘜肉】 因黏膜发育异常而形成的像肉质的突起。灵 57“寒气客于肠外，与卫气相搏，气不得荣，因有所系，癖而内著，恶气乃起，瘜肉乃生。”张介宾:“瘜肉，恶肉也。”《太素》卷二十九、《甲乙经》卷八“瘜肉”并作“息肉”。

瘏（tú）

为“瘲”之讹。同“癣”。《集韵·獮韵》:“癣，或作瘲。”见“白瘏”。

瘤（liú）

1. 肿瘤。神 1“鬼疰、蛊毒以毒药，痈肿疮瘤以疮药。”

2. 为“痼”之讹。见“瘤病”

【瘤病】 为“痼病”之讹。即顽固性疾病。灵 78“四时八风之客于经络之中，为瘤病者也。”《甲乙经》卷五“瘤”作“痼”。丹波元简:“《九针十二原》《官针》等篇，俱谓锋针取痼疾。又下文云‘痼病竭’，明是‘瘤’乃‘痼’之讹，当从《甲乙》。”

瘠（jí）

瘦，瘦弱。《左传·襄二十一年》:“瘠则甚矣。”注:“瘠，瘦也。”素 70“其久病者，有气从不康，病去而瘠奈何?”

瘰（wán）

麻痹重着。素 70“水饮内稸，中满不

十五画

食，皮痛肉苛，筋脉不利。”张介宾：“痛，痹而重也。”张志聪：“痛，音顽，痹也。”

瘫（tān 癱）

症状名。肢体瘫痪。金 5“风引汤：除热瘫痫。”

凛（lǐn）

寒冷。素 67“北方生寒，寒生水……其性为凛，其德为寒。”王冰：“凛，寒也。”素 70“寒司物化……其化凛。”伤 168“正月二月三月尚凛冷。”

【凛冽】 极为寒冷。素 70“伏明之纪……凝惨凛冽，则暴雨霖霪。”王冰：“凝惨溧冽，水无德也。”

颜（yán 顏）

1. 额部。又名庭、天庭。灵 49“庭者，颜也。”素 32“心热病者，颜先赤。”王冰：“颜，额也。”

2. 指面部。见“颜色”。

【颜色】 面色。灵 50“颜色变化，乍死乍生。”灵 65“是故圣人视其颜色，黄赤者多热气。”神 2“卷柏味辛，温……久服轻身，和颜色。”

糊（hú）

黏合。金 20“以生姜汁糊为丸，如梧桐子大。”

遵（zūn）

见“遵循”。

【遵循】 逡巡。却退貌。灵 64“黄帝避席，遵循而却曰。”

熛（biāo）

1. 赤色。见“丹熛”。

2. 迅疾。见“熛热”。

【熛热】 病证名。急性发作的热性病证，或指熛疽发热。神 4“羊桃味苦，寒。主熛热，身暴赤色。”

潜（qián 潛）

深，指邪热深伏于里。金 14“寸口脉浮而迟，浮脉则热，迟脉则潜，热潜相搏，名曰沉。”

潮（cháo）

海水定时涨落。借指定时发作。伤 208“其热不潮，未可与承气汤。”

【潮热】 症状名。指定时发热，如潮汐按时而至。可见于阳明腑实燥热内结、水热结胸之燥热累及阳明、少阳阳明同病。伤 201“阳明病，脉浮而紧者，必潮热，发作有时。”伤 104“伤寒十三日不解，胸胁满而呕，日晡所发潮热。”伤 209“阳明病，潮热，大便微鞕者，可与大承气汤，不鞕者不可与之。”

潦（lǎo）

雨后积水。见“潦水”。

【潦水】 雨后的积水。伤 262“以潦水一斗，先煮麻黄再沸。”邹澍：“暴雨骤降，未归洼下，漫流地面者，名曰潦水。”

濈（jí）

汗出。见“濈濈”、“濈然”。

【濈然】 汗出连绵不断貌。伤 188“伤寒转系阳明者，其人濈然微汗出也。”钱潢：“濈然，濈濈然，微汗湿润之貌。”伤 208“手足濈然汗出者，此大便已鞕也。”

【濈濈】 同“濈然”。伤 185“伤寒发热，无汗，呕不能食，而反汗出濈濈然者，是转属阳明也。”方有执：“濈濈，热而汗出貌。”程应旄：“濈濈，连绵之意。俗云汗一身不了，又一身也。”

澈（chè）

水清。见“澄澈”。

潠（xùn）

喷淋。《说文新附·水部》:“潠，含水喷也。”伤 141“病在阳，应以汗解之，反以冷水潠之，若灌之。”

澄（chéng）

1. 清澈。《广韵·庚韵》:“澄，水清定。”见“澄澈”。

2. 清晰，清楚。灵 1“血脉者，在腧横居，视之独澄，切之独坚。”张志聪:“当视之独清，切之独确而去之也。”又，《太素》卷二十一、《甲乙经》卷五“澄”作“满”。

【澄彻】 清澈，水清见底。素 74“诸病水液，澄彻清冷，皆属于寒。”

凘（sī）

疼痛。见“酸凘”。

憜（duò）

同“堕”。懈怠。素 54“如临深渊者，不敢憜也。”马莳:“言候气已毕，补泻之法，不敢少懈堕也。”

懊（ào）

烦乱。见“懊侬”。

【懊侬】 烦闷。素 71“火郁之发……目赤心热，甚则瞀闷懊侬。”金 15“心中懊侬而热，不能食，时欲吐，名曰酒疸。”伤 76“发汗吐下后，虚烦不得眠，若剧者，必反复颠倒，心中懊侬，栀子豉汤主之。”

憎（zēng）

厌恶。素 42“时憎女子。”

【憎风】 恶风。素 22“喘咳身重，寝汗出憎风。”王冰:“憎风，谓深恶之也。”素 60“从风憎风，刺眉头。”

额（é 額）

1. 额头。眉上发下的部分。灵 10“膀胱足太阳之脉，起于目内眦，上额交巅。”马莳:“发际前为额。”灵 16“其支别，上额循巅下项中。”伤 200“额上微汗出。”

2. 额角。素 20“上部天，两额之动脉。”王冰:“在额两傍，动应于手，足少阳脉气所行也。”

【额角】 额的两旁。灵 13“足少阳之筋……循耳后，上额角，交巅上。”

【额颅】 前额。灵 10“胃足阳明之脉……至额颅。”张介宾:“额颅，发际前也。”素 59“足阳明脉气所发者六十八穴:额颅发际傍各三。”

【额上陷】 症状名。指额角动脉伏陷不充盈。伤 86“衄家，不可发汗，汗出必额上陷，脉急紧，直视不能眴，不得眠。”尤怡:“额上陷，脉紧急者，额上之两旁之动脉陷伏不起，或紧急不柔。”又，丹波元简:“额上陷，谓额上肉脱而陷下也。”钱潢:“额上非即额也。额骨坚硬，岂得即陷。盖额以上之囟门也……误汗则阳气不充于脑，而额之囟门必陷。”

谵（zhān 譫）

胡言乱语。见“谵言”、“谵语”。

【谵妄】 胡言乱语，情绪失常，或有躁动不宁。素 69“民病身热烦心……谵妄心痛。”王冰:“谵，乱语也。妄，妄见闻也。”素 71“少阴所至为惊惑，恶寒，战慄谵妄。”

【谵言】 病中神志不清，胡言乱语。素 31“二日则阳明与太阴俱病，则腹满身热，不欲食，谵言。”王冰:“谵言，谓妄谬而不次也。”难 17“病若谵言妄语，身当有热，脉当洪大。”

【谵语】 同“谵言”。金 17“下利谵语者，有燥屎也，小承气汤主之。”金 22“阳明病，下血谵语者，此为热入血室。”

譩（yī 譩）

叹声。见“譩譆”。

【譩譆】

1. 叹声。素 60“厌之令病者呼譩譆。”

2. 穴名。属足太阳膀胱经，位于背部，当第六胸椎棘突下旁开 3 寸处。素 60“大风汗出，灸譩譆，譩譆在背下侠脊傍三寸所。”王冰：“譩譆，穴也。在肩髆内廉侠第六椎下两傍，各同身寸之三寸。”

熨（wèi）

外治法。热敷。素 24“形苦志乐，病生于筋，治之以熨引。”王冰：“熨，谓药熨。引，谓导引。”灵 6“刺大人者，以药熨之……则用之生桑炭炙巾，以熨寒痹所刺之处，令热入至于病所。”灵 75“治厥者，必先熨调和其经。”

履（lǚ）

1. 鞋。灵 10“缓带披发，大杖重履而步。”

2. 踩踏。灵 24“病不可已者，足如履冰，时如入汤中。”

戮（lù）

被杀。灵 64“水形之人……不敬畏，善欺绐人，戮死。”

豫（yù）

地名。见“豫州”。等

【豫州】 地名。今河南省。神 2“旋花味甘，温……一名金沸。生豫州平泽。”

【豫章】 地名。今江西南昌。神 2“白青味甘，平。……生豫章山谷。”

十 六 画

髭（zī）

口唇上边的胡须。灵 64“手阳明之上，血气盛则髭美，血少气多则髭恶，血气皆少则无髭。”张介宾：“在口上曰髭，在口下曰须。”

操（cāo）

握持，拿着。素 18“死心脉来，前曲后居，如操带钩，曰心死。”王冰：“操，执持也。”

【操持】 操守，即平素的品行志节。灵 47“心偏倾则操持不一，无守司也。”马莳：“若心有偏倾，则其人操守不一，无所守司。”

熹（xī）

通“喜”。见“熹乐”。

【熹乐】 喜悦，快乐。神 3“伏翼味咸，平……久服令人熹乐。”

擅（shàn）

占据。素 47“泄之则精出而病独擅中。”张介宾：“精泄则胎气伤而病独专于中。”

擗（pǐ）

通“躃（bì）”。倒，跌倒。伤 82“振振欲擗地者，真武汤主之。”多纪元简：“擗字与躄通，倒也。”

槃（gǔ）

同“谷”。粮食的总称。见“槃饪”。或同“馨”（xīn），香。《字汇补·禾部》：“槃，今读与馨同。”见“槃饪”。

【槃气】 病证名。指水谷积滞，阻遏气机所致的病证。金 11“槃气者，胁下痛，按之则愈，复发为槃气。”尤怡：“谷气者，食气也，食积太阴，敦阜之气抑遏肝气，故病在胁下，按之则气行而愈。复发者，饮食不节，则其气仍聚也。”

【槃饪之邪】 指饮食不节的致病因素。金 1“槃饪之邪，从口入者，宿食也。”明代赵开美校刻《金匮要略方论》：“槃，音谷，即穀也。”尤怡：“谷饪，饮食之属，入于口而伤于胃者也。”又，陈修园：“为馨香可口过食致而停滞也。”

颞（niè 颥）

即“颞颥”。《广韵·叶韵》：“颞，颞颥，鬓骨。”

【颞颥】 颞骨。在顶骨下两侧位于两耳上前方的部分，形状扁平。灵 23“热病头痛，颞颥目瘈脉痛，善衄，厥热病也。”张介宾：“颞颥，即足少阳脑空穴，一曰鬓骨也。”又，《玉篇·页部》：“颥，颞颥，耳前动也。”张志聪：“颞颥目瘈者，口目振战之貌。”

蓎（táng）

中药名。见“蔙蓎”。

鞕（yìng）

1. 同“硬”。①坚硬，不柔软。伤 105“若小便利者，大便当鞕。”伤 234“当热时急作，冷则鞕。”②胀闷，结硬。伤 135“伤寒六七日，结胸热实，脉沉而紧，心下痛，按之石鞕者，大陷胸汤主之。”伤 149“若心下满而鞕痛者，此为结胸也，大陷胸汤主之。”

2. 通“鲠”（gěng）。哽塞。灵 21“暴瘖气鞕，取扶突与舌本出血。”《太素》卷二十六“鞕”作“鲠”。又，张介宾：“气鞕，喉舌强鞕也。”

燕（yàn）

1. 鸟纲燕科胡燕。见“燕屎”。

2. 安闲。也作“宴”。见“燕坐”。

【燕坐】 安坐。素 76“黄帝燕坐。”森立之：“燕，安也。”

【燕屎】 中药名。为鸟纲燕科胡燕的排泄物。辛，平。杀蛊毒，利小便。多以作汤洗浴，疗小儿惊悸。神 4“燕屎味辛，平。主蛊毒，鬼疰。逐不祥邪气。破五癃，利小便。”

薤（xiè）

中药名。薤白的简称，俗名野蒜，五菜之一。灵 63“心病者，宜食麦、羊肉、杏、薤。”素 22“麦、羊肉、杏、薤皆苦。”神 3“薤味辛，温。主金创，创败。轻身，不饥，耐老。”

【薤叶】 薤白的叶子，比韭叶窄细。此指宽度约一分。灵 23“取足太阴大指之端，去爪甲如薤叶。”

【薤白】 中药名。即“薤”。又名薤根、藠头、野蒜、小独蒜、小蒜、薤白头。为百合科葱属植物小根蒜、藠头、长梗薤白或天蓝小根蒜等的鳞茎。辛、苦，温。入肺、心、胃、大肠经。理气宽胸，通阳散结。主治胸痹心痛彻背，胸脘痞闷，咳喘痰多，脘腹疼痛，泄痢后重，白带，疮疖痈肿。组方有栝蒌薤白白酒汤、栝蒌薤白半夏汤、枳实薤白桂枝汤。金 9“（栝蒌薤白白酒汤）栝蒌实一枚（捣），薤白半斤，白酒七升。”

薯（shǔ）

甘薯、马铃薯等薯类作物的通称。见“薯蓣”。

【薯蓣】 中药名。即山药。见该条。神2“薯蓣味甘，温。主伤中，补虚羸……一名山芋。”

【薯蓣丸】 方剂名。组成：薯蓣三十分，当归、桂枝、神曲、干地黄、豆黄卷各十分，甘草二十八分，人参、阿胶各七分，芎䓖、芍药、白术、麦门冬、杏仁各六分，柴胡、桔梗、茯苓各五分，干姜三分，白蔹二分，防风六分，大枣百枚为膏。为末，炼蜜和丸，如弹子大。用法：每服一丸，空腹，酒送下。功用：补虚祛风。主治：虚劳，头目眩晕，心中烦郁，身重少气，羸瘦纳减，骨节腰背疼痛，风气诸病。金6“虚劳诸不足，风气百疾，薯蓣丸主之。”

蔑（miè）

同“蔑”。见“蔑菥”。

【蔑菥】 中药名。菥蓂子的别名。见该条。神2“菥蓂子……久服轻身，不老。一名蔑菥”

薇（wēi）

植物名。见“薇芜”、“薇衔”、“蔷薇”等。

【薇芜】 中药名。蘼芜的别名。见该条。神3“蘼芜味辛，温。主咳逆，定惊气，辟邪恶，除蛊毒、鬼疰，去三虫……一名薇芜。”

【薇衔】 中药名。又名麋衔。苦，平。主治风湿痹痛，历节痛，惊痫，吐舌，悸气，鼠瘘，痈肿等。神3“薇衔味苦，平。主风湿痹，历节痛，惊痫，吐舌，悸气，贼风，鼠瘘，痈肿。一名麋衔。”

薢（xiè）

中药名。见“萆薢”。

薪（xīn）

1. 作燃料的草木。见“稻薪”、“苇薪”。

2. 为“新”之讹。素48“脉至如火薪然，是心精之予夺也。”《太素》卷十五、《脉经》卷五“薪”并作“新”。森立之：“古钞本经注共作‘新’，可从。今行明刊宋本作‘薪’者，即‘新’字增书之例，非薪楚之义也。”又，张介宾：“如火薪然者，来如焰之锐，去如灭之速。此火脏无根之脉，而心经之精气与夺也。”

薏（yì）

中药名。见“薏苡仁”。

【薏苡人】 中药名。即薏苡仁。神2“薏苡人味甘，微寒。主筋急拘挛，不可屈伸，风湿痹，下气。久服轻身，益气。其根，下三虫。一名解蠡。”

【薏苡子】 即薏苡仁。素19“真心脉至，坚而搏，如循薏苡子累累然。”

【薏苡仁】 中药名。又名解蠡。为禾本科薏苡属植物薏苡的种仁。甘、淡，微寒。入脾、胃、肺经。利湿健脾，舒筋除痹，清热排脓。主治水肿，脚气，小便淋沥，湿温病，泄泻，带下，风湿痹痛，筋脉拘挛，肺痈，肠痈，扁平疣。组方有麻黄杏仁薏苡甘草汤、薏苡附子散、薏苡附子败酱散。

【薏苡附子散】 方剂名。组成：薏苡仁十五两，大附子十枚（炮）。煎服法：杵为散，服方寸匕，日三服。功用：散寒除湿，温经止痛。主治：胸痹急症。临床见喘息咳唾，胸背剧痛，或心痛彻背，舌淡苔白而滑。金9“胸痹缓急者，薏苡附子散主之。”

【薏苡附子败酱散】 方剂名。组成：薏苡仁十分，附子二分，败酱五分。煎服法：杵为末，取方寸匕，以水二升，煎减半，顿服。功用：排脓消痈，清热解毒，通阳散结。主治：肠痈热毒化脓之证。金18“肠痈之为病，其身甲错，腹皮急，按之濡，如肿状，腹无积聚，身无热，脉数，此为腹内有痈脓，薏苡附子败酱散主之。”

薄（bó）

1. 厚度小。灵 1“长针者，锋利身薄。”灵 36“天寒衣薄则为溺与气。”灵 47“皮厚者大肠厚，皮薄者大肠薄。”

2. 小。灵 48“士之才力，或有厚薄。”

3. 淡。与“浓”相对。①（气味）淡薄。素 5“味厚者为阴，薄为阴之阳；气厚者为阳，薄为阳之阴。”②（颜色）浅淡。素 42“色薄微黄。”金 6“男子面色薄者，主渴及亡血。”

4. 减损，衰损。素 3“反此三时，形乃困薄。”吴崑：“形乃劳困衰薄矣。”灵 54“五十岁，肝气始衰，肝叶始薄。”

5. 消损，侵蚀。素 74“摩之浴之，薄之劫之。”吴崑：“薄之，谓渐磨也，如日月薄蚀也，以渐而蚀也。”又，张介宾：“薄之，追其隐藏也。”

6. 轻视，欺侮。素 9“未至而至，此谓太过，则薄所不胜，而乘所胜也。”吴崑：“是所值之气有余而为太过，则轻侮其所不胜。”

7. 迫近，侵迫。素 3“劳汗当风，寒薄为皶。”素 33“薄脾则烦不能食。”素 75“并于阴则上下无常，薄为肠澼。”

8. 急迫。见“薄疾”。

9. 通“搏”。搏击，争斗。《说文通训定声·豫部》：“薄，假借为搏。”素 28“暴厥而聋，偏塞闭不通，内气暴薄也。”吴崑：“薄，雷风相薄之薄，击荡之称也。”素 45“酒气与谷气相薄。”《太素》卷二十六“薄”作“搏”。素 49“阳气与阴气相薄，水火相恶。”

10. 通“暴”。突然。见“薄厥”。

【薄泽】 浮浅而润泽。灵 49“常候阙中，薄泽为风，冲浊为痹。”马莳：“其色薄而润泽，乃为感风之病。”灵 59“色起两眉薄泽者，病在皮。”

【薄药】 气味淡薄，药性缓和的药物。素 70“不胜毒者以薄药。”高世栻：“薄药，薄味之药。”

【薄厚】

1. 指厚度的大小。灵 50“皮肤之薄厚。”素 78“不适贫富贵贱之居，坐之薄厚，形之寒温。”

2. 指浓淡。素 74“气味有薄厚，性用有躁静。”

3. 指多少。素 70“然而五味所资，生化有薄厚，成熟有少多。”

【薄蚀】 指日月相掩蚀。《吕氏春秋·明理》：“其月有薄蚀。”高诱注：“薄，迫也。日月激会相掩，名为薄蚀。”灵 81“故天宿失度，日月薄蚀。”

【薄疾】 急迫迅速。素 3“阴不胜其阳，则脉流薄疾。”张介宾：“薄，气相迫也。”

【薄厥】 病名。暴厥。因大怒而致气血上逆的病症。临床可见突然头痛，眩仆，昏厥等。素 3“阳气者，大怒则形气绝，而血菀于上，使人薄厥。”

【薄粥】 稀粥。金 19“甘草粉蜜汤方……煎如薄粥，温服一升，差即止。”

【薄暮】 傍晚。金 15“手足中热，薄暮即发。”

颠（diān）

1. 头。见“颠疾 1”。

2. 颠倒，倒置。见“颠倒 1”。

3. 通“癫”。神志失常的疾病。素 49“所谓甚则狂颠疾者，阳尽在上，而阴气从下，下虚上实，故狂颠疾也。”杨上善：“脱衣登上，驰走妄言，即谓之狂；僵仆而倒，遂谓之颠也。”又，马莳：“又为顶巅之病，如为头痛、眩冒、沉重者皆是也。”

【颠倒】

1. 翻来覆去。伤 76“发汗吐下后，虚烦不得眠，若剧者，必反复颠倒，心中懊侬，栀子豉汤主之。”张锡驹：“反复颠倒，即不得眠之甚，而为之展转反侧也。”

2. 指神志不清。灵 75“大风在身，血脉偏虚……不知东西，不知南北，乍上乍下，乍反乍复，颠倒无常，甚于迷惑。”张志聪：“是以风伤血脉，则阴阳不调。阴阳不调，则神志昏而甚于迷惑也。”一说指起止。

【颠疾】

1. 指头部疾病。灵 4“心脉……微涩为血溢，维厥，耳鸣，颠疾。”马莳注：“若脉涩而微，其血当损而溢，其阴维阳维之脉必厥，其耳必鸣，其疾在巅。”又，丹波元简：“《甲乙》颠作癫。颠、癫、瘨三字并通。”张介宾：“为耳鸣为颠疾者，心亦开窍于耳，而心虚则神乱也。”

2. 指癫痫病。又名胎病。素 47“人生而有病颠疾者……病名为胎病，此得之在母腹中时，其母有所大惊，气上而不下，精气并居，故令子发为颠疾也。”张介宾：“盖儿之初生，即有癫痫者，今人呼为胎里疾者即此。”

十六画

【颠勒】 中药名。为天门冬的别名。见“天门冬”。神 2“天门冬味苦，平……久服轻身，益气，延年。一名颠勒。”

蒇（diàn）

中药名。见“蒇蔳”。

【蒇蔳】 中药名。为芜荑的别名。见该条。神 3“芜荑味辛，平……去三虫，化食。一名无姑，一名蒇蔳。”

橛（jué）

见“橛骨”。

【橛骨】 即尾脊骨。素 60“次灸橛骨，以年为壮数。”王冰：“尾穷谓之橛骨。”

橘（jú）

为芸香科柑橘属植物橘及其栽培变种的成熟果实。见“橘子”。

【橘子】 果名。即芸香科柑橘属植物橘及其栽培变种的成熟果实，色橙黄鲜明有光泽。伤 260“伤寒七八日，身黄如橘子色，小便不利，腹微满者，茵陈蒿汤主之。”

【橘皮】 中药名。为芸香科柑橘属植物橘及其栽培变种的外层果皮。辛、苦，温。入肺、脾经。理气调中，燥湿化痰。主治风寒咳嗽，痰多气逆，恶心呕吐，胸脘痞胀。组方有橘枳姜汤、橘皮汤、橘皮竹茹汤。

【橘柚】 中药名。即橘皮。见该条。神 3“橘柚味辛，温。主胸中瘕热逆气，利水谷。久服去臭，下气，通神。一名橘皮。”森立之：“古书往往有橘柚并称而单指橘者，如《楚辞》‘斩伐橘柚，列树苦桃’。《蜀都赋》‘家有盐泉之井，户有橘柚之园’是也。白字橘柚亦此例，柚是带言耳。一名橘皮，可以征也。段玉裁乃云：《本草经》合橘柚为一条，浑言之也。其说未尽。陶氏以来注家皆为二物，至于寇氏直柚字为衍，今证以一名橘皮，可知橘柚二字即为橘之名。”寇宗奭：“橘、柚自是两种，本草一名橘皮，后人误加柚字。”

【橘皮汤】 方剂名。组成：橘皮四两，生姜半斤。煎服法：以水七升，煮取三升，温服一升。功用：温胃散寒，降逆止呕。主治：胃寒气逆干呕、哕证。金 17“干呕、哕，若手足厥者，橘皮汤主之。”

【橘枳姜汤】 方剂名。组成：橘皮一斤，枳实三两，生姜半斤。煎服法：以水五升，煮取二升，分温再服。功用：行气化饮，和胃降逆。主治：胸痹轻证。临床见胸痛甚轻或不痛，胸中气塞，短气，心下痞满，呕吐。金 9“胸痹，胸中气塞，短气，茯苓杏仁甘草汤主之；橘枳姜汤亦主之。”

【橘皮竹茹汤】 方剂名。组成：橘皮二升，竹茹二升，大枣三十枚，人参一两，生姜半斤，甘草五两。煎服法：以水一斗，煮取三升，温服一升，日三服。功用：补虚清热，和胃降逆。主治：胃虚有热的呃逆。临床见呃逆，虚烦不安，少气，口干，手足虚热，脉虚数等。金 17“哕逆者，橘皮竹茹汤主之。”

整（zhěng）

整齐，平齐。素 70“五化咸整……生政独彰，长气整，雨乃愆。”张志聪：“整，齐也。”

【整肃】 肃杀。素 69“金不及，夏有光显郁蒸之令，则冬有严凝整肃之应。”

槖（tuó）

中药名。见“槖吾”。

【槖吾】 中药名。款冬的别称。见该条。神 4“款冬味辛，温……一名槖吾。”

翮（hé）

鸟的翅膀。见“翮羽”。

【翮羽】 翅膀。神 3“丹雄鸡味甘，微温……翮羽，主下血闭。”

瓢（piáo）

中药名。见“雀瓢”。

醒（xǐng）

清醒。灵 42“明于阴阳，如惑之解，如醉之醒。”

瞖（yì）

同“翳”。眼球上所生障蔽视线的膜。见“翳瞖”。

霒（yīn）

云遮日。也作“阴”。《说文·云部》：“霒，云覆日也。”素 70“其主骤注雷霆震惊，沉霒淫雨。”

霖（lín）

久雨。见“霖溃”、“霖霪”。

【霖溃】 久雨泥烂。素 69“中央生湿……其变聚注，其灾霖溃。”王冰：“霖，久雨也；溃，烂泥也。”

【霖霪】 淫雨，过量的雨。素 69“四维发振拉飘腾之变，则秋有肃杀霖霪之复。”素 70“凝惨凛烈，则暴雨霖霪。”

霍（huò）

1. 迅疾。见“霍乱”。

2. 山名。见“霍山”。

【霍山】 古地名。在今山西省霍县东南。神 2“赤芝味苦，平……生霍山。”

【霍乱】 病名。指具有剧烈吐泻、腹痛等症状的肠胃疾病。灵 34“乱于肠胃，则为霍乱。”素 71“太阴所至为中满，霍乱吐下。”伤 382“问曰：病有霍乱者何？答曰：呕吐而利，此名霍乱。”

䁖（xuán）

好貌。见“䁖䁖”

【䁖䁖】 目美好貌。灵 72“阴阳和平之人，其状委委然，随随然，颙颙然，愉愉然，䁖䁖然，豆豆然，众人皆曰君子。”张志聪：“䁖䁖，目好貌。”

瞚（shùn）

眨眼。素 25“至其当发，间不容瞚。”森立之：“瞬、眴、瞚俱是瞚俗字，以音借用……盖瞬之为言迅也。目眦开阖甚迅疾，故名曰瞬也。”

噤（jìn）

牙关紧闭。灵 23“腰折瘛疭，齿噤龂也。”张介宾：“牙关不开曰噤。”

踹（chuǎi）

小腿肚。又称腓肠。素 69“其藏肾，其病内舍腰脊骨髓，外在溪谷踹膝。”张介宾：“踹，腨同。”灵 10“脾足太阴之脉……

十六画

上内踝前廉，上踹内。”张介宾：“踹，足肚也，亦名腓肠。本经与腨通用。”

踵（zhǒng）

1. 脚后跟。灵 13“足太阳之筋……其下循足外踝，结于踵，上循跟。”灵 64“足太阳之下，血气盛则跟肉满，踵坚。”素 41“刺厥阴之脉，在腨踵鱼腹之外，循之累累然。”

2. 脚。素 43“肾痹者，善胀，尻以代踵，脊以代头。”

3. 继承。灵 60“著之竹帛，使能者踵而传之后世。”

踰（yú）

越过。素 30“或至不食数日，踰垣上屋。”

蹄（tí）

1. 马、牛、猪等生在趾端的保护物，亦指有角质保护物的脚。见“悬蹄”。

2. 中药名。见“羊蹄”。

蟆（má）

虾蟆。《说文·虫部》：“蟆，虾蟆也。”见“虾蟆”。

螉（wēng）

中药名。见“蠮螉”。

器（qì）

1. 器皿，器具。灵 73“手毒者，可使试按龟，置龟于器下而按其上，五十日而死矣。”素 25“夫盐之味咸者，其气令器津泄。”伤 233“于铜器内，微火煎。”

2. 人体器官。见“阴器”。

3. 指有受盛作用的内脏。素 9“脾胃大肠小肠三焦膀胱者，仓廪之本，营之居也，名曰器，能化糟粕，转味而入出者也。”

4. 有形之物。素 68“是以升降出入，无器不有。故器者生化之宇，器散则分之，生化息矣。”王冰：“器，谓天地及诸身也。宇，谓屋宇也。以其身形，包藏腑脏，受纳神灵，与天地同，故皆名器也。诸身者，小生化之器宇。太虚者，广生化之器宇也。”

噫（ài）

嗳气。指饱食或积食后，胃中之气上逆而出，微有声响。灵 28“人之噫者，何气使然？岐伯曰：寒气客于胃，厥逆从下上散，复出于胃，故为噫。”张介宾：“噫，嗳气也。”素 16“太阴终者，腹胀闭不得息，善噫善呕。”金 11“上焦受中焦气未和，不能消谷，故能噫耳。”

【噫气】 即嗳气。伤 161“伤寒发汗，若吐若下，解后，心下痞鞕，噫气不除者，旋覆代赭汤主之。”吴谦：“呃逆，噫气者，即今之所谓嗳气也。”

噼（pì）

歪斜。灵 13“足之阳明，手之太阳，筋急则口目为噼。”《甲乙经》卷二“噼”作“僻。”马莳：“噼，僻同，口僻之义。”

圜（yuán）

同“圆”。圆形。见“圜直”。

【圜直】 指人中沟。灵 49“男子色在于面王，为小腹痛，下为卵痛，其圜直为茎痛。”李中梓：“圜直指人中水沟穴也，人中有边圜而直者，故人中色见，主阴茎作痛。”

默（mò）

静默，不语。见“默默”。

【默默】 沉默不语。素 41“其病令人善言，默默然不慧。”《新校正》：“按经云善言、默默然不慧，详善言与默默二病难相兼，全元起本无‘善’字，于义为允。”金 3“意欲食复不能食，常默默。”

黔（qián）

黑色。见“黔首”。

【黔首】 庶民，百姓。素25“黔首共余食，莫知之也。”

镜（jìng 鏡）

镜子。古镜以铜磨制而成。灵45“日与月焉，水与镜焉，鼓与响焉。夫日月之明，不失其影；水镜之察，不失其形……若清水明镜之不失其形也。”

赞（zàn 贊）

赞助，扶助。素71“必赞其阳火，令御甚寒。”高世栻：“赞，助也。”

【赞刺】 刺法名。十二节刺之一。指在患处直入直出，反复多次，浅刺出血的刺法。用于治疗痈肿等外科病证。灵7“赞刺者，直入直出，数针而浅之出血，是谓治痈肿也。”张介宾：“赞，助也。数发针而浅之，以后助前，故可使之出血，而治痈肿。”

篡（cuàn）

会阴部。素60“督脉者……其络循阴器合篡间，绕篡后。”张介宾：“篡，交篡之义，谓两便争行之所，即前后二阴之间也。”张志聪：“篡间，前后阴相交之处。”

儒（rú）

为“檽”之讹。见“枢儒”。

鼽（qiú）

1. 鼻。素71“阳明所至为鼽尻阴股膝髀腨胻足病。”

2. 鼻流清涕。素69“咳而鼽。”王冰：“鼽，鼻中水出也。”

3. 颧骨。素59“面鼽骨空各一。”张介宾：“鼽，頄同。”

【鼽骨】 颧骨。素59“鼽骨下各一。”王冰：“鼽，頄也。頄，面颧也，在面頄骨下陷者中。”丹波元简：“沈氏《释骨》云：‘目之下起骨，曰頄。其下旁高而大者，曰面鼽骨，曰颧骨，亦曰大颧，亦曰頄。’鼽、頄，古通用。”

【鼽衄】 鼻出血与流清涕。灵10“大肠手阳明之脉……是主津液所生病者，目黄口干，鼽衄，喉痹。”素4“故春善病鼽衄。”

【鼽窒】 鼻塞不通。灵10“足太阳之别……实则鼽窒头背痛。”

衡（héng）

1. 横。与“纵”相对。素41“刺之在郄阳筋之间，上郄数寸衡居，为二痏出血。”张志聪：“横居二痏者，盖随带脉之横形而取之。”

2. 眉毛，或指眉上部位。《汉书·王莽传》：“盱衡厉色，振扬武怒。”颜师古注引孟康曰：“眉上曰衡。”见“长衡直扬”。

3. 秤杆。素17“秋应中衡，冬应中权。”王冰：“秋脉浮毛，轻涩而散，如秤衡之象，高下必平，故以秋应中衡。”

4. 平，平衡。素3“味过于甘，心气喘满，色黑，肾气不衡。”素69“藏气不政，肾气不衡。”王冰：“衡，平也。”

【衡山】 山名，五岳之一，古称南岳。位于湖南中部。神2“猪苓味甘，平……生衡山山谷。”

【衡络】 腰间横行的络脉。素41“得之举重伤腰，衡络绝，恶血归之。”

【衡络之脉】 经脉名。指腰间横行的脉络。素41“衡络之脉令人腰痛，不可以俯仰。”王冰：“衡，横也，谓太阳之外络，自腰中横入髀外后廉，而下与中经合于腘中者。”又，张志聪：“衡，横也，带脉横络于腰间，故曰横络之脉。”

膨（péng）

胀大。见“膨膨”。

【膨膨】 气满鼓胀貌。灵 10“肺手太阴之脉……是动则病肺胀满，膨膨而喘咳。”素 74“腹大满，膨膨而喘咳，病本于肺。”

膲（jiāo）

1. 消瘦。《淮南子·天文训》:“月死而蠃硥膲。”高诱注:“膲，肉不满。”灵 5“渎者皮肉宛膲而弱也。”张介宾:“渎者，其皮肉宛膲而弱，即消瘦干枯之谓。”

2. 通“焦”。干枯。灵 5“皮肤薄著，毛腠夭膲，予之死期。”《太素》卷二十二、《甲乙经》卷五“膲”作“焦”。张介宾:“膲，焦同。”

3. 通“焦”。指三焦。见“三膲”。

【膲理】 即腠理。指皮肤肌肉的纹理。灵 79“皮肤纵，腠理开，毛发残，膲理薄。”张志聪:“理者，肌肉之文理，乃三焦通会之处，故曰焦理。”

雕（diāo）

同“凋”。凋零，凋谢。素 69“收气峻，生气下，草木敛，苍干雕陨。”素 71“五之气，阳乃去，寒乃来……刚木早雕，民避寒邪。”

【雕落】 草木凋残零落。素 70“凉雨时降，风云并兴，草木晚荣，苍干雕落。”

【雕零】 凋谢零落。素 70“秋气劲切，甚则肃杀，清气大至，草木雕零。”素 71“其化雾露萧飔，其变肃杀雕零，其病燥背瞀胸满。”

觝（sāi）

角中骨。《说文·角部》:“觝，角中骨也。”见“牛角觝”。

亸（duǒ 嚲）

病名。症见肢体疲困，全身懈惰无力。灵 28“黄帝曰：人之亸者，何气使然？岐伯曰：胃不实则诸脉虚，诸脉虚则筋脉懈惰，筋脉懈惰则行阴用力，气不能复，故为亸。”丹波元简:“亸，垂下貌。肢体弛缓不收摄也。”

磨（mó）

用磨料磨物体使锋利。灵 46“匠人磨斧斤，砺刀削，斲材木。”

瘰（luǒ）

见“瘰疬”。

【瘰疬】 病名。又名鼠瘘。多生于颈项或腋下，患处发生硬块，大小连累，推之不移，小者如枣核为“瘰”，大者如梅李为“疬”。溃烂后流脓，经久不愈，多伴有寒热，故又称为寒热瘰疬。因其易溃破流脓，形如鼠穴，此起彼伏，故又称鼠瘘。灵 70“寒热瘰疬在于颈腋者，皆何气使生……此皆鼠瘘寒热之毒气也。”张介宾:“瘰疬者，其状累然而历贯上下也，故于颈腋之间皆能有之。因其形如鼠穴，塞其一，复穿其一，故又名鼠瘘。盖以寒热之毒，留于经脉，所以联络不止。一曰结核连续者为瘰疬，形长如蚬蛤者为马刀。又曰胁肋下者为马刀。”丹波元简:“瘰疬者，未溃之称；鼠瘘者，已溃之名。”

廪（lǐn）

同“廩”。粮仓。见“仓廪”。

瘿（yǐng 癭）

指生于颈部的囊状肿瘤。神 4“夏枯草味苦，辛，寒。主寒热，瘰疬，鼠瘘，头疮，破癥，散瘿结气。”又见“马刀挟瘿”。

【瘿气】 即瘿病。神 4“白头翁味苦，温。主温疟，狂易，寒热，癥瘕，积聚，瘿气。”

【瘿瘤】 病名。为瘿与瘤的合称。神 4“连翘味苦，平。主寒热，鼠瘘，瘰疬，痈肿，恶疮，瘿瘤，结热，蛊毒。”

十六画

瘴（zhàng）

瘴气。见“瘴气”。

【瘴气】 指南方山林间湿热蒸发能致病之气。神3“升麻味甘，平。解百毒，杀百精老物殃鬼，辟温疫、瘴气、邪气、蛊毒。”

癃（lóng）

1. 病名，小便不利。灵63“膀胱之胞薄以懦，得酸则缩踡，约而不通，水道不行，故癃。”素23“膀胱不利为癃。”马莳：“癃者，水道不通之病也。”

2. 通“淋”。指淋病。即小便频急涩痛，淋沥不断的病症。素47“有癃者，一日数十溲，此不足也。”丹波元简：“《口问》篇云：‘中气不足，溲便为之变。’陈氏《三因方》云：‘淋，古谓之癃，名称不同也。癃者，罷也。淋者，滴也。今名虽俗，于义为得。’此说非是。戴侗《六书故》曰：‘淋、癃实一声也。汉殇帝讳淋，故改癃为淋，改隆虑县为林虑县。盖《内经》《本草经》皆用癃字，作淋皆后人所改。”

3. 泛指水液运化失常。见“五癃津液别”。

【癃闭】 病名。指小便不通利的病症。神2“滑石味甘，寒。主身热，泄澼，女子乳难，癃闭。”

【癃闷】 病名。指大小便不通的病症。癃，小便不通；闷，大便干涩不利。素70“上宫与正宫同，其病癃闷。”王冰：“癃，小便不通。闷，大便干涩不利也。”素71“民病咳、嗌塞，寒热发，暴振凓癃闷。”

【癃㿗】 病名。指小便不利，阴囊肿大的病症。灵4“肾脉……滑甚为癃㿗。”张志聪：“肾有热则为小便闭癃，为睾丸肿㿗。”

瘾（yǐn）

见“瘾疹”。

【瘾疹】 病症名。即隐疹。参见该条。金5“邪气中经，则身痒而瘾疹。”神2“茺蔚子味辛，微温……茎，主瘾疹痒，可作浴汤。”

瘳（chōu）

病愈。《说文・疒部》：“瘳，疾愈也。”素43“五藏有俞，六府有合，循脉之分，各有所发，各随其过则病瘳也。”神3“萆薢味苦，平。主腰脊痛……恶疮不瘳。”

凝（níng）

1. 冰冻；结冰。素71“山泽焦枯，土凝霜卤，怫乃发也。”素74“厥气上行，水凝雨冰，羽虫乃死。”难15“盛冬之时，水凝如石，故其脉之来，沉濡而滑，故曰石。”

2. 聚积。素42“卫气有所凝而不行，故其肉有不仁也。”素71“阴凝太虚，埃昏郊野。”

3. 凝结，凝固。素10“卧出而风吹之，血凝于肤者为痹，凝于脉者为泣，凝于足者为厥。”杨上善：“卧不覆身，为风所吹，寒风入腠，血寒凝聚，积肤为痹，积脉血涩，积足为厥。”灵63“血与咸相得则凝，凝则胃中汁注之。”伤233“石蜜……微火煎，当须凝如饴状。”

4. 寒冷。素74“太阳之胜，凝凓且至，非时水冰。”王冰：“寒气凌逼，阳不胜之，故非寒时而止水冰结也。”

【凝血】 瘀血。灵66“气上逆则六输不通，温气不行，凝血蕴里而不散。”

【凝坚】 凝固。即由液体变为固体。素70“其用沃衍，其化凝坚，其类水。”王冰：“藏气布化，则水物凝坚。”

【凝冽】 严寒。素67“北方生寒……其变凝冽，其眚冰雹。”王冰：“寒甚故致是。”林亿：“按《气交变大论》云：‘其变凛冽。’”

【凝泣】 凝结涩滞。素10“是故多食咸，则脉凝泣而变色。”张介宾：“泣，涩同。”素 27“夫邪之入于脉也，寒则血凝泣，暑则气淖泽。”素 57“寒多则凝泣，凝泣则青黑。”

【凝肃】 寒凉而肃穆。素 69“北方生寒，……其政凝肃，其令寒。”素 70“其政流演，其候凝肃，其令寒。”王冰:“凝，寒也。肃，静也。寒来之气候。”素 74“岁太阳在泉，寒淫所胜，则凝肃惨慄。”

【凝结】 凝聚。灵 58“其开而遇风寒，则血气凝结，与故邪相袭，则为寒痹。”灵 75“血脉凝结，坚搏不往来者，亦未可即柔。”

【凝涩】 凝结涩滞。灵 64“切循其经络之凝涩，结而不通者，此于身皆为痛痹，甚则不行，故凝涩。”灵 66“胫寒则血脉凝涩，血脉凝涩则寒气上入于肠胃。”

【凝惨】 寒冷。素 69“岁火不及，寒乃大行……凝惨而甚，则阳气不化。”素 70“其德凝惨寒雰，其变冰雪霜雹。”张志聪:“凝惨寒雰，寒气之和者也。”

【凝滞】 凝结阻滞。金 7“热之所过，血为之凝滞，蓄结痈脓，吐如米粥。”

【凝聚】 凝结集聚。灵 66“肠外有寒，汁沫与血相搏，则并合凝聚不得散，而积成矣。”

【凝水石】 中药名。即寒水石。又名白水石。为硫酸盐类石膏族矿物石膏或为碳酸盐类方解石族矿物方解石。辛、咸，寒。入心、胃、肾经。清热降火，利窍，消肿。主治时行热病，壮热烦渴，水肿，尿闭，咽喉肿痛，口舌生疮，痈疽，丹毒，烫伤。神 3“凝水石味辛，寒。主身热，腹中积聚邪气，皮中如火烧烂，烦满，水饮之。久服不饥。”

辨（biàn）

1. 辨别，区分。灵 30“余闻人有精、气、津、液、血、脉，余意以为一气耳，今乃辨为六名。”金 22“子当辨记，勿谓不然。”

2. 辨认，辨识。灵 17“肝和则目能辨五色矣。”灵 49“五官恶得无辨乎?”

【辨智】 明辨事理，有才智。难 59“自高贤也，自辨智也。”

【辨太阳病脉证并治】《伤寒论》篇名之一。论述了辨识伤寒病太阳表证、太阳里证和太阳变证的症状、脉象、病证转归、治疗方药，以及治疗用药宜忌和变证。

【辨太阴病脉证并治】《伤寒论》篇名之一。论述了辨识伤寒病里、虚、寒、湿证的症状、脉象、病证转归、治疗方药，以及治疗宜忌。

【辨少阳病脉证并治】《伤寒论》篇名之一。论述了辨识伤寒病少阳经证、少阳腑证的症状、脉象、病证转归、治疗方药，以及治疗宜忌。

【辨少阴病脉证并治】《伤寒论》篇名之一。论述了辨识伤寒病少阴寒化证、少阴热化证的症状、脉象、病证转归、治疗方药，以及治疗宜忌和变证。

【辨阳明病脉证并治】《伤寒论》的篇章之一，论述了辨识伤寒病阳明燥热证、阳明腑实证的症状、脉象、病证转归、治疗方药，以及治疗宜忌和变证。

【辨厥阴病脉证并治】《伤寒论》篇名之一。论述了辨识伤寒病厥阴之寒厥证、热厥证、气厥证、痰厥证、水厥证、蛔厥证、下利证的症状、脉象、病证转归、治疗方药，以及治疗宜忌。

【辨霍乱病脉证并治】《伤寒论》篇名之一。论述了辨识霍乱病的症状、脉象、病证转归、治疗方药。

【辨阴阳易差后劳复病脉证并治】《伤寒论》篇名之一。论述了辨识伤寒病阴阳易、差后劳复等病的症状、脉象、病证转归，以及治疗方药。

辩（biàn 辯）

1. 敏慧，聪明。见“辩智”。

2. 通“辨”。辨别。《说文通训定声》：“辩，假借为辨。”素 1“辩列星辰，逆从阴阳。”

【辩智】 聪明才智。灵 22“狂始发，少卧不饥，自高贤也，自辩智也，自尊贵也。”

壅（yōng）

1. 阻隔；堵塞。素 3“失之则内闭九窍，外壅肌肉。”灵 66“津液不下，孔窍干壅。”难 22“血壅而不濡者，为血后病也。”

2. 肿胀。素 33“有病肾风，面胕痝然壅，害于言。”王冰：“壅，谓目下壅，如卧蚕形也。”又，张介宾：“壅，重浊不清也。肾脉循喉咙挟舌本，病风则肾脉不利，故壅害于言语。”森立之：“‘壅害’二字连读属下句，然、言二字押韵，似是……盖壅者出不快也，害者有声不成言也。”

3. 通“痈”。见“肺壅”。

【壅骨】 骨名。手大指本节后高骨。沈彤《释骨》：“手大指本节后起骨曰壅骨。”灵 71“伏行壅骨之下，外屈出于寸口而行。”杨上善：“壅骨，谓手鱼骨也。”

【壅遏】

1. 限制。灵 30“壅遏营气，令无所避，是谓脉。”张介宾：“壅遏者，堤防之谓，犹道路之有封疆，江河之涯岸，俾营气无所回避，而必行其中者是谓之脉。”

2. 阻塞。灵 81“不行则卫气从之而不通，塞遏而不得行，故热。”

【壅塞】 阻塞。灵 71“此所谓决渎壅塞，经络大通，阴阳和得者也。”金 1“四肢九窍，血脉相传，壅塞不通，为外皮肤所中也。”

燎（liǎo）

火烧。见“燔燎”。

燋（jiāo）

通“焦”。①干枯。灵 9“上下不通则面黑皮毛燋而终矣。”②烦忧。见“燋心”。

【燋心】 忧虑，着急。灵 47“五藏皆小者，少病，苦憔心，大愁忧。”

【燋枯】 干枯。灵 81“骨髓不为燋枯，五藏不为伤。”

燠（yù）

热。见“燠热”。

【燠热】 炎热。素 74“少阴之复，燠热内作，烦躁，鼽嚏，少腹绞痛。”张志聪：“燠热，内热也。”

燔（fán）

1. 焚烧。《玉篇·火部》：“燔，烧也。”素 3“体若燔炭，汗出而散。”素 63“鬄其左角之发，方一寸，燔治。”

2. 烤，熏烤。素 81“阳气内守于精，是火气燔目。”

【燔针】 即火针，烧热的针具。灵 7“焠刺者，刺燔针则取痹也。”

【燔灼】

1. 烧灼。素 80“心气虚则梦救火阳物，得其时则梦燔灼。”素 17“阳盛则梦大火燔灼。”

2. 炎热；炽热。素 70“升明之纪……其用燔灼……大暑流行，甚则疮疡燔灼。”

【燔烁】 谓酷热如焚。素 69“春有惨凄残贼之胜，则夏有炎暑燔烁之复。”

【燔焫】

1. 烧灼。灵 43“阳气盛则梦大火而燔焫。”

2. 谓酷热如焚。素 67“其变炎烁，其眚燔焫。”

【燔燎】 谓酷热如焚。素 69“夏有炎烁燔燎之变，则秋有冰雹霜雪之复。”素 71“少阳所至为飘风燔燎霜凝。”张志聪：“燔燎，炎热之甚。”

【燔爇】 谓酷热如焚。素 74“少阳之复，大热将至，枯燥燔爇，介虫乃耗。”

【燔针劫刺】 刺法名。用火针速刺疾出的针刺方法。用火气劫散寒邪，为调筋脉的治法。素 62“燔针劫刺其下，及与急者。”吴昆：“燔针者，内针之后以火燔之暖耳，不必赤也。”灵 13“治在燔针劫刺。”张介宾：“燔针，烧针也；劫刺，因火气而劫散寒邪也。”

澹（dàn）

水波动貌。引申为动摇、搏动。灵 71“手太阴之脉，出于大指之端……至本节之后太渊，留以澹，外屈上于本节。”杨上善：“至本节后太泉（泉为渊，《太素》避李渊讳）穴处，停留成澹而动。”

【澹渗】 渗灌。灵 65“血气盛则充肤热肉，血独盛则澹渗皮肤，生毫毛。”《甲乙经》卷二作“渗灌”。

【澹澹】 水波动貌。比喻悸动不安。素 74“心澹澹大动，胸胁胃脘不安。”灵 4“胆病者……心下澹澹，恐人将捕之。”杨上善：“澹澹，动也。”丹波元简：“澹、憺同。憺，《集韵》：动也。《经脉》篇心主之脉，是动则心中憺憺大动。又《至真要大论》太阳司天，寒淫所胜，则心澹澹大动。并是跳动貌。”

十六画

澼（pì）

指肠澼。即痢疾。素 48“心肝澼亦下血。”王冰：“肝藏血，心养血，故澼皆下血也。”高世栻：“言心脉肝脉不和而病肠澼也。”

憿（jiǎo）

通“缴”。缠绕。素 16“刺胸腹者，必以布憿著之。”于鬯：“憿，当读为‘缴’。有‘缠’义。‘缴着’，谓以布缠着于胸腹也。作‘憿’者，借字。”又，马莳：“憿，当作‘幭’，布巾也。”

憺（dàn）

1. 恬静。《广雅·释诂四》 “憺，静也。”见“恬憺”。

2. 震动。《集韵·阚韵》：“憺，动也。”见“憺憺”。

【憺憺】 不安貌。灵 10“甚则胸胁支满，心中憺憺大动”。杨上善：“憺，水摇，又动也。”张介宾：“憺，音淡，动而不宁貌。”灵 19“长太息，心中憺憺，恐人将捕之。”

懈（xiè）

1. 疲困。见“懈怠”。

2. 松，缓。《广雅·释诂二》：“懈，缓也。”见“懈惰”。

【懈怠】 倦怠无力。灵 33“髓海不足，则脑转耳鸣，胫酸眩冒，目无所见，懈怠安卧。”

【懈惰】

1. 懈怠。灵 79“其以昼至者，万民懈惰而皆中于虚风，故万民多病。”杨上善：“懈惰，谓不自收节。”

2. 松软疲困。灵 21“四支懈惰不收，名曰体惰。”灵 22“骨酸体重，懈惰不能动。”灵 28“胃不实则诸脉虚，诸脉虚则筋脉懈惰，筋脉懈惰则行阴用力，气不能复，故为亸。”

3. 迟缓，迟滞。灵 54“六十岁，心气始衰，苦忧悲，血气懈惰，故好卧。”

4. 指麻木不灵活。灵 4“天寒则裂地凌冰，其卒寒或手足懈惰，然而其面不衣何也？”

壁（bì）

1. 墙壁。喻面部肌肉。灵 37“明堂广大，蕃蔽见外，方壁高基，引垂居外。”马莳：“耳四周之壁既方，地角之基又高，引垂向外，五色又顺，平博广大，寿当中百岁也。”

2. 星名。二十八宿之一，北方玄武七宿的最末一宿。有星两颗。素 67“所谓戊己分者，奎、壁、角、轸，则天地之门户也。”

避（bì）

1. 躲开，回避。素 1“虚邪贼风，避之有时。”素 17“衣被不敛，言语善恶，不避亲踈者，此神明之乱也。”灵 77“谨候虚风而避之，故圣人日避虚邪之道，如避矢石然，邪弗能害，此之谓也。”

2. 去，离开。《玉篇·辵部》:“避，去也。”灵 30“壅遏营气，令无所避，是谓脉。”

【避风】

1. 躲避风吹。金 2“有微汗，避风。”

2. 躲避虚邪贼风。灵 77“故圣人避风，如避矢石焉。”

【避席】 古人席地而坐，离席起立，以示敬意。灵 64“黄帝避席遵循而却曰。”素 77“雷公避席而拜曰。”

颡（sǎng 顙）

1. 额头。见“颡大”。

2. 喉咙。见“颃颡”。

【颡大】 额之大角。从额之大角入发际 0.5 寸为头维穴，距头正中线 1.5 寸处。灵 5“阳明根于厉兑，结于颡大。颡大者，钳耳也。”马莳:“颡大者，钳耳也，谓头维穴也。”又，张介宾:“今曰颡大者，意谓项颡之上，大迎穴也。大迎在颊下两耳之旁，故曰钳耳。”

十 七 画

戴（dài）

1. 顶在头上。《玉篇·异部》:“戴，在首也。”见“戴阳”。

2. 举。见“戴眼”。

【戴阳】 证名。以面颧色淡红如妆，游移不定为特征，下真寒而上假热的危重证候。伤 366“其面戴阳，下虚故也。”张璐:“戴阳者，面赤如微酣之状……凡下元虚惫之人，阳浮于上，与在表之邪相合，则为戴阳。”

【戴眼】 目睛上视不能转动。乃病情危重见症。素 16“太阳之脉，其终也戴眼，反折瘈疭，其色白，绝汗乃出，出则死矣。”王冰:“戴眼，谓睛不转而仰视也。”素 20“足太阳气绝者，其足不可屈伸，死必戴眼……戴眼者太阳已绝。”

【戴糁】 中药名。黄芪的别名。见“黄耆”。神 3“黄耆味甘，微温……一名戴糁。”

螫（shì）

毒虫或蛇咬刺。神 4“彼子味甘，温。主腹中邪气。去三虫，蛇螫。”

藉（jí）

多。见“藉藉”。

【藉藉】 众多而杂乱貌。此言梦见被杀尸体交横于地。素 80“见人斩血藉藉，得其时则梦见兵战。”张志聪:“藉藉，狼藉也。”马莳：“藉藉，众多也。”

藏（一、cáng）

1. 收藏，储藏。素 3“阴者，藏精而起亟也。”素 17“仓廪不藏者，是门户不要也。水泉不止者，是膀胱不藏也。”灵 44“春生夏长，秋收冬藏，是气之常也。”

2. 隐藏；藏匿。《礼记·檀弓》：“藏也者，欲人之弗得见也。”素 70“阳气屈伏，蛰虫早藏。”难 65“所入为合，合者北方冬也，阳气入藏。”素 35“因遇夏气凄沧之水寒，藏于腠理皮肤之中。”

3. 指闭藏。为冬令、五行中水的功用。素 2“秋三月，此谓容平……逆之则伤肺，冬为飧泄，奉藏者少。”王冰：“逆秋伤肺，故少气以奉冬藏之令也。”

4. 深。《广雅·释诂三》：“藏，深也。”素 55“刺家不诊，听病者言，在头头疾痛，为藏针之。”王冰：“藏，犹深也，言深刺之也。”

（二、zàng）

1. 储存东西的地方。见“藏₂府 1”。

2. 指人体内脏。为五脏六腑的总称。后作“臟”，现作“脏”。素 8“愿闻十二藏之相使。”张介宾：“藏，藏（cáng）也。六藏六府，总为十二。分言之，则阳为府，阴为藏。合言之，则皆可称藏，犹言库藏之藏，所以藏物者。”素 9“故形藏四，神藏五……凡十一藏，取决于胆也。”灵 27“此内不在藏，而外未发于皮，独居分肉之间”

3. 指藏精气而不泻的脏器。如心、肝、脾、肺、肾等。灵 12“若夫八尺之士……其藏之坚脆，府之大小。”灵 49“以五色命藏，青为肝，赤为心，白为肺，黄为脾，黑为肾。”难 39“经言府有五，藏有六者，何也……然五藏亦有六藏者，谓肾有两藏也。”①指心脏。金 5“邪入于府，即不识人；邪入于藏，舌即难言，口吐涎。”唐容川：“邪入于藏，指心脏言。”徐彬：“至入脏则诸脏受邪至盛，必进入于心而乱其神明，神明无主，则舌纵难言，廉泉开而流涎沫矣。”②指脾脏。伤 277“自利不渴者，属太阴，以其藏有寒故也，当温之，宜服四逆辈。”③指肝脏。金 22“或两胁疼痛，与藏相连。”吴谦：“或两胁疼痛，是中焦之部，连及肝脏故也。”又，森立之：“或两胁疼痛而内与子脏牵连。”

4. 指子宫。金 20“所以然者，子藏开故也，当以附子汤温其藏。”金 22“妇人经水闭不利，藏坚癖不止，中有干血，下白物，矾石丸主之。”尤怡：“藏坚癖不止者，子脏干血，坚凝成癖而不去也。”魏荔彤：“藏坚之藏，指子宫也。”

5. 指阴道。金 22“矾石丸……炼蜜和丸枣核大，内藏中，剧者再内之。”魏荔彤：“藏中之藏，指阴户也。”

6. 指五脏之气。素 19“故真藏之气独见，独见者病胜藏也，故曰死。”马莳：“此其病气胜于脏气，所以至于死也。”张志聪：“真脏见者，病气胜而脏气绝也。”

7. 指脏腑脉象。素 20“中部之候虽独调，与众藏相失者死。”张介宾：“此言中部之脉虽独调，而头足众脏之脉已失其常者，当死。”

【藏气】

1. 藏（cáng）气。运气术语。指五行水所主的冬令收藏之气。素 69“岁土太过……变生得位，藏气伏，化气独治之。”马莳：“藏气者，水气也。化气者，土气也。土盛水衰，所以藏气隐伏，而化气独治。”素 70“长气不宣，藏气反布，收气自政。”张介宾：“火之长气，不能宣化，水之藏气，反布于时。”

2. 藏（zàng）气。①即脏气。指五脏的精气。素 19“五藏者皆禀气于胃，胃者五藏之本也，藏气者，不能自致于手太阴，必因于胃气，乃至于手太阴也。”张志聪：“脏气者，五脏之精气也。”素 70“其岁有不病，而藏气不应不用者何也?”张志聪：“脏气者，五脏之气应合五运五行。”②指五脏之五行属性。灵 44“是不应四时之气，藏独主其病者，是必以藏气之所不胜时者甚，以其所胜时者起也。”

【藏化】 收敛闭藏的变化。素 71“太阳所至为藏化。”张介宾:“物隐而藏，水化布也。”素 74“太阳司天为寒化，在泉为咸化，司气为玄化，间气为藏化。”张介宾：“太阳所临之位，寒化行则万物闭藏也。”

【藏令】 运气术语。收藏之气所主政令。素 70“涸流之纪，是谓反阳，藏令不举，化气乃昌，长气宣布，蛰虫不藏。”张志聪:“水之藏令不举，土之化令乃昌。”

【藏$_2$会】

1. 即脏会。五脏之气输注会聚之所，即五脏背俞穴。素 55“刺大藏，迫藏刺背，背俞也，刺之迫藏，藏会。”王冰:“以是脏气之会发也。”马莳:“然刺之迫近于脏，以五俞为脏气之所会耳。”

2. 八会穴之一。指章门穴。难 45“府会大仓，藏会季胁，筋会阳陵泉。”叶霖：“季胁，章门穴也……为脾之募，五脏取禀于脾，故为脏会。”

【藏$_2$形】 即脏形。指五脏应时之脉象。即肝脉春弦，心脉夏洪，脾脉长夏缓，肺脉秋浮，肾脉冬沉。素 18“脉有逆从四时，未有藏形，春夏而脉瘦，秋冬而脉浮大，命曰逆四时也。”马莳:“脉有逆四时者，未有正脏之脉相形，而他脏之脉反见。”素 19“未有藏形，于春夏而脉沉涩，秋冬而脉浮大，名曰逆四时也。”杨上善:“虽未有病脏之形，不可疗也。”

【藏$_2$府】

1. 府库。收藏珍宝的地方。素 19“著之玉版，藏之藏府，每旦读之，名曰《玉机》。”张介宾:“藏之藏府，以志不忘。”又，《太素》“藏府”作“于府”，疑“藏”字蒙上误。

2. 即脏腑。人体内脏器官的总称，包括五脏六腑。素 4“言人身之藏府中阴阳，则藏者为阴，府者为阳。”灵 17“其流溢之气，内溉藏府，外濡腠理。”灵 35“夫胀者，皆在于藏府之外，排藏府而郭胸胁，胀皮肤，故命曰胀。”

3. 指肝胆。伤 97“正邪分争，往来寒热，休作有时，嘿嘿不欲饮食。藏府相连，其痛必下，邪高痛下，故使呕也。”吴谦：“少阳胆与厥阴肝相为表里，故曰脏腑相连也。”

【藏政】 运气术语。收藏之气所主政令。素 70“流衍之纪，是谓封藏，寒司物化，天地严凝，藏政以布，长令不扬。”马莳:“藏政属水，长令属火。”

【藏$_2$俞】 五脏井、荥、俞、经、合五输穴。素 58“藏俞五十穴，府俞七十二穴。”王冰:“脏，谓五脏肝心脾肺肾，非兼四形脏也。俞，谓井荥俞经合，非背俞也。”

【藏$_2$脉】 脏腑的经脉。素 31“治之各通其藏脉，病日衰已矣。”马莳:“此乃通其脏腑之脉。”张志聪:“脏脉为手足三阴三阳之经脉。”

【藏$_2$度】 脏腑的大小、坚脆、位置以及阴阳虚实等度数。素 80“诊有十度，度人脉度、藏度、肉度、筋度、俞度。”

【藏$_2$结】 病证名。由脏虚阳衰，阴寒凝结，气血凝滞所致的病证。伤 129“何谓藏结？答曰：如结胸状，饮食如故，时时下利，寸脉浮，关脉小细沉紧，名曰藏结。舌上白胎滑者，难治。”伤 167“病胁下素有痞，连在脐旁，痛引少腹，入阴筋者，此名藏结，死。”

【藏$_2$真】 五脏真气。素 18“藏真散于肝，肝藏筋膜之气也。”吴崑:“春时肝木用事，故五脏天真之气，皆散于肝。”《素问绍识》:“脏真即言五脏真元之气，各应五时而见脉象也。”又，姚止庵:“五脏即以胃其为本，是胃者五脏之真气也，故曰脏真。”

【藏$_2$病】 五脏疾病。难52“藏病者，止而不移，其病不离其处。”难54“藏病所以难治者，传其所胜也；府病易治者，传其子也。”金11“积者，藏病也，终不移；聚者，府病也。”

【藏$_2$部】 脏腑所属部位。灵49“五色各有藏部，有外部，有内部也。”张志聪：“脏部，脏腑之分部也。”

【藏$_2$象】 指人体内脏功能活动表现的征象。主要包括五脏六腑、奇恒之腑以及五官九窍、皮肉筋骨等组织器官和气血津液等功能及其相互关系。素9“藏象何如?”张介宾:“象，形象也。藏居于内，形现于外，故曰藏象。”

【藏$_2$厥】 病证名。即脏厥。由内脏阳气衰微所致的四肢厥冷。伤338“伤寒脉微而厥，至七八日肤冷，其人躁无暂安时者，此为藏厥，非蛔厥也。”沈明宗:“脏厥者，乃指肾脏虚寒受邪之厥，故谓脉微而结，乃心肾阳虚，阴邪传里，真阳欲灭，故肤冷躁无暂安之时，而为脏厥，当用四逆汤及灸关元等法。”

【藏$_2$寒】

1. 内脏寒冷。素12“藏寒生满病，其治宜灸焫。”高世栻:“北方寒水气胜，内脏阴寒，多生胀满之病。”

2. 指脾胃虚寒。伤338“蚘厥者，当吐蚘，今病者静，而复时烦，此为藏寒。”魏荔彤:“此脏字即指胃，《内经》十二脏，并复以言脏也，况胃寒未有不脾寒者。”

【藏$_2$腧】 即脏腧。指五脏六腑在背部的俞穴。灵7“输刺者，刺诸经荥输藏腧也。”张介宾:“藏腧，背间之藏府腧也。”

【藏$_2$躁】 病名。即脏躁。以精神抑郁，心中烦乱，无故悲伤欲哭，哭笑无常，呵欠频作为主要表现的情志疾病。治以补益心脾，宁心安神，方用甘麦大枣汤。金22“妇人藏躁，喜悲伤欲哭，象如神灵所作，数欠伸，甘麦大枣汤主之。”

【藏$_2$气法时论】《素问》篇名。脏气法时，即五脏之气效法四时五行。本篇从天人相应的整体观念出发，以五行生克理论为依据，分别从生理、病理、治法、药食等方面论述了五脏之气与四时五行五味的关系，并指出五脏虚实的一般证候及其针刺方法，故名《藏气法时论》。马莳:“五脏之气必应天时，而人之治藏气者，当法天时，故名篇。”

【藏$_2$府经络先后病脉证治】《金匮要略》篇名。本篇以整体恒动观念为指导思想，以脏腑经络学说为理论依据，概括性地论述了疾病的预防、病因、病机、诊断、治法以及调护等问题。由于着重阐发了“见肝之病，知肝传脾”和“经络受邪入脏腑”等有关脏腑经络先后病的传变规律，故名“藏府经络先后病脉证治”。

雚（huán）

中药名，见“雚菌”。

【雚芦】 中药名。雚菌的别名。见该条。神4“雚菌味咸，平……一名雚芦。”

【雚菌】 中药名。咸，平。温中止痛，杀虫解毒，破血消癥。主治胃寒疼痛，蛔虫，蛲虫及癥瘕积聚等。神4“雚菌味咸，平。主心痛，温中。去长虫，白疭，蛲虫，蛇螫毒，癥瘕，诸虫。一名雚芦。”李时珍:“‘雚’，当作‘萑’，乃芦苇之属也。此菌生于其下，故名也。”

薰（xūn）

中药名。见“地薰”。

藁（gǎo）

中药及地名。见“藁本”、“藁城”等。

【藁本】 中药名。又名鬼卿、地新、藁茇等。为伞形科藁本属植物藁本和辽藁本的根茎。辛，温。入膀胱经。祛风胜湿，散寒止痛。主治风寒头痛，巅顶疼痛，偏头痛，风湿痹痛，寒湿泄泻，疥癣，腹痛，疝瘕。神 3“藁本味辛，温。主妇人疝瘕，阴中寒、肿痛，腹中急。除风头痛，长肌肤，悦颜色。一名鬼卿，一名地新。”

【藁城】 古地名。今河北省石家庄东。神 4“葶苈味辛苦，寒……生藁城平泽。”

藋（diào）

中药名。见“蒴藋细叶”。

檀（tán）

木名。见“檀桓”。

【檀桓】 中药名。黄柏的别称。见该条。神 3“黄蘗味苦，寒……一名檀桓。”

翳（yì）

1. 遮蔽，遮掩。素 70“其主埃郁昏翳，其声羽宫。”素 71“寒气数举，则霧雾翳。”

2. 眼球上所生障蔽视线的膜。神 3“瞿麦味苦，寒……决痈肿，明目去翳。”

【翳瞖】 即眼球上所生的翳膜。神 3“秦皮味苦，微寒。主风寒湿痹……目中青翳瞖，白膜。”

磷（lín）

见“磷石”。

【磷石】 中药名。云母的别名。见“云母”。神 1“云母味甘，平……一名磷石。”

殭（jiāng）

僵硬。见“白殭蚕。”

霜（shuāng）

空气中水汽遇冷后凝结成的白色结晶体。素 49“秋气始至，微霜始下，而方杀万物。”素 71“大寒乃至，川泽严凝，寒雰结为霜雪，甚则黄黑昏翳，流行气交，乃为霜杀。”张志聪：“霜杀，寒结为霜而杀万物也。”灵 46“遇春霜烈风，则花落而叶萎……秋霜疾风，则刚脆之木，根摇而叶落。”

霞（xiá）

日出、日落前后天空及云层上因日光斜照而出现的彩色光象或彩色的云。素 71“云奔雨府，霞拥朝阳。”

齲（qǔ 齲）

病名。即蛀牙。牙齿被腐蚀成洞，逐渐毁坏崩解，牙疼时发时止。灵 10“实则齲聋，虚则齿寒痹隔。”张介宾：“齲，齿蠹病也。”

【齲齿】 病名。即蛀牙。灵 74“诊齲齿痛，按其阳之来，有过者独热。”

瞳（tóng）

瞳孔。见“瞳子”。

【瞳子】

1. 瞳孔。灵 80“骨之精为瞳子，筋之精为黑眼。”张介宾：“瞳子，眸子也。”灵 70“见赤脉不下贯瞳子，可治也。”素 20“瞳子高者太阳不足，戴眼者太阳已绝。”

2. 穴名。指瞳子髎，属足少阳胆经。位于目外眦旁 0.5 寸。素 58“水俞……目瞳子浮白二穴。”张志聪：“瞳子髎，在目锐眦。”

嚇（hè）

怒叱声。素 42“心风之状，多汗恶风，焦绝，善怒嚇，赤色。”又，王冰：“风薄于心则神乱，故善怒而吓人也。”张介宾：“神志溃乱，故或为善怒，或为惊吓。”

嚏（tì）

打喷嚏。素 23“五气所病……肾为欠为嚏。”灵 26“哕，以草刺鼻，嚏，嚏而已。”灵 28“阳气和利，满于心，出于鼻，故为嚏。”

十七画

蹈（dǎo）

践踏。引申为击打、捶揉。《说文·足部》:"蹈，践也。"金 11"肝着，其人常欲蹈其胸上。"

螬（cáo）

中药名。见"蛴螬"。

螵（piāo）

中药名。见"桑螵蛸"。

髁（kuà）

髋骨。素 41"刺腰尻交者，两髁胂上。"王冰:"髁骨，即腰脊两旁起骨也。"

【髁骨】 髋骨。素 55"刺腰髁骨间，刺而多之。"王冰:"腰髁骨者，腰旁侠脊平立陷者中，按之有骨处也。"

髀（bì）

1. 股部，大腿。《说文·骨部》:"髀，股也。"素 63"邪客于足少阳之络，令人留于枢中痛，髀不可举。"灵 10"过髀枢，循髀外从后廉下合腘中。"灵 14"两髀之间广六寸半。"张介宾:"两髀之间，言两股之中，横骨两头尽处也。"

2. 股骨。素 17"胃脉搏坚而长，其色赤，当病折髀。"素 69"甚则屈不能伸，髋髀如别。"

3. 指大腿外侧。《说文通训定声》:"髀，股外也。"素 22"汗出尻阴股膝髀腨胻皆痛。"森立之:"'髀，股也。'……是统言也。其实髀谓股外髁骨以下，股谓髀内根肉之处也。"素 40"人有身体髀股胻皆肿。"

4. 指髋关节内侧部位。灵 71"脾有邪，其气留于两髀；肾有邪，其气留于两腘。"张介宾:"故邪气留于髀跨间者，知为脾经之病。"张志聪:"两肘、两腋、两髀、两腘，乃关节交会之处。"

5. 为"脾"之讹。灵 16"与太阴合，上行抵髀，从脾注心中。"《太素》卷十二、《甲乙经》卷一"髀"作"脾"。丹波元简："据下文'注肾，从肾注心外'之例，作'脾'似是。"

6. 疑为"痹"之讹。灵 35"肾胀者，腹满引背央央然，腰髀痛。"《中藏经》卷中、《千金》校语"髀"并作"痹"。

【髀厌】 股部外上方，股骨大转子部位。灵 10"出气街，绕毛际，横入髀厌中。"杨上善:"股外髀枢，名曰髀厌也。"素 58"两髀厌分中二穴。"王冰:"谓环跳穴也。"

【髀关】 人体部位名。指大腿前上方股关节处。灵 10"下至气街中而合，以下髀关，抵伏兔。"

【髀阳】 大腿外侧。灵 10"胆足少阳之脉……以下循髀阳。"张介宾:"髀阳，髀之外侧也。"

【髀枢】 股骨大转子与髋关节部位，当足少阳胆经环跳穴处。灵 14"季胁以下至髀枢长六寸，髀枢以下至膝中长一尺九寸。"张介宾:"足股曰髀，髀上外侧骨缝曰枢，此运动之机也。"张志聪:"髀枢，一曰髀厌，在臀之两旁，即足少阳之环跳穴处。"素 59"髀枢中、傍各一。"

【髀骨】 骨名。即股骨。素 60"尻骨空在髀骨之后，相去四寸。"

魏（wèi）

地名。见"魏郡"。

【魏郡】 古地名。是中国古代西汉至唐朝期间的一个郡级行政区划，最大范围包括今天河北省南部邯郸市以南，以及河南省北部安阳市一带，其中心在邺城。神 4"鼠妇味酸，温……生魏郡平谷。"

繁（fán）

旺盛。素 70"坚成之纪……收气繁布，

化洽不终。”张介宾:“金之收气盛而早布。”

鼾（hān）

睡眠时粗重的呼吸声。伤 6“多眠睡，鼻息必鼾，语言难出。”

爵（jué）

见“爵床”、“爵李”、“爵犀”。

【爵李】 中药名。郁核的别名。见“郁核”。神 4“郁核味酸，平……一名爵李。”

【爵床】 中药名。又名爵卿、香苏、赤眼等。为爵床科爵床属植物爵床的全草。苦、咸、辛，寒。入肺、肝、膀胱经。清热解毒，利湿消积，活血止痛。主治感冒发热，咳嗽，咽喉肿痛，目赤肿痛，疳积，湿热泻痢，疟疾，黄疸，浮肿，小便淋浊，筋骨疼痛，跌打损伤，痈疽疔疮，湿疹。神 3“爵床味咸，寒。主腰背痛，不得著床，俯仰艰难。除热，可作浴汤。”

【爵犀】 中药名。鬼臼的别名，参见“鬼臼”。又名马目毒公。神 4“鬼臼味辛，温。主杀蛊毒，鬼疰精物。辟恶气不祥，逐邪解百毒。一名爵犀，一名马目毒公。”

繇（yáo）

通“摇”。摇动，摆动。素 69“筋骨繇复，肌肉瞤酸。”王冰:“繇，摇也。”灵 5“所谓骨繇者摇故也，当穷其本也。”

朦（méng）

1. 模糊不明貌。见“朦郁”。

2. 迷糊。见“朦昧”。

【朦郁】 迷蒙郁结。素 69“大雨至，埃雾朦郁，上应镇星。”素 70“烟埃朦郁，见于厚土。”

【朦昧】 迷糊貌。素 69“郁冒朦昧，心痛暴瘖。”

臊（sāo）

腥臭。《广韵·豪韵》:“臊，腥臊。”素 4“东方青色，入通于肝……其臭臊。”素 40“有病胸胁支满者，妨于食，病至则先闻腥臊臭。”

【臊臭】 腥臭的气味。难 49“入肝为臊臭，入肾为腐臭。”

膻（dàn）

见“膻中”。

【膻中】

1. 泛指胸中。心肺居其内，为宗气积聚之处，故亦为气海，又称上气海。灵 10“三焦 手少阳之脉……入缺盆，布膻中，散落心包。”灵 33“膻中者为气之海。”张介宾:“膻中，胸中也，肺之所居。”

2. 指心包。素 8“膻中者，臣使之官，喜乐出焉。”张介宾:“按十二经脉表里，有心包络而无膻中。心包之位正居膈上，为心之护卫。《胀论》曰：膻中者，心主之宫城也。正合心包臣使之义，意者其即指此欤?”又，王冰:“膻中者，在胸中两乳之间，为气之海。”灵 35“膻中者，心主之宫城也。”

3. 穴名。属任脉，位于胸前两乳间正中处。灵 5“厥阴根于大敦，结于玉英，络于膻中。”马莳:“络于膻中，玉堂下一寸六分，两乳间陷中，禁针，灸五壮。”难 31“其治在膻中，玉堂下一寸六分，直两乳间陷者是。”

毚（chán）

狡黠，狡妄。素 81“请问有毚愚仆漏之问。”王冰:“毚，狡也。”又，张介宾:“毚，妄也。问不在经，故曰毚愚仆陋，自谦之辞也。”

斵（zhuó）

砍伐。灵 46“匠人磨斧斤，砺刀削，斵材木。”

蟅（zhè）

中药名。见“蟅虫”。

【䗪虫】 中药名。又名地鳖、土鳖。为鳖蠊科地鳖属动物地鳖或冀地鳖属动物冀地鳖的雌虫全体。咸，寒，小毒。入肝经。破血逐瘀，续筋接骨。主治血瘀经闭，癥瘕积块，跌打瘀肿，筋伤骨折，木舌重舌。组方有鳖甲煎丸、大黄䗪虫丸、下瘀血汤、土瓜根散。神 3“䗪虫味咸，寒，主心腹寒热洗洗，血积癥瘕。破坚下血闭，生子，大良。一名地鳖。”

糜（mí）

1. 粥。灵 29“肠中热，则出黄如糜，脐以下皮寒。”金 10“当一日食糜，温覆之。”伤 356“别以香豉一合，用热汤七合，煮作稀糜。”

2. 碎烂。《字汇・米部》:“糜，烂也。”见“口糜”。

【糜粥】 即粥。伤 120“三四日吐之者，不喜糜粥，欲食冷食，朝食暮吐。”金 12“得快下后，糜粥自养。”

膺（yīng）

1. 胸。《说文・肉部》:“膺，胸也。”灵 11“手阳明之正，从手循膺乳。”灵 47“背膺厚者肺端正，胁偏疎者肺偏倾也。”素 32“热争则喘咳，痛走胸膺背，不得大息。”

2. 指胸部在面部的望诊部位。在目内眦上方。灵 49“目内眦上者，膺乳也。”

【膺俞】

1. 穴名。中府穴的别称。属手太阴肺经，募穴。位于胸壁外上方，平第一肋间隙，距前正中线 6 寸处。素 61“大杼、膺俞、缺盆、背俞，此八者以泻胸中之热也。”王冰:“膺俞者，膺中之俞也，正名中府，在胸中行两旁，相去同身寸之 6 寸，云门下 1 寸，乳上三肋间动脉应手陷者中，仰而取之。”

2. 指胸两旁的十二俞穴。素 58“膺俞十二穴。”王冰:“谓云门、中府、周荣、胸卿、天溪、食窦，左右则十二穴也。”

【膺腧】 指胸部两旁的穴位。灵 9“膺腧中膺。”马莳:“胸之两旁谓之膺，故膺内有腧，如胃经气户、库房、屋翳、膺窗，肾经彧中、神藏、灵墟、神封之类，凡刺膺腧者，当中其膺可也。”

【膺中外腧】 指锁骨下窝外侧的云门、中府等穴。灵 20“邪在肺，则病皮肤痛，寒热，上气喘，汗出，咳动肩背，取之膺中外腧。”张介宾:“膺中之外腧，云门，中府也，手太阴本经穴。”

癎（xián）

同“癇”。今并作“痫”。即癫痫。素 48“心脉满大，癎瘛筋挛。”

【癎厥】 病症名。癫痫发作时突然仆倒，昏不知人。素 48“二阴急为癎厥。”张志聪:“痫厥者，昏迷倾仆，卒不知人。”

縻（mí）

1. 通“糜”。指粥样腐烂物。灵 66“多寒则肠鸣飧泄，食不化；多热则溏出縻。”丹波元简:“縻、糜古通用，及糜烂也。溏出縻，盖谓肠垢赤白滞下之属。”

2. 通“爢”。烂。朱骏声《说文通训定声・履部》:“縻，假借为爢。”见“口縻”。

3. 中药名。见“縻衔”。

【縻脂】 中药名。又名宫脂。为鹿科縻鹿属动物縻鹿的脂肪。甘、辛，温。通血脉，祛风寒，润皮肤，解毒。主治风寒湿痹，四肢拘缓，头面风肿，痈疽恶疮，面生疮疱。神 4“縻脂味辛，温。主痈肿，恶疮，死肌，寒风湿痹，四肢拘缓不收，风头肿气，通腠理。一名宫脂。”

【縻衔】 中药名。味苦平，主治风湿。素 46“以泽泻、术各十分，縻衔五分，合以三指撮为后饭。”王冰:“縻衔味苦寒平，主治风湿筋痿。”张介宾:“縻衔，即薇衔，一名无心草，南人呼为吴风草，味苦平，微寒，主治风湿。”丹波元简：“麋衔，《本经》作薇衔，一名麋衔。唐本注云：一名鹿衔草，言鹿有疾，衔此草差。陈嘉谟云：麋鹿有疾，衔此草差。《素问》之名，因此出。”神 3“薇衔味苦，平。主风湿痹，历节痛，惊痫，吐舌，悸气，贼风，鼠瘘，痈肿。一名麋衔。”

糟（zāo）

残渣。见“糟粕”。

【糟粕】 食物经消化吸收后剩余的废物。灵 18“故水谷者，常并居于胃中，成糟粕，而俱下于大肠。”灵 56“谷气津液已行，营卫大通，乃化糟粕，以次传下。”灵 71“五谷入于胃也，其糟粕、津液、宗气分为三隧。”

燥（zào）

1. 干燥。素 22“肾苦燥，急食辛以润之，开腠理，致津液，通气也。”伤 169“伤寒无大热，口燥渴，心烦，背微恶寒者，白虎加人参汤主之。”

2. 使干燥。素 22“脾苦湿，急食苦以燥之。”素 71“故岁宜苦以燥之温之。”74“湿淫于内，治以苦热，佐以酸淡，以苦燥之，以淡泄之。”

3. 燥气。五行属金，运气六气的阳明燥金之气。素 5“西方生燥，燥生金。”张志聪：“西方主秋金之令，故其气生燥。”素 66“天有五行御五位，以生寒暑燥湿风。”素 67“燥以干之，暑以蒸之，风以动之，湿以润之。”

4. 燥邪。六淫病因之一。素 74“夫百病之生也，皆生于风寒暑湿燥火。”灵 44“夫百病之所始生者，必起于燥湿寒暑风雨，阴阳喜怒，饮食居处。”

5. 烦躁，焦躁。金 15“腹满，舌痿黄，燥不得睡，属黄家。”

【燥气】 干燥之气。运气六气的阳明燥金之气，五行属金，秋季的主气。素 66“阳明之上，燥气主之。”素 69“岁金太过，燥气流行，肝木受邪。”

【燥化】

1. 运气术语。天气干燥的变化。素 71“热化七，清化九，燥化九，所谓正化日也。”素 74“阳明司天为燥化。”

2. 用燥性药物治疗，使疾病从燥而变化。素 71“同寒者以热化，同湿者以燥化，异者少之，同者多之。”高世栻：“同太阴之湿者，以气味之燥而制化之。”

【燥毒】 暴烈的燥气。素 70“太阴在泉，燥毒不生。”王冰：“夫毒者，皆五行标（借为慓）盛暴烈之气所为也。”

【燥屎】 大便干燥硬结。乃因燥热与宿食互结所致。伤 209“若不大便六七日，恐有燥屎，欲知之法，少与小承气汤，汤入腹中，转失气者，此有燥屎也。”伤 374“下利评语者，有燥屎也，宜小承气汤。”

【燥烦】 干燥难耐之状。金 2“渴欲得饮而不能饮，则口燥烦也。”伤 156“其人渴而口燥烦，小便不利者，五苓散主之。”

【燥湿】 干燥和潮湿。灵 71“持其尺，察其肉之坚脆、大小、滑涩、寒温、燥湿。”

【燥者润之】 治法术语。指对于津液缺乏而干燥的病证，用养阴滋润的药物治疗的方法。素 74“散者收之，抑者散之，燥者润之，急者缓之。”

【燥者濡之】 治法术语。同“燥者润之”。参见该条。素 74“结者散之，留者攻之，燥者濡之，急者缓之。”

【燥胜则干】 病机术语。指燥气偏胜导致干燥少津的病理状态。素 5“热胜则肿，燥胜则干，寒胜则浮。”

濡（一、rú）

1. 浸渍，沾湿。素 44“有渐于湿，以水为事，若有所留，居处相湿，肌肉濡渍，痹而不仁，发为肉痿。”

2. 湿，潮湿。素 42“甚则身汗，喘息恶风，衣常濡。”杨上善:“四曰衣裳恒湿。”素 43“其多汗而濡者，此其逢湿甚也，阳气少，阴气盛，两气相感，故汗出而濡也。”素 70“其发濡滞，其藏脾。”王冰:“濡，湿也。”

3. 滋润，滋养。灵 47“经脉者所以行血气而营阴阳，濡筋骨而利关节者也。”张介宾:“濡，润也。”素 67“中央生湿，湿生土……其德为濡。”王冰:“津湿润泽，土之德也。”灵 28“液者，所以灌精濡空窍者也。”

4. 多汗。灵 59“营气濡然者，病在血气。”马莳:“欲知血气有病，当观之于营气，但营气无形，而濡然多汗，则知病之在血气也。”

5. 多汁。素 70“静顺之纪……其果栗，其实濡。”王冰:“中有津液也。”

6. 脉象名。濡脉。脉象浮小而无力，轻按可得，重按反不明显。难 48“脉之虚实者，濡者为虚，紧牢者为实。”

(二、ruǎn)

软，柔软。灵 47“肝应爪……爪濡色赤者胆缓。”难 24“故骨髓不温即肉不著骨，骨肉不相亲即肉濡而却，肉濡而却故齿长而枯。”伤 154“心下痞，按之濡，其脉关上浮者，大黄黄连泻心汤主之。”方有执:“濡，与软同，古字通用……濡，言不硬不痛而柔软也。”

【濡化】 运气术语。万物湿润或滋润之景象。素 71“太阴所至为濡化。”王冰:“湿化也。”

【濡泄】 病名。即濡泻。素 69“民病腹满身重，濡泄寒疡流水。”

【濡泻】 病名。又称濡泄、湿泻。因湿气内盛，脾失健运所导致的泄泻。素 5“寒胜则浮，湿胜则濡泻。”王冰:“以湿内盛而泻，故谓之濡泻。”素 71“民病寒湿，发肌肉萎，足痿不收，濡泻血溢。”素 74“湿客下焦，发而濡泻。”

濯（zhuó）

见“濯濯”。

【濯濯】 象声词。水激荡声。素 37“水气客于大肠，疾行则鸣濯濯。”灵 4“大肠病者，肠中切痛而鸣濯濯。”杨上善:“濯，徒角反，肠中水声也。”

懦（nuò）

柔弱。灵 63“膀胱之胞薄以懦，得酸则缩绻。”杨上善:“膀胱皮薄而又耎，故得酸则缩约不通。”

【懦懦】 柔弱无力貌。灵 46“皮肤薄而其肉无䐃，其臂懦懦然。”张介宾:“懦懦然，柔弱貌。”

蹇（jiǎn）

足跛。《说文·足部》:“蹇，跛也。”素 60“蹇膝伸不屈，治其楗。”

臀（tún）

臀部，骶骨两侧隆起的臀大肌部分。灵 10“膀胱足太阳之脉……其支者，从腰中下挟脊，贯臀。”杨上善:“臀，音屯，尻之厚肉也。”

臂（bì）

1. 胳膊。从肩到腕的部分。素 63“邪客于臂掌之间。”灵 2“伸臂而得之。”灵 16“从脾注心中，循手少阴出腋下臂，注小指。”

2. 指前臂。肘以下腕以上部位。灵 10“肺手太阴之脉……下肘中，循臂内上骨下廉，入寸口。”灵 13“手太阳之筋，起于小指之上，结于腕，上循臂内廉，结于肘内锐骨之后。”

3. 胳膊在面部的候诊部位。灵 49“颧后者，臂也。臂下者，手也。”

4. 为“贲”之讹。指膈部。灵 13“手心主之筋……其支者，入腋散胸中，结于臂……手少阴之筋……结于胸中，循臂，下系于脐。”《甲乙经》卷二、《太素》卷十三“臂”并作“贲”。张介宾:“臂，当作贲。”杨上善:“结于膈也。”

【臂阳】 胳膊外侧。素 60“臂骨空在臂阳。”

【臂阴】 胳膊内侧。灵 13“循臂阴入腋下……结于肘内廉，上臂阴，结腋下。”

【臂骨】 骨名。指桡骨和尺骨。素 60“臂骨空在臂阳，去踝四寸，两骨空之间。”灵 10“直上循臂骨下廉。”杨上善:“臂有二骨，垂手之肘，内箱前骨名为上骨，外箱后骨名为下骨。”

【臂厥】 病名。手臂所行经脉之气逆乱导致的疾病。临床可见两手交叉于胸部而视物不清，或咽喉干燥，心痛，渴欲饮水等。灵 10“肺手太阴之脉……是动则病肺胀，膨膨而喘咳，缺盆中痛，甚则交两手而瞀，此为臂厥……心手少阴之脉……是动则病嗌干心痛，渴而欲饮，是为臂厥。”

【臂太阴】 手太阴肺经。灵 21“腋下动脉，臂太阴也，名曰天府。”张介宾:“臂太阴，即手太阴也。”

【臂阳明】 手阳明大肠经。灵 21“臂阳明有入頄遍齿者，名曰大迎。”马莳:“臂阳明，即手阳明大肠经也，以其脉行于臂，故不称手而曰臂也。”

【臂太阴脉】 指手太阴肺经的动脉。素 52“刺臂太阴脉，出血多立死。”森立之:“寸口陷中曰经渠，此云臂太阴脉者，即谓经渠也。后别有肘中尺泽，则知不泛指太阴经之脉道也。”

擘（bò）

剖开，分开。金 2“大枣十二枚，擘。”伤 76“栀子十四个，擘。”

翼（yì）

1. 辅助，助长。《集韵·职韵》:“翼，辅也。”素 71“无翼其胜，无赞其复。”

2. 星名。二十八宿之一，南方朱雀七宿中的第六宿。《正字通·羽部》:“翼，南方宿名。”素 67“玄天之气经于张翼娄胃。”

骤（zhòu 驟）

急速。见“骤雨”、“骤注”。

【骤雨】 暴雨。素 70“埃昏骤雨则振拉摧拔，眚于一。”

【骤注】 急雨，暴雨。素 69“中央生湿……其变骤注。”王冰:“骤注，急雨也。”

十八画

鬄（tì）

同“鬀”。剃发。素 63“鬄其左角之发，方一寸，燔治，饮以美酒一杯。”高世栻:“鬄，鬀同，俗作剃。”

藕（ǒu）

莲的根状茎。即“藕实茎”。

【藕实茎】 中药名。为睡莲科莲属植物莲的肥大根茎。甘，寒。入心、肝、脾、胃经。清热生津，凉血散瘀，止血。主治热病烦渴，吐衄，便血，尿血，跌打内伤，胸腹瘀痛。神 2“藕实茎，味甘，平。主补中，养神，益气力，除百疾。”

爇（ruò）

烧，焚烧。《说文·火部》:“爇，烧也。”素 74“少阳之复，大热将至，枯燥燔爇，介虫乃耗。”

藜（lí）

中药名。见“藜灰”、“藜芦”。

【藜灰】 中药名。冬灰的别名，见“冬灰”。神 4“冬灰味辛，微温……一名藜灰。”

【藜芦】 中药名。又名葱苒、葱葵、山葱、丰芦等。为百合科藜芦属植物藜芦的根或根茎。苦、辛，寒，有毒。吐风痰，杀虫。主治中风痰涌，癫痫，疟疾，疥癣，恶疮。其组方有藜芦甘草汤。神 4“藜芦味辛，寒。主蛊毒，咳逆，泄痢，肠澼，头疡，疥瘙，恶疮。杀诸虫毒，去死肌。一名葱苒。”

【藜芦甘草汤】 方剂名。未见原方记载。功用：涌吐风痰。主治：手指臂关节肿胀，并作振颤，全身肌肉抽动。金 2“病人常以手指臂肿动，此人身体瞤瞤者，藜芦甘草汤主之。”

藙（yì）

中药名。吴茱萸的别名。见该条。神 3“吴茱萸味辛，温。主温中，下气止痛……一名藙。”

檽（ruǎn）

中药名。又名五木耳。见该条。神 3“五木耳，名檽，益气，不饥，轻身，强志。”

覆（fù）

1. 颠倒，翻转。金 1“如水能浮舟，亦能覆舟。”又见“覆杯”。

2. 覆盖，遮蔽。素 6“天复地载，万物方生。”伤 12“温覆令一时许，遍身漐漐微似有汗者益佳。”伤 141“身热皮粟不解，欲引衣自覆。”

3. 脉象名。覆脉，是阴阳失调之阳盛乘阴所致的脉势，由寸部越过关而延及尺部的病理脉象。难 3“脉有太过，有不及，有阴阳相乘，有覆有溢……遂入尺为覆。”难 37“如环之无端，莫知其纪，终而复始，其不覆溢。”

【覆杯】 翻转的杯子。①比喻肝积之状。灵 4“肝脉急甚者为恶言，微急为肥气，在胁下若覆杯。”②比喻脉象外硬中空之象。金 11“脾死藏，浮之大坚，按之如覆杯洁洁。”

【覆盆】 中药名。又名蓬蘽、小托盘等。为蔷薇科悬钩属植物掌叶覆盆子的果实。甘、酸，平。入肝、肾经。补肝益肾，固精缩尿，明目。主治阳痿早泄，遗精滑精，宫冷不孕，带下清稀，尿频遗尿，目视昏暗，须发早白。神 2“蓬蘽味酸，平。主安五脏，益精气，长阴令坚，强志，倍力，有子。久服轻身，不老。一名覆盆。”

醪（láo）

汁渣混合的浊酒。见“醪醴”。

【醪药】 药酒。素 24“病生于不仁，治之以按摩醪药。”王冰:“醪药，谓酒药也。”

【醪酒】 泛指药酒。素 15“其见大深者，醪酒主治，百日已。”张介宾:“醪酒，药酒也，如《腹中论》鸡矢醴之类。”

【醪醴】 泛指酒类。浊酒称醪，甜酒称醴。素 14“为五谷汤液及醪醴奈何?”张介宾:“汤液醪醴，皆酒之属。”

礔（pī）

同“霹”。见“礔砺”。

【礔砺】 同“霹雳”。疾雷，响雷。素75“病起疾风，至如礔砺，九窍皆塞，阳气滂溢。”张介宾：“疾风礔砺，皆速暴之谓……礔砺，霹雳同。”

瞿（一、qú）

中药名。见“瞿麦”。

（二、jú）

1. 惊视貌。见“瞿$_2$然”

2. 为“濯”之讹。广大。《尔雅·释诂上》：“濯，大也。”见“瞿$_2$瞿”。

【瞿麦】 中药名。又名巨句麦。为石竹科石竹属植物瞿麦和石竹地上部分。苦，寒。入心、肝、小肠、膀胱经。利小便，清湿热，活血通经。主治小便不通，热淋，血淋，石淋，闭经，目赤肿痛，湿疮瘙痒。组方有鳖甲煎丸、栝蒌瞿麦丸。神3“瞿麦味苦，寒。主关格，诸癃结，小便不通。出刺，决痈肿，明目去翳，破胎堕子，下闭血。一名巨句麦。”

【瞿$_2$然】 惊视貌。素19“帝瞿然而起，再拜而稽首曰：善。”高世栻：“瞿然，惊顾貌。”又，王冰：“瞿然，忙貌也。”

【瞿$_2$瞿$_2$】 为“濯濯”之讹。广大无边。素8“窘乎哉！消者瞿瞿，孰知其要！”又，张介宾：“瞿瞿，不审貌。消者瞿瞿，孰知其要，谓十二官相失，则精神日消，瞿瞿然莫审其故，诚哉窘矣，然所致之由，果孰得而知其要也？”王冰：“瞿瞿，勤勤也……虽瞿瞿勤勤以求明悟，然其要妙谁得知乎？”素69“肖者瞿瞿，莫知其妙。”

瞻（zhān）

看，视。《尔雅·释诂下》：“瞻，视也。”素54“欲瞻病人目制其神，令气易行也。”

曛（xūn）

1. 昏暗。见“曛昧”。

2. 黄赤色。素71“少阴所至为高明焰，为曛……少阳所至为光显，为彤云，为曛。”王冰：“曛，赤黄色也。”又，张介宾：“曛，热气也。”

【曛昧】 昏暗。素71“火发而曛昧。”

曜（yào）

1. 光，明亮。《广韵·笑韵》：“曜，日光也。”素71“其运炎暑，其化暄曜郁燠。”

2. 日、月、五星之称。见“七曜”。

蹠（zhí）

脚。素28“蹠跛，寒风湿之病也。”王冰：“湿胜于足则筋不利，寒胜于足则挛急……故足跛而不可履也。”

蟪（huì）

中药名。见“蟪蛄”。

【蟪蛄】 中药名。蝼蛄的别称。见“蝼蛄”。神4“蝼蛄味咸，寒……一名蟪蛄。”

蟠（pán）

中药名。见“负蟠”。

嚣（xiāo 嚻）

强盛。素71“其运暑，其化暄嚣郁燠，其变炎烈沸腾。”张介宾：“暄嚣，火盛之象。”《新校正》：“按《五常政大论》作暄暑郁燠。”

髃（yú）

肩关节部位。《说文·骨部》：“髃，肩前也。”灵13“手阳明之筋……上结于肘外，上臑结于髃。”马莳：“又上臑以结于肩之髃骨。”

【髃骨】

1. 骨名。肱骨头。灵10“大肠手阳明之脉……上肩，出髃骨之前廉。”杨上善：“两肩端高骨，即肩角也。”

2. 指肩髃穴。素61“云门、髃骨、委

中、髓空，此八者，以泻四支之热也。”张介宾：“髃骨，即肩髃，手阳明经穴。”

【髃骨之会】 肩髃穴，在锁骨肩峰端与肱骨大结节之间。素59“髃骨之会各一。”王冰：“髃骨之会，谓肩髃穴也。”

髑（hé）

见“髑骬”。

【髑骬】 骨名。胸骨剑突，又称蔽心骨、鸠尾。《集韵·月韵》：“髑，髑骬，胸前骨。”灵14“缺盆以下至髑骬长九寸，过则肺大，不满则肺小。”张志聪：“髑骬，骨名，一名尾翳，即鸠尾骨也。”灵47“髑骬长者心下坚，髑骬弱小以薄者心脆。”马莳：“髑骬者，胸下蔽骨也。”

髓（téng）

疑为“髺”之讹。指骨端。素55“病在少腹有积，刺皮髓以下，至少腹而止。”林亿：“按《释音》‘皮髓’作‘皮髺’，苦末反，是髺误作髓也。及遍寻《篇》、《韵》中无髓字，只有髺字，髺，骨端也。皮髺者，盖谓脐下横骨之端也。”又，《太素》卷二十三“皮髓”作“腹脐”。杨上善：“故小肠有积，刺于脐腹，下至少腹。”孙鼎宜：“按《太素》‘皮髓’作‘腹脐’。据杨注当乙作脐腹，犹言从腹以下也。”又，清·胡文英《吴下方言考》：“髓，皮肉坚厚处，谓脐下也。”

十八画

髂（qià）

骨名。髂骨。即腰部下面腹部两侧的骨。古亦称腰骨。素55“刺两髂髎季胁肋间，导腹中气热下已。”王冰：“髂为腰骨。”

礜（yǔ）

中药名。见“礜石”。

【礜石】 中药名。又名青分石、立制石、固羊石等。为复硫化物类毒砂族矿物毒砂。辛，热，大毒。入肺、脾经。祛寒湿，消冷积，蚀恶肉，杀虫。主治风寒湿痹，寒湿脚气，痼冷腹痛，积聚坚癖，赘瘤息肉，瘰疬，顽癣恶疮。神4“礜石味辛，大热，主寒热，鼠瘘，蚀疮，死肌，风痹，腹中坚癖邪气，除热。一名青分石，一名立制石，一名固羊石。”

臓（zāng）

同“脏”。见“四臓”。

臑（nào）

1. 指肩、肘之间的部位。灵10“肺手太阴之脉……横出腋下，下循臑内。”张介宾：“膊之内侧，上至腋，下至肘，嫩而软肉曰臑。”灵13“上循臂，上结于肘外，上臑，结于髃。”

2. 指肩下肘上的骨骼。灵10“肩似拔，臑似折。”

癞（lài 癩）

麻风病。见“癞疾”。

【癞疾】 麻风病。神3“黄耆味甘，微温。主痈疽……大风癞疾，五痔，鼠瘘。”

癫（tuí 癩）

同“㿉”。指阴囊肿大的疝气病。素49“所谓癫癃疝肤胀者，曰阴亦盛而脉胀不通，故曰癫癃疝也。”

【癫疝】 病名。阴囊肿大的疝气病。素49“厥阴所谓癫疝，妇人少腹肿者……邪在中，故曰癫疝少腹肿也。”素74“腰痛，丈夫癫疝，妇人少腹痛。”

癖（pǐ）

1. 病证名。两胁间的积块。神4“礜石……主寒热，鼠瘘，蚀疮，死肌，风痹，腹中坚癖邪气，除热。”

2. 积滞，留滞。灵57“寒气客于肠外，与卫气相搏，气不得荣，因有所系，癖而内著，恶气乃起，瘜肉乃生。”张介宾：“有所系著，故癖积起，瘜肉生。”

【癖食】 证候名。因癖积而致饮食不消的证候。神 1“消渴，留饮，癖食，坚积，癥瘕。”《诸病源候论·癖食不消候》：“冷气久乘于脾，脾得湿冷，则不能消谷，故令食不消，使人羸瘦不能食，时泄利，腹内痛，气力乏弱，颜色黧黑是也。”

璧（bì）

平圆形，中间有孔的玉器。亦泛指美玉。见“苍璧”。

十九画

藿（huò）

豆叶。素 22“脾色黄，宜食咸，大豆、豕肉、栗、藿皆咸。”张介宾：“藿，豆叶羹也。”灵 56“五菜：葵甘，韭酸，藿咸，薤苦，葱辛。”

藕（lóu）

中药名。见“菰藕”。

孽（niè）

中药名。见“殷孽”、“孔公孽”。

蘅（héng）

多年生草本植物，野生在山地，开紫色小花。根茎可入药。见“杜衡”。

藻（zǎo）

隐花植物的一大类。见“海藻”。

醯（xī）

食醋。金 14“一方用美酒、醯代苦酒。”

霪（yín）

久雨。《玉篇·雨部》：“霪，久雨也。”见“霖霪”。

闚（kuī）

同“窥”。窥伺。灵 60“闚门而刺之者，死于家中。”张志聪：“窥者，窥视其所出也。”

曝（pù）

晒。灵 6“出布绵絮，曝干之，干复渍，以尽其汁。”灵 46“久曝大旱，则脆木薄皮者，枝条汁少而叶萎。”

蹶（jué）

僵仆，跌倒。《说文·足部》：“蹶，僵也。”见“痿蹶”、“跌蹶”。

蠊（lián）

虫名。《广韵·盐韵》：“蠊，蜚蠊。虫名。”见“蜚蠊”。

巅（diān）

1. 头顶。灵 10“膀胱足太阳之脉，起于目内眦，上额交巅，其支者，从巅至耳上角。”灵 16“其支别者，上额循巅下项中。”

2. 头部。见“巅疾 1”。

3. 通“癫”。见“巅疾 2”。

【巅上】 穴名。即百会穴。属督脉。位于头正中线，入前发际 5 寸，约当两耳尖连线之中点处。素 60“督脉者……贯脊属肾，与太阳起于目内眦，上额交巅上，入络脑……巅上一灸之。”王冰：“百会穴也。在顶中央旋毛中陷容指，督脉足太阳脉之交会。”灵 23“所谓五十九刺者……巅上一，囟会一，发际一，廉泉一。”

【巅疾】

1. 指头部病证。素 10“是以头痛巅疾，下虚上实，过在足少阴巨阳，甚则入肾。”王冰：“然肾虚而不能引巨阳之气，故头痛而为上巅之疾。”素 19“春脉……太过则令人善忘，忽忽眩冒而巅疾。”高世栻：“巅疾者，肝合督脉，会于巅顶也。”又，吴昆：“巅疾，仆也。”素 69“岁木太过，风气流行……甚则忽忽善怒，眩冒巅疾。”马莳：“肝气太过，忽忽然不时多怒，眩冒而顶巅沉重，正以肝脉随督脉会于巅也。”素 75“三阳独至者，是三阳并至，并至如风雨，上为巅疾，下为漏病。”

2. 指神志失常的疾病。包括癫、狂、痫等。素 23“邪入于阳则狂……搏阳则为巅疾，搏阴则为瘖。”张介宾：“巅，癫也。邪搏于阳，则阳气受伤，故为癫疾……《九针论》曰：邪入于阳，转则为癫疾。言转入阴分，故为癫也。”素 17“厥成为巅疾……来疾去徐，上实下虚，为厥巅疾。”吴昆：“巅，癫同，古通用。气逆上而不已，则上实而下虚，故令忽然癫仆，今世所谓五痫是也。”又，张介宾：“气逆于上，则或为疼痛，或为眩仆，而成顶巅之疾也。一曰气逆则神乱，而病为癫狂者，亦通。”素 79“二阴二阳皆交至，病在肾，骂詈妄行，巅疾为狂。”

十九画

髆（bó）

肩胛骨。《说文 · 骨部》：“髆，肩甲也。”灵 10“其支者，从髆内左右，别下贯胛。”

【髆骨】 肩胛骨。素 60“两髆骨空，在髆中之阳。”张介宾：“髆，肩髆也。”

髋（kuān 髖）

1. 指腰以下尾骶部及臀部。素 60“辅骨上横骨下为楗，侠髋为机。”张介宾：“髋，尻也，即脽臀也。”

2. 髋骨。素 69“甚则屈不能伸，髋髀如别。”

髌（bìn 髕）

骨名。髌骨。俗称膝盖骨。又名伏兔骨。素 52“刺膝髌出液为跛。”张介宾：“髌，膝盖骨也。”

蟹（xiè）

中药名。又名螃蟹、郭索、毛蟹、无肠公子等。为方蟹科绒螯蟹属动物中华绒螯蟹和日本绒螯蟹的肉和内脏。咸，寒。清热，散瘀，消肿解毒。主治湿热黄疸，产后瘀滞腹痛，筋骨损伤，痈肿疔毒，漆疮，烫伤。神 3“蟹味咸，寒。主胸中邪气，热结痛，㖞僻，面肿，败漆烧之致鼠。”

【蟹腹】 指螃蟹腹色。素 10“黄如蟹腹者生。”森立之：“蟹腹，淡黄光泽，故以比于生意之色泽也。与蟹黄不同，蟹黄者，蟹腹中之黄脑也……《素问识》以蟹黄为解，恐是非。”

靡（mǐ）

散乱。素 70“发生之纪……其德鸣靡启坼，其变振拉摧拔。”张介宾：“靡，散也。”

癣（xuǎn 癬）

病名。主要指亲角质蛋白的皮肤癣菌侵

犯人的皮肤、毛发、甲板，引起的感染统称为皮肤癣菌病，简称癣。神 4“蜀羊泉味苦，微寒。主头秃，恶疮，热气，疥瘙痂，癣虫。”

瓣（bàn）

指片状物。灵 74“大便赤瓣飧泄，脉小者，手足寒，难已。”张介宾：“瓣者，血秽成条成片也。”

羸（léi）

1. 瘦弱。金 7“强人服一升，羸者减之。”

2. 为“嬴”之讹。嬴，音义同盈，有余之意。素 9“人迎与寸口俱盛四倍已上为关格，关格之脉羸，不能极于天地之精气，则死矣。”《新校正》：“详‘羸’当作‘嬴’。脉盛四倍以上，非羸也，乃盛极也。古文嬴与盈通用。”

【羸人】 体弱形瘦之人。金 12“强人服一钱匕，羸人服半钱。”伤 152“强人服一钱匕，羸人服半钱，温服之，平旦服。”

【羸瘦】 瘦瘠。素 47“所谓无损不足者，身羸瘦，无用镵石也。”金 6“五劳虚极羸瘦，腹满不能饮食。”

鳖（biē 鼈）

甲鱼。俗称团鱼。见“鳖甲”。

【鳖甲】 中药名。又名上甲、团鱼甲等。为鳖科鳖属动物中华鳖及山瑞鳖的背甲。咸，微寒。入肝、肾经。滋阴清热，潜阳熄风，软坚散结。主治阴虚发热，劳热骨蒸，热病伤阴，虚风内动，小儿惊痫，久疟，疟母，癥瘕，经闭。组方有升麻鳖甲汤、鳖甲煎丸。神 3“鳖甲味咸，平。主心腹癥瘕，坚积，寒热。去痞、息肉、阴蚀、痔、恶肉。”

【鳖甲煎丸】 方剂名。组成：鳖甲十二分（炙），乌扇三分（烧），黄芩三分，柴胡六分，鼠妇三分（熬），干姜三分，大黄三分，芍药五分，桂枝三分，葶苈一分（熬），石韦三分（去毛），厚朴三分，牡丹五分（去心），瞿麦二分，紫葳三分，半夏一分，人参一分，䗪虫五分（熬），阿胶三分（炙），蜂窝四分（炙），赤硝十二分，蜣螂六分（熬），桃仁二分。煎服法：上二十三味，为末，取锻灶下灰一斗，清一斛五斗，浸灰，候酒尽一半，着鳖甲于中，煮令泛烂如胶漆，绞取汁，内诸药，煎为丸，如梧子大，空心服七丸，日三服。功用：扶正消癥，破积化痰。主治疟母。临床见胁下触之有块，推之不移，寒热易作。金 4“此结为癥瘕，名曰疟母，急治之，宜鳖甲煎丸。”

歠（chuò）

同“啜”。饮，喝。伤 13“服已须臾，歠热稀粥一升余，以助药力。”

二十画

鬓（bìn 鬢）

脸旁靠近耳朵的头发。《说文·髟部》：“鬓，颊发也。”素 1“阳气衰竭于上，面焦，发鬓颁白。”

蟅（zhè）

中药名。见“石蟅”。

攘（ráng ）

排除。《广韵·阳韵》:“攘，除也。”素3“因于湿，首如裹，湿热不攘，大筋緛短，小筋弛长。”王冰:“攘，除也。”马莳:“惟湿蒸为热，而不能除却。”

蘘（ráng）

中药名。见“青蘘”。

醴（lǐ）

1. 甜酒。见“醪醴”。

2. 指药酒。见“鸡矢醴”。

蝩（zhōng）

见“蝩蝩”。

【蝩蝩】 谓气往来不息。素6“阴阳蝩蝩，积传为一周。”王冰:“蝩蝩，言气之往来也。”

颥（rú 顬）

见“颞颥”。

耀（yào）

光洁。素25“手动若务，针耀而匀。”张志聪:“耀，光净也。”张介宾:“耀，清洁也。”

曦（xī）

阳光。引申为明盛。见“赫曦”。

躁（zào）

1. 动，运动。素5“阴静阳躁。”素74“气味有薄厚，性用有躁静，治保有多少。”

2. 躁动。素32“热争则狂言及惊，胁满痛，手足躁，不得安卧。”素67“其德为显，其用为躁，其色为赤。”王冰:“火性躁动，不专定也。”伤298“少阴病，四逆，恶寒而身踡，脉不至，不烦而躁者，死。”柯琴:“阳盛则烦，阴极则躁，烦属气，躁属形，烦发于内，躁见于外，形从气动也。”

3. 指脉躁动急疾不宁。灵9“人迎一盛，病在足少阳，一盛而躁，病在手少阳。”张介宾:“若大一倍，而加以躁动，则为阳中之阳，而上在手经之少阳矣。”素35“病在阳，则热而脉躁；在阴，则寒而脉静。”素47“身热如炭，颈膺如格，人迎躁盛，喘息气逆，此有余也。”王冰:“人迎躁盛，谓结喉两傍动脉，盛满急数，非常躁速也。”

4. 烦躁。素74“诸躁狂越，皆属于火。”张介宾:“躁，烦躁不宁也。”金10“病者痿黄，躁而不渴，胸中寒实，而利不止者，死。”

5. 躁扰，不安定。素43“阴气者，静则神藏，躁则消亡。”张介宾:“五脏者所以藏精神魂魄志意者也，人能安静，则邪不能干，故精神完固而内藏。若躁扰妄动，则精气耗散，神志消亡。”

【躁扰】 躁动不宁。伤111“久则谵语，甚者至哕，手足躁扰，捻衣摸床。”

【躁舍】 中药名。雀瓮的别名。见该条。神3“雀瓮味甘，平。主小儿惊痫，寒热，结气，蛊毒，鬼疰。一名躁舍。”

【躁疾】 躁动疾速。素33“有病温者，汗出辄复热，而脉躁疾不为汗衰。”金11“心死藏，浮之实如麻豆，按之益躁疾者，死。”

【躁烦】 烦躁。素74“呕逆，躁烦，腹满痛，溏泄。”伤4“颇欲吐，若躁烦，脉数急者，为传也。”伤296“少阴病，吐利躁烦，四逆者死。”

躅（zhú）

中药名。见“羊踯躅”。

蠕（rú）

虫类爬行的样子。见“蠕动”、“蠕蠕”。

【蠕动】 微动。素 44“脾热者，色黄而肉蠕动。”张介宾：“微动貌，又曰虫行貌。”素 62“血气未并，五藏安定，肌肉蠕动，命曰微风。”

【蠕蠕】 昆虫爬动的样子。喻脉柔软和匀之象。素 20“其应过五寸以上，蠕蠕然者，不病。”张介宾：“蠕蠕，虫行貌，谓其软滑而匀和也，是为不病之脉。”又，张志聪：“蠕蠕，微动貌，气之和也，故不病。”

髎（liáo）

1. 骨节空隙处。参见“八髎”。

2. 指居髎穴。素 55“病在少腹有积……刺两髂髎季胁肋间。”王冰：“髎为居髎，腰侧穴也。”

黧（lí）

色黑而黄。见“黧黑”。

【黧黑】 谓黑中带黄而晦暗。金 12“膈间支饮，其人喘满，心下痞坚，面色黧黑。”

璺（wèn）

裂纹。素 69“目视䀮䀮，物疏璺”。张志聪：“物裂曰璺。”

【璺启】 开裂。形容自然界生物因风而动，生发出土的现象。素 71“厥阴所致为风府为璺启。”王冰：“璺，微裂也。启，开坼也。”

僷（shè）

见“僷辟”。

【僷辟】 松弛起皱。灵 5“虚而泻之，则经脉空虚，血气竭枯，肠胃僷辟，皮肤薄著，毛腠夭膲，予之死期。”马莳：“僷辟，僻积之意。”又，张志聪：“僷，虚怯也；辟，僻积也。”丹波元简：“《玉篇》僷，尺涉切。与慑通。依王注‘聂辟’与‘襵襞’通。《类篇》‘襵，谓衣襞积。’马意盖亦同。”

衊（miè）

污血。《说文·血部》：“衊，污血也。”素 71“少阴所至为悲妄衄衊。”王冰：“衊，污血。亦脂也。”素 37“鼻渊者，浊涕下不止也，传为衄衊瞑目，故得之气厥也。”高世栻：“鼻血曰衄，血污曰衊。”

鳞（lín 鱗）

1. 鳞甲。灵 74“尺肤粗如枯鱼之鳞者，水泆饮也。”

2. 泛指有鳞甲的动物。素 67“北方生寒，寒生水……其虫鳞。”王冰：“鳞，谓鱼蛇之族类。”素 70“从革之纪……其主鳞伏彘鼠，岁气早至，乃生大寒。”

【鳞化】 鳞虫类化育生长。素 71“太阳所至为鳞化。”高世栻：“鳞虫属水，故太阳所至为鳞化，此诸虫孕育，为六气德化之常也。”

【鳞虫】 泛指有鳞甲的动物。素 70“太阴司天……倮虫育，鳞虫不成。”

癥（zhēng）

腹中有结块的病症。金 20“当下其癥，桂枝茯苓丸主之。”神 3“丹参……破癥除瘕，止烦满，益气。”

【癥坚】 腹中有结块的病症。神 4“甘遂……破癥坚积聚，利水谷道。”

【癥病】 病名。指腹内有积块，坚硬不移，痛有定处的疾病。金 20“妇人宿有癥病，经断未及三月，而得漏下不止，胎动在脐上者，为癥痼害。”

【癥瘕】 腹中结块的病。坚硬不移，痛有定处的为癥；聚散无常，痛无定处的为瘕。金 4“此结为癥瘕，名曰疟母，急治之，宜鳖甲煎丸。”神 2“太一禹余粮……

主咳逆上气，癥瘕，血闭，漏下。”神 36“鳖甲味咸，平。主心腹癥瘕坚积，寒热。”

灌（guàn）

1. 灌溉，濡润。素 19“脾脉者，土也，孤藏以灌四傍者也。”王冰：“纳水谷，化津液，溉灌于肝心肺肾也。”灵 28“液者，所以灌精濡空窍者也。”灵 66“水凑渗注灌，濯濯有音。”

2. 冲洗，用水喷洒。伤 141“反以冷水潠之，若灌之，其热被劫不得去，弥更益烦，肉上粟起。”

3. 强行使喝下。素 63“饮以美酒一杯，不能饮者灌之。”

4. 装入，注入。伤 233“又大猪胆一枚，泻汁，和少许法醋，以灌谷道内。”

【灌汗】 汗出淋漓，有如浇灌。素 17“肺脉……其耎而散者，当病灌汗。”姚止庵：“灌汗者，汗出浸淫，有如浇灌。”

【灌溉】 浇灌，滋润。难 23“如环无端，转相灌溉。”

躄（bì）

病证名。足软弱不能行走。素 15“搏脉痹躄，寒热之交。”张介宾：“躄，足不能行也。”森立之：“痹躄者，总称中风脚弱之类也。”神 3“五加味辛，温……益气治躄，小儿不能行。”

譬（pì）

比喻，比方。素 19“脉道不通，气不往来，譬于堕溺，不可为期。”素 76“譬以鸿飞，亦冲于天。”

【譬如】 比如，犹如。素 76“譬如天之无形，地之无理，白与黑相去远矣。”素 81“夫涕之与泣者，譬如人之兄弟，急则俱死，生则俱生。”金 11“心痛彻背，背痛彻心，譬如蛊注。”

【譬犹】 譬如。灵 1“今夫五藏之有疾也，譬犹刺也，犹污也，犹结也，犹闭也。”素 2“譬犹渴而穿井，斗而铸锥，不亦晚乎！”

二十一画

鼟（kōng）

象声词。形容鼓声，见“鼟鼟”。

【鼟鼟】 鼓声。灵 57“肤胀者，寒气客于皮肤之间，鼟鼟然不坚，腹大。”

露（lù）

1. 露水。素 71“燥清烟露秋化同。”灵 81“中焦出气如露，上注溪谷而渗孙脉，津液和调，变化而赤为血。”又，丹波元简：“《甲乙》露作雾。是。”

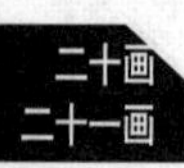

2. 泛指四时不正之邪气。灵 73“是得天之露，遇岁之虚，救而不胜，反受其殃。”张介宾：“天之风雨不时者，皆谓之露。”马莳：“所谓得天露者，本经《岁露篇》‘诸逢其风而遇其雨者，命曰遇岁露焉。’盖指天之风雨为露也。”

3.（或读 lòu）显露，暴露。素 3“因于露风，乃生寒热。”王冰：“因于露体，冒触风邪……故生寒热。”

4. 渗漏，泄漏。见“淋露”、“恶露”。

【露蜂房】 中药名。又名蜂肠、蜂房、

马蜂窝、蜂巢、黄蜂窝等。为胡蜂科胡蜂属昆虫大黄蜂或同属近缘昆虫的巢。甘，平，有小毒。入肝、胃经。祛风止痛，攻毒消肿，杀虫止痒。主治风湿痹痛，风虫牙痛，痈疽恶疮，瘰疬，喉舌肿痛，痔漏，风疹瘙痒，皮肤顽癣。神 3“露蜂房味苦，平。主惊痫，瘈疭，寒热邪气，癫疾，鬼精，蛊毒，肠痔。火熬之良。一名蜂肠。”

雱（pāng）

雨盛貌。见“雱霈”。

【雱霈】 大雨。难 27“天雨降下，沟渠溢满，当此之时，雱霈妄行。”

霿（一、méng）

天色昏暗。《说文·雨部》:“天气下地不应曰霿。霿，晦也。”见“昏霿”。

（二、wù）

同“雾”。见“霿雾”。

【霿雾】 大雾，浓雾。素 71“金郁之发……草树浮烟，燥气以行，霿雾数起，杀气来至。”张介宾:“霿雾，厚雾也。”素 74“岁阳明在泉，燥淫所胜，则霿雾清暝。”王冰:“霿雾，谓雾暗不分，似雾也……言雾起霿暗，不辨物形而薄寒也。”

黕（dǎn）

黑色。见“黕黕”。

【黕黕】 黑貌。灵 72“太阴之人，其状黕黕然黑色。”张介宾:“黕黕，色黑不明也。”

黯（àn）

深黑。见“黯黑”

【黯黑】 深黑。金 6“内有干血，肌肤甲错，两目黯黑，缓中补虚，大黄䗪虫丸主之。”

髓（suǐ）

1. 奇恒之腑之一。即脊髓与骨髓。素 11“脑、髓、骨、脉、胆、女子胞，此六者，地气之所生也，皆藏于阴而象于地，故藏而不泻，名曰奇恒之府。”

2. 指骨髓。素 17“骨者髓之府。”素 44“肾气热，则腰脊不举，骨枯而髓减，发为骨痿。”素 81“髓者，骨之充也。”

3. 指脑髓。灵 33“脑为髓之海。”素 10“诸髓者皆属于脑。”

4. 指脊髓。素 52“刺脊间中髓，为伛。”张志聪:“髓，脊骨之髓。”

5. 指代肾精。素 5“肾生骨髓，髓生肝。”王冰:“《阴阳书》曰：‘水生木。’然肾水之气，养骨髓已，乃生肝木。”

6. 疑为“随”之讹。素 19“大骨枯槁，大肉陷下，肩髓内消，动作益衰。”《太素》卷十四“髓”作“随”。杨上善:“肾腑足太阳脉，循肩髆内，故肾病肩随内藏消瘦也。又，两肩垂下曰随。”

【髓孔】 骨髓腔。素 60“扁骨有渗理凑，无髓孔，易髓无孔。”高世栻:“无髓孔者，两头无空也。”张介宾:“扁骨者，对圆骨而言。凡圆骨内皆有髓，有髓则有髓孔。但若扁骨……而内无髓。”

【髓会】 八会穴之一。古人认为髓会聚于绝骨，绝骨即为治疗髓病的主要穴位。难 45“髓会绝骨，血会鬲俞，骨会大杼。”又，滑寿:“四明陈氏曰：髓会绝骨，髓属于骨，肾主骨，于足少阳无所关，脑为髓海，脑有枕骨穴，则当会枕骨，绝骨误也。”

【髓空】

1. 骨孔。素 60“数髓空在面侠鼻。”张介宾:“数，数处也。在面者如足阳明之承泣、巨髎，手太阳之颧髎，足太阳之睛明，手少阳之丝竹空，足少阳之瞳子髎、听会……皆在面之骨空也。”

2. 指风府穴。素 60“髓空在脑后三分，在颅际锐骨之下。”王冰:“是谓风府，通脑中也。”

3. 指腰俞穴。素 61“云门、髃骨、委中、髓空，此八者，以泻四支之热也。”王冰:“按今《中诰孔穴图经》云：腰俞穴一名髓空，在脊中第二十一椎节下。”又，丹波元简:“《甲乙》大迎一名髓孔，若为督脉之腰俞，则不合此八者之数，王注恐非，志注亦无征。然若为悬颅、大迎等穴，则并在头部，不宜次于委中之下，亦似可疑。”

【髓海】 为髓液汇聚之处。四海之一，指脑。灵 33“人有髓海……脑为髓之海。”

【髓液】 骨髓。灵 36“阴阳不和，则使液溢而下流于阴，髓液皆减而下，下过度则虚，虚故腰背痛而胫痠。”

癫（diān 癲）

1. 泛指精神病。《集韵·先韵》:“癫，狂也。”《正字通·疒部》:“癫，狂病也。《方书》癫狂分二症，癫，喜笑无常，颠倒错乱也；狂，狂乱不定也。”金 22“妇人之病……奄忽眩冒，状如厥癫；或有忧惨，悲伤多嗔，此皆带下，非有鬼神。”参见“癫疾 2”。

2. 指精神病中的癫病。临床以精神抑郁，表情淡漠，沉默痴呆，语无伦次，静而少动为主要表现。难 20“重阳者狂，重阴者癫。”叶霖:“狂者阳疾，癫者阴疾……心主喜，肝主怒，狂者木火有余，故多喜怒。肾主恐，肺主悲，癫者金水有余，故多悲恐。”又，虞庶:“尺中曰阴，而尺脉重见阴，故曰重阴，其为病也，名曰癫疾，谓僵仆于地，闭目不醒，阴极阳复，良久却醒，故曰癫也。”金 11“阴气衰者为癫，阳气衰者为狂。”

3. 癫痫。见“癫疾 1”。

4. 通“巅”。指头部。见“癫眩”。

【癫狂】《灵枢经》篇名。本篇主要论述癫病与狂病的病因，各种类型的证候及针刺、艾灸治疗方法等，故名为《癫狂》。

【癫眩】 症状名。即头眩。金 12“假令瘦人脐下有悸，吐涎沫而癫眩，此水也，五苓散主之。”尤怡:“颠眩，即头眩。”

【癫病】

1. 指癫痫。素 55“病初发，岁一发；不治月一发；不治月四五发，名曰癫病。”森立之:“今癫痫病人，最初仅一发，后两三发，而后始知是癫病。”

2. 指精神错乱的疾病。神 3“蚱蝉味咸，寒。主小儿惊痫，夜啼，癫病，寒热。”

【癫疾】

1. 癫痫病。临床表现为发作性跌仆，意识不清，四肢抽搐，角弓反张，呕多痰沫等。素 28“癫疾何如？岐伯曰：脉搏大滑，久自已；脉小坚急，死不治。”张介宾:“癫疾者，即癫痫也。”灵 22“癫疾始生，先不乐，头重痛，视举目赤，甚作极，已而烦心……癫疾始作而引口啼呼喘悸……癫疾始作先反僵，因而脊痛。”难 59“癫疾始发，意不乐，直视僵仆，其脉三部阴阳俱盛是也。”

2. 泛指精神错乱的疾病。素 45“阳明之厥，则癫疾欲走呼，腹满不得卧，面赤而热，妄见而妄言。”张琦:“经热入府阳邪炽甚，故发狂癫。”神 2“龙齿，主小儿、大人惊痫，癫疾狂走。”神 3“铅丹味辛，微寒，主咳逆胃反，惊痫，癫疾，除热，下气。”

3. 指精神病中的癫病。临床以精神抑郁，表情淡漠，沉默痴呆，语无伦次，静而少动为主要表现。灵 78“邪入于阳，转则为癫疾。”王子律:“癫乃重阴，邪入于阳，转入于阴，则为癫疾矣。”又，马莳:“癫当为巅，正以阳气上升，故顶巅有疾，如头痛眩晕等证也。”灵 23“热病数惊，瘛瘲而狂，取之脉，以第四针，急泻有余者，癫疾毛发去，索血于心。”张介宾:“若阳极阴虚而病癫疾……病主乎心。”灵 10“膀胱足太阳之脉……是主筋所生病者，痔疟狂癫疾，头囟项痛。”张志聪:“厥逆于下则为癫，为狂。”

【癫痫】 癫病与痫病的合称。癫，指神

志错乱一类疾病；痫，指发作性的神志异常疾病。参见“癫”、“痫”条。神1“夫大病之主，有中风，伤寒……癫痫。”神2“防葵味辛，寒。主……咳逆，温疟，癫痫，惊邪狂走。”神2“蛇床子味苦，平。主……癫痫，恶疮。”

麝（shè）

动物名。也称“香獐”。见“麝香”。

【麝香】 中药名。又名遗香、脐香、新结香、当门子、生香、麝脐香等。为鹿科麝属动物林麝、马麝、原麝成熟雄体香囊中的干燥分泌物。辛，温。入心、肝、脾经。开窍醒神，活血散结，消肿止痛。主治热病神昏，中风痰厥，气郁暴厥，中恶昏迷，血瘀经闭，癥瘕积聚，心腹急痛，跌打损伤，痹痛麻木，痈疽恶疮，喉痹，口疮，牙疳，脓耳。神3“麝香味辛，温。主辟恶气，杀鬼精物，温疟，蛊毒，痫痓。去三虫。久服除邪，不梦寤魇寐。”

蠡（lǐ）

见“蠡沟”等。

【蠡沟】 穴名。属足厥阴肝经，为足厥阴之络穴。位于内踝尖上5寸，胫骨内侧面近内侧缘处。灵10“足厥阴之别，名曰蠡沟，去内踝五寸，别走少阳。”马莳：“此言肝经之络穴也。”

【蠡鱼】 中药名。即鳢鱼，又名鲖鱼。为鳢科鳢属动物乌鳢的肉。甘，凉。入脾、胃、肺、肾经。补脾益胃，利水消肿。主治身面浮肿，妊娠水肿，湿痹，脚气，产后乳少，肺痨体虚等。神3“蠡鱼味甘，寒。主湿痹，面目浮肿，下大水。一名鲖鱼。”

【蠡实】 中药名。为马蔺子的别名，又名剧草、三坚、豕首。为鸢尾科鸢尾属植物马蔺的种子。甘，平。入肝、脾、胃、肺经。清热利湿，止血，解毒。主治黄疸，淋浊，小便不利，食积，吐血衄血，便血崩漏，疮肿瘰疬，疝气，蛇伤。神3“蠡实味甘，平。主皮肤寒热，胃中热气，风寒湿痹。坚筋骨，令人嗜食。久服轻身。花、叶去白虫。一名剧草，一名三坚，一名豕首。”

二十二画

蘼（mí）

中药名。见“蘼芜”。

【蘼芜】 中药名。又名薇芜、蕲茝、江蓠、芎苗等。为伞形科藁本属植物川芎的幼嫩茎叶。辛，温。入肝、胆、肾经。祛风，平肝。主治风眩，惊风，风眼流泪，头风头痛。神3“蘼芜味辛，温。主咳逆，定惊气，辟邪恶，除蛊毒、鬼疰，去三虫。久服通神。”

囊（náng）

1. 盛物的袋子。灵48“夫约方者，犹约囊也，囊满而弗约，则输泄；方成而弗约，则神与弗俱。”素37“涌水者，按腹不坚，水气客于大肠，疾行则鸣濯濯，如囊裹浆，水之病也。”金5“右十二味，杵，粗筛，以韦囊盛之。”

2. 阴囊。见“囊缩”。

【囊纵】 阴囊松缓而恢复正常。素 31“十二日厥阴病衰，囊纵少腹微下，大气皆去，病日已矣。”

【囊缩】 症状名。阴囊收缩。素 31“厥阴脉循阴器而络于肝，故烦满而囊缩。”

羁（jī）

中药名。见“别羁”。

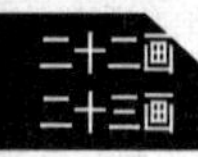

镵（chán 鑱）

锐。《说文·金部》：“镵，锐也。”见“镵石”、“镵针”。

【镵石】 古代石制针具。又称砭石。素 14“镵石针艾治其外也。”张介宾：“镵，针也……锐也。”素 17“所谓无损不足者，身羸瘦，无用镵石也。”

【镵针】 九针之一。长一寸六分，头大末锐。用于治疗热病。灵 78“镵针者，取法于巾针，去末寸半，卒锐之，长一寸六分，主热在头身也。”灵 12“镵针者，头大末锐，去泻阳气。”

飔（sè）

秋风。见“萧飔”。

二十三画

颧（quán 顴）

1. 颧骨。灵 14“两颧之间相去七寸。”张介宾：“目下高骨为颧。”灵 46“颧大则骨大，颧小则骨小。”张介宾：“目下頄骨曰颧，周身骨骼大小，可验于此也。”

2. 眼外下方，两腮上颜面部隆起的部分。灵 37“心病者，舌卷短，颧赤；肾病者，颧与颜黑。”灵 49“颧者，肩也。颧后者，臂也。”马莳：“至于肢节亦各有部，颧者所以应肩。”

【颧骨】

1. 骨名。眼眶下外侧之骨骼。灵 46“颧骨者，骨之本也。”

2. 颧骨部位。素 32“太阳之脉，色荣颧骨，热病也。”

蠮（yē）

见“蠮螉”。

【蠮螉】 中药名。又名蜾蠃、细腰蜂。为蜾蠃科蜾蠃属动物蜾蠃的全虫。辛，平。止咳降逆。主治咳嗽，呕逆，鼻塞。神 4“蠮螉味辛，平。主久聋，咳逆，毒气，出刺，出汗。”

二十四画

蠹（dù）

蛀虫。《说文·虫部》："蠹，木中虫。"《左传·襄公二十七年》："兵，民之残也，财用之蠹。"孔颖达疏："害物之虫既名为蠹，故害于物者皆以蠹言之。"素 70"其主飞蠹蛆雉，乃为雷霆。"

衢（qú）

道路。见"冲衢"。

鼺（léi）

鼯鼠的别名。《集韵·支韵》："鼺，鼯鼠别名。"见"鼺鼠"。

二十八画

【鼺鼠】 中药名。又名耳鼠、鼯鼠、飞鼠等。为鼯鼠科动物棕鼯鼠的全体。甘、温，有毒。催产，止痛。主治难产，产后腰痛，关节痛，头风痛。神 4"鼺鼠，主堕胎，生乳易。"

附　录

一、《素问》篇目

上古天真论篇第一
四气调神大论篇第二
生气通天论篇第三
金匮真言论篇第四
阴阳应象大论篇第五
阴阳离合论篇第六
阴阳别论篇第七
灵兰秘典论篇第八
六节藏象论篇第九
五藏生成篇第十
五藏别论篇第十一
异法方宜论篇第十二
移精变气论篇第十三
汤液醪醴论篇第十四
玉版论要篇第十五
诊要经终论篇第十六
脉要精微论篇第十七
平人气象论篇第十八
玉机真藏论篇第十九
三部九候论篇第二十
经脉别论篇第二十一
藏气法时论篇第二十二
宣明五气篇第二十三
血气形志篇第二十四
宝命全形论篇第二十五
八正神明论篇第二十六
离合真邪论篇第二十七
通评虚实论篇第二十八
太阴阳明论篇第二十九
阳明脉解篇第三十
热论篇第三十一
刺热篇第三十二
评热病论篇第三十三
逆调论篇第三十四
疟论篇第三十五
刺疟篇第三十六
气厥论篇第三十七
咳论篇第三十八
举痛论篇第三十九
腹中论篇第四十
刺腰痛篇第四十一
风论篇第四十二
痹论篇第四十三
痿论篇第四十四
厥论篇第四十五
病能论篇第四十六
奇病论篇第四十七
大奇论篇第四十八
脉解篇第四十九
刺要论篇第五十
刺齐论篇第五十一
刺禁论篇第五十二
刺志论篇第五十三
针解篇第五十四
长刺节论篇第五十五
皮部论篇第五十六
经络论篇第五十七
气穴论篇第五十八
气府论篇第五十九
骨空论篇第六十

水热穴论篇第六十一
调经论篇第六十二
缪刺论篇第六十三
四时刺逆从论篇第六十四
标本病传论篇第六十五
天元纪大论篇第六十六
五运行大论篇第六十七
六微旨大论篇第六十八
气交变大论篇第六十九
五常政大论篇第七十
六元正纪大论篇第七十一
刺法论篇第七十二（亡佚）
本病论篇第七十三（亡佚）
至真要大论篇第七十四
著至教论篇第七十五
示从容论篇第七十六
疏五过论篇第七十七
征四失论篇第七十八
阴阳类论篇第七十九
方盛衰论篇第八十
解精微论篇第八十一

二、《灵枢经》篇目

九针十二原第一
本输第二
小针解第三
邪气藏府病形第四
根结第五
寿夭刚柔第六
官针第七
本神第八
终始第九
经脉第十
经别第十一
经水第十二
经筋第十三
骨度第十四
五十营第十五
营气第十六
脉度第十七
营卫生会第十八
四时气第十九
五邪第二十
寒热病第二十一
癫狂第二十二
热病第二十三
厥病第二十四
病本第二十五
杂病第二十六
周痹第二十七
口问第二十八
师传第二十九
决气第三十
肠胃第三十一
平人绝谷第三十二
海论第三十三
五乱第三十四
胀论第三十五
五癃津液别第三十六
五阅五使第三十七
逆顺肥瘦第三十八
血络论第三十九
阴阳清浊第四十
阴阳系日月第四十一
病传第四十二
淫邪发梦第四十三
顺气一日分为四时第四十四
外揣第四十五
五变第四十六
本藏第四十七
禁服第四十八
五色第四十九
论勇第五十
背腧第五十一
卫气第五十二
论痛第五十三
天年第五十四

逆顺第五十五
五味第五十六
水胀第五十七
贼风第五十八
卫气失常第五十九
玉版第六十
五禁第六十一
动输第六十二
五味论第六十三
阴阳二十五人第六十四
五音五味第六十五
百病始生第六十六
行针第六十七
上膈第六十八
忧恚无言第六十九
寒热第七十
邪客第七十一
通天第七十二
官能第七十三
论疾诊尺第七十四
刺节真邪第七十五
卫气行第七十六
九宫八风第七十七
九针论第七十八
岁露论第七十九
大惑论第八十
痈疽第八十一

三、《金匮要略》篇目

藏府经络先后病脉证治第一
痉湿暍病脉证治第二
百合狐惑阴阳毒病证治第三
疟病脉证并治第四
中风历节病脉证并治第五
血痹虚劳病脉证并治第六
肺痿肺痈咳嗽上气病脉证治第七
奔豚气病脉证治第八
胸痹心痛短气病脉证治第九
腹满寒疝宿食病脉证治第十
五藏风寒积聚病脉证并治第十一
痰饮咳嗽病脉证并治第十二
消渴小便利淋病脉证并治第十三
水气病脉证并治第十四
黄疸病脉证并治第十五
惊悸吐血下血胸满瘀血病脉证治第十六
呕吐哕下利病脉证治第十七
疮痈肠痈浸淫病脉证并治第十八
趺蹶手指臂肿转筋阴狐疝蚘虫病脉证治第十九
妇人妊娠病脉证并治第二十
妇人产后病脉证治第二十一
妇人杂病脉证并治第二十二

四、引用注家及著作

杨上善《黄帝内经太素》
林亿，新校正
王冰《重广补注黄帝内经素问》
滑寿《读素问钞》
张介宾《类经》
李中梓《内经知要》
吴崑《黄帝内经素问吴注》
马莳《黄帝内经素问注证发微》
马莳《黄帝内经灵枢注证发微》
姚止庵《素问经注节解》
张志聪《黄帝内经素问集注》
张志聪《黄帝内经灵枢集注》
高世栻《黄帝素问直解》
丹波元简《素问识》
丹波元简《灵枢识》
丹波元坚《素问绍识》
森立之《素问考注》
山田业广《素问次注集疏》

涩江抽斋《灵枢讲义》
汪机《读素问抄》
胡澍《黄帝内经素问校义》
俞樾《内经辨言》
喜多村直宽《素问札记》
郭霭春《黄帝内经灵枢校注语译》
郭霭春《黄帝内经素问校注》
冈本为竹《运气论奥谚解》
程士德《素问注释汇粹》
滑寿《难经本义》
张山雷《难经汇注笺正》
丁锦《古本难经阐注》
丹波元胤《难经疏证》
徐大椿《难经经释》
李駉《黄帝八十一难经纂图句解》
黄竹斋《难经会通》(白云阁藏本)
滕万卿《难经古义》
张世贤《图注八十一难经》
山田业广《难经辑释备考》
凌耀星《难经校注》
成无己《注解伤寒论》
方有执《伤寒论条辨》
吴坤安《伤寒指掌》
尤怡《伤寒贯珠集》
柯韵伯《伤寒来苏集》
山田正珍《伤寒论集成》
张锡驹《伤寒论直解》
张璐《伤寒绪论》
程应旄《伤寒论后条辨》
森立之《伤寒论考注》
汪琥《伤寒论辨证广注》
吴谦《订正仲景全书》
伊藤馨《伤寒论文字考》
丹波元简《伤寒论辑义》
钱潢《重编张仲景伤寒证治发明溯源集》
王肯堂《伤寒证治准绳》
多纪元简《伤寒论辑义》
周扬俊《伤寒论三注》
郭秀梅、冈田研吉《日本医家伤寒论注解辑要》
钱超尘《伤寒论文献通考》
朱振亨《金匮钩玄》
唐宗海《金匮要略浅注补正》
曹家达《金匮发微》
沈明宗《金匮要略编注》
赵以德《金匮方论衍义》
朱峻明《金匮要略正义》
魏荔彤《金匮要略方论本义》
陈修园《金匮要略浅注》
徐彬《金匮要略论注》
黄元御《金匮悬解》
汤本求真《皇汉医学》
丹波元简《金匮玉函要略辑义》
森立之《金匮要略考注》
山田业广《金匮要略集注》
喻昌《医门法律》《尚论篇》
黄树曾《金匮要略释义》
周扬俊《金匮玉函经二注》
高学山《高注金匮要略》
程林《金匮要略直解》
李今庸《金匮要略讲解》
浅田宗伯《杂病论识》
郭秀梅、冈田研吉《日本医家金匮要略注解辑要》
陆渊雷《金匮要略今释》
郭霭春《金匮要略校注语译》
王肯堂《杂病证治准绳》
严用和《济生方》
巢元方《诸病源候论》
尤怡《医学读书记》
蒋士吉《望色启微》
王履《医经溯洄集》
潘楫《医灯续焰》
森立之《本草经考注》
苏敬《新修本草》
寇宗奭《本草衍义》
马继兴《神农本草经辑注》

五、拼音索引

D

E

附录

K

L

附录

附录

附录

附录